14th
EDITION

原书第 14 版

Williams *Textbook of*
Endocrinology

原著　[美] Shlomo Melmed　　[美] Richard J. Auchus

[美] Allison B. Goldfine　　[美] Ronald J. Koenig　　[美] Clifford J. Rosen

Williams

—— 主译 ——
彭永德　王卫庆　赵家军

内分泌学

上卷

中国科学技术出版社
·北京·

图书在版编目（CIP）数据

Williams 内分泌学：原书第 14 版. 上卷 / (美) 施罗莫·梅尔梅德 (Shlomo Melmed) 等原著；彭永德，王卫庆，赵家军主译 . — 北京：中国科学技术出版社，2024.8

书名原文：Williams Textbook of Endocrinology, 14E

ISBN 978-7-5236-0783-1

Ⅰ.① W… Ⅱ.①施… ②彭… ③王… ④赵… Ⅲ.①内分泌学 Ⅳ.① R58

中国国家版本馆 CIP 数据核字 (2024) 第 105960 号

著作权合同登记号：01-2023-5185

策划编辑	王久红	孙 超	
责任编辑	王久红		
文字编辑	张凤娇	延 锦	
装帧设计	佳木水轩		
责任印制	徐 飞		

出 版	中国科学技术出版社
发 行	中国科学技术出版社有限公司
地 址	北京市海淀区中关村南大街 16 号
邮 编	100081
发行电话	010-62173865
传 真	010-62179148
网 址	http://www.cspbooks.com.cn

开 本	889mm×1194mm 1/16
字 数	1763 千字
印 张	52
版 次	2024 年 8 月第 1 版
印 次	2024 年 8 月第 1 次印刷
印 刷	北京盛通印刷股份有限公司
书 号	ISBN 978-7-5236-0783-1 / R·3288
定 价	499.00 元

Elsevier (Singapore) Pte Ltd.

3 Killiney Road, #08–01 Winsland House Ⅰ, Singapore 239519

Tel: (65) 6349–0200; Fax: (65) 6733–1817

This translation of *Williams Textbook of Endocrinology, 14E* by Shlomo Melmed, Richard J. Auchus, Allison B. Goldfine, Ronald J. Koenig, Clifford J. Rosen was undertaken by China Science and Technology Press and is published by arrangement with Elsevier (Singapore) Pte Ltd.

Williams Textbook of Endocrinology, 14E by Shlomo Melmed, Richard J. Auchus, Allison B. Goldfine, Ronald J. Koenig, Clifford J. Rosen 由中国科学技术出版社进行翻译，并根据中国科学技术出版社与爱思唯尔（新加坡）私人有限公司的协议约定出版。

《Williams 内分泌学（原书第 14 版·上卷）》（彭永德　王卫庆　赵家军，译）

ISBN: 978–7–5236–0783–1

注　意

本译本由中国科学技术出版社完成。相关从业及研究人员必须凭借其自身经验和知识对文中描述的信息数据、方法策略、搭配组合、实验操作进行评估和使用。由于医学科学发展迅速，临床诊断和给药剂量尤其需要经过独立验证。在法律允许的最大范围内，爱思唯尔、译文的原文作者、原文编辑及原文内容提供者均不对译文或因产品责任、疏忽或其他操作造成的人身及（或）财产伤害及（或）损失承担责任，亦不对由于使用文中提到的方法、产品、说明或思想而导致的人身及（或）财产伤害及（或）损失承担责任。

译校者名单

主　审　宁　光
学术顾问　滕卫平　母义明
主　译　彭永德　王卫庆　赵家军
副主译　单忠艳　洪天配　严　励　夏维波　杨　涛　余学峰　曲　伸　童南伟　王桂侠　秦贵军
　　　　刘礼斌　宋勇峰
译　委　（以姓氏笔画为序）

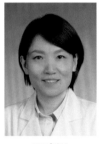
丁晓颖
上海交通大学医学院
附属第一人民医院

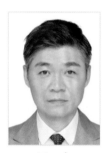
王　广
首都医科大学附属
北京朝阳医院

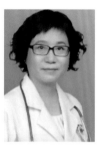
王卫庆
上海交通大学医学院
附属瑞金医院

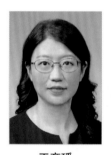
王育璠
上海交通大学医学院
附属第一人民医院

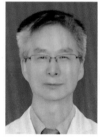
王养维
陕西省人民医院

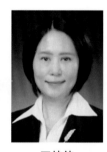
王桂侠
吉林大学第一医院

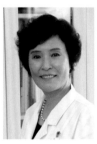
王新玲
新疆维吾尔自治区
人民医院

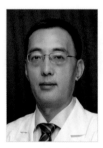
王颜刚
青岛大学附属医院

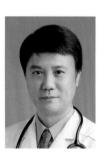
石勇铨
海军军医大学
第二附属医院

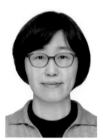
叶　蕾
上海交通大学医学院
附属瑞金医院

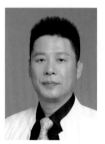
冯　波
同济大学附属
东方医院

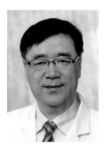
宁　光
上海交通大学医学院
附属瑞金医院

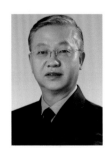
母义明
解放军总医院
第一医学中心

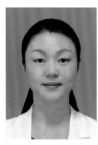
毕宇芳
上海交通大学医学院
附属瑞金医院

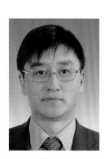
曲　伸
同济大学附属
第十人民医院

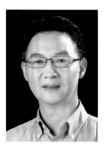
吕朝晖
中国人民解放军总医院
第一医学中心

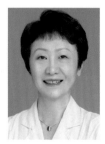
乔　虹
哈尔滨医科大学附属
第二医院

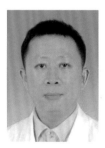
全会标
海南省人民医院

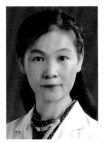

刘 萍

宁夏医科大学总医院

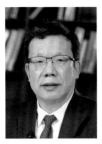

刘 铭

天津医科大学总医院

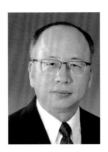

刘礼斌

福建医科大学附属
协和医院

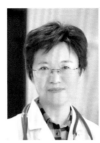

闫朝丽

内蒙古医科大学
附属医院

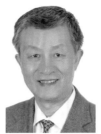

汤旭磊

兰州大学第一医院

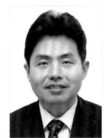

孙子林

东南大学附属中大医院

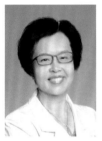

严 励

中山大学孙逸仙纪念
医院

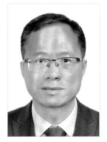

苏 恒

云南省第一人民医院

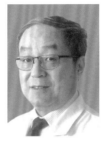

苏本利

大连医科大学第二
附属医院

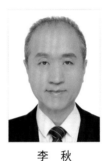

李 秋

山东第一科科大学附
属省立医院

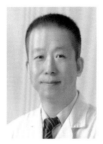

李 强

深圳大学总医院

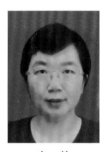

李 静

中国医科大学附属
第一医院

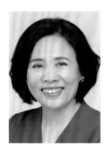

李玉秀

中国医学科学院
北京协和医院

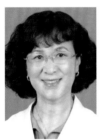

李延兵

中山大学附属第一
医院

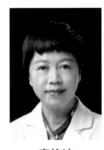

李艳波

深圳大学附属华南
医院

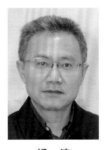

杨 涛

南京医科大第一附属
医院

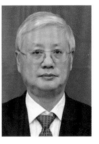

杨刚毅

重庆医科大学附属
第二医院

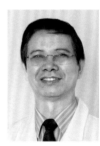

肖建中

北京清华长庚医院

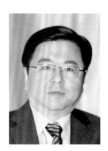

余学锋

华中科技大学同济医
学院附属同济医院

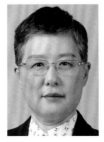

谷 卫

浙江大学医学院附属
第二医院

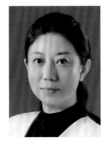

谷伟军

中国人民解放军总医院
第一医学中心

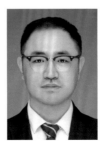

宋勇峰

济南市中心医院

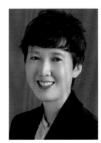

张 巧

贵黔国际总医院

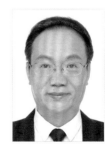

张 波

中日友好医院

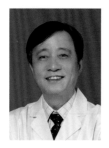

张力辉

河北医科大学第二医院

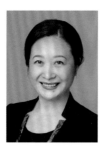

张俊清

北京大学第一医院

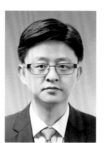

张海清

山东第一医科大学
附属省立医院

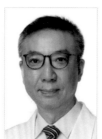

陆志强

复旦大学附属
中山医院

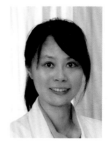

陆洁莉

上海交通大学医学院
附属瑞金医院

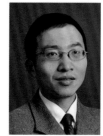

陈　刚

福建省立医院

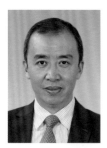

陈　宏

南方医科大学
珠江医院

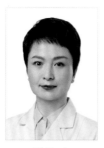

陈海冰

同济大学附属
第十人民医院

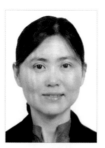

周翔海

北京大学人民医院

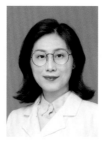

郑　超

浙江大学医学院附属
第二医院

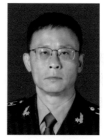

郑宏庭

陆军军医大学
新桥医院

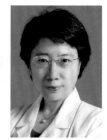

单忠艳

中国医科大学附属
第一医院

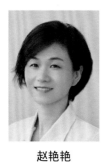

赵艳艳

郑州大学第一附属
医院

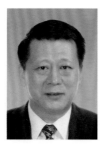

赵家军

山东第一医科大学
附属省立医院

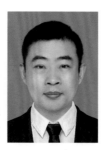

侯新国

山东大学齐鲁医院

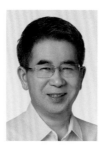

洪天配

北京大学第三医院

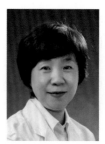

秦映芬

广西医科大学第一
附属医院

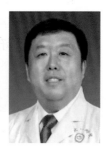

秦贵军

郑州大学第一附属
医院

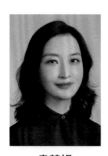

袁慧娟

河南省人民医院

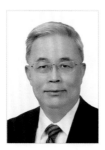

夏维波

中国医学科学院
北京协和医院

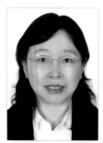

徐　进

山东第一医科大学
附属省立医院

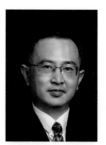

盛志峰

中南大学湘雅二医院

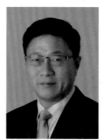

彭永德

上海交通大学医学院
附属第一人民医院

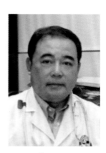

焦　凯

第四军医大学
唐都医院

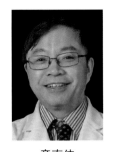
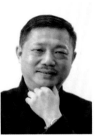
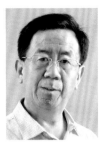
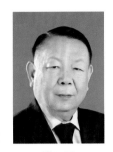

童南伟
四川大学华西医院

曾天舒
华中科技大学同济医学院附属协和医院

管庆波
山东第一医科大学附属省立医院

滕卫平
中国医科大学附属第一医院

学术秘书　宋勇峰（兼）　王育璠　侍 茹

译 校 者　（以姓氏笔画为序）

卜 乐　同济大学附属第十人民医院
于 璐　河南省人民医院
于永桌　青岛大学附属医院
于静雯　海南省人民医院
马 宇　内蒙古医科大学附属医院
马宇航　上海交通大学医学院附属第一人民医院
马佳静　中山大学附属第一医院
马晓森　中国医学科学院北京协和医院
马婉璐　中日友好医院
王 苹　中国医科大学附属第一医院
王 凯　山东第一医科大学附属省立医院
王 晶　深圳大学附属华南医院
王 嫚　内蒙古医科大学附属医院
王 慧　内蒙古医科大学附属医院
王一婷　云南省第一人民医院
王先令　中国人民解放军总医院第一医学中心
王沁怡　中南大学湘雅二医院
王林曦　福建医科大学附属协和医院
王佳璐　中国医学科学院北京协和医院
王金硕　中国医科大学附属第一医院
王铭婕　内蒙古医科大学附属医院
王紫薇　北京大学第一医院
云素芳　内蒙古医科大学附属医院
毛贝蓓　华中科技大学同济医学院附属同济医院
方 芳　上海交通大学医学院附属第一人民医院
巴建明　中国人民解放军总医院第一医学中心
叶静雅　浙江大学第二医院

叶蔚然　深圳大学附属华南医院
史晓阳　河南省人民医院
丘 悦　中山大学孙逸仙纪念医院
司 可　青岛大学附属医院
邢宝迪　中国医学科学院北京协和医院
邢渝敏　中国医科大学附属第一医院
吉米兰木·麦麦提明　新疆维吾尔自治区人民医院
巩博深　中国医科大学附属第一医院
吕 璐　中国医学科学院北京协和医院
吕丽芳　河南省人民医院
朱天欣　中山大学孙逸仙纪念医院
朱余蓉　华中科技大学同济医学院附属同济医院
朱佳冉　陆军军医大学第二附属医院
任 萌　中山大学孙逸仙纪念医院
任高飞　郑州大学第一附属医院
刘 玲　南京医科大学第一附属医院
刘艺文　中国医学科学院北京协和医院
刘兆祥　北京清华长庚医院
刘玲娇　陕西省人民医院
刘彦玲　郑州大学第一附属医院
刘艳霞　郑州大学第一附属医院
刘博苑　中山大学附属第一医院
刘婷婷　中国医科大学附属第一医院
齐梦亚　中国医学科学院北京协和医院
汤 玮　海军军医大学附属长征医院
许晓燕　宁夏医科大学总医院
阮玉婷　南方医科大学珠江医院

孙　齐	华中科技大学同济医学院附属协和医院	张　妍	贵州省贵黔国际总医院
孙　航	山东第一医科大学附属省立医院	张　莹	郑州大学第一附属医院
孙　嘉	南方医科大学珠江医院	张　倩	陆军军医大学第二附属医院
孙亮亮	海军军医大学附属长征医院	张　竞	新疆维吾尔自治区人民医院
孙首悦	上海交通大学医学院附属瑞金医院	张　晨	山东第一医科大学附属省立医院
孙婧雪	哈尔滨医科大学附属第二医院	张　翠	上海交通大学医学院附属瑞金医院
苏颋为	上海交通大学医学院附属瑞金医院	张丽娟	内蒙古医科大学附属医院
杜培洁	郑州大学第一附属医院	张思捷	南京医科大学第一附属医院
李　冰	中国人民解放军总医院第一医学中心	张晨宇	中国医科大学附属第一医院
李　拓	海军军医大学附属长征医院	张曼娜	同济大学附属第十人民医院
李　娜	上海交通大学医学院附属第一人民医院	张斯文	吉林大学第一医院
李　辉	陕西省人民医院	张智慧	内蒙古医科大学附属医院
李　晶	首都医科大学附属北京朝阳医院	张馨月	四川大学华西医院
李子怡	中国医学科学院北京协和医院	阿地拉·阿里木	新疆维吾尔自治区人民医院
李丹霈	华中科技大学同济医学院附属同济医院	陈　宁	复旦大学附属中山医院厦门医院
李旭辉	中山大学附属第一医院	陈　薪	中山大学附属第一医院
李若青	重庆大学附属中心医院	陈永连	四川大学华西医院
李雨辰	山东第一医科大学附属省立医院	陈雪莹	中山大学附属第一医院
李欣遥	中国医学科学院北京协和医院	陈翠红	广西医科大学第一附属医院
李秋贤	中国医科大学附属第一医院	邵一珉	北京大学第一医院
李奕璇	青岛大学附属医院	邵明伟	郑州大学第一附属医院
李谨见	中山大学附属第一医院	武鲁铭	上海交通大学医学院附属瑞金医院
杨　进	北京大学第三医院	范能光	上海交通大学医学院附属第一人民医院
杨　娜	中国医学科学院北京协和医院	林　纬	福建省立医院
杨　烨	新疆维吾尔自治区人民医院	林　苗	福建省立医院
杨　淳	南京医科大学第一附属医院	林　露	福建医科大学附属协和医院
杨　琨	北京大学第三医院	罗　绰	中南大学湘雅二医院
杨宇成	中国医学科学院北京协和医院	罗佩琼	华中科技大学同济医学院附属同济医院
杨海燕	广西医科大学第一附属医院	岳　纯	中南大学湘雅二医院
杨梦柳	重庆医科大学附属第二医院	岳　瑶	内蒙古医科大学附属医院
杨梦姣	山东第一医科大学附属省立医院	金明月	深圳大学总医院
肖显超	吉林大学第一医院	周若彤	中国医学科学院北京协和医院
吴言美智	哈尔滨医科大学附属第二医院	周潇滢	东南大学附属中大医院
吴雨朔	中国医学科学院北京协和医院	周薇薇	上海交通大学医学院附属瑞金医院
邱山虎	东南大学附属中大医院	冼　炜	中山大学附属第一医院
何　毅	华中科技大学同济医学院附属同济医院	庞倩倩	中国医学科学院北京协和医院
何丽云	中国医学科学院北京协和医院	郑思畅	上海交通大学医学院附属瑞金医院
余　洁	中国医学科学院北京协和医院	孟肖雨	华中科技大学同济医学院附属同济医院
宋　君	同济大学附属东方医院	项羽茜	华中科技大学同济医学院附属同济医院
宋璐璐	中日友好医院	赵　雪	吉林大学第一医院
张　丽	宁夏医科大学总医院	赵　琳	大连医科大学附属第二医院

赵　媛　中国医学科学院北京协和医院

黄艺玲　中国医学科学院北京协和医院

赵思楠　河北医科大学第二医院

萨如拉　内蒙古医科大学附属医院

胡　祥　华中科技大学同济医学院附属协和医院

梅永生　青岛大学附属医院

胡晓娜　中国人民解放军总医院第一医学中心

崔　晨　山东大学齐鲁医院

柯　文　中山大学附属第一医院

崔梦钊　吉林大学第一医院

柯琳秋　重庆市人民医院

梁寒婷　中国医学科学院北京协和医院

柯甦捷　福建医科大学附属协和医院

彭　格　四川大学华西医院

钟　旭　上海交通大学医学院附属瑞金医院

韩　丽　中国医学科学院北京协和医院

姜　蕾　上海交通大学医学院附属瑞金医院

韩学尧　北京大学人民医院

洪晓思　中山大学孙逸仙纪念医院

程杨蕾　中山大学附属第一医院

秦　静　内蒙古医科大学附属医院

曾文衡　浙江大学第二医院

顾　楠　北京大学第一医院

温俊平　福建省立医院

顾　愹　南京医科大学第一附属医院

甄　琴　上海交通大学医学院附属第一人民医院

顾丽萍　上海交通大学医学院附属第一人民医院

窦京涛　中国人民解放军总医院第一医学中心

柴雨薇　山东第一医科大学附属省立医院

廖晓玉　陆军军医大学第二附属医院

倪启成　上海交通大学医学院附属瑞金医院

阚冉冉　华中科技大学同济医学院附属同济医院

倪晓琳　中国医学科学院北京协和医院

虢晶翠　北京大学第一医院

高若男　福建医科大学附属协和医院

潘　娟　内蒙古医科大学附属医院

高艳霞　宁夏医科大学总医院

潘李萌　华中科技大学同济医学院附属同济医院

郭　丰　郑州大学第一附属医院

魏　蕊　北京大学第三医院

郭亚明　华中科技大学同济医学院附属同济医院

瞿　华　陆军军医大学第二附属医院

郭清华　中国人民解放军总医院第一医学中心

内容提要

本书引进自 Elsevier 出版集团，初版由 Robert Williams 著于 20 世纪 50 年代初，70 余年来不断更新再版，如今已更新至第 14 版。全书共九篇 46 章，内容涵盖激素及其作用、下丘脑与垂体、甲状腺、肾上腺皮质与内分泌性高血压、性发育与性功能、内分泌学与寿命（包括母胎、儿童、成年）、矿物质代谢、糖类和脂肪代谢紊乱、多发性内分泌疾病与内分泌肿瘤。著者有着深邃的理论思想及深厚的临床功底，对新版本各章内容进行了修订并添加了许多新内容，如全球内分泌疾病负担、内分泌指南汇总导读、跨性别内分泌学及骨软化症等，对 2 型糖尿病治疗新进展进行了大幅更新并单独设置了胰岛素分泌生理学章节，这些更新反映了不断强化的内分泌实践对临床治疗理念及决策的深远影响。本书内容全面、阐述系统、图文并茂、与时俱进，适合内分泌相关医师及科研人员阅读参考。

补充说明

本书收录图片众多，其中部分图表存在第三方版权限制的情况，为保留原文内容完整性计，存在第三方版权限制的图表均以原文形式直接排录，不另做中文翻译，特此说明。

书中参考文献条目众多，为方便读者查阅，已将本书参考文献更新至网络，读者可扫描右侧二维码，关注出版社医学官方微信"焦点医学"，后台回复"9787523607831"，即可获取。

原书编著者名单

原 著

Shlomo Melmed, MB ChB, MACP
Executive Vice President and Dean of the Medical Faculty
Cedars-Sinai Medical Center
Los Angeles, California

Richard J. Auchus, MD, PhD
Professor
Departments of Pharmacology and Internal Medicine
Division of Metabolism, Endocrinology, and Diabetes
University of Michigan
Endocrinology Service Chief
Ann Arbor VA Healthcare System
Ann Arbor, Michigan

Allison B. Goldfine, MD
Associate Physician, Division of Endocrinology, Diabetes, and
    Hypertension
Brigham and Women's Hospital

Lecturer, Part-Time
Harvard Medical School
Boston, Massachusetts
Director, Translational Medicine Cardiometabolic Disease
Novartis Institute of Biomedical Research
Cambridge, Massachusetts

Ronald J. Koenig, MD, PhD
Professor
Department of Internal Medicine
Division of Metabolism, Endocrinology, and Diabetes
University of Michigan
Ann Arbor, Michigan

Clifford J. Rosen, MD
Professor of Medicine
Tufts University School of Medicine
Boston, Massachusetts

参编者

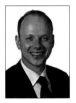
John C. Achermann, MB, MD, PhD
Wellcome Trust Senior Research Fellow in Clinical
    Science and Professor of Pediatric Endocrinology
Department of Genetics and Genomic Medicine
UCL GOS Insititute of Child Health
University College London
London, Great Britain

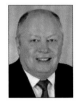
Andrew J. Ahmann, MD, MS
Professor of Medicine
Division of Endocrinology, Diabetes, and Clinical
    Nutrition
Director, Harold Schnitzer Diabetes Health Center
Oregon Health & Science University
Portland, Oregon

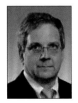
Lloyd P. Aiello, MD, PhD
Professor of Ophthalmology
Harvard Medical School
Director, Beetham Eye Institute
Joslin Diabetes Center
Boston, Massachusetts

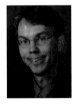
Mark S. Anderson, MD, PhD
Professor
Diabetes Center
University of California, San Francisco
San Francisco, California

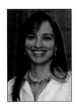
Ana María Arbeláez, MD, MSCI
Associate Professor
Department of Pediatrics
Washington University School of Medicine
Pediatrician, St. Louis Children's Hospital
St. Louis, Missouri

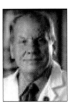
Mark A. Atkinson, PhD
American Diabetes Association Eminent Scholar for
    Diabetes Research
Departments of Pathology and Pediatrics
Director, University of Florida Diabetes Institute
Gainesville, Florida

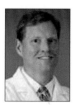

Erik K. Alexander, MD
Chief, Thyroid Section
Brigham and Women's Hospital
Professor of Medicine
Harvard Medical School
Boston, Massachusetts

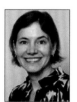

Rebecca H. Allen, MD, MPH
Associate Professor
Department of Obstetrics and Gynecology
Warren Alpert Medical School of Brown University
Providence, Rhode Island

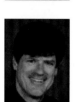

Bradley D. Anawalt, MD
Professor and Vice Chair
Department of Medicine
University of Washington
Seattle, Washington

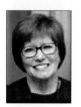

Sarah L. Berga, MD
Professor and Director
Division of Reproductive Endocrinology and Infertility
University of Utah School of Medicine
Salt Lake City, Utah

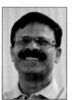

Sanjay K. Bhadada, MBBS, MD, DM
Professor
Department of Endocrinology
Nehru Hospital
Post Graduate Institute of Medical Education and
    Research
Chandigarh, India

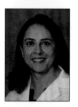

Arti Bhan, MD
Division Head, Endocrinology, Diabetes, Bone and
    Mineral Disorders
Henry Ford Health System
Detroit, Michigan

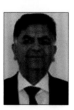

Shalender Bhasin, MB, BS
Professor of Medicine
Harvard Medical School
Director, Research Program in Men's Health: Aging
    and Metabolism
Director, Boston Claude D. Pepper Older Americans
    Independence Center
Brigham and Women's Hospital
Boston, Massachusetts

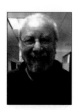

Dennis M. Black, PhD
Department of Epidemiology and Biostatistics
University of California, San Francisco
San Francisco, California

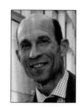

Richard J. Auchus, MD, PhD
Professor
Departments of Pharmacology and Internal Medicine
Division of Metabolism, Endocrinology, and Diabetes
University of Michigan
Endocrinology Section Chief
Ann Arbor VA Healthcare System
Ann Arbor, Michigan

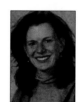

Jennifer M. Barker, MD
Associate Professor
Department of Pediatrics
University of Colora do
Aurora, Colorado

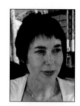

Rosemary Basson, MD, FRCP(UK)
Clinical Professor
Department of Psychiatry
University of British Columbia
Director, University of British Columbia Sexual
    Medicine Program
British Columbia Centre for Sexual Medicine
Vancouver, British Columbia, Canada

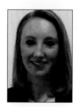

Annabelle Brennan, MBBS, LLB (Hons)
Department of Obstetrics and Gynaecology
Royal Women's Hospital
Melbourne, Australia

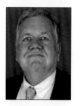

Gregory A. Brent, MD
Professor of Medicine and Physiology
Chief, Division of Endocrinology, Diabetes, and
    Metabolism
The David Geffen School of Medicine at University of
    California, Los Angeles
Los Angeles, California

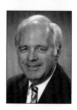

F. Richard Bringhurst, MD
Physician and Associate Professor of Medicine
Endocrine Unit
Massachusetts General Hospital
Harvard Medical School
Boston, Massachusetts

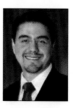

Juan P. Brito, MD, MS
Associate Professor
Department of Medicine
Division of Endocrinology
Knowledge and Evaluation Research Unit in
    Endocrinology
Mayo Clinic
Rochester, Minnesota

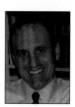

Todd T. Brown, MD, PhD
Professor of Medicine and Epidemiology
Division of Endocrinology, Diabetes, and Metabolism
Johns Hopkins University
Baltimore, Maryland

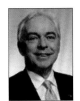

Andrew J.M. Boulton, MD, FACP, FRCP
Professor
Centre for Endocrinology and Diabetes
University of Manchester
Manchester, Great Britain
Visiting Professor
Division of Endocrinology, Metabolism, and Diabetes
University of Miami
Miami, Florida

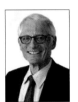

Glenn D. Braunstein, MD
Professor of Medicine
Cedars-Sinai Medical Center
Professor of Medicine Emeritus
The David Geffen School of Medicine at University of
    California, Los Angeles
Los Angeles, California

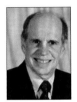

David A. Bushinsky, MD
Professor of Medicine and of Pharmacology and
    Physiology
Department of Medicine
University of Rochester School of Medicine
Rochester, New York

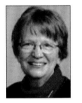

Christin Carter-Su, ScB, PhD
The Anita H. Payne Distinguished University Professor
    of Physiology
The Henry Sewall Collegiate Professor of Physiology
Professor of Molecular and Integrative Physiology
Professor of Internal Medicine
University of Michigan Medical School
Associate Director
Michigan Diabetes Research Center
Ann Arbor, Michigan

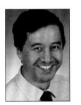

Yee-Ming Chan, MD, PhD
Associate Physician
Department of Pediatrics
Division of Endocrinology
Boston Children's Hospital
Assistant Professor of Pediatrics
Harvard Medical School
Boston, Massachusetts

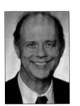

Ronald Cohen, MD
Associate Professor
Department of Medicine
University of Chicago
Chicago, Illinois

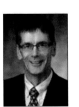

David W. Cooke, MD
Associate Professor
Department of Pediatrics
Johns Hopkins University School of Medicine
Baltimore, Maryland

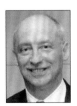

Mark E. Cooper, AO, MB BS, PhD, FRACP
Professor and Head
Department of Diabetes
Central Clinical School
Monash University
Melbourne, Australia

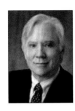

Michael Brownlee, MD
Anita and Jack Saltz Chair in Diabetes Research
    Emeritus
Professor Emeritus, Medicine and Pathology
Associate Director for Biomedical Sciences Emeritus
Einstein Diabetes Research Center
Albert Einstein College of Medicine
Bronx, New York

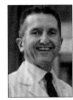

Serdar E. Bulun, MD
JJ Sciarra Professor of Obstetrics and Gynecology and
    Chair
Department of Obstetrics and Gynecology
Northwestern University Feinberg School of Medicine
Chicago, Illinois

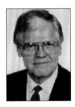

Philip E. Cryer, MD
Professor of Medicine Emeritus
Department of Medicine
Washington University School of Medicine
Physician
Barnes-Jewish Hospital
St. Louis, Missouri

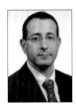

Eyal Dassau, PhD
Director, Biomedical Systems Engineering Research
    Group
Senior Research Fellow in Biomedical Engineering in
    the Harvard John A. Paulson School of Engineering
    and Applied Sciences
Harvard University
Cambridge, Massachusetts

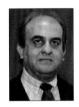

Mehul T. Dattani, MD, MBBS, DCH, FRCPCH, FRCP
Professor
Department of Paediatric Endocrinology
Great Ormond Street Hospital for Children NHS
    Foundation Trust
Genetics and Genomic Medicine Programme
University College London Institute of Child Health
London, Great Britain

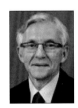

Francisco J.A. de Paula, MD, PhD
Associate Professor of Endocrinology and Metabolism
Department of Internal Medicine
Ribeirão Preto Medical School
University of São Paulo
Ribeirao Preto, Brazil

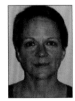

Marie B. Demay, MD
Physician and Professor of Medicine
Endocrine Unit
Massachusetts General Hospital
Harvard Medical School
Boston, Massachusetts

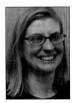

Sara A. DiVall, MD
Associate Professor
Departments of Pediatrics
Division of Endocrinology
University of Washington
Seattle, Washington

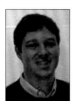

Ewerton Cousin, MSc
Postgraduate Program in Epidemiology
Universidade Federal do Rio Grande do Sul
Porto Alegre, Brazil

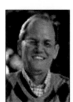

Bruce B. Duncan, MD, MPH, PhD
Department of Social Medicine and Postgraduate
   Program in Epidemiology School of Medicine
Universidade Federal do Rio Grande do Sul Porto
   Alegre, Brazil

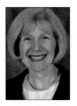

Eva L. Feldman, MD, PhD
Russell N. DeJong Professor of Neurology
Director, Program for Neurology Research and
   Discovery
University of Michigan Medical School
Ann Arbor, Michigan

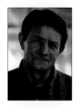

Ele Ferrannini, MD
Professor of Medicine
Institute of Clinical Physiology
National Research Council
Pisa, Italy

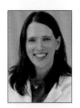

Heather A. Ferris, MD, PhD
Assistant Professor of Medicine
University of Virginia
Charlottesville, Virginia

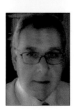

Sebastiano Filetti, MD
Full Professor of Internal Medicine
Department of Translational and Precision Medicine
Sapienza University of Rome
Rome, Italy

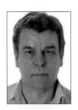

Laercio J. Franco, MD, MPH, PhD
Professor of Social Medicine
Ribeirão Preto Medical School-University of São Paulo
Ribeirão Preto, Brazil

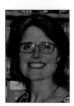

Evelien F. Gevers, MD, PhD
Department of Pediatric Endocrinology
Royal London Children's Hospital
Barts Health NHS Trust
Centre for Endocrinology
William Harvey Research Institute
Queen Mary University of London
London, Great Britian

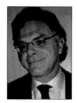

Ezio Ghigo, MD
Professor of Endocrinology
Division of Endocrinology, Diabetology, and
   Metabolism
University of Turin
Turin, Italy

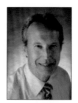

Ira J. Goldberg, MD
Clarissa and Edgar Bronfman Jr. Professor
New York University School of Medicine
Director, Division of Endocrinology, Diabetes, and
   Metabolism
New York University Langone Health
New York, New York

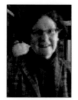

Allison B. Goldfine, MD
Associate Physician, Division of Endocrinology, Diabetes,
   and Hypertension
Brigham and Women's Hospital
Lecturer, Part-Time
Harvard Medical School
Boston, Massachusetts
Director, Translational Medicine Cardiometabolic Disease
Novartis Institute of Biomedical Research
Cambridge, Massachusetts

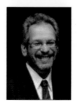

Peter A. Gottlieb, MD
Professor
Department of Pediatrics
University of Colorado
Aurora, Colorado

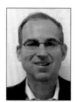

Steven K. Grinspoon, MD
Professor of Medicine
Harvard Medical School
Chief, Metabolism Unit
Massachusetts General Hospital
Boston, Massachusetts

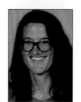

Sabine E. Hannema, MD, PhD
Paediatric Endocrinologist
Department of Paediatrics
Leiden University Medical Centre
Leiden, The Netherlands
Department of Paediatric Endocrinology
Erasmus Univeristy Medical Centre
Rotterdam, The Netherlands

Frances J. Hayes, MB BCh, BAO
Associate Professor of Medicine
Harvard Medical School
Clinical Director, Endocrine Division
Massachusetts General Hospital
Boston, Massachusetts

**Harshini Katugampola, PhD, BSc, MBBS,
MRCPCH, MSc**
Department of Paediatric Endocrinology
Great Ormond Street Hospital for Children NHS
   Foundation Trust
Genetics and Genomic Medicine Programme
University College London Institute of Child Health
London, Great Britain

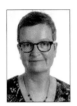

Martha Hickey, MD, BA(Hons), MSc, MBChB, FRCOG, FRANZCOG
Professor
Department of Obstetrics and Gynaecology
University of Melbourne
Melbourne, Australia

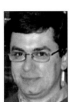

Joel. N. Hirschhorn, MD, PhD
Chief, Division of Endocrinology
Concordia Professor of Pediatrics and Professor of
  Genetics
Harvard Medical School
Boston, Massachusetts

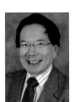

Ken Ho, MD, FRACP, FRCP (UK), FAHMS
Emeritus Professor
St. Vincent's Hospital
Garvan Institute of Medical Research
University of New South Wales
Sydney, Australia

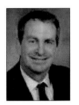

Anthony Hollenberg, MD
Sanford I. Weill Chair
Joan and Sanford I. Weill Department of Medicine
Professor of Medicine
Physician-in-Chief
New York Presbyterian/Weill Cornell Medical Center
New York, New York

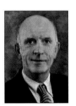

Ieuan A. Hughes, MD, MA
Emeritus Professor of Paediatrics
Department of Paediatrics
University of Cambridge
Cambridge, Great Britain

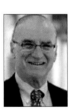

C. Ronald Kahn, MD
Chief Academic Officer
Joslin Diabetes Center
Mary K. Iacocca Professor of Medicine
Department of Medicine
Harvard Medical School
Boston, Massachusetts

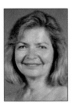

Ursula Kaiser, MD, FACP
Chief, Division of Endocrinology, Diabetes, and
  Hypertension
George W. Thorn, MD, Distinguished Professor in
  Endocrinology
Department of Medicine
Brigham and Women's Hospital
Professor of Medicine
Harvard Medical School
Boston, Massachusetts

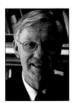

Steven W.J. Lamberts, MD, PhD
Professor of Internal Medicine
Erasmus Medical Center
Rotterdam, The Netherlands

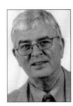

Andrew M. Kaunitz, MD, FACOG
Professor and Associate Chairman
Department of Obstetrics and Gynecology
University of Florida College of Medicine-Jacksonville
Jacksonville, Florida

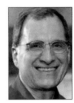

Ronald J. Koenig, MD, PhD
Professor
Department of Internal Medicine
Division of Metabolism, Endocrinology, and Diabetes
University of Michigan
Ann Arbor, Michigan

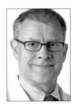

Peter A. Kopp, MD
Professor of Medicine
Division of Endocrinology, Metabolism, and Molecular
  Medicine
Center for Genetic Medicine
Northwestern University
Feinberg School of Medicine
Chicago, Illinois

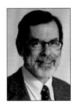

Henry M. Kronenberg, MD
Physician and Professor of Medicine
Endocrine Unit
Massachusetts General Hospital
Boston, Massachusetts

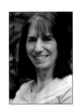

Lori Laffel, MD, MPH
Chief, Pediatric, Adolescent and Young Adult Section
Senior Investigator and Head, Section on Clinical,
  Behavioral and Outomes Research
Joslin Diabetes Center
Professor of Pediatrics
Harvard Medical School
Boston, Massachusetts

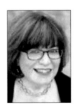

Eleftheria Maratos-Flier, MD
Professor Emerita
Department of Medicine
Beth Israel Deaconess Medical Center
Harvard Medical School
Boston, Massachusetts
Director, Translation Medicine
Cardiovascular-Metabolic Disease
Novartis Institutes of Biomedical Research
Cambridge, Massachusetts

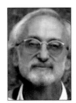

Andrea Mari, PhD
Institute of Neuroscience
National Research Council
Padua, Italy

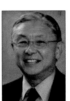

Alvin M. Matsumoto, MD
Professor of Medicine
University of Washington School of Medicine
Seattle, Washington

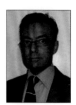

Fabio Lanfranco, MD, PhD
Division of Endocrinology, Diabetology, and
    Metabolism
Department of Medical Sciences
University of Turin
Turin, Italy

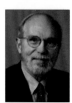

P. Reed Larsen, MD, FRCP
Professor of Medicine
Harvard Medical School
Senior Physician
Division of Endocrinology, Diabetes, and Metabolism
Brigham and Women's Hospital
Boston, Massachusetts

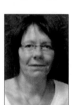

Sophie Leboulleux, MD, PhD
Department of Nuclear Medicine and Endocrine
    Oncology
Gustave Roussy
Villejuif, France

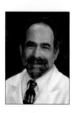

Ronald M. Lechan, MD, PhD
Professor of Medicine
Department of Medicine
Division of Endocrinology
Tufts Medical Center
Boston, Massachusetts

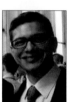

Amit R. Majithia, MD
Assistant Professor
Departments of Medicine and Pediatrics
University of California San Diego School of Medicine
La Jolla, California

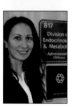

Spyridoula Maraka, MD, MSc
Assistant Professor of Medicine
Division of Endocrinology and Metabolism
University of Arkansas for Medical Sciences
Department of Medicine
Central Arkansas Veterans Healthcare System
Little Rock, Arkansas
Knowledge and Evaluation Research Unit in
    Endocrinology
Mayo Clinic
Rochester, Minnesota

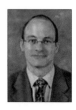

John D.C. Newell–Price, MA, PhD, FRCP
Professor of Endocrinology, Oncology, and Metabolism
The Medical School
University of Sheffield
Sheffield, England

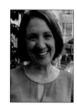

Dayna E. McGill, MD
Research Associate, Section on Clinical, Behavioral,
    and Outcomes Research
Pediatric Endocrinologist, Pediatric, Adolescent, and
    Young Adult Section
Joslin Diabetes Center
Instructor of Pediatrics
Harvard Medical School
Boston, Massachusetts

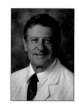

Shlomo Melmed, MB ChB, MACP
Executive Vice President and Dean of the Medical
    Faculty
Cedars-Sinai Medical Center
Los Angeles, California

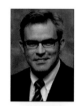

Victor Montori, MD, MS
Professor of Medicine
Division of Endocrinology, Diabetes, and Nutrition
Knowledge and Evaluation Research Unit in
    Endocrinology
Mayo Clinic
Rochester, Minnesota

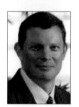

Martin G. Myers, Jr., MD, PhD
Professor
Department of Internal Medicine
University of Michigan
Ann Arbor, Michigan

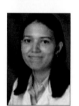

Naykky Singh Ospina, MD, MS
Assistant Professor
Department of Medicine
Division of Endocrinology
Department of Medicine
University of Florida
Gainesville, Florida

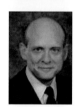

Jorge Plutzky, MD
Director, Preventive Cardiology
Director, The Vascular Disease Prevention Program
Division of Cardiovascular Medicine
Brigham and Women's Hospital
Harvard Medical School
Boston, Massachusetts

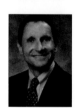

Kenneth S. Polonsky, MD
Richard T. Crane Distinguished Service Professor
Dean of the Division of the Biological Sciences and the
    Pritzker School of Medicine
Executive Vice President for Medical Affairs
University of Chicago
Chicago, Illinois

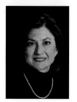

Sally Radovick, MD
Professor of Pediatrics
Rutgers Robert Wood Johnson Medical School
New Brunswick, New Jersey

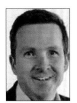

Paul J. Newey, MBChB (Hons), BSc (Hons), DPhil, FRCP
Senior Lecturer in Endocrinology
Division of Molecular and Clinical Medicine
Jacqui Wood Cancer Centre
Ninewells Hospital and Medical School
University of Dundee
Dundee, Scotland

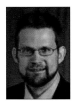

Joshua F. Nitsche, MD, PhD
Associate Professor
Division of Maternal-Fetal Medicine
Department of Obstetrics and Gynecology
Wake Forest School of Medicine
Winston Salem, North Cardina

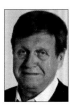

Kjell Öberg, MD, PhD
Professor
Department of Endocrine Oncology
University Hospital
Uppsala, Sweden

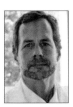

David P. Olson, MD, PhD
Associate Professor
Department of Pediatrics
University of Michigan
Ann Arbor, Michigan

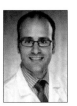

Brian T. O'Neill, MD, PhD
Assistant Professor
Fraternal Order of Eagles Diabetes Research Center
Department of Internal Medicine
Division of Endocrinology
University of Iowa
Iowa City, Iowa

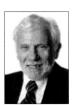

Matthew C. Riddle, MD
Professor of Medicine
Division of Endocrinology, Diabetes, and Clinical
  Nutrition
Oregon Health & Science University
Portland, Oregon

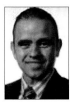

Rene Rodriguez–Gutierrez, MD, MS
Professor of Medicine
Plataforma INVEST Medicina UANL-KER Unit (KER Unit Mexico)
Facultad de Medicina
Endocrinology Division
Hospital Universitario "Dr. José E. Gonzalez"
Universidad Autónoma de Nuevo León
Monterrey, México
Knowledge and Evaluation Research Unit in Endocrinology
Mayo Clinic
Rochester, Minnesota

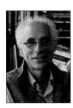

Clifford J. Rosen, MD
Professor of Medicine
Tufts University School of Medicine
Boston, Massachusetts

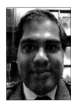

Ajay D. Rao, MD, MMSc
Associate Professor of Medicine
Section of Endocrinology, Diabetes, and Metabolism
Lewis Katz School of Medicine at Temple University
Philadelphia, Pennsylvania

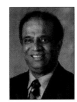

Sudhaker D. Rao, MBBS
Section Head, Bone and Mineral Disorders
Division of Endocrinology, Diabetes, and Bone and
  Mineral Disorders
Director, Bone and Mineral Research Laboratory
Henry Ford Health System
Detroit, Michigan

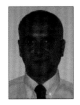

Domenico Salvatore, MD, PhD
Professor of Endocrinology
Department of Public Health
University of Naples "Federico II"
Naples, Italy

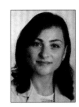

Victoria Sandler, MD
Clinical Assistant Professor
Division of Endocrinology
NorthShore University Health System
Evanston, Illinois

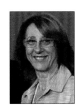

Maria Inês Schmidt, MD, PhD
Professor
Department of Social Medicine and Postgraduate
  Program in Epidemiology
School of Medicine
Universidade Federal do Rio Grande do Sul
Porto Alegre, Brazil

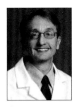

Clay F. Semenkovich, MD
Irene E. and Michael M. Karl Professor
Washington University School of Medicine
Chief, Division of Endocrinology, Metabolism, and
  Lipid Research
Washington University
St. Louis, Missouri

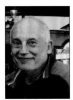

Patrick M. Sluss, PhD
Associate Director, Clinical Pathology Core
Pathology Service
Massachusetts General Hospital
Associate Professor of Pathology
Harvard Medical School
Boston, Massachusetts

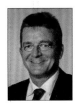

Christian J. Strasburger, MD
Professor of Medicine
Chief, Division of Clinical Endocrinology
Department of Endocrinology, Diabetes, and Nutritional
  Medicine
Charité Universitaetsmedizin
Berlin, Germany

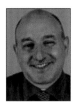

Evan D. Rosen, MD, PhD
Chief, Division of Endocrinology, Diabetes, and Metabolism
Beth Israel Deaconess Medical Center
Professor of Medicine
Harvard Medical School
Boston, Massachusetts
Institute Member
Broad Institute of Harvard and MIT
Cambridge, Massachusetts

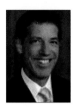

Stephen M. Rosenthal, MD
Professor of Pediatrics
Division of Endocrinology and Diabetes
Medical Director, Child and Adolescent Gender Center
Benioff Children's Hospital
University of California, San Francisco
San Francisco, California

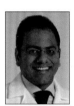

Mahmoud Salama, MD, PhD
Adjunct Assistant Professor
Department of Obstetrics and Gynecology
Northwestern University
Chicago, Illinois

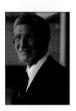

Dennis M. Styne, MD
Yocha Dehe Chair of Pediatric Endocrinology
Professor of Pediatrics
University of California
Davis, California

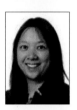

Jennifer K. Sun, MD, MPH
Associate Professor of Ophthalmology
Harvard Medical School
Chief, Center for Clinical Eye Research and Trials
Beetham Eye Institute
Investigator, Research Division
Joslin Diabetes Center
Boston, Massachusetts

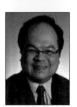

Vin Tangpricha, MD, PhD
Professor of Medicine
Division of Endocrinology, Metabolism, and Lipids
Emory University School of Medicine
Atlanta, Georgia
Staff Physician
Atlanta VA Medical Center
Decatur, Georgia

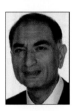

Rajesh V. Thakker, MD, ScD, FRCP, FRCPath, FRS, FMedSci
Academic Endocrine Unit
Radcliffe Department of Medicine
University of Oxford
Oxford Centre for Diabetes, Endocrinology and
  Metabolism (OCDEM)
Churchill Hospital
Oxford, United Kingdom

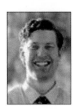

Robert L. Thomas, MD, PhD
Resident Physician
Department of Internal Medicine
University of California
San Diego, California

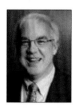

R. Michael Tuttle, MD
Clinical Director
Endocrinology Service
Department of Medicine
Memorial Sloan Kettering Cancer Center
New York, New York

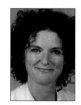

Annewieke W. van den Beld, MD, PhD
Department of Internal Medicine
Groene Hart Hospital
Gouda, The Netherlands
Department of Endocrinology
Erasmus Medical Center
Rotterdam, The Netherlands

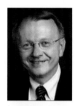

Joseph G. Verbalis, MD
Professor of Medicine
Georgetown University
Chief, Endocrinology and Metabolism
Georgetown University Hospital
Washington, District of Columbia

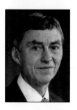

Anthony P. Weetman, MD, DSc
Emeritus Professor of Medicine
Department of Human Metabolism
University of Sheffield
Sheffield, Great Britain

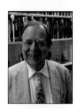

Wilmar M. Wiersinga, MD, PhD
Professor of Endocrinology
Department of Endocrinology and Metabolism
Academic Medical Center
Amsterdam, The Netherlands

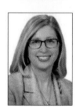

Teresa K. Woodruff, PhD
Thomas J. Watkins Professor of Obstetrics and
  Gynecology
Northwestern University
Chicago, Illinois

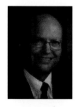

William F. Young, Jr., MD, MSc
Professor of Medicine, Tyson Family Endocrinology
  Clinical Professor
Division of Endocrinology, Diabetes, Metabolism, and
  Nutrition
Mayo Clinic
Rochester, Minnesota

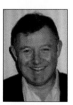

Christopher J. Thompson, MD, MBChB, FRCP, FRCPI
Professor of Endocrinology
Academic Department of Endocrinology
Beaumont Hospital/Royal College of Surgeons in
  Ireland Medical School
Dublin, Ireland

中文版序一

内分泌学是一个充满魅力与活力的学科。内分泌系统在生理上维持内环境稳态，对抗应激状态，保证生长、发育及生殖功能等。内分泌系统与全身各器官均相互联系、相互作用，伴随一个人的全生命周期。内分泌学科面临着诸多新机遇和新挑战：随着我国社会经济快速发展，人口老龄化日益凸显，人们的生活方式已发生改变，导致各种慢性非传染性疾病的患病率不断攀升。此外，近年来新型疾病不断出现，如肿瘤免疫治疗引发多种免疫检查点抑制剂相关性内分泌疾病，这些变化均对内分泌学科提出了艰巨且紧迫的挑战。作为一名内分泌科医生，临床能力的提升是关键，必须拥有并精读几部经典专业教科书。

本书是由 Robert Williams 先生于 20 世纪 50 年代初编撰的经典医学巨著，是欧美经典内分泌学教科书，大约每 5 年修订一次。70 余年来，本书不断更新再版，畅销不衰，目前已更新至第 14 版，影响了一代又一代的内分泌科医生，被誉为内分泌科医生"最喜爱的宝典"。

全新第 14 版中文版由彭永德教授、王卫庆教授和赵家军教授领衔主译，他们组建了由国内多位著名内分泌学专家参与的翻译队伍，以专业化的翻译水平，力求达到"信、达、雅"的标准。本书从策划到出版历时 2 年余，汇集了国内资深内分泌学专家的智慧和汗水，必将为所有的内分泌科医生，尤其是基层内分泌学专业从业者提供一部必备的工具书。

世界医学科技的进步日新月异，内分泌学科的发展需要我们赓续接力，一代又一代人努力开拓前行。勇于创新、服务百姓，是我们心中永远追求的星辰大海！

在本书中文版即将付梓之时，谨向参与翻译的专家们致以敬意与祝贺。谨呈以上感言，权充为序。

中国工程院院士　宁　光

上海交通大学医学院附属瑞金医院院长

中文版序二

这部内分泌学经典巨制自问世至今已 70 余年，历经十余次修订，致力于"基于化学与生理学的基础研究，简明且权威地阐述临床内分泌疾病"，已成为无数内分泌科医生的指路明灯。在临床上摸爬滚打越多，越能体会这部著作的深刻思想。70 余年来，该著作始终作为衡量其他内分泌学教科书的标准，成为世界级的经典医学著作，其传承的不仅是知识与经验，更是一代代内分泌学者的情怀与求真精神。

本版原著共有 46 章，对内分泌的基础理论、分子机制、检测方法、临床特征及相关疾病的诊治方案均做了详细论述，既有临床经验的总结，又有基础研究的进展，字里行间渗透着科学思想和临床智慧的光芒，在内分泌领域实属翘楚。

在知识爆炸及科学技术迅猛发展的年代，本书仍不断推陈出新，将各相关进展融入内分泌学的框架之中，每版问世，均让人叹为观止。在这种情况下，以"信、达、雅"为标准来翻译全新第 14 版，对任何译者而言无疑是一项艰巨的任务。

彭永德教授、王卫庆教授和赵家军教授带领全国内分泌领域的权威专家，历时 2 年余完成了本部巨制的翻译工作，全面展现了内分泌领域的最新进展，为全国内分泌医生提供了一部原汁原味的中文译著。在此，向所有的翻译学者致以崇高的敬意！

本书可作为所有内分泌科医生的必备工具书，也可供医学院校用作研究生课程的教科书。

中华医学会内分泌学分会名誉主任委员 　滕卫平
中国医科大学第一附属医院教授

译者前言

　　本书自 20 世纪 50 年代初版至今，一直是所有内分泌科医生心目中的宝典，或者说是永远的灯塔，照亮了无数内分泌科医生前行的道路。如今本书已更新至第 14 版。随着当代生物学、遗传学、细胞学、人体科学的进展，以及生物技术和药物研发领域突飞猛进的创新，内分泌学得到了前所未有的开拓和发展，该版在继承原著"经典与标杆"的同时，更新了大量相关领域内容及与相关学科的融合和交叉，同时亦增添了新的章节。全书共 46 章，最大限度地覆盖和反映了当今内分泌学及相关领域的最新进展和前沿知识，是每一位内分泌科医生必读的案头书。

　　为了让本书有更广泛的读者受众，尤其为了使在基层医疗机构从事内分泌专业的人员也能熟读全著，中华医学会内分泌学分会牵头组织了由国内众多业内著名专家参与的翻译队伍，力求最大限度地实现翻译的专业化，力争达到"信、达、雅"的标准，尤其是宁光院士对原著前言的翻译，彰显了众多著名内分泌专家对本次翻译工作的重视，力盼为全国内分泌同仁奉上一部原汁原味的中文译著。众多专家在翻译过程中相互校正，呕心沥血，挑灯夜战，无不付出了艰辛的劳动。宁光院士和滕卫平教授特为本书作序，让我们倍加感动，在此对所有参与翻译的专家致以衷心的感谢和崇高的敬意！

　　由于参译人员众多，书中如有不足之处，恳请广大读者批评指正。最后感谢中国科学技术出版社工作人员的辛勤努力！

彭永德　王卫庆　赵家军

原书前言

欢迎阅读本书全新第 14 版（69 周年纪念版）。在新版的编撰过程中，我们继续秉承了 Robert Williams 先生 1950 年的初版宗旨，即"基于化学与生理学的基础研究，简明且权威地阐述临床内分泌疾病"的理念。在过去几十年中，随着遗传学、分子学、细胞学和生命科学的不断发展，共同形成了对内分泌疾病发病机制和管理方面的众多深刻认识，极大丰富了我们学术的航标。本版的编者们力求通过该领域新的医学发现、进展及知识累积提供令人信服的引导，给内分泌疾病患者带来新的治疗路径。鉴于本版涵盖相关内分泌转化医学和临床医学范畴，同时需要兼顾可读性及权威性，故我们面临着巨大挑战。

基于上述目标，我们组织了在不同领域有独特贡献的权威专家团队共同编撰本书。在全新第 14 版中，我们添加了许多新的章节，如全球内分泌疾病负担、内分泌指南汇总导读、跨性别内分泌学及骨软化症等。糖尿病章节扩充了内容并单独设置了胰岛素分泌生理学部分，对 2 型糖尿病的治疗进展进行了广泛更新。这些新的章节不仅反映了当今内分泌领域不断强化的内分泌实践，还展示了共同影响临床治疗的新理念及治疗决策。本版每个章节都进行了修改和更新，旨在把最新的信息分享给亲爱的读者。

在此，对与我们并肩作战的同事们（包括 Shira Berman 和 Grace Labrado）所做出的具有很高价值的贡献表达深深的谢意。同时，感谢 Elsevier 出版社的 Rae Robertson 和 Nancy Duffy 在出版过程中付出的辛勤劳动和给予的专业帮助。由于他们在医学著作出版领域的专业指导，才让这部著作成为经典。我们相信，在大家共同的努力下，全新第 14 版一定可以成功达到既往版本所设定的目标，即成为所有内分泌学同仁必看的经典之作。

目　录

上　卷

第一篇　激素及其作用

第二篇　下丘脑与垂体

第三篇　甲状腺

第四篇　肾上腺皮质与内分泌性高血压

第五篇　性发育与性功能

下 卷

第六篇 内分泌学与寿命

Part A 母 胎

Part B 儿 童

Part C 成 人

第七篇 矿物质代谢

第八篇 糖类和脂肪代谢紊乱

第九篇 多发性内分泌疾病与内分泌肿瘤

第一篇 激素及其作用
Hormones and Hormone Action

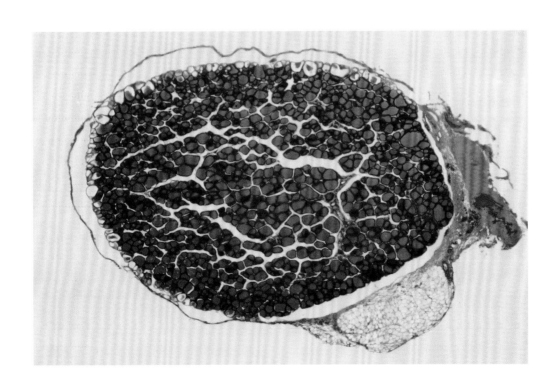

第 1 章　内分泌学总论
Principles of Endocrinology

SHLOMO MELMED　RICHARD J. AUCHUS　ALLISON B. GOLDFINE
RONALD J. KOENIG　CLIFFORD J. ROSEN　P. REED LARSEN
KENNETH S. POLONSKY　HENRY M. KRONENBERG　著
肖显超　张斯文　赵　雪　崔梦钊　王桂侠　译　　彭永德　校

要点

- 内分泌学是医学分支学科，也是一门科学，其独特之处在于以多学科的研究方法，剖析生理和病理状态下激素的合成与生物功能，以及与激素信号通路异常相关的疾病。
- 内分泌和旁分泌系统在很多方面是不同的，这表明进化对不同细胞信号传导影响不同。
- 分化成熟的激素分泌细胞能够高效地合成激素，并且有规律地进行分泌。
- 血液中的激素通常与结合蛋白相结合，以增加其溶解度，避免激素降解和经肾脏排泄，调节激素在细胞外液的稳定性。
- 激素通过两种方式作用于靶细胞：一种作用于细胞膜表面的受体；另一种进入细胞内与细胞内受体结合。无论哪种方式，靶细胞均不是被动接收信号，而是在激素应答反应中发挥重要作用。
- 多种因素参与激素分泌的调控，包括来自远处多种靶细胞的反馈调节、神经系统调节、局部旁分泌和细胞自分泌的调节。在上述因素共同作用下，实现不同的激素分泌模式（如昼夜节律分泌模式、脉冲式分泌模式）、内环境稳态的影响因素，或者导致生命周期中长期变化的应激因素都可能启动激素分泌。
- 内分泌疾病可分为 4 个大类：激素合成过多类疾病、激素合成减少类疾病、靶器官或组织对激素反应异常类疾病和内分泌系统肿瘤。
- 激素和人工合成能与激素受体结合的分子，可用于内分泌疾病的诊断和治疗。

大约 100 年前，学者 Starling 首次使用"激素"一词来描述肠促胰素，肠促胰素由小肠分泌入血，促进胰腺的分泌功能。Starling 在 Croonian 讲座中提出，内分泌系统和神经系统通过两种不同的机制来调控器官功能。自此，内分泌学开始在哺乳动物生理学课程中占有一席之地。

此后的几十年间，生物化学家、生理学家和临床研究者先后阐述了不同的内分泌腺体或器官分泌的肽类和类固醇类激素的特点。激素的发现具有里程碑的意义，奠定了临床内分泌学专业基础，如甲状腺功能减退症和糖尿病等疾病，首次成功启用相应激素的替代治疗。

随后，细胞生物学、分子生物学和遗传学领域的进展进一步揭示了内分泌疾病发病机制、激素分泌和激素生物学活性。尽管这些进展似乎将内分泌学嵌入分子生物学或细胞生物学的范畴中，但没有改变内分泌学的基本原则：通过信号传导调控器官的功能。在本章中，我们概述内分泌学的主要内容和原理，以及以此为基础形成的研究方法，临床医生、生理学家、生化学家、细胞生物学家和遗传学家利用这些研究方法进一步认识内分泌系统。

一、进化论观点

激素作为化学信使物质，通过调控的方式分泌入血，作用于远处组织。激素信号传导是广义的细胞间信号传导的一种特殊类型。即使是单细胞生物也有细胞间信号传导，如面包酵母 Saccharomyces cerevisiae 能够分泌短肽生殖因子，作用于其他酵母菌受体，从而启动两个细胞的生殖过程。这些受体与广泛存在于哺乳动物细胞的 7 次跨膜受体家族相似，对光子和糖蛋白类激素等不同种类的配体产生应答。与哺乳动物细胞受体相同，这些受体应答后可启动异源性三聚体 G 蛋白激活，由此可以推测，这种信号传导通路可能在酵母菌和人类共同的祖先体内就已存在。

邻近细胞间的信号传导称为旁分泌，参与其信号传导过程的分子通路与激素信号传导相同。例如，果蝇眼睛中的一种跨膜受体，通过对邻近细胞的膜锚定配体信号的应答，调控视网膜细胞的分化。这种跨膜受体的细胞内区域带有酪氨酸激酶结构域，与胰岛素等激素受体携带的酪氨酸激酶高度相似。旁分泌因子和激素能够共用一套信号传导通路，因此，在特定情况下激素也可以发挥旁分泌因子的生物活性。例如，睾酮既可分泌入血，也可在睾丸局部发挥调控精子生成的生理作用。胰岛素样生长因子 1（insulin-like growth factor 1, IGF-1）是一种多肽类激素，由肝脏和其他组织分泌入血，在很多组织内可以作为一种旁分泌因子调控局部组织细胞的增殖。同一受体既可对激素应答，也可对旁分泌因子应答，如甲状旁腺激素（parathyroid hormone, PTH）和甲状旁腺相关蛋白可以作用于同一受体。但在一些情况下，激素的旁分泌作用产生的生物学活性与激素的内分泌作用毫不相干[1]。例如，巨噬细胞合成的活性维生素 D[1,25-(OH)$_2$D$_3$]，能够作用于巨噬细胞本身或邻近巨噬细胞，促进巨噬细胞生成抗菌肽。可以看出，虽然组织中也能够合成维生素 D 1α- 羟化酶（P$_{450}$27B1），激活 1,25-(OH)$_2$D$_3$，但并不参与钙平衡的调节。

靶细胞对来自血液（激素）和邻近细胞（旁分泌因子）的信号产生的应答类似，而且细胞对同一激素产生的应答过程并不会因为激素信号的来源不同而不同。但是，激素信号和旁分泌信号共同作用的信号传导通路不会掩盖两种信号系统的差异性（图 1-1）。激素在特定的细胞内合成后，经血液循环转运至组织，并在组织内达到一定的效应浓度。因此，与在组织局部发挥旁分泌因子生物学作用相比，激素发挥内分泌因子生物学作用时需要更大量的激素分泌，因为激素必须能够从合成部位被转运至远处的效应部位，并且在转运过程中避免降解。例如，亲脂性的激素需要与水溶性蛋白结合，才能保证此类激素在血液中以较高的浓度转运。激素在细胞外的转运意味着当腺体停止分泌激素时，作用在靶组织的激素浓度会迅速下降。当激素在细胞外液中快速弥散时，它可以在特定的器官（包括肝脏和肾脏等）进行代谢，以这种方式调控激素在靶组织中的浓度。

旁分泌因子没有转运等诸多限制。它不需要远处转运，其组织来源决定了它发挥生物学作用之处。发育过程中的肾脏细胞分泌的旁分泌因子骨形态发生蛋白 4（BMP4）调节肾脏细胞的分化，而骨细胞分泌的 BMP4 则是调节骨形成。因此，BMP4 的分泌部位决定了它的生理作用。激素则与此不同，激素分泌后会进入血液循环，其分泌部位通常远离其效应部位。例如，甲状腺激素像 BMP4 一样，能够作用于许多组织，但颈部的甲状腺组织作为其分泌来源并不是它的靶组织。

可以看出，激素与旁分泌因子在调节生物合成中存在很多差异，如效应组织、转运和代谢等方面。这些差异或许可以解释 IGF-1 这种激素，其能够与多种蛋白结合，在不同组织中发挥不同的作用，而与 IGF-1 相近的胰岛素并非如此。IGF-1 既是一种激素，也是一种旁分泌因子，或许它通过复杂的结合蛋白来实现精准的信号传导。

参与介导激素信号传导的受体，也能够介导旁分泌因子的信号传导，如 G 蛋白偶联受体、酪氨酸激酶受体、丝 / 苏氨酸激酶受体、离子通道、细胞因子受体和核受体。一些旁分泌因子信号传导通路，却不能介导激素信号传导。例如，Notch 受体可以接受膜配体信号调控细胞生长，但尚没有已知的经血液循环转运的配体作用于 Notch 通路。Notch 通路的细胞内部分组成复杂，主要参与 Notch 受体的分解和受体胞内段对细胞核的激活，或许是由于其过于保守而不能介导激素信号的传导。

通过对多种细菌、酿酒酵母（Saccharomyces cerevisiae）、黑腹果蝇（Drosophila melanogaster）、秀丽隐杆线虫（Caenorhabditis elegans）、拟南芥（Arabidopsis thaliana）、人类及其他许多物种的全基因组分析，揭示了不同生命体内不同的信号通路构成。酿酒酵母体内存在 G 蛋白偶联受体，而缺乏胰岛素信号通路中的酪氨酸激酶和类似于雌激素 / 甲状腺激素受体家族的核受体。与之不同，线虫和果蝇体内存在上述各种信号通路，只是在各种信号通路的表达基因数目上存在差异。例如，黑腹果蝇基因组表达 21 种核受体，秀丽隐杆线虫基因组表达 284 种核受体，而人类基因组则表达 48 种核受体。上述信息表明，在古老的多细胞动物体内已存在这些信号通路，而这些信号通路正是我们所熟知的哺乳动物体内内分泌系统形成的基础。

我们对于内分泌系统和生理生物学的认识仍在不断深入。在人类全基因组测序之前，哺乳动物基因组测序分析就发现了许多受体基因，其表达的受体功能

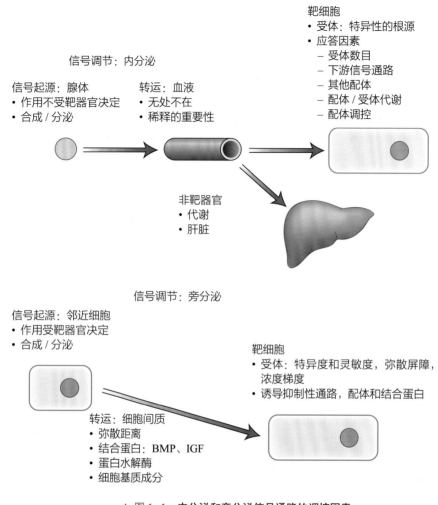

▲ 图 1-1　内分泌和旁分泌信号通路的调控因素

BMP. 骨形态发生蛋白；IGF. 胰岛素样生长因子

和配体不明，被称为孤儿受体。对孤儿受体的研究拓展了我们对于激素信号的理解与认知。例如，肝脏 X 受体（liver X receptor, LXR）之前就是一种孤儿受体，在筛选未知的核受体时被发现。后来的实验研究发现，胆固醇的氧化产物是 LXR 的配体，它能够调节基因表达，进而调节胆固醇和脂肪酸代谢[2]。LXR 和许多类似的例子促使我们思考：什么是激素？激素的定义告诉我们激素是在特定的腺体内合成，作用于细胞膜或细胞核内的受体，除此之外，并无其他功能。现在我们知道，胆固醇在细胞内生成氧化物，激活 LXR，以一种激素的方式调节胆固醇自身的代谢。其他的孤儿核受体也以类似的方式对胆汁酸和脂肪酸等产生应答。这些代谢物通过类似激素信号传导的方式调节代谢过程，同时，这些"激素"也均具有重要的代谢作用。另一个例子是 G 蛋白偶联受体家族中的钙敏感受体，它能对一种非经典配体（钙离子）产生应答。钙离子从骨骼、肾脏和小肠释放入血，作用于甲状旁腺细胞、肾小管细胞和其他细胞的钙敏感受体，进而使相应细胞对钙离子的变化予以回应。由此可以看出，在复杂物种体内，许多重要的代谢物也具有激素的调控特性。对这些新的代谢物的认知不断拓展，能够引导我们发现人类疾病防治的新方法。

二、内分泌腺体

激素既可以在内分泌腺体特定细胞团内合成，也可在腺体外的某些细胞内合成，这些细胞本身具有其他的生理功能。生长激素、甲状旁腺激素、催乳素（prolactin, PRL）、胰岛素及胰高血糖素等许多蛋白质类激素在相应的腺体细胞中合成，其合成过程与各类蛋白质在细胞内的合成过程相同。这些激素分泌细胞含有特定的分泌颗粒，能够储存大量的激素，并在特定的信号作用下释放激素。通常认为，在内分泌腺体和特定细胞内合成的各种激素就是经典的内分泌系统。小激素分子的形成始于常见的前体，通常在特定的腺体，如肾上腺、性腺或甲状腺。对于类固醇激素来说，前体是胆固醇，它通过基于细胞色素 P_{450} 的羟基化、碳－碳键断裂及特定的氧化还原酶所修饰，从而形成糖皮质激素、雄激素、雌激素及其生物活性衍生物。

然而，并不是所有的激素都在特定的内分泌腺体中形成，脂肪、肠内分泌细胞等目前被认为是复杂的内分泌系统的一部分。因此，随着新型多肽、氨基酸或甾体类分子及其调控功能的发现，内分泌代谢领域得到了极大的拓展。例如，调节食欲和能量消耗的蛋白质激素——瘦素在脂肪细胞中合成，向中枢神经系统提供反映机体营养状态的特定信号。肠内分泌系统包含一个独特的激素系统，其中调节代谢和对口服营养物质产生应答的其他多肽类激素由分布在肠道上皮细胞的特殊内分泌细胞产生和分泌。胆固醇衍生物 7- 脱氢胆固醇是维生素 D_3 的前体，在皮肤角质细胞通过光化学反应转化为前维生素 D_3。

甲状腺激素通过一种独特的途径合成。甲状腺细胞合成 660 000kDa 的同源二聚体，即甲状腺球蛋白，随后它在特定的酪氨酸上碘化。一些碘化酪氨酸发生酶促结合，在甲状腺球蛋白中形成碘化甲状腺氨酸分子，然后储存在甲状腺滤泡腔内。为了使酪氨酸发生碘化，甲状腺细胞须从血液中摄取微量碘，并通过一种特定的过氧化物酶将其氧化。从甲状腺球蛋白释放甲状腺素（T_4）需要细胞的吞噬作用和组织蛋白酶降解作用。

激素合成的调节是基于通过内分泌腺体对机体的生化信号产生应答而实现的。许多系统可特异性调控激素合成；例如，PTH 的合成受游离钙浓度的调节，胰岛素的合成受葡萄糖浓度的调节。对于其他激素，如性腺激素、肾上腺激素和甲状腺激素，这些激素合成是通过下丘脑 - 垂体轴进行调控的。下丘脑和垂体中的细胞监控循环中的激素浓度，分泌促激素，从而激活激素合成和释放的特定途径。典型的激素有生长激素（growth hormone，GH）、黄体生成素（luteinizing hormone，LH）、卵泡刺激素（follicle-stimulating hormone，FSH）、促甲状腺激素（thyroid stimulating hormone，TSH）和促肾上腺皮质激素（adrenocorticotropic hormone，ACTH）。

这些促激素增加靶细胞激素合成和分泌的速度，并可诱导靶细胞分裂，从而引起各种靶腺体的增大。例如，生活在全球碘缺乏地区的甲状腺功能减退症患者，TSH 的分泌会导致甲状腺细胞显著增生。在这些地区，甲状腺可能是正常大小的 20～50 倍。遗传性皮质醇合成缺陷的患者会发生肾上腺增生。在肾功能不全或钙吸收障碍的患者中，在低钙血症的刺激下，引起甲状旁腺细胞肥大和增生。

在激素释放入血时已经具有活性（如生长激素或胰岛素），或者需在特定细胞中激活来产生生物效应。这些激活过程通常是被高度调控的。例如，甲状腺细胞释放的 T_4 是一种激素前体，须经过特定的脱碘才能形成有活性的 3,5,3′- 三碘甲状腺原氨酸（T_3）。这种脱碘反应可以发生在靶组织中，如中枢神经系统；也可以在 TSH 细胞中，T_3 反馈调节 TSH 生成；或者在肝细胞和肾细胞中，T_4 被释放到循环中，被组织摄取。同样，由 5α- 还原酶催化的分泌后激活步骤，在靶组织（包括男性泌尿生殖道、前列腺、外生殖器和肝脏）中引起组织特异性的睾酮活化为双氢睾酮。维生素 D 在肝脏的第 25 位和肾脏的第 1 位进行羟基化。这两种羟基化非常关键，从而产生活性激素 1,25-$(OH)_2D_3$。1α- 羟化酶（不是 25- 羟化酶的活性）被 PTH 和低血磷激活，但钙、1,25-$(OH)_2D$ 及 FGF23 抑制 1α- 羟化酶的活性。

大部分激素是按每天、每小时或每分钟的需要合成的，储存量很少，但也有一些例外。其中一个是甲状腺，它储存的激素足以维持 2 个月左右。尽管碘的获得存在较大差异，但这种储存使甲状腺激素得以维持。然而，如果碘缺乏的时间延长，那么正常的 T_4 贮存将被耗竭。

反馈信号系统使内分泌系统处于体内环境稳态。这种调控覆盖中枢神经系统或腺细胞的局部信号识别机制，如甲状旁腺细胞的钙敏感受体。由于腺体或中枢调控系统功能障碍而导致的激素稳态紊乱将引发临床表现和实验室检查的异常。识别和纠正这些系统的紊乱，是临床内分泌学的本质。

三、激素在血液中转运

蛋白质激素和一些小分子激素为水溶性物质，如儿茶酚胺，很容易通过循环系统转运。其他的几乎不溶于水（如类固醇和甲状腺激素）。这些分子与 50～60kDa 的载体血浆糖蛋白紧密结合，如甲状腺结合球蛋白（thyroxine-binding globulin，TBG）、性激素结合球蛋白（sex hormone-binding globulin，SHBG）和皮质类固醇结合球蛋白（corticosteroid-binding globulin，CBG），或者与大量白蛋白疏松结合。配体 - 蛋白质复合物作为激素储存库，保证非水溶性配体广泛分布，并避免小分子快速失活或在尿液、胆汁中排泄。蛋白质结合的激素通常与循环中微量的"游离"激素处于动态平衡，游离激素是在靶细胞发挥作用的激素。例如，如果用无蛋白溶液将甲状腺激素示踪剂注入门静脉，它会与肝窦周围的肝细胞结合。当用含有蛋白质的溶液重复同样的实验时，示踪激素在整个肝小叶中均匀分布[3]。尽管某些结合蛋白与其配体有很高的亲和力，但这种特定的蛋白对激素的分布可能不是必需的。例如，在患有先天性 TBG 缺乏症的人类中，其他蛋白质 [甲状腺素转运蛋白（transthyretin，TTR）和白蛋白] 发挥同样作用。由于这些次要甲状腺激素转运蛋白的亲和力远较 TBG 低，因此下丘脑 - 垂体反馈系统可以是在总甲状腺激素浓度很低的条件下将游离甲状腺激素维持在正常范围内。在 TBG 缺乏个体中，游离激素浓度是正常的，这表明下丘脑 – 垂体轴可保护具有活性的游离激素[4]。

应用基因靶向技术可以明确评估激素结合蛋白的生理作用。例如，已经制备了基因敲除维生素 D 结合蛋白的小鼠[5]。尽管缺乏维生素 D 结合蛋白会显著降低小鼠循环中维生素 D 水平，但是小鼠其他方面是正常的。然而，由于这种甾醇的储存减少，其对缺乏维生素 D 的饮食更敏感。此外，维生素 D 结合蛋白的缺失肝脏摄取 25-OH-D$_2$ 的速度增加，导致血 25-OH-D$_2$ 半衰期明显缩短，使小鼠更不易发生维生素 D 中毒。

蛋白质激素和一些小分子配体（如儿茶酚胺）通过与细胞表面受体的相互作用而发挥作用。其他（如类固醇和甲状腺激素）则必须进入细胞与细胞质或核受体结合。在过去，人们认为大部分激素的跨膜转运是被动的。现有证据表明，特定的转运蛋白参与了甲状腺激素和某些类固醇激素的细胞摄取[7]，这提供了调节激素分布到其作用部位的另一种机制。在缺乏 megalin（一种 LDL 受体家族中的细胞表面蛋白）的小鼠中进行研究，结果表明尽管雌激素和雄激素与 SHBG 结合[8]，但是其仍可以利用 megalin 进入外周组织。在这种情况下，与 SHBG 结合的激素（而非游离的激素）以活性成分进入细胞。目前还不清楚这种的例外情况"游离激素假说"发生的概率。

miRNA 最近也被证明可以诱导远距离的代谢作用。例如，来自脂肪组织的外泌体 miRNA 调节远端组织的基因表达、葡萄糖耐量和循环中 FGF21 水平。因此，miRNA 可能发挥循环中脂肪因子的作用[9]。现已发现其他小的脂质信号分子，它们在激活或抑制孤儿受体方面的作用受到关注。

四、作为活性参与者的靶细胞

激素通过与受体蛋白的高度特异性结合发挥作用。外周细胞对激素的反应与否，很大程度上取决于是否存在特异性和选择性激素受体及其功能，以及下游信号的通路分子。因此，细胞表达的激素受体及受体激活后的信号通路决定了哪些细胞会有反应，以及如何反应。受体蛋白可定位于细胞膜、细胞质或细胞核中。一般来讲，肽类激素受体多与细胞膜相关，而类固醇激素多与细胞内可溶性蛋白质选择性结合（图 1-2）。

膜相关受体蛋白通常由识别和结合配体的细胞外跨膜锚定疏水蛋白序列及启动细胞内信号的细胞内蛋白序列组成。细胞内信号通路主要有以下方式介导：通过共价修饰和细胞内信号分子的激活（如 STAT）或通过激活异源三聚体 G 蛋白而生成的小分子第二信使（如 cAMP）。这些 G 蛋白的亚基（α 亚基、β 亚基和 γ 亚基）可激活或抑制产生第二信使的效应酶和离子通道。其中一些受体（如生长抑素受体）实际上可能表现出低水平持续性激活，并可以在无相关配体的情况

下发挥作用。

一些生长因子和激素受体（如胰岛素）可作为内源性的酪氨酸激酶或激活细胞内蛋白酪氨酸激酶。配体的激活可能导致受体二聚化（如 GH）或异二聚化（如 IL-6），进而激活细胞内磷酸化级联反应。这些活化的蛋白质最终决定特定核基因的表达。

每个细胞表达的受体数量及其反应均受到精确调节，从而进一步调控激素的作用。调控受体功能的相关机制有以下几种：受体内吞导致细胞表面受体进入细胞内，进而引起激素受体复合物被解离，导致激素信号消失。受体转运可使受体再循环至细胞表面（如胰岛素受体）或受体进入细胞后被溶酶体降解。这两种由受体激活触发的机制都可有效地下调受体激素信号。激素信号通路受阻也可能由受体脱敏所引起（如肾上腺素），或者配体介导的受体磷酸化导致受体可逆性失活。脱敏机制可以通过受体的配体（同源脱敏）或其他信号（异源脱敏）所介导，从而在配体持续存在的情况下减弱受体信号。受体功能也可能受到特定磷酸酶作用的影响（如 SHP）或受到细胞内负调节信号调控（如 SOCS，抑制 JAK-STAT 信号的转录激活因子）。某些配体 – 受体复合物也可能转移到细胞核进而调控受体功能。

受体结构的突变也可以影响激素的作用。突变引起的受体持续性激活（如 TSH 受体）即使在没有配体的情况下也可以导致内分泌器官功能亢进。相反，突变引起的受体失活可能导致内分泌功能低下（如雄激素受体或血管升压素受体）。这些综合征的具体特点见表 1–1，并在后续章节中进行详细描述。

受体信号的功能多样性导致细胞内传导途径的交叉。例如，GH、PRL 和细胞因子均激活 JAK-STAT 信号通路，而上述因子引起的后续效应却明显不同。因此，尽管存在相同的上游信号通路，激素仍可以引起高度特异性的细胞效应。组织或细胞水平的基因干预或细胞表面的受体 – 受体相互作用（例如，异源寡聚化的多巴胺 D$_2$ 与生长抑素受体，或胰岛素与 IGF-1 受体）也可能赋予细胞对激素的不同反应及细胞效应[10]。此外，效应蛋白的表达在不同细胞中也有所不同，以便调节激素反应。例如，GLUT4 主要负责胰岛素介导的葡萄糖摄取，其在肌肉、肝脏和脂肪组织中大量表达，进而使得上述组织成为葡萄糖处理最敏感的组织。

核受体调节的最后一个机制是通过细胞内酶进行受体前调节，这些酶将循环中的某些分子转化为有效或者无效的激素。除了 T$_4$ 和睾酮的激活，选择性的激素失活也会发生在一些细胞中。在远端肾单位，11β– 羟基类固醇脱氢酶 2 将盐皮质激素受体配体皮质醇转化为非活性的皮质酮，从而阻止受体激活。这一机制使得醛固酮虽不是酶的底物，同时血液循环中醛固酮的浓度低

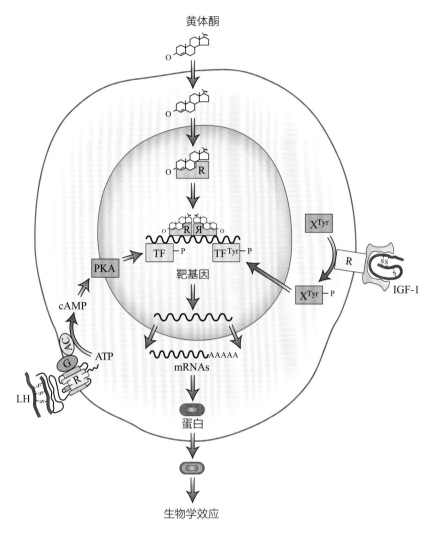

▲ 图 1-2　激素通过细胞表面和细胞内受体进行信号转导

例如，LH 和 IGF-1 等水溶性多肽类激素的受体是细胞表面不可或缺的膜蛋白。这些受体利用胞外结构与激素结合，促使第二信使生成，进一步传导信号通路：LH 受体的第二信使为 cAMP，IGF-1 受体的第二信使为酪氨酸磷酸化的底物。这些激素信号经细胞内下游信号通路逐级传递，调控基因表达进而发挥生物学效应。另外，还有一些激素直接作用于细胞表面受体发挥生物学效应，如细胞表面的离子通道。与上述激素不同，脂溶性的类固醇激素的受体存在于细胞核内。核受体与激素结合后被激活，能够直接调节靶基因转录。AC. 腺嘌呤环化酶；ATP. 三磷酸腺苷；G. 异三聚体 G 蛋白；IGF-1. 胰岛素样生长因子 1；LH. 黄体生成素；mRNA. 信使 RNA；PKA. 蛋白激酶 A；R. 受体分子；TF. 转录因子；Ty. 蛋白 X 中的酪氨酸；X. 未知的蛋白底物（引自 Mayo K. Receptors: molecular mediators of hormone action. In: ConnPM, Melmed S, eds. Endocrinology: Basic and Clinical Principles. Totowa, NJ: Humana Press; 1997:11.）

于皮质醇的 1‰，却可调节肾脏盐皮质激素活性。

五、激素分泌的调控

解剖学上不同的内分泌腺由合成、储存及分泌激素的不同内分泌细胞构成。循环中的激素浓度取决于腺体的分泌模式和激素清除率。机体能以精准方式调控激素的分泌，以达到最有利于激发靶组织效应的浓度。例如，长骨的发育受到循环中生长激素的精确调节，即使是轻度生长激素分泌增多也会导致巨人症，而生长激素缺乏会引起生长迟缓。外周循环中激素的水平不是一成不变的，激素的分泌模式在某种程度上

决定其生理功能。因此，食物或其他信号可以引起胰岛素的脉冲式分泌；促性腺激素的分泌具有条件性，由下丘脑决定分泌模式；PRL 的分泌则相对持续，在哺乳期间则伴有分泌高峰。

激素分泌也遵循节律模式。昼夜节律是对外界环境信号的适应性反应并受昼夜节律机制控制[11]。光线是调节生物周期及昼夜节律的主要环境信号。视网膜 - 下丘脑束可作用于下丘脑视上核内的脉冲发生器，进而调控生物周期及昼夜节律。这些信号为睡眠 - 觉醒周期提供计时机制，并确定激素分泌和作用模式。昼夜节律紊乱会导致激素功能障碍，也可能提示脉冲

表型 [a]	受体	遗传方式	功能变化 [b]
色素性视网膜炎	视紫红质	AD/AR	缺失
肾性尿崩症	血管升压素 V2	X- 连锁	缺失
家族性糖皮质激素缺乏	ACTH	AR	缺失
色盲	红 / 绿视蛋白	X- 连锁	缺失
家族性性早熟	LH	AD（男）	获得
家族性高钙血症	Ca^{2+} 敏感	AD	缺失
新生儿严重的甲状旁腺功能亢进症	Ca^{2+} 敏感	AR	缺失
常染色体显性遗传性低钙血症	Ca^{2+} 敏感	AD	获得
先天性甲状腺功能亢进症	TSH	AD	获得
甲状腺高功能腺瘤	TSH	体细胞	获得
干骺端软骨发育不良	PTH-PTHrP	体细胞	获得
先天性巨结肠	内皮素 –B	多基因	缺失
毛色变化（转基因小鼠，E locus）	MSH	AD/AR	缺失和获得
侏儒症（转基因小鼠，little locus）	GHRH	AR	缺失

表 1-1　G 蛋白偶联受体突变所致疾病列表

a. 最后 2 种表型是小鼠的表型，其余均是人类表型；b. 功能缺失表示受体突变后失活，反之受体激活突变

ACTH. 促肾上腺皮质激素；AD. 常染色体显性遗传；AR. 常染色体隐性遗传；FSH. 卵泡刺激素；GHRH. 生长激素释放激素；LH. 黄体生成素；MSH. 促黑素；PTH-PTHrP. 甲状旁腺激素 – 甲状旁腺激素相关肽；TSH. 促甲状腺激素（引自 Mayo K. Receptors: molecular mediators of hormone action. In: Conn PM, Melmed S, eds. *Endocrinology: Basic and Clinical Principles*. Totowa, NJ: Humana Press; 1997: 27.）

发生器的损伤。例如，由于下丘脑或垂体受损引起成人生长激素缺乏时常伴有 24h 瘦素水平升高，以及瘦素脉冲减少，但会保留瘦素的昼夜节律。GH 替代治疗会恢复瘦素的脉冲式分泌，引起人体体脂含量的减少 [12]。睡眠是调节激素脉中式分泌的重要方式。大约 70% 的 GH 分泌发生在慢波睡眠，年龄增长与慢波睡眠减少、GH 的持续性下降、皮质醇分泌增加有关 [13]。大多数垂体激素的分泌遵循昼夜节律，如 ACTH 峰值出现在上午 9 点之前，而卵巢相关激素遵循 28 天的月经周期。节律的紊乱往往是内分泌功能障碍的标志，如库欣综合征常表现为 ACTH 昼夜节律紊乱，皮质醇分泌增加。

激素分泌受多种特定的生物化学信号及神经信号调控。这些刺激信号整合后最终引起激素及时和精准分泌（图 1-3）。例如，下丘脑激素（生长激素释放激素、生长抑素）、外周激素（IGF-1、性激素和甲状腺激素）、营养物质、肾上腺素途径、应激和其他神经肽均可作用于生长激素细胞上，最终决定 GH 的分泌模式和水平。各种环境信号相互作用，影响激素的分泌，以适应内外环境的动态变化。这种调节系统涉及下丘脑、垂体、内分泌靶腺、脂肪细胞及淋巴细胞。外周

炎症及应激会引起细胞因子信号通路变化，进而作用于神经内分泌系统，导致下丘脑 – 垂体轴的激活。甲状旁腺和胰腺分泌细胞受下丘脑的调节相对较弱，主要受自身功能相关的远端效应调控。例如，血钙下降会诱导 PTH 分泌，血钙升高时 PTH 的分泌信号则会减弱。此外，血糖升高，胰岛素分泌增加，而当血糖下降，胰岛素分泌随之下降。

靶腺激素的分泌受多层机制共同调控。首先，中枢神经系统信号，包括传入刺激、神经肽和应激均可以刺激下丘脑激素和神经肽的生成和分泌（图 1-4）。4 种下丘脑释放激素（生长激素释放激素、促肾上腺质皮激素释放激素、促甲状腺素释放激素和促性腺激素释放激素）通过下丘脑门静脉，并作用于其各自的跨膜激素分泌细胞受体。这些不同细胞分别表达 GH、ACTH、TSH 和促性腺激素。相反，下丘脑生长抑素和多巴胺抑制 GH、PRL 及 TSH 的分泌。兴奋类激素主要负责维持内分泌器官结构和功能的完整性，包括甲状腺、肾上腺和性腺。反过来，靶腺激素会起到强大的负反馈作用，进而抑制下丘脑释放激素的分泌。在某些特殊情况下（如青春期），外周性激素会正反馈激活下丘脑 – 垂体 – 靶腺轴。例如，LH 诱导卵巢

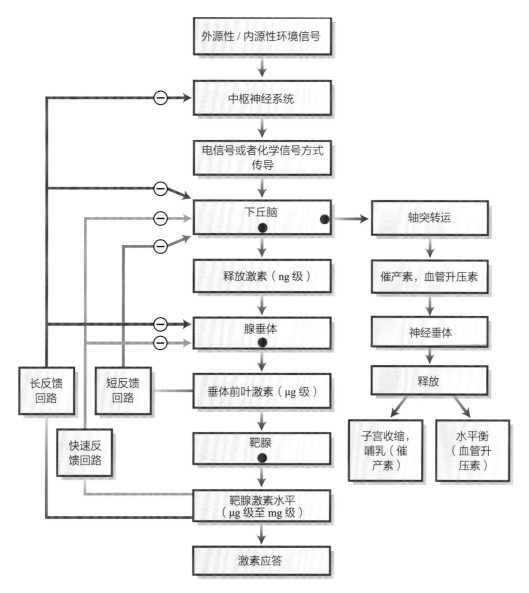

▲ 图 1-3 外周反馈机制和激素信号百万倍级联放大

环境信号传输到中枢神经系统，后者通过神经递质作用于下丘脑，下丘脑接收信号后分泌纳克级的特异性释放激素。这些释放激素经封闭的门脉系统转运，穿过鞍隔孔处血脑屏障，到达垂体前叶，与垂体前叶相应的细胞膜受体结合，促使垂体前叶细胞分泌微克级的相应激素。这些垂体激素经局部有孔的毛细血管进入静脉循环系统后转运至靶腺，与靶腺细胞相应的受体结合并诱导靶腺分泌微克至毫克级水平的靶腺激素。靶腺激素与远处的效应组织上受体结合，进而发挥生物学效应。综上所述，一个初始的环境刺激信号最终可引起外周激素受体带来的广泛细胞信号，后者所诱导的生物学效应能够帮助机体适应外部环境的变化，维持内环境稳定。图中在起点处的箭示意激素分泌过程（引自 Normal AW, Litwack G. Hormones. 2nd ed. New York: Academic Press; 1997:14.)

雌激素分泌，而雌激素会进一步正反馈刺激 LH 释放。垂体激素可以通过短反馈轴，调节各自下丘脑释放激素的分泌。下丘脑释放激素的分泌量为纳克，半衰期很短，通常只有几分钟。垂体前叶激素的分泌量多以微克为单位，半衰期较长。外周激素每天的分泌量可高达毫克且半衰期更长。

最后，激素的分泌还受到腺体自身的调节。腺体内的旁分泌或自分泌的相关因子会进一步调节垂体激素的分泌，如 EGF 会调控 PRL 的分泌，IGF-1 会调控

GH 的分泌。内分泌细胞内的一些信号分子也会形成细胞内反馈回路。例如，由 gp130 连接的细胞因子诱导的细胞因子信号通路抑制因子 3 (SOCS3) 可终止配体诱导的 JAK-STAT 级联反应，从而阻断 POMC 的转录和 ACTH 的分泌。这种 ACTH 分泌调节机制可以保障细胞对于环境信号变化做出快速反应，有助于维持内环境稳态[14]。

除了由下丘脑化学信号转导所介导的中枢神经和神经内分泌交互以外，中枢神经系统也直接参与一些

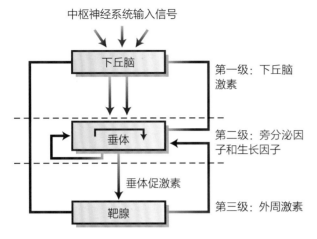

中枢神经系统输入信号

下丘脑 —— 第一级：下丘脑激素

垂体 —— 第二级：旁分泌因子和生长因子

垂体促激素

靶腺 —— 第三级：外周激素

▲ 图 1-4　垂体前叶激素分泌三级调控模式图

下丘脑激素直接作用于相应的垂体细胞。垂体内部细胞因子和生长因子等经旁分泌（和自分泌）方式调控垂体细胞功能。外周激素通过负反馈方式抑制相应的垂体激素合成和分泌

激素的分泌过程。垂体后叶激素的分泌也会直接受神经刺激的调节。节后交感神经还参与调节肾素、胰岛素和胰高血糖素的快速分泌，节前交感神经也会参与调节肾上腺髓质细胞肾上腺素的释放。

六、激素测定

通过测定循环中基础激素水平、经激发或抑制后激素水平、激素结合蛋白的水平可以评估内分泌功能。也可以通过这些方法评估激素功能。例如，下丘脑 – 垂体轴 – 靶腺轴存在反馈回路，而循环中垂体促激素的水平，如 TSH 或 ACTH，分别是甲状腺或肾上腺皮质功能减退或亢进的敏感指标。实时激素测定策略的价值通常因系统而异。在某些情况下，可通过随机采集的血清样本测定循环中激素水平。这种测定在校正空腹状态、环境压力、年龄和性别后仍然无明显波动才能真实、精确反映激素水平。例如，晨起空腹采集的血清样本可以准确评估甲状腺激素、PRL 和 IGF-1 水平。此外，激素分泌具有脉冲式特点，因此需要及时、实时采样以反映激素的生物利用度，故在清晨和傍晚测定皮质醇水平是最合适的。GH 测定时需要 24h 采样，每 2 分钟、每 10 分钟或每 20 分钟采血一次，虽然昂贵且繁琐，但最可能得到有诊断价值的信息。随机采集可能出现在分泌高峰或最低点，从而对结果的充分判读产生干扰。

通常情况下，可通过刺激激素分泌的方式来确定腺体功能减退。垂体激素储备功能的测定可通过注射适当的下丘脑释放激素明确。注射垂体促激素包括 TSH 和 ACTH，可激发特异性靶腺激素分泌。药物激发试验（如甲氧氯普胺诱导 PRL 分泌）也可能是明确激素储备的有效方法。相反，激素分泌过多最好通过抑制腺体功能来诊断。标准葡萄糖负荷后未能适当抑制 GH 水平，说明 GH 分泌不适当增多。低血糖发作时未能抑制胰岛素分泌，表明胰岛素分泌不适当增多，应积极寻找病因，如胰岛细胞瘤。

放射免疫测定法通过可选择性识别激素或激素片段的高特异性抗体以测定激素水平。酶联免疫吸附试验（enzyme linked immunosorbent assay，ELISA） 采用酶联抗体，以酶活性反映激素浓度。免疫测定法使用针对多肽激素不同表位的两种抗体：一种是"捕获"抗体，将激素分离并固体至载体；另一种是与信号生成分子（如吖啶酯或酶）偶联的"信号"抗体。这些超敏技术可实现对生理激素浓度的超灵敏测定。在放射受体测定中，可使用激素特异性受体代替抗体。然而，应当注意所有基于抗体的检测都可能受到假性结果的干扰，尤其当检测结果与临床表现不一致时。

七、内分泌疾病

内分泌疾病主要分为四大类：①激素生成过多；②激素生成不足；③组织对激素的反应异常；④内分泌腺肿瘤。还有一种不典型的第五类，以甲状腺功能减退的一种类型为例，激素失活酶在肿瘤中的过度表达导致甲状腺激素缺乏。激素失活不足的其他疾病包括表观盐皮质激素增多症、维生素 D-24- 羟化酶缺乏和 X 连锁低磷性佝偻病（PHEX 缺乏症）。

（一）激素生成过多

有时，基因异常可致激素合成或释放异常，从而导致激素分泌过多。例如，糖皮质激素依赖性醛固酮增多症是由异常的染色体交互形成融合基因并在 ACTH 调节的 11β- 羟化酶启动子控制下编码具有醛固酮合成酶活性的蛋白导致的。更多时候，激素生成过多的疾病与合成激素的细胞数量增加有关。例如，Graves 病引起的甲状腺功能亢进症中，抗体模拟 TSH 并激活甲状腺细胞上的 TSH 受体，伴随甲状腺细胞的急剧增殖，甲状腺激素的合成和释放亦增加。这类疾病中，甲状腺细胞数量的增加代表了甲状腺细胞在异常刺激下的多克隆扩增。然而，大多数内分泌肿瘤并不是多克隆扩增，而是单个突变细胞的单克隆扩增。例如，垂体和甲状旁腺肿瘤通常是单克隆扩增，其中体细胞中多个抑癌基因和原癌基因发生突变，这些突变导致细胞的增殖或生成增多。有时这种增殖与每个肿瘤细胞异常分泌激素相关。例如，生长激素细胞中突变的 $G_s\alpha$ 蛋白既可导致细胞增殖增加，也可导致每个肿瘤细胞过多分泌 GH。

（二）激素生成不足

激素生成不足可由多种原因导致，如颈部手术时甲状旁腺切除、肾上腺结核性破坏、血色病致胰岛 B 细胞铁沉积等。自身免疫是激素合成细胞被破坏的常见原因之一。1 型糖尿病中胰岛 B 细胞自身免疫性破

坏或慢性淋巴细胞性（桥本）甲状腺炎中甲状腺细胞的自身免疫性破坏是内分泌最常见的两种自身免疫破坏性疾病。最近研究表明，通过胞吐作用将胰岛素片段从胰岛直接传递至淋巴组织可触发小鼠自身免疫性糖尿病[15]。多种基因异常也可导致激素生成减少。这些疾病可由激素合成细胞的分化异常（如 KAL 基因突变引起的低促性腺激素性性腺功能减退症）、激素的合成异常（如 GH 的基因缺失）或激素分泌的调节异常（如与甲状旁腺细胞钙敏感受体激活突变相关的甲状旁腺功能减退）导致。药物也是内分泌腺体功能障碍的重要原因，如免疫检查点抑制可导致多种内分泌疾病。

（三）组织对激素的反应异常

激素抵抗可由多种遗传病引起，如 Laron 侏儒症的 GH 受体突变和 1A 型假性甲状旁腺功能减退症中 $G_s\alpha$ 基因突变导致的低钙血症。肌肉和肝脏胰岛素抵抗作为 2 型糖尿病发病的核心机制，病因复杂，可能由众多基因的变异及理论上可逆的生理应激导致。2 型糖尿病也是一个因其他器官信号通路异常引起终末靶器官激素不敏感的疾病，其中信号传导异常首先发生在脂肪细胞，或者激素作用的靶器官直接出现异常，如肾衰竭时发生 PTH 抵抗。

靶器官功能亢进可由信号接收和传递发生突变所引起。例如，TSH、LH 和 PTH 受体的激活性突变可引起甲状腺细胞、睾丸间质细胞和成骨细胞的活性增加，即使在没有配体的情况下也是如此。同样，$G_s\alpha$ 蛋白的激活突变可引起 McCune-Albright 综合征的性早熟、甲状腺功能亢进症和肢端肥大症。

（四）内分泌腺肿瘤

内分泌腺肿瘤常导致激素生成过多。有些内分泌肿瘤几乎不产生激素，但通过局部压迫症状或转移扩散引起疾病。例如，无功能垂体瘤通常是良性的，但由于邻近结构受压导致多种症状；甲状腺癌可发生转移，但不引起甲状腺功能亢进。

（五）激素失活或分解过多

尽管大多数酶对内分泌系统中激素原或前体蛋白的激活很重要，但也有一些酶是以生理调节的方式灭活激素。例如，D_3 通过去除碘化甲状腺氨酸内环中碘原子，阻断 T_3 和 T_4 与核受体结合，使其失活。幼儿肝血管瘤高表达 D_3，使甲状腺激素失活的速度比产生的速度更快，引起消耗性甲状腺功能减退。此外，其他肿瘤也可通过酪氨酸激酶抑制药诱导 D_3 产生。因此理论上其他激素的破坏过多也可能发生，只是尚未检测到。

八、激素的诊断和治疗价值

一般而言，激素可以作为药物用于替代或抑制治疗。激素也可以诊断性地用于刺激靶器官（如下丘脑激素）来明确靶器官的反应，或者通过抑制激素分泌

过多（如 T_3）诊断内分泌功能亢进。由于遗传或后天原因导致的内分泌腺功能减退，可以通过激素替代来治疗。甲状腺激素和一些类固醇激素可以通过口服方式给药，而肽类激素及类似物（如胰岛素、PTH 和 GH）则需要通过肠外给药或通过黏膜吸入（吸入性胰岛素、鼻内去氨加压素）。胃肠道吸收和半衰期决定了口服激素的剂量和应用。生理性替代治疗可以达到适当的激素水平（如甲状腺）和模拟激素生理分泌模式（如通过泵间歇性输送促性腺激素释放激素）。激素也可用于治疗腺体功能亢进相关疾病。生长抑素受体配体的长效制剂可抑制肢端肥大症患者的 GH 分泌过多，以及胰腺和小肠神经内分泌肿瘤中分泌物过多导致的腹泻。雌激素受体拮抗药（如他莫昔芬）对一些乳腺癌患者有用，促性腺激素释放激素类似物可能下调促性腺激素轴使前列腺癌患者获益。

目前正在研发受体特异性激素配体的新型制剂（如雌激素激动药/拮抗药、生长抑素受体亚型特异性配体或 PPARα 配体），从而获得选择性更强的靶向治疗。激素注射方式（如 PTH）也可能决定治疗的特异性和有效性。激素递送系统的改进，包括计算机微型泵、鼻内喷雾剂（如去氨加压素）、肺吸入器、点积存肌内注射和口服生物可利用肽制剂，改善用药便利性的同时也将提高患者的依从性。利用人细胞重编程技术实现细胞分化功能的治疗都在如火如荼的研究之中，包括通过诱导多能干细胞进行分化或体细胞的定向分化[18]。新技术实现了肽类激素半衰期的显著延长，避免了频繁给药，如已经用于治疗 2 型糖尿病的周制剂 GLP-1 类似物制剂。

激素在治疗方面的应用取得了重要进展。尽管胰岛素的治疗仍然依赖于频繁的注射给药和患者的密切监测，但纯化的胰岛素制剂及新型递送装置提高了患者的依从性和生活质量。具有不同药代动力学的制剂更贴近胰岛素生理性分泌模式。通过皮下泵连续输注给药可提高患者治疗的有效性，包括根据连续监测的组织液葡萄糖浓度自动调整胰岛素剂量的闭环系统。这类系统的应用有可能大幅降低疾病负担。然而，激素是一类具有生物学效应、可发挥治疗性获益并有效替代病理缺陷的分子，没有明确适应证的情况下不应开具处方，需要有相应执业医师资格的医生仔细评估后方能使用。

九、展望未来

本章的尾声应该强调这一领域的快速进展和不断预测未知。从最近受到关注的代谢和磷酸盐稳态主要调节因子（FGF19、FGF21 和 FGF23）到孤儿核受体及 G 蛋白偶联受体配体的探索，一些新的激素不断被发现[19]，可能还有其他同样重要的激素有待发现。与大多数转录因子一样，核受体可结合细胞核内

数千个特定位点的相关研究表明我们对激素的作用仍知之甚少。即使是"核受体"这一名称，在未来也可能被视为误导，因为人们逐渐发现核受体也在核外有快速作用的现象。目前，许多诊断性试验受到技术及无法预见新型诊断靶标的限制。例如，当许多诊断为 GH 缺乏症的儿童成长到成年期时，孤立性 GH 缺乏症会"消失"，这提示我们对儿童 GH 缺乏症的病因 / 发病机制认识不足，或是由于当前的诊断方法导致了许多假阳性结果。内分泌科医生善于对许多疾病进行合理的治疗，但是很少针对病因治疗。目前，我们还没有令人满意的方法预防自身免疫性内分泌疾病或预防激素分泌过多的良性肿瘤。1 型糖尿病等疾病的治疗方法虽然非常有效，但是患者的生活方式需要严格管理。

我们总结了本领域过去 5 年中取得的重大进展，但我们对内分泌学的认识还很有限。更重要的是，那些发病率较高且对人体造成危害的慢性内分泌疾病（如糖尿病和库欣病）的诊断和治疗仍面临着巨大挑战。

第2章　激素的作用原理

Principles of Hormone Action

EVAN D. ROSEN　CHRISTIN CARTER-SU　著

宋　君　冯　波　译　　王桂侠　校

要点

- 激素通过细胞膜受体或核受体作用于靶细胞。
- 多肽类激素作用于细胞膜并引起细胞质和细胞核发生一系列变化，从而改变靶细胞功能。
- 除多肽类激素外，许多非多肽激素（如儿茶酚胺等）通过细胞膜受体发挥作用。
- 细胞膜受体有多种类型，包括配体门控离子通道受体、G蛋白偶联受体、具有内在酶活性的受体及与激酶相关的受体。
- 部分细胞膜受体具有内在的催化活性，而另一部分则依赖于与其他信号蛋白的相互调控而发挥作用。
- 配体与细胞膜受体胞外区域结合引起受体构象改变，从而引起激酶激活和细胞信号蛋白的募集。
- 类固醇激素和甲状腺激素通过核受体发挥作用。
- 一些核受体传递来自维生素、代谢物和药物等配体的信号，以调节生殖、生长和新陈代谢。
- 核受体直接作用于细胞核调控基因转录，作用于基因组并募集称之为共抑制剂和共激活剂的共调节蛋白。
- 激素与核受体结合导致受体构象改变，有利于共激活剂向所调控的基因募集。
- 部分核受体可能通过非基因组的其他通路发挥作用。

一、激素信号通路

多细胞的进化形成特定的器官和组织。由于器官具有不同的功能和机制，因此需要建立起组织间对话的机制，这是激素的基本作用。基于局部环境或者发育情况，激素编码信息，并将该信息传输到特定部位。此过程需要将信息从细胞外转移到细胞内，从而改变细胞功能以满足生物需求。具体而言，靶细胞必须能感知到物质浓度的变化，并引起细胞活性改变，这一过程称为信号转导。激素与细胞外基质（如神经递质、药物和代谢物）影响细胞功能的机制在多数情况下是类似的。然而，经典内分泌学定义为细胞外信号分子通过血液从起源器官传输到靶组织的过程。就本质而言，该过程会导致所分泌分子在血液循环中被稀释，因此，除极少数例外，靶细胞必须能够对极低浓度的激素进行感知和反应。

尽管循环中存在极低浓度的激素，经典的内分泌器官通常具有分泌大量激素的能力。大部分内分泌学历史是从这些特定内分泌组织中纯化激素而来的。在早期，激素的发现通常遵循固定的过程：①类似于某些疾病，发现与内分泌腺切除相关的综合征；②异常的表型可通过重新植入缺失器官来纠正；③同样的治疗方法可通过给予特定器官的提取物来实现；④从器官中纯化活性成分。胰岛素的发现经历了上述过程，其他激素（如甲状腺激素和类固醇激素）的鉴定也经历了同样的过程。

激素可以根据其在靶细胞作用的不同分为两类：第一类包括与细胞膜受体相互作用的激素，所有多肽类激素（如生长激素、胰岛素）、单胺类（如5-羟色胺）和前列腺素（如前列腺素 E_2）都通过细胞膜受体发挥作用；第二类包括可以进入细胞的激素，这些激素与细胞内受体结合，在靶细胞的细胞核内发挥作用，以调节基因表达。经典的细胞内受体激素包括甲状腺激素和类固醇激素。

值得注意的是，许多分子的作用既像经典的激素一样，通过血液从其产生部位运输到其作用部位，也可以像信号分子一样，不遵循上述过程。例如，IGF-1 由肝脏产生和分泌，在生长激素的作用下循环至骨骼等靶组织，但一些生长激素也由组织局部产生（如骨生长板上的软骨细胞），对邻近细胞发挥作用。同样，去甲肾上腺素是一种神经递质，由神经末梢释放并与突触后膜的细胞膜受体结合，但也可由肾上腺髓质分泌到血液中，使其成为典型的内分泌激素。睾酮是一种由睾丸间质细胞产生的核受体配体，也可以作为循环激素，作用于肌肉、骨骼和其他组织，或通过旁分泌作用于邻近的生精小管。此外，许多不被视为经典激素的内分泌分子符合所有用于定义此类分子的标准。例如，细胞因子由炎症部位的免疫细胞分泌，但它们也可在血液循环中与大脑细胞表面受体结合，引起发热。从此意义而言，许多在循环中的分子，包括外源产生的分子（如从食物中获得或由共生细菌合成），同样可被视为激素。更为关键的是，与几十年前建立的一套严格的定义标准相比，深入理解细胞膜和细胞核核受体的生物学特性需要更具包容性的视角。简而言之，本章主要关注结合经典激素配体的受体，为反映当前我们对受体生物学的理解，根据需要从其他系统中提取示例以提供更全面的信息。

二、通过细胞膜受体发挥作用的配体

细胞膜对肽和水溶性带电小分子不具有渗透性，因此需要细胞膜受体识别此类物质。典型真核细胞的细胞膜由磷脂和胆固醇双层脂质构成，膜厚 5～8nm，形成所谓的流体镶嵌膜。该磷脂极性头部面向膜外，与细胞外液和细胞质组成的亲水环境相互作用。在两个电荷表面之间存在由脂肪酸衍生的长链碳氢化合物酰基组成的疏水性磷脂脂尾。强烈的非极性环境阻止水溶性分子（包括许多激素）的跨膜扩散。由于这些配体不能扩散，也不能运输进细胞，因此需要膜蛋白来感知细胞外配体的存在。来自激素结合过程的信息必须通过细胞膜传输，这样细胞内信号传递才能开始。

（一）经典的肽类激素

最值得关注的与细胞膜受体结合的激素是肽类激素，其大小从数个到数百个氨基酸不等。肽类激素包括垂体分泌的糖蛋白和 GH 家族蛋白、胰腺分泌激素胰高血糖素和胰岛素，以及许多非内分泌器官分泌的多肽，如脂肪细胞分泌的瘦素和心脏分泌的心房钠尿肽（表 2-1）。

表 2-1　作用于细胞表面的激素
肽和蛋白质
• 促肾上腺皮质激素
• 抗利尿激素
• 心房钠尿肽
• 降钙素
• 胆囊收缩素
• 促肾上腺皮质激素释放激素
• 卵泡刺激素
• 胃泌素
• 胰高血糖素
• 促性腺激素释放激素
• 生长激素
• 生长激素释放激素
• 胰岛素
• 胰岛素样生长因子
• 黄体生成素
• 催产素
• 甲状旁腺激素
• 催乳素
• 分泌素
• 生长抑素
• 促甲状腺素释放激素
• 垂体前叶促甲状腺素
源自氨基酸的分子
• 多巴胺（抑制催乳素）
• 肾上腺素
• 去甲肾上腺素
• 血清素
花生酸类
• 前列腺素：前列腺素 A_1、前列腺素 A_2、前列腺素 E_2

激素分泌的速度与其在循环中的半衰期及其作用的时间密切相关。通常，随着肽类激素形成并在分泌囊泡或颗粒中储存，它们会很快从内分泌腺释放出来。在肽类激素合成过程中，通过调节分泌通路输送到分泌囊泡（图 2-1）。含有此类分泌囊泡的内分泌腺体（如内分泌胰腺、垂体前叶和甲状旁腺）的细胞质充满 200nm 的电子致密颗粒，代表待分泌的包装激素。正如储存在囊泡内的激素可以在几毫秒内很快被触发分泌，也可以骤然终止释放。由于肽类激素的半衰期通常很短，因此在循环中的水平随分泌改变而迅速变化。与分泌和血液浓度的快速变化一样，激素与受体的高效结合促进了信号通路的快速启动。相反，关闭速率通常很慢，这导致平衡结合指数较高，使受体能够感知血液中极低的激素水平。然而，关闭速率慢

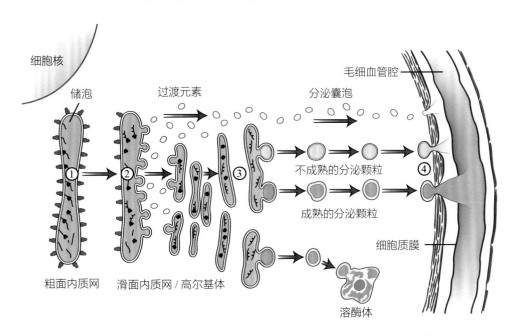

▲ 图 2-1 蛋白质分泌细胞中参与多肽激素或其他分泌蛋白质转运和分泌的亚细胞器

①在附着于粗面内质网的多核糖体上合成蛋白质，蛋白质的定向释放是通过细胞膜进入储存囊泡中；②从内质网合成穿梭囊泡（过渡元素），然后将其转运到高尔基复合体并被融合；③高尔基体上分泌颗粒复合物形成；④分泌颗粒转运到质细胞膜，与细胞膜融合，胞吐导致颗粒内容物释放到细胞外空间。注意，分泌可能通过分泌囊泡和未成熟颗粒的转运或成熟颗粒的转运而发生。一些分泌颗粒被溶酶体（噬环菌）吸收和水解（引自 Habener JF. Hormone biosynthesis and secretion. In: Felig P, Baxter JD, Broadus AE, et al, eds. *Endocrinology and Metabolism*. New York: McGraw-Hill; 1981:29-59. ）

与肽类激素快速启动的信号转导并不兼容，这表明必须存在关闭激素信号的机制，而不是激素从受体上简单扩散。

与肽类激素转化速度快，作用时间短的特点不同的一个典型是 IGF-1。与大多数肽类激素不同，IGF-1在血循环中与一种或多种结合蛋白结合，这有两个重要结果。首先，血液中总 IGF-1 的浓度远高于未结合的具有生物活性的激素。其次，IGF-1 的寿命大大延长，使循环中水平在数小时或数天内缓慢变化。与其近亲胰岛素形成鲜明对比的是由于这些特性的存在，大多数 IGF-1 调控靶点是转录水平的，因此 IGF-1 主要影响经长时间修饰的表型，如生长和分化。

（二）作用于细胞膜受体的非肽类激素

除了肽类激素，还有小的亲水性单胺类神经递质相关的激素与细胞膜受体结合，包括肾上腺素，如去甲肾上腺素，以及其他氨基酸衍生的水溶性分子，如褪黑素、血清素和组胺。与肽类激素一样，这些激素可以储存在致密的分泌囊泡中，但可被包装成更小的约 50nm 的电子透明囊泡，这些囊泡在形态上与神经元和神经内分泌细胞中的囊泡相似。最主要区别在于突触前裂中囊泡在膜上紧密排列。

有趣的是，虽然大多数亲脂分子都有细胞内受体，但至少有一类脂质打破了这一规则。花生四烯酸是一组由二十碳脂肪酸组成的细胞外信号分子，包括白三烯和前列腺素。许多具有生物活性的二十碳烯酸与细胞膜受体结合，随后启动其功能[1]。

目前信使类型和器官间对话模式的拓展已极大改变了传统的内分泌学观点，所有类型的细胞都可以潜在地发送和接收信息。最新有关激素样分子分类的一个值得关注的补充是循环中的代谢物，如乳酸、酮体、琥珀酸，以及离子（如钙离子）[2]（表 2-2）。对激

表 2-2 代谢物和离子的受体	
代谢物	受体
乳酸	GPR 81
酮体	GPR109A
3- 羟基丁酸	GPR109B
琥珀酸	GPR 91
α- 酮戊二酸	GPR 80/99
长链脂肪酸	GPR 40, GPR 120
中链脂肪酸	GPR 84
短链脂肪酸	GPR 41, GPR 43
钙	CASR

素最初定义的一个更大的改变是肠道微生物产生的代谢物，如短链脂肪酸，可以通过与细胞膜受体结合发出信号[3]。

三、细胞膜受体的结合特性

当激素或激素样分子到达靶细胞时，至少需要三个关键步骤才能发生相应的生物反应：第一，必须认识到激素与所有细胞外环境的其他成分不同，这个是涉及其特异性的问题（区分激素与其他结构相关分子的能力）；第二，受体必须能够识别血液中低浓度的激素，这是受体对激素有足够的亲和力；第三，受体介导的初始识别步骤必须转化为单个或一组特定的细胞事件。有关激素和神经递质结合特性的众多研究证实了控制细胞外作用机制的基本规则：生物效应与受体的配体占有率成正比。对占有理论的一个微妙但极重要的改变是备用受体概念的引入，该概念描述了仅占用部分受体即可实现最大生物学效应的情况。备用受体存在的结果是细胞受体数量的减少会导致激素的 ED_{50}（引发 50% 反应的有效剂量）发生变化，但不一定会改变最大生物效应[4, 5]。

细胞膜受体的基本特征是能够高特异性和高亲和力结合激素。此外，由于受体数量有限，结合力是饱和的，因此在一定水平以上增加额外的配体并不会导致额外结合，也不会进一步增加下游生物学效应。在各种体外结合试验中采用放射性配体建立配体与受体的结合，可以评估激素的特异性、亲和力和饱和度[6]。与其他潜在竞争的循环分子相比，特定激素的特异受体对同源激素的亲和力更大。此外，激素与其受体的半数最大结合将始终在该激素循环的有效浓度范围内。

四、细胞膜受体

细胞膜受体可分为四类：配体门控离子通道受体、G 蛋白偶联受体、具有内在酶活性的受体，以及与激酶相关的受体。

（一）配体门控离子通道受体

细胞膜信号系统的最简单形式是由单个蛋白质或蛋白质复合物提供的激素结合和信号生成功能的系统。配体门控离子通道属于这一类。它们由两个关键组分：可从细胞表面进入的配体结合域和包含通道的跨膜域。配体与受体外表面的结合引起构象变化，导致孔打开，允许特定离子通过通道穿过质膜（图 2-2）。

配体门控离子通道家族的原型和创始成员是烟碱乙酰胆碱受体，它存在于某些神经元和神经肌肉接头的突触后膜上[7]。当神经冲动到达突触前终端时，去极化导致胞质钙和乙酰胆碱分泌增加。分泌的乙酰胆碱与肌肉上的受体结合，引起构象变化，打开离子通道，分别允许钠离子和钾离子进出细胞。这会导致去极化和肌肉收缩。乙酰胆碱受体定义了一个受体家族，由四种不同的肽组成，构成五个亚单位，还包括 $5HT_3R$、甘氨酸和抑制性 $GABA_A$ 受体。五聚体受体的另一个特征是在细胞外配体结合域（ligand binding domain，LBD）有一个 15 个氨基酸组成的保守双半胱氨酸环，使该家族有了另一个名称——cys 环受体[8]。

大多数配体门控离子通道作为神经递质受体而不是经典激素的受体，在激活时可以引起信号传导的微秒变化。一个值得关注的例外是下丘脑释放因子的受体，这些因子由下丘脑神经元释放到门静脉循环，以调节垂体前叶的激素分泌。例如，人们认为 5- 羟色胺通过与垂体前叶滋养细胞中的 $5HT_3R$ 结合来调节催乳素的释放[9]。脑垂体存在甘氨酸和 GABA 受体，但其生理功能似乎很复杂，尚不完全清楚。另一类配体门控离子通道为嘌呤能阳离子受体，也在垂体中表达，最可能以自分泌 / 旁分泌方式对细胞外三磷酸腺

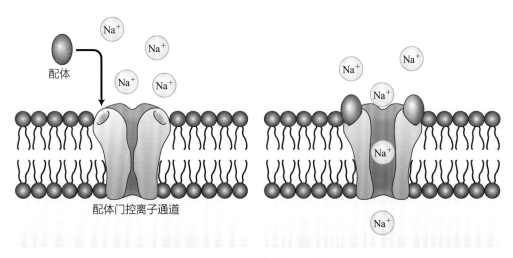

▲ 图 2-2 配体门控离子通道

配体门控离子通道是跨膜蛋白质，包括至少两个域：一个配体结合域和一个能够作为孔的跨膜域。当配体结合时，它诱导受体的构象变化，使孔打开，使离子（在这种情况下是 Na^+）沿着其电化学梯度通过

苷（adenosine triphosphate,ATP）发生反应。

（二）G 蛋白偶联受体

细胞膜受体最大的家族是通过利用异三聚体 G 蛋白进行信号传导，从而将其命名为 G 蛋白偶联受体（G protein-coupled receptors，GPCR）。这些受体包括 7 个 25- 氨基酸的 α 螺旋段七次穿过质膜，氨基（N）端和羧基（C）端分别位于细胞外和细胞质中，形成七跨膜（seven transmembrane，7TM）蛋白质[10]。GPCR 家族成员有 800 多个，其中绝大多数是嗅觉受体。与 GPCR 结合的配体具有明显的多样性，从单光子到大蛋白质，包括离子、气味剂、胺类、多肽、脂质、核苷酸和代谢中间产物。较小的激素（包括儿茶酚胺）平行于细胞表面（取向等位于细胞表面），在跨膜区域内与其受体结合；较大的激素大小可以为 10～600 个氨基酸不等，与细胞外 N 端结合[11]，此外还与跨膜区域相互作用（图 2-3）。

根据一级序列和系统发育，GPCR 家族被分为五个亚家族，分别命名为谷氨酸、视紫红质、黏附因子、卷毛 / 味觉 2 和分泌素家族[12]。许多激素，包括一些下丘脑释放因子、垂体分泌的糖蛋白激素和胺，与视紫红质样家族的成员结合。此外，胰高血糖素、甲状旁腺激素、降钙素和一些下丘脑激素（如生长激素释放因子和促肾上腺皮质激素释放激素）与分泌素样家族的成员结合。对于许多 GPCR 的内源性配体及其功能尚不清楚，这些 GPCR 被称为孤儿受体。

• 异三聚体 G 蛋白信号传导

Bourne 及其同事通过筛选抗 β 受体异丙肾上腺素作用的突变株，研究 cAMP 对淋巴瘤细胞的作用，这对理解 GPCR 发挥了重要作用[13]。由于突变细胞株对许多非肾上腺素激动剂失去反应，显然遗传缺陷并不存在于 β 受体而是在下游组件中。当恢复激素对缺陷膜反应性的信号分子纯化后，证实是一种异三聚体 G 蛋白复合物，现在称为 Gs[14]。Gs 结合一个 GTP 到其 α 亚单位，导致 α 亚单位从其他两个（β 和 γ）亚基解离。GTP 结合到 Gs 的 α 亚单位是其下游靶点腺苷酸环化酶激活的必要且充分条件。与 Gs 一样，所有 G 蛋白复合物都是由 α、β 和 γ 亚单位组成。确切哪个亚单位家族成员决定了下游效应器尚不清楚。16 种不同的基因编码大约 20 种不同 G 蛋白 α 亚基，根据结构和功能可以分为四组：$G\alpha_s$、$G\alpha_i$、$G\alpha_{q/11}$ 和 $G\alpha_{12}$[10]。$G\alpha_s$ 家族只有 2 个成员 $G\alpha_s$ 与嗅觉受体 G 蛋白 $G\alpha_{olf}$；两者偶联参与腺苷酸环化酶的激活。$G\alpha_i$ 家族包括 8 个成员，即 3 个抑制腺苷酸环化酶的 $G\alpha_i$ 蛋白质；2 个丰富的大脑蛋白质 $G\alpha_0$，具有多个靶点尚未完全定义；29 将光感受器与 cAMP 磷酸二酯酶偶联的 $G\alpha_t$ 蛋白；19 抑制钾通道 $G\alpha_z$ 蛋白。$G\alpha_{q/11}$ 亚家族由 6 个成员组成，均可激活 PLCβ，产生第二信使 DAG 和 IP_3。$G\alpha_{12}$ 和 $G\alpha_{13}$ 分别抑制与激活鸟嘌呤核苷酸交换子 RhoGEF。由 5

个 β 亚单位亚型和 12 个以上的 γ 亚单位的异构体组合是很复杂的。

G 蛋白信号传导的关键特征是该系统行为类似于定时开关。激素与其同源受体的结合促进其与亚单位 Gα、Gβ 和 Gγ 组成的异源三聚体 G 蛋白的结合（图 2-4）。进一步促进 GDP 从 α 亚单位解离，由于细胞内 GTP 的浓度高于 GDP，因此允许 GTP 结合到未被占据的位点，被占据的受体与 G 蛋白解离。GTP 加载 G 蛋白还诱导三聚体 G 蛋白复合物在体外至少分解为 α 亚单位和二聚体 β/γ 亚单位，目前尚不清楚在细胞中是否发生解离。大多数情况下 Gs 的 α 亚单位是腺苷酸环化酶调节相关的放大器，但 α 亚单位的靶点还包括之前提到的其他靶点。β/γ 二聚体还可调控与下游信号分子的相互作用。例如，在配体与毒蕈碱乙酰胆碱受体结合后 β/γ 二聚体激活钾通道。G 蛋白信号转导的关键是保持与 GTP 的结合及 G 蛋白的激活。核苷酸 GTP 转化为 GDP 的速率决定了信号转导失活的时间和亚单位重组。因此，G 蛋白存在于两种不同的状态：与 GTP 的结合及激活；与 GDP 的结合及失活。每种情况所需时间决定了信号的强度。G 蛋白 α 亚基内在 GTP 酶活性较低，但可以通过与 G 蛋白信号转导（G protein signaling，RGS）蛋白调节因子结合而增强[15]。因此作为 GTP 酶加速蛋白（GTPase accelerating proteins，GAP）的 RGS 蛋白，缩短了 G 蛋白信号的持续时间，提供了其他重要的调控位点。RGS 蛋白家族的许多成员在其一级序列中包含指示其他功能的典型结构域，并经复杂的翻译后修饰。RGS 蛋白水平的调控参与了信号通路的相互作用。例如，TSH 和 PTH 信号通过 Gs-cAMP 途径增加 RGS2 的表达，RGS2 反馈抑制 Gs 并拮抗依赖 Gq 的其他途径。

另一个 GPCR 调节系统涉及一个称为抑制蛋白的家族（图 2-4）。四种抑制蛋白中的两种（1 和 4）被指定为视觉抑制蛋白，因为它们仅在感光细胞中表达；而另外两种抑制蛋白（2 和 3）广泛表达，也称为 β-抑制蛋白 1 和 β 抑制蛋白 2。与 GPCR 结合的配体不仅发出 G 蛋白复合物解离的信号，还促进 GPCR 中的构象变化，通常该构象变化导致 G 蛋白受体激酶（G protein receptor kinase，GRK）受体磷酸化[16]。GRK 由 7 个相关激酶家族组成。GPCR 在丝氨酸和苏氨酸残基的磷酸化由 GRK 介导，促进与抑制蛋白结合，在空间上将 GPCR 与 G 蛋白解偶联，终止信号。与受体结合也会改变抑制蛋白的构象，使其与胞吞作用的组分（如网格蛋白）相互作用[17]。GPCR 被再循环回收到细胞表面，或在溶酶体进行降解。该系统存在受体特异性信号通路的降调节，为同源脱敏提供了有效的机制。这种机制与第二信使依赖性蛋白激酶的负调控相反，第二信使依赖性蛋白激酶磷酸化无论是否被配体占据均可抑制易感 GPCR。β- 抑制蛋白除了在调节

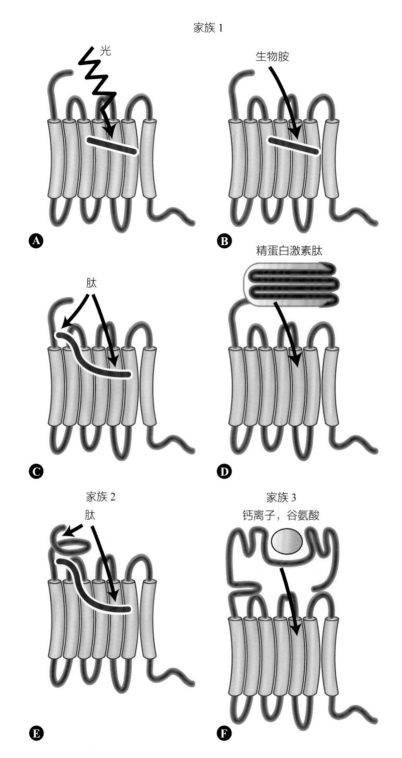

▲ 图 2-3 GPCR 超家族：配体结合和结构的多样性

每张图描述了不同 GPCR 超家族的成员。圆柱体为七跨膜 α 螺旋，具有细胞外 N 端和三个细胞外环在上方，以及细胞内 C 端和三个细胞内环在下方。根据氨基酸序列的保守性，该超家族可分为三个亚家族。家族 1（A 至 D）包括视蛋白，其中光线（箭）导致共价结合在细胞内的视网膜异构化跨膜螺旋形成的囊袋中（柱）（A）；单胺受体，其中激动剂（箭）非共价结合在跨膜螺旋（柱）（B）；肽（如加压素）受体，其中与激动剂（箭）结合可能涉及部分细胞外 N 端环和跨膜螺旋（柱）（C）；糖蛋白激素受体，其中激动剂（椭圆形）结合到大的细胞外 N 端，通过尚不清楚的机制与细胞外环或跨膜螺旋（箭）结合（D）。家族 2（E）包括肽激素受体，如甲状旁腺激素和分泌素。激动剂（箭）可与细胞外 N 端和环中的残基结合，并与跨膜螺旋结合（柱）。家族 3（F）包括细胞外钙敏感受体和代谢型谷氨酸受体。激动剂（圆圈）结合至巨大细胞外 N 端形成的捕蝇夹结构域的裂缝中，通过尚不明确的机制与细胞外环或跨膜螺旋相互作用激活受体（箭）。GPCR. G 蛋白偶联受体

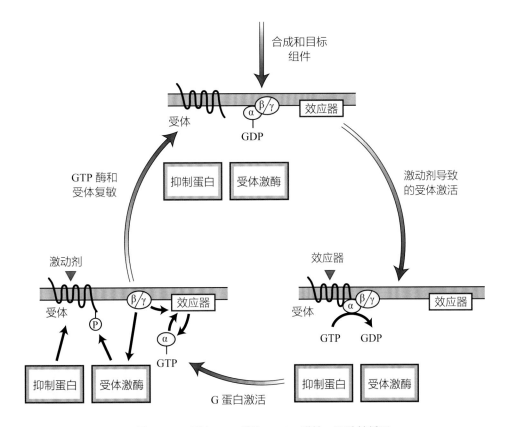

▲ 图 2-4 **G 蛋白 GTP 酶和 GPCR 脱敏 - 再致敏循环**

长条粉色区域表示细胞膜，上面是细胞外区域，下面是细胞内区域。在基础状态下，G 蛋白是一种异构三聚体，GDP 与 α 亚单位紧密结合。激动剂激活的 GPCR 催化 GDP 的释放，使 GTP 得以结合。GTP 结合的 α 亚单位与 β/γ 二聚体解离。从 α 亚单位到效应器和从 β/γ 二聚体到效应器的箭表示各亚单位对效应器活性的调节。从效应器到 α 亚单位的箭表示通过效应器相互作用调节 GTP 酶活性。在生理条件下，G 蛋白亚单位对效应器的调节是短暂的，并由具有 GTP 酶活性的 α 亚单位终止。后者将结合的 GTP 转化为 GDP，从而使 α 亚单位恢复到其失活状态，对 β/γ 二聚体具有高亲和力，β/γ 二聚体在基础状态下重新结合形成异三聚体。在基础状态下，受体激酶抑制蛋白显示为胞质蛋白。GTP 结合的 α 亚单位与 β/γ 二聚体解离，促进受体激酶与细胞膜的结合（箭表示从 β/γ 二聚体到受体激酶）。与细胞膜结合使得受体激酶磷酸化与激动剂结合的 GPCR（P. 此处描述为发生在 GPCR 的羧基端，尽管细胞内环上的位点也有可能发生）。GPCR 磷酸化促进抑制蛋白与 GPCR 结合，导致脱敏。抑制蛋白结合的 GPCR 进行内吞运输和再循环再到质膜的再致敏过程未在图中显示。GDP. 鸟苷二磷酸；GPCR. G 蛋白偶联受体；GTP. 鸟苷三磷酸

G 蛋白信号传导中的作用外，其作为信号传导中间产物具有明确的功能。目前已知 β- 抑制蛋白可结合酪氨酸激酶 Src 家族的多个成员及其他蛋白质，如 MAPK（也称为 ERK）、PI3K、Akt、PDE4、JNK-3[18, 19]。

GPCR 信号传导最受关注的是 GPCR 具有功能选择性的能力（也称为信号偏倚），也就是由于受体构象稳定性不同引起配体刺激下游信号通路的不同[20]。对于能够激活多个 G 蛋白的 GPCR 受体，偏倚信号是指优先激活 G 蛋白下游通路的能力。对于能够激活抑制蛋白的 GPCR 受体，偏倚信号通常指有利于 G 蛋白反应并使抑制蛋白反应最小化的受体能力。大多数围绕偏倚信号的研究都发生在制药行业，该原理已用于开发特异性的治疗方法。例如，已经尝试开发激活 G 蛋白信号传导的阿片类受体激动剂，具有镇痛作用，但没有阿片受体阻滞药依赖性脱敏和耐受性[21, 22]。正在尝试采取类似的方法，将 G 蛋白介导的阿片类镇痛与抑制蛋白介导的便秘和呼吸抑制分离开来[21, 22]。通过激活特定 GPCR 启动的下游通路受配体本身的类型和浓度、特定 GRK 募集、GPCR 亚细胞器位置及配体暴露时间的影响[23]。

（三）作为细胞膜受体的 RTK

受体酪氨酸激酶（receptor tyrosine kinase，RTK）家族的受体通过多种策略来实现共同的目标：通过配体结合位点的细胞外结构域引起胞内酪氨酸蛋白激酶活性的改变。所有这些受体是 I 型跨膜蛋白质，其外部有一个 N 端结构域与激素结合，一个 25 个氨基酸构成的疏水跨膜区（跨膜结构域），以及蛋白质的羧基部分，包含酪氨酸蛋白激酶的胞内结构域[24]（图 2-5）。细胞内催化区将磷酸从 ATP 转移到酪氨酸残基，包括受体本身。根据结构特征，人类表达的 58 个 RTK 可分为 20 个亚家族。其中一类是胰岛素受体，与其他 RTK 不同，基础状态下，它以二硫键连

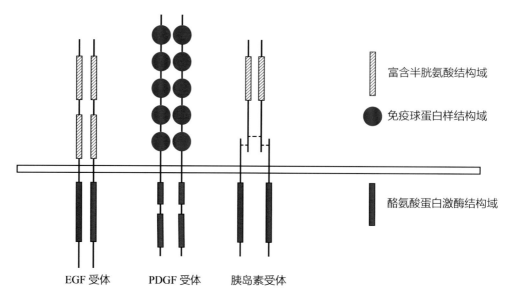

富含半胱氨酸结构域

免疫球蛋白样结构域

酪氨酸蛋白激酶结构域

EGF 受体　　PDGF 受体　　胰岛素受体

▲ 图 2-5　受体酪氨酸激酶

此图显示受体酪氨酸激酶 16 个亚家族中的 3 种。所有酪氨酸激酶受体都具有含有配体结合位点的胞外区、一个跨膜区和一个含有酪氨酸激酶的胞内区。右侧显示酪氨酸激酶结构中的几个结构基序（如富含半胱氨酸的结构域、免疫球蛋白样结构域、酪氨酸激酶结构域）。虚线表示二硫键。EGF. 表皮生长因子；PDGF. 血小板衍生生长因子

接的四聚体形式存在。其他 RTK 受体亚群，包括成纤维细胞生长因子（fibroblast growth factor，FGF）、血小板衍生生长因子（platele derived growth factor，PDGF）和表皮生长因子（epidermal growth factor，EGF）受体，均以单体形式存在，但有证据表明，许多受体在基础状态下以非共价形式结合成为较大的结构。

通过亲和交联反应和生物合成标记试验证实胰岛素受体及其高度相关 IGF-1 受体的结构为异四倍体，由两个 125kDa α 亚单位和两个 90kDa β 亚单位通过二硫键连接而成[25, 26]（图 2-5 和图 2-6）。该受体由具有可切割信号序列的单肽合成，经糖基化在高尔基体中切割成 α 和 β 链[27]。尽管它们作为两个独立肽存在于成熟蛋白质中，但每对 α 和 β 链都如同其他生长因子受体所示为受体单体。通过胰岛素亲和力标记显示，其与 α 亚单位和 β 亚单位均存在交联，表明两者均可被细胞膜物质所利用。长期以来，胰岛素的结合被认为具有负协同性，换句话说，受体结合配体越多，对激素的亲和力越低[28]。从结构上讲，这可以通过每个受体上存在四个结合位点来解释：两个低亲和力，两个高亲和力。胰岛素首先与低亲和力位点结合，然后才与对侧 α/β 二聚体的高亲和力位点结合，从而有效交叉连接受体的两半，这种高亲和力复合物使得每个胰岛素受体结合一个胰岛素分子。该稳定结构也可防止激素结合到第二个高亲和力位点。IGF-1 与其受体的结合是高度保守的[29]。其他 RTK 采用其他方式与配体结合。例如，EGF 受体的激活需要 EGF 以非共价方式与 EGF 受体中的两个胞外区域中的一个相结合[31]，而 PDGF 作为二聚体需非共价结合到两个 PDGF 受体[32]。

通常 RTK 的激活需要形成受体二聚体。在某些情况下，未结合受体如胰岛素、IGF-1、FGF 和 EGF 受体以二聚体形式存在。在其他情况下，如 PDGF、血管内皮生长因子（vascular endothelial growth factor，VEGF）和神经生长因子受体，二价配体与两个受体单体的结合可促进二聚体的形成。

由于一些 RTK 受体在基础状态以二聚体的形式存在，然而仅二聚作用还不足以激活 RTK，两个半受体之间的相互作用也必然诱发根本性改变。在胰岛素和 IGF-1 受体中，其未结合受体的胞外部分由 α 亚单位和部分 β 亚单位形成倒 V 构象[33]，碱基连续并由 β 亚单位的跨膜区锚定。胰岛素或 IGF-1 与其低亲和力位点结合去除了分子链上的制动器，允许倒 V 构象闭合并使跨膜结构域彼此更靠近[34, 35]（图 2-6）。这种构象变化传递到细胞质结构域，使两个激酶结构域更加接近。在未结合状态下，每个激酶结构域由于分子内肽（活化环）的存在而静默，活化环的存在催化裂缝，并在空间上阻止底物进入[36]。当两个受体结构域的胞质部分足够接近时，活化环酪氨酸残基上其中一个 β 亚单位激酶结构域会磷酸化另一个，使其脱离催化间隙，从而激活激酶结构域[37]。由于受体未活化状态的动力学特性，催化位点在开放和闭合构象间交替，活化环在基础状态下多数是不可接触的。然而，当对侧激酶结构域足够接近时，它可以在其处于延长期的短暂时间内磷酸化活化环，将其转换为更稳定的构象。这样一半受体的磷酸化增加它的激酶活性，允许激酶所在受体的那一半磷酸化另一半活化环[38]。RTK 激活的共同特征是邻近驱动的磷酸化和一个单体被另一个单体

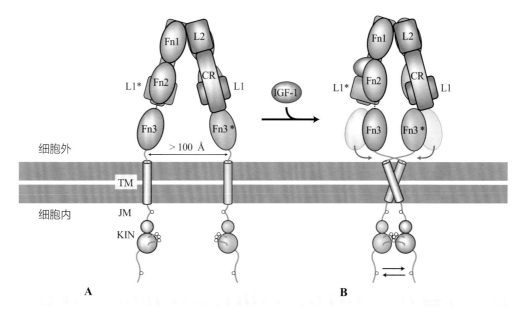

▲ 图 2-6　IGF-1 激活其受体的过程

每种 IGF-1 受体由两个半受体组成，它们通过二硫键连接（未显示）。第一个半受体（橙色）细胞外区域的六个结构域是 L1、CR、L2、Fn1、Fn2 和 Fn3；第二个半受体（绿色）中的结构域与第一个半受体相同，并标有星号。L1、CR、L2 和 Fn1 位于 α 链中，Fn3 和跨膜和细胞内结构域构成每个半受体的 β 链；Fn2 结构域由两个链的贡献组成。细胞内区域包括近膜区域（JM）和酪氨酸激酶结构域（KIN）。磷酸化位点显示为圆圈。A. 当 IGF-1 未与受体结合时，第二个半受体的 L1* 与第一个半受体（反之亦然）的 Fn2 和 Fn3 之间的相互作用被认为在跨膜（TM）螺旋之间保持较大的分离（双箭）。B. 当 IGF-1 与 L1*（或 L1）结合时，它破坏 L1*-Fn2（或 L1-Fn2*）相互作用。这允许每个半受体的 Fn2 和 Fn3 相互扭转（弯箭）（Fn2 和 Fn3 的先前位置）。这反过来促进膜中 TM 螺旋的二聚化，其将激酶结构域并置以进行有效的转磷酸化（黑箭）。单个 IGF-1 分子的结合（显示为与左侧结合）足以激活受体，但确切地说，这种不对称性如何影响受体的变化尚不清楚。相同的机制也适用于胰岛素受体的激活（改编自 Hubbard SR, Miller WT. Closing in on a mechanism for activation. *eLife*. 2014; 3: e04909. ）

激活，但实现的精准策略各不相同。因此，尽管所有酪氨酸蛋白激酶的活性构象相似，但非活性状态下构象差别很大。通过磷酸化蛋白激活的例外是 EGF 受体，它的激活取决于单体的激酶结构域被另一个单体的变构调节，再由两个结构域相邻的构象变化引起。关键的相互作用在于激活激酶的 C 端和受体激酶的 N 端之间，这会破坏存在于非活性单体的自我抑制作用[39]。

• RTK 信号传导。

由于胰岛素受体是具有催化活性的酶，活性部位位于细胞膜，毫无疑问，它会通过磷酸化细胞内蛋白质底物来传递信号。然而，尽管 β 亚单位激酶胞内结构域的磷酸化位点早已被识别，但事实证明，很难在其他蛋白质中识别出功能强大、生理意义重大的酪氨酸磷酸化残基。RTK 信号通路激活的潜在机制部分解释了这一看似矛盾的现象，RTK 通过募集多种信号蛋白进行信号转导。这些信号蛋白包含 SH2 和 PTB 等，它们在特定情况下与磷酸化的酪氨酸结合。在 SH2 结构域，酪氨酸磷酸化残基与磷酸化酪氨酸的 C 端协同作为 SH2 结构域的结合位点，发挥特异性相互作用[40]。例如，PDGF 与其受体结合后，PDGF 受体内的酪氨酸的磷酸化由酪氨酸 – 甲硫氨酸 – 任何氨基酸 –

甲硫氨酸（YMXM）顺序介导，PI3K 调节亚单位的 SH2 结构域形成结合位点[41]。PI3K 包含一个调控亚单位，该亚单位包含两个串联的 SH2 结构域和一个催化亚单位。将 PI3K 募集到存在于质膜中的磷酸化受体既激活了 PI3K，又使 PI3K 接近其主要生理底物，即驻留在质膜内表面的 PI4, 5P2。PI3K 在其肌醇环的 3′ 位置磷酸化 PI4, 5P2，生成 PIP3，这是一种强有效的信号分子，因为它能够将蛋白激酶和其他信号分子募集到膜上。以上说明控制 RTK 信号的重要原则：细胞内事件的起始通常由蛋白质和脂质的空间关系驱动，而不是由组装成分的活性改变驱动。尽管在某些情况下，激素结合受体会通过磷酸化调控靶蛋白活性，但更重要的往往是两个或多个关键信号分子之间建立连接，如作为 PI3K 及其基质 PI4,5P2。这种信号转导机制的另一个例子是原癌基因 c-Ras 的激活。信号是通过其 SH2 和（或）PTB 域募集包含 SH2 结构域的适配蛋白（SHC）或 GRB2 来启动。当募集 SHC 时，酪氨酸被 RTK 磷酸化，使其能够通过 SH2 结构域募集 GRB2。GRB2 包含两个 SH3 结构域，可以结合包含有 SOS 蛋白的多聚脯氨酸序列，从而将其携带到质膜[42, 43]。SOS 与质膜的结合对于激活小 G 蛋白 Ras 是必要且充

分的 [44]。SOS 是一种鸟嘌呤核苷酸交换因子（guanine nucleotide exchange factor，GEF）蛋白，通过催化从非活性 Ras 中去除 GDP 来激活 Ras，以允许 GTP 的结合。将 SOS 定位在 Ras 附近是决定 Ras 活性的关键 [45, 46]。

胰岛素和 IGF-1 受体信号通路与 PDGF 受体相似（图 2-7）。它们不是在受体的细胞质结构域上组装信号复合物，而是在称为 IRS 蛋白质类家族成员上组装 [47]。该家族在人类中至少有 3 个成员，但胰岛素和 IGF-1 的生理信号传导最重要的成员是 IRS1 和 IRS2。与其他成员一样，IRS1 和 IRS2 缺乏内在酶活性，它们仅作为连接蛋白质，将信号分子结合在一起形成多聚体复合物。IRS1 和 IRS2 被激活的胰岛素受体磷酸化，为 PI3K、GRB2 和磷酸酪氨酸磷酸酶 SHP2 的 SH2 结构域提供结合位点。位于 IRS1/2 N 端的 PH 结构域和 PTB 结构域有助于将蛋白质引入受体 [48]。当配体与胰岛素或 IGF-1 受体结合时，IRS1/2 在酪氨酸残基上迅速磷酸化，在丝氨酸 / 苏氨酸残基上通过许多细胞质激酶，包括 PKC、JNK 和 pp70 S6 蛋白激酶缓慢磷酸化。IRS 蛋白的丝氨酸 / 苏氨酸磷酸化提供了强烈的负反馈

信号，可进一步阻止酪氨酸磷酸化，在某些情况下会导致蛋白质降解。

尽管这些通路的生理意义尚不清楚，已有证据表明胰岛素受体能够通过 IRS 以外的蛋白支架进行信号转导。胰岛素受体通过 SHC 的 PTB 结构域磷酸化 SHC 以产生 GRB2 的 SH2 域对接位点，将 SHC 募集到磷酸酪氨酸序列，这导致 Ras 的激活 [49]。GRB10 很可能最接近 GRB14，是一种含有 SH2 结构域对胰岛素受体具有高亲和力的蛋白质 [50]。然而，与 IRS 蛋白质不同，GRB10 与活化环 3 个磷酸化酪氨酸残基结合并阻断胰岛素受体的活性，抑制 PIP3 介导的胰岛素效应产生 [51]。GRB10 通过磷酸化 mTORC1，激活下游胰岛素，提供另一种形式的负反馈 [52, 53]。小鼠 GRB10 破坏导致胚胎过度生长，与其作为 IGF-1 通路负调控因子一致 [54]。SH2B1 和 SH2B2（以前称为 APS）直接与胰岛素受体磷酸化结合，两者在体内都能增强胰岛素的作用。然而，虽然 SH2B1 缺陷小鼠的胰岛素敏感性降低，但与 SH2B1 增强胰岛素的作用一致，SH2B2 缺陷小鼠中胰岛素敏感性适度增加，表明 SH2B2 的基因产

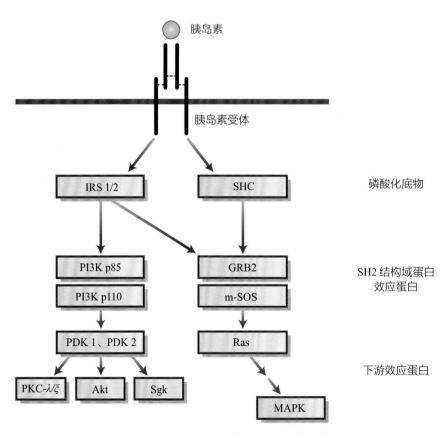

▲ 图 2-7　胰岛素受体下游信号通路的简化模型

胰岛素与胰岛素受体结合，激活酪氨酸激酶磷酸化 IRS 上的酪氨酸残基，包括 IRS1 和 IRS2。IRS 分子中的磷酸化的酪氨酸残基与 GRB2 和 PI3K 的 p85 调节亚基中 SH2 结合分子中的结构域结合。这些富含 SH2 域蛋白启动信号传导途径的两个不同分支。PI3K 的激活导致 PDK1 和 PDK2 的激活，后者激活多种蛋白激酶，包括 Akt/PKB，非典型 PKC 同源异构体，以及血清和糖皮质激素诱导激酶（Sgk）。GRB2 与 m-SOS 相互作用，m-SOS 是一种激活 Ras 的鸟嘌呤核苷酸交换因子。Ras 的激活触发一系列蛋白激酶级联反应，导致 MAPK 活化。MAPK. 促分裂原活化的蛋白激酶；SHC. SRC 同源结构域的蛋白质

物可在动物中负性调控胰岛素敏感性[51]。

（四）丝氨酸/苏氨酸蛋白激酶受体

细胞内蛋白激酶信号传导一个更受关注的变异是由一类具有内在丝氨酸/苏氨酸蛋白激酶活性的整合膜受体介导。这些受体的配体是第一信使中 TGFβ 家族的成员。人类基因组编码的 42 种激动剂可分为 TGFβ 本身、激活素、抑制素、BMP/生长和分化因子（growth and differentiation factor，GDF）、淋巴结、肌肉抑制素和抗米勒管激素。每个配体由 2 个肽的二聚体组成，二聚体通过疏水作用和二硫键连接。抑制素是由性腺组织分泌的一种可抑制垂体分泌 FSH 的活性物质[55]。与 TGFβ 家族的其他成员一样，它由两条链组成，1 个 α 亚单位和 2 个相关 β 亚单位之一组成。激活素由 β 亚单位的同源二聚体组装而成，可促进 FSH 释放[56]。与抑制素一样，激活素最初被确定为性腺的一种产物，但目前已证实其可由多种组织分泌，并在细胞中以自分泌或旁分泌方式发挥作用。来自克隆编码激活素受体的互补 DNA 及经典激酶结构域的识别证实，TGFβ 家族配体通过膜蛋白激酶发挥作用[57]。与所有 TGFβ 超家族配体的受体一样，激活素受体由 4 个跨膜糖蛋白、2 个 1 型受体和 2 个 2 型受体组成。1 型和 2 型受体具有相似的一级结构，主要区别在 1 型受体在激酶结构域前插入一个由 30 个氨基酸组成的、富含甘氨酸

和丝氨酸保守序列的区域（GS 结构域），该结构域结合免疫蛋白 FKBP12。激活素最初与 2 型受体结合，使 1 型和 2 型受体接近，从而使 2 型受体能够磷酸化伴侣 1 型受体的 GS 结构域，从而减轻了 1 型受体激酶催化位点的空间位阻并释放 FKBP12，这两种变化的协同作用激活 1 型受体，从而使受体磷酸化靶底物[58]。抑制素通过募集跨膜糖蛋白 β 聚糖（也称为 3 型受体）与 2 型受体形成稳定复合物来发挥其抑制作用，从而抑制同伴 1 型受体的激活[59]。

TGFβ 家族所有成员的主要细胞信号传导机制都涉及 SMAD 蛋白，其作为 1 型受体的主要底物（图 2-8）。人类有 8 个编码 SMAD 蛋白的基因，其中 5 个命名为受体调节蛋白 SMAD 或 R-SMAD（SMAD1、SMAD2、SMAD3、SMAD5 和 SMAD8/9），在 C 端包含 Ser-X-Ser 磷酸化位点，并作为 1 型受体的底物。激活素受体磷酸化 SMAD3（可能还有 SMAD2）。随后 2 个 R-SMAD 与共同伴侣 SMAD 或 Co-SMAD（SMAD4）形成三聚体，被转运到细胞核[60]。其他 SMAD 亚型可能以组织特异性方式参与体内激活素的表达调控。通过整合入细胞核后，SMAD 蛋白在其所谓的连接处通过一系列复杂的磷酸化修饰，既可增强 SMAD 蛋白与转录调节蛋白的结合，又可对 SMAD 蛋白靶向进行泛素依赖性蛋白酶降解。SMAD 蛋白通过一个保守的 N

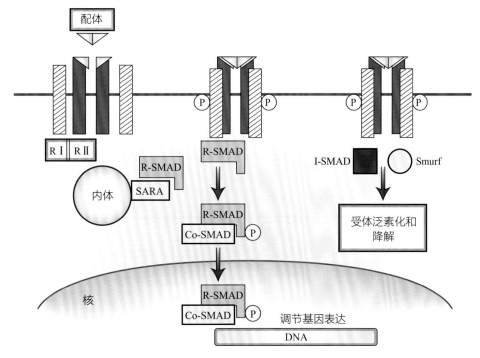

▲ 图 2-8 丝氨酸激酶受体的作用机制

配体二聚体与 Ⅱ 型受体（RⅡ）亚基的结合引起受体组装成异四聚体 [（RⅠ）₂（RⅡ）₂] 状态。RⅡ 使 Ⅰ 型受体（RⅠ）转磷酸化，从而激活 R-SMAD 蛋白的磷酸化，该蛋白与内体中 SARA 结合。磷酸化的 R-SMAD 与 Co-SMAD 结合。最终，R-SMAD 转移到细胞核中，与 DNA 结合，发挥调节基因转录功能。I-SMAD 也可以与活化的受体结合，促进泛素化和受体的降解。P. 磷酸化；Smurf. SMAD 泛素化调节因子

端结构域直接与 DNA 结合，并与其他转录因子相互作用，这些转录因子与 SMAD 蛋白共同控制由细胞类型和激活配体所介导的转录网络。第三类 SMAD 即抑制性或 I-SMAD（SMAD6 和 SMAD7），可以与激活的受体结合，并促进受体的泛素化和降解。

TGFβ 家族中一个特别受关注的成员是肌肉生长抑制素，以前称为 GDF8。肌肉抑制素由骨骼肌分泌，通过与 2 型（ActR-ⅡB）受体和 1 型受体（ALK4 和 ALK5）结合，磷酸化 SMAD2 和 SMAD3 蛋白，负性调控肌肉的生长[61]。肌肉生长抑制素的缺失导致比利时蓝牛和皮埃蒙特牛的"双肌"表型，在小鼠和人类中的缺失会导致大量肌肉肥大和增生[62]。

- 激酶偶联受体的信号传导

有一种跨膜信号转导方式是由不具备内在催化活性，但与细胞质非跨膜酪氨酸激酶偶联受体所介导。最好的例子就是第一类和第二类细胞因子受体家族，它们是第一类跨膜蛋白，存在细胞外 N 端和细胞质 C 端（图 2-9）。二聚化或高聚化对 RTK 受体的激活很重要。在许多情况下包括生长激素受体，一个配体分子包含两个不同的识别序列。最初在高亲和力位点上结合，随后与位于第二关联单体上低亲和力位点结合。组成活化受体的两个单体在靠近受体插入的膜外结构域相互作用。生长激素、催乳素、瘦素、血小板生成素和促红细胞生成素受体均是具有两个相同亚基的同源二聚体。然而，对于某些细胞因子，受体由配体特异性单体和一个或多个与其他细胞因子共享的跨膜链组成（图 2-9）。例如，IL-2 受体由 IL-2 受体特异性亚基（IR2Rα）、与 IL-15 受体共用的第二亚基（IL-2Rβ）和与 IL-4、IL-7、IL-9 和 IL-15 受体共用的 γC 亚基组成。IL-6 受体有一个单独的亚基，但与至少五个其他受体共享 gp130 亚基。与 RTK 一样，寡聚体对于激活这些受体可能很重要，正如一项观察所示，二价抗体而非单价抗体能够激活受体。然而，也像 RTK 一样二聚化本身不足以激活这类受体。原位检测 EPO 受体及随后的生长激素和催乳素受体并发现即使在未结合状态下也以现成的二聚体存在使得人们认识到这一点[63]。GH 受体二聚化的重要性可通过 GH 拮抗药培维索孟在治疗肢端肥大症（一种 GH 分泌过多的疾病）中的有效性来说明：培维索孟与天然生长激素竞争其受体，并阻止功能性二聚化[64]。

在细胞膜的近端，一类和二类细胞因子受体有一个保守的序列，对结合 JAK 家族的酪氨酸激酶蛋白至关重要。这个家族有四个成员：JAK1、JAK2、JAK3 和 TYK2。其中 JAK3 主要存在于造血谱系的细胞[65]。对于那些具有同源二聚体功能的受体，JAK2 是参与信号传递的主要亚型。作为异源二聚体或高聚体的细胞因子受体往往与一个以上的 JAK 家族成员结合。例如，IFNγ 受体的 IFNγR1 亚基与 JAK1 结合，IFNγR2 亚基与 JAK2 结合，而 IL-2 受体将 JAK1 与 IL-2Rβ 亚基结合，JAK3 与 γC 亚基结合（图 2-9）。JAK 蛋白通过一个保守的 N 端结构域 FERM 结构域（因其存在于 Band4.1 蛋白、Ezrin、Radixin 和 Moesin 中而得名）与细胞因子受体的细胞膜部分相关联[66]。JAK 的羧基部分由两个同源区串联组成，一个假激酶结构域后接一个激酶结构域。前者有许多定义蛋白激酶的保守序列，但也存在对催化活性至关重要的氨基酸突变。人们认为，在非配体结合受体中，两个单体的细胞内部分以这样的方式排列，即每个假激酶结构域

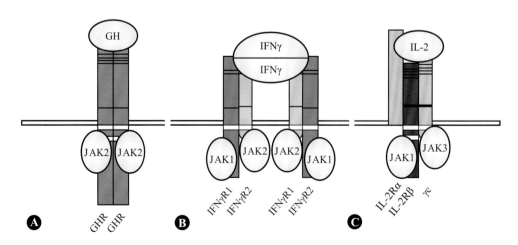

▲ 图 2-9 细胞因子受体由多个亚基组成，并与酪氨酸激酶 JAK 家族的一个或多个成员结合

A. 生长激素，与催乳素和瘦素类似，与 GHR 同源二聚体结合并激活 JAK2。B.IFNγ 同源二聚体与它们的配体 γR1 亚基结合。γR2 亚基随后被募集，导致 JAK1 结合至 γR1 亚基而激活，JAK2 与 γR2 亚基结合而激活。这两个亚基和两个 JAK 都是对 IFNγ 效应是必需的。C. IL-2 以高亲和力结合由三个亚基组成的受体：AγC 亚基与 IL-4、IL-7、IL-9、IL-15 和 IL-21 的受体共用；与 IL-15 受体共用的 IL-2Rβ 亚基；非细胞因子受体亚单位 IL-2Rα。IL-2 激活与 γC 亚基结合的 JAK3 和与 IL-2Rβ 结合的 JAK1。细胞外同源区域由黑线和不同色块表示，细胞内同源区域用白色小方框表示，相同的亚基用相同的颜色表示

结合并抑制激酶对另一亚基的催化活性，反之亦然。GH 与其受体的结合导致受体胞外区构象的改变，从而在细胞内引起类似剪刀打开的运动，导致 JAK 的两个亚基向相反方向滑动。这解除了激酶的变构抑制[67, 68]（图 2-10）。

释放对 GH 受体相关 JAK2 活性抑制的主要后果是 JAK2 催化其对侧受体亚基及其相关 JAK2 的转磷酸化[65]。这使得许多信号分子的 SH2 和（或）PTB 结构域结合，包括 IRS1/2 和 PLCγ，从而将它们募集到受体和质膜上[69]。然而，有一个信号蛋白家族对生长激素在生长中的作用更为重要：STAT 家族（图 2-11）。GH 受体与 STAT 家族的许多成员结合，但 STAT5B 对其促生长作用最为关键。7 种 STAT 蛋白具有共享结构域结构。N 端由四个螺旋状圈组成，它们与其他蛋白质结合，然后是 DNA 结合域（DNA-binding domain，DBD）[70]。蛋白质的羧基部分由一个连接区、一个 SH2 结构域和一个转录反式激活结构域组成。GH 受体中的几个酪氨酸残基作为 STAT5B 的对接位点在配体结合时被 JAK2 磷酸化。一旦募集到受体，STAT5B 本身被磷酸化，导致二聚化，每个 STAT5B 蛋白通过其磷酸化酪氨酸结合到其伴侣的 SH2 结构域。同时，STAT5B 从受体中解离并转位到细胞核中进行基因转录。除此之外，还有许多其他调控途径。丝氨酸/苏氨酸蛋白激酶，如 MAPK 和 PKC 家族成员，也可磷酸化 STAT 蛋白。在某些情况下，后一种磷酸化是最大程度的转录激活所必需的。通过不同的机制，SH2B1 结合并增强 JAK2 的活性[69, 71]。STAT 蛋白还可以与其他 STAT 蛋白或其他转录因子形成异源二聚体。例如，STAT5B 已被证明与糖皮质激素受体二聚化，后者作为 STAT5B 的共激活剂，促进与身体生长相关的生长激素调节基因（如 IGF-1）的表达[72]。

另一个由 JAK/STAT 信号通路传导的重要激素是瘦素。瘦素由脂肪细胞分泌。它作用于下丘脑弓状核及大脑中的其他区域，以抑制食欲，并在啮齿动物中增加新陈代谢。缺乏瘦素的人在生命早期表现出明显的肥胖[73]。与生长激素一样，瘦素与细胞因子受体的同源二聚体结合并激活 JAK2[74]。然而，与 GH 受体相反，瘦素受体招募 STAT3 作为其主要信号分子，它与 YXXQ 模体中的磷酸酪氨酸结合。磷酸化的瘦素受体还结合 STAT5 和 SHP2（PTPN11）[75]。酪氨酸磷酸酶 PTP1B 使瘦素受体去磷酸化，抑制瘦素的作用，因此它在小鼠脑中的缺失导致肥胖和胰岛素抵抗[76]。JAK2 还磷酸化 IRS 蛋白，从而参与 PI3K 途径。人们利用受体中特定酪氨酸残基发生突变的小鼠，研究了瘦素和 JAK2 下游激活的不同信号通路的作用。1138 位酪氨酸被丝氨酸取代，完全阻断了 STAT3 的募集，产生与缺乏瘦素受体的小鼠相似的肥胖，表明 STAT3 信号对食欲和能量代谢的调节至关重要[77]。

I 类细胞因子信号转导的终止发生在关键磷酸酪氨酸的去磷酸化反应中，细胞因子信号转导抑制因子

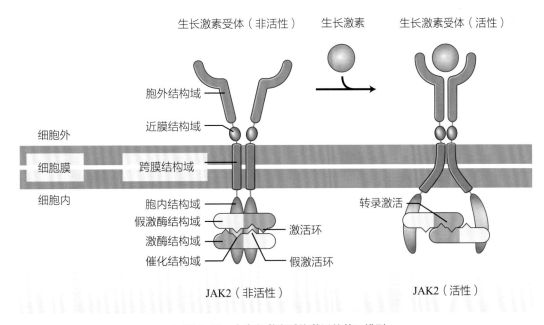

▲ 图 2-10　人生长激素受体激活的剪刀模型

在基础状态下，hGH 受体以非活性二聚体存在，两个亚基通过跨膜结构域较弱的相互作用结合在一起，并通过胞外膜旁结构域的静电排斥和相关的 JAK2 二聚体的假激酶抑制而处于非活性状态（左）。hGH 与受体的结合（右）夹持 JMD，从而避免静电排斥，并机械地改变 TMD，使细胞内结构域向外张开。牵拉 JAK2 分子，使其激酶结构域对齐。这引发了一系列磷酸化事件，包括对受体信号传导至关重要的 STAT 蛋白（引自 Wells Ja, Kossiakoff AA. New tricks for an old dimer. *Science*. 2014; 344: 703.）

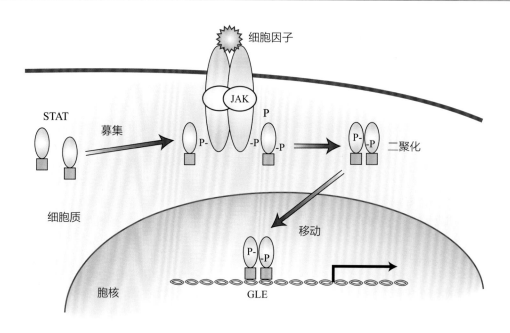

▲ 图 2-11　细胞因子激活 STAT 蛋白是潜在的细胞质转录因子

STAT 通过 SH2 结构域与活化受体 JAK 复合物中的一个或多个磷酸化酪氨酸结合。一旦结合，STAT 本身被受体相关的 JAK 酪氨酸磷酸化。STAT 随后从受体 JAK 复合物、其他 STAT 蛋白同源二聚体或异源二聚体中解离，移动到细胞核，并与细胞分裂基因启动子中的 γ 激活序列样元件结合（经许可转载，引自 J. Herrington）

或 SOCS 蛋白的转录诱导对其也有促进作用。SOCS 家族的 8 个成员是 STAT 转录因子的直接靶点，并通过 SOCS SH2 结构域与受体中磷酸化酪氨酸结合，提供强有力的负反馈信号。SOCS 蛋白在与受体相互作用时通过抑制 JAK 活性、竞争其他信号分子的结合和（或）依赖位于蛋白质 C 端的保守 SOCS 盒通过泛素化途径诱导受体降解而抑制其作用[78]。SOCS2 缺乏的小鼠在幼年时看起来很正常，但断奶后长得比野生型的幼仔大得多，这与 GH 信号增强有关[79]。PIAS 家族成员也可以下调通过 STAT 蛋白传递的细胞因子信号。PIAS 家族成员通过抑制转录因子的 DNA 结合活性、募集转录共抑制因子和促进蛋白的甲酰化等多种机制调控转录。

五、细胞膜受体与胞内信号传导的偶联

（一）cAMP 下游信号传导

对于许多只与细胞外表面结合以发挥作用的激素来说，必须有某种方法将细胞外信号转化为细胞内反应。第一个详细研究传导系统的例子来自于对肝脏糖类利用的关键特点研究，即"战或逃"的反应。对应激生理反应需要一种容易消耗的能量，最好是以血糖的形式提供，血糖主要以多糖糖原的形式储存在肝脏中。肾上腺素对肝细胞的 β- 肾上腺素刺激可使肝细胞糖原迅速分解，释放单糖；胰高血糖素也刺激肝糖原分解。传递这种反应的机制是第二信使系统，其中

胰高血糖素或肾上腺素是与细胞外相互作用的激动剂，被认为是第一信使；由激素 – 受体结合产生的可溶性细胞内信号分子被称为第二信使[80]。针对胰高血糖素或 β- 肾上腺素药物引起的肝糖原分解，第二信使是 cAMP，它是由一种质膜酶腺苷酸环化酶催化 ATP 形成（图 2-12）。腺苷酸环化酶是 $G\alpha_s$ 的直接靶点，当受体被占据时，腺苷酸环化酶就会结合 GTP 而激活。

通过激活腺苷酸环化酶提高细胞内 cAMP 水平的激素和其他细胞外信号非常广泛和多样。通过该机制发出信号的激素包括 β- 肾上腺素药物、糖蛋白激素（如 TSH）、胰高血糖素、ACTH、下丘脑激素和抗利尿激素。此外，由 cAMP 调控的生理生化作用同样广泛。因此，尽管第二信使 cAMP 定义了一种常用的细胞外激素信号转导机制，但它也提出了另一个信号传导问题：细胞对特定激素的反应如何保持选择性？其中大部分是通过亚细胞器的信号复合体来完成的。AKAP 是定位于细胞内不同位置的支架，可结合多种调节 cAMP 的蛋白，包括降解酶和激酶[81]。高阶结构的调控组合赋予 cAMP 信号的时空分辨率，允许在同一细胞内发生多种生物反应。例如，β- 肾上腺素药物和前列腺素 E_1 都通过提高 cAMP 作用于心脏，但每种药物调节的心脏功能不同。这是通过刺激不同群体的 cAMP 激酶来实现的，因此可能由于 AKAP 对心肌细胞的特异性，使得 β- 肾上腺素药物对心脏细胞的影响比前列腺素更强[82]。

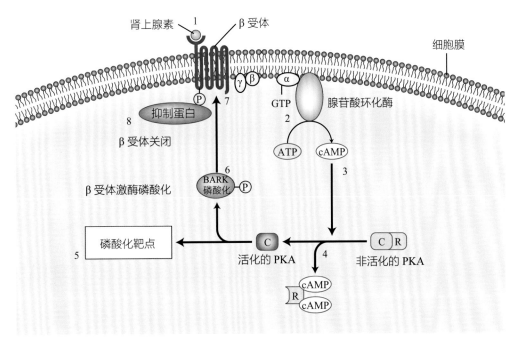

▲ 图 2-12　肾上腺素激活腺苷酸环化酶、PKA 和 BARK

1. 当肾上腺素与 β 受体结合时，GS 被激活。2. GSα 与腺苷酸环化酶结合并激活腺苷酸环化酶。3. 腺苷酸环化酶催化 ATP 转化为 cAMP。4. cAMP 与 PKA 的调节亚基（R）结合，释放出活化的游离催化亚基（C）。5. C 磷酸化许多细胞内底物，其方式取决于其在细胞中的位置。6. C 磷酸化 BARK 上的丝氨酸和苏氨酸残基。7. BARK 本身是丝氨酸 / 苏氨酸激酶，磷酸化 β 受体上的丝氨酸和苏氨酸残基。8. β- 抑制蛋白与磷酸化受体结合，抑制 GS 的进一步激活。β- 抑制蛋白还启动级联信号传导（未显示）

　　cAMP 可被特定的 PDE 降解为 AMP 和磷酸，cAMP 的合成和降解之间的平衡决定了环核苷酸的水平。虽然激素通常采用腺苷酸环化酶调控细胞内 cAMP 水平，但 PDE 提供了一个额外的调控位点[83]。环核苷酸 PDE 是一个庞大而复杂的酶家族，其在组织和亚细胞中的多样性使其成为治疗学发展的首要靶点。咖啡因和茶碱是最早被认为是 PDE 抑制药的两种药物，但最近一种降解 cGMP 的酶 PDE5 选择性抑制药可广泛用于治疗勃起功能障碍。此外，PDE 抑制药目前正在使用或正在开发中，用于治疗各种疾病，包括哮喘、神经系统疾病和肺动脉高压。

　　肝脏和肌肉中糖原代谢提供了由第二信使启动的常见信号传递模式的原始例子，即细胞内蛋白激酶的级联激活。蛋白质磷酸化信号转导是生物学中最重要的调控机制之一。磷酸化蛋白的状态是动态调节的，分别由蛋白激酶和磷酸酶的磷酸化和去磷酸化的相对速率决定。在大多数情况下，磷酸盐代谢是迅速的，允许由激酶或磷酸酶调节，或在许多情况下两者协调。许多内分泌信号通过调节蛋白激酶活性来控制细胞内代谢、生长和其他功能。最初，人们发现蛋白激酶能磷酸化丝氨酸和苏氨酸残基上的蛋白质，但酪氨酸磷酸化已成为另一种信号传递模式。

　　这一系列激酶的优点是信号放大，因为每个独立的激酶分子可以修饰多种下游的靶蛋白。当这些下游靶点也是磷酸化后激活的激酶时，它们中的每一个都可以反过来修饰和激活更多的蛋白质。在 cAMP 启动的信号转导中，一个受体：配体对产生多个 cAMP 分子。多个 cAMP 分子激活丝氨酸 / 苏氨酸激酶蛋白激酶，进而磷酸化多个下游靶蛋白。在糖原代谢过程中，PKA 磷酸化并激活糖原磷酸化酶激酶，糖原磷酸化酶激酶又磷酸化并激活糖原磷酸化酶，糖原磷酸化酶从糖原中释放葡萄糖 -1- 磷酸。在肌肉中，钙在电刺激和收缩过程中从肌质网释放出来，磷酸化酶激酶也受到钙的刺激。cAMP 激活 PKA 的机制说明了信号传导的另一机制：分子内假底物或底物的置换或解离作为激活蛋白激酶的武器，PKC 和肌球蛋白轻链激酶等蛋白激酶亦采用该机制。cAMP 与异四聚体 PKA 的两个调节亚基结合，导致它们与两个催化亚基解离。调节亚基中的一个结构域类似于 PKA 磷酸化序列，但关键丝氨酸被丙氨酸取代，缺乏从 ATP 转移磷酸所需的羟基。当 PKA 组装成由两个调节亚基和两个催化亚基组成的异四聚体时，这个假底物与催化亚基相互作用，阻止其磷酸化靶蛋白[84]。

　　除促进糖原分解外，PKA 还介导多种组织激素的作用，包括肾上腺素对心脏的正性肌力和正性传导作用，垂体前叶激素 TSH 和 ACTH 的营养作用，以及抗利尿激素对肾集合管通透性的影响[85]。研究最深入的 PKA 靶点是 CREB，尽管目前尚不清楚 cAMP 有多少生理作用需要该转录因子磷酸化。PKA 还磷酸化了许多共调节蛋白，这些蛋白也有助于转录激活。

重要的是，cAMP 也可独立于 PKA 发挥作用，其中之一是离子通道的直接调节。另一个涉及 EPAC，它作为小 GTP 结合蛋白 RAP1 的鸟嘌呤核苷酸交换因子[86]。GLP1 调节胰岛 B 细胞分泌胰岛素和 β- 肾上腺素药物稳定内皮屏障是由 EPAC 介导的。

（二）第二信使钙和 PKC 的调节

自从发现 cAMP 以来，后续也发现许多其他的第二信使，其中包括钙、cGMP、多磷酸肌醇、DAG 和一氧化氮。钙离子（Ca^{2+}）是多种细胞最常见的第二信使之一，在激素的分泌调节中发挥极其重要的作用[87]。Ca^{2+} 在细胞质中维持在较低的微摩尔浓度，从而打开通往细胞外部或细胞内储存细胞器的通道，导致细胞内 Ca^{2+} 的快速增加。含有 $G\alpha_q$ 或 $G\alpha_{11}$ 的异三聚体 G 蛋白通过作用于膜相关酶 PLC 引起细胞内钙增加。通过 G 蛋白依赖性激活 PLC 信号的激素包括血管紧张素 Ⅱ、α- 肾上腺素儿茶酚胺、GHRH 和加压素。IP3 与位于内质网细胞质面上的受体结合，导致该细胞器释放储存的 Ca^{2+}。Ca^{2+} 还与 IP3 受体相互作用，进一步刺激内质网的钙排出，并提供强大的正反馈。细胞内 Ca^{2+} 的另一个来源是通过细胞膜受体介导的通道进入，如去甲肾上腺素、内皮素或组胺通过异三聚体 G 蛋白激活。

Ca^{2+} 通过许多效应器传递信号，包括蛋白激酶，在大多数情况下是通过中间结合蛋白、钙调蛋白或其相关肌钙蛋白 C。钙调蛋白是一种小的酸性蛋白质，含有四个典型的钙结合位点[88]。钙调蛋白调控钙依赖性糖原磷酸化激酶、肌球蛋白轻链激酶和钙 / 钙调蛋白依赖激酶家族成员。除蛋白激酶外，其他钙 / 钙调蛋白依赖的酶包括丝氨酸 / 苏氨酸蛋白磷酸酶、钙调神经磷酸酶、腺苷酸环化酶和 PDE 异构体、一氧化氮

合酶。钙可独立于钙调蛋白，直接与钙蛋白酶、突触结合蛋白（神经递质和激素胞吐的调节因子）和细胞骨架蛋白等靶点相互作用。

钙直接激活的一组重要的蛋白激酶是 PKC 家族。PKC 最初作为肿瘤激活剂佛波酯的靶点而被发现，是一种环化核苷酸非依赖性蛋白激酶。它与由 PLC 激活后产生的两个第二信使 DAG 和钙直接结合而调控。PKC 家族可分为三组：典型（由 DAG、磷脂酰丝氨酸和钙调节）、新型（由 DAG 和磷脂酰丝氨酸调节）和非典型。所有的 PKC 蛋白在其 C 端都有一个保守的激酶结构域，在其 N 端结构域都有调控序列。对于经典的 PKC，后者由结合 DAG 或佛波酯的 C1 结构域和以 Ca^{2+} 依赖的方式与阴离子脂类结合的 C2 结构域组成[89]（图 2-13）。新型 PKC 有一个修饰型的 C1 结构域，与经典型相比，它对 DAG 具有更高的亲和力，但缺乏 C2 结构域，这是缺乏 Ca^{2+} 调控的原因。非典型的 PKC 在 C1 区有改变，限制了 DAG 结合，同时也缺乏 Ca^{2+} 结合位点。PKC 亚型的调节是复杂的，涉及磷酸化和蛋白水解共价修饰等，以及与脂质和亲水性分子的相互作用，而不仅是传统上与经典 PKC 激活相关的相互作用[90]。

（三）PI3K 对蛋白激酶的调控作用

一个重要的信号通路涉及一系列催化磷酸肌醇酯肌醇环 3′ 位羟基磷酸化的蛋白[91]。所有 I 类 PI3K 由一个调节亚单位和一个催化亚单位组成，最适底物为 PI4，5P2。这些亚型对 RTK、GPCR 和酪氨酸激酶癌基因的信号传导最为重要。II 类 PI3K 磷酸化 PI 和 PI4P，无稳定的调节亚单位，但可能作为调节因子与其他蛋白相关。它们参与一系列不同的生理反应，但下游靶点尚不清楚。III 类 PI3K 有一个催化亚单位，也称为 Vps34，与调节蛋白 Vps15 紧密结合，专门以 PI 作为底物，主要参与与内吞、吞噬和自噬有关的膜蛋

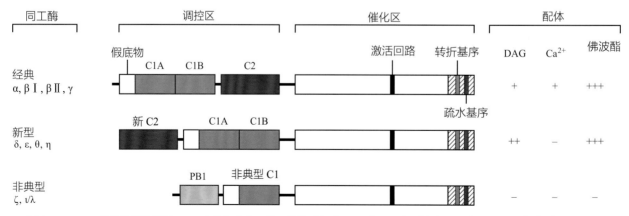

▲ 图 2-13　PKC 的结构域和配体 PKC 家族可分为三类：传统或经典 PKC（cPKC）、新型 PKC（nPKC）和非典型 PKC（aPKC）
C1 结构域结合 DAG 或佛波酯，C2 结构域结合钙。nPKC 中一个新型 C2 结构域不与钙结合，但介导蛋白质 – 蛋白质相互作用。同样，aPKC 中的一个 PB1 结构域参与蛋白质与蛋白质的相互作用。aPKC 只有一个 C1 结构域，因此不结合 DAG。保守的假底物基序由调控域中的白盒表示。激活环、转折和疏水基序是调节磷酸化的位点

白转运。

ⅠA 类 PI3K 是由包括 SH2 结构域的调节亚单位组成，这些亚单位针对激活的 RTK。游离的 G 蛋白 Gβγ 异三聚体激活 ⅠA 类 PI3K 的调节亚单位，不含 SH2 结构域。

ⅠA 类 PI3K 被认为是激素发挥作用最重要的 PI3K，特别是胰岛素和 IGF-1[92]。任何一种激素受体的激活都导致 IRS1 或 IRS2 在与 PI3K 的 P110α 催化亚单位，P85 调节亚单位 SH2 结构域相关的特定位点磷酸化。结合的 PI3K 催化 PIP3 和可能的 PI3、4P2 产生，它们通过结合 PH 结构域来募集其他蛋白（包括蛋白激酶）到膜上[93]。PH 结构域以其高亲和力及特异性结合磷酸肌醇酯的能力而闻名，尽管仅一小部分被证实是这样。丝氨酸 / 苏氨酸蛋白激酶 Akt 又称 PKB，因为其结构与 PKA 和 PKC 相似，含有一个 N 端 PH 结构域，优先与 PIP3、PI3、4P2 结合[94]。当胰岛素作用于靶细胞时，Akt 的 PH 结构域与细胞膜表面产生的 PIP3 相结合。PIP3 与 PH 结构域结合有两个目的：将 Akt 结合到膜上，并解除 PH 结构域对 Akt 磷酸化位点和催化结构域的空间位阻。在质膜上也有 PDK1，通过其自身的 PH 结构域，磷酸化激活环中苏氨酸上的 Akt（图 2-14）。mTORC2 还在其 C 端的丝氨酸上磷酸化 Akt。PDK1 和 mTORC2 磷酸化促进 Akt 的活化，mTORC2 似乎受到胰岛素调控，但机制尚不清楚。

Akt 在胰岛素代谢作用和 IGF-1 生长中的作用都是必不可少的[95, 96]。Akt 有三种亚型，每种亚型由不同的基因编码。Akt1 是表达最广泛的亚型，似乎对生长调控至关重要；Akt2 主要在胰岛素靶组织中表达，对代谢的控制更为重要；Akt3 主要在大脑中表达，调控组织的生长[97]。Akt 间接激活 mTORC1 和抑制 FOXO 介导的转录是促进器官生长的两个关键靶点，Akt/mTORC1 通路特别参与细胞大小的调控[98]。Rab GTPas 激活蛋白家族的成员，脂肪细胞中的 TBCD4（也称为 AS160）、肌肉及脂肪中的 TBC1D1 可被 AKT 磷酸化抑制，有助于葡萄糖转运的激活[99]。

（四）Ras 对蛋白激酶的调控作用

GRB-SOS 激活 Ras 的途径包括通过 β- 抑制蛋白作用的 RTK 和 GPCR[100]。结合 GTP 的 Ras 募集多种受体到细胞膜上，包括丝氨酸 / 苏氨酸激酶 Raf，它通过二聚化和一系列磷酸化 / 去磷酸化过程被激活[101]。Raf 磷酸化 MAPK/ERK 激酶（MEK1）（一种酪氨酸和丝氨酸 / 苏氨酸双特异性蛋白激酶），启动以 ERK1/2 为中心的蛋白激酶级联反应。这代表了四个 MAPK 级联反应之一，其他包括 JNK、P38 和 ERK5。MAPK 的特异性是由支架蛋白决定的，这些支架蛋白结合特定通路的大部分或全部成员，确保每个成员只磷酸化其适当的靶激酶[102]。GnRH、PTH、GH、血管紧张素和胃泌素被认为至少部分地通过调控 MAPK 进行信号转导。

六、细胞膜受体缺陷引起的疾病

许多疾病的发展是与激素受体的结合或信号传导功能失调的结果。这些激素抵抗综合征在循环中存在高水平的生物活性激素，但总是表现出激素缺乏的表型。

（一）胰岛素抵抗综合征

研究最为深入的遗传性激素抵抗综合征是由胰岛素受体突变引起的。除了高胰岛素血症和代谢异常，严重胰岛素抵抗的患者还表现为黑棘皮病（主要在皮肤皱襞色素沉着），并且一般有高雄激素血症[103]。除

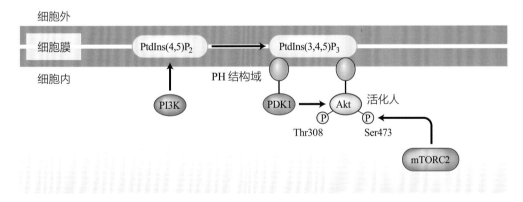

▲ 图 2-14 Akt 活化机制

当细胞质膜中 PtdIns(3,4,5)P₃ 水平较低时，Akt 在细胞质中处于非活化构象，不能被上游激活的 PDK1 磷酸化（未显示）。在胰岛素介导的 PI3K 的 IRS1 和 IRS2 募集后，PtdIns(3,4,5)P₃ 水平在质膜中升高，PtdIns(4,5)P₂ 磷酸化。Akt 通过 PH 结构域与 PIP3 结合，并在 Akt 激酶结构域内发生构象变化，允许 PDK1 磷酸化 Akt 激酶活性所需激活环中的关键残基 Thr308。mTORC2 也在羧基端 Ser473 位点磷酸化 Akt，以激活其激酶活性。PDK1 具有与 PtdIns(3,4,5)P₃ 结合的 PH 结构域，但这种相互作用并不是 PDK1 催化活性所必需的（引自 Finlay D, Cantrell DA. Metabolism, migration and memory in cytotoxic T cells. *Nat Rev Immunol*. 2011; 11: 109. ）

此之外，还有一系列与胰岛素信号转导损害程度相关的综合征。最严重的功能缺失突变导致矮小症，在出生时就有严重的发育缺陷。胰岛素受体基因的某些突变可导致质膜中受体数量减少，在某些情况下还伴随 mRNA 的减少。其他突变则对激素结合或激酶结构域功能产生负面作用 [103]。与受体基因突变引起的胰岛素抵抗（有时称为 A 型胰岛素抵抗）相反，B 型胰岛素抵抗通常出现在中年，通常伴有自身免疫征象，如白癜风、脱发和关节炎。这种综合征存在针对胰岛素受体的抗体，抗体水平与疾病的严重程度有关。

在许多情况下用胰岛素抵抗来描述与肥胖或多囊卵巢综合征（polycystic ovary syndrome，PCOS）相关的常见综合征是名不副实的。"抵抗"这个术语最初是用来描述在血液中胰岛素浓度升高而发生高血糖的情况 [105, 106]。然而，胰岛素除了对糖类代谢以外还有许多生理作用。这一认识导致了命名的含混不清。胰岛素抵抗一词常用于从受体输出的胰岛素信号传导的所有异常，这通常发生在胰岛素受体的突变。然而，在肥胖或 PCOS 的胰岛素抵抗中，胰岛素的某些作用被保留下来。2 型糖尿病患者的表型与胰岛素受体基因编码部分缺陷患者的表型对比证明了这一点 [107]。两组均有高血糖，但只有 A 型胰岛素抵抗的患者在胰岛素调节肝脏脂质代谢方面存在缺陷。因此，与 A 型遗传性胰岛素抵抗相关的代谢表型并没有在肥胖的胰岛素抵抗中完全表现出来。与此相一致的是，几乎所有与肥胖相关胰岛素抵抗的病理生理机制都涉及"受体后缺陷"。

（二）控制生长的细胞膜受体的缺陷

临床上最容易识别的综合征之一是表现为身材矮小的生长激素抵抗。对生长激素无反应导致 Laron 综合征，其特征是血液循环中生长激素水平高，IGF-1 水平极低，并且身材矮小 [108]。目前报道的分子异常包括 GH 受体大量缺失，以及错义、移码和剪接突变等。类似的生长延迟综合征也可由 STAT5B 突变和 IGF-1 缺陷或 IGF-1 信号传导缺陷引起。最近报道了一种矮小综合征是由编码 I 类 PI3K 的 p85α 调节亚基的 PIK3R1 基因突变导致，包括畸形的面部特征和生长缺陷（矮小、过度伸展、眼睛凹陷、Rieger 异常和出牙延迟）[109]。由于 IGF-1 和胰岛素信号传导的相似性，矮小综合征患者也表现出脂肪营养不良和胰岛素抵抗 [110]。

（三）G 蛋白偶联受体和 G 蛋白突变引起的疾病

许多内分泌疾病可归因于 GPCR-G 蛋白信号传导系统的突变 [111, 112]。对于 GPCR，许多突变与某种程度的功能缺失相关，并呈隐性遗传（表 2–3）。例如，由 TRH 或 TSH 受体突变引起的甲状腺功能减退，由黑皮质素 2 受体突变引起的糖皮质激素缺乏，由黑皮质素 4 受体功能障碍引起的极度肥胖，以及由 LH 或 FSH

受体突变引起的不孕。功能增加的突变包括导致甲状腺功能亢进的 TSH 受体突变、导致糖尿病的 α$_2$ 受体突变和导致甲状旁腺功能减退的钙敏感受体突变。已报道的体细胞激活突变包括 LH 和 TSH 受体突变 [111]。已知少数异三聚体 G 蛋白突变可导致疾病，它们都影响 α 亚基。转导蛋白 Gα$_T$ 亚基基因突变与夜盲症有关。Gα$_s$ 的显性激活突变导致垂体腺瘤，常分泌生长激素；罕见突变有甲状腺、甲状旁腺和肾上腺肿瘤 [112]。遗传 Gα$_s$ 功能等位基因缺失可发展为 Albright 遗传性骨营养不良（albright hereditary osteodystrophy，AHO）；母系遗传的等位基因突变除了 AHO 之外，还患有 1A 型假性甲状旁腺功能减退症。这是由于 Gα$_s$ 基因的印迹使得它在许多激素靶组织中优先在母体等位基因表达，但在大多数其他细胞中是双等位基因。

七、通过核受体作用的配体

许多信号分子与甲状腺激素和类固醇激素一样，在细胞核中发挥作用，传递细胞间和环境信号。作用于核受体的亲脂性信号分子还包括维生素 A 和维生素 D 的衍生物，内源性代谢物（如 LDL 和胆汁酸），以及环境中存在的非自然化学物质（即外源性物质）等。这些分子被称为核受体配体。所有这些信号分子的核受体在结构上是相关的，统称为核受体超家族。它们都是转录因子，用于激活或抑制介导其生理效应的特定基因组。对这些受体的研究是一个快速进展的领域，更详细的信息可以通过访问核受体信号图谱网站获得 [113, 114]。

（一）核受体配体的一般特征

与通过细胞膜受体发挥作用的多肽类激素不同，核受体的配体没有直接在基因组中编码。所有核受体配体均是小分子（分子量 <1000Da）并且是亲脂性，使之能够通过被动扩散进入细胞，然而在某些情况下需要膜转运蛋白的参与。例如，已经发现的几种活跃的和特异性的甲状腺激素转运蛋白，包括 MCT8、MCT10 和 OATP1C1 [115]。

所有天然存在的核受体配体都来源于食物、环境及代谢前体。从这个意义上讲，这些配体及其受体的功能是将来自外环境和内环境的信息转化为基因表达的改变。核受体在维持多细胞生物体内稳态方面的关键作用受到了重视，因为它们在所有脊椎动物和昆虫中均存在核受体，但在酵母等单细胞生物中不存在 [116]。

由于核受体配体是亲脂性的，大多数很容易从胃肠道吸收。这使得核受体成为药物干预很好的靶点。除了天然配体，临床上许多药物都以核受体为靶点，这些药物的作用范围可以从用于治疗特异性激素缺乏症到用于治疗常见的多基因病，如炎症、肿瘤和 2 型糖尿病。

受　体	疾　病	遗传方式
表 2-3　G 蛋白偶联受体功能缺失突变引起的疾病		
血管升压素 V_2	肾源性尿崩症	X 连锁
ACTH	家族性 ACTH 抵抗	AR
GHRH	家族性 GH 缺乏	AR
GnRH	促性腺激素减退	AR
GPR54	促性腺激素减退	AR
前动力蛋白受体 2	促性腺激素减退	AD[a]
FSH	高促性腺激素性卵巢发育不良	AR
LH	46XY, 双性人	AR
TSH	家族性甲状腺功能减退	AR
Ca^{2+} 敏感受体	家族性低钙血症	AD
	新生儿重度原发性甲状旁腺功能亢进	AR
黑皮素 4	肥胖	AR
PTH/PTHrP	Blomstrand 软骨发育不良	AR

a. 不完全外显

ACTH. 促肾上腺皮质激素；AD. 常染色体显性遗传；AR. 常染色体隐性遗传；FSH. 卵泡刺激素；GH. 生长激素；GHRH. 生长激素释放激素；GnRH. 促性腺激素释放激素；GPR54. 孤儿 G 蛋白偶联受体 54；LH. 促黄体素；PTH. 甲状旁腺激素；PTHrP. 甲状旁腺激素相关蛋白；TSH. 促甲状腺激素

（二）核受体配体的亚型

表 2-4 概述了核受体配体的分型，下面进行介绍。

1. 传统激素　利用核受体传递信号的传统激素是甲状腺激素和类固醇激素。内源性类固醇激素包括皮质醇、醛固酮、雌二醇、孕酮和睾酮。在某些情况下 [如甲状腺激素受体 α 和 β 基因（*ThRA* 和 *ThRB*），雌激素受体 α 和 β 基因（*ESR1* 和 *ESR2*）]，会由多个受体基因编码多个受体。每个受体基因可以通过选择不同的启动子或剪接（如 THRB1 和 THRB2）来编码同一激素的多个受体。

一些受体可调控多种激素的信号。例如，盐皮质激素（醛固酮）受体对醛固酮和皮质醇具有同等的亲和力，并且可能在某些组织（如脑）中作为糖皮质激素受体发挥作用[117]。同样，雄激素受体与睾酮和双氢睾酮（dihydrotestosterone，DHT）均能结合并发生反应[118]。

2. 维生素　维生素是健康饮食的基本成分。两种脂溶性维生素 A 和维生素 D 是重要信号分子的前体物质，该信号分子作为核受体配体发挥作用。

维生素 D 的前体在皮肤中合成并储存，并被紫外线激活；维生素 D 也可以从饮食中获得。维生素 D 在肝脏中转化为 25-(OH)D（钙二醇），随后在肾脏转化为 1,25-(OH)$_2$D$_3$（骨化三醇），它是天然情况下维生素

D 受体（vitamin D receptor，VDR）最强的配体[119]。钙二醇的 1- 羟基化受严格调控，钙三醇作为一种循环激素，由肾脏产生，通过血液循环在肠和骨等靶组织发挥作用。

维生素 A 储存在肝脏中，通过代谢作用活化为全反式视黄酸，这是视黄酸受体（retinoic acid receptors，RAR）的高亲和力配体[120]。视黄酸在旁分泌和内分泌方面都发挥信号分子的作用。视黄酸也可转化为它的 9- 顺式异构体，后者是另一种核受体视黄酸 X 受体（retinoid X receptor，RXR）的配体[121]。这些视黄酸及其受体对多种器官和组织的正常发育至关重要，它们也可在皮肤病和白血病领域作为治疗药物应用[122]。

3. 代谢中间物和产物　PPAR 组成了定义最明确的代谢物质，是敏感的核受体亚家族[123]，包括三种 PPAR 亚型均能被多不饱和脂肪酸活化，尽管特定的脂类可能作为选择性的 PPAR 配体，但 PPAR 也可能作为许多脂肪酸浓度的综合而发挥作用[124]。

PPARα 的天然配体尚未明确，但可能来自脂解作用产生的脂肪酸[125, 126]。贝特类降脂药物是 PPARα 的有效配体，而且 PPARα 的名称源于其能够诱导肝脏过氧化物酶增殖的能力，后者通过 β 氧化分解长链脂肪

表 2-4 核受体的配体及受体	
配 体	受 体
传统激素	
甲状腺激素	甲状腺激素受体，α、β 亚型
雌激素	雌激素受体，α、β 亚型
睾酮	雄激素受体
孕酮	孕酮受体
醛固酮	盐皮质激素受体
皮质醇	糖皮质激素受体
维生素	
$1,25-(OH)_2-D_3$	维生素 D 受体
全反式视黄酸	视黄酸受体，α、β、γ 亚型
9- 顺式视黄酸	视黄酸 X 受体，α、β、γ 亚型
代谢中间物和产物	
脂肪酸	PPAR，α、δ、γ 亚型
羟固醇	LXR,α、β 亚型
胆汁酸	胆汁酸受体（也叫 FXR）
亚铁血红素	REV-ERB，α、β 亚型
磷脂	• LRH1 • SF1
外源性物质	• 孕烷 X 受体 • 组成性雄烷受体

酸[127]。事实上，刺激脂肪酸氧化就是 PPARα 的一个重要生理作用。

其他 PPAR（δ 和 γ）在结构上与 PPARα 相关，但被各自的配体激活时不诱导过氧化物酶体的增殖。PPARδ（也称为 PPARβ）普遍存在，其配体（不是脂肪酸）尚未明确。PPARδ 的活化增加了脂肪和肌肉组织中的氧化代谢[128]。PPARγ 主要在脂肪细胞中表达，是脂肪细胞分化所必需的[129]。PPARγ 在其他细胞中也有表达，包括结肠上皮细胞、巨噬细胞和血管内皮细胞，在这些细胞中可能发挥生理和病理作用。PPARγ 的天然配体尚不清楚，但 PPARγ 是抗糖尿病药物噻唑烷二酮（thiazolidinedione，TZD）改善胰岛素敏感性的主要靶点[130, 131]。这些药物与 PPARγ 以纳米级亲和力结合。非 TZD 的 PPARγ 的配体也是胰岛素增敏剂，进一步提示 PPARγ 具有这一生理作用。

另一个对代谢物具有反应性的核受体是 LXR，在胆固醇生物合成中被氧固醇中间物活化。缺乏 LXRα 的小

鼠胆固醇代谢的能力明显受损[132]。另一种被称为 FXR 的相关受体与胆汁酸结合并被激活，在正常情况下和疾病状态下能调节胆汁合成和循环[132]。

4. 内源物和外源物　其他核受体似乎是外源环境信号的整合者，包括天然的内源物（植物中发现的药物和毒素）和外源物（非天然存在的化合物）。在这些情况下，活化的核受体的作用是诱导细胞色素 P_{450} 酶，促进有潜在危险化合物在肝脏中解毒。这类受体包括甾醇和外源性受体（sterol and xenobiotic receptor，SXR），也称为孕烷 X 受体（regnane X receptor，PXR），以及组成性雄烷受体（constitutive androstane receptor，CAR）[133]。不同于其他核受体与其特定配体具有高亲和力，异己物对大多配体具有低亲和力，这反映了其对多变和具有挑战性的环境具备抵御的能力。尽管这些异己化合物不是传统意义上的激素，但这些核受体的功能与一般观点保持一致，即可以帮助机体应对环境挑战。

（三）孤儿受体

核受体亚家族是转录因子最大的家族之一，在人类中有 48 个成员。上面描述的激素和维生素只占核受体的一小部分。其余的受体被定义为孤儿受体，因为它们的可能配体尚不清楚[134]。

从对各种孤儿受体突变的小鼠和人类的分析来看，许多孤儿受体是生命或特定器官从脑神经元到内分泌腺的发育所必需的。一些孤儿受体似乎是在配体缺乏的情况下活化（即组成性活化），并且可能对天然配体没有反应。然而，所有已知对代谢产物和环境化合物有反应的受体最初都是作为孤儿受体被发现的。因此，未来的研究可能会发现孤儿受体作为生理学、药理学或环境配体受体的其他功能。例如，调节昼夜节律的核受体 NR1D1（也叫 REV-ERBα）的生理学意义仍有待确定[17]，但已被证明是血红素的受体[135, 136]。

（四）变异受体

核受体的羧基端结构域负责与激素的结合。在少数核受体中，包括 THRA 和糖皮质激素受体，选择性剪接会形成产生具有独特 C 端的变异受体产物，不与配体结合[137, 138]。这些变异受体表达正常，但尚不确定其生物学相关性。它们可能通过抑制与其相关的传统受体的功能来调节其作用。

正常发生的变异核受体缺乏典型的 DBD。这些受体包括在人类疾病中具有突变的 NR0B1（也叫 DAX1）[139] 和 PTPN6（也叫 SHP1）[140]。它们的配体尚未鉴定，很可能是 NR0B1 和 PTPN6 结合并抑制其他受体的作用。

少数情况下激素受体自然发生的突变会导致受累患者的激素抵抗。如果突变受体抑制其正常受体的作用，激素抵抗的表型表现为显性遗传，如对甲状腺

激素或 PPARγ 配体抵抗[141]。当突变导致受体功能完全丧失，表现为隐性遗传，如由 VDR 突变引起的遗传性骨化三醇抵抗性佝偻病[142]。遗传也可能是 X 连锁遗传，如在雄激素不敏感综合征中的雄激素受体突变[143]。

（五）配体水平的调节

配体水平可以通过多种途径进行调节（表 2-5）。饮食中可能并不能提供足够的前体物质（如碘缺乏导致甲状腺功能减退）。垂体激素（如 TSH）调节传统甲状腺激素和类固醇激素的合成和分泌。合成这些激素的腺体功能丧失，就会出现激素缺乏。

许多核受体的配体由无活性激素原被酶解转化为具有生物活性的激素，如甲状腺素 5′ 端脱碘转化为 T_3（见第 11 章）。这可以发生在靶细胞本身或持续释放 T_3 到循环中作用于其他部位组织。在其他情况下，一种激素是另一种激素的前体，如睾酮芳香化成雌二醇所示。激素的主要作用可能在一个不是激素主要目标的特殊组织中发生生物转化，如维生素 D 在肾脏中的 1- 羟基化作用（见第 29 章），或者可能主要发生在靶组织内（如 5α- 睾酮还原成为 DHT）（见第 19 章）。与反应有关酶的缺乏或药物抑制作用可降低激素水平。

激素运输到靶细胞也是一个受调控的过程。例如，T_3、T_4 不能自行穿透疏水膜，它们需要像 MCT8 或 OATP1 的运输载体，MCT8 突变会导致神经系统疾病，包括严重的智力障碍和伴有血清 T_3 水平升高的运动障碍[144]。在这种情况下，病理过程似乎是 T_3 无法进入神经元的次要因素。另外，人们认为类固醇激素可以通过被动扩散穿透细胞膜，虽然在扩散中可能存在未被发现的结合蛋白起作用。核受体配体可通过肝脏、肾脏清除或更特异的酶催化而失活。基因突变或药物导致的酶活性降低也会引起激素过量综合征，如皮质醇在肾脏经 11βHSD 失活。由于皮质醇可以激活盐皮质激素受体，甘草摄入、基因突变或极高的皮质醇水平可导致 11βHSD 活性不足，引起盐皮质激素过量综合征[145]。

八、核受体信号传导机制

核受体能够对其同源配体的信号起到转导功能的多功能蛋白质。核受体信号转导的一般特征见图 2-15。配体和核受体两者都必须进入细胞核内才发挥作用。核受体也必须与配体以高亲和力结合。由于核受体的主要功能是选择性调控靶基因转录，它必须识别适当的靶基因并结合其启动子和增强子元件。一个可能的机制是受体与另一个相同的受体或与另一细胞核受体结合并发生二聚化作用。DNA 结合受体必须在有染色质的情况下发挥作用，传递基本的转录机制信号，以增加或减少靶基因的转录。在核受体的信号传导调节过程中，基本的机制由多数甚至全部核受体超家族的成员所共有，而其他机制则显示出特异性，这

表 2-5 调控配体水平的机制
• 前体物质可用性
• 合成
• 分泌
• 激活（促激素→活性激素）
• 转运
• 失活（活性激素→非活性激素）
• 消除（肝、肾清除）

种特异性对于许多激素及其利用相关受体的配体不同的生物学效应至关重要。

（一）核受体结构域

核受体是分子质量在 50 000～100 000Da 的蛋白质。它们共用一系列结构域，称为域 A 到域 F（图 2-16）。这种线性图有助于受体的描述和比较，但无法抓住蛋白质折叠和在调节不同受体功能中三级结构的作用。对于许多受体来说，单个结构域的结构现在已经被完全揭示，对于数量更有限的核受体来说，全长结构也是如此。

（二）核定位

核受体与所有细胞蛋白质一样，在位于细胞核外的核糖体上合成。核受体进入细胞核需要核定位信号（nuclear localization signal，NLS），后者位于 C 和 D 结构域的边界附近（图 2-16）。NLS 的结果是无论有无配体存在的情况下多数核受体会定位在细胞核内。一个主要的特例是糖皮质激素受体，在没有激素的情况下，它在细胞质中与包括热休克蛋白在内的伴侣分子复合物结合。激素与糖皮质素受体结合后，会引起构象的改变，导致伴侣分子复合物的解离，使激素活化的糖皮质激素受体通过其 NLS 转移到细胞核。

（三）激素结合

与亲脂性配体的高亲和力结合是由 C 端配体结合域介导的（图 2-16）。受体的这一区域有许多其他功能，包括诱导二聚体和转录调控。已在许多受体中揭示了 LBD 结构。

所有这些受体在高度折叠的三级结构都有一个相似的包含 12 个 α 螺旋片段组成的整体结构（图 2-17A）。配体在一个由第 3、第 4 和第 5 螺旋（分别为 H3、H4 和 H5）处与氨基酸组成的疏水袋中结合。配体结合引起的主要结构变化是 C 端螺旋（H12）的内部折叠，在配体结合区上形成一个帽子（图 2-17B）。虽然配体结合的总体机制在所有受体是相似的，但分子细节对确定配体的特异性至关重要[146, 147]。配体结合是决定受体特异性的最关键因素。

（四）受体对靶基因的识别

核受体的另一个关键特性是它们能够识别并具有与其同源配体调控的基因亚组相结合的能力。靶基因

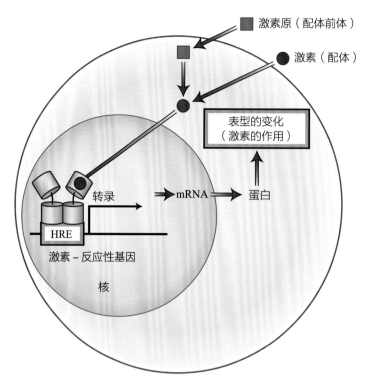

▲ 图 2-15　激素和其他配体通过核受体作用的信号转导机制

HRE. 激素反应元件；mRNA. 信使核糖核酸

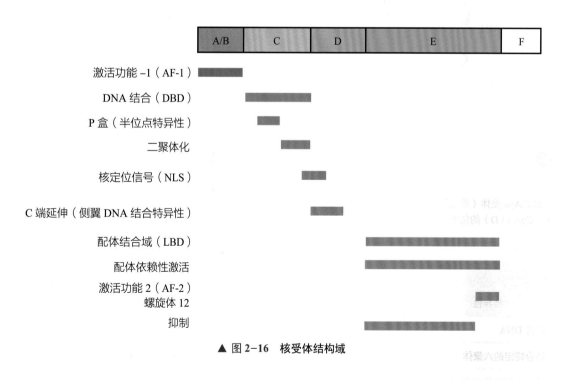

▲ 图 2-16　核受体结构域

包含特定的 DNA 序列被称为激素反应元件（hormone response elements，HRE）。与 HRE 的结合由核受体的中心 C 结构域介导（图 2-16）。该区域通常由 66～68 个氨基酸组成，包括两个被称为锌指的子结构域，因为每个子域的结构是由 4 个半胱氨酸残基维持与锌原子相同。

这些锌指模块中的第一个模块包含与 DNA 联系的基础氨基酸。与 LBD 一样，DBD 的整体结构与核受体超家族的所有成员相似。DNA 结合的特性由多种因素决定的（表 2-6）。除雌激素受体外，所有类固醇激素受体都与双链 DNA 序列 AGAACA 结合（图 2-18）。

按照惯例，双链序列由通过互补链的其中一条从

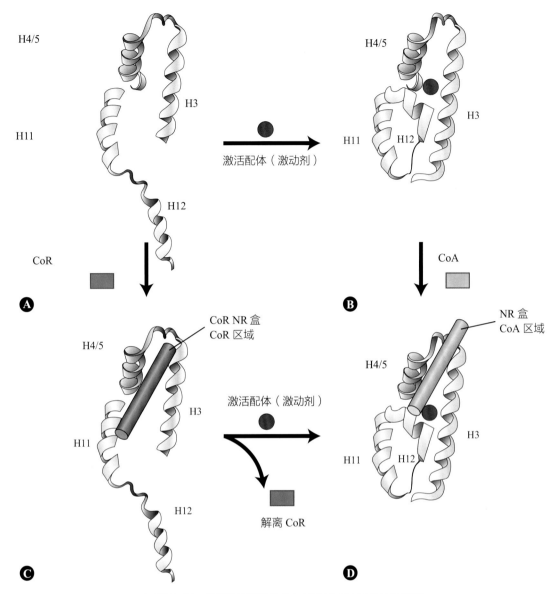

▲ 图 2-17 核受体的配体结合与辅助因子转运的结构基础

A 和 C.Apo 受体（非配体结合）；B 和 D. 配体结合受体；C 和 D. 结构显示了协同抑制因子（CoR）（C）或协同激活因子（CoA）（D）的位置结合。H. 螺旋体；NR. 核受体

特异性	受体结构域
结合 DNA	DBD（C 结构域）
结合特定的六聚体	C 域的 P 盒（AGGTCA 与 AGAACA）
结合六聚体的 5′ 端序列	DBD 的羧基末端延伸
结合六聚体重复区段	二聚体结构域（类固醇受体的 C 结构域；其他受体的 D、E 和 F 结构域）
识别六聚体空间	RXR 异源二聚体结构域（非类固醇受体，D/E 结构域）
细胞特异性因子	非依赖受体（基于上述受体内在特性，细胞特异性因子打开染色质以允许受体结合）

表 2-6 核受体靶基因特异性的决定因素

DBD. DNA 结合域；RXR. 视黄酸 X 受体

5′ 到 3′ 端方向的序列进行描述。其他核受体识别序列 AGGTCA。这种特异性主要是由 DBD 的 P 盒中的一组氨基酸残基决定的（图 2-18）。这些六聚体 DNA 序列被称为半位点。这些六聚体半位点之间的唯一区别是中间的两个碱基对的不同（图 2-18，下划线）。对于一些核受体来说，DBD 的 C 端延伸有助于延长半位点的特异性，这些半位点 5′ 末端均包含额外的、高度特异性的 DNA 序列到六聚体。靶基因特异性的另一个来源是这些半位点的间距和方向，在大多数情况下，它们被受体二聚体结合。

（五）受体二聚化

核受体 DBD 与六聚化半位点或扩展的半位点有亲和力。然而，许多 HRE 是由重复的半位点序列组成，大多数核受体以二聚体形式结合这些 HRE[148]。类固醇受体（包括雌激素受体）主要以同源二聚体的形式发挥作用，它们更倾向于与两个走向相对的半位点（如倒置重复）结合，中间间隔三个碱基对（图 2-18A）。虽然 LBD 也会形成二聚体，但类固醇受体的主要二聚结构域在 C 结构域内，配体的结合促进了类固醇激素受体的二聚化，以及与 DNA 的结合。大多数其他受体，包括 THR、RAR、PPAR、LXR 和 VDR，都以异源二聚体的形式与 RXR 结合到 DNA 上（图 2-18B）。

与 RXR 的异源二聚体化由两种不同的相互作用介导，一种涉及 LBD，另一种涉及 DBD。受体 LBD 介导了最强的相互作用，即使在不存在 DNA 的情况下也会存在。这些受体异源二聚体与两个半位点结合后作为直接重复（DR）的方式排列，中间间隔不同数量的碱基对。

决定目的基因特性的主要因素是半位点的间距，它是由第二个受体 – 受体相互作用产生的，涉及 DBD，并且对半位点的间距高度敏感。例如，VDR/RXR 异源二聚体优先与相隔三个碱基的 DR 结合（DR3 位点），而 TR/RXR 与 DR4 结合，RAR/RXR 与 DR5 结合的亲和力最高[149]。

对分离的 DBD 与 DNA 结合的研究表明，这些间距要求与 RXR 结合到上游半位点（即转录起点最远端）有关。由于 DNA 螺旋的周期性，半位点之间的每一个碱基对都会导致一个半位点与另一个半位点约 36° 的旋转角度。受体 DBD 结构中的细微差别使其在不同的旋转度上有差不多合适的相互作用[150]。与 DNA 结合的全长核受体异源二聚体晶体结构的解析体现了异源二聚体之间关系的显著多样性。例如，PPARγ-RXR 异源二聚体形成一个非对称复合物，使 PPARγ 的 LBD 与两个 DBD 协作以增强反应元件的结合[151]，而 LXR-RXR 异源二聚体则对称地与其目标序列结合[152]。RXR 异源二聚体与 DNA 结合的光谱深入理解仍待进一步的结构解析。

基于在少量已知目的基因中发现的结合位点，核

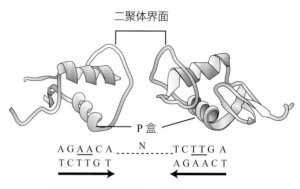

二聚体界面

AGAACA —— N —— TCTTGA
TCTTGT   AGAACT

类固醇激素受体同源二聚体

A

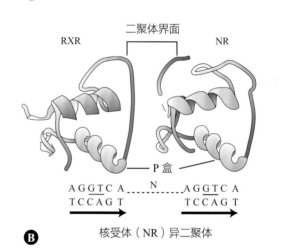

RXR   二聚体界面   NR

AGGTCA —— N —— AGGTCA
TCCAGT   TCCAGT

核受体（NR）异二聚体

B

▲ 图 2-18　核受体 DNA 结合的特异性结构基础显示在受体 DNA 结合域的带状图中

A. 类固醇激素受体以同源二聚体结合 AGAACA 半位点及其反向倒置重复序列（箭），中间的碱基对标注下划线；B.RXR-NR 异源二聚体结合到 AGGTCA 直接重复序列。如图显示 P 盒的位置，即 DBD 域与 DNA 直接接触的区域。N. 两个半位点之间的碱基对的数量；NR. 核受体；RXR. 视黄酸 X 受体

受体结合位点的发现在很大程度上是经验性的。利用染色质免疫沉淀后进行二代测序对活细胞中数以千计核受体结合位点进行无偏倚分析，证实了众多核受体的典型结合序列，包括雌激素受体[153]、雄激素受体[154, 155]、糖皮质激素受体[156] 和 PPARγ-RXR 异源二聚体[157, 158]。整套细胞结合位点被称为池[159]。尽管基因组的序列在所有细胞中都是相同的，但由于以细胞类型或发育的特异方式打开染色质，与受体结合，因此基因组具有背景依赖性。

九、基因转录的受体调控

核受体对基因转录有多种调控方式。最常见的几种调控方式是配体依赖性基因激活、配体非依赖性基因抑制、配体依赖性基因负调控（表 2-7）。这种调控大部分由核受体与称为共调节因子的蛋白质相互作用

所介导，共调节剂包括共激活剂和共抑制剂[160]。

表2-7 核受体对基因转录的调控	
调控模式	实 例
配体依赖性基因激活	DNA 结合和招募共激活剂
配体非依赖性基因抑制	DNA 结合和招募共抑制剂
配体依赖性基因负调控	DNA 结合和招募共抑制剂，或共激活剂再分布

（一）配体依赖性激活

配体依赖性激活是对核受体及其配体功能了解最多的方式。受体与配体的结合增加其目的基因的转录。DBD 的作用是将调控转录活性的受体结构域带到特定的基因处。转录激活本身主要由 LBD 介导，即使它被转移到一个与核受体无关的 DNA 结合蛋白上，也能作为一个独立的单元发挥作用。LBD 的活化功能被称为 AF2（图 2-12）。

基因转录受到复杂因素的调控，这些因素最终调控 RNA 聚合酶的活性，该酶利用染色体 DNA 模板指导 mRNA 的合成。大多数哺乳动物的基因由 RNA 聚合酶 II 在众多的辅助因子协助下进行蛋白转录，包括基础转录因子和统称为普通转录因子（general transcription factor，GTF）的相关因子。

配体结合的核受体将刺激信号传递给它所结合基因上的 GTF。配体特异性募集一组共调节剂至核受体 LBD。起正性激活作用的辅助因子，称为共激活剂，其特异性识别 LBD 的配体结合结构，只有当其与活化激素（激动剂）或配体结合时才可与 DNA 上的核受体结合。现已经了解了许多与配体化的核受体结合的共激活蛋白[161]（表 2-8）。

表2-8 核受体协同调控因子	
共激活剂	• 染色质重塑 • SWI/SNF 复合物 • 组蛋白乙酰转移酶 p160 家族（Src） • p300/CBP • PCAF • 调节剂
共抑制剂	• NCoR • SMRT

CBP. CREB 结合蛋白

决定共激活剂结合的最主要因素是 H12 的位置，当活化的配体与受体结合时，H12 的位置会发生明显的变化（图 2-17B）。沿着 H3、H4、H5 和 H12 形成

一个疏水性的裂隙，后者与共激活剂的短多肽区域相结合[162-164]。这些多肽被称为 NR 盒（图 2-17D），具有特征性的 LxxLL 序列，其中 L 是亮氨酸，xx 可以是任意两个氨基酸[165]。

共激活剂可增加基因转录的速度。这是由酶的功能完成的，包括组蛋白乙酰转移酶（histone acetyltransferase，HAT）的活性。一些共激活剂具有内在的 HAT 活性，而其他共激活剂可作为支架募集 HAT 蛋白[166]。由于染色体 DNA 被核心组蛋白组成的核糖体单元紧紧包裹，因此 HAT 活性对活化至关重要。乙酰化作用，以及其他一些组蛋白修饰，打开了染色质结构。

最为人所知的一类共激活蛋白是 p160 家族，是根据其蛋白的大小（大约 160kDa）而命名。该家族至少包含三种分子，每种分子都有许多名称[167]（表 2-8）。这些因子具有 HAT 活性并可募集其他共激活剂，如 CREB 结合蛋白（CREB-binding protein，CBP）和 p300，它们也是 HAT。第三种 HAT 被称为 p300/CBP 相关因子（p300/CBPassociated factor，PCAF），也可被配体化的受体募集。这些 HAT 与 SMARC（SWI/SNF 相关、基质相关、肌动蛋白依赖的染色质调节剂）的复合分子一起，指导 ATP 依赖的 DNA 解螺旋，形成有利于转录的染色质结构[168]（图 2-19）。

多种 HAT 的募集可能反映了对核心组蛋白和潜在的其他非组蛋白的不同特异性。一些 HAT 还直接与 GTF 相互作用，并进一步增强其活性。能够将核受体与 GTF 连接的另一种复合物是甲状腺激素受体相关蛋白（thyroid hormone receptor-associated protein，TRAP）复合物，以及维生素 D 受体相互作用蛋白（vitamin D receptor-interacting protein，DRIP）复合物[169]。HAT 和 TRAP 因子以一种有序的方式被转运到配体化的与靶基因结合的受体上，该模式也包括循环打开和关闭目标受体，该过程需要数分钟时间[170]。核受体与基因组的相互作用甚至更为复杂，其开关速率可用毫秒级测量[171]。

（二）非配体化的受体抑制基因表达

虽然类固醇激素受体的 DNA 结合依赖于配体，但对于其他核受体来说，即使在没有同源配体的情况下也会与 DNA 结合。在许多情况下，未结合配体但与 DNA 结合的受体会主动抑制靶基因的转录。受体的这种抑制功能通过抑制靶基因的表达，放大了激素或配体的次级激活的程度。例如，如果在没有受体的情况下，基因在抑制状态下的转录水平是基础水平的 10%，激素活化到高于基础水平的 10 倍，那么激素缺乏（抑制）基因和激素活化基因两者之间转录效率达到 100 倍的差异[172]（图 2-20）。这一现象有助于解释为什么激素分泌缺失会导致比受体缺失影响更为深刻的表型特征。例如，由于甲状腺功能障碍、消融术或

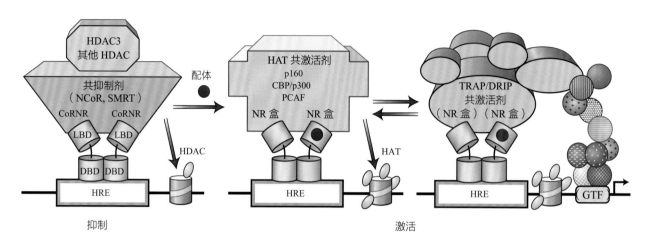

▲ 图 2-19　通过核受体进行转录调控的共激活剂和共抑制剂

CBP. CREB 结合蛋白；CoRNR. 协同核受体盒；DBD. DNA 结合域；DRIP. 维生素 D 受体相互作用蛋白；GTF. 一般转录因子；
HAT. 组蛋白乙酰转移酶；HDAC. 组蛋白脱乙酰酶；HRE. 激素反应元件；LBD. 配体结合域；NCoR. 核受体共抑制剂；NR. 核受体；
PCAF. CBP/p300 相关因子；SMRT. 视黄醇类和甲状腺受体的沉默调节剂；TRAP. 甲状腺激素受体相关蛋白

碘缺乏导致的甲状腺功能低下会导致严重的后果，甚至包括克汀病、昏迷和死亡。这在小鼠和人均是如此。而缺乏所有甲状腺激素受体的小鼠受到的影响相对较小，只有中等程度的生长和发育问题 [173, 174]。这种差异可归因于未配体化的受体在激素缺乏状态下表现为不受控制的抑制活性，其后果比 THR 的抑制和激活功能均丧失更严重。

在许多方面，抑制的分子机制是配体依赖性激活的镜像。未配体化的核受体将负性共调控因子（称为共抑制剂）募集到靶基因。两个主要的共抑制剂均为大分子蛋白质（大约 270kDa）：NCoR 和 SMRT（也被称为 NCoR2）[175]。NCoR 和 SMRT 特异性识别核受体的非配体结构，并使用一种类似于共激活剂中 NR 盒的两面螺旋序列与受体中的疏水袋结合。

对于共抑制剂来说，负责与受体联合的肽被称为 CoRNR 盒（图 2-17C），它包含序列（I 或 L）xx（I 或 V）I，其中 I 是异亮氨酸，L 是亮氨酸，V 是缬氨酸，而 xx 代表任意两个氨基酸 [176]。像与共激活剂结合一样，受体利用第 3～5 个螺旋形成疏水袋，但 H12 并不促进甚至会抑制与共抑制剂的结合。这凸显了配体依赖性 H12 位置的变化作为决定核受体抑制与激活开关的作用（图 2-19）[177]。

NCoR 和 SMRT 的转录功能与共激活剂的功能相反。共抑制剂本身不具有酶的活性，但它们将组蛋白去乙酰化酶（histone deacetylase，HDAC）募集到靶基因上，从而逆转了前面描述的组蛋白乙酰化的作用，导致染色质的致密、抑制状态。虽然哺乳动物基因组中含有多个 HDAC，其中部分可能在核受体功能中发挥作用，但参与抑制作用的主要是 HDAC3，其酶的活性取决于与 NCoR 或 SMRT 的相互作用 [178]。NCoR 结合和激活 HDAC3 的能力是正常代谢和昼夜节律生

理学所必需的 [179]。共抑制剂直接与 GTF 相互作用以抑制其转录活性，它们也存在于功能范围还不完全清楚的大分子多蛋白复合物中。然而，生物学是复杂的，最近的研究表明，在棕色脂肪组织中，HDAC3 放弃了其共抑制作用，而作为共激活剂与核受体 ERRα 共同发挥作用。在这种情况下，HDAC3 的作用至少有部分是由关键共激活剂 PGC-1 的去乙酰化所介导，而非组蛋白介导 [180]。

（三）配体依赖性基因表达负调控：转录抑制

配体依赖性的抑制和激活受体结构之间的转换阐释了核受体配体如何激活基因表达。然而，许多重要的激素靶基因在配体存在时会关闭，这被称为配体依赖性的转录负调控，或转录抑制，以区别于非配体化的受体对基础转录的抑制。

与配体依赖性激活相比，负调控的机制不甚明了，事实上可能存在多种机制，其中一种机制涉及核受体与 DNA 结合位点的结合，其与配体依赖性激活的模式相反（即负反应元件）。例如，当非配体化的甲状腺受体与 TSH 或 TSH 释放激素的 β 亚基的负反应元件结合时，转录被激活 [181]。而最近的研究表明，在这个过程中协同调控因子的作用和募集是复杂的 [182]。在其他情况下，负性调控可能是由于核受体结合并抑制其他转录因子，而没有与 DNA 结合。这种相互作用导致来自正调控基因的其他转录因子的共激活剂重新分布。最新的证据支持这一模式，即抑制正向作用因子的活性导致观察到的负向调节 [183, 184]。核受体也可以通过激活编码转录抑制因子的基因而间接导致基因表达的抑制。

（四）其他核受体结构域的作用

在超家族所有成员中，核受体的 N 端 A/B 结构域在长度和氨基酸序列方面是变化最大的区域。同一受

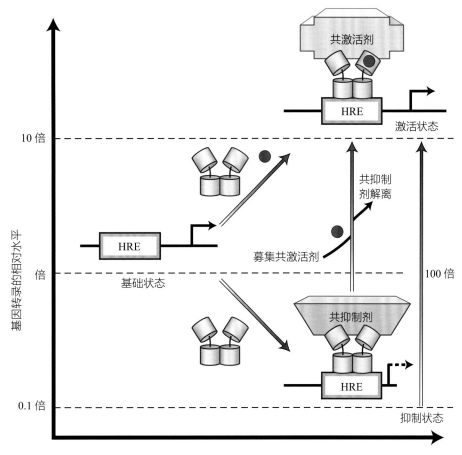

▲ 图 2-20　抑制和激活功能扩大了核受体对转录调控范围

在这个理论的例子中，激活和抑制的幅度被任意设定为 10 倍。在细胞中，这些幅度随着共激活剂和共抑制剂的浓度而变化，并以靶基因的特定方式进行。HRE. 激素反应元件

体的亚型往往具有完全不同的 A/B 结构域，而且该结构域的功能尚不明确。它对于非配体化抑制或配体依赖性激活是非必需的。在许多受体中，A/B 结构域具有正向转录活性，通常被称为 AF1（图 2-16）。它的活性不依赖于配体，但它可能与共激活剂相互作用，并可能影响激动剂或部分激动剂活化程度。这种 AF 是组织特异性的，并且对类固醇激素受体更为重要，因其 A/B 结构域比超家族的其他成员明显延长[185]。核受体的 F 结构域在长度和序列上高度变异，其功能尚不清楚。

（五）与其他信号通路间的对话

通过细胞表面受体传递信号的激素和细胞因子也能调节基因转录，通常是通过激活蛋白激酶，使转录因子（如 CREB）磷酸化。这种信号也可以导致核受体的磷酸化。多种信号依赖性激酶可以使核受体磷酸化，导致构象变化而调控其功能[186]。磷酸化可导致 DNA 结合、配体结合或共激活剂结合的变化，这取决于被磷酸化的具体激酶、受体和受体结构域。共激活剂和共抑制剂的特性也受磷酸化的调节[187]。

（六）受体拮抗剂

某些配体通过与激动剂竞争配体结合部位而发挥受体拮抗剂的作用。就类固醇激素受体而言，在拮抗剂结合的受体中 H12 的位置与非配体化的受体或激动剂结合的受体中的位置是不同的。在拮抗剂结合的类固醇受体中，H12 序列类似于 NR 盒，与受体的共激活剂结合口袋相结合，从而阻止共激活剂的结合[188]。受体的这种拮抗剂结合的结构也有利于共抑制剂与类固醇激素受体的结合。

（七）与核受体相互作用的组织特异性配体

许多通过核受体作用的内源性激素是以组织特异性方式发挥作用。最重要的机制是受体在空间（如细胞类型特异性）[189]和时间（如昼夜变化）上差异表达[190]。配体水平可通过细胞内（表 2-5）和翻译后修饰（如磷酸化）来调控细胞特异性受体功能。尽管核受体在基因组 DNA 上有数千个结合位点，但特定的结合位点是以细胞特异性方式进行调控的。例如，雌激素受体与子宫和乳腺中虽有重叠但存在明显不同的基因组结合位点，可能是由于所谓的先锋转录因子的不同作用，它以组织特异性的方式打开致密的染色质，

使核受体和其他转录因子结合[191]。

有些配体在某些组织中起着拮抗剂的作用，但在其他组织中则充当完全或部分激动剂。这些选择性受体调节剂包括化合物，如他莫昔芬，一种选择性雌激素受体调节剂（selective estrogen receptor modulator，SERM）。SERM 作为雌激素受体调节剂，与 AF2 的功能有关，包括与共调控剂的结合，它们的激动剂活性需要 AF1 的功能[192]。这种激动作用与 AF1 的活性一样，往往具有组织特异性，因此具有很大的治疗意义[193]。表 2-9 总结了影响受体活性的组织特异性因素。

十、核受体配体的非基因组作用

类固醇和其他核受体配体的一些作用在几秒或几分钟内发生，远远快于本章中描述的转录机制可能发生的速度。这表明，一些传统的核受体配体可能有一整套非基因组作用。现有证据表明，甲状腺激素、雌激素、雄激素及可能的其他配体可以在核外结合并激活受体。在大多数情况下，这些核外受体是编码传统核受体的同一基因的剪接变体，通常存在 DNA 结合域的缺失和 NLS。配体与这些受体的结合导致众多

表 2-9 在不同组织中调控受体活性的因素
• 受体浓度
• 细胞特异性
• 特定细胞类型内的变异
• 受体的翻译后修饰（如磷酸化）
• 细胞内配体水平调控（表 2-5）
• 打开染色质的组织特异性因素
• 配体功能
– 激动剂
– 部分激动剂
– 拮抗剂
• 共调控因子浓度和类型
– 共激活剂
– 共抑制剂

经典信号传导通路的激活，如 Src、ERK 和 Akt 通路等[194]。在某些情况下，可能存在配体和完全与核受体无关的受体相结合，尽管目前尚不清楚。配体的非基因组和基因组作用可能是合作性的（例如，通过引起受体核形式的磷酸化）[195]。

第3章 内分泌遗传学
Genetics of Endocrinology

ROBERT L. THOMAS JOEL N. HIRSCHHORN AMIT R. MAJITHIA **著**

方 芳 范能光 顾丽萍 李 娜 马宇航 甄 琴 丁晓颖 王育璠 **译**　彭永德 冯 波 **校**

要点

- 各种可遗传内分泌疾病 / 性状的遗传基础可通过其遗传结构进行量化：①遗传变异体（简称"变异"）或基因的数量；②它们在人群中的频率；③各自对疾病风险 / 表型变异的贡献。

- 孟德尔内分泌疾病是由人群中罕见的变异所致，通常来自相对少数基因，并且每个变异对疾病风险都有很大的个体效应。因此对任何个体，大部分疾病风险均可通过单个基因的各种变异来解释。孟德尔变异会呈现很强的外显性（也称遗传效应），但并不是所有的患者都是如此。

- 常见的内分泌疾病 / 性状，如身高、2 型糖尿病及血脂为多基因遗传，是许多基因中多个变异的多重效应，常在一般人群中发现且每个变异所贡献的个体效应微弱，导致任何个体的表型均由许多不同基因的变异所致。

- 内分泌学专家可根据遗传信息对患者进行个体化的治疗。

- 全面的基因检测（如基因组测序）可以标准化和自动化，但得出有价值且临床有用的结论尚需要根据患者的病史、体格检查和其他实验室检查结果综合分析。

- 遗传信息最有可能在疑似孟德尔病患者中得到临床应用。

一、内分泌学中遗传的作用

人类基因组测序已进入基因组医学时代。人类蛋白编码基因的目录已基本完成，同时发现基因和特定疾病间关联的数量也正在迅速增长。此外，由于测序技术的革命性进步 [统称为二代测序（next generation sequencing，NGS）]，现在可以鉴定每个个体的蛋白质编码基因 [全外显子组测序（whole exome sequencing，WES）] 或整个基因组（全基因组测序）中的几乎每一个基因变异。尽管目前对这些变异的理解尚不够深入，但随着基因变异及其临床关联数据库的规模和准确性的增加，对其理解不断深入。美国国家生物技术信息中心，成立于 1982 年，目前其基因库包含了超过 2 亿条基因序列，包括来自日本 DNA 数据库和欧洲核苷酸档案库等世界各地的数据 [1]。此外，尚有一系列项目正在进行中，包括基因组集成数据库、外显子组集成联盟（Exome Aggregation Consortium，ExAC）、英国 100 000 基因组计划、美国国家生物技术信息中心的单核苷酸多态性数据库。可用的测序数据正在呈指数级增长，而信息量的增加对于甄别致病变异和良性变异的方法提出了越来越高的要求。

随着精准医学（基于遗传学的个体化诊断和治疗）范围的不断扩大，我们预计会有越来越多的患者将具有外显子或基因组测序的临床适应证，甚至一部分患者在临床诊治前已经掌握了相关的 DNA 序列信息。临床医生将被要求解释这些基因数据，以阐明个体的患病风险，患病个体的诊断和预后，对家庭成员的影响及治疗的个体化。因此，临床医生能够在 DNA 序列变异与人类性状和疾病之间建立可靠且临床有用的联系至关重要。或许更重要的是，临床医生必须清楚这些信息的局限性。

在本章我们提供了一个指南，以帮助临床医生理解和批判性地解释 DNA 序列（基因型）和个体临床表现（表型）之间的关系。我们首先讨论遗传学的原理，为理解和解释患者 DNA 变异提供框架。我们将重点关注内分泌疾病，概述内分泌疾病的遗传学，并从孟德尔遗传性疾病（由单基因突变体引起）和多基因疾病（多种基因的变异影响疾病发生风险）两个方面进行举例说明。最后，我们探讨了遗传信息在内分泌学中的临床应用场景并提出推荐。

包括内分泌疾病在内的大多数疾病都是可遗传的。这意味着遗传变异会增加人群的患病风险。这些疾病的范围从罕见的单基因疾病 [如多发性内分泌肿瘤综合征（见第 42 章）、Carney 综合征（见第 15 章）、先天性肾上腺皮质增生症（congenital adrenal hyperplasia，CAH）（见第 24 章）] 到多基因疾病 [如 2 型糖尿病（见第 34 章和第 35 章）、Graves 病（见第 12 章）和骨质疏松症（见第 29 章）] 本书对这些和其他疾病的遗传学进行了详细讨论，而本章为阐明重要概念提供了范例，并引导读者至相应的章节以获取更多的细节。

二、遗传学原理

（一）历史回顾

在西方观念中，遗传与身体特征（疾病和非病理性）之间的关系从亚里士多德时代（公元前 323 年）就已得到认识。但直到 1865 年，奥地利修道院长 Gregor Mendel 在对豌豆进行了数十年的仔细实验之后，提出并提供了现代基因遗传学概念的证据（基因一词是由植物学家 Wilhelm Johannsen 于 1909 年提出的）[2]。孟德尔推导出了控制基因型（个体中多个基因的集合形式）从亲代到子代传递的特定规则，从而能够预测后代的生理特征（表型）。人们在 20 世纪初期认识到某些人类表型（包括疾病）是按照孟德尔描述的相同规则遗传的，这些疾病被称为"孟德尔病"。

在接下来的一个世纪里，大量突破性研究证实了基因是由 DNA 组成，在染色体上相互连接并编码蛋白质。首次描述孟德尔病分子基础的是镰状细胞性贫血，它涉及单个基因的突变。20 世纪 70 年代，DNA 测序技术揭示了不同个体间任何特定基因的天然和可遗传的序列变异（遗传多态性）。人们认识到，个体基因型变异的分子基础是由 DNA 序列多态性引起的，而 DNA 序列多态性又反过来影响表型的改变。通过在家族中追踪这些多态性的传递，就有可能确定引起孟德尔病（由单个基因的功能改变引起，因而在家族中表现出独特的遗传模式）的基因 [3]。

然而，大多数人类疾病和表型并不遵循孟德尔遗传规律。早在 20 世纪初，生物统计学家就认识到大多数连续和常见的性状（如身高和血压）并不遵循孟德尔遗传模式。1919 年，R. A. Fisher[4] 提出了一个总体

框架来解释多基因遗传导致的持续变化的性状，也就是说，多基因表型是许多基因同时变异、相互组合叠加产生的结果。在这个框架下，单基因（或孟德尔）性状是一个特例。尽管认识到这一点，但在接下来的 80 年里只有少数遗传变异与多基因疾病（或性状）有令人信服的联系。如果要系统鉴定常见多基因疾病的遗传原因，就需要取得一系列技术进步，包括人类基因组测序（1990—2003 年人类基因组计划）和对不同人群的 DNA 序列多态性进行系统编目（2002—2005 年国际 HapMap 计划第一阶段）[5]。

（二）遗传力：评估遗传因素对病因的重要性

亲属在很多方面都很相似。身高等性状或多发性内分泌肿瘤综合征 1 型（multiple endocrine neoplasia type 1，MEN1）等疾病的相似性可以通过世代遗传的共同基因型、共同的环境、基因和环境之间的非线性相互作用来解释。遗传力是指以一定比例来量化家族相似性有多少是由遗传因素所致。没有遗传影响的性状遗传力为 0，而完全由遗传因素决定的性状具有 100% 的遗传力。大多数临床上重要性状的遗传力在 20%～80%（表 3-1）。重视性状的遗传力对解释遗传因素在疾病中的作用至关重要。遗传因素对遗传力低的性状影响较小，而对遗传力高的性状可能有更大的预测或解释力。

过去，评估遗传力的金标准是比较同卵双胞胎和异卵双胞胎在疾病 / 性状方面的一致率。此类研究的理论基础是基因相同的个体（同卵双胞胎）与只有 50% 基因相同的个体（异卵双胞胎）相比，其与疾病相关性增加的部分来源于遗传因素。然而，比较不同家庭中双胞胎一致率的有效性依赖于这样一个假设：即环境对双胞胎的影响是相同的，无论他（她）们是同卵双胞胎还是异卵双胞胎。最近的遗传力评估方法可通过利用同胞对之间遗传相似性的细微波动来克服其中的一些局限性 [6]。

无论采用何种方法，重要的是要认识到遗传力不是一种疾病 / 性状的固定属性。任何遗传评估的研究均须在其检测人群背景下加以解读，包括群体的历史阶段，以及社会经济地位和营养等环境因素的可变性。这些因素可解释 2 型糖尿病遗传力评估的广泛差异，范围从芬兰的 40%[7] 到日本的 80%[8] 不等。通过检验斯堪的纳维亚卡累利阿地区 1 型糖尿病的患病率，可以得出一个说明历史重要性的例证。1940 年，这一地区被芬兰和苏联分割，在接下来的 60 年里这两个地区几乎没有联系。与俄罗斯卡累利阿人相比，芬兰卡累利阿人的 1 型糖尿病的患病率增加 6 倍 [9]。因此，在总的卡累利阿人群中估计的 1 型糖尿病遗传力与单独在芬兰或俄罗斯卡累利阿人中估计的 1 型糖尿病遗传力是不同的。1 型糖尿病患病率的差异可能是源于

常见形式	遗传力	参考文献	孟德尔形式
1 型糖尿病	80%	[132]	*KCNJ11*、*ABCC8*（永久性新生儿糖尿病）
2 型糖尿病	40%～80%	[23, 28, 133]	*AGPAT2*（先天性全身脂肪营养不良）、*LMNA*（家族性部分脂肪营养不良 1）、*HNF4A*、*GCK*、*HNF1A*（青少年发病的成人型糖尿病 1-3）
肥胖	40%～70%	[134, 135]	*MC4R*、*POMC*
高血压	30%～70%	[136]	*MEN1*、*RET*（多发性内分泌肿瘤综合征 2A/B）、*VHL*、*SCNN1A*（Liddle 综合征）、*CYP17A1*（17α- 羟化酶 /17, 20- 裂解酶缺陷症）、*HSD11B2*（表现盐皮质激素增多症）
身高	80%	[24, 72]	*GH1*、*FGFR3*（软骨发育不全）、*SHOX1*（Ullrich-Turner 综合征）、*FBN1*（马方综合征）
青春期年龄	50%～80%	[137]	*KAL1*、*KISS1R*、*FGFR1*（低促性腺激素性性腺功能减退症）
甲状腺功能亢进症	80%	[138]	*TSHR*（家族性非自身免疫性甲状腺功能亢进症）
甲状腺功能减退症	67%	[139]	*TSHR*、*SLC5A5*、*TG*、*TPO*、*TSHB*（先天性甲状腺功能减退症）
骨质疏松	50%～85%	[140, 141]	*COL1A1*、*COL1A2*、*IFITM5*（成骨不全症）
血钙	40%	[142, 143]	*CASR*（家族性低尿钙高钙血症）、*HRPT2*（甲状旁腺功能亢进颌部肿瘤综合征）
血脂	40%～60%	[85, 86]	• LDL：LDLR（家族性高胆固醇血症） • 高密度脂蛋白：CETP • 甘油三酯：APOE（家族性脂蛋白异常血症）
肾结石	56%	[144, 145]	*CLCN5*（X 连锁隐性肾结石）、*NKCC2*（Batter 综合征）

表 3-1　遗传性的内分泌性状和疾病

环境因素，因为两个卡累利阿人近代都起源于一个共同的祖先，因此可能有相似的 1 型糖尿病遗传风险因素[10]。

（三）人类 DNA 序列变异：分子结构和生物学效应

每个人都有他或她的两个基因组版本（分别来自父母），每个版本大约由 30 亿个 DNA 碱基组成。当比较同一个人体内或两个不同人之间的人类基因组的两个版本时，大约有 0.1% 个碱基是不同的（即 99.9% 的碱基是相同的）（表 3-2）。DNA 序列有多种变化方式，经常观察到几种特定类型的 DNA 序列变异（图 3-1）。

最常见的变异形式是单核苷酸多态性（single-nucleotide polymorphism,SNP），是指一个个体序列中的单个碱基与另一个个体序列中相同位置碱基不同的情况。SNP 可以发挥广泛的生物学效应，这取决于变异发生的位置，以及它是否会改变 DNA 序列的功能。一些 SNP 出现在基因中转录成 RNA 然后翻译成蛋白质（蛋白质编码区）的部分。同义 SNP 在蛋白质编码的 DNA 部分，但 SNP 的两个版本（等位基因）编码相同的氨基酸，因此这种变异一般不会影响功能。

SNP 可能导致错义突变（蛋白质编码基因中单个氨基酸的改变），如导致常染色体隐性遗传性血色素沉着症的 *HFE* 基因中的 C282Y 突变（见第 19 章）。一些错义突变的 SNP 极大地改变了功能，而另一些似乎没有任何影响。SNP 还可以改变剪接位点，破坏基因表达过程中从 DNA 转录的 mRNA 结构。例如，常染色体显性遗传的生长激素缺乏的最常见原因是单碱基突变使 *GH1* 基因中内含子 3 的剪接位点失活，从而导致 *GH1* 中外显子 3 的缺失（见第 25 章）。SNP 还可以引入终止密码子，导致翻译提前终止和蛋白质产物被截短，这些无义变异通常会显著削弱或消除蛋白质的功能。

改变蛋白质序列并不是 SNP（和其他类型的遗传变异）改变基因功能的唯一方式。大多数人类基因组不编码蛋白质（表 3-2），而大多数遗传变异发生在基因组的非编码部分。例如，非编码变异可以改变基因表达水平、时间或位置，而不改变编码蛋白质的序列。非编码变异通常会导致更加微妙的生物效应，而其中的机制仍未被揭示。例如，一些单核苷酸多态性会微妙地影响 1 型糖尿病的风险，并存在于增强子（在一

特　征	频　率
人类基因组序列长度（碱基数）	30 亿
人类基因数（估算）	2 万
人类和黑猩猩基因序列差异的比例	1.3%（1 : 80）
任何两个人之间基因序列差异的比例	0.1%（1 : 1000）
外显子中改变蛋白编码的碱基比例	0.02%（1 : 5000）
每个个体中作为杂合位点存在的序列变异数目	300 万
每个个体中作为杂合位点存在的氨基酸改变的变异数目	12 000
任何给定人群中频率＞1% 的序列变异数目	1000 万
人群频率＞1% 的人类基因组中存在的氨基酸多态性数量	75 000
频率＞1% 的变异导致所有人类杂合性的比例	98%

表 3–2　人类基因组序列变异特征

引自 Altshuler D. The inherited basis of common diseases. In Goldman L, Schafer AI, eds. *Goldman's Cecil Medicine*, 24th ed.Philadelphia, PA: WB Saunders; 2012.

定距离内激活基因转录的非编码 DNA 片段）中，而这些增强子似乎只影响淋巴细胞中的基因表达[11]。

插入和删除（统称为插入缺失）分别是指在 DNA 序列中添加或去除一个或多个碱基。只要插入或删除的碱基数量不是 3 的倍数，蛋白质编码序列中的插入缺失称为移码突变。因为遗传密码包含三个碱基（每三个碱基编码一个氨基酸），一个移码突变改变了序列中随后每个碱基翻译成蛋白质的方式，导致了显著的分子改变和严重的临床后果。例如，典型的失盐型 CAH 通常是由 *CYP21A2* 基因的移码突变导致该基因的功能缺失（见第 15 章和第 24 章）。重复多态性（如果重复数很大，通常称为拷贝数变异）是 DNA 序列串联重复且重复序列的拷贝数不同的插入缺失的一种特殊情况。例如，*AR* 基因（编码雄激素受体）包含重复多态性，其中编码谷氨酰胺的 CAG 密码子重复 11～31 次（见第 24 章）。结构变异可包括插入和缺失，以及大块 DNA 序列的重排（易位和其他复杂的基因组变异形式）。结构变异导致家族性醛固酮增多症 1 型，*CYP11B1* 基因的 ACTH 反应启动子错误地位于醛固酮合成酶基因（*CYP11B2*）附近，导致 ACTH 刺激醛固酮的生成（见第 16 章）。

（四）影响特定基因遗传变异生物学效应的因素

遗传变异对基因功能的影响取决于变异类型及其在基因中的位置。例如，*CYP21A2* 基因的移码缺失导致 21- 羟化酶的失活，而 *CYP21A2* 基因的错义突变通常保留部分 21- 羟化酶的活性（见第 24 章）。然而，即使是一个单一的特定变异可能对不同个体产生不同的影响。任何获得性的遗传变异（基因型）对表型的

影响可因其他基因的变异（基因 – 基因相互作用）或环境因素（基因 – 环境相互作用）或随机效应而发生改变。通常不可能在任何一个人身上测量或量化这些因素，但它们的综合效应可在群体水平上量化为"外显率"，即携带遗传变异的个体表现出表型的比例。遗传变异的外显率与表型定义高度相关，例如，*HFE* 基因中与血色素沉着病相关的 *C282Y* 等位基因在高铁蛋白的生化表型中具有较高的外显率（＞60% 的纯合携带者铁蛋白水平升高），而在肝硬化的临床表型中仅有 2% 的外显率。时间背景也是一个重要的考虑因素，因为疾病的发病率往往随着年龄的增长而增加。*MEN1* 突变携带者在 40 岁时的甲状旁腺腺瘤外显率接近 100%，但在 20 岁时外显率仅为 20%。

一个常见的现象是在携带相同致病基因变异的家庭成员中并非所有家庭成员均受到同等的影响。这种由特定基因型产生的表型表达的范围称为"表达可变性"，并且与外显率一样，来自于特定变异的影响范围以及遗传背景（基因 – 基因相互作用）、环境（基因 – 环境相互作用）和随机的影响。例如，*AR* 中的相同突变（S703G）导致了一系列雄激素不敏感的临床表现，如一些个体被抚养为女性（46, XY），而另一些则被抚养为男性。*AR* 的其他突变也有不同范围的表型效应（见第 24 章）。

嵌合现象，即单个个体内的细胞具有不同的基因型，是导致可变表达的另一种机制。大多数已知的影响疾病的突变是种系突变：变异来自精子或卵细胞，存在于每个细胞中。但有些疾病可能是由受精后发生的体细胞突变所致，只存在于一些细胞中，从而

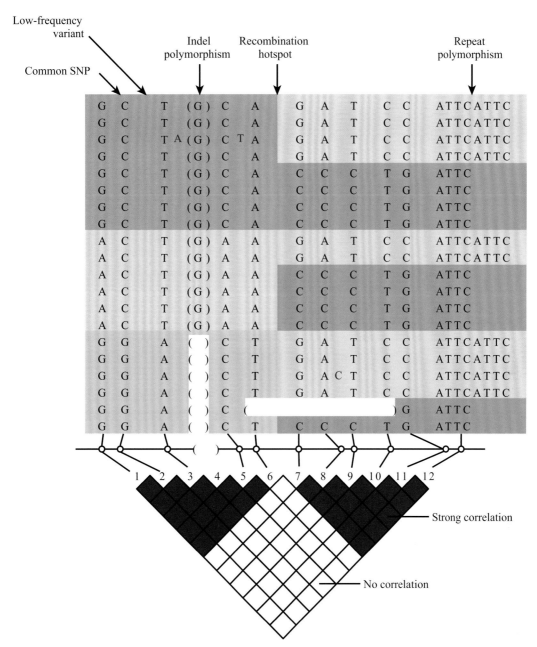

▲ 图 3-1　DNA sequence variation in the human genome. Common and rare genetic variation in 10 individuals,carrying 20 distinct copies of the human genome. The amount of variation shown here is typical for a 5-kb stretch of genome and is centered on a strong recombination hotspot. The 12 common variations include 10 single-nucleotide polymorphisms（SNPs）, an insertion-deletion polymorphism（indel）, and a tetranucleotide repeat polymorphism. The six common polymorphisms on the left side are strongly correlated.Although these six polymorphisms could theoretically occur in 26 possible patterns, only 3 patterns are observed（indicated by pink, orange, and green）. These patterns are called haplotypes. Similarly, the six common polymorphisms on the right side are strongly correlated and reside on only two haplotypes（indicated by blue and purple）. The haplotypes occur because there has not been much genetic recombination between the sites. By contrast, there is little correlation between the two groups of polymorphisms because a hotspot of genetic recombination lies between them. In addition to the common polymorphisms,lower-frequency polymorphisms occur in the human genome. Five rare single-nucleotide polymorphisms are shown, with the variant nucleotide marked in red and the reference nucleotide not shown.In addition, on the second to last chromosome, a larger deletion variant is observed that removes several kilobases of DNA. Such larger deletion or duplication events（i.e., copy number variants）may be common and segregate as other DNA variants.（Redrawn from Altshuler D, Daly MJ, Lander ES. Genetic mapping in human disease. Science. 2008;322[5903]:881-888.）

导致嵌合体。在这些情况下，携带突变的组织或器官将影响临床结局。由体细胞突变引起的最常见的一类疾病是肿瘤，包括内分泌肿瘤综合征，如 Conn 综合征和库欣病。来自内分泌学范畴的另一个经典例子是 McCune-Albright 综合征，其中由于嵌合体的存在，相同的 GNAS1 激活突变表现出不同的表观类型，该综合征患者的表型取决于哪些组织和哪些细胞携带 GNAS1 突变。少数患者（24%）显示经典的牛奶咖啡斑、多骨性纤维发育不良和不依赖 GnRH 性早熟的典型三联症。大多数患者表达了三联症中的两个或更少的性状（见第 26 章）。表达可变性的机制可能在于突变发生在受精卵阶段，也就是说胚胎发生早期组织发育过程中出现了某种突变。由于嵌合体个体中的突变并不存在于每一个细胞中，如果发生突变的细胞不产生血液中的白细胞，从血液样本中分离出来的 DNA 中很难检测到突变，导致 McCune-Albright 综合征的 GNAS1 突变在患者血液样本检出率仅 8%～46%，但无论临床表现如何，其在受影响组织样本中检出率达到 90%（见第 26 章）。相反，血细胞可以包含在其他组织或种系中不存在的体细胞变异[12]。

重要的是要记住 DNA 序列的碱基对组成并不是表型表达的唯一分子决定因素（表 3-3）。除了序列变异外，DNA 还会发生其他形式的修饰（称为"表观遗传变异"），如胞嘧啶甲基化或被包装成含有各种生物化学修饰的组蛋白核小体。因此，相同分子形式的 DNA 序列变异可以通过表观遗传修饰改变其在细胞和表型中的效应。事实上，表观遗传修饰是正常发育的一部分，也是不同细胞即使拥有相同的 DNA 序列也有不同表型的原因。表观遗传学作用的一个显著的例子是印迹，即以亲本特定方式表达遗传变异。对于父系的基因印迹，从父亲那里继承的遗传拷贝被沉默，只有母亲的拷贝在后代中表达。印迹可以改变致病变变的影响。SDHD 失活突变导致家族性副神经节瘤 1 型。SDHD 是母系印迹的，所以其突变在从母亲遗传时不会引起疾病，但在从父亲遗传时具有很强的遗传效应。印迹也可以是组织特异性的，父系遗传失活的 GNAS1 突变导致 Albright 遗传性骨营养不良症（假性甲状旁腺功能减退症）（见第 29 章）。同样突变，在母系遗传时不仅表现为 Albright 遗传的骨营养不良，还表现为继发于甲状旁腺激素抵抗的低钙血症（1a 型假性甲状旁腺功能减退症），因为肾近端小管中仅表达 GNAS1 的母系拷贝。

进化通过自然选择过程作用于影响人类表型（如内分泌疾病）变异的频率。从生殖角度来看，显著增加疾病风险的变异是有害的，不太可能传给后代，并且在人群中很罕见（除非它们具有补偿性获益，如镰状细胞病携带者对疟疾的抵抗力）。如果一种疾病在进化上至少是轻度有害的，那么与该疾病相关的大多数

表 3-3　人群 DNA 序列变异的起源：常见和罕见变异

遗传变异的类型（错义、移码及非编码等）为其可能的后果提供了线索。此外，变异的群体频率，无论是常见的还是罕见的，也可以提供有关其可能对表型产生影响的信息。常见和罕见遗传变异之间的相对平衡受到进化和人类历史变迁的强烈影响。现代人类可能起源于居住在非洲的一小群体，经过数百万年进化，在过去的 5 万年中，一部分人"走出非洲"，在地球各地定居。直到最近，在过去的 5000～10 000 年，人口才指数式增长[127]。由于这一人口统计历史，个体从其父母那里继承的 300 万个基因变异中的大多数是常见的（通常在人群中 >1% 的频率），可以追溯到古代非洲群体，并且在群体中许多不相关的个体中共享。每个个体还继承了他们自己及其亲属独有的数千种遗传变异。这些罕见的遗传变异发生在人类走出非洲之后，是在过去 1 万年的自发突变中产生的，通常在人群中很少观察到（小于所有染色体的 0.1%）

常见变异只会适度增加患病风险。这是因为那些常见的变异，如果它们显著增加疾病的风险，那么就会受到强烈的进化负选择，而且从一开始就不会增加其出现的频率而变得常见。相比之下，更可能的情况是罕见 / 近期的变异对表型产生强烈影响并极大增加疾病风险。

最后，在单个个体（孟德尔病或多基因病）中导致疾病的基因数量将与任何一种变异对疾病风险的影响强度有关。根据定义，导致孟德尔病的变异具有强效应，而导致多基因疾病的变异通常对疾病风险的影响较为温和。因此，大多数对疾病有强烈影响的变异将是罕见的，特别是那些从进化角度来看明显有害性疾病（在生育年龄之前是致命的）。相比之下，常见的遗传变异对普通的多基因疾病和性状具有更大的贡献，尽管这种说法并不排除在多基因表型中罕见变异的重要作用。正如我们将在本章后期看到的，这些遗传变异模式对识别疾病的遗传变异和理解遗传变异对疾病的影响具有重要意义。

（五）小结

为了总结这一导论部分，我们简要描述了遗传学的几个基本原理。遗传力描述了可以由遗传因素解释的疾病 / 性状的比例。大多数内分泌疾病的遗传力在 20%～80%（表 3-1）。遗传变异可以采取多种形式，从单碱基改变（SNP）到整个染色体的易位（图 3-1）。这些变异的生物学效应取决于变异的类型、它们在 DNA 中的位置（如编码序列、剪接位点、增强子内）、变异对功能的影响程度、对于体细胞突变而言携带突变的细胞和组织。生物效应也可以因为其他基因的遗传变异（基因 - 基因相互作用）、机体的环境（基因 - 环境相互作用）和随机效应的存在而改变。现代人群的人口学历史解释了人类基因组中常见和罕见的遗传

变异的比例（表 3-2）。常见的变异大多是古老的，通常具有相对温和的临床影响，而罕见的变异往往是最近才出现的，可能发挥更大的临床效应（表 3-4）。

三、内分泌疾病的遗传学

包括内分泌表型在内的遗传疾病和性状可跨越一系列遗传结构，从单基因孟德尔病到常见的多基因疾病。孟德尔病和多基因疾病代表遗传结构的两个极端（图 3-2）。虽然我们区分了遗传结构的这两个极端，但重要的是要认识到许多疾病位于这两个极端之间：中等效应的罕见变异可以影响疾病的常见类型，遗传和非遗传修饰可强烈影响孟德尔病的结局。此外，多种多基因内分泌疾病也呈现罕见的孟德尔遗传方式（表 3-1）。

多种孟德尔内分泌疾病的基因已被定位，其发病机制也被揭示。尽管孟德尔病对其病理生理学提供了宝贵的知识，但并非所有上述知识均能直接用于对常见疾病类型的理解。例如，外源性瘦素可很好地治疗由瘦素受体隐性失活突变引起的孟德尔肥胖，但这一临床观点并不适用于大多数肥胖个体，实际上他们表现出瘦素水平升高，并且对外源性瘦素治疗没有反应（见第 40 章）。肥胖作为一种常见的临床性状具有高度遗传性（遗传力 40%~80%），全基因组关联分析（genome-wide associations，GWAS）已经开始探索常见肥胖类型的风险变异 [13]。尽管一些风险变异与引起孟德尔综合征的变异存在重叠（其他疾病也是如此），但 GWAS 已经指出孟德尔基因之外的其他遗传贡献。当然，对相当罕见的遗传综合征有强烈影响的变异（如果有）并不能解释常见疾病的风险。因此，孟德尔遗传型和常见多基因遗传型的遗传学将对我们理解疾病和患者管理产生重要的互补影响。

以下章节将讨论孟德尔和多基因内分泌失调的代表性例子，对阐明基因发现中的重要概念、理解遗传变异对疾病的影响、对临床诊疗的促进，以及对新生物学的理解具有重要意义。我们将讨论几类孟德尔病，并强调了三种多基因内分泌疾病 / 性状：① 2 型糖尿病；②身材；③血脂。在每一部分中，我们讨论什么是已知的潜在遗传因素，遗传学对我们理解疾病、转化为临床的短期和长期诊疗应对有重要意义。

（一）孟德尔内分泌疾病

1. **遗传结构**　孟德尔病代表了一系列可能的遗传结构谱的一个极端（图 3-2）。引起孟德尔病的等位基因是在"少数基因"中发现的，通常是罕见的（<1∶1000），可能是（尽管不总是）"强遗传效应"的，并遵循简单的显性和隐性遗传模式。它们被认为是单基因的，因为单个基因的突变会导致个体或家庭患病。但是，当不同的家族分离出相同的孟德尔病并绘制出致病遗传变异图谱时，往往会观察到"遗传异质性"：不同基因的不同等位基因可能导致相同疾病。一些孟

表 3-4　开展和转化遗传学研究

- 对于任何遗传性疾病，遗传定位、所采用的策略及所得到的基因型 - 表型图的临床应用的成功取决于其遗传结构：①遗传变异 / 基因的数量；②它们在人群中的频率；③它们各自对风险的贡献（即外显率）。在谱系的一端是孟德尔病，如多发性内分泌瘤 1 型，其特征是：①单个基因的少数变异；②在人群中极其罕见（<1‰）；③潜在的强遗传效应（>50 倍风险）。在图谱的另一端是所谓的常见病，如 2 型糖尿病，其特征是：①许多基因（多基因）的许多变异；②人群中的高频率（>1∶20）；③通常弱遗传效应（<1.5 倍的风险）（图 3-2）

- 由于孟德尔内分泌疾病的遗传结构简单，因此非常适合使用 20 世纪 80 年代发展起来的家族连锁作图技术进行遗传作图。因为孟德尔变异很少见，而且对表型有很强的影响，孟德尔变异通常在家族中被发现。因此，这些变异的基因型 - 表型相关性不能推广到整个人群。例如，只有在一般人群中而不是在特定遗传背景的特定家庭中确定这些变异，才能准确估计孟德尔变异的外显率。在普通人群中进行的大规模测序研究，可以识别所有罕见和常见的变异，现在正使这种估计成为可能。这些研究发现，当在普通人群中确定时，所谓的孟德尔变异比基于家庭研究的估计遗传效应要低

- 相比之下，常见多基因疾病的变异已通过一般人群的遗传关联研究确定。遗传关联研究适用于罕见的家族聚集性疾病的识别，因为它们只是比较患者和对照中特定基因变异的频率。因此，它们可用于在不相关的个体中确定发生疾病的遗传因素（即常见疾病）。与临床危险因素 / 生物标志物关联研究不同，遗传关联研究中的相关性提示着因果关系，因为基因型总是先于表型。在整个 20 世纪 80 年代，遗传关联研究都是通过有根据的推测来选择候选基因的单核苷酸多态性来进行的。这些研究产生了几种常见疾病的关联，但重复性差，并被人口分层产生的假阳性结果所混淆。现代测序和基因分型技术的发展，以及 1000 多万个常见变异的编目（国际 HapMap 计划）使全基因组关联研究成为可能，这是一种可以同时检测所有基因关联的系统的方法，可以解释基于群体的混杂。GWAS 已经为各种共同 / 多基因疾病 / 性状产生了大量可重复的遗传关联，有助于深入了解疾病的生物学和遗传结构

- 在解释任何基因研究的结果时，必须记住，研究中检测的实际变异（通常是单核苷酸多态性）标志着可跨越数百万个碱基的单倍型（遗传变异的组合）。致病变异，在分子上负责基因功能的改变，导致细胞和疾病的表型，可位于这个单倍型的任何地方。与过去的染色体连锁研究一样，确定单倍型上的致病突变 / 基因需要进一步的关联分析（精细定位）与模型系统上的功能实验相结合

德尔病（如 MEN2）表现出同一基因分子形式和位置不同的反复性突变，这种现象被称为"等位基因异质性"。对于其他疾病（如家族性副神经节瘤），涉及不同染色体上的多个基因，每个基因在不同的个体中引

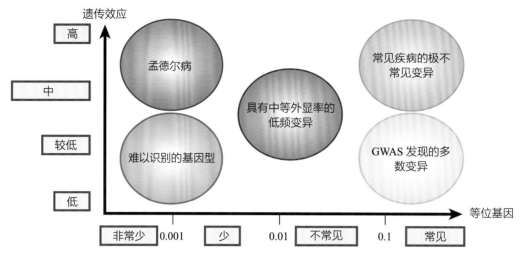

▲ 图 3-2　常见病和孟德尔病的遗传构架

在疾病谱的一端是由少数基因的少数变异引起的孟德尔病，每个变异对疾病风险都有很大的个体效应；在疾病谱的另一端是由多种变异综合作用导致的常见疾病和性状，在人群中经常能观察到，每个变异具有轻度的个体效应。GWAS. 全基因组关联研究（改编自 McCarthy MI, Abecasis GR, Cardon LR, et al. Genome-wide association studies for complex traits: consensus, uncertainty and challenges. Nat Rev Genet. 2008;9[5]:356-369. ）

起相同或相似的疾病。这种现象，即不同基因的变异引起相同的疾病，称为"基因座异质性"。更重要的是，要牢记基因座异质性本质上与疾病定义的准确性联系在一起，如 CAH 可由编码类固醇生物合成酶的多个基因缺陷而引起（*CYP21A2*、*CYP11B1*、*CYP17A1*、*HSD3B2*、*POR* 及 *StAR*）（见第 15 章）。然而，如果通过结合生化检测（盐皮质激素、性激素和电解质水平）细化 CAH 表型，则会出现个体亚型，每个亚型都对应一种更简单的遗传结构（基因座异质性降低）。

与常见的多基因疾病相比，孟德尔疾病表现出相对较少的基因座异质性。换句话说，相当一部分孟德尔病病例在很大程度上可以用一个或几个基因的突变来解释。例如，在 MEN1 临床综合征的家族中，70% 的家族是由单一基因（*MEN1*）的复发性突变引起。然而，即使在这个经典的孟德尔病例中，基因结构仍然未完全确定，因为 30% 病例 *MEN1* 没有突变。因此，孟德尔病的许多遗传结构仍然是基因定位的未知领域。现代测序技术促进了孟德尔病基因定位的兴起，并将有助于提高我们对孟德尔病遗传基础的理解。通过对家族性混合型低脂血症家系中的 2 名个体进行外显子组测序（见第 41 章）[14]，研究者鉴定了 *ANGPTL3* 中的两个无义突变，当在其他家族成员中进行基因分型时，这两个突变与低血清脂蛋白连锁。这些突变和 *ANGPTL3* 基因包含在传统连锁定位所确定的区域中 [14]，由于该区域所有外显子的序列已经确定，因此可以快速识别。

2. 疾病生物学　从垂体到肾上腺的每个内分泌器官均可受到已清晰阐述或尚未阐述清晰的孟德尔病的影响。通过发现导致疾病的基因特性，从而理解疾病生物学的机制。当几个不同基因的突变都能引起一种疾病（基因座异质性），对分子病理生理学额外机制的探索成为可能。这在将基因理解为编码协同作用以完成细胞功能的蛋白质分子的背景下具有直观的意义。例如，Noonan 综合征（其内分泌特征是身材矮小，青春期延迟和隐睾症畸形特征和各种心脏缺陷）（见第 24 章）通常是由激活 RAS-MAPK 信号通路引起的。多个通路成员（*PTPN11*、*SOS1*、*KRAS*、*RAF1*、*BRAF* 及 *NRAS*）的显性功能获得性突变均可导致 Noonan 综合征。对于其他疾病，情况则可能更复杂，其中涉及多个分子途径。例如，Kallmann 综合征（见第 26 章）是由胎儿发育过程中 GnRH 神经元迁移失败所致，表现为 X 连锁（*KAL1*）、常染色体显性遗传（*FGFR1*）和常染色体隐性遗传（*PROK2*）。*KAL1* 基因产物是一种被称为"嗅觉素"的分泌蛋白，被认为与 FGF 受体相互作用，而 *PROK2* 基因产物是分泌蛋白促动力素 2，与另一种受体相互作用。这两种信号通路均是 GnRH 神经元迁移所必需。

在单个基因 / 基因座的水平上，基因型 – 表型相关性反映等位基因异质性到表型异质性，可为基因功能的改变如何影响疾病严重程度提供详细而深刻的理解。典型案例是 *CYP21A2* 缺乏引起 CAH。在 *CYP21A2* 中已经发现了几种遗传变异，包括移码缺失、剪接位点改变和错义突变（见第 24 章）。这一等位基因谱已被定位到 21- 羟化酶活性的生化谱上，而 21- 羟化酶活性的生化谱又转而表现为盐皮质激素充足、雄激素过剩和 ACTH 升高的临床特征谱（见第 24 章）。在这种疾病中，可以根据基因型预测临床表型（分类为失盐型、单纯男性化和非经典型）。值得注意的是，对于严重影响 CYP21A2 基因功能并导致严重疾病（失盐型，阳性预测值约 100%）的变异，阳性预测值（基因型 – 表型相关性的强度）是最强的。对基因功能影响温和的遗传变异，预测能力也较弱，因此导致的疾病表型也较轻（非经典，阳性预测值约 60%）。其中一些复杂性是由于 CYP2C19 和 CYP3A4 潜在的代偿性 21- 羟化酶活性，这是一种基因 – 基因相互作用的形式。基因型 – 表型的相关性必须根据经验确定，但在很多情况下是不可能的。即使发现了严重程度不同的分子突变，它们也可能无法预测对表型的影响。例如，已鉴定出许多分子严重程度和位置不同的 SRD5A2 基因（编码 5α- 还原酶 2 型）存在遗传变异的个体（见第 24 章），但基因型和临床男性化的程度之间并无明显的相关性。

NGS 与经典遗传研究的协同作用的另一个例子是发现 KCNJ5 和 CACNA1D 基因的功能获得性变异是导致醛固酮增多症的原因 [15, 16]。研究人员通过对原发性醛固酮增多症（Conn 综合征）患者的一系列肾上腺醛固酮腺瘤的外显子测序，在大约 1/3 的不相关个体的肿瘤中发现了 KCNJ5 基因的错义突变。他们还在孟德尔家族中发现了一个单独的 KCNJ5 错义突变，该家族具有高血压、原发性醛固酮增多症和大结节肾上腺增生（家族性醛固酮增多症 3 型）（见第 16 章）。后续的生化和电生理研究表明，这一系列的体细胞和遗传的错义突变消除了 KCNJ5 基因产物（钾通道）的离子选择性。通过这些突变增加了钠通道电导导致肾上腺皮质球状带的肾上腺皮质细胞膜去极化，刺激醛固酮的释放和细胞增殖。

现代基因组测序技术有助于鉴定致病突变。然而，将突变体转化为发病机制需要与人类表型紧密对应的相关实验模型系统验证。与促性腺激素非依赖性性早熟相关的 PHP1a（见第 29 章）是突变体、人类表型和实验室实验之间迭代关系的经典例子。携带 PHP1a 基因患者在刺激性 G 蛋白（G_s）中存在 Ala366Ser 错义突变。这种突变使蛋白质不稳定，导致在大多数身体组织中失去功能，从而产生激素抵抗。但这些突变携带者也表现出与 G_s 功能获得性突变矛盾的睾丸毒症。通过一系列实验证明了同时引起功能丧失和功能获得的同一突变的悖论，即 Ala366Ser 突变可以导致睾丸间质细胞对温度敏感。在大多数 37℃ 的身体组织中突变体 G_s 不稳定，而在睾丸间质细胞中（睾丸保持在 3～5℃ 的较低温度），突变体 G_s 活动增加。阐明这一机制需要了解相关生理系统（低温下的睾丸间质细胞）的不一致表型（睾丸毒症）和生化特征。

3. 临床转化　基因型 – 表型相关性的潜在临床应用是靶点开发、风险预测和基于基因型的个体化药物治疗。一系列等位基因功能缺失和功能获得变异及其与相应表型的一致性可以为治疗性基因功能的调节

提供理论基础 [17]。例如，KISS1R 受体的失活突变体会导致促性腺功能减退症，而 KISS1R 中的 Arg386Pro 错义突变与中枢性性早熟有关，KISS1R 受体激动剂 Kisspeptin 已在生育治疗中显示良好的前景 [18]。

基因型 – 表型相关性可用于预测无症状携带者的疾病风险。在鉴定和克隆 RET 原癌基因之前，是通过降钙素刺激试验来监测 MEN2 亲属有无甲状腺髓样癌（medullary thyroid cancer，MTC）的证据，当 RET 突变被确定为引起 MEN2A/B 和家族性 MTC 的病因，很明显的特异突变可以映射到不同的综合征上。RET 基因编码细胞表面酪氨酸激酶受体，细胞外结构域突变易患 MEN2A（以 MTC、嗜铬细胞瘤和甲状旁腺功能亢进为特征），而细胞内酪氨酸激酶结构域突变易患 MEN2B（以 MTC、嗜铬细胞瘤和黏膜神经瘤为特征）（见第 42 章）。MTC 的临床侵袭性是所有三种综合征的必要条件，MEN2B 的 MTC 的侵袭性最大，MEN2A 的 MTC 次之，家族性 MTC 表现出最小的生长和转移倾向。特定 RET 突变与 MTC 临床侵袭性之间的基因型 – 表型相关性，决定了 RET 突变携带者进行挽救生命的预防性甲状腺切除术的时机 [19]。基于基因型 – 表型相关性建立临床可靠风险预测的关键是来自多个个体 / 家族的分化良好的等位基因序列。RET 突变携带者预防性甲状腺切除术的基因型 – 表型相关性来源于对 100 多个家庭的 200 多个个体的分析（见第 42 章）。

一些孟德尔病的基因诊断也可直接为药物治疗提供信息。一个典型的例子是瘦素缺乏引起的肥胖（见第 40 章），可以通过外源性瘦素注射治疗。其他的例子包括 HNF1A MODY（年轻起病的成人型糖尿病）和新生儿糖尿病，其基因特性预测对磺脲类药物有良好的反应。在先天性高胰岛素血症的情况下，ABCC8 或 KCNJ11 常染色体隐性突变与波谱成像上的弥漫性病变和对药物治疗（二氮氧嘧啶）缺乏反应相关，这些患者需要胰腺次全切除术来控制低血糖 [20]。

（二）2 型糖尿病

1. 遗传结构　2 型糖尿病是一种多因素、多基因疾病，其表现取决于多种相互作用的遗传和环境危险因素。遗传力研究显示了家族聚集性的有力证据，范围为 40%[7]～80%[8]。约 5% 可归类为非自身免疫的单基因疾病，遵循孟德尔遗传模式，并归类于特定的临床综合征。这些孟德尔糖尿病综合征包括新生儿糖尿病、MODY 和先天性脂肪营养不良 [21]。到目前为止，家族连锁研究已经成功地证实大约 30 个基因是单基因糖尿病的病因 [22]。

大多数 2 型糖尿病病例（95%）的遗传因素符合多基因模型；多个基因的遗传变异独立地导致疾病风险，每种变异仅呈微弱效应。阐明这些遗传危险因素需要遗传关联研究 /GWAS，以及数千例病例和对照受

试者的队列研究[23]。截至 2014 年，已从约 15 万病例对照的汇总分析中确定约 70 个位点。综上所述，这些位点约占 2 型糖尿病遗传力的 6%[23]。在这些位点中，TCF7L2 的 SNP（风险增加的等位基因频率约为 30%）对风险的总体影响最大，使每个等位基因的风险增加 1.4 倍[23]。

相比之下，1 型糖尿病的遗传结构略有不同，其常见易感基因座的影响较大（在 61% 的人群中发现的 HLA 基因座的一个变异会使患病风险增加 5 倍[24]，胰岛素基因的一个常见变异会使患病风险增加 3 倍）。这一发现与 20 世纪 80 年代以来的研究一致，即 50% 的 1 型糖尿病遗传可由 HLA 基因座的常见单倍型解释[25, 26]。值得注意的是，涉及单基因糖尿病病因的基因也会通过不同的遗传变异导致多基因糖尿病。与孟德尔糖尿病综合征相关的基因，如 KCNJ11（新生儿糖尿病）、HNF1A（MODY2）和 PPARG（家族性部分脂肪营养不良 3）[27]，被发现具有常见变异，这些基因变异可增加 2 型糖尿病的风险[21, 28]。相反，通过 GWAS 最先发现的与糖尿病相关的基因后来被确定为是罕见的、遗传效应强的等位基因。例如，非编码区常见变异 MTNR1B 基因（编码褪黑激素受体）是与 2 型糖尿病相关的基因座（风险为 1.15 倍）[29]。随后，大规模的重测序研究发现了相同基因的多个罕见编码变异（存在于 <1∶1000 的个体中），这些变异使 2 型糖尿病的风险增加了 5 倍以上[30]。

在不同人群中进行的基因定位研究揭示了不同祖先群体中导致糖尿病的遗传风险因素的相似性和差异性。在多种人群 / 祖先（欧洲人、南亚人、东亚人，以及拉丁裔、非洲裔美国人）[31] 中进行 2 型糖尿病 GWAS 显示，无论祖先如何，许多共同的变异在不同人群中具有相同的疾病风险效应。这种模式与非洲祖先群体中最常见变异的起源一致（表 3-3），但也发现了显著的祖先特异性效应。对拉丁美洲和墨西哥人种进行 2 型糖尿病 GWAS，在包含 SLC16A11/13 基因的位点上发现了一个共同的 SNP，该 SNP 使糖尿病的风险增加了 1.25 倍[32]，这一位点也在日本人群中开展的 GWAS 被发现[33]。因为相关的 SNP 在欧洲人中很少见，所以在欧洲人种中 GWAS 中没有发现该位点。同样，格陵兰岛个体中 TBC1D4 的一种常见变异（存在于 17% 的格陵兰岛人口）显著增加 2 型糖尿病的风险（风险增加 10 倍）[34]。这种导致早衰并与肌肉胰岛素抵抗相关的变异，在欧洲大陆极为罕见，而在格陵兰岛很常见的原因是因为它存在于格陵兰岛祖先中。

总之，过去 30 年的遗传定位研究揭示了 2 型糖尿病的遗传结构，具有广泛的基因座和等位基因异质性。在效应大小和等位基因频率方面，2 型糖尿病遗传结构迄今包括一些非常罕见的具有强效应的变异，一些常见具有小到中等效应的变异（风险增加 1.2～1.5 倍），以及大量对疾病风险具有更温和影响的常见变异，这些罕见和常见的遗传变异分布在基因组的多个基因座上。这种遗传结构在其他常见疾病中已被证明具有代表性[24]（图 3-2），既反映了疾病的潜在遗传结构，也反映了大型 GWAS 能够检测中等效应的常见变异的能力。

2. 疾病生物学　在过去 30 年中，2 型糖尿病的基因发现为疾病机制的分子理解奠定了基础，突出了血糖和 2 型糖尿病之间的差异，并提示了疾病发病机制中先前未知的生理学。

目前的生理学观点认为 2 型糖尿病是一种胰岛素分泌减少和胰岛素敏感性降低的疾病状态，遗传定位为此提供了分子基础。携带 B 细胞基因（SLC30A8、HNF1A）和细胞生存基因（CDKAL1）变异的糖尿病前期个体，表现为胰岛素分泌减少（稳态模型评估 β）（见第 34 章）[28]。然而，携带 2 型糖尿病相关脂肪细胞基因变异（PPARG、KLF14）的糖尿病前期个体倾向于稳态模型评估的胰岛素抵抗增加（见第 34 章）[28]。约 30% 的 2 型糖尿病相关单核苷酸多态性与胰岛素分泌或 B 细胞功能有关，15% 与胰岛素抵抗有关。有趣的是，糖尿病前期个体中与胰岛素分泌相关的 SNP 可预测 2 型糖尿病的发生，而与胰岛素抵抗相关的 SNP 则不能[35]。高血糖和 2 型糖尿病的最终共同途径是 B 细胞衰竭，这与来自遗传流行病学的结果相一致。重要的是，超过一半的相关单核苷酸多态性及其所指向的基因既与胰岛素分泌无关，也与胰岛素敏感性无关。其致病机制仍有待于生理学和功能研究阐明。

尽管尚未完全了解其分子 / 细胞致病机制，但大量的 2 型糖尿病相关基因易感位点（截至 2014 年约 70 个）已被用于疾病的细化分类。研究人员通过对非糖尿病个体的 37 个与 2 型糖尿病血糖性状（胰岛素生产、敏感性、加工和空腹血糖）相关的常见遗传变异进行检测与定量后，对其进行归类定义不同的糖尿病亚型[36]。例如，携带 MNTR1B 和 GCK 基因变异的个体表现为空腹高血糖和胰岛素分泌减少，而携带 SLC30A8、CDKN2A/B、TCF7L2 和其他基因变异的个体主要表现为胰岛素分泌减少。值得注意的是，许多基因并没有归类于预先设想的血糖性状上，这再次表明目前对 2 型糖尿病的生理学描述仍然不完整。

遗传定位也证实了流行病学上确定的 2 型糖尿病[37] 和肥胖[38-40] 之间的交织。在 2 型糖尿病和肥胖的 GWAS 中，FTO 基因第二内含子的 SNP 是一致的。体重指数（body mass index，BMI）校正后，与 2 型糖尿病的相关性完全消失，表明这种 SNP 通过增加 BMI 增加了 2 型糖尿病的风险。有趣的是，这个位点反映出从 GWAS 信号到功能认识中的一些困境。虽然这种 SNP 最初被认为是通过影响 FTO 基因功能来影响 BMI，但详细的机制研究表明，它可能通过改变距离超过 100 万个碱基的 *IRX3* 基因表达来发挥作用[41]。虽然在小鼠中的初步研究表明，增加 *Fto* 基因表达会增加食物摄入量，导致脂肪量增加[42]，尚未发现与疾病相关的 SNP 与 *Fto* 表达水平或功能之间的联系[43]。

近期，在 *ADCY3*（一种内脏脂肪组织中高表达的基因）中产生过早终止密码子和功能丧失的剪接受体变异已被确定为 BMI 和 2 型糖尿病风险增加的原因。对功能丧失导致肥胖、暴饮暴食和胰岛素抵抗的小鼠的功能研究表明，ADCY3 可能是一个新的治疗靶点[44]。

虽然 2 型糖尿病的诊断是基于高血糖，但遗传定位显示决定空腹血糖的基因部分不同于与 2 型糖尿病相关的基因。在非糖尿病患者与 2 型糖尿病患者的病例对照研究中对血糖水平进行的 GWAS，发现血糖和 2 型糖尿病具有明显的遗传相关性[45]。一些基因变异会增加血糖水平和 2 型糖尿病风险，而另一些基因改变血糖水平，但不导致 2 型糖尿病风险。因此，这两种表型既有相同，也有不同的生物学特性。此外，重要的是要记住，作为血糖的替代参数，遗传基础并不总是指向改变血糖生理的特定基因[46]。一个典型的例子是 *HK1* 与血红蛋白 A1c 相关，但与空腹或动态血糖无关。这是因为 HK1 的基因变异影响了红细胞寿命和贫血，从而改变血红蛋白 A1c[46]。

3. 临床转化　2 型糖尿病中指向重要治疗靶点的遗传学原理已得到了充分的验证。无论是罕见的还是常见的遗传变异，均将噻唑烷类药物的靶点 *PPARG* 与综合征特征及常见的 2 型糖尿病相结合[27]。同样，磺脲类受体（*ABCC8* 编码）的罕见变异也会引起新生儿糖尿病[47]。尽管这些口服降糖药是在前基因时代发现的，但它们预示着基因引导药物发现的前景，这需要对迄今为止研究绘制的遗传定位进行详细的机制理解。遗传学指定的一个特别引人关注的靶点是 *SLC30A8*，这是一种编码锌转运蛋白的基因，几乎只在内分泌胰腺（ZnT8）表达，*SLC30A8* 基因编码的蛋白质中常见的 R325W 错义变异（约 1:3 欧洲大陆个体存在该变异）被发现与 2 型糖尿病的保护有关（风险降低 1.18 倍）[48]，*SLC30A8* 中罕见的蛋白截断变异（存在于约 2:1000 的个体中）也与 2 型糖尿病的保护有关，具有较大的效能（风险降低 2.6 倍）[49]。人体中发现 SLC30A8 的杂合子敲除有 2 型糖尿病保护作用且没有其他有害表型，提供了一个吸引人的治疗假设，即 SLC30A8 的小分子或抗体抑制药可以治疗糖尿病并最大限度地减少不良反应。

在风险预测领域，遗传学尚未对 2 型糖尿病产生重大影响，因为现有的临床风险因素已经很好地预测了疾病。常见的遗传变异可在很大程度上解释某种性状或疾病的遗传学特征，但对个体的影响很小。例如，PPARG 中常见的 P12A 变异与 1.25 倍的 2 型糖尿病风险相关[50]。鉴于人群中这种风险变异发生的频率高（85%），理论上如果将人群中的每个 P 替换为 A，则将消除 20% 的糖尿病。尽管变异存在这种人群风险，但与携带 A 变异的人相比，任何携带 P 变异的特定个体患糖尿病的风险仅增加 25%。鉴于常见变异的发生频率高，在同一个体中会发现许多疾病易感性变异，每种变异都会导致风险适度增加。基因组测序的逐步可及性使得可以一次确定个体中所有已知的风险变异，并将其结合起来进行潜在的更具临床意义的风险预测。研究人员试图将常见的变异组合成遗传风险评分，并取得了一定的成功。对于 2 型糖尿病，结合 18 种常见变异（包括 *PPARG P12A*）的风险评分表明，高风险组与低风险组相比风险增加了 2.6 倍[51]。相比之下，糖尿病家族史会使风险增加 3~7 倍[52]。

基于基因型的个体化药物治疗已在单基因糖尿病中取得成功，基因组测序时代有望为更广泛的个体带来益处。基因型指导药物治疗的典型例子是由 *GCK* 基因的常染色体显性突变引起的 MODY2 个体。这些人符合糖尿病的诊断标准，但能够在更高的设定点调节血糖，从而避免所有的继发性并发症（见第 35 章）。因此，*GCK* 相关糖尿病的基因诊断可以让这些人避免药物治疗。由 *ABCC8* 或 *KCNJ11* 突变引起的永久性新生儿糖尿病患者可以用大剂量磺脲类药物代替胰岛素进行安全治疗[53, 54]。具有 *ABCC8* 或 *KCNJ11* 功能突变的个体可能没有出现典型的新生儿综合征并被临床归类普通 2 型糖尿病，但这些个体仍可优先使用磺脲类药物。证明这些预测需要首先识别这些个体，并进行前瞻性临床试验。已在由 *HNF1A* 突变引起的 MODY3 患者中进行了基于基因型的前瞻性干预试验，并显示磺脲类药物优于二甲双胍[55]。有趣的是，拉丁美洲 2 型糖尿病病例对照组的外显子组测序显示 *HNF1A* E508K 变异（之前被解释为 MODY3）在大约 1:1000 的个体中显示出 2 型糖尿病风险增加 5 倍，这些数据表明 E508K 并未呈现完全外显性。尽管如此，携带的个体仍可能会从磺脲类药物治疗中受益，临床定义的 MODY3 患者也同样如此。

已知单基因糖尿病基因的大规模测序发现了许多新的蛋白质编码变异，这对药物遗传学既是机遇，也是挑战。一个合适的例子是在大约 20 000 个 2 型糖尿病病例中对 *PPARG* 的测序确定了 49 种罕见的蛋白质编码变异，其中有 3 个以前曾被确认导致功能丧失，并与孟德尔脂肪营养不良有关[56]；46 个变异是新发现的且功能未知。对每种变异进行促进脂肪细胞分化能力的功能测试，揭示了 9 个导致 PPARG 功能丧失的新变异，其余与野生型无法区分。导致功能丧失的变异使 2 型糖尿病的风险增加 7 倍，而野生型变异没有增加 2 型糖尿病的风险[56]。为解释这些新的蛋白质编码变异（一般人群中 1:500 的个体携带 *PPARG* 中的罕见蛋白质编码变体），以及哪些可能适合药物治疗，研究人员应用合成生物学和高通量测序来合成和测试所有可能的（约 10 000）*PPARG* 中的蛋白质编码变异[57]。使用 PPARG 功能"查找表"，临床研究人员确定了 2 个 *PPARG* 突变（R308P 和 A261E），它们与糖尿病和部分脂肪营养不良相关，并验证了 TZD 的体内反应性[58]。这些研究体现了使用遗传信息和高通量功能表征来指导其他单基因疾病的基因药物治疗的理念。

（三）身材矮小

1. 遗传结构 成年身高是一种多基因量化的性状，遗传力为 80%[6]。许多孟德尔综合征（见第 25 章）在身高方面表现为巨大表型差异，并且超过 150 个基因与单基因身材矮小或过度生长相关。这些罕见等位基因的遗传效应通常很强，身高增加可达 300mm（身高 55～60mm 相当于 1SD）。影响大多数人身高差异的遗传因素是多基因的。通过常见变异关联分析汇集超过 690 000 份欧洲样本的 GWAS，发现 3290 多个与身高相关的独立基因座[59]。常见变异的遗传率约占 60%[59, 60]。这些常见等位基因的效应强度低于 1～15mm（低于 0.02～0.20SD），总的来说，遗传定位研究表明，除了非常矮小的个体（低于平均值>2SD）[61]，身高的遗传学包含常见等位基因的附加效应且单个变异效应较小。在极矮个体中，具有较大效应的罕见等位基因可能发挥较大的作用[61]。GWAS 确定的身高相关基因座中的许多基因（偶尔超出预期）包含罕见的单基因等位基因，这些与身高相关的基因周围通常也含有导致多基因身高变异的常见等位基因[59]，典型例子是 GH1（单纯的 GH 缺乏症 1a）（见第 25 章）。这种高度的重叠性提示原定为罕见的较大效应等位基因，可能是需重复测序研究的主要候选基因以发现导致身高改变新的单基因[62]。

身材矮小的遗传原因包括特纳综合征、GH/IGF 通路的突变和 SHOX 突变。既往 GWAS 已经确定了 700 种常见变异，这些变异可解释人群中大约 20% 的身高变异，另外 1.7% 是由罕见的编码变异导致。排除营养等环境因素后，60%～80% 的身高变异原因仍然未知，但其中大部分可能归因于尚未确定与身高相关的常见变异[62]。身材矮小，而非身材高大，与基因组缺失相关。通过对 4000 多名发育迟缓和先天性异常个体与 7000 名基于人群的对照受试者的全基因组基因拷贝数变异（copy number variant, CNV）进行系统性比较，研究者观察到身材矮小的个体携带过多的低频（群体中<5%）缺失[63]，临床诊断为身材矮小的队列中的个体基因组平均丢失 900 000bp[63]。

总之，身高的遗传结构与多基因化的经典理论和动物模型一致：数百个基因中的数以千计的遗传变异归因于身高的遗传变异[64]。大多数身高遗传变异（97%）来自常见变异的叠加效应，而每种变异的影响是较小的。罕见的强效应变异常导致孟德尔综合征，集中在身高变异的身材矮小中出现。

2. 疾病生物学 影响身高正常变异和极端身高的基因遗传定位揭示了在多种组织类型中多种分子通路通过内分泌和细胞自主机制发挥作用。

作为人类身高调节的关键内分泌途径，在 GH 水平低和身材矮小的个体中进行的遗传定位分析描绘了 GH-IGF-1 轴的多个组分（见第 25 章）。这些组分包括激素及其受体、结合蛋白和细胞内信号蛋白，如 GH1、GHR、GHRHR、STAT5B、IGFALS、IGF-1 和 IGF-1R。IGF 生物活性依赖于包括 IGFBP3 在内的 IGF 结合蛋白的结合能力而改变。最近在两个身材矮小伴小头畸形的家系中进行的 WES 揭示了 PAPP-A 调节在 IGF 信号传导中的关键作用，PAPP-A 是一种金属蛋白酶，可裂解 IGF 结合蛋白并在 IGF 受体周边释放活性激素。尽管血循环中总的 IGF 水平升高，但 PAPP-A 的遗传性纯合功能丧失突变导致几个家系成员加速生长期发育障碍[65]。有关身高外显子组阵列关联数据 Meta 分析确定，*STC2* 低频率变异对身高有深远影响，STC2 共价结合并抑制 PAPP-A[66]，其罕见的错义突变降低了 PAPP-A 的结合力，导致 PAPP-A 及 IGF 活性增加，从而导致身高平均增加 2cm，同一项研究也确定了罕见的 *AR*、*CRISPLD2* 和 *IHH* 基因突变可使身高平均降低了约 2cm。很显然，这些罕见的 IGF 通路基因变异的影响强度通常超过常见身高变异的 10 倍[67]。

遗传学还指出了垂体作为调节身高的关键内分泌器官的重要性，编码垂体发育转录调节因子的基因（如 *HESX1*、*PITX1*、*PITX2*、*PROP1*、*POU1F1* 和 *LHX3*）出现突变也会导致身材矮小[68]。在旁分泌和细胞自主水平上，遗传定位强调了细胞增殖、细胞外基质沉积和软骨 / 骨骼发育的重要性。这些细胞变化过程与单基因身材矮小综合征密切相关，如 *FGFR3*（软骨发育不全症）和 *SHOX*（Langer 肢中骨发育不良症）等基因突变引起身材矮小综合征，而 *FBN1*（马方综合征）和 *EZH2*（Weaver 综合征）基因突变则引起身材高大综合征。

作为一个多基因模式对身高 GWAS 分析及与相关基因座的系统分类相结合，从孟德尔遗传学中进一步精准和扩展认识。GH/IGF-1 信号通路中多个成员相关的常见变异显示该信号通路在正常范围内的身高调节的重要性[69]。马方综合征中 *FBN1* 突变影响 TGFβ 自身及其结合蛋白 LTBP1 到 LTBP3 的信号通路传导，突出了 TGFβ 信号传导在该疾病中的重要作用[70]。与此相似，*FGF4* 的常见突变与身高相关，*FGFR3* 单基因突变导致软骨发育不全症。对 GWAS 发现的基因进行分类显示 Hedgehog 信号通路（*GLI2*、*LAM5*）、Wnt 信号路通（*CTNNB1*、*FBXW11*、*WNT4* 及 *WNT5A*）、mTOR 靶点信号级联反应通路（*SMAD3*、*mTOR*）、FGF 信号通路在身高遗传有重要作用。许多基因座并不与上述信号通路或其他已知组织 / 细胞功能过程（如骨 / 软骨形成）相关联，这意味着尚存在既往未知的身高调节生物学特性，如已报道 miRNA 族 *MIR17HG* 鉴定为身材矮小综合征的病因[71]。通过将 GWAS 相关基因与来自数千个人组织样本的基因表达微阵列交叉关联，研究者发现身高相关基因主要在生长板中表达，而在软骨、骨骼和内分泌器官中表达较少[59, 72]。

3. 临床转化　对单基因身高异常的基因定位分析和功能特征分析推动了过度生长和身材矮小疾病的治疗进展。典型例子是马方综合征，由于 *FBN1* 的致病性突变导致 TGFβ 信号传导过度激活，从而引起 TGFβ 受体阻滞药治疗的发展[73]。血管紧张素受体阻滞药氯沙坦在动物模型中表现出 TGFβ 受体阻滞药的特性，因此在马方综合征患者中开始进行临床试验[74]，结果发现治疗组治疗 3 年主动脉根部直径减小，但疗效未能超过常规的 β 受体阻滞药治疗组[75]。FGFR3 中 G380N 激活突变导致了 95% 的软骨发育不全症，在此基础上通过小分子化合物[76]及 C 型利钠肽类似物研发了 FGFR3 酪氨酸激酶活性抑制药[77]。

鉴于 *STC2* 对身高有较大影响，作为一个新型的治疗靶点可用于治疗身材矮小和 IGF 相关疾病。STC2 过表达小鼠导致出生后严重的生长迟缓，当 STC2 被一种结合 PAPP-A 功能缺失性的突变蛋白取代时，就会缓解这种生长迟缓，STC2 过表达可以治疗肢端肥大症和恶性肿瘤等疾病中的 IGF 过多，而用 siRNA 敲减 STC2 后可能有助于促进生长以治疗身材矮小[66, 78]。身材矮小的诊断重要的是基因检测的应用，尤其是在儿童人群中。例如，*SHOX* 缺乏症的基因型 - 表型相关性明确显示了一系列临床疾病谱的纯合型功能缺失性突变，从导致严重综合征（Langer 肢中骨发育不良症）的纯合性功能缺失突变，到轻度综合征性疾病（Léri-Weill 软骨发育不良、Ullrich-Turner 综合征）或特发性身材矮小患者[79]，遗传学诊断使这些患者精确地接受 GH 治疗，还可以对合并症进行定向筛查。例如，患有可能未得到充分诊断的 3M 综合征的男性（由 *CUL7*、*OBSL1* 或 *CCDC8* 突变所致），临床上因严重的出生后生长迟缓、特征性面容和骨骼的影像学异常发现得以确定，这些患者具有很高的原发性性腺功能减退症的发生风险，需要进行监测[79]。同样，继发于 Noonan 综合征的身材矮小个体也经常被漏诊，并且其患心脏病的风险更高[80]。最新将 WES 加入靶向基因检测以测试测序的结果显著改善了基因诊断。在接受遗传评估的 565 例身材矮小患者中，靶向基因检测揭示 13.6% 的患者潜在的遗传病因。未确诊的 491 例患者中 200 例患者接受了 WES，有 16.5% 的患者发现了导致身材矮小的基因变异，这表明添加 WES 可以提高诊断率[62]。基因诊断有助于对身材矮小个体在青春期和骨骺闭合之前进行早期识别和干预，筛查与诊断合

并症，预测干预措施（如 GH 治疗）的疗效。

基于基因型靶向药物疗法对单基因身高障碍的生化检验可协助治疗。生理刺激和血清生化测定是评估 GH 敏感性和耐药性的金标准，指导其药物应用。但遗传信息在确认生化检测的诊断和替代药物治疗方面发挥着重要作用，如 GH 受体或 GH 后受体信号转导（STAT5B）缺陷的儿童是接受重组 IGF-1（mecasermin）[81]治疗的候选患者，IGFALS 缺陷儿童携带一种稳定的 IGF 血清蛋白，对两种药物的反应均较差[82]。GH 疗法用于治疗由 GH/IGF-1 信号轴以外的某些遗传缺陷引起的身材矮小，花费较高且在许多其他疗法中不适用。鉴于许多综合征性身材障碍的表象不同，临床上在身材矮小综合征中甄别病因既富有挑战性也不够精确。基因诊断可以解决许多模棱两可的问题，尤其是在所有表现出现之前的儿童。GH 药物禁用于染色体断裂障碍。Bloom 综合征（由编码 DNA 解旋酶的 BLM 功能丧失突变引起）表现为身材矮小，在缺乏基因诊断仅通过临床和生化检测的情况下，往往临床表现进展才能确诊 Bloom 综合征，而在这之前有一些儿童已接受 GH 治疗多年[83]。

（四）血脂和冠状动脉疾病

1. 遗传结构　血脂水平是一个复杂的多基因性状，它也受饮食等环境因素的显著影响。遗传力评估提示其遗传因素的作用很大：高密度脂蛋白胆固醇（high-density lipoprotein cholesterol，HDL-C）占 40%～60%，低密度脂蛋白胆固醇（low-density lipoprotein cholesterol，LDL-C）占 40%～50%，而甘油三酯（triglycerides，TG）占 35%～48%[84]。导致极端血脂异常的单基因疾病与大约 20 个基因有关。孟德尔血脂异常综合征可表现为单一或混合的脂蛋白异常（见第 41 章）。在高脂血症方面，这些异常包括 LDL 升高（家族性高胆固醇血症、谷固醇血症）、TG 升高（脂蛋白脂肪酶缺乏、APOC Ⅱ 缺乏）、HDL 升高（CETP 缺乏）和混合性 LDL/TG 升高的综合征（家族性混合性高脂血症、异常 β 脂蛋白血症）。表现为极低的脂蛋白水平的单基因疾病也被确定包括低 LDL（家族性低 β 脂蛋白血症、*PCSK9* 突变）、低 HDL（家族性低 α 脂蛋白血症、卵磷脂胆固醇酰基转移酶缺乏症、Tangier 病）和混合性低胆固醇 /TG（无 β 脂蛋白血症、乳糜微粒滞留综合征）。

大多数血清脂质变异的遗传因素是多基因的。汇集了大约 200 000 个多种族样本的 GWAS，确定了 150 多个常见变异与血脂独立相关的基因座，约占 15% 遗传力[85]。常见变异对血脂水平的影响范围从小于 1mg/dl 到约 15mg/dl（对 SNP rs964184 的 *APOA1* 与 TG 的影响）[86]。

在确定的基因座中，许多基因可改变一种确定的脂蛋白，但少数基因（*CETP*、*TRIB1*、*FADS1-2-3* 及 *APOA1*）可改变所有脂蛋白水平，更有一个基因亚基

可改变多种脂蛋白[85]。这些发现与孟德尔病的观察结果一致，并证实了代谢和 LDL、HDL 和 TG 脂蛋白密切相关。

单基因突变可导致的血脂异常，这些基因也通过常见和罕见的变异改变一般人群的血脂水平。编码 LDL 受体 LDLR，提供了一个很好的例子来说明遗传变异的等位基因谱如何从罕见的孟德尔等位基因到常见的微小效应等位基因，效应大小与变异频率成反比。如家族性高胆固醇血症中发现的突变，在 2‰～7‰ 人群个体中发现 LDLR 中存在破坏性突变（移码或过早终止蛋白质的突变），并使 LDL 水平增加 150～200mg/dl[87]。在细胞模型发现的约 1∶100 的人群个体中发现 87 种错义变异，并且使 LDL 水平增加约 100mg/dl[88]。在 1∶10 个体中发现的 LDLR 中的一个常见内含子 SNP 使 LDL 水平降低 7mg/dl[86]。

综上所述，血脂的遗传结构涵盖了作用于基因组中数以百计的基因，从罕见到常见等位基因谱。基于对基因功能的各种影响，同一位点的不同变异可以在很大范围内改变脂质水平。人群中的变异频率与对血脂水平的影响程度呈负相关。许多基因座可同时影响多个脂蛋白水平。

2. 疾病生物学　血脂性状的遗传定位与生化和生理学研究有着丰富的协同历史进程，揭示了脂蛋白代谢的分子机制及其与人类心血管疾病的关系。

孟德尔高脂血症综合征是第一个对病理生理学产生深刻理解的综合征，首先 Brown 和 Goldstein 的经典研究表明，LDL 未能抑制家族性高胆固醇血症个体成纤维细胞中的 HMG-CoA 还原酶活性[89]。随后对众多有关高胆固醇血症家族（LDLR、APOB、ABCG5、ABCG8、ARH 及 PCSK9）的研究深入洞悉了胆固醇吸收和胆汁排泄的基本机制，并对受体介导的内吞、再循环和反馈调节的基本生物学理解产生重要影响[90, 91]。在这些家族中也注意到 LDL-C 升高与心肌梗死（myocardial infarction，MI）发生率增加之间的关联，并在异常低 LDL-C 水平（家族性低 β 脂蛋白血症：APOB、PCSK9、ANGPTL3）的家族观察到有较低 MI 发生率[91]。流行病学相关联和他汀类药物治疗在预防冠心病（coronary heart disease，CHD）方面成功将 LDL-C 和 CHD 的相关性扩展到普通人群[92]，正如用 GWAS 确定的常见 LDL-C 相关 SNP[86]。

大量与 LDL-C、HDL-C 和 TG 相关的基因座，结合基因分型个体的人群规模的队列的临床结局数据，使得验证流行病学与重大公共卫生后果的因果关系成为可能。HDL-C 水平升高可能对 MI 产生保护作用，但此关联的因果关系尚有争议。是否能在人群中努力提高 HDL-C 水平增加公共健康呢[93]？是否能在早期临床治疗失败后继续研发提高 HDL-C 水平的药物呢？通过与 HDL-C 水平相关的常见变异分析，也就是称为

"孟德尔随机化"方法来检验心血管事件与 HDL-C 的因果关系[94]。遗传关联意味着因果关系，因为基因型先于表型，从而减轻了混杂、偏见和反向因果关系的流行病学问题。孟德尔随机化被认为是一种自然进行的临床试验，其中受试个体通过设想与某一因素（例如，增加 HDL-C 水平的 SNP）相关的基因变异进行随机，以基因型随机化个体对临床结局（如 MI）进行评估，在伴和不伴可能遗传学变异的患者中评估其结局的相对风险比。

尽管早期的观察性研究表明升高的 HDL-C 和 CHD 间存在很强的关联性[95]，研究者使用孟德尔随机化方法验证了 SNP 与脂质水平定量关联的因果关系。他们发现增加 HDL-C 的遗传变异对 MI 并无保护作用，而降低 LDL-C 的遗传变异对 MI 有保护作用[96, 97]，旨在增加 HDL-C 的多种药物则不能达到。基于上述发现，药物试验结果与之相一致，即以降低 LDL-L 药物对 MI 有保护作用，而增加 HDL-C 的药物则无保护作用[98]，提示人类遗传学支撑的治疗靶点更有可能在人类产生临床效果[99, 100]。

然而，对于 TG，多种遗传证据链支持了与 CHD 的因果关系。首先，在欧洲[101] 和美国[102] 队列中，APOC3 中罕见的功能缺失突变与 TG 水平低下相关，并且对缺血性心血管疾病具有保护作用；其次，一项孟德尔随机化研究表明提高血清 TG 水平的 SNP 也会增加 CHD 的发病率[103]；最后，由于 TG、LDL-C 和 HDL-C 的作用相互交织，研究人员系统地检验了所有与 CHD 相关血脂的基因座，除去 LDL-C 和 HDL-C[85]，以剖析 TG 对 CHD 风险的贡献度，通过构建统计框架来解释 SNP 对所有三种脂蛋白水平的多效性影响，他们证明：①同向改变 LDL-C 和 TG 的 SNP 与 CHD 风险相关；②仅改变 TG 水平的 SNP 也与 CHD 相关；③ SNP 对 TG 水平的影响强度与对冠心病风险的影响程度独立相关[85]。

3. 临床转化　在治疗学领域，影响血脂水平的遗传定位展示了一种很有前景的药物靶点确定方法：也就是说，在自然灭活时保护免受疾病侵害的基因可能是有用的药理学靶点。他汀类药物可抑制 HMG-CoA 还原酶（由 HMGCR 编码），是降低 LDL-C 水平，并且在一级和二级预防干预中降低冠心病风险的最成功药物之一。GWAS 确定 HMGCR 为改变 LDL-C 水平（影响大小约为 3mg/dl）[86] 的基因组。然而，在 100 多个其他相关基因座中，如何将该特定基因座优先作为治疗候选基因呢？在某些情况下，自然实验（即等位基因系列）可用于推断基因座功能的剂量反应曲线，该曲线表明编码蛋白质活性的增强或抑制如何提高或降低疾病风险。例如，在众所周知的 PCSK9 案例中，功能丧失突变降低 LDL-C 和心血管疾病风险，而功能获得突变增加 LDL-C 和心血管疾病风险[104]，早期临床

试验表明，抑制 PCSK9 编码的蛋白质是一种很有前景的降低 LDL-C 和预防心血管疾病的措施[105]。识别自然灭活的保护疾病基因为靶向治疗提供了以下几个优势：①靶标已经在人类中得到验证；②设计基因 / 蛋白质功能抑制剂比增加基因 / 蛋白质功能更容易掌握；③自然界在进行一个抑制基因功能的终生临床试验，新呈现的不良反应也被熟知。在 PCSK9 案例中，具有功能丧失突变的个体除了低 LDL-C 水平和心脏病发作的风险降低外，没有表现出任何表型异常。同样类似情况，自然发生 NPC1L1 的失功突变功能，即依折麦布的抑制靶点，发现其与血浆 LDL-C 水平降低和 CHD 风险降低有关[106]。

既往研究中，仅基于脂质相关位点的 CHD 遗传风险预测因子不增加临床预测风险，但最近研究显示使用 SNP 组合方式可以识别高风险个体。在英国生物样本库工作的研究者验证了包含 SNP 组合的多基因风险评分，该评分赋予 CHD 的 3 倍风险，相当于家族性高胆固醇血症的风险，在 8% 的研究人群中发现了这些高风险的多基因组合，使其比家族性高胆固醇血症的患病率高出 20 倍。鉴于他汀类药物在一级和二级 CHD 预防中的广泛适应证，遗传学可以帮助预测治疗效果并阐明不良反应[107]。GWAS 已经确定了一些可重复的基因座（APOE、LPA、SLCO1B1 和 SORT1/CELSR2/PSRC1）用于评估 LDL-C 对他汀类药物治疗后的反应性状[108]。SLCO1B1 编码有机阴离子转运蛋白 OATP1B1，已被证明可调节肝脏对他汀类药物的摄取[109]，当暴露于单剂量的辛伐他汀类药物时，携带 SLCO1B1（V174A）错义突变（导致功能丧失）的个体血浆他汀类药物水平增加高达 2.5 倍。在接受大剂量辛伐他汀的二级预防队列中他汀类药物诱发的肌病的 GWAS 中，在 SLCO1B1 处识别出相同的遗传信号（通过同一单倍型内的非编码 SNP），这使得一个等位基因的肌病风险为 4.5 倍，纯合子变异个体的肌病危险为 16.9 倍[110]，研究者估计队列中 60% 肌病病例由 SLCO1B1 变异所致[110]，他们仅对 200 例肌病病例对照进行了 GWAS，尚需在未来更大样本量的研究中才可能发现更多的药物遗传学相关基因座。几项观察性和干预性研究也将他汀类药物治疗与 2 型糖尿病风险增加相关联，关键问题是这种风险是由他汀类药物的非靶效应还是通过 HMG-CoA 还原酶的靶效应介导的尚不明确。非靶效应提示，需要进一步研发新型、特异性更强且无该不良反应的他汀类药物，但靶向效应则意味着研发更有效和特异的他汀类药物会增加 2 型糖尿病的风险。遗传学已开始阐明该问题，采用孟德尔随机化方法，研究者发现 HMGCR SNP 降低 LDL-C 水平的同时也会增加 BMI、胰岛素抵抗和 2 型糖尿病风险，表明他汀类药物介导的 2 型糖尿病风险存在靶向机制。

四、遗传信息及测序在内分泌学临床应用中的注意事项

一般来说，实验室检测的医学应用需要三个组成部分：第一，必须建立一个经过验证的测试，具有足够的准确性和精确度，以便在检测中心间和不同时间段施行一致性测量（临床级分析）；第二，须对足够规模的代表性对照人群进行检测以建立正常的临床参考范围；第三，必须使用严谨的临床研究来建立检测值和表型结果间的印证。理论上这些需要采取前瞻性随机对照试验的形式，这些研究本身花费昂贵，加之早期测序技术的成本，费用问题令人望而却步。NGS 满足首个要求，以越来越合理的成本提供高通量和高保真性测序。第二个要求目前正在进行中。基因组学数据库在世界各地不断发展，为健康个体的常见基因序列提供了"参考范围"。

遗传信息的临床应用包括诊断、预后、风险预测和个性化治疗（如药物遗传学），随着成本和可行性的障碍逐年减少，我们相信遗传学信息的使用将在临床实践中变得司空见惯。为了使患者受益最大化，同时尽量减少假阳性和假阴性结果，临床医生必须选择合适的患者，部署适当的基因检测技术且正确解释结果，正在针对各种内分泌疾病（如身材矮小）提出用于患者 / 基因检测选择的特定临床算法[79]，但这尚需要时间来验证。考虑到这一点，我们提出了一系列可能的患者情景，从临床没有明显疾病的个体到患有临床可识别遗传综合征的患者，总结了每种情景下基因检测的益处和注意事项，随后我们回顾了与靶向和全基因组测试相关的问题，并为患者和测试选择提供了一些指导。最后，我们概述了遗传学疾病相关分类，对临床实验室报告中就遗传学信息进行了解释，并为临床决策提供了建议（图 3-3）。

（一）一般人群的基因组筛选

基于人群的对已知致病的孟德尔突变进行筛查是基因组测序的有益应用。RET 基因的某些突变易导致侵袭性甲状腺癌，遗传效应极强，因此美国甲状腺协会建议 1 岁以下该突变婴儿进行预防性甲状腺切除术[19]。随着基因组测序变得司空见惯，似乎可以对普通人群的基因组（如作为新生儿筛查的一部分）进行 RET 突变检查，以发现这种罕见但可能致命的疾病。癌症可以预防，生命可以挽救。然而，需要考虑的是 RET 基因突变的临床数据是从受 MEN2A/B 和家族性 MTC 影响的家系中获得的（见第 42 章）。RET 突变与 MTC 之间或其他基因突变与其他疾病风险之间的基因型 - 表型相关性是否适用于无疾病家族史的普通人群尚不清楚。

对在一般人群中确定的孟德尔糖尿病突变研究表明，在孟德尔疾病家族中确定的基因型 - 表型相关

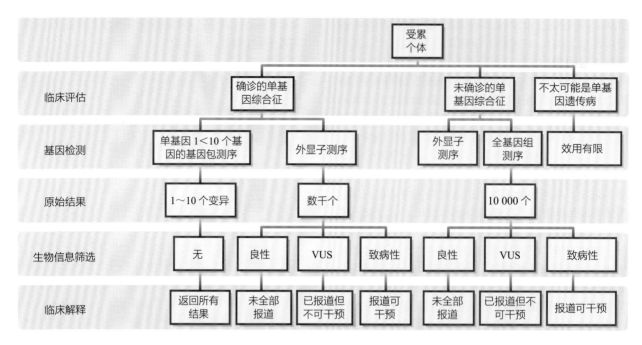

▲ 图 3-3　疑似患有单基因 / 孟德尔病的个体使用靶向和全基因组基因检测的建议

VUS. 意义不明的变异

性可能并不普遍适用于整个人群。例如，对一个以人群为基础的纵向糖尿病表型的美国队列进行基因组测序，确定了 25 个先前已知导致常染色体显性糖尿病（MODY）的突变个体。尽管存在明确疾病基因（人类基因突变数据库[111]）的突变，但这些个体中只有一人符合 MODY 的临床标准，总体而言，这组携带 MODY 突变者的糖尿病发病率与普通人群中的发病率并无差异。随着测序在人群中的广泛应用，有必要重新检验在不同遗传背景（如祖先）和环境背景下的遗传效应和基因型 - 表型的关联性，目前的证据和知识体系不赞成将基因组测序用于人群的筛查。

（二）个体患者的遗传信息和测序

1. **无症状个体**　内分泌科医生可能要关注下面没有明显症状的个体，他们患病的风险可能会增加：①具有已知遗传病家族史但尚未接受检测的个体；②虽无家族史但经过检测发现具有明显的致病突变（即"遗传偶发瘤"）。目前，家族史可作为遗传倾向或风险的替代，用于评估筛查前发病概率。与任何医学检验一样，基因测试对个体患病可能性的影响取决于检验本身特征（通过灵敏度 / 特异度量化）和疾病的预测可能性。对于有家族遗传史的个体，强遗传效应的常染色体显性遗传病，疾病的预检概率可能高达 50%，对于患有隐性遗传病个体的兄弟姐妹，其患病概率可能为 25%。因此，对于有孟德尔内分泌疾病家族史的个体，通常需要进行基因检测（取决于当前个体患者的风险和益处，包括心理社会因素）；这与目前对孟德尔病家庭无症状个体的临床实践一致。

然而，对于没有孟德尔式"遗传偶发瘤"家族史的个体，疾病的预测率可能性是人群的 1/100 000～1/10 000 万。即使有一个突变使风险增加了 50 倍，该个体也有可能保持无病状态，那么可以为这些携带孟德尔突变的个体提供什么样的帮助呢？基于人群的测序调查显示，平均而言一个看似健康的个体的基因组包含大约 100 个孟德尔样破坏性突变（如移码插入缺失和 SNP 导致过早终止密码子），其中多达 20 个是纯合失活的[112]，因此，由于人类基因组的蛋白质编码部分（仅占总基因组的 1%～2%）包含一些可以防止疾病发生的未知的代偿序列，根据临床后果的严重程度和人群遗传效应的估计，观察性等待可能是更加严谨的处理方式。

2. **有症状个体**　有症状的个体可能会出现临床定义或未知的综合征，在这两种情况下，遗传诊断可以带来心理上获益，为计划生育提供信息，有时还可以指导治疗筛查或干预。NGS 有可能提高这些有症状个体的诊断效率，包括 GWAS 和 WES 在内的技术将诊断工作流程，从候选基因的顺序检测到并行测序芯片，通过同时检测许多靶基因，NGS 避免了冗长的排除诊断过程。此外，NGS 芯片可以设计为同时检出经典序列分析遗漏的继发疾病修饰突变。

多发性内分泌肿瘤综合征（MEN1、MEN2）的基因型 - 表型相关性，就是遗传诊断对受累个体和亲属进行定向筛查和预防性干预获益的典型案例。例如，RET 癌基因突变的基因型 - 表型相关性决定了儿童预防性甲状腺切除术（范围从 <1 岁到 >5 岁）的紧迫性[19]。

因此，即使有临床诊断，基因检测也可以发挥很大的预后价值。另一个例子是由 *CUL7* 基因（以及其他）突变引起的 3M 综合征（临床上定义为身材矮小、面部畸形和骨骼异常），患有这种综合征的男性性腺功能减退的风险很高，因此应该更加警惕地筛查基因诊断，为未来的不孕做好准备。基因诊断常常可以让患者避免终身治疗和检验，*GCK* 突变（MODY2）的糖尿病患者表现出高血糖，但其仍能够调节血糖水平，他们既不需要降糖治疗，也不存在糖尿病并发症的高风险。一般来说，对于内分泌疾病（如糖尿病）基因分类有可能指导药物治疗，在 *HNF1A* 突变引起的糖尿病患者中可以找到遗传指导药物治疗的现成案例，在临床试验中这些 *HNF1A* 突变携带者比非携带者对磺脲类药物更敏感，并且在不使用其他药物的情况下维持更持久的血糖控制[55]。

当鉴定出强遗传效应的遗传变异时（对于罕见的孟德尔病来说），受累患者的基因检测最有可能提供信息，我们提供了如下标准和"4S"助记符，孟德尔病有以下特征：①严重性（severe），该疾病比一般情况更严重；②聚集性（segregating），单个或多个受累的家庭成员或有血缘关系的家庭史；③综合征（syndromic），可表现为畸形、发育异常和异常生化表型；④早发病（too-soon），发病年龄过早。由于技术原因和潜在的遗传（基因座）异质性，基因检测的诊断结果具有高度的变异性，即使对于研究比较成熟的孟德尔综合征，如 MEN1，30% 家族也没有通过 MEN1 基因测序确定可识别突变。对于患有未知综合征的受累个体，或靶向测序未能做出诊断的个体，需要使用 NGS 方法进行系统的基因测序，并且诊断率通常较低。美国国立卫生研究院一项关于罕见疾病外显子组测序的研究报道，仅有 20% 的病例得到了诊断[113]。

（三）避免侵入性诊断

随着超声、CT 和 MRI 的不断改进，偶然发现的内分泌疾病数量也在增加。NGS 提供了一个无须侵入性操作就可以评估上述发现的方法。甲状腺结节是内分泌科医生面临的一个经典的诊断难题，虽然大多数结节是良性的，但在美国每年甲状腺结节细针穿刺细胞学检查仍有 10 万个性质不确定的结节[114]，一些内分泌学会的建议是对这些性质不确定的结节行甲状腺叶切除或甲状腺全切除，这些结节只有 5%～30% 被证实为恶性的[115]，对这些病例行基因诊断有助于减少手术治疗和终生甲状腺激素替代的需求。最近开展了一项对 176 例细胞学检查性质不确定的甲状腺结节进行基因检测的研究，对这些性质不确定的结节，传统的做法是行甲状腺叶切除、甲状腺全切除或密切观察，该研究在甲状腺结节细针穿刺后，采用 NGS 对与甲状腺恶性相关的基因进行检测和验证，结果显示

NGS 诊断甲状腺恶性的特异度为 91%，并防止了 49 例患者进行诊断性甲状腺切除术，通过对 46 例患者随后的超声随访中发现，45 例的结节大小不变，并且再次活检证明为良性，因此，基因筛查工具在临床中的成功应用可以使患者避免侵入性的外科诊断并节省了费用[116]。

NGS 也可以帮助区分甲状腺乳头状癌（papillary thyroid carcinoma，PTC）与良性腺瘤样结节，Ye 及其同事通过对同时具有甲状腺良性腺瘤样结节和 PTC 的患者进行分析发现，*BRAF* 基因突变（阳性比例 22/32）只存在 PTC 中，而 *SPOP*（4/38）、*ZNF148*（6/38）和 *EZH1*（3/38）的突变多集中在良性腺瘤样结节中[117]，其中甲状腺良性腺瘤样结节的分子标志物与 PTC 是相互独立存在的，系统进化树分析也表明 PTC 是独立发展的，并非由良性腺瘤样结节发展而来。该模式展示侵袭性甲状腺肿瘤具有独特的遗传起源，它不同于在结肠等组织中发生的进展性不典型增生，上述数据表明甲状腺测序可在甲状腺腺瘤样结节中排除恶性可能性，并减少了进一步监测的需求，将来特定的遗传特征会增加穿刺活检的特异性，并降低与甲状腺切除术相关的成本、治疗花费和终生患病率[117]。

1. **基因检测的选择：靶向与全基因组方式**　如果成本不成问题，人们可以考虑采用全基因组测序，以最大限度地提高灵敏度，并在每个病例中找到"确凿证据"的突变，使用这种基因组测序的方式等同既往同时进行数千个基因的测序，临床上等同对每个内分泌患者进行所有可能激素的检测排序。直观地说，这种方法并不可行，因为每一项检测都有假阳性的可能，一个人进行的检测越多，出现至少一次错误的机会就越多。同样的逻辑也适用于基因测试和基因组测序。即使对遗传变异的分析具有 100% 的灵敏度和特异度，但是由于基因在人群中的不完全外显率、可变的表现度，以及我们对基因型 – 表型相关性的了解不够全面，就会导致基因组测序的结果在解释临床疾病风险中的灵敏度和特异度逊色很多。

2. **基因组检测的局限性**　遗传变异的分子类型（单个碱基的改变或更复杂的变异，如基因插入 / 缺失 / 重复）极大影响分析的灵敏度和特异度。最常用的基因包和全基因组测序依赖于 NGS 技术，该技术目前非常适合检测单个基因或多个碱基变异，但在检测结构变异（染色体重排）、大的插入缺失、三联体重复扩增、多聚 T 和 A 序列、新断点和拷贝数变异方面效果不佳[118]。例如，在一项临床试验级基因组测序研究中发现的所有假阳性基因变异都是插入缺失或发生在 DNA 重复延伸附近[119]。随着 NGS 技术和基因组重建算法的改进，准确检测这些更复杂的遗传变异的能力也会提高，从而减少假阴性和假阳性结果。近来其他检测模式，如染色体微阵列，可用于识别大的（＞50kb）

结构和基因拷贝数变异[120]。

即使技术上设法解决了测序的局限性，基因变异的一定分类也会限制测序在临床实践中的应用。近期来自 ExAC 数据库集中对 38 个内分泌疾病基因的罕见种系编码区、非同义突变单核苷酸变异（singlenucleotide variants，SNV）的分析表明，当前的变异预测工具存在确认偏倚和对计算机预测致病性的依赖，确认偏倚的产生是基于在疾病队列中发现罕见 SNV 的研究。随着基因筛查扩展至普通人群，必须在大型健康人群中进行"致病"SNV 的基线患病率验证。还有，某个真正的致病变异应多出现在受累人群而非健康人群。现阶段都是在疾病队列中进行基因筛查，并未排除在健康人群中的变异，因此导致太多变异被认为是"致病"变异。同时，计算机预测错义突变对功能的影响远不如意义重大的移码突变和无义突变。基于上述两个原因，遗传预测模型经常将良性变异错误地归类为致病性变异，并且已识别的致病基因变异的数量远远超过了报告的疾病患病率。在排除孟德尔病的 ExAC 研究中就有几个这样的例子，如 MEN1，明显"致病"的错义突变在测序个体中的发生率为 1∶2000，而患病率为 1∶30 000[121]。最终，健康个体携带大量错误分类的"致病等位基因"，而这些基因最初被认定为患病个体的罕见变异，随着基因检测变得愈加普及，我们对致病变异和可指导临床的突变的定义将要求越来越严格[121]。

靶向检测（无论测量所要求的一组基因的变异或屏蔽／只报告所要求的一组基因的背景变异）是减少假阳性结果的一种解决方案。此外，专注于检测特定基因组的临床检验可能特别精通解释这些基因的变异，从而可能提高灵敏度和特异度，当然，当靶向检测为阴性时，可能需要更全面的检测才能做出诊断。除了减少假阳性结果，靶向检测亦可提供卓越的分析性能。目前版本的全基因组测序，数以百万计基因变异可同时被鉴别，可见对变异的检测是高度可变的[122]。在识别变异的数量和识别个体变异的灵敏度／特异度间需要进行权衡，这种分析的灵敏度／特异度与覆盖度有关，即测序的深度，或在单个检测中对特定核苷酸进行独立测序的次数。不同的基因组测序深度差别很大。例如，一项全基因组测序的临床试验报告了"平均 30× 覆盖率，超过 95% 的碱基至少 8× 覆盖率"的临床级基因组测序[119]，这意味着在人类基因组的 30 亿个碱基中，每个碱基平均被独立测序 30 次，超过 95% 的碱基至少被检测了 8 次。然而，仍有 5% 的人类基因组没有进行很好的检测或没有被检测到。因此，如果临床怀疑而需要对某些基因或基因组区域进行检测，那么靶向检测就具有更高的灵敏度和特异度。临床级基因组测序足以检测到种系杂合子突变频率的变异（平均 50% 测序分子包含变异

碱基），但对于需要检测低于种系杂合子突变频率的疾病，如检测肿瘤中的体细胞突变，则需要更高的覆盖率。

（四）遗传变异的解释

一旦确定了遗传变异（通过测序或其他方式），就必须解释它们对健康和疾病的影响，上述解释需要整合人口数据（以了解一种变异是否比预期致病变异的频率更高）、计算预测、实验证据和家族对比研究。目前正在策划数据库的建立，以便开始对这些资料进行精确分类并协助遗传变异的解释。ClinVar 数据库汇总了基因组变异及其与人类健康关联的信息[123]。

遗传变异可以分为三大临床类别，即良性变异、致病变异和意义不明的变异（variants of uncertain significance，VUS），但也有人建议称中间类别[124]。在单基因或疾病靶向的基因检测中，鉴于检测出的变异数量很小，一旦检测出了常见的良性变异，足以允许对每个患者的所有变异进行单独评估。然而，外显子测序能识别出数以万计变异，而基因组测序能识别出每个个体中的数以百万计变异[125]。因此，在大量的良性变异中，必须要自动筛选并找出一些致病变异。遗传检测是基于孟德尔变异具有高外显率的假设而进行的，在正常参考人群中观察到大多数遗传变异的频率大于 1%（在罕见疾病中甚至有更低的阈值），因此大多数遗传变异可能被筛选为良性。计算分析可以通过显示变异是"沉默的"（如与对照碱基相比编码相同的氨基酸）来支持良性分类。然而，这一假设忽略了一些罕见的情况，如 Hutchinson-Gilford 早衰综合征中的 *LMNA* Gly608Gly 突变，虽然 1824 位的胞嘧啶突变为胸腺嘧啶后仍然编码甘氨酸，但该突变在第 11 号外显子引入了一个新的剪接位点，导致最终的早老蛋白缺失了 50 个氨基酸[126]。相反，与疾病相关的生物分析实验能提供错义突变不改变蛋白质功能的证据。此外，基于家庭的数据对于遗传变异的解释也非常有用，如在大多数健康亲属中也观察到了显性疾病的变异，这种变异则归类为良性变异。通常，筛选良性变异会使变异数量减少 100～1000 倍，此后只需对 30～300 个变异进行进一步分析[119, 127]。

在相似的证据等级中，可支持"致病性"定义，也可能难做结论，因此出现了"意义不明的变异"这一名称。当一个已知失活会引起疾病的基因性变异（提前终止或移码突变）显示很强致病证据时，计算分析可预测这种基因的破坏性。与疾病有关的生物测定实验可以证实变异的致病性，而基于家庭的数据即发现推测的致病变异与疾病分离，或者在新发病例中父母双方均不存在此变异，增强了研究结果显现的结论性。在数据库（如人类基因突变数据库等）中存在这种变异虽可提供支持性证据，但是不同变异之间的证据质量存在很大差别。在最终报告前，被定义为致病性的

变异通常采用传统方法（即 Sanger 测序）[124] 重新测序加以验证，这种做法可能会随测序技术的改变而改变。在最近对 20 例心肌病患者和对照进行基因组测序的病例对照样本研究中，每个个体（在病例和对照组中）都有 2～4 个变异被归类为致病性变异[125]，映射了遗传变异面临着需要单独解释的挑战。

（五）遗传学检验报告用于临床决策

临床上基因检测用于鉴定或确定疾病的原因，以帮助临床医生做出个体化的治疗方案（表 3-5）。鉴于基因检测的复杂性，特别是在基因组（外显子组或基因组）层面上，医生和临床检验人员常一起合作以获得有用的结果。例如，当实验室在基因组测序过程中发现一种罕见或新的变异时，不能仅仅因为它罕见或是新的变异就认为它与疾病关联。患者的病史、体格检查和实验室检查是区分这个变异是致病的、意外发现的，还是良性的关键。

怎样在临床决策中使用已发现的遗传变异？遗传变异分析包含着不确定性，存在三种分类：良性、致病性和 VUS。美国医学遗传学学会指南[124] 推荐定义为致病性的变异可用于临床决策，然而，遗传证据不应该是疾病的唯一证据，特别是在一些可能被错误定义的致病变异的情况下，应在可能的情况下与临床资料一起使用，包括检验结果、体格检查和影像学结果。VUS 一般不用于临床决策，仍需继续努力解决该变异为致病的还是良性的，并根据患者的临床表象进行解释至关重要。定义为良性变异通常可认为是不引起疾病的状态。为了明确诊断进行的测序，会偶然发现可能与临床相关的致病变异，这是基因组测序不可避免的结果。这种情况类似于在 CT 中发现肾上腺肿块或在体格检查中发现甲状腺结节。

某个临床医生预行基因组检测时应了解该实验室的政策和当前有关此类偶然或次要结果的伦理准则，目前建议是提供患者选择权而不是接受这样的偶然发现，况且不同实验室在报告此类偶然发现时可能大相径庭。从临床医生和患者的角度来看，偶然性发现也需特别被质疑或拒绝。实验室应提供明确的信息，制订出如何处理偶然发现的报告原则，以及如何质疑或拒绝偶然发现。针对临床外显子组和基因组测序中的偶然发现的结果，美国医学遗传学学会已对指南进行 4 次修订并推荐[128]。

（六）未来展望与结论

我们预计基因组测序在未来将会成为临床病历的一部分，这样的话，"我们应该测序吗？"的问题会变成"我们应该看测序结果的哪一部分？"。一个合理的临床思路不是去看测序的全部，而是至少要求它在临床背景下严密解释测序的结果。每个人类基因组都含有数千种 VUS 和多种被归类为致病性的变异，临床可疑时对于寻找和解释遗传变异至关重要，这种方法

表 3-5 临床遗传学检验报告验证

临床医生在验证临床遗传学实验室报告时要考虑以下几个问题

基因检测的技术概要

对于靶向检测，可以在基因检测登记处（http://www.ncbi.nlm.nih.gov/sites/GeneTests）查到检测的基因列表和每个基因的覆盖率。对于基因组检测，在评估检测质量时应考虑平均覆盖率（如>30×）和最低覆盖率（如 95% 碱基>8×）。对于覆盖率低或无覆盖的基因需要一一列出。对于靶向检测和基因组检测，应明确说明所使用的检测技术对不同分子类别遗传变异检测的局限性（如二代测序不能很好地捕获拷贝数变异）

临床解释

关于检测结果的临床解释，检测结果是阳性的（确定了可以导致患者疾病的遗传变异）、阴性的（未发现可以解释患者疾病的遗传变异），还是意义不明的（仅确定了意义不确定的变异）？对于可能的遗传变异的解释是否符合临床情况或至少解释了患者的某些表型？对于偶然发现的遗传变异，是否存在未来后代的携带者风险或患者未来发生单基因疾病的风险？单基因疾病及其遗传模式的概要可在人类孟德尔遗传在线网站上查到[123]（https://www.omim.org/）

变异度的报告和分类

如有可能，应提供基因名称、转录本、变异的分子形式（单核苷酸多态性、插入缺失等）、碱基变化、氨基酸变化、杂合或纯合、种群频率和分类（良性、致病性、意义不明的变异）。命名规范由 HUGO 基因命名委员会确定（http://www.genenames.org），群体的变异频率可以在 1000 基因组项目（http://www.1000genomes.org）和外显子整合联盟（http://exac.broadinstitute.org/）中查到。如果有基于家系的数据，需要根据这些数据及来自临床数据库的信息，以提供不同遗传变异分类的理由。既往报道的变异和表型之间的关系可以在 ClinVar（http://www.ncbi.nlm.nih.gov/ClinVar）中查到。每个遗传变异的报告都应该对分析的准确性（包括覆盖率和验证等）（如 Sanger 测序）进行报告

概括了当前用于基因检测的临床算法。例如，作为一种孟德尔病的家族性副神经节瘤表现出基因座异质性，系编码琥珀酸脱氢酶复合物基因的多个突变所致。目前基因检测的算法是分层逐步进行的，首先从最符合病例临床表现的基因开始（例如，如果肿瘤位于腹部或是恶性的，先对 SDHB 基因进行测序，如果肿瘤位于头部或颈部，则对 SDHD 基因进行测序），如果在最可能的候选基因中未发现突变，则测试复合的其他基因（如 SDHC）。在基因组测序时代，临床算法可能会从一个已测序的家族性副神经节瘤综合征患者中分

层逐步查找致琥珀酸脱氢酶复合物的突变。由于随后会对每个基因进行检测，因此不会产生额外的测序成本，不断对基因组中合适和可解释的区域进行技术打磨将会减少临床上假阳性结果。

DNA 序列的改变并不是传递遗传信息的唯一途径。除了初步测序数据外，表观遗传变化包括 DNA 甲基化和组蛋白修饰可能对正确的基因诊断变得至关重要，表观遗传改变可以永久和遗传性改变基因的表达，从而改变临床表型。DNA 的 CpG 二核苷酸中胞嘧啶残基的甲基化在基因组中非常普遍，以至于它被称为"第五碱基"[129]。启动子的高甲基化通过降低与转录因子的亲和力和增加招募与甲基化的 DNA 结合的阻遏因子而减少基因表达。DNA 甲基转移酶在子代细胞中复制这些甲基化模式，并根据环境影响和细胞外信号产生新的甲基化模式。

甲基化对遗传疾病的影响才刚刚被认识，最近的研究评估了 5000 多例与 2 型糖尿病和肥胖症相关的个体的全基因组甲基化谱，该分析过程与 GWAS 相似。在 187 例与肥胖和 2 型糖尿病相关的甲基化位点中，38 个含有 *ABCG1* 基因的基因座，ABCG1 是已知的脂质稳态和胰岛素抵抗调节因子。这些甲基化基因座可以预测肥胖和 2 型糖尿病，这种预测价值独立于单核苷酸多态性的变化，并且优于炎症标志物，如 CRP[130]。

总的来说，遗传信息最有可能在疑似孟德尔综合征的个体中进行临床应用（4S 标准）。对有临床明确综合征的个体，存在有针对性并已经过充分验证的靶向基因组合时，目前首先推荐靶向检测方法（单基因或靶向基因组合测序）。例如，当临床上怀疑 MEN2B 时，可能不需要进行全基因组测序，而 *RET* 基因测序通常就可做出诊断。如果靶向基因检测无法提供结果且高度怀疑遗传疾病时，对于某些患者则需要额外进行外显子组或基因组测序（图 3-3）。对临床上无法分类的遗传综合征的个体，缺乏或无充分验证的靶向基因组合时，我们推荐进行全基因组测序，来进行结构和序列变异的检测。依赖技术的进步，这可能让过去靶向检测得不出的或可能需要重新测序的遗传变异变得简单。外显子组占基因组的 1%～2%，但却包含了近 85% 的已知致病突变[131]。因此，鉴于当前的技术，辅以阵列比较基因组杂交（comparative genomic hybridization，CGH），或在阵列 CGH 之后，外显子组测序是一种合理的初始全基因组测序方法。

其他最佳实践会改善测序所得的基因诊断结果。理想的情况是获得父母双方的 DNA，且来自其他亲属的 DNA 也有助于对遗传变异的解释。若确定了未受累和受累的组织，在可能的情况下应获得配对的受累组织 - 血液样本。将患病和未患病个体及家族成员之间的数据进行交叉对比、计算分析和实验验证，可鉴定遗传变异为良性、致病性还是 VUS。事实上，为了最大限度地提高所有基因组学方法的可解释性，在健康个体和患者中获得大量基因组序列是至关重要的。最后，准确的分类需要医生和临床检验人员通力合作，而且所产生的遗传信息应始终与具有补充价值的数据（生化、影像等）相结合，以用于临床决策。

第 4 章　实验室技术鉴定内分泌紊乱
Laboratory Techniques for Recognition of Endocrine Disorders

PATRICK M. SLUSS　FRANCES J. HAYES　著

杨梦柳　杨刚毅　译　严　励　校

要点

- 内分泌疾病的临床诊断需要依赖严谨和精确的实验室检查。在内分泌疾病中，结合激素水平、生物标志物和分子标志物来诊断疾病或判断预后通常比单纯凭借临床症状具有更好的灵敏度和特异度。
- 内分泌疾病尤其是内分泌肿瘤的诊断方法正在不断进步。传统的生化指标包括蛋白质、类固醇激素及其他相关指标，辅以肿瘤生物标志物广泛应用。
- 新型的内分泌分子诊断系统应运而生。通常，这样的系统具有更好的适用性，能够广泛地应用于各种非实验室场景。但同时它们又像一个"黑匣子"，隐藏了大部分的详细信息；检测数值，尤其是当报告精确到小数点后几位，会导致数据缺乏精确性。这样的缺陷常常会误导医务工作，从而限制了它们的适用范畴。
- 内分泌疾病的分子诊断系统中信效度检验和质量控制尤其重要。它保障了内分泌实验指标的可靠性和稳定性，有利于内分泌专家解读，便于处理各种复杂的临床问题。
- 过去 10 年，检查指标不断发展直接或间接提高了社会医疗成本，其成本甚至已经超过了医疗行为本身。因此，对于临床医生和病理学家而言，需要更深入地了解检验原理，注意优化临床检查路径，在不影响医疗质量的情况下控制医疗成本。

内分泌学是一种高度依赖精确实验室检查的医学实践。激素水平、生物标志物或分子标志物的微小变化在疾病的早期检测（或风险预测）中可能比经典的体征和症状具有更高的特异度和灵敏度。大多数内分泌科不具备实验室检测的设施，它们必须依赖医院或者商业实验室完成实验室检查。了解实验室测试的细微差别可以帮助临床医生更好地理解实验室检查结果，尤其是当临床表现和实验室结果不一致时。

在过去 10 年里，实验室检查的不断发展直接或间接提高了医疗社会成本，其成本甚至已经超过了医疗行为本身[1]。目前的内分泌实践指南严重依赖于在疾病早期进行实验室检查，因此，临床医生和病理学家更需要了解检验医学的原理并确定最优管理策略，在不影响医疗质量的情况下控制医疗成本。

本章主要对常用的内分泌疾病诊断技术进行介绍。长久以来，内分泌实验室主要检测血液和尿液中的蛋白质、多肽类、类固醇激素等。最近的研究发现，在内分泌疾病特别是内分泌肿瘤中，生物标志物已经成为更有价值的检测指标。对其检测性能的分析验证也被提到了新的高度。分析验证的参数并非方法特异的，其主要是为了帮助内分泌科医师更好地认识分析系统的性能。通过性能分析验证，可以对控制和保证测试结果质量及在评估报告结果的可靠性和稳定性方面提供很好的指导，临床医生也可以通过与实验室沟通更好地了解临床表现与实验室检查不一致的情况。最后，针对临床医生，我们讨论了实验室测定的类别，以说明实验室在提供患者护理、人体研究和临床试验的检测结果时所需满足的一些监管要求。

一、实验室方法

内分泌学临床实践中的实验室检测方法主要针对血清、血浆和（或）尿液中的激素及其代谢物水平。这种测量在分析上具有一定的挑战性，因为大多数激素的浓度比一般化学物质低得多。因此，有必要采用专门技术来测量，需要用摩尔单位、质量单位或标准化单位来报告低浓度标志物，如 WHO 的国际单位（U）。图 4-1 显示了健康人血浆中具有代表性的激素的浓度。其通过摩尔单位表示，以便于与外周激素水平在 $10^{-12} \sim 10^{-6}$ mol/L（微摩尔到皮摩尔浓度）进行直接比较。因此，在临床上应用的分析方法必须具有极高的灵敏度。此外，图 4-1 还显示，激素的浓度范围非常广泛（通常是几个数量级），需要有一个具有非常宽的动态测量范围的方法进行测量。以抗原抗体反应为基础的方法因为具有高灵敏度和宽动态范围，因此非常适合用于内分泌系统疾病的诊断和临床推广。由于其成本低效益高，适合于高通量的实施，并具有自动化的潜力，抗体方法取代了早期测定激素，特别是类固醇激素测定的色谱/质谱方法。最初，使用多克

隆抗体进行竞争性结合分析；随着 20 世纪 80 年代单克隆抗体技术的发展，竞争性结合分析法或双抗体夹心方法被利用起来。这两种分析方法都是自动化，并且已被广泛使用：竞争性结合分析法被用于测量小分子，而双抗体夹心法则用于测量含有多种抗体结合表位的抗原（即蛋白质激素和生物标志物）。但基于抗体的检测方法会受到干扰而缺乏特异性，可能导致结果不准确。即使给定的检测方法已经得到了很好的验证，并且参考区间已知，由于检测方法的不同而对所产生的检测结果限制也是显而易见的，这使临床医生无法对使用不同检测方法得到的检测结果进行比较，如来自不同实验室的同一个激素或生物标志物，尽管各家实验室已经尝试了提取和色谱等预分析方法来提高免疫测定的准确性，但由于其成本高、复杂、缺乏商业可用性等因素，这些方法目前仍然很少在临床实验室中广泛使用。所有这些都是实验室开发的测试。

自 21 世纪初以来，以质谱为基础的检测技术已快速且持续地取代了以抗体为基础的方法，应用于与内分泌疾病相关的激素和生物标志物的临床检测。目前，

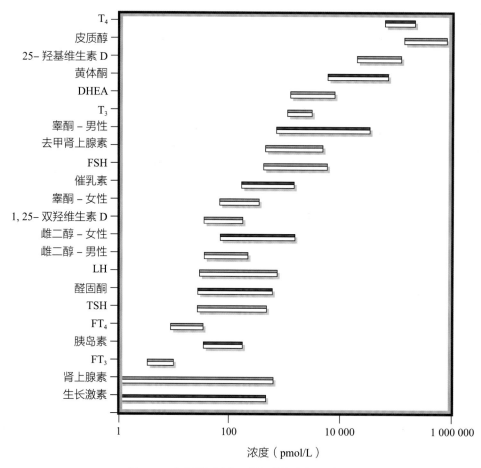

▲ 图 4-1　内分泌测试中正常血浆浓度的六对数范围

DHEA. 脱氢表雄酮；FSH. 卵泡刺激素；FT_4. 游离甲状腺素；FT_3. 游离三碘甲状腺素；LH. 黄体生成素；T_3. 三碘甲状腺原氨酸；T_4. 甲状腺素；TSH. 促甲状腺激素

这些更复杂和昂贵的方法主要由商业机构和大型学术医院实验室使用，但随着技术成本降低及更加简便，其使用日趋大众化。因此，临床医生必须了解包括抗原抗体反应在内的这些检测方法的原理。本部分的最后一项技术是一些基于分子的检测方法。这些方法不是专门为内分泌领域设计的，而是用于识别和在某些情况下量化遗传变异的通用方法。随着人类基因组的测序和分子检测方法及知识不断发展，这些技术正在迅速渗透到内分泌的临床应用中。尽管这些方法仍处于临床应用的早期阶段，并且其通常需要专门的信息学和技术支持，但实验室正越来越多地提供基于分子的测试，去确定内分泌肿瘤、遗传性疾病和个体化的疗法。

（一）基于抗体的检测方法

1. 经典的竞争性结合免疫测定法 最早用于测量内分泌激素循环浓度的临床检测方法是利用放射性同位素标记的分析物和抗体，如图 4-2 所示的经典放射免疫分析法。竞争性结合试验是指标本中的分析物（如激素或生物标志物）与标记的试剂分析物竞争性结合蛋白质分子上有限的结合位点的测量方法。竞争性结合免疫测定法的三个基本组成部分是抗体、标记的分析物和未标记的分析物 [2, 3]。这种方法的基本原理是让标记的分析物与校准物或标本中与抗体结合的未标记分析物之间建立平衡或稳态条件（如竞争）。该反应服从质量作用定律，由抗体（Ab）对目标分析物或抗原（Ag）的亲和力驱动（图 4-2）。如果抗体和标记的分析物的浓度保持不变，标记的分析物的结合量与竞争的未标记的分析物的浓度成反比（图 4-3）。通过比较未知标本产生的结合抗原的百分比 [%（结合 / 总）] 和已知浓度的分析物产生的剂量 - 反应曲线（图

4-3B ），对标本中的分析物进行量化。

基于竞争性抗体的检测方法被统称为免疫测定法。竞争性免疫测定的分析灵敏度与抗血清的亲和力近似成反比，因此亲和力常数为 10^9L/M 的抗血清可用于测量纳摩尔浓度范围内的分析物。自 20 世纪 50 年代末，典型放射免疫分析法的发展以来，这种方法已经有了显著的发展。目前，尽管放射免疫测定在实验室中仍有一定的作用，但在内分泌临床广泛使用的免疫测定已经发展为全自动竞争性抗体检测系统。这些仪器系统的制造和试剂都受美国食品药品管理局（Food and Drug Administration，FDA）的监管。竞争性免疫测定组成部分如下。

(1) 抗体：抗体是竞争性结合试验中的结合成分，它具有高度的特异性，可以测量复杂的混合物（如血清或血浆）中低浓度的分析物。抗体有着高度特异性，并且在开发免疫测定时可以对其特异度和灵敏度按照需求进行调控。20 世纪 80 年代中期之前开发的免疫测定法依赖于在动物产生的多克隆抗血清。这种方法可以获得数量有限的与目标抗原反应的高亲和力抗血清，并可作为稀释抗血清使用，或者作为纯化的免疫球蛋白使用。

多克隆抗血清是多个免疫克隆体的混合物，每个克隆体具有不同的抗原表位特异性，并具有不同亲和力。其中，多数克隆体的亲和力在 $10^7 \sim 10^9$L/M。抗血清或纯化的免疫球蛋白对分析物（即免疫原）的亲和力是所有克隆体亲和力的总和。用于免疫测定的抗血清通常具有高于 10^{12}L/M 的亲和力，可以测量生物体液中皮摩尔浓度级的分析物。特异性抗血清可由不同的技术开发。例如，可以在免疫前或免疫后对抗原进行化学改变以阻断交叉反应表位。目前为获得表位特

抗体亲和力 $=K_1/K_{-1}=[AbAg]/[Ab][Ag]$

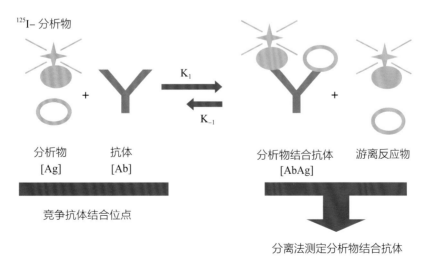

▲ 图 4-2 放射性免疫分析的组成部分，竞争性结合方法的示例

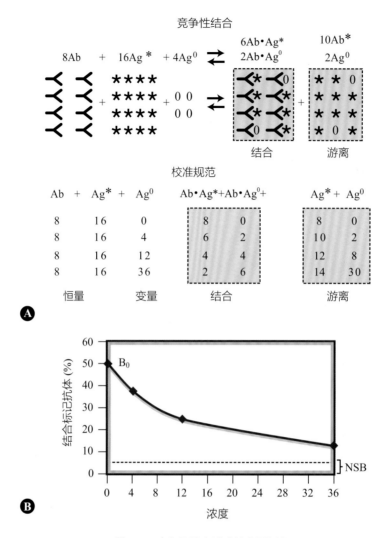

▲ 图 4-3 竞争性结合试验的定量测定

A. 竞争性结合试验的原理；B. 典型的剂量 – 反应曲线。曲线上的 B_0 点代表当原始抗原（Ag^0）为零时，放射性标记的抗原（Ag^*）结合百分比。非特异性结合水平是指在高浓度的原始抗原中放射性标记抗原的最小结合水平。Ab. 抗体；NSB. 非特异性结合

异性免疫球蛋白而对抗血清进行的免疫亲和纯化的方法已被有效使用。这项技术也可以应用于分析前的检测步骤，以提高免疫检测的特异性[4-6]。多克隆抗血清的主要问题是产量有限，制造商需要制备大量的免疫测定试剂以供不同实验室进行大批量临床检测，并且这些试剂需要严格的质控。因此，如今我们大多数商业检测机构使用的都是可以量产的单克隆抗体。

目前单克隆抗体被大量用于免疫测定中，并且因为他们的抗原特异性可根据测定要求改变，其成了目前免疫测定应用最广泛的抗体。这些抗体是通过刺激动物产生多克隆抗血清技术而获得的，但它无须直接从血液中采集抗血清，而是通过刺激脾脏中的淋巴细胞与骨髓瘤细胞融合形成杂交瘤细胞，进一步在培养基中产生单克隆抗体[7-10]。这些融合细胞通过类似于细菌亚培养的稀释平板法分离成单克隆细胞系。纯净的单克隆细胞系的上清液（或载体小鼠腹水）含有单

克隆抗体。用来分离初始克隆的选择过程可以有针对性地识别单克隆，产生对相关化合物具有高亲和力和低交叉反应性的抗体[11]。

单克隆抗体的表位特异性可以不依赖竞争性大型分析物（含多个不重叠的表位）进行检测。这些免疫测定通常被称为双位点或夹心测定法。然而，基于单克隆的高特异性会给一些内分泌检测带来问题。许多激素在血液中以多种生物活性形式的混合物形式存在。其中一些形式是由患者的遗传差异引起的，其他形式则与激素前体和降解产物有关。遗传差异会导致一些患者产生某种激素的变体，如 LH。这些遗传差异可能会导致使用特定单克隆抗体测定的结果出现明显差异，而使用多克隆抗血清的结果则比较一致，因为多克隆抗血清往往会与多种形式的抗体发生交叉反应[12]。为解决这样的问题，高特异性的单克隆抗体可以混合在一起，产生具有更高灵敏度和特异度的多克隆抗体[13]。

与被分析物的前体及与代谢降解产物发生交叉反应也可能导致检测差异。例如，六种分子形式的 hCG 之间的交叉反应程度可以导致 hCG 结果的差异。同样，不同循环代谢片段之间的交叉反应导致甲状旁腺激素检测结果差异[14, 15]。皮质醇与其他类固醇（如皮质酮、11-脱氧可的松、可的松等）发生交叉反应也会造成严重的分析干扰[16]。白蛋白基质效应也会导致皮质醇免疫测定差异[17]。

(2) 标记抗原：在放射免疫测定中，最初使用放射性碘（^{125}I 或 ^{131}I）标记抗原。随后，人们开发了大量的方法标记分析物[18-23]。如今大多数商业试剂盒和所有的自动免疫测定都使用非同位素标记技术来测量激素浓度。这些检测方法使用比色法、荧光法或化学发光法来量化与所使用抗体结合的抗原的相对数量。这些非同位素标记技术的优点包括生物安全、更长的试剂保存期、易于自动化和更低的成本。但另一方面，它们可能比放射性检测系统更容易受到基质的干扰。放射性标记不受蛋白质浓度变化、溶血、颜色或药物（其他放射性化合物除外）的影响，而目前的许多其他信号系统在出现这些干扰时可能产生虚假的结果。本章后半部分概述了潜在的故障排除步骤，以帮助临床医生怀疑出现虚假结果时评估测试的有效性。

标记抗原检测的特异度和准确度（如竞争性检测）取决于标记抗原的纯度。特别是对类固醇激素等小分子的标记，标记抗原的纯化可能是巨大的挑战，同时也是导致测定批次差异效应的重要原因。此外，这种检测设计的灵敏度受到被标记物的特定活性影响。竞争性试验的另一种设计是将抗原附着在一个固相上并标记抗体。通过让未标记的抗原与固相抗原竞争标记的抗体结合来实现竞争性结合。尽管这解决了与抗原标记相关的问题，但是这种形式也会受到与改变抗体结合特性相关的问题的影响，因为抗原是以化学方式附着在固相上的，或者一旦抗原被附着就会限制其构象。

(3) 未标记抗原：标记和未标记的抗原都必须竞争有限的结合位点。这种竞争并不总是平等的，因为标记抗原（示踪剂）和未标记抗原可能与抗体发生不同的反应。这种反应的差异可能是由于标记导致抗原改变造成，也可能是由于原始抗原与标记抗原形式不同而造成。后者也是蛋白激素或生物标志物经常遇到的问题，这些蛋白激素或生物标志物在外周循环中经常表现出广泛的异构体和降解产物。因此，免疫测定的设计对具有多个抗体结合表位的蛋白质来说更可取。

因为检测可以通过已知浓度的参考样本进行校准，只要反应是可重复的，并且建立了合适的参考区间，标记抗原与未标记抗原在反应性上的差异并不妨碍临床测量。然而，这种差异确实导致了方法特异性的差异，其检测结果不能在使用不同试剂情况下进行类推。

(4) 反应物的分离/自动化：如图 4-2 和图 4-3 所示，免疫分析仅依赖于检测与抗体结合的标记抗原。因此，检测中抗体结合的抗原成分必须回收并与未结合的反应物（即未与抗体结合的标记或未标记抗原）分离。自从开展放射免疫测定以来，已经开发了大量的技术来完成这种分离。方法多种多样，既有从沉淀免疫球蛋白并通过离心回收的方法，也有制造固相抗体（即附着在固体表面的抗体，在结合过程完成后可以被清洗以去除未反应的试剂）的过滤回收方法。

通过沉淀和离心分离免疫复合物是个"苦力活"，就像使用放射性一样，无法实现完全自动化。这种方法仍广泛应用于科学研究，但很少用于临床测试。相反，固相方法目前应用非常广泛，它可以批量处理或全自动化。三个最常使用的固相材料是微孔板、聚苯乙烯或乳胶珠，以及顺磁颗粒。目前，在医疗中使用的免疫测定系统和小型化测定系统正在推动新型固相抗体系统的发展[21, 23-25]。从非结合分子中分离固相免疫复合物是通过洗板机、洗珠机、磁洗站、微流控等技术完成。抗体可以直接或间接附着在固相材料上。抗体可以通过疏水作用被动地直接附着在塑料表面，这种方法经常被用于酶联免疫吸附试验。需要在线捕获和清洗系统的自动检测通常涉及一系列化学程序，特别是免疫球蛋白 Fc 段的氨基酸基团或糖类基团与珠子或磁性颗粒等固相材料的共价连接。这可以通过将检测中使用的抗体直接耦合到固相上实现，也可通过将通用捕获系统共价耦合到固相上间接实现。这里提到的通用捕获系统包括固相颗粒与链霉亲和素共价连接以捕获生物素的检测抗体，或固相颗粒共价包被山羊抗鼠 IgG 作为附着基的小鼠单克隆检测。另一种完成分离的新方法是将高亲和力的连接物附着在抗血清上，然后将其与固相上的互补连接物相耦合。

(5) 定量：图 4-3 显示了通过竞争性免疫测定技术进行定量测定的原理。在示意图中，8U 抗体与 16U 标记抗原和 4U 的原始抗原反应。在平衡状态下（假设反应性相同），6U 的标记抗原和 2U 原始抗原与有限的抗体结合。与抗体结合的抗原通过多种方法从液体抗原中分离出来，并对标记抗原的结合比例进行量化（图 4-3A）。这种方法通过测量已知浓度的标准品进行校准，并将信号（即计算放射性标记发出的伽马射线）与标准品的浓度进行交叉作图，以产生一个剂量-反应曲线。随着浓度的增加，其信号呈指数性下降（图 4-3B）。

这种方法需要统计数据处理技术来将检测信号转化为浓度。这些剂量-反应曲线通常并非线性的，目前已经开发了许多曲线拟合算法。在引入微处理器之前，人们通过繁杂且容易出错的手工计算将数据转化为线性模型。如今，曲线拟合通常是通过计算机来完成，在统计上消除不一致的数据后，利用程序来测试多参数曲线的拟合稳健性 [26, 27]。然而，这些系统的使用者必须了解其局限性，并应注意程序在处理数据时提出的任何警告。目前大多数临床实验室使用的商业免疫分析仪都是封闭式系统。制造商不仅验证了方法，还验证了曲线拟合软件，并且不能被用户修改。因此，临床实验室和临床医生只能看到产生的信号和计算出的特定标本的分析物浓度的最终值。

在现如今的临床实践中，竞争性检测主要用于测量只有一个抗原表位的小分子，如类固醇激素或生物活性肽。对于存在多个表位的分子，即存在一个以上的抗原表位，可以使用双位点或免疫测定法。后文将详细讨论免疫测定法，它的优点是不需要消耗大量的时间去达到结合稳态，因此可以更快地进行检测。检测速度在临床急症中显得尤为重要，同时也与检测量直接相关，这将优化现代临床实验室的成本。

免疫测定法主要测量抗原的浓度而不是生物学活性。大多数抗体的反应位点相对较小，对于线性肽来说是 5~10 个氨基酸。另一些抗体会与特定分子的三级结构域特异性反应。不管是以上哪种情况，参与受体激活和生物信号传递的激素结构元件，包括线性或构象抗原表位，不一定与检测中识别的抗原表位相同。临床医生在解释基于抗体的检测结果时必须牢记

这一点。当检测目的是为了评估激素的异常分泌时，抗原表位和生物表位之间可能存在着差异，这种差异和内分泌激素的靶器官受到的激素刺激是完全不相关的。

2. 表位特异性免疫测定法　对于包含一个以上非重叠抗原表位的大分子，单克隆抗体生产方法的发展促进了一种独特的使用两种抗体的检测设计。它的结构如图 4-4 所示。这个例子中的分析物有四个不重叠的表位：A、B、C 和 D。A 表示特异于一个位点的固相单克隆抗体（也称为捕获抗体），可以用来结合校准物或标本中的抗原。D 表示对其他表位之一有特异性的标记单克隆抗体（也称为检测抗体），在洗去未反应的试剂后可以对捕获的抗原进行定量。由于被分析物上有四个不同的抗体结合位点，因此可以使用针对这些非重叠表位特异性单克隆抗体配置 12 种不同的检测方法。这 12 种不同的检测方法中的每一种都是具有独特性能的检测方法，并且都需要独立验证。这里所用的检测系统可以用于所有在免疫测定中标记蛋白抗原的检测。图 4-5 展示了目前全自动临床免疫分析仪或多孔板检测中使用的最常见的信号系统。检测抗体与钌（三联吡啶）共价标记，钌可以被电路激发，从分子中吸取电子，成为高能状态，当它衰变时将会发光。这是一个电化学发光信号系统 [28]。检测缓冲液含有过量的电子供体三丙胺（tripropylamine, TPA）。Ru^{2+}（三

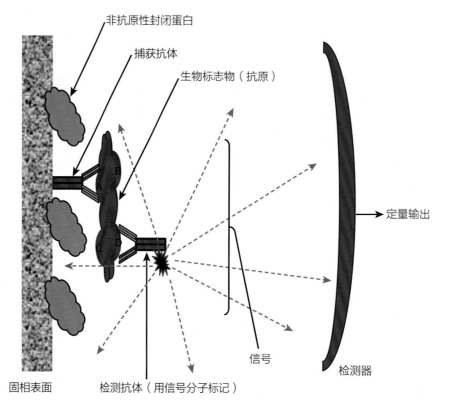

▲ 图 4-4　免疫测定法的组成和设计
引自 Sluss PM. Methodologies for measurement of cardiac markers. *Clin Lab Med*. 2014; 34: 167-185.

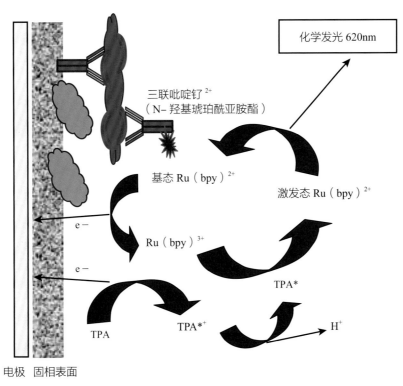

Ru（bpy）/ 三丙胺反应循环的电致发光

▲ 图 4-5　电化学发光检测系统在免疫分析中的应用

byp. 二吡啶；TPA. 三丙胺（引自 Sluss PM.Methodologies for measurement of cardiac markers. *Clin Lab Med*. 2014; 34: 167-185.）

联吡啶钌金属阳离子）复合物被用作化学发光标签。Ru^{2+} 在电极表面发生电化学氧化反应，过渡到激发态，最终成为 Ru^{3+}。当从激发态返回到基态时，就会发出光。在电极上捕获的磁性颗粒是由样品和 Ru 金属复合物（Ru^{2+}）组成的免疫复合物，在特定电压下可以发光。发出的光与免疫复合物的数量成正比，从而与样品中的分析物浓度成正比。因此，它可以用于定量检测。这种设计是现代检测系统的典型设计，产生的信号在分析仪中得到控制（通过激活电极启动光的产生），并使用再生系统（检测缓冲液中的 TPA）来增强产生的信号，从而实现高灵敏度检测。

与竞争性免疫测定不同，免疫测定（如双位点、双抗体）使用了相对于抗原浓度而言大量过剩的抗体结合位点。捕获抗体从样品中提取抗原，信号抗体与捕获抗体 – 抗原复合物结合，形成一个三级复合物。这些测定被称为免疫测定，其结合反应非常快（由于抗体过量而产生的一阶动力学），而且在定量与免疫复合物相关的标记量之前，不需要在测定中建立一个结合稳态。免疫测定可以快速地进行（5～20min，而竞争性测定需要 30min 到几天），并且通常具有几个对数级的测量范围。与竞争性检测不同，免疫检测中产生的剂量 – 反应曲线与被分析物浓度成正比（图 4-6）。其信号随着分析物浓度的增加而增加，因为结合的标记抗体的数量与存在的分析物的数量成比例增加。定量测量的方式与竞争性检测中使用的方式相同。样本（图 4-6，未知数）产生的信号与已知浓度的分析物产生的校准曲线（图 4-6，x 轴）进行比较。

与任何检测方法一样，该检测方法也有一个最低检测限（limit of detection，LOD），低于这个极限时，被分析物产生的信号与没有被分析物时产生的信号没有统计学上的差异（称为非特异性信号）。值得注意的是，免疫测定的 LOD 与小信号有关，但竞争性测定的 LOD 与大信号有关（对比图 4-6 中的剂量 – 反应曲线和图 4-3B 中的剂量 – 反应曲线）。所有的这些基于抗体的检测方法也有一个测量的上限，其与检测方法所能产生的最大信号有关。检测分析物浓度的动态范围在 LOD 和最大信号之间。反应物浓度高于最大信号或低于 LOD 水平将不会产生信号变化（即没有剂量反应关系）。因此，基于抗体检测的动态范围内的测量方差是异方差。图 4-6 显示了测量方差，表示为同一样本重复测量的变异系数（coefficient of variance，CV）百分比。CV 的计算方法是重复测量的标准差（standard deviation，SD）除以测量的平均值。最高的 CV 百分比（如 CV × 100）将出现在分析物剂量反应消失的测量极点上。在解释检测结果或监测质量控制性能时，这一点至关重要。在检测的动态范围中间确定的方差

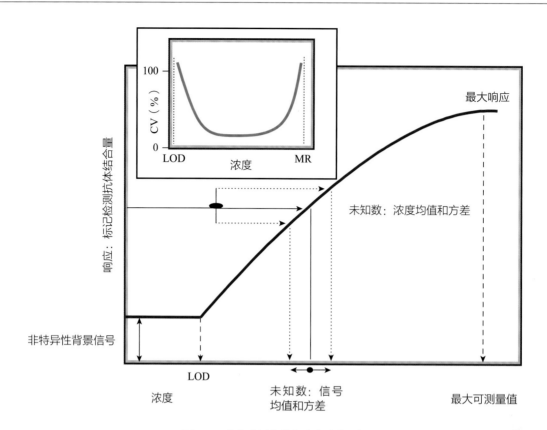

▲ 图 4-6　由免疫测定分析产生的信号特征

结合到捕获 – 分析物复合体上的检测抗体产生的信号与免疫分析中分析物的浓度成正比。通过测量已知 "校准品" 的浓度，可以从响应（测量的信号）推断出浓度。如图所示，与测量相关的方差是异方差的，并且随着分析的上限或下限的接近而显著增加。CV. 变异系数；LOD. 检出限；MR. 最大响应（引自 Sluss PM. Methodologies for measurement of cardiac markers. *Clin Lab Med.* 2014; 34: 167-185. ）

会低于极端点的方差。

尽管实验室可以通过稀释及提高分析物浓度并重新检测来控制变异，但如果不改变系统的动力学标准 [即试剂的浓度和（或）孵育条件]，就不能改变浓度相关的变异。在商业化的实验室中系统的动力学标准是不允许随意更改的，这是为了符合 FDA 的实验结果稳定性要求。

两种抗体的特异性结合可以产生极度敏感和特异的免疫分析方法。在过去，早期竞争性免疫测定的一个共同问题是结构相似的糖蛋白激素之间的交叉反应：LH、FSH、TSH 和 hCG。这些激素的 α 亚单位都是相同的，尽管其 β 亚单位不同，但在结构上有相当高的同源性。在许多早期的免疫测定中发现，用于测量这些激素的多克隆抗血清与其他促性腺激素有明显的交叉反应。一对抗体的交叉反应性小于每个单独抗体的交叉反应性，因为任何交叉反应的物质必须包含两个结合表位才能同时与两个抗体结合。例如，有两个 LH 的抗体，每个抗体与 hCG 有 1% 的交叉反应率。这对抗体的交叉反应率小于两个交叉反应率的乘积（0.01%）。目前大多数 LH 的免疫测定的交叉反应率低于 0.01%。这种低交叉反应很重要，因为孕妇或

绒毛膜癌患者可能有非常高的 hCG 浓度，可能会干扰其他促性腺激素的测量。大多数激素在血液循环中以多种形式存在。一些激素（如催乳素、生长激素）以宏观形式循环，如果不对标本进行预处理，会给检测分析带来困难 [29, 30]。对于由亚单位组成的激素（如促性腺激素），完整和游离的亚单位都会在血液循环中出现。通过将亚单位的 αβ 桥位点的特异性抗体与另一个 β 亚单位的特异性抗体配对，可以使免疫测定对其具有特异性。使用这些抗体配对的检测保留了测量促性腺激素所需的双抗体低交叉反应率，并且不会与激素的游离亚单位形式反应。

循环激素的不同形式，以及对这些形式的免疫测定的特异度差异，使得校准和协调变得困难。两个用相同的参考制剂进行校准的免疫测定法，其样本检测结果仍可能出现很大的差异（表 4–1，hCG 的例子）。三种检测方法都是用完整的 hCG 纯制剂进行校准的。这三种检测方法在与游离 β-hCG 的交叉反应率方面有所不同（分别为 0%、100% 和 200%）。这些检测方法对于只含有完整 hCG 的标本给出了相同的测量值，但随着标本中游离 β-hCG 比例的增加，其测量值的差异也逐渐增加。实际上，标准化问题要比这个例子复杂

hCG 样本	分析 1	分析 2	分析 3
hCG 标准品的特异度（%）	100	100	100
与游离 β-hCG 的交叉反应（%）	0	100	200
含有 0% 游离 β-hCG 的样品测量值（U/L）	10.0	10.0	10.0
含有 10% 游离 β-hCG 的样品测量值（U/L）	9.0	10.0	11.0
含有 50% 游离 β-hCG 的样品测量值（U/L）	5.0	10.0	15.0

表 4–1　免疫分析特异度对 hCG 测定结果校准的影响

hCG. 人绒毛膜促性腺激素

得多，因为患者体内存在多种形式的激素（即完整的激素、游离亚单位、缺口形式、糖基化形式、降解产物），每种检测方法对这些形式有不同程度的交叉反应性[31-34]。

　　免疫测定设计由于其速度、特异性和灵敏度俱佳，也被成功地应用于临床检测。图 4-7 是一个典型的设计。在本例中，显示了一个横流检测系统，其中有两个固相单克隆抗体附着在流动装置上。一个抗体对分析物具有特异性，而另一个位于分析条的不同部分针对捕获抗体本身。这个分析条包含一个与金微粒共价耦合的检测抗体库。一滴样本（如血液、血清、血浆、尿液）被放置在分析条的一端，通过横向流动穿过分析条，首先通过检测抗体库，然后通过捕获抗体库，最后如图 4-7 所示，在捕获抗体区域上出现一条金颗粒带，与样本中分析物的数量成正比，同时在抗检测抗体区域上有一条金色颗粒的阳性对照带。这种测试通常是定性的，但如果使用标准化的测量仪来测量和校准金色条带，则可以定量。这类系统越来越多，越来越小，检测方法也得到了优化，以便在临床中和其他非实验室环境（如现场测试和低资源环境）中进行

精确的定量测量。尽管这些检测工具仍以研究为主，但类似的技术被用于开发多阵列检测（如"芯片上的实验室"检测），这兴许会成为未来临床实验室工具库的一部分[19, 24, 25, 35, 36]。

（二）基于分子结构的检测方法

　　1. 提取方法　在测量前，从血清和尿液标本中提取激素是一项用于提高免疫测定或质谱的分析法的灵敏度和特异度的技术。与免疫分析法相比，基于质谱的分析法灵敏度有限。它们在内分泌测试中的应用依赖于从相对较大的标本量中通过提取来浓缩分析物。提取与色谱法结合使用，可以去除在免疫测定或基于质谱的测定中导致测量不准确的干扰物质。

　　一般来说，测量血清类固醇所需的提取程序主要基于分析物的极性或水溶性。蛋白质 / 肽的提取方法可以基于分子大小和极性。在任何提取方法中，回收率（即提取的分析物数量）在所有标本中保持一致，或者针对每个测试标本进行定量调整至关重要。如果提取回收率低于 100%，但又是一致的，那么该方法将产生有偏差但可用的结果。如果不同标本的回收率不同，并且不能矫正，那么该检测方法的结果是无

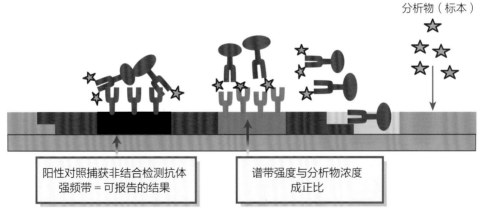

阳性对照捕获非结合检测抗体
强频带 = 可报告的结果

谱带强度与分析物浓度
成正比

▲ 图 4-7　横流免疫测定法的设计

引自 Sluss PM.Methodologies for measurement of cardiac markers. *Clin Lab Med*. 2014; 34: 167-185.

效的。

目前已经开发了许多提取系统，包括可以去除类固醇的水溶性干扰的有机溶液，固相萃取，以及从硅凝胶或免疫亲和色谱等树脂中选择性洗脱。早期的类固醇免疫测定在很大程度上依赖于测定前的提取，并为评估后续测定的干扰提供依据 [37, 38]。然而，目前临床检测中很少使用免疫测定前的提取。提取技术很难实现自动化，需要许多临床实验室不具备的技术和设备，并且需要根据测量回收率进行校正。在自动免疫测定中监测回收率是非常困难的，并且会产生一些违反法规的问题（如修改制造商的方法等）。相比之下，提取方法是基于质谱分析前处理的一个关键因素，可以通过每个被测样本中的内标来测量回收率。提取法也可以应用于蛋白质 / 肽的测量。目前对类固醇的质谱分析涉及在进一步提取 / 纯化之前对标本进行脱蛋白处理（提取类固醇）。同样，基于质谱的蛋白质 / 肽的检测通常利用基于分子大小或极性的批量提取，其在分析前的提取方法方面已经取得了很大的进展 [39-50]。

2. 色谱系统　测量激素浓度的第二种主要方法是色谱分离各种生化形式和具体分子，并进行定量分析。高效液相色谱（systems use multiple，HPLC）系统使用多种检测形式，包括光吸收、荧光和电化学特性 [51-53]。色谱法也经常与质谱法相结合。这些技术的主要优点有两个：它们可以用来同时测量一种分析物的多种形式，并且不依赖于独特的免疫试剂。因此，用不同的检测方法进行协调测量是可行的。这些方法的主要缺点是其复杂性及可用性有限。

许多化学分离技术都以色谱法为基础，但最常用的两种液相色谱法是正相 HPLC 和反相 HPLC。在这两个系统中，都有一个固相柱，当被分析物在液体溶剂中流过时会与之发生作用。在正相 HPLC 中，相对于非极性流动相（如己烷），固定相的官能团是极性的（如氨基或腈离子）；在反相 HPLC 中，使用的是非极性固定相（如与二氧化硅结合的 C18 烷基硅烷分子）。由混合共聚物制成的聚合物直接由 C4、C8 和 C18 官能团构成，因此，它们在广泛的 pH 范围内更稳定。流动相和固定相的选择是为了优化分析物在固定相上的附着力。洗涤后，被黏附的分子可以从固相中分别洗脱出来，以便将特定形式的分析物与干扰物质分开。如果流动相的成分在整个运行过程中保持恒定，那么这种洗脱被称为等度洗脱。如果流动相的成分突然改变，那么就是阶梯洗脱。如果成分在整个运行过程中逐渐改变，则为梯度洗脱。

色谱系统的分离效率是不同物质的流速的函数。系统的分辨率是对两个溶质带的分离度的衡量，包括相对保留量（V_f）和它们的带宽（ω）。溶质 A 和 B 的分辨率（Rs）计算如下。

$$Rs = \frac{2[V_f(B) - V_f(A)]}{\omega(A) + \omega(B)}$$

Rs 的值小于 0.8 表示分离不充分，而 Rs 的值大于 1.25 则相当于基线分离。色谱柱的分辨率是流速和热力学因素的一个函数。

HPLC 仍然是临床测量生物体液中儿茶酚胺的首选方法 [54, 55]。其可以同时测量三种儿茶酚胺（肾上腺素、去甲肾上腺素和多巴胺）。在提取前通过活性氧化铝吸附和酸洗涤有助于提高特异度，可以使用一种与内源性儿茶酚胺相似的分子（二羟基苄胺）作为内参。

3. 质谱分析法　质谱法依赖于带电粒子在磁场中的运动，并根据它们的质量电荷比来进行分离和量化（m/z）[56]。质谱仪是一种用于电离分析物的仪器，将分析物加速到质量分析器中，根据它们的 m/z 进行分离，并对其相对丰度进行量化。图 4-8 说明了通用质谱仪的组成部分和原理。该系统的核心是质量分析器，它利用可调节的磁场来加速或偏转挥发性离子（如气态），其通常是在真空中进行，因此离子的飞行路径只由磁场决定。质谱仪的电离源被用来电离、挥发和破碎分析物，并将它们引入质量分析器。分析物通过一个入口进入电离源中，这个入口可以是简单的注射口，也可以是复杂的激光驱动的基质解吸系统或光离子化室。通过质量分析器的带电粒子由一个简单的法拉第板检测器计数，它产生的电流强度与撞击检测器的离子频率（丰度）成比例。内分泌临床检测中使用的质谱仪相当复杂，分析物通过色谱系统被输送到入口处，精细地选择分析物特有的具有 m/z 特性的离子，并根据系统校准和内部回收进行测量。所有这些方面都由数控系统控制（计算机软件），它还能生成符合临床报告要求的数据，并可以被整合到完全电子化的实验室和医疗记录系统中。

在 20 世纪 30 年代、40 年代和 50 年代，内分泌类固醇激素被发现的同时，质谱分析法也被发明了出来 [57]。这些仪器的电离源头通过电子撞击使分析物电离（如用加热的灯丝发出的电子轰击样品中的气体分子），使分析物完全碎裂且每个复合原子含多个带电粒子。通过确定每个电离粒子的相对丰度和质量，可以构建类固醇的分子结构。然而，该方法要求被分析物，在电离源中碎片化和电离之前要进行纯化和挥发。大多数类固醇激素容易受热损坏，必须在质量分析前用可以挥发和电离的分子进行衍生。这种方法被使用在严格的研究，其在描述生殖类固醇的生理学方面有重要价值。气相色谱与电子轰击质量分析仪（GC/MS）的结合促进了质谱学的临床应用，首先被应用于类固醇，随后被应用于其他重要的生物小分子。使用四极杆分析器扫描模式的 GC/MS，目前仍然是研究实验室的一项关键技术，也是研究类固醇激素代谢物的首选

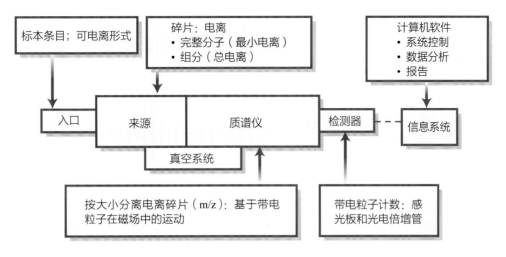

▲ 图 4-8　通用质谱仪的组成和原理
m/z. 质荷比

方法[58]。在类固醇检测中，GC/MS 被更便宜、产量更高的基于抗体的检测方法所取代，但在少数非常大的学术性医院或实验室中 GC/MS 仍然是主要方法。质谱设计的巨大进步使其在临床实验室中迅速取代多种基于抗体的检测方法，尤其是竞争性免疫测定。

电离源和质量分析器组件是引领现代质谱仪进步的主要技术。在质谱法内分泌测试的临床应用中电离源方面的进步最为显著，目前已经发展为电喷雾电离（electrospray ionization，ESI）[59, 60]。这项技术以液相色谱系统与质谱仪直接连接为基础，是目前测量内分泌相关分析物的首选方法，如生物液体中的类固醇激素等。ESI 的原理如图 4-9 所示。色谱系统流出的待测标本以低速通过毛细管柱被推入光谱仪的电离区，随后在雾化气体存在的情况下对管子施加高电压（正或负），最终形成气溶胶。在干燥气体的帮助下，气溶胶中的液滴逐渐干燥，试样中的分子就会带电并挥发。这些分子最终以气态形式进入质量分析器。

随着 ESI 的发展，其正在迅速取代临床上基于抗体的检测。最明显的优势是，液相色谱系统可以直接与质谱仪耦合。该系统可以将液相色谱法纯化类固醇和多肽的技术直接应用于质谱系统，首次实现了自动化并支持高通量测试。因为质谱仪的分析时间（s）比色谱分离所需的时间（min）短得多，所以一个质谱仪可以支持多个独立的液相色谱系统。因此，质谱仪的技术优势（直接基于分析物的分子组成进行测量而不是通过分析物对抗体结合的间接竞争进行测量）可以在临床检验服务的实际环境中实现。

ESI 中的电离程序也是一项重要的技术进步。虽然确切的机制还不清楚，但 ESI 可以在低温和低压下进行电离，使分析物的碎片相对较少，因此可以一直产生分子、离子。这种程序的发展也开发出了一些其他精确的方法。在目前的临床测试方面最重要的是串联质谱法，特别是连接在一起的三重四极杆质谱分析器。

四极杆质谱分析器的设计见图 4-10。该分析器由四个圆形电极组成。相同极性的电压被施加在相对的电极上，而相反极性的电压被施加在相邻的电极上。当交流电（电压 V、频率 ω 和时间 t）与叠加的直流电（电压 U）一起施加时，四极杆内产生一个振荡电场。因此，通过四极杆的带电粒子（离子）沿着振荡路径移动，只有具有特定 m/z 的离子才能通过下游的检测器。具有更大或更小 m/z 的离子会与电极发生碰撞，而不会被检测到。通过控制所施加的电压，可以操作分析仪选择特定 m/z 的离子进行检测（或转运）。由于离子运动速度快，电压可以快速控制，所以分析时间非常短。因此，分析器可以在三种不同的模式下操作：①过滤离子，只对一个 m/z 进行定量；②扫描，按 m/z 顺序对所有离子进行定量；③在四极杆内捕获离子。

将三个四极杆分析器结合起来可以形成了一个非常强大的系统（图 4-11），它通常被称为三重四级质谱仪，在临床文献中也通常被简单地称为 LC/MS-MS或 LC/ 串联 MS。由 ESI 产生的分子离子可以被第一个质量分析器（四极杆）过滤，以便在第二个质量分析器中捕获 m/z 与目标分析物一致的分子离子。捕获的分子离子在第二台分析器中被分解为碎片并电离，进入第三台分析器，第三台分析器可以分析所有碎片或者选择分析一个母离子所特有的碎片。通过在不同模式下操作第一和第二四极杆，可以实现不同的分析目的。用于内分泌检测的主要方法是多反应监测和产物离子扫描。

多重反应监测模式允许固定四极杆第一和第三这两个分析器，以便选择特定的 m/z。这种调整可以增加特异度和灵敏度。这种模式用于监测特定的分析

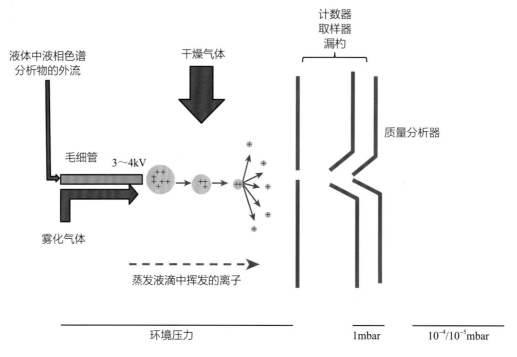

▲ 图 4-9 电喷雾电离原理，用于将通过液相色谱分离的分析物直接引入质谱仪

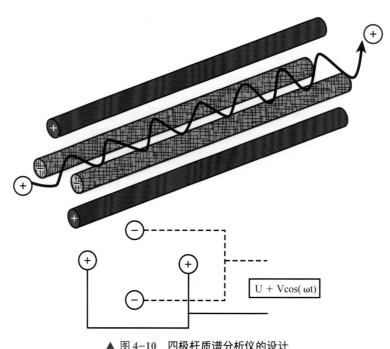

▲ 图 4-10 四极杆质谱分析仪的设计

物，并确认某种化合物在基质中的存在。例如，睾酮中两个独特离子（第一分析器 / 第二分析器）是 289.221/97.140 和 289.222/109.130。由于类固醇激素在 LC 系统中具有独特洗脱时间（图 4-12），这种模式也被广泛应用于类固醇的分析。

离子产物扫描法允许在四极杆第一分析器中选择一个母体或前体离子，然后在四极杆 3 分析器中扫描

测量该离子碎片化产生的所有产物离子。这是一种用于提供小的有机分子的结构信息或生成肽的序列信息非常有用的操作方法。

质量分析器的设计持续快速发展。另一个值得考虑的内分泌临床测试系统是飞行时间质谱仪（time-of-flight mass spectrometers，TOFMS）。如图 4-13 所示，TOFMS 是一种简单的仪器，其根据穿越真空管

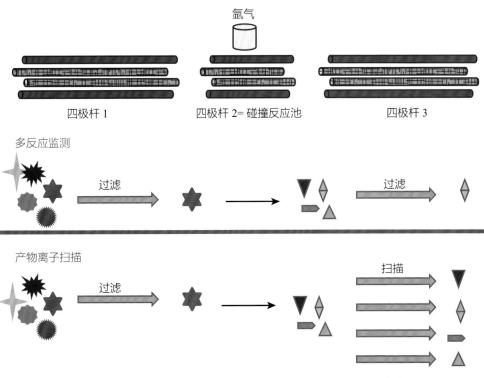

▲ 图 4-11 用于内分泌检测的三重四极杆质量分析仪的设计和操作模式

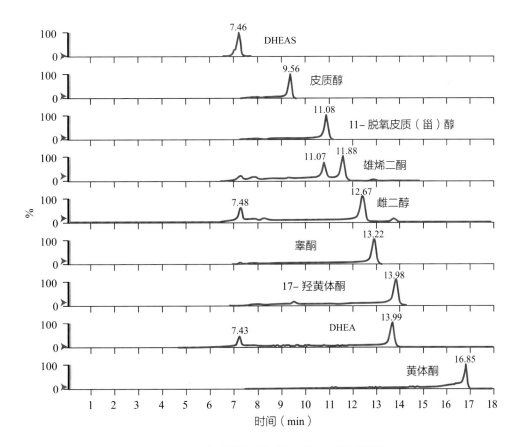

▲ 图 4-12 九种类固醇的液相色谱 - 串联质谱图
DHEA. 脱氢表雄酮；DHEAS. 脱氢表雄酮 3- 硫酸酯

的时间来确定 m/z。电离源被设计成在电离后对准并加速离子，使它们同时进入真空管。穿过真空管所需的时间与 m/z 成正比（更准确地说，是与 m/z 的平方根成正比）；较小或较高电荷的离子会更快地移动到检测器。大多数现代 TOFMS 都有电子反射器，以有效增加路径长度，从而提高分辨率，这种设计通常被称为 TOF-TOFMS。飞行时间光谱仪特别适合于测量大分子，甚至包括大于四极杆分析仪范围的蛋白质。TOFMS 的检测范围包括 DNA 片段，甚至整个微生物。TOFMS 的另一个优势是它们与脉冲电离源兼容，如基质辅助激光解吸 / 电离（matric-assisted laser desorption/ionization，MALDI）表面增强激光解吸 / 电离（surfaceenhanced laser desorption/ionization，SELDI）系统。自 20 世纪 80 年代中期引入 TOF 光谱以来，已经开发了多种组合分析仪，应用于基因组学、蛋白质组学和代谢组学研究，以及应用于生物标志物的发现和微生物的鉴定，如 MALDI-TOF 或 SELDI-TOF 仪器[61-66]。将 TOFMS 的研究应用进展转化为临床诊断仍然局限于微生物的鉴定，主要是基于细菌和真菌谱库的微生物鉴定。改进分析前、分析中和分析后的过程，包括标准化、提高临床灵敏度的同时不影响微生物鉴定的特异度，抗生素灵敏度的定性测量，仍是临床推广中的挑战[67-71]。在不久的将来，TOFMS 可能会在内分泌临床实验室找到更多的应用方向。例如，目前 TSH、催乳素和甲状腺球蛋白等基于抗体的蛋白质检测方法，在存在内源性抗体的情况下往往是不准确的。而质谱法，特别是 MALDI-TOF 具有测量分子量较大的蛋白质的能力，是解决这一问题的一个好方法。

（三）游离激素检测方法

为了测量类固醇激素和类固醇（如维生素 D），提出了以抗体或质谱学为基础的分析方法。为了简单起见，这些分析物被称为类固醇激素，具有极强的疏水性。在水相环境中，特别是血液和血液来源的标本中，类固醇激素与蛋白质的疏水区域相关，或与高亲和力的特定运输蛋白紧密结合。前者包括白蛋白、前白蛋白、转甲状腺素和 Apo 等，后者包括表 4-2 中所列的特异性转运蛋白。5%～10% 的大多数类固醇激素以游离（非结合）分析物的形式循环，分析设计要求蛋白质结合分析物被释放或不干扰分析，以便准确地测量总激素。虽然不是普遍适用的，但在许多情况下，类固醇激素的生理效应取决于游离激素的浓度，而不是总激素的浓度。当然，在正常情况下，游离激素浓度和总激素浓度是直接相关的。这个概念被称为游离激素假说，是专门用于测量游离激素水平的方法设计的基础[72-77]。游离激素假说本身是有争议的，对它的讨论超出了本章的范围，而读者主要针对在本文的临床章节中的具体应用。在这里，我们希望一个以技术为基础的讨论可以向读者展现过去和目前被用来测量游离激素的各种方法。

测量游离激素的分析设计有两种基本类型：①基于测量前结合激素和游离激素的物理分离的分析；②设计用于仅测量游离激素的基于抗体的结合分析。图 4-14 说明了基于游离类固醇激素物理分离的分析设计。通常情况下，透析膜被用来分隔两个充满液体的腔室（如管子）。透析膜的孔径取决于分析物 / 结合蛋白，但原则上允许游离类固醇激素的自由运动，同时可以截留更高分子量的结合蛋白和偶联结合蛋白 - 类固醇激素复合物。因此，可以将标本放置在一个腔室（图 4-14，顶部），将基质和缓冲液放置在另一个腔室中，使得游离激素的扩散达到平衡，通过这种平衡透析的方法直接检测游离激素。该方法后续的改进包括使用超滤膜更快地（如不需要等待建立平衡）实现游离类固醇激素的分离（图 4-14）或以化学方式分离高分子量结合激素与游离激素（如使用硫酸铵沉淀性激素结合球蛋白结合类固醇）。无论以哪种方式分离游离类固醇激素，该方法最大的挑战在于分离后极低浓度

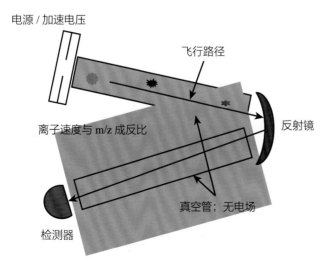

电源 / 加速电压

飞行路径

反射镜

离子速度与 m/z 成反比

真空管；无电场

检测器

◀ 图 4-13 飞行时间质谱仪的设计

m/z. 质荷比

表 4-2　类固醇激素循环高亲和蛋白质载体

蛋白质载体	主配体	
皮质类固醇结合球蛋白	糖皮质激素、盐皮质激素	
性激素结合球蛋白	双氢睾酮、睾酮、雌二醇	也可以结合细胞膜
甲状腺素结合球蛋白	T_4、T_3	
维生素 A 结合蛋白	维生素 A（视黄醇）	
维生素 D 结合蛋白	25–(OH)D_2、25–(OH)D_3、1,25–(OH)D_2、1,25–D_3	也可以结合细胞膜

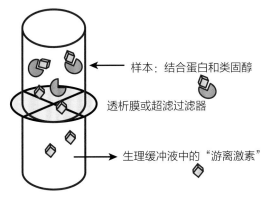

▲ 图 4-14　游离激素分析设计：游离激素的物理分离
透析膜或超滤允许在直接测量游离激素之前将游离激素从蛋白质结合激素中分离，或通过测定在加工前添加到样品中的标记激素的百分比分布

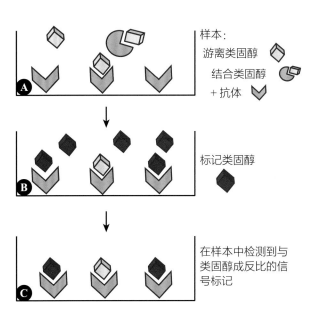

▲ 图 4-15　游离激素分析设计：固相间接免疫分析
A. 该方法的第一步，过量的固相抗体与游离类固醇激素结合；B. 洗涤后，用标记类固醇激素孵育第二步，允许其滴定未结合的抗体；C. 在第二次洗涤后，与固相抗体结合的标记类固醇的量与标本中的游离激素的量成反比

的游离类固醇激素的测量（如图 4-14 中的透析液或下腔室）。因此，平衡透析设计考虑在透析前向标本中添加标记的类固醇激素。高特异度活性标签，如放射性同位素，使得在透析后检测到微量的游离激素成为可能，然后就可以基于标记激素占游离激素的百分比，通过传统方法直接检测总激素来计算游离激素的量。现在已经实现了将具有足够高灵敏度的 LC/MS-MS 系统与平衡透析相结合，人们可能很容易误认为平衡透析是测量游离激素的首选方法或金标准方法 [57, 78, 79]。然而，必须强调的是，目前还没有确定的测量游离类固醇激素的参考方法，并且大多数分离方法，包括平衡透析，还没有以一种必然有效的方式应用或直接适用于体内条件 [73, 77, 80, 81]。

基于抗体的结合测定游离激素的方法可分为两类：①两步法；②一步法。两步免疫分析法依赖于标记的类固醇（图 4-15）。固相抗体用于捕获标本中存在的游离激素。结合激素的捕获数量将取决于类固醇对抗体和结合蛋白的相对亲和力。如果抗体亲和力相对于结合蛋白高得多，结合的类固醇将从结合蛋白中剥离。如果抗体的亲和力相对于结合蛋白较低，则只有游离激素才能结合。在任何一种情况下，洗涤固相抗体后，

使用标记的类固醇滴定未被占据的抗体结合位点，在第二步洗涤后即可定量。被捕获的标记类固醇产生的信号与标本中游离激素的数量成反比。需要注意的是，在这种分析方法中，游离是由所使用的抗体和内源性类固醇结合蛋白的相对亲和力来定义的。

一步免疫分析法使用标记类固醇或标记抗体进行设计（图 4-16）。因为它们的形式相对简单，这些分析方法简便易行，也十分易于实现自动化。图 4-16A 总结了标记类固醇类似物的使用情况。所标记的类似物不被结合蛋白识别，但能够与游离激素竞争固相上的抗体结合位点。这种类型的分析取决于以下假设的有效性，即所产生的信号与标本中游离类固醇的浓度成反比，这完全是由于与游离激素的竞争。这在游离睾酮的测定中不成立，而且可能只对于在结合蛋白浓度的有限范围内的游离甲状腺素的测定有效 [77, 82-87]。

标记类似物检测   标记抗体检测

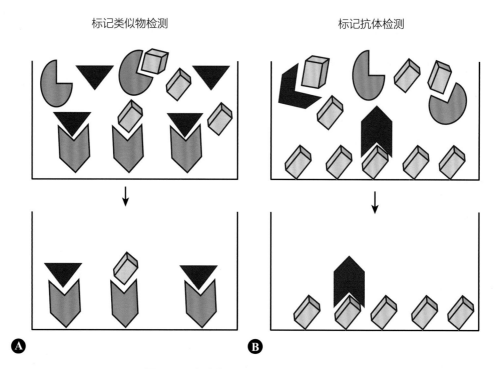

▲ 图 4-16　游离激素测定设计：一步免疫测定

A. 一种标记的类固醇激素与抗体结合，但不与结合蛋白结合，用于经典的竞争结合形式，仅测量样本中的游离激素；B. 标记抗体用于一步竞争分析，其中样本中的游离类固醇激素与固相类固醇激素竞争抗体结合位点。洗涤后与固相结合的标记抗体的量与标本中的游离类固醇激素的量成反比。红色表示标记类固醇激素（A）和标记抗体（B）

图 4-16B 显示了另一种方法，其中标记的抗体用于基于其与固相抗原（如感兴趣的分析物）的结合的分析。在本设计中，产生的信号反映了结合于固相的标记抗体的数量，在达到稳态后，与标本中游离类固醇激素的浓度成反比。这种新方法的优点在于可以检测到相对较高的信号（如提高了灵敏度和精密度），并且无须改变类固醇的结构（除了那些可能与附着在固相上相关的结构）。

重要的是要认识到，对于游离类固醇的分析设计，因为蛋白质与类固醇激素相互作用的多样性，其竞争和结合的动力学是非常复杂的。具有低浓度结合蛋白的标本，包括低亲和力但高容量的结合蛋白，如白蛋白，是特别具有挑战性的。与任何检测方法一样，所有这些游离激素测量方法都需要进行仔细的验证并制订特异性的参考区间才能应用于临床[73, 74, 80, 81, 88, 89]。

（四）基于核酸的方法

基于核酸的分析旨在识别个体 DNA 或 RNA 序列中的变异，这些变异反映了基因表达改变、调节途径和生物活性分子等的变异（如突变、重排），与人类疾病密切相关（早期诊断或增加疾病的易感性）。遗传变异导致一系列的改变，从整个染色体的核型/细胞遗传学的改变到点突变，最终导致蛋白质表达或功能变化。由于类固醇激素等小分子物质依赖于蛋白酶，基因改变可能影响内分泌功能的各个方面，因此是重要的分析目标。目前有大量的分析方法用于核酸分析。

对各种方法的讨论超出了本章的范围，但这些方法可分为三大类：①染色体可视化方法，无论是否应用序列选择性酶切；②基于标记的核酸探针的结合分析，其遵守 Watson 和 Crick 碱基配对规则，因此是序列特异性的；③ DNA 或 RNA 的直接测序。第 2 类和第 3 类的方法通常与扩增或选择性富集靶序列的方法相结合，但第 1 类方法通常依赖于显微镜（整个染色体分析）、碎裂、凝胶电泳和印迹技术（如 DNA 的 Southern 印迹或 RNA 的 Northern 印迹）。因此，关键要素是杂交、限制性内切酶片段、电泳分离、扩增和核酸测序。由这些原理的各种组合组成的方法可用于扫描 DNA 序列以寻找新的变异体、对已知变异体的 DNA 序列进行评分及 DNA 或 RNA 靶序列的表达分析。直接测序可以有效地对已知的变异进行评分，并识别新的变异。

目前，临床实验室使用的分子方法主要用于众所周知的遗传性疾病、癌症诊断和治疗，并越来越多地用于传染病。基于研究实验室的发展，尤其是二代测序，这些方法很可能在不久的将来影响临床内分泌检测[90-92]。大多数基于核酸的分析方法是实验室开发的方法，应用于研究环境或高度专业化的临床参考实验室。然而，随着适合医院临床实验室使用的设备越来越多地出现，这种情况正在迅速改变。

1. 杂交分析（突变分析、基因分型）　核酸分子具有与互补碱基对序列高亲和力结合的特性。当已知序列的片段（探针）在特定条件下与包含互补序列的样本混合时，就会发生杂交。这一特征类似于免疫分析中使用的抗体－抗原结合。用于免疫分析的许多形式已被用于核酸分析，包括一些相同的信号系统（如放射性、荧光、化学发光）和相同的固相捕获系统（如磁珠、生物素－链霉亲和素结合）。原位杂交将探针与完整的组织和细胞结合，提供类似于免疫组化所提供的形态学定位信息。将杂交方法与酶程序相结合来扩增、延伸和连接 DNA 靶标或探针，极大地提高了基于杂交的方法的分析灵敏度和特异度。与其他结合分析方法一样，杂交方法非常易于自动化，并可合并到适用于临床实验室的相对简单的设备中。

2. 限制性片段　DNA 限制性内切酶根据核酸序列在特定的位置切割 DNA 链。因此，用给定的限制性内切酶或限制性内切酶的组合进行消化会产生不同长度的片段，这些片段与 DNA 序列直接相关。改变酶切割位点序列的突变将导致片段大小模式的改变，称为限制性片段长度多态性（restriction fragment length polymorphisms，RFLP），这可以通过凝胶电泳或其他分离方法分离片段后进行可视化分析。对于已知的突变，受影响的 DNA 序列可以在 RFLP 分析之前被扩增（或者如果突变不改变限制性内切酶的裂解位点，则通过单核苷酸延伸）。有大量的在线工具可用于支持研究人员设计使用限制性内切酶的方法[93, 94]。这些工具在设计可商业化的分子差异检测方法的验证研究中很有用。

3. 电泳法分离　E. M. Southern 发明了一种被称为 Southern 印迹的电泳分离技术[77]。使用限制性酶将 DNA 样品消化成片段，然后将产物进行电泳，将分离的 DNA 条带转移到一个固体支持物上并进行杂交。Northern 印迹使用 RNA 作为起始材料，而 Western 印迹法指的是蛋白质的电泳和转移。目前有多种方法可用于 DNA、RNA 和蛋白质的电泳分离和印迹，并被纳入临床相关方法。它们都是相对复杂的实验室方法。

4. 扩增　核酸检测的优势在于，在定量之前，低浓度的 DNA 可以在体外扩增。最著名的扩增程序是聚合酶链式反应（polymerase chain reaction，PCR）。这一过程中的三个步骤（变性、退火和延伸）在不同的温度下迅速发生。通过循环温度，每个扩增周期可以在 90s 内发生。将靶双链 DNA 在高温下变性，得到两个单链 DNA 片段。当温度降低时，针对靶区的寡核苷酸引物与 DNA 一起退火。DNA 聚合酶的加入使得引物 DNA 延伸到扩增区域，从而使 DNA 拷贝数翻了一番。在 85%～90% 的效率下，这个过程可以在 20 个周期内将 DNA 扩增约 25 万倍。如果不采取

特别的预防措施，这种高效的扩增会带来重大的污染问题。

5. 测序方法　传统上，测序是使用 DNA 聚合酶在体外 DNA 复制过程中选择性地掺入双脱氧核苷酸（导致链终止）来进行的。这种由 Sanger 开发的方法，现在被称为 Sanger 测序，仍然是金标准[95, 96]。虽然这种用于人类基因组第一次测序的方法简单可靠，但它主要用于相对较小长度的 DNA 的定向测序。二代测序是一种非常不同的测序方法，涉及广泛的应用，包括全基因组测序、外显子测序、DNA－蛋白质相互作用分析和 RNA 测序[90, 97-99]。NGS 法，也称为高通量测序，涉及从 DNA 或 RNA 片段中释放的核酸的同时鉴定（并行测序），而不是像在早期程序中所做的那样以连续方式鉴定释放 / 鉴定的核酸（如 Sanger 测序）。NGS 方法具有巨大的临床诊断潜力，因为并行测序比串行测序更快，而且成本低几个数量级[100, 101]。

NGS 中包含的方法发展非常迅速，目前主要包括大规模平行测序、Polony 测序、焦磷酸测序、染料测序（Illumina）和连接法测序（应用生物系统）及大量较新的方法[102-107]。目前，新的测序方法的重点是开发能够对更大、更复杂（如高冗余序列）的 DNA 片段进行测序的方法，特别是复杂、重复、百万碱基的 DNA 区域在准确评估序列差异方面受到技术和算法的限制[102, 108, 109]。

NGS 仍然主要作为一个研究工具，用于提供关于疾病机制的特定信息。NGS 已经通过识别与内分泌肿瘤、骨骼和矿物质代谢紊乱、肾上腺紊乱、性腺紊乱、垂体和下丘脑疾病、甲状腺紊乱、性发育障碍和多重内分泌综合征相关的序列变异，为内分泌疾病提供了重要的思路[109-119]。NGS 的临床价值是显而易见的，它的临床应用可能会改变以往的方法，因为它允许在个人而不是人群层面上诊断疾病，并且有助于预后和（或）为个别患者提出最有效的干预措施[104, 120, 121]。然而，为了真正实现其临床价值，基于 NGS 的诊断必须经过充分验证、标准化、经济高效，提供安全的数据存储，产生可操作的结果，并符合患者护理的伦理标准[101, 122-130]。

二、分析验证

在本部分内容中，概述了方法验证的基本要素，并适用于前面方法部分中讨论的所有定量分析方法。只是参数被确定的程度和它们被验证的频率因方法的不同而不同，或作为分析类别的函数而不同。显然，要具有临床价值，分析方法必须是有效的。也就是说，产生的结果或测量结果是准确的，在使用环境中（指定的浓度限制、样本类型、临床环境）是可重复性的。这通常被表示为证明该方法是"适用的"。用更直白的术语来说，任何给定的方法都只在使用规范内有效。

在实践中，方法得到验证，或者更准确地说，其有效性由临床实验室在适当的法规指南所要求的范围内验证。验证过程从方法的设计和开发开始，而不考虑所涉及的技术过程。根据所使用的技术和试剂，临床实验室采用不同的方法进行验证。商业系统（仪器和试剂）由制造商验证，其还负责后续试剂批次和仪器更换的质量控制。临床实验室进行有限的研究来进行验证。当使用由临床实验室制造或修改的仪器和试剂时，完全验证是必要的。在这两种情况下，临床实验室都依赖于特定于该技术的专业指南。

　　未能充分认识到这些细微之处，可能会导致对特定实验室报告的结果或通过特定方法获得的结果产生错误的看法。例如，用于诊断内分泌疾病的大多数分析只在特定的分析物范围内准确，仅在参考特定的和一般非标准化的校准品时才准确，并且仅在应用于特定的样本类型时才准确。在许多情况下，对患者护理至关重要的结果是特定于方法的，不能在方法和实验室之间进行推断。

　　表 4-3 列出了方法验证的基本要素，以及为表征每个参数而进行的典型研究。定义分析性能的参数取决于所使用的技术和试剂，通常被称为固有特性。这些特征包括灵敏度、特异度、精密度和准确度。验证还必须包括对分析的效用的规范，并提供数据以支持对分析产生的结果的临床解释；这些在表 4-3 中作为实用和解释参数列出。如图 4-17 所示，内部参数是相互关联的。例如，如图 4-18 所示，准确度和精密度是相关的参数，必须相互优化和验证。在方法开发的背景下，分析验证通常是一个迭代过程（图 4-19）。只有在对检测的特异度、灵敏度和精密度进行分析优化，并将准确度应用于临床测试之后，才能充分评估这些参数，并建立解释性规范。

（一）固有性能参数

　　1. 分析特异度　分析特异度可以简单地定义为该分析仅测量预期分析物的能力。换句话说，从测量中获得的值仅反映目标分析物的浓度。显然，特异度与准确度密切相关。如果一项检测不具有特异度，它就不可能是准确的。另外，如果检测只测量目标分析物，但由于校准、回收或其他技术问题而产生高估或低估其浓度的值，则结果可能是特异的，但不准确。从更实际的角度来看，特异度通常是基于分析中产生的信号来定义的；也就是说，特定分析中产生的信号仅由目标分析物产生。在这种意义上，无论使用何种技术，很少有分析是真正特定的。通常，除了目标分析物之外，测量的信号还可以由样品或分析系统的组件产生。因此，对特异度的实际验证不仅包括特异度本身，还包括干扰，如基质效应或离子抑制，这些干扰可能会改变最终检测到的浓度，导致测量不准确。必须强调的是，干扰可能是样品特有的，是对分析验证以及质

表 4-3　方法验证的参数和研究	
参数性能	验证性研究
特异度	• 交叉反应 • 干扰
灵敏度	• 分析灵敏度 • 极限
精密度	• 批内变异 • 批间变异
准确度	• 回收 • 偏倚 • 线性 • 移行
可用性 / 稳定性	• 样本稳定性 • 试剂稳定性 • 方法稳定性
解释参数	• 可报告范围 • 参考区间 • 诊断能力

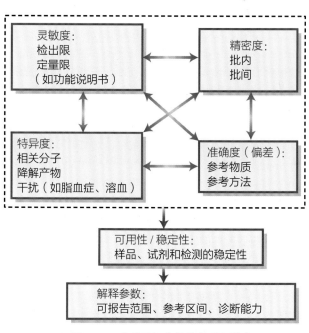

▲ 图 4-17　方法验证参数的关系和排序

量控制和质量保证的挑战。

　　(1) 交叉反应性：交叉反应一般可定义为由类似分析物产生的信号。这通常是一种可定义和可预测的分析特性（如任何含有交叉反应分析物的样本都不能被准确测量）。

　　基于抗体检测中的交叉反应主要是由于检测中使

准确、精密的分析

准确度 = 测量正确的（目标）值　　　　　　　精密度 = 测量是可重复的

新方法验证试验的可能结果

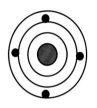

精密但不准确　　　　　　不准确也不精密　　　　　准确但不精密

系统误差（偏差）：适用于参考区间，但结果特定于分析

随机错误：分析方法不可用

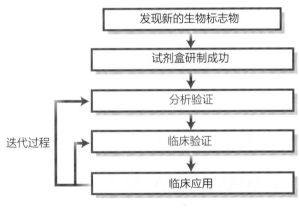

▲ 图 4-19　分析开发和验证过程的迭代性质

用的抗体结合部位的特异度。例如，具有相似结构的类固醇可能与抗体结合并与标记分析物竞争以产生与目标分析物相同的信号(标记分析物结合减少)。同样，含有与免疫测定中的目标表位类似的结合表位的蛋白质可以产生信号（即增加检测抗体的结合）。交叉反应性不是通常用于基于结构或核酸分析的术语，但这一概念是适用的。例如，如果用于定量的片段可以由多个分析物产生，则产生的信号不是特异度的。同样，如果核酸结合分析的序列靶标很大，检测探针可能会与不止一种分析物结合。在所有情况下，交叉反应不一定是完全的，因为交叉反应的分析物可能产生与目标分析物相同、更多或更少的信号。因此，交叉反应影响检测的程度将取决于交叉反应分析物的浓度及其交叉反应的程度。

主要通过两种方法来验证分析的交叉反应性：响应曲线比较和加标样品测量。

响应曲线比较是通过将已知量的预期会发生交叉反应的分析物（基于分析的设计）添加到适当的基质中来完成的，以生成每个待测分析物的剂量 – 反应曲线。将这些响应曲线与用于量化目标分析物的响应曲线（如校准曲线）进行比较。如果可能的话，在精确度和灵敏度最高的半最大响应点比较曲线。然后，交叉反应的程度可以用百分比表示（图 4-20）。半最大响应（50%B_{max}/ 总标记抗体结合）由目标分析物的浓度 200mol/ml 产生。相比之下，需要 2000mol/ml 的交叉反应分析物才能产生半最大响应。因此，该交叉反应分析物的交叉反应性为 10%[交叉反应性 (%)=（200/2000）× 100]。重点是要认识到，这种方法只有在响应曲线平行的情况下才有效。

加标标本的测量经常被用来确定分析物的交叉反应性。这种方法是将交叉反应的分析物添加到已经测量过的标本中进行重新测定，以确定添加的分析物是否发生交叉反应。这种方法经常出现在商业检测的包装说明中。表 4-4 是一个测量人血清或血浆中皮质醇的商业检测方法的例子。这里列出的每个潜在的交叉反应物通过加入人血清获得的浓度检测所得，未添加的人血清中含有 12μg/dl 的内源性皮质醇。因此，氟氢可的松的交叉反应率为 36.6%，意味着在标本中加入 100μg/dl 的氟氢可的松后，测得的皮质醇值为 16.4μg/dl。必须仔细理解加标样品的交叉反应数据，因为它假定在所有水平的交叉反应物中交叉反应的百分比是相同的，而且测试的交叉反应物的浓度与临床相关。

(2) 干扰：干扰可能是由于样本成分对目标分析物产生的信号的影响，或由于干扰物质产生的信号的影响。通常，干扰物质或干扰机制是已知的。在有些情

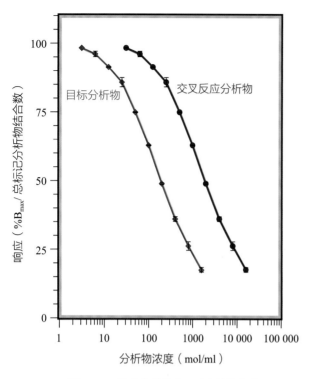

▲ 图 4-20   确定分析物交叉反应性的方法

表 4-4 免疫分析法检测皮质醇的加标样 交叉反应数据实例		
化合物	浓度（μg/dl）	交叉反应（%）
醛固酮	1000	0
倍氯米松	1000	0
布地奈德	1000	0
烯睾丙内酯	1000	0.1
皮质脂酮	1000	0.9
皮质醇 21- 葡萄糖醛酸苷	1000	0.2
肾上腺皮质酮	1000	2.7
β- 皮五醇	1000	0
β- 孕烷四醇酮	1000	0
11- 脱氧皮质酮	100	0
11- 脱氧皮质（甾）醇	100	1.9
地塞米松	1000	0
DHEA	1000	0
DHEAS	1000	0
β- 雌二醇	1000	0
雌三醇	1000	0
雌素酮	1000	0
氟氢可的松	100	36.6
丙酸氟替卡松	1000	0

DHEA. 脱氢表雄酮；DHEAS. 脱氢表雄酮 3- 硫酸酯

况下，机制和干扰物质都不为人所知，这种干扰被称为基质效应。基质效应通常只有在验证准确度的过程中才能发现。它们可以是某个标本特有的，在这种情况下，只有在调查与临床环境或其他分析结果不一致的结果时才会发现它们。至关重要的是，任何分析方法都可能受到实验室未知的或常规质量控制监测所显示的标本特定的干扰。因此，尽管通常是由经过验证的方法报告的数值精确到小数点后几位的分析结果，其也必须在整个临床环境中进行解释。

众所周知，依赖光或荧光信号的检测的干扰信号可能是由溶血、脂血和冰冷的标本产生。干扰也可能是物理因素对系统的影响，如严重的脂血症可导致水溶性分析物的测量不准确。干扰也可能是某分析物特定的。由于溶血过程中释放的蛋白酶的消化作用，一些蛋白质在溶血标本中的测量是不准确的（而不是由于对光检测的非特异性颜色干扰）。

有两种干扰会影响免疫测定：钩状效应和嗜异性抗体干扰（在某种程度上，这对所有基于抗体的检测都是一个问题）。

图 4-21 显示了钩状效应的机制。当抗原浓度接近捕获抗体系统的有效结合能力时，信号就不再增加。这个点超过了实验室的最大可报告信号，此时可以通过稀释标本以获得准确的测量。然而，分析物的浓度大大超过了捕获抗体的结合能力时，会导致检测抗体被阻断，从而使信号下降到可报告范围。将这一原理延伸到极端，理论上有可能出现非常多的分析物，以

至于捕获抗体和检测抗体的所有结合位点都被占用。在这种情况下，没有检测抗体可以与固相结合，信号为基线，可以出现没有分析物存在的报告。在测量分泌大量激素的肿瘤患者的激素时，识别钩状效应是极其重要的。催乳素、hCG、甲状腺球蛋白、降钙素和甲胎蛋白测量中的钩状效应已被广泛报道[29, 30, 131–139]。

嗜异性抗体干扰不仅仅包括动物免疫球蛋白的内源性抗体对免疫测定的干扰能力。如图 4-22 所示，其机制很简单。任何改变与固体结合的检测抗体量的独立于分析物的过程都会导致检测值不准确。如图 4-22 所示，由于动物免疫球蛋白的内源性抗体（称为嗜异性抗体）是二价的，在没有分析物的情况下，会将检测抗体与固相捕获抗体连接起来，导致报告的数值过高。动物免疫球蛋白是外来蛋白，因此大多数人的动

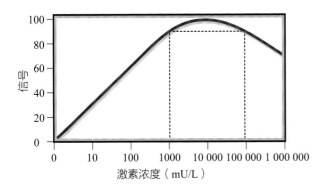

▲ 图 4-21　免疫计量学高剂量钩状效应

当抗原浓度超过检测极限时，反应信号达到最大值，然后降低

物免疫球蛋白抗体的滴度会很低。免疫测定法是用阻滞药来消除嗜异性抗体的干扰。然而，有些人嗜异性抗体的滴度高，从而克服了检测的阻滞药，导致测量不准确。在某些情况下，如使用含有动物免疫球蛋白的药物（如基于单克隆的治疗药物）治疗的患者，很清楚患者为什么会有高滴度。在其他情况下，很难在检测前确定标本可能受到这类影响[140-150]。嗜异性抗体并不是唯一可以通过这种机制干扰免疫测定的内源性抗体形式（如基于抗体的分析物独立干扰）。图 4-22 显示，目标分析物表位上的内源性抗体也会导致不准确的测量结果。在这种情况下，结果可出现虚假的低

值 – 因为内源性抗体阻碍了分析物的定量检测。尽管与内分泌实践相关的蛋白质激素和生物标志物在健康人中不会引起内源性抗体的形成，但患有各种自身免疫性疾病或其他疾病的患者可能有干扰特定免疫测定的内源性抗体。非嗜异性内源性抗体干扰的一个典型例子是癌症患者的甲状腺球蛋白抗体对甲状腺球蛋白检测的干扰[151-153]。

内源性抗体和结合蛋白也可以干扰从基于抗体的检测中获得的结果。例如，与催乳素结合的内源性抗体会产生所谓的大催乳素。大催乳素没有生物活性，但可以在许多免疫测定中被测量。这导致报告的催乳素水平与高催乳素血症的临床表现不一致[135, 154]。另一个例子是竞争性检测法测量小分子物质的能力，如甲状腺或性激素，这些物质与高亲和力载体蛋白（如甲状腺素结合球蛋白或性激素结合球蛋白）结合后会失去活性。在这种情况下，免疫测定报告的数值会严重高估激素测量所代表的生物信号。

使用生物素化的抗体或分析物基于抗体的检测很容易受到检测样品中高水平生物素的干扰，如患者服用非常大剂量的生物素作为保健品等。这可能导致竞争性结合免疫测定中的样品值伪高，以及免疫测定中的样品结果伪低。例如，如果游离甲状腺素和 TSH 检测都使用生物素，生物素的干扰会导致游离甲状腺素报告值出现伪高，而 TSH 的报告可能会伪低，这种情

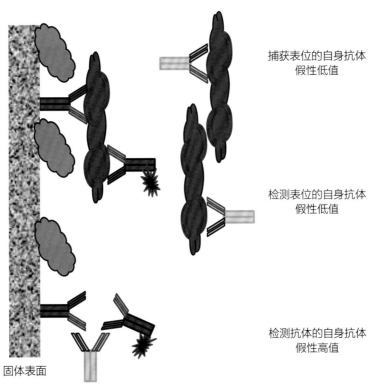

捕获表位的自身抗体
假性低值

检测表位的自身抗体
假性低值

检测抗体的自身抗体
假性高值

固体表面

▲ 图 4-22　异嗜性抗体干扰

引自 Sluss PM.Methodologies for measurement of cardiac markers. *Clin Lab Med*. 2014; 34: 167-185.

况可能会被误认为是甲状腺毒症的标志[155]。事实上，口服生物素不仅会干扰甲状腺检测结果的准确性，而且还会干扰通过生物素 – 链霉菌素结合方法测量的各种分析物[156-158]。由于实验室通常无法获得有关口服生物素的信息，因此制订检测计划的医生必须了解这一问题。

2. **分析灵敏度** 严格地说，分析灵敏度是反应曲线的斜率。它被简单地确定为信号的变化与被分析物浓度变化的函数关系，并代表可以测量的被分析物浓度的最小变化。图 4-23 中显示了一个校准曲线的例子。通过最小二乘法线性回归分析确定该校准曲线的斜率为 1.01pg/ml，拟合度为 r²=0.993，截距为 1.05。因此，总体上可以测量的最小差异是 1.01pg/ml，LOD 为 1.08pg/ml。这种方法只有在校准曲线是线性的（或通过分析物浓度的对数转换后呈线性）且零点校准是准确的（即对空白测量没有基质效应）时有效。无论采用何种技术，临床检测的剂量 – 反应曲线都很少是线性的，而且检测器的精密度可能很低。因此，在临床上分析物浓度的检测极限和方差估计通常对描述检测性能更有意义。

分析性 LOD 通常不那么严格地称为灵敏度，是对可测量的最低浓度的统计定义（即区分测定系统中的零分析物）。该浓度在数学上被确定为零标准重复测量的 95% 上限，由平均信号加 2.0SD 计算得出。图 4-23 中曲线的 LOD 是 1.80pg/ml。这个最小检测限只对多个重复测量的平均值有效。当对一个样本进行单独测定且其真实浓度恰好在最低检测限内时，其测定结果

高于检测噪声水平的概率只有 50% 左右。

一个检测方法可靠测量的最低水平的第二个参数是功能检测极限，或定量极限。要确定这个值，需要制作多个低浓度的数据库，并在重复测试中进行分析。通过测量的变异系数与浓度的交叉图，可以生成一个精密度曲线。变异系数为 20% 时对应的分析物浓度是功能检测极限。这个术语通常适用于跨检测方法的变异，但如果使用测试来评估在一次运行中测得的结果，也可以计算测定内的变异（如兴奋性和抑制性测试）。

3. **精密度** 精度是对同一标本重复测量的衡量，它是重复测量之间的时间和分析物浓度的函数。临床上适当的浓度水平的短期精密度（在一次运行内或一天内）和长期精密度（跨校准和跨批次的试剂）都应该被记录下来[159]。一般来说，正常范围、异常低范围和异常高范围的目标应被选为精密研究的目标。但是，侧重于关键医疗决策限制的目标可能更适合某些分析物。

一般认为，对于短期和长期的精密度验证来说，每个级别 20 个测量值是最基本的。精密度通常表示为变异系数，计算方法为 100 倍的 SD 除以重复测量的平均值[160]。尽管已经提出了许多建议，但对分析精密度的性能标准还没有达成普遍的一致。定义这些标准的两个主要方法是：①与生物变异的比较；②临床专家根据他们认为的实验室变异对临床决策的影响。

在临床上观察到的测试测量的总变化是分析和生物变化的结合。例如，分析性 SD 小于生物性 SD 的

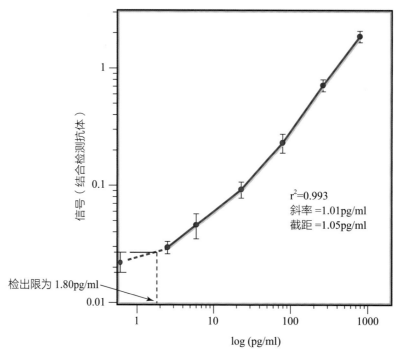

▲ 图 4-23 分析灵敏度和检出限的测定

1/4，那么分析性成分使总误差的 SD 增加的幅度小于 3%。如果分析性的精确度低于生物性的 1/2 SD，则总误差只增加 12%。这些观察结果导致建议保持精密度低于 1/4 或 1/2 的生物性变化。

专家对精确度建议是基于对检验值的变化幅度的估计，可直接导致临床医生改变其临床决定。

4. 准确度　评估测定的回收率有两种方法：①测量高浓度和低浓度标本混合后引起的比例变化；②测量加入参考分析物后测试值的增加。有些分析物以多种形式在血液中循环，其中一些形式可能与载体蛋白结合。如果检测方法不能测量结合形式，加入标本中的纯物质的回收率可能很低。如果其中一个标本含有交叉反应的物质（如自身抗体等），则该患者标本的混合物可能无法被正确测量。在评估回收数据时，彻底了解分析物的化学形式及其在检测中的交叉反应性是很重要的。

测量由高浓度和低浓度样本混合引起的比例变化被称为线性验证。图 4-24 中显示了一个例子，用不含分析物的样本稀释含有较高分析物浓度的样本。实际上，"不含"分析物意味着被分析物的水平低于测定的检测极限，因为完全没有被分析物的标本通常无法获得。图 4-24A 显示了稀释标本的测量与稀释度的关系。浓度不再随稀释度增加而变化的界点被称为空白界限（在本例中为 10pg/ml）。在某些检测中，空白界限可能

明显高于 LOD 或定量界限。稀释线性数据（图 4-24A）可以重新绘制（图 4-24B），以评估检测的准确性，即所添加的分析物的分析回收率。通常情况下，数据由线性回归来拟合。假设 x 轴和 y 轴有相同的比例，斜率 ×100 就是分析回收率的百分比。小于或大于 100 的分析回收率反映了对某一特定检测的测量偏差。测定加入参考分析物后测试值的增加，被称为加标回收验证。分析方法与图 4-24B 所示的方法相同，除了预期的分析浓度是基于向标本中添加的分析物，而不是基于标本的稀释来计算。用于分析性回收研究的最合适的被分析物是经认证的参考材料，如 WHO 或美国国家标准与技术研究所（National Institute of Standards and Technology，NIST）认证的材料，但不是所有的分析物都有这样的材料。理想情况下，严格的方法验证还包括与参考方法相比较（如以前已经过仔细验证的方法等）。这些方法一般是由高度专业的实验室进行的，对于许多内分泌测试中感兴趣的分析物或新的生物标志物来说，尚不存在参考方法[161-169]。

至少应使用健康受试者的标本和被检查疾病患者的标本，对前述所有方法的准确性进行评估[170]。在可能的情况下，检测方法应可追溯到既定的参考标准或方法。建议在检测范围内分布的 100～200 个不同的标本用于方法比较[171-175]。尽管方法比较的性能标准还没有很好地确立，但这里列举了一些需要检查的重要

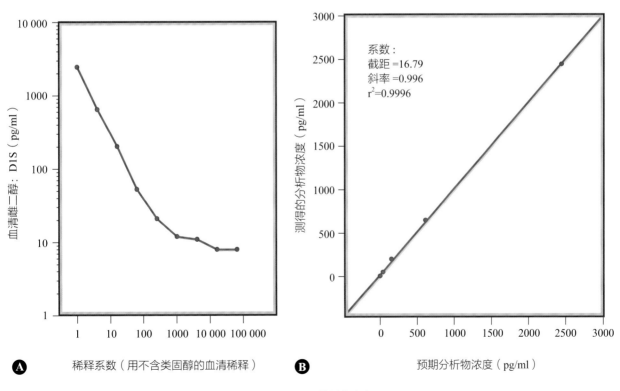

▲ 图 4-24　检测准确度

A. 线性稀释回收；B. 掺入分析物回收

特征如下。
- 任何严重不一致的测试值。
- 回归曲线的离散程度。
- 纵轴上的回归偏移的大小。
- 两种方法的低、正常和高参考区间之间交叉的点的数量。

欧盟已经颁布了体外诊断指南，要求在欧盟销售的制造商确定其产品"可追溯到参考标准和更高等级的参考程序"[176]。

希望与医学相关的性能特征能与这一可追溯性要求联系起来，这些特征定义了特定检测的测试值与可追溯标准之间的差异范围。这种可追溯性和允许误差要求的结合，可以在全球范围内协调许多测试方法，因为大多数诊断公司都是国际公司。激素检测方法的标准化和统一已经成为优质医疗服务的优先事项[164, 169, 176, 177]。

5. 携带污染　许多诊断系统已使用自动样品处理装置。如果一个待测标本之前有一个浓度很高的标本，那么第一个标本微量的残留可能会大大增加第二个标本中的报告浓度。是否测试某浓度的携带污染选择取决于疾病的病理生理学，但可能需要测试高值，因为一些内分泌失调会产生极高的测量值。验证工作通常还包括评估取样探针的携带污染，以及以多孔板为基础的检测需评估检测孔附近孔对其携带污染的影响。

（二）使用参数

一旦一种检测方法在分析上得到验证，就有必要对其使用进行验证。使用的关键参数包括定义与标本和试剂稳定性相关的限制，并确保测定在一段时间内是稳定的。

1. 标本的稳定性　验证标本的稳定性通常包括测试一系列暴露在不同处理条件下的分装样本，以确定分析物的测量是否随时间变化。这种评估通常包括代表全部待测样品类型的标本种类，还包括采集标本和运送到实验室的预期处理时间和温度，以及实验室处理过程中及检测过程中的稳定性。这是方法验证的一个重要方面，可能是非常昂贵和费力的。

2. 试剂的稳定性　由于目前在现代临床实验室中已广泛使用自动化系统，必须确定化验中使用的试剂的稳定性，包括使用时的稳定性和商业货架期的稳定性，尽管试剂的有效期是由商业制造商确定和提供的，但也必须在实验室的实际工作条件下进行验证，并考虑到工作流程，如重组冻干的校准品或重新冷冻校准品 / 对照品的分装。对于实验室开发的方法，如 LC/MS-MS，实验室还必须确定所有试剂成分的失效日期。

3. 稳健性（检测稳定性）　稳健性通常被定义为测量的稳定性，其中包括与试剂批次变化、设备变化和技术人员操作有关的差异[178]。稳健性验证为该方法在长期正常使用过程中的可靠性提供了规定范围。这些规定范围成为设定差异限制的基础，实验室必须将超过这些范围的变化告知临床医生。例如，抗血清的变化会导致免疫检测性能的显著变化，这反过来又需要修改参考区间和临床决策点。

（三）参数说明

1. 可报告范围　一个检测项目的测量范围通常从定量限到最高校准物的浓度。测定的信号超过最高标准时，需要对标本进行稀释和重新测试。使用仪器检测可自动完成，但在多孔板检测系统中必须手动完成。无论哪种情况，方法验证的一个重要方面是评估当样本必须被稀释时的准确性。稀释通常与基质效应和其他干扰的变化有关。因此，一个在校准范围内准确的检测方法，稀释后在可报告范围内可能并不准确。分析范围的有效性是由线性和回收率研究来证明的。大多数临床实验室每年至少两次确认每种检测方法的可报告范围。

2. 参考区间　参考区间通常也被称为正常范围，描述了在对健康人进行检测时，从特定的分析物中预期得到的数值[179-181]。这与临床决策点不同，临床决策点是为识别患有特定疾病的患者而确定的。内分泌检测参考区间的开发和验证是非常复杂的任务，因为它们需要通过临床评估来定义健康人群[182, 183]，并测试大量的健康个体[179, 181]，这往往涉及获得知情同意和其他相关昂贵的活动。商业制造的检测按要求需提供参考区间，但这些参考区间不一定代表特定实验室所服务的亚人群。

大多数实验室测试的正常参考区间是基于健康受试者的中心 95 百分位数界限估计的。至少需要 120 名受试者才能可靠地定义第 2.5 和第 97.5 百分位数。通常需要正式的统计学咨询，以确定适当的受试者数量，并建立统计模型来定义多变量的参考范围[184-186]。

许多内分泌测试的参考区间取决于性别、年龄、发育状况和其他测试值。图 4-25 显示了这种复杂性。图中显示的是健康的年轻女性在整个月经周期内的预期激素测量值（阴影部分）。

3. 诊断力　对于商业化的检测方法，制造商被要求这样确定检测方法的临床实用性，这通常也是验证的最后一步。检测方法在这方面的验证程度取决于 FDA 的具体监管要求。使用这些检测方法的临床实验室需要根据相关认证组织的具体要求来验证其临床效用。

对于实验室开发的方法，包括质谱法和许多基于分子的检测方法，临床实验室需要确定临床决策点（截止值）。在这两种情况下，良好的实验室实践包括定期验证临床用途，作为实验室质量控制（QC）和质量保证（QA）的一部分。临床实用性验证的细节超出了本

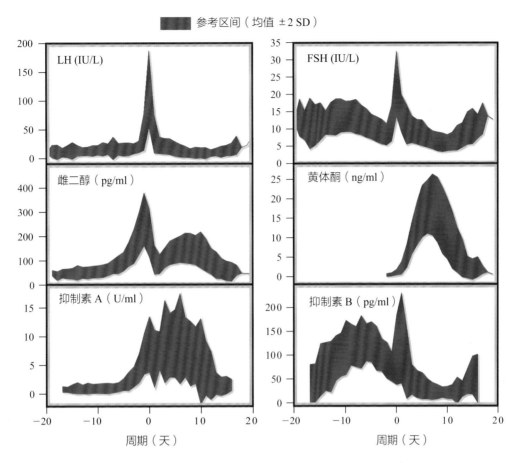

▲ 图 4-25 月经周期生殖激素测量所需的高分辨率参考区间

FSH. 卵泡刺激素；LH. 黄体生成素；SD. 标准差

章的范围，但对这些过程的高层次理解是很重要的，因为临床灵敏度和特异度、截断参数可以帮助临床医生在整体的临床环境下确定对检测结果做出相应的决策。已有许多优秀的论文发表，为感兴趣的读者提供深入的细节[186-191]。

临床灵敏度和特异度不能与分析灵敏度和特异度混为一谈，后者是检测的特点。相反，临床灵敏度和特异度是对检测或任何临床诊断程序正确识别疾病状态的能力进行量化，这些参数以百分比表示。临床灵敏度是指检测结果为阳性的患者中实际患有目标疾病的百分比（即他们患有该检测方法旨在识别的疾病），是准确诊断的真实比率。用 100% 减去临床灵敏度是获得假阳性率的一种检测方法（即检测结果为阳性但没有患病的患者的百分比）。

临床特异度涉及检测结果为阴性的患者。它是指实际上没有患病的人的百分比（即被检测结果正确识别为阴性的人）。用 100% 减去临床特异度，就得到了检测的假阴性率。

显然，要确定临床灵敏度和特异度，实验室必须有两个关键的东西：①已知患有或未患有该疾病的患者的标本；②参考区间或临床临界点，以便对定量检

测结果做出阳性或阴性判断。从已知病情的患者身上获取标本以进行检测验证 / 核实是具有挑战性的，因为这一过程需要准确的临床信息、符合健康保险可携带性和责任法案（Health Insurance Portability and Accountability Act，HIPAA），以及以符合正常工作流程的方式收集和处理标本。所有这些步骤都可能是昂贵和具有挑战性的，最好是在使用实验室服务的医生的密切配合下完成。

临床医生必须认识到，由实验室得出的临床灵敏度和特异度受到许多潜在偏见的影响。首先，在许多情况下，实验室依靠已经建立的检测方法来提供疾病状态信息。换句话说，他们是在与先前设备的结果进行比较而不是获得临床信息。即使使用具有临床特征的个体来提供疾病阳性标本，如果健康组的年龄或性别不匹配，也会产生偏差。最后，使用临床分界点或参考区间来定义阳性与阴性的检测结果会受到统计学的影响，如正常与非正常的测量分布。

（四）操作参数（分析前考虑因素）

1. 标本类型 许多类型的标本被常规地用于测量体液中的分析物。最常见的是全血、血清、血浆、尿液和唾液。比较少见的是细针抽吸的液体或细胞被送

至临床实验室进行分析。关键是要明白，每一种类型的标本都必须经过严格的验证，以确保准确的测量。仅仅因为一种检测方法对某一特定标本类型有效，并不意味着它对任何标本类型都有效。即使一种检测方法能够在不同的标本类型中对某种分析物进行重现性和特异度的测量，但根据所测试的标本类型，可能会出现临床上的重大偏差。必须对所使用的每种标本类型的参考区间和临床分界点进行验证。

（1）全血：全血标本既有局限性也有时间依赖性的优势。检测对刺激引起的快速变化的能力是一个强大的优势，而由脉冲性分泌物引起的未被发现的变化可能是一个主要的限制。当分析物非常不稳定时，测量全血是有利的，因为可以快速收集和测试标本。在护理点不经处理就能测试全血的能力具有成本效益，能加强患者管理，并能有效解决与非常不稳定的分析物有关的标本稳定性问题。

从手指或脚后跟穿刺后收集在滤纸上的血滴是收集、运输和测量激素的一个方便的系统[192, 193]。

如果使用标准化的采集条件和提取技术，这些测量与血清测量有很好的相关性。免疫化学与计算机芯片技术的结合也使免疫芯片应运而生，它可以用一滴血测量多种分析物[194]。

全血的使用受到几个因素的严重限制，其中最重要的是：①在分析过程中必须防止全血凝固，因此必须使用抗凝血药，而抗凝血药往往会干扰分析；②全血是一种非常复杂的混合物，可以直接干扰分析方法。解决这些问题的方法包括：①在检测中稀释全血标本，这又要求被测的分析物处于相对较高的水平或者检测方法具有非常高的灵敏度；②进行分析前处理，以去除细胞碎片或降低标本的复杂性。基于这些原因，最常用于内分泌测试的标本类型是血清或血浆。

（2）血清：血清是通过让血液凝固而从全血标本中获得的。让全血在玻璃管中凝结，可以通过离心法将血清从凝结物中完全分离出来。由此产生的血清标本没有细胞，而且参与凝结过程的许多蛋白质也被去除。这是免疫球蛋白等大型蛋白质分析物或类固醇激素等非常稳定的分析物的首选方法。在大多数实验室中，玻璃抽血管已被更安全的塑料抽血管取代，它们在处理过程中不会破裂，特别是在全自动实验室。不幸的是，全血在塑料管中不能干净地或快速地凝固，因此凝血活化剂或凝血剂必须在塑料管中使用。这些因素会干扰许多分析方法，因此必须仔细验证。

（3）血浆：血浆是通过化学方法防止凝结过程，然后离心去除全血的细胞成分而获得的。有许多方法可以防止凝血，最常见的是加入乙二胺四乙酸（ethylenediaminetetraacetic acid，EDTA）、柠檬酸盐或加入肝素以防止凝结。这些化学品，尤其是 EDTA，具有抑制蛋白分解的额外优势，因此在测试诸如肾

上腺皮质激素（adrenocorticotropic hormone，ACTH）或 PTH 等易损分析物时具有优势。其他添加剂被添加到稳定的血浆中用于特定的测试。例如，当需要测量葡萄糖时，氟化钠被添加到 EDTA 管中以抑制糖酵解。当然，所有这些添加剂都有可能干扰特定的检测方法。

可以通过使用凝胶分离器来加强抗凝血全血中的细胞元素的分离。这种类型的管通常是自动等分系统的首选。不幸的是，使用的凝胶可以直接或间接地干扰一些分析方法（如捕获分析物）。

带添加剂的抽血管在用多种类型的试管采血时也会产生特殊顾虑。试管必须按照特定的顺序抽取，以避免被已知会干扰标准实验室测试的添加剂所污染。如果不按正确的顺序收集添加剂试管，可能导致测试结果的严重不准确。最常用的抽血管的正确抽取顺序见图 4-26[195]。图中塞子的颜色是标准化的，以表明每支试管含有哪些添加剂。例如，带红色塞子的试管（3）只含有凝血活化剂；黄色塞子的试管（2）同时含有凝血活化剂和分离凝胶；淡紫色塞子的试管（6）含有 EDTA，必须在血清的凝固管（2 或 3）或含有肝素的试管（4 和 5）之后抽取。

（4）尿液：尿液中往往不仅含有原始激素，还含有可能具有或不具有生物活性的关键代谢物。24h 尿液标本被用于许多内分泌测试。这种尿液标本代表了一个时间平均值，它整合了一天中发生的多种脉冲式的激素分泌高峰。24h 尿液标本的优势还在于对某些激素和代谢物的分析灵敏度更高[55, 196-203]。

缺点包括收集 24h 标本的不便和收集工作的延误。尿液标本的另一个局限性是对样本采集的完整性不确定。测量尿肌酐的浓度有助于监测收集标本的完整性，特别是当该值与患者的肌肉质量相比较时。许多尿液中的激素在排泄前会与载体蛋白共轭。因此，肝功能及肾功能都可能改变尿液中的激素值。

（5）唾液：唾液是一种用于测量非蛋白结合的激素和小分子的有吸引力的替代标本[204-207]。血液中的小型分析物通过穿越毛细血管壁和基底膜，以及通过上皮细胞的亲脂膜进入口腔液[208]。这种运输包括被动扩散、超滤、主动运输或这些过程的一些组合。唾液中分析物的浓度取决于血液中非蛋白结合的分析物的浓度、唾液的 pH、分析物的酸解离常数（pKa），以及分析物的大小。通过被动扩散进入唾液的分析物通常小于 500Da，非蛋白结合和非离子化。与任何标本类型一样，充分验证唾液的使用是至关重要的。在每种分析方法中充分验证唾液的使用，并建立解释测试结果所需的数据（如参考区间）是至关重要的。

据报道，唾液测量与血液测量的某些激素具有相关性，如皮质醇、孕酮、雌二醇和睾酮，但与其他激素（如甲状腺和垂体激素）的相关度不高[209-217]。多

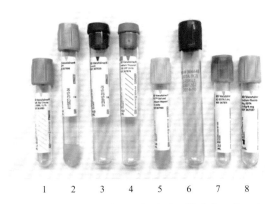

▲ 图 4-26 含或不含添加剂的采血管填充顺序，以避免污染和可能干扰实验的准确检测

试管类型：1. 柠檬酸盐；2. 带分离凝胶的凝血管（血清）；3. 不带分离凝胶的凝血管；4. 肝素；5. 肝素，分离凝胶；6 和 7. EDTA；8. 氟化钠 /EDTA（图片由 Michael Purugganan 提供）

种分析前的变量会影响唾液的测量。咀嚼或吸食含有刺激物（如柠檬酸）的糖果或药水刺激口腔液体的分泌，可以增加口腔液量并稳定 PH，但可能改变一些分析物的浓度。多种商业设备可用于收集口腔液；这些设备需要针对每种分析物和每种测定系统进行验证，以确保它们能充分回收每一种分析物。

唾液也是获取基因组 DNA 和其他核酸检测应用的有效标本类型。唾液在这方面的应用现在已经很成熟，并在迅速发展[218-220]。

(6) 细针抽吸的液体或细胞：细针抽吸术（fine-needle aspiration，FNA）包括将空心针插入组织，通常是可疑的肿块或炎症组织，以抽取液体或细胞进行诊断性评估。这个过程通常在出现可触及的肿块或可以看到组织目标时由外科医生或细胞病理学家手动进行（如在手术过程中）。深度取样可通过使用超声波引导。细针穿刺的细胞成分分析是在细胞病理学实验室进行的，并涉及通过组织学和免疫组织学程序对细胞进行检查。

因此，FNA 液体代表了一种独特的标本类型，可通过传统的免疫测定或 LC/MS-MS 方法分析生物标志物。然而，FNA 液体在处理、稳定性、验证和解释方面存在特殊的顾虑。吸出的液体通常体积太小，无法直接检测，而且由于全血的污染，往往会出现凝结。分析物的稳定性及检测参数的验证必须使用吸出的液体和稀释液来确定，以便在测试前提供必要的容量和抗凝血药。对结果的解释往往是困难的，因为很少有适用于血液水平的参考区间，而且经常有分析物，如颈部肿块抽吸物中的甲状腺球蛋白，其含量高到足以导致在检测中出现假象（如基于抗体的检测中的钩状效应）。

吸取的细胞可以提供足够的 DNA 和 RNA 用于遗传分析。目前，这是一个深入研究的领域，只是刚刚开始被临床实验室应用。正在应用的典型方法包括表达阵列、实时 PCR 和 DNA 甲基化检测，以及广泛和传统的应用免疫组化测定特定的生物标志物[221]。例如，表达式阵列可以为 15%～30% 接受 FNA 细胞学检查定性为不确定的甲状腺结节提供有临床价值的信息[222]。

目前 FNA 与诊断检测相结合的方法也应用于其他方面，如绒毛取样[223, 224]、胰腺肿瘤的生物标志物的测量[225-227]。

三、质量控制

实验室质量控制程序的目的是为了确保测试是在试验验证过程中确定的限度内进行的[228-232]。这些程序的目标是确定在什么情况下获得的结果可能不准确。它们在很大程度上依赖于测试材料及已知分析物浓度。质量控制故障是为了检测仪器问题（硬件或仪器故障）、试剂或校准故障，以及人为错误（试剂或标本处理不当、培训不当或换班沟通不当）。

在统计学上，分析误差主要有两种形式：随机误差和系统误差。随机误差与可重复性有关，系统误差与目标测试值或参考值的偏移或偏差有关。检测中的每一个参数都可以定义一个性能标准，并通过质量控制系统监测是否符合这些标准。质量控制系统必须有假阳性率及高统计能力来检测化验偏差。Westgard 及其同事开发了使用控制规则组合的多规则算法，以达到良好的统计错误检测特性：如两个连续的控制在警告限制之外，一个控制在行动限制之外，或移动平均趋势分析在限制之外[229-232]。传统的质量控制项目主要集中在精确度上，分析偏差也可能造成重大的临床问题。如果使用固定的检测水平来触发临床行动（如治疗、额外的检查等），那么分析测定的设定点变化会导致临床行动发生重大变化。更现代的质量控制系统可以使用包括患者测试值的移动平均数来帮助监测分析偏差的变化。同时，越来越多的网络系统给实验室提供质量性能数据分享，从而可以进行更好的统计评估（更多的数值可以用来识别质量控制测量中的转变和漂移）。

四、质量保证

质量保证程序不仅仅是监测质量控制材料的测试值。对质量控制材料的测试只是为了识别在测试过程中发生的错误（即从订购测试到将结果反馈给医生的整个分析过程）。看一下错误通常在什么时候发生，可以提供一些重要信息。如图 4-27 所示，在分析过程中发生的错误占所有与实验室检测有关错误的 1/3 以下。

质量保证程序是临床实验室监管要求的一部分。所有的实验室都有监管程序，如标本运输时间和报告准确性等，这些程序都可以在实验室内部单独建立。

质量保证的一个关键因素，也是对临床医生应该强调的一个关键因素，就是识别和调查不一致的检测值。这些不一致的检测值中，有些可能在分析上是正确的，但有些可能是错误的。临床医生应该要求实验室执行一些简单的验证程序以帮助识别和调查这些可疑的检测值。

对同一标本进行重复检测是有价值的第一步。实验室假定试样已在稳定的条件下储存，并允许在重复测量过程中出现误差。通常情况下，如果初始测量值和重复测量值之间差异的绝对值小于与初始测量值相关的分析误差的 3 个标准差，则认为该结果得到确认。

线性度和回收率是评估单个标本中测试有效性的宝贵技术。如果最初的检测值很高，应考虑用检测稀释液连续稀释标本并重新进行检测。如果初始值很低，可以考虑在部分标本中加入已知数量的分析物。将这些加标或稀释的标本与原始标本一起分析，可以评估重现性和回收率。同时分析检测标准的线性或回收率可以帮助提供稀释或加标程序的内部参照及稀释剂和加标材料的适当性。如果重复、稀释或回收实验都很成功，进一步的分析排除故障将根据所使用的方法而有所不同。例如，免疫测定可能会受到嗜异性抗体或钩状效应的干扰。加入非免疫的小鼠血清或亲异性抗体阻断液可以中和这些干扰。色谱检测通常比免疫检测更稳定，但往往缺乏特异性。通过一种类型的检测后怀疑有干扰的标本可以通过另一种方法重新进行分析。交叉反应药物和代谢产物的干扰可以通过选择性提取来减弱干扰，或者通过向不一致的标本添加药物来识别干扰。

五、分析类别

在美国，管理临床实验室的法规根据化验成分的制造、化验的预期用途、化验服务的方式、化验服务收费等分为几类。为了获得医疗保险和其他健康保险的报销，实验室必须遵守被称为临床实验室改进法案修正案（Clinical Laboratory Improvement Amendments，CLIA）的联邦法律。这项立法要求实验室必须由指定的组织认证（如美国病理学家协会等），并由美国卫生与人类服务部（Department of Health and Human Services，DHHS）下属的医疗保险和医疗补助服务中心（Centers for Medicare & Medicaid Services，CMS）管理。CMS 还负责管理 1996 年的 HIPAA，以及联邦法律规定的实验室必须遵守的其他质量标准。CMS/CLIA 认证要求每两年进行一次质量检查，以确保实验室达到联邦 CLIA 中规定的标准和实验室检查机构规定的性能标准。检查机构的标准是以 CLIA 为基础的。

而检测试剂和仪器的生产和销售则由现行良好生产规范（Current Good Manufacturing Practices，cGMP）的准则来管理，该准则涵盖非常具体的主题，并定期进行修订[233-238]。遵守 cGMP 准则是由 FDA 根据联邦法律强制执行的[239]。除了仪器和试剂的生产和销售，实验室开发的用于患者护理的方法也在 FDA 的管辖范围之内。FDA 不对合规性进行认证，并进行自己的质量检查。不遵守 cGMP 是违反联邦法律的行为，可能导致实验室关闭，以及潜在的罚款和法律诉讼。检测仪器和试剂的销售需要美国 FDA 的上市前批准，或美国 FDA 根据 510（k）条款的规定进行审批，具体取决于产品的临床用途及其对患者护理的潜在影响。

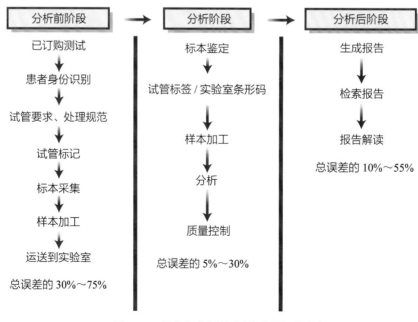

▲ 图 4-27 临床实验室检测过程中的误差分布

临床实验室标准、CLIA 和 cGMP 的共同要素是商业试剂和仪器的评估和验证文件，这些试剂和仪器已经过 FDA 的审核或批准，其继续生产由 FDA 监督。对实验室开发检测方法的要求更加广泛，并且期望对每一项都进行验证，包括 FDA 批准的商业程序的修改等。

结论

评估患者的内分泌问题的分析方法不断增加。较新的系统通常基于与本章所述类似的分析技术，但配置通常更方便用户使用。这些进步使系统更加方便，但它们也变得更像一个"黑匣子"，掩盖了系统的大部分细节。本章所概述的方法、描述和验证方法，旨在为临床医生提供这些系统的内部运作的信息，并鼓励临床医生与临床实验室进行更详细的互动，为患者提供更有性价比和高质量的支持。

致谢

感谢 Antony Morrison、Kannan Alpadi DVM 和 Ajay Jumar 博士阅读了手稿草稿并提出了有益的建议。

第5章　全球内分泌疾病负担

The Global Burden of Endocrine Diseases

MARIA INÊS SCHMIDT　LAERCIO J. FRANCO　EWERTON COUSIN　BRUCE B. DUNCAN　**著**

洪晓思　朱天欣　丘　悦　任　萌 **译**　严　励　杨刚毅 **校**

要点

- 包括肥胖在内的高 BMI 是导致疾病负担的世界前五大危险因素之一。
- 随着超重发病率的不断上升，该疾病负担在全世界所有地区都呈现上升趋势。
- 糖尿病的发病率、患病率及疾病负担在近几十年来皆有所上升，其主要原因是人口老龄化。糖尿病疾病负担情况在发达国家中趋于稳定，然而在发展中国家情况堪忧。
- 糖尿病及中度高血糖状态同样已成为导致疾病负担的世界前五大危险因素之一。
- 甲状腺疾病是世界上最常见的内分泌疾病之一。
- 缺碘在一些国家是非常普遍的公共卫生问题。
- 尽管目前甲状腺癌发病率在发达国家出现下降趋势，但在过去 30 年中，全球甲状腺癌发病率均有所上升。
- 在低收入和中低收入国家，甲状腺癌的疾病负担较高。

20—21 世纪初的重大社会变革，导致了人口、营养和流行病学的重要变化。如图 5-1A 所示，1990—2015 年，由传染性疾病、孕产妇疾病、新生儿疾病和营养障碍导致的疾病负担 [伤残调整生命年（disability-adjusted life years，DALY）表示] 显著下降，而非传染性感染病（noncommunicable diseases，NCD）导致的疾病负担增加 [1]。人口的增长及老龄化是导致非传染性疾病负担增加的原因之一。如图 5-1B，考虑人口增长因素时，1990—2015 年每 10 万人的 DALY 比率是平稳的，然而如图 5-1C 所示，年龄标准化后的每 10 万人的 DALY 比率则呈下降趋势。社会的发展、科技的创新及其带来的临床干预、人群干预的进步，是图 5-1C 所示下降的主要驱动因素。然而，鉴于图 5-1A 和 B 中的一些粗参数是人群疾病负担的真实指标，如今非传染性疾病已成为世界疾病负担的主要原因。其中，非传染性疾病多由代谢风险因素引起的，也包括了主要的内分泌疾病。

当今 21 世纪，世界面临着人口增长和医疗资源需求不断增加的双重挑战。尽管世界在减轻疾病负担方面取得进展，但还是无法解决长期存在的医疗资源不平等现象。发展中国家往往背负着双重的疾病负担，这对决策者和全球卫生构成了严峻的挑战。根据疾病的重要性及数据的可信度，本章主要讨论了肥胖和超重、糖尿病、碘缺乏 / 甲状腺肿大和甲状腺癌等内分泌疾病的负担。为了便于理解，表 5-1 总结了本文量化使用的指标。

一、肥胖和超重的疾病负担

（一）患病率及其趋势

大量文献表明，在过去几十年中，世界各地的肥胖患病率（BMI≥30kg/m²）急剧增加。据非传染性疾病风险控制协作组织的数据显示 [2]，1975—2014 年，全球男性年龄标准化 BMI 平均值由 21.7kg/m²（95%CI 21.3～22.1kg/m²）上升至 24.2kg/m²（24～24.4kg/m²），

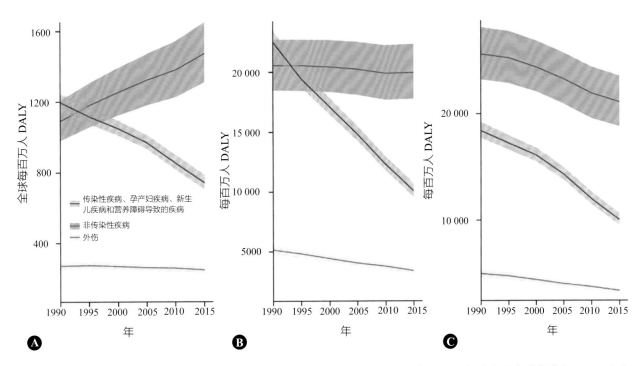

▲ 图 5-1 1990—2015 年，按全球疾病负担 1 级疾病组分类，全球 DALY（A）、粗 DALY 率（B）和年龄标准化 DALY（C）的变化趋势

A 和 B 之间趋势的差异是由人口增长引起的，B 和 C 的差异是由人口年龄分布的变化引起的。阴影区域表示 95% 的不确定区间。DALY. 伤残调整生命年（引自 GBD 2015 DALYs and HALE Collaborators.Global, regional, and national disability-adjusted life-years [DALYs] for 315 diseases and injuries and healthy life expectancy [HALE], 1990-2015:a systematic analysis for the Global Burden of Disease Study 2015. *Lancet*. 2016; 388: 1603-1658.）

表 5-1 疾病发病和患病的流行病学指标

计量指标（公制）	缩写	定义
发病率	—	在特定时期内，特定人群中某一特定疾病的新发病例数
患病率	—	在特定时间内，特定人群中某一特定疾病的总病例数
残疾生存年	YLD	致残负担：YLD 考虑任何短期或长期的健康损失。其计算方法是，将导致健康损失的患病率乘以该疾病估计的残疾权重
早亡所致生命年损失	YLL	死亡负担：通过一个人在该年龄的最长可能预期寿命减去死亡年龄来计算 YLL
伤残调整生命年	DALY	总疾病负担：因早亡（YLL）和残疾（YLD）而损失的年数总和

引自 Institute for Health Metrics and Evaluation[11, 12].More detailed information on calculations can be found in the methodology supplements to GBD Capstone papers published in the Lancet in 2017[13];and the Institute for Health Metrics and Evaluation（IHME）.Terms defined.http://www.healthdata.org/terms-defined;Institute for Health Metrics and Evaluation（IHME）.Frequently asked questions.http://www.healthdata.org/gbd/faq;Institute for Health Metrics and Evaluation (IHME). GBD publications.http://www.healthdata.org/gbd/publications.

增加了 2.5kg/m²；而女性则由 22.1kg/m²（21.7～22.5kg/m²）上升至 24.4kg/m²（24.2～24.6kg/m²），增加了 2.3kg/m²。图 5-2 以营养状况类别展示了这一变化趋势。无独有偶，据全球疾病负担研究（Global Burden of Disease Study，GBD）的数据显示，1990—2017 年，高 BMI 水平的风险总和增加了 70%，在过去 10 年中以每年 2% 的速度增加了 39%[3]。

据 GBD 统计，目前全球成年人肥胖者约 7.66 亿（7.58 亿～7.74 亿），占所有成年人的 15.2%。其中，女性发生率高于男性。此外，儿童、青少年肥胖者约 1.3 亿（1.25 亿～1.34 亿），占全体未成年人的 5.3%。从年龄段来看，肥胖发生率从 2 岁到青春期开始时略有降低，然后从 15 岁开始稳步增长，在 40—70 岁达到顶峰。和女性相比，男性肥胖率峰值低，发生早，社会发展程

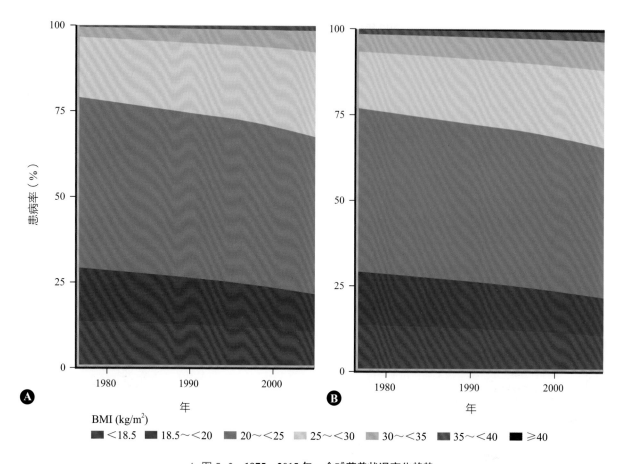

▲ 图 5-2 1975—2015 年，全球营养状况变化趋势

A. 男性；B. 女性。BMI. 体重指数（引自 NCD Risk Factor Collaboration [NCD-RisC].Trends in adult body-mass index in 200 countries from 1975 to 2014:a pooled analysis of 1698 population-based measurement studies with 19.2 million participants. *Lancet*. 2016; 387: 1377-1396.）

度较低的国家也呈现出相似的峰值特点。由于肥胖人群过早死亡率较高，因此高龄人群肥胖率下降[4]。

尽管世界各地的肥胖率均呈上升趋势，但其基线值和增长率仍存在巨大差异。如图 5-3 所示，各国及地区肥胖发病率差值跨度较大。据统计，2016 年，发病率最高的国家依次为太平洋岛国、中东国家，以及几个收入较高的盎格鲁 - 撒克逊裔国家；亚洲国家的发病率最低。以下列各国家女性肥胖率为例：美属萨摩亚（65.3%）、科威特（47.1%）、美国（36.5%）与越南（2.7%）、日本（3.9%）相比[5]，不同国家之间存在巨大差异。

国家之间社会经济发展的差异是导致肥胖率不同的原因之一。社会人口指数（sociodemographic index，SDI）根据人均收入水平、平均受教育程度和总生育率，综合体现各国发展水平。如图 5-4 所示，从 1990 年开始，在 SDI 较低的地区，男性的肥胖率一直保持相对稳定，而其他地区的人群，包括儿童、青少年和成年人，肥胖率都在稳步上升。

（二）超重的疾病负担

图 5-5 展现了 1990 年和 2017 年，相较于其他主要心脏代谢危险因素，高 BMI 带来的疾病负担变化情况。由此可见，高 BMI 的疾病负担增长迅速。目前，考虑到所有疾病的危险因素导致的负担而言，高 BMI 从 1990 年的第 13 位上升到第 5 位。

高 BMI 不仅能导致早期死亡（占其负担的 72%），还可致残（占 28%）。近几十年来，致残所占比例由 22% 升高至 28%，预计还将持续上升。2017 年，高 BMI 已造成约 8.4% 的死亡率，6.5% 的过早死亡率，4.8% 的病残率，以及 5.9% 的总疾病负担（世界人口未标准化率）。与 1990 年相比，其导致的死亡负担增加了 82%，生命损失年数增加了 155%，残疾生活年数增加了 90%，残疾调整生命年增加了 133%。

同样如图 5-5 所示，在可归因于高 BMI 的疾病负担中，心血管疾病造成的负担占 55%，来源于糖尿病及肾病的占 28%，恶性肿瘤占 7%，肌肉骨骼疾病占 5%，神经系统疾病（痴呆）占 3%，慢性呼吸系统疾病占 2%，其他占 1%。

正如其发病率，尽管超重的疾病负担在各国都有所上升，但其分布并不均匀。图 5-6 体现了 2017 年世界各国及地区高 BMI 所致疾病负担的分布，不同颜

2017 年 20 岁以上成人年龄标准化肥胖率

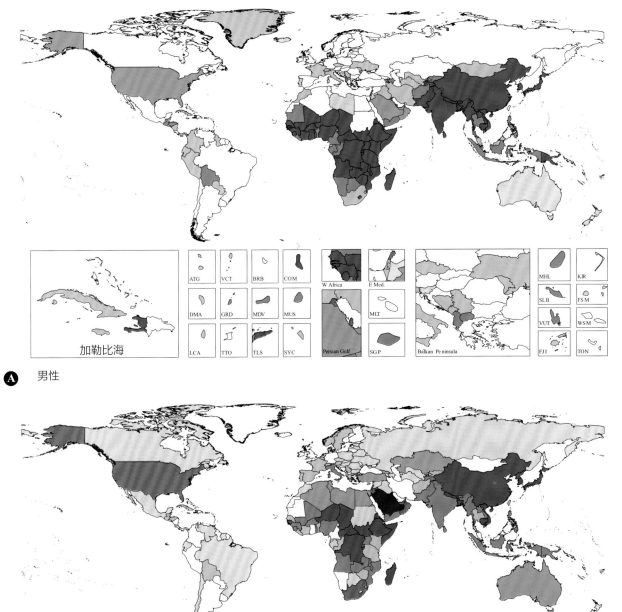

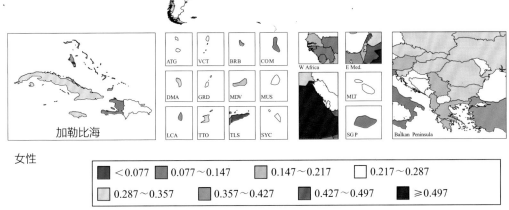

▲ 图 5-3 **2017 年，各国及地区肥胖人口的年龄标准化分数**

A. 男性；B. 女性（引自 Institute for Health Metrics and Evaluation; Global Burden of Disease Group.www. healthdata.org/gbd.）

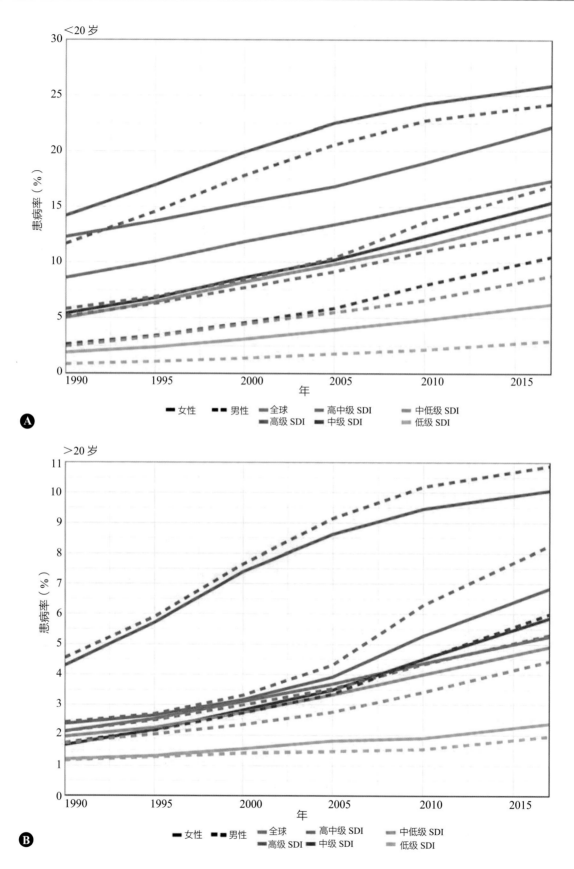

▲ 图 5-4　1990—2017 年，按国家 SDI 分类，成人（A. 年龄 <20 岁）和儿童（B. 年龄 >20 岁）、男性和女性肥胖患病率变化趋势

SDI. 社会人口指数（引自 Institute for Health Metrics and Evaluation;Global Burden of Disease Group.www.healthdata.org/gbd. ）

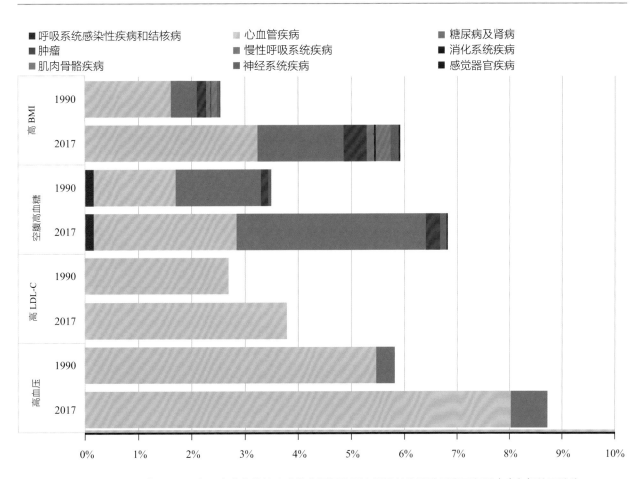

▲ 图 5-5　**1990 年和 2017 年，由非传染性疾病的主要风险因素导致的总风险因素可归因疾病负担的百分比**

不同疾病用不同颜色表示。BMI. 体重指数；LDL-C. 低密度脂蛋白胆固醇（引自 Institute for Health Metrics and Evaluation.GBD compare data visualization.2017.https://vizhub.healthdata. org/gbd-compare/. ）

色表示了不同的疾病负担占比。深棕色的国家中，高 BMI 的疾病负担占总疾病负担的 10% 以上，浅棕色的国家占约 8%；深黄色约 6%，蓝色少于 4%。

图 5-7 显示了 2010—2017 年各国及地区高 BMI 疾病负担的增长率，用总疾病负担表示。蓝色表示的少数国家在此期间负担有所下降，黄色的国家负担稳定。对于褐色、棕色、浅巧克力色和深棕色的国家及地区来说，疾病负担分别以每年约 1%、3%、4% 和 6% 的速度增加。增长最快的是亚洲南部国家和非洲大部分地区，包括撒哈拉以南和以北地区。美洲大部分地区和非洲大部分地区的年增长率为 1.5%～3%。欧洲和亚洲北部的增幅最低。

二、糖尿病的疾病负担

（一）患病率、发病率及死亡率趋势

据国际非传染性疾病危险因素协作组估计[6]，1980—2014 年，全球 20 岁及以上成人的年龄标准化糖尿病患病率在男性中增加了 1 倍以上，从 4.3%（2.4%～7%）增加到 9%（7.2%～11.1%）；在女性中增加了近 60%，从 5%（2.9%～7.9%）上升至 7.9%

（6.4%～9.7%）。鉴于人口基数较大，2014 年中国、印度、美国、巴西和印度尼西亚的成人糖尿病患者占全球患者的一半。

如图 5-8 所示，糖尿病患病率在不同发展水平的国家均呈现上升趋势[3]，而人口老龄化是导致其上升的主要原因。如图 5-9 所示，由于人口老龄化和肥胖等其他疾病危险因素的增加，糖尿病的粗发病率也普遍上升。此外，高 SDI 国家的发病率趋于稳定，中高 SDI 国家的发病率呈下降趋势。然而，值得注意的是，高、中 - 高 SDI 国家发病率的稳定或下降仍不足以阻止其糖尿病患病率的上升。究其原因，如图 5-10 所示，自 2003 年以来，高 SDI 国家糖尿病死亡率显著下降，这在很大程度上推动了患病率的上升。而在其他国家，糖尿病死亡率则持续上升。

更令人担忧的是，近年来糖尿病的发病率和患病率在年轻人群中不断上升。虽然该上升趋势有 1 型糖尿病发病率上升的因素，但 2 型糖尿病发病率的上升更加明显[7]。由于发病较早，2 型糖尿病的患者将会在长时间内遭受代谢紊乱、心血管功能障碍的不良影响，其预后估计将比同期出现的 1 型糖尿病患者更

各年龄段男女可归因于高 BMI 的全因 DALY 比例

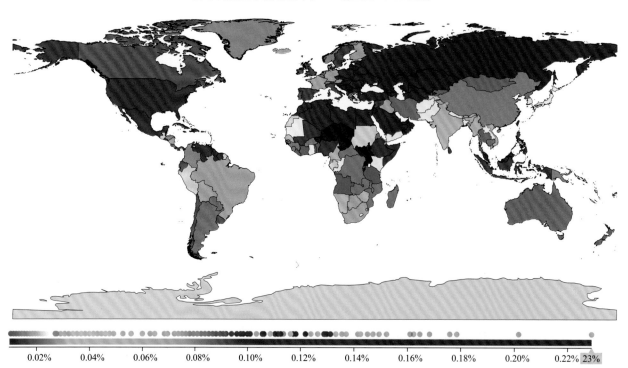

▲ 图 5-6　2017 年，高 BMI 导致的总体粗 DALY 率

BMI. 体重指数；DALY. 伤残调整生命年（引自 Institute for Health Metrics and Evaluation. GBD compare data visualization. 2017. https://vizhub. healthdata. org/gbdcompare/. ）

2010—2017 年各年龄段男女归因于高 BMI 的每 10 万人 DALY 年变化率

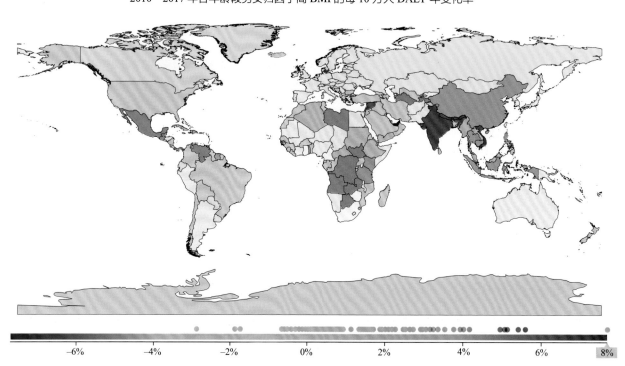

▲ 图 5-7　2010—2017 年，高 BMI 导致的粗 DALY 率相对年百分比变化

BMI. 体重指数；DALY. 伤残调整生命年（引自 Institute for Health Metrics and Evaluation.GBD compare data visualization. 2017. https://vizhub. healthdata. org/gbd-compare/. ）

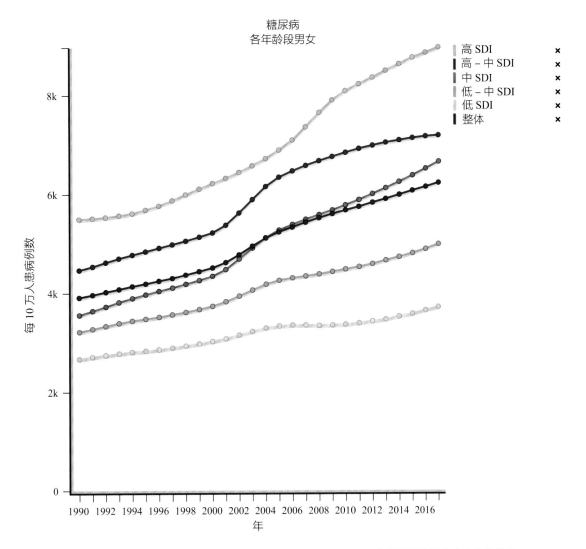

糖尿病
各年龄段男女

> 高 SDI ✕
> 高－中 SDI ✕
> 中 SDI ✕
> 低－中 SDI ✕
> 低 SDI ✕
> 整体 ✕

纵轴：每 10 万人患病例数
横轴：年

▲ 图 5-8 **1990—2017 年，全球按 SDI 五分位数划分的不同国家的糖尿病粗患病率变化趋势**

SDI. 社会人口指数（引自 Institute for Health Metrics and Evaluation.GBD compare data visualization. 2017. https://vizhub. healthdata. org/gbd-compare/.)

差[8]。青年糖尿病这一新的疾病负担，伴随人口老龄化，预示着越来越多的慢性糖尿病患者将提前出现肾衰竭、多系统受累等并发症，从而给个人、家庭、卫生系统和社会带来新的压力。

（二）疾病负担

由于血糖数值是连续谱，为了全面阐述高血糖的疾病负担，GBD 将糖尿病及中－高血糖的疾病负担相结合，将其标记为"空腹高血糖"的疾病负担，即 4.5～5.4mmol/L 的空腹血糖值可定义为有造成疾病负担的风险。2017 年，空腹高血糖从 1990 年的第 9 位，攀升至全球第四大疾病负担危险因素（粗 DALY）。

2017 年，空腹高血糖约造成 11.7% 的死亡率，7.4% 的过早死亡率，5.8% 的病残率，以及 6.8% 的总疾病负担（世界人口未标准化率）。与 1990 年相比，其导致的死亡负担增加了 57%，生命损失年数增加了 116%，残疾生活年数增加了 50%，残疾调整生命年增

加了 95%。如图 5-5 所示，在可归因于空腹高血糖的疾病负担中，糖尿病的急性和微血管并发症（包括肾病）造成的疾病负担占 52%，心血管疾病占 39%，恶性肿瘤占 4%，结核占 2%，白内障、青光眼占＜1%。

三、甲状腺疾病的疾病负担

2017 年，GBD 数据显示，甲状腺疾病有两个重要的临床亚组：碘缺乏／甲状腺肿大和甲状腺癌[3]。

碘是甲状腺激素的重要组成部分；一旦缺乏，会导致甲状腺激素产生不足。因此，碘是维持人体正常生理活动的必需物质。碘缺乏引起的症状统称为"碘缺乏症"，它是世界上最普遍的、可预防的营养缺乏之一。近几十年来，尽管越来越多的国家实现充足的碘摄入量，但仍有许多国家存在流行性碘缺乏症。其中，大多数为低中收入国家，如安哥拉、布基纳法索、布隆迪、海地、莫桑比克、苏丹和南苏丹。然而，即使

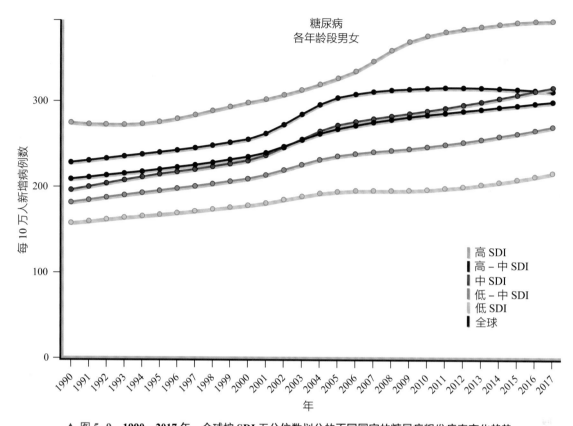

▲ 图 5-9　1990—2017 年，全球按 SDI 五分位数划分的不同国家的糖尿病粗发病率变化趋势

SDI. 社会人口指数（引自 Institute for Health Metrics and Evaluation. GBD compare data visualization. 2017. https://vizhub.healthdata. org/gbd-compare/. ）

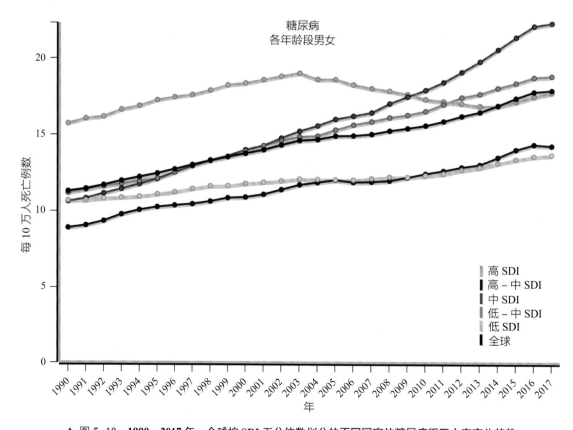

▲ 图 5-10　1990—2017 年，全球按 SDI 五分位数划分的不同国家的糖尿病粗死亡率变化趋势

SDI. 社会人口指数（引自 Institute for Health Metrics and Evaluation. GBD compare data visualization.2017. https://vizhub. healthdata. org/gbd-compare/. ）

是俄罗斯和乌克兰这样的转型期国家，以及一些高收入国家，如芬兰、以色列和意大利，目前也存在碘缺乏的问题[9]。根据学龄儿童和成人尿碘中位数浓度，图5-11展示了2017年全球各国及地区碘营养摄入情况。

在2017全球疾病负担研究中[4]，碘缺乏症的疾病负担统计了缺碘并发肉眼可见甲状腺肿（2级）及其相关后遗症所造成的疾病负担，而不包括亚临床碘缺乏及肉眼不可见的甲状腺肿（1级）。其原因是2级甲状腺肿的诊断一致性较高且准确。全球碘缺乏症疾病负担情况（以全年龄DALY表示）在1990—2017年期间有所改善，从61.7/10万（37.7/10万~98.7/10万）下降至26.9/10万（16.3/10万~42.6/10万），减少了43.6%。

除非洲外，各大洲甲状腺癌的发病率都有所增加。高收入国家的发病率是中–低收入国家的2倍以上。如图5-12所示，1990—2017年，除高、中–高SDI国家外，其他国家甲状腺癌年龄标准化发病率均呈现上升趋势。除此之外，图中还强调了在不同发展程度的国家中甲状腺癌发病率的差异，因为在高收入国家，人们更容易获得诊断，故甲状腺癌发病率和社会经济发展水平息息相关。

尽管发病率有所上升，但甲状腺癌年龄标准化死亡率在高、中、低SDI国家均有所下降（分别下降了18%、11%和5%），而在中、中–低SDI国家则略有上升（分别上升了6%和8%）（图5-13）。其下降趋势在中、中–高SDI国家更为明显，可能是由于这些国家对甲状腺癌的早期诊断和快速干预。

2017年GBD的数据显示，世界甲状腺癌的疾病负担（粗DALY）从1990年的12/10万（11~13.2）增加到2017年的14.8/10万（14~16.1）。图5-14显示了1990—2017年，按SDI五分位数划分的不同国家，甲状腺癌年龄标准化DALY的变化趋势。如图可见，全球年龄标准化DALY从14.4/10万（13.4‰~15.8‰）下降到14.1/10万（13.3/10万~15.3/10万）。尽管低SDI国家的下降程度较大，但在低、中–低SDI国家，甲状腺癌的疾病负担仍不容乐观。疾病负担反映了各国的诊治水平，归根结底反映了国家之间社会经济发展的差异。

以上的这些数据说明，发展中国家应更加重视发展基础建设，推行加碘饮食方案，建立正确的患者管理方法，改善甲状腺疾病的诊治，以达到节约国家医疗开支、提升国民生活质量、增加社会劳动力资源目的。同时，全球疾病负担研究的数据反映了将甲状腺疾病纳入公共卫生议题的必要性。

四、未来10年的展望

如今，高BMI、高血糖患病率越来越高。因此，除非在公共卫生或临床医学领域出现重大突破，否则在世界人口老龄化的推动下，肥胖和糖尿病的疾病负担将持续增加，在未来亟须更大的社会资源投入。另外，倡导补碘饮食、实现甲状腺癌的早期诊治将会持续减少与缺碘相关的甲状腺疾病和并发症，以及甲状腺癌疾病负担，尤其是发展中国家。

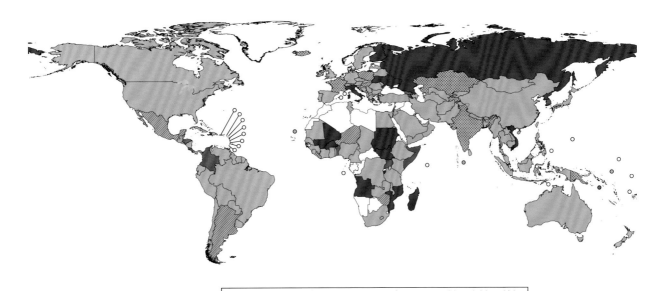

▲ 图5-11 2017年，基于学龄前儿童（SAC）及成年人尿碘浓度中位数的碘营养全球计分
mUIC. 尿碘中位数（引自 Iodine Global Network.http://www. ign. org/index. cfm.）

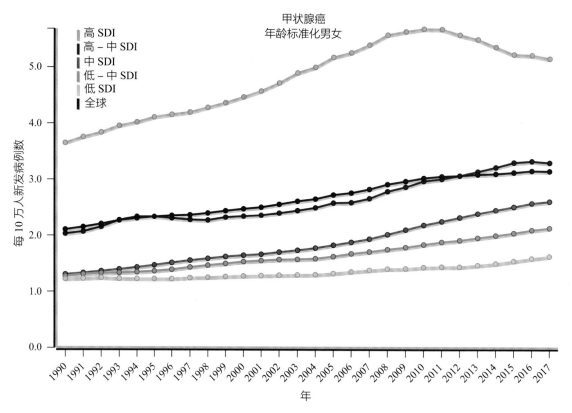

▲ 图 5-12　1990—2017 年，全球按 SDI 五分位数划分的不同国家的甲状腺癌年龄标准化发病率（每 10 万人）变化趋势
SDI. 社会人口指数（引自 Institute for Health Metrics and Evaluation. GBD compare data visualization. 2017. https://vizhub. health-data. org/gbd-compare/. ）

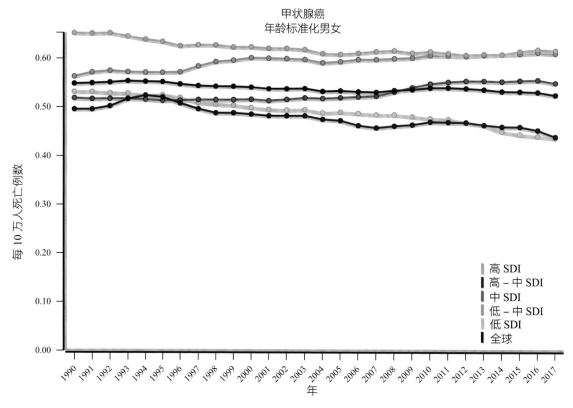

▲ 图 5-13　1990—2017 年，全球按 SDI 五分位数划分的不同国家的甲状腺癌年龄标准化死亡率（每 10 万人）变化趋势
SDI. 社会人口指数（引自 Institute for Health Metrics and Evaluation.GBD compare data visualization. 2017. https://vizhub. healthdata. org/gbd-compare/. ）

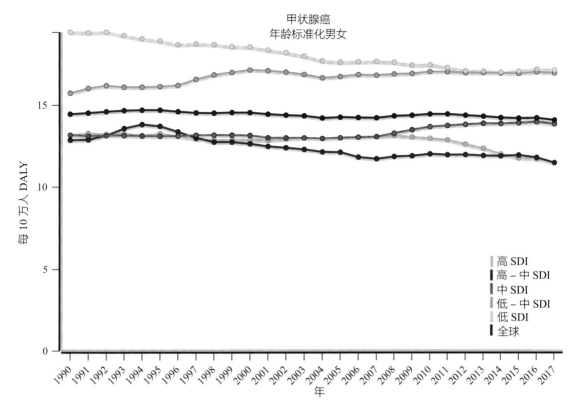

▲ 图 5-14　**1990—2017 年，全球按 SDI 五分位数划分的不同国家可归因于甲状腺癌的 DALY 变化趋势**

DALY. 伤残调整生命年；SDI. 社会人口指数（引自 Institute for Health Metrics and Evaluation. GBD compare data visualization. 2017. https://vizhub. healthdata. org/gbd-compare/. ）

第6章 浏览内分泌科临床实践指南
Navigating Through Clinical Practice Guidelines in Endocrinology

NAYKKY SINGH OSPINA SPYRIDOULA MARAKA RENE RODRIGUEZ-GUTIERREZ

JUAN P. BRITO VICTOR MONTORI 著

周潇滢 邱山虎 孙子林 译 管庆波 校

要点

- 临床实践指南为临床医生提供可行的推荐和建议。
- GRADE 评价体系为深度评价证据质量提供了系统性框架，并在确定临床实践推荐强度时考虑了临床决策中的重要因素。
- 对现有文献（证据主体）的系统评价和具有多学科知识的指南小组是指南可信度的重要特征。
- 指南推荐包含对干预措施的总体态度（支持或反对）、推荐强度（强或弱）及支撑证据质量评价（极低、低、中、高）。
- 仅凭借指南证据不足以完成临床工作，医生应与患者深入沟通充分了解患者情况。

理想情况下，医生和患者共同参与临床决策制订，这是一个复杂的过程，既要根据现有的最佳研究证据，又要考虑到患者的价值观和背景顺序互换[1-3]。日益增多的临床试验和研究、来源不明确的临床证据、越来越多的干预措施、更为复杂的合并症和时间限制使得医疗和临床决策更具挑战性[4-7]。临床实践指南是提供可操作性推荐的声明，旨在支持临床决策制订，提高医疗水平[8,9]。因其潜在的益处，临床实践指南的发表数量近些年有所增加。美国国立临床诊疗指南数据库网站中有约 1500 篇指南，其中 100 多篇与内分泌疾病相关[10]。在面对大量可供选择的指南时，了解这些指南的制订过程、适用性及缺陷对临床医生而言变得至关重要，同时也要求临床医生必须认识到哪些指南是值得信赖的，哪些是在实施中可能改善患者医疗结果的。

一、制订值得信赖的临床实践指南

可靠的临床实践指南应以现有证据的单个或多个系统综述为基础，由（无利益冲突的）多学科指南小组撰写[8]。专家组成员应具有方法学和临床学专业知识，系统评价影响临床决策的因素，提供清晰且可行性强的推荐内容。此外，患者代表也可以包括在指南小组中[8,11-14]。尽管患者参与制订指南的最佳方式尚不明确，但将其纳入指南制订小组中是可行的。此外，有研究证实，当提出的证据证明中度至高度可信时，患者成员组与医师成员组提出相似的推荐[14]。美国国家医学院提出了一系列标准帮助不同群体评价临床实践指南制订过程的质量及其可信度（表 6-1）。

现有许多体系可用于分析临床证据并提供临床实践推荐。最初，许多临床实践指南的制订仅依据专家意见，而没有对现有文献进行系统评估，使其容易出现偏倚并含有不可靠的推荐[9]。这些指南有许多仅根据研究设计进行推荐，未对推荐强度做出明确判断，即如何权衡预期的获益、危害和成本。此外，多数评价系统的判断可重复性差（提示做出推荐时需对不同因素进行评估），并且不符合利益群体的需求[15]。为了克服这些评价体系的缺点，分级评估、制订和评价体系（GRADE 体系）应运而生[11]。GRADE 体系为深

表 6-1　制订可信指南的推荐标准	
标　准	解　释
系统评价临床证据	• 收集现有的所有证据，防止仅根据单一研究或单独专家意见制订推荐内容 • 比较不同研究（包括不同人群和环境）的效果
包括具有临床学和方法学专业知识的多学科指南小组和其他重要利益群体	• 协作的多学科指南小组可以从不同方面评估临床证据和指南推荐 • 建议纳入患者以阐明其预期值和偏好
考虑患者的价值观和偏好	• 如果临床证据不足以提供以患者为中心的医疗，应认识到患者的价值观和偏好对临床决策的影响 • 当患者的价值观和偏好存在预期差异时这一点尤为重要
制订过程透明	• 指南对患者诊疗和医疗政策意义重大，系统化、透明的制订过程可以让人们更加确信其宗旨是提高医疗质量且不存在利益冲突 • 指南应明确说明资金来源和指南小组成员潜在的利益冲突
说明替代治疗方案与终点之间的逻辑关系	• 应清晰地阐明推荐原因，包括获益与危害、证据质量等级、患者的偏好与价值观、推荐强度等 • 也可包含指南小组成员的不同意见 • 这可以帮助读者了解指南推荐是如何得出的
证据质量等级和推荐强度明确	• 评价支撑不同推荐强度的临床证据时应采用系统的方法，并在每条推荐中清楚说明
根据新证据进行修订	• 临床指南应实时更新以反映当下最好的临床证据

度评价证据质量提供了系统化框架。GRADE 体系不仅仅是以研究设计为基础（随机对照试验与观察性研究）[11-13, 16, 17]，还囊括了影响证据质量的其他因素（表6-2），以及制订指南推荐时需考虑的因素，如利弊平衡、患者背景和价值观、资源利用、对健康公平的影响等（表6-3）[12, 17]。该体系被美国内分泌学会首先采纳（表6-4），到目前已有超过 100 个机构组织依据GRADE 体系制订出可靠的临床指南 [9, 18, 19]。

GRADE 体系建议采取以下步骤形成具有可信度的临床实践指南推荐 [11-13, 16, 17, 20-27]。

（一）确定临床问题

指南小组成员应选择重要的临床问题并明确指南适用的人群、干预措施与对照及观察终点。终点事件应根据其临床意义进行分类。可能的情况下，患者相关终点事件应比替代指标更有价值（如骨折发生率相比于骨密度变化）[11, 20, 21]。

（二）文献系统回顾

确定临床问题后应系统收集文献找出所有相关的临床研究，即证据主体。系统性、可重复性地对文献进行评估，有助于指南小组成员制订推荐内容时能参考所有的相关文献而不仅仅是最近的临床研究。与此同时，文献系统回顾有助于根据证据主体而非单一研究对临床干预的效果进行最佳评估，并允许在涵盖广泛人群及地区环境的不同研究中对该评估进行比较。此外，对证据主体进行总结还可以评估潜在的发表偏倚 [11, 20, 21, 23]。

（三）评估证据质量

制订临床实践指南的一个关键环节是评估证据的质量。证据质量反映了指南制订者对特定效应的预估值足以支持推荐内容的把握度。当有高质量临床证据聚焦核心临床结局且干预效果较为明确时，专家组成员和临床医生对指南推荐意见带来的预期效果则有信心，而低质量临床证据则使得指南小组成员对推荐内容的效应估计和预期结果缺乏信心 [12, 13, 16, 21-26]。

评价证据质量是从确定研究设计开始。总体而言，随机对照研究（randomized controlled trials，RCT）的证据质量较高。高质量 RCT 应遵循公认的研究标准，如充分的随机分组、盲法、随访、数据分析和完整的结局报告，从而减少偏倚。观察性研究证据质量较低，这主要是因为一些已知和未知的预后因素在研究开始时并没有被均衡（如混杂因素）。然而，与随机对照研究相似，研究开展的具体细节可以提高证据质量，如充分选择研究人群，调整不平衡因素和混杂因素控制，以及随访等 [12, 13, 16, 21-26]。

在根据设计对研究初步评估后，指南小组成员在八个方面对证据进行系统评估（表6-2），将所有与推荐相关的证据质量分类为高质量、中等质量、低质量和极低质量。证据的质量可能因结局而异，在这种情况下，与最重要终点事件相关的证据质量应决定特定推荐的证据质量 [12, 13, 16, 21-26]。

表 6-2　影响证据质量的因素	
因　素	**解　释**
降低证据质量的因素	
偏倚风险	• 随机临床试验和观察性研究因其研究设计和实施中的因素导致研究结果与事实发生偏差，从而可能存在较高的偏倚风险 • 多种来源的偏倚会降低证据质量
不一致性	• 指不同研究的结果效应尺度存在差异。不同研究间的点估计值相差很大，或置信区间之间没有或只有极少量重叠时，则存在不一致性 • 此外，统计学检验，如异质性检验和 I^2 检验，可以帮助识别不一致性
间接性	• 当研究人群、干预措施、结局与我们想要研究的实际有明显差异时则存在间接性 • 此外，间接性的另一个来源是两个替代治疗方案之间缺乏头对头比较
不精确性	• 估计值的置信区间可用于判断结果的不精确性。如果 95% CI 范围很大，这表明实际值可能在的范围也很宽 • 此外，如果事件数量和样本量太少，或置信区间包含了结果无效的界限，那么证据质量也会因不精确性而降级
发表偏倚	• 和阴性结果的研究相比，结果有统计学意义的研究更容易发表；评估已发表文献可能会对干预措施效果的估计不准确 • 只有少量的研究且多数由企业赞助时也可能存在发表偏倚 • 漏斗图常被用于评估发表偏倚
提高证据质量的因素	
效应量大	• 当相对风险在 2~5 或 0.2~0.5 且不存在可能的混杂因素时，认为效应量大；如果相对风险高于 5 或低于 0.2 且不存在严重的偏倚或精度风险，则认为效应量很大
剂量反应梯度	• 评价因果关系时需考虑剂量反应梯度。当效应随着剂量 / 暴露的增加而增加时则存在剂量反应梯度
评价合理的混杂因素	• 严谨的观察性研究会根据重要的预后因素进行校正分析。如果在校正后发现了阳性或阴性结果，详细的临床分析可能有助于发现大的效应，即使是在预期不会有结果的不均衡组别中

证据质量等级反映了专家组对临床干预在特定范围或某一重要临床阈值方面的真实效果的信心[28]。

（四）从证据质量到推荐强度

与证据质量不同，推荐强度是指南小组对干预措施的预期效果超过非预期效果的把握度。在这项评估时，指南小组成员综合考虑有关干预的预期获益和危害的证据质量，以及其他在临床决策中的重要因素（如患者的价值观和偏好、医疗环境及可利用的资源）[12, 13, 17]（图 6-1 和表 6-3）。

二、临床实践指南推荐

临床实践指南推荐包含对干预措施的总体态度（支持或反对）、推荐强度（强或弱）及支撑证据质量评价（极低、低、中、高）。

（一）强推荐

强推荐表明专家组确信遵循推荐所产生的预期效应显著大于非预期效应。一般而言，这些推荐基于高质量或中等质量证据而形成。小组成员通常将这些推荐描述为"我们推荐……"[12, 13, 21]。

强推荐意味着干预措施对重要终点事件的潜在获益是确切的，会被大部分患者采纳[12, 13, 21]。鼓励临床医生遵循这些推荐，政策制订者可考虑将其纳入医学诊疗标准，同时这些推荐通常是质量评价或绩效评价的基础。

在某些情况下强烈推荐也可能是基于低质量证据[12, 13, 21]，如以下情况[29]。

• 低质量证据表明在危及生命的情况下是有益的（如先天性肾上腺皮质增生患者病重时增加糖皮质激素用量）。

• 低质量证据表明两种替代治疗方案有益或等效，而高质量证据表明其中一种方案有害时（如推荐确诊原发性醛固酮增多症患者行腹腔镜下单侧肾上腺切除而非开放性肾上腺切除术）。

• 高质量证据表明替代治疗方案等效而低质量证据

表 6-3 影响推荐等级的因素	
因　素	**影响效果**
预期和非预期效果间的平衡	• 当预期效果和非预期效果之间的梯度很大时，指南小组更有可能做出强推荐 • 当预期效果和非预期效果之间的梯度很小时，指南小组更有可能做出弱推荐
有关患者重要结局的证据质量	• 当有以患者为中心的重要结局的高质量证据时，指南小组更可能做出强推荐 • 当只有替代终点或次要终点相关的极低质量证据时，指南小组更可能做出弱推荐
对患者预期价值观和偏好的把握度	• 患者的价值观和偏好指他们在面对替代治疗方案（基于获益、危害、花费和对生活的影响）选择过程中的行为。每位患者的价值观和偏好都存在着一定的不确定性 • 当患者价值观和偏好不明或预计可能存在较大差异时，指南小组更可能做出弱推荐 • 当患者价值观和偏好预计差异度较小时，指南小组更可能做出强推荐
资源利用	• 应确定有关资源利用的可靠证据，并在对推荐进行强度划分时考虑替代治疗方案之间资源使用的重要差异
接受度和可行性	• 指南小组应考虑指南推荐的内容在临床工作中能否被接受和实施。例如，比较某特定治疗方案和替代治疗方案的负担（如每天多次注射、需要在特定时间用药等）
健康不平等（可避免的、不公平或不公正的卫生保健差异）	• 小组成员应考虑推荐内容对健康不公平性和弱势群体的影响

表 6-4 美国内分泌学会临床实践指南	
主　题	**发表年**
肾上腺疾病	
原发性醛固酮增多症管理：病例筛查、诊断和治疗	2016
原发性肾上腺皮质功能不全的诊断和治疗	2016
库欣综合征的治疗	2015
嗜铬细胞瘤和副神经节瘤的诊断和治疗	2014
类固醇 21- 羟化酶缺乏导致的先天性肾上腺皮质增生症	2018
库欣综合征的诊断	2008
骨骼健康和骨质疏松	
绝经后女性骨质疏松症药物治疗	2019
Paget 骨病	2014
男性骨质疏松症	2012
维生素 D 缺乏症的评估、治疗和预防	2011
心血管内分泌学	
高甘油三酯血症的评估和治疗	2012
代谢异常高危人群心血管疾病与 2 型糖尿病的一级预防	2008
糖尿病和糖代谢	
老年糖尿病的治疗	2019

（续表）

主　题	发表年
糖尿病治疗技术：成人连续皮下胰岛素输注治疗和连续葡萄糖监测	2016
糖尿病和妊娠	2013
非重症住院患者高血糖症管理	2012
持续葡萄糖监测：美国内分泌学会临床实践指南	2011
成人低血糖症的评估和治疗	2009
内分泌肿瘤和癌症	
儿童期癌症幸存者下丘脑 – 垂体功能障碍和生长障碍	2018
嗜铬细胞瘤和副神经节瘤的诊断和治疗	2014
女性生殖系统内分泌学	
绝经前女性多毛症的评估和治疗	2018
功能性下丘脑性闭经	2017
更年期症状的治疗	2015
女性应用雄性激素治疗	2014
多囊卵巢综合征的诊断和治疗	2013
男性生殖系统内分泌学	
睾酮治疗男性性腺功能减退	2018
神经内分泌学	
成人腺垂体功能减退症的激素替代治疗	2016
肢端肥大症	2014
高泌乳素血症的诊断和治疗	2011
成人生长激素缺乏症的评估和治疗	2011
垂体意外瘤	2011
肥胖	
肥胖的药物治疗	2015
减重手术后患者的内分泌和营养管理	2010
儿童内分泌学	
儿童肥胖的评估、治疗和预防	2017
甲状腺	
妊娠期和产后甲状腺功能障碍的管理	2012
变性医学	
性别焦虑 / 性别紊乱人群的内分泌治疗	2017

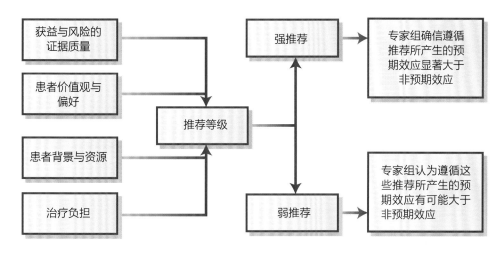

▲ 图 6-1 评价推荐等级

表明其中一种治疗方案有害时（如在妊娠早期使用丙硫氧嘧啶代替甲巯咪唑）。

（二）弱推荐

弱推荐（又称条件推荐或酌情推荐）代表着指南小组认为遵循这些推荐所产生的预期效应有可能大于非预期效应，但把握不大。弱推荐一般基于低质量或极低质量证据。指南小组成员通常将这些推荐描述为"我们建议……"[12, 13, 21]。

此外，当对证据的系统评价提供了高质量证据，表明替代治疗方案利弊平衡时，也可做出弱推荐（见案例学习，问题 2）[12, 13, 21]。总体而言，患者价值观和偏好会明显影响弱推荐相关的医疗决策。医生可以通过与患者充分沟通了解他们的价值观与偏好，共同完成医疗决策，从而根据最佳证据和患者价值观综合做出最优选择[3, 12, 13, 30, 31]。在共同决策中，医生和患者共同确定解决患者情况的最佳方法[3, 30, 31]。决策辅助工具可以提高患者医疗知识和对医疗决策的满意度，从而确保以患者为中心的医疗服务，同时也可以帮助医生探索患者的价值观和偏好[30, 32]。这些工具总结了特定临床情景下医疗选择的最佳证据，同时有助于支持医生和患者之间的沟通[30, 32]。

（三）良好实践声明

良好实践声明是一类不需要正式文献评价的特殊类别的临床实践声明。因为有大量的间接证据足以支持这些推荐的获益情况，所以不需要临床试验来评估替代方案。这些推荐应该是明确的、必要的，并由指南小组证明是合理的。指南小组成员应尽量减少此类推荐的使用，由于缺乏临床证据，用它来支持强推荐存在一定风险[33]。以下是美国内分泌学会 Endocrine Treatment of Gender-Dysphoric/Gender-Incongruent Persons 中良好实践声明的示例[34]。

我们建议负责内分泌治疗的临床医师和初级保健人员确保跨性别者在进行生殖器性别确认手术时完成适当的检查，并在术中和术后就激素使用问题与外科医生进行合作。

在这种情况下，开展内分泌团队、初级保健人员和外科医生不合作的临床试验，以获得足够的手术结局是不合理的，而且已有间接证据表明临床合作有益于患者医疗。

三、内分泌学临床实践指南

研究显示，2008—2014 年美国内分泌学会的 25 个临床实践指南中，有高达 20% 的推荐是基于极低质量的证据[35]。另一项纳入了美国内分泌学会 2005—2011 年 17 个临床实践指南的研究发现推荐中有 58% 为强推荐（其中 59% 基于低质量或极低质量证据），42% 为弱推荐（其中 92% 基于低质量或极低质量证据）[29]。由于研究显示内分泌学指南推荐中很大一部分为弱推荐（或条件推荐）且证据质量较低，所以关注患者的价值观和偏好、医患双方共同完成临床决策显得尤为重要[1, 29, 35]。与此同时，亟须可以提升内分泌临床实践指南证据质量的研究。而对目前内分泌学临床试验的评估发现，极低质量证据制订的指南推荐中只有 1/5 有研究方案试图弥补这一缺陷[35]。

四、临床实践指南的应用

指南可以帮助医生提供基于最佳证据、以患者为中心的医疗服务[9, 12, 13, 36]。基于高质量证据的强推荐可告知临床医生最有效和无效的干预措施，协助他们与患者充分沟通、讨论获益与风险[9]。基于低质量证据的弱推荐应促进医生与患者合作，共同决定下一步诊疗计划[3, 30, 31]。整合决策辅助工具和其他工具以支持共同决策，有助于临床实践指南的充分实施[37, 38]。

案例学习：应用临床实践指南管理妊娠糖尿病。

28 岁孕妇，孕 1 产 0（G1P0），既往体健，妊娠 25 周时行 50g 口服葡萄糖耐量试验发现血糖异常

[160mg/dl（8.9mmol/L）]，后完善 3h 100g 口服葡萄糖耐量试验确诊为妊娠糖尿病。经 1 周的营养干预和每天 30min 以上的中强度运动，血糖水平仍然偏高 [空腹 95～109mg/dl（5.3～6.1mmol/L）；餐后 140～160mg/dl（7.8～8.9mmol/L）]。

问题 1：我们应该如何改善这位患有妊娠糖尿病的孕妇的妊娠和后代结局？

答案：根据美国内分泌学会糖尿病与妊娠指南 [39]，当生活方式干预不足以控制妊娠糖尿病女性的血糖时，推荐使用降糖药物治疗（强推荐，高质量证据）。

大量证据表明，妊娠期母亲高血糖对胎儿、新生儿和母亲结局均有不良影响 [40, 41]。纠正母亲高血糖可以减少或预防这些不良事件的发生 [42]。RCT 发现当非药物干预无法控制血糖时，使用降糖药物可以有效改善该人群中的重要终点事件（如死亡、肩难产、巨大儿）[42-45]。因为预计大多数既往体健的孕妇在面临这项推荐内容时会开始降糖药物治疗，所以医生可以强烈推荐开始使用降糖药物。

问题 2：在可选择的治疗方案中，您会推荐哪种降糖药物？

答案：因在妊娠糖尿病人群中缺少较好的临床试验，所以为妊娠糖尿病患者提供有循证证据支持的降糖治疗仍具有挑战性。即使在美国内分泌学会、美国糖尿病学会和美国妇产科医师协会等主要的专业医学协会中，仍无对该病管理的一致意见。

根据美国内分泌学会糖尿病与妊娠指南 [39]，对于需要基础胰岛素治疗的妊娠期女性和使用适当剂量的中性精蛋白锌胰岛素（neutral protamine hagedorn，NPH）时曾经发生或认为 NPH 可能发生低血糖的妊娠期女性，建议使用长效胰岛素类似物地特胰岛素（弱推荐，高质量证据）。

同时，建议使用速效胰岛素类似物赖脯胰岛素或门冬胰岛素，而非普通胰岛素（弱推荐，中等质量证据）。

此外，美国内分泌学会指南推荐对于经 1 周运动饮食干预血糖未达标的妊娠糖尿病患者，口服格列本脲可以作为胰岛素的替代选择，但排除在孕 25 周前诊断为妊娠糖尿病及空腹血糖高于 110mg/dl（6.1mmol/L）的孕妇，对于该部分人群更推荐使用胰岛素治疗（弱推荐，低质量证据）。

指南还建议二甲双胍仅用于营养干预后血糖不达标和不愿使用胰岛素或格列本脲的妊娠中晚期患者（弱推荐，低质量证据）。

因此，尽管有高质量证据支持推荐妊娠糖尿病患者使用降糖药物，具体使用何种药物需综合考虑临床证据与患者的实际情况。医务人员应充分并客观地告知患者可供选择的降糖药物的利弊，双方从理性、感性和实用性角度做出最佳选择。

五、临床实践指南的缺点

尽管临床实践指南旨在帮助患者和临床医生共同做出更好的健康决策，但在指南的制订和实施方面仍有不足之处。

（一）指南作为医疗服务的支持工具（非决定性）

高质量证据表明他汀类药物可降低 2 型糖尿病患者心血管不良事件（包括死亡率在内）[46, 47]。因此，糖尿病临床实践指南一致强烈建议患者使用他汀类药物 [48]。然而，并非每位患者都会像指南小组成员一样认可他汀类药物的使用。例如，Jones 先生是一名 54 岁的白种人男性，有 2 型糖尿病、肥胖、高血压（可控）、抑郁症、腰痛、睡眠呼吸暂停综合征、新发血脂异常病史。根据美国心脏病学会 / 美国心脏协会心血管疾病预防指南，他在 10 年内发生心血管事件的风险为 10.0%[49]，即假如有 100 名像 Jones 先生这样的患者（图 6-2），他们在 10 年里未坚持使用他汀类药物治疗，那么他们中会有 10 人发生心血管不良事件，而 90 人尽管未遵循指南推荐也不会发生心血管事件；而若这 100 名患者都使用了他汀类药物，那么仍有 6 人会发生致命或非致命的心肌梗死，4 人可避免重大心血管事件的发生。也就是说，即使 10 年里每天不间断服药，这些不良事件仍然会发生，同时患者有出现药物不良反应（如肌肉疼痛）的风险，还需要承担药物费用，以及每年 1～2 次的血脂检测和门诊咨询的费用 [50]。对于 Jones 先生而言，使用他汀类药物毫无疑问会带来心血管获益，但就目前他的情况来说并不适合开启他汀类药物治疗：他疾病负担重（患多种合并症），已经在使用 15 种药物且有许多潜在的药物不良反应，经济和社交压力大，而且对他而言，10 年的心血管事件风险从 10% 降到 6%，不足以支持他开始他汀类药物治疗。尽管指南推荐让 Jones 先生这样的患者开始他汀类药物治疗，但可能并不适合 Jones 先生这个个体。

（二）疾病特异性且不结合实际的指南

尽管近 1/4 的美国人有多种慢性病，但临床指南通常仅针对某一特定疾病，并未考虑到医疗相关的各个方面，如合并有多种合并症、社会 - 个人背景和患者偏好。一项系统回顾发现，在 2006—2012 年发表的有关 2 型糖尿病的临床实践指南中，其中完全没有涉及多种合并症相互影响、社会 - 个人背景、患者偏好的指南分别有 8 项（29%）、11 项（39%）、16 项（57%）[51]。换言之，许多指南并没有结合实际情况，这可能是因为在收集临床证据时排除了有合并症患者的临床研究。因此，指南小组应认识到这一缺陷，支持建立弱推荐或条件推荐，以促进共同决策等以患者为中心的措施 [1]。这样的措施可以使临床医生了解特定的推荐如何能适合真实患者的生活 [1]。

目前风险	干预措施	影响事件	笔记	记录	个人获益与风险

个人获益与风险
ACC/AHA ASCVD 风险计算器

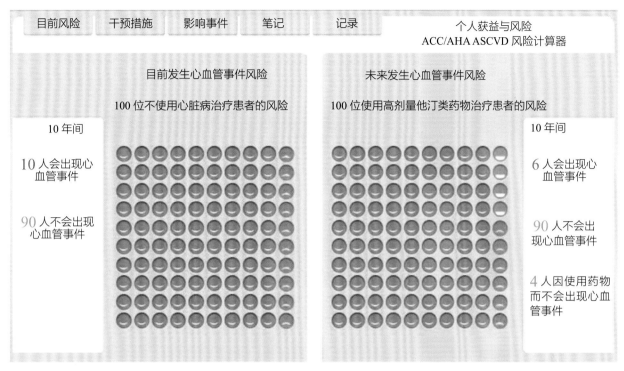

目前发生心血管事件风险

100 位不使用心脏病治疗患者的风险

10 年间

10 人会出现心血管事件

90 人不会出现心血管事件

未来发生心血管事件风险

100 位使用高剂量他汀类药物治疗患者的风险

10 年间

6 人会出现心血管事件

90 人不会出现心血管事件

4 人因使用药物而不会出现心血管事件

▲ 图 6-2　他汀类药物治疗的决策助手

引自 Mayo Foundation for Medical Education and Research. Statin choice decision aid [website]. Available at https://statindecisionaid. mayoclinic. org/index. php/statin/index.

（三）指南关注替代结局

临床获益在理想情况下应能让患者有所体会，能提高生活质量或减少患者重要非预期结局的发生（如硬终点结局）。如果不能，至少应能确保通过治疗某危险因素（替代结局，不是以患者为中心的结局），如糖化血红蛋白或骨密度，使以患者为中心的结局（死亡、骨折）风险减少[8]。尽管替代结局肯定能帮助医生和研究者阐述某干预措施对健康的影响及其作用程度，但是有 RCT 证实替代结局和患者重要结局之间存在着非线性关系[8, 52, 53]。对于合并多种慢性病的患者而言，患者重要结局更加重要，因为某一疾病替代指标的改善可能并不意味着另一种疾病的替代指标同样会改善，甚至这种改善可能对患者有害[54]。然而，这个问题在整体上被忽视了。虽然没有关于指南的数据，但有统计表明，发表在高影响力期刊上约 200 项糖尿病临床研究中，只有 1/5 将以患者重要结局作为主要研究目标[55]。

六、临床实践指南的质量和可信度

理想条件下，临床实践指南为临床医生提供了一个获取有关某特定疾病最新最佳证据的便捷途径。然而，需要认识到的是，根据"最佳证据"开展医疗工作并不是一件简单明了的事情，因为这意味着指南中每条推荐内容都应与目前最好的证据相关联，最好是以系统综述为基础。此外，在前文中关于如何制订临床指南的讨论中也提到，制订指南应遵循严格的步骤，并且应由没有利益冲突的作者系统地制订，这样的指南才值得信赖。

由国际协作组织（Appraisal of Guidelines and Research Evaluation，AGREE）撰写 AGREE Ⅱ 工具可以帮助医生评价临床实践指南，它与美国医学研究所关于可信指南的原则相关[56]。此外，还有其他工具也可以帮助评估临床指南[57]。

在评估临床实践指南的质量时需要考虑以下方面[56, 58]。

1. 指南的范围和目的　是否具体描述了总体目标、临床问题和指南适用的患者。

2. 利益相关者的参与　指南小组或工作组是否包括所有相关专业团队和患者群体，以反应目标人群的观点和偏好。

3. 制订过程的严谨性　是否使用了系统的方法搜集证据，制订推荐的方法是否有效并描述充分，推荐内容和支撑证据之间是否存在明确的关联，是否提供了明确的指南更新程序。

4. 表达的清晰性　推荐内容是否详细、无歧义，是否清楚地列出了疾病管理的不同选项，重点推荐内容是否清晰可辨。

5. 适用性　是否提供了促进推荐临床实践的建议

或工具，是否能减少潜在的障碍和成本。

6. 编辑独立性　必须澄清指南制订者的资金来源和利益冲突。

临床实践指南是多学科专家小组通过严格和系统的方法指定的，可以提供以患者为中心的推荐和建议。除了能评估临床实践指南的可信度之外，临床医生还应了解这些指南如何支持医疗工作，如有困难，需与患者合作来克服。

第二篇　下丘脑与垂体

Hypothalamus and Pituitary

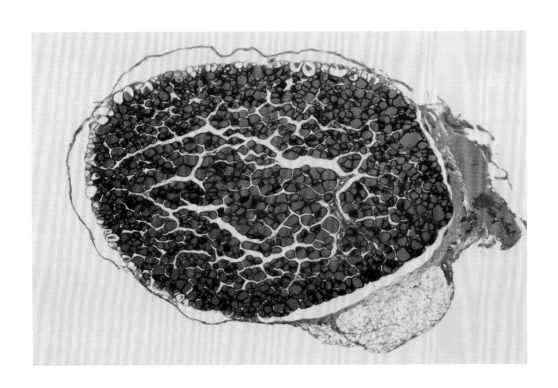

第7章 神经内分泌学
Neuroendocrinology

RONALD M. LECHAN **著**

苏颋为 倪启成 叶 蕾 周薇薇 郑思畅 钟 旭 孙首悦 张 翠 姜 蕾 武鲁铭 **译**
王卫庆 孙子林 **校**

要点

- 神经内分泌学的一个基本原理是肽和单胺信号分子由专门的神经元分泌直接进入循环。
- 垂体前叶激素的分泌和编码基因的表达主要由下丘脑神经元产生的促垂体释放和抑制因子调节，这些因子分泌到位于正中隆起的门脉血管系统中。
- 每个下丘脑-垂体轴的稳态是由垂体激素本身、下游信号（包括类固醇激素）和从脑部其他区域输入促垂体神经元的突触组成的正负反馈回路的复杂集成来维持的。
- 下丘脑神经肽在整个大脑的神经元中表达，以调节神经回路的活动，并协调一系列补充下丘脑-垂体轴激素作用的行为输出。
- 除了垂体的调节外，下丘脑还参与维持其他重要的稳态，包括体温调节和睡眠-觉醒周期。
- 基因突变、表观遗传学改变、肿瘤、炎症状态、感染、血管异常、创伤和心理状态均可导致与下丘脑相关的神经内分泌疾病。
- 下丘脑疾病除了下丘脑-垂体功能改变外，还可出现非内分泌表现。

一、历史回顾

神经内分泌学的研究领域已从最初的下丘脑对垂体激素分泌的调控扩展到了中枢神经系统和内分泌系统在控制机体稳态，以及对环境刺激的生理反应中表现出的多重相互作用。尽管许多概念中都相对较新，但早在公元2世纪，来自小亚细亚帕加马的Galen就认识到了下丘脑和垂体之间的关系。他在生理学论著 De Usu Partium 和解剖学论著 Anatomicae Administrationes 中，描述了下丘脑第三脑室漏斗部和垂体之间的结构联结及其与周围血管网的联系，他称之为"奇异网"。然而，Galen认为垂体是储存大脑"废物"的容器，这些废物以黏液或痰（拉丁语称为 pituita）的形式存在，并且在通过鼻腔排出之前被输送到垂体进行"过滤"。在一千多年的时间里这些概念主

导了下丘脑和垂体的科学思想，直到Andreas Vesalius在1543年出版的 De Humani Corporis Fabrica 一书中详细描述了下丘脑漏斗部和垂体之间的解剖关系，以及17世纪Thomas Willis在 Cerebri Anatome 中提出灌注大脑腹面的血液中的"体液"被带到垂体。"垂体柄"一词直到1742年才由Joseph Lieutaud引入文献，而"下丘脑"一词是由瑞士解剖学家Wilhelm His于1893年引入的。19世纪末和20世纪初的一系列重大发现使得人们对下丘脑调节激素分泌和能量平衡认识迅速发展，并在整个20世纪和21世纪继续阐明（对于历史发展的扩展阅读见Anderson和Haymaker[1]，以及Toni[2]）。多项研究确立了下丘脑神经元是垂体后叶轴突的来源，包括1894年Ramón Cajal发现下丘脑与垂体后叶之间的联系（视上-垂体束），以及随后1928

年 Scharrer[3] 对鱼类下丘脑神经分泌的研究；1930 年 Popa 和 Fielding[4] 提供了垂体和下丘脑之间是通过"垂体 – 门脉血管"建立联系的证据；Wislocki 和 King[5]、Harris[6] 的证据表明，门脉血管的血流从下丘脑正中隆起流向垂体，如果垂体柄被切断，则电刺激下丘脑不能引起垂体反应；Hetherington 和 Ranson[7] 在 1940 年的开创性研究表明，破坏下丘脑内侧基底而保留垂体可导致病态肥胖和神经内分泌紊乱，再现了 Alfred Fröhlich[8] 在 1901 年描述的肥胖、低促性腺素性性功能减退症和生长迟缓综合征。

随后，一些重要的研究，特别是来自 Schally 及其同事和 Guillemin 团队的研究[9, 10]，证实了垂体前叶是由下丘脑紧密控制的。两个团队都发现了几个可能的肽类激素释放因子。由于这些基础研究，1977 年诺贝尔医学奖授予给了 Andrew Schally 和 Roger Guillemin。我们现在知道这些释放因子是中枢神经系统控制内分泌功能的关键环节。再则，这些神经肽在物种间高度保守，对生殖、生长和新陈代谢至关重要。本章主要围绕这些因子的解剖学、生理学和遗传学展开。

在过去的几十年里，神经内分泌学领域的工作在几个方面继续发展。对于下丘脑释放因子所匹配的特异性 GPCR 蛋白特征的描述和相关基因的克隆有助于确定释放因子相关的信号机制。这些受体除了分布在大脑和垂体，在外周组织中也有表达，而这引起了神经肽释放因子存在多种生理作用的争论。最后，所有这些研究使我们对促垂体神经元神经体液调节的理解有了巨大的进步。

1994 年一种脂肪激素（瘦素[11]）被发现，这是一个体液因子对多种神经内分泌回路存在显著影响的例子[12]。循环中瘦素的减少是饥饿反应中甲状腺轴[13] 和生殖轴[14] 被抑制的原因。随后发现的胃促生长素[15] 是一种具有调节食欲的胃肽，也作用于多个神经内分泌轴，这表明关于下丘脑释放激素的调节仍有许多有待了解的问题。既往由于释放因子神经元数量少，在某些情况下呈弥散分布，因此研究释放因子基因表达或释放因子神经元的特异性调控极为困难。现在，可以利用全新的、强大的转化研究技术研究下丘脑神经元特性，这些技术可以提供更为贴近自然的体外病理切片或有机培养基和体内试验，包括开发针对激素产生神经元特异性表达荧光标记蛋白的转基因小鼠，如 GnRH 神经元[16] 或弓状 POMC 神经元[17] 等，以及将病毒载体引入选定的激素产生神经元以调整细胞功能和神经元投射谱。

尽管神经内分泌学的许多领域都集中在下丘脑释放因子及其通过对垂体激素产生的控制来调控生殖、生长、发育、液体平衡和应激反应，但"神经内分泌学"一词已经成为包含内分泌和神经系统在调节稳态中相互作用的学科。神经内分泌学领域在不断扩大，通过不同方向的基础研究从而在根本上理解神经内分泌系统。这些基础研究包括了神经肽的结构、功能和作用机制的研究，神经分泌，下丘脑神经解剖学，GPCR 结构、功能和信号转导，物质进入大脑的运输，以及激素对大脑的作用。此外，稳态系统通常涉及内分泌、自主神经和生物体行为的综合反应。这其中的许多系统（如能量稳态、免疫功能），经典的神经内分泌轴是重要的但不是自主的通路，这些课题也经常在神经内分泌学的背景下进行研究。

本章介绍了神经分泌的概念，下丘脑 – 垂体单元的神经解剖学，包括与神经垂体和腺垂体控制密切相关的中枢神经系统结构，以及其他由下丘脑调节的稳态机制。本章将描述每一个经典的下丘脑 – 垂体轴，包括免疫系统及其与神经内分泌功能的整合。然后，将讨论体温调节和睡眠 – 觉醒周期所涉及机制的现代概念。最后，将对内分泌功能神经调节紊乱的病理生理学进行综述。第 39 章完整介绍了关于能量动态平衡的神经内分泌学。

二、内分泌系统分泌行为的神经调控

特定细胞调节型分泌激素、神经递质或神经调节物质是神经内分泌的基本问题之一[3]。内分泌细胞和神经元是典型的分泌细胞。两者都有电兴奋的质膜和特定的离子传导，以调节其信号分子从储存囊泡中的胞吐。具有分泌功能的细胞按其分泌的部位机制大致分类。例如，"内分泌"细胞将其内容物直接分泌到血液中，使得这些物质作为激素在全身发挥作用；"旁分泌"细胞将其内容物分泌到细胞外空间，并主要影响邻近细胞的功能；"自分泌"细胞通过其分泌物的局部作用来影响自身的功能。相反，"外分泌"腺内的分泌细胞将包括酶的蛋白质物质和脂质分泌到导管系统的管腔内。

（一）神经分泌

神经元是一种可兴奋的细胞，其轴突通过神经系统在特殊的化学突触释放神经递质和神经调节剂。神经体液或神经分泌细胞构成了一个独特的神经元亚群，其轴突末端与经典突触无关。下丘脑中神经分泌细胞的两个例子是神经垂体细胞和促垂体细胞。典型的神经垂体细胞为下丘脑室旁核（paraventricular hypothalamic nucleus，PVH）和视上核（supraoptic nucleus，SON）的大细胞神经元。促垂体细胞包括在垂体正中隆起向垂体门脉血管分泌其产物的所有神经元（图 7–1）。

从最基本的意义上说，神经分泌细胞是直接向血液中分泌物质以充当激素的神经元。神经分泌理论是从 Scharrer 的开创性工作[3] 发展而来的，他利用形态学技术鉴定 SON 和 PVH 神经元中被染色的分泌颗粒。他们发现，离断垂体柄导致这些颗粒在下丘脑堆积，

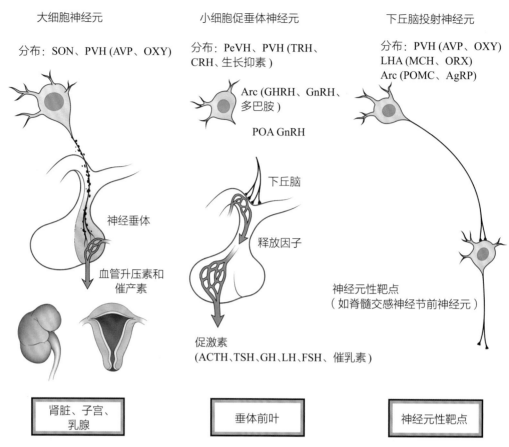

大细胞神经元

分布：SON、PVH（AVP、OXY）

小细胞促垂体神经元

分布：PeVH、PVH（TRH、
CRH、生长抑素）

Arc（GHRH、GnRH、
多巴胺）

POA GnRH

下丘脑投射神经元

分布：PVH（AVP、OXY）
LHA（MCH、ORX）
Arc（POMC、AgRP）

下丘脑

释放因子

神经垂体

血管升压素和
催产素

神经元性靶点
（如脊髓交感神经节前神经元）

促激素
（ACTH、TSH、GH、LH、FSH、催乳素）

肾脏、子宫、
乳腺

垂体前叶

神经元性靶点

▲ 图 7-1　三种下丘脑神经分泌细胞

左：分泌精氨酸加压素（AVP）或催产素（OXY）的大细胞神经元。位于视上核（SON）或下丘脑室旁核（PVH）的细胞体将其神经元突起投射到神经垂体，神经末梢释放神经激素。中：小细胞肽能神经元分布于下丘脑内侧基底部和背侧核群，包括下丘脑室周核（PeVH）、PVH、下丘脑漏斗核或弓状核（Arc）和视前区（POA）等核群。在这种情况下，神经肽被释放到脑垂体血供系统中，以调节其分泌。右：第三类下丘脑肽能神经元终止于其他神经元的化学突触。这些投射神经元分布于 PVH、Arc 和下丘脑外侧区（LHA），支配多个中枢神经系统核团，包括脑干和脊髓中的自主神经节前神经元。这类物质充当神经递质或神经调节剂。ACTH. 促肾上腺皮质激素；AgRP. 刺鼠关联肽；CRH. 促肾上腺皮质激素释放激素；FSH. 卵泡刺激素；GH. 生长激素；GHRH. 生长激素释放激素；GnRH. 促性腺激素释放激素；LH. 黄体生成素；MCH. 黑色素浓集激素；ORX. 促食欲素 / 下丘脑泌素；POMC. 前阿片黑皮素；TRH. 促甲状腺激素释放激素；TSH. 促甲状腺激素

这是他们假设下丘脑神经元是神经叶（垂体后叶）分泌物质的基础。目前已证实神经叶中的轴突末端来自 SON 和 PVH 大细胞神经元，这些神经元含有催产素和抗利尿激素，即精氨酸加压素（arginine vasopressin，AVP）。

　　神经分泌的现代定义已经发展到包括从神经元释放的任何神经元分泌产物。事实上，神经科学的一个基本原则是：中枢神经系统中所有神经元（包括神经叶中分泌 AVP 和催产素的神经元）都在树突和细胞体上接受多种突触输入。此外，通过特定的受体，神经元具有检测和整合多源性神经元输入的基本能力。它们依次激发动作电位，导致神经递质和神经调节剂释放到由突触后神经元形成的突触中。神经元之间的绝大多数通信是由经典的快速神经递质（如谷氨酸、γ-氨基丁酸、乙酰胆碱）和作用于化学突触的神经调节剂（如多巴胺、肾上腺素、去甲肾上腺素、神经肽）

完成的[18, 19]。神经分泌是理解神经系统控制机体行为和维持稳态机制的一个基本概念。

　　在光遗传学、多维"组学"和个性化医学的时代，这些早期观察性研究的重要性往往没有得到充分的重视。然而，这些早期研究描述是有启发性的，毫不夸张地说，神经分泌假说的证实代表了神经科学和神经内分泌学领域的主要进展之一。事实上，这些及其他早期实验，包括 Geoffrey Harris 开创性的工作[6]，促使了下丘脑（神经垂体细胞）直接向血液释放激素这一基本概念的形成。这些观察性研究为建立现代神经内分泌学学科奠定了基础。

（二）自主神经系统对内分泌控制的贡献

　　神经内分泌学的另一个主要原则是神经系统控制或调节内分泌及外分泌腺体的功能。垂体前叶的精细控制是通过释放因子激素的作用完成的。其他内分泌腺和外分泌腺（如胰腺、肾上腺、松果体和唾液腺）

也通过自主神经系统的胆碱能和去甲肾上腺素能输入器的直接神经支配来调节。了解副交感神经和交感神经系统的功能解剖学和药理学是理解神经控制内分泌功能的基础[20]。

自主神经系统的传出端包括交感神经和副交感神经系统。它们有类似的"接线图"，其特征是节前神经元支配节后神经元，节后神经元再靶向性作用于末梢组织[21]。副交感神经节前神经元和节后神经元都是胆碱能神经元；交感神经节前神经元是胆碱能，节后神经元是去甲肾上腺素能（支配汗腺的节后神经元是胆碱能）。还有一个基本概念是自主神经元同时表达几种神经肽[18]。例如，去甲肾上腺素能节后神经元可共表达生长抑素和神经肽Y（neuropeptide Y，NPY），而节后胆碱能神经元可共表达血管活性肠肽（vasoactive intestinal polypeptide，VIP）和降钙素基因相关肽（calcitonin gene-related peptide，CGRP）。

多数交感神经节前神经元位于脊髓胸腰段的中间外侧细胞柱[21]，节后神经元多位于靠近脊柱的交感神经节（如交感神经链和颈上神经节）。节后纤维支配靶器官。通常交感神经节前纤维相对较短，节后纤维较长。副交感神经节前神经元位于中脑（动眼神经周围区，长期以来被误认为是动眼神经副核[22]）、延髓（如迷走神经背侧运动核和疑核）和骶髓。支配眼腺和唾液腺的节后神经元来自睫状神经节、翼腭神经节、颌下神经节和耳神经节。胸腔和腹部的副交感神经节后神经元通常位于靶器官内，包括肠壁和胰腺[21]。因此，副交感神经节前纤维相对较长，节后纤维较短。

胰腺的双重自主神经支配表明了神经调节对于控制内分泌器官的重要性。胰腺内分泌部接受交感神经（去甲肾上腺素）和副交感神经（胆碱能）的支配[21, 23]。后者的活动是由迷走神经（迷走神经背侧运动核）驱动的，是神经调节的一个极好的例子，因为B细胞的胆碱能递质影响它们分泌胰岛素。例如，迷走神经兴奋被认为在摄入食物之前（头期）、期间和之后调节胰岛素分泌[24]。此外，去甲肾上腺素能刺激胰腺内分泌部改变胰高血糖素的分泌，抑制胰岛素的释放[23]。当然，胰岛素分泌的一个主要调节因素是细胞外葡萄糖浓度[25]。葡萄糖可在没有神经输入的情况下诱导胰岛素分泌。然而，下丘脑中的神经元群体，包括下丘脑腹内侧和穹窿周围神经元，以及脑干吻侧腹外侧髓质中的儿茶酚胺神经元，如同胰腺B细胞，也具有感知血液中葡萄糖水平的能力[26]。这一信息对于通过改变支配胰腺和肾上腺的自主神经系统的活动来启动拮抗机制以防止低血糖，同时通过投射到结节乳头核（tuberomammillary nucleus，TMN）中的组胺能神经元来促进唤醒并诱导进食反应特别重要[27, 28]。

葡萄糖稳态的自主调节也受到肠-下丘脑相互作用和脂肪组织衍生物质（如瘦素）的调节。包括下丘脑对胆汁酸的感知，胆汁酸释放到小肠后，刺激FGF19分泌，作用于下丘脑基底内侧神经元，诱导自主神经反应，通过多突触途径降低血糖[29]。当然，增加对外周信号、中枢神经系统和内分泌功能之间复杂相互作用的理解对于诊断和管理内分泌疾病是必要的，并可能对糖尿病的治疗具有特别重要的意义。

三、下丘脑-垂体单位

下丘脑是哺乳动物大脑中进化最保守和最重要的区域之一。下丘脑是哺乳动物维持稳态的终极大脑结构，破坏下丘脑是致命的。下丘脑对稳态的控制源于这一集合神经元协调内分泌、自主神经和行为反应的能力。一个关键的原理是，下丘脑接收来自外部环境的感觉输入（如光、伤害感受、温度、气味）和关于内部环境的信息（如血压、血液渗透压、血糖水平）。与神经内分泌控制特别相关的激素（如糖皮质激素、性腺类固醇、甲状腺激素、瘦素）直接对下丘脑产生负反馈或正反馈。

下丘脑整合了不同的感觉和激素输入，并通过对关键调节部位的活动性输出提供协调性反应。这些部位包括垂体前叶、垂体后叶、大脑皮质、脑干和脊髓中的运动前和运动神经元、边缘系统结构（包括杏仁核、隔核、海马和丘脑核团）、副交感神经和交感神经节前神经元。下丘脑输出到这些效应位点的模式最终导致协调的内分泌、行为和自主神经反应，从而维持稳态。下丘脑对腺垂体的控制是一个如此优雅的系统，协调了哺乳动物赖以生存所必需的内分泌功能。

（一）下丘脑核团的发育与分化

在过去的几十年里，由于基因组测序计划和转基因模型系统的使用，对下丘脑-垂体单元胚胎发育的分子和遗传基础的认识取得了巨大的进展。垂体发育见第8章，这里只介绍了与神经内分泌下丘脑的生理和病理生理学最相关的几个关键点。

关于啮齿动物下丘脑-垂体系统的发育研究在多大程度上适用于人类一直存在着相当多的争论。然而，积累的数据表明两者的相似之处大于差异。利用一系列神经化学标记对人类下丘脑组织的个体源性分析再一次强调了它与大鼠大脑的同源性，而后者研究更充分[30]。胎儿脑中下丘脑核团的细胞构筑界限比成人脑更容易识别，并且在很大程度上与啮齿动物下丘脑的同源结构一致。这一发现对物种间比较分析的有效性具有重要意义。有两个例子进一步说明了这一点。首先，在人类和啮齿类动物中，起着能量平衡和雌性性行为的作用的下丘脑核心的腹内侧核（ventromedial hypothalamus，VMH）与神经细胞的分化时间点介于下丘脑外侧核的早期分化和中线核团，包括视交叉上核（suprachiasmatic nucleus，SCN）、弓状核和PVH，的后期分化之间[30, 31]。转录因子SF1的表达在时间和空间上都受到限制于 VMH 细胞，并且 SF1 基因敲除小鼠细胞迁移受到影响，从而导致最终定位变化，影响 VMH 的发育[31]。下丘脑发育中物种间同源性的第二个例子是分泌 GnRH 的神经元，它们起源于吻侧神经上皮并向下丘脑前部的迁移[32]。影响这些神经元迁移的基因的自发和遗传突变是 Kallmann 综合征或与嗅觉缺失相关的低促性腺激素性性功能低下症的重要原因。

除了 SF1 和与 Kallmann 综合征相关的基因外，还有越来越多的基因主要编码与人类神经内分泌失调有关的转录因子，并在啮齿动物模型中进行了实验研究（见第 3 章）[33, 34]。这些包括了同源盒转录因子 OTP 和由基本螺旋 – 环 – 螺旋转录因子 SIM1 和 ARNT2 形成的异源二聚体复合物，这些转录因子介导包括 Brn2 在内的 POU Ⅲ 相关同源盒基因的表达。这些因素对于 PVH 和 SON 的正常发育及许多关键的促垂体神经肽基因的表达都是必需的。SIM1 在生理学上的重要性通过其表达单倍体不足的小鼠和人类肥胖表型的发展而得到说明[33]。在理解控制人类下丘脑神经元发育和终末分化方面的一个重大突破是诱导多潜能干细胞体外产生这些神经元的能力[35, 36]。

中枢神经系统发育的两个关键概念也适用于下丘脑，即在核团建立过程中神经发生和细胞死亡之间的平衡，以及循环激素在提供调节细胞数量和突触重塑的组织信号方面的作用。最有特点的例子是性类固醇激素对发育中的大脑的影响，这种影响导致在后来的生殖行为中具有重要功能的关键性别二态性[37]。这一原则最近被扩展到包括其他种类激素的组织影响。例如，瘦素在对能量平衡有着重要作用的下丘脑内侧 – 基底回路的发展中起着重要作用[38]。

（二）下丘脑 – 垂体单位的解剖

垂体受三个相互作用的因素调节：下丘脑输入因子（释放因子或促垂体激素）、循环激素的反馈作用、垂体自身的旁分泌和自分泌。在人类中，垂体可以分为两大部分，为前上皮叶（腺垂体）和后神经叶（神经垂体），在 MRI 上很容易区分，神经垂体在 T_1 加权成像中表现为高信号（图 7–2）[39]。女性垂体一般比男性大 20% 左右，并在妊娠期间由于催乳素细胞增生而导致腺垂体大小和重量增加[40, 41]。腺垂体可分为三个不同的叶，即远侧部（前叶）、中间部（中间叶）和结节部，远侧部构成大部分垂体前叶，包含腺垂体的所有激素分泌细胞。虽然在大多数哺乳动物中发现了发育良好的中间叶，但在成年人类中只能检测到中间叶的初步遗迹，中间叶的大部分细胞分散在前叶中。

神经垂体由神经部（也称为神经叶或后叶）、漏斗柄和正中隆起组成，正中隆起在下丘脑底部形成的小丘也被称为灰结节的中心区域（图 7–2）。漏斗柄被结节部包围，它们共同构成垂体柄。垂体躺在蝶鞍（土耳其鞍）上，位于下丘脑底部。垂体组织也可以存在于鼻咽部，通常称为咽部垂体，是 Rathke 囊从口腔向颅中窝迁移过程中的残余。

垂体的前叶和中间叶起源于咽上皮的背侧内陷，称为 Rathke 囊。在发育过程中，Rathke 囊形成三个憩室，包括一个内侧憩室、两个外侧憩室。囊内的前体细胞经历器官决定、细胞命运归属于垂体表型、增殖和迁移的步骤。其中内侧憩室的细胞分化为 ACTH 细胞和 TSH 细胞，外侧憩室的下部分化为生长抑素细胞和促性腺激素细胞，所有三个憩室都分化为催乳素细胞。外侧憩室的上部形成结节部，结节部可分化为 TSH 细胞和促性腺激素细胞。中间叶与神经叶直接接触，是三个叶中最不突出的。随着年龄的增长，人类中间叶的体积减小，留下少量的 POMC 细胞。在非灵长类物种中，这些细胞负责分泌 POMC 衍生产物 α-MSH[42]。Rathke 囊与原始神经垂体组织的早期接触对垂体前叶细胞类型的组织分化起着关键作用，无脑胎儿缺乏促皮质激素和促性腺激素表明了这一点[43]。现发现参与垂体前叶发育并与人类垂体发育和分泌障碍的遗传原因有关的转录因子越来越多，其中 PROP1 突变是多垂体激素缺乏的最常见遗传原因[44]。

神经叶的主要组成部分是由位于下丘脑 PVH 和 SON 的大细胞分泌神经元产生的轴突末端的集合（图 7–1 和图 7–3）[45]。这些轴突末端与毛细血管丛密切相关，它们分泌包括 AVP 和催产素在内的物质到垂体静脉和全身循环中（表 7–1）。神经垂体的血液供应来自垂体下动脉（颈内动脉的一个分支）。被称为神经垂体细胞的胶质样细胞占垂体后叶的 25%，通过至少两种主要机制在调节 AVP 和催产素的分泌中发挥重要作用[46]。作为 AVP 进入全身循环的来源，PVH 和 SON 及其在神经叶的轴突末端是中枢调节血液渗透压、液体平衡和血压的主要效应臂（见第 10 章）。

在分娩时，大细胞神经元分泌导致子宫肌层收缩的催产素是至关重要的。另外，催产素的分泌受经典溢乳反射的调节。来自乳头的机械感觉信息直接或间接从脊髓背角到达大细胞神经元，导致整个催产素神经元群的动作电位同步爆发，随后催产素释放到全身循环[47]。催产素作用于乳腺腺泡肌上皮细胞上的受体，导致乳汁释放到导管系统，最终从乳腺释放乳汁。催产素还作用于大脑的其他区域，如视前内侧区、腹侧被盖区、伏隔核和杏仁核，通过减少应激反应和增加共情等影响社会行为（特别是父母行为），而 AVP 可能介导各种形式的攻击行为[48]。AVP 还与 CRH 协同用于刺激 ACTH 分泌。已有学者提出催产素在自闭症治疗中的潜在治疗作用[49]。

（三）正中隆起与垂体神经元系统

正中隆起是连接下丘脑和垂体前叶的功能纽带。它位于灰结节的中心，由大量的血管和神经末梢组成

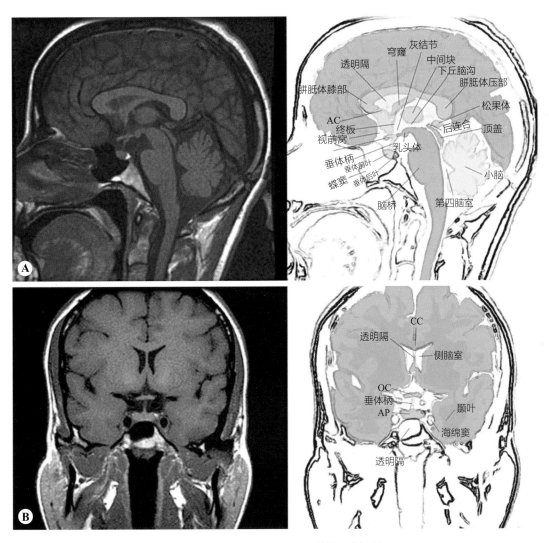

▲ 图 7–2 人下丘脑 – 垂体单位正常解剖

A. 矢状位；B. 冠状位。在 T_1 加权 MRI（左）中可见的结构在相应的模式图（右）中识别。下丘脑的前界为视交叉，侧界为颞叶形成的沟，后界为乳头体（乳头核位于其中）。在背侧，下丘脑由下丘脑沟从丘脑中勾画出来。下丘脑光滑、圆形的基底是灰结节；垂体柄从它的中央区域下降，这被称为正中隆起。正中隆起因其由下丘脑 – 垂体门脉系统的初级神经丛形成的致密血管而与灰结节的其余部分相区别。长长的垂体门脉系统沿着垂体柄的腹面走行。标注了垂体柄的位置、来自垂体后叶的高信号（白色）（A 左）、垂体与视交叉和蝶窦及海绵窦的解剖关系。AC. 前连合；AP. 垂体前叶；CC. 胼胝体；OC. 视交叉（图片由 Dr. D. M. Cook 提供）

（图 7–2 和图 7–4）[50]。极其丰富的血液供应来自垂体上动脉（颈内动脉的一个分支），该动脉发出许多形成毛细血管环的小分支。小毛细血管环伸入正中隆起的内外区，形成吻合，汇入窦，成为垂体门静脉，进入垂体血管池。这些短环的血液流动被认为主要（即便不是唯一的）从下丘脑流向垂体。垂体发达的神经丛导致血管表面积的剧增。此外，这些血管存在孔洞，允许肽释放因子扩散到它们在垂体前叶的作用部位。由于下丘脑底部的血管复合体及其"小动脉化"静脉引流到垂体，构成了类似于肝脏门静脉系统的循环系统，因此被称为下丘脑 – 垂体 – 门静脉循环。

正中隆起有三个不同的区域：室管膜层、内区和外区（图 7–4）[50]。来自第三脑室底部的室管膜细胞，其独特之处在于它们有微绒毛而不是纤毛。室管膜细胞在心室极的紧密连接阻止了高分子量物质在脑脊液（cerebrospinal fluid，CSF）和正中隆起内的细胞外间隙之间的扩散。室管膜层也含有特化细胞，称为伸长细胞[51]，伸长细胞将其突起送入正中隆起的其他层和下丘脑的中基底。在功能上，伸长细胞是血 – 脑和血 –CSF 屏障的一部分，因为它们表达紧密连接蛋白，包括闭塞蛋白、ZO1 和闭合蛋白[52]，调节循环物质和（或）分泌到正中隆起的物质进入下丘脑或 CSF[53]。然而，人们越来越多地认识到伸长细胞具有许多重要的神经内分泌功能，包括激素运输、促垂体激素释放的调节、甲状腺激素稳态、生殖调节、营养感知、能量稳态的改变，以及作为神经发生和胶质发生的干 / 祖

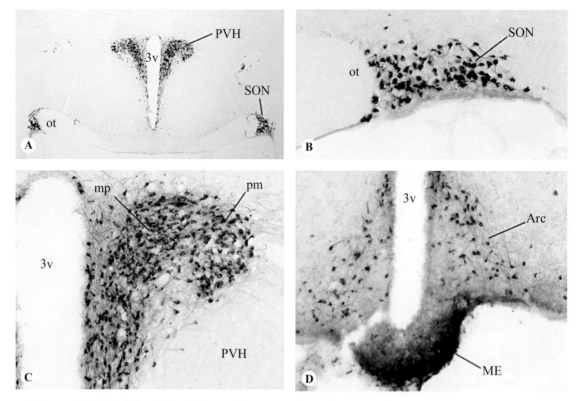

▲ 图 7-3　结节漏斗系统：由霍乱毒素 B 亚单位（CtB）逆向运输显示。将少量逆行示踪剂 CtB 注射到大鼠正中隆起（ME），可确定投射到正中隆起和垂体后叶的下丘脑神经元胞体的位置

A. 下丘脑室旁核（PVH）和视上核 SON 可见逆行标记细胞。B. 在 SON 中观察到大细胞神经元。C. 标记神经元位于后大细胞群（Pm）和内侧小细胞亚群（mp）。PVH 中的标记细胞包括含有 CRH 和 TRH 的细胞。D. 下丘脑弓状核（Arc）也有逆行标记细胞。其中包括释放 GHRH 和多巴胺的神经元。GHRH. 生长激素斜放激素；ot. 视束；TRH. 促甲状腺激素释放素；3V. 第三脑室

细胞的功能，这些作用甚至在成年动物中也可以被观察到[54-57]。

正中隆起的内区由 SON 的轴突和 PVH 的大细胞神经元组成，这些神经元含有特征性的、大的神经分泌颗粒或 Herring 体，并经过垂体后叶（图 7-4C）。此外，促垂体神经元的轴突和伸长细胞的突触也可见于特定的正中隆起外层（图 7-4A 和 B）。

最后，正中隆起外侧区代表下丘脑释放因子和垂体门静脉血管的交换点[50]。除了具有孔洞的门静脉毛细血管、细胞胞质的延伸、伸长细胞的终足突触外，它还含有许多细口径、无髓鞘的促垂体神经元的轴突末端，这些轴突末端含有所有下丘脑的释放和抑制物质。两种一般类型的神经元投射到外部区域，并组成所谓的下丘脑结合漏斗系统：①肽分泌（肽能）神经元，包括 TRH、CRH、GHRH、生长抑素和 GnRH（图 7-1）；②含有单胺（如多巴胺、血清素）的神经元。尽管这些物质的分泌进入门脉循环是一个重要的控制机制，但神经末梢中的一些肽和神经递质并没有释放到下丘脑 - 垂体 - 门脉循环，而是起着调节其他神经末梢分泌的作用。此外，一些神经末梢（如 GnRH 神经末梢）被伸长细胞包裹，这些伸长细胞覆盖或显露轴突末梢，以响应功能状态的变化[58, 59]。因此，支持元件通过它们自己的一系列受体，可以改变下丘脑、正中隆起和垂体内的神经调节环境。与神经垂体分泌神经激素的情况一样，下丘脑神经元的去极化导致正中隆起释放神经肽和单胺。

肽释放因子的产生部位、遗传学、合成和释放的调控将在后文详细讨论。简而言之，下丘脑内侧有几个细胞群含有释放因子，这些因子被分泌到垂体门静脉循环中（表 7-2）。这些细胞群包括漏斗核（啮齿动物称为弓状核）（图 7-3D）、PVH（图 7-3A 和 C）、室周核，以及位于终板血管器（organum vasculosum of the lamina terminalis，OVLT）附近的视前内侧区的一组细胞（图 7-5）。SON 和 PVH 中的大细胞神经元发送轴突，这些轴突主要穿过正中隆起的内部区域，终止于垂体的神经叶。然而，少量的大细胞轴突直接投射到正中隆起的外部区域，并可能促进 ACTH 的分泌。

除了正中隆起外侧区的轴突末端外，来自蝶腭神经节的含有血管活性肠肽和一氧化氮（nitric oxide，NO）合成酶的致密纤维也存在于正中隆起腹面、门静

表7-1 下丘脑室旁核和弓状核的神经递质核神经调质	
室旁核	弓状核
大细胞部	乙酰胆碱
血管紧张素Ⅱ	γ-氨基丁酸
胆囊收缩素	AgRP
CRH	CART
强啡肽	多巴胺
谷氨酸盐	强啡肽
一氧化氮	内生大麻酚类似物
催产素	脑啡肽
Phoenixin	甘丙肽
Spexin	甘丙肽样肽
尿皮质素相关肽1	胃促生长素
血管升压素	谷氨酸盐
小细胞部	GnRH
γ-氨基丁酸	GHRH
血管紧张素Ⅱ	Kisspeptin
心房钠尿因子	黑素皮质素（ACTH、α-MSH、β-MSH和γ-MSH）
蛙皮素样肽	新饱食分子蛋白1
胆囊收缩素	神经激肽B
CRH	神经介质U
多巴胺	神经肽Y
内生大麻酚类似物	神经降压肽
脑啡肽	痛敏肽/孤啡肽FQ（OFQ）
甘丙肽	胰多肽
谷氨酸盐	Phoenixin
IL-1	催乳素
Nesfatin-1	阿片类（β-内啡肽）
神经肽Y	前阿片黑素细胞皮质素
神经降压肽	QRFP
一氧化氮	生长抑素
组氨酰异亮氨酸肽	P物质
垂体腺苷酸环化酶激活肽	神经生长因子诱导蛋白
RFamide相关肽	
生长抑素	
TRH	
血管升压素	
血管活性肠肽	

ACTH. 促肾上腺皮质激素；AgRP. 刺鼠相关肽；CART. 可卡因苯丙胺调节转录物；CRH. 促肾上腺皮质激素释放激素；IL. 白介素-1；MSH. 促黑素细胞激素；TRH. 促甲状腺激素释放激素

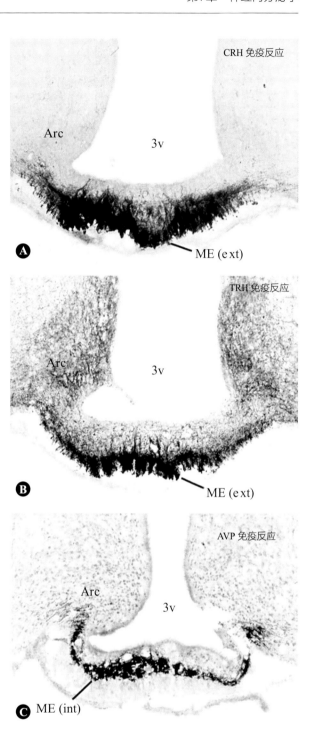

▲ 图7-4 正中隆起（ME）是下丘脑和垂体之间的功能连接
A和B. CRH免疫反应和TRH免疫反应在大鼠正中隆起外层（ext）的分布。CRH和TRH胞体位于下丘脑室旁核的内侧区。C. 正中隆起内层（int）神经末梢精氨酸加压素（AVP）免疫反应。Arc. 弓状核；3V. 第三脑室；CRH. 促肾上腺皮质激素释放激素；TRH. 促甲状腺激素释放激素

脉周围血管和供应门静脉毛细血管丛的毛细血管前小动脉平滑肌[60]。由于VIP和NO都是有效的血管扩张药，这些物质可能在调节流向正中隆起和垂体前叶的血流速度方面起重要作用。

表 7-2 与垂体分泌直接相关的人类下丘脑肽的结构式 [a]
血管升压素 *Cys*-Tyr-Phe-Gln-Asn-*Cys*-Pro-Arg-Gly-NH$_2$（MW=1084.38）
催产素 *Cys*-Tyr-Ile-Gln-Asn-*Cys*-Pro-Leu-Gly-NH$_2$（MW=1007.35）
TRH pGlu-His-Pro-NH$_2$（MW=362.42）
GnRH pGlu-His-Trp-Ser-Tyr-Gly-Leu-Arg-Pro-Gly-NH$_2$（MW=1182.39）
CRH Ser-Glu-Glu-Pro-Pro-Ile-Ser-Leu-Asp-Leu-Thr-Phe-His-Leu-Leu-Arg-Glu-Val-Leu-Glu-Met-Ala-Arg-Ala-Glu-Gln-Leu-Ala-Gln-Gln-Ala-His-Ser-Asn-Arg-Lys-Leu-Met-Glu-Ile-Ile-NH$_2$（MW=4758.14）
GHRH Tyr-Ala-Asp-Ala-Ile-Phe-Thr-Asn-Ser-Tyr-Arg-Lys-Val-Leu-Gly-Gln-Leu-Ser-Ala-Arg-Lys-Leu-Leu-Gln-Asp-Ile-Met-Ser-Arg-Gln-Gln-Gly-Glu-Ser-Asn-Gln-Glu-Arg-Gly-Ala-Arg-Ala-Arg-Leu-NH$_2$（MW=5040.4）
生长抑素 Ala-Gly-*Cys*-Lys-Asn-Phe-Phe-Trp-Lys-Thr-Phe-Thr-Ser-*Cys*（MW=1638.12）
血管活性肠肽 His-Ser-Asp-Ala-Val-Phe-Thr-Asp-Asn-Tyr-Thr-Arg-Leu-Arg-Lys-Gln-Met-Ala-Val-Lys-Lys-Tyr-Leu-Asn-Ser-Ile-Leu-Asn-NH$_2$（MW=3326.26）

a. 一对胱氨酸的二硫键用其斜体指示，可以使蛋白环化
CRH. 促肾上腺皮质激素释放激素；TRH. 促甲状腺激素释放激素；GnRH. 促性腺激素释放激素；GHRH. 生长激素释放激素；MW. 分子量；pGlu. 焦戊二酰

第三个结构通常被归类为正中隆起的一个组成部分，是腺垂体的一个分支，称为结节部。它是一层薄薄的腺组织，位于漏斗和垂体柄周围。在某些动物中，上皮成分可能占垂体前叶腺组织总量的 10%。结节部有产生 LH 和 TSH 的细胞。然而，与远侧部的促甲状腺细胞相反，结节部产生 TSH 的细胞较小，缺乏 TRH 受体[61]。人类结节部的生理作用仍然有些神秘，但它显然是中枢神经系统中光敏通路的一部分，因为它表达高浓度的黑皮质素 1 受体。此外，在一些哺乳动物和鸟类中，结节部通过褪黑素的释放，在调节季节性繁殖、能量平衡和体重方面发挥着既定的作用[62-65]。结节部还分泌一些其他物质，包括神经激肽 A、P 物质和内源性大麻素，这些物质通过直接影响远侧部，

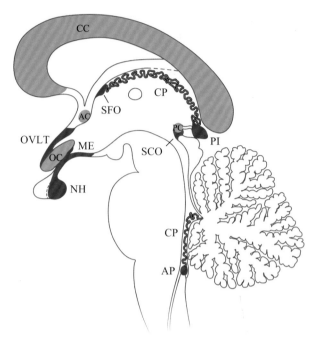

▲ 图 7-5 通过人脑正中矢状切面显示脑室周围器官（深褐色），浅褐色区域为视交叉（**OC**）、胼胝体（**CC**）、前连合（**AC**）和后连合（**PC**）交界处
AP. 最后区；CP. 脉络丛；ME. 正中隆起；NH. 神经垂体；OVLT. 终板血管器；PI. 松果体；SCO. 连合下器官；SFO. 穹窿下器官（引自 Weindl A. Neuroendocrine aspects of circumventricular organs. In:Ganong WF, Martini L, eds. Frontiers in *Neuroendocrinology*, vol 3. New York: Oxford University Press; 1973:3 -32. ）

在一些动物物种中参与催乳素的季节性释放[66]。

四、脑室周器官

神经生理学和神经药理学的一个指导原则是，包括下丘脑在内的大脑处于不受体液信号影响的环境中[58, 67]。大分子物质无法进入大脑是由于构成血脑屏障的血管结构的特殊性[68]。这些特殊性包括脑血管内皮细胞紧密和黏附的连接，这些连接阻止了极化大分子（包括肽和激素）的自由通过。此外，星形胶质细胞足突和血管周围小胶质细胞有助于保持血脑屏障的完整性。然而，为了实现稳态控制，大脑必须评估来自血流的关键感觉信息，包括激素水平、代谢产物和潜在毒素。例如，为了监测关键信号，大脑有"循环窗口"或脑室周围器官（circumventricular organs，CVO），它们充当将周边信号传导到维持稳态的关键神经细胞群的管道[67]。

顾名思义，CVO 是位于大脑中线沿第三和第四脑室的特殊结构。这些结构包括 OVLT、穹窿下器官（subfornical organ，SFO）、正中隆起、神经垂体（垂体后叶）、连合下器官（subcommissural organ，SCO）和最后区（图 7-5）。与大脑其他部分的血管系统不同，CVO 中的血管有开窗的毛细血管，允许蛋白质和肽激

素等分子相对自由地通过。因此，位于 CVO 内的神经元和胶质细胞可以接触到这些大分子。除了血管本身的独特性质外，CVO 还具有异常丰富的血供，使其能够在血脑屏障的界面上充当整合者。几个 CVO 与调节稳态的下丘脑核群有关。因此，CVO 是外周代谢信号、激素、潜在毒素和大脑中调节协调内分泌、自主和行为反应的细胞群之间的关键联系。对单个 CVO 的生理作用的详细讨论超出了本章的范围，但几个深入的综述已经评估了每一个 CVO 的功能[67, 69-71]。

（一）正中隆起

正中隆起在调节远侧部中起着重要的作用。正中隆起的解剖学位置使其能作为传入感觉器官并保证下丘脑和垂体之间的功能联系。具体地说，正中隆起位于下丘脑管状层面的几个神经内分泌和自主调节核团附近（图 7-3）。这些核群包括漏斗核或弓状核、腹内侧核、背内侧核和室旁核。

下丘脑正中隆起周围的下丘脑核团作为传入感觉中枢的作用得到了以下研究的支持：下丘脑核团是血液中循环激素的入口，如瘦素和几种肠源性循环激素（如胃促生长素）。瘦素和胃促生长素都是已确定的体重和神经内分泌功能的介体，它们作用于弓状核内的 POMC 和（或）AgRP/NPY 神经元[17, 72-74]。因此，很可能正中隆起参与了将体液因素的信息传递给下丘脑内侧基底部的关键下丘脑调节神经元的过程[58]。

（二）终板血管器和穹窿下器官

OVLT 和 SFO 位于第三脑室前壁暨终板。OVLT 和 SFO 分别位于第三脑室的腹侧和背侧边界（图 7-5）。由于 OVLT 位于第三脑室的吻端和腹端，它被下丘脑视前区的细胞群包围。与其他 CVO 一样，OVLT 由神经元、胶质细胞和伸长细胞组成。轴突末端含有多种神经肽和神经递质支配 OVLT，包括生长抑素、血管紧张素、多巴胺、去甲肾上腺素、血清素、乙酰胆碱、催产素、血管升压素和 TRH。与正中隆起不同的是，来自 OVLT 的血液不流入门脉丛，而是主要流向内侧视前区。然而，在啮齿类动物中，含有 GnRH 并围绕 OVLT 的神经元具有独特的投射，具有树突和轴突的结合特性，称为树突，连接 OVLT 和正中隆起之间的距离[75]。此外，大鼠大脑中的 OVLT 含有雌激素受体，在该部位应用雌激素或电刺激能够通过投射到正中隆起的含有 GnRH 的神经元刺激排卵。

OVLT 中的神经元投射到大脑的许多区域，包括视前核、穹窿下器官、弓状核、视上核、丘脑内侧和边缘系统的部分区域。因此，OVLT 被战略性地放置在接收血液传播的信息的位置，然后将这些信息传输到大脑的特定区域。因此，OVLT 涉及一系列不同的过程就不足为奇了。例如，OVLT 和周围视前区的损伤导致免疫刺激后发热反应的改变，以及液体和电解质平衡、血压、生殖和体温调节的破坏[76]。与这一发

现相一致，现已证明前列腺素 E_2 受体位于 OVLT 内和紧邻 OVLT[77]。因为前列腺素 E_2 被认为是一种专性内源性热原，OVLT 可能是发热反应的重要调节因子。

OVLT 还可能通过表达 TRPV 亚家族 1 和 4 基因的渗透受体细胞参与检测血清渗透压，并对循环中的血管紧张素 Ⅱ 和松弛素水平做出反应[79, 80]。此外，OVLT 的损伤减弱了由渗透压刺激的 AVP 和催产素的分泌，而给予高渗盐水诱导 OVLT 神经元的激活[81]。

SFO 位于穹窿下方的第三脑室顶[67]。与这些功能一致，SFO 具有血管紧张素 Ⅱ 和心钠素受体[82, 83]。通过直接投射到室旁核和视上核，SFO 神经元诱导垂体后叶释放加压素，并激活室旁核神经元，该神经元下降到脊髓交感神经中心，调节血管收缩，以及其他参与液体和血压平衡的神经元部位，包括正中视前核和 OVLT[84]。

SFO 在维持液体平衡方面的关键重要性由 Simpson 和 Routtenberg 证明，他们表明当物质（如血管紧张素 Ⅱ）直接以低剂量微量注射到 SFO 时会引发饮酒行为[85]。后来的研究表明，SFO 神经元对血管紧张素 Ⅱ 有电生理反应，刺激 SFO 引发 AVP 分泌[82]。像 OVLT 一样，SFO 可被高渗盐水激活[81]。重要的是，结合光遗传学的 Cre 重组酶技术使研究人员证明，表达神经元型一氧化氮合酶（neuronal nitric oxide synthase，nNOS）和（或）钙调素激酶 Ⅱ（calmodulin kinase Ⅱ，CaMK Ⅱ）的 SFO 神经元的兴奋刺激口渴，而表达泡状 GABA 转运体的神经元的兴奋抑制口渴[86]。随后的研究还证实，SFO 中化学激活的 CaMK Ⅱ 神经元刺激氯化钠的摄入，表明 SFO 也是监测水钠平衡的主要场所[87]。钠感受由 Nax 介导，Nax 是脑钠水平的传感器，由 SFO 中的胶质细胞和乳酸释放表达[88]，虽然在啮齿类动物中进行了大多数关于 SFO 在盐和水平衡中作用的实验工作，在一名诊断为因存在 Nax 自身抗体而导致渴感缺乏高钠血症的儿童患者中，证明了 SFO 在人类介导类似的功能[89]。

（三）最后区

最后区位于第四脑室尾端，邻近孤束核（nucleus of the tractus solitarius，NTS）（图 7-5）。在啮齿类动物中，它是位于 NTS 上方的中线结构[67, 90]。然而，在人类中，最后区是双侧结构。由于最后区覆盖 NTS，它也接受来自舌咽神经和迷走神经内脏分支的直接传入。此外，最后区接受下丘脑几个核团的直接输入。最后区的传出投射包括向 NTS、延髓腹外侧和臂旁核的投射。与感觉器官的作用一致，最后区富含几种神经肽的受体，包括 GLP1 和胰淀素[91]。它还含有包括渗透压受体的化学感觉神经元。最后区被认为在潜在毒素的检测和对外来物质的反应中诱导呕吐方面是至关重要的。事实上，最后区通常被称为化学感受器触发区[91]。

对于最后区的生理作用最佳描述是协调控制血压[67]。最后区含有血管紧张素 Ⅱ、AVP 和心钠素的结合位

点[92]。最后，血管紧张素 II 诱导大鼠后区神经元 c-Fos 的表达，提示功能激活。最后区也被假设在急性发热反应、中枢神经系统葡萄糖感应和淀粉素的饱腹效应中起着响应炎性细胞因子的作用[92]。

（四）连合下器官

SCO 位于第三脑室与中脑导水管交界处附近，在后连合和松果体下方（图 7-5）。它由专门的室管膜细胞组成，分泌一种功能未知的高度糖化的蛋白质。这种蛋白质聚集并形成所谓的 Reissner 纤维[93]。糖蛋白通过导水管、第四脑室和脊髓腔被挤压，终止于尾侧椎管。在人类，细胞内分泌颗粒在 SCO 中可识别，但 Reissner 纤维缺失。因此，推测人体内的 SCO 分泌物更易溶解，可直接从脑脊液中吸收。与其他 CVO 相比，SCO 的生理作用在很大程度上是未知的。SCO 的假设作用包括清除 CSF 中的物质，包括单胺[93]。

五、松果体

哲学家笛卡尔称松果体为"灵魂的所在地"。尽管现代的观点并未如此生动，现在认为松果体将光信号编码整合，协调分泌物的生理性活动，从而调控机体生物节律[94]。松果体既是内分泌腺又是脑室周围器官；它来源于第三脑室顶部的细胞，位于缰复合体和中脑水管水平附近的后连合上方。腺体由松果体细胞和间质（胶质样）细胞两种类型组成。组织学研究表明松果体细胞具有自然分泌能力，实际上松果体是哺乳动物产生褪黑激素的主要来源。

松果体是一种上丘脑结构，由原始感光细胞组成。腺体在鱼类和两栖动物等低等脊椎动物中保持其光敏感性，但在哺乳动物中缺乏直接的光敏性，在高等脊椎动物中演变为单一的分泌器官。然而，神经解剖学研究已经证实，光编码信息通过多突触途径传递到松果体[95]。这一系列突触最终通过去甲肾上腺素交感神经末梢对腺体产生神经支配，该交感神经末梢是褪黑激素产生和释放的关键调节器。具体来说，视网膜神经节细胞通过视网膜下丘脑束直接支配下丘脑的视交叉上核。反过来，SCN 为背侧小细胞下丘脑室旁核提供输入信号，该群细胞是神经内分泌和自主神经控制的关键细胞群。该途径包括直接和间接的下丘脑内投射。然后，PVH 直接神经支配脊髓胸段中间外侧细胞柱中的交感节前神经元，进而支配颈上神经节的节后神经元，并最终向松果体提供去甲肾上腺神经支配。这条迂回的途径被认为是光通过释放去甲肾上腺素来调节褪黑激素分泌的解剖学基础。在光线存在时，无论是晨光还是光脉冲，去甲肾上腺素的释放都会受到抑制，导致褪黑激素停止合成。在没有光输入的情况下，松果体节律会持续存在，但不会被带入外部的明暗循环。

（一）松果体是褪黑素的来源

松果体主要分泌褪黑素。然而，松果体内也含有其他生物胺、多肽和 γ- 氨基丁酸（γ-aminobutyric acid，GABA）。松果体产生的褪黑素是由色氨酸合成，色氨酸首先通过色氨酸羟化酶转化为 5- 羟基色氨酸，然后脱羧转化为 5- 羟色胺（5-HT）。通过两个限速步骤将 5-HT 转化为褪黑素，包括在芳香胺 -N- 乙酰基转移酶（aralkylamine N-acetyltransferase，AANAT）催化下合成 N- 乙酰 -5- 羟色胺，然后通过羟基吲哚 - 氧 - 甲基转移酶（hydroxyindole-O-methyltransferase，HIOMT）将甲基从 S- 腺苷蛋氨酸转移到 N- 乙酰 -5- 羟色胺的 5- 羟基上（图 7-6）[96]。褪黑素在调节昼夜节律方面起着关键作用，而褪黑素合成的精细调控是昼夜节律产生的基本原理[97]。AANAT 基因的 mRNA 水平、AANAT 酶活性，以及褪黑素的合成和释放均通过昼夜节律进行调节，并受到明暗周期的影响，而黑暗被认为是最重要的信号[94, 96]。褪黑素和 AANAT 水平在黑暗时最高，随着天亮急剧下降。很大程度上，褪黑素不会被储存；其生物合成与 AANAT 活性成正比，合成后直接释放到血液或脑脊液中。但由于肝脏中存在 6- 羟基化反应，褪黑素的半衰期很短，以分钟计。

缺乏光照最终导致节后交感神经末梢释放去甲肾上腺素，从而作用于松果体细胞的 β 受体，导致腺苷酸环化酶活性增加，催化三磷酸腺苷合成 cAMP。细胞内 cAMP 水平的增加激活下游信号转导级联，包括 PKA 的催化亚基和 cAMP 反应元件（cAMP response element，CRE）结合蛋白的磷酸化。目前已有研究在 AANAT 启动子中鉴定出 CRE[98]。因此，光线（或光线不足）通过交感神经系统作用导致 cAMP 增加，这一途径是 AANAT 转录和褪黑素合成的基本调节方式，最终导致一天中褪黑素水平的巨大变化[95]。然而，对褪黑素生理功能物种间的比较研究必须了解啮齿动物和人类褪黑素调节之间的关键差异。例如，人类需要更大的光照，高达 4log 单位才能产生等效的夜间褪黑素抑制[99]，而人类对 AANAT 的调控主要是转录后的，而不是转录水平的[96]。

（二）褪黑素的生理作用

褪黑素最具特点的作用之一是调节生殖轴，包括促性腺激素分泌[100]，以及青春期的时机和开始时间。褪黑素对啮齿动物和羊等家畜的生殖轴具有强大的调节作用。实验观察表明，去除松果体会导致性早熟。此外，雄性大鼠持续暴露于黑暗或因摘除眼球而失明，表现出睾丸萎缩和睾酮水平下降。去除松果体可以纠正性腺退化的影响[95]。褪黑素的生理意义可能在季节性繁殖物种中最为重要。事实上，褪黑素在调节绵羊和马等物种的生殖能力方面的作用已经得到证实。这种繁殖策略的进化很可能是为了使白天的长度与物种的妊娠期同步，以确保后代在一年中合适的时间出生，并最大限度地提高幼崽的生存能力。有趣的是，尽管褪黑激素分泌的改变、日照长度和不同物种的季节性

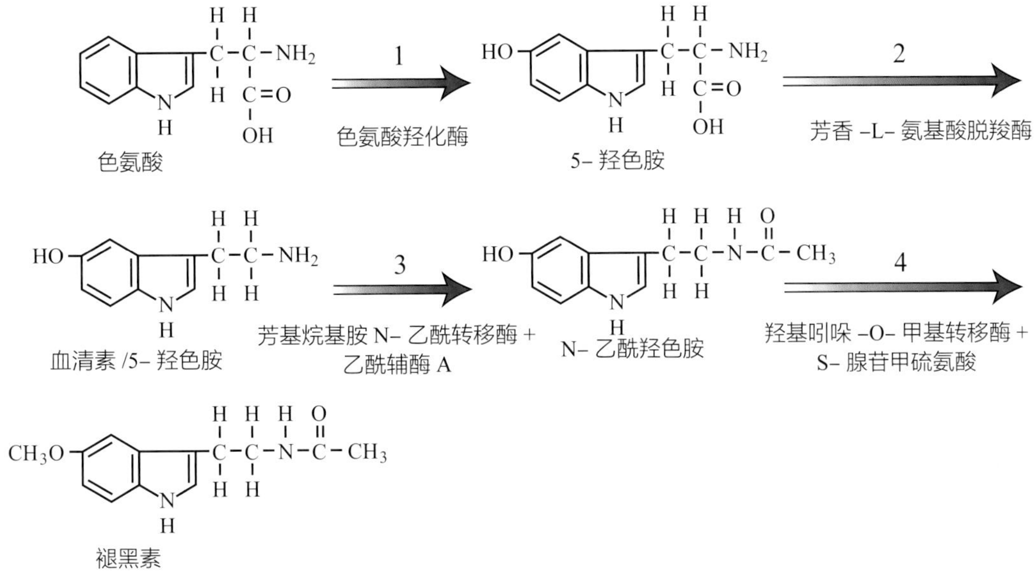

▲ 图 7-6 松果体中由色氨酸生物合成褪黑素

第一步，由色氨酸羟化酶催化；第二步，由芳香 -L- 氨基酸脱羧酶催化；第三步，由芳基烷基胺 N- 乙酰转移酶催化；第四步，由羟基吲哚 -O- 甲基转移酶催化（引自 Wurtman RJ, Axelrod J, Kelly DE.Biochemistry of the pineal gland.In: Wurtman RJ, Axelrod J, Kelly DE, eds. *The Pineal*. New York: Academic Press; 1968: 47-75. ）

繁殖之间存在着显著而一致的相关性，但作用可能是正或负，取决于每个物种的生态位。

褪黑素调节季节性物种繁殖和青春期的信号途径正日益被人们所了解。褪黑素夜间持续分泌时间的变化通过 MT1 受体向结节部细胞传递光周期信息，MT1 受体在这些细胞上高密度表达，以调节与 TSHβ 合成调节相关的时钟蛋白，如 Cry1[101, 102]。TSHβ 作为来自结节部的旁分泌信号，与位于结节部背侧端足突的伸长细胞上的 TSH 受体结合。TSHβ 调节伸长细胞中 2 型脱碘酶（D_2）和 3 型脱碘酶（D_3）的表达，这两种酶分别激活和灭活甲状腺激素，从而调节甲状腺激素在下丘脑内侧基底部的生物利用度[103-105]。在长日照（或褪黑激素持续时间较短）条件下，D_2 上调，从而增加 T_3 利用度，而在短日照（或褪黑激素持续时间较长）条件下，D_3 上调，导致丘脑内侧基底部 T_3 利用度降低。T_3 生物利用度的增加会导致繁殖激活，可以通过将 T_3 颗粒短期内植入饲养的季节性繁殖物种的下丘脑来复制，否则繁殖失活[106]。甲状腺激素影响 GnRH 分泌的机制，涉及伸长细胞终末足突调节中央隆起外区 GnRH- 轴突终末的包装。当甲状腺激素被注入下丘脑时，它会促进终末足突回缩，从而允许分泌的 GnRH 直接进入有穿支的门脉血管以输送到远端[107, 108]。甲状腺激素受体也遍布下丘脑，可能参与 kisspeptin 调节[109]，是一种在 GnRH 脉冲释放中起关键作用的激素。

（三）褪黑素受体

褪黑素通过作用于 GPCR 家族来调节其某些作用，这已被药理学、神经解剖学和分子方法所表征[94, 96, 97]。该家族的第一个成员 MT1（Mel1a）是一种高亲和力受体，最初从黑爪蟾中分离出来。第二个成员是 MT2（Mel1b），与 MT1 的同源性约为 60%。哺乳动物中的第三种受体 MT3 不是 GPCR，而是细胞溶质酶醌还原酶 2 的高亲和力结合位点，参与细胞解毒，这可能解释褪黑素作为抗氧化剂的作用[94, 96]。褪黑素还可直接作为自由基清除剂，对活性氧和氮进行解毒[95]。

褪黑素调节昼夜节律的作用机制越来越为人所知。例如，褪黑素抑制下丘脑 SCN 神经元的活动，下丘脑是哺乳动物大脑的主要昼夜节律起搏器[97, 110, 111]。褪黑素可能通过抑制 SCN 中的神经元而影响哺乳动物的昼夜节律。神经解剖学证据表明，褪黑素对昼夜节律的影响涉及对 MT1 受体的作用，因为 MT1 mRNA 的分布与相关脑区的放射性标记褪黑素结合位点重叠。这些部位包括 SCN、视网膜和腺垂体的结节部。MT2 受体也在视网膜和大脑中表达，尤其是 SCN，但表达水平明显较低，并且更多参与褪黑素的相移效应[96, 97, 110]。

对小鼠的遗传研究也有助于阐明每个褪黑素受体在调节该激素作用中的相对作用。MT1 靶向缺失（敲除）（而不是 MT2 受体）消除了褪黑激素抑制 SCN 神经元活性的能力。多项研究表明，褪黑素对 SCN 神经元的抑制具有重要的生理意义。褪黑素可能是光诱导相移机制的基础。然而，值得注意的是，MT1 基因的缺失并不会阻碍褪黑素诱导相移的能力。这些意想不到且有些令人困惑的结果导致了这样一种假设，即

MT2 参与褪黑素诱导的相移，因为这种受体可能在人脑的 SCN 中表达[96]。

（四）人褪黑素治疗

褪黑素被认为具有多种有益功能，包括减缓或逆转衰老进程、调节血压和自主心血管、保护血管再灌注后的缺血损伤和增强免疫功能[94-96, 113, 114]。然而，褪黑素在人类中被研究和证实最多的作用是相移和重置昼夜节律。在这种情况下，褪黑素已被用于治疗时差反应，并可能有效地治疗基于昼夜节律的睡眠障碍[115]。此外，服用褪黑素已被证明可以调节人类的睡眠，尽管对已发表的关于褪黑素治疗原发性或继发性睡眠障碍的报告进行的两项 Meta 分析得出以下结论：临床疗效显著的证据有限，但在短期内（≤3 个月）使用是安全的。褪黑素疗法，利用其作为抗氧化剂对多种肿瘤具有抑瘤作用，降低高血压患者血压，改善严重的抑郁障碍和焦虑，在类风湿关节炎和骨关节炎中发挥抗炎作用；因为它对氧化应激具有保护作用，对治疗阿尔茨海默病、帕金森病、亨廷顿病和肌萎缩性硬化症可能有效。

六、垂体激素和神经内分泌轴

20 世纪上半叶的研究证明，垂体的分泌活动是由释放到门静脉循环的下丘脑激素控制的，人们开始寻找下丘脑释放因子。对具有垂体前叶调节特性的下丘脑神经激素的研究主要集中在从绵羊和猪的柄中央隆起、神经叶和下丘脑的提取物。这项工作极为艰巨，因为需要大约 25 万个下丘脑组织来纯化和表征第一个这样的因子 TRH[10]。这种促垂体激素最初被称为释放因子，但现在更常用的说法是释放激素。所有主要的下丘脑 – 垂体调节激素都是多肽，除了多巴胺，它是一种生物胺和主要的催乳素抑制因子（prolactin-inhibiting factor，PIF）（表 7-2）。所有这些激素都可用于临床研究或诊断测试，多巴胺、GnRH 和生长抑素的治疗类似物被广泛使用。除了调节激素释放外，一些垂体因子控制垂体细胞的分化、增殖和激素合成。有些作用于不止一种垂体激素。例如，TRH 是除 TSH 外的催乳素的有效释放剂，在某些情况下，还会促进 ACTH 和生长激素的释放。GnRH 同时促进 LH 和 FSH 的释放。生长抑素抑制生长激素、TSH 和多种非垂体激素的分泌。PRL 分泌的主要抑制剂多巴胺也能抑制 TSH、促性腺激素的分泌，在一定条件下还能抑制生长激素的分泌。抑制性和刺激性下丘脑激素的相互作用发挥了双重控制作用。例如，生长抑素与 GHRH 和 TRH 相互作用，分别控制生长激素和 TSH 的分泌，多巴胺与催乳素释放因子（prolactin-releasing factors，PRF）相互作用，调节 PRL 的分泌。一些下丘脑激素协同作用；例如，CRH 和 AVP 共同调节垂体 ACTH 的释放。释放激素的分泌反过来受神经递质和神经肽的调节，这些神经递质与神经肽是由与垂体神经元形成突触的复杂神经元阵列释放的。分泌的控制也通过激素 [如糖皮质激素、性腺激素、甲状腺激素、垂体前叶激素（短环反馈控制）和促垂体因子本身（超短环反馈控制）] 的反馈控制来实现。促垂体激素的分布不仅限于下丘脑，还可以在大脑及其周围的许多不同区域发现，由非促垂体细胞产生，在那里介导与垂体调节无关的功能。大多数参与调节下丘脑 – 垂体控制的肽、激素和神经递质都通过广泛的 GPCR 家族成员传递其信号。

（一）神经内分泌学中的反馈概念

了解稳态系统的一些基本概念，对于了解每个下丘脑 – 垂体靶器官轴的调节很重要。这里介绍了与神经内分泌调节有关的反馈控制的一些要点。激素系统构成反馈回路的一部分，在反馈回路中受控变量（通常是血液激素水平或激素的某些生化替代物）决定了激素的分泌速率。在负反馈系统中，受控变量抑制激素输出，而在正反馈控制系统中，它增加激素分泌。负性和正性内分泌反馈控制系统都可以是闭环的一部分，其调节完全限于相互作用的调节腺体，也可以是开环的一部分，其中神经系统影响反馈循环。所有垂体反馈系统都有神经系统输入，这些输入可以改变反馈控制系统的设定点，或者引入可以影响或覆盖闭环控制元素的开环元素。在反馈的工程公式中，可以识别出三个受控变量：检测受控变量浓度的传感元件、定义适当控制水平的参考输入、确定系统输出的误差信号。参考输入是系统的设定点。激素反馈控制系统类似于工程系统，在血液中激素的浓度（或激素的某些功能）调节控制腺体的输出。然而，激素反馈与工程系统的不同之处在于传感器元件和参考输入元件不易区分。控制变量的设定点由一个复杂的级联反应决定，从与受体结合的动力学和连续中间信使的活性开始。许多系统都有复杂的模型，包括控制元件、区室分析、激素生成和清除率。事实上，除了内分泌反馈系统外，这种模型还应用于发育编程、细胞内信号级联和神经回路，通常称为系统生物学[120]。

（二）内分泌节律

实际上，现存动物的所有功能（无论它们在进化程度上如何）都会发生周期性或循环性变化，其中许多主要受神经系统的影响（表 7-3）[121, 122]。大多数周期性变化是自由运行的；也就是说，它们是生物体固有的，独立于环境，由生物钟驱动。

大多数自由运行的节律是由外部信号（线索）协调（夹带）的，如明暗变化、进餐模式、月相周期或昼夜长度的比值。这种类型的外部信号（zeitgebers 来自德语，或者"给时者"）不会产生节律，但会提供同步时间提示。许多内源性节律有一个约 24h 的周期 [昼夜节律（一天左右）或日活动时间节律]。昼夜节律的

术 语	定 义
间期	循环周期
全天	大约 1 天（24h）
每天	正好 1 天
不足昼夜	小于 1 天（如分钟或小时）
超昼夜	长于 1 天（如月或年）
平均值	一个周期所有值的算术平均数
范围	最大值和最小值之间的距离
最低点	最小水平线（来自于数字曲线拟合计算）
峰值	最大水平线的时间（来自于曲线拟合）
授时因子	"给时者"（德语 zeitgeber），外部提示，通常是白和黑的循环周期与内生节律同步进行
节律同步	授时因子调节内源性节律的过程
滞延	内生节律调控的过程
内在时钟	神经结构具有支配自发节律的本能，如昼夜节律位于视交叉上核部分

表 7-3 描述周期性内分泌现象的术语

引自 Van Cauter E, Turek FW.Endocrine and other biological rhythms. In: DeGroot LJ, ed. *Endocrinology*. 3rd ed. Philadelphia: Saunders; 1995: 2497-2548.

变化遵循一个长达 24h 的内在程序，而日活动时间节律可以是昼夜节律，也可以取决于明暗变化。频率超过每天一次的节律称作次昼夜节律。长时节律的周期超过 1 天，如约 27 天的人类月经周期和一些动物的年度繁殖模式。

大多数内分泌节律是昼夜节律（图 7-7）。人的生长激素和 PRL 分泌在睡眠开始后不久达到最大，而皮质醇分泌在凌晨 2—4 点达到最大。TSH 分泌在下午 4—7 点最低，在下午 9 点到凌晨 5 点之间最高。青少年促性腺激素在夜间分泌增加。叠加在昼夜周期上的激素分泌则呈现出爆发分泌。青春期的 LH 分泌以夜间快速、高振幅的搏动为特征，而性成熟个体的 LH 分泌则振幅较低，并且持续 24h。生长激素、ACTH 和 PRL 也以短而规律的脉冲方式分泌。激素分泌的短期波动具有重要的功能意义。就 LH 而言，垂体分泌的正常内源性节律反映了 GnRH 的脉冲释放。LH 波峰之间约 90min 对应于 GnRH 脉冲诱导最大垂体刺激的最佳时间。间歇性生长激素的分泌也增强了其生物活性，但对于许多节律的功能尚不清楚。大多数稳态活动也是有节奏的，包括体温、水平衡、血容量、睡眠和活动[123, 124]。

内分泌功能评估必须考虑血液中激素水平的可变性。因此，在白天或晚上的不同时间采集样本，可以提供有用的下丘脑 - 垂体功能动态指标。例如，生长激素和 ACTH 分泌昼夜节律的丧失可能是下丘脑功能障碍的早期征兆。此外，糖皮质激素抑制 ACTH 分泌的最佳给药时间（如先天性肾上腺皮质增生症的治疗）必须考虑到一天中不同时间下丘脑 - 垂体轴的不同抑制性。负责昼夜节律最为人所知的神经结构是 SCN，即视交叉上方下丘脑前部的成对结构[121, 124]。由于存在涉及转录因子 CLOCK 和 BMAL1（与 PER 和 CRY 基因的启动子相互作用）的细胞自主转录 - 翻译反馈环，SCN 的单个细胞具有以昼夜模式振荡的内在能力[125]。如果双侧受损，则产生不受调控的昼夜节律，其特征是睡眠觉醒周期中断，可预测的每天进食、饮水、褪黑激素分泌和某些垂体前叶激素分泌的振荡消失[126, 127]。如果将 SCN 移植回受损动物体内，可以恢复正常节律[128]。

除了前面描述的携带 PACAP 和一氧化氮的大量视网膜下丘脑投射外，SCN 还接收来自许多多核的神经元输入，包括来自丘脑膝间叶的含 GABA 和 NPY 的轴突投射，以及来自中脑中缝、边缘系统（海马体、BNST、中隔）和下丘脑本身的血清素神经元。这些输入在调节单个 SCN 起搏器细胞的内源性节律方面起着重要作用，并有助于对 SCN 起搏活动产生相移效应[129]。SCN 的组织也允许在直接突触接触处由 GABA 介导的许多神经元 - 神经元相互作用。它特别富含神经肽，包括 AVP、VIP、胃泌素释放肽（gastrin-releasing peptide，GRP）和钙调素。SCN 还通过褪黑激素受体对褪黑素产生反应[94, 96]。研究表明，固有起搏器功能并非 SCN 神经元独有；在许多外周组织中也发现昼夜节律振荡器[124]。

SCN 的代谢变化，如 2- 脱氧葡萄糖摄取增加和 VIP 水平增加，伴随着昼夜节律。该核通过 PVH 和自主神经系统间接投射到松果腺，并调节其活动，通过背侧室下区投射到下丘脑视前内侧区，以调节体温设定点和食物依赖性能量摄入[129, 121]。然而，大部分 SCN 流出发生在通过腹侧脑室下区的背外侧主干中，终止于下丘脑背内侧核。涉及后一种结构的多突触通路负责 SCN 的活动，产生体温调节、糖皮质激素分泌、睡眠、觉醒和进食的昼夜节律[121, 125]。

胎儿时期的昼夜节律受母亲的昼夜节律调节[130]。在出生前 2～3 天可检测到昼夜节律变化，该年龄胎儿的 SCN 在体外表现出自发节律性。母体对胎儿昼夜节律的调节可能是通过循环褪黑素或母体食物摄入的周期性变化来调节。服用三唑仑（一种短效苯二氮䓬）、褪黑素或改为强光照模式，可以改变人体的昼夜节律的时间[99]。

（三）TRH

1. 化学特征与进化 TRH 是一种短肽促垂体激

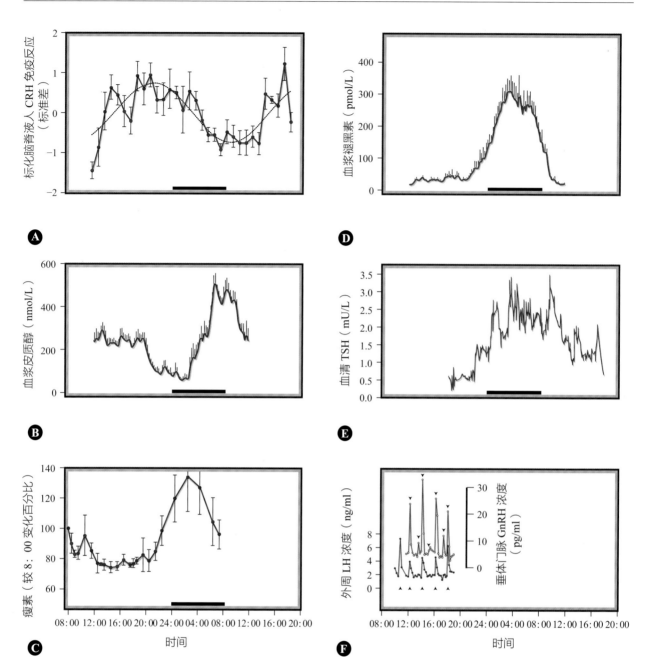

▲ 图 7-7　CRH（A）、皮质醇（B）、瘦素（C）、褪黑素（D）和 TSH（E）在人体中的昼夜节律；GnRH 与 LH 在绵羊中的分泌（F）

CRH. 促肾上腺皮质激素释放激素；GnRH. 促性腺激素释放激素；CSF. 脑脊液；IR. 免疫反应；TSH. 促甲状腺激素；LH. 黄体生成素（引自 Kling MA, DeBellis MD, O'Rourke DK, et al.Diurnal variation of cerebrospinal fluid immunoreactive corticotropin releasing hormone levels in healthy volunteers. *J Clin Endocrinol* Metab. 1994; 79: 233-239, Fig.3; van Coevorden A, Mockel J, Laurent E, et al. Neuroendocrine rhythms and sleep in aging men. Am J Physiol.1991; 260:E651-E661, Fig.1A and C; Sinha MK, Ohannesian JP, Heiman ML, et al.Nocturnal rise of leptin in lean, obese, and non-insulin-dependent diabetes mellitus subjects. *J Clin Invest*. 1996; 97: 1344-1347, Fig.2; Brabant G, Prank K, Ranft U, et al.Physiological regulation of circadian and pulsatile thyrotropin secretion in normal man and woman. *J Clin Endocrinol Metab*. 1990; 70: 403-409, Fig.2B; and Clarke IJ, Cummins JT. The temporal relationship between gonadotropin-releasing hormone (GnRH) and luteinizing hormone (LH) secretion in ovariectomized ewes. Endocrinology. 1982; 111: 1737-1739, Fig. 2A.）

素，由 pyroGlu-His-Pro-NH₂ 组成的三肽。人 TRH 激素前体基因有 6 个拷贝的 TRH 三肽（图 7-8）[131]。大鼠 TRH 前体包含 5 个 TRH 重复序列，两侧是双碱性氨基酸（Lys-Arg 或 Arg-Arg）及 7 个或以上非 TRH 肽 [132]。

激素前体分子分泌过程中，两种激素原转化酶 PC1 和 PC2 会切割这些双碱性氨基酸的羧基端（COOH 末端），羧肽酶 E 将双碱性氨基酸残基去除，留下 Gln-His-Pro-Gly。该肽在 COOH 末端被肽基甘氨酸 α– 酰胺化单加氧

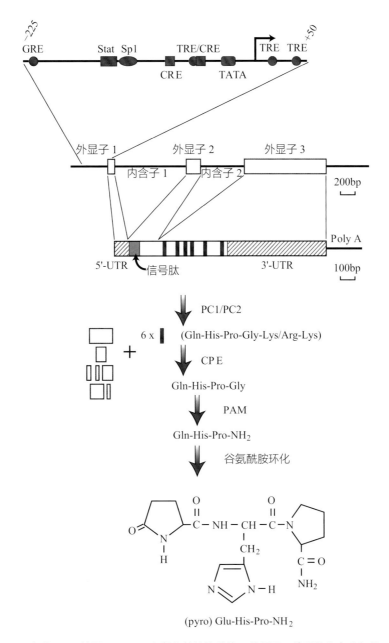

▲ 图 7-8　人类 TRH 基因、mRNA 和激素前体的结构，外显子 3 编码的六个重复的 TRH 肽

CPE. 羧肽酶 E；CRE.cAMP 反应元件；GRE. 糖皮质激素反应元件；PAM. 肽基甘氨酸 α– 酰胺化单加氧酶；PC1/PC2. 激素原转化酶 1 和 2；Sp1. 特异性蛋白 1 结合序列；Stat. 信号传导及转录激活蛋白；TATA. 参与结合 RNA 聚合酶的 Goldstein-Hogness 盒；TRE. 甲状腺激素反应元件；TSH. 促甲状腺激素；UTR. 未翻译（引自 Yamada M, Radovick S, Wondisford FE, et al.Cloning and structure of human genomic DNA and hypothalamic cDNA encoding human preprothyrotropin-releasing hormone. *Mol Endocrinol*.1990; 4:551-556.）

酶（peptidylglycine α-amidating monooxygenase，PAM）酰胺化，其中 Gly 充当酰胺供体，而氨基端（NH₂ 端）的焦谷氨酸残基由 Gln 环化产生。

TRH 是一种在物种进化过程中存在的古老的肽，七鳃鳗等原始脊椎动物甚至蜗牛等无脊椎动物体内均可分离获得 TRH。TRH 在两栖动物、爬行动物和鱼类的中枢神经系统及其周边广泛表达，但不会刺激这些变温脊椎动物 TSH 的释放。因此，TRH 具有多种外

周和中枢活性，并在脊椎动物进化中被选为促垂体因子，尤其是作为协调温度稳态的因子。

尽管 TRH 三肽是唯一在其大激素前体中编码的已知激素，但大鼠 TRH 前体可再产生七种肽并具有独特组织分布。这些肽的生物学活性包括：pro-TRH（160～169）可能是一种促垂体因子，因为它从下丘脑切片中释放出来并能增强 TRH 的促 TSH 释放作用[133]；Pro-TRH（178～199）也从正中隆起处释放，可刺激

PRL 释放，或发挥 ACTH 释放抑制因子作用[134]。

2. 对垂体的影响及作用机制 在人体静脉注射 TRH 后，血清 TSH 水平会在几分钟内上升[135]，随后血清 T_3 水平上升；T_4 的释放也会增加，但由于 T_4 循环池（大部分与载体蛋白结合）十分庞大，血液中 T_4 水平的变化通常无法检测。甲状腺激素治疗可以阻断 TRH 对垂体的作用，甲状腺激素是垂体 TSH 分泌负反馈调节的关键因素。

TRH 也是一种强大的催乳素释放因子[135]。血液 PRL 水平对 TRH 的反应时间过程、剂量反应特征、甲状腺激素预处理的抑制作用（所有这些都与 TSH 分泌平行变化）均提示 TRH 可能参与 PRL 分泌的调节。此外，TRH 存在于哺乳期大鼠的下丘脑 – 垂体 – 门静脉血中。然而，TRH 不可能是 PRL 分泌的生理调节因子，因为在人类，PRL 对哺乳的反应并不伴随血浆 TSH 水平的变化，并且缺乏 TRH 的小鼠具有正常的催乳素和基础 PRL 分泌[136]。然而，与甲状腺功能减退相关的 TRH 水平升高偶尔会导致高催乳素血症（伴或不伴溢乳）。

在正常个体中，除 TSH 和 PRL 以外，TRH 对其他垂体激素分泌几乎没有影响，但 TRH 会增强肢端肥大症的 GH 释放和部分库欣病患者 ACTH 释放。此外，长期 GHRH 刺激正常垂体可增加对 TRH 的 GH 释放作用。TRH 还会增加尿毒症、肝病、神经性厌食症、精神病性抑郁症患者及甲状腺功能减退患儿的 GH 释放[135]。TRH 还通过中枢神经系统抑制睡眠诱导的 GH 释放。

TRH 的刺激作用是通过与 TSH 细胞膜上的 GPCR 结合来启动的[137]。甲状腺激素和生长抑素拮抗 TRH 的作用，但不干扰结合。TRH 的作用主要通过 $G_{q/11}$ 和磷脂酰肌醇的水解介导，关键蛋白激酶的磷酸化和细胞内游离钙（Ca^{2+}）增加是受体后激活的关键步骤（见第 2 章）[138]。暴露于 Ca^{2+} 载体可模拟 TRH 效应，无 Ca^{2+} 介质可部分消除 TRH 效应。TRH 刺激 TSH 和 PRL 的 mRNA 形成，同时调节它们的分泌并刺激 TSH 细胞的有丝分裂。

TRH 由焦谷氨酰氨基肽酶降解为二肽组氨酰脯氨酸（His-Pro-NH_2），然后二肽脱氨基产生 His-Pro 或非酶环化为组氨酰脯氨酸二酮哌嗪（环状 His-Pro）。据报道，环状 His-Pro 可作为 PRF 并具有其他神经作用，包括逆转乙醇诱导的睡眠（TRH 在该系统中也有效）、脑 cGMP 水平升高、刻板行为增加、改变体温和抑制进食行为。TRH 的部分作用通过环状 His-Pro 介导，后者在某些区域含量丰富但与 TRH 不成比例，表明 TRH 并不是唯一来源。TRH 敲除小鼠的大脑中检测到大量二肽，提示 TRH 不是环状 His-Pro 的唯一来源[136]。

3. 垂体外功能 除了促垂体 TRH 神经元外，其他非促垂体神经元也合成 TRH，包括下丘脑和整个大脑中的许多神经元组（杏仁核、海马、丘脑、脑干、脊髓）[139]。TRH 广泛分布、在神经末梢的定位及脑组织中 TRH 受体的存在表明，除了众所周知对 TSH 分泌的调节之外，TRH 还可作为神经递质或神经调质[140, 141]。TRH 的中枢给药会降低食欲，增加运动，减少焦虑，抗癫痫，诱导体温过高，表明在中枢体温调节中发挥作用[139]；对自主神经系统有广泛作用，导致血压和心率增加，胃肠蠕动增加，胃酸分泌增加，胰岛素分泌增加；通过直接突触在脊髓腹侧的 α 运动神经元上充当下运动神经元功能的兴奋性调节剂[142]。TRH 也存在于脑外，包括垂体前叶生长激素细胞，通过旁分泌机制调节 TSH 分泌。此外，还存在于视网膜、甲状腺滤泡旁细胞、肾上腺髓质、附睾、前列腺、睾丸间质细胞、胰腺胰岛细胞、胃肠道、心脏、脾脏、肺、卵巢和毛囊。

4. 临床应用 由于超敏 TSH 检测技术的发展（见第 11 章），现在很少会使用 TRH 来诊断甲状腺功能亢进或区分下丘脑和垂体源性的 TSH 缺乏。TRH 检测在高催乳素血症病因的鉴别诊断中同样也没有价值，但可用于肢端肥大症患者治疗前的评估，若 TRH 可诱导释放 GH，提示存在异常的生长激素分泌细胞。

TRH 对抑郁症作用的研究结果不一致，可能是 TRH 血脑屏障渗透性差和半衰期短的缘故[139, 141]。尽管尚未确定 TRH 在抑郁症发病中的作用，但许多抑郁症患者的 TSH 对 TRH 反应迟钝，并且对 TRH 反应性的变化与病程相关。反应迟钝的机制尚不清楚。

TRH 已被尝试用于多种神经性疾病的治疗（Gary 等[139]），包括脊髓肌肉萎缩和肌萎缩侧索硬化；两种疾病的肌力都有短暂的改善，但许多中心使用不同治疗方案（包括长期鞘内给药[139]）的综合经验未能证实肌力的改善。TRH 还可以降低实验性脊髓和缺血性休克的严重程度，并加速脊髓损伤和头部外伤后的恢复。TRH 已用于治疗患有神经系统疾病的儿童，包括 West 综合征、Lennox-Gastaut 综合征、早期婴儿癫痫性脑病和顽固性癫痫[143]。TRH 已被提议作为一种兴奋剂。睡眠或药物镇静的动物可被 TRH 唤醒，据报道 TRH 可逆转乙醇对人类的镇静作用，并唤醒由下丘脑和中脑嗜酸性肉芽肿引起的严重睡眠障碍的患者[139]。

5. TSH 释放的调节 TSH 的分泌主要受两个相互作用的因素调节：甲状腺激素的负反馈调节和下丘脑促垂体因子的开环神经控制（图 7–9）。TSH 的调节因素还包括：正中隆起伸长细胞对 TRH 分泌的调节；其他激素包括雌激素、糖皮质激素，可能也有 GH 的调节；垂体和下丘脑细胞因子的抑制[133, 134]。垂体 – 甲状腺轴将在第 11 章中进一步讨论。

6. 反馈调节：下丘脑 – 垂体 – 甲状腺轴 在反馈系统中，血液中甲状腺激素或其未结合部分的水平是可控变量，而设定点是血浆甲状腺激素的正常静息

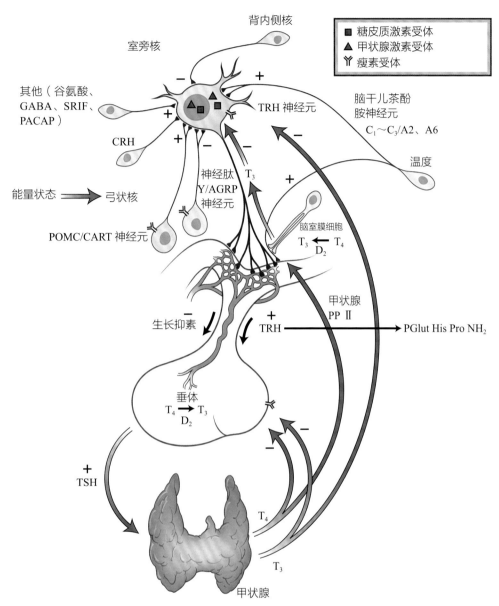

下丘脑激素受体

■ 糖皮质激素受体
▲ 甲状腺激素受体
Υ 瘦素受体

背内侧核

室旁核

其他（谷氨酸、GABA、SRIF、PACAP）

CRH

能量状态 ⟶ 弓状核

POMC/CART 神经元

TRH 神经元

脑干儿茶酚胺神经元
$C_1 \sim C_3 / A2$、A6

温度

神经肽 Y/AGRP 神经元

脑室膜细胞
$T_3 \leftarrow T_4$
D_2

甲状腺 PP II

生长抑素

TRH

PGlut His Pro NH_2

垂体
$T_4 \rightarrow T_3$
D_2

TSH

T_4

T_3

甲状腺

▲ 图 7-9 下丘脑 – 垂体 – 甲状腺轴的调节

下丘脑结节漏斗系统的中枢调节包括来自脑干儿茶酚胺神经元（$C_1 \sim C_3$、A2 和 A6）的输入，这些神经元也可能共同产生神经肽 Y（NPY）和 CART、NPY/AgRP，以及下丘脑弓状核和背内侧核的 α-MSH/CART 神经元输入。促垂体性 TRH 神经元也接受多种其他神经元的输入信号，包括 CRH、谷氨酸能、GABA 能、TRH、CRH、SRIF 和 PACAP 等。循环甲状腺激素的反馈调节由促垂体性 TRH 神经元中表达的 TRβ$_2$ 受体介导。T_4 由 D_2 转化为 T_3，这个过程发生在第三脑室内壁的伸长细胞中。伸长细胞释放的 T_3 可被正中隆起中与伸长细胞终足突紧密接触的 TRH 轴突末端吸收，然后逆行转运至下丘脑 PVH 的细胞体。AGRP. 刺鼠相关肽；CART. 可卡因苯丙胺调节转录物；CRH. 促肾上腺皮质激素释放激素；D_2. 2 型脱碘酶；POMC. 阿片黑皮素原；PP II. 焦谷氨酰肽酶 II；GABA. γ- 氨基丁酸；MSH. 促黑素细胞激素；PACAP. 垂体腺苷酸环化酶激活肽；PVH. 下丘脑室旁核；SRIF. 促生长素释放抑制因子；T_3. 三碘甲状腺原氨酸；T_4. 甲状腺素；TRH. 促甲状腺激素释放激素；TSH. 促甲状腺激素

水平。甲状腺激素水平反向调节 TSH 分泌，偏离设定点会导致 TSH 分泌速率发生适当变化（图 7-10）。决定 TSH 分泌速率的因素需要维持给定的甲状腺激素水平，包括 TSH 和甲状腺激素从血液中消失的速率（周转率），以及 T_4 转化为 T_3 的速率。

甲状腺激素作用于垂体和下丘脑[145]，其对垂体的反馈控制非常精确。小剂量 T_3 和 T_4 即可抑制 TSH

对 TRH 的反应，而血浆甲状腺激素水平几乎无法检测到的降低足以使垂体对 TRH 产生反应。TRH 通过对 GPCR 的作用，可在几分钟内刺激 TSH 分泌，而由核内受体介导的甲状腺激素作用需要几小时才能生效。

TRH 的分泌还受甲状腺激素的反馈调节。在甲状腺功能减退大鼠中全身注射 T_3 或植入 PVH 微小的 T_3 颗粒[146]（图 7-11A 和 B），可降低位于 PVH 小细胞

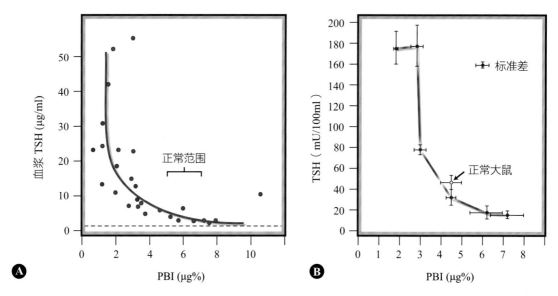

▲ 图 7-10　人类和大鼠的血浆 TSH 水平与甲状腺激素之间的关系，由血浆蛋白结合碘（PBI）测量确定

这些曲线说明，在人类（A）和大鼠（B）中，血浆 TSH 水平是血浆甲状腺激素水平的曲线函数。人体数据来自给黏液性水肿患者连续增加甲状腺素剂量，以约 10 天为间隔。6 名受试者参与，每个点代表在不同时间同时测量的血浆 PBI 和 TSH。甲状腺切除大鼠在测定血浆 TSH 和血浆 PBI 之前，用不同剂量的 T_4 治疗 2 周。这些曲线说明 TSH 的分泌在整个甲状腺激素水平范围内受到调节。在 T_4 的正常设定点，高于和低于控制水平的微小变化会使血浆 TSH 适当增加或减少。TSH. 促甲状腺激素（A. 引自 Reichlin S, Utiger RD. Regulation of the pituitary thyroid axis in man:relationship of TSH concentration to concentration of free and total thyroxine in plasma. *J Clin Endocrinol Metab.* 1967; 27: 251-255, copyright by The Endocrine Society; B. 引自 Reichlin S, Martin JB, Boshans RL, et al. Measurement of TSH in plasma and pituitary of the rat by a radioimmunoassay utilizing bovine TSH:effect of thyroidectomy or thyroxine administration on plasma TSH levels. *Endocrinology.* 1970; 87: 1022-1031, copyright by The Endocrine Society.）

亚区的促垂体 TRH 分泌细胞 TRH mRNA 和 TRH 前体的浓度。甲状腺激素负向调节 TRH 的分子机制尚未被确定，但涉及 T_3– 甲状腺激素受体复合物与 TRH 启动子中称为位点 4 的调节元件的结合（图 7–8），共抑制子（如 NCor 和 SMART）释放，SRC-1 等共激活子招募[145]。

甲状腺激素对促垂体 TRH 神经元的负反馈调节由 TRβ₂ 介导[147]，TRβ₂ 在促垂体 PVH TRH 神经元中表达。单纯 T_3 不足以使 PVH 中的 TRH 表达正常，还需要 T_4 存在[148]。机制涉及上述细胞表达的甲状腺激素转运蛋白 OATP1 和 MCT8 摄取血液或脑脊液中的循环 T_4，后者在伸长细胞内由 D_2 转化为 T_3[133]。T_3 从伸长细胞中释放，然后被正中隆起外部区域的促垂体性 TRH 神经元轴突末端摄取，这些神经元与伸长细胞突触密切接触，并且表达甲状腺激素转运蛋白 MCT8，从而抑制 TRH 在轴突中逆行运输到 PVH 中的细胞体[133, 148–150]。特别值得关注的是，甲状腺激素降解酶 D_3 很少在正中隆起的促垂体 TRH 轴突中表达，这与源自促垂体性 CRH、GnRH 和 GHRH 神经元的轴突不同[151]。据推测，D_3 的这种选择性表达使得促垂体性 TRH 神经元对外周甲状腺激素水平的变化保持敏感，同时允许其他类型的促垂体性神经元维持细胞内 T_3 浓度。甲状腺激素对促垂体性 TRH 反馈调节的其他核心机制包括调节促垂体 TRH 神经元中的激素原转化酶，

参与 proTRH 的翻译后加工，以及 TRH 降解酶焦谷氨酰肽酶 Ⅱ（pyroglutamyl peptidase Ⅱ，PP Ⅱ）的合成，以及通过伸长细胞调节释放到门静脉循环中并最终输送到垂体前叶的 TRH 量[152, 153]。

7. 神经调节　下丘脑决定了反馈控制的设定点，通常的反馈调节反应应围绕设定点引发[133]。促甲状腺区的病变降低基础甲状腺激素水平，使垂体对甲状腺激素的作用更加敏感，高剂量的 TRH 会提高 TSH 和甲状腺激素的水平。室旁核中 TRH 的合成受甲状腺激素的反馈作用调节。下丘脑可以通过开环机制向促垂体性 TRH 神经元进行神经信号输入而控制正常的反馈调节（图 7–9）。已知有三个主要神经元组投射到促垂体性 TRH 神经元，包括起源于弓状核和背内侧核的下丘脑中的两组和脑干中产生儿茶酚胺的神经元[133]。

弓状核中含有 NPY、AgRP、αMSH 和可卡因调节和苯丙胺调节转录物（cocaine-regulated and amphetamine-regulated transcript，CART）的神经元，在调节能量稳态和响应循环摄食信号（包括瘦素、生长素释放肽、胰岛素和葡萄糖）中具有重要作用（见第 39 章）。这些神经元与促垂体神经元建立了许多联系，并在营养不足期间参与重置甲状腺激素反馈调节的设定点。人类下丘脑 PVH 中的 TRH 神经元也接受来自漏斗核中 NPY/AgRP 神经元的输入[154]，表明这一重要途径在物种进化上是保守的。

背内侧核对 PVN[155] 中的 TRH 神经元也有广泛的投射，破坏后 T_3[156] 循环水平增加，提示存在抑制作用。然而，对于背内侧核如何调节促垂体 TRH 神经元知之甚少，推测参与了 TSH 的昼夜节律调节。

最后，促垂体 TRH 神经元接收来自脑干中儿茶酚胺神经元尤为密集的神经支配，包括位于延髓前外侧 C1～3 区域，孤束核内部及附近的肾上腺素能神经元，以及位于 A2 和 A6 的去甲肾上腺素能神经元腹外侧髓质和背侧迷走神经复合体的区域。这些儿茶酚胺能神经元的亚群共同产生多肽，对 PVN 中的 TRH 神经元贡献 25% 的 NPY 神经支配和 60% 的 CART 神经支配。这些神经投射在冷调节 TRH 基因表达中具有特别重要的作用。

下丘脑对 TSH 分泌的调节也受到生长抑素的影响。抗生长抑素抗体增加基础 TSH 水平并增强大鼠对释放 TSH 的刺激反应，如暴露于寒冷和 TRH 给药。甲状腺激素反过来抑制生长抑素的释放，这意味着甲状腺激素对 TRH 与生长抑素进行协同而相互的调节。GH 刺激下丘脑合成生长抑素，并能抑制 TSH 分泌。然而，生长抑素在调节人类 TSH 分泌中的生理作用尚不确定。

8. 昼夜节律　人体血浆 TSH 具有昼夜节律性特征，峰值出现在晚上 9 点到早上 5 点之间，最小值位于下午 4 点至下午 7 点（图 7-7E）[161]。可能由于下丘脑短时间大量释放 TRH，人体每 90～180 分钟会出现一次较小的短节律 TSH 峰。下丘脑 TRH 的释放在控制 TSH 的合成和糖基化方面具有重要的生理学意义。糖基化是 TSH 效力的决定因素[162]。

9. 温度　动物的垂体 - 甲状腺轴可被低温暴露激活，而被环境高温抑制。在某些情况下，人类也会发生类似的变化[163]。婴儿在分娩时暴露于低温环境会导致血液中 TSH 水平升高，可能是由于甲状腺激素的转换和降解发生了改变。生活在寒冷气候中的人，冬季血液甲状腺激素水平比夏季高，但其他气候则不然。然而，很难证明环境温度或成人的体温变化会影响 TSH 的分泌。例如，暴露于外部低温环境或下丘脑降温却并不能改变年轻男性的 TSH 水平。行为变化、交感神经系统激活和战栗比甲状腺对成年人体温调节的反应更重要。

自主神经系统和甲状腺轴共同作用以维持哺乳动物的体温稳定，TRH 在这两种途径中都起作用。暴露于寒冷的大鼠，下丘脑释放 TRH 迅速增加（30～45min），正中隆起释放生长抑素快速抑制，这两种变化在寒冷暴露引起的血浆 TSH 升高中起重要作用。TRH mRNA 在寒冷暴露后 1h 内升高（图 7-11C 和 D）。寒冷对促垂体性 TRH 释放和表达的调节主要由儿茶酚胺介导，去甲肾上腺素处理下丘脑碎片可观察到 TRH 释放的迅速上升。儿茶酚胺来源于脑干神经

元，可通过 PVH 与 TRH 外核的接触，以及和正中隆起中轴突末端的接触来影响 TRH 的分泌（图 7-9）[164]。

10. 应激　应激是 TSH 分泌的另一决定因素[165]。在人类，生理应激会抑制 TSH 释放，因为非甲状腺疾病综合征患者的低 T_3 和 T_4 水平不会像正常人那样引起 TSH 分泌的代偿性增加[166]。

许多观察表明，甲状腺轴和肾上腺轴之间存在相互作用。生理学方面的大量证据表明，人类和啮齿动物体内的糖皮质激素通过中枢神经系统来减弱甲状腺轴功能[167]。某些作用可能是直接的，因为 TRH 基因（图 7-8）包含糖皮质激素反应元件共有半位点[132]，并且促垂体性 TRH 神经元含有糖皮质激素受体[168]。皮质醇的昼夜节律与 TSH 相反（图 7-7），糖皮质激素的短期给药可阻止 TSH 的夜间升高，但美替拉酮对皮质醇合成的干扰只会中度影响 TSH 昼夜节律。

然而，有几条证据表明糖皮质激素升高与甲状腺轴的激活有关。人类抑郁症通常存在皮质醇增多症和高甲状腺素血症，并且在许多细胞系及培养的大鼠胎儿下丘脑 TRH 神经元中，糖皮质激素会升高 TRH mRNA 水平。因此，虽然糖皮质激素可以通过与 TRH 启动子中的糖皮质激素受体结合元件结合来刺激 TRH 神经元中 TRH 的产生，但它们对甲状腺轴的总体抑制作用是由糖皮质激素对海马等结构的间接负反馈造成的。下丘脑 - 垂体 - 肾上腺轴（hypothalamic-pituitary-adrenal axis，HPA）的海马抑制中断与情感疾病中常见的高皮质醇血症有关，并且已证明海马对下丘脑的输入中断会导致大鼠的促垂体性 TRH 升高[169]。

11. 吸奶　吸奶也可增加促垂体性神经元中的 TRH 基因表达，但主要是为了增加垂体前叶的催乳素分泌。TSH 和甲状腺激素水平不会因哺乳而增加，这可能因为 CART 的同时释放；而 CART 与 TRH 在促垂体性神经元中共同表达，可降低 TRH 诱导的 TSH 分泌[170]。

12. 饥饿　饥饿期间甲状腺轴受到抑制，可能是机体通过抑制代谢来保存能量的方式（图 7-11E 至 G）。人体饥饿或禁食期间可以看到 T_3、T_4 和 TSH 降低。神经性厌食症的甲状腺轴也有变化，如血液 T_3 水平降低和 T_4 正常低值。TSH 存在不适当降低的情况，提示甲状腺激素水平降低无法激活 TRH 的产生[171]。在啮齿动物饥饿期间，尽管甲状腺激素水平降低，但仍观察到释放到下丘脑 - 垂体门静脉血中的 TRH 降低，以及 proTRH mRNA 水平降低。通常也存在基础 TSH 水平降低。

在禁食或瘦素缺乏的 ob/ob 小鼠中观察到的甲状腺功能减退可以通过瘦素逆转，机制涉及瘦素上调 PVH 中的 TRH 基因表达（图 7-11E 至 G）。瘦素既能直接通过瘦素受体对促垂体性 TRH 神经元作用，也可通过对其他下丘脑细胞群间接作用，如弓状核 POMC 和 NPY/AgRP 神经元[172, 173]。PVH 中的 TRH 神经元接收

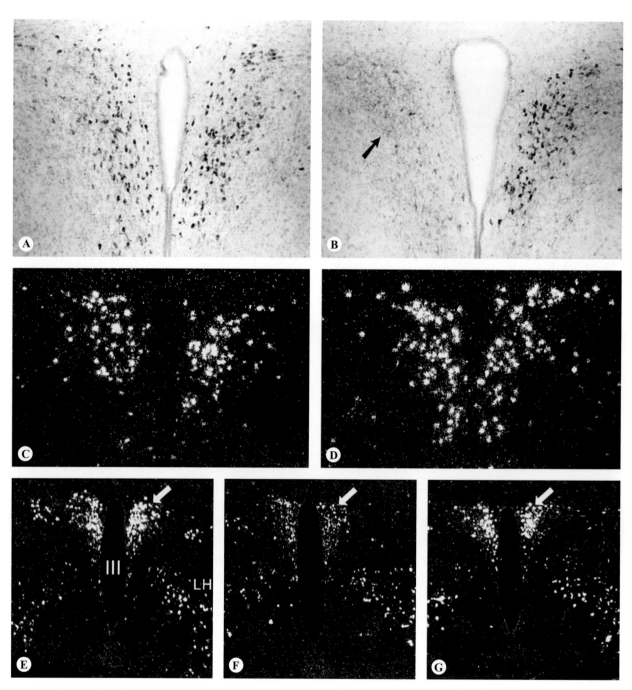

▲ 图 7-11　**A 和 B.** T₃ 对大鼠下丘脑室旁核（小细胞分裂）中 TRH 合成的直接影响。植入 T₃（**B**）或作为对照的无活性二碘甲状腺原氨酸（T₂）颗粒（**A**）后，免疫组化检测 pre-pro-TRH（25 ～ 50）。T₂ 对 pre-pro-TRH（**A**）的表达没有影响。相反，T₃ 植入后 TRH 激素前体表达（**B**）显著降低（黑箭表示单侧颗粒植入）。这些研究表明，甲状腺激素不仅可以调节垂体 - 甲状腺轴的下丘脑成分，还可以调节垂体 TSH 细胞本身。**C 和 D.** 4℃持续 1h 对 TRH mRNA 的影响。**E 至 G.** 饥饿（**F**）和饥饿期间瘦素替代（**G**）对 TRH mRNA 水平的影响。白箭显示室旁核的位置

Ⅲ . 第三脑室；LH. 下丘脑外侧；TRH. 促甲状腺激素释放激素；TSH. 促甲状腺激素（A 和 B. 引自 Dyess EM, Segerson TP, Liposits Z, et al.Triiodothyronine exerts direct cell-specific regulation of thyrotropin-releasing hormone gene expression in the hypothalamic paraventricular nucleus.*Endocrinology*. 1988; 123[5]:2291-2297; E 至 G. 引自 Légrádi G, Emerson CH, Ahima RS, Flier JS, Lechan RM.Leptin prevents fasting-induced suppression of prothyrotropin-releasing hormone messenger ribonucleic acid in neurons of the hypothalamic paraventricular nucleus. *Endocrinology*. 1997; 138[6]: 2569-2576; copyright by The Endocrine Society; C 和 D. 图片由 Dr. P. Joseph-Bravo 提供）

来自弓状核的 NPY/AgRP 和 POMC 的密集投射，并表达 NPY 和 MC4R[174]，α-MSH 可部分防止禁食诱导的甲状腺激素水平下降。事实上，TRH 启动子包含一个 STAT 反应元件和一个 CRE，两者在异源细胞系统中分别介导瘦素和 α-MSH 对 TRH 基因表达的诱导作用（图 7-8）[174]。代谢状态对 TRH 的调节可能存在冗余控制的情况，因为与啮齿动物不同，瘦素缺乏的儿童甲状腺功能正常[175]，MC4R 缺乏的人类和啮齿动物甲状腺功能正常[176]。

13. 脱水引起的厌食症 饮用水中添加 2.5%NaCl 可显著减少 80% 的食物摄入量[177]。尽管食物摄入量非常低，但与预期相反，PVH 中的 TRH 基因表达是增加的。这种反应的机制尚不确定，但可能涉及从下丘脑外侧投射到促垂体性 TRH 神经元 CRH 神经元激活。脱水诱导性厌食症（dehydration-induced anorexia, DIA）也增加下丘脑外侧神经元中 CRH 基因的表达，CRH 可诱导培养细胞的 TRH 释放[178]。

14. 感染和炎症 感染诱导或炎症诱导的 TSH 抑制的分子机制已部分确定。TSH 分泌受以下物质的抑制：无菌脓肿，注射 IL-1β（一种内源致热原和活化淋巴细胞的分泌肽）[179]或 TNF-α。IL-1β 刺激生长抑素的分泌[180]。TNFα 直接抑制 TSH 分泌，并且诱导甲状腺功能正常病态综合征大鼠的功能变化[181]。在甲状腺功能正常病态综合征的动物模型中，TSH 抑制可能是由于细胞因子诱导下丘脑和垂体功能发生变化[182]。IL6、IL-1 和 TNFα 在非甲状腺疾病病态综合征中发挥了抑制 TSH 水平的作用[183]。其他证据表明，细菌脂多糖可以通过表达 TLR4 直接刺激伸长细胞。可能由 NFκB 的激活诱导，受刺激的伸长细胞表达更高水平的 D_2，增加 T_3 相对于 T_4 的水平，并通过前述机制造成对 TRH 神经元的反馈抑制。内毒素还可增加垂体结节部 TSH 的产生，增加伸长细胞 D_2 的表达。

（四）CRH

1. 化学结构与进化 HPA 轴是一个综合神经内分泌系统的体液组成成分，通过影响肝糖原分解和脂肪分解在能量稳态调节中发挥重要作用，以应对稳态的急性和慢性内部和外部挑战（应激源）。该系统由与下丘脑-垂体控制 ACTH 释放和肾上腺皮质糖皮质激素释放相关的神经元通路组成，并与自主神经系统的激活协调，诱导肾上腺髓质释放儿茶酚胺（战斗或逃跑反应）。垂体 ACTH 分泌主要受 CRH 刺激（CRH 来源于 PVH 的小细胞区神经元），其次受 AVP 刺激（AVP 来源于 SON 和 PVN 的大细胞区神经元），但也由促垂体 CRH 神经元共同分泌（图 7-3 和图 7-4）。在更广泛的背景下，中枢神经系统中的 CRH 系统对应激行为反应也至关重要。这个复杂系统还包括非垂体促 CRH 神经元、另外三种 CRH 样肽、尿皮质素 1~3、至少两种同源 GPCR、CRH 受体（包括 CRH-R1 和

CRH-R2）和一种高亲和力的 CRH 结合蛋白，每一种在中枢神经系统中具有独特和复杂的分布。Schally 和 Guillemin 实验室在 1955 年证明了下丘脑提取物可刺激脑垂体 ACTH 释放。主要活性成分 CRH 于 1981 年从绵羊中获得纯化和鉴定。人 CRH 是由 PC1 和 PC2 从 196 个氨基酸的前体 COOH 末端裂解而成的 41 个氨基酸的酰胺化多肽（图 7-12）[184]。CRH 在系统发育上呈高度保守；人类的多肽序列与小鼠和大鼠肽相同，但与绵羊序列存在七个残基的差异。

哺乳动物 CRH、三种尿皮质素蛋白肽、鱼类尾加压素、无尾两栖动物降压肽和昆虫的利尿肽是一个古老的多肽家族成员，这些肽是在 5 亿年前后生动物进化的早期从祖先的前体进化而来[185]。脊椎动物的多肽序列比较表明，这些肽被分为两个亚家族，即 CRH-尾加压素-尿皮质素 1-蛙皮降压肽和尿皮质素 2-尿皮质素 3（图 7-13）[186]。尿皮质素 1 和蛙皮降压肽似乎代表鱼类尾加压素的四足同源体。Sauvagine 最初从 Phyllomedusa Sauvagii 中分离出来，是一种在某些蛙类皮肤中产生的渗透调节肽；尾加压素是鱼类尾部神经分泌系统产生的一种渗透调节肽。CRH 分离需要 25 万只绵羊下丘脑，而尿皮质素 2 和 3 的克隆是通过计算机检索人类基因组数据库完成[186]。

CRH 肽通过与 CRH-R1[187]和 CRH-R2[188]受体结合而发出信号，这些受体与 Gs 和腺苷酸环化酶偶联。在啮齿类动物和人类中发现了两种不同的细胞外 NH_2 末端结构域 CRH-R2α 和 CRH-R2β[189]人类存在第三种 NH_2 末端剪接变异体 CRH-R2γ[190]。在哺乳动物中，CHR-R1 是大脑和垂体前叶表达的主要受体，是 CRH 介导 ACTH 释放的主要受体[191]，而 CRH-R2 在脑中呈更有限的选择性分布[192]。CRH、尾加压素、尿皮质素 1 和蛙皮降压肽是 CRH-R1 的有效激动剂；尿皮质素 1 也是 CRH-R2 的强激动剂；尿皮质素 2 和 3 是 CRH-R2 的特异性激动剂[193]。因此，CRH 对 HPA 轴的激活不通过垂体前叶皮质细胞中表达的 CRH-R1 介导。

虽然投射到正中隆起的 CRH 神经元主要位于 PVH（图 7-14A），但来自 PVH 的 CRH 纤维也投射到脑干。此外，非生理性 CRH 神经元在其他地方也很丰富，但主要分布在边缘结构中，参与处理感觉信息和调节自主神经系统。这些部位包括前额叶皮质、岛叶皮质和扣带回皮质、杏仁核、黑质、导水管周围灰质、脑室、NTS 和臂旁核。在外周，CRH 存在于人类胎盘、淋巴细胞、自主神经、心脏、肺、皮肤、肾脏、睾丸、卵细胞和胃肠道。尿皮质素 1 在啮齿动物大脑的非神经节性 Edinger-Westphal 核、外侧上橄榄核和 SON 中表达水平最高，另外还有黑质、腹侧被膜区和中缝背侧（图 7-14B）。在人类中，尿皮质素 1 广泛分布，在额叶皮质、颞叶皮质和下丘脑中含量最高[194]，也见于

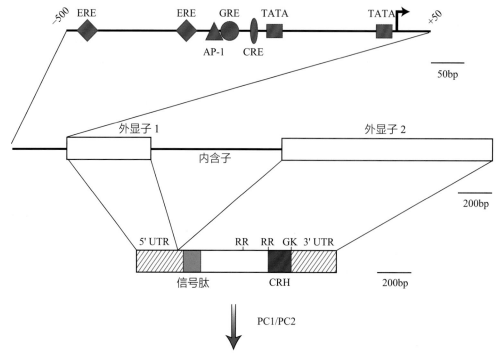

Ser - Glu - Glu - Pro - Pro - Ile - Ser - Leu - Asp - Leu - Thr - Phe - His - Leu - Leu -

Arg - Glu - Val - Leu - Glu - Met - Ala - Arg - Ala - Glu - Gln - Leu - Ala - Gln - Gln -

Ala - His - Ser - Asn - Arg - Lys - Leu - Met - Glu - Ile - Ile - Gly - Lys

+ N- 端 CRH 前体
CRH 前体（125–151）   PAM

Ser - Glu - Glu - Pro - Pro - Ile - Ser - Leu - Asp - Leu - Thr - Phe - His - Leu - Leu -

Arg - Glu - Val - Leu - Glu - Met - Ala - Arg - Ala - Glu - Gln - Leu - Ala - Gln - Gln -

Ala - His - Ser - Asn - Arg - Lys - Leu - Met - Glu - Ile - Ile - NH_2

▲ 图 7–12   人类 CRH 基因、cDNA 和蛋白结构

CRH 的编码序列位于激素前体的羧基端，碱性氨基酸切割位点（RR）与末端甘氨酸、赖氨酸（GK）显示如图。AP1. 激活蛋白 1
结合序列；CRE. 环磷酸腺苷反应元件；ERE. 雌激素反应元件；GRE. 糖皮质激素反应元件；PAM. 肽基甘氨酸 α– 酰胺化单加氧酶；
PC1/PC2. 激素原转化酶 1 和 2；TATA. 参与结合 RNA 聚合酶的 Goldstein-Hogness 框；UTR. 未翻译区（引自 Shibahara S, Morimoto Y,
Furutani Y, et al.Isolation and sequence analysis of the human corticotropin-releasing factor precursor gene. *EMBO J.* 1983; 2:775-779.）

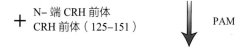

Human CRH   SEE**PPISLDLTF**HLLREV**LEMAR**AEQLAQ**QA**HS**NRK**LM**EII**
Human urocortin   DN**PSLSIDLTF**HLLRTL**LELAR**TQSQR**ER**AEQ**NRI**IFD**SV**
Human urocortin II(SRP)   HPGSRIV**LSLDV**PIG**LL**QIL**LEQAR**ARAA**REQA**TT**NARI**LAR**VGHC**
Human urocortin III(SCP) TKFT**LSLDV**PTNIMNLLFNI**AKA**KNL**RAQA**AANAHL**MAQI**GRRK**
Frog sauvagine   QG**PPISIDLS**LE**LL**RKM**IE**IEK**QEKE**K**QQA**ANN**RLL**LDTI**
Carp urotensin-I   NDD**PPISIDLTF**HLL**RNM**IEMAR**NENQ**REQA**GL**NRK**YLDEV**

▲ 图 7–13   CRH 肽家族成员的序列比较

高度保守的氨基酸用粗体字母表示。CRH. 促肾上腺皮质激素释放激素；SCP. 顶压素；SRP. 顶压素相关肽

非神经节前核的 Edinger-Westphal 核[22]。在外周，尿皮质素 1 可见于在胎盘、胃肠道黏膜炎症细胞、淋巴细胞和心肌细胞。尿皮质素 2 在小鼠下丘脑神经内分泌和应激相关细胞群中表达，包括蓝斑，尿皮质蛋白 3 在下丘脑和杏仁核表达，尤其是胰岛 B 细胞[195, 196]。

CRH-R1 除了在垂体皮质细胞中表达外，还存在于新皮质和小脑皮质、皮质下边缘结构和杏仁核中，在下丘脑几乎无表达（图 7–14C）。CRH-R1 也存在于人类的各种外周部位，包括卵巢、子宫内膜和皮肤。CRH-R2α 主要存在于啮齿动物的大脑中，在下丘脑腹内侧核和外侧隔有高水平表达（图 7-14C）[197]；CRH-R2β 主要分布于大脑动脉血管，外周存在于胃肠道、心脏和肌肉 [188, 198]，CRH-R2α 主要分布于大脑和外周，而 β 和 γ 亚型主要分布于中枢 [189, 190]，CRH-R2 在垂体中表达较少。CRH-R1 和 CRH-R2 在啮齿类动物肾上腺皮质中表达，提示肾上腺内 CRH-ACTH 系统可能参与肾上腺皮质糖皮质激素释放的微调。

CRH-R1 和 CRH-R2 在大脑和外周的信号转导也是由一个 37kDa 的高亲和力 CRH 结合蛋白（CRH-BP）来调节的，该蛋白以与 CRH 受体相同或更高的亲和力结合尿皮质素 1 [199, 200]。这一因素最初是从观察到 CRH 水平在妊娠中晚期显著升高而不激活垂体 - 肾上腺轴而推测的。在促垂体因子中，只有 CRH 是在组织或血液中存在特殊结合蛋白（除受体外）。

CRH 结合蛋白的功能意义尚不完全清楚。CRH 结合蛋白不与 CRH 受体结合，但能抑制 CRH 的作用。因此，CRH 结合蛋白可能在细胞水平上调节 CRH 的作用。垂体前叶的 ACTH 细胞具有膜 CRH 受体和细胞内 CRH 结合蛋白 [201]。可以想象，结合蛋白的作用是隔离或终止膜结合 CRH 的作用，并被证明在垂体前叶细胞中减弱了 CRH 的 ACTH 释放活性 [202]。CRH 结合蛋白也存在于中枢神经系统合成 CRH 或接受含 CRH 神经元内支配的区域，如终末纹床核和杏仁核中央核 [203]。然而，最重要的是，CRH-BP 可能在中枢神经系统中起调节作用，调节应激反应。例如，CRH-BP 在限制性应激、捕食者应激和食物剥夺后增加 [204-206]，提示 CRH-BP 可能通过降低 CRH-R1 的激活来降低 CRH 的促焦虑效应。事实上，CRH-BP 基因缺失的转基因小鼠在接受高架迷宫试验时表现出焦虑样行为增加 [207]。

构效关系研究表明，COOH 末端酰胺化和 α 螺旋二级结构 [209] 对 CRH 的生物学活性都很重要。第一个被描述的 CRH 拮抗药称为 α 螺旋型 CRH（9~41）[208]，第二种更有效的拮抗药名为阿斯特林素，其结构为 cyclo（30~33）（D-Phe[12]、NLE[21, 38]、Glu[30]、Lys[33]）hCRH（12~41）[209]。这两种肽都有一定的非特异性，能同时拮抗 CRH-R1 和 CRH-R2。由于 CRH 和尿皮质素 1 的促焦虑活性，一些制药公司开发了小分子 CRH 拮抗药，其中许多已经成为焦虑和抑郁的临床试验对象。到目前为止，这类结构多样的小分子化合物，如 antalarmin、R121919、CP-154、CP-526、NBI27914、NBI77860、BMS562086 及一系列新的噻唑醇 [4,5-d] 嘧啶 -2- 亚胺和 2- 腙，都是 CRH-R1 的有效拮抗药，但对 CRH-R2 活性很小。在许多实验动物研究中已经证明了这些化合物在整个行为、神经内分泌和自主神经系统中对应激反应的有效性。例如，在社会应激模型（引入陌生雄性）中，口服安达拉明降低了焦虑行为（如缺乏探索行为），降低血浆 ACTH 和皮质醇，

降低血浆肾上腺素和去甲肾上腺素 [210]。尿皮质素 2 或 3 通过激活小鼠 CRH-R2 也被证明可以减轻长期尼古丁治疗急性戒断相关的焦虑和抑郁 [211, 212]。因此，选择性 CRH-2 激动剂也可能产生临床获益。

2. 对垂体的影响和作用机制　给人注射 CRH 会使 ACTH 迅速释放到血液中，随后分泌皮质醇（图 7-15）和其他肾上腺类固醇，包括醛固酮。大多数研究使用绵羊 CRH，它比人 CRH 更有效，作用时间更长，但人和猪 CRH 似乎具有同等诊断价值。CRH 作用是特异性的 ACTH 释放，并被糖皮质激素抑制。

CRH 主要通过与 CRH-R1 结合并激活腺苷酸环化酶，作用于垂体 ACTH 以调节基础和应激诱导的 ACTH 释放。组织中 cAMP 浓度与生物效应平行增加，并被糖皮质激素降低。编码 ACTH 激素前体 POMC 的 mRNA 转录率也被 CRH 增强。

3. 垂体外作用　CRH 和尿皮质素多肽具有广泛生物活性，除了 CRH 调节 ACTH 合成和释放的促垂体作用外。这些肽在焦虑、情绪、唤醒、运动、奖励和进食等方面具有中枢行为活性 [213, 214]，增加交感神经激活而不受 HPA 轴的任何影响 [215]。然而，这些肽的许多非垂体行为和自主神经功能可以被视为在紧张暴露的稳态维持中对 HPA 轴激活的补充。在外周，其在免疫、心功能、胃肠功能和生殖等方面都有活动 [216]。

HPA 轴过度活跃是情感障碍中的常见神经内分泌表现（图 7-15）[213, 217]，HPA 调节的正常化对治疗成功有很大的预测作用。地塞米松抑制 CRH 释放的缺陷 [219]，意味着皮质类固醇受体信号传导缺陷，不仅见于抑郁症患者，也见于抑郁症史的健康受试者 [218]。抑郁症患者还表现为脑脊液中 CRH 水平升高。CRH 配体或受体表达发生基因改变的突变小鼠模型普遍支持中枢 CRH 通路激活是焦虑和抑郁状态的重要神经生物学基础的假说。CRH-R1 信号通路 [214, 220] 也参与了成瘾行为，特别是在杏仁核中央核和终纹床核。急性戒断滥用药物或戒断乙醇或尼古丁会导致这些区域 CRH 增加 [221, 222]。此外，向杏仁核中央核注射 CRH 受体拮抗药会减少成瘾物质的自我给药。CRH 激活腹侧被盖区多巴胺能神经元也可能通过 CRH-R1 和 CRH-R2 信号参与成瘾行为的发生。

CRH 或尿皮质素的中枢给药可激活参与心血管控制的神经元细胞群，增加血压、心率和心输出量 [224]。然而，尿皮质素在心肌细胞中表达，在大多数物种包括人类，静脉注射 CRH 或尿皮质素可降低血压并增加心率 [224]。这种降压效应可能是通过外周途径介导的，因为神经节阻滞不会破坏静脉注射尿皮质素的降压效应。此外，CRH-R2β 在心房和心室均呈高水平表达 [188, 198]，Crhr2 基因敲除可消除静脉注射尿皮质素

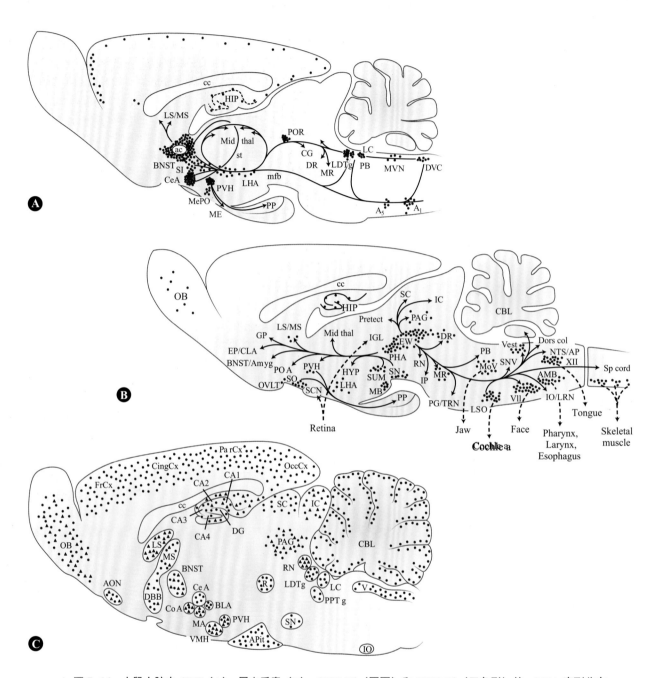

▲ 图 7-14　大鼠大脑中 CRH（A）、尿支质素（B）、CRH-R1（圆圈）和 CRH-R2（三角形）的 mRNA 序列分布

A₁. 去甲肾上腺素细胞群 1；A₅. 去甲肾上腺素细胞群 5；ac. 前联合；AMB. 模糊核；APit. 垂体前叶；AP. 最后区；BLA. 基底外侧杏仁核；BNST. 终纹床核；CBL. 小脑；cc. 胼胝体；CeA. 杏仁体中央核；CG. 中央灰质；CRH. 促肾上腺皮质激素释放激素；DG. 齿状回；DR. 中缝背核；DVC. 背侧迷走神经复合物；EW.Edinger-Westphal 核，非胆碱能；HIP. 海马；IC. 下丘；LC. 蓝斑；LDTg. 背侧核；LHA. 下丘脑外侧区；LS. 侧隔；MA. 内侧杏仁核；ME. 正中隆起；mfb. 前脑内侧束；Mid Thal. 丘脑正中核；MS. 内侧隔；MePO. 视前内侧区；MR. 正中脊；MVN. 前庭内侧核；OB. 嗅球；PAG. 导水管周围灰质；PB. 臂旁核；POR. 动眼神经周围核；PP. 垂体后叶；PPTg. 桥脚被盖核；PVH. 脑室旁核；R. 中缝；RN. 红核；SC. 上丘；SI. 无名质；st. 纹状体；V/Vest. 前庭核团；VMH. 下丘脑腹内侧核（引自 Swanson LW, Sawchenko PE, Rivier J, et al. Organization of ovine corticotropin-releasing factor immunoreactive cells and fibers in the rat brain:an immunohistochemical study. *Neuroendocrinology*. 1983;36:165–186;Bittencourt JC, Vaughan J, Arias C, et al. Urocortin expression in rat brain:evidence against a pervasive relationship of urocortin-containing projections with targets bearing type 2 CRF receptors. *J Comp Neurol*. 1999;415:285-312, Fig. 17;and Steckler T, Holsboer F. Corticotropin-releasing hormone receptor subtypes and emotion. *Biol Psychol*. 1999;46:1480-1508, Fig. 1.）

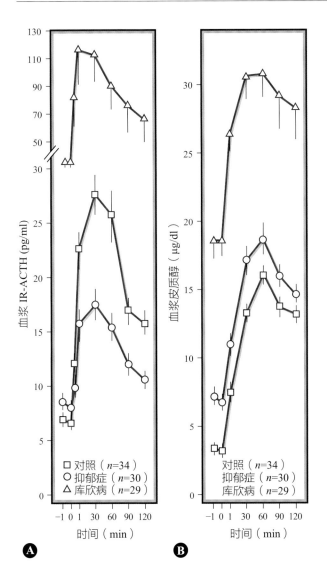

▲ 图 7-15 对照组、抑郁症和库欣病患者的血浆 IR-ACTH（A）和血浆皮质醇（B）对绵羊 CRH 的兴奋反应比较

IR-ACTH. 免疫反应性促肾上腺皮质激素；CRH. 促肾上腺皮质激素释放激素（引自 Gold PW, Loriaux DL, Roy A, et al. Responses to corticotropin-releasing hormone in the hypercortisolism of depression and Cushing's disease:pathophysiologic and diagnostic implications. *N Engl J Med*. 1986; 314: 1329-1335. ）

的降压效应 [225]。

细胞因子通过激活 PVH 中的 CRH 和 AVP 神经元，以及随后抗炎性糖皮质激素的升高，在消除炎性反应中发挥重要作用。有趣的是，CRH 通常在外周促炎，在交感神经传出、感觉传入神经、白细胞和某些物种的巨噬细胞中发现 [216, 226]。CRH 还在子宫内膜中作为旁分泌因子发挥作用，可能在蜕膜和着床中发挥作用，并可作为子宫血管扩张药 [216]。

鉴于已经描述的受体特异性拮抗药，以及可供研究的 CRH、CRH-R1 和 CRH-R2 基因敲除小鼠，每个 CRH– 尿皮质素肽和受体对不同生物学功能的相对贡

献已经被大量报道。对三种有效应激源（束缚、乙醚和禁食）的研究表明，其他 ACTH 分泌剂（如 AVP、催产素和儿茶酚胺）不能取代 CRH 在增加应激反应中的作用。相反，在 *CRH* 基因敲除小鼠中，长时间应激后由应激源引起的糖皮质激素分泌增加并不存在缺陷，意味着 CRH 的非依赖机制。

CRH 和尿皮质素肽具有强烈的厌食活性，这表明 CRH 系统参与了应激诱导的摄食抑制。然而，利用 *CRH*、*CRH-R1* 和 *CRH-R2* 基因敲除小鼠的研究尚未完全揭示这些肽和受体信号通路在应激对进食行为的急性影响中的复杂相互作用。

其他基因敲除研究表明，尿皮质素 2 在雌性小鼠中抑制 HPA 轴的基础节律和降低慢性应激反应的行为应对机制 [195]。尿皮质素 3 可能主要作用于增加胰岛素分泌以应对过多的热量摄入的代谢应激 [196]。

4. 临床应用 尽管在人类和灵长类动物的研究中已经证明该肽具有许多活性，但 CRH 或类似 CRH 的肽还没获批治疗应用。例如，CRH 静脉注射被发现能刺激能量消耗，但不太可能成为诱导体重减轻的靶向药物。小分子口服 CRH-R1 拮抗药（如 R121919）的开发引起了人们对其治疗焦虑和抑郁的潜在兴趣 [219, 227]，甚至达到了 Ⅱa 期试验 [228]。然而，随后的试验结果令人失望，可能是因为 CRH-R1 信号通路的神经生物学比目前所认识的更复杂 [229]。然而，最近研究表明，CRH-R1 拮抗药 Pexacerfont（BMS562086）能减少应激性进食，Verucerfont（NBI77860）在治疗先天性肾上腺皮质增生症所致的高雄激素血症方面取得了预期结果 [229, 230]。

5. 反馈调节 给予糖皮质激素抑制 ACTH 分泌；反之，切除肾上腺（或给予抑制糖皮质激素分泌的药物）会导致 ACTH 释放增加。垂体反馈的设定点是由下丘脑通过下丘脑释放激素 CRH 和 AVP 所决定的 [231-234]，糖皮质激素同时作用于垂体促肾上腺皮质细胞和分泌 CRH、AVP 的下丘脑神经元，这些调节作用类似于垂体 – 甲状腺轴的调控。然而，当甲状腺激素水平足够高时，TSH 对 TRH 完全没有反应，而严重的神经源性应激和大量 CRH 可突破反馈抑制，这是由于来自大脑其他区域的传入对下丘脑 CRH 神经元的调节，包括脑干儿茶酚胺能神经元（主要是 NTS）、BNST、海马和前额皮质等。对 HPA 轴调节的全面回顾强调了这种调控的复杂性，已经超出了简单的闭环反馈 [235, 236]。

糖皮质激素是脂溶性的，可通过血脑屏障自由进入大脑 [233]。在脑和垂体中可与两种受体相结合：Ⅰ型受体（由 NR3C1 编码）因其与醛固酮和糖皮质激素结合的亲和力高而被称为盐皮质激素受体。Ⅱ型（NR3C2）是糖皮质激素受体，对盐皮质激素的亲和力较低 [232-234]。经典型的糖皮质激素作用涉及类固醇受体复合物与基因组中调节序列的结合。Ⅰ型受体被

基本水平的糖皮质激素所饱和，而Ⅱ型受体在基本条件下不饱和，但在昼夜节律和应激高峰期间接近饱和。这些差异和大脑内区域分布的差异表明，Ⅰ型受体决定了下丘脑–垂体轴的基础活动，Ⅱ型受体介导了应激反应[237]。

在垂体，糖皮质激素通过抑制 CRH 与垂体细胞的结合，减少 cAMP 和 POMC mRNA 的合成，从而抑制 ACTH 的分泌；在下丘脑，尽管时间模式不同，糖皮质激素抑制 CRH 和 AVP 的分泌，以及各自的 mRNA 的合成[233, 234, 238]。抑制效应的潜伏期很短（<30min），因此基因调控可能不是反应的唯一基础[239]。然而，长期抑制（>1h）显然是通过基因组机制发挥作用的。糖皮质激素还可以通过内源性大麻素介导对突触兴奋的抑制，在 CRH 神经元发挥额外的快速信号传导[240]。这些事件涉及糖皮质激素对膜受体的作用，以动员 CRH 神经元的内源性大麻素 [2- 花生四烯酰甘油（2-Ag）和 N- 花生四烯酰乙醇胺（AEA）]，这些内源性大麻素通过 CB1R 作用，抑制 CRH 神经元突触的谷氨酸释放[241]。此外，糖皮质激素介导的 CRH 活性抑制可以发生在大脑其他部位，如海马、前额叶皮质和 NTS，直接或通过多突触途径抑制 CRH 神经元，而这对 HPA 应激反应的调节极为重要。这些区域的糖皮质激素受体病变或选择性缺失与 CRH 神经元和 HPA 轴活性增加有关[242, 243]。

6. 神经控制　重大的生理或心理压力会诱发适应性反应，通常包括 HPA 轴和交感神经肾上腺轴的激活。这些途径的最终产物有助于调动资源来应对紧急情况下的生理需求，急性状态是通过战斗或逃跑反应，长期状态是通过糖皮质激素对糖异生和能量动员等功能的系统影响。HPA 轴具有独特的应激特定平衡功能。最好的例子是糖皮质激素在感染后下调免疫反应和其他刺激免疫系统产生细胞因子。

PVH 是下丘脑的主要核团，负责提供整个动物对应激的综合反应[238, 244, 245]。该核团内包含三种主要类型的效应基因，它们在空间上相互独立：大细胞催产素和 VAP 神经元投射到脑垂体后叶并参与血压、液体稳态、泌乳和分娩的调节；投射到脑干和脊髓的神经元调节各种自主神经反应，包括交感神经激活；投射到正中隆起的小脑 CRH 神经元参与 ACTH 的合成和释放。然而，约 50% 的 CRH 神经元共表达 AVP，通过激活 ACTH 上的 V1b 受体亚型与 CRH 协同作用。AVP 在小细胞和大细胞神经元中的调节迥异，压力源对 AVP 的调节与 CRH 不同[238]。用一般神经元激活标记 c-fos 和 NGF1b（图 7–16）测量，不同压力源导致 PVH 中三个主要内脏运动细胞群有不同的激活模式，例如，盐负荷下调小细胞 CRH 细胞的 CRH mRNA 和上调小部分的大细胞 CRH 细胞的 CRH，两者一致激活了大细胞。出血激活了 PVH 的各个部分，其中主要

激活小细胞 CRH 细胞，少量激活大细胞 CRH 细胞和自主神经分裂。

调节肾脏水吸收和血管平滑肌的 AVP 合成和释放主要受血液容量和张力控制。这一信息通过 NTS 和延髓外侧的 A1 去甲肾上腺素能细胞群及来自第三脑室内侧的 CVO、SFO、MePO 和 OVLT 的投射传递给大细胞 AVP 细胞。催产素主要参与了生殖功能，如分娩、泌乳和乳汁排出，尽管它与 AVP 共同分泌以应对渗透和容量的挑战，催产素细胞直接接收来自 NTS 及 SFO、MePO 和 OVLT 的投射。与 CRH、催产素和 AVP 三种肽所定义的神经分泌神经元不同，脑干和脊髓的 PVH 神经元包括表达这三种肽的神经元。

在啮齿类动物中，已确定多种应激因素可激活小细胞 CRH 神经元，包括细胞因子注射、盐负荷、出血、肾上腺切除术、束缚、足部电击、低血糖、禁食和乙醚暴露。与对大细胞输入的相对简单性相反（图 7-17A），小细胞 CRH 神经元接收多种复杂的输入（图 7-17B 和图 7-18）。这些输入分为三大类：脑干、边缘前脑和下丘脑。由于 PVH 没有收到大脑皮质或丘脑的任何直接投射，涉及情绪或认知处理的压力源必然间接中转给 PVH。

内脏对 PVH 的感觉输入主要包括两个途径。NTS 是来自胸、腹部内脏、迷走神经和舌咽神经的感觉信息的主要受体，由 A2 去甲肾上腺素能和 C2 肾上腺素能细胞群直接或通过延髓腹外侧区的中继向 PVH 发送密集的儿茶酚胺能投射。这些脑干投射占 PVH 中 NPY 纤维的一半，并含有其他肽类，如 GLP1 和激活素[246, 247]。同样，因感染或炎症而增加的糖皮质激素分泌是由内毒素和促炎细胞因子介导的 NTS 和延髓腹外侧区儿茶酚胺能神经的激活所致[245]。如果通往 PVN 的上行儿茶酚胺通路被切断，则 IL-1 增加 PVH 神经元 CRH mRNA 的能力减弱[248]。目前认为 IL-1 作用于血脑界面的上皮内细胞和（或）血管周围小胶质细胞，导致环氧合酶 –2 的激活，前列腺素 E_2 释放到周围组织，并最终通过前列腺素受体激活儿茶酚胺能神经元[249]。此外，细胞因子可直接作用于 PVH 的血管内皮细胞，通过 EP3 受体促进前列腺素的合成和 CRH 神经元激活[250]。负责血源性物质信号转导的第二个主要输入来自第三脑室附近的三个 CVO、SFO、OVLT 和 ME。总之，这些途径解释了 CRH 神经元被称为全身或生理应激源的激活，如全身炎症、失血、缺氧或液体和电解质平衡紊乱[245]。

相比之下，所谓的神经源性、情绪性或心理逻辑应激源除了涉及痛觉或躯体感觉途径外，还涉及认知和情感大脑中枢。以 c-Fos 升高作为神经元激活的指标，详细比较 IL-1 治疗（全身应激源）和足部电击（神经源性应激源）激活的 PVH 投射神经元[245]。中剂量 IL-1 仅激活儿茶酚胺能的孤束核和延髓腹外侧神

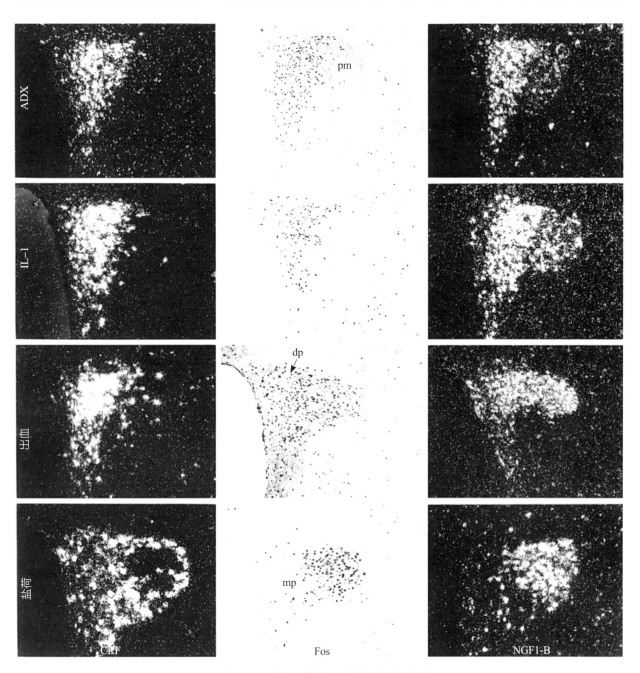

▲ 图 7-16 不同应激源对室旁核神经元的调节

ADX. 肾上腺切除术；CRF. 原位杂交的促肾上腺皮质激素释放因子；dp. 背侧小细胞；Fos.c-Fos 免疫反应（亮区）；IL-1. 白细胞介素 1；mp. 内侧小细胞；NGF1-B. 神经生长因子 1-B 原位杂交（暗区）；pm. 后大细胞（引自 Sawchenko PE, Brown ER, Chan RK, et al. The paraventricular nucleus of the hypothalamus and the functional neuroanatomy of visceromotor responses to stress. Prog Brain Res. 1996;107:201-222. ）

经元。相反，足部冲击不仅激活 NTS 和延髓腹外侧区的神经元，还激活边缘前脑和下丘脑的细胞群。值得注意的是，儿茶酚胺能上行纤维的药理或机械性破坏阻断 IL-1 介导的 HPA 轴激活，但没有阻断足部冲击介导的 HPA 轴激活 [244, 245]。因此，尽管在所有应激模式中增加糖皮质激素水平的最终结果是相似的，依据应激的类型大脑，不同区域都被动员来激活 CRH 神经元。

除 NTS 和延髓腹外侧的儿茶酚胺能神经元、部分 BNST 和下丘脑背内侧核外，许多对 PVH 输入，如来自前额叶皮质和侧隔的输入，被认为是通过局部下丘脑谷氨酸能神经元 [251] 和 GABA 能神经元 [252] 间接作用于 CRH 神经元的直接突触。BNST 是唯一从杏仁核、海马和隔膜核直接投射到 PVH 的边缘区域，可能作为向 PVH 传递边缘信息的关键整合中心 [244]。

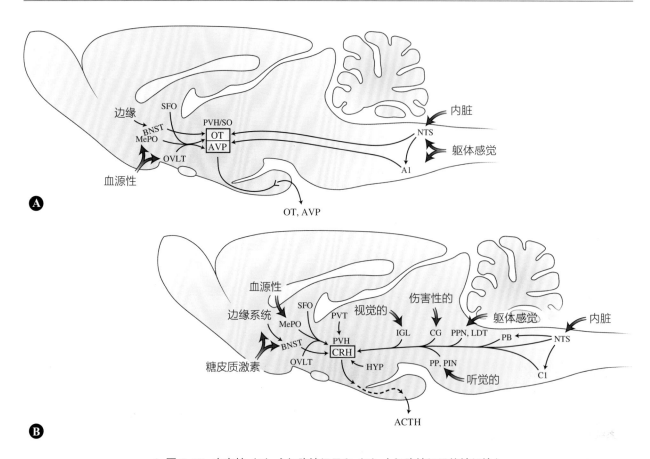

▲ 图 7-17　室旁核（A）大细胞神经元和（B）小细胞神经元的神经输入

ACTH. 促肾上腺皮质激素；AVP. 精氨酸加压素；BNST. 终纹床核；CG. 中央灰质；CRH. 促肾上腺皮质激素释放激素；HYP. 下丘脑；IGL. 节间叶；LDT. 背外侧核；MePO. 视前内侧核；NTS. 孤束核；OT. 催产素；OVLT. 器官血管终板；PB. 臂旁核；PIN. 后神经内核；PP. 脚周核；PPN. 脚桥核；PVH. 下丘脑室旁核；SFO. 穹窿下器官；SO. 视上核（引自 Sawchenko PE, Brown ER, Chan RK, et al. The paraventricular nucleus of the hypothalamus and the functional neuroanatomy of visceromotor responses to stress. *Prog Brain Res.* 1996; 107: 201-222.）

7. 炎症与细胞因子　外来病原体对免疫系统的刺激导致中枢神经系统形成一系列的定型反应。这种定型反应是免疫系统和中枢神经系统相互作用的结果。很大程度上由下丘脑介导，包括整合的自主神经、内分泌和行为成分，具有恢复稳态的适应性后果。目前，已知免疫系统的外周循环细胞和中央胶质细胞产生的细胞因子介导了中枢神经系统的反应。该假说的早期证据来自 IL-1β 等细胞因子可以激活 HPA 轴[253-255]，由此产生的糖皮质激素分泌作为典型的负反馈作用于免疫系统，抑制其反应。一般来说，糖皮质激素抑制大多数的免疫反应，包括淋巴细胞增殖、免疫球蛋白、细胞因子的产生和细胞毒性。这些抑制反应是糖皮质激素抗炎作用的基础。

糖皮质激素对免疫反应的反馈是可调节和有益的，这种功能的丧失会使肾上腺功能不全动物容易受到炎症影响。然而，这种反馈反应可能会产生病理生理后果，因为 HPA 轴的长期激活是有损害的[234, 256]。事实上，长期暴露于高糖皮质激素对锥体神经元是有害的，慢性应激可导致免疫抑制。IL-1β 等炎性产物可激活

HPA 轴，提示负反馈控制回路可调节炎症强度。下丘脑在调节垂体 - 肾上腺功能中的作用是神经免疫调节的一个极好例子。第 39 章探讨了通过迷走神经输入，外周细胞因子与 CVO 和脑血管中受体的相互作用，以及 CNS 内细胞因子的局部产生来解释免疫系统信号如何作用于 CNS 以调节稳态回路的建议模型。

8. 影响 ACTH 分泌的其他因素

（1）昼夜节律：在人类中，ACTH 和皮质醇水平在清晨达到峰值，于白天下降，约在午夜达到最低点，在凌晨 1～4 点开始上升（图 7-7）。在昼夜节律周期内，ACTH 有 15～18 个脉冲，其高度随时间不同而变化[257]。糖皮质激素反馈调控的设定点也随昼夜节律的变化而变化。垂体 - 肾上腺节律受制于光 - 暗周期，并可通过暴露于改变的光照时间表而在数天内发生变化。长期以来，ACTH 分泌节律被认为是由 CRH 节律所驱动的，而 CRH 基因敲除小鼠的皮质酮分泌无昼夜节律表现。然而，值得注意的是，CRH 基因敲除小鼠持续输注 CRH 后[258]，皮质酮昼夜节律得到恢复，提示 CRH 是垂体或肾上腺对另一个昼夜节律产生反应所

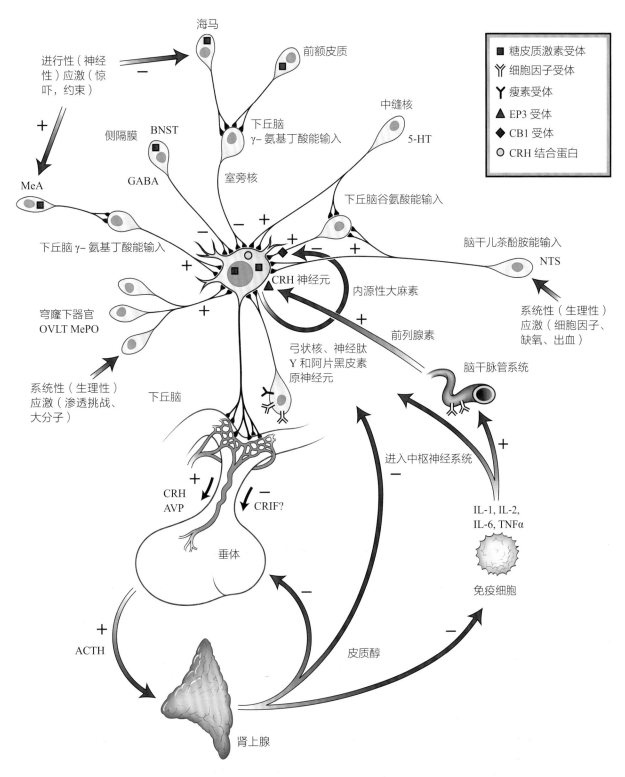

▲ 图 7-18 下丘脑 - 垂体 - 肾上腺轴的调控

ACTH. 促肾上腺皮质激素；AVP. 精氨酸加压素；BNST. 终纹床核；CRH. 促肾上腺皮质激素释放激素；CRIF. 促肾上腺皮质激素释放抑制因子；5-HT. 5- 羟色胺；IL. 白细胞介素；MeA. 内侧杏仁核；MePO. 视前内侧核；NTS. 孤束核；OVLT. 器官血管终板；TNFα. 肿瘤坏死因子 α

必需的。

(2) 阿片剂：阿片类镇痛剂量可抑制 HPA 轴，约 10% 接受慢性阿片类镇痛患者和 15% 接受阿片类注射镇痛的患者基础皮质醇水平异常偏低，ACTH 昼夜节律变平或减少 [259, 260]。有报道表明，严重肾上腺功能不全会出现低血压、低 ACTH 和皮质醇水平 [261]。阿片类药物对 HPA 轴的影响可能是多方面的，推测是通过 κ 受体或 δ 受体介导的，因为 HPA 轴对有效的 μ 受体激动剂纳洛酮相对不敏感 [262, 263]。直接注射到下丘脑的内吗啡能急性抑制 CRH 基因的表达 [264]，但阿片类药物也可能作用于突触前去甲肾上腺素终末以减少 CRH 的释放 [265]。吗啡能抑制外源性 CRH 引起的 ACTH 水平升高，这一证据表明阿片类药物对垂体前叶促肾上腺皮质细胞的作用。推测可能是由于内源性阿片类药物可减少应激反应影响，并在妊娠期间保护胎儿免受糖皮质激素过量的影响 [267, 268]。阿片类药物诱导的高催乳素血症也可能与抑制 HPA 轴有关，这表明慢性脑室内（intracerebroventricular，ICV）输注抗催乳素受体的反义寡核苷酸增加了应激诱导的 ACTH 反应，可能是通过直接影响了 CRH 神经元或其去甲肾上腺素输入 [269]。

（五）GHRH

1. 化学与进化　通过下丘脑损毁动物的研究，已经证明神经调控生长激素的分泌，下丘脑提取物可以刺激垂体释放生长激素。GH 不同时段的分泌，符合昼夜节律，对应激状态反应迅速，同时受到垂体柄阻断的影响，以上都证实了 GH 受到神经调控这一理念。然而，一直到人类胰腺异位 GHRH 肿瘤产生的副肿瘤综合征的发现，我们才有足够的标本用于肽段的测定和 cDNA 片段的克隆 [270-272]。

人类下丘脑中主要的两个 GHRH 分子形式：GHRH（1～44）-NH_2 和 GHRH（1～40）-OH（图 7-19）[273]。与其他神经肽类似，不同形式的 GHRH 均由一个较大激素原转录及修饰后产生 [270]。GHRH 的 NH_2 末端酪氨酸（或啮齿类 GHRH 的组氨酸）是生物活性所必需的，而 COOH 末端 NH_2 基团则不是。一种循环的 IV 型二肽基肽酶能有效灭活 GHRH，主要产生更加稳定的代谢产物 GHRH（3～44）-NH_2[274]，该代谢产物占血浆中能检测的免疫反应肽的大部分。与 GnRH 一样，7 种不同的 GHRH 多肽在人与不同物种之间存在差异，同源性从猪的 93% 一直到大鼠的 67% 不等 [273]。GHRH 的 COOH 末端序列在不同物种间差异最大，这与基因外显子排列和这些残基与 GHRH 受体结合的可分配性相一致。

尽管 GHRH 的异位分泌对阐明 GHRH 的结构很重要，但它仍是肢端肥大症的罕见病因 [275]，只有不到 1% 的肢端肥大症患者血浆 GHRH 水平升高（见第 8 章和第 9 章）。大约 20% 的胰腺内分泌肿瘤和 5% 的类癌免

疫组化显示 GHRH，但大多数在临床上没有症状 [276]。

GHRH 基因可以在下丘脑中表达，同时还在卵巢、子宫及胎盘中正常表达，目前对于 GHRH 在这些组织中的功能尚不明确 [277]。通过对大鼠胎盘的研究表明，位于下丘脑启动子上游 1 万个碱基位的起始位点，与一个可变剪接外显子 1A 一同被利用 [278]。

2. GHRH 受体　GHRH 受体是 GPCR 家族的成员，成员主要包括以下物质受体：血管活性肠肽、垂体腺苷酸环化酶激活肽、分泌素、胰高血糖素、GLP1、降钙素、甲状旁腺激素、甲状旁腺激素相关肽、肠抑胃肽 [279]。GHRH 通过与 G_s 受体偶联，激活 cAMP，增加细胞内游离 Ca^{2+}，释放之前已形成的 GH，同时刺激 GH mRNA 的转录及新的 GH 合成 [280]。GHRH 可以增加垂体磷脂酰肌醇的循环。GHRH 受体基因的无义突变可能是一些罕见家族性 GH 缺乏症的病因 [281]，表明没有其他基因产物可以完全代偿垂体中的特异性受体。

3. 对垂体的作用及机制　对垂体功能正常的个体，静脉注射 GHRH 可引起血清 GH 水平升高，升高情况与 GHRH 剂量相关，15～45min 会达到峰值，90～120min 后逐步恢复到正常水平（图 7-20）[282]。GHRH 最大刺激剂量约为 1μg/kg，针对不同个体之间及同一个体不同情况下反应差异比较大。可能是由于 GHRH 注射同时存在内源性促分泌激素和生长抑素的作用。反复给药或者持续输注 GHRH 数小时后，将导致随后 GH 对 GHRH 的反应性下降。相较于持续暴露于 GnRH 引起 GnRH 受体脱敏和血循环中促性腺激素下降，人体内 GHRH 恒定维持着 GH 的脉冲分泌，以及 IGF-1 的产生 [282]。此反应显示，有其他的因素介导了内源性 GH 节律的产生，后面将进一步讨论相关因素。

单次注射 GHRH 对垂体的影响几乎完全针对 GH 分泌，目前为止几乎没有证据表明 GHRH 与其他经典的促垂体释放激素之间有相关性 [282]。GHRH 对肠肽激素分泌没有影响。雌激素、胃促生长素、糖皮质激素和饥饿会增加 GH 对 GHRH 的反应，生长抑素、肥胖、高胰岛素血症、高血糖和高龄会抑制 GH 对 GHRH 的反应（Steyn[283]）。

除了促进生长激素分泌的作用，GHRH 还是与生长激素相关的生长因子。表达 GHRH cDNA 与启动子偶联的转基因老鼠中，发现垂体弥漫性生长激素增生，最终变成垂体大腺瘤。介导 GHRH 有丝分裂作用的细胞内信号传导通路尚未明确，可能与腺苷酸环化酶活性升高相关。许多研究证明了该结论，包括在许多人类生长激素腺瘤中 Gsα 多肽激活突变相关 [285]。

4. 垂体外功能　GHRH 几乎没有垂体外功能。最重要的是其作为睡眠调节子的功能。正常人群夜间注射 GHRH 可显著增加慢波睡眠的密度，增加非快速

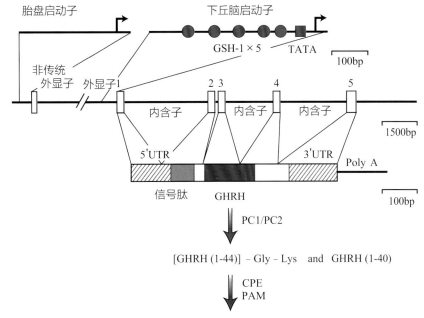

▲ 图 7-19 人类 GHRH 激素前体的基因组织，mRNA 结构和转录后通路

在大鼠中发现了 5 个 GSH1 同源结构域转录因子结合位点在近端启动子表达。所有具有生物活性的 GHRH 肽段所需要的氨基酸残基都由外显子 3 编码。一个氨基末端的外肽酶，裂解 Tyr-Ala 二肽，主要负责在细胞外区 GHRH 的失活。CPE. 羧肽酶 E；PAM. 肽基甘氨酸 α-酰胺化酶；PC1/PC2. 激素原转化酶 1 和 2；TATA. 参与结合 RNA 聚合酶的 Goldstein-Hogness 盒；UTR. 非编码区（引自 Mayo KE, Cerelli GM, Lebo RV, et al. Gene encoding human growth hormone-releasing factor precursor:structure, sequence, and chromosomal assignment. *Proc Natl Acad Sci USA*. 1985;82:63-67; Frohman LA, Downs TR, Chomczynski P, et al. Growth hormone-releasing hormone:structure, gene expression and molecular heterogeneity. *Acta Paediatr Scand Suppl*. 1990;367:81-86;González-Crespo S, Boronat A. Expression of the rat growth hormone-releasing hormone gene in placenta is directed by an alternative promoter. *Proc Natl Acad Sci USA*. 1991;88:8749-8753; and Mutsuga N, Iwasaki Y, Morishita M, et al. Homeobox protein Gsh-1-dependent regulation of the rat GHRH gene promoter. *Mol Endocrinol*. 2001;15:2149-2156. ）

眼动睡眠[286, 287]，由视前核 GABA 能神经元介导，与 GH 无关[286]。此外，在正常人群中，与年龄相关的慢波睡眠下降和每天 GH 激素分泌之间有显著的相关性[288]。相关证据表明，中枢性 GHRH 分泌受到昼夜节律的影响，夜间 GHRH 脉冲振幅或频率的升高将直接介导睡眠的不同阶段，同时诱导睡眠相关的 GH 分泌增加。

GHRH 可以增加大鼠和绵羊的食物摄入量，其生理作用主要取决于给药的途径、给药时间及食物中的常量营养素组成[279]。神经肽与人类进食的生理相关性目前尚不清楚。有证据表明，非垂体性 GHRH 可以调节细胞的增殖，促进皮肤创面的愈合[289]。

5. 生长激素释放肽 在阿片类物质控制 GH 分泌的研究中，发现几种甲脑啡肽类似物是有效的 GH 促分泌剂（GH secretagogues，GHS）。这些 GH 释放肽包括 GHRP-6（图 7-21）、海沙瑞林（His-d2MeTrp-Ala-Trp-dPhe-Lys-NH₂）和其他更有效的类似物，包括环肽和修饰过的五肽[279, 290]。接着，合成一系列具有更高生物利用度的非肽基 GHRP 类似物，包括罗哌啶 MK-0677 和短效苄基哌啶 L-163, 540（图 7-21）。这些化合物的共同之处是它们对 PLC 和肌醇 1,4,5- 三磷酸的活化，同时也是它们在药理活性筛选中与 GHRH 类似物区分的基础。通过利用这一特性，鉴定了对 GHS 类配体高度选择性的新型 GPCR GHS 受体[291]。GHSR 和 GHRH 受体并不相关，其在垂体前叶和多个大脑区域（包括下丘脑内侧的 GHRH 神经元）中高度表达，提示其对 GH 分泌的直接或间接影响[292, 293]。

肽基和非肽基 GHS 通过鼻喷剂及口服途径给药具有活性，按重量计算比 GHRH 本身更有效，体内效果较体外实验更明显，与 GHRH 有协同作用，单独给药

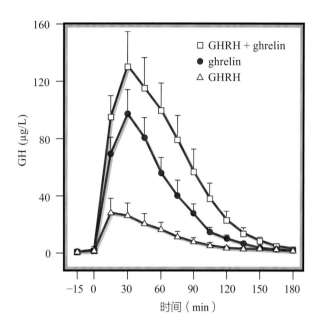

▲ 图 7-20　正常男性静脉注射 GHRH（1μg/kg）、胃促生长素（ghrelin）（1μg/kg）或两者合并注射后的反应

分别注射两种激素后，可以显示生长激素（GH）快速释放，在相当长的时间逐步下降。胃促生长素的疗效比 GHRH 效果更明显。两种合并使用有叠加效应（引自 Arvat E, Macario M, Di Vito L, et al. Endocrine activities of ghrelin, a natural growth hormone secretagogue [GHS], in humans:comparison and interactions with hexarelin, a nonnatural peptidyl GHS, and GH-releasing hormone. *J Clin* Endocrinol Metab. 2001;86:1169-1174.）

无效 [279, 282]。长期注射 GHRP 会增加正常成人的 GH 节律性分泌，与 GHRH 相似，GHRP 给药有助于慢波睡眠。下丘脑疾病的患者可导致 GHRH 缺乏，对海沙瑞林是低反应或无反应状态。同理，垂体柄阻断的患儿注射海沙瑞林不会引起 GH 分泌 [294]。

　　GHRP 的有效生物作用和 GHSR 的鉴定表明，该受体存在天然配体，该配体参与了 GH 分泌的生理调节。这种配体是胃促生长素，是一种从胃产生并分泌到循环中的 28 氨基酸肽链（图 7-22）。胃促生长素对 GH 分泌的影响，与人工合成的 GHRP 相似甚至更强（图 7-20）[295]。此外，胃促生长素还能增加循环中的催乳素、ACTH、皮质醇和醛固酮的水平 [295]。关于胃促生长素在大脑中的表达和定位存在争议，这些讨论将有利于理解胃泌素衍生的胃促生长素在垂体激素调控中的意义。此外，胃促生长素前体经过翻译后加工产生第二种神经肽 Obestatin，可能在 GH/IGF-1 轴的活性和代谢中发挥相关作用 [296]。在第 39 章中讨论了胃促生长素和 Obestatin 在食物摄取和食欲中作用。尽管胃促生长素基因敲除小鼠 GH 分泌受到影响，但与正常小鼠的对照中，两者在体重、体长方面几乎没有差异。胃促生长素对 GH 分泌的影响主要在固定热量饮食中维持糖代谢平衡的可能性较大 [283]。

　　6. 临床应用　GHRH 可以刺激垂体储备功能良好的儿童生长，但是最佳的剂量、给药途径、给药频率及经鼻给药的有效性都尚未明确。重组 hGH（较 GHRH 更少的注射次数）的出现和生物利用度逐步提高的口服 GHS 的研发，降低了 GHRH 或其类似物临床应用的热情。GHRH 用于成人 GH 缺乏症患者的诊断，可与精氨酸试验联合进一步提高诊断的准确性。可以不受到年龄、性别、BMI 等的影响，同时比胰岛素耐受试验更加安全 [297]。

　　GHS 的临床应用前景仍在探索中 [279, 290]。随着年龄的增长，正常个体的 GH 分泌会进行性下降，这与乏力、肌肉量减少、中枢性肥胖、心血管疾病和骨折增加存在相关性。在健康老年人群中使用生长激素，可使体重增加、增加肌肉力量并减少脂肪量。同时也有相应的一些不良反应，如水肿、高血压、腕管综合征及高血糖。生长激素或 IGF-1 缺乏的动物模型往往与长寿及低癌症风险相关 [298-300]，这可能也是人类长寿及减缓衰老的一个过程 [301, 302]。GHRH 和 GHS 都被用于研究治疗与衰老相关的睡眠障碍。

　　7. 生长激素分泌的神经内分泌调节　生长激素分泌受两种主要的下丘脑肽类激素调控，GHRH 刺激 GH 的分泌，SST 抑制 GH 的分泌。根据物种的不同，两者的协同作用在一天 24h 内会产生 10～20 次生长激素脉冲分泌。GHRH 神经元位于弓状核或漏斗核，SST 神经元则位于下丘脑室周核 [303]。研究显示，GH 脉冲分泌由 SST 驱动，而 GH 脉冲的振幅由 GHRH 驱动 [304, 305]。此外，在垂体和下丘脑水平上的其他循环激素和其他肽类也参与 GH 分泌的调节（图 7-22）[279, 282, 296, 306-308]。

　　8. 反馈调节　GH 分泌的反馈调控在下丘脑及垂体层面均有调节。GH 的释放是由 GH 自身负反馈和 IGF-1 介导，IGF-1 是 GH 刺激下在肝脏及其他组织中合成。生长激素细胞表达生长激素受体，在细胞培养液中，生长激素的分泌受到外源性生长激素的抑制 [309, 310]。IGF-1 对 GH 分泌是直接及主要的抑制作用，当将 IGF-1 受体选择性敲除后，血液中 GH 水平将升高 [311]。此外，GH 和垂体特异性转录因子 PIT1 的表达也受到 IGF-1 的抑制 [279]。

　　GH 还通过血脑屏障反馈到下丘脑以调节 GH 的分泌，主要方式是通过增加 SST 分泌到门脉毛细血管系统。事实上，在 GH 受体基因敲除的小鼠中，GH 的抑制作用也会消失（图 7-23）。漏斗结节生长激素神经元位于下丘脑室周核，表达生长激素受体。下丘脑弓状核的大多数 NPY 神经元也表达生长激素受体，生长激素给药的其 c-Fos 表达，并支配脑室周围核的生长抑素神经元 [312, 313]。与生长抑素神经元相反，下丘脑只有一小部分产生 GHRH 的神经元表达 GH 受体 [313]。结合其他试验数据，这些结果支持 GH 负反

GHRP - 6:　His–DTrp–Ala–Trp–DPhe –Lys–NH2

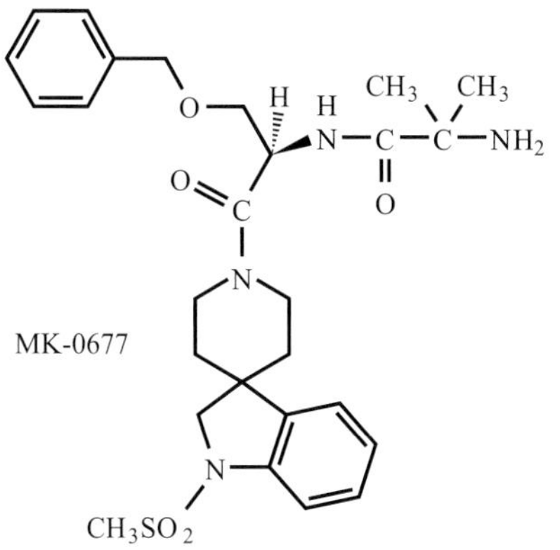

MK-0677

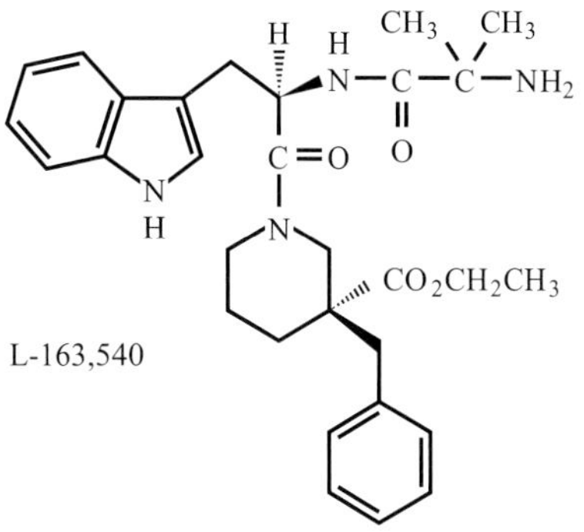

L-163,540

$$O = C - (CH_2)_6 - CH_3$$
$$|$$
$$O$$

胃促生长素: Gly - Ser - Ser - Phe - Leu - Ser - Pro - Glu - His - Gln - Arg - Val - Gln - Gln -

Arg - Lys - Glu - Ser - Lys - Lys - Pro - Pro - Ala - Lys - Leu - Gln - Pro - Arg

▲ 图 7–21　合成肽基生长激素促泌素（GHRP-6）、非肽基生长激素促泌素（MK-0677 和 L-163，540）和天然配体（GHRP）的结构，它们都结合并激活 GHS 受体。胃促生长素是一种酰基化的 28 氨基酸肽。Ser3 的酰基化对生物活性至关重要，是一种独特的翻译后修饰，由 GOAT 介导

引自 Smith RG, Feighner S, Prendergast K, et al. A new orphan receptor involved in pulsatile growth hormone release. Trends Endocrinol Metab. 1999; 10:128-135; Kojima M, Hosoda H, Date Y, et al. Ghrelin is a growth hormone-releasing acylated peptide from stomach. Nature. 1999; 402: 656-660.

馈调节模型，该模型显示 GH 通过直接和间接（NPY）途径激活脑室周围生长抑素神经元。同理，在正常人群中，GH 预处理通过依赖生长抑素的机制阻断随后的 GH 对 GHRH 的负反馈[314]。

IGF-1 也有抑制中枢性 GH 分泌的作用，包括 SST 的增加，以及 GHRH 的减少[315]。IGF-1 的反馈机制有效的阐述了在循环 IGF-1 水平降低的情况下，血清 GH 升高的情况，如神经性厌食症、蛋白质热量饥饿症[316]，以及侏儒症（GH 缺乏导致）。

GHRH 和 SST 通过双向相互作用，从而促进 GH 的脉冲分泌[317]。通过生长抑素处理下丘脑培养物以抑制内源性 GHRH，进而通过外源性 GHRH 诱导 GH 释放[318, 319]。在人脑中，生长抑素神经元几乎不接受 GHRH 调控，尽管绝大多数 GHRH 神经元接受生长抑素调控[320]。弓状核 NPY 神经元间接接受 GHRH 神经元的投射，进而实现 GHRH 对生长抑素神经元的反馈调节[321]。人脑中 GHRH 神经元之间的相互作用进一步被证实，并负责同步它们的活动[322]。

胃促生长素受体在垂体前叶和下丘脑的生长激素细胞上高表达，证实 GH 的直接及间接分泌影响。胃促生长素被八碳脂肪酸酰化后，刺激下丘脑外植体的

GHRH 分泌，增加 GHRH 神经元的放电速率，连续给药后可放大 GH 脉冲幅度[323-325]。胃促生长素促进 GH 分泌的作用，不受到 SST 的抑制作用影响。在绵羊动物研究中，胃促生长素能阻止生长抑素释放到门脉毛细血管系统，有助于促进 GH 的释放[326]。随着 GH 水平的升高，胃促生长素水平将下降，进一步证实了胃 – 垂体反馈轴的存在[327]。

9. 神经调控　除外已知的调节机制外，多个下丘脑外脑区提供了下丘脑的传出连接，并调节 GHRH 和 SST 神经元的活动（图 7–22 和图 7–24）。体感和情感的信息通过杏仁复合体被整合和过滤。基底外侧杏仁核为下丘脑提供了兴奋性输入，中央扩展杏仁核包括杏仁核的中央核和内侧核以及 BNST 和 GABA 等抑制性输入。下丘脑的许多固有神经元也释放 GABA，通常与肽类共递质一起释放。兴奋性胆碱能纤维部分来自前脑投射核团，但主要来自下丘脑胆碱能中间神经元，支配正中隆起外侧区。多巴胺能神经元和组胺能神经元的起源是局部的，它们的胞体分别位于下丘脑弓状体和结节乳头体。下丘脑内侧基底部有两条最重要的上行通路调节 GH 分泌，分别来自中缝核内的 5– 羟色胺能神经元和延髓腹外侧核内的肾上腺素能神

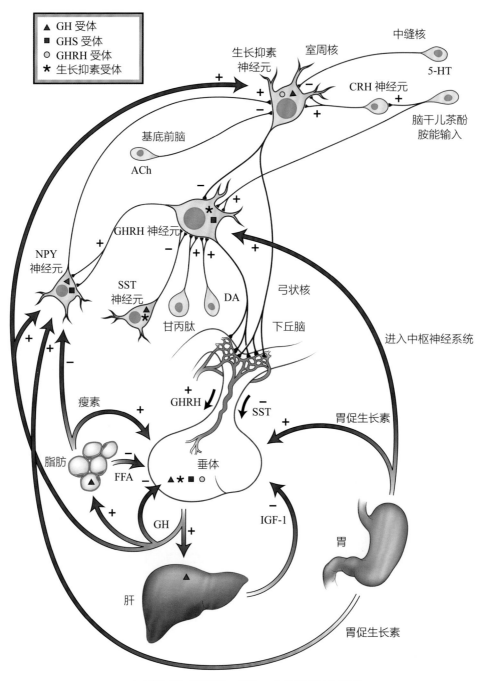

▲ 图 7-22　下丘脑 - 垂体 - 生长激素轴的调节

垂体的 GH 分泌受到 GHRH 的兴奋刺激，同时受到生长抑素(SST)的抑制。IGF-1 和游离脂肪酸(FFA)对垂体分泌 GH 进行负反馈调节。GH 本身通过激活下丘脑室周围核中的 SST 神经元来发挥负反馈。这些 SST 神经元直接与弓形 GHRH 神经元突触连接，并向正中隆起投射轴突侧支。弓状核内的神经肽 Y（NPY）神经元通过整合外围的 GH、瘦素和胃促生长素信号并投射到脑室周围 SST 神经元间接调控 GH 分泌。胃促生长素由胃分泌（是 GHS 受体的天然配体）刺激下丘脑 - 垂体轴的 GH 分泌。根据相关数据，甘丙肽、GABA、α_2 肾上腺素和多巴胺能刺激 GHRH 的释放，而 SST 抑制 GHRH 的释放。乙酰胆碱和 5- 羟色胺 -1D 受体配体抑制 SST 的分泌，β_2 肾上腺素和 CRH 增加 SST 的分泌。ACh. 乙酰胆碱；CRH. 促肾上腺皮质激素释放激素；DA. 多巴胺；GH. 生长激素；GHS. GH 促分泌剂；GHRH. 生长激素释放激素；IGF. 胰岛素样生长因子；5-HT. 5- 羟色胺

经元。

　　GHRH 和 SST 神经元都表达多种神经递质，肽类的突触前及突触后受体（表 7-4）。α_2 受体激动剂可乐定，可以有效刺激生长激素释放。因此，可乐定兴

奋试验是儿科内分泌的生长激素缺乏的有效标准诊断工具。该刺激效应可以被特定的 α_2 受体阻滞药（育亨宾）阻断，其涉及两种机制：抑制 SST 神经元和激活 GHRH 神经元。此外，混合 5- 羟色胺（5-HT₁ 和 5-HT₂）

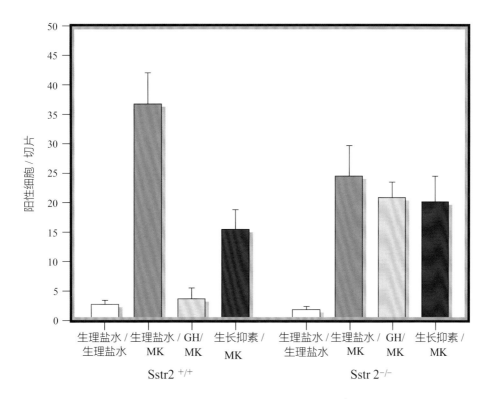

▲ 图 7-23　生长抑素和生长抑素受体 2 型参与 GH 对弓状神经元的抑制反馈

生长激素促泌剂 MK-0677（MK）对弓状核神经元的激活情况免疫阳性 Fos 阳性细胞定量测定。用生长激素或生长抑素类似物奥曲肽对野生型小鼠（Sstr2+/+）进行处理，可以显著减少 MK-0677 对神经元的激活。相反，生长激素和奥曲肽对生长抑素受体 2 缺陷小鼠（Sstr2−/−）的 MK-0677 神经元激活没有影响（引自 Zheng H, Bailey A, Jian M-H, et al. Somatostatin receptor subtype 2 knockout mice are refractory to growth hormone-negative feedback on arcuate neurons. *Mol Endocrinol*. 1997; 11: 1709-1717.）

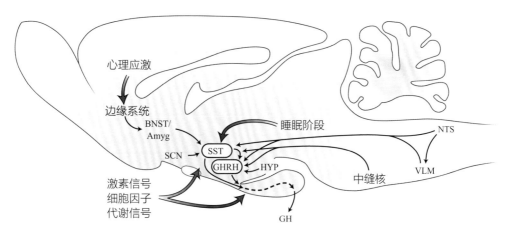

▲ 图 7-24　参与生长激素调节的神经通路

该图显示了来自边缘系统和脑干的脉冲最终兴奋下丘脑、室周核和弓状核，通过生长抑素（SST）和 GHRH 相互作用来调节 GH 释放的各种途径。心理应激通过终纹床核（BNST）和杏仁核（Amyg）间接调节下丘脑的功能。昼夜节律部分是由视交叉上核的投射引起的。大脑皮质和皮质下团参与了睡眠阶段与 GHRH 释放之间的相互作用，目前机制尚不明确。多巴胺能和组胺能的传入分别来自下丘脑弓状核和乳头状核的神经元。孤束核和延髓腹外侧均有儿茶酚胺能上行投射。5- 羟色胺传入来自中缝核。除外这些神经通路，多种外周激素、代谢信号和细胞因子通过在下丘脑内侧基底部和垂体内的相互作用影响 GH 的分泌。GH. 生长激素；GHRH. 生长激素释放激素；HYP. 下丘脑；NTS. 孤束核；SCN. 交叉上核；VLM. 腹外侧延髓拮抗药对可乐定作用的部分减弱表明，一些相关的 α_2 受体位于 5- 羟色胺能神经末梢的突触前，增加了 5- 羟色胺的释放。去甲肾上腺素和肾上腺素都在促肾上腺素刺激生长激素分泌中发挥生理作用。α_1 受体激动药对人 GH 分泌无影响，而 β_2 受体激动药（如沙丁胺醇）通过刺激正中隆起神经末梢 SST 的释放抑制 GH 分泌。非特异性 β 受体阻滞药普萘洛尔可以阻断这些作用。多巴胺通常具有刺激 GH 分泌的效应，在人体中可直接作用于垂体和（或）GHRH 神经元[328]。含多巴胺的轴索静脉曲张与大多数 GHRH 神经元紧密相连[329]。

有 GH 受体的亚型较多，血清素对人体 GH 释放的影响较难明确。然而，很多受体选择性激动剂舒马曲坦的临床研究表明，5-HT1D 受体亚型与基础的生长激素水平相关[330]。该药物可以增加 GHRH 的作用，提示其机制是通过抑制下丘脑生长抑素神经元来解除 GH 抑制的。组胺通路通过 H_1 受体其作用，在 GH 分泌中只是起到一个次要、受限的作用。

乙酰胆碱在生长激素分泌过程中起到重要的调节作用，有助于睡眠期生长激素水平的升高[331]。阻断乙酰胆碱受体可减少 GHRH、胰高血糖素、精氨酸、吗啡和运动对 GH 的分泌作用。相反，增加胆碱能传递的药物，可增加基础 GH 的水平，提高 GHRH 对 GH 分泌的效果。体外实验中，乙酰胆碱能抑制下丘脑的生长抑素分泌，还能直接作用于垂体抑制 GH 的分泌。垂体内甚至可能存在旁分泌胆碱能控制系统。然而，很多研究表明，M_1 受体激动剂的主要作用机制是抑制生长抑素神经元活性，或者抑制生长抑素能终末肽的释放。M_1 毒蕈胆碱受体拮抗药哌仑西平短效胆碱能阻滞药，可减少因为生长激素过度分泌导致的糖尿病血糖控制不良状态[332]。

除了 GHRH 和生长抑素外，许多神经肽都参与了调节 GH 的分泌（表 7-4）[279, 282]。其中包括甘丙肽通过 GHRH 依赖性在下丘脑起到刺激作用最引人注目[333]。许多 GHRH 神经元对甘丙素、神经降压素和酪氨酸羧化酶具有免疫阳性反应。甘丙肽的作用可以部分通过突触前促进神经末梢儿茶酚胺释放，从而直接刺激 GHRH 释放来解释[334]。正常情况下，由于阿片肽拮抗药对 GH 分泌几乎没有急性作用，阿片肽可能通过抑制 GHRH 神经元来刺激 GH 释放，因此推测下丘脑内源性阿片肽紧张度较低。对人类下丘脑的研究表明，脑啡肽是阿片作用于 GHRH 神经元的内源性介质，而不是内啡肽或强啡肽[335]。

10. 影响生长激素分泌的其他因素

(1) 人生长激素节律：节律性生长激素分泌的发现，依赖于取样和测定技术创新的结合，以及复杂的数学建模，包括反褶积分析、分钟为单位的分泌模式有序性的近似熵的计算[282]。至少有三种不同的 GH 节律，它们在时间尺度上明显不同。

GH 的每天分泌率在两个数量级上变化，从青春期晚期的最高 2.0mg/d 到年长或肥胖的成年人的最低 20μg/d。新生儿期的特点是生长激素分泌明显增加，到青春期前十余年是稳定、中等量的生长激素分泌，为 200~600μg/d。青春期后，每天生长激素分泌显著增加，伴随着相应的血浆 IGF-1 水平上升，构成生理过度生长状态。青春期生长激素分泌的增加是由于生长激素脉冲幅度的增大，而不是脉冲频率的增加。尽管这些变化明显与性腺类固醇激素的增加有关，并且可以通过给性腺功能低下的儿童服用雌激素或睾酮来模拟，但神经内分泌机制尚不完全清楚。一种假说是下丘脑 - 垂体轴对 GH 和 IGF-1 负反馈的敏感性降低导致 GHRH 释放增加和作用增强，特别是考虑到 IGF-1 水平在青春期也增加[336]。尽管成年人性腺类固醇持续升高，生长激素分泌仍恢复到青春期前的水平，这可能与体重增加有关。所谓的躯体更年期是指生长激素分泌率呈指数下降，直到女性经历更年期。该症状从 30 岁开始，以 7 年为一个周期，并且男性比女性更明显。

青年人的 GH 分泌表现为昼夜节律，其特点是夜间分泌量较大，但与睡眠无关[337]。当慢波睡眠与正常的昼夜节律高峰相一致时，会进一步促进 GH 分泌。基线 GH 水平大部分时间较低，反褶积分析计算得出，男性每 24 小时约有 10 个分泌脉冲（女性 20 个）[338]。两性在夜间脉冲频率均增加，但男性在夜间脉冲生长激素分泌总量占每天的比例要明显增高。总体而言，女性比男性有更多更均质的生长激素分泌和更频繁的生长激素脉冲[307, 338]。一项使研究表明，生长激素非脉冲分泌的规律在男性和女性中也有显著差异[339]。这些性别上的差异，在人与老鼠身上均有体现，尽管人类的性别差异没有老鼠那么明显[282, 339]。

生长激素分泌节律的性别差异的神经内分泌基础尚不完全清楚。性腺性类固醇在下丘脑发育过程中既起组织要作用，又在成人中起激活作用，可调节多种对生长激素调节至关重要的肽和受体的基因表达[279, 282]。与大鼠不同的是，人下丘脑的作用主要是由睾酮芳构化为 17β- 雌二醇，以及与雌激素受体的相互作用引起的。下丘脑生长抑素在调节脉冲生长激素分泌中的作用在男性中更为明显，这种差异被认为是产生性别二态性的关键因素[338, 340]。

(2) 外部和代谢信号：调节人类生长激素分泌的各种外周信号总结见表 7-4（图 7-22 和图 7-24）。许多与能量摄入和代谢相关的因素，在外周组织和下丘脑中枢之间提供了一个共同信号来调节非内分泌稳态通路。在这个复杂的领域，物种特异性的调节反应特别突出，使得啮齿动物实验模型和人类生长激素调节之间的相关性不能推论[279, 282]。

表 7-4　影响人类生长激素分泌的因子		
生理性	激素和神经递质	病理性
刺激因子		
• 插曲式、自发式分泌 • 锻炼 • 应激 • 生理性 • 心理性 • 慢波睡眠 • 餐后血糖下降 • 禁食	• 胰岛素低血糖 • 2- 脱氧葡萄糖 • 氨基酸输注 • 精氨酸、赖氨酸 • 神经肽 • GHRH • 胃促生长素 • 促生长激素神经肽 • 阿片受体（μ受体） • 褪黑素 • 经典神经递质 • α₂肾上腺激动剂 • β肾上腺激动剂 • M₁胆碱能激动剂 • 5-HT1D 激动剂 • H₁组胺激动剂 • GABA（基础水平） • 多巴胺（D₂受体） • 雌激素 • 睾酮 • 糖皮质激素（急性）	• 肢端肥大症 • TRH • GnRH • 葡萄糖 • 精氨酸 • IL-1、IL-2、IL-6 • 蛋白质消耗 • 饥饿 • 神经性厌食 • 肾衰竭 • 肝硬化 • 1 型糖尿病
抑制因子 [a]		
• 餐后血糖升高 • 游离脂肪酸升高 • GH 水平升高 • IGF-1 水平升高（垂体） • 快速眼动睡眠 • 衰老	• 葡萄糖输注 • 神经肽 • 生长抑素 • 降钙素 • 神经肽 Y [b] • CRH [b] • 经典的神经递质 • α₁/₂肾上腺激动剂 • β₂肾上腺激动剂 • H₁组胺激动剂 • 生长抑素激动剂 • 盐碱胆碱能激动剂 • 糖皮质激素（慢性）	• 肢端肥大症左旋多巴 • D₂R DA 激动剂 • 酚妥拉明 • 甘丙肽 • 肥胖 • 甲状腺功能减退 • 甲状腺功能亢进

a. 在许多情况下，这种抑制只表现为药物刺激诱发的 GH 分泌抑制；b. NPY 和 CPR 对 GH 分泌的抑制是在啮齿类动物身上证实的，继发于生长抑素升高。这些肽在人类中的证据是矛盾的，需要进一步研究证实

CRH. 促肾上腺皮质激素释放激素；DA. 多巴胺；GHRH. 生长激素释放激素；GnRH. 促性腺激素释放激素；IGF-1. 胰岛素样生长因子；IL. 白细胞介素；TRH. 促甲状腺激素释放激素

　　GH 释放的重要触发因素包括富含碳水饮食后血糖水平的正常下降、绝对低血糖、运动、身体和情绪压力、蛋白质的高摄入（由氨基酸介导）。这些生理信号的极端改变则提示 GH 升高的病理性疾病，包括蛋白质热量饥饿、神经性厌食、肝衰竭和 1 型糖尿病[283]。一个关键的概念，生长激素的许多触发作用通过相同的最终共同机制，即生长抑素的阻断和生长激素分泌。餐后高血糖、葡萄糖输注、血浆游离脂肪酸升高、2 型糖尿病（伴有肥胖和胰岛素抵抗）和肥胖导致 GH 分泌被抑制[283]。这些刺激大多与胰岛素分泌

增加有关，胰岛素分泌增加可通过胰岛素受体的表达，对生长激素直接起到抑制作用[283]。瘦素在调节生长素分泌中的特殊作用因其多个作用位点、共存的分泌环境和动物种类而变得复杂[341]。例如，瘦素可防止啮齿类动物禁食引起的生长激素下降，但并不影响禁食人类受试者的生长激素水平[342, 343]。同样，细胞因子家族的其他成员，包括 IL-1、IL-2、IL-6 和内毒素，也刺激人类生长激素。

类固醇激素对生长激素分泌的作用是复杂的，类固醇激素在下丘脑 – 垂体近端的多个作用位点，以及对其他神经和内分泌系统的继发性作用[344]。糖皮质激素的急性给药通过对 GH 的直接作用和增加 GH 对 GHRH 敏感性而导致 GH 分泌[345, 346]。高剂量或长期服用糖皮质激素和库欣病患者，下丘脑生长抑素调增高和 GHRH 降低而导致 GH 分泌减少[347, 348]。CRH 通过刺激生长抑素释放和直接影响 GHRH 神经元抑制 GH 分泌，引起应激相关的 GH 分泌受损[349, 350]。同样，生理水平的甲状腺激素是维持生长激素分泌和促进生长激素基因表达所必需的。过量的甲状腺激素也可抑制 GH 轴，其机制可能是下丘脑生长抑素调增高、GHRH 缺乏和垂体 GH 抑制的综合作用。

（六）生长抑素

1. 化学与进化 在早期从下丘脑提取物中分离 GHRH 的努力中，出乎意料地发现了一种在体外有效抑制垂体释放生长激素的因素。生长抑素是一种通过胰岛提取物抑制生长激素分泌和抑制胰岛素分泌的肽，1973 年被 Brazeau 和他的同事从下丘脑中分离出来并测序[351]。生长抑素这个术语最初被用于一种含有 14 个氨基酸的环状肽，也被称为 SST14（图 7-25）。随后，第二种形式，即 NH_2 端扩展 SST28，被鉴定为一种分泌产物。两种形式的生长抑素都是激素原通过激素原转化酶独立切割产生[352]。此外，在一些组织中分离出 SST28（1～12）表明 SST14 可以从 SST28 二次加工。SST14 主要存在于大脑包括下丘脑，而 SST28 主要存在于胃肠道，尤其是十二指肠和空肠。

生长抑素这个名称不能涵盖其所有功能，因为它还抑制垂体分泌 TSH，并具有非垂体作用，包括在中枢和周围神经系统中作为神经递质或神经调节剂，以及在肠道和胰腺中作为调节肽。作为垂体调节剂，生长抑素是一种真正的神经激素 [即进入血液（下丘脑 – 垂体 – 门静脉循环）影响远端细胞功能的神经分泌产物]。在肠道中，生长抑素存在于肌间神经丛中，作为一种神经递质。在上皮细胞中通过旁分泌影响相邻细胞功能。生长抑素除了作为胰岛的旁分泌因子外，还可以影响其自身从 D 细胞的分泌（一种自分泌功能）。肠道外分泌可以通过腔内作用来调节。由于其广泛的分布、调控作用和进化历史，该肽可被视为一种典型的泛系统调节剂。

编码人类生长抑素的基因[353]（图 7-25）和许多其他的物种甚至原始鱼类（如琵琶鱼）表现出惊人的序列同源性。此外，SST14 的氨基酸序列在所有脊椎动物中都是相同的。以前，人们普遍认为所有四足动物都有一个编码 SST14 和 SST28 基因，而硬骨鱼有两个非等位基因促抑素前体基因（PPS Ⅰ 和 PPS Ⅱ），每个基因都只编码一种形式的成熟的生长抑素肽。这种情况表明，在硬骨鱼从四足动物的后代中分离出来后，一个共同的祖先基因发生了倍增事件。

然而，七鳃鳗和两栖动物，分别早于和晚于硬骨鱼的进化分化，现在已被证明具有至少两个 PPS 基因[354]。在哺乳动物中发现了一个更远的基因，该基因编码皮质抑素，这是一种在皮质和海马中高度表达的生长抑素样肽[355]。皮质抑素 14 与 SST14 的不同之处在于三个氨基酸残基，但对所有已知的生长抑素受体亚型都具有高亲和力。人类基因序列预测了三肽延伸的皮质抑素 17 和进一步的 NH_2 末端延伸的皮质抑素 29[356]。生长抑素基因家族的一个修正的进化概念为，一个原始基因在脊索动物出现或之前经历了倍增，由此产生的两个基因以不同的速率发生突变，从而在哺乳动物中产生不同的前促生长抑素前体和促皮质抑素前体基因[354]。硬骨鱼可能发生第二次基因倍增，从祖先的生长抑素基因中产生 PPS Ⅰ 和 PPS Ⅱ。

生长抑素除了在脑室周围和下丘脑弓状核的神经元中表达并参与生长激素分泌外，还在皮质、侧隔、延伸杏仁核、丘脑网状核、海马和许多脑干核中高表达。皮质抑素在大脑中只占生长抑素水平的一小部分，其分布更为有限，主要局限于皮质和海马体。生长抑素基因转录的发育和激素调控的分子机制在胰岛细胞中研究最为广泛[357, 358]。我们对神经系统中生长抑素基因表达的调节知之甚少，只了解通过将磷酸化的转录因子 CRE 结合蛋白与其启动子序列中包含的同源 CRE 结合控制调控[359, 360]。生长抑素基因启动子中的增强子元件结合包含同源域的转录因子（PAX6、PBX、PREP1）复合物，上调胰岛基因表达，实际上可能代表神经元中的基因沉默元件（图 7-25，启动子元件 TSE Ⅱ 和 UE-A）。相反，生长抑素基因中另一个相关的顺式元件（图 7-25，启动子元件 TSE Ⅰ）显然结合了一个同源结构域转录因子 PDX1（也称为 STF1/IDX1/IPF1），并调节中枢神经系统和肠道的基因表达，这在发育中的大脑、胰腺和前肠中很常见[361]。

生长抑素在生长激素和 TSH 调节中的作用已在本章前面讨论过。它在下丘脑及诊断和治疗中作用将在本章的其余部分和第 8 章中讨论。生长抑素在胰岛细胞中调节在第 33 章中描述，生长抑素过量的表现（如生长抑素瘤）描述于第 45 章。

2. 生长抑素受体 通过基因克隆技术已鉴定出 5 种生长抑素受体亚型（SSTR1～5），其中一种（SSTR2）

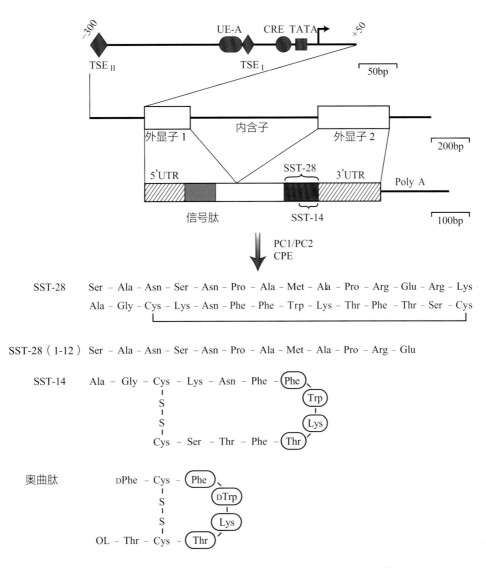

▲ 图 7-25　图示说明人生长抑素激素前体的基因组、mRNA 结构和翻译后加工

生长抑素基因的转录调控，包括作为结合位点的组织特异性元件、上游元件和 cAMP 反应元件，已在胰岛细胞系中广泛研究。目前尚不清楚这些因素是否所有或部分参与了生长抑素的神经特异性表达。SST28 和 SST14 是在一对胱氨酸残基之间包含单个共价二硫键的环状肽。含有四肽 Phe-Trp-Lys-Thr 的 β 转角通过氢键稳定，产生核心受体结合表位。这种最小结构一直是生长抑素的构象抑制类似物的模型，包括奥曲肽。CPE. 羧基肽酶 E；PC1/PC2. 激素原转化酶 1 和 2；TATA. TATA 盒，参与结合 RNA 聚合酶；UTR. 未翻译区（引自 Shen LP, Rutter WJ. Sequence of the human somatostatin 1 gene. *Science*. 1984; 224:168-171;Goudet G, Delhalle S, Biemar F, et al. Functional and cooperative interactions between the homeodomain PDX1, Pbx, and Prep1 factors on the somatostatin promoter. *J Biol Chem*. 1999; 274: 4067-4073; and Milner-White EJ. Predicting the biologically active conformations of short polypeptides. *Trends Pharmacol Sci*. 1989; 10:70-74.）

以两种可变剪接形式表达[362]。这些亚型由位于不同染色体上的不同基因编码；它们在多个靶器官中独特或部分重叠分布表达，并且在与第二信使信号分子的耦合、细胞作用范围和机制上有所不同[362]。这些亚型对生长抑素类似物的结合亲和力也有所不同。这些差异对于生长抑素类似物在治疗和诊断成像中的应用具有重要意义。

所有 SSTR 亚型都与百日咳毒素敏感的 G 蛋白偶联，并在低纳摩尔范围内以高亲和力结合 SST14 和

SST28，同时，SST28 对 SSTR5 具有独特的高亲和力。SSTR1 和 SSTR2 是大脑中最丰富的两种亚型；除了突触后作用外，它们可能分别在下丘脑和边缘前脑中充当突触前自身受体。SSTR4 在海马中分布最多。所有亚型均在垂体中表达，但 SSTR2 和 SSTR5 是生长激素细胞上最丰富的亚型。它们也是胰岛中最重要的生理学成分，SSTR5 负责抑制小鼠 B 细胞的胰岛素分泌，而 SSTR2 负责抑制小鼠 A 细胞的胰高血糖素[363]。

生长抑素与其受体的结合导致一种或多种质膜结

合的抑制性 G 蛋白（$G_{i/o}$）的激活，进而抑制腺苷酸环化酶活性，并降低细胞内 cAMP。所有 SSTR 共有的其他 G 蛋白介导的作用是激活对钒酸盐敏感的磷酸酪氨酸磷酸酶和调节 MAPK。SSTR 的不同亚群还耦合到 K^+ 通道、电压依赖性 Ca^{2+} 通道、Na^+/H^+ 交换、AMPA- 红藻氨酸谷氨酸受体、PLC 和 PLA2[362]。降低细胞内 cAMP 和 Ca^{2+} 是抑制激素分泌的最重要机制，生长抑素对肿瘤细胞的抗增殖作用可能与对磷酸酪氨酸磷酸酶和 MAPK 的作用相关。

3. 对靶组织的影响和作用机制　在垂体中，生长抑素抑制生长激素、TSH 的分泌，在一定条件下，还可抑制 PRL 和 ACTH 的分泌。它对胰腺、肠道和胆囊的几乎所有内分泌和外分泌物都有抑制作用（表 7-5）。生长抑素抑制唾液腺的分泌，在某些条件下，还能抑制甲状旁腺激素和降钙素的分泌。生长抑素可以阻断许多内分泌肿瘤的激素释放，包括胰岛素瘤、胰高血糖素瘤、血管活性肠肽瘤、类癌和一些胃泌素瘤。

下丘脑外脑中生长抑素的生理作用仍然是研究热点[364]。在纹状体中，生长抑素通过谷氨酸依赖性机制增加神经末梢多巴胺的释放。它在边缘皮质和海马的 GABA 能中间神经元中广泛表达，调节锥体神经元的兴奋性。颞叶癫痫与海马中表达生长抑素的神经元显著减少有关，这与对癫痫发作的假定抑制作用一致[365]。在杏仁核中，生长抑素与防御反应的学习和表达有关[366]。大量相关数据表明，前脑和脑脊液中生长抑素浓度降低与阿尔茨海默病、重度抑郁症和其他神经精神疾病存在联系，这些研究引发了生长抑素在调节认知和情感行为的神经回路中作用的猜测[367]。一项使用遗传

和药理学方法诱导小鼠生长抑素缺乏症的研究支持了这样的假设，即神经肽在获得情境恐惧记忆中发挥生理作用，可能是通过改变海马回路的长期增强作用[368]。

4. 生长抑素类似物的临床应用　一个广泛的药物发现项目已经生产出了具有受体亚型选择性的生长抑素类似物，与天然肽相比，它提高了药代动力学和口服生物利用度。最初，研究集中在合理设计包含 D- 氨基酸残基并包括生长抑素的 Trp9-Lys10 二肽的约束性环肽，结构功能研究表明，这是与生长抑素受体高亲和力结合所必需的（图 7-25）。许多此类类似物已在临床试验中进行了研究，包括奥曲肽、兰瑞肽、Vapreotide、Seglitide 和 Pasireotide[362]。这些化合物是激动剂，与 SSTR2 和 SSTR5 具有相似高亲和力结合，与 SSTR3 中度结合，与 SSTR1（帕瑞肽除外）和 SSTR4 不能（或低）结合。一种组合化学方法现在已经导致了新一代的非肽基生长抑素激动剂，它可以选择性地结合到五种 SSTR 亚型中的每一种[369]，与强效和选择性生长抑素激动剂的显著成功开发相比，有用的拮抗药仍然是缺乏的[370]。

生长抑素类似物可有效控制肢端肥大症患者中生长激素的过量分泌，并在约 1/3 的患者中缩小肿瘤大小。它们还适用于治疗术后复发性 TSH 分泌腺瘤和各种功能性转移性神经内分泌肿瘤，包括类癌、血管活性肠肽瘤、胰高血糖素瘤和胰岛素瘤，但它们很少用于治疗胃泌素瘤[371]。生长抑素类似物也可用于治疗多种形式的腹泻（作用于肠道中的盐和水排泄机制）和减少胰瘘的外分泌物（从而促进愈合）。流向胃肠道的血流量减少是它们用于治疗食管静脉曲张出血的基础，

表 7-5　生长抑素在中枢神经系统之外的作用	
激素分泌被抑制	**抑制其他胃肠道功能**
• 垂体 　– 生长激素，TSH，ACTH，催乳素 • 胃肠道 　– 促胃液素 　– 促胰液素 　– 促胃动素 　– GLP1 　– 葡萄糖依赖性促胰岛素多肽 　– 血管活性肠肽 • 胰腺 　– 胰岛素 　– 胰高血糖素 　– 生长抑素 • 生殖泌尿道 　– 肾素	• 胃酸分泌 • 胃酸和肠液分泌 • 胃排空 • 胰源性碳酸氢盐分泌 • 胰酶分泌（刺激肠道吸收水和电解质） • 胃肠血液 • 精氨酸加压素激活的水转运 • 胆汁流动 **胃肠道外功能** • 抑制活化免疫细胞功能 • 抑制肿瘤生长

ACTH. 促肾上腺皮质激素；TSH. 促甲状腺激素

但它们对治疗消化性溃疡出血无效。

用放射性示踪剂标记的生长抑素类似物已被用作多种疾病的外部显像剂[370, 371]，包括[111]In标记和[68]Ga标记的生长抑素类似物、奥曲酸、DOTATATE、DOTATOC和DOTANOC（图7-26）。大多数胃肠胰腺神经内分泌肿瘤（GEP-NET）和支气管肺NET、嗜铬细胞瘤/副神经节瘤、甲状腺髓样癌、许多垂体肿瘤和各种表达生长抑素受体的非内分泌肿瘤（如乳腺癌、肾细胞癌、脑膜瘤和星形细胞瘤）可以通过外部成像技术可视化，使用这些药物通过闪烁成像或正电子发射断层扫描（positron emission tomography，PET）显示。由于免疫系统激活的T细胞显示生长抑素受体，炎性病变（如结节病、韦格纳肉芽肿病和结核病）、许多霍奇金病和非霍奇金淋巴瘤的病例也吸收了这些放射性核苷酸[372]。

生长抑素能够抑制正常细胞系和一些肿瘤细胞系的生长，并在动物模型中减少实验性诱导的肿瘤的生长，这激发了人们对生长抑素类似物治疗癌症的兴趣。生长抑素的抑瘤作用可能是直接作用于肿瘤细胞，与抑制生长因子受体表达、抑制MAPK和刺激磷酸酪氨酸磷酸酶相关。激活SSTR1、SSTR2、SSTR4和SSTR5均可促进肿瘤抑制因子视网膜母细胞瘤（Rb）和p21（CDKN1A）的细胞周期阻滞，激活SSTR3可触发细胞凋亡，同时诱导肿瘤抑制因子p53和促凋亡蛋白Bax的凋亡[362]。此外，生长抑素通过抑制循环、旁分泌和自分泌促肿瘤生长因子间接影响肿瘤生长，并可调节免疫细胞活性，影响肿瘤血供。两项主要研究（PROMID和CLARINET试验）表明，接受治疗的神经内分泌肿瘤患者的无进展生存期明显长于接受安慰剂治疗的患者[373, 374]。Pasireotide是一种新型多受体靶向生长抑素类似物，与SSTR5的结合效力提高40倍，对约1/3奥曲肽或兰瑞肽耐药的神经内分泌肿瘤患者有效。

使用放射性标记的生长抑素类似物的治疗方法也已被用于抑制癌细胞[370, 371]。首先是使用与多种γ发射或β发射放射性同位素螯合的奥曲肽进行受体靶向放射性核素治疗，包括（[90]Y-DOTA0, Ty3）奥曲肽或DOTATATE与[177]Lu螯合。理论计算和经验数据表明，放射性标记的生长抑素类似物可以通过简单地与表面受体结合或在受体介导的内吞作用后向表达生长抑素受体的肿瘤提供杀肿瘤放射治疗剂量。NETTER-1试验和最近的大型荷兰队列研究证实，与单独使用生长抑素类似物相比，使用这些放射性核素可提高转移性GEP-NET患者的无进展生存期[375, 376]。一种治疗转变是螯合细胞毒性化学治疗剂，如阿霉素转化为生长抑素类似物。另一种方法是用体细胞基因治疗，如用SSTR基因转染SSTR阴性胰腺癌细胞[377]。

（七）催乳素调节因子

1. 多巴胺　众所周知，与其他垂体激素的分泌不同，催乳素的分泌主要受下丘脑的紧张性抑制控制（图7-27）[378]。破坏茎正中隆起或将垂体移植到异位部位会导致催乳素分泌增加，而GH、TSH、ACTH和促性腺激素的释放减少。许多证据表明，多巴胺是下丘脑释放的主要生理PIF[379]。多巴胺存在于下丘脑-垂体-门静脉血管血液中，其浓度足以抑制催乳素释放，多巴胺在体内和体外均抑制催乳素分泌，多巴胺D_2受体在催乳素细胞的质膜上表达。D_2受体基因靶向破坏的突变小鼠均会出现催乳素增生、高催乳素血症，并最终出现催乳素腺瘤，这进一步强调了除激素分泌外，多巴胺在催乳素增殖的生理调节中的重要性[380]。

内侧基底下丘脑的内在多巴胺能神经元构成多巴胺能群体，具有不同于大脑其他区域的调节特性。值得注意的是，它们缺乏D_2自身受体，但表达催乳素受体，这对于正反馈控制至关重要。在大鼠中，这些神经元按位置细分为弓状核内的Dahlstrom和Fuxe的A12组和下丘脑脑室周围核的A14组。位于背内侧的A12多巴胺能神经元进一步归类为结节漏斗多巴胺能神经元（tuberoinfundibular dopamine neurons，TIDA），因为它们投射到正中隆起的外部区域和负责催乳素调节的主要多巴胺能神经元组。延髓A12组被归类为结节垂体多巴胺能神经元（tuberohypophysial dopamine neurons，THDA），并投射到神经叶和中间叶。最后，A14脑室周围垂体多巴胺能神经元（periventricular hypophysial dopaminergic neurons，PHDA）仅将它们的轴突发送到垂体的中间叶，在那里它们主要参与释放α-MSH。

虽然TIDA神经元通常被认为是前叶多巴胺的主要来源，这通过起源于正中隆起的长门静脉血管运输，多巴胺也可以通过相互连接的短门静脉从神经叶和中叶到达前叶[381]。除了多巴胺对催乳素的直接作用外，中枢多巴胺还可以通过改变抑制性中间神经元的活性来间接影响PRL的分泌，抑制性中间神经元反过来又在TIDA神经元上形成突触。这些效应与位于不同中间神经元群体上的D_1和D_2受体相关的相反细胞内信号通路而变得复杂[382]。

多巴胺或溴隐亭等选择性激动剂与D_2受体的结合对催乳素功能具有多重影响。D_2受体是细胞因子超家族的成员，它与对百日咳毒素敏感的G蛋白偶联以抑制腺苷酸环化酶并降低细胞内cAMP水平。其他作用包括激活内向整流的K^+通道，增加电压激活的K^+电流，降低电压激活的Ca^{2+}电流，以及抑制磷酸肌醇的产生。总之，这种细胞内信号事件会降低游离Ca^{2+}浓度并抑制PRL分泌颗粒的胞吐作用[383]。

关于D_2受体激活抑制催乳素基因转录的机制一直存在争议。可能的途径涉及MAPK或PKC的抑制，从而导致Ets家族转录因子的磷酸化减少。Ets因子对于TRH、胰岛素和EGF对催乳素表达的刺激反应很

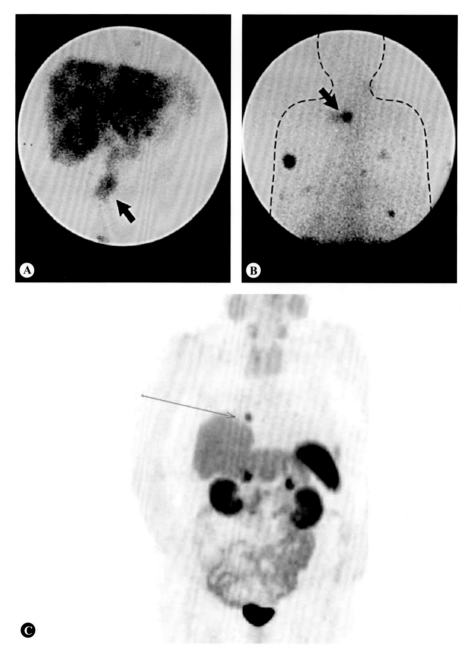

▲ 图 7-26　使用 ^{111}In 标记的 DTPA- 奥曲肽（A 和 B）和 ^{68}Ga-DOTTATE（C）（放射性生长抑素类似物）和外部成像技术定位表达生长抑素受体的类癌肿瘤

A. 一位具有严重面部潮红和腹泻患者的腹部前视图：肿大的肝脏上结节性转移灶和空肠壁原发类癌肿瘤（箭）。B. 颈部左侧淋巴结有转移（箭），肋骨和胸膜有多发性转移。C. 支气管肺类癌（箭），可引起异位 ACTH 综合征和库欣综合征（A 和 B. 引自 Lamberts SWJ, Krenning EP, Reubi J-C. The role of somatostatin and its analogs in the diagnosis and treatment of tumors. *Endocrine Rev.* 1991; 12: 450-482. Copyright 1991, The Endocrine Society.）

重要，它们与垂体特异性 POU 蛋白 Pit1 相互作用，这对于 cAMP 介导的 PRL 基因表达至关重要 [384]。

D$_2$ 受体用于抑制催乳素细胞分裂的第二信使途径也未确定 [385]。一项使用大鼠原代垂体培养的研究表明，毛喉素治疗可激活 PKA 并提高细胞内 cAMP，而胰岛素治疗可提高细胞内 cAMP。激活一种有效的受体酪氨酸激酶，对催乳素都是有效的促有丝分裂刺激

物。溴隐亭竞争性拮抗由升高的 cAMP 引起增殖反应。此外，PD98059 对 MAPK 信号传导的抑制显著抑制了胰岛素和毛喉素的有丝分裂作用，表明 MAPK 和 PKA 信号传导存在相互作用 [386]。

另一项研究表明，在 GH4C1 垂体细胞和 NCI-H69 小细胞肺癌细胞中 D$_2$ 受体激活的抗增殖作用中，RhoA 依赖性、百日咳毒素不敏感途径刺激 PLD 活

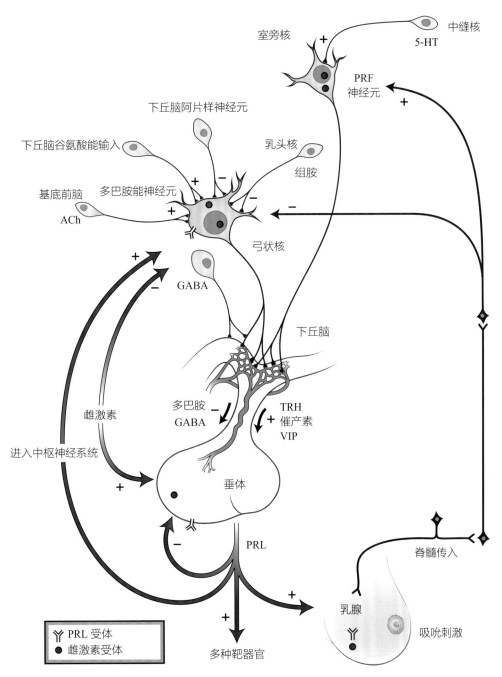

▲ 图 7-27 下丘脑 - 垂体 - 催乳素轴的调节情况

下丘脑的主要作用是抑制作用，主要由结节垂体多巴胺能神经元系统和催乳素上多巴胺 D₂ 受体介导。多巴胺能神经元受乙酰胆碱和谷氨酸的刺激，并被组胺和阿片类肽抑制。一种或多种催乳素释放因子介导催乳素急性释放（如在哺乳、应激情况下）。有几种候选催乳素释放因子，包括 TRH、血管活性肠肽和催产素。催乳素释放因子神经元被血清素（5-HT）激活。雌激素促进垂体释放 PRL，PRL 向垂体反馈，调节自身的分泌（超短环反馈），并通过抑制 GnRH 的释放来影响促性腺激素的分泌。短环反馈也可以通过催乳素受体调节下丘脑多巴胺的合成、分泌和循环来间接介导。ACh. 乙酰胆碱；GABA. γ- 氨基丁酸；PRF. 催乳素释放因子；PRL. 催乳素；TRH. 促甲状腺激素释放激素

性[387]。ERK1/2 通路和 AKT/PKB 通路的抑制也与 D₂ 受体减少催乳激素细胞有丝分裂的作用有关[388]。因此，很明显，多巴胺对催乳素的作用涉及多种不同的细胞内信号通路与 D₂ 受体的激活，但这些通路的不同组合与对催乳素分泌、催乳素基因转录和催乳激素细

胞增殖的抑制作用有关。

多巴胺在垂体中的另一主要作用是抑制中间叶 POMC 的细胞的激素分泌[389]，尽管成人与大多数其他哺乳动物的不同之处在于该叶的基本性质。THDA 和 PHDA 轴突末端在黑素细胞上提供了密集的突触样

接触丛。从这些末端释放的多巴胺与血清 MSH 水平呈负相关，并且还调节 POMC 基因表达和黑素细胞增殖。

其他下丘脑因素可能在多巴胺之后发挥作用，作为额外的 PIF[378]。推测这些 PIF 存在的主要原因是不同大鼠模型中门静脉多巴胺水平和循环催乳素之间经常不一致。GABA 是最强的候选者，最有可能通过垂体前叶中的 GABA_A 肌力受体发挥作用。与催乳素一样，黑素营养体关联于 G 蛋白偶联的代谢型 GABA_B 受体。受到多巴胺和 GABA 的抑制[390]，由于基础多巴胺张力很高，在正常情况下，GABA 对催乳素释放的可测量抑制作用通常很小。其他 PIF 包括生长抑素和降钙素。

2. 催乳素释放因子　尽管催乳素对多巴胺的紧张性抑制是下丘脑对催乳素分泌的主要作用，但其他机制也可能通过促进多巴胺抑制或直接促进垂体前叶释放催乳素来发挥作用（图 7-27）。最重要的促释放因子是 TRH、催产素和 VIP，但加压素、血管紧张素 II、NPY、甘丙肽、P 物质、铃蟾肽样肽和神经紧张素也可以在不同的生理环境下触发 PRL 释放[378]。在人类中，脉冲式催乳素和 TSH 释放之间存在不完全的相关性，这表明 TRH 在基础条件下并不是唯一的生理催乳素释放因子[391]。

与 TRH 一样，催产素、加压素和 VIP 满足催乳素释放因子的所有基本标准。它们在投射到正中隆起的 PVH 神经元中产生。门静脉血中的激素浓度远高于外周循环，足以刺激体外催乳素的分泌。此外，垂体前叶中每种神经激素都有功能受体，无论是药物拮抗或被动免疫都能减少每种激素，从而减少催乳素的分泌[392]。

AVP 在压力和低血容量性休克期间释放，催乳素也是如此，这表明加压素作为催乳素释放因子在这些情况下具有特定的作用。同样，另一种候选催乳素释放因子是肽组氨酸异亮氨酸，可能特异性参与了应激反应中 PRL 的分泌。肽组氨酸异亮氨酸和人类同源物肽组氨酸蛋氨酸在结构上与 VIP 相关，并由它们在各自的物种中相同的前激素前体合成[393]。两种肽在小细胞 PVH 神经元中与 CRH 共表达，推测它们由相同的刺激释放，导致 CRH 释放到下丘脑 – 垂体门静脉[394]。

来自脑干中缝背侧的血清素似乎在催乳素分泌中也有重要作用，特别是在哺乳期间[395, 396]。这些神经元支配 TIDA 神经元以抑制多巴胺的分泌，从而增加催乳素的分泌，但也可能通过直接支配 PVH 中的 TRH 对 PRF 产生激活作用。内源性阿片类药物也可能在哺乳期间通过抑制弓状核中产生强啡肽或产生 β 内啡肽的神经元介导的 TIDA 分泌发挥作用。

3. 催乳素分泌的垂体内调节　可能比任何其他垂体激素更多，催乳素的分泌受前叶内的自分泌 – 旁分泌因子和通过短门静脉进入前叶静脉窦的神经中叶因子的调节。前叶内丰富的局部调节机制已被广泛回顾[378, 397]，并在第 8 章中进行讨论。简而言之，一些促性腺激素与催乳素密切相关，并分泌物质以响应 GnRH 刺激催乳素分泌[398, 399]。来自促性腺激素的候选物质比比皆是，包括 αGSU、POMC 的 N 端片段（POMC1~74）、神经降压素、血管紧张素 II、PACAP、降钙素和 CART，以及许多其他物质[400]。甘丙肽、VIP、内皮素样肽、EGF、bFGF 和 IL-6 也是催乳素分泌的有效局部刺激物。原位抑制剂包括催乳素本身、乙酰胆碱、TGFβ 和降钙素。尽管这些刺激或抑制因子都没有在催乳素功能的调节中起主导作用，并且该领域的许多研究尚未在人类垂体中直接得到证实，但自分泌和旁分泌因子的局部环境似乎起着至关重要的作用。在不同生理状态下调节催乳素对下丘脑因子的反应。

在哺乳期也观察到垂体前叶细胞聚集[401]，其中催乳激素细胞增殖和重组为蜂窝状结构，细胞之间的接触增加。这些变化是整合或放大来自下丘脑的信号并协调增加的催乳素输出的一种方式。垂体双光子成像和垂体细胞网络三维分析的最新进展强化了这些局部连接的重要性[402]。

4. 催乳素分泌的神经内分泌调节　与其他垂体前叶激素一样，催乳素的分泌受下丘脑的激素反馈和神经影响的调节[378, 379, 403]。反馈作用由催乳素自身在下丘脑水平上施加。催乳素分泌受许多生理状态的调节，包括动情和月经周期、妊娠和哺乳。此外，催乳素受到几种外部感受刺激，包括光、幼崽（啮齿动物）的超声波发声、嗅觉线索和各种压力形式。催乳素的表达和分泌也受到催乳激素细胞和 TIDA 神经元水平的雌激素的强烈影响（图 7-27），以及垂体中的旁分泌调节剂，如甘丙肽和 VIP。

5. 反馈控制　催乳素分泌的负反馈控制由下丘脑内独特的短环机制介导。催乳素激活催乳素受体，这些受体在 A12 和 A14 多巴胺能神经元的所有三个亚群中表达，导致酪氨酸羟化酶表达增加和多巴胺合成增加[404, 405]。Ames 侏儒小鼠几乎不分泌催乳素、GH 或 TSH，其弓状多巴胺能神经元数量减少，这种发育不全可以通过新生儿给予催乳素来逆转，表明对这些神经元的营养作用[406]。然而，另一种由基因靶向产生的孤立催乳素缺陷的小鼠模型似乎具有正常数量的功能低下的多巴胺能神经元[407]。通过垂体水平的催乳素自分泌或旁分泌调节进行超短反馈控制，在有条件缺失催乳素受体的转基因小鼠中，也可以在催乳素滋养细胞中，通过选择性地催乳素营养素对多巴胺抑制的增敏性来实现[408]。

6. 神经控制　催乳激素细胞具有自发的高分泌活性；因此，下丘脑对催乳素分泌的主要作用是紧张性抑制，这是由 THDA 神经元合成的调节激素介导的。

催乳素的分泌爆发是由多巴胺抑制的急性撤退、PRF的刺激或这两种事件的组合引起的。在任何特定时刻，局部产生的自分泌和旁分泌调节剂进一步调节个体催乳激素细胞对神经激素 PIF 和 PRF 的反应。

多种神经递质系统作用于下丘脑多巴胺和 PRF 神经元以调节它们的神经分泌[378]（图 7–27）。烟碱型胆碱能和谷氨酸能传入神经激活 TIDA 神经元，而组胺主要通过 H_2 受体抑制这些神经元。对 TIDA 神经元具有主要生理意义的抑制性肽能输入与内源性阿片肽脑啡肽和强啡肽及其同源 μ 受体和 κ 受体亚型相关[409]。几乎所有情况下，包括基础状态、发情周期的不同阶段、哺乳期和压力，阿片类药物对多巴胺释放的抑制与催乳素分泌增加有关。中缝背核的上行 5- 羟色胺能输入是 PVH 中 PRF 神经元的主要激活剂。关于参与这种激活的特定 5-HT 受体的身份仍然存在争议。

由于催乳素分泌过多综合征的频繁发生（见第 8 章），因此对催乳素调节系统及其单胺能控制进行了详细研究。垂体和下丘脑都有多巴胺受体，对多巴胺受体刺激和阻断的反应并没有区分药物的中枢作用还是外周作用。许多常用的抗精神病药物会影响催乳素的分泌。利血平（一种儿茶酚胺消耗剂）和吩噻嗪类药物（如氯丙嗪和氟哌啶醇）通过抑制多巴胺对垂体的作用来增强催乳素的释放，而催乳素反应是吩噻嗪类药物抗精神病作用的极好预测因子，因为它与 D_2 受体结合和激活有关[410]。主要的抗精神病精神安定药作用于中脑边缘系统和垂体调节 TIDA 系统中的脑多巴胺受体。因此，用溴隐亭等多巴胺激动剂治疗此类患者可以逆转此类药物的精神病学益处。一份关于 3 名伴有催乳素瘤的精神病患者的报道建议联合使用氯氮平和喹那酮内酯作为同时治疗这两种疾病的首选治疗方法[411]。

7. 影响分泌的因素

(1) 昼夜节律：催乳素在一天中的任何时候都可以在血浆中检测到，但以叠加在基础分泌物上的离散脉冲形式分泌，并表现出昼夜节律，峰值出现在清晨[412]。在人类中，这是一种真正的昼夜节律，因为它被保持在一个独立于睡眠节律的恒定环境中[413]。检查 TIDA 神经元活动、正中隆起中的多巴胺浓度和 SCN 的操作的综合数据表明，光引起的内源性多巴胺张力的日变化构成了催乳素分泌昼夜节律的主要神经内分泌机制。哺乳期和非哺乳期女性夜间催乳素分泌的增加可能是在夜间长时间非哺乳期间维持乳汁的一种机制。

(2) 外部刺激：哺乳刺激是催乳素分泌最重要的生理调节剂。催乳素水平在乳头刺激后 1～3min 升高，并在 10～20min 保持升高[414]。这种反射与泌乳不同，后者几乎与哺乳期间的催乳素分泌同时发生，涉及神经垂体和乳腺肺泡肌上皮细胞收缩的催产素释放。这些反射提供了一种机制，婴儿通过该机制调节母乳的产生和输送。有趣的是，在非泌乳大鼠中，催乳素分

泌抑制催产素神经元并刺激 TIDA 神经元释放多巴胺，而在泌乳期间，催乳素增强催产素释放而不增加多巴胺释放。所涉及的机制可能包括催乳素诱导的 TRPV1 通道敏化，该通道在泌乳期间在催产素神经元中上调，由 TIDA 神经元释放 GABA 介导的间接效应[415]，以及通过电活动的解离和多巴胺释放来抑制催乳素反馈回路，以允许哺乳期间催乳素持续升高[416]。催乳素向 TIDA 神经元的信号传导也可能由于 SOCS 蛋白抑制 JAK-STAT 信号通路，这是由催乳素与催乳素受体结合诱导的[417]。

刺激机械感受器后，与吸吮反射有关的通路通过脊髓传入神经元传递至脊髓，通过脊髓丘脑束上升至中脑，并通过前脑中束进入下丘脑（图 7–27）。调节催产素依赖的泌乳反应的神经元伴随着参与催乳素调节的神经元，然后在 PVH 核水平分离，尽管所涉及的下丘脑内通路尚未被精确阐明。使用 c-Fos 作为神经元激活的标志物，已经确定了脑干中几个潜在中继中心，包括腹外侧髓质（A1）和背侧迷走神经复合体（A2）儿茶酚胺细胞群、蓝斑、臂旁外侧核、尾侧通过与催产素神经元的直接或间接突触连接[418]。A1 和 A2 组中产生的去甲肾上腺素能神经元直接支配催产素神经元[419]。催产素神经元的数量，有助于脉冲式催产素释放的协调模式，受来自谷氨酸能神经元在侧隔和终纹床核中的传入输入的调节[47]。通常分离催产素神经元的星形胶质细胞的突起收缩，允许通过躯体附着增加相互作用，也有助于催产素分泌的脉动模式，并可能受到催产素的"核内释放"的调节，其中催产素从树突和躯体局部释放[420]。哺乳反射导致 PIF 活性的抑制和 PRF 的释放，尽管哺乳诱导的 PRF 尚未确定。

哺乳诱导的催乳素分泌不仅在泌乳中发挥重要作用，而且还协调许多其他补充泌乳的生理反应，包括母体行为的发展、食欲增加和生殖功能的抑制。哺乳期间脉络丛中催乳素受体的上调促进了这些作用，使催乳素通过载体介导的转运系统从循环中增加进入大脑[421]。催乳素与 MePO 中催乳素受体的结合可能对母体很重要，因为通过注射到视前区域的特定催乳素受体拮抗药拮抗催乳素受体可以延迟母体行为的发生[422]。TIP39 也可能是母体哺乳动机机制的重要组成部分[423]。这种肽由丘脑中的神经元产生，对视前区域的甘丙肽神经元有广泛的投射，已知这是通过哺乳来激活的[424]。吸吮还导致脑干神经元传入介导的弓状核中 NPY 和 AgRP 基因表达的显著增加，以及瘦素循环水平的下降，这是由泌乳生产产生的负能量平衡引起的[425]。由于 NPY 和 AgRP 是强大的促食欲肽（见第 39 章），它们在哺乳期间的增加可以解释与哺乳相关的摄食过多，以满足产奶能量需求。事实上，对仅在 NPY/AGRP 神经元中表达白喉毒素受体的转基因小鼠施用白喉毒素，对 NPY/AgRP 神经元的完全消融可

导致哺乳动物的食物摄入量显著减少[426]。弓状核 NPY 神经元的激活也可能通过直接作用于 NPY Y5 受体介导的 GnRH 神经元，从而抑制与哺乳相关的生殖功能[427]。

尽管它们对人类催乳素调节的意义尚不确定，但光照时间和听觉和嗅觉信号的季节性变化对环境刺激显然对许多哺乳动物物种非常重要[378]。啮齿动物幼鼠的发声通过激活后丘脑的下丘和外侧膝状，也是哺乳期和未哺乳期的雌性大鼠催乳素分泌的有力刺激[418]。信息素的嗅觉刺激在啮齿动物中也具有有效作用。一个典型的例子是布鲁斯效应或自然流产，它是由妊娠的雌性大鼠与不熟悉的雄性大鼠接触引起的。它由一个经过充分研究的神经回路介导，涉及犁鼻神经、皮质内侧杏仁核和下丘脑内侧视前区，会导致 TIDA 神经元激活和循环催乳素减少，这对于维持妊娠前半段黄体功能至关重要。

许多形式的压力都会显著影响催乳素的分泌，尽管其目的意义尚不确定。它可能与催乳素对免疫系统细胞的作用或稳态的其他方面有关。不同的应激源与催乳素分泌的减少或增加有关，这取决于应激发生时的局部调节环境。然而，尽管在实验动物模型中，有充分记录的催乳素变化与相对严重的应激形式有关，但与人类生理学的相关性尚未被很好的确定。

（八）GnRH 与生殖轴的调节

1. 化学与进化　GnRH 是一种 10 个氨基酸的下丘脑神经肽，参与生殖轴的功能的调节。它是大分子前体的一部分，该前体分子被酶切割，从氨基末端移除信号肽，羧基末端移除 GnRH 结合肽（GnRH-associated peptide, GAP），从而合成 GnRH（图 7-28）[428]。所有形式的十肽在氨基末端都有焦谷氨酸，在羧基末端具有甘氨酰胺，这表明末端残基在整个进化过程中的功能重要性。

在哺乳动物中已经鉴定出两个编码 GnRH 的基因[429, 430]。第一个基因为 GNRH1，编码 92 个氨基酸前体蛋白。这种结构的 GnRH 存在于下丘脑神经元中，并作为调节垂体促性腺激素功能的释放因子[431]。第二个 GnRH 基因为 GNRH2，编码的十肽与 GnRH1 编码的十肽有三个氨基酸不同[432]。这种结构的 GnRH 存在于中脑区域，是神经递质而不是垂体释放因子。GnRH1 和 GnRH2 都存在于从鱼类到哺乳动物的系统发育多样化的物种中，这表明不同结构的 GnRH 在脊椎动物进化的早期彼此分化[431]。第三种结构的 GnRH 为 GnRH3，已经在硬骨鱼的网状脑神经元中被发现。GnRH 也存在于脑外细胞中，但作用尚不清楚，是目前正在研究的一个领域。

所有 GnRH 基因都具有相同的基本结构，四个外显子编码的前激素原 mRNA。外显子 1 包含基因的 5′ 未翻译区；外显子 2 含有信号肽、GnRH 和 GAP 的氨基端；外显子 3 含有 GAP 的中心部分；外显子 4 含有 GAP 的

羧基端和 3′ 未翻译区（图 7-28）[431]。在不同物种中，编码 GnRH 十肽的核苷酸序列是高度同源的。本部分重点介绍源自 GNRH1 mRNA 的下丘脑 GnRH，以及其在下丘脑 - 垂体 - 性腺轴的重要调节作用。

在大鼠 GNRH1 基因中已经发现两个转录起始位点，位于 +1 和 –579 处，其中 +1 启动子在下丘脑神经元被激活，另一个启动子在胎盘中激活。启动子的前 173 个碱基对在物种中高度保守。在大鼠中，该启动子区域已被证实包含两个 Oct1 结合位点，三个结合转录因子 POU 结构域家族（SCIP、Oct6 和 Tst1）的区域，以及三个可以结合孕激素 1 受体的区域[433]。此外，多种激素和第二信使已被证明可以调节 GnRH 基因的表达，并且迄今为止用于激素控制 GnRH 转录的大多数顺式元素位于近端启动子区域[434, 435]。啮齿动物和人类 GNRH1 基因的 5′ 侧翼区还含有远端 300 碱基对增强子区，即 1.8kb 或 0.9kb[435, 436]。研究表明，同源域转录因子 OCT1、MSX 和 DLX 在神经元表达和发育激活的过程中具有相关性[436, 437]。

2. 解剖分布　GnRH 神经元呈现小而弥漫的分布，并且分布于核心区域中。它们通常呈双极和梭形，细长的轴突主要向正中隆起和漏斗柄延伸。下丘脑 GnRH 神经元的定位是物种依赖性的。在大鼠中，下丘脑 GnRH 神经元集中在喙部区域，包括内侧视前区、Broca 区的对角带、隔膜区和下丘脑前部。在人类和非人类灵长类动物中，大多数下丘脑 GnRH 神经性腺瘤位于下丘脑背侧基底、漏斗和脑室周围区域。在整个下丘脑中，神经垂体 GnRH 神经元穿插着非神经内分泌 GnRH 神经元，这些神经元将其轴突延伸到大脑的其他区域，包括其他下丘脑区域和皮质的各个区域。从非神经内分泌神经元分泌的 GnRH 与啮齿动物的性行为控制有关，但在高等灵长类动物中却没有[438]。

3. 胚胎发育　GnRH 神经内分泌神经元是一种不寻常的神经元群，因为它们起源于 CNS 之外，来自鼻腔的上皮组织[439]。在胚胎发育过程中，GnRH 神经元通过大脑表面迁移到下丘脑，最终在下丘脑的位置各物种之间有所不同。迁移依赖于 GnRH 神经元沿着其移动的神经元和神经胶质细胞的支架，神经细胞黏附分子在指导迁移的过程中起着关键作用。

GnRH 神经元未能正确迁移导致 Kallmann 综合征，GnRH 神经内分泌神经元没有到达其最终目的地，因此无法刺激垂体促性腺激素分泌[439, 440]。Kallmann 综合征患者不能自然进入青春期。KAL1 基因的缺乏导致 X 连锁 Kallmann 综合征，该基因编码 anosmin-1 细胞外糖蛋白。FGFR1、FGF8、PROK2 和 PROKR2、CDH7 基因的突变导致常染色体显性遗传的 Kallmann 综合征，PROK2 和 PROKR2 突变亦可发生常染色体隐性遗传。与 Kallmann 综合征相关的其他基因包括

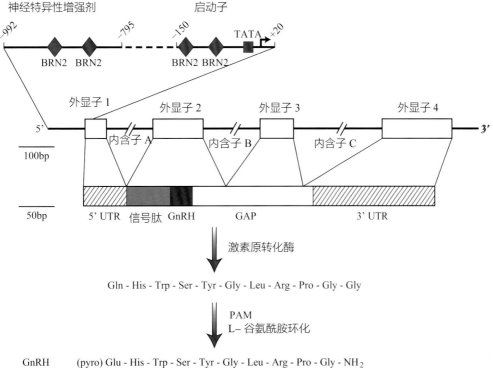

▲ 图 7-28 人类 GnRH1 基因、下丘脑 cDNA 和 GnRH 激素原翻译后加工的示意

同源域转录因子 BRN2 的结合位点簇存在于近端启动子和远端增强子区域中，并且对于基因的神经元特异性表达很重要。在大鼠 Gnrh1 基因中已经鉴定出系统发育保守的同源区域，但在该物种中，Oct1 转录因子与神经元特异性表达有关。因为异质核 RNA（hnRNA）的差异剪接，以及包含内含子 A 序列，从人胎盘分离的 GnRH-I 的 cDNA 具有更长的 5′非翻译区。GAP. GnRH 相关肽；PAM. 肽基甘氨酸 α–酰胺化单加氧酶；TATA.Goldstein-Hogness 盒参与结合 RNA 聚合酶（引自 Cheng CK, Leung PCK, Molecular biology of gonadotropin-releasing hormone [GnRH]-I, GnRH-II, and their receptors in humans. *Endocr Rev.* 2005; 26: 283-306;Wolfe A, Kim HH, Tobet S, et al. Identification of a discrete promoter region of the human GnRH gene that is sufficient for directing neuron-specific expression:a role for POU homeodomain transcription factors. *Mol Endocrinol.* 2002;16:435-449. ）

CCDC141、DUSP6、FEZF1、FGF17、FLRT3、IL-17RD、NELF、SEMA3A、SPRY4 和 WDR11[441]。

然而，这些突变仍然只占 Kallmann 综合征的少数，其他原因尚未得到确认[442]。外源性 GnRH 的给药有效治疗了这种形式的下丘脑性腺功能减退症。因 KAL1 基因突变导致的 Kallmann 综合征患者通常伴有其他先天性中线结构缺陷，包括嗅球和嗅道发育不全引起的嗅觉丧失。

4. 垂体受体的作用

(1) 受体：GnRH 与垂体促性腺激素上的膜受体结合，刺激 LH 和 FSH 的合成和分泌。GnRH 受体是一种七跨膜结构域 GPCR，但它缺乏典型的细胞内羧基末端细胞质结构域[435]。在生理条件下，GnRH 受体数量变化，通常与垂体促性腺激素的促性腺激素分泌能力直接相关。例如，在整个大鼠发情周期中，在发情前下午发生促性腺激素激增之前，可以看到 GnRH 受体的升高。GnRH 受体信息水平由多种激素和第二信使调节，包括类固醇激素（雌二醇既可以抑制又可以刺激，黄体酮抑制）、促性腺激素（抑制）、钙和 PKC

（刺激）[433, 435]。

G$_{q/11}$ 是主要的 GTP 结合促发蛋白介导 GnRH 反应；然而，有证据表明 GnRH 受体可以耦联到其他 G 蛋白，包括 Gs 和 Gi[435]。随着激活，GnRH 受体与磷 – 膦酰西肽特异性 PLC 偶联，导致通过 DAG-PKC 途径从内部储存释放钙的钙转运增加。钙进入增加是 GnRH 刺激性腺激素分泌的关键步骤。然而，GnRH 也刺激了 MAPK 信号通路。

当垂体 GnRH 刺激下降时，如在各种生理条件下（包括哺乳状态、营养不良或季节性生殖静止期），垂体促性腺细胞上 GnRH 受体数量急剧下降。随后垂体在 GnRH 脉冲刺激下，在 Ca^{2+} 依赖的蛋白质合成机制下，恢复受体数量[443]。GnRH 诱导自身受体的作用称为上调或自启动。只有生理性 GnRH 脉冲频率才能促进 GnRH 受体的产生，并且各物种之间 GnRH 脉冲频率似乎有所不同[444]。在对垂体进行低剂量 GnRH 刺激一段时间后，GnRH 受体的上调可能需要数小时到数天的 GnRH 脉冲刺激，这取决于先前 GnRH 降低的持续时间和程度。GnRH 上调自身受体的自启动作用在自发排卵物种的雌性中周期性促性腺激素激增并触发排卵也起着至关重要的作用。就在促性腺激素激增之前，有两个因素使垂体对 GnRH 非常敏感，并使 LH 的释放比女性生殖周期的其他时期高一个数量级，即 GnRH 的脉冲频率增加和雌二醇水平升高使垂体促性腺细胞敏感性增加。LH 的这种激增触发了卵巢的排卵过程。

与通过 GnRH 脉冲节律上调 GnRH 受体相反，持续 GnRH 刺激会导致 GnRH 受体下调并伴随 LH 和 FSH 合成和分泌的减少，这称为脱敏[445]。下调不需要钙动员或促性腺激素分泌。而与受体与 G 蛋白的快速解偶联，从质膜中隔离并内化，蛋白水解后降解有关。

下调的概念有许多临床应用。例如，目前最常见的下丘脑性青春期提早启动（即 GnRH 分泌性早熟）的治疗方法是用长效 GnRH 超激动剂治疗，下调垂体 GnRH 受体并有效关闭生殖轴[444, 446]。性早熟的儿童可以用长效 GnRH 激动剂维持多年，以抑制生殖轴的过早激活，直到正常青春期启动年龄停用，可使垂体促性腺激素的再激活并促进下游性腺类固醇激素增加（见第 17 章）。长效 GnRH 激动剂也用于治疗雌激素依赖性乳腺癌和其他性腺类固醇依赖性癌症[444]。已经开发出 GnRH 长效拮抗药，也可用于这些疾病的治疗[447]。拮抗药具有非点燃效应的优点（即一些个体在起始超激动剂治疗时的急性刺激，使促性腺激素分泌明显增高）。

(2) 脉冲性 GnRH 刺激：由于 GnRH 的单脉冲刺激 LH 和 FSH 的释放，并且长期 GnRH 脉冲刺激促进垂体 LH 和 FSH 的合成，因此通常认为只有一个释放因子调节 LH 和 FSH 的合成和分泌。然而，在许多生理条件下，LH 和 FSH 分泌有不同的模式，因此，第二种释放 FSH 的肽已被提出，但迄今为止尚未分离出这种肽。

下丘脑 GnRH 神经元全体细胞，以协调、重复、间断的方式将 GnRH 通过轴突发送到中央隆起的门脉血液系统，在门静脉血流中产生不同的 GnRH 脉冲。GnRH 的脉冲规律刺激垂体分泌相应脉冲节律的 LH 释放到外周循环中。在实验动物中，可以同时从门脉系统和外周血中收集血样本，在大多数生理分泌速率下，GnRH 和 LH 脉冲是 1：1 对应的[448]。由于人类的中枢门脉系统一般无法进入，因此按频率收集外周静脉血液样本用于定义 LH 分泌的脉冲规律（即 LH 脉冲的频率和振幅），并用来间接测量 GnRH 分泌系统的活动。通过监测 LH 脉冲分泌节律间接评估 GnRH 分泌的方法也用于许多动物研究，以检测控制生殖神经内分泌轴脉冲调节的因素。与 LH 分泌不同，FSH 并不总是脉冲分泌的，即使是脉冲分泌，LH 和 FSH 脉冲之间也只有部分一致性。

可以在猴子和其他物种的下丘脑内侧基底中放置多单元记录电极，并检测与 LH 分泌的脉动分泌一致的电活动峰值[449]。然而，尚不清楚这些电活动的爆发是 GnRH 神经元本身的活动，还是刺激 GnRH 神经元并控制其放电的神经元的活动。随着将绿色荧光蛋白基因置于 GnRH 启动子调节下的小鼠研究的开展，已经可以使用荧光显微镜识别下丘脑组织切片中的 GnRH 神经元，从细胞内标记它们[16]，并通过快速扫描循环伏安法同步测量从正中隆起处释放的 GnRH[450]。这些研究表明，绝大多数 GnRH 神经元的电活动是爆发式的。生殖神经内分泌学领域的一个核心问题是，是什么导致 GnRH 神经元以协同的方式出现脉冲。来自恒河猴的胚胎 GnRH 神经元已经显示出细胞内钙浓度的内在振荡变化，以及与 GnRH 释放相关的数十个神经元中的同步钙峰[451]。数学网络模型已被开发用来进一步描述这个同步过程。GnRH 脉冲发生器经常用来描述 GnRH 脉冲式分泌的现象，并认为是导致 GnRH 脉冲释放的中心机制。

控制 LH 和 FSH 分泌的一个关键因素是促性腺激素的 GnRH 脉冲刺激率。实验表明，下丘脑受损，外源性 GnRH 脉冲给药，不同频率可导致垂体 LH 与 FSH 分泌的比例不同。图 7-29 显示，在一只有下丘脑病变的猴子中，GnRH 脉冲频率设置为 1h，FSH/LH 分泌的比值相对较低。接着脉搏频率减慢（GnRH 脉冲频率为 3h）导致 LH 分泌减少，但 FSH 分泌增加，FSH/LH 比值明显升高。因此，在正常月经周期中，随着周期中期排卵期的临近，LH 脉冲频率在卵泡期增加，反映 GnRH 脉冲频率增加，然后在黄体期减慢。异常低 GnRH 脉冲与青春期延迟、下丘脑闭经、阿片类药物诱导的性腺功能减退症、高催乳素血症和肥胖相关的性腺功能减退症有关，而异常高的 GnRH 脉冲与性早熟和多囊卵巢综合征有关[452]。类固醇激素作用于下丘脑和垂体，强烈影响 GnRH 的脉冲释放速率，以及垂体分泌的 LH 和 FSH 的量。

GnRH 脉冲频率不仅影响促性腺激素释放的脉冲频率和 FSH/LH 分泌比率，而且在调节促性腺激素的结构组成中也起着重要作用。LH 和 FSH 是结构相似的糖蛋白激素。这些激素中的每一种都由 α 亚基和 β 亚基组成。LH、FSH 和 TSH 共享一个共同的 α 亚基，并且每个亚基都有一个独特的 β 亚基，将受体特异性传递给完整的激素。在促性腺激素分泌之前，末端糖基附着在每个促性腺激素分子上[162]。这些糖包括唾液酸、半乳糖、N- 乙酰葡糖胺和甘露糖，但最重要的是唾液酸。LH 和 FSH 的糖基化程度对这些激素的生理功能很重要[162]。具有更多唾液酸的促性腺激素形式具有更长的半衰期，因为它们受到保护，不会被肝脏降解。唾液酸较少的促性腺激素形式对其生物受体具有更有效的作用。垂体水平的 GnRH 刺激速率和卵巢激素反馈都调节 LH 和 FSH 糖基化的程度。例如，在卵泡发育过

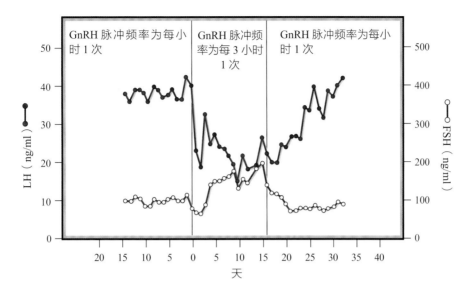

▲ 图 7-29 弓状核病变无垂体内源性 GnRH 分泌的雌性恒河猴中，GnRH 脉冲频率对 LH 和 FSH 分泌的影响。将 **GnRH 脉冲频率从每小时 1 个脉冲降低到每 3 小时 1 个脉冲，导致血浆 LH 浓度降低，但血浆 FSH 浓度增加**

FSH. 卵泡刺激素；GnRH. 促性腺激素释放激素；LH. 黄体生成素引自 Wildt L, Haulser A, Marshall G, et al.Frequency and amplitude of gonadotropin-releasing hormone stimulation and gonadotropin secretion in the rhesus monkey. *Endocrinology*. 1981; 109: 376-385.

程中看到的 GnRH 的缓慢频率与更高程度的 FSH 糖基化有关，这将为生长的卵泡提供持续的 FSH 支持。在循环中期促性腺激素激增之前看到的 GnRH 的较快频率与较低程度的 FSH 糖基化有关，在排卵时提供更有效但持续时间更短的 FSH 形式[453]。

5. 调节系统 来自脑干、边缘系统和其他下丘脑区域的许多神经递质系统将信息传递给 GnRH 神经元（图 7-30）。这些传入系统包括含有去甲肾上腺素、多巴胺、5- 羟色胺、GABA、谷氨酸、kisspeptin、内源性阿片肽、NPY、Galanin 和许多其他肽神经递质。谷氨酸和去甲肾上腺素在为生殖轴提供刺激驱动方面起重要作用，而 GABA 和内源性阿片肽为 GnRH 神经元提供很大一部分抑制驱动。不过，kisspeptin 神经元网络对于 GnRH 神经元的调节特别重要[454]。

GnRH 神经元细胞体被星形胶质细胞包围，星形胶质细胞可能通过释放 PGE2 和（或）TGFβ 来促进 GnRH 分泌[455]。类固醇激素环境的变化也会影响中央隆起外部区域 GnRH 轴突末端的神经胶质鞘程度，并且在调节门脉毛细血管丛输送到垂体前叶方面具有重要作用。因此，在大鼠发情期间，当垂体 GnRH 分泌非常低时，中央隆起处的 GnRH 轴突末端完全被伸长细胞终足化包裹，阻止 GnRH 到达门静脉血。伸长细胞终足化包裹含 GnRH 的轴突末端的启动是通过 TGFβ1 和 SEMA7A 介导的[59]。相反，在发情前的排卵前期，当 GnRH 增加时，雌激素与伸长细胞上的 α 雌激素受体结合，并通过 PGE2 依赖性产生 TGFβ1 诱导伸长细胞足突的回缩，使 GnRH 轴突终端与门脉毛细管系统直接接触。

雌激素也可能影响黏附分子的合成，如 PSA-N-CAM 和 SynCAM，它们促进神经胶质 - 神经元的相互作用和重塑[457]。门毛细血管系统的内皮细胞也可能通过雌激素诱导的一氧化氮产生调节来促进伸长细胞结构重塑[458]。

6. 反馈调节 类固醇激素受体在下丘脑和许多影响 GnRH 神经元的神经系统中含量丰富，这些神经元包括去甲肾上腺素、5- 羟色胺、kisspeptin、β 内啡肽和 NPY 神经元。早期确定大脑中结合标记雌激素的区域的研究表明，在啮齿动物中视前区和 VMH 在大脑中具有最高浓度的雌激素受体。进一步的定位研究通过免疫细胞化学或原位杂交识别雌激素受体，证实了下丘脑和大脑区域中与下丘脑有密切联系的含有大量雌激素受体的部位，包括杏仁核、隔核、BNST、NTS 的内侧部分和臂旁核的外侧部分[459]。1986 年，从大鼠前列腺中分离出一个与经典雌激素受体（现称为 ERα）具有高序列同源性的类固醇激素受体超家族的新成员，并命名为 ERβ。这种新型雌激素受体被证明可以结合雌二醇，并通过与雌激素反应元件结合来激活转录[460]。

ERβ mRNA 定位的原位杂交研究表明，这些受体存在于大脑的整个喙尾范围，在脑皮质的视网膜前区域 BNST、PVH 和 SON、杏仁核和大脑皮质 Ⅱ～Ⅵ层中具有高表达[461]。

雌激素在大脑的下丘脑区域（包括视前区域、腹内侧和腹外侧核、漏斗部 - 弧形核）中诱导孕酮特异性受体，尽管也有证据表明黄体酮受体在某些区域具有组成性表达[462]。雄激素受体图谱研究表明，雄激

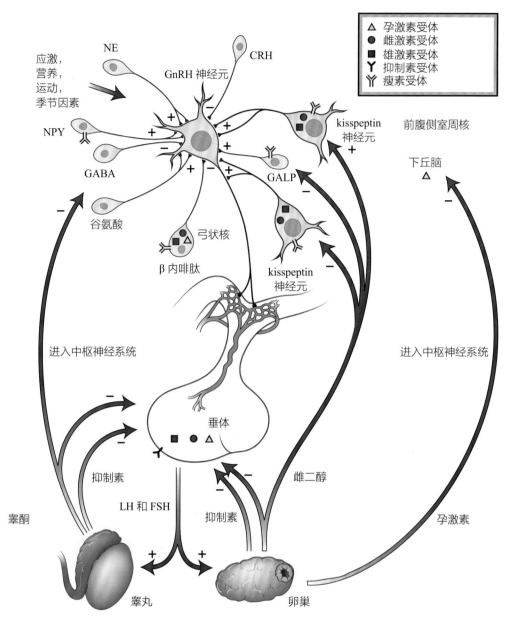

▲ 图 7-30　下丘脑 - 垂体 - 性腺轴的调节

此图显示在下丘脑和垂体水平，调节 GnRH 分泌和性腺类固醇激素反馈的神经系统。CRH. 促肾上腺皮质激素释放激素；FSH. 卵泡刺激素；GABA. γ- 氨基丁酸；GALP. 甘丙肽样肽；LH. 黄体生成素；NE. 去甲肾上腺素；NPY. 神经肽 Y

素和雌激素受体在整个大脑中的分布有相当大的重叠。雄激素受体密度最高的是已知参与生殖控制和性行为的下丘脑核，包括弓状核、PVH、MePO、腹内侧核，以及与下丘脑有强烈联系的脑区域（包括杏仁核、隔核、BNST、NTS 和臂旁核的侧支）[459]。垂体前叶还含有所有性腺类固醇激素的受体。

类固醇激素可以通过下丘脑和垂体的作用显著改变 GnRH 和促性腺激素的脉冲释放模式。在下丘脑，雌二醇、孕酮和睾酮作为闭合负反馈回路的一部分，都可以减少 GnRH 释放到门脉血流中的频率[463]。然而，GnRH 神经元缺乏雌激素受体，表明雌

激素对 GnRH 分泌的影响是由其他神经系统介导的，这些神经系统为 GnRH 神经元提供传入输入。最重要的是 kisspeptin 信号通路，目前已经证实通过刺激下丘脑的 GnRH 来参与青春期和生殖的中枢调节。

kisspeptin 是一种 RF 酰胺样肽，也是前孤 GPCR，GPR54 的天然配体，是一种 54 氨基酸肽，来自位于染色体 1q33 上的 *KISS1* 基因，尽管也已鉴定出含有 10～14 个氨基酸的较小形式。KISS1 基因的失活突变导致低促性腺激素性性腺功能减退症或青春期延迟[464]，而激活突变导致性早熟[465]。这些神经元已在哺乳动物的两个区域被鉴定出来：①人类和灵长类动

物的视前区和漏斗核；②前腹侧室周核（anteroventral periventricular nucleus，AVPV）/ 视前脑室周围 - 心室核 [一起定义为第三脑室的喙脑室周围（rostral periventricular area of the third ventricle，RP3V）] 和反刍动物弧形核[466-468]。

尽管体外培养 GnRH 神经元具有内源性节律活动，但它们与体内观察到的 GnRH 脉冲没有很好的相关性；因此，脉冲发生器在很大程度上归因于 kisspeptin 神经元。kisspeptin 神经元表达雌激素（α 和 β）和黄体酮受体，并密集支配 GnRH 神经元细胞体，特别是其中央隆起的轴突末端。此外，GnRH 神经元表达 kisspeptin 受体（KISS1R）[469]。GnRH 的脉冲分泌依赖于 kisspeptin 的脉冲分泌，就好像 kisspeptin 连续给药一样，导致 LH 分泌的抑制[470]。kisspeptin 脉冲分泌发生的机制由至少两种额外的肽介导，这两种肽由 kisspeptin 神经元在漏斗部 / 弓状核中以相反的作用共同表达，即刺激 kisspeptin 分泌的速激肽神经激肽 B 和抑制 kisspeptin 分泌的强啡肽（或人类中的脑啡肽[471]）[454, 472]。因此，这个 kisspeptin 神经元群体通常被称为 KNDy 神经元[472]。这个概念得到了 KNDy 神经元上存在速激肽受体和 κ 阿片受体，以及协调其活性的神经元之间广泛的轴索和轴突互连的支持[466]。此外，灭活了编码神经激肽 B 基因或神经激肽 B 受体基因 NK3R 突变，导致低促性腺激素性性腺功能减退症[473, 474]。P 物质也被证明对 KNDy 神经元具有激活作用，由动物物种决定在 KNDy 神经元本身内合成或由支配 KNDy 神经元的邻近神经元群体合成[454, 475]。因为 kisspeptin 拮抗药注射到猴子的正中隆起可以消除 GnRH 脉冲，所以 kisspeptin 对 GnRH 分泌的作用可能主要发生在轴突末端[476]。

PNX 是一种新型肽，来源于 SMIM20，并且在物种中高度保守，通过使垂体中的促性腺激素被 GnRH 激活，并通过对 GnRH 神经元的直接影响来调节性腺轴[477]。研究发现，PNX 在 kisspeptin 神经元中合成并增加 KISS1 mRNA 表达，并且 PNX 作为配体参与 kisspeptin 神经元表达 GPR123 受体，这增加了 PNX 可能通过自分泌机制或通过与其他连接 kisspeptin/PNS 神经元来激活 kisspeptin 神经元的可能性。

大多数时候，下丘脑 - 垂体轴受到性腺类固醇激素的负反馈影响。如果通过手术切除性腺或外源性药物抑制其类固醇激素的正常分泌，则男性和女性的血循环中 LH 和 FSH 分泌水平急剧增加（10～20 倍）[463]。这种类型的去势反应通常发生在女性的更年期，卵巢内卵泡耗尽，卵巢内产生大量雌二醇和孕激素的功能降低并最终停止。

神经元参与介导类固醇激素（包括雌二醇、黄体酮和睾酮）对 GnRH 释放的负反馈调节[478-480]。雌激素抑制来自漏斗部 KNDy 神经元的 kisspeptin 和神经激肽 B，并且 kisspeptin 和神经激肽 B 基因的表达在切除卵巢的动物和绝经后女性中上调[481]。类固醇激素的负反馈也可以直接发生在垂体水平。例如，雌二醇已被证明能够与垂体结合，减少 LH 和 FSH 的合成和释放，并降低垂体促性腺激素对 GnRH 作用的敏感性，使得在 GnRH 脉冲刺激垂体时释放较少的 LH 和 FSH。雌二醇这种直接垂体作用的证据来自对恒河猴的研究，因弓状核病变而使内源性 GnRH 缺乏，导致内源性促性腺激素分泌下降。当这些猴子接受 GnRH 脉冲治疗方案同时，雌二醇的输注显著抑制了垂体对 GnRH 的反应性，抑制了由 GnRH 脉冲治疗诱发的促性腺激素分泌[482]。同样，在 GnRH 缺陷（Hpg）遗传背景上的复合突变小鼠模型中，人类 FSHβ 转基因的表达直接在垂体水平上被睾酮抑制。包括人类在内，大多数雌二醇负反馈发生在脑垂体，而大多数黄体酮和睾酮的负反馈发生在下丘脑水平[463]。

除负反馈外，雌二醇还可以在下丘脑和垂体水平上产生正反馈作用，导致垂体大量释放 LH 和 FSH。这种促性腺激素的释放在每个月经周期发生一次，被称为 LH-FSH 激增。雌二醇的正反馈作用因雌二醇骤升刺激而发生。雌二醇在月经周期晚期卵泡发育过程中产生，在女性中，刺激促性腺激素激增前约 36h，雌二醇水平升高，通常维持在 300～500pg/ml。

实验表明，雌二醇升高的临界浓度和持续时间对于实现正反馈和由此产生的促性腺激素激增都是必要的。如果使用超生理剂量的雌二醇，则激增提前到给药后 18h 就会发生。由于卵巢负责雌二醇的产生，雌二醇释放的时间过程和幅度控制正反馈的速率，因此卵巢一直被称为月经周期的定时器。正反馈系统对雌二醇产生量级的依赖性有助于解释这样一个事实，即月经周期中长度变化最大的部分是卵泡期。与产生较低水平雌二醇的优势卵泡相比，在一个周期中能够产生更高水平雌二醇的优势卵泡导致更快速的正反馈作用，因此排卵较早，卵泡期较短。

与雌二醇的负反馈一样，雌二醇的正反馈作用发生在下丘脑以增加 GnRH 分泌，以及垂体以增强垂体对 GnRH 的反应性。雌二醇通过增加新的 GnRH 受体的合成和增强受体后作用部位对 GnRH 的反应性来增加垂体对 GnRH 的敏感性。在下丘脑水平，视前核和 RPV3 核中的 kisspeptin 神经元被认为作为诱导 GnRH 排卵性激增的激增中枢。正如 Fos 表达所检测到的那样，这种特殊的 kisspeptin 神经元亚群在 GnRH 激增之前以雌激素依赖性方式被激活，并被假定在雌二醇对 GnRH 释放的正反馈效应中起关键作用[484]。此外，在靠近内侧视前区域，靠近前交叉和隔膜复合物的区域，阻断雌激素正反馈效应并不会阻止其负反馈效应[485]。值得注意的是，RPV3 神经元中的 kisspeptin 表达是性别依赖的，女性中 kisspeptin 神经元的数量要多得多。然而，视前 kisspeptin 神经元在介导人类排卵激增中的作用是有争议的，因为漏斗区核中的 KNDy 神经元可能参与雌激素的正反馈作用 [486]。介导雌激素从负反馈到正反馈的细胞机制尚不完全清楚，但支持这样一种观点，即雌激素诱导的各种转录因子和受体可能在转换过程中发挥重要作用 [487]。或者，KNDy 神经元可能由不同细胞群体组成。

7. 卵巢周期的调节 卵巢的周期活动由卵巢产生的类固醇激素与生殖轴的下丘脑 – 垂体神经内分泌成分之间的相互作用调节。卵巢周期每个阶段的持续时间是物种依赖的，但控制该周期的一般机制在所有具有自发卵巢周期的物种中都是相似的。在人类月经周期中，第 1 天被指定为月经出血的第 1 天。此时，中小型卵泡在卵巢中，只有卵泡细胞生成少量雌二醇。对下丘脑 – 垂体轴的负反馈水平较低，LH 脉冲频率相对较快（约每 60 分钟一个脉冲），并且与周期其余阶段相比，FSH 浓度略有升高（图 7–31）。FSH 在卵巢卵泡水平上起作用以刺激发育并导致卵泡雌二醇产生增加，这反过来又向下丘脑 – 垂体单元提供增加的负反馈。

负反馈增加的结果是滤泡期脉动性 LH 分泌减慢至约每 90 分钟一个脉冲。然而，随着生长的卵泡分泌更多的雌二醇，雌二醇的正反馈作用被触发，这导致 GnRH 释放的增加和 LH-FSH 激增。促性腺激素的激增作用于完全发育的卵泡，刺激卵泡壁溶解，导致成熟卵细胞排卵到附近的输卵管中，如果存在精子，则发生受精。排卵导致卵泡壁细胞的重组；细胞经历肥大和增生，并开始分泌大量的黄体酮和一些雌二醇。黄体酮和雌二醇在下丘脑和垂体水平上具有负反馈作用，因此在月经周期的黄体期，LH 脉冲频率变得非常慢。黄体具有固定的寿命；如果没有来自发育中的胚胎的 hCG 形式的额外刺激，黄体在约 14 天后自发消退，黄体和雌二醇分泌物减少。这减少了对下丘脑和垂体的负反馈信号，并允许 FSH 和 LH 分泌的增加。黄体酮的下降也是类固醇激素支持对子宫子宫内膜的终止；结果，子宫内膜在月经时脱落，并开始一个新的周期。

在其他物种中，神经内分泌激素和卵巢激素之间的相互作用是相似的，但事件发生的时间不同，其他因素（如昼夜节律和季节性调节因素）在调节周期中发挥作用。大鼠的卵巢周期没有月经（子宫内膜被吸收而不是脱落），为 4～5 天。大鼠在 LH-FSH 激增的时间中也显示出强烈的昼夜节律性，并且激增总是发生在发情前一天的下午。绵羊是具有强烈卵巢周期性季节性模式的物种。在繁殖季节，母羊有 15 天的周期，卵泡期非常短，黄体期延长；在非繁殖季节，通过视觉系统，松果体和 SCN 传递有关白天长度信息的信号导致 GnRH 神经元活性的显著抑制，并且通过垂

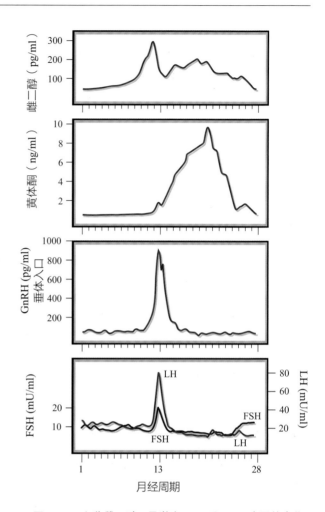

▲ 图 7–31 血浆雌二醇、孕激素、LH 和 FSH 水平的变化，以及 GnRH 水平在人类月经周期中的变化示意
FSH. 卵泡刺激素；GnRH. 促性腺激素释放激素；LH. 黄体生成素

体促激素支持的减少来阻止周期性卵巢功能。

8. 早期发育和青春期 生殖轴的神经内分泌刺激在胎儿发育期间开始，在妊娠中期的灵长类动物中，LH 和 FSH 的血液循环水平达到与去势成人相似的值 [488]。在妊娠发育后期，受到循环性腺类固醇水平升高的抑制，促性腺激素水平下降。具有这种作用的类固醇可能起源于胎盘，因为分娩后循环促性腺激素水平升高，这在生命第 1 年的可变时期显而易见，这取决于物种。产后生殖激素分泌的下降似乎是由于生殖轴的 GnRH 刺激减少，因为它即使在去势状态下也会发生，并且通过给予 GnRH 的脉冲可以促进促性腺激素和性腺类固醇分泌 [489]。

青春期生殖轴的觉醒发生在儿童晚期，最初以促性腺激素和性腺类固醇激素水平的夜间升高为标志 [489, 490]。控制 GnRH 脉冲发生器的青春期重新唤醒机制一直在被深入研究 [489, 491]。尽管机制仍未完全探明，但在此过程中可能起作用的下丘脑中枢变化已经取得了显著进展。在青春期，对 GnRH 神经元系统

的经突触抑制减少和对 GnRH 神经元的刺激性输入增加[489]。GnRH 系统的主要抑制机制之一由 GABA 能神经元提供。对恒河猴的研究表明，GABA 的下丘脑水平在青春期早期降低，并且通过在下丘脑施用反义寡脱氧核苷酸抑制 GABA 合成酶，阻断青春期前的 GABA 能输入，可导致 GnRH 神经元系统过早激活。

根据谷氨酸受体的一个子集（即红藻氨酸受体）在青春期在下丘脑中增加的现象，提示青春期 GABA 正常范围的降低可能是由谷氨酸能传递的增加引起的。对谷氨酸作用的进一步研究表明，对青春期前的恒河猴施用 NMDA 可以驱动生殖轴的重新唤醒[492]。对 GnRH 神经元系统的刺激驱动增加似乎也来自青春期时去甲肾上腺素和 NPY 的增加[489]。此外，有证据表明，生长因子通过在青春期从神经胶质细胞释放前列腺素来刺激 GnRH 神经元[493]。

尽管对青春期发生的神经变化有了更多的了解，但目前还不清楚是什么信号触发了生殖轴的青春期觉醒[491, 494]。然而，在 kisspeptin 神经元系统已成为此功能的主要候选者，可能是由神经激肽 B 和 P 物质的激活作用或速激肽敏感性增加介导的[484, 454]。与青春期发病相关的是甘丙肽样肽（galanin-like peptide，GALP），它在弓状核中特异性表达，并与甘氨酸受体具有高亲和力结合。GALP 是大鼠促性腺激素释放和性行为的有效中枢刺激物，可以逆转与糖尿病和低胰岛素血症相关的生殖功能下降[495]。虽然 GnRH 神经元不表达瘦素受体，但 kisspeptin 和 GALP 神经元都是瘦素的目标，并且被假设通过食物可用性和营养状态参与众所周知的青春期和生殖功能的调节。已经提出了表观遗传机制来协调伴随青春期开始的多个基因表达的变化[491]。

9. 生殖功能和应激 许多形式的身体应激，如禁食、运动、温度应激、感染、疼痛和伤害，以及心理压力，在支配等级中处于从属地位，可以抑制生殖轴的活动[496]。如果应激暴露短暂，可能会有循环促性腺激素和性腺类固醇激素的急性抑制；在女性中，可能会发生正常月经周期的破坏，但生育能力不太可能受损[496]。相反，长时间的显著应激暴露可导致生殖功能完全受损，其特征还在于促性腺激素和性腺类固醇的低循环水平。应激似乎通过减少对垂体的 GnRH 驱动来降低生殖轴的活性，因为在已经检查过的所有情况下，外源性 GnRH 的使用可以逆转应激诱导的生殖激素分泌下降的影响。

在大鼠的足部休克应激[497]或灵长类动物免疫应激（即注射 IL-1α）[498]的情况下，通过使用 CRH 拮抗药来证明促性腺激素分泌的抑制是可逆的，这意味着内源性 CRH 分泌介导了这些应激对 GnRH 神经元的影响。在其他研究中，μ 阿片受体拮抗药纳洛酮被

证明能够逆转抑制应激诱导的猴子促性腺激素分泌；然而，纳洛酮不能逆转胰岛素诱导的低血糖期间发生的促性腺激素分泌抑制[499, 500]。在代谢应激的情况下，多个调节器似乎介导神经驱动到生殖轴的变化。

各种代谢燃料（包括葡萄糖和脂肪酸）可以调节生殖轴的功能，阻止细胞利用这些燃料会导致促性腺激素分泌的抑制和性腺活性的降低。瘦素是脂肪细胞产生的一种激素，也可以调节生殖轴的活性。缺乏瘦素的 ob/ob 小鼠是不育的，但可以通过给予瘦素来恢复生育能力[501]。此外，瘦素治疗已被证明可以在某些情况下逆转营养不良对生殖轴的抑制作用[502]。瘦素受体存在于已知对生殖轴有强烈影响的几个信号通路中，特别是 kisspeptin 神经元[484]。此外，用神经激肽 B 激动剂和啡肽拮抗药治疗可以恢复抑制的 GnRH 和 LH 分泌[503]。

总之，似乎许多神经回路可以介导应激对 GnRH 神经元系统的影响，并且涉及的神经系统至少在某种程度上与所经历的应激类型特异性对应。

七、体温调节与睡眠 - 觉醒周期

下丘脑不仅调节垂体前叶和垂体后叶功能，还编控了一系列保持内稳态稳定的至关重要的功能，包括维持正常体温和体温的调控，以及调节睡眠和觉醒状态。食欲调节见第 39 章。

（一）视前区是下丘脑主要的体温调节中心

人们很早就认识到，大脑在体温调节中起着重要作用，通过对热反应的神经元[504]（通常称为热敏神经元）和对冷反应的神经元（称为冷敏神经元）的调控，其中视前区（preoptic area，POA）是最重要的体温调节位点（Siemens 和 Kamm[505]）。该区域的神经元是一个主要的整合中心，通过接收来自皮肤、脊髓和腹腔深部结构的表面热感受器的信息，这些信息通过脊髓背角或内脏和迷走神经传入神经的多突触通路，通过臂旁外侧核传递到 POA 来维持恒定的体温。

此外，POA 中的一些神经元具有感知局部大脑温度变化的能力。视前区受热会减少产热或增加热量消耗，通过血管舒张、出汗、呼吸增加、对棕色脂肪组织（brown adipose tissue，BAT）中 UCP1 的抑制和特定的行为反应，如移动到较冷的区域；相反，视前区受冷通过诱导血管收缩、寒战、激活棕色脂肪组织中的 UCP1、增加肌肉和其他实质器官的中间代谢，以及通过增加运动活动和食物摄入等特定的行为反应来增加产热和减少热量损失[506]。由于 POA 中热敏神经元的数量明显大于冷敏神经元的数量，下丘脑这一区域的损伤通常会导致热症[507]。

（二）温度感受机制

在外周，初级感觉轴突末梢表达 TRP 通道、被热激活的 TRPV1 和被冷激活的 TRPM8[508]。TRPM8 缺

乏的动物在被置于寒冷环境时，在维持正常体温方面有障碍[509]。然而，当这些动物被置于极冷的环境中时，它们仍然可以进行体温调节，这表明其他的热感受器和（或）其他温度调节机制也参与其中。

在 POA 内，MePO 和外侧视前核（lateral preoptic nucleus，LPO）中的热敏感神经元表达 TRPM2，当选择性激活或抑制该通道时，分别导致深度低温或高温[510]。此外，TRPM2 基因缺乏的转基因动物会放大发热反应。然而，并非所有参与温度调节的 POA 神经元都具有内在的温度敏感性。例如，位于前腹内侧视前核（ventromedial preoptic nucleus，VMPO）的神经元亚群对温度升高有反应，但不表达 TRPM2，因此被称为"热激活神经元"[511]。这些神经元接收来自皮肤受体的输入，主要是 GABA 能神经元，但也可共表达多肽 BDNF 和 PACAP。当使用光遗传学等分子技术进行选择性激活时，由于血管舒张和抑制棕色脂肪组织产生的热量，以及表现为偏好较冷环境的行为变化，体温会下降[511]。因此，这些热激活的 VMPO 能够耦合三种主要的散热反应。POA 的其他分支在被激活时也类似地触发低温反应，并从皮肤热感受器，包括中位视前核（median preoptic nucleus，MnPO）和腹外侧视前核（ventrolateral preoptic nucleus，VLPO）接收热信息[512, 513]。因此，POA 是整合各种体温调节信息的主要位点，通过输出到参与自主神经系统调节的大脑区域，行为和其他神经内分泌反应组织一系列反应，以维持正常的核心体温。

（三）调节体温的中枢回路

热敏 POA 神经元的下游靶点主要是交感神经系统的组成部分，其中下丘脑的背内侧下丘脑（dorsomedial hypothalamus，DMH），腹内侧延髓头端包括中线白斑头端（rostral raphe pallidus，rRPa）的交感前运动神经元和神经节前神经元，脊髓中间外侧细胞柱的自主神经元尤其重要（图 7-32）[514]。

根据大量的解剖学和生理学研究，以及最新的分子方法（Siemens 和 Kamm[505]，Tan 和 Knight[515]），现在人们认为 POA 中的几个区域参与了从外周热受体向自主神经系统传递热信息的过程，这些神经系统可能是同步工作的，POA 中没有一个单独的神经元群体介导任何单一的热防御反应（自主或行为）。MnPO 的下游回路最初被认为是对皮肤受冷的反应，导致了许多增加体温的体温调节反应，如颤抖、BAT 产生热量和血管收缩。研究认为，MnPO 释放 GABA 抑制 MePO 神经元，因为 MePO 中的拮抗 GABA$_A$ 受体阻断了冷诱导的寒战[516]。这些神经元向 DMH 和 rRPA 有下游投射，DMN 也广泛支配 rRPA 的神经。如果 DMN 或 rRPA 受损，颤抖反应就会被阻断。此外，使用 DREADDS 技术选择性激活 DMN 热敏神经元会增加温度，同时增加能量消耗和体力活动[512]。然后，

rRPA 投射到位于脊髓腹角的 α 运动神经元以介导颤抖反应，同时投射到位于脊髓中间外侧柱的节前神经元以调节 BAT 产热、出汗和血管舒缩反应[517]。MnPO 也调节皮肤血流[518]，尽管它可能通过绕过 DMH 直接投射到 rRPA 来实现，因为抑制 DMH 神经元[519] 不会影响冷却诱导的皮肤血管收缩中脑导水管周围灰质（periaqueductal gray，PAG）在进入脊髓交感神经节前神经元之前可能也参与了该回路，因为 PAG 神经元在单侧视前区加热[520] 后表现出强烈的 c-Fos 诱导，并在受到刺激时诱导皮肤血管扩张[521]。

利用对热激活的 POA 神经元的分子分析技术，在 VMPO 中发现了一组 GABA 能神经元，它们共同产生 PACAP 和 BDNF，当被光遗传学激活时，核心体温会迅速下降，并且只要刺激持续存在，就会保持持续[511]。热量损失的机制包括血管舒张和抑制 BAT 产生的热量，以及动物迁移到较低温度时的行为反应。这些神经元的映射不仅显示了直接投射到 DMH，还显示了 PVN、腹侧 PAG 和与行为相关的结构（包括 BNST、室旁丘脑和内侧下丘脑），表明 VMPO 介导了对热的各种自主和行为反应。

同样，激活 VLPO 中的 GABA 能神经元会引发与身体活动减少相关的温度快速降低；相反，抑制会提高核心温度[512]。这些神经元也投射到 DMH，使用光遗传学在 DMN 局部刺激 VLPO 终端，通过抑制 DMH 神经元活动，同样可以有效地降低温度。由于跨突触逆行标志物伪狂犬病病毒在注入 BAT[522] 后在 VLPO 中积累，VLPO 也被认为有助于 BAT 的产热。

（四）温度调节反应的调节器

除了从热感传入途径传递到 POA 的信息外，体温会受到肽和激素介质的影响，也会通过中枢神经系统内的电路来整合体温调节和其他内稳态功能。也许研究得最好的例子之一是甲状腺激素对温度稳态的影响。

1. 甲状腺激素　甲状腺激素是维持 BAT 交感神经激活作用的必要条件，如果没有甲状腺激素，去甲肾上腺素无法提高 BAT 温度，导致在甲状腺功能减退患者中常见的冷不耐受和体温过低[523]。去甲肾上腺素增加 BAT 中的 D$_2$，它通过将 T$_4$ 转化为 T$_3$ 导致线粒体中 UCP1 的上调，允许存储的能量转化为热量。甲状腺激素对骨骼肌的最大产热反应同样重要，其中交感神经系统的激活增加了 D$_2$，导致 UCP3 的激活[524]。T$_3$ 的激活对下丘脑腹内侧核的神经元也有直接的中枢作用，通过减少 AMPK 的磷酸化[525]。T$_3$ 也可调节下丘脑弓状核中与摄食相关的神经元，这些神经元产生 NPY 和 AgRP，并有助于这些肽对 BAT 活性的影响。

2. 雌激素和孕激素　体温调节的设定值对血液循环中的性激素水平很敏感，女性的核心体温在月经中期激增之前下降，而在黄体期上升[526]。雌激素通过激

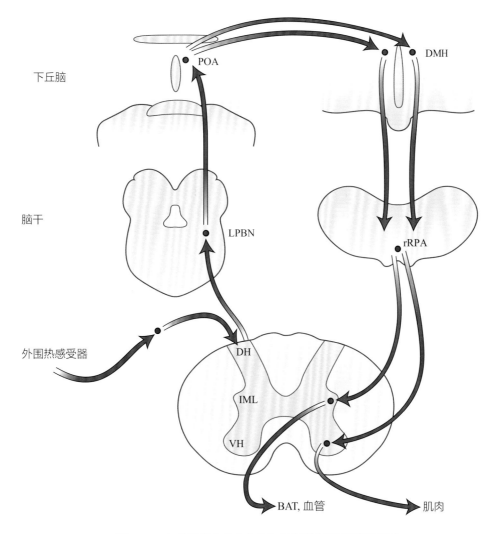

▲ 图 7-32 与体温调节反应有关的主要基因座和通路的简图

BAT. 棕色脂肪组织；DH. 背角；DMH. 下丘脑背内侧；IML. 中间外侧细胞柱；LPBN. 臂旁外侧核；POA. 视前区；rRPA. 吻侧中缝苍白球；VH. 腹角（引自 Roth J, Blatteis CM.Mechanisms of fever production and lysis: lessons from experimental LPS fever. Compr Physiol. 2014; 4: 1563-1604. ）

活 POA 中的热敏感神经元[527]来负责滤泡期后期的温度下降，而孕酮通过降低这些神经元的放电速率，可能还通过增加冷敏神经元的放电速率来提高黄体期的温度[528]。雌激素的体温调节作用也可能由下丘脑弓状核中的 KNDy 神经元介导。雌激素通过激活内皮型一氧化氮合酶（endothelial nitric oxide synthase，eNOS）来促进血管舒张（从而散热）[529]，孕酮通过前列腺素介导的机制增强肾上腺素能控制来促进血管收缩[530]。月经周期中这些体温变化在生理上的重要性目前还不清楚，但有人提出黄体期温度升高可能有助于着床[531]。

3. 神经激肽 B　血管舒缩症状通常被称为潮热，在更年期女性中常见，可持续多年，影响睡眠和日常活动。主要特点是突然感到燥热，导致血管舒张和出汗作为增加热量损失的措施。虽然潜在的病因认为与

雌激素缺乏有关，但相关的体温调节机制直到最近才随着 kisspeptin 的发现及其在 GnRH 调节中的作用才被阐明（Prague 和 Dhillo[532]）。弓状核或漏斗状核中的 kisspeptin 神经元共同表达神经激肽 B，在某些动物物种中表达强啡肽，因此造就了 KNDy 神经元。在绝经期，KNDy 神经元增生并兴奋性增加，可能是由于缺乏雌激素的负反馈效应，因为这些变化通过补充雌激素可逆[481, 533]。此外，如果选择性消融 KNDy 神经元，可以观察到温度调节反应的改变，这表明 KNDy 神经元参与了散热机制[534]。特别值得注意的是，POA 中的一群热敏神经元接收来自 KNDy 神经元[535]的输入，也表达 NK3R[536]。因此，当 NK3R 激动剂给药到实验动物的 POA 或神经激肽 B 给药到人类受试者的外周，观察到散热反应[537, 538]。相反，绝经后女性口服 NK3R 拮抗药（MLE4901）可降低潮热的频率和严重程

度[539, 540]。根据 Prague 和 Dhillo 的推测[532]，使用 NK3R 拮抗药可改善绝经后血管舒缩症状，这可能为雌激素的使用提供了另一种选择，特别是对于有乳腺癌病史或有高风险的女性，以及对正在接受雄激素剥夺疗法治疗的前列腺癌有症状的男性。

4. 促食欲素 A 促食欲素 A（有时称为下丘脑泌素 1）只来源于下丘脑外侧区的神经元，但它包含在广泛分布于整个中枢神经系统的轴突中，包括投射到交感神经系统的温度调节中心，如导水管周围灰质、rRPA 和脊髓的中间外侧细胞柱[541-543]。虽然它最著名的作用是唤醒，它的缺乏是嗜睡症的病因[544]，该肽也调节体温。向脑脊液中注射促食欲素 A 可增加交感神经活性，包括 rRPA 中 c-Fos 的增加[545]，并与 BAT 产热介导的体温升高有关[546]。促食欲素神经元消融的小鼠[547]对冷暴露的热反应减弱表明该肽 [和（或）相关的共神经递质] 在维持体温调节内稳态方面的重要性，并可解释嗜睡症个体的产热调节失调[548]。

5. 前列腺素 在某些情况下，将体温升高到动物物种高度保守的正常生理范围之外是具有适应性优势的。发生感染就是这样，发热是一种必要的反应，通过提高免疫细胞的效率和损害微生物的复制来促进康复多种细胞因子，包括 IL-1、IL-6 和 TNFα，在对病原体的反应中分泌，导致脑血管系统产生 PGE_2。MnPO 和 MePO 中的 GABA 能神经元表达前列腺素 EP_3 受体，当与 PGE_2 结合时，该受体改变体温调节设定点并诱导发热[550, 551]。EP_3 受体 POA 神经元大量投射到 DMN 和 rRPA 上[552, 553]，解除这些交感兴奋性神经元的抑制，为交感神经流出到 BAT 提供兴奋性驱动，并通过 rRPA 投射到腹角运动细胞[554]。

除了引起发热，内毒素同时激活内源性的反调节退热反应，以防止体温过度升高。这在很大程度上是通过刺激下丘脑 - 垂体 - 肾上腺轴来实现的，对细胞因子反应产生抑制作用，但更具体地说，是通过中枢神经系统内 α-MSH 的直接解热作用[555]。由于 VMPO 受到含有 α-MSH 的轴突末梢的强烈支配，因此有人认为对 POA 热敏感神经元有直接作用[556]。α-MSH 也包含在轴突中，在细小细胞 PVN 和下丘脑 DMN 中大量支配自主调节神经元，为血管舒缩反应和热产生的调节控制提供了另一种途径。

6. 阿片类药物和内源性大麻素 除了前列腺素，有证据表明阿片类和内源性大麻素参与热原引起的发热反应。在 POA 中已经发现了阿片受体[557]，而 μ 阿片受体的激活会引起发热。此外，μ 阿片类药物拮抗药可降低内毒素给药后 TNFα 而非 IL-1β 引起的发热，这表明不同的细胞因子对发热反应的机制是不同的反应[559]，内源性大麻素也可以促进发热反应，因为中央给药 CB1 受体拮抗药 AM251 可以降低由 TNFα、IL-1β 和 IL-6 引起的发热[560]。

（五）睡眠周期

睡眠是一种意识改变的自然状态，它分为两种状态：一种是非快速眼动睡眠（non-rapid eye movement，NREM），其特征是第三阶段的深度睡眠（慢波睡眠），但有不同的唤醒状态；另一种是快速眼动睡眠（rapid eye movement，REM），在此期间做梦很常见，并伴有自主活动。睡眠 - 觉醒周期的神经组织依赖于大脑中产生睡眠或觉醒的多个区域，包括下丘脑。睡眠中枢主要位于下丘脑的 VLPO 和 MnPO，由产生 GABA 和甘丙肽的神经元组成[561]。下丘脑的黑色素浓集激素（melanin concentrating hormone，MCH）和 GHRH 神经元、基底前脑的生长抑素神经元、皮质的 nNOS 神经元和脑干面旁区的 GABAergic 神经元也有助于促进睡眠[562]。清醒中枢数量更多，包括脑干的臂旁核和桥梗被盖核的谷氨酰胺能神经元和基底前脑的 GABA 能、胆碱能和谷氨酰胺能神经元[562]。其他参与觉醒的细胞核包括蓝斑去甲肾上腺素能神经元、中缝背侧的血清素能神经元、腹侧沟槽周围灰质的多巴胺能神经元、脑桥的胆碱能细胞群和中脑网状结构（包括背侧和桥足被膜）、TMN 的组胺能神经元、外侧的促食欲素（下丘脑泌素）/ 谷氨酸能神经元和可能的 GABA 能神经元[563]。下丘脑区域和前额叶皮质的神经元为什么需要如此大量的觉醒促进细胞群仍不确定；也许它们的作用是多余的，因为除了臂旁核和桥梗被膜外，其他细胞群的损伤只导致清醒时间的部分损失（Saper[563]）。

（六）调节睡眠 - 觉醒周期的中枢回路

调节睡眠 - 觉醒周期的中枢通路很复杂，因为大脑的许多区域之间有许多相互联系（图 7-33）（Saper 等[563]，Saper 和 Fuller[562]，Schwartz 和 Kilduff[564]，Scammell 等[565]）。简单总结与下丘脑有关的要点，唤醒通路从脑干上升为两个主要的分支，一个是进入丘脑的背侧通路，另一个是支配下丘脑、基底前脑和皮质的腹侧通路。然而，这两种途径都是正常清醒状态所必需的[567]。在下丘脑内，TMN 组胺能神经元刺激皮质和丘脑中的神经元，抑制 VPLO 活性。促食欲素神经元刺激 TMN，但也投射到中枢神经系统中的蓝斑和其他觉醒中心[568]。NREM 睡眠由 VLPO 和 MnPO 驱动，主要是通过抑制 TMN、蓝斑和中缝背的觉醒中心，如果 VLPO 受损，NREM 睡眠会严重减少[569]。基底前脑中的促睡眠神经元抑制同一核中的促觉醒神经元，并直接抑制皮质神经元[565, 570]。下丘脑 VLPO 通过支配促进快速眼动睡眠的脑干区域，如中缝背和蓝斑，也有助于快速眼动睡眠。合成 MCH 的下丘脑神经元投射到脑桥的蓝斑下，产生快速眼动睡眠的特征肌肉张力[571]，以及促食欲素神经元，尽管唤醒促进系统的一部分似乎也参与了快速眼动睡眠，因为抑制这些神经元可能通过脑干投射增加了快速眼动睡眠[572]。

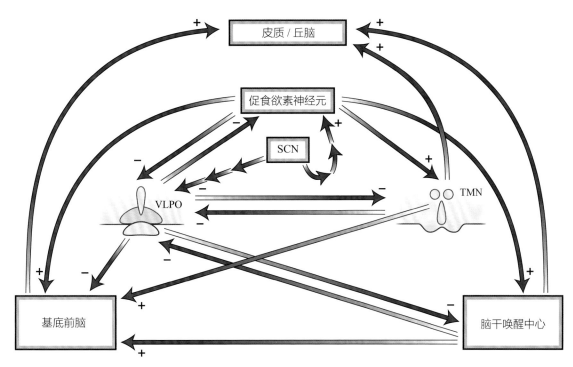

▲ 图 7-33　显示睡眠周期中大脑主要区域连通性的简化图

SCN. 视交叉上核；TMN. 结节乳头核；VLPO. 视前腹外侧核

（七）睡眠 – 觉醒周期的昼夜节律调节

睡眠与清醒的时间共同产生了昼夜节律的睡眠 – 觉醒周期，由传输到下丘脑 SCN 的光刺激造就了 24h 昼夜周期。褪黑素在将信息传递给 SCN 方面起着至关重要的作用，最终减弱生物钟的催醒作用。因此，盲人由于无法与昼夜周期同步，更容易发生睡眠障碍（Zisapel[573]），SCN 的消融或缺乏各种时钟基因的转基因小鼠显示睡眠时间和睡眠碎片化的改变[574, 575]。SCN 被连接到睡眠唤醒系统中，尽管是间接的。SCN 的主要输出区是下丘脑室旁区，它将轴突发送到下丘脑背内侧核。然后，背内侧核投射到 VLPO 抑制其活性，投射到外侧下丘脑的促食欲素神经元激活其活性，从而促进觉醒[576]。

（八）促睡眠物质

促睡眠物质是诱导睡眠的物质，包括腺苷、前列腺素 D_2 和细胞因子，特别是 IB1β 和 TNFα。星形胶质细胞释放的腺苷可能是最重要的促眠物质，在长时间的清醒状态下会增加[577, 578]。前列腺素 D_2 是由软脑膜产生的，细胞因子可以从外周循环进入中枢神经系统，也可以在大脑内部产生[579]。然而，细胞因子的促眠作用可能是由前列腺素 D_2 介导的，因为 IL–1β 对睡眠的影响可以被环氧合酶抑制药抑制，而前列腺素 D_2 的促眠作用可以通过腺苷的增加介导[580]。如果腺苷 A2A 受体沉默，前列腺素 D_2 的促眠作用减弱[581]。腺苷 A2A 受体通过激活 VLPO 抑制 TMN 中的组胺能神经元，从而促进 NREM 睡眠[582]。这一机制也可以部

分解释咖啡因的唤醒作用，这种腺苷拮抗药在 A2A 敲除小鼠中失去了唤醒作用[583]。

GHRH 有促睡眠作用，当给实验动物 ICV 时，它刺激 NREM 睡眠，可被生长抑素类似物拮抗[584]。GHRH 的作用似乎独立于 GH，并涉及 GHRH 对 VLPO 和 MnPO 的作用，因为这些区域的 GABA 能神经元对 GHRH 的反应显示 c-Fos 表达增加。已知的睡眠中生长激素释放增加的现象和个别报道显示有生长激素抵抗的个体的睡眠质量下降，都表明 GHRH 对人类也有促眠作用[585]。

（九）睡眠的影响因素

在保持清醒攸关生存的情况下，大脑起主导作用，使人体脱离与睡眠 – 觉醒周期有关的正常机制。例如，饥饿会增加清醒和运动活动。下丘脑外侧的促食欲素产生神经元在这一反应中起着主要作用，因为促食欲素神经元被切除的转基因动物禁食后未出现觉醒增加的反应[586]。促食欲素神经元是清醒和能量内稳态之间的接口，在食物匮乏时使人保持清醒。食欲神经元被葡萄糖和瘦素抑制，被胃促生长素激活，这是促进增加食物摄入和减少能量消耗的重要信号（见第 39 章）。促食欲素神经元广泛投射于整个中枢神经系统，激发觉醒中枢（包括 TMN 中的组胺能神经元、脑干中的单胺能神经元和基底前脑中的胆碱能神经元），并抑制 VLPO[587]。

许多其他因素也会导致睡眠中断，包括精神障碍、心理社会问题、酗酒、疼痛和慢性疾病，如

糖尿病、慢性肾衰竭和阿尔茨海默病等（Medic 等[588]）。然而，病理生理学机制可能有多种，目前尚不明确。下丘脑 - 垂体 - 肾上腺轴的激活可能与某些疾病有关，如重度抑郁[589]和库欣综合征，因为在皮质醇升高的库欣综合征[590]个体中观察到类似的睡眠改变。然而，CRH 诱导的觉醒中心的激活，包括下丘脑外侧的促食欲素神经元和蓝斑的去甲肾上腺素神经元，也可能导致睡眠中断[591]。处于应激状态的动物大脑的不同区域，包括杏仁核和边缘下皮质，也显示出 c-Fos 的激活，这可能有助于维持清醒状态[592]。

八、神经内分泌疾病

下丘脑疾病可引起垂体功能紊乱、神经精神和行为异常，以及自主和代谢调节紊乱。在疑似下丘脑或垂体疾病的诊断和治疗中，必须考虑四个问题：病变范围、生理影响、具体原因和社会心理情况。下丘脑神经内分泌紊乱的病因按年龄和综合征分类总结在表 7-6 和表 7-7 中。

继发于下丘脑或垂体柄损伤的垂体功能不全的临床表现与原发性垂体功能不全的表现不同。下丘脑损伤会导致大多数垂体激素分泌减少，但也会引起正常情况下受下丘脑抑制调控的激素分泌过多，如垂体柄损伤后 PRL 分泌过多，以及由于失去促性腺激素成熟的正常抑制而引起的性早熟。神经垂体抑制功能受损可导致抗利尿激素分泌失调综合征（syndrome of inappropriate antidiuretic hormone，SIADH）（见第 10 章）。控制系统的损伤可引起更精细的分泌异常。例如，ACTH 分泌的正常昼夜节律的丧失可发生在垂体 - 肾上腺分泌储备丧失之前，并且对生理刺激的反应可能是矛盾的。由于促垂体激素水平无法被直接测定，并且垂体激素分泌的调控受多种因素影响，因此血液中垂体激素的测定对下丘脑等上位器官疾病的意义有待商榷。极少数情况下，肿瘤会分泌过多的释放肽，导致垂体激素分泌过多。

下丘脑 - 垂体疾病可由多个层面的病变引起，包括垂体破坏（如肿瘤、梗死、炎症或自身免疫性疾病）或遗传性缺陷（如与生长激素、催乳素和 TSH 缺乏相关的 PROP1 突变）等。垂体中甲状腺激素受体或 GnRH 受体的选择性缺失可分别导致 TSH 分泌增加和甲状腺毒症或低促性腺激素性性腺功能减退症。此外，垂体柄和正中隆起连接区、垂体柄本身或结节漏斗系统的神经末梢被破坏时，如手术切除垂体柄后、肿瘤累及垂体柄（包括转移性肿瘤），以及一些炎症疾病如结节病或神经垂体炎等，也可导致下丘脑 - 垂体疾病的发生。在更高的水平上，强直性抑制和兴奋性输入可能会丧失，表现为缺乏昼夜节律或发育性早熟。生理应激、炎症细胞产生的细胞因子、毒素和外周对内环境稳态的反馈也会对结节漏斗系统产生影响。在最

表 7-6　下丘脑神经内分泌紊乱的病因
早产儿和新生儿
• 脑室内出血
• 脑膜炎：细菌性
• 肿瘤：神经胶质瘤、血管瘤
• 外伤
• 脑积水、胆红素脑病
1 月龄—2 岁
• 肿瘤：胶质瘤，特别是视神经胶质瘤；组织细胞增生症；血管瘤
• 脑积水
• 脑膜炎
• 家族性疾病：Laurence-Moon-Biedl 综合征（视网膜色素沉着、肥胖、多指 / 趾）；Prader-Willi 综合征（肌张力减低 - 智力减低 - 性腺功能减退 - 肥胖综合征）
2—10 岁
• 新生物：颅咽管瘤；胶质瘤、无性细胞瘤、错构瘤；组织细胞增多症、白血病；神经节瘤、室管膜瘤；成神经管细胞瘤
• 脑膜炎：细菌性、结核性
• 脑炎：病毒性（皮疹脱髓鞘）
• 先天性尿崩症
• 放射治疗
• 糖尿病酮症酸中毒
• 烟雾病、基底动脉环
10—25 岁
• 肿瘤：颅咽管瘤；胶质瘤、无性细胞瘤、错构瘤；组织细胞增多症、白血病；皮样囊肿、脂肪瘤、神经母细胞瘤
• 外伤
• 血管性：蛛网膜下腔出血、动脉瘤、动静脉畸形
• 炎性疾病：脑膜炎、脑炎、结核、结节病
• 大脑结构缺陷：慢性脑积水、颅内压增高
25—50 岁
• 营养性：Wernicke 脑病
• 肿瘤：胶质瘤、淋巴瘤、脑膜瘤、颅咽管瘤、垂体瘤、血管瘤、浆细胞瘤、胶样囊肿、室管膜瘤、肉瘤、组织细胞增多症
• 炎性疾病：结节病、结核、病毒性脑炎
• 血管性：动脉瘤、蛛网膜下腔出血、动静脉畸形
• 垂体放疗损害
50 岁及以上
• 营养性：Wernicke 脑病
• 肿瘤：垂体瘤、肉瘤、成胶质细胞瘤、室管膜瘤、脑膜瘤、胶样囊肿、淋巴瘤
• 血管性：脑梗死、蛛网膜下腔出血、垂体卒中
• 炎性疾病：脑炎、结节病、脑膜炎
• 垂体肿瘤和耳 - 鼻 - 胸癌症放疗损伤

引自 Plum F, Van Uitert R.Nonendocrine diseases and disorders of the hypothala-mus.In:Reichlin S, Baldessarini RJ, Martin JB, eds. *The Hypothalamus, vol 56. New York*: Raven Press; 1978:415-473.

表 7-7　下丘脑源性内分泌综合征的病因

促垂体激素缺乏
- 外科手术横断垂体柄
- 炎症性疾病：基底部脑膜炎、肉芽肿、肉状瘤病、肺结核、蝶窦骨髓炎、骨嗜酸性肉芽肿
- 颅咽管瘤
- 母爱剥夺综合征、社会心理性侏儒
- 下丘脑肿瘤：下丘脑垂体瘤、畸胎瘤（异位松果体神经胶质瘤，尤其是显形细胞瘤）
- 单纯性生长激素分泌缺乏
- 下丘脑性甲状腺功能减退
- 全垂体功能减退

GnRH 分泌调控异常
女性
- 性早熟：分泌 GnRH 的错构瘤，分泌 hCG 的生殖细胞瘤
- 青春发育延迟
- 神经源性闭经
- 假妊娠
- 神经性厌食
- 功能性闭经和月经稀发
- 药物导致的闭经
- kallman 综合征
- GPR54（KISSR1）突变
男性
- 性早熟
- 神经性厌食
- Fröhlich 综合征
- 药物导致的闭经
- kallman 综合征
- GPR54（KISSR1）突变

催乳素调节因子调控异常
- 肿瘤
- 肉瘤病
- 药物
- 反射性
- 胸壁带状疱疹
- 开胸 – 心包切开后综合征
- 乳头触摸
- 脊髓肿瘤
- 精神性
- 甲状腺功能减退
- 二氧化碳昏迷

CRH 调节紊乱
- 阵发性促肾上腺皮质激素增多症（Wolff 综合征）
- 昼夜变化节律的丧失
- 抑郁症
- 促 CRH 分泌的神经节细胞瘤

CRH. 促肾上腺皮质激素释放激素；hCG. 人绒毛膜促性腺激素；GnRH. 促性腺激素释放激素

高调控层面上，情绪压力和心理障碍可激活垂体 – 肾上腺应激反应，抑制促性腺激素分泌（如心因性闭经）或抑制生长激素分泌（如心理社会侏儒症）（见第25 章）。第 8 章和第 9 章回顾了垂体前叶的疾病，第10 章讨论了垂体后叶功能的紊乱。本章主要讨论下丘脑 – 垂体疾病。

（一）垂体孤立症

垂体柄的破坏性病变，如头部损伤、手术横断、肿瘤或肉芽肿等，会产生特异性的垂体功能障碍的临床表现[593, 594]。中枢性尿崩症（diabetes insipidus，DI）发生在大部分患者中，取决于垂体柄被横断的水平。如果靠近下丘脑，几乎都会发生 DI，但如果在垂体柄的较低位置，则发生率较低。垂体柄上部神经末梢的保留程度决定了临床病程。在不到一半的患者中可出现典型的三相综合征，最初多尿，随后是正常的水分调节，然后在 7～10 天后出现 AVP 缺乏。这个顺序归因于起初神经叶的神经源性控制缺失，随后神经叶的自溶使得 AVP 释放入循环，最后是 AVP 的完全耗竭。然而，多尿的表现也需要足够水平的皮质醇；如果皮质醇缺乏，AVP 缺乏可只表现为轻度的多尿。DI也可以在垂体柄损伤后出现，但没有明显的过渡期。当尿崩症发生在脑损伤或手术创伤后，即使在数月或数年后也可以看到不同程度的恢复。垂体柄残余发出的神经末梢可能会保有足够的功能性组织来维持水平衡。相比之下，对神经垂体或垂体柄的非破坏性损伤，如手术切除鞍区肿瘤时，有时会引起一过性或迟发性SIADH[595]。

虽然头部损伤、肉芽肿和肿瘤是获得性 DI 的最常见原因，但也有一些病例原因不明[596]。在某些情况下，下丘脑的自身免疫性疾病可能是其原因，在一组特发性 DI 病例中发现有 1/3 的病例中有针对神经垂体细胞的自身抗体[597]。然而，自身抗体也经常与组织细胞增生症 X 相关。之后的报道也指出，在特发性 DI病例要高度保持警惕，以期及时发现确切的原因，包括高比例的隐匿性生殖细胞瘤，其在脑脊液中 hCG 水平升高前可能就有 MRI 的异常[598]。先天性 DI 可能属于遗传性疾病。Brattleboro 鼠的 DI 是由常染色体隐性遗传缺陷导致 AVP 生成受损所致，但不影响催产素产生。相比之下，人类的遗传性 DI 主要是由于加压素 V_2 受体基因突变，或少数人由于水通道蛋白或 AVP基因突变引起[599-601]。

与垂体手术后的情况不同，垂体柄切断后虽然仍可检测到促性腺激素，但仍可发生闭经。垂体手术和垂体柄切断后血浆糖皮质激素水平和尿皮质醇水平均下降，但垂体柄横断后变化较慢。垂体柄切断后皮质醇分泌的短暂增加被认为是由储存的 ACTH 的释放导致的。ACTH 对血液皮质醇降低的反应明显减少，但应激后 ACTH 的释放可能是正常的，可能是与 CRH

依赖机制有关。垂体柄横断后甲状腺功能减退与垂体切除术后所见相似。生长激素分泌的下降被认为是垂体柄受损的最敏感征象，但在遭受脑外伤的成年人中，这种内分泌变化的隐蔽性可能会被忽视，从而导致康复延迟[602]。

有垂体柄手术或垂体柄肿瘤的患者，可有不同程度的高催乳素血症，并可出现溢乳[603]。PRL 对低血糖和对 TRH 的反应减弱，部分原因是与下丘脑神经连接的缺失有关。垂体孤立综合征的患者 PRL 对多巴胺激动剂和拮抗药的反应与催乳素瘤的患者相似。有趣的是，PRL 的分泌在下丘脑 – 垂体离断或催乳素微腺瘤患者中均呈现昼夜变化。两种类型的高催乳素血症都存在 PRL 脉冲频率增加，以及非脉冲或基础 PRL 分泌显著增加，尽管肿瘤性高催乳素血症的变化更大。

不完全垂体孤立综合征可合并有空泡蝶鞍综合征、鞍内囊肿或垂体腺瘤[604, 605]。垂体柄离断后垂体前叶功能缺失部分是由于与下丘脑特异的神经和血管连接的缺失，部分是由于垂体梗死。

（二）促垂体激素缺乏症

选择性垂体功能障碍可能是由特定的垂体细胞类型的缺乏或一种或多种下丘脑激素的缺乏所导致的。单独的 GnRH 缺乏症是最常见的促垂体激素缺乏症。在 X 连锁 Kallmann 综合征（促性腺激素缺乏症通常伴有嗅觉减退）中[440]，MRI 可发现嗅叶的遗传性发育不全[606]。GnRH 系统的异常发育是胚胎早期鼻部嗅觉上皮中含 GnRH 的神经元迁移缺陷的结果。颅中线结构的其他畸形，如视隔发育不良（De Morsier 综合征）中透明隔缺失，可引起低促性腺性性腺功能减退症或较少见的性早熟。令人惊讶的是，在很大比例的患有视隔发育不良的儿童中，有多重下丘脑 – 垂体异常的儿童实际上保留了正常的促性腺激素功能，并可自发进入青春期[607]。低促性腺激素性性腺功能减退症的遗传基础包括 KAL1（Kallmann 综合征基因）和 NROB1（以前称为 AHC 或 DAX1，是导致先天性肾上腺发育不良伴低促性腺性性腺功能减退症的基因）的 X 连锁突变[442, 608]，常染色体隐性的低促性腺激素性性腺功能减退症与编码 GnRH 受体、KISS1 受体、瘦素、瘦素受体、FSH、LH、PROP1（合并垂体缺陷）和 HESX（视隔发育不良）基因的突变有关，FGFR1 功能缺陷会引起常染色体显性遗传形式的低促性腺激素型性腺功能减退症。编码原激肽 2 及其受体的 PROK2 和 PROKR2 突变与遗传外显的杂合子、纯合子、复合杂合子和寡基因模式有关。

GnRH 刺激试验对低促性腺激素性性腺功能减退症的鉴别诊断价值不大。大多数 GnRH 缺乏症患者对初始试验的剂量反应甚微或无反应，但重复注射后反应正常。这种缓慢的反应被认为与长期的 GnRH 缺乏导致 GnRH 受体的下调有关。在患有内源性垂体疾病的患者中，对 GnRH 的反应可能缺失或正常。因此，单次注射 GnRH 是无法鉴别下丘脑和垂体疾病的。激素替代治疗启动后长期或反复 GnRH 激动剂给药可能有助于诊断或为希望妊娠的 Kallmann 综合征女性提供治疗选择[609, 610]。

TRH 分泌不足导致下丘脑性甲状腺功能减退症，也称为特发性甲状腺功能减退症，可与其他下丘脑疾病共存或只有单纯的 TRH 分泌缺陷，但后者更为罕见[611]。分子遗传学分析显示，在引起中枢性甲状腺功能减退的病因中，TRH 和 TRH 受体基因常染色体隐性突变所致疾病并不常见[612]。下丘脑和垂体性 TSH 缺乏症最容易的鉴别方式是影像学检查。虽然在理论上使用 TRH 刺激试验来区分下丘脑疾病和垂体疾病是可行的，但该试验的实际价值有限。在 TRH 缺乏的患者中，垂体对 TRH 刺激的经典反应是出现一个增强和稍延迟的峰值，而在垂体功能耗竭时呈低反应或无反应。下丘脑的反应归因于相关的生长激素缺乏，使垂体对 TRH 敏感（可能通过抑制生长抑素分泌），但生长激素也会影响 T_4 代谢，并可能改变垂体反应[613]。在实践中，下丘脑和垂体疾病对 TRH 的反应重叠太多，因此对鉴别诊断的意义不大。对 TRH 持续无反应是存在内源性垂体疾病的很好的证据，但有反应并不意味着垂体正常。TRH 分泌不足也会导致垂体的 TSH 生物合成改变，包括糖基化受损。糖基化程度较低的 TSH 生物活性较低，生物活性和免疫活性的 TSH 解离可导致下丘脑性甲状腺功能减退患者 TSH 水平正常或升高的矛盾表现[611, 614]。

GHRH 缺乏似乎是特发性侏儒症儿童 hGH 缺乏的主要原因[615]。这种情况通常与异常脑电图、产伤史和臀位分娩有关，尽管其因果关系尚未确定。MRI 显示，大多数患有孤立的特发性 hGH 缺乏的儿童垂体前叶大小正常或仅有轻微缩小；异位垂体后叶、垂体前叶发育不全或空蝶鞍不太常见[616]。相比之下，特发性垂体功能减退的儿童合并中至重度垂体前叶发育不全、垂体后叶异位、完全性垂体柄发育不全（包括神经和血管）及各种相关的脑中线畸形的可能性更大。当垂体柄受损时，人 GH 是最脆弱的垂体前叶激素。通过 GH 储备功能的标准测试很难区分原发性垂体疾病和 GHRH 缺乏症。然而，只有在至少有部分完整的垂体柄脉管系统存在的情况下，才会对单次的海沙瑞林给药出现明显的生长激素分泌反应（图 7–34）[294]。

在许多侏儒症儿童中，中线部位发育缺陷，如蝶鞍和垂体柄解剖异常，以及视隔发育不良的发生，与胚胎发生发育中存在发育缺陷的备择假设一致[616]。基于突变小鼠模型的研究结果，我们对下丘脑 – 垂体单元分子发育机制的理解已经取得了显著进步[617]。对单纯生长激素缺乏或合并垂体激素缺乏的生长激素缺乏儿童进行了遗传关联分析发现，存在结构基因和调节基因的常染色体隐性突变，包括编码 *GHRHR*、*PIT1*、*PROP1*、*HESX1*、*LHX3* 和 *LHX4* 的基因，这些基因导致了相当一部分曾经被认为是特发性的先天性下丘脑 – 垂体疾病的发生[281, 615, 616, 618]。其他与生长激素缺乏相关的基因突变包括 *ARNT2*、*GLI2*、*OTX2*、*PAX6* 和 *SOX2*[44]。

肾上腺皮质功能不全是下丘脑疾病的另一种表现，单独的 ACTH 缺乏和由 CRH 缺乏所引起的并不常见[619]。但有证据提示至少有一个与 *CRH* 基因位点有遗传连锁反应[620]。最近的研究发现，*TBX19* 基因作为编码 TPIT 的基因（一种仅在垂体 ACTH 和促黑素激素细胞中表达的 T 单元转录因子），其突变与大多数新生儿单纯 ACTH 缺乏症病例相关[621]。ARNT2 是一种基本的螺旋 – 环 – 螺旋转录因子，在 PVH 促垂体神经元的发育中起着重要作用，它的突变也会导致 ACTH 和 TSH 的缺乏[622]。CRH 刺激试验并不能有效鉴别下丘脑和垂体功能缺陷何为 ACTH 缺乏的原因[623]。

除了肿瘤和肉芽肿等下丘脑的本身疾病外，导致中枢促垂体激素缺陷的两个环境因素也显示出重要的临床意义：脑外伤，尤其是机动车事故造成的创伤，以及儿童和成人颅内病变放化疗的后遗症。与昏迷和中枢神经系统恶性肿瘤相关的颅脑损伤的短期生存率的提高大大增加了长期神经内分泌异常的发生率。

（三）颅咽管瘤

颅咽管瘤是发生在鞍区和鞍旁的最常见的儿童肿瘤（表 7–6），占该年龄组所有颅内肿瘤的 5%～15%。由于其位置特殊，即使是良性肿瘤也经常导致严重的神经内分泌功能紊乱。釉质细胞瘤可发生于所有年龄，但最常见于儿童，通常包含混浊的富含胆固醇液体的囊性成分和以上皮细胞组织为特征的实性成分。大约 25% 的颅咽管瘤患者年龄在 25 岁以上，其中包括几乎只在成人中发现的乳头状瘤。这类肿瘤往往是实性的，不易钙化或囊性变。两种类型的颅咽管瘤可能都是由胎儿发育过程中起源于 Rathke 囊和颅咽管中原始的残余上皮细胞静止的化生变化引起的。大多数釉质细胞性颅咽管瘤有编码 β-catenin（CTNNB1 和 APC）的基因突变，而乳头状颅咽管瘤则是 BRAF V600E 基因突变。

颅咽管瘤的临床表现与颅内病变和颅内压升高有关。视野缺损、视盘水肿和视神经萎缩可因视神经交叉或视神经受压引起。80%～90% 的患儿有内分泌功能异常的体征和症状，尽管这些通常不是主诉。最常见的激素缺乏是生长激素和促性腺激素缺乏，后者几乎在青少年和成人中普遍存在，也可能存在于患有颅咽管瘤的青春期前儿童中而未被发现。TSH 和 ACTH 缺乏也很常见，大约 1/3 的患者会发展为尿崩症。即使初诊时不存在内分泌功能障碍，治疗后也经常发生内分泌功能障碍，包括肥胖、体温失衡、自主神经功

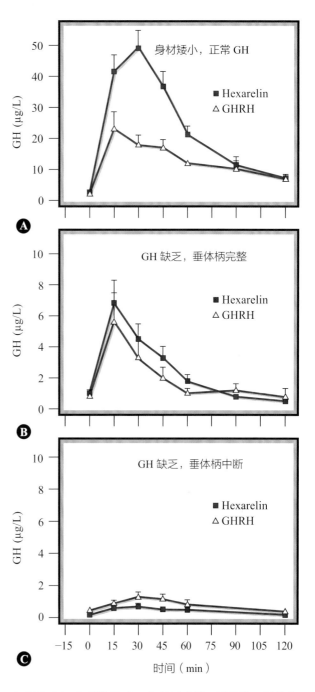

▲ 图 7–34　生长激素（GH）缺乏儿童，下丘脑 – 垂体失连接时生长激素对 GH 释放激素（1μg/kg）和 GHS 受体激动剂（Hexarelin，2μg/kg）反应的影响

A.24 例继发于家族性矮小或体质性发育迟缓的青春期前身材矮小儿童的平均反应；B.MRI 动态显像显示生长激素缺乏而垂体柄完整的儿童，生长激素对两种促分泌剂的反应明确但迟钝；C. 相比之下，垂体柄发育不良的儿童（血管和神经组分）对两种多肽无反应或反应明显减弱。GHRH. 生长激素释放素；GHS. GH 促分泌剂（引自 Maghnie M, Spica-Russotto V, Cappa M, et al. The growth hormone response to hexarelin in patients with different hypothalamic-pituitary abnormalities. *J Clin Endocrinol Metab.* 1998; 83: 3886-3889.）

能障碍、睡眠障碍和行为改变，需要长期随访和再评估。

MRI 是疑似颅咽管瘤病例首选的影像学检查方式。推荐的检查包括造影前后对蝶鞍和鞍上区域的矢状面和冠状面 T_1 加权薄扫。T_2 加权和液体衰减反转恢复（fluid attenuation inversion recovery，FLAIR）图像有助于进一步描绘囊肿，其呈现为高信号。CT 可用于确定钙化的存在。

（四）促垂体激素分泌过多

垂体高分泌有时由下丘脑肿瘤引起的。分泌 GnRH 的错构瘤可导致青春期性早熟。分泌 CRH 的神经节细胞瘤可引起库欣综合征，下丘脑分泌 GHRH 的神经节细胞瘤可引起肢端肥大症。尽管有些肿瘤并非来源于下丘脑，但副瘤综合征也可以引起垂体高分泌，如支气管类癌和胰岛细胞类癌可分泌 CRH 或 GHRH。

（五）促性腺激素相关神经内分泌疾病

1. 性早熟　性早熟是指正常垂体 - 性腺功能过早出现（见第 26 章）。通常情况下，男性 9—10 岁前出现雄激素分泌和精子发生，女性 7—8 岁前出现雌激素分泌及卵巢周期激活，即可被定义为性早熟。中枢性性早熟由中枢神经系统功能紊乱导致，患者可能存在可被识别的解剖结构异常。由雄激素、雌激素或 hCG 分泌过多而引起的性发育提前称为假性性早熟（见第 25 章），通常由肿瘤（性腺或性腺外肿瘤）、外源性性激素、基因突变使性腺激素受体异常激活导致，本章将讨论神经源性中枢性性早熟和松果体病变。

（1）特发性性早熟：特发性性早熟的家族性起病并不常见，但是有一种遗传形式主要局限于男性的特发性性早熟。女性特发性性早熟的患者偶有报道存在脑电图和行为异常，提示可能存在大脑损伤。其发病可能与下丘脑发育速度或其他未知的营养、环境及社会心理因素相关。许多既往被认作是特发性性早熟的病例，实际上是由下丘脑微小错构瘤引起。有学者认为，与 GnRH 神经元相连的离散细胞亚群的局部激活可能足以启动青春期。

（2）神经源性性早熟：大约 2/3 影响人类青春期时间的病变位于下丘脑后部。但尸检结果则显示损伤广泛存在。已知会导致性早熟的病变包括颅咽管瘤（更常见于青春期延迟）、星形细胞瘤、松果体肿瘤、蛛网膜下腔囊肿、脑炎、粟粒性结核、结节性硬化症或神经纤维瘤 1 型、Sturge-Weber 综合征、脑穿通畸形、颅缝早闭、小头畸形、脑积水、空蝶鞍综合征和 Tay-Sachs 病。

下丘脑错构瘤，即形态正常的神经组织在异常位置的类瘤样聚集，可导致性早熟的发生。下丘脑旁型错构瘤由附着在第三脑室底部，或通过柄状结构悬浮于其底部的包裹性神经组织结节构成，通常直径小于 1cm。下丘脑内型或无柄型错构瘤则被下丘脑后部包

裹，可扭曲第三脑室。这些错构瘤往往比带柄型错构瘤大，位于大脑脚间池中，患者经常伴有癫痫发作、智力低下和发育迟缓。在高分辨率扫描技术发明之前，微小错构瘤很容易被忽视，所以较为少见，但现在微小错构瘤已经可以被发现。尸检常发现微小灰结节错构瘤。当错构瘤与正中隆突相连并充当副下丘脑时，可能会导致性早熟发生。肿瘤中存在含有 GnRH 的肽能神经末梢。虽然刺激促性腺激素分泌需要脉冲，但基本可以肯定错构瘤内部具有 GnRH 分泌的脉冲发生器，但青春期发育提前可能是由不受限制的 GnRH 分泌所致。

错构瘤导致的性早熟临床表现与其他中枢性性早熟相类似。错构瘤在男女患者中均可发生，并且错构瘤最早可于 3 月龄出现。既往认为错构瘤会导致患者在 20 岁前死亡，但事实上许多错构瘤并不会引起脑损伤，因而不需要手术切除。因为大脑的脚间窝位置隐蔽，通常难以进行手术操作，所以相关手术的案例有限。在病程早期，表现为"短促、重复、刻板笑声"的癫痫可能为诊断提供线索。而病程后期，下丘脑损伤可能导致严重的神经系统缺陷和顽固性癫痫发作。

（3）甲状腺功能减退症：甲状腺功能减退症可能导致女性早熟，此类性早熟可在原发病治疗后逆转。患者可能存在高催乳素血症和溢乳症状。其致病机制可能是甲状腺功能减退导致 TSH 水平升高（甲状腺功能减退的儿童），交互作用于 FSH 受体。或者低水平的甲状腺激素可同时促进 LH、FSH 及 TSH 的释放。抑或是甲状腺功能减退导致下丘脑疾病，损害下丘脑对促性腺激素释放的正常抑制。偶尔伴随的高 PRL 水平可能由 PIF 分泌不足、TRH 分泌增加或催乳素对 TRH 分泌的敏感性增强导致。

（4）松果体瘤：松果体瘤仅占颅内肿瘤的一小部分。MRI 通常表现为脑中线肿块、信号增强，常伴有脑积水。松果体瘤会引起多种神经系统异常。约一半的松果体瘤患者会出现 Parinaud 综合征，包括眼球向上凝视障碍、瞳孔对光反射异常、集合反射异常和宽基步态等症状。此外，当脑干或小脑受压时，也可出现异常步态。其他出现频率相对较高的神经系统体征包括痉挛、共济失调、眼球震颤、晕厥、眩晕、除第 VI 对和第 VIII 对以外的脑神经麻痹、意向性震颤、视野缺损和耳鸣。

松果体区占位性病变有不同分类（表 7-8）。最常见的非肿瘤性疾病是退行性松果体囊肿、蛛网膜囊肿和海绵状血管瘤。松果体细胞会产生原始神经外胚层肿瘤，即所谓的小蓝细胞肿瘤，免疫组化染色显示神经元标志物突触素阳性，而淋巴细胞标志物 CD45 阴性。真正的松果体瘤可以是分化程度较高的松果体细胞瘤、中间混合型或分化程度较低的松果体母细胞瘤，与肺的髓母细胞瘤、神经母细胞瘤和燕麦细胞癌几乎

表 7-8 松果体部位肿瘤分类

生殖细胞肿瘤
生殖细胞瘤
- 第三脑室后部和松果体病变
- 第三脑室后部、蝶鞍内和蝶鞍上病变
- 第三脑室前部和后部混合性损伤，非相邻，伴或不伴囊性或实性畸胎瘤

畸胎瘤
- 2 种或 3 种分化不同的细胞系生长
- 皮样或表皮样囊肿，伴或不伴实性畸胎瘤
- 组织学恶性畸胎瘤，伴或不伴高分化、实性或囊性畸胎瘤 – 畸胎癌、绒毛膜癌、胚胎性癌（内胚窦瘤或卵黄囊癌），这些合并或不合并生殖细胞瘤、化学感受器瘤

松果体实性肿瘤
松果体细胞
- 松果体瘤
- 成松果体瘤
- 神经节神经胶质瘤和化学感受器瘤
- 混合型

神经胶质
- 星形细胞瘤
- 室管膜细胞瘤
- 混合型和其他少见胶质瘤（如成胶质细胞瘤、少突胶质细胞瘤）

支持结构或附近结构肿瘤
- 脑膜瘤
- 血管外皮细胞瘤

非肿瘤性神经外科情况
- 松果体退化的纤维性囊肿
- 蛛网膜囊肿
- 海绵状血管瘤

引自 DeGirolami U. Pathology of tumors of the pineal region. In:Schmidek HH, ed. *Pineal Tumors*. New York:Masson; 1977: 1-19.

相同。

松果体最常见的肿瘤是生殖细胞瘤（畸胎瘤的一种形式），推测起源于生殖细胞。生殖细胞瘤也可能发生在下丘脑前部或第三脑室底部，患者通常表现为尿崩症、垂体功能不全和视觉异常的临床三联征。这类型的肿瘤也会发生于睾丸和前纵隔。颅内生殖细胞瘤易局部扩散，浸润下丘脑，转移至脊髓和脑脊液。颅外转移（皮肤、肺或肝）很少见。源自两个或多个生殖细胞层的畸胎瘤也可以发生在松果体区。畸胎瘤和生殖细胞瘤中的绒毛膜组织可以分泌足够量的 hCG，从而导致性腺成熟，其中一些肿瘤具有绒毛膜癌的组织学和功能特征。通过占位性病变、脑脊液细胞学分析和 hCG 的放射免疫检测可明确诊断。

性早熟是松果体疾病中相对少见的临床表现。神经解剖学研究表明，性早熟发生可能继发于松果体肿瘤对邻近下丘脑的压迫或功能破坏的影响，或 hCG 分泌的影响。大多数患者还有下丘脑受累的其他证据，如尿崩症、多食、嗜睡、肥胖或行为障碍。松果体绒毛膜癌与血浆 hCG 水平升高有关。hCG 可以刺激睾丸分泌睾酮，但不能刺激卵巢分泌雌激素，因而几乎只导致男性青春期提前。与松果体区肿瘤相关的性早熟儿童中 hCG 水平升高的患病率尚不清楚，但这种现象进一步质疑了非实质肿瘤通过破坏正常松果体导致性早熟的理论。在少数的情况下，松果体瘤可导致青春期延迟，提示褪黑激素在这些病例中可能发挥了抑制促性腺激素分泌的作用。

松果体区肿瘤的治疗比较困难，手术死亡率可能很高。但对松果体区肿瘤应采取积极的策略明确组织学诊断，该区域病变是多样的，包裹性病变可以被治愈，生殖细胞瘤和绒毛膜癌对化疗敏感。松果体区立体定向活检在 33/34 的病例中实现了确诊，表明立体定向活检是一个有效、可替代开放性手术探查的诊断手段。根据病变性质，可以通过手术、放疗、伽马刀放射手术或化疗的组合来长期缓解或治愈许多松果体区肿瘤。

(5) 性早熟的诊断：几个专业小组评估了疑似中枢性性早熟的诊断方法（见第 26 章）。尽管指南不同，但临床疑诊指数明显与患者年龄成反比。GnRH 刺激试验用以判断垂体促性腺激素细胞储备功能，进而区分性腺功能状态（启动或失活），可能是最重要的唯一的内分泌检测手段。如果 LH 和 FSH 水平未激发，并且没有性腺生殖细胞成熟的证据，则性早熟的原因不在下丘脑 – 垂体轴，诊断应侧重考虑肾上腺和性腺源性疾病（见第 15 章和第 17 章）。MRI 检查对于排除或表征蝶鞍、视交叉、鞍上下丘脑和脚间池区域的器质性病变的来说至关重要。

(6) 性早熟的治疗：下丘脑结构性病变的治疗，可根据病理诊断和疾病范围，采取手术、放疗、化疗等手段。性早熟内分泌异常的最佳治疗方法是 GnRH 激动剂，治疗目标是将性成熟延迟到更合适的年龄并实现最佳的线性生长和骨量，可联合 GH 治疗。其他方法包括使用醋酸环丙孕酮、睾酮内酯或螺内酯来拮抗或抑制性腺类固醇生物合成。性早熟对孩子和父母双方都有压力，提供心理支持至关重要。

2. 心因性闭经 在没有明显的大脑、垂体或卵巢异常的情况下，非妊娠状态的年轻女性可发生闭经，原因包括假性妊娠（假妊娠）、神经性厌食症、过度运动、心因性障碍和高催乳素状态（见第 17 章）。心因性闭经是除了妊娠之外，继发性闭经最常见的原因，可能与严重的精神病理改变或轻微的精神压力一起发生，通常是暂时的。

运动诱发的闭经可能是心因性闭经的表现形式，也可能由身体脂肪减少引起。该综合征与长时间剧烈的体力消耗有关，如跑步、游泳或芭蕾舞。受影响的女性通常低于理想体重，体脂含量低。如果运动在青春期前即已开始，正常的性成熟可能会延迟很多年。脂肪可能是促性腺激素分泌的调节剂，脂肪细胞衍生的瘦素是外周能量储存和下丘脑调节中枢之间的主要介质。对非人类灵长类动物的研究表明，热量摄入在长跑相关闭经的发病中具有直接作用。运动和心因性闭经可能会引起机体雌激素缺乏和不孕症、骨质减少和压力性骨折风险的增加。然而，由于口服雌激素对骨密度缺乏明显益处（可能由于抑制 IGF-1），对于在尝试了营养、心理和（或）改善运动方式等干预后仍未恢复月经周期的女性，才建议进行短期透皮雌激素疗法。

3. **男性神经源性性腺功能减退** 讨论男性神经源性性腺功能减退症应从 Fröhlich 综合征（脂肪生殖器营养不良）开始，对于该综合征最初的认知是肿瘤侵袭下丘脑造成的青春期延迟、性腺功能减退与肥胖。随后人们意识到，下丘脑或垂体功能障碍均可诱发性腺功能减退，肥胖提示下丘脑食欲调节区域受损。下丘脑的几种器质性病变可引起这种综合征，包括肿瘤、脑炎、小头畸形、Friedreich 共济失调和脱髓鞘疾病。引起促性腺功能减退症的其他重要原因是 Kallmann 综合征和 Prader-Willi 综合征。

然而，大多数性发育迟缓的男性并没有严重的神经系统疾病。此外，大多数性发育延迟的肥胖男孩，下丘脑没有结构性损伤，但患儿存在结构性青春期发育迟缓，后者通常与肥胖相关。目前尚不清楚在这种情况下是否存在下丘脑功能障碍。大脑的性心理发育主要取决于与青春期相对应的关键发育心理窗口期雄激素的存在。因此，男性的性腺功能减退症（无论何种原因）应在青少年中期（最迟 15 岁）进行治疗。

在成年男性中，情绪压力或剧烈运动可诱发性腺功能减退（包括精子生成减少），但这种异常很少被诊断出来，因为患者症状比同等压力下女性的月经周期变化更轻微。长时间的身体压力、睡眠和能量不足也会降低睾酮和促性腺激素水平。无论是男性还是女性，为控制顽固性疼痛而长期鞘内注射阿片类药物，与低促性腺激素性性腺功能减退症密切相关，而与皮质功能减退和生长激素缺乏的相关性较小。最后，众所周知，多种病因造成的危重疾病与性腺功能减退症和无效的 GnRH 脉冲活动改变有关。

（六）催乳素调节的神经源性疾病

高催乳素血症的神经源性病因包括胸壁的刺激性病变（如带状疱疹、开胸手术）、乳头的过多触觉刺激和脊髓内病变（如室管膜瘤）。吸吮或使用吸奶器对乳头进行长时间的机械刺激可以在一些未妊娠的女性中启动泌乳，而干扰下丘脑 – 垂体联系的神经系统病变也可导致高催乳素血症。此外，某些形式的癫痫发作后也会发生高催乳素血症。在一组研究中，8 例颞叶癫痫发作患者中有 6 例 PRL 明显增加，而 8 例额叶癫痫患者中只有 1 例出现高催乳素血症。在所有病例中，必须首先除外阻断 D_2 多巴胺受体的药物（如吩噻嗪类、晚期非典型抗精神病药）或阻断多巴胺释放的药物（如利血平、甲基多巴、阿片类）的使用。

由于神经系统对 PRL 分泌发挥着重要影响，高催乳素血症患者（包括腺瘤患者）可能存在 PIF 缺陷或 PRF 活性过多的情况。在通过切除垂体微腺瘤治愈的高催乳素血症患者中进行的 PRL 分泌的研究显示，部分患者中仍持续存在调节异常，可能与肿瘤切除不完全，残余部分腺体功能异常，或潜在的下丘脑异常有关。

（七）生长激素分泌的神经源性疾病

1. **下丘脑性生长障碍** 在下丘脑疾病早期，夜间正常生长激素分泌增加的丧失和生长激素分泌反应对激惹刺激的不敏感，可能是下丘脑功能障碍最敏感的内分泌指标。中线脑结构的解剖畸形与生长激素分泌异常相关，推测其与正常生长激素调节机制发育异常有关。这些疾病包括视神经发育不良和正中线畸形（透明隔缺失、第三脑室异常和终板异常）。某些复杂的遗传疾病，包括 Prader-Willi 综合征，也常涉及 GH 分泌能力的下降。

2. **失母爱综合征和心理社会侏儒症** 忽视或虐待婴儿会影响其生长，导致生长发育迟缓（失母爱综合征）。营养不良与心理因素相互作用，导致患有失母爱综合征的儿童生长迟缓，临床医生应注意从这一角度仔细评估每个生长发育迟缓的病例。在虐待或严重情绪障碍（称为心理社会侏儒症）环境中生长受阻的年龄较大的儿童也可能有昼夜节律异常，以及胰岛素诱导的低血糖或精氨酸输注后的生长激素释放不足（见第 25 章）。此外，也可能存在 ACTH 和促性腺激素的释放不足。另一种被称为"贪食性矮小"的表现型也已被确认。这些障碍可以通过环境的改变来逆转，患儿的生长和神经内分泌 hGH 反应可迅速恢复正常。目前儿童营养和心理因素引起儿童生长激素分泌改变的发病机制尚不清楚。而在成年人中，身体或情绪压力通常会导致生长激素分泌的增加。

3. **神经调节生长激素缺乏** 生物合成生长激素用于治疗矮小身材的有效性使一组生长速度较慢（<第 3 百分位数）、血清 IGF-1 水平较低但生长激素分泌储备正常的患者受到关注。对 24h 生长激素分泌谱的研究表明，许多患儿没有正常的生长激素的自发分泌（即异常的超节律和昼夜节律或分泌脉冲的数量或振幅减少，或两者兼有）。这些特发性矮小的儿童可能有下丘

脑功能的调节障碍，当给予外源性生长激素时，似乎生长正常。

神经调节性生长激素缺乏的诊断标准存在相当大的不确定性。许多正常生长儿童的生长激素分泌情况与疑似患儿的生长激素分泌情况难以区分。生长激素分泌的模式并不能预测哪个孩子会从治疗中获益，而且生长激素分泌和生长之间的相关性很差。此外，儿童重复试验的结果显示出相当大的变异性。有人认为，特定的遗传缺陷可能是引起这些异质性生长障碍综合征的儿童亚群发病机制的基础。因此，hGH 神经调节缺陷综合征的患病率尚不清楚，对于这些矮小的儿童的 GH 治疗应谨慎进行。

4. 神经源性的生长激素分泌过多

(1) 间脑综合征：在第三脑室及周围有肿瘤的儿童和婴儿常出现恶病质，这通常与生长激素水平升高和生长激素分泌对葡萄糖和胰岛素的反常反应有关。生长激素分泌过多可能是由下丘脑功能异常或营养不良引起的。垂体 – 肾上腺调节缺陷较少见。其显著的临床特征是警觉的外表和尽管极度消瘦却有看似过度兴奋的情绪。患儿可能会出现各种相关的神经系统异常，包括眼球震颤、易怒、脑积水、视神经萎缩、震颤和多汗。脑脊液异常包括蛋白增加和存在异常细胞。大多数病例是由视交叉 – 下丘脑胶质瘤引起的，多数为星形细胞瘤。治疗方法包括手术切除、放疗和化疗。

(2) 与代谢紊乱相关的生长激素分泌过多：在未控制的糖尿病、肝衰竭、尿毒症、神经性厌食症和蛋白质 – 热量营养不良中可发生明显不适当的生长激素高分泌。营养因素可能发挥了重要作用，因为在正常人中，肥胖可抑制和禁食可刺激阵发性的生长激素高分泌。在糖尿病患者中，胆碱能阻滞药可能通过抑制下丘脑生长抑素分泌扭转这种异常。外周生长激素抵抗使 IGF-1 合成和释放减少也可能导致生长激素水平升高。

(3) X 连锁巨人症：生长激素分泌过多导致的肢端肥大症 / 巨人症，通常与垂体前叶肿瘤有关，少数也可见于类癌、胰岛细胞瘤、小细胞肺癌、肾上腺腺瘤和嗜铬细胞瘤的 GHRH 异位分泌（见第 9 章）。巨人症的遗传异常与 MEN1、MEN4、Carney 综合征、McCune-Albright 综合征和 AIP 突变有关。X 连锁巨人症（X-linked acrogigantism，XLAG）是最近发现的一种与巨人症相关的早发性生长激素分泌过多的疾病，其原因是 X 染色体上 GPR101 基因的微复制。虽然大多数患者有垂体腺瘤、循环 GHRH 水平升高，并且在一些患者中存在弥漫性促生长激素细胞增生，但弓状核中 GPR101 的表达使下丘脑 GHRH 分泌增加可能是 X 连锁巨人症的发病基础（Trivellin 等[685]）。POMC 神经元中 GPR101 的存在和一些受累个体觅食行为的增加也提示该基因可能参与调节能量稳态。

（八）ACTH 调节的神经源性障碍

下丘脑 CRH 高分泌可能是持续垂体 – 肾上腺功能亢进的可能原因：由罕见的下丘脑 CRH 分泌神经节细胞瘤引起的库欣综合征和重度抑郁症。重度抑郁与垂体 – 肾上腺异常相关，包括 ACTH 水平不适当升高、皮质醇昼夜节律异常和对地塞米松抑制的抵抗。地塞米松抑制试验实际上已被用作抑郁症诊断的辅助手段。与应激相关的 CRH 神经源性调控紊乱的另一个可能的例子是代谢障碍综合征。该综合征的特征是轻度高皮质醇症、地塞米松对 HPA 轴的抑制减弱、内脏肥胖和高血压，并可能与心血管疾病和脑卒中风险增加密切相关。

一种独特的 ACTH 分泌过多综合征称为周期性下丘脑分泌（Wolff 综合征），已在一名年轻男性中被报道。患者反复出现以高热、发作性糖皮质激素分泌过多和脑电图异常为特征的异常。

（九）下丘脑疾病的非内分泌表现

下丘脑参与了多种功能和行为的调节（表 7–9）。下丘脑疾病的心理异常包括反社会行为，愤怒、大笑、哭泣的发作，睡眠模式异常，性欲过度，以及幻觉。嗜睡（伴有后部病变）和病理性清醒（伴有前部病变）都会发生，如贪食症和重度厌食症。异常进食模式类似于大鼠因破坏 VMH 或与 PVH 的连接而产生的暴饮暴食综合征。外侧下丘脑损伤导致严重厌食症。关于能量稳态失衡（包括肥胖和恶病质）与下丘脑功能障碍和神经肽相关的更完整的讨论见第 39 章。

下丘脑损伤的患者可能会出现体温过高、体温过低、无法解释的体温波动和变温。偶尔还可表现为出汗障碍、手足发绀、括约肌失控和间脑癫痫。下丘脑损伤也会导致近期记忆的丧失，被认为是由乳头体下丘脑通路的损伤所致。严重的记忆丧失、肥胖和人格改变（如冷漠、无法集中注意力、具有攻击性的反社会行为、贪食、无法工作或上学）可能与垂体瘤的鞍上生长、下丘脑放疗或手术切除鞍旁肿瘤引起的损伤有关。下丘脑肿瘤生长缓慢，可能肿瘤体积很大但只对行为或内脏稳态产生很小的影响，反而是有限范围的手术有时可能会引起显著的功能异常。这可能与缓慢生长的病变允许代偿反应出现有关。在制订治疗方案时，应与神经外科医生、患者和家属一起仔细权衡这些潜在的后果。由于治疗的不良反应使得颅咽管瘤的治疗趋于采用更为保守的手术指导方案。匹兹堡大学的一篇综述总结了他们的个性化治疗方案以获得最大的患者获益和降低死亡率，包括显微外科肿瘤切除、腔内 ^{32}P 放疗和伽马刀立体定向放射手术。

（十）阵发性交感神经风暴（间脑癫痫）

间脑癫痫的特征是发作性自主放电，包括心动过速、心动过缓、出汗、瞳孔扩张、潮红、血压升高、呼吸急促、体温过低和体温过高，以及异常的伸肌体

表 7-9　非内分泌性下丘脑疾病的神经系统表现

体温调节紊乱
- 体温过高
- 体温过低
- 变温

摄食紊乱
- 饮食过量
- 厌食症
- 恶病质

饮水紊乱
- 强迫性饮水
- 不渴症
- 原发性高钠血症

睡眠和清醒紊乱
- 昏睡病 / 晕倒
- 嗜睡
- 昼夜颠倒
- 无动性缄默
- 昏迷
- 谵妄

下丘脑性周期性疾病
- 间脑癫痫
- Kleine-Levin 综合征
- Wolff 综合征

精神疾病
- 情绪激动
- 幻觉
- 性欲亢进

自主神经系统紊乱
- 肺水肿
- 心律失常
- 括约肌障碍

先天性下丘脑疾病
- Prader-Willi 综合征
- Laurence-Moon-Biedl 综合征

其他
- 婴儿间脑综合征
- 大脑性巨人症

态。尽管在早期文献中被认为是癫痫发作所致，但脑电图通常没有癫痫活动的证据，患者对抗惊厥药物的反应也不佳。因此，有人建议把这些发作描述为阵发性交感神经风暴。目前其潜在病因尚不清楚，但通常与急性颅内压升高和创伤性脑损伤有关，尽管个别病例报道与颅内肿瘤和先天性畸形有关。

（十一）发作性睡病

来自狗和老鼠这两种动物的功能基因组学的交汇，将人们的注意力重新聚焦在控制睡眠和觉醒的下丘脑神经肽回路上。定位克隆鉴定发现促食欲素受体2 突变是犬类嗜睡症的病因。随后，敲除编码促食欲素 – 下丘脑泌素肽前体基因在小鼠中产生了类似的昏睡综合征，进一步说明了这种神经肽系统是作为睡眠调节神经回路的主要组成部分。通过下丘脑泌素受体2-saporin 结合物靶向消融大鼠外侧下丘脑的促食欲素神经元产生了与发作性睡病相似的睡眠行为，与在发作性睡病患者外侧下丘脑的促食欲素 – 下丘脑泌素神经元数量显著减少的临床发现高度一致。促食欲素 –下丘脑泌素在协调觉醒状态和进食行为方面的额外作用见本章其他部分和第 39 章。

大多数自发性昏睡症伴有猝倒的病例是由退行性下丘脑紊乱引起的，最可能的发病机制是自身免疫引起神经肽能神经元的选择性破坏而致病。脑脊液中有无免疫反应性的促食欲素 – 下丘脑泌素是诊断本病的一种灵敏的方法。未来发展具有生物活性的促食欲素 – 下丘脑泌素受体选择性化合物可能为该病提供一个特异性的治疗方案，或作为目前用于控制症状的兴奋剂和抗抑郁药物的辅助药物。推而广之，这些最近的发现表明，其他隐蔽的下丘脑疾病可能也与其他神经肽能环路的选择性紊乱有关。

1. Kleine-Levin 综合征　Kleine-Levin 综合征是一种周期性睡眠障碍，多见于男性青少年，其特征是反复发作的嗜睡症，可持续数小时至数天，伴有认知和行为异常，包括贪食症和性欲亢进，但发作间期行为正常。与嗜睡症相反，脑脊液促食欲素浓度通常是正常的，该疾病通常预后良好，有自限倾向，往往可自发缓解。尽管 Al Shareef 和同事提出了几种假设并对其进行了研究，但其病因仍不清楚。在包括下丘脑、丘脑和皮质在内的几个大脑区域的功能成像研究中显示了灌注异常，这增加了 Kleine-Levin 综合征可能是一种由病毒性或自身免疫性脑炎引起的炎症性疾病的可能性。后一种可能性尤其令人感兴趣，因为这种疾病倾向于在家族中遗传，而且在阿什肯纳兹犹太人中发病率更高。沿着这些线索，通过连锁分析和外显子测序已经在一个有 7 名 Kleine-Levin 综合征患者的大家系和另外 3 个散发病例中发现了 3 号染色体和LMOD3 杂合错义突变体。Lmod 是原调节蛋白基因家族（Tmod）的成员，该基因家族的结构蛋白参与肌动蛋白单体的隔离和刺激 ATP 水解以加速肌动蛋白的成核和聚合。虽然最初认为 Lmod 蛋白只存在于心脏和骨骼肌中，但现已在大脑的几个区域发现了 Lmod 蛋白，包括调节睡眠 – 觉醒周期的核群，如下丘脑外侧、TMN、蓝斑、中缝背核和腹侧被盖区中的促食欲素神经元。

2.下丘脑和神经精神障碍 下丘脑在进食障碍（如神经性厌食症、Prader-Willi 综合征和破坏下丘脑基底的病变）中的病理生理作用见第 39 章。然而，有证据表明，下丘脑也参与了一些常见的神经精神疾病的病理生理。例如，对与精神分裂症相关的易感基因进行全基因组通路和功能分析，确定下丘脑是大脑中这些基因主要表达的五个主要区域之一。谷氨酰胺能、血清素能、GABA 能和多巴胺受体、钙和钾离子通道、溶质转运体和神经发育基因都包括在内。第三脑室的增大也被认为与精神分裂症和重度抑郁症有关，并被认为是继发于脑室周围灰质的丢失（Bernstein 等）。沿此线索，在精神分裂症患者中观察到 PVN 中含有神经垂体激素运载蛋白和 nNOS 的细胞数量减少，并且 β内啡肽对其神经支配也有减少。在 PVN 中，总神经元数量减少 50%，但催产素和抗利尿激素神经元数量增加，严重抑郁症中也观察到脑啡肽神经支配的类似减少。SCN 的改变也被报道过，包括精神分裂症中抗利尿激素神经元和抗利尿激素 mRNA 的数量减少，重度抑郁症中 VIP 的增加。此外，对几种精神疾病的共同易感基因的分析发现了参与血清素和多巴胺稳态的基因，包括 HTR2A、TPH2 和 DRD2，支持 SCN 的潜在影响。

异常的 HPA 活动和（或）过度的 CRHR1 受体刺激可能是与神经精神障碍（包括精神分裂症、抑郁症、焦虑症、自闭症和强迫症）相关的最容易被识别的异常。提出的机制包括糖皮质激素和盐皮质激素受体减少导致的皮质醇反馈抑制受损，糖皮质激素受体和 11βHSD1 的多态性，下丘脑 PVH 中 CRH 和 CRH mRNA 表达增加，CRH 和 CRH 受体 CRHR1 基因的多态性。然而，除了极少数的研究外，使用多种 CRHR1 受体拮抗药的试验都不是特别成功，可能意味着涉及这些疾病的病理生理机制的复杂性，需要更精细的方法来建立充分的受体占用率和（或）识别最有可能产生反应的个体。

催产素和促食欲素系统的失调也与神经精神障碍的病理生理有关，尽管数据并不完全一致。在精神分裂症和重度抑郁症中已经发现催产素受体基因多态性，一些患者在使用催产素鼻喷剂后出现改善（包括精神分裂症患者的认知能力），以及出现在一些重度抑郁症患者中抑郁及焦虑症状的减轻。同样，催产素也被认为与自闭症的病理生理有关，其表现为血浆中催产素水平的降低和一种无生物活性的催产素扩展形式的增加，以及在鼻内使用催产素后患者社会互动的改善和重复行为的减少。在抑郁症患者中已经观察到了促食欲素的缺乏和促食欲素受体下调，这可能导致疾病相关的受损的睡眠模式。此外，OxR2 敲除小鼠表现出更多的抑郁样行为，在其他研究中，ICV 给药促食欲素改善了抑郁的一些表现。kisspetin 的抗抑郁作用，生长抑素通过生长抑素与多巴胺 D2 受体异二聚体介导的潜在抗抑郁作用，以及重度抑郁症中 nesfatin1 水平的升高，进一步表明关于多肽和下丘脑在神经精神疾病中的作用还有很多有待探索。

致谢 非常感谢 Dr.Harry Friedgood、John D.Green、Monte Greer、Seymour Reichlin、Roger D.Cone、Joel Elmquist、Judy L.Cameron 和 Malcolm Low 对本章以前的版本所作的重要贡献。特别感谢 Dr.Seymour Reichlin 的教学、指导，以及他为神经内分泌学发展所做的重要工作。

第8章 垂体生理学及诊断评估
Pituitary Physiology and Diagnostic Evaluation

URSULA KAISER KEN HO 著

于静雯 全会标 译 李延兵 校

要点
- 垂体通过中央下丘脑及周围激素信号整合内分泌系统。
- 垂体细胞在胚胎发育时期就已形成有序的结构功能网络，但会终生进行改进。
- 分化的催乳素细胞、促生长激素细胞、促性腺细胞、促皮质细胞、促甲状腺细胞均受系统性因素调节。
- 生长激素轴调控儿童生长发育，并且终生调节人体能量和底物的代谢。
- 催乳素主要在妊娠及哺乳期控制乳汁分泌，并独特受下丘脑分泌的多巴胺直接抑制作用调控。
- 下丘脑 – 垂体 – 肾上腺轴是对于应激和生存起关键作用的系统，在能量供应、新陈代谢、免疫作用及心血管功能等方面均有具体展现。
- 下丘脑 – 垂体 – 性腺轴在青少年发育、生殖功能及生育等方面均有着核心作用，控制着配子生成和性激素合成。
- 下丘脑 – 垂体 – 甲状腺轴在甲状腺素的作用下，对于人的生长发育和细胞代谢都起着非常重要的作用。
- 垂体衰竭可由发育性、遗传性、获得性功能紊乱所致，其诊断主要靠基线和激发后垂体及靶腺的激素测定水平来确定。

一、解剖、发育及激素分泌控制综述

垂体位于蝶鞍内，其名称来源于希腊语 ptuo 和拉丁语 pituita，意为"黏液"，显示其起源于鼻咽。Galen 提出假说：鼻腔黏液起源于大脑并通过垂体引流。目前可以明确的是：垂体和下丘脑一起，协调内分泌腺的完整结构和功能，包括甲状腺、肾上腺和性腺。除了这些靶腺之外，还包括肝脏、软骨和乳腺。垂体柄在解剖和功能上都起到了连接下丘脑和垂体的作用。下丘脑 – 垂体单位的保护对于系统和中枢神经系统输入的整合至关重要，如垂体前叶对于性功能及生殖、机体线性生长及器官发育、哺乳、应激反应、能量、食欲及体温调节的控制等，还包括糖类和矿物质代谢。

大脑对于重要身体功能的整合是由 Descartes 于17 世纪首先提出。在 1733 年，Morgagni 记录了一个无脑畸形儿体内肾上腺的缺失，提供了早期关于大脑和肾上腺在发育和功能上联系的证据。在 1849 年，Claude Bernard 通过揭示第四脑室的中枢性损伤导致多尿而为神经内分泌学未来的发展奠定了基础[1]。随后的研究确认了垂体激素的存在并对其进行了化学分离，同时临床观察也让学者认知到垂体肿瘤和一些激素过分泌的症状密切相关，如巨人症和库欣病[2-4]。在1948 年，Geoffrey Harris（现代神经内分泌学之父）在回顾了垂体前叶激素的控制情况之后提出了下丘脑调节的概念，预言了后续特异性下丘脑调节激素的发现。

（一）解剖

垂体由主要的前叶、后叶及退化的中间叶构成（图

8-1）。腺体位于骨性的蝶鞍结构内，并且被硬脑膜鞍隔覆盖，垂体柄穿行其中并与下丘脑正中隆起相连。成人的垂体大约重 600mg（范围为 400～900mg），横轴最长约 13mm，高度 6～9mm，前后径约 9mm。垂体在经产妇中会出现结构的变异，在不同的月经周期垂体的体积也会有不同变化。在妊娠期间，这些值在任何维度上都有可能出现变化，垂体的重量可能会增加至 1g。有 7 名性腺功能正常的女性出现了无垂体瘤的垂体增大，其垂体高度超过 9mm，并且在 MRI 中发现了凸出的垂体上缘[6]。

蝶鞍，位于颅底，形成了蝶窦较薄弱的骨性顶端。其侧壁包括海绵窦周围的骨或硬脑膜组织，第Ⅲ、Ⅳ和Ⅵ对脑神经和颈内动脉穿行其中。因此，海绵窦的内容物对于向鞍内的扩张承受力较弱。硬脑膜顶可保护垂体免受脑脊液压力所致的压迫。视交叉位于垂体柄前方、鞍隔正上方。因此，视束和其他中央结构也很难承受增大的垂体肿物对其的压迫效应，这显然也遵循了组织阻力最小的路径。与前叶相反，垂体后叶分布来自垂体柄后缘的视上神经垂体束和结节神经垂体束。下丘脑的神经元损伤、垂体柄中断、（肿瘤）系统性的下丘脑转移等情况通常和血管紧张素减少（尿崩症）或催产素的分泌相关。

下丘脑中除了神经元的存在，还包括可以合成促垂体激素释放激素及抑制激素的神经细胞体，以及垂体后叶的神经垂体激素（精氨酸血管紧张素和催产素）。成熟的垂体前叶中含有 5 种类型的激素分泌细胞。

1. ACTH 细胞表达 POMC 肽，包括 ACTH。

2. 促生长激素细胞表达生长激素。

3. 促甲状腺细胞表达常见的糖蛋白 α 亚单位和特异性的 TSHβ 亚单位。

4. 促性腺细胞表达 FSH 和 LHα 和 β 亚单位。

5. 催乳素细胞表达催乳素。

每种类型的细胞都由高度特异性的信号通路调控，以此调节它们各自不同的分化基因表达。垂体中还包括一些支持细胞，如垂体细胞及滤泡星形细胞。

（二）垂体血供

垂体有多条不同的血供来源（图 8-1）。发自颈内动脉的垂体上动脉分支为下丘脑供血，同时在血脑屏障之外的正中隆起处形成毛细血管网。长短垂体门脉分别起源于漏斗部血管丛及垂体柄。这些血管形成了下丘脑 - 门脉循环，也就是垂体前叶的主要血供来源。它们将下丘脑的促分泌和抑制分泌激素传送至腺垂体的促激素细胞中，过程中浓度无稀释，这让下丘脑定时分泌的激素可以较为敏感的调控垂体细胞的活动。下丘脑激素的血管转运还在局部受可收缩的内部毛细血管丛（垂体门脉前毛细血管网）调控，来自于从垂体上动脉分出的垂体柄分支。正中隆起的逆行血流也存在，促进了下丘脑 - 垂体双向功能性的相互作用[8]。

整体的动脉血供由垂体下动脉分支维持，主要是为垂体后叶供血。垂体柄完整性的破坏会导致垂体门脉血流的缺乏，使垂体前叶无法接收下丘脑分泌的激素。

（三）垂体发育

垂体起源自延髓神经板。Rathke 囊是一个位于口腔顶前部的原始外胚层反折，在妊娠 4～5 周即形成，并且促成了垂体前叶的发育[10, 11]（图 8-2）。此囊与垂体柄及下丘脑漏斗部直接相连，并最终与口腔及鼻咽分开。Rathke 囊向第三脑室方向增殖，并且在此融合成憩室，接着闭合其内腔，最后形成 Rathke 裂。垂体前叶形成自 Rathke 囊，憩室形成其毗邻的后叶。剩余的垂体组织可能会持续存在于鼻咽中线处，但很少会在鼻咽部形成功能性异位激素分泌肿瘤。神经垂体起源于与第三脑室相关的神经外胚层。

各类垂体前叶细胞的功能发育包括复杂的多能垂体干细胞中表达的细胞谱系特异性转录因子的时空调控，以及局部作用的可溶性因子的动力梯度[13-16]。形成垂体形态学背部梯度的重要神经外胚层信号包括漏斗部 BMP4，主要作用于初始的 Rathke 囊内陷[11]、FGF8、FGF10、Wnt5 及 Wnt4[17]。接下来腹侧发育构造和转录因子的表达均由空间上分级的因子表达，包括 BMP2 和 SHH 蛋白，这些因子对于引导早期细胞增殖形式起着重要的作用。

人类胎儿 Rathke 囊在 3 周时已然很明显，垂体在子宫内发育亦非常迅速。在第 7 周时，垂体前叶的脉管系统开始发育；至 20 周时，整个的垂体门脉系统已经建立。在（胚胎发育的）前 12 周里，垂体前叶会经历最主要的细胞分化过程，彼时所有主要的分泌细胞区室无论在结构还是在功能上都是完整的，除了催乳素分泌细胞。全能垂体干细胞给还会在不同的发育阶段分化为嗜酸性细胞（催乳素生长激素细胞、促生长激素细胞、催乳素细胞）和嗜碱性细胞（促皮质素细胞、促甲状腺细胞、促性腺细胞）。6 时，促皮质素细胞就可以在形态上辨识出来了，到第 7 周，具有免疫反应性的 ACTH 就可以检测到了。第 8 周时，生长激素细胞胞质中已经有大量的免疫反应性细胞质生长激素的表达。糖蛋白激素分泌细胞可以表达常见的α亚单位，然后在 12 周时，已分化的促甲状腺及促性腺细胞就会表达免疫反应性 β 亚单位，包括 TSH、LH 及 FSH。完全分化形态的促催乳素细胞会在妊娠晚期（24 周之后）才可见。在那之前，免疫反应性的 PRL 只能在混合性的催乳素生长激素细胞中才能检测得到，这类细胞同时表达生长激素，显示了这两种激素共同的基因起源。

（四）垂体转录因子

垂体前叶细胞类型谱系的确定来自于同源域转录因子的短暂调节级联[13]。尽管大多数的垂体发育信息都是从啮齿类动物模型中获得的，但在人体的组织学

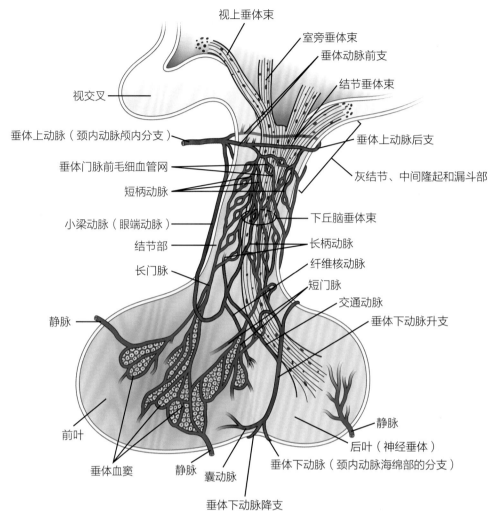

视上垂体束
室旁垂体束
垂体动脉前支
结节垂体束
视交叉
垂体上动脉（颈内动脉颅内分支）
垂体门脉前毛细血管网
短柄动脉
小梁动脉（眼端动脉）
结节部
长门脉
静脉
前叶
垂体血窦
静脉
囊动脉
垂体下动脉降支
垂体上动脉后支
灰结节、中间隆起和漏斗部
下丘脑垂体束
长柄动脉
纤维核动脉
短门脉
交通动脉
垂体下动脉升支
静脉
后叶（神经垂体）
垂体下动脉（颈内动脉海绵部的分支）

▲ 图 8-1 下丘脑和垂体的血供示意

引自 Scheithauer BW. The hypothalamus and neurohypophysis. In: Kovacs K, Asa SL, eds. Functional *Endocrine Pathology*. Oxford, UK: Blackwell Scientific; 1991.

及病原学观察结果大力证实这些发育机制的可靠性（图 8-2，表 8-1 和表 8-2）。早期的细胞分化需要胞内的 HESX1 和 PITX 的表达。Rathke 囊表达了 LIM 同源域家族的部分转录因子，包括 LHX3、LHX4 和 ISL1[21]，这些都是功能性垂体发育的早期决定性因素，对于祖细胞的生存和增殖亦是必需。相反，活化的 Notch2 会延迟啮齿类动物性腺细胞的分化[22]，降低了 NOTCH 信号通路在垂体发育级联中的重要性。垂体细胞种类的多样性主要受二元 WNT/β 联蛋白信号的介导，会导致 HESX1 的抑制及前 PIT1（PROP1）表达的减少[23]。这些特异性的垂体前叶转录因子参与了一个高度协调的级联反应，最终促成了这五种分化的细胞种类的形成（图 8-2）。垂体细胞系最主要的近端决定因素是 Prop1[24]，它决定了接下来的 POU1F1（PIT1）依赖的细胞系，以及促性腺细胞系的发育，而促皮质细胞的形成则是由于 TBX19 蛋白决定的[25, 26]。

Bicoid 同源域蛋白 PITX1 和 PITX2 是公认的垂体调节因子，并且可激活垂体前叶所有重要激素的转录[27, 28]。PITX1 在口腔外胚层表达，并且随后会在所有垂体细胞中表达，尤其是腹部起源的[29]。Rieger 综合征表现为眼、齿、脐带及垂体发育缺陷，是由 PITX2 突变导致的[30]。LHX3 决定了生长激素、催乳素及 TSH 细胞的分化，而 Prop1 作为同源域转录因子类配对家族中的一员，在 Rathke 囊早期发育时即有表达，是 PIT1 表达的先决条件。PIT1 是一种 POU 同源域转录因子，可决定垂体发育及生长激素、催乳素和 TSH 的时空表达，它可以同特异性的 DNA 基序绑定，来活化和调节生长激素细胞、催乳素细胞及促甲状腺细胞的发育并使之分泌功能成熟。信号依赖的共活化因子和 PIT1 一起决定特异性激素的表达。因此在含 POU1F1 的细胞内，高水平的雌激素受体会诱导 PRL 的定型表达，同时 TEF 更有利于 TSH 的表达。

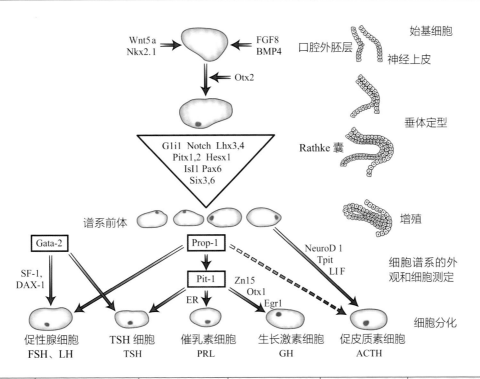

胎儿	12 周	12 周	12 周	8 周	8 周
激素	FSH、LH	TSH	PRL	GH	POMC
染色体基因位点	β-11p; β-19q	α-6q; β-1p	6	17q	2p
蛋白	糖蛋白 α、β 亚单位	糖蛋白 α、β 亚单位	多肽	多肽	多肽
氨基酸	210、204	211	199	191	266（ACTH1～39）
刺激物	GnRH、雌激素	TRH	雌激素、TRH	GHRH、GHS	CRH、AVP、gp130 细胞因子
抑制物	性激素、抑制素	T_3、T_4、多巴胺、生长抑素、糖皮质激素	多巴胺	生长抑素，IGF 激活素	糖皮质激素
靶腺	卵巢、睾丸	甲状腺	乳腺、其他组织	肝、骨、其他组织	肾上腺
促细胞效应	• 性激素 • 卵泡生成 • 生殖细胞成熟 • 男性：5～20U/L • 女性（基础）:5～20U/L	T_4 合成和分泌	产乳	• IGF-1 产生、生长抑制 • 胰岛素拮抗	类固醇产生
正常范围	• 男性：5～20U/L • 女性（基础）:5～20U/L	0.1～5mU/L	• 男性<15 • 女性<20μg/L	<0.5μg/L	ACTH, 4～22pg/L

▲ 图 8-2　由人类垂体前叶腺的发育模型和转录因子级联决定的细胞谱系

促细胞由已知的转录因子确定，以明确细胞特异性的人类或小鼠的基因表达。ACTH. 促肾上腺皮质激素；AVP. 精氨酸加压素；CRH. 促肾上腺皮质激素释放激素；ER. 雌激素受体；FSH. 卵泡刺激素；GH. 生长激素；GHRH. 生长激素释放激素；GHS. 生长激素促分泌剂；GnRH. 促性腺激素释放激素；IGF. 胰岛素样生长因子；LH. 黄体生成素；POMC. 前阿片黑素皮质素；PRL. 催乳素；T_3. 三碘甲状腺氨酸；T_4. 甲状腺素；TRH. 促甲状腺激素释放激素；TSH. 促甲状腺激素（引自 Basis of Endocrinology. Totowa, NJ:Humana Press; 1996; Amselem S. Perspectives on the molecular basis of developmental defects in the human pituitary region. In:Rappaport R, Amselem S, eds. *Hypothalamic-Pituitary Development*. Basel, Switzerland:Karger; 2001; Dasen JS, O'Connell SM, Flynn SE, et al. Reciprocal interactions of PIT1 and GATA2 mediate signaling gradient-induced determination of pituitary cell types. *Cell*. 1999; 97:587-598. ）

表 8–1 遗传性垂体激素缺乏的病因学	
突　变	**激素缺陷**
受　体	
GHRH 受体	GH
CRH 受体	ACTH
GnRH 受体	FSH、LH
TRH 受体	TSH
结构 垂体发育障碍	任何
垂体发育不全	任何
中枢神经系统肿块，脑膨出	任何
转录因子缺陷 HESX1	GH、PRL、FSH、LH、FSH、ACTH
SOX2/3	GH、PRL、TSH、LH、FSH、ACTH
LHX3/4	GH、PRL、TSH、LH、FSH
PITX2	GH
PROP1	GH、PRL、TSH、LH、FSH、ACTH
POU1F1	PRL、GH、TSH
IGSF1	PRL、GH、TSH
TBX19	ACTH
NR5A1	LH、FSH
NR0B1	LH、FSH
激素突变 GH1	GH
Bioinactive GH	GH
FSHβ	FSH
LHβ	LH
TSHβ	TSH
阿片 – 促黑素细胞皮质素原	ACTH
POMC 处理缺陷	ACTH
PC1	ACTH、FSH、LH

ACTH. 促肾上腺皮质激素；CRH. 促肾上腺皮质激素释放激素；FSH. 卵泡刺激素；GH. 生长激素；GHRH. 生长激素释放激素；GnRH. 促性腺激素释放激素；LH. 黄体生成素；POMC. 阿片 – 促黑素细胞皮质素原；PRL. 催乳素；TSH. 促甲状腺激素；TRH. 促甲状腺激素释放激素

选择性垂体细胞特异性也通过结合 PIT1 自身的 DNA 调控元件及包含在 GH、PRL 和 TSH 基因中的调控元件而得以延续。SF1 和 DAX1 决定了促性腺细胞的发育。TSH 和 αGSU 的表达均受 GATA2 发育性调控[33]。FOXL2 是一种叉头转录因子，调控不同的细胞类型表达 α 亚单位，包括促性腺细胞、促甲状腺细胞，也同时调控 αGSU 和 FSHβ 的转录[17, 34-37]。促皮质素细胞定型在胚胎发育中最早出现，并且不受 PROP1 决定的细胞系支配，而 TBX19 蛋白是 POMC 表达的先决条件[38]。以上转录因子的遗传突变可能会导致单一或多种垂体激素衰竭综合征[39]。

（五）垂体干细胞

成人的垂体具有可塑性和可再生特性，可以维持人体的功能平衡。这一特征表现为妊娠期垂体催乳素细胞的扩增和靶腺消融后垂体促激素细胞的增生。成人垂体细胞更新和增大的机制目前还不清楚，可能包括内在的垂体转分化、先前未确定的"空"细胞的分化或已经分化的细胞的扩增。

多项证据支持在成人垂体中存在具有干细胞或祖细胞特征的细胞[41-45]。垂体前体细胞表现出干细胞的几种特征表型，包括未分化基因谱、克隆性、形成克隆群的能力，以及已知干细胞标志物的表达，包括 Sca1 和 CD133。其他标志物，如 Notch、Wnt 和 SHH，是决定细胞类型和垂体细胞系扩增的必要转录因子[46, 47]。有证据表明，SOX2、SOX9 和 OCT4 是具有多能垂体细胞分化特性的垂体前体标志物[48]，一个表达 nestin 的小鼠垂体细胞群符合器官特异性多能干细胞标准。这些细胞形成分化的表达垂体的后代，并有助于形成不同于胚胎前体细胞的成人垂体干细胞群。在 Rathke 裂边缘区，nestin 等潜在干细胞标志物的表达提示该边缘区可能存在干细胞群。细胞系追踪分析表明，表达 SOX2 和 SOX9 的祖细胞在体内可以自我更新并产生垂体内分泌细胞，表明其属于组织干细胞[43, 50, 51]。此外，这些细胞在生理性应激时可以被动员并向特定的细胞方向分化[50, 51]。体外垂体再分化方面也取得了一些进展：胚胎干细胞的三维特征经刺激后可分化为 Rathke 囊样 3D 结构，随之产生各种内分泌细胞，包括功能性促肾上腺皮质细胞和促生长激素细胞，为多能干细胞应用于治疗垂体功能减退开辟了新途径[52, 53]。有趣的是，釉质瘤性颅咽管瘤与垂体前体细胞 / 干细胞表达同样的干细胞标志物，提示两者为共同起源[54]。

（六）垂体控制

垂体的内分泌和非内分泌细胞在胚胎发育期间即形成结构和功能网络，但在整个生命过程中不断改进。不同类型的内分泌细胞在与血管的空间关系中形成不同的网络，这可以解释为什么这些细胞的显著分泌能力与体外培养的分散细胞中观察到的差别不大[56]。

基　因	染色体	垂体缺陷	MRI	相关畸形	遗传模式
POU1F1	3p11	GH、PRL、±TSH	正常或垂体前叶发育不全		隐性、显性
PROP1	5q35	GH、PRL、TSH、LH、FSH、±ACTH	正常、垂体发育不全，垂体增生或前叶垂体囊性变		隐性
HESX1	3p21	GH、PRL、TSH、LH、FSH、ACTH后叶缺陷	垂体前叶发育不全或增生，正常或异位后叶垂体	透明隔发育不良	隐性
PITX2	4q25	GH、PRL、TSH、FSH、LH		Rieger综合征	显性
LHX3	9q34	GH、PRL、TSH、LH、FSH	垂体前叶发育不全或增生	短颈及颈椎僵硬	隐性
LHX4	1q25	GH、TSH、ACTH	垂体前叶发育不全，异位后叶垂体		显性
TBX19	1q23	ACTH	正常		隐性
OTX2		GH、PRL、TSH、LH、FSH、ACTH	垂体前叶发育不全，异位后叶垂体	眼畸形	显性/负性
SIX6	14q22		垂体发育不全，视交叉缺失	臂–耳–肾和眼–耳–椎综合征	单倍体不足
SOX2	3q26	GH、FSH、LH	垂体前叶发育不全，中脑缺陷	无眼症、食管闭锁	
SOX3	Xq27	GH、TSH、ACTH、FSH、LH	垂体前叶发育不全，异位后叶垂体		X连锁隐性
IGSF1	Xq25	GH、PRL、TSH		睾丸增大	X连锁隐性
NR5A1	9q33	FSH、LH		肾上腺功能不全、性腺缺陷、XY性别逆转	显性，隐性
NR0B1	Xp21.3	FSH、LH		肾上腺发育不良、先天性性腺缺陷、XY性别逆转	X连锁显性
GPR161	1q24.2	GH、TSH	垂体柄中断综合征	脱发、上睑下垂、短指（第五根）	隐性
ARNT2	15q25.1	ACTH、TSH、GH、LH、FSH	垂体前叶发育不全及垂体柄中断	小头畸形、变形相、视觉和肾功能异常	隐性
NFKB2	10q24	ACTH、GH、TSH		多种免疫缺陷	显性

表8-2　转录因子突变引起的遗传性垂体缺陷

参与垂体发育或维持下丘脑–垂体轴完整性的基因。功能缺陷包括错义或框架转换导致的蛋白质截断或缺失，DNA结合异常

GH、PRL和促性腺激素网络活性的功能表征为基因调控、激素分泌的量级和时间方面的细胞组织提供了强有力的证据。因此，这些内分泌细胞网络的存在使垂体不仅仅是一个对外部调节做出反应的腺体。相反，它可以充当一个振荡器，印迹记忆，并适应协作网络对下丘脑输入的反应。

垂体前叶激素的分泌由三种水平的控制调节（图8-3）。下丘脑控制是由下丘脑门脉系统分泌的垂体促生激素介导的，这些激素直接作用于垂体前叶细胞表面受体。G蛋白偶联的细胞膜结合位点对每一种下丘脑激素都具有高度的选择性和特异性，并诱导出调节垂体激素基因转录和分泌的正信号或负信号。外周激素也参与垂体细胞功能的调节，主要是通过各自的靶激素负反馈调节促激素。垂体内旁分泌和自分泌可溶性生长因子和细胞因子局部调控邻近细胞的发育和功能。这三层复杂的细胞内信号的最终结果是控制脑垂

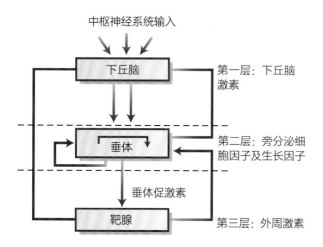

▲ 图 8-3　三层控制调节垂体前叶激素分泌的模型

下丘脑激素穿过门脉系统，直接作用于各自的靶细胞。垂体细胞因子和生长因子通过旁分泌（和自分泌）控制调节促分泌细胞的功能。外周激素对垂体促激素的合成和分泌有负反馈抑制作用（引自 Ray D, Melmed S. Pituitary cytokine and growth factor expression and action. *Endocr Rev*. 1997; 18: 206-228.）

体六种促激素的脉冲式分泌 ACTH、GH、PRL、TSH、FSH 和 LH（图 8-4）。垂体激素分泌的时间和定量控制对外周激素系统的生理整合至关重要，如月经周期，它依赖于复杂和精确的激素脉冲调节（图 8-4）。

二、垂体激素轴的生理及功能紊乱

（一）催乳素

1. 生理　催乳素主要由垂体催乳素细胞产生，下丘脑的多巴胺对其有强抑制作用。由于人生长激素有

高度的泌乳性，并且在 PRL 的分离和测定中非常活跃，人体内 PRL 的鉴定一直较为困难，这种情况一直持续至 1970 年 [57]。另外，生长激素在人垂体内浓度（5～10mg）比催乳素更高（约 100μg）[58]。为了鉴别人 PRL 与 GH，源于 GH 的催乳活性需要用抗 GH 血清来中和；但用这种方法，在产妇和溢乳的患者体内出现的 GH 抗体中仍可检测高泌乳活性 [59, 60]。Friesen 对 PRL 和纯化和分离、特异性的放射免疫检测法的出现让人们可以通过 PRL 的检测来进一步了解人类疾病。

（1）催乳素细胞：15%～25% 的功能性垂体前叶细胞是催乳素细胞。多数表达催乳素的细胞可能是来自于产 GH 的细胞。通过将 GH- 白喉毒素和 GH- 胸苷激酶融合基因插入转基因小鼠胚胎细胞系来消融促生长激素细胞，消除了大部分的促催乳素细胞，这表明小鼠产生 PRL 大部分细胞均来自有丝分裂后的促生长激素细胞 [63]。表达 PRL 基因的两种细胞形式包括遍布腺体的大多面体细胞和聚集在侧翼和中间楔形的较小的角状或长条状细胞。较大的 PRL 分泌颗粒（250～800nm）均匀地分布于细胞内，而侧位的细胞内稀疏分布着较小（200～350nm）的颗粒。偶尔泌乳生长激素细胞同时分泌 PRL 和 GH，通常储存在同一颗粒内。在动物模型中，催乳素细胞的功能是有异质性的。因此，多巴胺或 TRH 反应，以及 PRL 与 GH 分泌细胞比例的变化，可能取决于垂体内的细胞定位，以及周围的激素环境，尤其是雌激素。虽然它们的绝对数量在男性和女性中是相似的，并且不会随着年龄而改变。催乳素细胞增生确实会在妊娠和哺乳期间发生，并在几个月内消失。

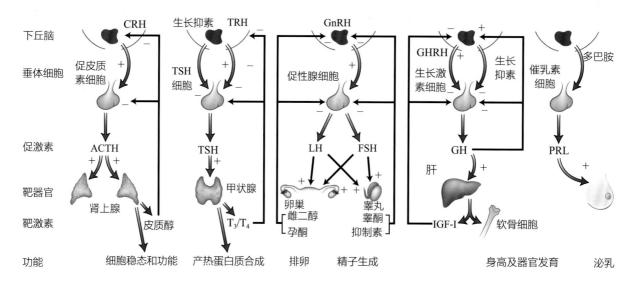

▲ 图 8-4　下丘脑 - 垂体靶器官轴控制情况

ACTH. 促肾上腺皮质激素；CRH. 促肾上腺皮质激素释放激素；FSH. 卵泡刺激素；GH. 生长激素；GHRH. 生长激素释放激素；GnRH. 促性腺激素释放激素；IGF. 胰岛素样生长因子；LH. 黄体生成素；PRL. 催乳素；T₃. 三碘甲状腺氨酸；T₄. 甲状腺素；TRH. 促甲状腺激素释放激素；TSH. 促甲状腺激素（引自 Melmed S. Mechanisms for pituitary tumorigenesis: the plastic pituitary. *J Clin Invest*. 2003; 112: 1603-1618.）

(2) 催乳素结构：人催乳素基因位于第 6 号染色体上[66]。该基因产生了相对同源的 PRL、GH 和胎盘催乳素相关蛋白[67]。有数个因素会起源于一个共同的祖先基因，该基因产生了相对同源的 PRL、GH 和胎盘乳素相关蛋白 PRL 的基因表达，包括雌激素、多巴胺及 TRH[68]。PRL 基因由两个不同的启动子区转录而来，其中较近的启动子区引导垂体特异性表达，较上游的启动子区引导垂体外表达（图 8-2 和图 8-5）。PRL 是一种包含 199 个氨基酸的多肽，含有 3 个分子内二硫键（图 8-5）。它以不同的大小在血液中循环：单体 PRL（"小催乳素"，23kDa）、二聚体 PRL（"大催乳素"，48～56kDa）和巨大催乳素（"更大的催乳素"，由结合免疫球蛋白的催乳素组成，>100kDa）[69a-72]。单体形式是活性最高的 PRL。在与 TRH 反应后，单体形式的比例增加。PRL 的一种糖基化形式，在垂体提取物中被鉴定出，其生物活性低于非糖基化形式[73]。单体 PRL 分为 8kDa 和 16kDa 两种形式[74]，16kDa 的变体有抗血管生成的作用[75, 76]。这种 16kDa PRL 裂解产物与围产期心肌病有关。这种联系的机制最近被证明是由 16kDa PRL（也称为血管抑制素[78]）作用于毛细血管内皮细胞，刺激 miR-146a 的产生，进而通过旁分泌机制作用于心肌细胞，通过阻断酪氨酸激酶受体 ERBB4 的活性来抑制代谢，损害心肌细胞功能。多巴胺激动剂溴隐亭治疗可以改善心功能障碍，其结果是 miR-146a 水平下降，同时心功能改善[79-81]。

2. 调控　PRL 的分泌受到多巴胺的抑制控制，由结节漏斗细胞和下丘脑结节 - 下丘脑多巴胺能系统产生[82, 83]。多巴胺通过下丘脑—垂体门户系统到达催乳素细胞，并与垂体催乳素细胞上的 D_2 受体结合以抑制 PRL 分泌[84]。反过来，PRL 通过增加酪氨酸羟化酶活性参与负反馈控制其释放，从而使多巴胺在 TIDA 神经元中合成[83]。在 PRL 缺乏的小鼠中，多巴胺在正中隆起分泌减少[85]。缺乏 D_2 受体的小鼠会出现高催乳素血症和催乳素细胞增殖[84]。许多其他因素都能调节 PRL 分泌，尽管它们的生理或临床相关性尚不清楚。除多巴胺外的其他因素抑制 PRL 的分泌，包括作为旁分泌 PRL 抑制剂的内皮素 1 和 $TGF\beta_1$[86, 87]，以及可能来自下丘脑的降钙素[88]。几种物质可作为 PRL 释放因子。生长因子（如碱性 FGF 和 EGF）可诱导 PRL 的合成和分泌。通过 G 蛋白偶联的刺激 PRL 的神经肽包括血管活性肠肽、催乳素释放肽（PrRP）、阿片肽和 TRH[88a-88c, 89]。雌激素刺激 PRL 基因转录和 PRL 分泌[90]，解释了为什么女性会有更高的 PRL 水平，特别是在排卵周期和妊娠期间[91, 92]。其他神经肽（如神经紧张素、P 物质、铃蟾肽、胆囊收缩素、血清素和组胺）在调节人 PRL 分泌中的生理作用还未能明确。还有证据证明，存在一种短反馈循环，让 PRL 通过增加下丘脑 TIDA 周转或通过直接自分泌作用而负性调节

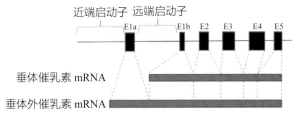

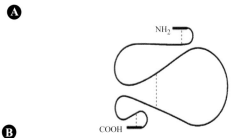

▲ 图 8-5　人类 *PRL* 基因和蛋白质的示意

A. *PRL* 基因由 5 个外显子（E1～5）组成。*PRL* 基因转录由 2 个独立的启动子区域调控，它们位于 2 个备选第一外显子（1a 和 1b）的上游。近端启动子区指导垂体特异性表达，远端启动子区指导垂体外区表达。外显子 1a 和 1b 都编码 5′- 非翻译序列，所以 2 个转录本的蛋白质编码序列是一致的。B.PRL 是一个 23kDa 的蛋白质，由 199 个氨基酸组成，有 3 个二硫键（孵化线）

自分泌[93-95]。

3. 催乳素分泌　PRL 生成速率为 200～536μg/(d·m²)，代谢清除率为 40～71ml/(min·m²)[96]。循环半衰期为 26～47min。PRL 的分泌是脉冲性的，24h 内有 4～14 次分泌脉冲[97, 98]。在睡眠时达到最高水平，最低水平发生在上午 10 点到中午 12 点之间[99]。PRL 的夜间升高是睡眠驱动的，一种短暂的关系存在于快速眼动睡眠和非快速眼动睡眠周期之间[100]。无论男性还是女性，PRL 水平都会随着年龄的增长而下降。在老年男性中，每次分泌产生的 PRL 少于相对年轻的人[101]。绝经后女性的平均血清 PRL 水平和 PRL 脉冲频率低于绝经前女性，提示雌激素对这两个参数都有刺激作用[92]。

4. 催乳素作用　PRL 受体基因是细胞因子受体超家族成员之一[102]，位于 5p13 染色体上，具有胞外结构域、疏水跨膜结构域和与 GH 受体同源的胞质内区域[103]（图 8-6）。PRL 受体二聚体有配体依赖和配体独立两种方式，一个 PRL 分子结合到受体二聚体的两个组成部分上，在结合完成后，细胞内 JAK-STAT 分子便会发生磷酸化。两个配体 - 受体结合位点对三聚体配体 - 受体复合物的形成和随后的信号传导至关重要[104-106]。PRL 受体诱导蛋白酪氨酸磷酸化，激活 JAK2 和 STAT1、STAT3、STAT5A、STAT5B[107, 108]。STAT5A 磷酸化对乳腺发育和乳汁生成尤为重要。

PRL 受体广泛表达于乳腺组织，以及垂体、肝脏、肾上腺皮质、肾脏、前列腺、卵巢、睾丸、肠道、表皮、胰岛、肺、心肌、大脑和淋巴细胞。乳汁的生产

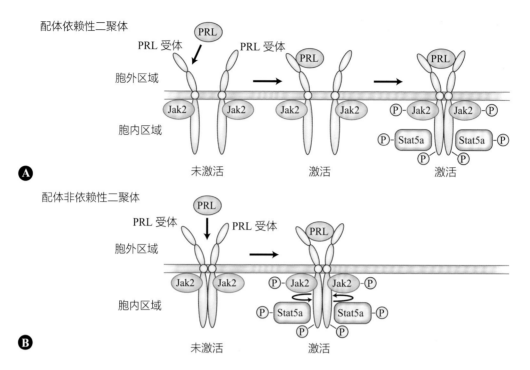

配体依赖性二聚体

PRL 受体　PRL 受体

胞外区域

胞内区域

未激活　激活　激活

Ⓐ

配体非依赖性二聚体

PRL 受体　PRL 受体

胞外区域

胞内区域

未激活　激活

Ⓑ

▲ 图 8-6　催乳素（PRL）的配体依赖性和配体非依赖性二聚体

A. 配体依赖性二聚体模型。PRL 受体在细胞膜上以单体形式存在。一个 PRL 分子首先通过结合位点 1 与一个 PRL 受体单体结合，然后这个 1∶1 的复合物通过结合位点 2 与第二个 PRL 受体结合。两种 PRL 受体的二聚导致细胞内的激活变化，如 Jak2 的磷酸化（P）、PRL 受体的磷酸化、转录信号转换器和激活器（Stat5）的招募和磷酸化。B. 配体非依赖性二聚体模型。PRL 受体以二聚体形式存在于细胞膜上，在没有配体的情况下。受体以非活性形式保持，直到 PRL 结合到这个预先形成的复合体诱导细胞内结构域的激活变化，导致 Jak2 的磷酸化、PRL 受体的磷酸化、Stat5a 的募集和磷酸化（引自 Clevenger C, Gadd SL, Zheng J. New mechanisms for PRLr action in breast cancer. *Trends Endocrinol Metab.* 2009; 20: 223-229.）

调节是通过细胞内的级联事件发生的。PRL 受体失活的纯合子小鼠是不育的[104]。在多发性乳腺纤维腺瘤患者中存在一种功能获得性突变，这种突变赋予 PRL 受体构成活性[110]。PRL 受体拮抗药已被开发用于 PRL 敏感紊乱的受体，包括耐药催乳素瘤、乳腺肿瘤和前列腺肿瘤[106, 111]。

PRL 对人类种群的生存至关重要，因为它负责妊娠和哺乳期间的乳汁产生。PRL 的其他生物学功能包括生殖、代谢和免疫效应[69, 93]。虽然 PRL 和它的受体在低等动物中的作用无疑是至关重要的[112]，但 PRL 对人类母性行为的影响还没有得到完全的阐释。

(1) 乳腺发育：青春期乳腺发育不需要 PRL，而需要 GH，GH 的作用由 IGF-1 介导[113-115]。在出生时，啮齿类动物的乳腺由一个脂肪垫和小区域的导管抗原组成，在雌激素、GH 和 IGF-1 的影响下分化为青春期乳腺。在青春期，雌激素的激增启动了发育过程。顶芽形成并引导乳腺发育的过程，通过分支和延伸到乳腺脂肪垫的物质，此后形成一个导管网络，几乎充满了小鼠的乳腺脂肪垫[116, 117]。生长激素作用于乳腺气口分隔产生 IGF-1，IGF-1 反过来与雌激素协同作用刺激末端的形成端芽和导管[115, 118]。甲状旁腺激素相关蛋白对

胎儿乳腺发育至关重要[119]，上皮发育对青春期乳腺发育至关重要[120]。孕激素可能与生长激素和 PRL 有关，可导致导管旁小叶"装饰"的形成，这是真正腺体的前体[121]。女孩在 8—13 岁开始青春期乳腺发育（见第 24 章）。一旦发育完全，青春期乳腺在妊娠前保持静止，尽管在月经周期会发生周期性变化。

在妊娠期，乳腺腺泡成分增殖并开始产生乳蛋白和初乳。在妊娠 3~4 周时，导管终末萌发，随后形成小叶 - 腺泡，在妊娠前 3 个月末期形成真正的腺泡。腺体成分进一步增殖，腺泡腔内出现分泌物。在妊娠晚期，腺泡细胞内可见脂肪液滴，腺体内则充满初乳[122]。雌激素、PRL、孕酮，可能还有 IGF-1 和胎盘激素的结合在这一阶段的乳腺发育中起着重要的作用[123]。在靶向破坏 PRL 基因的小鼠中，腺泡结构的形成是受损的[84]。同样，孤立缺乏 PRL 的女性也不能分泌乳汁[124]。与之类似，在缺乏孕酮受体的小鼠中，小叶 - 腺泡的形成也不会发生。不过有趣的是，只有少数女性在妊娠期间即有乳汁分泌，这很可能是由雌二醇[126] 和孕酮[127] 对 PRL 诱导的乳汁分泌的抑制作用所致。

(2) 哺乳：活动性泌乳在一定程度上是由于分娩后

雌激素和孕激素水平的降低和 PRL 水平的升高。哺乳也会增加产奶量，这对持续哺乳是必需的，因为它影响垂体激素的产生，并且排空乳腺中的乳汁 [128]。乳汁的积累会抑制乳汁的合成，这就解释了为什么一定程度的哺乳行为对成功的母乳喂养是必要的。在没有哺乳的情况下，PRL 浓度在整个妊娠期间上升，产后 7 天恢复正常 [129]。虽然 PRL 对产奶至关重要，但产奶量与 PRL 并无密切相关 [130]。哺乳也刺激垂体后叶催产素的释放；与 PRL 不同的是，如果哺乳持续，催产素对哺乳的反应在 6 个月内不会下降。催产素诱导肌上皮细胞收缩，从而引起泌乳 [131]。催产素对腺泡增生也有重要作用。

(3) 生殖功能：哺乳会导致闭经和继发性不孕，这种自然的避孕方式取决于哺乳的频率和持续时间。Kung 的狩猎女性在夜间大约每小时给婴儿哺乳 4 次，她们在生育年龄平均生育 4.7 个孩子。相比之下，北美的赫特人在一生中平均孕育 10.6 个孩子，大概是因为他们按照严格的时间表哺乳，使用补充喂养，并在 1 岁时断奶。PRL 介导的对下丘脑 GnRH 和垂体促性腺激素分泌的抑制作用导致闭经和不孕症。促性腺激素导致 LH 脉冲幅度和频率的降低（图 8-7）[133]。在高 PRL 小鼠模型中，下丘脑亲吻肽的免疫反应减少，并且应用亲吻肽可恢复发情周期、排卵、循环的 LH 和 FSH 水平。此外，亲吻肽神经元已被证明表达 PRL 受体 [134]。综上所述，这些数据表明亲吻肽可能是高催乳素血症与相关的低促性腺激素性性腺功能减退、无排卵和不孕之间缺失的联系 [135, 136]。确实，亲吻肽用于高催乳素血症引起的下丘脑闭经的女性被证实可以重新激活其促性腺激素的分泌 [136a]。在哺乳期，负能量平衡诱导产生的额外代谢因子也可能会导致脉冲性 GnRH 和 LH 分泌中断。

(4) 其他作用：早期证据表明 PRL 可调节免疫功能。然而，一些证据表明 PRL 可能对免疫功能并不重要 [137]，因为在没有 PRL 受体（PRLR$^{-/-}$）或 PRL（PRL$^{-/-}$）的转基因小鼠中，先天免疫没有改变 [84, 138]。PRL 已被证明会影响啮齿类动物的母性行为，但它在人类中的作用仍有待确定。PRL 的其他作用还包括对神经发生、代谢和葡萄糖稳态、食欲调节、骨骼和钙稳态的影响 [69, 93]。

(5) 催乳素测定：现代 PRL 测定是基于免疫放射学或化学发光分析法，在区分 PRL 和 GH 方面具有高度特异性。血清 PRL 浓度可以以质量浓度（μg/L 或 ng/ml）、摩尔浓度（nmol/L 或 pmol/L）或国际单位（mU/L）的形式给出。由于这些样品通常是在单一浓度稀释下进行分析，因此极高的 PRL 浓度可能会使捕获及信号抗体呈饱和状态，以防止检测到非常高的 PRL 水平，并导致错误的低值报告 [139]。这种"钩效应"可能导致分泌 PRL 的大腺瘤被诊断为临床无功能腺瘤。对于具

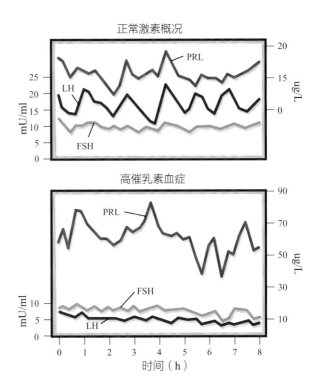

▲ 图 8-7　高催乳素血症在抑制 FSH 和 LH 分泌模式中的影响，导致女性患者的促性腺功能减退

FSH. 卵泡刺激素；LH. 黄体生成素；PRL. 催乳素（引自 Tolis G. Prolactin: physiology and pathology. *Hosp Pract*. 1980; 15: 85-95.）

有明确临床特征的高催乳素血症的大腺瘤患者，血清样本应在检测前至少以 1:100 的比例稀释。

相反，巨大催乳素是一种非生理活跃性的催乳素，其与 IgG 结合，可导致催乳素结果的错误升高，从而误诊为高催乳素血症。要求实验室对免疫测定前的含催乳素的上清进行聚乙二醇沉淀预处理，可避免误诊高催乳素血症。

5. 催乳素缺乏症

(1) 原因：先天性 PRL 缺乏可能与参与催乳素细胞谱系发育的转录因子的突变相关，包括 POU1F1、PROP1、LHX3、LHX4 和 HESX1（表 8-1 和表 8-2）。在这些病例中，其他垂体前叶激素的缺乏与 PRL 缺乏是同时发生的，而垂体激素缺乏谱取决于受影响的基因 [48]。也有报道指出，PRL 缺乏症与 IGSF1 缺乏综合征患者的中枢性甲状腺功能减退同时发生 [167]。

(2) 表现形式：PRL 缺乏症唯一已知的临床表现是分娩后不能泌乳。孤立的 PRL 缺乏症是罕见的，但已被报道与专门针对 PRL 分泌的垂体细胞的自身抗体有关 [168]。大多数获得性 PRL 缺乏症的患者有垂体损伤导致的其他垂体激素缺乏的证据 [169]。产后出血所致的垂体梗死被称为 Sheehan 综合征，长期以来就被认为是垂体功能低下的原因 [170]。在发达国家，产后出血导致 Sheehan 综合征较前减少，主要是由于产科护理的

改善。尽管重组人 PRL 的研究已经证明该制剂在 PRL 缺乏或泌乳不足的女性中可以增加泌乳量，但目前还没有针对这些女性的商业 PRL 制剂[171]。

6. 高催乳素血症

(1) 原因：高催乳素血症的原因可分为生理性、病理性及药物性[141, 142]（表 8-3）。

生理性原因：具体包括以下方面。

妊娠：在妊娠期间，正常的垂体的大小可能会翻倍甚至更多[65]，这是产 PRL 细胞数量显著增加的结果。妊娠期间血清 PRL 浓度可上升到正常浓度的 10 倍[129]，而羊水 PRL 浓度是母体或胎儿血液的 100 倍[129]。

哺乳：哺乳使母亲的血清 PRL 水平增加约 8.5 倍[143, 144]。随着哺乳的继续，PRL 浓度下降，但每一次哺乳均可导致随后的血清 PRL 的上升。产后 2～4 周的 PRL 平均血清浓度为 162μg/L，5～14 周为 130μg/L，15～24 周为 77μg/L[145]。目前还不清楚为什么尽管分娩后 PRL 水平逐渐降低，但主动产奶仍在继续。

特发性高催乳素血症：患者无明确原因的循环 PRL 水平升高被认为是特发性的，并且这些患者对多巴胺激动剂治疗有相对的耐药性。特发性高催乳素血症患者的平均血清 PRL 水平通常小于 100μg/L[146]。

高催乳素血症：PRL 是一种 23kDa 的单链多肽，但也能以高分子量的形式循环。在某些情况下，高分子量的 PRL 变异可能占总 PRL 的 85% 或更多，但在通常情况下，23kDa 变异占主导地位。高催乳素血症是指这些更大的循环 PRL 分子，通常为与免疫球蛋白结合的 PRL，表现出明显的生物活性的降低。预期中的异常临床表现（性功能障碍、性腺功能减退、溢乳、骨质疏松症）几乎不发生在高催乳素血症患者中[140, 147]。高催乳素血症的筛选可以通过血清样本中的聚乙二醇沉淀来完成。在 2005 年的一项调查中，在 2089 份高催乳素血症样本中有 22% 被证实是高催乳素血症[148]。

病理性原因：病理性高催乳素血症可能是由于催乳素瘤、垂体或蝶鞍肿瘤对垂体柄压迫，以及垂体下丘脑血管连接的中断抑制了多巴胺。在大量经组织学确诊的病例中，大于 2000mU/L（约 100μg/L）的血清 PRL 水平从不会出现在垂体柄功能障碍的病例中[149]。然而，在催乳素瘤中，PRL 水平升高没有任何限制。

乳房刺激对血清 PRL 水平的影响很小。在 18 名正常女性中，在乳房刺激过程中血清 PRL 水平从平均 10μg/L 上升到 15μg/L[143]。胸壁病变（如带状疱疹）也可能与轻度高催乳素血症相关，因为它激活了抑制多巴胺的神经源性通路。高达 20% 的甲状腺功能减退症患者的 PRL 水平是升高的[150]。如果是由于甲状腺素不足导致的高催乳素血症，用甲状腺素治疗甲状腺功能减退的过程中就能让 PRL 水平恢复正常。

慢性肾衰竭和透析患者的 PRL 水平中度升高（平均 28μg/L）[151]。这种增加主要是由于 PRL 裂解产物的增加，部分原因是肾小球滤过率的降低。性功能障碍在接受透析的男性患者中很常见，使用多巴胺激动剂降低 PRL 水平可以改善其性功能[152]，但这并不能使女性的月经恢复正常[153]。多巴胺激动剂对肾衰竭患者的不良反应可能会由于液体转移和多种药物相互作用而加重。PRL 水平在应激反应中上升，与应激的程度相关，一般会随着应激的减弱恢复正常。19 例接受全身麻醉的女性平均血清 PRL 峰值为术前 39μg/L，术时为 173μg/L，术后 24h 仍升高，为 47μg/L[154]。创伤性脑损伤也可导致高催乳素血症，常伴有尿崩症或抗利尿激素分泌失调综合征及其他垂体前叶激素缺乏。一项 Meta 分析发现，34% 的患者在颅脑和下丘脑照射后出现高催乳素血症，这被认为是下丘脑多巴胺分泌减少的结果[154a]。

有报道称，在患有月经过少的三姐妹中，高催乳素血症与失活催乳素受体突变有关[155]。体外证实该突变破坏了配体结合和下游信号转导。在这些受影响的女性中存在高催乳素血症表明人类催乳素对自身存在中枢性负反馈，正如先前在动物研究中所证明的那样[84, 85]。受影响的女性都是杂合的突变；高催乳素血症的存在表明，突变受体可能会干扰由野生型等位基因编码的正常受体的信号传导，从而导致 PRL 不敏感。由于月经过少的发生和泌乳的能力与催乳素不敏感状态的预测相反，PRL 及其受体在人体中的功能仍需进一步研究[80]。

药物性原因：诸多药物可能导致催乳素轻至中度升高。神经抑制药物由于其多巴胺受体拮抗药的特性而可以提高 PRL 水平，非典型抗精神病药物通过拮抗血清素和多巴胺受体发挥作用。氯氮平和奥氮平弱诱导 PRL，而利培酮是一种有效的 PRL 刺激剂[156, 157]。

除非患者表现出性功能减退、相关的骨质疏松症或棘手的溢乳症，否则对药物诱导的高催乳素血症的治疗可能是不必要的[158]。不应总是假定，服用已知可升高 PRL 水平的药物会导致患者的高催乳素血症。催乳素瘤、其他鞍部病变[159]、甲状腺功能减退和肾衰竭应被认为是高催乳素血症的可能原因，需要积极治疗。对于服用抗精神病药物的患者，如果临床情况允许，可以考虑暂时停药，以确定 PRL 水平是否可恢复正常[158]。如果 PRL 水平不能恢复正常或不能停药，应进行垂体 MRI 检查。当神经抑制剂提高 PRL 水平时，可以尝试改用奥氮平，因为该药物对 PRL 水平的影响很小。在决定是否停止用药或是否使用替代药物时，应权衡药物替代或停止用药的益处及风险[160]。虽然通常不建议联合使用多巴胺拮抗药和多巴胺激动剂，因为不良反应（如体位性低血压或潜在精神疾病的恶化）的风险会增加，但仍有人建议这两种制剂可以同时使用。

(2) 临床表现：溢乳和生殖功能障碍是病理高催乳

生理性	**多巴胺合成抑制剂**
• 妊娠期	• α- 甲基多巴
• 吸吮	
• 应激	**儿茶酚胺消耗剂**
• 睡眠	• 利血平
• 性交	
• 锻炼	**胆碱能激动剂**
	• 菲索斯的明
病理性	
下丘脑 - 垂体柄损伤	**抗高血压药**
• 肿瘤	• 拉贝洛尔
• 颅咽管瘤	• 利血平
• 垂体鞍上肿块延伸	• 维拉帕米
• 脑膜瘤	
• 无性生殖细胞瘤	**H₂ 抗组胺药**
• 下丘脑转移	• 甲氰咪胍
• 肉芽肿	• 雷尼替丁
• 浸润	
• Rathke 囊肿	**雌激素**
• 辐照	• 口服避孕药
• 创伤：垂体柄断裂、鞍部手术、头部外伤	• 口服避孕药回撤
垂体	**抗痉挛药**
• 催乳素瘤	• 苯妥英
• 肢端肥大	**神经抑制药**
• 大腺瘤（压迫）	• 氯丙嗪
• 特发性	• 利培酮
• 多激素腺瘤	• 丙嗪
• 淋巴细胞性垂体炎	• 异丙嗪
• 鞍旁肿块	• 三氟哌嗪
• 高催乳素血症	• 氟哌嗪
	• 布他哌嗪
系统性紊乱	• 哌非那嗪
• 慢性肾衰	• 硫乙基哌嗪
• 多囊卵巢综合征	• 噻吩嗪
• 肝硬化	• 氟哌啶醇
• 假性囊肿	• 吡莫齐德
• 癫痫发作	• 硫代噻吩
• 颅脑放射	• 莫林多
• 胸部：神经源性、胸壁创伤、手术、带状疱疹	
	阿片类药物和阿片类拮抗药
遗传	• 海洛因
• 催乳素灭活受体突变	• 美沙酮
	• 阿波吗啡
药理学性	• 吗啡
• 神经肽类	
• TRH	
	抗抑郁药
药物诱导的高分泌	• 三环类抗抑郁药：氯丙咪嗪、阿米替林
多巴胺受体阻滞药	• 选择性 5- 羟色胺再摄取抑制药：氟西汀
• 吩噻嗪：氯丙嗪、哌乃嗪	
• 丁苯酚类：氟哌啶醇	
• 硫代黄烯	
• 甲氧氯普胺	

表 8–3 高催乳素血症的病因学

素血症的标志。女性表现为泌乳并伴有一系列月经紊乱的情况，包括不孕、月经过少和闭经；男性有性腺功能减退和肿瘤压迫的症状，溢乳则很少发生。

Chiari 和 Frommel 在 19 世纪报道了溢乳和闭经[162]。Chiari-Frommel 综合征包括产后溢乳、闭经和不哺乳患者的"子宫卵巢萎缩"。这种疾病通常是自限性的，在 PRL 水平正常化后，生育能力最终恢复，有时并不会影响月经周期。产后闭经、高催乳素血症和溢乳的患者有时会伴有催乳素瘤。在 20 世纪 50 年代，Argonz、Del Castillo[163] 和 Forbes 等 [164] 将垂体肿瘤与溢乳和闭经联系在了一起。在一项 18 例此类患者的报道中，溢乳和闭经在分娩后持续了最长达 11 年，平均 PRL 水平为 45μg/L[150]。

乳头不适当分泌乳汁样物质可能在分娩或停止哺乳后持续长达 6 个月之后。此后，持续产奶被认为是异常的，应调查是否有其他原因可导致溢乳。溢乳可发生在女性或男性，也可能是单侧或双侧，可大量或稀疏，颜色和厚度各不相同。如果溢乳液中存在血液，它可能是某些潜在病理过程的先兆，如导管乳头状瘤或癌，并需要乳房 X 线检查或超声检查。48 例垂体肿瘤和溢乳症患者中有 29 例的 PRL 浓度低于 200μg/L，可能是基于垂体柄压缩，这表明患者存在除催乳素瘤以外的其他垂体肿瘤[150]。很可能大多数所谓的特发性溢乳伴闭经的患者都存在微催乳素瘤。50% 的肢端肥大症患者也有溢乳，即使在没有高催乳素血症的情况下，因为人类生长激素是一种有效的泌乳激素，当其浓度升高时可导致溢乳[165]。月经规律的正常催乳素血症性泌乳是泌乳症最常见的原因。在 2/3 的患者中，溢乳在分娩后仍会持续，尽管月经已经恢复，并且这种情况不代表病理性改变。正常的 PRL 水平仍可能导致乳汁分泌，因为用多巴胺激动剂治疗这类患者只是可以减轻溢乳。溢乳也可能在胸壁手术后短暂发生，包括乳房成形术，这是由肋间神经刺激引起的神经反射所引起[166]。溢乳的最佳治疗应通过明确和治疗潜在的病因来确定。无论病因如何，与高催乳素血症相关的溢乳对高催乳素血症的纠正治疗是有反应的。

（二）生长激素

1. 生理

(1) 促生长激素细胞：同时表达 PRL 和 GH 的泌乳生长激素细胞来自于嗜酸性干细胞，免疫染色主要是对 PRL 而言。促生长激素细胞主要位于前叶垂体侧翼，占垂体细胞的 35%～45%（见第 9 章，图 9-1）。这些卵形细胞含有明显、直径可达 700μm 的分泌颗粒。核旁高尔基体结构特别突出，并形成分泌颗粒。此腺体总共含有 5～15mg 的生长激素[172]。

(2) 结构：hGH 基因组位点跨度约 66kb，包含 5 个高度保守的基因簇，位于人类染色体 17q22～24 的长臂上[173]。它编码以下形式的 hGH 和 hCS：hGH-N、

hCS-L、hCS-A、hGH-V 和 hCS-B[174]。它们都由 5 个外显子组成，并由 4 个内含子分开（图 8-8）。

GH-N 基因在垂体体细胞细胞中表达，在淋巴细胞中少量表达，而 GH-V 和 CS 基因在胎盘中表达。淋巴细胞中生长激素基因的表达水平足以发挥局部旁分泌 / 自分泌的免疫调节作用，但不足以在远端部位发挥激素的作用。

hGH-N 基因编码一个 22kDa（191 个氨基酸）的蛋白质[175]。hCS-A 和 hCS-B 基因在胎盘滋养层细胞中表达[176]。hGH-V 仅在胎盘合胞滋养细胞中表达，编码一种 22kDa 蛋白，在妊娠中期以 hGH-V2 形式出现。当 hGH-V 水平升高时，hGH-N 逐渐下降，表明其受母体下丘脑 – 垂体轴的反馈调节。产后循环中的 hGH-V 水平迅速下降，并且在分娩后 1h 无法检测到[177]。hCS-L 发现于胎盘绒毛中，但被认为是一种假基因。

hGH 启动子区域包含介导垂体特异性和激素特异性信号转导的顺式元件。POU1F1 转录因子具有组织特异性的 GH 表达；第二个普遍存在的因子与远端 PIT1 位点结合，其中包含与 Sp1 转录因子一致的序列。PIT1 和 Sp1 都有助于 GH 启动子的激活，但 Sp1 结合位点的突变会减弱启动子的活性[178]。位于 hGH-N 启动子上游 14.5kb 的位点控制区（locus control region, LCR）的 DNA 酶超敏位点在发育过程中限制生长激素在促生长激素细胞和泌乳生长激素细胞中的表达[179]。这个远端位点在维持泌乳生长激素细胞中 hGH 基因表达水平方面也起着重要作用。GHRH 刺激 cAMP 介导的生长激素的合成和释放。CBP 被 PKA 磷酸化，是 PIT1 依赖的人类生长激素激活的辅助因子。

生长激素分子是一种由 191 个氨基酸组成的单链多肽激素，由生长激素细胞合成、储存和分泌。hGH 的晶体结构显示了四个 α 螺旋[180]。循环中的 GH 分子包括多种异质形式，即 22kDa 和 20kDa 单体，后者缺乏 GH 基因选择性剪接中缺失的 32～46 个氨基酸（图 8-8）。22kDa 肽是生长激素主要的生理成分，占垂体生长激素分泌的 75%；20kDa 肽约占 10%。20kDa GH 的代谢清除率较慢[181]。垂体还产生许多由翻译后修饰形成的其他变体，包括两种脱酰基化形式，酰基化和糖基化等形式[182]。

2. 调节

神经肽、神经递质和阿片类物质刺激下丘脑，并调节 GHRH 和生长抑素（SRIF）的释放。这些复杂的神经源性影响的综合效应决定了 GH 最终分泌形式（图 8-9）。阿扑吗啡是一种中枢多巴胺受体激动剂，可以刺激 GH 的分泌[183]，左旋多巴（L- 多巴）也是如此。口服 L- 多巴可使健康的年轻受试者在 1h 内发生活跃的血清 GH 反应。去甲肾上腺素通过 α 肾上腺素能路径增加 GH 分泌，通过 β 肾上腺素能路径减少其分泌。胰岛素诱导的低血糖、可乐定、

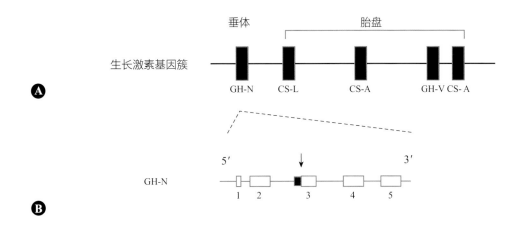

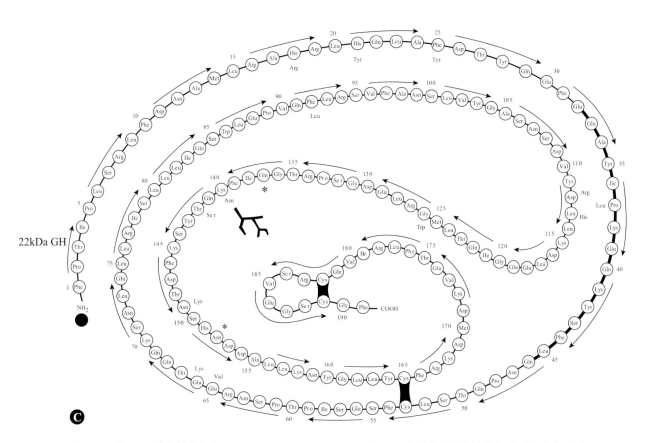

▲ 图 8-8　第 17 号染色体上包含 **GH-N**、**CS-L**、**CS-A**、**GH-V** 和 **CS-A** 基因的人类生长激素基因簇（A）示意
GH-N 在垂体中表达，其余则在胎盘中表达。CS-L 和 GH-V 是妊娠期表达的主要形式。编码人类生长激素的 *GH-N* 基因（B）包含 5 个外显子和 4 个内含子，并产生一个全长 22kDa 的蛋白质（C）。外显子 3 包含一个剪接受体位点（箭），产生一个 20kDa 亚型，缺乏第 32～46 个氨基酸，22kDa 激素以下面的粗线来显示（C. 图片由 Dr. G. Baumann 提供）

精氨酸、运动和左旋多巴均能通过 α 肾上腺素能效应分泌生长激素 [184]。β 受体阻滞能增加 GHRH 诱导的 GH 释放，可能是由于直接的垂体作用或通过减少下丘脑生长抑素的释放来达到目的。内啡肽和脑啡肽会刺激 GH，尤其在严重的身体压力和极端运动时释放 GH [184]（图 8-9）。甘丙肽是一种含有 29 个氨基酸的神经肽，可诱导 GH 释放并增强其对 GHRH 的反应。

胆碱能和血清素无能神经元和一些神经肽可刺激 GH，包括神经紧张素、VIP、胃动素、胆囊收缩素和胰高血糖素。

生长激素细胞表达 GHRH 的特定受体 [185]、GH 分泌素、SRIF 受体亚型 2 和 5，它们均能介导 GH 的分泌 [186, 187]。GHRH 可选择性地诱导 GH 基因的转录和激素的释放 [188]。GHRH 会引起血清 GH 水平的迅速

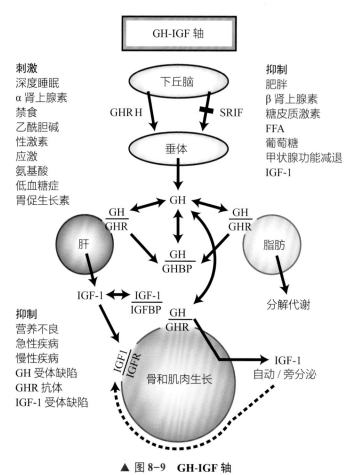

▲ 图 8-9　GH-IGF 轴

GH 轴的简化图涉及垂体促生长激素控制垂体生长激素释放、循环 GHBP 及其 GHR 来源、IGF-1 及其大量依赖 GH 的结合蛋白（IGFBP），以及细胞对 GH 和 IGF-1 与其特异性受体相互作用的反应。GHRH. 生长激素释放激素；IGFR.IGF-1 受体；FFA. 游离脂肪酸；SRIF. 生长激素释放抑制因子（生长激素抑制素）（引自 Rosenbloom A. Growth hormone insensitivity: physiologic and genetic basis, phenotype and treatment. *J Pediatr*.1999;135:280–289.）

升高，并且在女性中水平会更高[189]。SRIF 抑制分泌，但不抑制 GH 的生物合成。

　　胃促生长素：从胃中分离出来的胃促生长素揭示了一个额外的 GH 控制系统（见第 39 章）。胃促生长素是一种含有 28 个氨基酸的肽，它结合 GHS 受体，诱导下丘脑 GHRH 和垂体 GH 的释放[197]。一个独特的 N– 辛酰化丝氨酸 –3 残基赋予该分子释放 GH 的活性。胃促生长素在外周组织，特别是胃黏膜神经内分泌细胞和下丘脑中合成。因此，控制 GH 的分泌需要下丘脑的 GHRH/SRIF 和胃促生长素[198]。胃促生长素呈剂量依赖性地诱发 GH 的释放。在垂体完整但下丘脑功能紊乱的患者中，它需要 GHRH 的存在来诱发生长激素的释放，而 GHS 并不诱发生长激素[199]。这是因为 GHRH 是胃促生长素受体的变构共激活剂[200]。GHS 激动剂也能以响应最大刺激剂量的外源性 GHRH 的方式增加 GH 的释放。在 GHRH 达到饱和剂量后，随后的 GHRH 给药无效，但 GHS 激动剂仍然有效[192]。下丘脑胃促生长素可能控制 GH 分泌与 GHRH 和 SRIF 相互作用[198, 201, 202]。胃促生长素和 GHS 受体的合成六肽能类似物可诱导有效和可重复的 GH 释放，这与一些和 GHS 同时发生的 PRL 和 ACTH/ 皮质醇的适度增加有关（图 8–10）。GHS 受体应用不同于 GHRH 受体的胞内信号通路[199, 200]，除了其释放 GH 的作用外，有强有力的证据表明，胃促生长素是一种多效性激素，可调节食欲、能量平衡、睡眠 – 觉醒节律、胃运动、葡萄糖稳态、细胞生长和心功能[203, 204]。

　　3. 垂体外生长激素　GH 在垂体之外的脑组织、免疫细胞、生殖器（乳腺、卵巢、睾丸、前列腺）、胃肠道系统（肝脏、胰腺、肠道）和肺部表达[205]。GH 在这些组织中的调控作用目前尚不清楚。有证据表明，GH 具有发育和增殖功能，以自分泌和旁分泌的方式发挥作用。自分泌 GH 与易位到细胞核的 GHR 结合，诱导细胞周期增殖[206]。垂体外生长激素的表达与乳腺、前列腺和结肠肿瘤的肿瘤转化密切相关[207, 208]。

　　4. 分泌　GH 的分泌是呈节段性的，同时表现出

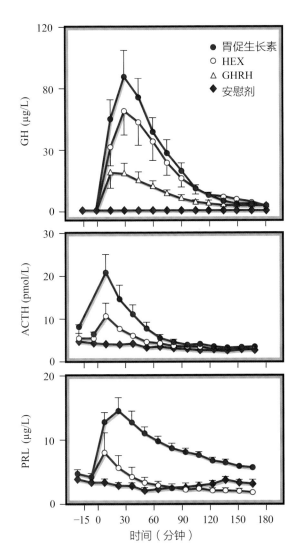

▲ 图 8-10　生长激素（GH）促分泌剂对健康受试者生长激素、ACTH 和催乳素（PRL）分泌的影响

胃促生长素（1.0μg/kg）、己烯醛（1.0μg/kg）、GHRH（1.0μg/kg）或安慰剂后的平均（±SEM）曲线反应。ACTH. 促肾上腺皮质激素（引自 Arvat E, Maccario M, Di Vito L, et al. Endocrine activities of ghrelin, a natural growth hormone secretagogue [GHS], in humans: comparison and interactions with hexarelin, a nonnatural peptidyl GHS, and GH-releasing hormone. J Clin Endocrinol Metab. 2001; 86: 1169-1174.）

昼夜节律：大约占每天分泌总量 2/3 的 GH 是在夜间由慢波睡眠引起的。主要的生长激素分泌脉冲占每天生长激素分泌量的 70%，在第一次慢波睡眠时出现[209]。正常的生长激素分泌的特点是被最低基础分泌的波谷分开的分泌期，在这期间，大约有 24h 的时间，50% 以上的 GH 都无法被检测到。GH 在胎儿的循环中水平较高，在妊娠中期峰值约为 150μg/L。新生儿体内 GH 水平较低（约 30μg/L），可能是由于循环内升高的 IGF-1 水平对其产生的负反馈作用。生长激素的产量在儿童时期下降到一个稳定的水平，在青春期开始上升，至青春期末期可上升 2～3 倍。青春期生长激素的分泌在 20—30 岁开始呈指数级下降，随着年龄的增长而逐渐下降到大约 50%[184]。GH 的下降状态主要表现为脉冲振幅的改变而不是频率。平均来说，青春期前的 GH 日分泌量是 200～600mg/L，至青春期最高可达 1000～1800μg/L[184]。在成年期，分泌量为 200～600μg/L，速率一般是女性高于男性[184, 210]。随着年龄的增加，GH 产量下降的一个重要原因是肥胖（表 8-4）[211]。运动和身体压力，包括创伤伴低血容量性休克和败血症，可升高生长激素水平。情绪剥夺和内源性抑郁会抑制生长激素的分泌。

儿童期、青春期和成年期的 IGF-1 水平反映了生命中相应阶段的生长激素输出状态。IGF-1 水平在出生后和儿童时期保持稳定，在青春期开始时上升，在青春期后期达到峰值（图 8-11）[583]。这种贯穿整个生命周期的密切对应关系使年龄分层的 IGF-1 水平成为两性 GH 状态的一个有价值的血清标志物。

营养在生长激素的调节中起着重要作用，部分是由胰岛素的抑制作用介导的[212]。营养不良会增加生长激素的分泌，而肥胖的影响则恰恰相反。这些营养效应发生在急性期，如禁食，它会在 12h 内增加生长激素的分泌[213]（图 8-12）和葡萄糖摄入，以抑制生长激素分泌。中枢葡萄糖受体似乎能感知葡萄糖的波动，而不是绝对水平。静脉给予单一氨基酸，如精氨酸和亮氨酸，会刺激生长激素的分泌。游离脂肪酸会减弱其分泌。精氨酸输注、睡眠、左旋多巴、运动和

表 8-4　成人生长激素分泌[a]				
间　隔	年轻的成年人	空　腹	肥　胖	中年人
24h 分泌（μg/24h）	540 ± 44	2171 ± 333	77 ± 20	196 ± 65
分泌脉冲（24h 次数）	12 ± 1	32 ± 2	3 ± 0.5	10 ± 1
GH 脉冲量（μg）	45 ± 4	64 ± 9	24 ± 5	10 ± 6

a. 成年男性生长激素分泌的反卷积分析

引自 Thorner MO, Vance ML, Horvath E, et al. The anterior pituitary. In: Wilson JD, Foster D, eds. *Williams Textbook of Endocrinology*. 8th ed. Philadelphia: WB Saunders; 1992: 221-310.

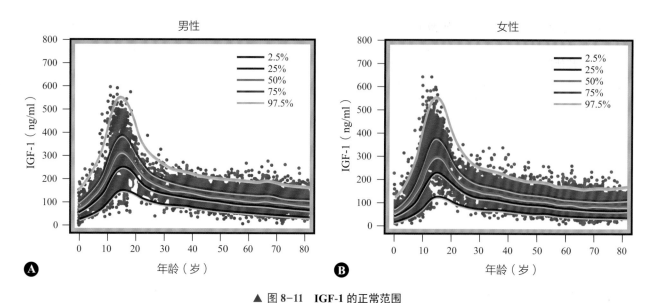

▲ 图 8-11　IGF-1 的正常范围

男性（A）和女性（B）中 IGF-1 的个体点和拟合百分位，显示的是第 2.5、25、50、75 和 97.5 百分位（引自 Bidlingmaier M, Friedrich N, Emeny RT, et al. Reference intervals for insulin-like growth factor-1 (IGF-1) from birth to senescence: results from a multicenter study using a new automated chemiluminescence IGF-1 immunoassay conforming to recent international recommendations. *J Clin Endocrinol Metab*. 2014; 99: 1712-1721.）

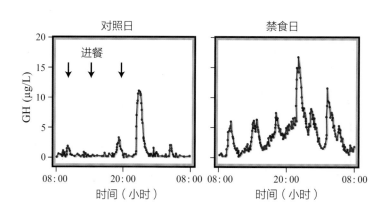

▲ 图 8-12　禁食对健康男性生长激素（GH）分泌模式的影响

引自 Hartman ML, Veldhuis JD, Johnson ML, et al. Augmented growth hormone [GH] secretory burst frequency and amplitude mediate enhanced GH secretion during a two-day fast in normal men. *J Clin Endocrinol Metab*. 1992; 74: 757-765.）

GHRH 等有着促 GH 释放的作用[214]。瘦素在调节食物摄入和能量消耗方面起着关键作用[215]，并可能通过与生长抑素、GHRH 和神经肽 Y 系统的相互作用成为刺激 GH 分泌的代谢信号[216]。

(1) GHRH 及 SRIF 相互作用：下丘脑 SRIF 和 GHRH 以独立的波分泌，并相互作用产生脉冲性的 GH 释放。大鼠下丘脑每 3～4 小时释放 180° 异相分泌 GHRH 和 SRIF，导致脉冲性 GH 分泌。使用 SRIF 抗体可提高 GH 水平，通过完整的干预 GH 脉冲[190]，提示下丘脑 SRIF 分泌产生 GH 波谷。同样，GHRH 抗体可以消除自发的 GH 激增。在人类中，当 GHRH 强度升高时，GH 的脉冲分泌持续存在，如在异位肿瘤

GHRH 的产生或 GHRH 输注期间[191]，这表明下丘脑 SRIF 是生长激素脉冲的主要原因。然而，GHRH 拮抗药抑制生长激素脉冲，表明其在人类脉冲分泌的产生中起着重要作用[192]。周期性、脉冲性的生长激素释放是 SRIF 和 GHRH 协调分泌和作用的结果。

慢性 GHRH 刺激，无论是持续输注还是反复给药，最终会使体内外生长激素释放脱敏，可能是由于 GHRH 敏感的 GH 池的耗尽。GHRH 预处理也减少了生长激素细胞的 GHRH 结合位点[193]。GH 刺激下丘脑 SRIF、GHRH，SRIF 自动调节它们各自的分泌，而 GHRH 刺激 SRIF 的释放[194]。GH 的分泌进一步受到其靶生长因子 IGF-1 的调控，它参与了下丘脑 - 垂体

外周调节反馈系统[195, 196]。IGF-1 刺激下丘脑 SRIF 的释放，抑制垂体 GH 基因的转录和分泌。

(2) 与其他激素轴的相互作用：糖皮质激素可急性刺激 GH 分泌，但慢性类固醇治疗会抑制生长激素。急性服用糖皮质激素 3h 后，生长激素水平升高并持续升高 2h[217]。正常受试者的糖皮质激素剂量依赖性地抑制 GHRH 模拟的 GH 分泌[217]。维持 GH 系统的功能需要甲状腺激素。性腺类固醇调节男性和女性的 GH 分泌和作用。睾酮刺激生长激素的分泌，这种效应是中枢介导的，依赖于先前对雌激素的芳香化[218]。在女性中，雌激素刺激 GH 的分泌，仅通过口服而不是肠外给药，因为首过效应在肝脏，可减少 IGF-1 的产生[219]，并通过减少反馈抑制来促进生长激素的分泌[219]。在女性中，内源性生长激素的分泌主要是由雄激素的芳香化驱动。因此，在女性中，雌激素以旁分泌的方式集中刺激（GH 分泌），但在外周以内分泌的方式，通过减少 IGF-1 反馈抑制来增强 GH 的分泌[220]。

5. 作用　生长激素通过 IGF-1 的作用直接或间接发挥其多效性作用。这些介导的作用刺激各种组织、器官和系统的生长和许多功能（图 8–13）。

(1) GHR 信号：生长激素通过外周受体诱导细胞内信号传导，启动涉及 JAK-STAT 通路的磷酸化级联反应[221]。GHR 是一个由 620 氨基酸组成的分子量为 70kDa 的蛋白质，它是组成细胞外配体结合域的 I 类细胞因子 / 造血生成素受体超家族成员，是一种单膜跨越结构域，也是细胞质组成成分。GHR 超家族与 PRL 受体、通过 IL-7 的 IL-2、促红细胞生成素、IFN 和集落刺激因子同源。这些受体以结构二聚体的形式存在。GHR 激活是通过 GH 在两个不同的位点与两个受体二聚体的细胞外域结合而触发的（图 8–14）。结合使受体重新定向并旋转，使跨膜结构域分离，使受体二聚体 –JAK 复合物中一个 JAK 激酶的假激酶抑制结构域与另一个 JAK 激酶结构域滑动（图 8–14）。这

导致细胞内信号分子磷酸化，包括转录蛋白的信号转导激活因子（STAT1、STAT3 和 STAT5）[225]。磷酸化的 STAT 蛋白直接转运到细胞核，在那里通过诱导 GH 特异性靶基因表达与核 DNA 结合。STAT1 和 STAT5 也可能与 GHR 分子直接相互作用[225]。生长激素还诱导 c-Fos 诱导、IRS1 磷酸化和胰岛素合成。GH 诱导的其他细胞内信号通路包括 MAPK、PKC、SH2β、SHP2、SIRPA、SHC、FAK、CrKll、C-src、paxillin 和 tensin。细胞内 GH 信号通过 SOCS 蛋白来破坏 JAK-STAT 通路，从而破坏 GH 的作用[226]。在缺失 SOCS2 基因的转基因小鼠中，巨人症可能是由于无限制 GH 的作用。由于 SOCS 蛋白也可由促炎细胞因子诱导，危重患者或肾衰竭患者可能会由于细胞因子诱导的 SOCS 而产生 GH 抵抗[227]。揭示 STAT/SOCS 在 GH 信号失调综合征中的调控可能会对 GH 作用失调的机制产生一定的洞见。GHR 几乎在所有的组织中都有表达，包括肝脏、脂肪、肌肉和肾脏，其表达水平高达。GHR 的多态性导致外显子 3 的缺失，自从 2004 年观察到其信号比全长度受体高 30% 以来，便引起了广泛的关注[229]。近期的一项 Meta 分析发现，外显子 3 缺失的 GHR 对身高、生长激素诱导的儿童生长反应、GHD 成人生长激素替代的代谢益处，或对肢端肥大症的临床表现和治疗反应并没有令人信服的影响[230]。

GH 的分泌模式除了决定绝对分泌量外，还决定了组织对 GH 的反应。GH 分泌谱的性别特异性模式决定了细胞色素 P$_{450}$ 酶的性别特异性表达。反过来，循环类固醇也可以调节生长激素的神经内分泌释放。SRIF 通过抑制脉冲间的 GH 水平，有助于使 GH 的超昼夜节律更适应男性的模式。在 SRIF 基因被破坏的小鼠中，血浆 GH 分泌模式升高，肝酶诱导失去了其性别特异性的二型性，但这些动物保留了两性二型性的生长模式[231]。线性生长模式和肝酶诱导具有表型性别特异性，由涉及 STAT5B 介导的较高的 GH 脉冲频

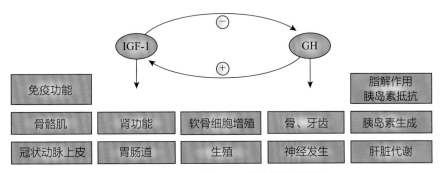

▲ 图 8–13　GH 和 IGF-1 的主要生理作用

鉴于生长激素 GH 使用 STAT5 来诱导 IGF-1 及其许多直接作用，很难将许多生物学效应的具体作用归咎于 GH 或 IGF-1。然而，那些涉及更直接 GH 作用的见右侧，而那些涉及诱导 IGF-1 的作用见左侧，注意这些情况可能会发生改变。需要注意的是，GH-IGF-1 系统是由肝脏 IGF-1 产生和垂体 GH 分泌之间的紧密负反馈回路调节的。IGF-1. 胰岛素样生长因子 1（引自 Brooks AJ, Waters MJ. The growth hormone receptor: mechanism of activation and clinical implications. *Nat Rev Endocrinol*. 2010; 6: 515-525.）

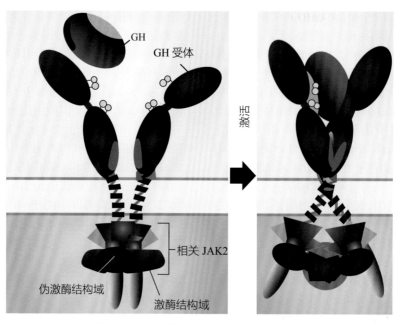

▲ 图 8-14　生长激素（GH）受体在基础状态（左）和活跃状态（右）的示意

GH 在两个不同的位点与预二聚受体结合，导致交叉旋转和重新排列，产生较低跨膜结构域的分离。这导致了两个相关联的 JAK2 的分离和从另一个 JAK2 的激酶结构域上去除抑制伪激酶结构域，使两个激酶结构域进入到可转激活的位置，启动受体细胞质结构域和信号蛋白，如 STAT5 的酪氨酸磷酸化（引自 Brooks AJ, Dai W, O'Mara ML, et al. Mechanism of activation of protein kinase JAK2 by the growth hormone receptor. *Science*. 2014; 344: 1249783. ）

率驱动。STAT5B 对 GH 的重复注射脉冲很敏感[232]，不像其他生长激素诱导的反应，重复使用生长激素会使其脱敏。在转基因小鼠中，STAT5B 的破坏会损害与女性模式 IGF-1 和睾酮水平相关男性模式的身体生长[233]。适当的 GH 脉冲可驱动由 STAT5B 介导的身体生长[234, 235]，但不是代谢性生长激素的影响。在人类中，生长激素的分泌也具有性别二型性，并调节肝酶 P_{450}[235]。一个更平坦的模式似乎会引起更高的 IGF-1 反应和较低程度的脂解[236]。

IGF-1 以内分泌或旁分泌的方式介导 GH 的促生长活性[237]。在小鼠中，肝外组织中产生的旁分泌 IGF-1 对生长至关重要，即使肝脏 IGF-1 缺失，这种情况也会持续存在[238]。GHR 突变与部分或完全 GH 不敏感和生长失败相关。这些综合征与正常或高循环 GH 水平、低循环 GHBP 水平和低循环 IGF-1 水平相关。多个纯合子或杂合子的外显子和内含子的 GHR 突变已被报道过。这些主要发生在细胞外配体结合受体结构域（见第 25 章）。

(2) 生长激素结合蛋白：两种高低亲和力的循环 GHBP 包括一个 20kDa 低亲和力 GHBP 和一个 60kDa 高亲和力 GHBP，它们对应于 GHR 的胞外结构域，并结合一半的 22kDa 的循环形式的 GH[239, 240]。人类的高亲和力 GHBP 是通过 TNFα 转换酶（一种金属蛋白酶）的作用进行蛋白裂解而产生的[241]。20kDa GH 优先与低亲和力的结合蛋白结合，这与 GHR 无关。有人提

出，GHBP 的循环水平反映了体内 GHR 的整体表达。GHBP 抑制了与脉冲性垂体 GH 分泌相关的血清 GH 水平的急性振荡，而血浆 GH 半衰期因肾脏对结合 GH 的清除减少而延长。高亲和力结合蛋白也与 GH 竞争与表面 GHR 结合，从而改变 GH 的药代动力学和分布。

GHBP 浓度不受 GH 状态的影响，如 GHD 或肢端肥大症[242]。一些 Laron 侏儒症患者的 GHBP 水平缺失或降低，反映出这是一种导致 GHR 或胞外结构域翻译缺失的突变[243]。一些特发性身材矮小的儿童的血清 GHBP 浓度较低[244]。在非洲的侏儒中，也提示 GHR 基因存在异常[245]。GHBP 水平在肥胖、妊娠、接受再喂养、口服雌激素受试者中增加[245, 219]。营养不良、肝硬化、甲状腺功能减退症、接受糖皮质激素和雄激素的治疗时，GHBP 水平都会降低[246]。

(3) 代谢作用：GH 是成人体内的主要代谢激素，可优化身体组成和身体功能，调节能量和底物代谢。在禁食和进食状态下，GH 的代谢作用也与胰岛素在控制脂肪、葡萄糖和蛋白质代谢方面有着密切相互作用。

GH 通过促进脂肪分解和脂肪酸氧化来促进脂代谢。这一功能在禁食状态下尤其重要，此时 GH 分泌增强，导致燃料利用向脂肪分配而蛋白质较少。通过 β 肾上腺素能刺激增强激素敏感脂肪酶的活性，间接发生脂肪分解刺激。GH 还通过增强 LDL 清除和激活肝脏 LDL 受体的表达来调节脂蛋白代谢[247, 248]。脂

质蛋白的致动脉粥样硬化特性在 GHD 中增加，而在 GH 治疗中减少 [249]。

GH 可以直接或通过拮抗胰岛素的作用，对葡萄糖代谢产生深远的影响。GH 增强细胞中对葡萄糖的摄取和利用，称为胰岛素样效应 [250]。在全身水平，生长激素抑制葡萄糖的氧化和利用，同时提高肝葡萄糖的产生，促进葡萄糖非氧化作用 [250]。由于 GH 是一种重要的反调节激素，可以想象这种功能可以防止低血糖。

蛋白质合成代谢是 IGF-1 介导的 GH 的标志性特征。然而，GH 在体外可直接刺激氨基酸的摄取并组成蛋白质 [251]。前臂的动静脉测量报告显示，在 GH 输注数小时后，蛋白质合成急性增加，这表明有一种直接的非 IGF-1 介导的作用 [252]。使用同位素对人体进行的全身研究一致表明，GH 可以减少蛋白质氧化并刺激蛋白质合成 [148]。GH 的蛋白质节约效应与游离脂肪酸的可用性和增加的平行利用是耦合的，而空腹期间游离脂肪酸的药理学上的减少则增加了蛋白质的分解率。

6. **生长激素测定** 血浆 GH 通过放射免疫测定（radioimmunoassay，RIA）（多克隆或单克隆）或免疫放射分析测定（immunoradiometric assay，IRMA）进行测定，但不同方法之间 GH 测量结果存在相当大的差异，高达 3 倍 [253, 254]。这些差异主要是由于检测成分和特性的异质性。一个重要的因素是使用不同的校准器材料 [255] 和国际参考制剂，从纯化的垂体提取物转向重组 GH [255]。并不是所有的测定方法都符合国际重组 GH 参考制剂（98/574）。GH 分泌的异质性带来了一个额外的问题，因为它是由单体、二聚体和其他翻译后修饰产物组成。它们的检测方法均不同，不同的抗体对不同的 GH 分子形式具有不同的特异性。对分析结果的报告也有所不同。GH 测定结果以质量单位表示，但也可以国际单位表示，这是随机定义的，与质量没有明确关系 [255]。许多因素干扰了 GH 的测量，包括 GHBP，它结合了大约 50% 的循环生长激素。现代的双位点单克隆检测方法被设计为仅检测 22kDa 的 GH，并给出多克隆 RIA 较低的值，从而能检测 GH 各种循环形式。GH 免疫测定结果的不均匀性对公认的 GHD 诊断标准的定义提出了挑战，因其标准是基于截点值。临床医生应该了解生长激素检测的性质，以及与以前通过多克隆 RIA 获得的值应如何进行比较。

类似的问题也适用于 IGF-1 的检测。显著的问题来自于 IGF 结合蛋白的干扰，该蛋白结合了超过 95% 的 IGF-1。这就需要在免疫检测之前将 IGF-1 从其结合蛋白中分离出来。双位点测定法现在已经克服了预先解离的需要。IGF-1 测量在 GH 相关疾病的管理中特别有价值，因为 GH 状态只能通过一段较长时间内的重复生长激素测量来估计。与生长激素一样，IGF-1 的状态随着人类的寿命而变化，在青春期后期达到高峰，在成年早期下降，然后在第 40 年逐渐下降。最近的一项研究使用了针对重组人 IGF-1 标准（02/254）校准的双位点化学发光分析法，在超过 15000 名从儿童至老年人的受试者中提供了及时的年龄分层和性别分层参考范围。

7. **生长激素缺乏** 生长激素是成人垂体中最丰富的激素，在生长停止后对维持许多组织和系统的代谢过程、完整性和功能方面起着重要作用。垂体功能减退合并生长激素缺乏（growth hormone deficiency，GHD）患者的预期寿命缩短。在一项针对 6 项总计超过 19 000 名患者的研究进行的 Meta 分析中，其死亡率是对照组的 2 倍（图 8-15），女性的风险大于男性，而接受放疗的患者的风险更高 [256-260]。

(1) 病理生理：成人的 GHD 可能是后天性或先天性的 [261]（表 8-5）。垂体、鞍旁肿瘤和颅脑肿瘤的手术或放射治疗是 GHD 最常见的原因，占近 2/3 的病例。儿童期发病和成人发病的 GHD 患者的病因频率不同（图 8-16）[262]。特发性病因是儿童期发病的 GHD 中最常见的一组，很可能代表了先天性发育异常的异质性集合，包括 PROP1 或 POU1F1 基因突变，导致 GHD 与其他垂体激素缺乏 [263]。孤立的 GHD 可能是完全的或部分的，最初诊断为特发性 GHD 的儿童中高达 67% 的儿童在停止 GH 治疗后作为成人重新检测 GHD 时有正常的 GH 反应 [264]。患有 GHD 的儿童应该在 GH 治疗持续到成年之前重新检测，除非他们有明确的全垂体功能低下或明确的遗传或发育异常，导致完全和不可逆的 GHD。GH[265] 和 GHRH 受体基因 [266] 的突变，以及由于原发性 GHR 功能障碍而导致的生长激素不敏感 [267]，会导致选择性的生长激素作用缺乏。

(2) 表现：成人 GHD 的临床表现见表 8-6，GHD 的症状是非特异性的，包括疲劳、缺乏精力、社会孤立、情绪低落、注意力不集中、身体功能下降，导致生活质量差 [268]。以下这些也是非特异性的改变，包括全身性和中枢性肥胖，无脂肪组织和骨密度（bone mineral density，BMD）降低，以及不利的生化改变，如高脂血症 [269, 270] 和糖耐量异常 [268]。一些患者已经有明确的大血管疾病的证据，如颈动脉内膜厚度增加 [271, 272]。GHD 会损害心脏功能 [273, 274]。儿童期发病的 GHD 患者和成年期发病的患者相比，他们的生活质量、脂质和身体成分紊乱更为明显 [270]。

孤立的 GHD 或 GHR 失活突变的受试者表现出一些特征，与 GHD 作为多种垂体激素缺陷的组成部分形成对比。选择性缺乏生长激素的患者表现出增强的胰岛素敏感性，糖尿病发病率降低，无过早动脉粥样硬化，预期寿命正常 [275, 276]。这些发现表明，观察到的垂体功能低下成人 GHD 死亡率的增加部分是源于

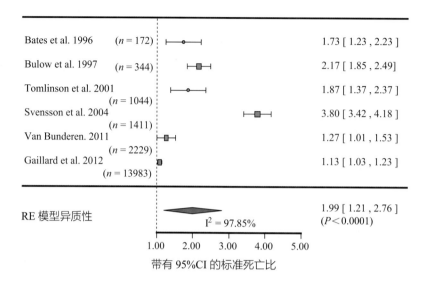

▲ 图 8-15　六项研究中垂体功能低下患者的标准化死亡率的 95%CI 森林图

引自 Pappachan JM, Raskauskiene D, Kutty VR, et al.Excess mortality associated with hypopituitarism in adults: a meta-analysis of observational studies. *J Clin Endocrinol Metab*. 2015; 100: 1405-1411. ）

表 8-5　获得性垂体功能不全的原因	
创伤性 • 手术切除 • 辐射损伤 • 创伤性脑损伤 **浸润性 / 炎症性** • 原发性垂体炎 　– 淋巴细胞 　– 肉芽肿 　– 黄体瘤 • 继发性垂体炎 　– 结节病 　– 组织细胞增多症 X 　– 感染 　– Wegener 肉芽肿 　– 无脉症 　– 血色素沉着症 **感染** • 结核 • 肺囊虫感染 • 真菌（组织胞浆菌病、曲霉菌病） • 寄生虫（弓形虫病） • 病毒（巨细胞病毒）	**血管** • 妊娠相关 • 动脉瘤 • 脑卒中 • 糖尿病 • 低血压 • 动脉炎 • 镰状细胞病 **肿瘤性** • 垂体腺瘤 • 鞍旁肿物 　– Rathke 囊肿 　– 皮样囊肿 　– 脑膜瘤 　– 细菌瘤 　– 室管膜瘤 　– 胶质瘤 • 颅咽管瘤 • 下丘脑错构瘤，神经节细胞瘤 • 垂体转移性沉积 • 血液系统恶性肿瘤 　– 白血病 　– 淋巴瘤

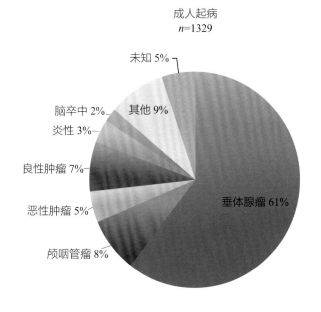

成人起病
n=1329

未知 5%
脑卒中 2%
其他 9%
炎性 3%
良性肿瘤 7%
恶性肿瘤 5%
颅咽管瘤 8%
垂体腺瘤 61%

儿童起病 *n*=494

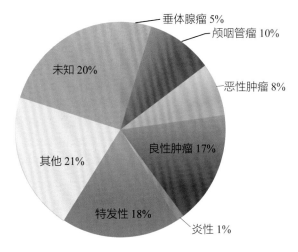

垂体腺瘤 5%
颅咽管瘤 10%
未知 20%
恶性肿瘤 8%
良性肿瘤 17%
其他 21%
特发性 18%
炎性 1%

▲ 图 8-16 丹麦儿童期和成人期生长激素缺乏的原因频率
"其他"包括囊肿、垂体炎、肉芽肿、外伤和空蝶鞍综合征（引自 Stochholm K, Gravholt CH, Laursen T, et al. Incidence of GH deficiency—a nationwide study. *Eur J Endocrinol*. 2006; 155: 61-71.）

次优替代方案和并存疾病。

（3）评估：GHD 是在适当的临床环境下进行生化诊断的。在有器质性下丘脑 – 垂体功能障碍、颅脑照射、已知的儿童期发病的 GHD 和创伤性脑损伤（traumatic brain injury，TBI）病史的患者中，符合 GHD 特征的生化检测异常出现的可能性很高 [277, 278]。成年 GHD 的特征并不是特别明显，它模拟了衰老过程中的身体组成和生化变化。因此，临床上的疑诊必须通过准确的生化诊断来验证，以确保 GH 缺乏的患者被准确地识别和治疗。

激发试验：成人 GHD 的诊断是通过刺激生长激

表 8-6 成人生长激素细胞缺陷	
临床结局	GH 替代效果
身体成分	
全身及中心性肥胖	减少
无脂体重减少	增加
骨量减少	增加
功 能	
运动能力降低	改善
无氧能力受损	改善
肌肉无力	好转
心功能受损	改善
少汗	好转
生活质量	
情绪低落	改善
疲乏	改善
动机缺乏	改善
满意度下降	改善
心血管风险概况	
血脂谱异常	改善
胰岛素抵抗	无变化
炎症指标升高	减少
内膜中层增厚	减少
实验室检查	
刺激后 GH 峰值减弱（表 8-7）	
低 IGF-1 水平（50%～60%）	增加
高胰岛素血症	改善
高 LDL，低 HDL	改善

GH. 生长激素；HDL. 高密度脂蛋白；IGF-1. 胰岛素样生长因子 1；LDL. 低密度脂蛋白

素分泌试验来确定的（表 8-7）。其他激素缺陷应在试验前得到纠正。一些刺激试验包括：胰岛素耐量试验（insulin tolerance test，ITT）、精氨酸、胰高血糖素、可乐定、GHRP 和 GHRH，单独或与精氨酸或吡斯的明联合使用。GHRP 是胃促生长素的合成类似物。由于激发试验诱发生长激素释放的能力不同，单一的值不能作为不同测试中的诊断阈值[279]。ITT 比精氨酸、可乐定或左旋多巴更有效地刺激生长激素释放，而精氨酸加 GHRH 或 GHRP+GHRH 等组合比单独 ITT 更有效[280-282]。

ITT 是 GHD 的金标准测试。正常受试者对胰岛素诱导的低血糖反应，峰值 GH 浓度超过 5μg/L[283]（图 8-17）。严重 GHD 的定义是 GH 的低血糖反应峰值小于 3μg/L[284]。这些切点值是使用放免法测定的多克隆生长激素来确定的[284]。该试验不可用于有心电图证据的心脏病史和有缺血性心脏病史的患者，以及有癫痫发作史的患者。

胰高血糖素[285]、GHRH 和胃促生长素模拟物（GHRP2、GHRP6 和毛霉素[286]）独自[287] 或者联合应用[282, 288]，都是经过验证的诊断试验方法[281, 282, 288]。这些测试的诊断阈值见表 8-7。当 ITT 结果不理想时，GHRH 的不易获取性让胰高血糖素作为一种简单的 GHD 诊断试验引起了更多的关注[289]。ITT 评估下丘脑 - 垂体轴的完整性，并具有刺激 ACTH 分泌的额外优势。使用 GHRH 或 GHRP 的诊断试验，两者都直接刺激垂体释放生长激素，可能不能识别由下丘脑疾病引起的 GHD[290]。这在对接受头部照射治疗的患者的研究中得到了证明，ITT 在照射后的前 5 年内显示出最大的灵敏度和特异度[291]。如果接受照射的患者在 GHRH+精氨酸试验中生长激素水平峰值正常，那么也应进行 ITT。在接受放射治疗的患者及那些有炎症性和浸润性鞍旁病变的患者中，GHD 可能在最初的损伤后多年发生。因此，对这组患者应进行长期随访，并进行重复检测。肥胖混淆了 GHD 的诊断试验，因为它模糊了生长激素的峰值反应[292]。除 GHRH+ 精氨酸试验外，以体重指数分层的正常范围尚未在任何激发试验中明确。

GH 反应性标志物：这些标志物包括 IGF-1、IGFBP3 和 IGFBP 复合物的酸稳定亚基。IGF-1 只有在使用年龄调整后的正常范围时才可用于诊断。虽然在成人 GHD 中 IGF-1 水平降低，但正常浓度并不排除诊断[283]（图 8-17）。在同时合并垂体激素缺陷的成年患者中，IGF-1 水平低于正常水平强烈提示 GHD，特别是在没有已知的其他可降低 IGF-1 水平的情况存在的时候，如营养不良、肝病、控制不良的糖尿病和甲状腺功能减退。GHD 和正常受试者之间 IGF-1 值的差距在年轻人中最大。在正常受试者中，IGF-1 水平随着年龄的增长而下降，当与 50 岁以上、年龄匹配的正常受试者合并时，IGF-1 水平作为 GHD 生化标志物的价值变得不那么可靠[293]。测量 IGFBP3 或酸不稳定亚基相对于 IGF-1 而言并不存在任何诊断优势[277, 278]。

在器质性下丘脑 - 垂体疾病患者中，GHD 的患病率与垂体激素缺陷的数量密切相关，从没有其他缺陷的患者占 25%～40%，到有超过三种垂体激素缺乏时几乎为 95%～100%[294]。三种或三种以上垂体激素缺乏且 IGF-1 水平低于参考范围的患者出现 GH 缺乏的概率大于 97%（表 8-7）[295]，因此不需要生长激素刺激试验[277, 278]。

自发性 GH 分泌：由于垂体生长激素分泌是周期性的，准确定量完整的生长激素分泌需要在 24h 内连续测定。此程序需要插入连续抽出泵或留置导管以频繁取样。用连续 24h 生长激素测定方法对 GHD 的诊断效能不如激发试验[283]（图 8-17），而且既繁重又昂贵。

表 8-7 成人生长激素缺乏的有效诊断试验			
试 验	正常 /GHD 受试者人数	GH 阈值（μg/L）	参考文献
胰岛素诱发低血糖 [a]	35/23	<5	Hoffman 等 [283]
精氨酸 –GHRH [a]	74/49	<9	Aimaretti 等 [281]
胰高血糖素 [a]	46/73	<3	Gomez 等 [285]
GHRP 6-GHRH [a]	125/125	<15	Popovic 等 [282]
GHRP 2-GHRH [a]	30/36	<17	Mahajan 等 [288]
GHRP 2	77/58	<15	Chihara 等 [287]
马西莫林	25/114	<5.1	Gomez 等 [285];Garcia 等 [286]
低 IGF-1 水平及≥3PHD [a]	785	N/A	Hartman 等 [295]

a. 由生长激素研究学会和内分泌学会推荐
GH. 生长激素；GHD. 生长激素缺乏；GHRH. 生长激素释放激素；GHRP. 生长激素释放肽；IGF-1. 胰岛素样生长因子 1；N/A. 不适用；PHD. 垂体激素缺乏症

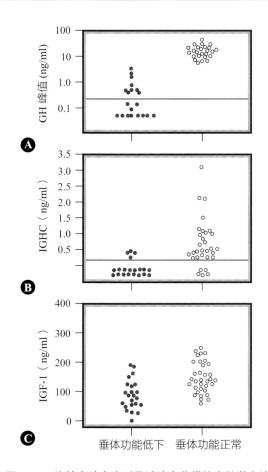

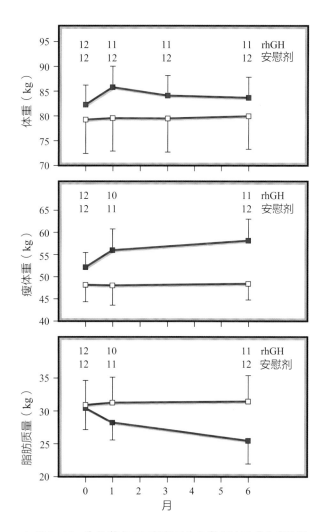

硬化减少，胆固醇和 HDL-C 比值有所改善，但甘油三酯变化很少或没有变化[249]。超过 10 年的长期经验表明，治疗在身体成分和代谢风险标志物方面提供了持续的益处[302]（图 8-20）。GH 治疗可降低颈动脉内膜中膜厚度[271]。促炎因子，如 CRP 和 IL-6，与血管疾病的发病机制密切相关，在 GH 治疗后显著下降[269]。

生长激素替代激活骨形成和骨吸收，导致骨量在 12 个月净增加之前出现短暂下降[303-305]。骨转换的标志物在前 12 个月增加，但在 3～4 年后又恢复到基线水平[306]。在男性和较年轻的受试者中，增长幅度更大[304]。腰椎的骨密度的增加可持续长达 10 年左右，而股骨颈的骨密度下降可能会更早开始[307]（图 8-21）。在一项观察性研究中，平均 4.9 年的随访期间，GH 替

▲ 图 8-17 比较在胰岛素耐量试验中获得的生长激素峰值（**A**），24h 内每 20 分钟提取血液样本的综合生长激素浓度（**B**），以及器质性垂体功能低下患者和性别匹配的正常受试者的 IGF-1 浓度（**C**）。水平线代表读取数值的限制

引自 Hoffman DM, O'Sullivan AJ, Baxter RC, et al. Diagnosis of growth hormone deficiency in adults. *Lancet*. 1994; 343: 1064-1068.

（4）基因表达分析：随着高通量和计算技术的出现，人们对应用基因组学和转录组学来识别 GH 系统的功能障碍及预测机体对 GH 治疗的反应性非常感兴趣。最近的一项研究结合了外周血单个核细胞的基因分型和基因表达分析，确定了一组与 GHD 的生化严重程度密切相关的探针集[296]。这些结果提供了诱人的证据，血液样本的基因表达分析可能有助于诊断 GHD。然而，血液转录组的变化在有利于预测儿童的生长[297]或者可识别 GH 滥用方面的证据强度是很弱的[298]。

（5）生长激素替代疗法：GH 替代治疗的作用于 1989 年首次报道。GH 的替代对蛋白质、脂肪和能量代谢产生深远的影响，从而导致去脂体重增加，脂肪质量减少，但在几个月内体重没有显著变化[299]（图 8-18）。体脂减少最多的是腹部和内脏脂肪组织[300]（图 8-19）。细胞外水的显著增加是由生长激素的剂量依赖性的抗利尿特性所致[301]。GH 诱导的腹部和内脏脂肪减少伴随着脂蛋白代谢的显著转变，致动脉粥样

▲ 图 8-18 生长激素 GH 替代对生长激素缺乏成人瘦体重和脂肪质量的影响

生长激素替代对 24 例生长激素缺乏成人瘦体重和脂肪质量的影响。rhGH. 重组人生长激素（引自 Salomon F, Cuneo RC, Hesp R, et al. The effects of treatment with recombinant human growth hormone on body composition and metabolism in adults with growth hormone deficiency. *N Engl J Med*. 1989; 321: 1797-1803.）

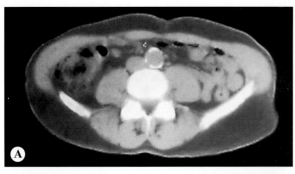
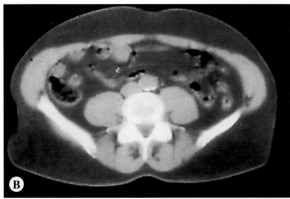

▲ 图 8-19 生长激素缺乏患者应用人生长激素治疗前（A）后（B）的腹部 CT 情况

代组患者的骨折发生率比未替代组患者低了 30%，这提供了长期保护的证据 [308]。

GH 替代通过无氧 [309] 和有氧能力 [310, 311] 增益改善身体功能，后者部分是由红细胞质量、血浆体积和心输出量的增加所介导的 [312, 313]。大多数评估生长激素超过 12 个月作用的研究都报道了其通过肌肉质量的增加而显著改善了肌肉力量 [314-316]，并且不影响收缩力或肌纤维成分 [317]。

大多数使用 GH 替代疗法的试验都报道了生活质量的改善 [318]。不同的结果也许来自不同的研究工具，一些是通用的健康问卷，另一些是特定疾病的问卷。在体能和情绪反应的领域，往往表现出最大的改善。疾病特异性工具也已经报道了在 GH 治疗后的生活满意度指标上的明确改善 [319]。一项对 304 名患者进行的大型调查显示，在 12 个月的生长激素治疗期间，患者生活质量有所改善，病假天数和至医生处就诊次数显著减少 [320, 321]。

生长激素的使用：GH 在年轻人体内分泌更多，女性比男性多。建议年轻男性和女性的 GH 起始剂量分别为 0.2mg/d 和 0.3mg/d，老年人为 0.1mg/d [277, 278]，然后根据血清 IGF-1 浓度和以不良反应最小化的速率进行滴定 [322]（图 8-22）。如果出现不良反应，应减少剂量；如果没有不良反应的报告，治疗目标是将 IGF-1 水平维持在正常年龄匹配和性别匹配范围内，同时避

免在上 1/5 或以上。根据体重确定剂量的方法不推荐使用，因为肥胖患者的 GH 分泌减少 [277, 278]。GH 通过夜间皮下注射，以模拟夜间更高的 GH 分泌。GH 对儿童的不良反应明显少于成人。

患有 GHD 的女性在接受口服而非经皮雌激素治疗时，需要更高剂量的 hGH [323, 324]，因为肝脏首过效应的存在。在口服雌激素治疗期间，需要增加 50% 的 GH 剂量，以保持与经皮给药期间相当的 IGF-1 水平；当以避孕为目的而不是替代雌激素时，剂量的浪费甚至更多（图 8-23）[325]。相反，雄激素可以增强 GH 的代谢作用 [148]。雌激素和雄激素对 GH 作用的不同在很大程度上解释了为什么女性对 GH 的反应不如男性 [302]。

过渡年龄患者：GH 缺乏的儿童的生长激素治疗通常在骨骺闭合达到最终身高时终止 [326]。这些从线性生长停止的时间过渡而来的 GHD 患者，并不能像正常成年人一样在成年早期继续让躯体和结构性骨骼向成熟方向发展。GH 缺乏的儿童应在青春期后继续进行 GH 治疗，以完成肌肉和骨骼的成熟 [326]。在儿童期发病的 GHD 患者中，在 GH 治疗结束时于青年期再次检测时，有相当一部分患者表现出正常的 GH 反应。因此，考虑在过渡时期继续进行 GH 替代治疗的患者必须重新进行检测。对于那些有转录因子突变（如 POU1F1、PROP1）或有 3 种以上的垂体激素缺陷者不需要检测 GH [277, 278]。

使用人生长激素治疗的注意事项和注意事项：hGH 替代治疗最常见的不良反应包括水肿、关节痛和肌痛（表 8-8）。然而，这些症状是轻微的，与剂量相关，并在大多数患者自发或减少剂量后缓解 [322]。虽然 GH 可以拮抗胰岛素的作用，但发生高血糖的风险非常低（图 8-20）。一项涉及 511 名患者的 13 项安慰剂对照试验的 Meta 分析发现，与安慰剂水平相比，治疗组空腹血糖平均升高 0.22mmol/L [249]。然而，肥胖的 GHD 成年人患糖尿病的倾向增加了 8 倍 [327]。

活动性恶性肿瘤患者不应使用 GH 治疗。hGH 可能引发新的癌症或刺激已存在的良性肿瘤的生长，这是一个非常重要的理论问题。在 GHR 失活突变的受试者中，癌症的发病率显著降低 [275]。许多流行病学研究已经报道了较高的 IGF-1 水平与后续患癌风险之间的关联，包括前列腺癌 [328]、绝经前女性的乳腺癌 [329]、结肠癌和肺癌 [330]。相比之下，肢端肥大症患者的乳腺癌、前列腺癌或癌症的发病率一般都没有增加。肢端肥大症患者患癌症的总体风险低于预期。然而，这些患者患结肠癌的死亡风险显著增加 [331, 332]。儿科经验显示，没有令人信服的证据表明 GH 治疗与肿瘤复发或肿瘤发展之间的因果关系 [333, 334]。当比较 180 名接受 hGH 治疗的儿童与 891 名未接受 hGH 治疗的儿童的脑肿瘤复发的相对风险时，治疗组在平均 6.4 年

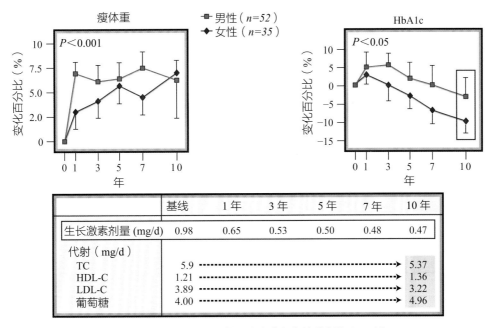

	基线	1 年	3 年	5 年	7 年	10 年
生长激素剂量 (mg/d)	0.98	0.65	0.53	0.50	0.48	0.47
代射（mg/d）						
TC	5.9				→	5.37
HDL-C	1.21				→	1.36
LDL-C	3.89				→	3.22
葡萄糖	4.00				→	4.96

▲ 图 8-20　10 年生长激素治疗成人生长激素缺乏 87 例

CI. 置信区间；HbA1c. 糖化血红蛋白；HDL-C. 高密度脂蛋白胆固醇；LDL-C. 低密度脂蛋白胆固醇；TC. 总胆固醇（引自 Melmed S. Update in pituitary disease. *J Clin Endocrinol Metab*. 2008; 93: 331-338. ）

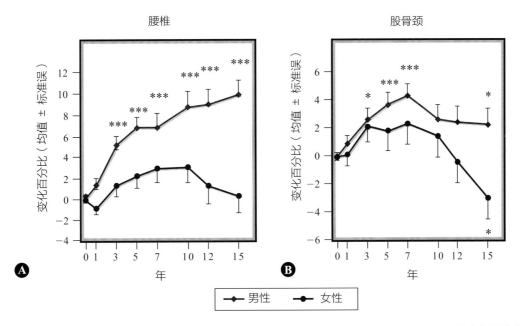

▲ 图 8-21　在生长激素缺乏的成年男女中进行生长激素替代 15 年对 L_{2-4}（A）和股骨颈（B）骨密度的影响
结果显示为与基线相比的百分比变化。竖条表示所示的标准误。与基线比较，*. $P < 0.05$；***. $P < 0.001$。男女比较，$P < 0.01$
（引自 Elbornsson M, Gotherstrom G, Bosaeus I, et al. Fifteen years of GH replacement increases bone mineral density in hypopituitary patients with adult-onset GH deficiency. *Eur J Endocrinol*. 2012; 166: 787-795. ）

后的复发风险低于未接受 hGH 治疗的儿童[335]。然而，生长激素治疗确实增加了辐射诱导的继发肿瘤形成的风险，特别是脑膜瘤[336]。

从观察性研究的结果来看，未接受 GH 治疗的垂体功能减退患者的恶性肿瘤发生率高于普通人群，但 GH 替代患者的恶性肿瘤发生率并非如此[337]。颅咽管瘤的复发率[338] 及无功能垂体腺瘤患者的复发率和预期寿命[339] 在超过 10 年的随访期间，用 GH 替代和未替代的患者之间没有差异。虽然观察性研究受到选择偏倚的影响，但这些发现还是为 GH 替代治疗的长期

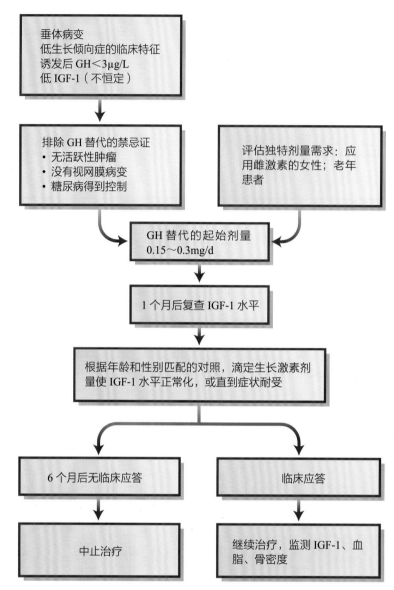

垂体病变
低生长倾向症的临床特征
诱发后 GH＜3μg/L
低 IGF-1（不恒定）

排除 GH 替代的禁忌证
• 无活跃性肿瘤
• 没有视网膜病变
• 糖尿病得到控制

评估独特剂量需求：应
用雌激素的女性；老年
患者

GH 替代的起始剂量
0.15～0.3mg/d

1 个月后复查 IGF-1 水平

根据年龄和性别匹配的对照，滴定生长激素剂
量使 IGF-1 水平正常化，或直到症状耐受

6 个月后无临床应答

临床应答

中止治疗

继续治疗，监测 IGF-1、血
脂、骨密度

▲ 图 8-22 成人生长激素缺乏的处理

60 岁以上的患者需要较低的维持剂量。接受口服雌激素的女性比接受经皮雌激素制剂的女性需要更高的剂量。GH. 生长激素；
IGF-1. 胰岛素样生长因子 1

安全性提供了一些证据。然而，仍需要对接受 GHD 治疗的成人进行足够的对照组的长期监测确保成人 GH 替代不会增加新发癌症的发病率或现有良性肿瘤的生长。

(6) 生长激素的研究用途

• 分解代谢状态：生长激素的合成代谢作用促进了生长激素在分解代谢状态下进行的临床研究，包括手术、创伤、烧伤、肠外营养和器官衰竭。危重症患者的负氮平衡部分归因于 GH 抵抗，以及 IGF-1 的产生和作用的减少[340]。据报道，GH 在广泛烧伤患者、接受高剂量糖皮质激素治疗的患者和慢性阻塞性肺疾病患者中具有有益作用。有证据表明，大面积烧伤患者的 GH 治疗可使烧伤伤口和供体部位快速愈合，缩短住院

时间，但高血糖的风险增加[341]。在一项研究中，危重症患者接受了非常高剂量的生长激素（高达 7mg/d），是每天正常生产率的 15～20 倍，但由于死亡率增加而提前终止[342]。有人认为生长激素可能对这些患者的急性期蛋白有着不良影响[343]。无适应证的 GH 应用需谨慎[344]。

• 骨质疏松：强有力的证据显示，给予原发性骨质疏松病的 GH 治疗可提高骨矿物质含量[345]。一项为期 18 个月的双盲、安慰剂对照治疗研究发现，腰椎、股骨颈和整个骨骼的骨矿物质含量提高达 14%，并持续了 4 年[346]。不明确的长期不良反应、成本，以及缺乏与其他骨质疏松症疗法的比较研究，限制了 GH 在骨质疏松症中的应用潜力。

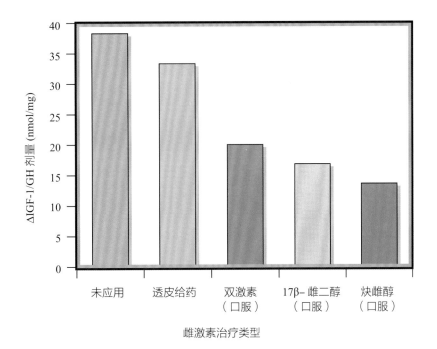

▲ 图 8-23　雌激素治疗途径和类型对垂体功能减退女性生长激素（**GH**）治疗效果的影响

GH 敏感性指数以 IGF-1 水平（nmol/L）除以 GH 剂量（mg）的变化计算。根据几项研究的数据创建（引自 Birznieve V, Ho KKY.Growth and development: patching up a better pill for GH-deficient women. *Nat Rev Endo*. 2012; 8:1 97-198.）

表 8-8　成人生长激素治疗不良反应
• 水肿
• 关节痛
• 肌痛
• 肌肉僵硬
• 感觉异常
• 腕管综合征
• 心房纤颤
• 头痛
• 良性颅内高血压
• 黑素细胞痣增多
• 高血糖
• 睡眠呼吸暂停
• 医源性肢端肥大症

• HIV 感染：GH 被美国 FDA 批准用于治疗 HIV 相关恶病质成年患者，致正氮平衡，增加无脂体重，减少体脂，改善工作耐力[347]。一项使用超生理生剂量 GH（4mg/d）的大型研究报道了糖耐量受损[348]。一项使用生理剂量将 IGF-1 维持在正常偏高范围内的研究报道称，治疗导致了有益的身体变化，如体重减轻、甘油三酯降低、舒张压降低等，但糖耐量受损[349]。使用 GH 释放因子类似物治疗 26 周可改善内脏脂肪和血脂谱[350]。然而，GH 对 HIV 感染者的生存率和生活质量的长期有益影响尚未见报道。

• 运动：在竞技体育中滥用 GH 的公共政策问题已受到了广泛的关注。GH 已被运动员广泛滥用，以提高运动表现[351]。一项系统综述得出结论，GH 增强身体表现的说法并没有得到对有氧能力、体力及力量的影响进行评估的科学文献的支持[352]，这还需要更多的研究来最终确定生长激素对运动成绩的影响。一项双盲、安慰剂对照研究报道称，GH 增强了业余运动员的无氧冲刺能力，但不能增强其有氧能力、体能或力量[353]。GH 对短跑的益处为禁止生长激素作为一种提高成绩的药物提供了第一个证据。

• 衰老：在 GH 缺乏的状态下，疾病会快速进展，因此有人未经证实便断言生长激素是一种抗衰老的激素[354]。这些主张是基于观察，即伴随衰老过程的身体衰退、身体组成变化等表面上囊括了器质性成人 GHD 患者的特征，其中生长激素替代的有益影响亦被证实。对健康老年人人群中进行的多个随机对照试验进行系统回顾，表明生长激素补充与身体成分的微小变化有关，没有功能或认知益处，但增加了不良事件的发生率[355]。GH 不会成为抗衰老的推荐治疗方案。

8. GH 过量　禁食和营养不足会刺激 GH 的分泌。这是由于去除了葡萄糖、脂肪酸及胰岛素等底物，所有这些底物都会抑制 GH 的分泌[213]。肝脏是循环 IGF-1 的主要来源，在调节 GH 分泌的反馈控制中起着重要作用。因此，肝脏疾病和系统性疾病影响肝功能和营养摄入，导致可逆的 GH 过分泌[356, 357]。1 型糖尿病患者的 GH 分泌增强，当血糖控制改善时激素分

泌下降 [358]。口服雌激素治疗通过降低血液中的 IGF-1 水平来增加 GH 的分泌 [219]。在这种情况下，周期性的 GH 分泌被放大，保持与低于正常水平的 IGF-1 浓度相关的日变化。这与肢端肥大症的分泌过多相反，肢端肥大症的分泌是自主的，并与 IGF-1 浓度升高有关。

（三）ACTH

1. 生理　下丘脑 – 垂体 – 肾上腺轴是维持应激和生存的主要系统。应激反应的关键组成部分旨在提供足够数量的糖皮质激素，这些激素对能量供应、燃料代谢、免疫和心血管功能发挥重要的多效性作用。

（1）促皮质激素细胞：促皮质激素细胞约占 20% 功能性垂体前叶细胞，是最早可检测到的人类胎儿垂体细胞类型，在妊娠第 8 周时出现。促皮质激素细胞主要聚集在垂体中央正中楔处。它们是大的不规则细胞，其超微结构特征包括明显的神经分泌颗粒（150～400nm）、内质网和高尔基体 [359]。这些细胞产生 POMC 基因产物，包括 ACTH（1～39）、β-LPH 和内啡肽。因为这些分子中含有丰富的糖类部分，细胞对 PAS 反应呈强阳性。在糖皮质激素过量的情况下，特征性的透明沉积出现。在正常人的脑垂体中，POMC 仅在 ACTH 细胞中表达。大多数哺乳动物都具有中间叶，包括表达 POMC 的黑色素滋养细胞；然而，这个叶在成人中并不发育。Tpit 现在被称为 Tbx19[38]，是垂体发育过程中促肾上腺皮质细胞分化和 POMC 基因转录的关键转录因子 [38]。

（2）结构：POMC 的主要翻译产物是一个 266 个氨基酸的前激素原分子，编码促皮质激素细胞、阿片类和促黑素肽。该肽包含糖基化、忆酰化和酰胺化所需的一个前导序列，以及多个二碱基蛋白裂解位点。该过程的产物包括 ACTH（1～39）和 β-LPH，接下来又产生了 γ-LPH 和 β 内啡肽，也包括甲基脑啡肽。ACTH 本身可能裂解为 α-MSH（1～13）和 ACTH 样中间叶肽（corticotropin-like intermediate lobe peptide，CLIP）（18～39）。

大小为 8kb 的人 POMC 基因，位于染色体 2p23[38, 360]，由三个外显子和点缀其中的两个内含子组成（图 8–24）。第一个外显子编码前导序列，第二个编码信号起始序列和 POMC 肽的氨基端（N 端）部分，第三个外显子编码了大部分成熟的肽序列，包括 ACTH 和 β-LPH[361]。POMC 基因表达于垂体和非垂体组织，包括大脑、皮肤、胎盘、性腺、胃肠道组织、肝脏、肾脏、肾上腺髓质、肺和淋巴细胞等。POMC 的模式在垂体和垂体外处理方式是不同的，这是由组织特异性表达和裂解酶活性决定的。在促肾上腺皮质细胞中，POMC 的垂体选择性启动子区域产生一个约 1200 个核苷酸的 POMC 信使 RNA 转录本。该编码区的 800 个核苷酸被翻译成一个前 POMC 分子，其中包

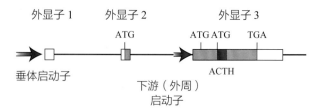

▲ 图 8–24　*POMC* 基因的结构

外显子 1 编码 RNA 前导序列，外显子 2 编码起始蛋氨酸、信号肽和前体肽的几个 N 端残基，其余由外显子 3 编码。促皮质激素的表达由上游垂体启动子（长箭）决定，而短 POMC mRNA 的外周表达由下游启动子（短箭）决定。这些短转录本的翻译从外显子 3 的甲硫氨酸启动子开始。前体肽编码区阴影较浅，ACTH 编码区阴影较深。ACTH. 促肾上腺皮质激素；POMC. 阿黑皮素原（引自 Adrian JL, Clark AJL, Swords FM. Molecular pathology of corticotroph function. In :Rappaport R, Amselem S, eds. *Hypothalamic-Pituitary Development*. Basel, Switzerland: Karger; 2001.）

含一个 26 个氨基酸的信号肽，并被快速裂解。含有 241 个氨基酸的母体 POMC 蛋白进入分泌途径进行后续加工。

在垂体外组织中，*POMC* 基因的表达受到调控不同于垂体。上游启动子删除了约 1350 个核苷酸的较长的转录本。下游启动子产生短的截短转录本，大约有 800 个核苷酸产生于外显子 3 的 5′ 端。然而，在大脑中，弓状核中的神经元表达出与垂体相同的 POMC mRNA[362]。在这些神经元内，POMC 作为大脑 β 内啡肽、αMSH 和其他肽的前体，在食物摄取、能量稳态中起着重要的作用。

2. 调节　垂体 POMC 的表达主要受 CRF 的正调控和糖皮质激素的负调控作用。然而，其他多种信号也能调节垂体 *POMC* 基因的表达：AVP、细胞因子、儿茶酚胺和 VIP 起到激活作用，而生长抑素和 ANP 则起抑制作用 [363]。

相比之下，下丘脑中 POMC 的表达受到糖皮质激素的刺激，进而增强 α-MSH 的产生，从而介导食欲的抑制 [363]。瘦素和胰岛素也能增强下丘脑 POMC 基因的表达 [364, 365]。

CRH1 受体主要在 ACTH 细胞上表达 [366]，受体激活增加 cAMP、PKA 和 CRHBP 到启动子，从而促成 POMC 的转录 [367]。CRH 还通过 MAPK 介导的途径激活第一个外显子内的 AP1 位点。这种受体对恐惧和焦虑反应也至关重要，可能是通过一个相关的配体，即尿皮质激素 [368]。2 型 CRH 受体主要调节心血管功能 [369]。

促皮质激素受到炎症和营养物质信号的调节以增强或抑制 CRF[370]。CRH 的作用由抗利尿激素和 β 肾上腺素能儿茶酚胺增强，增加 POMC 转录和合成，从而增加 ACTH 分泌 [363]。糖皮质激素对 POMC 转录的抑制通过两个合作结合位点实验，其涉及了 GR 结合

的 5′ 调节元件 [362]。正常的垂体 ACTH 可表达生长激素受体。在这 5 个亚型中，亚型 2 和亚型 5 是主要表达形式。生长抑素可以抑制 ACTH 的分泌，但这种敏感性受到糖皮质激素的强势调节，通过下调生长抑素受体表达来消除抑制作用 [371]。多巴胺受体尚未在正常的人类 ACTH 细胞中被描述，尽管它们在大鼠脑垂体的中间叶有着高表达。

(1) POMC 的处理：最终的多肽激素分泌需要几个翻译后的 POMC 修饰步骤（图 8-25）。首先，去除 N 端信号序列，然后通过与 Thr45 的 O 键与 Asn65 的 N 键进行糖基化 [372]。随后，丝氨酸磷酸化在高尔基体内完成。组成肽被运送到分泌囊泡后，在二碱氨基酸残基上被裂解，ACTH 相关肽被储存在密集的分泌颗粒中，等待最终的调节性释放。一些 POMC 产物也经过羧基端（C 端）由 PAM、肽基羟基甘氨酸酰胺裂解酶（peptidylhydroxyglycine-amidating lyase，PAL）介导的肽基甘氨酸酰胺化 [373] 和 N 端乙酰化。

POMC 蛋白水解过程发生在赖氨酸 – 精氨酸或精氨酸 – 精氨酸残基上，由激素原转化酶（prohormone convertases，PC）水解，称为 PC1 或 PC2。它们是枯草杆菌素 /Kexin 蛋白酶超家族的一部分。这两种 PC 的组织分布是不同的，并决定了裂解肽在组织水平上的功能。PC1 在垂体前叶和下丘脑中最为丰富。PC2 存在于神经中间叶、下丘脑、各种脑区、皮肤和胰岛中，但在垂体中不存在。

在 ACTH 细胞中，PC1 的表达导致了四个位点的切割，其中 ACTH 和 β 促脂因子是主要的终产物（图 8-25）。在下丘脑和中枢神经系统中，PC1 和 PC2 都允许协同蛋白水解，从而产生 αMSH、CLIP、γ-LPH 和 β 内啡肽。PC1 基因的杂合子突变与儿童肥胖、肾上腺功能不全、高胰岛素原血症和餐后低血糖有关 [374]，同时伴随着血浆 ACTH 前体细胞水平的升高。

(2) 垂体外及中枢神经系统中 POMC 的表达：POMC 也在性腺、肺、皮肤、胃肠和肾上腺髓质神经内分泌细胞和白细胞中表达。垂体外和中枢神经系统外 POMC 的生物学情况尚不清楚。几乎没有证据表明这些组织含有生产和分泌已加工肽类所需的酶。

3. 黑素皮质激素受体　垂体分泌的主要 POMC 产物是 ACTH、β-LPH 和 β– 内啡肽。ACTH 衍生肽和 POMC 衍生肽与特定 MCR 结合。MCR 是视紫质样受体的成员，这是七层跨膜结构域 GPCR 超家族的一个分支。5 个 MCR 的每一个都显示出不同的组织分布。除 ACTH 受体 MC2R 外，所有的 MCR 都要结合在 αMSH 中发现的，含有保守七肽核心 MEHFRWG 的黑素皮质激素肽，而 ACTH 受体进一步需要 αMSH 中发现的 13 个氨基酸的一个肽基序 C 端。在 MC2R 的情况下，每个 MCR 均介导对 αMSH 或 ACTH 的不同生理反应 [375]。MCR 类型的分布情况见表 8-9。

MC1R 主要存在于黑素细胞中，可调节皮肤和毛囊的色素沉着。ACTH、β-LPH 和由 ACTH 产生的 γ-LPH 具有一个共同的七肽序列（蛋氨酸 – 谷氨酸 – 组氨酸 – 丙氨酸 – 精氨酸 – 色氨酸 – 甘氨酸）来激活 MC1R。这些肽负责诱导 Addison 病的皮肤色素沉着，因为其他黑素连接肽（αMSH 和 βMSH）在垂体中不产生。一些 MC1R 变异显示出信号通路受损，与红发、白皙的皮肤和较差的抗日晒能力密切相关 [376]。POMC 也在皮肤黑素细胞中表达，其表达可被紫外光模拟，并使局部 α-MSH 和 β– 内啡肽分泌量与 PC1 和 PC2 表达相持平。β– 内啡肽的产生可以减轻疼痛和疼痛被认为可以解释寻求紫外线的成瘾行为 [377]。

MC3R 和 MC4R 几乎只在中枢神经系统中表达，特别是在下丘脑中，它们在饱腹感和能量稳态中发挥着关键作用。中枢黑素皮质激素系统的遗传和药物学上的消除会导致严重的肥胖。POMC 缺陷的小鼠和人

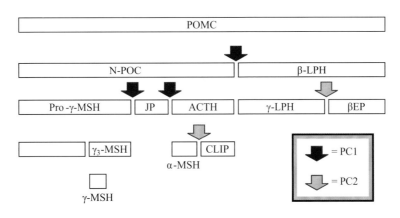

▲ 图 8-25　POMC 的加工与裂解

成熟的 POMC 前体肽被垂体前叶促皮质 PC1 依次切割。在神经中间叶和其他类型的细胞中，PC2 的切割可以释放 β-MSH 或 β 内啡肽，或两者都释放。羧肽酶 H（未显示）去除裂解位点上残留的碱性氨基酸。ACTH. 促肾上腺皮质激素；CLIP. 促肾上腺皮质激素样中间叶肽；EP. 内啡肽；JP. 连接肽；LPH. 促脂解素；MSH. 促黑素；N-POC. N 端 POMC 原片段；POMC. 阿黑皮素原

表 8-9　黑素皮质激素的 MC 受体类型	
MC 受体类型	**组　织**
MC1R	皮肤，毛囊
MC2R	肾上腺皮质
MC3R	下丘脑，边缘系统
MC4R	下丘脑，各种脑区 [a]，小肠
MC5R	外分泌腺，骨骼肌，肾上腺皮质

a. 皮质、丘脑、脑干和脊髓
MC. 促黑素；R. 受体

类是暴食性的；MC4R 存在于肠道的 L 细胞中，它们在那里刺激厌食肽的产生。垂体分泌的 POMC 肽对肠道 MC4R 的作用尚不清楚[378]。MC5R 在调节外分泌腺的功能中起着重要作用，特别是皮脂腺[379]。新近的研究结果表明，骨骼肌中的 MC5R 增强了 αMSH 的葡萄糖摄取，并且不依赖于胰岛素[380]。

4. 肾上腺作用　ACTH 是一种由 39 个氨基酸组成的多肽，分子量为 4.5kDa。它是唯一一种具有促肾上腺皮质功能的 POMC 衍生肽，也是 MCR2 的配体。MC2R 的功能依赖于一种蛋白，即 MRAP，该蛋白需要将受体运输到细胞表面[381]。MRAP 突变导致家族性糖皮质激素缺乏。MCR2 的激活导致肾上腺糖皮质激素、雄激素类固醇和较小程度上的盐皮质激素的产生。高度保守的 12 个 N 端氨基酸残基对肾上腺类固醇的合成至关重要。N 端肽 POMC（1~28）对肾上腺有独立的有丝分裂和生长维持作用[382]。

ACTH 信号通过腺苷基环化酶调节皮质醇、醛固酮、17-羟孕酮和在较小程度上的肾上腺雄激素 P_{450} 酶转录[383]。ACTH 刺激线粒体胆固醇的运输，并调节胆固醇的限速、侧链裂解至孕烯醇酮的过程[384]。肾上腺皮质醇对 ACTH 的反应对 ACTH 背景环境敏感。在慢性 ACTH 缺乏状态下，肾上腺储备受到损害，尽管在持续的 ACTH 高分泌期间，腺体已准备就绪，因此给定的大剂量 ACTH 可引起更高的皮质醇反应。基础和刺激后（如 CRH 刺激后）ACTH 的分泌可以被糖皮质激素抑制。

ACTH 分泌的复杂控制反映了应激反应的综合神经内分泌控制。与其他垂体前叶激素类似，ACTH 调节至少有三层控制的支持（图 8-3）。首先，大脑和下丘脑释放调节分子（包括 CRH、抗利尿激素和多巴胺），它们穿过门脉系统，直接调节促皮质激素功能。第二，垂体内细胞因子和生长因子在局部调节 ACTH，或与下丘脑因子协同或独立调节。这些旁分泌控制经常重叠，并诱导敏感的细胞内分子，限制 ACTH 反应，防止慢性 ACTH 高分泌。第三，糖皮质激素通过

快速抑制下丘脑 CRH 和垂体 ACTH 的分泌来维持对 ACTH 分泌的调节反馈控制。在一个较短的反馈回路中，垂体 ACTH 抑制下丘脑 CRH，而在一个超短的回路中，它也可能抑制 ACTH 细胞本身。

（1）应激反应：HPA 轴对一系列应激源做出反应，包括疼痛、感染、炎症、出血、低血容量、创伤、心理应激、低血糖和危重疾病。对压力的适应包括血管迷走神经和儿茶酚胺的激活、细胞因子的分泌和作用。一个严格控制的免疫神经内分泌介质调控 ACTH 对外周应激源的反应，包括疼痛、感染、炎症、出血、低血容量、创伤、心理应激和低血糖等。这些信号在促 ACTH 分泌和使糖皮质激素对 ACTH 反应敏感性方面的能力有所不同。除 CRH 外，促炎细胞因子还能有效地诱导 POMC 的转录和 ACTH 的分泌[363]。ACTH 内敏感的细胞内信号也有助于覆盖 ACTH 对应激的反应，从而预防持续性和慢性高皮质醇血症。

细胞因子（如 IL-6 和 LIF）可激活 HPA 轴，增强糖皮质激素的产生，通过抑制炎症反应来保护机体免受死亡[370]。因此，CRH 或 LIF 基因失活的小鼠对应激、炎症或内毒素的神经内分泌反应不足。在应激过程中，糖皮质激素对 ACTH 的抑制也被 NF-κB 的激活所阻止，从而干扰垂体糖皮质激素受体的功能，使 ACTH 的分泌过度增强[385]。

低血糖引起 ACTH 分泌的急性释放。在 ITT 期间，ACTH 水平增加了 5~6 倍，在大约 45min 时达到峰值，随后糖皮质激素在 60~90min 时达到峰值。急性营养剥夺激活了 ACTH 的分泌。运动是 ACTH 释放的一种生理刺激。运动到最大氧容量的 90% 会导致 ACTH 显著升高，与手术或低血糖期间观察到的水平相似[386, 387]。

（2）昼夜周期：ACTH 在视交叉上核的控制下分泌，具有昼夜节律性和次昼夜脉冲性。糖皮质激素的分泌与自身分泌关系紧密，通常是在上一次糖皮质激素分泌之后 5~10min（图 8-26）[388]。与 ACTH 共同释放的 β 内啡肽也表现出脉冲性、昼夜节律性和超节律性，与皮质醇有密切的时间耦合[389]。典型的 ACTH 昼夜分泌节律开始于早上 4 点，峰值在 7 点之前，ACTH 和肾上腺皮质醇水平在夜间 11 点至凌晨 3 点达到最低点。在这个 24h 的昼夜周期中，ACTH 分泌以每 24 小时 40 次脉冲的频率周期性爆发；振幅而非频率调制促成了 ACTH 曲线的日变化[390]。ACTH 的昼夜节律受到视觉线索的影响，而光-暗周期则受到 CRH 等因素的集中控制[391]，这种情况在库欣病中消失（图 8-26）[388]。

HPA 轴是一个昼夜节律系统的关键组成部分，通过糖皮质激素的作用来调节底物代谢、免疫、认知和应激适应。这种 24h 的节律部分反映了位于视交叉上核的主昼夜节律起搏器的活动，该活动由明-暗及摄

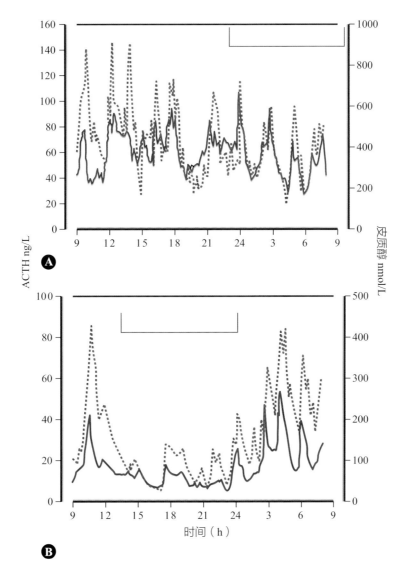

▲ 图 8-26 库欣病患者（A）和正常人（B）血浆 ACTH（虚线）和皮质醇（实线）浓度，显示周期性 ACTH 和血液皮质醇浓度的一致性。正常受试者中 ACTH 和皮质醇的超高水平在库欣病患者中消失

ACTH. 促肾上腺皮质激素（引自 Roelfsema F, Pincus SM, Veldhuis JD.Patients with Cushing's disease secrete adrenocorticotropin and cortisol jointly more asynchronously than healthy subjects. *J Clin Endocrinol Metab*. 1998; 83: 688-692.）

食周期提示的时钟基因控制的一个振荡系统来调控。核心时钟元素的相同分子电路存在于多个不同的外周组织中，包括心脏、肾脏、肌肉、肝脏、胰腺、血液、脂肪和肾上腺[392]。中央时钟也通过神经和激素系统捕获外周时钟，后者就通过 HPA 轴实现的。当控制糖皮质激素释放节律的中枢信号和表达糖皮质激素受体的组织的外周节律吻合时，糖皮质激素的生理效应得到优化。强有力的证据表明，有规律的 24h 安排是健康的基础。清晨的高峰在晨起时促进代谢和中枢神经系统对身体活动和压力源的准备，而水平的降低则有利于一天剩余时间的胰岛素敏感性的优化。现代文明的生活方式和社会需求所带来的昼夜节律系统的破坏，如轮班工作和时差反应，带来了不利的健康后果[392]。

24h 的皮质醇浓分布不会迅速适应光 – 暗、活动 – 休息和（或）进食周期的急性变化。在这种情况下，进食时间和皮质醇分泌的超高节律之间的不同步损害了底物代谢，并恶化了葡萄糖耐量（图 8-27）[393]。越来越多的证据表明，标准的糖皮质激素替代疗法并不能恢复肾上腺功能不全患者的身体、代谢和心理健康，因其无法复制 24h 的皮质醇浓度节律[394]。

5. ACTH 测定　血浆 ACTH 的测定对库欣综合征和肾上腺功能不全的诊断非常有用。自第一种放射免疫分析法以来，ACTH 测定法已经有了很大的发展。目前市售的双位点免疫测定法特异性高，灵敏度小于 0.5ng/L[395]。然而，在商业测定方法之间存在着显著的精确度和性能差异[396]。ACTH 和其他 POMC 衍生

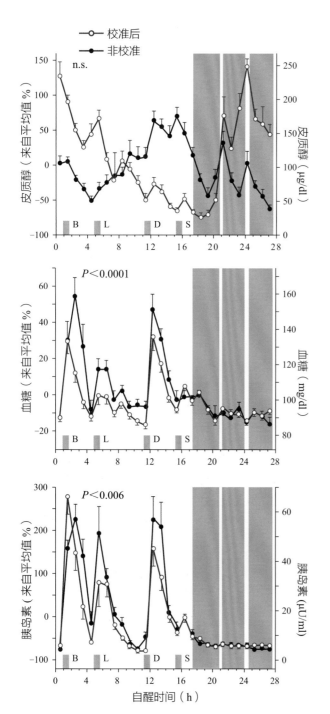

▲ 图 8-27　昼夜节律失调对代谢、自身功能和内分泌功能的影响

数据是根据"自醒后的时间"绘制的，在正常的昼夜节律校准期间（空心绿色符号，计划在习惯性觉醒时间唤醒）和在昼夜节律失调期间（实心红色符号，计划苏醒时间与习惯苏醒时间相差 12h）。P 值，偏差影响的统计学意义 [基于 24h 周期的变量主要由昼夜周期（皮质醇）驱动，28h 周期的变量主要由行为周期（其他）驱动]。灰色地带为定时睡眠；灰色竖条短柱为用餐时间；B. 早餐；L. 午餐；D. 晚餐；S. 零食（引自 Scheer FA, Hilton MF, Mantzoros CS, et al.Adverse metabolic and cardiovascular consequences of circadian misalignment. *Proc Natl Acad Sci USA*. 2009; 106: 4453-4458.）

肽，如 αMSH、β-LPH 或 β 内啡肽也可以用现行的测定法精确测量。当评估肺肿瘤分泌的异位 POMC 产物时，对检测肽特异性的认知可能特别关键。理想情况下，非压力静息受试者应在早上 6～9 点抽取静脉血。由于 ACTH 在室温下相对不稳定，并有黏附玻璃的倾向，血浆样本应立即在含 EDTA 的冰硅玻璃管中分离，并在 –20℃ 以下储存以供运输。早上（8 点）ACTH 水平为 8～25ng/L 不等。间歇性分泌和短的血浆半衰期导致血浆测量范围的广泛和快速波动。下午 4 点的皮质醇水平大约是晨起水平的一半，晚上 11 点的皮质醇值通常低于 5μg/dl。同一个体的 ACTH 水平波动很大，并且对压力、收集时间和性别高度敏感。妊娠的女性有较高的环境 ACTH 水平，可能是因为胎盘分泌 CRH 所致[397]。

6. ACTH 缺乏

（1）原因：先天性 ACTH 缺乏可能作为一种孤立的垂体缺陷或作为一个更广泛的多种垂体激素缺乏症的组成部分发生。TBX19 的一个突变，编码 Tpit，一个参与 ACTH 分化的转录因子，是孤立的 ACTH 缺陷的原因之一（表 8-1 和表 8-2）[38]。参与垂体细胞分化或中线脑发育早期阶段的转录因子的突变也可能导致 ACTH 缺乏，作为多种激素缺乏的一个组成部分。这些发生突变的基因包括 LHX4 和 HESX1（表 8-2）。继发性原因包括垂体肿瘤、鞍区肿物、创伤、照射和淋巴细胞性垂体炎，这可能与其他自身免疫性表现有关（表 8-5）。

（2）临床表现：ACTH 缺乏的表现在临床上与任何原因的糖皮质激素缺乏都没有区别。其临床特征取决于其严重程度、发病时间和临床背景。在新生儿中，ACTH 缺乏可能表现为低血糖和发育不良。在成人中，有缓慢进展的体重和食欲下降、厌食症和全身疲劳，类似于消耗综合征。由于肾上腺盐皮质激素分泌基本未受损，盐消耗、容量收缩和高钾血症等 Addison 病的常见特征并不明显。此外，肾上腺损伤时 ACTH 相关肽分泌旺盛所致的色素沉着并不会发生。

（3）评估：肾上腺功能不全的诊断评估需要同时测量皮质醇和 ACTH 水平。早晨血清皮质醇水平低于 3μg/dl 提示 ACTH 缺乏，但早晨基础皮质醇水平高于 18μg/dl 通常提示 ACTH 储备正常。需要进行激发性试验来诊断 ACTH 缺乏症。由于皮质醇与皮质类固醇结合球蛋白高度结合，CBG 的水平可能会混淆对皮质醇水平的解读。肝硬化和甲状腺功能亢进降低 CBG 水平，而雌激素则会升高其水平。

（4）ACTH 缺乏的动态试验

• 下丘脑试验：胰岛素所致低血糖是一种强有力的内源性应激源，可引起 ACTH 的分泌和生长激素的释放。在禁食一夜后静脉注射胰岛素（0.1～0.15U/kg），以达到症状性低血糖，以及血糖水平低于 40mg/dl。该试验必须在密切监测下进行。正常 HPA 对这种应激源的反应可导致皮质醇水平高于 20μg/dl。由于低血糖在中枢起作用，正常反应意味着所有三层 HPA 轴控制的完整性[398]。分别在 –15、0、15、30、45、60、90、120min 采集静脉血样本，测量血糖、ACTH 和皮质醇水平。试验结束后，应给予口服葡萄糖，以确保血糖恢复正常。通过一定剂量的胰岛素导致的个体血糖水平的变化，以及中枢对葡萄糖和儿茶酚胺活化的敏感性的波动都可能导致重复试验出现困难。禁忌证与生长激素缺乏症的诊断相似。如果有可能出现明显的肾上腺功能不全，则胰岛素注射可能会因肾上腺储备不足而引起肾上腺危象，此时氢化可的松（100mg）应紧急静脉使用。如果诊断明确，应开始口服糖皮质激素替代治疗。

甲吡酮试验是一种替代 ITT 的下丘脑 HPA 轴评估方法。通过抑制肾上腺 11β- 羟化酶来阻止皮质醇的合成，它使 HPA 轴从皮质醇的负反馈中脱离，通常导致 ACTH 激增和 11- 脱氧皮质醇水平升高。在午夜给单次口服剂量（2～3g），并于第二天早上 8 点测量血清 ACTH、11- 脱氧皮质醇和皮质醇水平。该测试仅在皮质醇水平低于 10μg/dl 时有效。正常人 ACTH 峰值高于 200ng/L。不良反应包括恶心、肠胃不适和失眠。因为苯妥英可以获得假阳性结果，它阻止了充分的酶阻断。此试验应在有条件时进行住院观察，因为很可能会伴发急性肾上腺功能不全。

• 垂体刺激：垂体注射 CRH 或 AVP 均可引起 ACTH 分泌。静脉注射羊或人 CRH（100μg 或 1μg/kg），在 –5、–1、0、15、30、60、90 和 120min 测量皮质醇和 ACTH。正常情况下，最大的 ACTH 反应（是基线水平的 2～4 倍）在 30min 时被诱发[400]，皮质醇水平在 60min 时达到峰值（>20μg/dl），或高于基线增加 10μg/dl 以上。虽然 CRH 很容易诱导 ACTH 分泌，并可以鉴别到底是促皮质激素性 ACTH 缺乏还是 ACTH 过量，但观察到的反应的广泛差异限制了该试验的实用性。CRH 试验在库欣病的诊断中是有用的（见第 15 章）。

• 肾上腺刺激：肾上腺对 ACTH 注射的急性反应反映了暴露在肾上腺周围的 ACTH 浓度。因此，如果受试者经历了慢性垂体 ACTH 分泌不足，导致肾上腺萎缩和皮质醇储备减少，那么急性 ACTH 注射的皮质醇反应将会减弱。该试验为肌肉或静脉注射 250μg ACTH（1～24）（Cortrosyn 或 Synacthen），并在注射前、注射后 30min 和 60min 测量皮质醇水平。皮质醇水平大于 20μg/dl 反映其肾上腺储备正常。但该试验在诊断垂体 ACTH 储备减少方面的效用受到了挑战，因为 250μg 剂量可能在垂体功能低下的受试者中引起正常皮质醇反应。在一项大型研究中还出现了高得难以接受的假阳性率（约 65%），虽然 30min 的皮质醇峰值水平与 ITT 的峰值反应密切相关。用 1μg Synacthen 的低剂量进行刺激可唤起最大血清皮质醇水平，这些与胰岛素或高剂量 ACTH 给药后观察到的值密切相关[403]。超过 500nmol/L 的切点值提供了几乎 100% 的灵敏度和 80%～100% 的特异性。低剂量 ACTH 无反应可通过给予标准剂量的胰岛素或 ACTH 刺激以达到目的。

（5）肾上腺类固醇替代：氢化可的松被广泛用为糖皮质激素的替代品。皮质醇的正常分泌率为 15～20mg/d，这也是推荐的日总剂量。由于血浆皮质醇循环半衰期小于 2h，因此建议每天 3 次应用，每天总需要量 10～20mg（早上 5～10mg，中午 2.5～5mg，晚上 2.5～5mg）[406]。其他合成糖皮质激素，包括泼尼松龙（2.5～5mg/d）和地塞米松（0.25～0.5mg/d），都是合适的替代品。它们的半衰期更长，可以每天服用一次，但很难进行生化监测。对于治疗情况的监测，目前还没有达成共识。可能在首次糖皮质激素替代后很可能会出现中枢性尿崩症。治疗继发性肾上腺功能减退不需要盐皮质激素的替代治疗。25mg/d 剂量的脱氢表雄酮（dehydroepiandrosterone，DHEA）替代肾上腺雄激素可改善原发性和继发性肾上腺功能不全患者的健康状态，缓解疲劳，改善性功能[407, 408]。

但传统的治疗方案无法复制糖皮质激素的生理作用模式，这也许可能解释为什么大多数患者生活质量不高且会发生骨质疏松症[409]。两种旨在模拟昼夜变化曲线的改良释放配方已经在临床试验中进行了评估[410, 411]。其中一种是双释放氢化可的松片（DuoCort），包含立即释放涂层和延长释放核心，在 2012 年被欧洲药品管理局批准用于肾上腺功能不全的治疗，每天一次给药。在一项为期 12 周的随机交叉研究中，64 例肾上腺功能不全患者中，与日总剂量相同的常规氢化可的松相比，DuoCor 的体重、血糖和血压控制有所改善[410]。在一项 89 名肾上腺皮质功能不全患者入组的，为期 26 周的随机对照试验中，被随机分入双释放氢化可的松组（DuoCort 组）每天 1 次给药的患者，相较于每天 3 次给药的对照组，在体重、代谢、免疫和生活质量方面都有显著获益（图 8-28）[394]。因此，模拟皮质醇日变化曲线的改良释放预制剂是糖皮质激素缺乏管理的一项重大进展。

7. ACTH 过量

（1）原因：异位 ACTH 的分泌发生在能够产生大量垂体样 1072- 核苷酸 mRNA 的肿瘤中。然而，其临床表现取决于 PC 酶是否得到了适当的表达。小细胞肺癌优先释放完整的 POMC，但类癌肿瘤倾向于处理前体细胞，释放 ACTH 和更小的多肽[412]。因为 PC 表达的普遍缺陷，与异位 ACTH 分泌相关的垂体外神经内分泌肿瘤并不能有效地处理前激素。由于 ACTH 是在非肿瘤神经内分泌细胞中合成

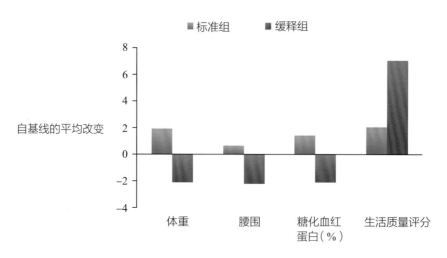

▲ 图 8-28　肾上腺功能不全患者的体重、腰围、糖化血红蛋白和生活质量的变化，随机分为标准治疗组和皮质醇缓释剂型组，为期 26 周。治疗间差异均有统计学意义 （*P* ＜ 0.05）

引自 Isidori AM, Venneri MA, Graziadio C, et al.Effect of once-daily, modified-release hydrocortisone versus standard glucocorticoid therapy on metabolism and innate immunity in patients with adrenal insufficiency [DREAM]: a single-blind, randomised controlled trial. *Lancet Diabetes Endocrinol.* 2018; 6: 173-185.

的，异位肿瘤激素的产生实际上可能反映的是不适当的 ACTH 处理。这些患者还表现出更高的循环 ACTH 前体的比例，以及更小的多肽，包括 CLIP。当分泌足够的具有生物活性的 ACTH 或 ACTH 前体时，这些肿瘤可因过量产生皮质醇而引起较高的发病率。

（2）临床表现：ACTH 诱导的肾上腺皮质功能亢进会导致女性高皮质醇症和雄激素过量综合征，表现为食欲刺激（体重增加）、脂肪分布改变（满月脸、水牛背、中心性肥胖）、分解代谢（皮肤变薄、肌肉萎缩）、情绪障碍（抑郁、焦虑）、钠潴留（高血压）和雄激素过量（月经不规律、多毛症、痤疮、油性皮肤）。第 15 章充分描述了库欣病患者的评价和管理。

（四）促性腺激素

1. 生理学　促性腺激素 LH 和 FSH 是由垂体促性腺激素细胞产生的。这些激素在生殖过程中起着至关重要的作用。LH 和 FSH 作用于卵巢和睾丸，指导配体发育和性激素的合成。生殖是一种受到严格调控的功能，受到遗传、营养、环境和社会经济因素的影响。LH 和 FSH 的合成和分泌受到下丘脑输入的复杂调控（如 GnRH），通过性腺性激素和多肽激素的正、负反馈，以及通过垂体本身产生的局部因子的旁分泌调节（如激活素、抑制素、卵泡抑素）[34]。

（1）促性腺激素细胞：促性腺激素细胞占功能性垂体前叶细胞的 10%～15%。它们是一种异质细胞群，具有大的圆形细胞体和突出的粗面内质网和高尔基体。免疫组化研究表明，促性腺激素中同时存在双激素和单激素组。具有 LH 分泌颗粒的细胞经常聚集在外周，其高尔基体结构可能不那么明显。促性腺激素细胞的

特征还包括 GnRH 受体的表达和有助于促性腺激素特异性基因的表达的 SF1 和 DAX1 核受体。

（2）促性腺激素结构：FSH 和 LH 调节性腺类固醇激素的生物合成，与周围激素和旁分泌可溶性因子共同启动和维持生殖细胞的发育。四种异二聚体糖蛋白激素（LH、FSH、TSH 和 hCG）具有相同的结构同源性，从一个共同的祖先基因进化而来。虽然同源的 LH 和 FSH 分子都是由促性腺激素细胞共同分泌的，但它们的调节机制并不一致。αGSU、LHβ 和 FSHβ 亚基由不同的基因编码，分别位于染色体 6、11 和 19 上（图 8-2、图 8-29 和图 8-30）[413]。LH 和 FSH 的共同和独特亚基的异质二聚体结构对其生物活性至关重要。每个亚基内的二硫键会形成一种三级结构，使非共价异二聚得以实现和维持，这也决定了成熟折叠分子的超微结构，以促进特定的配体－受体相互作用[414]。亚基的糖基化是通过低聚糖复合物向天冬酰胺残基的转移发生的[415]。糖类侧链的翻译后处理对激素信号传递至关重要，对 LH 和 FSH 是不同的，甚至可能在生理上影响生物活性和代谢清除率[415, 416]。人类 *LHβ/CGβ* 基因簇由 7 个基因组成，由基因重复产生，其中 1 个基因编码 LHβ，1 个编码 CGβ，其余为假基因。与 LH 不同，hCG 只存在于灵长类动物和马类动物中，主要在胎盘中表达[417]。*LHβ* 和 *CGβ* 基因有不同的启动子和转录起始位点，这是它们不同的组织表达分布模式的原因。LHβ 包括一个 24 个氨基酸的信号肽，后面跟着 121 个氨基酸的成熟蛋白。相比之下，成熟的 hCGβ 蛋白长度为 145 个氨基酸且不包含前导肽，但它有 24 个氨基酸的 C 端延伸，对 hCG 较长的生物半衰期很重要[413, 418]。*FSHβ* 基因，在第 11 号染色体的组织结构

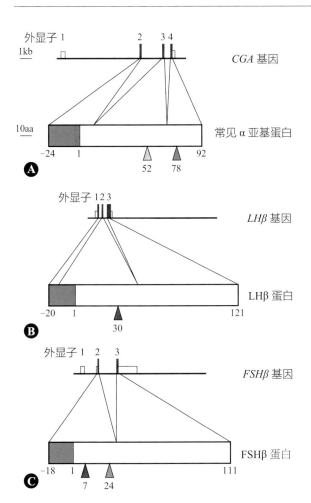

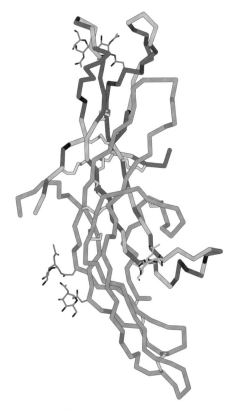

▲ 图 8-29 人类促性腺激素亚单位基因示意

A. 常见 α 亚基；B. LHβ；C. FSHβ。每个图的上半部分描述了基因结构。空心条形表示非编码序列，实心条形表示编码序列。每个图案的底部栏显示了蛋白质结构。信号肽为阴影，成熟肽是用一个空心的条形来描述的。N 链糖基化位点的位置用三角形表示，氨基酸的位置用数字表示（引自 Themmen APN, Huhtaniemi IT. Mutations of gonadotropins and gonadotropin receptors: elucidating the physiology and pathophysiology of pituitary-gonadal function. *Endocr Rev.* 2000; 21: 551-583. ）

与其他糖蛋白激素 β 基因相似，编码一个包含 111 个氨基酸的成熟肽，有两个糖基化位点，并且和 LHβ 一样，只在促性腺激素细胞表达。

2. 调节 LH 和 FSH 的分泌模式反映了敏感复杂的下丘脑信号（主要通过 GnRH 介导）、旁分泌垂体内因子（主要是激活素和卵泡抑素）和外周反馈（包括性腺性激素和性腺肽激素）的整合（图 8-31）。

(1) GnRH：下丘脑对促性腺激素分泌的控制主要通过 GnRH 起作用。下丘脑 GnRH 神经元是调节垂体 – 性腺轴的外周信号的关键整合因子。通过对青春期疾病或不孕症患者基因异常的识别和研究，以及使用动物模型，可以深入了解 GnRH 的分泌机制。GnRH 缺陷或低促性腺激素性腺功能减退症（hypogonadotropic

hypogonadism，HH）的分子缺陷可分为 GnRH 神经元发育缺陷、GnRH 分泌控制缺陷和 GnRH 作用缺陷（图 8-32 和表 8-10）。相反，MKRN3 和 DLK1 的遗传缺陷被发现会导致 GnRH 分泌过早的重新激活和中枢性性早熟。MKRN3 编码一种公认的泛素连接酶，并在儿童时期似乎作为 GnRH 分泌的抑制因子或抑制剂存在 [419]。DLK1 也被称为前脂肪细胞因子 1，在 Delta-Notch 信号通路中编码一个跨膜非典型配体 [420]。

许多神经递质直接或间接地调节 GnRH 的分泌，尤其是包括去甲肾上腺素、多巴胺、5- 羟色胺、γ- 氨基丁酸、谷氨酸、阿片类药物、NPY 和甘蓝素等。谷氨酸和去甲肾上腺素提供刺激驱动，而 GABA 和阿片类肽起抑制作用。由 KISS1 基因编码的 Kisspeptin 及其同源受体 KISS1R 被鉴定为关键的 GnRH 分泌素 [421, 422]。给正常男性使用 Kisspeptin 会增加 FSH、LH 和睾酮的浓度，而在正常女性中，该肽类在排卵前激增期间刺激促性腺激素的释放最为有效 [423]。NKB 是 P 物质相关速激肽家族的成员，与 Kisspeptin 在下丘脑共表达，似乎通过控制 Kisspeptin 的分泌来调节 GnRH 的释放 [424, 425]。P 物质是另一个速激肽家族成员，

▲ 图 8-30 四种糖蛋白激素的异二聚体的亚基结构和糖基化位点（α 亚基，蓝色；β 亚基，绿色）

引自 the University of Glasgow protein crystallography website. Available at http://www.chem.gla.ac.uk/protein/glyco/GPH.html.

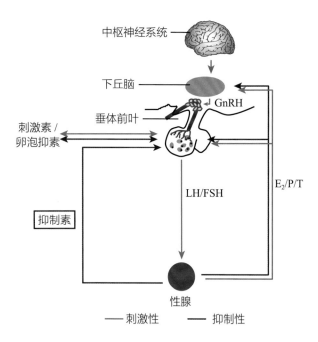

▲ 图 8–31　下丘脑 – 垂体 – 性腺轴

E$_2$/P/T. 雌激素 / 孕激素 / 睾酮；FSH. 卵泡刺激素；GnRH. 促性腺激素释放激素；LH. 黄体生成素（引自 Kaiser UB. Gonadotrophin hormones. In: Melmed S, ed. *The Pituitary*. 3rd ed. San Diego, CA: Elsevier; 2011: 205-260.）

也被证明可以调节 GnRH 的分泌。瘦素是外周脂肪组织的产物，是下丘脑 – 垂体 – 性腺轴的正向调节因子。这种脂肪因子使体脂和生殖之间的关键联系成为可能，从中枢发出能量可用性的信号[426]。营养、代谢、应激和昼夜节律输入似乎都通过这些肽来调节 GnRH、促性腺激素的分泌和 HPG 轴的活性[419]。

下丘脑 GnRH 分泌的标志是脉冲性释放，而非连续释放到垂体门脉循环中，导致促性腺激素细胞的周期性刺激[427]。在 GnRH 缺乏的患者中，经外源脉冲性 GnRH 治疗后，促性腺激素分泌可以恢复，而持续的 GnRH 暴露可抑制促性腺激素的分泌[428]。GnRH 信号通路通过被其同源受体 GnRHR 识别而启动，它属于视紫质 G 蛋白偶联受体家族。GnRHR 激活增加钙动员，刺激细胞外钙流入，诱导垂体分泌和 LH 和 FSH[429]。GnRH 信号通路的模式在决定促性腺激素分泌的数量和质量方面具有重要意义[430, 431]。GnRH 脉冲的振幅、频率和轮廓都是不同的，这些特征都会影响促性腺激素的反应，为这两种促性腺激素差异化的合成和分泌提供了一种机制，从而分别产生 LH 和 FSH。GnRH 脉冲形式的改变是两种不同功能的性腺激素能够差异化地由同一种下丘脑释放激素调节的机制之一。

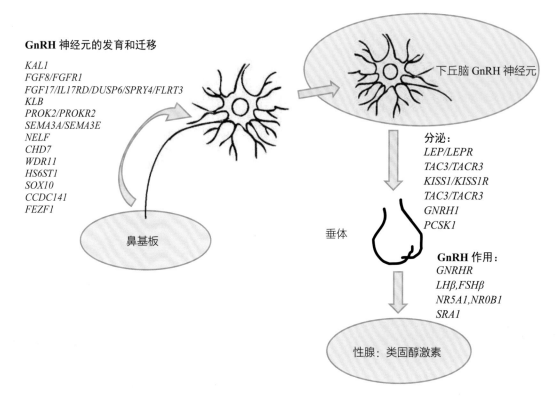

▲ 图 8–32　促性腺激素斜放激素（GnRH）神经元发育和迁移、GnRH 分泌和 GnRH 作用的遗传和分子基础

引自 Bianco SD, Kaiser UB. The genetic and molecular basis of idiopathic hypogonadotrophic hypogonadism. *Nat Rev Endocrinol*. 2009; 5: 569-576.

表 8–10　低促性腺激素性腺功能减退症的遗传学

表型 / 机制	基　因[a]	遗传方式	功　能
Kallmann 综合征 / 神经元发育及迁移	KAL1[454] KAL1[454]	X 连锁	细胞表面信号传递、黏附和迁移所需要的嗅觉素
	FGFR1[561] FGFR1[561]	AD	在轴突发育和引导中的作用
	FGF8[562] FGF8[562]	AD	FGF 受体 1 型的内源性配体
	PROK2[563] PROK2[563]	AD，AR	嗅球的发育与 GnRH 神经元的迁移
	PROKR2[563] PROKR2[563]		
	NELF[564] NELF[564]	?	编码鼻胚 LHRH 因子
	SEMA3A,SEMA3E[460, 565] SEMA3A[460]	AD	轴突路径探索
	HS6ST1[566] HS6ST1[566]	AD	细胞外糖的修饰
	CHD7[567] CHD7[567]	AD	染色体域解旋酶 DNA 结合蛋白 7，染色质重塑
	WDR11[568] WDR11[568]	AD	WD 重复结构域蛋白与转录因子 EMX1 相互作用
	FGF17, IL-17RD, DUSP6, SPRY4, FLRT[569]		FGF 通路成分
	KLB[570]	AD	FGF21/FGF 受体 1 型共受体
	SOX10[571]	AD	嗅鞘细胞中的转录因子
	CCDC141[572]	AD	GnRH 神经元中的线圈蛋白
	FEZF1[573]	AR	蛋白酶
正常低促性腺激素性腺功能减退 /GnRH 合成、分泌或作用	KISS1[574] KISS1[574]	AR	下丘脑神经肽，刺激 GnRH 分泌
	KISS1R[421, 422] KISS1R[421, 422]	AR	kisspeptin 受体
	TAC3[425] TAC3[425]	AR	编码神经激肽 B，一种刺激 kisspeptin 释放的神经肽
	TACR3[425] TACR3[425]	AR	编码神经激肽 B 受体
	LEP[575] LEP[575]	AR	编码瘦素，从脂肪组织中提取的信号充足的营养状态

（续表）

表型 / 机制	基 因^a	遗传方式	功 能
正常低促性腺激素性腺功能减退 /GnRH 合成、分泌或作用	$LEPR^{[575]}$ $LEPR^{[575]}$	AR	编码瘦素受体
	$PCSK1^{[374]}$ $PCSK1^{[374]}$	AR	加工 GnRH
	$GNRH1^{[535, 576]}$ $GNRH1^{[535, 576]}$	AR	编码 GnRH
	$GNRHR^{[421]}$ $GNRHR^{[421]}$	AR	促性腺激素受体，刺激促性腺激素分泌
	NR5A1	AD	下丘脑、垂体、性腺和肾上腺发育的转录因子
	NR0B1	X 连锁	下丘脑、垂体、性腺和肾上腺发育的转录因子
	$SRA1^{[577]}$	AD	SF1 与核受体共调控子
	LHB	AR	编码 LHβ 亚基
	FSHB	AR	编码 FSHβ 亚基

a. 上标数字指本章末尾的参考文献

AD. 常染色体显性遗传；AR. 常染色体隐性遗传；FGF. 成纤维细胞生长因子；GnRH. 促性腺激素释放激素；KAL. kallmann 综合征；KISS. KISS 转移抑制因子；LHRH. 黄体生成素释放激素；NELF. 鼻胚 LHRH 因子；PROK. 前动力蛋白

（2）抑制素和激活素：一种源于性腺的肽类可以选择性地调节 FSH 分泌的假说至少可以追溯到 1932 年 [432]。抑制素结构及其相关肽的分离和表征花了 50 余年的时间 [433]。抑制素相关肽是 TGFβ 家族的成员，是一种二聚体蛋白，通过二硫键共价连接，由一个共同的 α 亚基和两个高度同源的 β 亚基中的一个组成，即 βA 或 βB（图 8-33）。此外，β 亚基可以形成二聚体，称为激活素，以刺激 FSH 的合成和分泌 [434]。同时，基于其抑制 FSH 的能力，还发现了一种结构上不相关的单一多肽，即卵泡抑素 [434, 435]。这三种肽（抑制素、激活素和卵泡抑素）由于它们对促性腺激素的影响，被认为对 FSH 具有相对选择性，并作为 FSH 和 LH 差异控制的附加机制。尽管抑制素主要作为经典的循环内分泌激素，起源于性腺并作用于垂体来调节 FSH，而激活素主要在多种组织生长和分化的调节因子发挥重要作用，并且在垂体中作为自分泌 / 旁分泌因子局部产生和起作用。在人类男性中，抑制素 B 在 FSH 刺激的睾丸中产生，并在系统循环中提供对 FSH 的反馈抑制。在女性中，抑制素 A 由优势卵泡和黄体分泌，有助于在卵泡期和黄体期维持较高循环水平。抑制素 B 在月经周期的黄体晚期和卵泡早期交互升高。

激活素受体是由 Ⅰ 型（ActR Ⅰ）和 Ⅱ 型（ActR Ⅱ）丝氨酸苏氨酸激酶受体组成的异质复合物。激活素结合 Ⅱ 型受体，从而增加与 Ⅰ 型受体的关联并刺激其磷酸化，导致细胞内信号 Smad 蛋白质激活，Smad 复合体易核，它结合基因调节元素和与其他转录因子（如 FoxL2）调节基因转录，从而影响细胞的存活及功能 [34]。卵泡抑素和抑制素通过不同的机制作为激活素的细胞外调节剂 [436]。卵泡抑素是一种激活素结合蛋白，通过干扰激活素与其受体的结合来抑制激活素的作用。抑制素 Ⅱ 型激活素受体竞争性结合，阻止 Ⅰ 型受体的募集，从而阻断激活素信号传导。其他的细胞外和细胞内蛋白和机制也可以调节局部激活素信号。

（3）性腺激素：性腺类固醇激素包括雌激素、孕激素和雄激素。对促性腺激素的影响直接发生在促性腺激素水平，也间接通过下丘脑调节 GnRH 分泌。雌激素、雄激素和孕激素受体已在促性腺激素细胞中被鉴定出来，这与这些外周性类固醇激素的直接作用相一致。在下丘脑中，这些受体已在多种神经元细胞类型中被发现，这表明 GnRH 释放的改变主要通过调节冲击 GnRH 神经元的神经元系统间接发生，特别是通过 kisspeptin 神经元 [437, 438]。

在女性中，雌激素可以对促性腺激素的分泌产生双重反馈作用，这取决于其生殖状态。雌激素的负反馈效应在卵巢切除术或绝经后 LH 和 FSH 水平的升高中得到了确证。雌激素在 α 亚基水平和 LHβ 和 FSHβmRNA 水平上观察到负反馈效应，除了对 FSH 和 LH 分泌的影响之外，还通过对基因转录的效应被

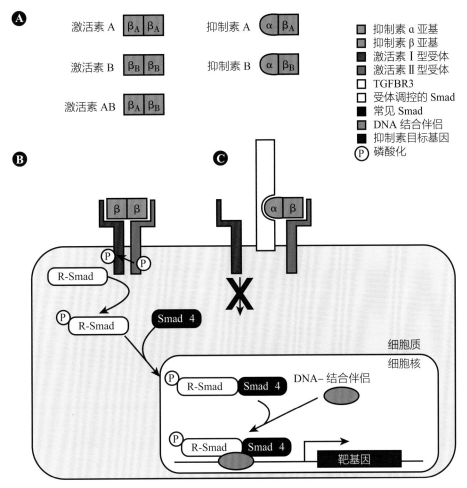

▲ 图 8-33 激活素和抑制素及其作用机制

A. 抑制素和激活素是二聚体蛋白，由两个亚基组成。抑制剂由一个 α 亚基与两个 β 亚基中的一个相连接，而激活素由两个 β 亚基二聚而成。B. 激活素信号通路。激活素与细胞表面特定的丝氨酸 – 苏氨酸激酶 I 型和 II 型受体结合。配体结合后，II 型受体磷酸化，从而激活 I 型受体，I 型受体继而磷酸化下游信号分子，即受体调控的 S-Smad（R-Smad）。一旦磷酸化，R-Smad 就会与普通的 co-Smad（Smad4）结合，并转移到细胞核中，与细胞类型特异性结合伴侣结合，它们与目标基因的启动子序列结合，以调节基因转录和细胞功能。C. 抑制剂结合激活素 II 型受体，阻断 I 型受体的募集，从而阻断 R-Smad 激活和激活素信号。TGFBR3 是一种 TGFβ 超家族辅助受体，也被称为 β 聚糖，它的存在增强了抑制剂与 II 型受体的结合，从而增强了抑制剂的拮抗作用

观察到，其中部分是直接在垂体的水平介导的。雌激素在下丘脑也有负反馈效应，在很大程度上是通过对 kisspeptin 神经元的影响进行介导的 [439]。另一方面，在月经周期的卵泡期后期，雌激素的反馈效应由负转正，触发排卵中期 LH 和 FSH 的分泌激增。雌激素的正反馈作用在很大程度上是通过对雌性小鼠下丘脑前腹侧室周区性二态 kisspeptin 神经元的作用介导的 [440, 441]。雌激素也可能在垂体水平引起直接的正向影响。

孕酮的主要作用是降低促性腺激素脉冲的频率，由对 GnRH 脉冲频率的影响来调节。在人类月经周期的黄体期，当孕酮浓度最高时，LH 脉冲频率明显减慢。

睾酮及其芳香化衍生物雌二醇是对雄性促性腺激素分泌产生负反馈作用的两种类固醇激素。睾酮对正常男性的体内净效应是抑制血清 LH 和 FSH 水平。现有证据表明，5α– 睾酮的降低对睾酮抑制 LH 的作用并不是必需的。给正常男性使用一种强效的 5α– 还原酶抑制剂非那雄胺并不会导致 LH 和 FSH 水平的升高 [442]。与雌激素的作用很相似，这些抑制作用被认为主要发生在下丘脑水平，由 AR 和 ERα 介导的 kisspeptin 神经元来完成。睾酮的反馈机制很复杂，因为睾酮对 FSHβmRNA 水平也有刺激作用 [443]。

3. 分泌　鉴于 LH 和 FSH 分泌的周期性、脉冲性，有必要开发离散脉冲检测算法。Santen 和 Bardin 开发了一种算法，该算法将单个样本中激素浓度比前一个

样本增加 20% 定义为峰值，随后对该算法进行修改，基于测定变异系数的选择倍数定义脉冲。由于它使用简单，并且显然不受任何假设的影响，尽管许多改进和替代算法也被开发出来，但这个程序仍然被广泛使用。反卷积在脉冲分析中的应用使测定瞬时实时分泌率成为可能。LH 和 FSH 的特征性分泌期表明其日生产速率分别为 1000U 和 200U，各自的 β 亚基消失半衰期分别为 90min 和 500min[444, 445]。尽管分泌途径的差异也存在影响，但 FSH 的较长循环半衰期仍使其促性腺激素的脉冲分泌模式不如 LH 清晰[446, 446a]。

4. 作用　FSH 和 LH 的主要靶点是性腺，因此男性和女性的靶点和效果不同（图 8-34）。这里简要介绍了 FSH 和 LH 在男性和女性中的作用，在第 17 章和第 19 章中有更详细的讨论。

(1) 女性：FSH 作用于颗粒细胞中的 FSH 受体，促进卵泡生长和雌二醇的生物合成（图 8-34）[447]。卵泡生长的启动可以独立于促性腺激素的刺激之外发生，但之后进一步的成熟需要 FSH。在这些更晚期的发育阶段，卵泡通过对 FSH 反应的芳香化酶活性的诱导，将细胞膜细胞来源的雄烯二酮转化为雌二醇[448]。FSH 还能控制卵泡期颗粒细胞抑制素的产生，并诱导大排卵前卵泡颗粒细胞中 LH 受体的表达。FSH 在促进优势卵泡发育的同时，也启动了下一代卵泡的募集，这些卵泡将在随后的周期中扩大。

LH 作用于卵巢膜细胞的 LH 受体，是卵巢类固醇合成的主要调节剂。LH 通过促进体内雄激素前体的合成来刺激雌激素的产生然后扩散到邻近的颗粒细胞，在 FSH 的控制下，它们经芳香化后成为雌激素[413]。LH 通过诱导 StAR 蛋白来增加卵巢类固醇形成所需的胆固醇的可用性[449]。它介导胆固醇从外膜转移到内膜，在那里可用于类固醇生成。LH 也增强细胞色素 P_{450} 连接酶活性，合成孕烯醇酮和诱导合成 3β- 羟基甾体脱氢酶、17α- 羟化酶和 17,20- 裂解酶。月经周期中期 LH 激增刺激排卵前卵泡内卵母细胞减数分裂和成熟，启动卵泡破裂和排卵，诱导卵泡壁向黄体转化（黄体化）[447, 448]。LH 刺激优势卵泡颗粒细胞中孕酮受体的表达，促进黄体化。此外，LH 通过刺激孕酮合成帮助维持黄体化。

(2) 男性：LH 作用于间质细胞中的 LH 受体，通过增强 cAMP 的产生来诱导睾丸内睾酮的合成。雄性体内的 FSH 参与了精子的发生（图 8-34），尽管其在生精过程中的确切作用尚不清楚[450]。FSH 与支持细胞上的 FSH 受体结合，刺激抑制素、雄激素结合蛋白、雄激素受体等蛋白的产生。FSH 与睾酮协同介导精子细胞成为成熟的精子[451]。

5. 促性腺激素测定　由于糖蛋白激素的高度同源性，开发高度特异性的检测试验，特别是那些可以区分游离 α 亚基和完整激素的检测，是非常必要的。循

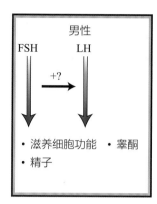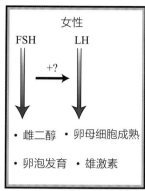

▲ 图 8-34　FSH 和 LH 在男女中的作用

加号和水平箭表示自 FSHβ 基因突变发现以来，FSH 可能未被认识的新功能；FSH. 卵泡刺激素；LH. 黄体生成素（引自 Layman LC. Genetics of human hypogonadotropic hypogonadism. *Am J Med Genet* [Semin Med Genet]. 1999; 89:240-248; Richards JS, Pangas SA. The ovary:basic biology and clinical implications. *J Clin Invest*. 2010; 120:963-972; Bhasin S, Fisher CE, Sverdloff RS. Follicle-stimulating hormone and luteinizing hormone. In:Melmed S, ed. *The Pituitary*. 2nd ed. Malden, MA:Blackwell Science; 2002: 216-278.）

环 LH 和 FSH 分子的异质性，检测灵敏度低，不足以区分正常水平和低水平，以及缺乏严格的参考制剂阻碍了检测的发展。双位点定向免疫荧光和免疫化学发光 LH 和 FSH 检测在很大程度上提高了检测的灵敏度，能够检测 LH 的灵敏度为 0.1mU/ml，并解决了先前的交叉反应性的挑战[452]。糖类部分的差异导致了 LH 的等电荷异质性，这解释了在 GnRH 激动剂治疗、急性危重症或衰老后观察到的生物和免疫反应性 LH 比率的一些差异。

(1) α 亚单位检测：GnRH 和 TRH 都增加了来自促性腺激素或 TSH 细胞的游离 α 亚单位的循环水平，特别是在甲状腺功能减退、去势后和绝经期间的人群。GnRH 激动剂治疗、分泌 TSH 肿瘤或无功能的垂体腺瘤都可能导致完整的 LH 二聚体中游离 α 亚基的循环比例不一致。

(2) GnRH 刺激试验：单剂 GnRH（25～100μg）呈剂量依赖性，可在 20min 和 30min 内诱发血清 LH 和 FSH 水平升高。LH 比 FSH 升高明显，峰值范围为 8～34mU/ml。相比之下，低性腺激素性性腺功能减退且没有明显下丘脑 – 垂体病变的患者 LH 反应减弱，LH∶FSH 比值逆转。然而，该试验不能充分区分下丘脑和垂体病变，在神经性厌食症和下丘脑闭经患者中也观察到类似的模式。重复的 GnRH 脉冲可能使反应正常化，与从一个完整的下丘脑 – 垂体单位得到的反应一致。GnRH 反应可能在青春期的各个阶段有所不同，反映了垂体敏感性的改变。该测试最常用于评估青春期状态，诊断促性腺激素性性腺功能减退症或用于中枢性性早熟的评估[453]。

(3) 克罗米芬刺激试验：使用克罗米芬（100mg），每天服用直至 4 周，通常会使 LH 水平加倍，FSH 比基线增加约 50%。由于异常或缺失的反应不能区分下丘脑和垂体病变，该试验的效用是有限的。

6. 促性腺激素缺乏

(1) 原因：促性腺激素缺乏症可能是先天性或获得性的，也可由下丘脑或垂体疾病引起。先天性原因包括控制 GnRH 神经元发育和迁移过程中的基因突变，GnRH 分泌的控制，促性腺激素的发育，或 LH 和 FSH 分泌的调节。获得性 HH 可由功能性或器质性疾病引起。功能性原因较常见，包括压力、营养不良、慢性疾病、抑郁、过度运动和低体重等。一些中枢作用药物，包括阿片类药物、糖皮质激素、性类固醇、GnRH 激动剂和拮抗药、镇静药、抗抑郁药和抗精神病药物，通过诱导高催乳素血症可直接或间接抑制促性腺激素的分泌。器质性原因包括恶性疾病、发育障碍、肿瘤、浸润性疾病、创伤，以及手术或放疗引起的下丘脑或垂体损伤。第 26 章对中枢性性腺功能减退的先天性和获得性原因进行了更充分的阐述。

低促性腺激素性性腺功能减退症：HH 的遗传基础早在 60 余年前就已明确，Kallmann 描述了两个家族的性腺功能减退和嗅觉丧失。直到 1991 年，由 KAL1 基因编码的糖蛋白阿诺霉素才被确定为 X 连锁 Kallmann 综合征的原因[454]。意识到 KAL1 基因缺陷只占经典 Kallmann 综合征患者的一小部分，才促使了其基因型 - 表型的研究，为 HH 背后的分子遗传学提供了重要的见解。影响嗅球和 GnRH 神经元迁移的基因突变倾向于导致 Kallmann 表型。多种遗传缺陷与 Kallmann 综合征相关，在许多情况下，它可以根据已明确的非生殖表型进行临床区分。另一方面，参与调节 GnRH 分泌或 GnRH 作用的基因缺陷通常与正常状态有关。在某些情况下，临床表型仅是孤立的 HH（表 8-10 和图 8-32）。

Kallmann 综合征：Kallmann 综合征包括 GnRH 神经元发育缺陷，伴有嗅觉神经发育不全或和不同程度的嗅觉丧失。相关的发育障碍包括视神经萎缩、色盲、感音神经性耳聋、腭裂、肾发育不全、隐睾症和运动障碍等[455]。这种 X 连锁隐性遗传病被归因于位于染色体 Xp22.3 上的一个有缺陷的 KAL1 基因[456]。该编码的嗅觉缺失蛋白介导 GnRH 细胞从原始嗅觉基板向下丘脑迁移，其缺失导致 GnRH 合成缺陷和嗅觉缺失[457, 458]。该疾病的常染色体隐性遗传和显性形式均已被描述，并确定了多种其他的遗传原因（表 8-10 和图 8-32）。

这些患者从出生开始就暴露于低性激素水平甚至无性激素的环境中。因此，女性身高较高且存在原发性闭经，第二性征发育缺失；男性则青春期延迟伴有小阴茎[459]。在极低浓度的雌二醇或睾酮的情况下，没

有 GnRH 分泌脉冲会导致典型的 LH 和 FSH 水平低下。因为未启动的正常垂体最初可能不会对 GnRH 刺激产生反应，所以这个试验在区分下丘脑和垂体缺陷方面没有什么价值。在一些患者中，重复的 GnRH 应用可能引起垂体 LH 和 FSH 反应，表明下丘脑 GnRH 分泌存在缺陷。

(2) 表现：促性腺激素缺乏会导致性腺功能减退，并导致性类固醇的分泌不同程度地减少，这取决于损伤的严重程度（表 8-11）。这种疾病可以发生在生命的任何阶段。在先天性的情况下，可能发生原发性闭经和第二性征完全不发育。稍晚发病可能表现为不同范围的生殖功能障碍，从生育能力低下的黄体期异常到女性月经少或闭经。女性表现为继发性闭经、不孕症、阴道分泌物减少、性交困难、潮热、骨密度下降和乳房组织萎缩等。

先天性 HH 患者男性睾丸小（＜4ml），无第二性特征发育。身材高大，类似宦官体型，可能是由于延迟或骨骺未闭合所致。可能存在隐睾和小阴茎，反映了胎儿发育过程中 HPG 轴活性的缺失[460]。较晚出现促性腺激素缺乏症的男性会出现性欲、力量和生育能力的丧失。他们可能有阳痿、睾丸萎缩、性欲下降、力量低下、不孕症、第二性征丧失、肌肉力量和质量下降、骨量减少、面部和体毛减少，面部皱纹细小等[461]。

在男性和女性中，血清促性腺激素水平在面对性激素水平下降时不适当地低。对于闭经或月经稀发的女性，应测量血清 LH、FSH 和雌二醇水平。内源性雌激素的充足性也可以通过对孕酮刺激的反应来评估（肌内注射 100mg 或 10mg 醋酸甲羟孕酮，持续 5～10 天）。男性应该在晨起时测量血清 LH、FSH 和睾酮水平。

下丘脑和垂体疾病是导致男性生育能力低下的最常见的内分泌原因。由于 FSH 和 LH 的正常分泌是数量和性质正常的精子发生所必需的，任何影响下丘脑 GnRH 分泌或垂体 FSH 或 LH 分泌的疾病都会损害精子的发生[462]。因为 FSH 是精子发生所需的，孤立性 FSH 缺乏与少精子症或无精子症有关。失活的 FSHβ 突变的男性是无精子生成的，但部分人的青春期正常，睾酮水平在正常到正常偏低水平，LH 水平高；而另一部分则表现为睾酮浓度较低，没有进入青春期[463-465]。失活的 FSHβ 突变也存在于女性中，并导致了青春期延迟、乳腺缺失或不完整发育、原发性闭经和不孕、伴有低水平的雌二醇和孕酮、检测不到 FSH 和高水平的 LH[463, 464]。

突变可消除 LH 的活性，导致孤立性 LH 缺乏的病例也有报道[466, 467]。孤立性 LH 缺乏症的男性可能表现为青春期延迟或无青春期，睾酮水平低导致身体比例类似宦官。这些患者的 LH 水平低导致睾丸内低水

表 8-11　性腺功能减退症的临床表现

青春期前发病
- 尖锐的声音
- 无末梢面部毛发
- 体毛减少或没有
- 类无睾身体比例
- 女性标记
- 睾丸体积 < 6cm^3
- 睾丸长 < 2.5cm
- 可能存在隐睾症
- 阴茎长度 < 5cm
- 阴囊色素减退，无鳞片
- 小前列腺
- 性欲减退
- 肌肉和骨量减少

青春期后发病
- 性欲减退
- 自发勃起减少
- 胡子增长缓慢
- 体毛减少
- 长时间站立出现睾丸萎缩
- 肌肉和骨量减少

正常表现
- 音高
- 骨骼比例
- 阴茎的长度
- 阴囊皱褶
- 前列腺大小

平睾酮浓度，从而使精子生成减少。因 LH 突变而导致孤立性 LH 缺乏的女性青春期发育和月经初潮正常，但会出现继发性闭经和不孕。

（3）管理：治疗的目标是替代或恢复性类固醇激素，并诱导和维持正常的生殖功能。如果生育能力不是一个直接的目标，性类固醇激素的替代通常就足够了。对于那些有生育需求的人，诱导配子形成，通常需要用促性腺激素或 GnRH 治疗。

- 评估：在评估没有明显垂体或性腺疾病的性腺功能低下患者时，主要的诊断挑战是区分体质性青春期延迟和其他促性腺功能减退的原因[341, 468]。当青春期在 14 岁后延迟时，在没有获得性原因的情况下，应考虑原发性发育障碍，即 HH。隐睾症或小阴茎提示先天性 HH，而患者身高低于父母身高则提示青春期体质延迟（constitutional delay of puberty，CDP），而不是先天性 HH，因其身高倾向于正常甚至更高，可能为宦官体型。没有单一的试验能明确地区分青春期延

迟和真正的 HH，带有预期的随访是有益的，因为许多患者会自发进入青春期。为了激活雄激素化作用，睾酮替代应间歇性提供直到 18 岁，并定期中断以明确其青春期进展情况。

性类固醇激素替代治疗：雌激素或睾酮替代是诱导和维持初级和次要性征，以及维持正常的身体成分、骨密度和肌肉质量的完整性所必需的。对于不寻求生育能力的患者，性类固醇治疗是必要的，可以纠正中枢性性腺功能减退。然而，监测 LH 和 FSH 的反应并不能准确地反映类固醇激素替代量是否足够，因为基础促性腺激素水平已经很低或无法检测到。

雌激素可以作为片剂、贴片、凝胶或植入物使用。青春期的启动可以开始于任何类型或途径的外源性雌激素，包括口服或经皮。最初的治疗方案应仅由雌激素组成，以最大限度地促进乳房生长和诱导子宫及其内膜增殖。最终需要添加黄体酮以防止子宫内膜增生，但在乳房发育完成前应避免添加，因为它可能会减少最终的乳房大小。对于绝经前的女性，可使用口服雌激素或经皮雌激素，每天提供 50～100mg 的雌二醇，同时对子宫完整的女性进行循环孕酮治疗，以防止无控制的子宫内膜增生。虽然早期性类固醇替代能降低骨质疏松的风险，但雌激素替代对心血管功能的影响尚未得到解决。对于垂体功能低下的患者，雌激素替代应维持到 50 岁，之后应通过评估风险和益处，特别是在骨矿物质完整性、心血管功能和癌症风险方面来明确是否可继续应用。雌激素治疗可能与血栓栓塞性疾病、乳房压痛和可能增加乳腺癌的风险有关。

对于男性，雄激素替代品可以肌内注射、凝胶、贴片、植入物、鼻腔或口服制剂的形式来应用。肌内注射腺酸睾酮或丙酸睾酮的剂量通常为每 2～3 周注射 200～300mg[461]。更频繁地给予较低的剂量（如每周 100mg）可以稳定激素水平的波动。老年男性需要较低的剂量，青春期延迟的男孩也一样。十一酸睾酮在每次注射后可提供 3～4 个月的长期替代，其药代动力学有所改善，但有肺微栓塞和过敏反应的报道；它必须由训练有素的卫生保健提供者在办公室或医院环境中管理，应用之后应监测患者 30min，观察是否出现不良反应。经皮睾酮贴片和凝胶系统提供 4～6mg 且持续的睾酮谱。大约 25% 的患者贴片部位可能出现皮肤刺激、水疱和囊泡[469]。由于吸收不均匀和肝毒性，一般不推荐口服雄激素替代治疗。经鼻睾酮是最近批准的一种替代药物，半衰期更短，每天应用 3 次[470]。此外，有作用时间更长的植入式睾酮球也已面世。睾酮可引起痤疮、男性乳房发育、前列腺肥大和红细胞增多症。虽然没有令人信服的证据表明睾酮替代会导致前列腺癌，但良性前列腺肥大可能会加剧，尤其是在老年患者中。被确诊为前列腺癌的男性不应使用睾酮替代疗法。目标血清激素水平有利于无脂质

量、肌肉力量和性功能的增强，而不会引起不良反应，但具体水平因人而异。在未来，个体化目标可能会指导男性性腺功能减退的治疗[471]。

• 生育能力：对于 HH 患者，可以通过促性腺激素或 GnRH 治疗来实现生育能力。在雄性中，当生育能力由促性腺激素或 GnRH 诱导时，即使是相对较低的精子数量也可能足以进行受精。由于睾酮治疗可能会抑制精子发生，因此在开始治疗前应停用性类固醇。部分性腺功能减退而不是完全性腺功能减退，也预示着对治疗更有利的反应，而 1 岁以上、隐睾症持续存在的情况则降低了成功诱导生育的可能性。皮下注射或肌内注射 hCG（1000～2000U，每周 2～3 次）以诱导精子发生，根据睾酮水平来进行剂量滴定[472]。如有必要，6 个月后，应添加 hMG 或纯化 / 重组 FSH 以改善精子数量，并可在 6 个月后增加 1 倍。睾丸体积的增加与精子发生的诱导密切相关。如果睾酮水平升高，就可能导致随后转化为雌二醇。因此，应同时监测睾酮和雌二醇的水平。

GnRH 脉冲治疗是对垂体功能正常患者的一种替代治疗方法（即特发性 HH 或 Kallmann 综合征患者）。GnRH 通过连续的微型泵皮下注射（每 2 小时 5mg），滴定剂量以维持正常的促性腺激素和睾酮水平。这种方法可能比促性腺激素治疗稍微有效一点，并可能较少出现男性乳房发育。这些方法需要强有力的患者知情同意，因为尽管睾酮水平正常，但在 2 年或更长时间内可能无法达到足够的精子发生。成功生成的精子样本应该冷冻以备将来使用。

柠檬酸克罗米芬是一种弱雌激素受体拮抗药，可刺激正常女性和男性的促性腺激素分泌。克罗米芬已被用于增加部分促性腺功能减退症伴少精子或无精子症，但血清睾酮浓度正常或偏低人群的精子发生，特别是功能性性腺功能减退的男性，结果各不相同。

对于患有 HH 的女性，生育能力是可以通过脉动性 GnRH 或促性腺激素治疗有效地实现的（见第 17 章和第 26 章）。虽然促性腺激素治疗通常是诱导排卵和妊娠的，但多卵泡发育的高发生率仍然是一个问题[473]。如果残留的垂体促性腺激素储备足够充足，GnRH 治疗更有可能导致单个卵泡的排卵，从而减少多胎妊娠的可能[474]。Kisspeptin 或类似物治疗是目前研究的一个领域，有望进一步降低多胎妊娠的发生或卵巢过度刺激的风险[475, 475a-475c]（见第 17 章）。

（五）TSH

1. 生理学　下丘脑 - 垂体 - 甲状腺系统通过甲状腺激素的作用，在发育、生长和细胞代谢中起着关键作用。

（1）促甲状腺细胞：促甲状腺细胞约占功能性垂体前叶细胞的 5%，主要位于腺体的前内侧区域。它们比其他类型的细胞要小，形状不规则，细胞核扁平，分泌颗粒相对较小，范围为 120～150μm，它们含有在 TRH 刺激下释放的 TSH。免疫反应性 TSH 细胞在胎儿垂体中在第 12 周时出现。在发育过程中，促甲状腺细胞的分化严重依赖于转录因子 GATA2、POU1F1 和 PROP1 的表达。

（2）结构：TSH 是一种糖蛋白激素，由两个非共价连接亚基（α 和 β）组成的 28kDa 大小的异二聚体[476, 477]。α 亚基和 β 亚基由位于不同染色体上的两个独立基因编码（图 8-35）。三级 TSH 结构包括三个发夹环，中间被二硫键隔开，较长的环跨在一侧[477-479]。α 亚基是 TSH、LH、FSH 和 hCG 所共有的，而 β 亚基则是 TSH 独有，并有作用的特异性[477]。α 亚基是最早在胚胎中表达的激素基因，但在 GATA2 和 pouf1f 影响下，β 亚基基因的激活发生在较晚的时间[480]。13.5kb 的 α 亚基基因位于 6 号染色体上，由四个外显子和三个内含子组成（图 8-35）[481]。虽然 α 亚基基因在 TSH 细胞、促性腺激素细胞和胎盘细胞中表达，但其调控有独特的细胞特异性。胎盘表达需要下游启动子区（-200 及以下），促性腺激素表达需要中间序列，促甲状腺细胞的特异性表达则需要上游启动子元素[482]。位于 1 号染色体上的 4.9kb 大小的 TSHβ 亚基基因由三个外显子和两个内含子组成（图 8-35）[483]。PIT1 直接结合到基因启动子以赋予其组织特异性表达[484]。

成熟的异二聚体 TSH 分子的产生需要复杂的共翻译糖基化和新生 α 亚基和 β 亚基的折叠[477]。经过亚基翻译和信号肽裂解后，糖基化发生在 β 亚基上第 23 位的天冬酰胺，α 亚基上的两个天冬酰胺残基分别是第 52 位和 78 位[485]。适当的糖基化是精确的分子折叠和随后的 α 亚基和粗面内质网和高尔基体内 β 亚基装置的结合所需要的。

2. 调节　α 亚基的转录被甲状腺激素受体和其他核辅抑制因子共同抑制[486]。TSHβ 基因的转录同样被直接作用于外显子 1 的 TR 抑制[487]。这种有效的抑制在 T_3 暴露 30min 内就很明显，并且是最终 TSH 分泌的关键决定因素。αTSH 和 βTSH 亚基基因转录均受 TRH 的诱导而受多巴胺的抑制[488]。TRH 和 T_3 都调节 TSH 的糖基化，尽管方向相反。TRH 暴露或 T_3 剥夺增强了添加到 TSH 分子中的寡糖[488, 489]。

TRH 神经元通过调节垂体 TSH 的释放，在决定下丘脑 - 垂体 - 甲状腺轴的设定点方面起着核心作用[490]。下丘脑 TRH 的合成反过来又受到甲状腺激素的调节。三个主要的神经元组介导其他生理刺激对位于室旁核的下丘脑 TRH 神经元的影响：①来自髓质的肾上腺素能输入，它介导了冷暴露对 TRH 神经元的刺激效应（图 8-36）。②TRH 神经元接收来自弓状核的投射，其中包含两个调节能量稳态的瘦素反应组：促进减肥的 POMC 系统能激活 TRH 神经元，而能促进体重增加的 NPY/AGRP 系统则抑制 TRH 神经元[491]。

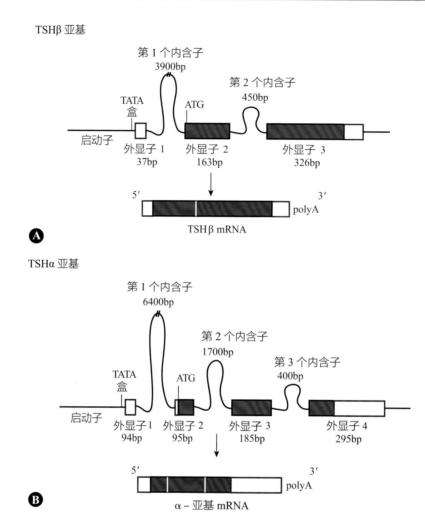

TSHβ 亚基

第 1 个内含子
3900bp

第 2 个内含子
450bp

TATA 盒

ATG

启动子

外显子 1
37bp

外显子 2
163bp

外显子 3
326bp

5′

3′

polyA

TSHβ mRNA

A

TSHα 亚基

第 1 个内含子
6400bp

第 2 个内含子
1700bp

第 3 个内含子
400bp

TATA 盒

ATG

启动子

外显子1
94bp

外显子2
95bp

外显子3
185bp

外显子4
295bp

5′

3′

polyA

α–亚基 mRNA

B

▲ 图 8-35　TSHβ（A）和 α 亚基（B）基因的示意

外显子和内含子的相对位置和大小显示在翻译区域内，显示为开框，蛋白质编码区域显示为黑箱。转录起始位点的 TATA 盒位置位于启动子 1 外显子附近。内含子在转录过程中被剪切出去，外显子连接在一起，并在 3′ 端添加了 1 个 polyA 的尾巴（引自 Gordon DF, Sarapura VD, Samuels MH, et al. Thyroid stimulating hormone: physiology and secretion. In Jameson JL, De Groot LJ, eds. Endocrinology: Adult and Pediatric. 6th ed.Philadelphia: Elsevier; 2010:1362-1383.）

禁食导致 TRH 表达的减少，这是通过抑制 POMC 系统和刺激 NPY/AGRP 系统来介导的。③下丘脑背内侧核投射到室旁核，表明了瘦素亦是调节 TRH 神经元的替代途径[491, 492]。

　　甲状腺激素对 TRH 和 TSH 的反馈调节主要是由循环的 T_4 进入血脑屏障，通过下丘脑的一个复杂的旁分泌控制系统来实现的（图 8-36）。甲状腺激素的作用由甲状腺激素受体介导，它是核激素受体超家族的成员。TR 主要以两种异构体存在，即 TRα 和 TRβ。TRα 是负责垂体性 TRH 神经元对 T_3 介导的负反馈调节的关键 TR 亚型[478]。T_3 的局部可用性分别由 D_2 和 D_3 决定，前者生成 T_3，后者使 T_3 失活[490]。

　　D_2 在下丘脑周围的胶质细胞中表达[491, 493]，并且在伸长细胞（排列第三脑室）中，可从循环 T_4 生成 T_3。伸长细胞似乎是下丘脑 - 垂体 - 甲状腺轴的负反

馈调节的主要贡献者[490]。D_3 在 TRH 神经元的表达可使 T_3 失活，同时也指出存在一个重要的局部 TRH 调节的水平。T_3 抑制下丘脑 TRH 合成，降低垂体 TRH 受体数量。

　　在垂体前叶，D_2 存在于卵泡星状细胞中，而 TR 和 D_3 在促甲状腺细胞中表达[491, 493]。这些发现表明，卵泡星状细胞在处理和激活 T_4 的过程中相当重要。局部 T_3 的产生和作用发生在下丘脑和垂体前腺的不同类型的细胞中，从而决定了 TSH 的输出水平。

　　甲状腺激素转运体在调节 TRH 神经元中起着关键作用。参与大脑中甲状腺激素转运的两个最重要的转运体家族是 OATP 和 MCT[490]。其中，OATP14 在室旁核中高表达，OATP8 在脑神经元中高表达[494]。在人类中，位于 X 染色体上 MCT8 基因的突变会导致男性神经系统异常和 T_3 水平升高及 T_4 水平降低，但 TSH

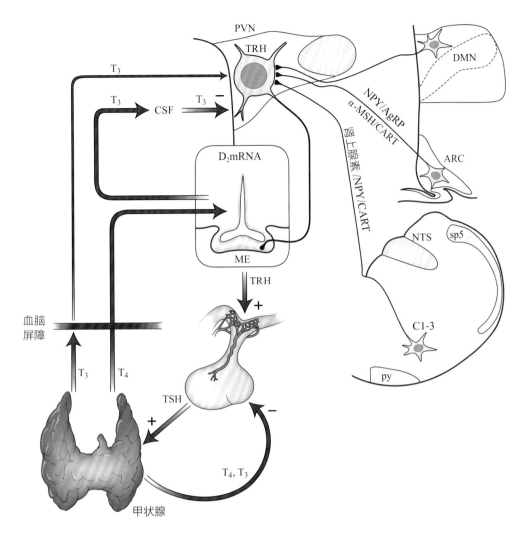

▲ 图 8-36　调节下丘脑 - 垂体 - 甲状腺轴的反馈系统示意

甲状腺激素在垂体和垂体促进性 TRH 神经元水平发挥负反馈作用。甲状腺激素的中枢反馈效应主要取决于循环中的 T_4 水平。在下丘脑，T_4 在鞣质细胞中通过 D_2 转化为 T_3。T_3 通过体积传递到达垂体促 TRH 神经元，T_3 通过 $TR\beta_2$ 受体抑制 proTRH 基因的表达。反馈调节的设定点可以通过两种机制改变：①调节鞣质细胞中的 D_2 活性；②神经元传入改变垂体性 TRH 神经元中的 CREB 浓度。AgRP. 刺鼠相关肽；CART. 可卡因苯丙胺调节转录物；CREB. cAMP 应答元件结合蛋白；MSH. 促黑素细胞激素；TRH. 促甲状腺激素释放激素；ARC. 下丘脑弓状核；$C_{1\sim3}$. $C_{1\sim3}$ 脑干肾上腺素能区；CSF. 脑脊液；DMN. 下丘脑背内侧核；ME. 正中隆起；NPY. 神经肽 γ；NTS. 孤束核；PVN. 下丘脑室旁核；py. 锥体束；sp5. 三叉神经脊束（引自 Fekete C, Lechan RM. Negative feedback regulation of hypophysiotropic thyrotropin-releasing hormone (TRH) synthesizing neurons:role of neuronal afferents and type 2 deiodinase. *Front Neuroendocrinol*. 2007; 28: 97-114.）

的分泌水平是正常的[495]。

3. 分泌　TSH 的日产量为 100～400mU[496] 计算出的循环半衰期约为 50min。在甲状腺功能减退症中，其分泌率提高至 15 倍；而在甲状腺功能亢进症中，其分泌率则被抑制。TSH 糖基化的程度决定了其代谢清除率和生物活性；在甲状腺功能减退症中，该分子出现高度涎酸化，增强了其生物活性[485]。胎儿垂体的免疫反应性 TSH 在 12 周时可检测到。足月出生后，TSH 迅速上升，并持续升高 5 天，然后稳定在成人水平[497]。TSH 分泌是脉冲式的。然而，低脉冲振幅和长 TSH 半衰期导致了部分循环差异，导致这种情况在

甲状腺功能减退中被放大，而在危重疾病中则完全无法观察到[498]。每 2～3 小时的一次分泌脉冲穿插着紧张性、非脉动的 TSH 分泌[499]。昼夜 TSH 分泌在晚上 11 点到上午 5 点之间达到峰值，主要是由于非睡眠导致的脉冲振幅的增加[500]。24h TSH 的分泌是稳定和强健的，不受性别、体重指数或年龄的影响[501]。甲状腺激素抑制强直性 TSH 分泌和脉冲幅度，但不抑制频率。游离的 TSHα 可被分泌，但 TSHβ 无法分泌。

调节因素：有几种因素和药物影响 TSH 的分泌（表 8-12）。生长抑素输注抑制 TSH 脉冲振幅，直接在垂体水平阻断夜间 TSH 激增[502]。虽然 SRIF 类似物

被用于治疗 TSH 分泌性垂体腺瘤，但 SRIF 类似物治疗肢端肥大症不会导致甲状腺功能减退，尽管 T$_4$ 水平处于正常低值。多巴胺输注抑制 TSH 分泌，消除夜间 TSH 激增[502]。长期使用多巴胺激动剂并不会导致甲状腺功能减退。糖皮质激素抑制 TSH 的分泌；然而，这种作用出不会导致甲状腺功能减退。促炎细胞因子（如 TNFα 和 IL-1）抑制 TSH 的分泌[503]。瘦素增加了 TRH 中枢刺激引起的 TSH 分泌。急性阿片类药物的使用可引起 TSH 水平的轻度短暂升高。

　　一些药物，如非甾体抗炎药物（如甲氯芬那酸、双氯芬酸）取代了甲状腺素结合球蛋白中的甲状腺激素，增加了游离甲状腺激素的浓度，从而导致 TSH 的短暂下降[504]。

　　4. 作用　　TSH 诱导甲状腺激素的合成，释放并维持分泌性甲状腺细胞的完整性[505]。TSH G 蛋白偶联受体位于甲状腺细胞质膜上，由染色体 11q31 染色体上的一个基因编码。其调节机制见第 11 章和第 12 章。

　　5. TSH 测定　　超敏 TSH 测定的应用已经彻底改变了甲状腺疾病的生化和诊断评估。这是由于放射免疫测定法的广泛使用。该分析原理基于 TSH 作为一个表位上的固定抗体结合 TSH 和针对肽的第二部分的标记（放射性、化学发光或比色）单克隆之间的连接。随着技术的提高，该技术大大提高了灵敏度和特异性，导致了更高灵敏度的续代检测。目前的商业检测主要应用"第三代"，在自动平台上进行的检测范围为 0.01～0.02mU/L。它们可以随时区分甲状腺功能减退、甲状腺功能正常和甲状腺功能亢进的状态[506, 507]。超敏 TSH 检测的一个主要后果是对怀疑患有甲状腺毒症的患者取消了 TRH 检测。单独测量 TSH 并不能帮助诊断中枢性甲状腺功能减退症，这需要通过同时测量甲状腺激素水平来确定。只有大约 1/3 的继发性甲状腺功能减退症患者的基础 TSH 水平低于正常水平[508]。因此，TSH 缺乏可以是低 T$_4$ 伴随低、正常甚至最低限度升高的 TSH 水平。重要的是，这种生化特性也可能在低 TSH 和低 T$_4$ 同时存在的危重患者身上发现，而他们并没有垂体疾病的证据。TRH 测试并不能使中枢性甲状腺功能减退或甲状腺功能正常状态的诊断更可靠[509]。在刺激试验中，静脉注射 TRH（200～500μg），并在注射前 15min、注射时及注射后 15、30、60、120min 测量 TSH 水平。在甲状腺正常的受试者中，30min 后可观察到 TSH 的峰值水平（比基础水平高 22 倍）[507]。因升高的甲状腺激素水平对 TSH 的反馈抑制超过了下丘脑的刺激，在甲状腺功能有亢进的患者中，基础 TSH 水平无法检测，但会导致 TRH 水平的上升。TRH 试验在鉴别 TSH 分泌腺瘤引起的甲状腺功能亢进和甲状腺激素抵抗导致的甲状腺激素水平升高方面有作用。在大多数 TSH 腺瘤病例中，TSH 水平对 TRH 的反应并不增加，但在甲状腺激素抵抗病例中

表 8-12　影响 TSH 分泌的因素	
分　类	因　素
刺激性	• 促甲状腺激素释放激素 • 阿片类药物 • 多巴胺受体拮抗药 • 瘦素
抑制性	• 甲状腺激素 • 生长抑素类似物 • 多巴胺受体激动剂 • 促炎细胞因子 • 糖皮质激素

TSH. 促甲状腺激素

确实有所增加[509]。

　　6. TSH 缺乏

　　(1) 原因：先天性孤立 TSH 缺乏可能源于 TSH 和 TRH 受体基因的突变缺陷。参与细胞分化的垂体发育遗传障碍导致 TSH 缺乏作为多种垂体激素缺乏的组成部分而存在。所涉及的发育基因包括 LHX3、PROP1 和 POU1F1（表 8-2）。垂体损伤可导致功能性 TSH 缺乏。

　　(2) 表现：TSH 缺乏的后果是甲状腺激素缺乏，导致儿童智力和生长发育迟缓；在成人中，它导致的临床特征类似于原发性甲状腺功能减退症。

　　(3) 治疗：左甲状腺素用于替代治疗，其剂量类似于治疗原发性甲状腺功能减退症所需的剂量，范围为 50～200μg/d。甲状腺素在外围转化为活跃的 T$_3$，并且有 7 天半衰期，血液水平稳定。强有力的证据表明，中枢性甲状腺功能减退症的患者经常治疗剂量不足；建议滴定剂量以达到中等正常水平的游离 T$_4$ 水平[510]。TSH 水平不能用于指导继发性甲状腺功能减退症患者的剂量滴定，因为受损的促甲状腺功能激素不太可能充分给予适当的反馈抑制。因为 GH 可刺激 T$_4$ 向 T$_3$ 的转化，血液 T$_4$ 水平若低于正常范围，则揭示了在应用 GH 治疗 GH 缺乏期间，出现中枢甲状腺功能减退[277, 278]。甲状腺激素替代的原则适用于这种情况，T$_4$ 的补充治疗也应启动。因为许多垂体衰竭的女性也可能接受雌激素替代，测量游离 T$_4$ 而非总 T$_4$ 水平是为了避免 TBG 所增加的混杂效应。甲状腺激素替代加速皮质醇代谢和需求，因此可能加剧原发性肾上腺功能减退或导致肾上腺功能紊乱患者出现肾上腺危象。因此，对于怀疑有 ACTH 缺乏症的垂体疾病患者，只有在对肾上腺状态进行评估并进行治疗后，才应开始进行甲状腺激素替代。

　　7. TSH 过量　　除原发性甲状腺功能减退症外，TSH 过量很少由分泌 TSH 的垂体腺瘤、甲状腺激素抵抗或 TSH 受体抵抗引起。TSH 瘤和甲状腺激素耐

药的生化特征相似，均表现为高 TSH 和高甲状腺激素水平；不过，这两者通常由家族史、影像学、临床检查和 TRH 测定相区分[508]。甲状腺激素抵抗可由 TRα 和 TRβ 的突变引起，其中后者更为常见。TSH 受体突变在 1995 年首次被描述为先天性甲状腺功能减退的病因[511]，然而，引起部分抵抗的突变可能表现为非自身免疫性亚临床甲状腺功能减退[512]。

三、垂体功能衰竭的发育性、遗传性和获得性原因

（一）发育障碍

先天性垂体缺失（发育不全）、部分发育不全或异位组织始基很少发生。垂体发育跟随中线细胞从 Rathke 囊迁移，受损的中线异常，包括前脑裂失败、前连合和胶体缺陷，导致垂体结构异常。颅面发育异常，包括无脑畸形，可导致唇腭裂、基底脑膨出、眼距过宽和视神经发育不全，并伴有不同程度的垂体发育不良或发育不全。如果这些婴儿存活下来，就需要终身进行适当的垂体激素替代。随着敏感的 MRI 技术实现了垂体可视化，垂体功能低下的一些解剖特征现在是明显的。获得性垂体损伤或破坏的证据通常在 MRI 上清晰可见，不明原因垂体功能低下的患者可能表现为腺体体积减小、部分或完全空蝶鞍、蝶鞍结构紊乱、垂体柄缺失或横切，以及缺失或异位垂体后叶明亮信号[513]。垂体柄的病变可由先天性发育不良引起的垂体柄中断或涉及漏斗的获得性疾病引起。在 92 例有垂体柄病变的患者中，32% 是偶然发现的，约 15% 是由于先天性原因（异位垂体后叶、Rathke 囊肿），33% 是由于炎症原因（结节病、组织细胞增多症、垂体炎），超过 50% 是由于肿瘤原因（颅咽管瘤、垂体腺瘤、转移性疾病）[514]。MRI 上发现的漏斗缺失与垂体激素缺陷相关，约 40% 的原因不明的 GHD 患者表现出轻度垂体柄缺损的影像学证据，反映了中线发育异常。

先天性基底脑膨出可通过蝶窦顶导致垂体疝，导致垂体功能衰竭和尿崩症。

（二）遗传疾病

垂体功能在各水平的突变，包括决定垂体前叶发育的激素、受体和转录因子，都可能导致垂体功能缺乏综合征[515]（表 8-1）。此外，特定垂体基因的突变，包括 GH、POMC、TSH、LH 和 FSH 的基因，都会导致单一激素缺乏。迄今为止诊断为特发性孤立或多激素垂体功能衰竭的患者实际上可能都存在突变，随着垂体发育的转录控制过程逐渐清晰，越来越多的突变基因也因此显现出来（表 8-2）。

1. HESX1、SOX2、SOX3 和 OTX2　HESX1（也称为 RPX），是原始垂体最早的转录标志物之一，其表达限于 Rathke 囊内，是一个配对样的同源结构域转录因子，在此作为一个转录抑制因子存在[516]。巧合的是，随着特定垂体细胞类型的出现，HESX1 在成熟的垂体前叶中表达下降并消失[517]，导致 PROP1 激活。视隔 - 视神经发育不良的异质性综合征（视神经发育不全、胼胝体和透明隔缺失，垂体功能低下）与 HESX1 突变相关[518]。垂体功能低下的范围可以从全垂体功能低下到孤立的 GHD。虽然突变体分子表现出 DNA 结合的减少，但全垂体功能低下也可能继发于中线发育过程中严重的解剖缺陷。HESX1 的突变也与垂体柄中断综合征（pituitary stalk interruption syndrome，PSIS）有关，PSIS 是一种先天性垂体缺陷，其特征是非常细的垂体柄的中断，垂体后叶异位或缺失，垂体前叶发育不全或发育不良，在 MRI 上可见[519]。突变的 SOX2 是 Sox 基因成员，也与透明隔发育不全、无眼或小眼症和垂体前叶发育不全相关，通常与 HH、GHD 及其他前脑缺陷相关[520]。SOX3 突变与 X 连锁垂体功能低下和智力迟钝相关。受影响的男性患 GHD，也可能缺乏促性腺激素、TSH 或 ACTH。SOX3 的重复和功能突变的丢失均表现出相似的表型，这表明 SOX3 的剂量对正常的垂体发育至关重要[521, 522]。

OTX2 的突变也与人类的无眼 / 小眼综合征有关。这些突变与严重的眼部和神经系统表型相关，包括发育迟缓和癫痫发作。全垂体功能低下的发生，可能是由未能激活 HESX1 和 POU1F1 的转录所致[522]。

2. LHX3 和 LHX4　LHX3 在垂体前叶发育的早期表达，Rathke 囊内表达一致性增强。这种表达一直持续到成年。LHX3 是一种对垂体至关重要的 LIM 型同源结构域转录因子，它的错义与缺失突变和垂体形态发生失败有关，会导致所有细胞类型的数量均减少和多种垂体前叶激素缺陷，影响所有轴，除了基本完整的 ACTH 储备[436]。在患者中发现的大多数错义突变都降低了 LHX3 的几个潜在靶基因激活启动子转录的能力，包括编码 αGSU、PRL、FSHβ、TSHβ 和 POU1F1[523] 基因。由于颈椎僵硬和变异性感音神经性听力损失，这些患者还表现出颈部旋转能力缺陷[524]。

LHX4 与 LHX3 密切相关，也在整个内陷的 Rathke 囊中表达，但与 LHX3 不同的是，它的表达是短暂的，在成人垂体中没有维持。LHX4 突变患者表现为 GHD 和相关的身材矮小，并伴有多样的其他内分泌缺陷，特别是 TSH 和 ACTH 缺乏症，以及垂体外异常。与垂体前叶发育不全、异位垂体后叶和 PSIS 相关的 LHX4 突变不能同时激活 PROP1 和 POU1F1，从而导致垂体功能衰竭[522, 525]。

3. PITX1 和 PITX2　PITX1 和 PITX2 是双类同源结构域蛋白的成员，在垂体发育过程中以重叠的模式表达。PITX1 在胎儿和成人垂体的所有五种垂体前叶细胞中表达，并能够激活所有六种主要垂体前叶激

素的表达，包括 LH 和 FSH，并且经常与其他垂体转录因子协同作用。PITX2 的突变导致 Rieger 综合征，其特征是眼睛和牙齿的缺陷、突出的脐带、垂体激素缺陷[27, 28, 526]。

4. PROP1 PROP1 的突变是复合垂体激素缺乏症（combined pituitary hormone deficiency，CPHD）最常见的遗传原因（图 8-37）[527]。该基因的作用最初是在 Ames 矮鼠的研究中发现的，该鼠存在错义 PROP1 突变，表现出垂体发育不全并伴有 GH、PRL 和 TSH 复合缺陷。该突变消除了 POU1F1 的激活，并导致 POU1F1 依赖的细胞谱系的发育失败[528]。同样，人类 ROP1 突变与 POU1F1 依赖的谱系（GH、PRL 和 TSH）的缺陷相关。与青春期延迟或缺失、HH 及女性和一些男性的不育有关的 FSH 和 LH 分泌受损，也经常出现[529]。ACTH 缺乏也可发生，但通常发病较晚，提示其在维持 ACTH 功能方面发挥了作用，并强调了对 PROP1 突变患者进行完整和持续的临床评估的必要性[263]。PROP1 突变的遗传模式是常染色体的隐性遗传模式。因此，患者通常是缺失或错义移码突变的纯合子，导致 PROP1 蛋白产物被截断，缺乏功能活性。

与 PROP1 突变相关的 CPHD 的临床表型是多样化和暂时性的。表型随突变的类型和患者的年龄而变化[522]。临床上显著的垂体功能衰竭的发作通常首先表现为线性生长减慢（GHD，约 80%），然后是甲状腺功能衰竭（TSH 缺乏症，约 20%），其次是性腺功能减退，随后是亚临床或明显的肾上腺功能不全[530]。垂体的大小通常较小或正常。联合下丘脑激素刺激（GnRH、TRH、CRH 和 GHRH）或胰岛素诱发的低血糖显示与不同程度的垂体激素缺乏相一致的反应减弱。血清 IGF-1 和 IGFBP3 水平通常较低，但外周血甲状腺激素水平较低或处于正常范围的下限。面对 TSH 反应低或无反应，这些发现与继发性甲状腺功能减退相一致。大多数老年患者对 CRH 和 ACTH 或胰岛素刺激也表现出皮质醇反应低下[529]。

5. POU1F1 POU1F1 基因编码一种 POU 同型盒蛋白 PIT1，它可激活 GH、PRL、TSHβ 和 GHRH 受体基因的转录[531]。PIT1 还与辅激活因子合作，包括甲状腺激素、雌激素和视黄酸受体，以及其他转录因子，包括 CREB、LHX3、PITX1、HESX1 和 ZN15。PIT1 会自动调节自己的表达。因为 PIT1 对生长激素细胞，催乳素细胞和促甲状腺细胞的发育和特定基因的表达有绝对的需求，因此该基因的失活突变会导致垂体激素缺乏[532]。Snell 和 Jackson 矮鼠品系都有 POU1F1 基因突变[533]。常染色体隐性（功能丧失）和常染色体显性（显性负作用）POU1F1 突变均已被鉴定出来。

一些 POU1F1 突变表现出特征性的临床表型，这取决于 DNA 结合缺失的频谱，转录激活，或与伴侣蛋白相互作用时受到的影响[320, 534]。CBP/p300 蛋白的

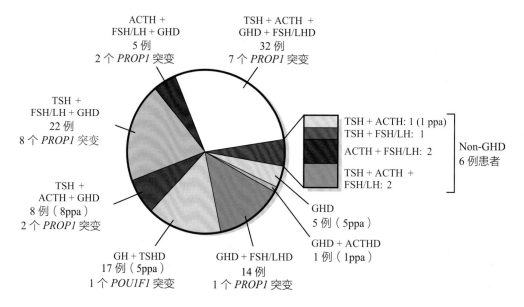

▲ 图 8-37　110 例无垂体柄性中断或视隔发育不良的先天性垂体缺损患者的垂体激素缺乏再分配

根据激素缺陷表型对患者进行 PROP1、POUF1 或 LHX3 的研究。发现 PROP1 基因突变 20 个，POU1F1 基因突变 1 个。青春期前患者年龄（ppa）无促性腺激素功能。ACTH. 促肾上腺皮质激素；ACTHD.ACTH 缺乏；FSH. 卵泡刺激素；GH. 生长激素；GHD. 生长激素缺乏；LH. 黄体生成素；LHD. 黄体生成素缺乏症；TSH. 促甲状腺激素；TSHD. 促甲状腺激素缺乏症（引自 Reynaud R, Gueydan M, Saveanu A, et al. Genetic screening of combined pituitary hormone deficiency: experience in 195 patients. *J Clin Endocrinol Metab*. 2006; 91: 3326-3329.）

募集和 PIT1 二聚体都是 PIT1 适当激活靶激素基因所必需的[535]。LHX4 似乎可以激活 POU1F1，而 LHX4 的突变也会导致生长迟缓[525]。有趣的是，成人发病的 GH、PRL 和 TSH 复合缺陷也被报道与针对 PIT1 蛋白的循环自身抗体有关[536]。

6. IGSF1　IGSF1 中已发现的功能缺失突变与 X 连锁先天性中枢性甲状腺功能减退有关，通常与多种 PRL 缺陷和 GHD、睾丸增大有关[167]。IGSF1 是一种在垂体前叶高表达的膜糖蛋白，有突变的患者似乎有垂体 TRH 信号通路受损。

7. TBX19　TBX19（也称为 TPIT）突变导致早发性孤立性 ACTH 缺乏症和低皮质醇血症[38]（表 8-2）。相关的表型，包括那些 POMC 缺乏症的表现，可能包括肥胖、红头发色素沉着和其他相关的垂体缺陷。TBX19 突变的患者为纯合子或复合杂合子，提示其为常染色体隐性遗传模式。该基因的突变似乎是先天性新生儿孤立性 ACTH 缺乏症的主要分子原因[537]。有趣的是，在 22 例 5—15 岁的诊断为孤立性 ACTH 缺乏的患者中，未发现 TBX19 突变，3 例有常见变量免疫缺陷（common variable immunodeficiency，CVID），其特征是免疫球蛋白产生缺陷和复发感染，在 2—8 岁间诊断。这导致了一种新的综合征的提出，将这两种罕见的疾病联系起来：垂体前叶功能缺陷，以及不同的免疫缺陷（deficient anterior pituitary function and variable immune deficiency，DAVID）[538]。NFKB2 编码 NF-κB 转录因子复合物的一个亚基，最近被认为是导致该综合征的转录因子[539]。

8. NR5A1 和 NR0B1　NR5A1 编码 SF1，SF1 是核受体家族的一员，在生殖轴（下丘脑、垂体和性腺）和肾上腺中表达。它是参与性别分化、激素生成和生殖的许多基因的关键转录调节因子，包括编码 αGSU、LHβ、FSHβ 和 GnRHR 的垂体基因。SF1 基因突变的患者被描述为不同程度的 XY 性逆转、睾丸发育不良、卵巢功能不全、肾上腺衰竭和合并 HH 的青春期成熟受损[61, 540, 541]。

NR0B1 编码与 SF1 相关的核受体转录因子 DAX1（X 染色体蛋白 1 上剂量敏感的性别逆转肾上腺发育不良关键区），它们具有类似的表达分布模式。NR0B1 突变与 X 连锁 HH 和先天性肾上腺发育不良相关[31]，大多数突变导致截断或框架转移，使蛋白质失去功能。HH 表现通常较轻，表现为未经历青春期或青春期不完全。性腺功能减退似乎是由于多变和复合的下丘脑及垂体功能障碍。DAX1 是一种转录抑制因子，已被证明可以抑制 SF1 介导的包括 LHβ 在内的一系列靶基因的转录。这两个相反的基因，SF1 和 DAX1 的功能缺失是如何导致相似的表型的，目前还不清楚。HH 可能是由下丘脑和垂体的发育缺陷导致，这表明 DAX1 在这些器官的正常发育中起着作用[542]。

9. 垂体柄中断综合征　PSIS 是一种先天性垂体缺陷，其特征是垂体柄变细或中断、垂体前叶发育不全和垂体后叶异位。患者可能表现为孤立的垂体激素缺乏或合并下丘脑 - 垂体激素缺乏。伴随的中线缺陷和眼部异常表明其参与了发育过程。HESX1、LHX4、OTX2、SOX3 和 PROKR2 的突变或单核苷酸变异均与 PSIS 相关。在 GPR161 的一个 PSIS 家族中发现了一个纯合子错义突变，GPR16 是一种在下丘脑和垂体中表达的孤儿 G 蛋白偶联受体，涉及 SHH 信号通路[543]。ARNT2 的纯合子移码突变，是一种螺旋 - 环 - 螺旋转录因子，也与垂体前叶发育不全和垂体柄中断及其他中枢神经系统缺陷有关[544]。在不到 5% 的 PSIS 患者中发现了基因突变，这表明关于这种疾病的发病机制还有很多信息需要了解。

垂体缺陷最近也在很多其他综合征性疾病中被报道，包括患有 CHARGE 综合征和 CHD7 突变的患者；PAX6 突变的患者，这是一个广为人知的眼部发育调节因子；中视神经发育不良或 Kallmann 综合征和 PROKR2、FGF8 和 FGFR1 变异的患者；前脑无裂畸形和 SHH、GLI2 或 TGIF 变异的患者[539]。

（三）获得性疾病

在没有明显的下丘脑 - 垂体解剖损伤的情况下，在排除垂体功能不全的遗传和综合征原因后，应考虑获得性且通常是一过性的垂体衰竭原因（表 8-5）。垂体功能不全的原因，包括垂体肿瘤、鞍旁肿块、垂体炎、动脉瘤和垂体卒中。下丘脑损伤表现为存在一个大的鞍旁肿块，使 GnRH 的产生减少，导致肌肉萎缩、肥胖和中枢性性腺功能减退，FSH 和 LH 水平较低（图 8-38）。明显的热量限制、厌食症[545]和其他原因导致的体重减轻和剧烈运动可能会减弱 GnRH 的分泌和作用。HH 在男性和女性中均可发生（见第 17 章和第 19 章）。外源性合成代谢类固醇治疗和糖皮质激素治疗分别可抑制生殖轴和肾上腺轴。患有严重、危重疾病或慢性衰弱性疾病（包括肝硬化）的患者可能有生长激素 /IGF-1、肾上腺和性腺轴受损。甲状腺功能减退、肾上腺功能减退或性腺功能减退由于缺乏负反馈而导致特定促分泌细胞增生，有时还会导致实际的垂体肿瘤的形成[546]。获得性免疫缺陷综合征（acquired immunodeficiency syndrome，AIDS）与垂体功能抑制相关，这种垂体改变独立于其他相关感染[547]。抑制 FSH 和 LH 的雌激素和用于治疗前列腺癌的 GnRH 类似物等药物都可以抑制促性腺激素的作用。除了垂体卒中外，其他的血管事件，如动脉瘤、脑卒中、海绵窦血栓形成和动脉炎等，也可导致垂体激素功能不全。孤立的垂体激素缺乏也可能作为血管异常的表现发生，包括动脉炎或蛛网膜下腔出血（表 8-13）。

1. 头部外伤　出生创伤、颅内出血、胎儿窒息或臀位分娩可部分或完全损害垂体。头部外伤可导致蝶

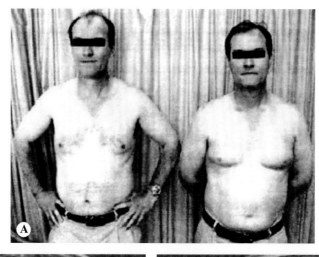

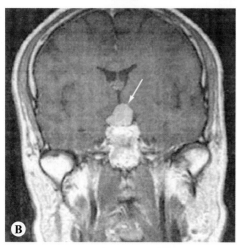

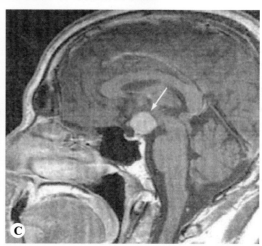

▲ 图 8-38　垂体功能减退和性腺功能减退的特点，包括中央型肥胖、近端肌肉萎缩、体毛脱落和男性乳房发育

注意性腺功能减退患者（图 A 右侧）和他未受影响的同卵双胞胎（图 A 左侧）之间的对比。实验室检查证实继发性性腺功能减退，睾酮水平为 0.4ng/ml（正常范围为 2.9～8.0ng/ml），FSH 水平为 2.8U/L（正常范围为 1.5～12.4U/L），LH 水平为 1.5U/L（正常范围为 1.7～8.6U/L）。MRI 显示一个分叶的、增强的鞍上肿块（图 B 冠状面，箭；C 矢状面，箭）。病理分析证实为垂体细胞瘤（引自 Newnham HH, Rivera-Woll LM. Images in clinical medicine: hypogonadism due to pituicytoma in an identical twin. *N Engl J Med.* 2008; 359: 2824.）

鞍骨折、垂体柄断裂、创伤所致血管痉挛或钝性外伤后的缺血性梗死 [548]。成人垂体功能受损最常见的创伤性原因是医源性神经外科创伤。手术中针对垂体的操作或损伤会导致短暂性或永久性尿崩症和不同程度的垂体前叶功能障碍。头部外伤后的垂体功能低下通常在外伤后的 1 年内表现出来。75% 的创伤后垂体衰竭患者是 40 岁以下与机动车意外相关的年轻男性。几乎所有随后发生垂体功能衰竭的患者都有创伤后意识丧失的病史，其中一半的患者有颅骨骨折的记录 [548]。其中 1/3 的患者在 MRI 上有明显的下丘脑或垂体后叶出血或前叶梗死的征象。尿崩症是一种最常见的内分泌疾病，出现在 30% 的这类患者身上 [549]。由于创伤后垂体功能可以恢复，功能障碍的患病率和程度有所不同，并取决于评估的时间。2007 年，一项对 700 多名成人患者进行的 Meta 分析显示，多达 35% 的受试者在严重创伤性脑损伤后至少 5 个月出现了一些垂体功能损害 [550]。GHD 占 11%，促性腺激素缺乏 13%，ACTH 缺乏 11%，TSH 缺乏 6%，多重缺乏 9%。关于儿童创伤性脑损伤的垂体改变的资料很少。法国一项大型前瞻性研究针对 87 名平均年龄 6.7 岁儿童进行了研究并报道，在创伤性脑损伤 5 个月后，GHD 患病率为 7%，甲状腺患病率为 2%，肾上腺功能不全为 1%[551]。

Klose 和同事质疑了以前的研究中成人 GHD 发生率的准确性，因为使用基于已发表的指南的不同诊断测试、分析方法和标准所产生的方法学问题 [552]。利用从 100 多名健康对照受试者中提取的规范数据，作者观察到 439 例创伤性脑损伤患者的 GHD 患病率高度依赖于局部或指南衍生的切点值、诊断试验及单一或验证性试验的使用。他们报道 ITT 的 GHD 患病率为 4%，吡斯的明 –GHRH 联合检测的 GHD 患病率为

文　献	患者数	任何程度的垂体功能减退（n）	多重缺陷（n）	GH（n）	LH/FSH（n）	ACTH（n）	TSH（n）	备　注
Kelly 等，2000[578]	2	2	0	2	0	0	0	
Brandt 等，2004[579]	10	5	0	1	4	0	0	
Aimaretti 等，2004[580]	40	15	4	10	5	1	3	无 ACTH 刺激试验
Kreitschmann Andermahr 等，2004[581]	40	22	3	8	0	16	1	
Dimopoulou 等，2004[582]	30	14	4	11	4	3	2	无 GH 刺激试验（11 名患者 IGF-1 水平低）
总数（%）	122（100）	58（48）	11（9）	32（26）	13（11）	20（16）	6（5）	

表 8–13　蛛网膜下腔出血后垂体功能减退

ACTH：促肾上腺皮质激素；FSH：卵泡刺激素；GH：生长激素；IGF-1：胰岛素样生长因子 1；LH：黄体生成素；TSH，促甲状腺激素。
引自 Schneider H, Aimaretti G, Kreitschmann-Andermahr I, et al. Hypopituitarism. *Lancet*.2007; 369: 1461-1470.

12%，这两种检测证实的孤立性 GHD 的患病率仅为 1%。垂体功能减退症的非特异性症候学、脑和身体混合损伤的 CNS 后果通常是直接的和多变的，这对垂体功能障碍的识别和处理构成了重大挑战。支持对谁和何时进行调查的证据水平很低，因为内分泌病是一个更大的复杂临床问题的一个组成部分。在急性情况下，评估应该集中在 HPA 轴，因为糖皮质激素在应激反应中起着至关重要的作用。由于垂体损伤可能会恢复，将其他轴的评估推迟到重要系统稳定后再进行是有益处的。

2. 辐射　垂体功能减退的进展和程度与垂体暴露的剂量和时间有关。敏感性也取决于照射的年龄[553, 554]。GH 轴对辐射最敏感，其次是促性腺激素、ACTH 和 TSH 轴[555, 556]（图 8-39）。在剂量低至 18Gy 即可导致 GH 缺乏，在剂量更高的情况下（30～50Gy），GH 在 3～5 年可达到 50%～100%。当剂量超过 30Gy 时，就会出现促性腺激素缺乏；然而，在儿童中较低的剂量还会导致性早熟。垂体照射诱发高催乳素血症，是下丘脑损伤的结果。当暴露于 40Gy 或更高剂量时就会出现这种情况，所有年龄组的男女都有这种情况。表 8-14 总结了给予辐射的条件、垂体的暴露程度及对垂体功能的影响[557]。为治疗垂体腺瘤而进行垂体放疗除了损伤下丘脑神经元外，还会导致腺体萎缩[554]。垂体腺瘤立体定向放射治疗后早期垂体前叶功能障碍发生的可能性似乎低于分级放射治疗；然而，垂体前叶功能障碍的长期累积发生率是相似的[553]。因此，以前接受过照射的患者应终身定期进行垂体前叶激素检测，以在发病前发现早期垂体功能衰竭。

3. 空泡蝶鞍综合征　鞍膈损伤可导致鞍腔内蛛网膜疝出。在那些没有明显的继发性原因的患者中，空泡蝶鞍可能是先天性膈肌缺陷的结果。高达 50% 的原发性空泡蝶鞍患者伴有良性颅内压增高[559]，继发性空泡蝶鞍可在垂体腺瘤梗死或手术或辐射引起的鞍膈损伤后发生。这些患者通常表现为明显的垂体组织压迫鞍底，MRI 上可见侧方垂体柄偏移。虽然空泡蝶鞍通常是偶然发现的，但如果 90% 以上的垂体组织被压缩或萎缩，则通常会发生垂体衰竭。大约 10% 的患者可能会在被压缩的垂体的狭窄边缘里发展出分泌 GH 或 PRL 的腺瘤。

4. 垂体功能减退的临床特征　垂体衰竭的患者无论原因如何，都有过高的死亡率，主要是由血管疾病所致[256]。诊断年龄、女性、颅咽管瘤病史是病死率增加的最显著决定因素。垂体功能减退的临床特征谱取决于几个因素。获得性垂体功能减退的临床特征谱取决于激素缺乏的程度、激素受损的数量和发病的速度。在先天性疾病中，发病年龄越早，甲状腺、性腺、肾上腺、生长发育或水代谢紊乱等情况越严重。遗传性疾病总是出现最严重的表型变化，尽管后来的变化也可能发生在这些疾病中，就如 PROP1 突变的表现。单个垂体细胞谱系对压缩、炎症、血管、辐射和侵袭性损伤的恢复力也不同。催乳素细胞通常由于紧张性抑制信号的减少而过度分泌。因此，PRL 缺乏症极其罕见，除了完全的垂体破坏或遗传综合征。垂体压迫导致促激素储备功能下降的顺序通常如下：GH＞FSH＞

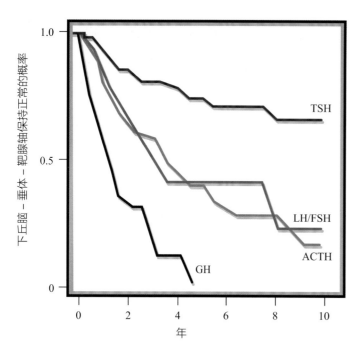

◀ 图 8-39 寿命表分析显示，最初正常的下丘脑-垂体-靶腺轴在放疗后保持正常的概率（3750～4250cGy）。生长激素 GH 分泌是垂体前叶激素中对外界放疗效果最敏感的，TSH 分泌是最具抵抗性的。在 2/3 的患者中，促性腺激素缺乏先于 ACTH 缺乏出现。相反的情况发生在剩下的 1/3

ACTH. 促肾上腺皮质激素；FSH. 卵泡刺激素；LH. 黄体生成素；TSH. 促甲状腺激素（引自 Littley MD, Shalet SM, Beardwell CG, et al. Hypopituitarism following external radiotherapy for pituitary tumors in adults. *Q J Med*. 1989; 70: 145-160.）

LH＞TSH＞ACTH。ACTH 细胞似乎特别能抵抗下丘脑或垂体的破坏，因此它通常是最后一个失去功能的细胞。垂体功能衰竭的定性表型表现是由特定的促激素的缺乏所决定的。

5. 垂体衰竭的筛查　由于垂体功能减退的发病可能非常缓慢，患者或医生往往很难发现亚临床性垂体衰竭。下丘脑或垂体肿块病变、发育性颅面异常、炎症性疾病、脑肉芽肿疾病、既往头或颈部照射史、头部外伤、颅底手术、新发现的空蝶鞍和既往经历过妊娠相关的出血或血压变化的患者应进行垂体功能障碍的筛查[560]。

由于垂体功能减退可能是隐匿性的，而且往往在临床表现上不明显，对患者进行适当的筛查对预防长期发病率是非常重要的。因此，所有存在下丘脑或垂体肿块的患者都应进行垂体功能减退的筛查（表 8-15）。PRL 也应进行测量，因为许多垂体功能减退的患者也可能表现为继发性高催乳素血症。高达 2/3 的患者患有垂体大腺瘤、颅咽管瘤和其他鞍旁病变，它们使垂体的储备功能受损。较少见的是，鞍内动脉瘤、垂体转移、鞍旁脑膜瘤、视神经胶质瘤和下丘脑星形细胞瘤的患者也可能出现垂体衰竭。虽然约有 1/3 的垂体功能减退患者接受垂体手术减压后功能恢复，但也有约 25% 的患者术后垂体功能进一步丧失，因此应每年进行筛查。垂体功能衰竭的治疗方案见表 8-16。

表 8-14　不同情况下颅脑照射后垂体功能障碍

治疗的疾病	照射计划	剂量（Gy）	垂体功能障碍
白血病和淋巴瘤	• 分次 TBI • 分次颅内（照射）	7～16 18～24	• 孤立性 GHD，多为青春期青少年 • 孤立性 GHD，多为青春期青少年 • 仅性早熟女孩
非垂体性颅内肿瘤	常规分次颅内（照射）	30～50	• GHD（30%～100%） • 促性腺激素、TSH、ACTH、PRL（3%～20%） • 性早熟（两性）
鼻咽癌和颅基底肿瘤	常规分次颅内（照射）	50～70	• GHD（5 年内达 100%） • 促性腺激素、TSH、ACTH、PRL（20%～50%）
垂体肿瘤	常规分次颅内（照射）	30～50	• GHD（5 年内达 100%） • 促性腺激素、TSH、ACTH、PRL（20%～60%）

改编自 Darzy KH. Radiation-induced hypopituitarism after cancer therapy: who, how and when to test. Nat Clin Pract Endocrinol Metab. 2009;5:88-99.

试　验	剂　量	正常反应	不良反应
表 8–15　垂体前叶功能评估			
ACTH			
胰岛素耐量	0.1～0.15U/kg 静脉注射	皮质醇峰值＞18μg/dl，或升高至少 7μg/dl	出汗、心悸、震颤
美替拉酮	晚间 11 点口服 30mg/kg	• 11-DOC 峰值≥7μg/dl • 皮质醇峰值≤7μg/dl • ACTH 峰值＞75pg/ml	恶心、失眠、肾上腺危象
CRH 刺激	100μg 静脉注射	• ACTH 峰值翻倍或 4 倍 • 皮质醇峰值≥20μg/dl，或上升≥7μg/dl	面红
ACTH 刺激	250μg 静脉注射或肌内注射，或 1μg 静脉注射	皮质醇峰值≥20μg/dl	罕见
TSH			
• 血清 T_4（游离 T_4） • 总 T_3 • TSH– 三代			
TRH 刺激	200～500μg 静脉注射	峰值 TSH≥2.5 倍或升高 5～6mU/L（女性） 升高 2～3mU/L（女性）	面红、恶心、尿急
PRL			
血清 PRL			
TRH 刺激	200～500μg 静脉注射	PRL≥2.5 倍	面红、恶心、尿急
LH/FSH			
• 血清 LH 和 FSH • 血清睾酮 • GnRH 刺激	100μg 静脉注射	• 绝经期、男性原发性睾丸衰竭中升高 • 300～900ng/ml（年龄校正的正常范围） • LH 2～3 倍或升高＞10U/L • FSH 1.5～2 倍或升高＞2U/L	罕见
GH			
胰岛素耐量	0.1～0.15U/kg	GH 峰值＞5μg/L	出汗、心悸、震颤
胰高血糖素	1～1.5mg 肌内注射	GH 峰值＞3μg/L	恶心、头痛
左旋精氨酸联合 GHRH 左旋精氨酸	0.5g/kg（最大 30g）静脉滴注超过 30min	GH 峰值＞9μg/L	恶心
GHRH	1μg/kg		面红

ACTH. 促肾上腺皮质激素；CRH. 促肾上腺皮质激素释放激素；11-DOC. 11– 去氧皮质酮；FSH. 卵泡刺激素；GH. 生长激素；GHRH. 生长激素释放激素；LH. 黄体生成素；PRL. 催乳素；T_3. 三碘甲状腺氨酸；T_4. 甲状腺素；TSH. 促甲状腺激素；TRH. 促甲状腺激素释放激素

缺乏的激素	治疗
	表 8-16 成人垂体功能减退的替代治疗 ᵃ
ACTH	• 皮质醇，每天 10～20mg，分次服用 • 醋酸可的松，15～25mg/d，分次服用。
TSH	• 左甲状腺素，0.05～0.2mg，每天 1 次，根据 T_4 水平调整
FSH/LH	• 男性 　– 睾丸激素，200mg，IM，每 2～3 周 　– 十一酸睾酮 1000mg，IM，每 3～6 个月 　– 睾酮皮肤贴片，2.5～5.0mg/d，可增加到 7.5mg/d 　– 睾酮凝胶，5～10mg/d（给药 50～100mg/d） 　– 有生育需求：每周 3 次 hCG，或 hCG+FSH 或绝经期促性腺激素或 GnRH • 女性（建议非口服方式） 　– 雌二醇皮肤贴片，4～8mg，每周 2 次 　– 雌二醇凝胶 　– 结合雌激素，每天 0.65mg 　– 微粉雌二醇，每天 1mg 　– 戊酸雌二醇，1～2mg 　– 哌嗪雌酮硫酸，1.25mg 　– 如果子宫存在，所有的雌激素都是与孕酮或孕激素序贯或联合使用 　– 有生育需求：绝经期促性腺激素和 hCG 或 GnRH
GH	• 成人：生长激素，每天 0.2～1.0mg，皮下注射 • 儿童：生长激素，0.02～0.05mg/(kg·d)
血管升压素	• 经鼻滴入去氨加压素，5～20μg，每天 2 次 • 口服 DDAVP，每天 300～600μg，通常分次服用

a. 剂量应因人而异，并在应激、手术或妊娠期间重新评估。男性和女性生育管理见第 26 章

ACTH. 促肾上腺皮质激素；DDAVP. 醋酸去氨加压素；FSH. 卵泡刺激素；GH. 生长激素；GnRH. 促性腺激素释放激素；hCG. 人绒毛膜促性腺激素；IM. 肌内注射；T_4. 甲状腺素

第9章 垂体肿物及肿瘤
Pituitary Masses and Tumors

SHLOMO MELMED 著

柯　文　马佳静　程杨蕾　刘博苑　李旭辉　陈　薪　冼　炜　李谨见　陈雪莹 译
李延兵　全会标 校

要点

- *垂体肿物和鞍旁肿物多为良性腺瘤。*
- *非垂体源性的鞍区肿物较为少见，通常为炎性病变、浸润或转移性肿瘤，也可能来自邻近结构，如动脉瘤、脑膜瘤或脊索瘤。*
- *非分泌型垂体腺瘤通常来源于促性腺激素细胞或裸细胞，常表现为压迫症状或被诊断为意外瘤。*
- *分泌激素的垂体瘤存在不同的临床表现：泌乳素瘤分泌过多泌乳素而导致独特的症状，生长激素分泌过多导致肢端肥大症或巨人症，ACTH分泌过多导致库欣病，以及罕见的TSH或促性腺激素分泌过多引起的疾病。*
- *垂体肿物的治疗包括手术、放射治疗和药物靶向治疗。*

一、垂体肿物

（一）垂体肿物效应

鞍内肿瘤体积增大会压迫正常垂体组织，通过骨侵蚀和重塑不可逆改变鞍区的大小和形状（图9-1）。虽然这一过程发生的时间尚不清楚，但垂体肿瘤一般是在数年或数十年的时间里缓慢进展。鞍内肿瘤可侵犯软组织，在鞍区骨结构范围内，背侧顶部软组织对肿瘤扩展的阻力最小。因此，肿瘤增大可能压迫和侵犯鞍上和鞍旁结构，从而产生相应的临床表现（表9-1）。鞍区肿瘤累及视交叉会导致视力障碍。由于视交叉解剖结构的特殊性，下方肿瘤的持续性生长及对视神经的压迫导致视野缺损，首先影响颞侧、上方的视野，进一步累及鼻侧视野，最终导致全盲。视交叉长期受压会出现视盘萎缩。垂体病灶向外侧扩展也可压迫或侵犯海绵窦部位的硬脑膜。部分垂体肿瘤有侵袭倾向，却很少损害第Ⅲ、Ⅳ、Ⅵ对脑神经，以及第Ⅴ对脑神经的眼支和上颌支。虽然垂体肿瘤侵袭海绵窦后常环绕颈内动脉生长，但临床上很少出现血管相关并发症。患者可能会出现不同程度的复视、上睑下垂、眼肌麻痹或面部感觉麻痹，这取决于海绵窦内肿瘤对神经的压迫程度。与缓慢进展的肿瘤逐渐侵袭海绵窦不同，垂体肿瘤出血或梗死引起的急性海绵窦压迫更为常见，同时可能损伤分布于海绵窦的神经。垂体肿瘤向下扩展可进入蝶窦，这表明肿瘤已侵蚀并穿过鞍底的骨性结构。侵袭性肿瘤也可侵袭上腭，引起鼻咽阻塞、感染和脑脊液渗漏。少数情况下，垂体肿瘤侵袭颞叶或额叶，引起钩状回性癫痫、人格障碍和嗅觉丧失。肿瘤体积增大可引起下丘脑结构损伤，而直接侵袭也会引起下丘脑严重的代谢紊乱（见第7章）。

鞍内肿瘤通常表现为头痛，即使肿瘤未出现明显的鞍上侵袭。由于鞍区空间狭小，垂体微腺瘤引起鞍内压力的细微改变，进而牵拉硬脑膜引起头痛。头痛的严重程度与腺瘤的大小及其对鞍上结构的侵袭无关[1]。持续性头痛可能与相对轻微的鞍隔变形或（肿瘤对）硬脑膜的侵犯有关。使用多巴胺受体激动剂或生长抑

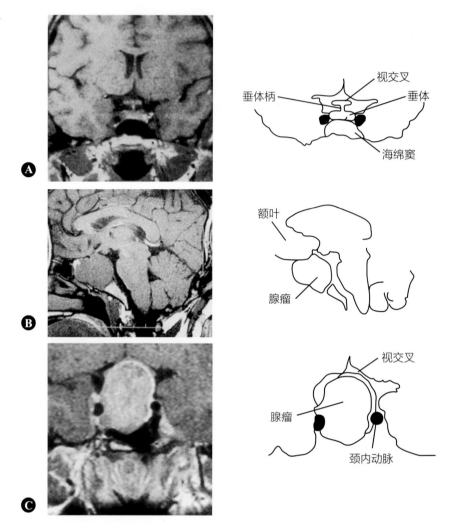

▲ 图 9-1　垂体 MRI

A. 正常垂体冠状面；B. 垂体大腺瘤矢状面，伴随视交叉抬高及变形、蝶窦侵袭及额叶压迫；C. 垂体大腺瘤冠状面，伴随视交叉抬高、右侧海绵窦侵袭

素类似物治疗功能性垂体微腺瘤，药物有效时头痛也会明显改善。在一项经蝶窦手术治疗垂体微腺瘤的回顾性研究中，无功能垂体瘤患者头痛症状缓解或消失比例为 90%，在分泌型垂体瘤患者中这一比例为 56%[2]。包括腺瘤在内的垂体肿瘤可压迫周围正常垂体组织，导致垂体功能减退，这与垂体肿瘤的病因和大小无关。在 49 例经蝶窦手术切除垂体腺瘤的患者中，垂体衰竭患者平均鞍内压力升高了 2~3 倍。此外，头痛和高催乳素血症的发生与鞍内压力呈正相关[3]，这提示下丘脑门脉系统障碍。因此，手术减轻鞍区压力可促进腺垂体功能恢复。术后垂体功能不能恢复的患者，很可能发生不可逆的垂体储备受损或残余组织缺血性坏死。下丘脑门脉系统为垂体提供营养性激素，因此门脉系统受累引起的垂体柄受压可导致垂体衰竭。由于多巴胺通路受损，垂体柄受压还会导致高催乳素血症，同时伴有其他垂体激素的分泌障碍。

（二）垂体肿物的评估

1. 垂体肿物概述　大多数垂体肿物为腺瘤。在 1120 例经蝶窦手术切除鞍区肿物的患者中，91% 被诊断为隐匿性垂体腺瘤。在 2598 例进行垂体 MRI 的患者中，垂体腺瘤占可见病变的 82%。最常见的非腺瘤性病变包括 Rathke 囊肿、颅咽管瘤和脑膜瘤，其中 Rathke 囊肿占 40%。因此，进行垂体肿瘤的鉴别诊断时应先考虑是否为垂体腺瘤，排除垂体腺瘤后再考虑其他罕见的鞍区病变。

垂体腺瘤来源于可有分泌激素作用的分化型细胞，包括 GH、PRL、ACTH、TSH 或促性腺激素。这些肿瘤可表现为激素高水平分泌，也可表现为无分泌功能（图 9-2）。垂体前叶腺瘤的治疗和预后与其他非垂体性肿瘤有显著差异，因此诊断的关键在于有效区分垂体腺瘤与其他鞍旁肿物。

垂体肿大可存在于多种生理状态中。妊娠期间可

受影响结构	临床表现
垂体	生长迟缓、成人生长激素低下、性腺功能减退、甲状腺功能减退、肾上腺功能减退
视束	红色觉感知障碍、双颞侧偏盲、上方或双颞侧视野缺损、暗点、全盲
下丘脑	体温控制失调、肥胖、尿崩症、口渴、嗜睡、食欲不振、行为异常及自主神经功能紊乱
海绵窦	上睑下垂、复视、眼肌麻痹、面部麻木
颞叶	钩状回性癫痫
额叶	人格障碍、嗅觉缺失
中枢	头痛、脑积水、精神疾病、痴呆、笑性癫痫
视觉传入及视神经系统	**视野缺损：** • 双颞侧偏盲（50%）、黑矇伴偏盲（12%），对侧或单眼偏盲（7%） • 盲视——半视野之间区域、单眼的中心区域、弓形、垂直性、偏盲 • 同向偏盲 • 视敏度受损：斯内伦视力表、对比敏感度、色视觉、视觉诱发电位 • 瞳孔异常：对光反射受损、相对性传入性瞳孔障碍 **视神经萎缩：** • 视盘水肿 • 脑神经麻痹：动眼神经、滑车神经、外展神经、三叉神经感觉支 • 眼球震颤 • 视幻觉 • 固视障碍

表 9–1　侵袭性垂体、鞍旁或下丘脑肿瘤的占位效应

改编自 Snyder PJ, Melmed S.Clinically nonfunctioning sellar masses.In:Jameson JL, DeGroot L, eds. *Endocrinology:Adult and Pediatric*, 7th ed. Philadelphia: Elsevier; 2016:256-265; Arnold A.Neuroophthalmologic evaluation of pituitary disorders.In:Melmed S, ed. *The Pituitary,* 2nd ed.Boston, MA:Blackwell; 2002.

出现催乳素分泌细胞增生，在长期原发性甲状腺、性腺或肾上腺功能衰竭的情况下分别可发生 TSH 细胞、促性腺激素细胞或罕见的 ACTH 细胞的增生。垂体肿大也可能是肺和胰腺神经内分泌肿瘤或下丘脑神经节细胞瘤分泌的异位 GHRH 或 CRH 作用的结果，异位来源的激素导致 GH 分泌细胞或 ACTH 分泌细胞的增生。尸检结果显示，在高达 20% 的受试者中发现临床无功能的垂体腺瘤（意外瘤）。由于高敏成像技术在非垂体疾病中的广泛应用，包括头部创伤、慢性鼻窦炎或头痛等，以往不明显的垂体病变越来越多地被发现。尸检时也可发现偶发的垂体囊肿、出血和梗死。在接受 MRI 检查的正常成人人群中，垂体异常合并微腺瘤的人群占 10%。约 90% 的可见垂体病变为垂体腺瘤，因此垂体肿物的初始评估应判断其是否具有激素分泌功能、肿瘤的占位效应是否明显，以及未来肿瘤进展的可能性。

由于激素分泌障碍引起的临床症状较为隐匿，甚至数年或数十年都未被发现，所以应及时检测垂体及相关腺体的内分泌功能（表 9–2）。临床评估可提示包括 GH、促性腺激素、PRL 或 ACTH 等在内的多种激素水平的变化，不同的激素变化组合引起不同的临床并发症，需要采用不同的治疗方法。若缺乏明显的激素分泌过多的表现，应进行合适且有效的实验室检查。血清 PRL 水平高于 200ng/ml 强烈提示催乳素微腺瘤或大腺瘤。催乳素微腺瘤可出现不同程度 PRL 的升高。轻至中度 PRL 升高也可提示继发于垂体肿物（通常为无功能大腺瘤）的垂体柄阻断。非妊娠个体中 PRL 水平高于 500ng/ml 考虑由催乳素瘤引起，但利培酮和其他第二代抗精神病药物也可导致 PRL 显著升高[9]。

年龄和性别校正后 IGF-1 水平升高提示 GH 瘤。24h 尿游离皮质醇升高或夜间唾液皮质醇[10]升高是大多数库欣病患者的有效筛查方法。然而，在无症状的垂体瘤患者中，很少出现有分泌功能的肿瘤。此外，还须考虑局部占位效应的存在及其发展的可能性。由于微腺瘤不易发展为具有占位效应的大腺瘤，因此微腺瘤不需要直接干预。对于来源不明的鞍旁肿物，可手术切除组织进行组织学检查来获得准确诊断。在这

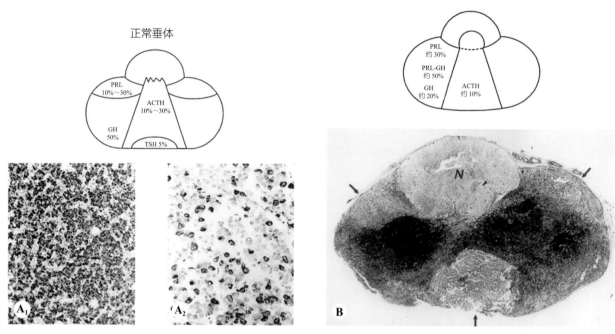

▲ 图 9-2　正常垂体细胞分布在垂体腺瘤细胞中同样存在

无功能垂体肿瘤是典型的大腺瘤，是直接损害垂体的结构标志。功能性微腺瘤的定位和发生率提示了其对应垂体细胞类型可达到的最大数量。图 A₁ 显示侧面分布 GH 细胞的正常垂体，图 A₂ 显示病变垂体（右下）；图 B 显示腺瘤分布，箭所示为多个意外瘤的分布。ACTH. 促肾上腺皮质激素；GH. 生长激素；N. 神经垂体；PRL. 催乳素；TSH. 促甲状腺激素（引自 Scheithauer BW, Horvath E, Lloyd RV, et al. Pathology of pituitary adenomas and pituitary hyperplasia. In: Thapar K, Kovacs K, Scheithauer BW, et al, eds. *Diagnosis and Management of Pituitary Tumors*. Totowa, NJ: Humana Press; 2001.）

表 9-2　功能性垂体腺瘤的筛查		
疾　病	检　测	备　注
肢端肥大症	• IGF-1 • OGTT：分别在 0min、30min 和 60min 检测 GH	• IGF-1 水平应进行年龄和性别校正 • 正常受试者 OGTT 抑制 GH 至低于 1μg/L
催乳素瘤	• 血清 PRL 水平	• PRL 水平大于 500ng/ml 考虑巨催乳素瘤，大于 200ng/ml 可能为催乳素瘤 a
库欣病	• 24h UFC • 夜间唾液皮质醇 • 晚上 11 点服用地塞米松（1mg），第二天早上 8 点测量空腹血浆皮质醇 • ACTH 检测	• 通过测量尿肌酐确保收集尿液的完整性和准确性。唾液游离皮质醇反映昼夜节律，升高提示库欣病。正常受试者小剂量地塞米松抑制 ACTH 至 1.8μg/dl 以下。注意肾上腺腺瘤与异位 ACTH 综合征或库欣病的区分
TSH 分泌瘤	• TSH 测定 • 游离 T₄ • 总 T₃	• T₄ 或 T₃ 升高，TSH 可测出或升高，提示 TSH 分泌瘤

a. 利培酮可导致 PRL 水平高于 200ng/ml
ACTH. 促肾上腺皮质激素；GH. 生长激素；IGF-1. 胰岛素样生长因子 –1；OGTT. 口服糖耐量试验；PRL. 催乳素；T₃. 三碘甲状腺原氨酸；T₄. 甲状腺素；TSH. 促甲状腺激素；UFC. 尿游离皮质醇

些病例中应当平衡手术活检的益处和风险，尤其是对于没有明显体积增大或造成功能缺陷的垂体病变应该慎重考虑。尽管影像学特征有助于诊断非垂体鞍区肿物的病因，但最终确诊依然需要病理结果的确认。

鞍旁肿瘤包括肿瘤性和非肿瘤性病变，临床症状的出现源于周围重要结构受压迫，以及机体代谢或激素水平的紊乱。极少数情况下，鞍区肿物或浸润性病变可能是既往未诊断的全身性疾病的表现，如淋巴瘤、结核病[11]、结节病[11]或组织细胞增生症[12]。Rathke囊肿、皮样和表皮样囊肿、颅咽管瘤或脑卒中引起的囊液或血液渗漏可入蛛网膜下腔，引起无菌或感染性脑膜炎，进而导致发热[13]。当垂体肿瘤或老年性垂体肿瘤患者因其他疾病出现低血压时，易出现垂体肿瘤的出血或梗死，特别是妊娠期间。少数腺瘤并发脑脊液漏可引起脑膜炎。垂体肿瘤也可发生沉默性梗死，表现为部分或完全空蝶鞍，而垂体储备正常，提示剩余垂体组织功能完整。部分残存的垂体组织中也会出现功能性垂体腺瘤，尽管这些肿瘤分泌功能活跃，但在高敏MRI上可能无法观察到（直径2mm以下）。同一患者可同时患有多种肿瘤，如垂体瘤合并脑膜瘤[14]或垂体腺瘤合并颅咽管瘤[15]。部分肿瘤发生急性或慢性感染并形成脓肿。肿瘤对分泌功能正常细胞的直接压迫或导致鞍旁压力增大影响下丘脑激素的合成或分泌，均可引起垂体激素分泌不足，进而发生垂体衰竭。

2. 影像学检查　MRI是诊断脑下垂体肿瘤的最佳方法，因其相较其他放射学影像技术在识别软组织改变方面具有独特优势（图9-1）。由于常规MRI颅脑检查切口间隔较宽，无法检测体积较小的肿瘤，因此考虑病例存在垂体肿瘤或其他鞍旁肿瘤时，应采用专门聚焦于垂体的MRI检查[16]。这种检测技术具有高对比度的优点，可清晰显示肿瘤对邻近软组织结构的影响，包括海绵窦和视交叉。垂体MRI会扫描视交叉、下丘脑、垂体柄、海绵窦和蝶窦的图像[17]。使用高分辨率T_1加权成像分析钆造影前后冠状面和矢状面图像，可区分大多数垂体肿物的类型。若要获得像素达到1mm的检测效果，扫描切面的厚度应小于3mm。因此，需要连续切片来诊断大小1～3mm的病变。如有必要，特别是诊断出血引起的高信号，可分析T_2加权图像获取额外的诊断信息。因此，MRI可清晰地展示垂体、垂体柄、视束和周围的软组织。正常垂体后叶在T_1加权图像上呈离散的高信号亮点，并且随着年龄的增长而减弱，但在尿崩症和大多数垂体后叶病变中，后叶的高信号亮点基本不可见，这是因为T_1的高信号亮点源于含有抗利尿激素的神经分泌囊泡。

在青春期、妊娠期和产后，垂体会短暂增大，青春期少女的垂体在月经期间可变凸。在妊娠期间，垂体通常为10～12mm，而垂体柄的直径不超过4mm。即使没有垂体肿瘤，但由于垂体的增大，极少数孕妇也可能出现视野缺损。垂体柄增粗提示可能存在垂体炎、肉芽肿、生殖细胞瘤或脊索瘤。注射钆对比剂后，垂体微腺瘤信号强度低于正常腺体，在对比剂注射后的几分钟内检测多个切面的信号序列时微腺瘤的低信号尤为明显。鞍区内低信号强度是由于垂体微腺瘤的血供较少[19]。微腺瘤也可引起垂体不对称或垂体柄偏曲。相比之下，大腺瘤血管分布明显多于微腺瘤，对

钆对比剂的摄取率更高。

在长期进展过程中，大腺瘤渐进性重塑骨窝结构并扩大蝶鞍空间。这些肿瘤向上生长压迫视神经，引起视野缺损。大腺瘤也可延伸至蝶窦，进一步侵犯分隔垂体与海绵窦的结缔组织，这种情况并不少见。若通过影像学检查可见到颈动脉周围存在肿瘤组织，可证实海绵窦受肿瘤侵犯。此类患者中有少数出现了第Ⅲ、Ⅳ或Ⅵ对脑神经的麻痹。MRI可轻易区分垂体腺瘤与其他肿块，包括增生、颅咽管瘤、脑膜瘤、脊索瘤、囊肿和转移性病变。若在鞍旁肿瘤附近观察到不同于该肿瘤的垂体结构（图9-3），提示其并非垂体来源。通过观察未受累及的垂体组织、肿瘤一致性、是否有钙化、出血和鞍上累及等继发性特征可对垂体肿瘤进行影像学诊断，确诊仍然需要直接的组织学诊断。术前颈动脉动脉瘤也可通过MRI或MR血管造影进行定位。由于钆对比剂有可能导致急性肾衰竭或与肾源性系统性纤维化相关，因此肾功能受损患者禁用[20]。

垂体CT可以显示包括鞍底和鞍突的骨性结构，以此判断是否有骨侵犯。CT也可以识别出特异性疾病的钙化特征，如颅咽管瘤、脑膜瘤和罕见的MRI上不明显的动脉瘤。少数情况下，垂体腺瘤也会发生钙化。垂体CT用于发现出血性病变、转移性肿瘤、脊索瘤和钙化。

受体显像：由于催乳素瘤表达D_2受体，将D_2受体进行放射性标记后，用^{123}I-苯甲酰胺单光子发射扫描可显示催乳素瘤。由于这项检测方法不能显示无功能性肿瘤，因此有些学者主张使用这项技术来区分有功能和无功能肿瘤[21]。放射性标记的In-喷曲肽已用于体内肿瘤显像，但大多数垂体腺瘤在不同程度上表达生长抑素受体亚型，因此限制了其在垂体肿瘤的特异性。由于单光子发射CT（single-photon emission CT，SPECT）的灵敏度约为1cm，同时也可检测正常垂体组织的受体表达，因此SPECT对垂体肿瘤检测的应用有限，但可进行异位ACTH分泌肿瘤的成像。

3. 垂体肿物的神经-眼科评估　视神经束极易受到垂体肿物的压迫。准确的神经眼科评估除了辅助肿瘤的诊断，还有助于判断治疗前的基础视力状态，为治疗后的随访提供依据，以及监测肿瘤复发[22]。图9-4展示了视交叉和视神经颅内成分与垂体及周围血管的关系。视交叉和鞍隔之间在后方存在一个宽10mm的成角间隙（图9-5）。因此，鞍上肿物发生广泛的增大后才会对视交叉产生压迫，进而导致视觉受损。来自鼻侧的视网膜神经纤维在视交叉处发生交叉，而来自颞侧视网膜的神经纤维在身体同侧分布[23]。来自上方和下方视网膜的神经纤维在相应的交叉区域直接分离。局部血管损伤和视交叉牵拉是选择性视觉损伤的机制之一。视觉损伤的可逆性与压迫损伤的剧烈

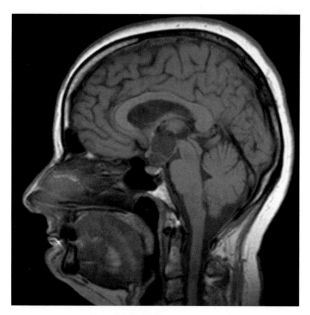

▲ 图 9-3　颅咽管瘤矢状面 MRI，含囊性和实性成分

肿瘤位于正常垂体上方的鞍上区域。单独垂体的存在提示该鞍上肿瘤并非垂体起源（图片由 N. Karavitaki 提供）

程度成反比，大肿瘤对视束的长期压迫不可避免地导致预后不良。

视觉症状：在无症状患者中，视觉检查异常促进了垂体肿瘤的发现。在先进的检测和成像技术出现之前，几乎所有垂体肿瘤患者都出现视力丧失。而目前只有不到 10% 的患者表现为视力丧失，大多数患者为临床无功能的垂体腺瘤，通常通过偶然进行的影像学检查发现。单侧或双侧颞侧或中央视觉丧失通常是不对称的，而且不易察觉，存在自发缓解或复发。少部分无症状患者出现突发性视力丧失。其他症状包括复视、深度知觉受损，少数患者出现视幻觉[24]。视网膜神经纤维层变薄可能是视神经萎缩的征象[25]。

4. 临床表现及检测方法　大多数垂体相关视力缺陷是由于视交叉下部神经纤维受到压迫导致双颞侧视力丧失，以及上方视野缺损（图 9-6）。少数肿瘤从上方压迫视交叉，从而引起颞侧及下方视野受损。随着视交叉的损伤越来越严重，视野缺损可能累及鼻侧，甚至导致视神经萎缩。与其他引起双颞侧视野缺损远离视中线的疾病不同，垂体相关视野缺损倾向于在视中线附近。许多病例行 MRI 检查可发现与视野缺损相关的肿瘤定位，在明显的缺陷视野之外，剩余视野基本不受影响。垂体肿瘤向前方增大可损害视野中央视力[26]。极少数患者出现瞳孔畸形、视神经萎缩、视盘水肿、脑神经麻痹和眼球震颤。术前无症状性视野缺损可通过自动定量的方式进行视野检查和视力测试，同时进行视觉诱发电位评估、传入性瞳孔障碍评估及视盘形状评估。使用光学相干断层扫描来评估视网膜

纤维层厚度或受损的神经节细胞层，可为术后视力的恢复提供预测依据。

（三）垂体肿物的治疗

垂体肿物通常是良性的，但可压迫局部结构或侵犯脑组织（图 9-7）。治疗的目标是缓解局部压迫效应，抑制激素分泌亢进或缓解激素分泌不足，同时保持垂体完整功能。现有的三种治疗模式包括外科手术、放射治疗和药物治疗。针对不同患者，应该考虑各种治疗方法的适应证和风险性，平衡医生建议和患者意愿，选择个性化的治疗措施。优秀的垂体治疗团队应该纳入多个专业的医生，包括内分泌专家、神经外科医生、放射科医生、病理学家和眼科医生等[27]。

1. 垂体肿瘤或鞍区肿物的手术治疗　垂体手术适用于治疗引起明显中枢压力如视力损害的肿瘤，以及首次进行治疗的激素分泌亢进肿瘤，或对药物治疗不耐受或存在药物抵抗的功能性肿瘤。罕见鞍区病变需手术取样进行诊断性组织学评估，少数原发性或继发性鞍旁恶性肿瘤应进行广泛性切除。

1904 年，Horsley 报道了经外侧颅中窝垂体肿瘤切除术[28]。1907 年 Schloffer 报道了第一例成功的经蝶窦垂体肿瘤切除术[29]，随后 Cushing 改进了这一术式，并在 1910—1925 年进行了 231 例垂体肿瘤手术，死亡率低至 5.6%[28]。Cushing 通过唇下切口进入，采用鼻内入路去除鼻中隔，使用 Kanavel 灯改善术野亮度。Hardy 后来通过应用手术显微镜和术中透视改进了经蝶入路垂体手术，与寻常的开颅手术相比，其并发症率和死亡率显著降低，他的方法成为后世切除垂体肿瘤的主要方法。

经蝶窦入路减少了手术对颅腔的损伤，避免了额下手术入路所需进行的脑组织损伤操作（图 9-8）。腹侧经蝶入路切除垂体肿瘤同时避免了颅窝损伤。因此，经蝶手术的并发症率和死亡率极低，大多数患者可在 6~9h 走动，住院时间一般在 3 天左右。此外，经蝶入路可在高放大倍率和良好内部照明的条件下获得清晰的手术视野显露。正常垂体与肿瘤组织可明显区分，便于进行显微解剖和肿瘤切除（图 9-9）。经蝶入路术式的应用已经大大促进了多个技术的进步，包括头部固定技术、微型仪器发展及新角度内镜的研发。更为灵敏和精确的 MRI 及术中 MRI 的使用，有助于判断肿瘤的位置、大小和侵袭性，这些都是手术成功与否的关键因素。

内镜手术既可切除垂体肿物，也可切除部分鞍外肿物[30]。大多数手术为经鼻入路[31]，但也有部分手术经颅底入路，鞍上病变可通过翻转垂体获得手术暴露。由经验丰富的医生持刀手术的条件下，内镜技术与传统经蝶入路术式相比具有相近的并发症率和术后结局[32, 33]。

罕见的侵袭性鞍上肿物需进行开颅手术，如侵犯

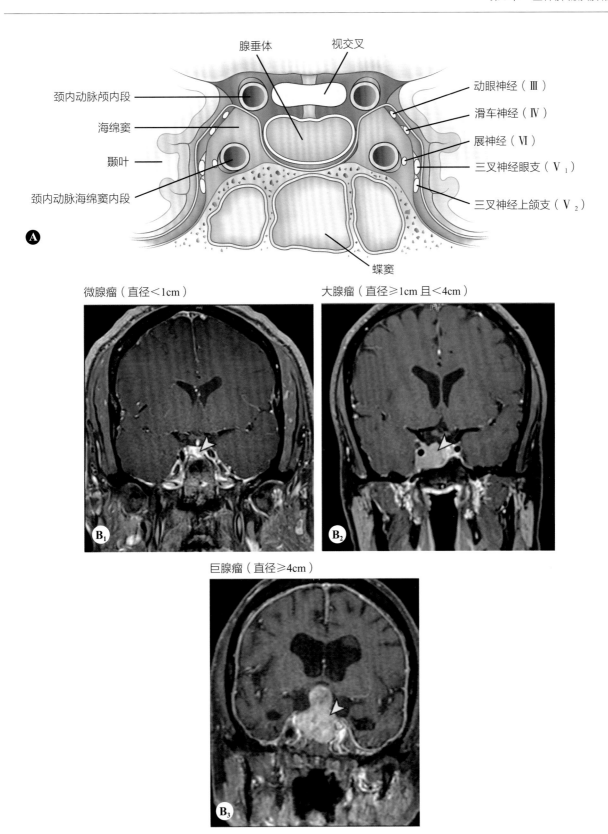

▲ 图 9-4 鞍区结构及海绵窦冠状面

A. 动眼神经（Ⅲ）和滑车神经（Ⅳ）与垂体的位置关系；垂体微腺瘤（B₁）、大腺瘤（B₂）、巨腺瘤（B₃）的 MRI 表现。箭头指示腺瘤的位置（A. 引自 Silver SI, Sharpe JA. Neuro-ophthalmologic evaluation of pituitary tumors. In: Thapar K, Kovacs K, Scheihauer BW, et al, eds. *Diagnosis and Management of Pituitary Tumors. Totowa*, NJ: Humana Press; 2001: 173-200; B. 引自 Molitch ME. Diagnosis and treatment of pituitary adenomas: a review. *JAMA*. 2017; 317: 516-524.）

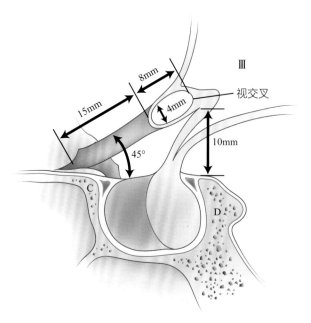

▲ 图 9-5　垂体与视交叉的位置关系

颅内视神经 – 视交叉复合体位于鞍隔上方 10mm 处。C. 前床突；D. 蝶鞍背（引自 Miller NR. *Walsh and Hoyt's Clinical Neuro-Ophthalmology*, 4th ed, vol 1. Baltimore, MD: Williams & Wilkins; 1985: 60-69.）

颅前窝或颅中窝、视神经或大部分蝶鞍坡。累及小鞍隔孔的鞍上扩展肿瘤（沙漏形）也可能需要经颅入路。极少数情况下，质地过硬而不能经蝶窦切除的肿瘤需要经蝶手术和经颅手术相结合。

（1）手术目的：垂体手术的目的是在不影响术后垂体功能的情况下对病变进行全部切除[34]。对于包膜较差的病灶、腺体深部的病灶、侵袭海绵窦壁、体部或鞍上组织的病灶，选择性肿瘤切除的难度很高。然而，鞍上肿瘤（如颅咽管瘤）可通过经鼻入路切除。手术视野不佳也限制了病灶的精确切除。术中除切除肿瘤的必要处理外，应避免切除正常垂体组织，以及对腺体进行多余的操作。如果多灶性肿瘤周围正常腺体发生坏死，或尽管有肿瘤临床或生物化学的提示（尤其是 ACTH 瘤）但未见明显肿瘤，推荐进行半腺体切除术或非选择性全腺体切除术。成功的手术可缓解中枢视觉缺陷和激素分泌障碍。对于儿童和青壮年，术中决策应考虑是否有足够的正常组织剩余，以满足后续生长和生殖的需求。然而，硬脑膜上即使仅残留少量的功能性肿瘤组织，其分泌亢进会导致临床症状持续存在。因此，熟练的神经外科医生能在最大限度进行有效的肿瘤切除与非肿瘤垂体组织功能的保留之间进行仔细权衡。

与熟练外科医生实施的标准手术比较，新技术应用带来的进步可改善手术效果和长期预后[34, 35]。图像引导可通过三维成像实现术中手术指引。术中超声和 MRI 技术可实时评估肿瘤的大小和范围以及手术进程。

术中 MRI 可在术野仍开放的情况下进行，便于外科医生评估是否需要进一步的手术切除，并为术后随访提供良好的基线资料。如果怀疑有血管累及，术前应做颈内动脉和颅内血管造影。然而，术后影像可能在刚进行手术的数月内无明显变化，MRI 在术后 1 年或更长时间后才有检查价值，尤其是对于分泌性肿瘤，通过血清标志物检测即可进行术后随访[36]。经鼻 – 蝶内镜技术（图 9-10）无须使用牵开器或窥镜，不需要鼻腔填塞，缩短了手术时间，减少术后并发症率和住院时间。该技术提供清晰的骨性标志全景图，能够切除扩展至海绵窦的鞍上和鞍旁肿瘤。但该方法对围术期鞍内出血和脑脊液漏的处理效果不佳。结合术中图像检测和经鼻 – 蝶内镜可发挥两种方法的优势。

（2）经蝶窦手术适应证：术前应评估垂体肿物是否对周围组织造成压迫（表 9-3）。虽然手术切除能快速缓解激素分泌过多及功能性腺瘤带来的临床症状，但手术适应证因肿瘤类型而异。一般来说，对药物治疗不耐受或有耐药性的患者需要手术治疗。手术主要适用于边界清晰的 GH 瘤、TSH 瘤和所有的 ACTH 瘤，以及需要手术的无功能大腺瘤。当需要进行组织学诊断以明确鞍区肿瘤的性质时，可进行手术取样。进行手术减压和鞍区减压的适应证是出现渐进性压迫症状，包括视野缺失、垂体功能低下或其他中枢神经系统（central nervous system，CNS）的功能改变。当已知或未知的腺瘤内发生包裹性蝶鞍出血，需要立即进行手术减压。急性垂体出血需要进行紧急手术减压，特别是对于突发视野缺损的患者。垂体功能低下是由于门脉系统压力增加而引起，可在减压手术不久后恢复。对 234 例患者术后垂体功能进行评估，52 例患者新发促激素功能障碍，93 例术前有垂体功能减退的患者中有 45 例恢复了 1～3 个术前被抑制的垂体 – 靶器官激素轴。提示术后垂体功能恢复的指征是 MRI 评估未见肿瘤残留，神经外科医生和周围组织病理检查均确认无肿瘤侵犯[37]。由于部分垂体功能衰竭患者在术后发生垂体功能恢复，根据患者临床特征，在开始术后替代治疗之前应考虑重新检测垂体分泌情况，但肾上腺类固醇替代除外，因其需要更加谨慎。同一患者的二次手术指征包括肿瘤复发、肿瘤残留物持续分泌高水平激素及修复脑脊液渗漏。

术后患者应保持 30°～45° 的卧床角度，每 6 小时测定一次尿液、血清渗透压及血清电解质。术后血管升压素替代治疗的适应证包括多尿，尤其是血钠和渗透压升高，以及尿液渗透压过低。术后多尿本身并不是后叶加压素替代治疗的指征，除非它是由垂体后叶功能受损引起。术中补液过多也可能导致术后多尿。补液治疗应同时考虑液体的摄入和尿液的排出。

（3）不良反应：手术成功率很大程度上取决于神经外科医生的技术及经验。患者更多的垂体治疗中心

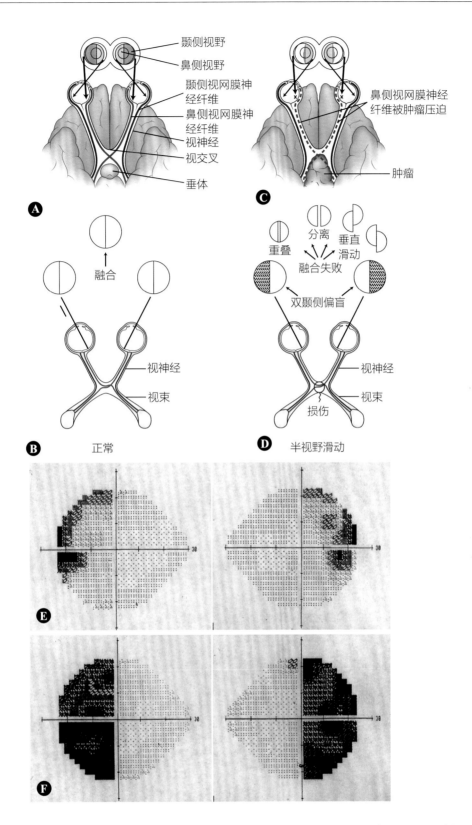

▲ 图 9-6　**A** 至 **D.** 垂体肿瘤增大引起视野缺损。**A.** 正常视力；**C.** 双颞侧偏盲；**B** 至 **D.** 双颞偏盲和半视野融合不稳定引起的半视野滑动现象，鼻侧视野和颞侧视野未连接，残余视野未正常融合；**E** 和 **F.** 视野阈值测试显示视交叉受垂体肿瘤压迫（**E**），双颞侧上方视野偏盲，后来发展为双颞侧完全偏盲（**F**）

A 至 C. 引自 Newell-Price J.Endocrine assessment.In: Sheaves R, Jenkins PJ, Wass JAH, eds. *Clinical Endocrinology* Oncology.Boston, MA: Blackwell Science; 1977；B 至 D. 引自 Stiver SI, Sharpe JA.Neuro-ophthalmologic evaluation of pituitary tumors.In:Thapar K, Kovacs K, Scheithauer BW, et al, eds. *Diagnosis and Management of Pituitary Tumors*. Totowa, NJ:Humana Press; 2001.

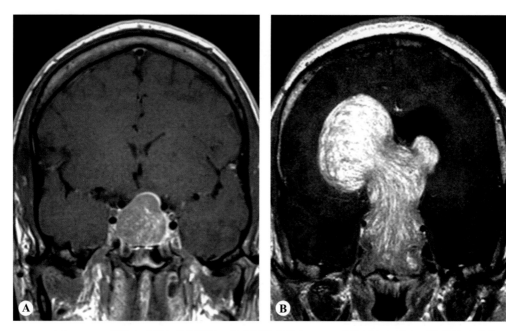

▲ 图 9-7　**A.** 垂体大腺瘤向外侧侵犯，从背侧抬高视交叉；**B.** 侵犯脑组织的大型侵袭性大腺瘤

图 B 引自 Li-Ng M, Sharma M. Invasive pituitary adenoma. *J Clin Endocrinol Metab.* 2008; 93: 3284-3285.

和经验丰富的外科医生报告的术后结局更好且住院时间更短 [38, 39]。垂体手术并发症包括鼻窦损伤、神经功能紊乱、术后感染、血管并发症或内分泌功能障碍。重要的是，肿瘤生长持续或复发是后续不良结局的反映。肿瘤大小、侵袭程度、术前激素水平和既往垂体手术是手术结果的决定因素 [40]。总体而言，激素分泌型肿瘤术后复发的最重要预测因素是术后基础激素水平 [41, 42]。脑脊液漏、暂时性尿崩症和 ADH 分泌不当是最常见的暂时性不良反应，发生率达 20%（表 9-3）。局部损伤可能导致蛛网膜炎、血管出血、血肿形成和鼻出血。很少有肺栓塞、嗜睡症和局部脓肿的报道。多达 10% 的患者出现医源性垂体功能减退、尿崩症或抗利尿激素分泌失调综合征。在极少数情况下，偏瘫、脑神经麻痹或脑病可能会对中枢神经系统造成永久性损害。

术后尿崩症有三个阶段。最初的一过性紊乱之后，在第 6～11 天的间期无多饮或多尿。在第二阶段，也有以 ADH 分泌不当为特征的低钠血症的报道，甚至出现在术后无尿崩症症状和体征的患者中 [43]。第三阶段再次出现多尿、烦渴和尿液浓缩能力下降。据报道，在接受垂体手术的患者中，死亡率高达 1%，可能与下丘脑或脑血管的直接损伤、脑膜炎、气颅形成或麻醉并发症有关。手术失败可能由垂体无关事件引起，包括麻醉相关并发症或出血性疾病。肿瘤切除不完全也可能是由术前 MRI 定位或识别不准确所致。少数情况下，首次垂体手术治疗效果不佳可能是由于术前未得到诊断的功能性垂体瘤或 ACTH 异位分泌。垂体手术后的再入院率较低。在 466 例持续随访的病例中，有

29 例在 30 天内再次入院，主要是因为鼻出血、低钠血症或脑脊液漏 [44]。

2. 垂体放射治疗

(1) 治疗原则：高能量电离辐射可以通过兆伏技术传送到深层组织 [45]。向垂体病变提供最大限度的局部坏死性辐射，同时将周围正常结构受到的辐射损伤降至最低是应用放射治疗面临的最大挑战。一些放疗技术的进展提高了其疗效和安全性，包括高精度的肿瘤定位和高压（6～15MeV）线性加速器。如果需要，具有等中心旋转弧的精确模拟模型可对精确位点进行重复定位，以供需要多次放疗的患者使用。分次放疗辐射量最高可达 5000rad（=50Gy），每天给予 180rad 剂量，持续 5～6 周。高精度技术，如立体定向放射外科手术，可为单一或多个部分给药，并可通过 ⁶⁰Co- 伽马刀或 CyberKnife 机器人手术或线性加速器来提供放射能量。这使高能量的传输直接作用于垂体病变，同时最大限度地减少对周围组织的辐射暴露 [46]（图 9-11）。放射手术适于治疗鞍内和远离视神经的海绵状病变（表 9-4 和表 9-5）。在一项对 76 名患者进行平均 96 个月随访的长期研究中，约一半的患者处于缓解期，23% 出现新发垂体功能减退，3 名患者出现动眼神经麻痹 [47]。但立体定向放射外科手术是否比分次放疗法具有更好的长期疗效及安全性，目前尚无定论 [48]。

(2) 适应证：使用放射疗法治疗垂体瘤是高度个体化的，这取决于治疗中心的专业能力、治疗医师在权衡治疗程序潜在益处和风险方面的观点，以及患者基于知情选择的偏好（表 9-4 和表 9-5）[49]。一般情况下，对于术后持续激素分泌过多或残余肿块效应，或

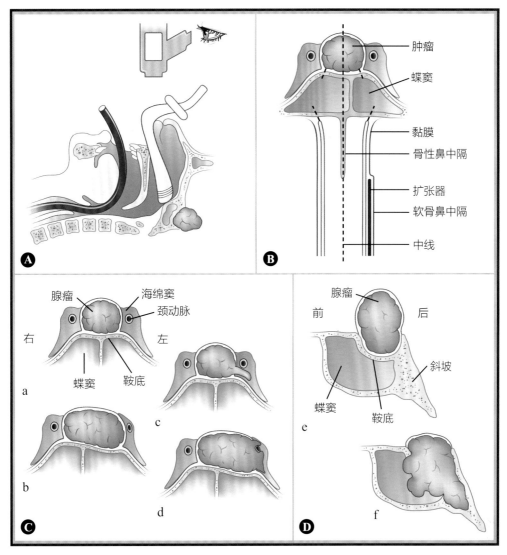

▲ 图 9-8 经蝶窦垂体手术

A. 经蝶窦入路路线（侧视图）及经蝶窦入路的手术通道与牵引器的定位。B. 阴影区域标记了移除的骨结构。C. 垂体腺瘤鞍旁侵犯（冠状切面）：a. 鞍内腺瘤；b. 海绵窦移位；c. 腺瘤局灶性侵犯海绵窦；d. 腺瘤弥漫性侵犯海绵窦；D. 垂体腺瘤的延伸（矢状切面）：e. 鞍上扩展；f. 蝶窦及斜坡侵犯；（改编自 Honegger J, Buchfelder M, Fahlbusch R. Surgery for pituitary tumors.In: Sheaves R, Jenkins PJ, Wass JAH, eds. *Clinical Endocrinology Oncology*. Boston, MA: Blackwell Science; 1977.）

压迫性肿块造成手术禁忌时，应采用放射疗法。总体而言，分次放疗（45～50Gy）使超过 90% 的非分泌型肿瘤在 10 年内停止生长，但分泌型肿瘤通常更具有抗性[50]。由于生长激素瘤和催乳素瘤一般都可以进行药物治疗，因此对于这些腺瘤，放疗的适应证很少。放疗的大多数适应证是作为手术或药物的辅助治疗。在切除可能复发或切除不充分的垂体肿块（如无功能垂体腺瘤、颅咽管瘤或脊索瘤）后，可能需要放疗。在肢端肥大症中，一般不建议使用放疗作为主要治疗手段，通常作为手术或药物的辅助治疗手段[51]，但对于药物治疗无效的侵袭生长的催乳素瘤，放疗可能会阻止其进一步局部侵袭。复发性垂体依赖性库欣病似乎特别适合放疗，尤其是年轻患者。

（3）不良反应

• 垂体功能减退：垂体功能衰竭常见于接受垂体照射的患者（表 9-6）。放疗后 10 年内，高达 80% 的患者可能出现促性腺激素、生长激素、TSH 或 ACTH 缺乏症[47]。垂体放射外科手术后发生垂体衰竭的中位时间约为 5 年[52]。垂体功能减退的机制似乎包含下丘脑激素释放细胞的损伤和垂体的直接损害。这些患者需要进行终生的内分泌科随访以检测垂体储备功能，并在适当时进行激素替代治疗。

• 第二脑肿瘤：据报道，对腺瘤和颅咽管瘤进行常规垂体放疗后，胶质瘤的平均潜伏期为 11.5 年[53]（表 9-4）。在接受垂体瘤照射的患者中，第二脑肿瘤的标准化发病率比（standardized incidence ratio，SIR）约

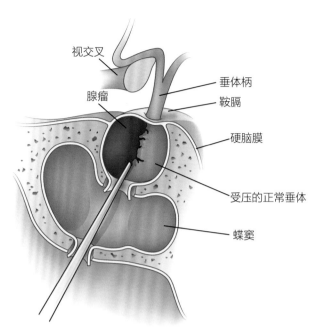

▲ 图 9-9　经蝶窦切除垂体腺瘤

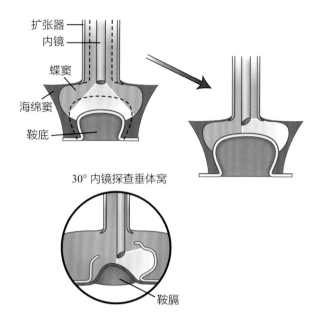

▲ 图 9-10　内镜辅助显微手术提供了蝶窦的全景
使用 30° 内镜，可以看到"转角处"的景象，展示鞍旁结构，有助于探测及切除残存的肿瘤（引自 Fahlbush R, Buchfelder M, Kreutzer J, et al. Surgical management of acromegaly. In: Wass J, ed. *Handbook of Acromegaly*. Bristol, UK: BioScientifica; 2001.）

为 6（CI 3.16～10.69），在不同的队列中潜伏期为 6～24 年[54, 55]。在立体定向和常规放疗后的 53 786 例患者年监测中，随着患者治疗年龄减少 10 岁，垂体定向放疗后发生脑肿瘤的风险增加 2.4 倍，脑膜瘤的风险增加 1.6 倍[56]。由于垂体瘤患者在随访期间中更容易进行常规脑成像，因此尚不完全清楚观察到的脑膜瘤是否为巧合发现。这种非常罕见的并发症似乎与剂量和年龄相关，分次放射剂量不应超过 50Gy。使用共聚焦放射技术照射较小的组织体积可以最大限度地减少这种不良反应，但需要长期、前瞻性的受控监测研究来进一步评估这个重要问题。

• 脑血管疾病：脑血管事件的发生率增加了 3 倍，主要发生在因无功能腺瘤而接受放射治疗的男性患者[57]。然而，在另一项研究中，脑血管疾病的死亡率似乎在接受过放疗的垂体功能缺陷患者中更高[58, 59]。垂体放射治疗与脑血管疾病之间的直接因果关系尚不清楚，但已报道了其对脑血管系统的直接影响，包括动脉粥样硬化闭塞性病变[60]。

• 视力损害：在常规放疗中，将剂量分为每疗程小于 200rad 的剂量，可使视力损害（极罕见失明）的风险降到最低。接受放射外科手术的患者报告的新视觉损害的发生率约为 4%[61]。

• 脑坏死：45 例患者中有 14 例经 MRI 证实了与剂量相关的放射性脑坏死，并伴有颞叶萎缩和囊性、弥漫性脑萎缩。认知功能障碍尤其是记忆力减退也有报道[62]。

3. 药物治疗　垂体肿瘤常表达介导下丘脑控制激素分泌的受体，多巴胺 D_2 受体和 SST2 的适当治疗性配体可有效抑制 PRL、GH 和 TSH 的高分泌，阻断肿瘤生长，并可缩小肿瘤大小。包括甲状腺和肾上腺在内的靶腺功能的消融也可能有助于减轻垂体肿瘤促激素分泌过多的有害影响。外周拮抗药阻断 GH 或皮质醇的作用，而不是通过靶向分泌 GH 或皮质醇的垂体肿瘤。

二、鞍旁肿块

下丘脑肿块在第 7 章描述，鞍旁肿块的病因见表 9-7。

（一）鞍旁肿物的类型

鞍旁肿物约占所有脑肿瘤的 20%，2016 年美国报道中垂体瘤和颅咽管瘤新发病例为 13 340 例[63]。

1. Rathke 囊肿　垂体的前叶和中叶在胚胎学上起源于 Rathke 囊。在尸检中，约 20% 的垂体中发现囊袋闭塞不充分导致垂体前叶和垂体后叶交界处出现囊肿或囊性残余[64]（图 9-12）。垂体腺瘤有时也可能包含小的裂隙囊肿。它们由围绕黏液囊肿液的立方或柱状纤毛上皮衬里，起源于 Rathke 囊肿内陷失败的中线雏形，约占垂体肿块的 3%[65]。然而，垂体表皮样囊肿内衬的鳞状上皮，很少变成恶性。Rathke 囊肿大小不一，可能延伸至鞍上区。Rathke 囊肿呈现多种 MRI 征象，并很少出现伴或不伴尿崩症的全垂体功能低下[66]。患者大多数没有明显临床症状，75 例患者随访 126 个月后有 43 例患者囊肿大小没有变化，因此，大多数患者可以进行预期的随访[67]。头痛或视力障碍的程度取决于囊肿的大小和部位。囊肿形成与蝶鞍扩大

		表 9-3　经蝶窦垂体手术
主要适应证	一般适应证	• 视束或中枢神经鞍内受压 • 缓解现存、残留或复发的肿瘤组织引起的压迫性垂体功能低下 • 垂体出血 • 脑脊液漏 • 药物治疗抵抗 • 药物治疗不耐受 • 个人选择 • 有立即妊娠需求的垂体大腺瘤患者 • 组织学诊断需要
	特殊适应证	• 肢端肥大症 • 库欣病 • 临床无功能性大腺瘤 • 催乳素瘤 • Nelson 综合征 • TSH 分泌腺瘤
不良反应	暂时性不良反应	• 尿崩症 • 脑脊液漏和鼻漏 • ADH 分泌异常 • 蛛网膜炎 • 脑膜炎 • 术后精神病性障碍 • 局部血肿 • 动脉壁损害 • 鼻出血 • 局部脓肿 • 肺栓塞 • 嗜睡症
	永久性不良反应 （最高发生率 10%）	• 尿崩症 • 部分或完全垂体功能减退 • 视觉丧失 • 分泌异常 • 血管闭塞 • CNS 损害：动眼神经麻痹、偏瘫、脑病 • 鼻中隔穿孔
手术相关死亡率（最高发生率 1%）		• 脑、下丘脑损伤 • 血管损伤 • 术后脑膜炎 • 脑脊液漏 • 颅腔积气 • 急性心肺疾病 • 麻醉相关 • 癫痫发作

ADH. 抗利尿激素；CNS. 中枢神经系统；TSH. 促甲状腺激素

相关。Rathke 囊肿分别在 MRI T_1 加权和 T_2 加权成像中显示为高信号和低信号肿块，在 CT 中呈现可与垂体腺瘤相区别的均匀低密度灶[66]。Rathke 囊肿患者均应评估是否有垂体功能低下。对于需要进行手术或引流缓解严重头痛的患者[68]，应在长期随访时行 MRI 检查，以发现囊肿复发迹象[64, 65]。

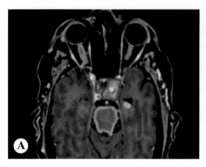 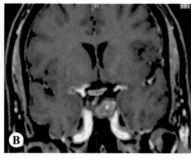 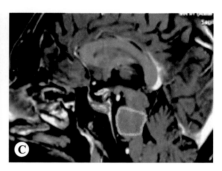

▲ 图 9-11　**MRI 图像显示了垂体腺瘤的放射靶区，轴位（A）、冠状位（B）和矢状位（C）**

肿瘤轮廓和放疗靶区位置以红色突出显示。受累器官包括视交叉、左视神经（橙色）、右视神经（青色）、左眼晶状体（淡黄色）、右眼晶状体（淡蓝色）、脑干（绿色）、垂体柄（粉红色）、右海马（紫色）和左海马（金黄色）（引自 Minniti G, Osti MF, Niyazi M. Target delineation and optimal radiosurgical dose for pituitary tumors. *Radiat Oncol*. 2016; 11: 135. ）

表 9-4　垂体放射疗法

适应证

- 垂体腺瘤：肢端肥大症、库欣病、无功能性腺瘤、催乳素瘤
- 颅咽管瘤
- Nelson 综合征
- 非腺瘤性侵袭性鞍区肿块
- 肿瘤复发
- 复发激素分泌亢进
- 手术和药物治疗抵抗

不良反应

- 垂体功能减退：生长激素、促性腺激素、TSH 和 ACTH 分泌不足
- 眼：视力丧失、视神经炎
- 颅脑：脑坏死、颞叶缺陷、认知功能障碍

垂体放疗后出现恶性脑肿瘤和脑膜瘤								
治疗时间	患　者		例　数		患者年		每 10 万患者年发病率		RR:RT vs. 未 RT
	RT	未 RT	RT	未 RT	RT	未 RT	RT	未 RT	
1990 年之前	1497	1216	26	5	11 751	8227	221.0	60.8	3.64
1990—1999 年	1363	2090	8	3	9031	13 338	88.6	22.5	3.94
2000 年之后	376	1621	1	1	1561	6176	64.1	16.5	3.96

ACTH. 促肾上腺皮质激素；RR. 风险比；RT. 放射治疗；TSH. 促甲状腺激素
改编自 Burman P,van Beek AP,Biller BMK,et al.Radiotherapy,especially ay young age,increases the risk for de novo brain tumors in patients treated for pituitary/sellar lesions. *J Clin Endocrinol Metab*. 2017;102:1051-1058.

蛛网膜、表皮样和皮样囊肿主要发生在小脑脑桥角，但也可能发生在鞍上区。垂体中很少出现含有油脂皮脂腺产物或毛囊的皮样囊肿，并且囊肿内壁可能有钙化。后天性垂体囊肿可能继发于垂体内出血，通常与潜在的腺瘤有关，很少引起垂体功能衰竭。囊肿压迫导致内部脑积水、视觉障碍、GH 或 ACTH 缺乏、高催乳素血症和尿崩症。囊肿中可能出现鳞状细胞癌，但这种情况很少见 [69]。

2. 颗粒细胞瘤　垂体迷芽瘤或神经鞘瘤，通常仅在 20 岁以后出现。其丰富的细胞质颗粒不含垂体激素，但这些病变可能伴有尿崩症。垂体腺瘤偶与这些肿瘤相关 [70]。

3. 脊索瘤　这些生长缓慢的软骨肿瘤起源于脊索中线残余组织，具有局部侵袭性，并可能转移 [71]。大部分起源于脊椎，约 1/3 累及颅底斜坡区。脊索瘤含有富含黏蛋白的基质，可通过细针抽吸进行诊断。患

表 9–5 立体定向放射外科治疗激素分泌型和非分泌型垂体腺瘤的疗效

研 究	患者数量	边缘剂量中位数（Gy）	平均随访时间（月）	缓解率（%）	缓解时间（月）	缓解相关因素预测	垂体功能减退（%）
肢端肥大症							
Jezkova (2006)	96	32	54	50	NA	初始激素水平	27
Pollack (2007)	46	20	63	50	36	初始激素水平，SRL	33
Vik-Mo (2007)	53	26.5	66	17	NA	无	18
Jagannathan (2008)	95	22	57	53	29.8	SRL 治疗	34
Losa (2008)	83	21.5	69	60	NA	初始激素水平	8.5
Pollock (2008)	27	20	47	67	NA	NA	27
Ronchi[459] (2009)	35	20	114	43	144	初始激素水平	8.5
Castinetti (2009)[b]	43	26	96	42	50	初始激素水平	21
Poon (2010)	40	范围，0～35	74	75	NA	海绵窦侵犯	12
Sheehan (2011)	130	范围，8～30	31	53	30	SRL 治疗	34
Li (2012)	40	21	72	47.5	45	初始激素水平，海绵窦侵犯	40
Ding (2018)	371	范围，8.8～40	79	59	38	停止 IGF 抑制治疗	22
库欣病							
Hoybye (2001)	18	NA	204	83	NA	NA	66
Kobayashi (2002)	20	40	60	35	NA	NA	NA
Jagannathan (2007)	90	23	42	53	13	肿瘤体积	22
Castinetti (2009)b	18	28.5	96	46	24	初始激素水平	28
催乳素腺瘤							
Pouratian (2006)	23	18.6	58	26	24.5	手术时使用多巴胺激动剂、肿瘤体积	29
Jezkova (2008)	35	34	75	37	96	无	14.3
Castinetti (2009)b	15	26	86	43	28	初始激素水平	13.3

无功能腺瘤					
研 究	患者数量	边缘剂量（Gy）	平均随访时间（月）	肿瘤控制率（%）	视力缺陷率（%）	垂体功能减退（%）
---	---	---	---	---	---	---
Mingione (2006)	100	18.5	44.9	92.2	0	19.7
	140	20	60	100	0	2
	62	16	64	96.8（5 年时 95）	0	27
	71	14.1	50.2	96.7	2.8	8.2
	43	18.2	36	100	0	0
	48	18.4	95	83.3	0	39
	100	（3×7）（5×5）	33	98	1	3
	125	13	62	90（5 年时 84）	0.8	24
	140	18	50	89.6（5 年时 97）	0	30.3
	512	16	36	93.4（5 年时 95）	7.9	21
	41	12	48	92.7（10 年时 85）	2.4	24.4
	57	15	45.5	93（100 年时 90）	0	8.8

a. 停用 SRL 后病情缓解；b. 仅报道了随访时间＞60 个月的患者；NA. 不可（引自 Castinetti F, Regis J, Dufour H, et al.Role of stereotactic radiosurgery in the management of pituitary adenomas.Nat Rev Endocrinol. 2010; 6:214-223; Minniti G, Flickinger J, Tolu B, et al.Management of nonfunctioning pituitary tumors:radiotherapy.Pituitary.2018; 21:154-161; Abu Dabrh AM, Asi N, Farah WH, et al.Radiotherapy versus radiosurgery in treating patients with acromegaly:a systematic review and meta-analysis.Endocr Pract.2015; 21:943-956; Ding D, Mehta GU, Patibandla MR, et al.Stereotactic radiosurgery for acromegaly:an international multicenter retrospective cohort study.Neurosurgery.2019; 84:717-725.）

表 9–6　Complications After Stereotactic Radiosurgery for Nonfunctioning Pituitary Adenomas.

Complication	No. of Patients (%)
Patients w/ new cranial nerve (CN) dysfunction[a]	41 of 422 (9.3)
CN Ⅱ	29 (6.6)
CN Ⅲ	6 (1.36)
CN Ⅳ	1 (0.23)
CN Ⅴ	4 (0.90)
CN Ⅵ	2 (0.45)
CN Ⅶ	1 (0.23)
New-onset or worsened hypopituitarism	92 of 435 (21.1)
Cortisol	29 of 293 (9.9)
Thyroid	40 of 246 (16.3)
Gonadotrophin	24 of 288 (8.3)
Growth hormone	31 of 269 (8.4)
Diabetes insipidus	6 of 422 (1.4)
Further tumor growth	31 of 469 (6.6)
Further surgery or radiation therapy	34 of 444 (7.7)

a. Forty-one patients had 43 deficits.

From Sheehan JP, Starke RM, Mathieu D, et al. Gamma Knife radiosurgery for the management of nonfunctioning pituitary adenomas: a multicenter study. J Neurosurg. 2013;119(2):446-456.

表 9–7　鞍旁肿块的诊断性垂体 MRI[a]

诊　断	总　数
垂体前叶肿瘤	
催乳素瘤	395
无功能腺瘤	364
生长激素腺瘤	127
ACTH 腺瘤	84
生长激素 / 催乳素混合腺瘤	4
Nelson 综合征	2
垂体癌	2
LH/ 促性腺激素功能性腺瘤	1
TSH 腺瘤	1
生长激素 /TSH 混合腺瘤	1
囊肿	
Rathke 裂囊肿	42
颅咽管瘤	33
蛛网膜囊肿	2
表皮样瘤	1
松果体囊肿	1
非腺瘤性肿瘤	
脑膜瘤	32
脊索瘤	3
垂体淋巴瘤	2
软骨肉瘤	1
胚胎性横纹肌肉瘤	1
生殖细胞瘤	1
颗粒细胞瘤	1
恶性血管外皮细胞瘤	1
平滑肌肉瘤	1
黏液表皮样癌	1
垂体细胞瘤	1
黄色肉芽肿	1
炎症和血管炎	
淋巴细胞性垂体炎	3
垂体炎，未指定类型	2
淋巴细胞性漏斗炎	1
淀粉样变性，原发性	1

者表现为头痛、不对称视觉障碍、激素缺乏，偶有鼻咽部阻塞。肿瘤与溶骨性骨质侵蚀和钙化有关。MRI 可将正常垂体与极不均匀且经常呈絮状的肿瘤区分开。术中可见肿瘤组织粗糙、不均质且呈小叶状。上皮细胞标志物包括细胞角蛋白和波形蛋白。复发多发生于手术切除后，患者平均生存时间约 5 年。脊索瘤很少发生具有侵袭性且需要广泛手术切除的肉瘤样转化 [72]。因其解剖位置，内镜下经鼻入路可能更适合脊索瘤手术切除 [73]。

4. 颅咽管瘤　这种鞍旁肿瘤约占所有颅内肿瘤的 3%，占儿童期脑肿瘤的 10%。颅咽管瘤通常在儿童和青少年时期诊断 [74]。发病年龄呈双峰分布，分别为 5—14 岁儿童和 50—74 岁成人 [75]。肿瘤起源于 Rathke 囊胚胎鳞状上皮残留物，向间脑背侧延伸，体积可能较大（直径＞10cm）并侵犯第三脑室和相关脑结构。颅咽管瘤 60% 以上来自蝶鞍内，其他来自于鞍旁细胞 [76, 77]。当颅咽管瘤位于蝶鞍内时，MRI 上可显示正常垂体组织的独立边缘，从而与垂体腺瘤相鉴别

（续表）

诊　断	总　数
结节病	1
韦格纳肉芽肿	1
感染	
铜绿假单胞菌	1
梅毒	1
转移瘤 / 癌	
乳腺	3
中枢神经系统淋巴瘤，至垂体柄	1
鼻咽淋巴瘤	1
肝上皮样血管内皮瘤	1
肺，腺癌	1
松果体生殖细胞瘤 / 无性细胞瘤	1
浆细胞瘤	1
前列腺，腺癌	1
鼻窦鳞状细胞癌	1
血管	
脑卒中伴肿块	16
颈动脉瘤	4
下丘脑海绵状血管瘤	1
下丘脑脚间血肿	1
下丘脑	
星形细胞瘤	2
生殖细胞瘤	1
错构瘤	1
未诊断肿块	159
正常垂体	1242
其他	
空蝶鞍	21
增生	14
异位垂体	4
纤维性发育不良	3
脂肪瘤	1

a. 2598 例垂体 MRI 诊断

ACTH. 促肾上腺皮质激素；LH. 黄体生成素；TSH. 促甲状腺激素（改编自 Famini P, Maya MM, Melmed S. Pituitary magnetic resonance imaging for sellar and parasellar masses: ten-year experience in 2598 patients. *J Clin Endocrinol Metab*. 2011; 96: 1633-1641. ）

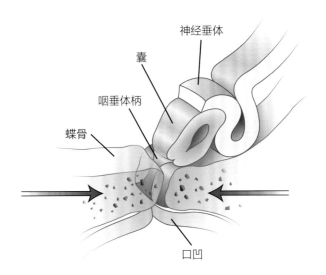

神经垂体
囊
咽垂体柄
蝶骨
口凹

▲ 图 9-12　鞍和鞍旁结构的胚胎祖细胞示意

Rathke 囊肿的发病机制，Rathke 囊起源于口凹（外胚层）的外翻，并发育成腺垂体。连接口凹和 Rathke 囊的咽垂体柄在生长时被蝶骨分隔（箭），分离出了 Rathke 囊和鞍内神经垂体（引自 Harrison MJ, Morgello S, Post KD. Epithelial cystic lesions of the sellular and parasellular region :a continuum of ectodermal derivates?*J Neurosurg*. 1994; 80: 1018-1025. ）

（图 9-1A）。囊腔内通常充满富含胆固醇的黏稠液体，这些液体可能会漏入脑脊液导致无菌性脑膜炎。这些生长缓慢的肿瘤由胚胎前体细胞组成，可能包含钙化、牙齿和免疫反应性 hCG（图 9-13）[78]。组织学检查显示其由两个细胞群组成：囊肿内衬鳞状上皮，以及其中包含的柱状细胞岛，并且可伴随钙化而发生混合炎症反应。成釉型颅咽管瘤相较于侵袭性较低的乳头型颅咽管瘤有更高的复发倾向[79]。大颅咽管瘤可能阻碍脑脊液流通，但很少发生恶变。颅内压升高会导致头痛、喷射性呕吐、视盘水肿和嗜睡，尤其是儿童。只有约 1/3 的患者年龄超过 40 岁，他们通常存在非对称性视觉障碍，包括视盘水肿、视神经萎缩和视野缺损。如果肿瘤侵犯海绵窦，其他脑神经也可能受累。大多数儿童和约半数成人的病灶在 CT 成像中表现出特征性絮状或凸状钙化。然而，垂体腺瘤、其他鞍旁肿瘤和鞍内血管病变很少钙化。与很少发生尿崩症的垂体腺瘤相比，尿崩症通常是颅咽管瘤的最早特征。这些患者也可能出现部分或完全垂体功能缺乏。伴身材矮小的生长激素缺乏症、尿崩症和性腺功能衰竭是常见的症状。垂体柄受压或下丘脑多巴胺能神经元受损导致高催乳素血症。因此，垂体内成像、高催乳素血症和对多巴胺激动剂的良好生化反应可能使颅咽管瘤与催乳素瘤较难鉴别。

原发性或复发性颅咽管瘤的治疗可能涉及根治性手术、放疗或两者联合治疗[75]。与此类手术相关的主要不良反应是严重的术后肥胖，可通过手术中保留下

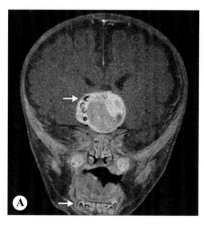
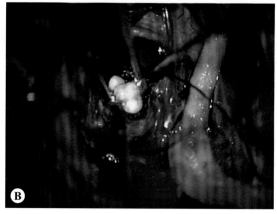

▲ 图 9-13　成釉型颅咽管瘤中含有牙齿

A. MRI 显示鞍旁肿块和下颌骨中的齿状结构（箭）；B. 切除肿瘤中完整的牙齿（引自 Beaty NB, Ahn E.Adamantinomatous craniopharyngioma containing teeth. *N Engl J Med*. 2014; 370: 860.）

丘脑减轻此不良反应[80]。手术操作越复杂，遇到的直观觉问题就越多。尿崩症患者垂体前叶激素缺乏和继发肥胖的发生率也较高[81]。治疗结果与肿瘤是否累及下丘脑有关，建议仔细进行下丘脑保留手术，然后进行局部放射治疗。颅咽管瘤术后复发和肿瘤进展常发生[74]。经蝶窦显微手术已成功地应用于鞍内颅咽管瘤，扩大内镜经鼻入路已成功地应用于鞍上肿瘤[74]。辅助立体定向照射也应用于颅咽管瘤治疗。约20% 接受根治性手术切除的患者出现术后复发，下丘脑损伤程度是决定预后的主要因素（图 9-14）[82]。随着在成釉型（CTNNB1）和乳头型颅咽管瘤（BRAF V600E）中发现多种致癌突变，以 BRAF/MEK 为靶点的治疗方法具有广阔的应用前景。颅咽管瘤切除术后发生的生活复杂性肥胖与食欲增加（往往无饱腹感）、非最优社会发展、食物摄入调节激素（瘦素和胃促生长素）的改变有关[82]。术前使用 GLP1 类似物治疗可使体重减轻[84]。对 224 名患者进行的随访观察中发现，这些患者罹患糖尿病和脑血管疾病的风险很高，并且死亡率增加（SMR=2.7，95%CI 2.0～3.8）[85]。儿童期发病的颅咽管瘤患者的脑血管病死亡率增加了5 倍[86]。

5. 脑膜瘤　脑膜瘤起源于蛛网膜和脑膜内皮细胞，发生在鞍区和鞍旁区的脑膜瘤约占所有脑膜瘤的1/5[87]。鞍区脑膜瘤通常边界清楚，大小不及颅咽管瘤。鞍上脑膜瘤可能侵犯垂体腹侧，鞍内肿瘤起源罕见[88]。在鞍旁脑膜瘤患者中已描述了并存功能性垂体腺瘤。继发性高催乳素血症发生在多达一半的患者中，他们通常表现为局部肿块效应，包括头痛和伴有视神经萎缩的进行性视觉障碍。向下延伸的鞍上脑膜瘤与向上延伸的垂体腺瘤可能难以区分。在 MRI 上，脑膜瘤在 T_1 加权和 T_2 加权成像中均为等信号强度，而其他鞍旁病变在 T_2 加权成像上通常为高信号强度。CT

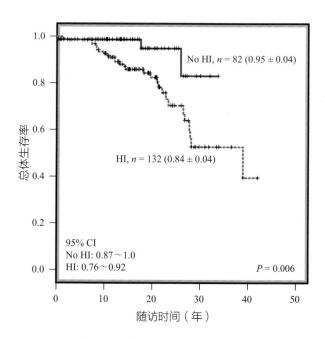

▲ 图 9-14　有无下丘脑累及的颅咽管瘤患者手术切除后的总体生存率

引自 Sterkenburg AS, Hoffmann A, Gebhardt U, et al. Survival, hypothalamic obesity, and neuropsychological/psychosocial status after childhoodonset craniopharyngioma: newly reported long-term outcomes. *Neuro Oncol*. 2015; 17: 1029-1038.

可见硬膜钙化。由于其血管丰富，这些肿瘤术中有出血风险，因此手术死亡率高于垂体腺瘤切除术。

6. 神经胶质瘤　视神经胶质瘤和低级别星形细胞瘤起源于视交叉或视束内，常浸润视神经，眶内体积不足 1/3。约 1/3 患者的潜在病因是 von Recklinghausen病，这些肿瘤偶尔可能与生长迟缓、青春期延迟或性早熟及包括视觉障碍、间脑综合征、尿崩症和脑积水在内的肿块效应有关。很少情况下，鞍内胶质瘤高催乳素血症相关，在分泌 PRL 的垂体腺瘤的罕见鉴别诊断中应予考虑[89]。重要的鉴别特征包括这些患者年龄较小（80% 患者小于 10 岁）、垂体功能相对完整、严重的视觉障碍及 MRI 显示的肿块定位。胶质瘤不同于错构瘤，其通常在注射对比剂后增强。

7. 黏液囊肿　黏液囊肿是由蝶窦内液体积聚扩大形成，可能压迫鞍旁结构。头痛、视觉障碍（通常为单侧）和突眼是其特征性表现。在 MRI 上，均质的蝶骨肿物可能非常突出，但仍可与垂体背侧相区别。

8. 鞍旁动脉瘤　鞍旁动脉瘤与垂体腺瘤相似。其在术中破裂可能是灾难性的，因此绝对需要术前诊断。动脉瘤和其他垂体瘤的区别可能不明显，包括眼痛、剧烈头痛和相对突发性脑神经麻痹（图 9-15）。尽管影像学技术通常可区分实体瘤或组织中的血液和出血，但高度血管化的脑膜瘤可能与动脉瘤混淆。极少的颈内动脉瘤可引起高催乳素血症[90]。

9. 垂体感染　急性垂体脓肿和鞍周蛛网膜炎可伴随有窦道感染，尤其是在经蝶手术后。垂体脓肿可能由感染性病原体血行性或直接局部扩散发展而来，或存在于先前的垂体腺瘤内。因为垂体脓肿患者可能没有发热或脑膜炎症状，故其与腺瘤很难区分。患者通常表现为尿崩症和头痛，一项研究的 66 名患者中有 80% 以上表现为垂体功能不全[91]。在 MRI 上，等信号强度的中央空腔周围环形强化是脓肿的特征[4, 91]。在连续 33 例垂体脓肿患者中，大多数表现为与垂体功能衰竭相关的肿块，并且 5 例患者曾行手术。典型 MRI 特征包括具有边缘强化的鞍区囊性肿块[92]。革兰阳性链球菌或葡萄球菌可能起源于鼻咽部。播散性溶组织内阿米巴、耶氏肺孢子虫或克雷伯菌属也可能播散到垂体[93, 94]。免疫抑制患者可能发生垂体感染，包括巨细胞病毒、弓形虫病、曲霉菌病、组织胞浆菌病

和球虫病。梅毒性树胶肿也可能导致垂体损伤、功能不全和疼痛性垂体炎[95]。常见的病毒感染，包括流感、麻疹、腮腺炎和疱疹，很少与垂体损伤和功能不全相关。虽然结核病很少局限于垂体，但在一项不足 20 例患者的研究中，大多数表现出垂体肿块的鞍上延伸、垂体功能受损和视觉缺陷。虽然通常存在系统性结核病，但也有孤立的鞍区结核瘤被报道[96]。

10. 血液系统恶性肿瘤　原发性中枢神经系统淋巴瘤通常为 B 细胞非霍奇金型淋巴瘤。迄今为止，已有 33 例此类垂体淋巴瘤患者被描述[97-99]。垂体肿块可能是潜在疾病的孤立表现。该疾病通常通过组织活检来诊断。其临床表现为头痛和脑神经异常，伴有不同程度的垂体功能减退。MRI 上显示肿瘤侵犯海绵窦，T₁ 加权和 T₂ 加权呈现等信号强度，而在钆剂注射后信号增强。约 38% 的孤立性垂体浆细胞瘤患者可能发展为典型的多发性骨髓瘤[100]。急性淋巴母细胞白血病可能与伴有轻微垂体功能障碍的腺周垂体浸润有关。

11. 垂体细胞瘤　垂体细胞瘤是一种罕见的良性中央非侵袭性鞍上胶质细胞瘤，其表现为肿块效应或垂体功能减退[101]。垂体细胞瘤来源于神经垂体细胞，其波形蛋白、S-100 蛋白、胶质原纤维酸性蛋白染色呈阳性，在 MRI 的 T₁ 加权成像上呈现为等信号或低信号肿块，在 T₂ 加权成像中呈现为高信号肿块[102]。首选有效切除方式是扩大内镜下经蝶窦经颅底入路[103]。

12. 结节病　中枢神经系统结节病患者常见下丘脑肉芽肿，并有可能是该病的唯一表现[104]。下丘脑、垂体柄和垂体后叶被由巨细胞、巨噬细胞和淋巴细胞组成的非干酪性肉芽肿弥漫性侵犯。这些患者可能出现不同程度的伴或不伴有尿崩症的垂体前叶功能衰竭[105]。发生尿崩症而无明显垂体疾病特征时，应提

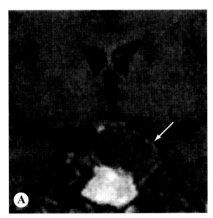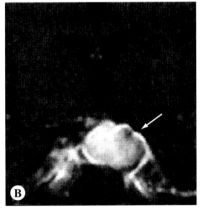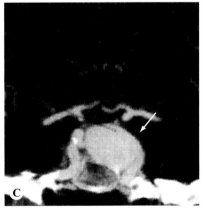

▲ 图 9-15　左颈内动脉巨大海绵状动脉瘤

A. 冠状位 T₁ 加权 MRI，无静脉造影，鞍和左侧海绵窦内可见轻度低信号肿块；B. 钆造影后冠状位 T₁ 加权 MRI，肿块不均匀强化；C. 最大强度重建的 CT 血管造影，箭表示左侧颈内动脉巨大海绵状动脉瘤的起源（引自 Lawson EA, Buchbinder BR, Daniels GH.Image in endocrinology: hypopituitarism associated with a giant aneurysm of the internal carotid artery. *J Clin Endocrinol Metab*. 2008; 93: 4616.）

醒医师排除下丘脑结节病沉积，特别是在 MRI 上提示垂体柄增厚的患者[106]。在 24 例患有下丘脑 – 垂体结节病患者中，除 2 例外，其余所有患者均出现了垂体前叶功能障碍（促性腺激素缺乏 21 例，TSH 缺乏 15 例，高催乳素血症 12 例），还有 12 例患者出现了尿崩症。影像学检查显示垂体柄增粗并累及漏斗部和腺垂体，50% 患者治疗后上述情况改善或消失。2 例垂体功能低下的患者在糖皮质激素治疗后实现垂体功能逆转[107]。

13. 朗格汉斯细胞组织细胞增生症　这种疾病可能与下丘脑和（或）垂体后叶的肉芽肿性损伤有关。约 25% 患有此类疾病的儿童会出现特征性尿崩症[108]。患者可能出现睡眠障碍、渴感缺乏、病态肥胖、腋下皮疹、复发性气胸病史和典型的骨病变。垂体病变由树突状朗格汉斯细胞构成，垂体 MRI 可能提示垂体柄增粗或垂体后叶明亮的斑点状信号减少。患有此类疾病的成人应仔细评估是否存在垂体前叶功能缺乏，并适当地开始替代治疗。多系统朗格汉斯细胞组织细胞增生症会导致长期发病并持续到成年[110]。尽管手术和放疗是多年来的主要治疗方式，但使用克拉屈滨的化疗方法已经在一些患者中取得了成功[111]。

14. 遗传性铁储积症　血色素沉着症和含铁血黄素沉着症主要导致促性腺激素细胞损伤。

15. 特发性腹膜后纤维化　特发性腹膜后纤维化也可能与鞍上肿块和下丘脑全垂体功能减退有关[112]。

16. 垂体区域转移灶　在高达 3.5% 的癌症患者中可发现垂体转移，[113] 特别是恶性肿瘤扩散的老年患者。由于垂体后叶自体循环通过颈内动脉直接供血，因此垂体后叶是血源性转移扩散的首选部位[114]。超过 1/3 的垂体转移癌来自乳腺（占 425 例病例报道的 37.2%），其次是肺（24.2%）、前列腺（5.2%）、肾（4.9%）和 28 个其他部位[115]。尿崩症是一种常见的症状，脑神经麻痹和垂体功能减退也可能发生[116]。如果存在广泛骨质侵蚀，并且起病快，则诊断更容易。然而，垂体成像可能无法明确区分转移灶和垂体腺瘤；这些病变可能与腺瘤难以区分，仅可通过切除标本的组织学研究进行诊断[117]。当原发癌的诊断明确时，相对低剂量的垂体放射可能足以减少转移并改善发病率。

（二）鞍旁病变评估

因为鞍旁病变的鉴别诊断广泛涵盖了肿瘤、血管、炎症和感染过程，患者年龄和性别、相关临床病史和症状及其他合并症通常有助于缩小鉴别诊断范围。MRI 钆成像对确定病变的确切位置、钆增强模式、血管空洞或囊性区的存在及周围脑组织的血管源性水肿至关重要。其他影像学检查通常用于特定病例：CT 可识别颅咽管瘤中的钙化；当怀疑有血管病变时，可使用 CT 血管造影、MR 血管造影或其他血管造影；正电子发射断层扫描有时可用于识别代谢活跃和快速生长的病变。

在一些病变中，血清分子标志物可有助于诊断。例如，非生殖细胞肿瘤通常局限于鞍上间隙，可以通过特征性肿瘤标志物（包括 βhCG 或甲胎蛋白）的升高来诊断。此外，如果怀疑病变引起垂体或下丘脑功能障碍，垂体功能检测有助于确定潜在的内分泌功能障碍。由于鞍旁病变的解剖位置，其常累及视觉器官，因此需要进行包括 Humphrey 视野测试在内的神经 – 眼科评估。是否切除鞍旁病变取决于与患者相关的因素（年龄、神经系统状况、医学共病状况）和病变本身（大小、解剖位置、血管类型、良性或恶性生长模式、对放疗或化疗的敏感性、对药物治疗的敏感性）。

如需切除，可以采用多种手术入路，包括开颅手术（翼点、眶上、额下）及经鼻内镜入路。微创经鼻内镜可用于选择性切除鞍旁病变。与常规开颅手术相比，具有良好的手术效果和较少的潜在并发症[30]。

（三）原发性垂体炎

炎性细胞组成的垂体肿物病变可发展为垂体前叶、垂体后叶或神经垂体的原发病变[118, 119]。现在至少已有五种临床病理形式，但最终诊断可能需要垂体活检。

1. 淋巴细胞性垂体炎　这种自身免疫性炎症性疾病可能发生在妊娠期间或分娩后不久[120]，绝经后也有报道[119]；约 15% 的报道病例发生在男性。在与妊娠有关的 57% 的患者中，这种疾病通常发生在孕期最后 1 个月或产后前 2 个月[119]。其特征为垂体淋巴细胞和浆细胞浸润，可能是孤立的或与其他公认的内分泌疾病相关。循环抗垂体抗体偶有报道，孤立性的垂体激素缺乏可能意味着有选择性靶向垂体细胞类型的自身免疫过程。虽然自然病史通常是短暂的，但少数综合病理评估提示继发性腺垂体细胞萎缩，并由此产生空蝶鞍是常见的结果。病理诊断标准包括弥漫性淋巴细胞（T 细胞和 B 细胞）浸润包围的垂体前叶细胞岛。其主要特征是由 T 和 B 淋巴细胞组成的淋巴细胞浸润；在 53% 的病例中发现了浆细胞，12% 的病例中发现了嗜酸性粒细胞，6% 的病例中发现了巨噬组织细胞和中性粒细胞[119]，也发现了肥大细胞。

(1) 临床特征：半数以上淋巴细胞性垂体炎患者表现为头痛、视野损害和高催乳素血症[119]，其余病例为垂体功能不全。56% 患者有继发性肾上腺功能减退，其次是甲状腺功能减退、性腺功能减退和生长激素或催乳素缺乏。甲状腺功能减退可能发生较晚，甚至在发病 9 个月后才出现。在德国垂体工作组报道的 76 例患者中，头痛和肥胖是突出的表现，只有 11% 与妊娠有关。性腺功能减退是垂体功能衰竭最常见的特征[121]。MRI 显示垂体肿块，通常与腺瘤难以区分。

鞍内和鞍上垂体均增大，垂体柄可能增粗，尤其是出现尿崩症时。炎症过程往往随着时间的推移而消失，起初的垂体功能异常也可恢复或长期受损。尿崩症可在高达20%患者中出现，可归因于垂体后叶或垂体柄炎症浸润[122]。在一项对95例自身免疫性垂体功能低下和抗垂体抗体阳性的患者的研究中，中枢性尿崩症患者有抗下丘脑抗体，提示自身免疫累及下丘脑而不是垂体炎症过程的扩大[123]。在1/3的患者中，也可能存在其他自身免疫性疾病，包括甲状腺炎、肾上腺功能减退、甲状旁腺功能衰竭、萎缩性胃炎、系统性红斑狼疮或干燥综合征。鉴别诊断包括催乳素瘤和其他鞍区肿块，详细病史和MRI上显示的垂体后叶"亮点"缺失有助于诊断。

(2) 实验室检查：红细胞沉降率经常升高，在70%经组织学证实的淋巴细胞性垂体炎患者和10%的对照受试者中检测到49kDa大小的胞质蛋白抗体[124]。催乳素水平通常在女性和男性患者中都升高。高催乳素血症可能发生在妊娠期和产后早期，而肿块效应可能导致垂体柄受压和继发性高催乳素血症。生长激素和ACTH对下丘脑激素刺激的反应可能减弱。这种疾病很少与孤立的ACTH或TSH缺乏有关。

(3) 治疗：如果诊断明确，那么在无压迫性视野障碍的情况下，不考虑手术治疗，对缺乏的垂体激素适当进行替代治疗，等待炎症肿块自发消退。大剂量糖皮质激素是主要的治疗方法，通常可以缩小鞍区肿物大小并改善内分泌功能障碍，尽管在报道中超过40%对糖皮质激素治疗有反应的患者会复发[125]。如果肾上腺储备功能受损，也需要使用糖皮质激素。经蝶窦或内镜手术可以明确组织学诊断，也可缓解压迫症状。但考虑到病变常可自行消退，手术切除的程度应根据需要加以限制，以保持正常的垂体功能[125]。

2. 肉芽肿性垂体炎　肉芽肿性垂体炎通常与妊娠无关，但在一项纳入82名患者的系统综述中，女性患者居多[126]。这种情况很少与淋巴细胞性垂体炎共存。垂体组织学表现为慢性炎症和肉芽肿，伴有组织细胞和多核巨细胞。患者表现为头痛，可能有无菌性脑膜炎。组织学证据表明坏死与出现发热、恶心或呕吐的时间缩短相关。全垂体功能减退症是预测长期替代治疗需求的指标[126]。MRI显示垂体增大。约60%的患者出现鞍上延伸，通常伴有视交叉的延伸或压迫（25.7%）。这种情况可能反映了潜在的系统性疾病，如结节病[127]或Takayasu病[128]。

3. 黄色瘤样垂体炎　这种罕见的原发性垂体炎症过程在两性中发生的频率相同，由富含脂质的巨噬细胞组成。MRI常显示高度囊性病变，可能反映垂体囊肿破裂后的炎症反应。

4. 坏死性漏斗－垂体炎　这种罕见的垂体炎在增大的鞍区肿物患者中已有报道。患者表现为尿崩症、

垂体功能减退和严重头痛[129]（图9-16）。

5. IgG4相关性垂体炎　这些罕见的垂体病变患者也可能有腹膜后纤维化、胰腺炎、甲状腺、肺和脑膜受累[130]。此类患者仅有34例被报道[131]，患者可能出现垂体功能衰竭、尿崩症和IgG$_4$水平升高。

6. 免疫检查点抑制剂诱导的垂体炎　这种类型的垂体炎由治疗转移癌的伊匹木单抗引起。该药物阻断也在垂体组织上表达的CTLA4，导致局部补体激活[132]（表9-8）。在一项211例晚期黑色素瘤患者的单中心分析中，报道了垂体炎的总发病率为8%。症状包括头痛、恶心、呕吐、极度疲劳、腹泻、关节痛和精神状态变化[133]。用药后中位发病时间为4个月，但也观察到有病例延迟至19个月。最常见的内分泌缺陷是继发性肾上腺功能不全（84%）。与其他形式的垂体炎相比，使用伊匹木单抗治疗的患者没有出现尿崩症[134]。许多患者也有甲状腺功能减退/甲状腺炎的证据（6%）。19例患者中有11例生化证据符合中枢性甲状腺功能减退（低游离T$_4$，正常或低TSH）。在这些患者中也观察到糖尿病。大多数患者垂体MRI显示垂体弥漫性增大的显著异常。对于持续继发性肾上腺功能不全的患者，最初用大剂量类固醇治疗，然后用替代剂量治疗是有效的。然而，很少有患者的内分泌功能能恢复正常[135]。硫唑嘌呤对某些患者有效[136]。帕博利珠单抗、纳武利尤单抗和各自的组合也可能诱发垂体炎，但较少见。

（四）出血和梗死

垂体内出血和梗死通常由垂体－门脉系统内的缺血性损害所导致，并且可能是灾难性的。这些急性事件严重损害垂体。多达5%的随机尸检中发现了无临床表现的微小梗死。垂体细胞相对较能耐受血管损伤，只有当约75%的腺体发生缺血性损害时才会在临床上出现垂体功能不足的表现。10%残存的有功能的垂体细胞团已足够避免完全性垂体衰竭的发生。缺血性损害通常只局限于垂体前叶而垂体后叶功能保存完好，表现为明显的催产素和ADH的神经调控。急性垂体内出血可能导致垂体及其周围的重要结构出现致命性损害[137]。

1. 产后垂体梗死　孕期受到雌激素的刺激垂体体积通常会增大。富血供的腺体因此对动脉压力的改变非常敏感且容易发生出血。临床上将严重的产后垂体出血称为席汉综合征，现在由于产科护理的进步[138]较过去已较少发生，但仍常见于发展中国家[139, 140]。临床症状随着低容量性休克导致垂体血管痉挛和垂体坏死到逐渐进展的局部到完全性的垂体功能不足而变化，病程可持续数月至数年。早期临床表现还包括低钠血症、乏力和体重下降。其中最突出的症状是无法哺乳及产后闭经[139]。垂体的自身免疫与产后出血后的腺体功能衰竭有关[141]。

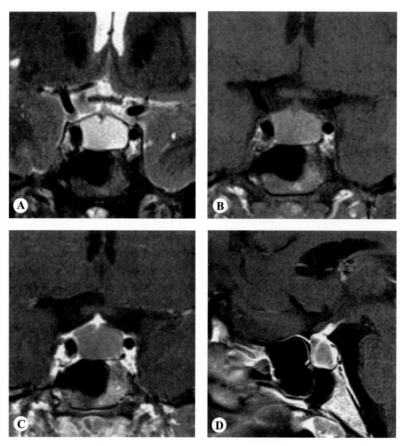

▲ 图 9-16　MRI 所示漏斗 - 垂体炎

A 和 B. 22mm×20mm×16mm 垂体肿块在非增强 T_2 加权图像上呈等信号至高信号，并向鞍上延伸（A），在非增强 T_1 加权图像上呈低信号（B）。C. 静脉注射对比剂后，仅出现轻微至中度的不均匀强化，在肿块周围最为明显。D. 垂体柄和基底部稍增厚，呈明显强化（引自 Gutenberg A, Caturegli P, Metz I, et al. Necrotizing infundibulo-hypophysitis: an entity too rare to be true? *Pituitary*. 2012; 15: 202-208. ）

2. 垂体卒中　垂体卒中可由垂体腺瘤内自发性出血（垂体瘤脑卒中）或伴有颅底骨折的头部创伤或与高血压、糖尿病、镰状细胞贫血、低血容量性休克[142]相关（表 9-9）。诱发因素包括大手术、妊娠、立体定向放疗、抗凝血药治疗[143]、继发于肝衰竭的凝血功能障碍[144]，以及使用 TRH、GnRH 激动剂、溴隐亭和卡麦角林[145, 146]。

(1) 临床特征：垂体卒中通常是内分泌急症，可在 1～2 天快速进展[147]，通常表现为严重头痛、眼麻痹或视野缺损。心血管衰竭、意识改变、颈项强直、低血糖也可能发生，还可能出现双侧脑梗死[148]。常见由 ACTH 缺乏导致的急性肾上腺皮质功能不全。也可能由于异常的血管内凝血障碍、肝素的使用或中枢神经系统出血的急性效应而叠加出现。在无增强剂的垂体成像（CT 或 MRI）中通常表现为垂体内或垂体腺瘤内出血，垂体柄偏曲，正常垂体组织受压迫，严重时出现鞍旁出血[149]（图 9-17）。在一项对 13 例垂体卒中患者的研究中，7 例患者血皮质醇基础值低于 5µg/dl，4 例患者血皮质醇基础值在 5～15µg/dl，2 例患者

血皮质醇基础值高于 15µg/dl。5 例患者 T_4 水平较低，13 例患者存在性腺功能障碍。因此，这些有潜在垂体瘤的患者可能早已存在垂体功能不全。垂体卒中，如 Sheehan 综合征，是少数无高催乳素血症的垂体肿瘤，除非梗死发生在催乳素瘤内。5 个队列共 207 例患者的特征、体征和症状、患者的转归见表 9-9[13]。

(2) 治疗：存在视野缺损的患者需要急诊经蝶窦手术。其他患者的症状可能会自然恢复，但也有可能进展为长期的垂体功能不全。亦有部分患者能够完全恢复意识且无视觉症状。是否需要使用大剂量糖皮质激素治疗取决于患者的临床状况[137]，治疗前后肾上腺功能障碍的高发生率表明需要在大多数情况下需要替代或应激剂量（大剂量）的可的松治疗。眼肌麻痹是常见的症状，随着时间的推移可以自行恢复。术后视功能的恢复与急性出血后的时间呈负相关[151]。然而，不管手术与否，脑神经麻痹往往会有所改善。术后垂体功能一般不能恢复，仍需要进行肾上腺、甲状腺和性腺激素的替代治疗。梗死后继发性的垂体组织萎缩常常导致 MRI 下完全或部分的空蝶鞍。

表9-8 伊匹木单抗诱发垂体炎的特点	
测量指标	结果
发病率	10%
伊匹木单抗剂量	3mg/kg 或 10mg/kg
M：F 值	2：1
诊断垂体炎前的时间	7～16 周
垂体前叶功能减退	所有受影响患者
中枢性甲状腺功能减退	60%～100%
肾上腺功能不全	50%～84%
甲状腺炎	高达 25%
低钠血症	高达 50%
催乳素	通常较低
睾酮	通常较低

引自 Faje AT, Sullivan R, Lawrence D, et al. Ipilimumab-induced hypophysitis: a detailed longitudinal analysis in a large cohort of patients with metastatic melanoma. *J Clin Endocrinol Metab*. 2014;99:4078–4085;Ryder M, Callahan M, Postow MA, et al. Endocrine-related adverse events following ipilimumab in patients with advanced melanoma:a comprehensive retrospective review from a single institution. *Endocr Relat Cancer*. 2014;21:371-381.

（五）垂体腺瘤

下面主要介绍垂体增生。

1. 良性垂体腺瘤 转基因动物模型已建立，通过过表达或敲除某些垂体生长因子或相关基因来模拟有功能和无功能的垂体腺瘤。例如，应用转基因斑马鱼表达特异性固醇类靶向的垂体瘤转化基因（*PTTG*）模拟了垂体瘤生长过程中出现的库欣病和皮质醇增多症。在人类，良性单克隆垂体腺瘤起源于已分化的垂体细胞（图 9-2）。垂体增殖信号可通过调节垂体内环境来调节单克隆肿瘤细胞群的增殖[153, 154]。

正常和增生的垂体组织是多克隆的，而垂体腺瘤由单克隆垂体细胞增殖形成。X 染色体失活分析证实，女性 X 连锁基因 HPRT 和 PGK 基因的杂合子突变中存在生长激素瘤、催乳素瘤[155] 和 ACTH 分泌腺瘤[156, 157] 和无功能垂体肿瘤的单克隆起源。因此垂体细胞内在的遗传变异可能导致单克隆细胞扩增进而导致垂体瘤的形成（表 9-10）。从微腺瘤到侵袭性腺瘤的形成过程中垂体对中枢和外周信号做出反应调节激素分泌和细胞增殖（图 9-18）。例如，在妊娠期间下丘脑和外周激素调节垂体增殖活性，从而导致垂体体积增加，延长的靶腺功能减退（如甲状腺功能减退）使垂体细胞脱离负反馈调节效应导致垂体增生。在人体

中，没有证据表明垂体增生是垂体肿瘤形成和进展的先决条件。例如，在妊娠和哺乳期间出现的催乳素细胞增生并未导致催乳素瘤的发病率增加，口服避孕药的使用也与垂体腺瘤的发生无关，由异位 GHRH 分泌引起的促生长激素细胞增生[158] 通常也与真正的腺瘤形成无相关性。垂体瘤周围的腺垂体组织病理并非表现为增生，这说明下丘脑激素、垂体生长因子和性激素等共同构成了促成垂体细胞突变进而形成垂体瘤的环境。

2. 内分泌因素 除调控垂体激素的基因表达和激素的分泌（表 9-10）外，下丘脑在垂体细胞增殖的发病机制中起着重要的作用。例如，异位 GHRH 分泌肿瘤（支气管神经内分泌肿瘤、胰岛细胞肿瘤或小细胞肺癌）导致生长激素分泌细胞增生，生长激素分泌过多，进而出现肢端肥大症[158, 159]。过表达 GHRH 基因的转基因小鼠垂体体积显著增加，分泌生长激素的细胞增生，在老龄小鼠中出现生长激素分泌腺瘤[160]。然而，腺瘤的激素分泌通常不受下丘脑调控，手术切除边界清晰的小腺瘤通常能明显改善其所致的激素分泌过多。这些现象提示，这些垂体肿瘤的形成并非由于下丘脑刺激导致的多克隆垂体细胞过度增殖。然而，下丘脑因素可以促进和维持已转化垂体腺瘤细胞的生长（图 9-19）。

3. 遗传因素 G_s 的激活突变在高达 40% 的人生长激素腺瘤中存在（表 9-11）。这些体细胞 $G\alpha_s$ 基因的杂合子激活性点突变包括第 201 位的精氨酸（被半胱氨酸或组氨酸所取代）或第 227 位的谷氨酰胺（被精氨酸或亮氨酸所取代），它们结构性地激活 $G\alpha_s$ 蛋白并使其转化为原癌基因（GSP）。这种 G 蛋白活化后使 cAMP 水平增加，激活 PKA，从而磷酸化 CREB，进而导致生长激素持续性高分泌和细胞增殖。含 GSP 突变的腺瘤体积较小，生长激素分泌水平较低，瘤内 cAMP 增强，对 GHRH 不敏感，对生长抑素的抑制作用敏感[161]。催乳素瘤和 TSH 瘤不发生 GSP 激活突变，极少数无功能垂体肿瘤或 ACTH 瘤可见该类突变（<10%）。在 McCune-Albright 综合征患者的组织中也发现了 $G\alpha_s$ 第 201 个密码子的早期合子后体细胞突变。当转基因小鼠通过压制一个不活跃的垂体 CREB 突变体表现出矮化的表型和生长发育不良时[163]，cAMP 可能通过 CREB 磷酸化介导刺激生长发育细胞增殖。在 15 例人生长激素瘤中证实 CREB 的磷酸化水平升高[164]，然而，其中只有 4 个同时包含了突变的 GSP 基因。在过表达野生型 $G\alpha_s$ 蛋白的腺瘤中也证实存在 CREB 磷酸化，这表明 CREB 的促增殖作用不依赖 G 蛋白。其他垂体肿瘤中高表达的信号通路包括 AKT 和 MAPK[165]。

杂合子 Rb1 失活的小鼠发生的垂体肿瘤具有高浸润性，而垂体 E2F 活性失调的小鼠仅出现垂体组织增

表 9-9 垂体卒中保守或手术治疗后的症状和结果

研究者	AYUK (2004)		GRUBER (2006)		SIBAL (2004)		LEYER (2011)		BUJAWANSA (2014)	
治疗方法	保守治疗	手 术	保守治疗	手 术	保守治疗	手 术	保守治疗	手 术	保守治疗	手 术
人数	18	15	20	10	18	27	25	19	22	33
症 状										
视敏度减退，n（%）	NA	NA	11 (55)	7 (70)	4/15 (26)	14/24 (58)[a]	8 (32)	16 (84)	NA	NA
视野缺损，n（%）	6 (33)	7 (46)	4 (20)	6 (60)	4/17 (24)	16/25 (64)[a]	5 (20)	14 (74)	10 (45)	13 (39)
眼肌麻痹，n（%）	7 (39)	8 (53)	12 (60)	3 (37)	8/17 (47)	14/26 (54)	12 (48)	10 (53)	15 (68)	18 (54)
垂体功能减退，n（%）	13 (87)	15 (83)	15 (75)	9 (90)	13/18 (72)	21/24 (87)	20/23 (87)	15/17 (88)	NA	NA
结局										
视敏度减退										
完全恢复，n（%）	NA	NA	5/11 (45)	4/7 (57)	3/4 (75)	8/14 (57)	6/8 (75)	7/16 (44)	NA	NA
部分恢复，n（%）	NA	NA	4/11 (36)	2/7 (28)	1/4 (25)	5/14 (36)	1/8 (12)	1/16 (6)	NA	NA
症状无改善，n（%）	NA	NA	2/11 (19)	1/7 (15)	0	1/14 (7)	1/8 (12)	6/16 (37)	NA	NA
视野缺损										
完全恢复，n（%）	6/6 (100)	4/7 (57)	2/4 (50)	2/3 (66)	3/4 (75)	7/16 (43)	4/5 (80)	8/14 (57)	6/10 (60)	4/13 (31)
部分恢复，n（%）	0	NA	1/4 (25)	3/6 (50)	1/4 (25)	8/16 (50)	NA	1/14 (7)	NA	NA
症状无改善，n（%）	0	NA	1/4 (25)	1/6 (17)	0	1/16 (7)	NA	4/14 (29)	NA	NA
眼肌麻痹										
完全恢复，n（%）	7/7 (100)	5/8 (63)	10/12 (83)	2/3 (66)	6/8 (75)	9/14 (64)	11/12 (92)	6/10 (60)	15/15 (100)	15/18 (83)
部分恢复，n（%）	0	NA	2/12 (17)	1/3 (33)	2/8 (25)	4/14 (29)	1/12 (9)	1/10 (10)	0	3/18 (17)
症状无改善，n（%）	0	NA	0	0	0	1/14 (7)	0	2/10 (20)	0	0
内分泌功能										
正常	NA	NA	1 (5)	2 (20)	2 (11)	5 (19)	9 (37)	3 (16)	2/22 (9)	3/33 (9)
ACTH 不足，n（%）	13/18 (72)	13/15 (87)	(68)	(60)	NA	NA	NA	NA	NA	NA
TSH 不足，n（%）	9/15 (60)	13/15 (87)	(70)	(68)	NA	NA	NA	NA	NA	NA
LH 或 FSH 不足，n（%）	15/18 (83)	10/15 (67)	(80)	(86)	NA	NA	NA	NA	NA	NA

a. P＝0.01

ACTH. 促肾上腺皮质激素；FSH. 卵泡刺激素；LH. 黄体生成素；NA. 无或未明确；TSH. 促甲状腺激素（改编自 Briet C, Salneve S, Bonneville JF, et al. Pituitary apoplexy. *Endocr Rev.* 2015; 36: 622-645.）

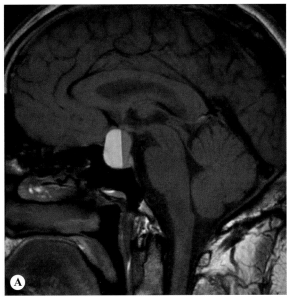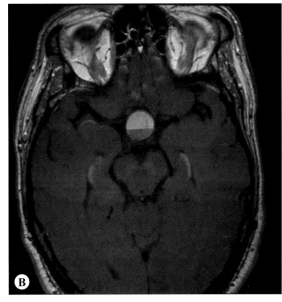

▲ 图 9-17 垂体卒中的 MRI 中可见垂体内液体水平

T_1 加权成像矢状面（A）和轴向图像（B）显示上腔室高信号，下腔室等信号（引自 Briet C, Salenave S, Bonneville JF, et al. Pituitary apoplexy. *Endocr Rev*. 2015; 36: 622-645. ）

生而不进展为垂体肿瘤，这可能是由于持续激活 E2F 会以细胞 prb 依赖、p16 依赖和 p19 依赖的方式触发早衰[166]。约 15% 自发性垂体腺瘤表现为 11q13、13 和 9 染色体杂合性缺失（loss of heterozygosity，LOH），并且该突变通常与肿瘤大小和侵袭性相关。高侵袭性垂体瘤和垂体转移瘤存在 13q14 区域（*RB1* 位点）的 LOH，但尚未发现散发性垂体瘤特异性相关的肿瘤抑制基因[167]。然而，约 25% 的生长激素分泌腺瘤确实存在 pRB 表达缺失，这可能与基因启动子的高甲基化有关[169]，而 *TP53* 基因（编码 p53 蛋白）则未在垂体腺瘤或垂体腺瘤及其转移灶中检测到。

PTTG 是在实验性的垂体瘤模型中检测出来的基因，该基因常见于各种类型的垂体瘤，尤其是催乳素瘤[170, 171]。*PTTG* 是哺乳动物分离酶抑制蛋白同源物，诱导 FGF 的产生和血管生成，在雌激素作用下上调。*PTTG* 过表达可能导致染色单体分离紊乱和细胞非整倍体[173, 174]，垂体靶向性 *PTTG* 转基因小鼠会出现激素分泌型的腺瘤[175]。*PTTG* 突变尚未在垂体肿瘤中发现，但肿瘤 PTTG 丰度是由含 RWD 的泛素化增强子（RSUME）诱导的[176]。一项对 24 个研究共 1464 例腺瘤的 Meta 分析显示，*PTTG* 丰度与垂体肿瘤的侵袭性相关。

当处于休眠期的细胞进入细胞周期时，cyclin D_1、D_2 和 D_3 上调，CDK 复合物导致 pRB 磷酸化，释放 E2F 以促进细胞周期进程[178]。*CCND1* 基因座编码的 cyclin D 等位基因失衡常见于侵袭性、无功能的垂体腺瘤。由 *CDKN2A* 基因编码的 CDK4 和 CDK6 抑制剂 p16INK4a 使 RB 维持在非磷酸化状态。在无功能垂

体肿瘤中，*CDKN2A* 启动子高甲基化而不表达，编码 p15INK4b 的 *CDKN2B* 基因也经常被沉默。p18INK4c 缺失的小鼠表现为巨人症，伴有垂体间叶增生和肿瘤[179]。当 CDK1 和 CDK2 抑制剂 p27Kip1 被敲除时，伴随着间叶 POMC 细胞垂体肿瘤的发展而发生多器官增生。

FGF2 在垂体中大量表达，垂体 PTTG 和 FGF2 的表达水平在雌激素处理的大鼠中存在时间依赖性和剂量依赖性[172]。人催乳素瘤表达 FGF4，转染 FGF4 可增强 PRL 分泌和肿瘤血管化[181]。

EGF 具有强大促有丝分裂能力，垂体瘤（尤其是 ACTH 瘤和无功能腺瘤）中 EGF 及其受体 EGFR 在垂体瘤中都存在过表达。部分 ACTH 瘤中的 EGFR 的丰度取决于由 USP8 基因突变导致的去泛素化[182]。侵袭性、复发性催乳素瘤同时表达 ErbB2 和 ErbB[183]。吉非替尼是 EGF 受体拮抗药，在体内外实验中均可使催乳素瘤中的细胞增殖减少，这与 EGFR/ERK 信号通路被阻断有关[184]。两名多巴胺耐药的侵袭性催乳素瘤患者在接受拉帕替尼（一种酪氨酸激酶抑制剂）治疗后 PRL 水平的下降，肿瘤体积稳定[185]。

生长阻滞和 DNA 损伤诱导蛋白 γ（GADD45γ）是一种肿瘤生长抑制因子，在大多数垂体腺瘤中其基因被沉默，这可能是由于基因启动子中 CpG 岛的甲基化[186]。包含一个额外外显子（*MEG3a*）的 *MEG3* 亚型在无功能和分泌生长激素的垂体腺瘤中都未检测到，这赋予了肿瘤生长优势，可能是由于启动子区域的高甲基化[187]。

HMGA1 和 *HMGA2* 的转基因过表达导致小鼠出

表 9–10　垂体腺瘤发病机制中的相关因素

遗传因素

- 多发性内分泌肿瘤 1 型
- 黏液瘤综合征
- *AIP* 突变

下丘脑因素

- 过量 GHRH 或 CRH
- 受体激活
- 多巴胺缺乏

垂体因素

- 信号转导突变或结构性激活（GSP、USP8、GPR101、CREB、McCune-Albright 综合征）
- 旁分泌生长因子或细胞因子紊乱（EGFR、FGF2、FGF4、LIF、BMP、STAT3）
- 原癌基因激活或细胞周期紊乱（PTTG、RAS、P27、HMG）
- 垂体内旁分泌下丘脑激素（GHRH、TRH）
- 垂体抑癌基因杂合突变功能丧失（11q13、GADD45γ）

环境因素

- 雌激素
- 放射线照射

外周因素

- 靶腺体衰竭（卵巢、甲状腺、肾上腺）
- 异位下丘脑激素分泌

先天性垂体缺陷的证据

- 垂体腺瘤由单克隆细胞形成
- 垂体腺瘤周围无增生组织
- 手术切除边界清晰的小腺瘤能使多达 75% 的患者生化指标得到控制
- 持续升高的过度分泌的垂体激素不受相应升高的靶腺所分泌的激素负反馈抑制
- 激素脉冲式释放通常可在腺瘤切除后恢复

AIP. 芳烃受体相互作用蛋白；BMP. 骨形态发生蛋白；CREB. 环磷酸腺苷反应元件结合蛋白；CRH. 促肾上腺皮质激素释放激素；FGF. 成纤维细胞生长因子；GADD45γ. 生长阻滞和 DNA 损伤诱导的 γ 基因；GHRH. 生长激素释放激素；GSP. 刺激性 G 蛋白 α 亚基原癌基因；HMG. 高移动性组件；LIF. 白血病抑制因子；P27. 细胞周期蛋白依赖激酶抑制剂 1B；PTTG. 垂体肿瘤转化基因；*RAS*. RAS 家族致癌基因；TRH. 促甲状腺激素释放激素

引自 Melmed S. Acromegaly pathogenesis and treatment. J Clin Invest. 2009; 119: 3189-3202; Melmed S. Pathogenesis of pituitary tumors. *Nat Rev Endocrinol.* 2011;7:257-266.

现生长激素分泌腺瘤和催乳素瘤，*HMGA2* 的基因座（12 号染色体三倍体）常见于人垂体催乳素瘤中。在一项研究中，98 例垂体腺瘤中有 38 例（39%）过表达 *HMGA2*，而 22 例分泌 FSH/LH 腺瘤中有 15 例（68%），15 例催乳素瘤中有 5 例（31%），18 例 ACTH 分泌腺瘤中有 12 例（18%）[188]。*HMGA2* 水平与肿瘤大小、侵袭性和增殖标志物相关。*HMGA2* 的致瘤作用也可能通过诱导 cyclin B2 表达[189]和激活 E2F 通路来介导。*HMGA2* 受 *Let-7* miRNA 的抑制，在人垂体腺瘤标本中 *HMGA2* 和 *Let-7* 表达呈负相关[188]。垂体腺瘤表现出高度的非整倍性，在对 127 个腺瘤进行高通量新一代测序中发现在激素分泌型腺瘤中拷贝数的差异更为显著[190]。

各类垂体肿瘤中都存在众多表观遗传学改变，在所有类型的垂体肿瘤中都遇到了频繁的表观遗传变化，因此人们提出了新的靶向治疗来逆转致瘤的表观遗传事件[191]。

4. 垂体衰老　细胞衰老或细胞生长停滞是由年龄相关的端粒缩短、DNA 损伤、氧化应激和原癌基因激活引起的。致癌基因诱导的细胞周期阻滞提前出现对细胞致癌相关事件具有保护作用，其功能主要通过上调细胞周期抑制剂，包括 p16INK4A、p15INK4B、p21CIP1 和 p53 来介导，在很大程度上是不可逆的。在所有检测的共 38 个生长激素分泌腺瘤中，p21CIP1 诱导和衰老标志物均升高[192]。相反，p21CIP1 在垂体癌、非分泌性垂体嗜酸细胞瘤和无细胞腺瘤中则未检测到。衰老相关的 β 半乳糖苷酶活性是衰老的标志，其在生长激素分泌腺瘤中呈强阳性。细胞的衰老有利于清除恶变细胞[193]，这一过程可能是垂体腺瘤始终保持良性的基础。

（六）家族性综合征

表 9–12 总结了这些罕见的综合征，包括以下类型。

1. 多发性内分泌肿瘤 1 型　多发性内分泌肿瘤 1 型是一种常染色体显性遗传性疾病，其特征为甲状旁腺、胰岛、垂体前叶肿瘤或功能亢进，以及少见的其他神经内分泌、甲状腺和肾上腺肿瘤[194]。垂体肿瘤是无功能或分泌催乳素或生长激素的微腺瘤[195]。MEN1 综合征（见第 42 章）与生殖细胞中位于染色体 11q13[196] 上的 *MEN1* 基因（编码 menin 蛋白）失活有关[196]。在 MEN1 综合征的垂体肿瘤中，在非 MEN1 家族性垂体腺瘤中未发现 *MEN1* 基因突变。其他基因的突变也可能导致 MEN1 临床综合征。大约 20% 临床诊断为 MEN1 的患者不表现出可识别的 MEN1 突变，并且 *p27Kip1* 基因（CDKN1B）在此类患者中很少发生突变[198]。

2. 家族性孤立性垂体腺瘤　只有不到 5% 的催乳素瘤和生长激素分泌瘤具有家族遗传性[199]。在家

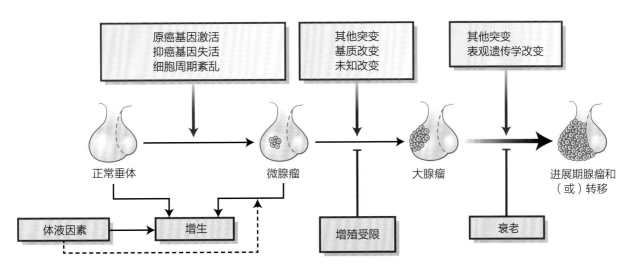

▲ 图 9-18 垂体肿瘤的发生过程类似妊娠，垂体增生通常是可逆的

引自 Melmed S. Pathogenesis of pituitary tumors. *Nat Rev Endocrinol*. 2011; 7:257-266; Di Ieva A, Rotondo F, Syro LV, et al.Aggressive pituitary adenomas:diagnosis and emerging treatments. *Nat Rev Endocrinol*. 2014; 10: 423-435.

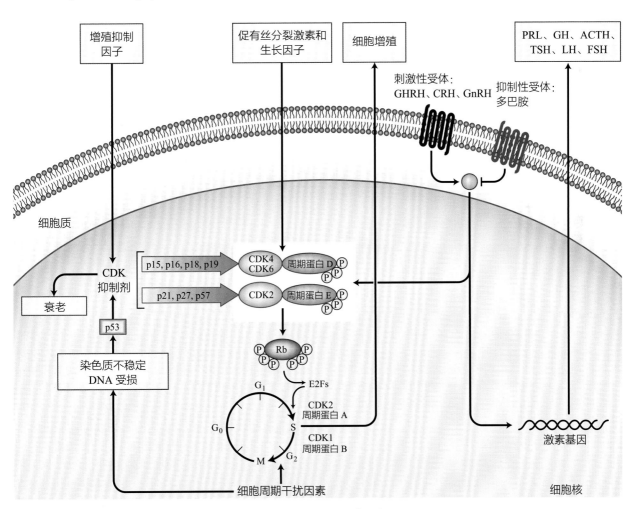

▲ 图 9-19 垂体肿瘤发生

分化细胞中调控激素的基因转录和细胞增殖主要由垂体有丝分裂因子诱导，包括下丘脑激素、转录因子和内分泌激素。垂体增生抑制因子包括生长激素释放抑制因子和肿瘤抑制基因。细胞周期由 CDK-cyclin 复合物介导从 G₁ 期进入 S 期，该复合物使 Rb 磷酸化并导致其释放 E2F 从而驱动细胞增殖。CDK 抑制剂阻断激酶磷酸化，进而抑制细胞周期。染色体不稳定、DNA 损伤和衰老可抑制垂体肿瘤的恶性转化（改编自 the American Society for Clinical Investigation © Melmed S. Acromegaly pathogenesis and treatment. J Clin Invest. 2009;119:3189-3202, used with permission. ）

表 9-11　部分与垂体腺瘤发病的分子机制相关的基因			
基　因	功　能	激活或失活的模式	临床特征
GNAS	原癌基因	激活，印迹基因	非家族，综合征或散发
CREB	转录因子	结构性磷酸化	散发
AIP	肿瘤抑制因子	失活	家族性，综合征
MEN1	肿瘤抑制因子	失活	家族性，综合征
PRKAR1A	肿瘤抑制因子	失活	家族性，综合征
H-Ras	癌基因	激活	侵袭性或恶性
CCNB2	细胞周期蛋白	HMGA 诱导	散发
CCND1	原癌基因	过表达	散发
CDKNIB	细胞周期蛋白依赖性激酶抑制剂	失活	散发，综合征
HMGA2	原癌基因	过表达	散发
FGFR4	原癌基因	选择性转录	散发
PTTG	分离酶抑制蛋白	过表达	散发
Rb	肿瘤抑制因子	表观遗传学沉默	散发
CDKN2A	细胞周期蛋白依赖性激酶抑制剂	表观遗传学沉默	散发
BRG1	肿瘤抑制因子	糖皮质激素受体功能	散发
GADD45G	增殖抑制	表观遗传学沉默	散发
MEG3	增殖抑制	表观遗传学沉默	散发
USP8	促增生（ACTH 细胞）	泛素化	散发
GPR101	过度分泌（生长激素）	复制	散发
STAT3	过度分泌（生长激素）	转录	散发

经 the American Society for Clinical Investigation 许可转载，改编自 Melmed S. Acromegaly pathogenesis and treatment. *J Clin Invest*. 2009; 119: 3189-3202.

族性肢端肥大症中，大约 25% 的患者在青少年时期被诊断，这些患者通常患有巨人症。这些患者染色体 11q13.1~11q13.3 发生杂合性缺失[200]。相关 AIP 发生种系突变者易患常染色体显性遗传的家族性垂体肿瘤[199, 201]。在相互独立的 73 个患家族性垂体腺瘤的家族中，11 个家族中发现存在 10 个生殖系 AIP 基因突变，主要与生长激素分泌瘤和催乳素瘤有关[202, 203]。AIP 突变在散发性肿瘤患者中很少出现，该基因突变主要被报道于最年轻的肢端肥大症或巨人症患者群中[204, 205]。对 30 岁以下散发性垂体大腺瘤患者进行检测，发现 11.7% 的患者存在 AIP 种系突变。在年轻的肢端肥大症患者中，AIP 突变的频率为 2.3%~5.5% 不等，在有或没有突变的患者中没有明显的差异[206]。

3. Carney 综合征　Carney 综合征是一种常染色体显性遗传病，涉及良性间充质肿瘤，以及包括心脏黏液瘤，神经鞘瘤、甲状腺腺瘤和与点状皮肤色素沉着相关的垂体腺瘤[207]。这种疾病的遗传学改变已经定位到染色体 17q24，是由 PRKAR1 发生突变导致的[208]。这些患者可能表现为 GH、IGF-1 或 PRL 水平升高，10% 临床表现为肢端肥大症，与生长激素分泌腺瘤的形成有关。PRKAR1A 失活突变，导致 PKA 催化亚基持续性激活。过量的生长激素在那些伴有肢端肥大症的患者中可能是心脏黏液瘤的促生长因子[209]。在一些患者中，肿瘤组织中仍存在野生型 PRKAR1A 等位基因，而单倍体缺乏可能足以使肿瘤发生。发生垂体增生和 PRKARIA 突变后，17-miRNA 标记可被检测到。在生长激素分泌肿瘤中，miR-26b 和 miR-128 可能调控了 PTEN-AKT 通路[210]。这些缺陷提供了有

表 9-12 与家族性垂体肿瘤综合征相关的基因

症 状	基因（位点）	最常见的突变类型	垂体特征	其他特征
MEN1	*MEN1*（11q13）	4.5% 病例中 c.249～252GTCT 缺失，第 2 个外显子移码突变	30%～40% 为垂体腺瘤（60% 为催乳素瘤，15% 为无功能腺瘤，10% 为生长激素瘤，5% 为 ACTH 瘤，罕见 TSH 瘤）	原发性甲状旁腺功能亢进、胰腺肿瘤、前肠类癌、肾上腺皮质肿瘤（通常无功能），少有嗜铬细胞瘤，皮肤病变（面部血管瘤、胶原瘤和脂肪瘤）
MEN1-like（MEN4）	*CDKN1B*（12p13）	仅有 2 例病例报道	垂体腺瘤 [a]	原发性甲状旁腺功能亢进及肾血管平滑肌脂肪瘤、神经内分泌子宫颈癌单发病例报道
Carney 综合征	*PRKAR1A*（17q23～24）	第 5 个外显子中 c.491～492TG 缺失	多数患者表现为垂体增生，小于 10% 的患者表现为腺瘤（生长激素瘤和催乳素瘤）	心房黏液瘤、雀斑样痣、施万细胞瘤，肾上腺增生
家族性、孤立性垂体腺瘤	*AIP* [b]（11q13.3）	天冬酰胺 14X 无意义突变 [c]	垂体腺瘤（主要是生长激素瘤、催乳素瘤或混合性生长激素、催乳素瘤）	年轻患者常为大腺瘤伴巨人症

a. 迄今只有 2 例报道：1 例生长激素分泌腺瘤和 1 例 ACTH 分泌腺瘤；b. 15% 的家族性垂体腺瘤病例和 50% 的家族性生长激素分泌细胞瘤病例报道了 AIP 突变；c. 这是最常见的一种突变，但在芬兰创始人效应之后，这种突变的比例可能会被过高估计

ACTH. 促肾上腺皮质激素；MEN1. 多发性内分泌肿瘤 1 型

价值的潜在亚细胞治疗靶点。

综上所述，垂体腺瘤的形成受到多种因素影响，包括早期启动的染色体突变，形成突变的垂体干细胞或祖细胞，转化后的垂体细胞受促增殖的信号和许可因子的影响，包括下丘脑激素受体信号、垂体内生长因子和细胞周期紊乱调节，这些因素可能决定了肿瘤最终的生物学进程。垂体前叶激素的自主分泌和细胞增殖是垂体前叶腺瘤的标志。然而，大多数散发性垂体腺瘤形成的近源亚细胞事件尚未被阐明。

4. 发病机制 垂体瘤约占所有颅内肿瘤的 15%，常在尸体解剖中可见 [211]（表 9-13）。日本颅脑肿瘤登记处报告，在登记的 28 424 个病例中有 15.8% 经组织学证实为垂体腺瘤 [212]。在比利时，垂体肿瘤患病率为每 1064 名居民中有 1 人患病 [213]，在英国班伯里 89 334 名居民中有 63 人患病，人口患病率约为每 10 万人中有 77 例。其中 57% 为催乳素瘤，28% 为无功能腺瘤，11% 为生长激素分泌腺瘤，2% 为 ACTH 腺瘤。发病的中位年龄为 37 岁，但无功能垂体肿瘤最常见于年龄大于 60 岁的患者 [214]。最近在冰岛进行的一项人口学研究显示垂体瘤的发病率随时间不断上升。2003—2012 年，垂体腺瘤总患病率为每 10 万人中有 115 人患病，1993—2002 年，则为

表 9-13 垂体腺瘤的发病率 [a]

	比利时（*n*=68）	芬兰（*n*=164）	冰岛（*n*=471）	马耳他（*n*=316）	瑞典（*n*=592）	瑞士（*n*=44）	英国（*n*=63）
人群发病率	1/1064	1/1471	1/865	1/1321	1/2688	1/1241	1/1289
ACTH 分泌腺瘤（%）	6	3	6	2	4	4	2
生长激素分泌腺瘤（%）	13	8	11	16	9	9	11
催乳素瘤（%）	66	51	40	46	32	56	57
无功能腺瘤（%）	15	37	43	34	54	30	28

a. 包括 3 种未分类的腺瘤，9 种 TSH 分泌腺瘤和 1 种促性腺激素分泌腺瘤

引自 Molitch ME. Diagnosis and treatment of pituitary adenomas: a review. *JAMA*. 2017; 317: 516-524.

ACTH. 促肾上腺皮质激素；TSH. 促甲状腺激素

每 10 万人中有 72 人患病。催乳素瘤占 54/10 万，无功能腺瘤占 43/10 万[215]。大规模且全面的人群癌症登记显示，美国垂体瘤年发病率从 2004 年的每 10 万人 2.52 例增加到 2009 年的 3.13 例（表 9-14）[216]。在瑞典的一项研究中也显示了相似的发病率增长情况[217]。这种增长是由于肿瘤的实际发病数量增加，还是由于报告、识别和诊断的增多，目前尚不清楚。这些良性的单克隆腺腺瘤可以自主表达和分泌激素，导致高催乳素血症、肢端肥大症、库欣病和甲状腺功能亢进或初诊为鞍区肿块的无功能肿瘤。尽管几乎均为良性肿瘤，这些腺瘤的肿瘤学特征仍代表了一类独特的肿瘤生物学，这体现在其重要的局部和全身表现。这些肿瘤倍增时间较慢，很少自行消退。然而，它们可以表现为侵袭性、局部侵袭或压迫重要的中枢结构。Hardy 和 Knosp 两种分类用于表现腺瘤的肿块特征（图 9-20）。虽然垂体腺瘤通常表达单一分化基因产物，但多激素表达可能反映其原始干细胞或成熟的双形态细胞来源。儿童 ACTH 分泌腺瘤和催乳素瘤约占手术病例的 40%，具有 65% 的手术缓解率[218]。由于高复发率和需要严格的垂体激素替代，这些肿瘤的处理特别具有挑战性。

三、垂体瘤的分类

垂体瘤起源于分泌激素的腺垂体细胞，垂体细胞的来源决定其分泌产物（表 9-15）。病理分类可实现准确的临床关联和识别细胞来源[219-221]。在此之前，约 11% 的尸检中发现了临床上未见的垂体腺瘤。它们位于腺体的特殊区域，反映了细胞类型的相对丰度和其在腺体内的分布（图 9-2）。虽然 46% 的免疫染色显示 PRL 阳性[222]，但仍建议动态观察[223]。在一项对 100 名正常志愿者的研究中，发现 10 名在 MRI 上有与微腺瘤一致的局灶性异常，直径为 3～6mm[8]，这种肿瘤被称为偶发瘤。在一项对 506 名偶发瘤患者的调查中，20% 的患者的肿瘤为无功能的；其中 20% 的患者的肿瘤在平均 50 个月的随访期内体积增大[222]。对较大的肿瘤，特别是无功能肿瘤时，应评估垂体功能，包括测定 PRL、IGF-1、LH、FSH 和性激素。24h 尿游离皮质醇或唾液皮质醇测定可排除库欣病。在一项由 CT 或 MRI 意外发现的 52 例大腺瘤患者的研究中，22 例为促性腺细胞腺瘤，21 例为无功能细胞腺瘤，9 例临床上无功能，但有多种垂体激素免疫染色阳性[224]。放射学和外科分类取决于肿瘤的位置、大小和侵袭性程度（图 9-20）。微腺瘤位于鞍内，最大直径一般小于 10mm。大腺瘤直径大于或等于 10mm，通常侵犯邻近的鞍区结构。具体的肿瘤类型则需后续针对每种细胞类型进行考虑。免疫细胞化学可在光镜和电子显微镜水平上检测脑垂体细胞基因产物，并允许根据脑垂体肿瘤的功能对其进行分类。ACTH、促生长激素、

表 9-14	Pituitary Tumor Age-Adjusted Incidence and Annual Percent Change in Incidence in the United States		
Year	**No. of Cases**	**Age-Adjusted Incidence Rate (95% CI)**	**Annual Percent Change (95% CI)**
2004–2009	51.125	2.87 (2.85–2.90)	4.25 (2.91–5.61)
2004	7243	2.52 (2.46–2.58)	
2005	7811	2.69 (2.63–2.75)	
2006	8485	2.88 (2.82–2.94)	
2007	8722	2.92 (2.86–2.98)	
2008	9266	3.07 (3.01–3.14)	
2009	9598	3.13 (3.07–3.20)	

Modified from Gittleman H, Ostrom QT, Farah PD, et al. Descriptive epidemiology of pituitary tumors in the United States, 2004-2009. *J Neurosurg*. 2014; 121:527–535.

催乳素和 TSH 细胞肿瘤各自分泌对应的激素，而促性腺激素细胞肿瘤通常在临床上是沉默的，不能有效地分泌它们的基因产物。双重免疫染色可识别表达多种激素组合的混合瘤，它们通常是同时分泌 GH 和 PRL、TSH 或 ACTH 的大腺瘤。一般来说，垂体激素的免疫组织化学鉴定与肿瘤特异性 mRNA 激素转录因子标志物相关，该标志物可在完全组织提取液或单细胞水平上测量[225]。除糖蛋白 α 亚单位外，组成肿瘤的细胞中超过 5% 的免疫组织化学阳性通常反映外周循环激素水平。免疫染色强度的量化是主观的，强度的等级应包括对染色程度的描述，如是否偶发、分散或大多数肿瘤细胞表达免疫可检测到的蛋白。电子显微镜有助于评估激素分泌颗粒的超微结构、大小和分布。其他对诊断有重要意义的亚细胞特征包括无功能嗜酸细胞瘤的大线粒体、高尔基体和内质网的分泌性质，特别是催乳素瘤。不同直径的过氧化物酶或胶体金颗粒也是识别和定位细胞内激素信号的敏感电子显微镜标记。由于成本的原因，其他标记已经取代了常规的电子显微镜使用。侵袭性垂体瘤生长缓慢，有丝分裂标志物是有用的，包括 PCNA 和 Ki-67[226, 227]。

（一）侵袭性腺瘤

真性垂体癌合并明显的垂体外转移是非常罕见的[228, 229]。然而，约 30% 的接受腺瘤切除术的患者在术后 37 年肿瘤持续生长或进行性生长[230]。如果肿瘤对药物治疗产生耐药性，并且尽管采取了严格的手术、药物和放疗方法，但仍出现多次复发，则被认为是侵袭性肿瘤[231]。侵袭性腺瘤，以前被称为非典型腺瘤，具有侵袭性，伴随着 Ki-67 增殖指数升高，有丝分裂

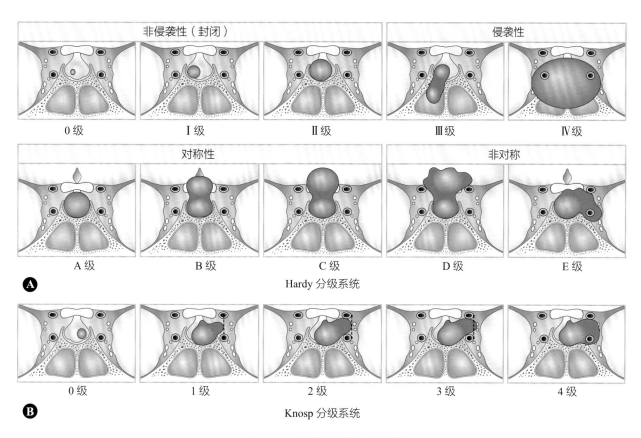

▲ 图 9-20　脑垂体腺瘤的分级系统

A. Hardy 分级系统。鞍区肿瘤可以是非侵袭性（0 级，完好无损，轮廓正常；Ⅰ级，完好无损，底部隆起；Ⅱ级，完好，颅窝扩大）或侵袭性（Ⅲ级，局限性鞍区破坏；Ⅳ级，弥漫性破坏）。鞍上肿瘤可以是对称性（A 级，仅鞍上池；B 级，第三脑室隐窝；C 级，整个前第三脑室）或不对称（D 级，硬膜外；E 级，硬膜外（海绵窦）]。B. 用于量化海绵窦侵犯的 Knosp 分级系统，其中只有 3 级和 4 级定义了肿瘤对海绵窦的真正侵犯。0 级，无海绵窦受累；1 级和 2 级，肿瘤向海绵窦内侧壁推进，但不超过颈内动脉两段中心之间的假设线（1 级），或超过该线但未越过与动脉侧缘相切的线（2 级）；3 级，肿瘤向海绵窦内的颈内动脉扩散；4 级，海绵内颈动脉完全包绕（经许可转载，改编自 Di Ieva A,Rotondo F,Syro LV,et al.Aggressive pituitary adenomas:diagnosis and emerging treatments. *Nat Rev Endocrinol*. 2014; 10: 423-435.）

活性升高[231, 232]（图 9-21）。在 121 例持续随访的经蝶窦垂体肿瘤切除术的患者中，18 例为非典型腺瘤[223]，这些肿瘤呈侵袭性生长，术后经常持续或复发。在一项对 50 例侵袭性腺瘤的研究中，80% 以上为大腺瘤，42% 侵犯海绵窦[234]，它们可能来源于任何类型的垂体细胞，大约 20% 的肿瘤细胞活跃分泌 GH 或 PRL，很少分泌 ACTH。一些组织学类型特别容易发生侵袭性生长，如静止型 ACTH 腺瘤[186]。目前尚无有对照的前瞻性研究严格评估这些肿瘤的术后复发率，而 p53 作为预后标志物的有效性也受到了质疑，目前还没有令人信服的证据表明这些肿瘤发生了真正的恶变。然而，对于具有高 Ki-67 指数的频繁复发或持续性侵袭性腺瘤应提高警惕，排除转移后可考虑罕见的恶性垂体肿瘤诊断[235]。

（二）恶性垂体肿瘤

在极少情况下，脑垂体肿瘤会转移到中枢神经系统之外或作为脑内的一个独立的病灶存在，它们占垂体腺瘤的 0.2%[236]。由于没有明确的细胞标志物能区分侵袭性和恶性肿瘤，因此颅外转移是诊断垂体恶性肿瘤的先决条件[237]。当发生颅外转移时，这些肿瘤通常分泌 ACTH 或 PRL。由于 HRAS 突变在远处转移性垂体癌中很少见，而在其对应的原发性垂体肿瘤或非侵袭性腺瘤中却并不罕见[169, 238]，这些突变可能在非常罕见的恶变过程中起重要作用。

替莫唑胺是一种烷化剂，可诱导 DNA 损伤，阻断基因转录，已被用于治疗对其他治疗无效或有垂体癌证据的侵袭性垂体肿瘤。肿瘤缩小或激素抑制的结果差异性很大，约有一半的患者表现出初步反应[239]。有人建议在 3 个治疗周期后重新评估药物治疗。虽然 O⁶-MGMT 可能会干扰药物疗效，但据报道，评估垂体癌样本中的 MGMT 表达量具有多种用途[240-243]。

四、催乳素分泌型腺瘤

催乳素瘤是最常见的分泌型垂体瘤，年发病率约

腺瘤类型	形态变异	免疫组织化学法测定脑垂体激素	转录因子和其他辅因子	临床综合征
表 9–15 2017 年 WHO 垂体腺瘤病理分类				
生长激素细胞	致密颗粒型	GH，α 亚基	Pit1	肢端肥大症、巨人症
	稀疏颗粒型	GH	Pit1	
	催乳素生长激素细胞	GH+PRL（在同一细胞中）± α 亚基	Pit1，ERα	
	混合生长激素 – 催乳素细胞	GH+PRL（不同细胞）± α 亚基	Pit1，ERα	
催乳素细胞	稀疏颗粒型	PRL	Pit1，ERα	性腺功能减退、溢乳
	致密颗粒型	PRL	Pit1，ERα	
	嗜酸性干细胞	PRL、GH（局灶且不稳定）	Pit1，ERα	
促甲状腺细胞		βTSH，α 亚基	Pit1，GATA2	甲状腺功能亢进
ACTH 细胞	致密颗粒型	ACTH	Tpit	库欣病
	稀疏颗粒型	ACTH	Tpit	
	静止型 [a]	ACTH	Tpit	
	Crooke 细胞	ACTH	Tpit	
促性腺激素细胞		βFSH、βLH、α 亚基（多种组合）	SF1，GATA2，ERα	性腺功能减退症，局部症状
零细胞 [a]		–	–	无或垂体功能衰竭
多激素分泌腺瘤	Pit1 阳性 [a]	GH、PRL、βTSH ± α 亚基	Pit1	混合型、局部症状
	罕见的免疫组织化学组合			

a. 通常不分泌且临床无症状
改编自 Mete O, Lopes MB. Overview of the 2017 WHO classification of pituitary tumors. *Endocr Pathol.* 2017; 28:228-243.
ACTH. 促肾上腺皮质激素；FSH. 卵泡刺激素；GH. 生长激素；LH. 黄体生成素；PRL. 催乳素

30/10 万 [214]。如果还包括微腺瘤，这一发病率将更高，在约 11% 尸检垂体中发现垂体微腺瘤，其中 46% 的 PRL 免疫染色阳性 [222]。催乳素微腺瘤中女性患者与男性患者比例为 20∶1，而巨腺瘤的男女患者比例基本一致。随诊过程中，患者的 PRL 水平与肿瘤大小基本稳定，但某些患者的 PRL 水平会随时间降低。持续使用多巴胺激动剂后，部分微腺瘤会消失，但 7%～14% 的微腺瘤会持续生长 [244]。有时，某些更小的催乳素瘤会在妊娠和哺乳后消失 [245]。

大催乳素瘤更有可能长大，并且肿瘤大小与血清 PRL 水平相关（图 9–22），因此 PRL 水平高于 200ng/ml 高度提示 PRL 分泌型垂体瘤的存在。尽管在女性的垂体腺瘤中，超过 75% 为催乳素瘤 [214]，男性的催乳素瘤通常体积更大。在 45 名男性催乳素瘤患者中，平均血清 PRL 为（2789±572）ng/ml，而 51 名女性催乳素瘤患者中，平均血清 PRL 为（292±74）ng/ml。男性患者的催乳素瘤体积通常大于女性患者 [男性（26±2）mm，女性（10±1）mm]，并且男性患者的肿瘤更具侵袭性，组织学证据提示肿瘤生长更快。

RPL 水平高于 200ng/ml 可能是服用利培酮等药物所致，但 PRL 水平高于 500ng/ml 仅在催乳素瘤患者中观察到 [246]。相反，若大腺瘤患者 PRL 水平低于 200ng/ml，提示其肿瘤不分泌 PRL，高 PRL 血症可能是肿瘤压迫垂体柄或门脉系统，干扰多巴胺的抑制调控所致 [247]。值得注意的是，催乳素微腺瘤患者的 PRL 水平可轻度升高，也可高至数百单位（ng/ml）。但是，对于体积较小的大腺瘤、PRL 水平在 200ng/ml 上下的患者，起始药物治疗须谨慎；对于催乳素瘤，多巴胺激动剂应能降低 PRL 水平、缩小肿瘤体积，如果未见肿瘤体积缩小，提示该肿瘤无分泌功能，或者高催乳

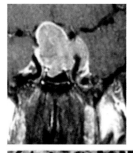

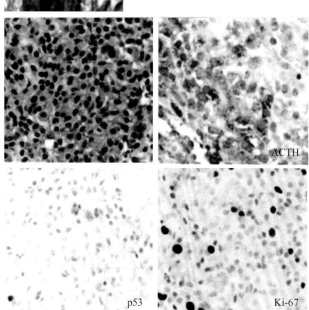

WHO2017 年侵袭性垂体腺瘤的特点
- 侵犯邻近软组织和骨骼
- 快速增长
- 复发
- 对常规疗法的耐药性
- 核分裂数 /Ki-67 指数升高

ACTH

p53

Ki-67

▲ 图 9-21　侵袭性垂体腺瘤

WHO 建议的诊断标准，组织学图示非典型 ACTH 表达的腺瘤。ACTH. 促肾上腺皮质激素（引自 Zada G, Woodmansee WW, Ramkissoon S, et al. Atypical pituitary adenomas:incidence, clinical characteristics, and implications. *J Neurosurg.* 2011; 114: 336-344; Lopes MBS. The 2017 World Health Organization classification of tumors of the pituitary gland: a summary. *Acta Neuropathol.* 2017; 134: 521-535.）

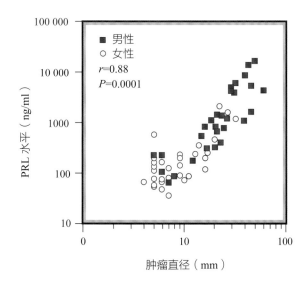

▲ 图 9-22　催乳素（PRL）分泌型肿瘤中大腺瘤的概率在男性患者（*n*=31）中高于女性患者（*n*=45）。血清 PRL 水平与肿瘤体积高度相关

引自 Danila DC, Klibanski A. Prolactin secreting pituitary tumors in men. Endocrinologist. 2001; 11: 105-111.

素血症是由垂体柄压迫所致。

（一）病理和发病机制

尽管超过 99% 的催乳素瘤都是良性肿瘤，并且通常边界明确、无侵袭生长的证据，仍有半数会有局部侵犯 [248]（图 9-23）。侵袭性肿瘤通常有丝分裂活性更高、细胞更多、更具多形性。侵犯毗邻的硬脑膜、骨骼或血管，提示催乳素瘤处于一种中间形态，介于边界分明的良性肿瘤与极其罕见的恶性肿瘤之间。没有发生远处转移的侵袭性肿瘤仍被判定为良性。对 PRL 进行免疫染色可证实催乳素瘤的诊断，它通常与周围的正常垂体不同，但没有明确的包膜。这些肿瘤含有"假包膜"，即由被压迫的腺垂体细胞和网状纤维结构组成。约 20% 的催乳素大腺瘤存在与脑卒中特征无关的出血区域，这些区域可能会消退 [249]。

大多数催乳素瘤生长缓慢、散发、独立生长。催乳素瘤还是最常见的与 MEN1 相关的垂体肿瘤，一个家系中大约有 20% 人发生 [250, 251]。家族性催乳素瘤可不合并 MEN1 的其他特征 [252]，极少数情况下，催乳素瘤可在有种系 AIP 突变的患者中出现 [253]。血管周

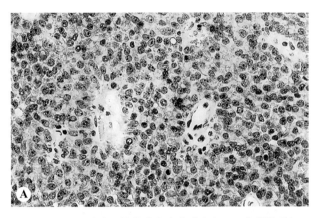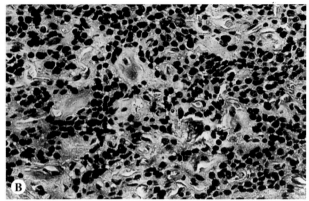

▲ 图 9-23　**A.** 致密颗粒催乳素分泌型腺瘤；**B.** 术前接受多巴胺受体激动剂治疗的患者手术切除的催乳素分泌型垂体腺瘤，腺瘤细胞小，核深色，细胞质边窄，可见间质结缔组织轻度聚集（**HE 染色，400×**）

图片由 Dr. Kalman Kovacs. University of Toronto, Toronto, Canada 提供

围上皮样肿瘤异位分泌所致的高催乳素血症通常会在腹部肿物切除后缓解[254]。

巨大催乳素瘤属于进展性肿瘤，在所有催乳素瘤中的占比小于 5%，其表现出极高的 PRL 水平（> 1000ng/ml）、大于 40mm 的直径、男性患者占比更高（男性：女性为 9：1）[255]。尽管这些侵袭性肿瘤通常对多巴胺受体激动剂敏感，仍有一部分具有高度侵袭性且需要手术切除，尤其是肿瘤的占位效应在治疗后无法改善的患者[251, 256]。PRL 水平可能在卡麦角林或手术治疗后降低，但这些患者中，仅有约 30% 可恢复性腺功能。这些进展性肿瘤的复发率高，常需要重复手术和（或）高剂量卡麦角林联合放射治疗。

（二）临床特征

催乳素瘤通常是在出现与高催乳素血症、肿瘤体积或侵袭相关的症状或体征后才被发现（表 9-16）。

1. 高催乳素血症　PRL 分泌型催乳素瘤无论肿瘤大小均有高催乳素血症的症状和体征。PRL 水平升高可致月经失调、性功能障碍、溢乳[257]、骨质疏松[258]和生活质量降低[259]。PRL 水平升高可通过对促性腺激素脉冲的短环反馈效应引起性功能障碍，可能原因是抑制了 GnRH[260] 和 LH 脉冲的频率和幅度。高 PRL 也可间接抑制卵巢和睾丸功能。催乳素瘤的女性患者可出现原发性或继发性闭经、月经稀少、月经过多、初潮延迟或月经周期正常但是黄体期短所致的不孕。患者可能有性欲改变和阴道干涩。男性的性功能障碍通常表现为性欲降低或缺失、阳痿、早泄或勃起功能障碍、少精或无精[261]。

多达 50% 的女性和 35% 的男性催乳素瘤患者存在溢乳，性别差异的可能原因是男性乳腺组织对高催乳素血症的催乳效应更敏感。不明显的溢乳很可能会被忽视。男性和女性患者的骨密度都可能会因为高催乳素血症导致的性激素缺乏而降低，影像学发现女性患者椎骨骨折的发生率升高。

表 9-16　催乳素瘤体征和症状	
与肿瘤体积相关	与高催乳素血症相关
视野缺损	闭经、月经稀少、不孕
视物模糊或视力下降	性欲降低、阳痿、早泄、少精症
垂体功能减退的症状	泌乳
头痛	骨质疏松
脑神经麻痹	
垂体卒中	
癫痫（颞叶）	
脑积水（少见）	
单侧眼球突出（少见）	

2. 肿瘤占位效应　催乳素瘤可能由于肿瘤大小或侵袭性引起相应症状或体征。微腺瘤可完全无症状，直至尸检发现直径 2~3mm 的肿瘤，也可大至直径 10mm。尽管微腺瘤体积小，其仍可具有侵袭性。相反，大腺瘤的大小范围从直径约 1cm 的非侵袭性或弥漫性肿瘤到可侵犯鞍旁结构的大肿瘤不等。较大或侵袭性肿瘤导致的症状和体征通常与视觉结构压迫相关。体征包括双颞侧上方视野缺损、双颞侧偏盲、视力下降。头痛很常见，但癫痫（肿瘤累及颞叶所致）、脑积水[263]和单侧眼球突出很少见。肿瘤可能侵犯海绵窦，但脑神经麻痹很罕见。突发的损伤，如垂体卒中，是导致麻痹最常见的原因，可能是代表性的症状。催乳素瘤也可能由于其他原因行 MRI 或 CT 检查时被意外发现。

（三）评估

垂体瘤患者均应检测血清 PRL 水平。相反，血清

PRL 水平升高而无其他明显原因（如妊娠或服用安定类药物）的患者，应检测是否存在垂体瘤。催乳素瘤还可合并其他原因所致的高催乳素血症，如安定类药物使用（见第 8 章）。即使 PRL 水平仅轻至中度升高，也对诊断非常重要，因为这可能提示不分泌 PRL 的大垂体瘤的存在。PRL 水平与肿瘤大小相关，并且通常在男性患者中更高。偶然情况下，具有极高血清 PRL 水平的患者可能在检测报告中出现正常结果，这是由于未检测其稀释后的血清样本，该现象称为"高剂量鱼钩效应"[264]。相反，高分子量 PRL 存在时可能会使血清 PRL 检测结果升高，其催乳作用弱于单体 PRL 分子。垂体瘤患者可能出现高催乳素血症，尽管其通常不具有临床活性。高催乳素血症患者中约有 20% 被诊断出垂体微腺瘤，其中一些与溢乳、月经稀少或闭经、勃起功能障碍或性欲减退等症状相关。因此，当患者 PRL 水平高，但不伴随或较少伴随高催乳素血症的临床症状时，应使用聚乙二醇沉淀法检测高催乳素血症[265]。

详细的病史询问通常能揭示与肿瘤占位效应相关的症状或体征，如视野缺损、视力减退、视物模糊或视物重影、脑脊液漏、头痛、尿崩症和垂体功能低下。还应详细询问患者的性功能病史，包括月经初潮时间、月经周期是否规律、生育能力、性欲、性能力及保持射精的能力。应确定患者是否有溢乳。溢乳和闭经同时存在提示垂体腺瘤的诊断，除非已明确其他诊断。

约 50% 的肢端肥大症患者有 PRL 水平升高[266]。处于肢端肥大症早期或病情较轻的患者或具有嗜酸干细胞腺瘤的患者可能没有明显的 GH 过量的体征。由于人类 GH 与 PRL 具有类似的催乳作用[267]，催乳素瘤的症状和体征同样可能在纯 GH 分泌型肿瘤患者中出现，因此，应检测血清 IGF-1 水平。偶然情况下，TSH 分泌型肿瘤患者同样有 PRL 水平升高。应检测其他垂体激素功能以明确是否有垂体功能减退。应进行 MRI 检查以明确催乳素瘤的诊断。

（四）治疗

催乳素瘤的最佳治疗结局包括 PRL 水平（及相应的症状和体征）恢复正常，以及完全肿瘤去除或肿瘤体积缩小至无占位效应。尤其是异常的性功能和生育功能得到恢复，溢乳停止，骨密度减退得到改善，肿瘤被清除或肿瘤体积缩小至不影响垂体或下丘脑功能，受损的视力得到恢复。

1. 药物治疗　催乳素瘤的药物治疗首选多巴胺激动剂[268]（表 9–17）。

（1）溴隐亭：溴隐亭是一种半合成麦角生物碱多巴胺激动剂，在 80%～90% 患者中可降低 PRL 水平、恢复正常月经功能，可缩小催乳素瘤体积、恢复性功能、改善泌乳[269]。约 90% 视野缺损的患者可获得视野改

善[270]。停药可导致肿瘤迅速扩大[271]。某些情况下，溴隐亭治疗过程中体积缩小的肿瘤未在停药后增大。在一部分患者中，高催乳素血症在长期随访观察中自发消失。极少数情况下，溴隐亭可在肿瘤增大的同时降低 RPL 水平，但通常多巴胺激动剂治疗过程中如有肿瘤增大，则同时有 PRL 分泌增多。

尽管使用了大剂量溴隐亭，部分患者仍完全或部分抵抗溴隐亭和卡麦角林的作用[272]。当患者初始 PRL 水平非常高时，通常难以使其完全降至正常范围，尽管这些患者在治疗后肿瘤体积显著缩小、性功能有时可得到恢复。尽管在有些病例中，增大多巴胺激动剂剂量或改变药物种类可进一步使 PRL 降至正常范围[272]，大多数患者的 PRL 水平在治疗后仍高于正常值。对多巴胺激动剂的抵抗可能意味着较少的 D2 受体

表 9–17　催乳素瘤的多巴胺激动剂治疗 [a]

	溴隐亭 [b] (2.5 ~ 7.5mg/d)	卡麦角林 [b] (0.5 ~ 1mg, 每周 2 次)
催乳素正常（范围为 40%～100%）		
大腺瘤	70	80
微腺瘤	65	70
月经恢复（范围为 40%～100%）		
大腺瘤	70	80
微腺瘤	85	80
肿瘤缩小（范围为 20%～100%）		
无	20	20
缩小 50% 以内	40	55
缩小 50% 以上	40	25
视野改善（范围为 33%～100%）	90	70
耐药	15	5

a. 长效卡麦角林可提高患者依从性，并且胃肠道不良反应较少。为了生育，常选用溴隐亭，因为它是短效的，可在确定妊娠后立即停药；b. 值为患者百分数

引自 Webster J, Piscatelli G, Polli A, et al. A comparison of cabergoline and bromocriptine in the treatment of hyperprolactinemic amenorrhea. Cabergoline Comparative Study Group. *N Engl J Med.* 1994; 331: 904-909; Verhelst J, Abs R, Maiter D, et al. Cabergoline in the treatment of hyperprolactinemia:a study in 455 patients. J Clin Endocrinol Metab. 1999;84:2518-2522;Melmed S, Casanueva FF, Hoffman AR, et al. Diagnosis and treatment of hyperprolactinemia: an Endocrine Society clinical practice guideline. *J Clin Endocrinol Metab.* 2011; 96:273-288.

结合域或受体基因多态性[273]。

溴隐亭通过减少肿瘤细胞大小（包括细胞质、细胞核、核仁区）减少催乳素瘤的体积[274]。由于细胞变小和细胞核聚集，组织学切片显示肿瘤结构非常紧密（图 9-23）。PRL mRNA 和 PRL 合成被抑制，胞吐作用减少，PRL 分泌颗粒减少，粗面内质网和高尔基体消失。网状效应降低了细胞体积，还会导致肿瘤坏死[275]。

溴隐亭治疗后的患者手术切除的催乳素瘤可观察到血管周围纤维化，这会增加肿瘤切除难度。但是，术前溴隐亭治疗不会影响手术切除的成功率[276]，并且是催乳素瘤经蝶骨显微手术的重要辅助治疗措施[277]。每天 3 次，每次 2.5mg 溴隐亭对最大或 PRL 水平最高的肿瘤也有较好的治疗效果。更高剂量通常无法带来更多获益。一旦肿瘤体积缩小、闭经或溢乳情况得到改善，某些患者在较小的治疗剂量也能获得较满意的疗效维持，但很少患者能完全停药。

（2）卡麦角林：目前卡麦角林已取代溴隐亭成为大多数催乳素瘤患者的一线用药，由于其作用时间较溴隐亭长，并且通常只需每周注射 1～2 次，除非患者准备妊娠[270]。卡麦角林的半衰期长是因为其对催乳素细胞的 D_2 受体具有较高的亲和力，并且药物在垂体组织中停留时间长。在药代动力学研究中，卡麦角林可剂量依赖性地降低 PRL 水平[278]。在 459 名接受卡麦角林治疗（每次 0.5～1mg，每周 2 次）的高催乳血症女性患者中，有 83%PRL 水平恢复正常，接受溴隐亭治疗（每次 2.5～5mg，每天 2 次）的女性患者中有 52%PRL 水平恢复正常。卡麦角林在恢复排卵周期和改善不孕不育方面同样优于溴隐亭（分别为 72% 和 52%，P < 0.001），并且其不良反应发生率较溴隐亭更低、更易耐受（图 9-24）。15 名大腺瘤患者中有 11 人肿瘤体积缩小，4 名绝经前女性中有 3 人月经恢复[279]。在 85 名使用卡麦角林治疗（每周 0.25～10.5mg）的大催乳素瘤患者中，61% 的患者 PRL 浓度恢复正常，另外 24 名患者 PRL 水平至少下降了 75%，66% 的患者肿瘤体积缩小。尽管将卡麦角林治疗增加至每周 7mg，仍有 9 名患者对此耐药[272]。卡麦角林还可有效改善催乳素瘤相关的头痛[280]。较少遇到对药物完全或基本耐药的催乳素瘤。约 15% 的患者在接受最佳剂量的卡麦角林治疗后，PRL 水平未恢复至正常，或肿瘤体积缩小程度不超过 50%，但这些患者大部分对更高剂量的卡麦角林有反应（图 9-25）[281]。大多数 "耐药" 的患者可能表现为部分耐药，如肿瘤体积缩小、PRL 水平降低但未恢复至正常。这些患者可能需要手术或者放射治疗。当药物治疗可控制肿瘤生长后，应通过评估和治疗高催乳素血症导致的生育问题和骨骼疾病来解决 PRL 水平持续升高带来的影响。

（3）用药方案：谨慎对待多巴胺激动剂的使用可避免或最小化潜在的不良反应（图 9-26）。通常，溴隐

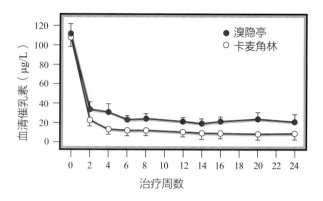

▲ 图 9-24　溴隐亭和卡麦角林在女性高催乳素血症中降低催乳素水平作用的比较

引自 Webster J, Piscitelli G, Polli A, et al. A comparison of cabergoline and bromocriptine in the treatment of hyperprolactinemic amenorrhea. *N Engl J Med*. 1996; 331: 904-909.

亭初始剂量为每天 1.25mg，卡麦角林初始剂量为每周 0.25mg。可根据药物耐受情况逐渐增加或减少剂量，起始阶段可在睡前随餐小剂量服用。患者在初始服药时应避免可致周围血管扩张的活动（如热水浴），以降低直立性低血压的风险。如果出现较严重的不良反应，应将剂量减半，随后逐渐增加剂量至有效剂量。换药也可能有效。可考虑溴隐亭阴道内给药以降低胃肠道不良反应[282]。多巴胺激动剂还能有效缩小囊性催乳素瘤的体积[283]。

约 20% 接受多巴胺激动剂治疗并逐渐减量的患者可获得高催乳素血症的生化缓解。通常只在治疗 2 年以上且没有证据表明肿瘤具有侵袭性的患者中考虑停药[268, 284]。推荐在停止所有治疗前逐渐减少卡麦角林的剂量。若患者可在更低的卡麦角林剂量下实现肿瘤体积的缩小，常常提示其血清催乳素在停药后可维持在正常水平[285]。约有 30% 的患者在停药后复发，其中大腺瘤患者更常见[244, 284, 286, 287]。不同于成人，约 75% 的儿童催乳素瘤为大腺瘤[288]。在一个有 77 名儿童和青少年的垂体大腺瘤队列中，25% 的患者具有与多巴胺激动剂耐药相关的因素，包括幼年发病，高 PRL 水平和肿瘤体积大[289]。

（4）多巴胺激动剂的不良反应：多巴胺激动剂的不良反应十分常见。多达 50% 的患者可出现恶心；还会出现鼻塞、抑郁和指端血管痉挛，后者在使用更高剂量药物或帕金森病患者中更常见。体位性低血压相对少见，可导致意识丧失，通常可通过谨慎制订药物剂量避免。多达 1.3% 的接受溴隐亭治疗的患者可出现精神病性症状或体征，或加重原有的精神错乱[290]。当患者有精神病性症状的病史时，应谨慎使用该类药物。若患者合并精神症状，但多巴胺激动剂是其最佳治疗方案，应在此基础上联用抗精神病药物。应使用不会

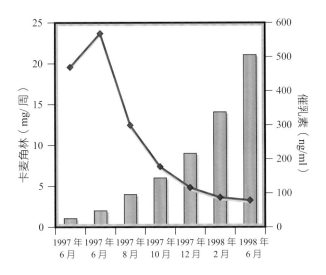

▲ 图 9-25　一位催乳素分泌型大腺瘤患者：催乳素水平（菱形）逐步降低与卡麦角林剂量（柱状图）逐步升高相一致

改编自 Molitch ME. Pharmacologic resistance in prolactinoma patients. *Pituitary*. 2005; 8: 43–52

刺激 PRL 分泌的精神类药物，常推荐奥氮平。多达6.1% 的大腺瘤患者在多巴胺激动剂治疗过程中出现脑脊液鼻漏，这其中有部分患者对多巴胺激动剂耐药[291]。其他少见的严重不良反应包括肝功能损害和心律失常。曾有报道接受高剂量溴隐亭治疗的患者出现腹膜后纤维化、胸腔积液和增厚、限制性二尖瓣反流[292, 293]。伴随性冲动控制异常的性欲亢进可能在性功能恢复过程中出现，也可能是多巴胺的直接作用效应[294]。

　　帕金森病患者接受高剂量麦角来源的多巴胺激动剂治疗后，可能导致至少一个心脏瓣膜出现中至重度反流[295]。这提示垂体瘤患者在使用高剂量麦角类药物时也应谨慎，尽管垂体瘤患者使用的药物剂量远低于帕金森病患者。多项研究提示，目前尚无证据表明低剂量卡麦角林治疗会增加患者瓣膜病的风险[296]，尽管部分研究提示心脏瓣膜病可能与催乳素瘤患者接受的常规剂量卡麦角林治疗相关。在一项对 100 名高催乳素血症患者的前瞻性研究中，患者使用多巴胺激动剂的平均时长为 124 个月，中位累积剂量为 277mg 卡麦角林，患者无心脏瓣膜功能改变或钙化[297]。一项针对747 名高催乳素血症患者的横断面研究发现，多巴胺激动剂的累积剂量与心脏瓣膜病无相关性[298]，对其中192 名患者的随访结果证实了该结果[299]。

　　2. 放射治疗　直线加速器放疗可有效控制和减小催乳素瘤体积。但是，该治疗方法通常需要数年时间才能达到最佳治疗效果。通常推荐放射剂量为4500～4600cGy。在 36 名接受放射治疗的患者中，其中 18 人 PRL 水平恢复正常，平均在治疗后 7.3 年获得生化缓解[300]。垂体功能减退是放射治疗的不良反应之一。在 36 名催乳素瘤患者中，83% 的患者在放射治疗

前对胰岛素诱发的低血糖有正常的 GH 反应，在放疗后 9～12 年的随访过程中，有 34 人出现 GH 缺乏[300]。立体定向放射治疗常用于治疗对多巴胺激动剂耐药或不耐受的催乳素瘤患者[301]。

　　3. 手术　经鼻蝶窦内镜手术用于切除催乳素瘤。大部分催乳素微腺瘤患者在术后恢复 PRL 水平，约50% 催乳素大腺瘤患者在术后复发[302]。外科医生的经验决定了垂体手术的成功率，该手术成功率还与肿瘤体积和血清 PRL 浓度呈负相关[276]。综合 31 篇已发表的手术报道，在 1224 名催乳素微腺瘤患者中，有 71%的患者血清 PRL 水平恢复正常。大多数近年的研究报道，经验丰富的外科医生对催乳素微腺瘤可有 100% 的治愈率[302]。尽管如此，高催乳素血症的术后复发依旧十分普遍。难以完全切除大腺瘤，尤其是体积大的侵袭性肿瘤，术后约有 32% 的患者可恢复正常 PRL 水平，但有 19%～45% 的复发率[303]。尽管药物治疗效果优于手术治疗，手术治疗依然十分重要，尤其对于那些对多巴胺激动剂耐药而适合手术的患者。由于二次手术通常意味着更高的并发症风险，如果手术只能实现肿瘤的部分切除，应考虑辅助放射治疗。对于催乳素瘤体积大至可能在妊娠期间威胁其视力的女性，应考虑预防性经蝶窦手术治疗。一部分患者无法耐受多巴胺激动剂，另有一些患者更倾向于手术而拒绝药物治疗。

　　4. 化疗　替莫唑胺是一种可通过血脑屏障的烷基类化合物，可控制对于对其他治疗方案无反应的进展性 PRL 分泌型肿瘤的生长[304-306]。肿瘤 MGMT 低染色提示其可能对替莫唑胺治疗敏感[307, 308]。

　　5. 妊娠　正常垂体和催乳素瘤都会在妊娠过程中增大。通过视野异常来判断，有 1.4% 垂体微腺瘤女性患者和 16% 垂体大腺瘤女性患者出现妊娠相关的肿瘤增大[308]。其他报道发现大腺瘤体积增大的风险高达36%。在一项对 57 名催乳素微腺瘤患者的前瞻性研究中，患者在妊娠期间接受正规的视野检查，没有人发生视力障碍[309]。

　　尽管在妊娠期间可用多巴胺激动剂阻止肿瘤生长（图 9-27）[310]，仍应在可能的情况下减少胎儿的药物暴露[311]。若月经周期在足够长时间内（3～4 个月）可自然发生，停经往往提示妊娠（表 9-18）。这段时间建议使用屏障避孕。在 hCG 测试阳性的数日至 1 周内，应停止用药。在用这种方法管理的 6239 名妊娠患者中，与对照组相比，溴隐亭治疗不会增加流产或胎停、早产、多胎或胎儿畸形的风险。没有确切的证据提示其他多巴胺激动剂在妊娠期间安全性低，但关于妊娠期间使用其他激动剂的研究较少。若催乳素瘤患者在妊娠过程中视力受损，可给予溴隐亭、大剂量类固醇或手术切除治疗[308]。在 53 名接受溴隐亭治疗的孕妇中，婴儿平均初生体重均在正常范围，4 名婴儿存在先天性畸形，在随访 9 年期间，儿童的生理和智

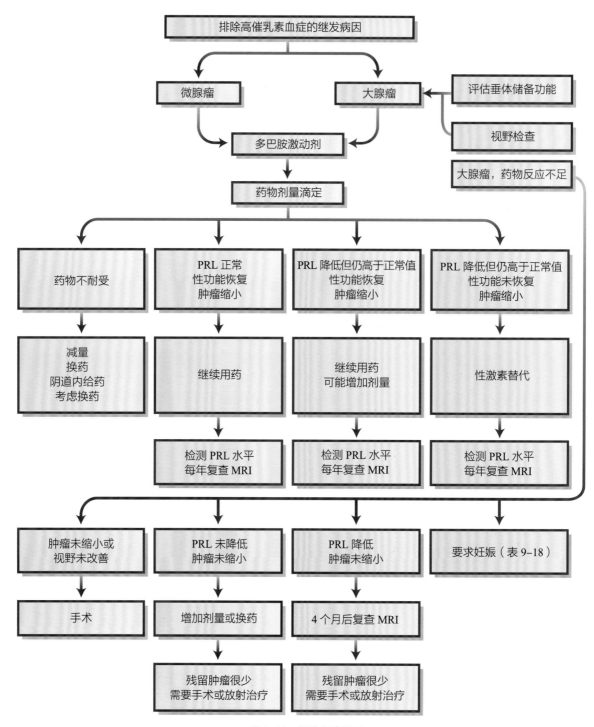

▲ 图 9-26　催乳素瘤处理

除外引起高催乳素血症的继发病因后，根据临床影像和生化标准决定接下来的治疗方案。MRI. 磁共振成像；PRL. 催乳素

力发育正常。一项对 380 名在妊娠期间接受溴隐亭治疗的患者的观察性研究发现，胎儿的早期药物暴露不会增加流产或胎儿畸形的风险 [312]。91 名在妊娠前接受卡麦角林治疗的高催乳素血症患者，在妊娠后 6 周停药，随访 60 个月，未观察到流产或胎儿畸形概率增加 [313]。为了避免妊娠期间因肿瘤增大导致的精神性并发症，推荐催乳素瘤女性患者在妊娠前检测其催乳素

对多巴胺激动剂的敏感性和药物的耐受情况。如果多巴胺激动剂不能有效缩小肿瘤体积，建议行预防性手术治疗。如果大腺瘤位于视交叉附近，则视力障碍的发生率更高，更应谨慎选择妊娠前手术治疗 [314]。

五、无功能垂体肿瘤

无功能垂体瘤占垂体瘤的 25%～35%[315]。这些肿

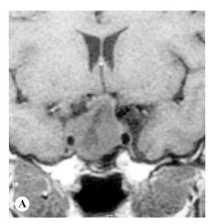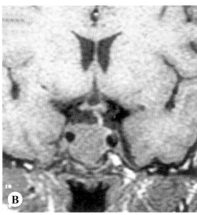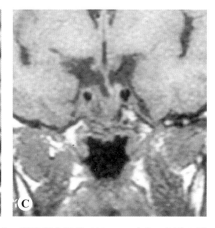

▲ 图 9-27　一位妊娠 22 周的大腺瘤女性患者在接受卡麦角林治疗后肿瘤缩小（A），催乳素水平为 488 μg/L（B），产后 3 周肿瘤进一步缩小（C）

引自 Liu C, Tyrrell JB. Successful treatment of large macroprolactinoma with cabergoline during pregnancy. Pituitary.2001; 4:179-185.

表 9-18　计划妊娠的催乳素瘤患者的处理	
微腺瘤	大腺瘤
当妊娠试验阳性时停止多巴胺激动剂治疗	考虑妊娠前手术
妊娠期间定期复查视野	妊娠前确定溴隐亭敏感性
产后 6 周复查 MRI[a]	频率复查视野
	当视野受损时给予溴隐亭治疗
	若肿瘤在妊娠前已影响视野，应在妊娠后继续使用溴隐亭
	当妊娠期间出现失明或腺瘤出血，应考虑高剂量类固醇或手术治疗
	产后 6 周复查 MRI

a. 若有需要，应在妊娠过程中复查垂体 MRI

瘤在临床上是沉默的（即不活跃地分泌激素），但它们来源于能够表达激素基因的垂体细胞，包括 LH 和 FSH，也有更罕见的 ACTH 和 TSH。有助于确定垂体肿瘤分类和行为的诊断标志物包括激素免疫组化和细胞特异性转录因子，以确定分化的细胞类型，以及增殖指数（图 9-28）。促性腺激素、ACTH 细胞肿瘤在无功能肿瘤中占主导地位 [316]。

（一）促性腺激素细胞瘤

大多数无功能或激素缺乏的肿瘤起源于促性腺激素细胞，最常见的临床表现为与血清促性腺激素升高无关的无功能肿块。然而，它们通常表达促性腺激素亚单位，可通过免疫组织化学方法检测。在一系列无功能腺瘤中，免疫染色显示，42% 的肿瘤有 TSHβ 亚基阳性，83% 有 LHβ 亚基阳性，75% 有 FSHβ 亚基阳

性，92% 有 α 亚基阳性 [317]。虽然 LH、FSH 和 α 亚基在培养过程中会从这些无功能肿瘤中释放出来，但其通常不足以提高血液中的激素水平。有小部分促性腺激素细胞肿瘤确实能分泌足够的激素来提高血清促性腺激素或 α 亚基水平，并且有时会引起临床症状。

1. 临床表现　临床上无功能肿瘤通常因体积较大或被偶然发现（偶发瘤）而引起注意（表 9-19）。在偶然发现的 506 例垂体肿块中，324 例为临床无功能肿瘤，其余为囊性或蝶鞍旁肿块 [318]。视神经交叉受压引起的渐进性视力障碍是常见的，患者往往没有意识到这种症状。视野缺损的识别通常被延迟，因为除非怀疑有缺陷，否则临床上不进行常规的视野评估。在没有相关的占位效应或激素紊乱的情况下，这些大肿瘤可能多年内不被发现，而在因其他目的 [如鼻窦炎评估、垂体卒中或对无关指征（如头部外伤）] 进行的 MRI 检查中被无意中发现，从而引起临床对这些肿瘤的注意。在 56 例无功能大腺瘤患者中发现 2/3 的患者没有最初的症状，但是这些患者通常缺乏一种或多种垂体激素 [37]。最常见的内分泌症状与促性腺激素缺乏有关，但生活质量下降、白天嗜睡症状也有报道 [319]。

有小部分促性腺激素腺瘤被认为是功能性促性腺激素腺瘤，导致血清 FSH、LH 和 α 亚单位浓度升高，可能与特定的内分泌综合征有关。大多数功能性促性腺激素腺瘤为大腺瘤，影像学可见卵巢囊肿或睾丸体积增大 [320]。高水平的血清 FSH 伴随着低水平的 LH，这通常是垂体瘤分泌 FSH 的唯一迹象。女性患者可能因卵巢过度刺激而出现盆腔疼痛 [321]。与更年期或睾丸衰竭相关的高促性腺激素水平可能使促性腺激素水平的解释复杂化，但在原发性腺功能衰竭患者中，LH 和 FSH 浓度都很高（表 9-20）。产生 LH 的肿瘤非常罕见，在男性中可能会导致血清睾酮升高、痤疮和油性

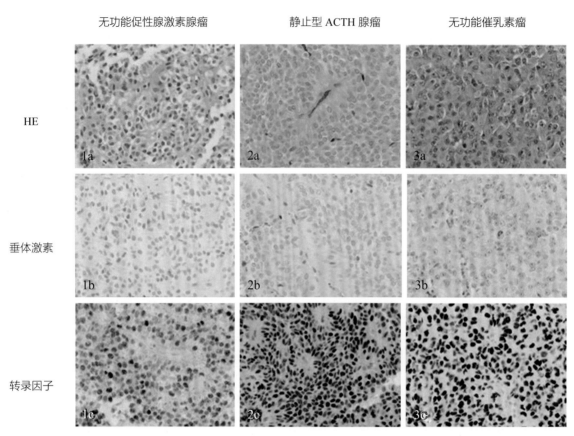

▲ 图 9-28　当激素表达稀疏或缺乏时，转录因子决定了垂体腺瘤亚型的细胞特异性诊断。无功能促性腺激素腺瘤：HE 染色（1a），FSH 和 LH 免疫反应阴性（1b），细胞核表达 SF1（1c）。静止型 ACTH 腺瘤：HE 染色（2a），稀疏的 ACTH 免疫反应（2b），细胞核表达 Tpit（2c）。无功能催乳素瘤：HE 染色（3a），稀疏的催乳素免疫反应（3b），细胞核表达 Pit1（3c）。（HE 染色 400×）

ACTH. 促肾上腺皮质激素；FSH. 卵泡刺激素；LH. 黄体生成素（引自 Manojlovic-Gacic, Engstrom BE, Casar-Borota O. Histopathological classification of nonfunctioning pituitary neuroendocrine tumors. Pituitary. 2018; 21: 119-129. ）

皮肤。在儿童中，同性性早熟是罕见的特征表现。相矛盾的是，这些患者会因为性腺功能下调而出现性腺功能减退。

2. 评估　应对偶发瘤患者进行综合评估是否有激素分泌过多、垂体衰竭或局部肿块效应[322]。后续是否进行手术取决于肿块的大小（>10mm）、持续生长的证据、视觉影响、中央受压特征或出血迹象。如果检测到激素分泌过多，则需采取特定的治疗方法。

应对患者进行 MRI、视野检查和垂体激素评估，后者不仅用于检测垂体功能减退，还可排除临床表现不明显的激素分泌过多，无功能和分泌性肿瘤的区别对于决定后续的治疗决策是很重要的[323]，主要测定 LH、FSH、α 亚基、PRL、T₄、T₃、TSH、皮质醇和 IGF-1 水平。早上 8 点的血清皮质醇水平、皮质醇对 ACTH 的反应和胰岛素耐量试验可用于排除继发性肾上腺功能不全。激素的评估需要临床判断。LH 或 FSH 水平的升高应根据患者的生理状态来解释。对于升高的血清 FSH 水平，月经周期正常的女性与更年期

患者的解释不同；原发性腺功能衰竭患者的促性腺激素升高通常不局限于一种激素，循环中 α 亚单位升高与垂体肿瘤一致，但与性腺功能衰竭无关。TRH 刺激可区分促性腺激素水平的升高是归因于终末器官衰竭，还是由独立的肿瘤所产生。在促性腺激素细胞腺瘤的患者中，FSH、LH、LHβ 亚基或 α 亚基的增加是由 TRH 引起的[324]。

3. 治疗　应通过临床判断来确定合适的治疗方法，包括手术、手术后放疗、单纯放疗或随访观察（图 9-29）。现无可靠的肿瘤标志物可以预测肿块的生长或复发。

(1) 手术治疗：对于威胁视力或大腺瘤体积过大威胁到重要结构等情况的无功能腺瘤患者，建议行手术切除[325]。推荐采用经蝶窦显微镜或鼻内镜下经蝶窦手术[326]（表 9-21）。在 173 例无功能垂体腺瘤患者中，有 137 例患者在手术后实现了肿物全切除[326]，在另一项研究中，359 例患者中 65.3% 的患者进行了肿物全切除，其中 80% 的患者视力得到改善或恢复正常[327]。

表 9-19　静止型（非分泌性）垂体腺瘤的临床表现	
项　目	频率（%）
• MRI 检查偶然发现	8～38
• 神经症状	
－ 视野缺损	61
－ 眼外肌麻痹	14
－ 头痛	10～61
• 内分泌症状	
－ 闭经	10
－ 性欲减退	26
－ 脑卒中	2～12
• 激素缺乏	
－ GH	36～61
－ LH/FSH	40
－ TSH	36
－ ACTH	33
－ 尿崩症	2
• 垂体卒中	4～10
• 免疫染色	
－ 促性腺激素亚基	44
－ POMC/ACTH	5～19
－ GH	2～4
－ PRL	2
－ TSH	1

引自 Mayson SE, Snyder PJ. Silent pituitary adenomas. *Endocrinol Metab ClinNorth Am*. 2015, 44:79–87; Saeger W, Ludecke DK, Buchfelder M, et al. Pathohistological classification of pituitary tumors:10 years of experience with the German Pituitary Tumor Registry. Eur J Endocrinol. 2007; 156:203–216; Brochier S, Galland F, Kujas M, et al. Factors predicting relapse of nonfunctioning pituitary macroadenomas after neurosurgery:a study of 142 patients. Eur J Endocrinol. 2010; 163:193–200; Yamada S, Ohyama K, Taguchi M, et al. A study of the correlation between morphological findings and biological activities in clinically nonfunctioning pituitary adenomas. *Neurosurgery*. 2007; 61:580–584; Nishioka H, Inoshita N, Mete O, et al. The complementary role of transcription factors in the accurate diagnosis of clinically nonfunctioning pituitary adenomas. *Endocr Pathol*. 2015; 26:349-355.
ACTH. 促肾上腺皮质激素；FSH. 卵泡刺激素；GH. 生长激素；LH. 黄体生成素；POMC. 阿黑皮素原；PRL. 催乳素；TSH. 促甲状腺激素

在一项大型前瞻性研究中，75%～90% 的患者恢复了视力，而多达 50% 的患者的垂体功能低下得到改善[328]。另一项研究中，365 例患者的术后无进展生存期与肿瘤的侵袭程度和分级密切相关[329]。

（2）术后放射治疗：为了降低术后肿瘤生长进展的风险，建议术后进行放射治疗[330]。对 65 例无功能垂体腺瘤患者的术后的预期随访显示，在平均 76 个月的随访期内，32% 的未接受术后放射治疗的患者肿瘤复发[331]。在对 212 例患者的回顾性随访中观察到类似的复发率[332]。在另一项研究中，经蝶窦手术后未接受放疗的患者中有 6%～46% 的患者出现肿瘤复发或再生，而接受放疗的患者的复发率为 0%～36%[333]。然而，尽管术后肿瘤再生长的发生率相对较高，即使在表面上完全切除后，许多神经外科医生仍未行常规的术后放疗。建议对这种治疗方法进行仔细的随访，每年定期进行 MRI 及视觉评估，并鼓励患者保持医疗随访。

如果肿瘤再次增大，可以进行放射治疗。在一项对 62 例接受立体定向放射治疗的无功能垂体肿瘤患者的回顾性研究中，60% 的患者肿瘤体积减小，37% 的患者肿瘤体积大小保持不变，但是 5 年后发生新的垂体前叶激素缺陷的风险为 32%[334]。在连续接受立体定向放射手术的 140 例患者中，90% 的肿瘤大小不变或缩小，肿瘤进展的中位时间为 14.5 年，30% 的患者观察到延迟性垂体功能减退[335]。在一项对 512 例接受立体定向放射外科治疗的无功能垂体腺瘤患者的大型多中心结果分析中，中位随访时间为 36 个月，肿瘤无进展生存期与较小的肿瘤体积和鞍上生长缺失有关，另有 21% 的患者出现新的或加重的垂体功能衰竭[336]。因为患者即使在放射治疗后也可能发生肿瘤复发，尽管频率较低，他们也应该接受定期的治疗后 MRI 检查。在一项 237 例患者的回顾性研究中，中位随访时间为 5.9 年，手术后 5 年复发率为 36%，放疗后复发率为 12.5%，术后行辅助放疗的患者复发率为 12.7%。

（3）偶发瘤的预期随访：考虑到无功能的微腺瘤或小的大腺瘤的生长速度缓慢，因此会对患者进行动态随访[337]。有些肿瘤数年甚至数十年都不生长。总之，只有 10% 偶发瘤会继续增大。然而，据报道，超过 20% 的偶发大腺瘤继续生长（表 9-22），5 年后的生长速度似乎有所提高[337]。总的来说，大约 10% 的偶发瘤在随访长达 8 年时可能会缩小。患者应在第 1、2 和 5 年时连续进行 MRI 检查。无功能腺瘤可在术后隐匿生长，通常无症状，直到体积增大到影响视力（图 9-30）。由于 20% 的肿瘤复发发生在术后 10 年以上，建议进行无限期的连续 MRI 检查[338]。由于垂体功能减退经常发生且很难发现，建议定期但低频进行内分泌评估。超过一半的患者在手术前表现出垂体激素缺陷（特别是生长激素和促性腺激素），术后这种情况可能持续、恢复或再出现。在一项对瑞典 2795 例无功

项　目	促性腺激素腺瘤	原发性性腺功能减退症
青春期	正常	通常不完整
生育能力	正常	下降
睾丸大小	正常	偏小
血清睾酮水平	偏低或升高	偏低或正常
睾酮对 hCG 的反应（当基础值低于正常时）	很快恢复到正常范围内	低于正常范围
血清 FSH 水平	偏高	偏高
血清 LH 水平	通常正常或略高	若睾酮偏低，则偏高
α 亚基水平	偏高或很高	偏高
FSH 对 TRH 的反应	正常	无反应
LHβ 对 TRH 的反应	正常	无反应

表 9-20　男性促性腺激素腺瘤和原发性性腺功能减退症的鉴别

FSH. 卵泡刺激素；hCG. 人绒毛膜促性腺激素；LH. 黄体生成素；TRH. 促甲状腺激素释放激素（改编自 Wass JAH, Karavitaki N. Nonfunctioning and gonadotrophin-secreting adenomas. In Melmed S, ed. *The Pituitary*, 4th ed. Philadelphia, PA: Elsevier; 2017: 589-603.）

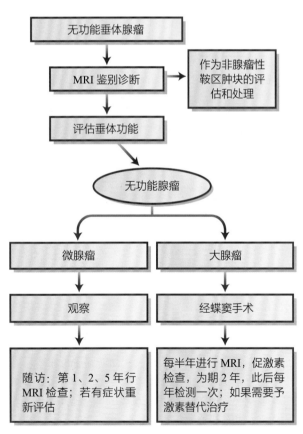

▲ 图 9-29　无功能垂体腺瘤的治疗

熟练掌握 MRI 检测的医师判断对于诊断非腺瘤性肿块（如脑膜瘤、动脉瘤或其他鞍区病变）至关重要

能垂体肿瘤患者的全国性随访中，发现总体死亡率较高，特别是 40 岁以下的患者和患有垂体功能减退的女性[339]。缺乏 ACTH 和促性腺激素是无功能腺瘤患者死亡率的重要决定因素（增加 2~5 倍），因此患者需要谨慎的激素替代方案[340]。

4. 妊娠期　微腺瘤很少导致妊娠期视力受损，而大腺瘤导致视力受损的频率更高[341]。大腺瘤在药物治疗时通常不会缩小，因此必须仔细权衡妊娠期间出现视力受损的风险，并建议在孕前切除肿瘤。

5. 药物治疗　药物治疗通常不能有效地缩小肿瘤大小或减少视力损害。由于大多数无功能腺瘤表达 D_2 受体，因此提倡使用卡麦角林治疗，以缩小一些无功能肿瘤的体积并防止术后残余的再生长[342]。79 例患者接受卡麦角林治疗（平均每周剂量 1.5mg），平均治疗 8.8 年，肿瘤生长总体控制率为 87%，其中 38% 的患者肿瘤缩小。总体来说，13% 经药物治疗和 42% 未经药物治疗的患者需要进一步手术或放疗。

（二）静止型促肾上腺皮质细胞肿瘤

当临床诊断为无功能大腺瘤时，该肿瘤通常被切除，随后通过病理评估明确诊断，表现为 ACTH 和 POMC 免疫染色阳性，但临床无症状，相比单纯的促性腺细胞起源的非分泌性肿瘤更具侵袭性[344]。尽管这些肿瘤在形态学上与库欣病相关的腺瘤难以区分，但其 ACTH 分泌不变，亦没有皮质醇增多的相关临床或生化特征。原始肿瘤细胞可能来源于 ACTH 和促性腺激素混合细胞，并伴有侵袭性生长[345]。静止型促肾上腺皮质细胞瘤可能占所有手术切除腺瘤的 7%，通常是

表 9-21　经蝶入路手术治疗无功能垂体瘤的疗效

结　局	风险（95%CI）	患者例数	I^2（%）
完全移除	0.20（0.09~0.38）	1207	95
手术死亡	0.01（0.01~0.02）	1232	0
脑脊液漏/瘘	0.03（0.02~0.06）	868	44
脑膜炎	0.01（0.01~0.03）	547	0
一过性尿崩症	0.11（0.04~0.27）	774	95
持续性尿崩症	0.05（0.03~0.07）	622	14
新发垂体前叶缺乏症	0.09（0.03~0.23）	850	87
垂体功能改善	0.30（0.12~0.57）	714	89
新发视野缺损	0.03（0.02~0.04）	1032	0
视野缺损改善	0.78（0.62~0.89）	795	93
单纯手术后复发	0.18（0.12~0.26）	734	79
ACTH 改善	0.37（0.22~0.54）	145	64
ACTH 恶化	0.39（0.26~0.53）	49	0
TSH 改善	0.22（0.07~0.51）	46	58
TSH 恶化	0.17（0.09~0.28）	160	31
LH/FSH 改善	0.23（0.13~0.28）	190	71
LH/FSH 恶化	0.10（0.01~0.71）	143	89

术后中位随访期为 4.29 年；ACTH. 促肾上腺皮质激素；FSH. 卵泡刺激素；LH. 黄体生成素；TSH. 促甲状腺激素（引自 Murad MH, Fernández-Balsells MM, Barwise A,et al. Outcomes of surgical treatment for nonfunctioning pituitary adenomas:a systematic review and meta-analysis. *Clin Endocrinol*. 2010; 73: 777-791. ）

出血性大腺瘤。与库欣病不同，该病的男女比例为男性：女性 =2：1，并且经常表现为肿块占位效应，约 1/3 的患者术前有垂体功能不全的证据。约一半患者有海绵窦或骨质侵犯、出血、坏死和囊肿形的表现；常复发，术后需要放射治疗及再手术根除复发肿瘤或残留肿物 [346]。

回顾 20 例无症状的分泌 ACTH 的大腺瘤，发现最常见的症状是视觉功能障碍（38%），13% 表现为垂体卒中 [346]。在一项对 50 例接受手术切除和立体定向放射手术治疗的静止型 ACTH 分泌腺瘤患者中，随访中位时间为 40 个月，82% 的肿瘤生长得到控制，而无功能腺瘤则达到 91% 的控制 [347]。由于复发的风险很高，需要定期进行 MRI 检查。除非进行适当的免疫染色，否则许多肿瘤仍未被诊断，并被无意中归类为复发的无功能大腺瘤。

（三）静止型亚型 3 肿瘤

这种类型的实体瘤通常表达 GH、PRL 和（或）TSH（即 Pit1 谱系的细胞）。它们是临床侵袭性、无分泌性腺瘤，表现出核异型性的细胞学特征 [348]。

（四）静止型生长激素肿瘤

静止型表达生长激素的肿瘤约占所有垂体腺瘤的 2%。应对这些患者进行前瞻性随访，以了解其复发和可能进展为肢端肥大症的情况。

六、肢端肥大症

1886 年，Pierre Marie 发表了第一个关于躯体生长和比例失调的临床描述，并提出了"肢端肥大症"的名称 [350]。当后来认识到这种综合征与垂体肿瘤的关系时，Benda 在 1900 年表明这些肿瘤主要由腺垂体嗜酸性粒细胞组成 [351]。Cushing、Davidoff 和 Bailey 记录了肢端肥大症的临床病理学特征，并证明了腺瘤切除后软组织体征的临床缓解 [352]。Evans 和 Long 在注射垂体前叶提取物的大鼠中诱导出了巨人症，证实了垂体因子与躯体生长的关联 [353]。在功能亢进的腺瘤和肢端

表 9-22 随访期间垂体意外瘤大小的变化

研究者	微腺瘤				大腺瘤				随访年限
	总计	增大	减少	不变	总计	增大	减少	不变	
Reincke	7	1	1	5	7	2	0	5	8
Donovan	15	0	0	15	16	4[a]	0	12	6~7
Nishizawa					28	2[a]	0	26	5.6
Feldkamp	31	1	1	29	19	5	1	13	2.7
Igarashi	1	0	0	1	22	6	10	6	5.1
Sanno	74	10	7	57	165	20[a]	22	123	2.3
Day	11	1	0	10	7	1	0	6	3.2
Arita	5	2	0	3	37	19[a]	0	18	5.2
Karavitaki	16	2	1	13	24	12	4	8	3.6
Dekkers					28	14	8	6	7.1
Anagnostis	6	0	1	5	3	1	0	2	4.0
Lenders[b]	27	2[a]	3	22	23	9	2	12	3.0
Esteves	14	0	2	12	12	1	3	8	3.2
Iglesias[b]	22	4	1	17	28	0	1	27	1.2
总计（n=648）	229	23（10%）	17（7%）	189（83%）	419	96（23%）	51（12%）	272（65%）	

a. 8 例因脑卒中导致肿瘤增大；b. 个人沟通

引自 Huang W,Molitch ME.Management of nonfunctioning pituitary adenomas（NFAs）:observation.Pituitary.2018;21:162–167.

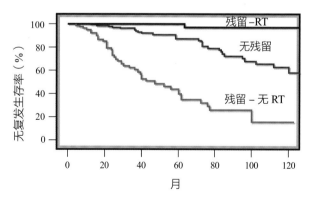

▲ 图 9-30 根据术后有无残留腺瘤和接受或不接受放射治疗（RT），Kaplan-Meier 绘制了 436 例静止性（临床无功能）垂体腺瘤患者的无复发生存率图

RT. 免疫反应（改编自 Losa M, Mortini P, Barzaghi R, et al.Early results of surgery in patients with nonfunctioning pituitary adenoma and analysis of the risk of tumor recurrence. *J Neurosurg*. 2008; 108(3): 525-532. As adapted in Mayson SE, Snyder PJ.Silent (clinically nonfunctioning) pituitary adenomas. *J Neurooncol*. 2014; 117: 429-436.）

肥大症之间建立明确的病理生理学联系是垂体疾病在临床和病理学上被识别并通过手术切除高分泌源进行适当管理的最早例子。

（一）发病率

肢端肥大症的患病率估计为每百万 28~137 例。最近的调查表明，年发病率增加至每百万 10 例[213, 215, 217, 354–363]（表 9-23）。在美国，每年有超过 3000 例新的肢端肥大症病例被诊断，估计人群患病率为 25 000 名患者[363]。

（二）发病机制

GH 和 IGF-1 既独立又相互依赖地发挥作用，导致生长激素过多症的特征的出现。肢端肥大症是由分泌 GH 的垂体肿瘤引起的，极少由垂体外疾病引起[364]（图 9-31）。不管是什么原因，该疾病的特征是 GH 和 IGF-1 水平升高，并导致生长激素过多症的体征和症状。

1. 垂体肢端肥大症　超过 95% 的肢端肥大症患者患有分泌 GH 的垂体腺瘤（图 9-32 和表 9-24）。纯 GH 细胞腺瘤含有密集或稀疏染色的细胞质 GH 颗粒，这两种类型要么生长缓慢（颗粒密集），要么生长迅速（颗粒稀疏）[365]。前一种类型隐匿起病并在中年或中年之后出现症状，但后一种类型则出现在年轻受试者中，并常常伴有具有更具侵袭性的肿瘤生长和严重疾病。混合 GH 细胞和 PRL 细胞腺瘤由不同的表达 GH 的生长激素和表达 PRL 的催乳素组成。单形嗜酸干细胞腺瘤起源于常见的 GH 和 PRL 干细胞，它们常含有巨大的线粒体和错位的 GH 胞吐颗粒。它们生长迅速，具有侵袭性，并具有高催乳素血症的主要特征。单形性促乳腺生长细胞腺瘤从单个细胞表达 GH 和 PRL，但多激素肿瘤可以表达与 PRL、TSH、ACTH 和 α 亚基任意组合的 GH。这些患者表现出肢端肥大症、高催乳素血症、库欣病或极少见的高甲状腺素血症的临床特征。生长激素细胞增生很难与 GH 细胞腺瘤区分开来，而银染色可以显示一个保存完好的网状蛋白网络，周围没有假包膜。GH 细胞增生的严格形态学诊断通常与来自引起肢端肥大症的垂体外肿瘤的异位 GHRH 刺激有关。

垂体和下丘脑因素都会影响垂体肿瘤的发病机制。即使表现出明显的核多形性、有丝分裂活性和侵袭性，这些肿瘤也总是良性的。

(1) 紊乱的 GHRH 分泌或作用：腺瘤表达 GHRH、胃促生长素[366]和生长抑素的受体，但尚未报道 GHRH 或生长抑素受体的功能突变。GHRH 直接刺激 GH 基因表达并诱导生长激素有丝分裂活性。临床上，下丘脑、腹部或胸部神经内分泌肿瘤产生 GHRH 会导致生长激素增生，但很少会导致腺瘤致使 GH 分泌不受限制并出现肢端肥大症[159]。然而，大多数垂体 GH 细胞腺瘤组织标本的组织学检查并未显示生长激素细胞增生组织围绕着腺瘤，表明没有普遍的下丘脑过度刺激。在长时间的 GHRH 刺激期间未能下调 GH 分泌也表明 GHRH 在维持持续性 GH 过度分泌中的作用。此外，一种 GHRH 拮抗药减少了 50 名肢端肥大症患者的人生长激素的产生，表明内源性 GHRH 的一种作用[367]。腺瘤内 GHRH 丰度的表达与肿瘤大小和活动相关，暗示 GHRH 在介导腺瘤生长中的旁分泌作用[368]。然而，完全手术切除边缘清楚的 GH 分泌微腺瘤通常可以彻底治愈过量的激素分泌，术后肿瘤复发率非常低，强烈提示这些患者的下丘脑功能完好。

(2) 生长激素细胞功能紊乱：导致生长激素细胞克隆扩增的一系列事件似乎是多因素的。启动肿瘤发生可能需要激活的癌基因，而肿瘤生长的促进可能需要 GHRH 和其他生长因子的刺激。如果没有额外紊乱的下丘脑或旁分泌生长因子信号传导，细胞突变可能不

表 9-23 肢端肥大症的流行病学			
研究者（年）	覆盖人群	患病率（每 10 万人）	年发病率（每 10 万人）
Mestron（2004）	2001 年的西班牙人口	3.4	0.2
Daly（2006）	72 792	12.5	NA
Bex（2007）	10 850 000	4	0.2
Fernandez（2010）	81 449	8.6	NA
Raappana（2010）	722 000～733 000	NA	0.3
Gruppetta（2013）	417 608	12.4	0.3
Kwon（2013）	48 456 369	2.8	0.4
Tjornstrand（2014）	1 590 640	3.3	0.4
Agustsson（2015）	321 857	13.7	NA
Hoskulds-dottir（2015）	316 075	13.3	0.8
Broder（2016）	24 508 019（患病率）14 785 312（发病率）	8.78	1.17
Burton（2016）	50 170 946	7.8	1.1
Dal（2016）	5 534 738	8.5	0.4

改编自 Lavrentaki A, Paluzzi A, Wass JAH, et al. Epidemiology of acromegaly: review of population studies. Pituitary. 2017;20:4-9; Broder MS, Change E, Cherepanov D, et al. Incidence and prevalence of acromegaly in the United States: a claims-based analysis. Endocr Pract. 2016;22:1327-1335.

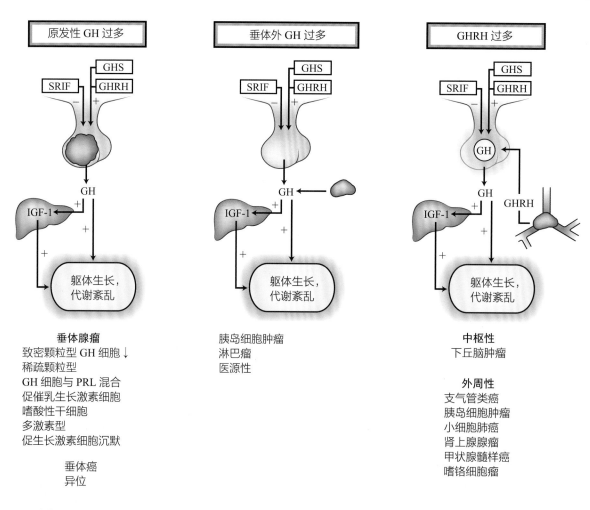

▲ 图 9-31　肢端肥大症的发病机制

GH. 生长激素；GHRH. 生长激素释放激素；GHS. 促生长激素分泌物；IGF-1. 胰岛素样生长因子 1；PRL. 催乳素；SRIF. 生长抑素（生长激素释放 – 抑制因子）（引自 Melmed S. Medical progress: acromegaly. *N Engl J Med*. 2006; 355: 2558-2573.）

足以为分泌 GH 的腺瘤提供生长优势。

　　生长激素腺瘤的单克隆起源是通过生长激素细胞肿瘤 DNA 的 X 染色体失活分析确定的[155]。在一个亚群的 GH 分泌垂体腺瘤中识别出来的 Gα$_s$ 蛋白改变导致细胞内 cAMP 和 GH 高水平分泌[161]。两个关键位点的点突变 [Arg201（二磷酸腺苷核糖基化位点）和 Gly227（Gα$_s$ 蛋白的 GTP 结合结构域）] 抑制了 GTP 酶活性并导致结构上腺苷酸环化酶活化。这种显性 GSP 突变体模拟 GHRH 效应并导致 cAMP 水平升高，存在于约 30% 的 GH 分泌肿瘤中。在家族性生长激素瘤的一个亚群中已经发现了 AIP 的种系失活突变[203, 253]，尤其是在患有肢端肥大症或巨人症的年轻患者中。

　　(3) McCune-Albright 综合征：这种罕见的过度分泌综合征包括多发性纤维发育不良、皮肤色素沉着、性早熟、甲状腺功能亢进、皮质醇增多症、高催乳素血症和由生长激素细胞增生引起的肢端肥大症。在对 112 名患者的全面回顾中，高达 30% 患有这种综合征的患者被报道患有肢端肥大症，并且总是与颅底纤维发育不良有关[369]。这些患者中约有一半有明确的垂体腺瘤的影像学证据。在内分泌和非内分泌组织中均检测到 Gα$_s$ 突变[162]。GH 过度分泌很少通过手术控制，这些患者需要生长抑素受体配体、GH 受体拮抗药或垂体照射的治疗。

　　2. 垂体外型肢端肥大症　肢端肥大症中过量 GH 分泌不一定是垂体来源的。由于异位肢端肥大症的管理不同于垂体依赖性 GH 分泌过多的管理，因此应在

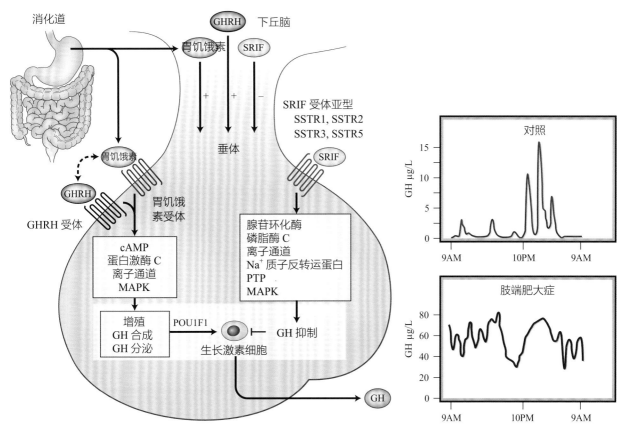

▲ 图 9-32 正常和破坏的 **GHRH-GH-IGF-1** 轴和用于治疗的分子靶点

生长激素分泌型生长激素腺瘤、垂体生长激素细胞发育和基因表达中 GHRH-GH-IGF-1 轴的正常与破坏取决于 POU1F1 转录因子。GH 净分泌综合取决于下丘脑、营养、激素和垂体内信号。GH 的合成和分泌由下丘脑 GHRH 和肠源性胃促生长素诱导。SRIF 主要通过与生长激素细胞上表达的 SSTR2 和 SSTR5 受体亚型的高亲和力结合抑制 GH 分泌。SRIF 或类似物通过 SSTR2 和 SSTR5 发出信号，以控制 GH 的高分泌并缩小肿瘤体积。正常受试者和肢端肥大症患者的 GH 分泌模式如插图显示分泌高峰（主要在夜间）和日间低谷。cAMP. 环磷酸腺苷；GH. 生长激素；GHRH. 生长激素释放激素；IGF-1. 胰岛素样生长因子 -1;MAPK. 丝裂原激活蛋白激酶；PTP. 蛋白酪氨酸磷酸酶；SRIF. 胞体生长抑素（生长激素释放 - 抑制因子）；SSTR. SRIF 受体亚型

满足严格的临床和生化标准后再确诊异位肢端肥大症[370]。这些包括在没有原发性垂体病变的情况下出现循环 GHRH 或 GH 水平升高，跨异位肿瘤源的显著动静脉激素梯度，异位激素产生肿瘤切除后肢端肥大症的生化和临床治愈，以及 GHRH/GH/IGF-1 轴的正常化。最后，应显示 GHRH 或 GH 基因产物表达。垂体肢端肥大症的影像学或生化或临床特征不确定的患者可能会无意中被诊断为非垂体来源的过量 GH 分泌，因此被不恰当地治疗。

(1) GHRH 分泌过多：下丘脑肿瘤，包括错构瘤、错细胞瘤、神经胶质瘤和神经节细胞瘤，可能会产生 GHRH，并随后出现生长激素细胞增生和肢端肥大症[159]（图 9-31）。在巨人症患者中已经记载了没有垂体腺瘤或垂体外肿瘤来源的 GHRH 证据的原发性乳腺生长细胞增生[371]。事实上，下丘脑 GHRH 的结构是从肢端肥大症患者的胰腺分泌 GHRH 的神经内分泌肿瘤中提取的材料中阐明的[158]。GHRH 免疫反应性在约 25%

的神经内分泌肿瘤样本中可被检测到，而那些支气管（前肠）起源的肿瘤则包括最多与异位 GHRH 分泌相关的肿瘤[372]。然而，神经内分泌肿瘤患者中，肢端肥大症并不常见。在对 177 名肢端肥大症患者进行的一项回顾性调查中，仅发现 1 名患者血浆 GHRH 水平升高[373]。罕见的胰腺细胞肿瘤、小细胞肺癌、肾上腺腺瘤、嗜铬细胞瘤、甲状腺髓样癌、子宫内膜癌和乳腺癌都能表达 GHRH 并可能导致肢端肥大症[374, 375]。手术切除分泌异位 GHRH 的肿瘤应可以逆转 GH 分泌过多，这些患者不需要进行垂体手术。具有异位 GHRH 分泌的类癌综合征也可以通过 SRL 来治疗，SRL 可降低 GH 和 IGF-1 水平并抑制异位肿瘤分泌 GHRH[376]。

(2) 异位垂体腺瘤：GH 分泌腺瘤可能来自蝶窦、颞骨或鼻咽腔中的异位垂体残余物[377]，垂体癌极少数可能扩散到脑膜、脑脊液或颈部淋巴结，导致功能性 GH 分泌转移，这可以通过放射性标记的奥曲肽成像进行诊断[378]。

病 因	患病率（%）	产生激素	临床特征	病理特征
GH 分泌过多				
垂体	98			
致密颗粒型 GH 瘤	30	GH	生长缓慢，临床隐匿	与正常的生长激素分泌细胞相似，有许多大的分泌颗粒
稀少颗粒型腺瘤	30	GH	生长迅速，常为侵袭性	细胞多形性，特征性超微结构
GH 瘤 /PRL 瘤混合	25	GH 和 PRL	多样	颗粒密集型生长激素分泌细胞，颗粒稀疏型催乳素分泌细胞
GH/PRL 细胞腺瘤	10	GH 和 PRL	儿童常见：巨人症、轻度高催乳素血症	GH 和 PRL 在同一细胞中，通常是同一分泌颗粒
嗜酸性干细胞腺瘤		PRL 和 GH	生长迅速，侵袭性，主要为高催乳素血症	独特的超微结构，巨大的线粒体
多激素腺瘤		GH（PRL 伴 αGSU、FSH/LH、TSH 或 ACTH）	次级激素产物常在临床上无反应	多样；单形或多形
GH 细胞癌或转移		GH	常为侵袭性	可见转移
MEN1（腺瘤）		GH 或 PRL	胰腺、甲状旁腺或垂体肿瘤	腺瘤
McCune-Albright 综合征		GH、PRL	经典三联征	增生
异位蝶窦或咽旁窦垂体腺瘤		GH	异位肿块	腺瘤
家族型肢端肥大症		GH	年轻患者	大腺瘤
Carney 综合征		GH	经典综合征	腺瘤
垂体外肿瘤 胰岛细胞肿瘤	<1			小垂体
额外 GHRH 分泌 中枢性 – 下丘脑错构瘤、脉络膜瘤、神经节神经瘤	<1		下丘脑肿块	生长激素分泌细胞增生
外周性 – 支气管类癌、胰岛细胞瘤、小细胞肺癌、肾上腺腺瘤、甲状腺髓样癌、嗜铬细胞瘤	1	GH、PRL	系统性症状	生长激素分泌细胞增生，腺瘤罕见

表 9–24 肢端肥大症的病因

ACTH. 促肾上腺皮质激素；FSH. 卵泡刺激素；GH. 生长激素；GHRH. 生长激素释放激素；αGSU. 糖蛋白 α 亚基；LH. 黄体生成素；MEN1. 多发性内分泌肿瘤 1 型；PRL. 催乳素；TSH. 促甲状腺激素（改编自 Melmed S. Medical progress: Acromegaly. *NEngl J Med*.2006; 355: 2558-2573; Melmed S, Braunstein GD, Horvath E ,et al. Pathophysiology of acromegaly. *EndocrRev*. 1983; 4: 271-290.）

(3) 外周生长激素分泌性肿瘤：肺腺癌、乳腺癌和卵巢组织含有具有免疫反应性的生长激素，但没有肢端肥大症的临床证据。少数情况下，分泌 GH 的肠系膜内胰岛细胞肿瘤[370] 或非霍奇金淋巴瘤[379] 可能会导致肢端肥大症。这些患者的 MRI 显示垂体大小正常或较小，对 TRH 注射缺乏 GH 反应，并且这些患者的循环血浆 GHRH 水平正常。

(4) 类肢端肥大症：少数情况下，患者表现出通常与肢端肥大症相关的软组织和皮肤变化，但基线和动态 GH 和 IGF-1 正常，并且没有明显的垂体或垂体外肿瘤，称为类肢端肥大症。鉴别诊断应考虑厚皮性骨膜炎。一些黑棘皮病患者的细胞中显示出胰岛素抵抗和 IGF-1 结合缺陷，一般采取对症治疗处理。

3. 巨人症　高大的身材可能是由分泌 GH 的垂体肿瘤或与几种特定综合征相关的 GH 细胞增生引起的，包括 McCune-Albright 综合征、生长激素细胞增生或罕见的垂体腺瘤[380]。AIP 突变已在一些患有巨人症的患者祖系中被追踪到[381]。生长激素细胞增生和嗜酸干细胞腺瘤（伴有高催乳素血症）也许很少在婴儿期或儿童早期引起巨人症，这表明存在早期 GHRH 分泌过多或垂体细胞分化紊乱[371]。18 名患者被报道患有 X 连锁巨人症，具有 Xq26.3 染色体微复制（图 9-33）。这些患者表现出早期加速巨人症的特征。源自这些患者的肿瘤过度表达 GPR101，是一种公认的 GH 调节因子[382]。在高于正常年龄平均身高 3 个标准差或超过其调整后的父母平均身高 2 个标准差的儿童中，应考虑垂体巨人症。生化诊断与肢端肥大症相似（即葡萄糖负荷后 GH 水平＞1ng/ml，血清 IGF-1 浓度升高）。在经历青春期生长突增的儿童中，GH 对葡萄糖的反应可能是矛盾的，血清 IGF-1 浓度通常也会在生理状态下升高。因此，诊断需要垂体病变的明确 MRI 证据。鉴别诊断包括家族性高身高、Y 染色体冗余、马方综合征和高胱氨酸尿症。积极控制肿瘤大小和激素分泌过多对于减轻过量 GH 和 IGF-1 造成的长期组织损伤很重要。建议将手术作为首选治疗，术后 SRL 和 GH 受体拮抗药也进行了有效使用[383, 384]。放射治疗后应进行垂体功能的终身续贯评估。

4. 肢端肥大症的临床特征　肢端肥大症的表现是由垂体肿块的中枢压迫效应或过量 GH 和 IGF-1 的外周作用引起的。头痛通常是严重的并使人感到衰弱。局部体征是特别重要的表现特征，因为与 PRL 分泌肿瘤的大多数为微腺瘤相比，肢端肥大症中大腺瘤的比例更高（＞65%）[385]。

生长激素对肢端和软组织生长和代谢功能的影响可以隐匿地发生许多年[386]（表 9-25，图 9-34 和图 9-35）。因此，肢端肥大症仍旧不被患者重视；起病缓慢和难以捉摸的症状常常导致诊断延迟，平均延迟近 10 年，尤其是女性[387]。在比较 1981—1994 年和 1995—2006 年观察到的肢端肥大症特征时，诊断延迟相似（5.9 年 vs. 5.2 年）。尽管生化特征也非常相似，但睡眠呼吸暂停和结肠息肉在后一个时间段内更常见，这可能反映了患者意识的增强[388]。患者可能会寻求口腔科、骨科、风湿病或心脏疾病的医疗帮助。在 20 年期间诊断出的 256 名患者中只有 13% 表现为以面部外观改变或四肢增大为主的主要症状[389]。在对全世界数百名肢端肥大症患者的综述论文中，98% 的患者有肢端增大，70% 的患者多汗症突出[386]。在疾病早期，面部和周围特征通常不明显，对旧照片的连续回顾往往会突出细微的外观变化的进展。特征包括大的肉质唇和鼻、铁锹状的手、前颅骨凸起和颅脊。

肥大的舌、骨骼、唾液腺、甲状腺、心脏、肝脏和脾脏是全身性内脏肥大的效应。患者通常报告穿戴的鞋子、戒指或帽子尺寸增加。进行性肢端变化可能导致面部变粗和骨骼畸形，特别是分泌过多 GH 的开始时间在骨骺闭合之前[390]。这些变化包括下颌过度生长伴前突、上颌变宽、牙齿分离、下颌错𬌗过度咬合、偏大的鼻和粗糙的油性皮肤。响亮的声音加深与喉部肥大和鼻旁窦扩大有关。多达一半的患者可能会出现严重到足以限制日常活动的关节症状。约 70% 的患者会出现关节病，其中大多数患者表现为关节肿胀、过度活动和软骨增厚[391]。MRI 中的软骨 T_2 弛豫时间较长，反映出水含量增加[392]。这些体征通常在完全缓解后持续存在[393]。局部关节周围纤维组织增厚可能导致关节僵硬或畸形和神经卡压。膝盖、臀部、肩部、腰骶关节、肘部和脚踝会受到单关节或多关节关节炎的影响，但很少出现关节积液。脊柱受累主要包括骨赘、椎间盘间隙增宽和椎体前后长度增加，这可能导致背侧后凸畸形。神经扩大和腕部组织肿胀可能导致多达一半的患者出现腕管综合征。正中神经和尺神经横截面积均增加，并且神经传导异常[394]。伴随关节间隙增大的软骨细胞增殖会在早期发生，负重软骨区的溃疡和裂隙常伴有新骨形成。衰弱性骨关节炎可能导致骨重塑、骨赘形成、软骨下囊肿、关节间隙变窄和关节周围韧带松弛。椎体骨折的发生频率越来越高，骨赘通常发生在指骨簇和脊椎前部[395-397]。滑膜水肿导致腕部韧带和肌腱增生，进而导致正中神经受压疼痛。周围性肢端感觉异常和对称性周围神经病应与糖尿病性神经病相鉴别，而糖尿病性神经病可能继发于肢端肥大症[398]。近端肌病也可能伴有肌痛和痉挛。韧带可能骨化，并发生关节周围焦磷酸钙沉积。多汗症和油性皮肤恶臭是常见的早期症状，在最多 70% 的患者中出现。面部皱纹、鼻唇沟、足跟垫增厚和体毛变粗[399]可以归因于糖胺聚糖沉积和结缔组织胶原蛋白生成增加。软垂疣很常见，可能是腺瘤性结肠息肉的标志物。多达 1/3 的患者报告了雷诺现象。

诊断时约 20% 的患者出现有症状的心脏病，是该病发病和死亡的主要原因[400]。约 50% 的活动性肢端肥大症患者存在高血压，其中一半患者有左心室（left ventricular, LV）功能障碍的证据，伴或不伴反流性瓣膜疾病[401]。不对称的室间隔肥大和伴有心室射血分数增加的心力衰竭可能会出现，亚临床左心室舒张功能障碍是由于心肌肥大、间质纤维化和淋巴细胞性心肌浸润。26% 的患者中报告了主动脉根部直径增加和主动脉扩张[402]。约 50% 的患者静息心电图异常，伴有 ST 段压低、T 波异常、传导缺陷和心律失常。血浆肾素水平受到抑制，GH 可以在醛固酮敏感的远端肾单位诱导肾钠通道活性[403]。在一项对 30 名患者的前瞻性研究中，尽管达到了生化控制，但心血管系统对

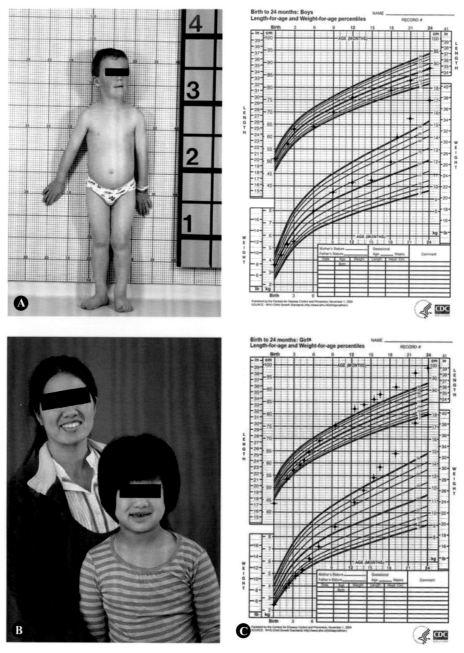

▲ 图 9-33　Xq26.3 微复制导致的生长模式

A. 患者年龄：3 岁，24 月龄的生长图，显示体重早期快速增长；身高加速生长直到 2 岁后才开始。B. 患者年龄 3 岁，身高 120cm，母亲未受影响。C. 另一名女性患者的生长图，描绘了从 6 个月开始的身高和体重的早期增长。（引自 Trivellin G, Daly AF, Faucz FR, et al. Gigantism and acromegaly due to Xq26 microduplications and GPR101 mutation. *N Engl J Med*. 2014; 371:2363-2374.）

SRL 治疗反应的变异度较大[404]。尽管心血管危险因素增加[405]，肢端肥大症增加心肌梗死发生的情况尚没有报道[406]。

下颌前突、厚唇、巨舌和肥大的鼻结构可能阻塞气道。喉黏膜不规则、软骨肥大、气管钙化、环杓关节病会导致单侧或双侧声带固定或喉部狭窄伴声音改变。对于接受麻醉的患者，气管插管可能特别困难，可能需要进行气管切开术。中枢呼吸抑制和气道阻塞都会导致阵发性日间睡眠（发作性睡病）、睡眠呼吸暂停和习惯性过度打鼾。伴有白天嗜睡的阻塞性睡眠呼吸暂停多发生在患有肢端肥大症的男性中，他们也可能伴有低氧血症的通气灌注不足。睡眠呼吸暂停也可能起源于中枢，并与较高的 GH 和 IGF-1 水平相关[407]。

Schlemm 管周围的肥大组织可能会阻碍房水过滤，导致开角型青光眼。进行性面部和身体毁容往往导致自尊的降低。抑郁和情绪改变可能继发于身体畸形，并导致生活质量受损[408]。

生长激素和肿瘤形成：GH 和 IGF-1、胰岛素可

表 9–25　肢端肥大症的临床表现 ᵃ

局部肿瘤占位表现	• 内脏肥大
– 垂体增大	– 舌
– 视野缺损	– 甲状腺
– 脑神经麻痹	– 唾液腺
– 头痛	– 肝
	– 脾
躯体表现	– 肾
• 肢端肥大	– 前列腺
– 手部和颈部软组织增厚	
	内分泌代谢
• 肌肉骨骼	• 生殖
– 巨人症	– 月经紊乱
– 凸颌	– 溢乳
– 下颌咬合不正	– 性欲减退、阳痿、性激素结合蛋白水平低下
– 关节痛与关节炎	
– 腕管综合征	• 多发性内分泌肿瘤 1 型
– 肢端感觉异常	– 甲状旁腺功能亢进症
– 近端肌病	– 胰岛细胞肿瘤
– 额骨肥大	
	• 糖
• 皮肤	– 糖耐量受损
– 多汗	– 胰岛素抵抗和高胰岛素血症
– 多油	– 糖尿病
– 皮赘	
	• 脂肪
• 结肠	– 高甘油三酯血症
– 息肉	
	• 矿物质
• 心血管	– 高钙尿症，1,25– 羟维生素 D_3 增加
– 左心室肥厚	– 尿羟脯氨酸
– 不对称间隔肥厚	
– 心肌病	• 电解质
– 高血压	– 肾素降低
– 充血性心力衰竭	– 醛固酮升高
• 肺部	• 甲状腺
– 睡眠障碍	– 低甲状腺素结合球蛋白
– 睡眠呼吸暂停（中枢性和阻塞性）	– 甲状腺肿
– 眩晕	

a. 通过严格的激素控制，大多数软组织和代谢变化是可逆的。骨骼改变、高血压和中枢性睡眠呼吸暂停通常是不可逆的

改编自 Bonert V, Melmed S. Acromegaly. In:Bar S, ed. *Contemporary Endocrinology*. Totowa, NJ: Humana Press; 2002: 201-228.

能对哺乳动物细胞表现出直接或间接的促有丝分裂作用，并充当允许性细胞生长刺激剂 [409]。一项 Meta 分析显示，腺瘤性息肉、增生性息肉及结直肠癌的风险分别增加了 2.5 倍、3.6 倍和 4.4 倍 [410]。在一项病例对照研究中，165 名患者的息肉患病率为 32%，其中估计的相对风险为 6.21（95%CI 4.08～9.48）。诊断时较高的 IGF-1 水平更可能与远端结肠病变相关 [411]。肥大的黏膜皱襞、结肠肥大及憩室 [412] 很常见，CT 结肠造影可观察到巨结肠 [413]。有报道胆囊息肉 [414] 和良性前列腺肥大 [415] 的发病率在本病中会增加。尽管德国肢端肥大症登记处没有报告更高的癌症发病率 [416]，但一项对意大利 1512 名患者的调查显示癌症发病率适度

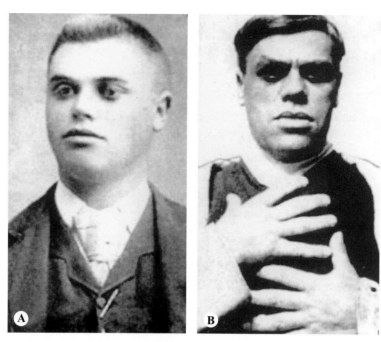

▲ 图 9-34　**Harvey Cushing** 的第一位肢端肥大症患者
A. 症状出现前数年；B. 入院时

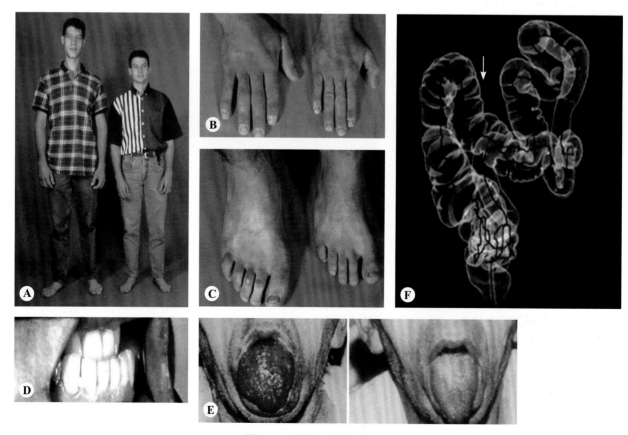

▲ 图 9-35　**肢端肥大症的临床特征**

A 至 C. 同卵双胞胎肢端肥大症 / 巨人症的特征。A. 一名 22 岁的男子因生长激素过量而患巨人症，图示左侧为患者。受影响的双胞胎之一的身高和前突（A）明显增加，手（B）和脚（C）明显增大。他们的临床特征在大约 13 岁时开始分化。D. 肢端肥大症患者的门齿间距增加、凸颌。E. 巨舌（左）和正常舌（右）。F. CT 结肠造影显示肢端肥大症中的结肠憩室增加[417]。同样，丹麦一项对 529 名肢端肥大症患者进行的全国性研究显示，总体癌症 SIR 为 1.5（95%CI 1.2～1.8）。结直肠癌、肾癌和甲状腺癌的发病率似乎升高最为显著[418-420]。因此，尽管 GH 和 IGF-1 水平升高可以预测细胞增殖紊乱和共存肿瘤的生长促进风险的增高及死亡率，但显著增加的癌症发病率未能持续被观察到。结肠癌似乎特别值得关注，所有患者都应在诊断时进行结肠镜筛查。此后，筛查应遵循既定指南。由于改善了生化和心脏控制，肢端肥大症患者现在的寿命更长，因此需要长期的前瞻性研究来在不断衰老的人口群体中解决这个问题。

　　5. 内分泌并发症　大约 30% 的患者表现出血清 PRL 水平升高（高达 100ng/ml 或更高），伴有或不伴有溢乳。垂体肿物对垂体柄的功能性压迫阻止了催乳素细胞获取下丘脑多巴胺，从而使细胞从强直性下丘脑抑制中释放出来。GH 分泌腺瘤亚型也可能同时分泌 PRL。由于 GH 为乳腺 PRL 结合位点的激动剂，因此在 PRL 水平正常的情况下，肿瘤可能会导致溢乳。肿瘤块压迫周围正常垂体组织也可能导致垂体功能减退。超过一半的患者有闭经或阳痿[385-421]，约 20% 的患者出现继发性甲状腺或肾上腺功能衰竭。性腺功能障碍可能会加剧骨质流失和椎体骨折[396, 397]。在一项对 22 名患者的前瞻性对照研究中，活动性肢端肥大症与不依赖 PTH 的钙-磷酸盐平衡相关，而低 PTH 和高磷水平与增加的耦合骨形成和骨吸收相关[422]。尽管长期进行生化控制，但骨骼脆弱性可能会持续存在[423, 424]。

　　GH 抑制 B 细胞功能并拮抗胰岛素作用，肢端肥大症与胰岛素抵抗、脂肪分解和糖异生增加有关[425, 426]，尽管瘦体重增加、脂肪量减少和 IGF-1 升高的浓度能够增强胰岛素敏感性。因此，约 50% 的患者出现空腹葡萄糖耐受不良和糖尿病[426, 427]。丹麦的一项全国性队列研究报道了糖尿病风险增加，风险比为 4.0（95%CI 2.7～5.8）[361]。独特的心肌病特征也与糖尿病和肢端肥大症有关[425]。糖类不耐受和胰岛素需求在手术或生长抑素类似物治疗降低 GH 后迅速改善；然而，在生化缓解后，某些患者的糖尿病可能持续[428]。高甘油三酯血症（Ⅳ 型）、高钙尿症和高钙血症也会发生。甲状腺功能障碍可能与弥漫性或结节性毒性或非毒性甲状腺肿或 Graves 病有关，尤其是因为 IGF-1 是甲状腺细胞生长的主要决定因素[429]。相关的 MEN1 特征可能表现在受影响的个体上，包括高钙血症伴甲状旁腺功能亢进或胰腺肿瘤。

　　6. 发病率和死亡率　在对 16 项研究的 Meta 分析中，肢端肥大症的总体死亡率增加，标准化死亡率为 1.72。最近报道的较低死亡率可能反映了引入生长抑素类似物、改进的手术技术和增强的心脏治疗的积极影响[430]（图 9-36）。心血管疾病是导致死亡的主要原因，其次是呼吸系统疾病（18%）和脑血管疾病（14%）。糖尿病发生在 20% 的患者中，其与 2.5 倍的预测死亡率相关，而大约一半的患者存在高血压[431]。最重要的死亡率决定因素是 GH 水平大于 2.5μg/L，IGF-1 水平升高，同时存在高血压和心脏病，年龄较大，有垂体照射史，以及过度替代的 ACTH 依赖性肾上腺功能不全[59]。使用每天超过 25mg 剂量的氢化可的松过度治疗肾上腺功能不全也可预测死亡率[59]。在包括 501 名患者的大型英国西米德兰兹肢端肥大症登记处，最近一次记录的 GH 水平显示，1ng/ml 或更低与 1ng/ml 或更高两者的区别能够预测死亡率。然而，当以无偏倚的方式随着时间的推移进行求和时，相对死亡风险似乎与 5ng/ml 的 GH 截断水平相关[432]。此外，GH 水平控制在 2.5μg/L 以下及正常手术或药物治疗后正常的 IGF-1 水平可显著降低发病率和死亡率[431, 433]。然而，在一项为期 20 年的随访对照研究中，全因死亡率仍然较高（OR=1.6，95%CI 1.2～2.2），并且在女性中更为明显（表 9-26）。随着时间的推移，死亡原因从主要的心血管疾病诊断转变为癌症诊断[434]。

　　（三）诊断

　　1. 生长激素和 IGF-1 水平的测量　肢端肥大症的诊断需要使用超灵敏的 GH 测定法在 75g 葡萄糖负荷低于 0.4μg/L 期间测量 GH 最低值或使用标准测定法时 GH 低于 1.0μg/L 并伴有升高的 IGF-1 水平[435, 436]（图 9-37）。在健康受试者中，口服葡萄糖后血清 GH 水平最初下降，随后随着血糖下降而升高。在肢端肥大症患者中，口服葡萄糖不能抑制 GH；在大约 1/3 的患者中，GH 水平可能会升高、保持不变或适度下降。肢端肥大症患者的基础早晨和随机 GH 水平通常升高。然而，由于 GH 分泌的暂时/脉冲性，血清浓度通常会在"无法检出"到 30μg/L 之间波动。与正常受试

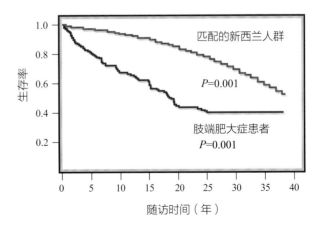

▲ 图 9-36　回顾性研究中肢端肥大症患者的死亡率结果

引自 Holdaway IM, Rajasoorya RC, Wong J, et al. The natural history of treated functional pituitary adenomas. In: Webb S, ed. Pituitary Tumors. Bristol, UK: *BioScientifica*; 1998:31-42.

表 9–26 多变量分析中肢端肥大症全因死亡率相关的因素 [a]			
变　量	HR	95%CI	P 值
确诊年龄（年）	1.1	1.08～1.13	<0.001
性别（M/F）			
确诊不超过 20 年	2.5	1.46～4.17	<0.001
确诊超过 20 年	0.9	0.42～1.91	0.78
确诊时血清基线 GH 水平（μg/L）	1.0	0.99～1.01	0.91
起始手术（否 vs. 是）	1.5	0.86～2.61	0.15
放疗（否 vs. 是）	0.5	0.34～0.88	0.012
初始治疗后末次基线血清 GH<2.5μg/L（否 vs. 是）[b]	1.8	1.21～2.83	0.048

a. 分段 Cox 模型；b. 中位诊断时间 5 年；CL. 置信区间；F. 女性；GH. 生长激素；HR. 风险比；M. 男性

改编自 Ritvonen E, Löyttyniemi E, Jaatinen P, et al. Mortality in acromegaly: a 20-year follow-up study. *Endocr Relat Cancer*. 2016; 23: 469-480.

者中大部分无法检测到的最低 GH 水平不同，肢端肥大症患者在 24h 内取样的平均 GH 水平高于 2μg/L[436]。对 GHRH 给药诱发的 GH 反应不具有诊断用途。在肢端肥大症中使用敏感试验测量的随机 GH 水平可能低至 0.37μg/L，同时术后 IGF-1 水平持续升高[437]。血清 IGF-1 水平较高[438, 439] 并与临床特征相关（图 9–38）。基础 GH 水平以对数线性方式决定周围循环 IGF-1 水平[440]。与年龄和性别相匹配的 IGF-1 升高可能会在手术后生化控制 GH 水平后持续数月。尽管在妊娠和青春期后期可能会出现 IGF-1 水平升高，但适当校正的高 IGF-1 水平对诊断肢端肥大症具有高度特异性，并且与疾病活动的临床指标相关。IGFBP3 水平也升高，但几乎没有增加诊断价值。在高达 50% 的患者中，GH 分泌腺瘤对 TRH 和 GnRH 给药表现出不一致的 GH 反应，但很少需要这些辅助检查来确认诊断。

2. 鉴别诊断　绝大多数肢端肥大症患者患有 GH 细胞垂体腺瘤，而比较罕见垂体外肢端肥大症也需要考虑。不管导致 GH 分泌不受限制的原因是什么，IGF-1 水平总是升高，并且口服葡萄糖负荷后 GH 水平无法抑制。当肢端肥大症的临床特征与正常的 GH 和 IGF-1 水平同时出现时，应考虑与梗死垂体腺瘤相关的"烧毁"或"沉默"肢端肥大症，通常伴有继发性空蝶鞍[441]。大约 5% 的连续确诊了 GH 细胞腺瘤患者具有正常的 GH 和升高的 IGF-1 水平。外周 GHRH 分泌肿瘤患者的血浆 GHRH 水平总是升高，但下丘脑 GHRH 分泌肿瘤患者的血浆 GHRH 水平正常或较低[373]。据推测，进入垂体门静脉系统的过多的正位下丘脑 GHRH 分泌不会显著进入体循环。

MRI 和 CT 用于定位垂体或垂体外肿瘤。对所有肢端肥大症患者的常规腹部或胸部成像只有非常低的

概率发现异位肿瘤，因此不推荐。垂体大小正常或较小，或已知与垂体外肢端肥大症和循环 GHRH 水平升高相关的其他肿瘤的临床和生化特征，都是垂体外成像的指征。然而，垂体增生肥大，常出现在外周分泌 GHRH 肿瘤的患者中，垂体腺瘤的放射影像学诊断可能难以排除。在明确排除垂体和垂体外肿瘤后，应考虑非常罕见的 McCune-Albright 综合征。

（四）治疗

1. 目标　治疗肢端肥大症患者的综合策略应旨在控制垂体肿块、抑制 GH 和 IGF-1 分泌过多，并在维持正常的垂体前叶功能的同时预防生长激素过多的远期临床后遗症[442, 443]。口服葡萄糖负荷后血清 GH 水平应被抑制到至少 1μg/L 或更低，并且和年龄和性别相匹配的血清 IGF-1 水平应该标准化。理想情况下，疾病得到控制的患者也应具有"正常"的 24h 总 GH 分泌（<2.5μg/L），但这些测量不切实际。由于目前的肢端肥大症治疗模式，包括手术、放疗和药物治疗，并不能统一实现这些目标[444]，个性化的方法已经被提出。

2. 手术治疗　界限清楚的生长激素细胞腺瘤应优先通过经蝶手术使用显微镜或腹腔镜技术切除[445-447]。成功的切除可减轻术前的压迫效应和受损的促激素分泌，熟练的外科医生能够权衡利弊，在最大程度切除肿瘤组织的同时，保留垂体前叶功能。成功切除后 2h 内，代谢功能障碍和软组织肿胀开始改善，有时 GH 水平可在 1h 内得到控制。总体而言，38%～83% 的患者达到了正常的 IGF-1 水平。相比之下，较少的大腺瘤患者得到控制。在 13 项研究报道的 1018 名患者中，73% 的微腺瘤患者和 61% 的大腺瘤患者在葡萄糖负荷期间达到低于 1.0μg/L 的 GH 水平和正常的血清

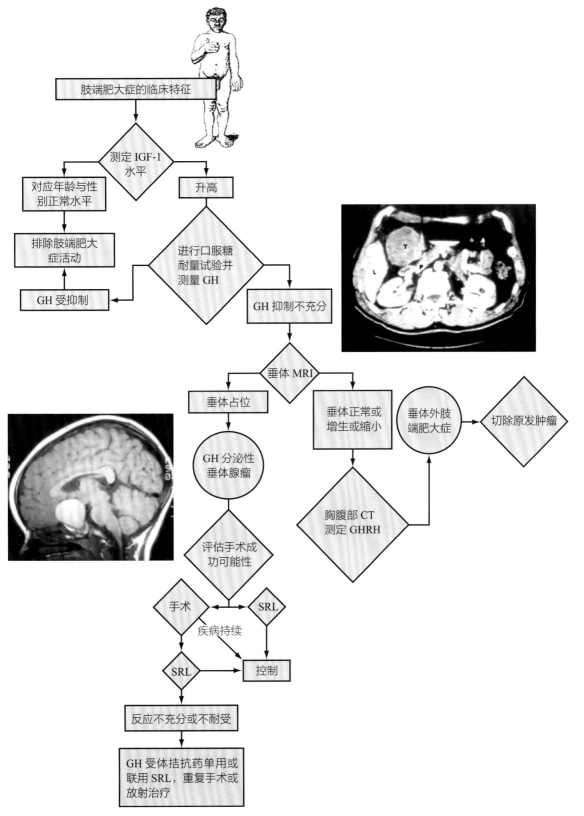

▲ 图 9-37　肢端肥大症的诊断和治疗

用 75g 葡萄糖和生长激素在 2h 内进行口服葡萄糖耐量试验。疾病控制指 OGTT 后使用标准测定法进行 GH 最低值低于 1μg/L，使用超敏感测定法 GH 最低值低于 0.4μg/L，以及年龄匹配和性别匹配的正常 IGF-1 水平。CT. 计算机断层扫描；GHRH. 生长激素释放激素；MRI. 磁共振成像；SRL. 生长抑素受体配体。插图描绘垂体腺瘤（左）和垂体外肢端肥大症（右）：L. 肝脏；P. 胰腺；T. 分泌生长激素的肿瘤（ From Melmed S. Acromegaly. N Engl J Med. 2006;355:2558-2573. Clinical features figure from Minkowski O. Ueber einen Fal von Akromegalie Berliner. *Klin Wochenschr*.1887;21:371-374.）

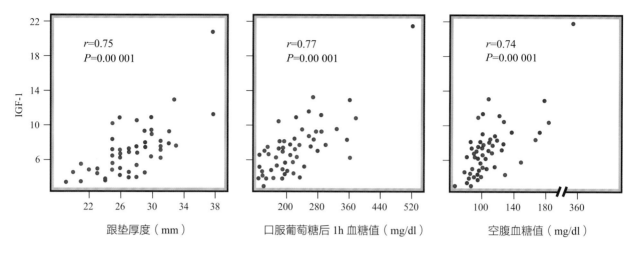

▲ 图 9-38　**IGF-1 与临床指标的相关性**

口服葡萄糖后 1h 空腹生长调节素 C（IGF-1）、生长激素水平的线性回归分析（改编自 Clemmons DR, Van Wyk JJ, Ridgway EC, et al. Evaluation of acromegaly by radioimmunoassay of somatomedin-C. *N Engl J Med*. 1979; 301: 1138-1142. ）

IGF-1 水平（表 9-27）[448-450]。当缓解被严格定义为正常 IGF-1 水平，同时最低葡萄糖抑制的 GH 水平低于 0.4μg/L 或随机 GH 水平低于 1μg/L 时，14 名微腺瘤患者中全部 14 名和 46 名大腺瘤患者中的 28 名均达到缓解[445]。由于超过 1/3 的绝经前女性表现出海绵窦肿瘤浸润，缓解率低于 50 岁以下男性[451]。神经外科医生的经验[38]、较小的肿瘤大小、较低的 Knosp 评分、较低的术前 IGF-1 和 GH 水平可预测术后缓解的情况（表 9-28）。在手术后 24h 内测量的 GH 水平是一个显著的结果预测指标（图 9-39）[42]。由于巨舌症或严重后凸畸形导致的气管插管困难可能偶尔需要气管切开术进行麻醉。

• 不良反应：虽然通常是短暂的，但手术并发症可能需要终生垂体激素替代。多达约 20% 的患者出现新发的垂体功能减退，反映了手术对周围正常垂体组织的损伤。高达 10% 的患者出现永久性尿崩症、脑脊液漏、出血和脑膜炎（表 9-3）。一项 Meta 分析评估术后垂体功能缺陷发生在大约 15% 的患者中。如果 GH 缺乏症的临床特征变得明显，则可能需要谨慎 GH 替代[452]。继发性肾上腺功能不全是死亡率的一个重要决定因素[453]，缓解期肢端肥大症患者术后肾上腺衰竭的年发生率为 2‰[454]。局部并发症的发生率和严重程度取决于肿瘤大小和侵袭性。据报道，有经验的垂体外科医生术后并发症发生率更低[38, 39]。生化或解剖上的肢端肥大症复发（10 年内约 7%）或术后肿瘤持续存在可能表明存在腺瘤组织切除不完全、手术无法进入的海绵窦组织或功能性肿瘤组织嵌套硬脑膜内的情况。

3. 放射治疗　GH 分泌肿瘤的初始放疗或辅助放疗可以通过常规的外部深 X 线治疗及重粒子（质子束）或立体定向放射外科手术来实现。理想情况下，应以最小的软组织损伤获得最大的肿瘤照射。放射治疗是一种高度个体化的选择，主要依赖于治疗放射治疗师的专业知识和经验，包括医生和患者仔细考虑治疗益处与潜在风险之间的利弊权衡。对于常规治疗，最多 5000rad 的总量以每次 180rad 的分次剂量治疗，分 6 周进行。辐射会阻止肿瘤生长，大多数腺瘤最终会缩小。由于 GH 水平在治疗后的第 1 年逐渐下降，如果不同时接受药物治疗，大多数患者仍然在最初几年内暴露于不可接受的高水平循环 GH 和 IGF-1 中。立体定向放射外科有效地聚焦于腺瘤，从而保留了正常的周围结构[51, 455-457]。在中位随访 61.5 个月的 136 名患者中，65% 的患者在口服葡萄糖负荷后达到正常 IGF-1 水平或最低 GH 水平低于 1ng/ml[51]。对肿瘤边缘的更高辐射剂量、使用最大剂量和患者更低的初始 IGF-1 水平预示着显著更有利的结果[51]。在一项综合 Meta 分析中表明，立体定向放射外科比传统放射治疗更有效，并显著降低 IGF-1 水平[458]。在一项包含 371 名接受立体定向放射外科手术的患者的多中心研究中，59% 的患者实现了内分泌缓解，平均缓解时间为 38 个月。9% 的患者出现生化复发，平均复发时间为 17 个月[459]。

• 不良反应：10 年后，接受放疗的所有患者中约有一半出现垂体促激素中断的迹象，此后这种患病率逐年增加，需要使用性腺类固醇、甲状腺激素或皮质类固醇激素替代。多达 2% 的患者中出现了常规放疗的不良反应，包括脱发、脑神经麻痹、肿瘤坏死伴出血，以及极少数情况下的视力丧失或垂体卒中。嗜睡、记忆力受损和性格改变也可能发生。在一项对 35 名接受伽马刀放射外科治疗的患者进行的为期 10 年的随访研究中，一半的患者出现垂体激素缺乏症（40% 肾上腺功能减退症、11% 甲状腺功能减退症、13% 性腺功能减退症和 6%GH 缺乏症）[458]。在另一项研究中，

表 9-27　自 2010 年以来发表的经蝶手术治疗生长激素分泌型垂体腺瘤后的缓解情况

研究者（年）	n	总　体	微腺瘤	大腺瘤	缓解标准（GH 最低点）（μg/L）	手术方式
Hofstetter（2010）	24	38	NA	NA	<1.0	内镜
Gondim（2010）	67	75	86	72	<1.0	内镜
Campbell（2010）	26	58	75	55	<1.0	内镜
Jane（2011）	60	70	100	61	<1.0	内镜
Wang（2012）	43	67	77	63	<1.0	内镜
Starke（2013）	43	70	82	66	<1.0	显微镜
Starke（2013）	72	71	88	66	<1.0	内镜
Shin（2013）	53	49	83	46	<1.0	内镜
Hazer（2013）	214	63	63	63	<1.0	内镜
Yilidirim（2014）	56	66	80	67	<1.0	内镜
Fathalla（2015）	41	45	NA	NA	<1.0	内镜
Fathalla（2015）	23	34	NA	NA	<1.0	显微镜
Netuka（2016）	105	61	75	58	<1.0	内镜
Babu（2017）	55	78	35	65	<1.0	内镜
Sarkar（2017）	66	29	13	44	<1.0	内镜
Kim（2017）	134	73	87	72	<0.4	内镜

引自 Buchfelder M, Schlaffer SM. The surgical treatment of acromegaly. *Pituitary*. 2017; 20: 76–83; Babu H, Ortega A, Nuno M, et al. Long-term endocrine outcomes following endoscopic endonasal transsphenoidal surgery for acromegaly and associated prognostic factors. *Neurosurgery*. 2017; 81: 357-366; Kim JH, Hur KY, Lee JH, et al. Outcome of endoscopic transsphenoidal surgery for acromegaly. *World Neurosurg*. 2017; 104: 272-278.

表 9-28　肢端肥大症患者术后生化缓解的重要预测因素

- 年龄更老
- 肿瘤更小
- Knosp 分级更低
- 术前低 GH 水平
- 术前低 IGF-1 水平

GH. 生长激素；IGF-1. 胰岛素样生长因子 -1
改编自 Sun H, Brzana J, Yedinak CG, et al. Factors associated with biochemical remission atter microscopic transsphenoidal surgery for acromegaly. *J Neurol Surg B Skull Base*. 2014; 75:47-52.

31% 的患者在 61.5 个月内报告了新发的垂体激素缺乏；然而，很少能够观察到视力下降和新发的脑神经麻痹[51]。由于不良反应和起效缓慢，放射治疗应作为手术或药物治疗无法控制的患者或不同意这些治疗的患者的辅助治疗。优先使用放疗与肢端肥大症死亡率增加有关，尤其是脑血管死亡，其标准化死亡率为 4.42（95%CI 2.71～7.22）[453]。

4. 药物治疗

（1）多巴胺激动剂：D_2 受体激动剂已被用作肢端肥大症的主要或辅助治疗，尤其是在 GH 和 IGF-1 水平轻度升高的患者中[460]。在许多开放的非随机研究中，据报道，卡麦角林可将 GH 抑制到低于 2μg/L，并使 IGF-1 在多达 1/3 的 IGF-1 相对轻度升高的患者中正常化[460]。在对于 SRL 耐药患者中，加用卡麦角林可使约 50% 患者的 IGF-1 水平正常化[461]。多巴胺激动剂的疗效似乎与 PRL 浓度无关[462]。卡麦角林的不良反应包括胃肠道症状、头晕、头痛和情绪障碍。

（2）SRL：在五种生长抑素受体亚型中，SST2 和 SST5 优先在生长激素和促甲状腺细胞表面表达，并介导对 GH 和 TSH 分泌的抑制[463, 464]。几种 SRL 已被安全地用作肢端肥大症的已获批或研究性药物（图 9-40）。奥曲肽（d-Phe-Cys-Phed-Trp-Lys-Thr-Cys-Thr-

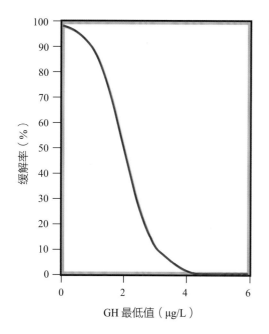

最低 GH 水平（μg/L）	缓解（%）
0.1	98
0.3	97.1
0.5	95.7
0.7	93.7
0.9	90.8
1	88.9
1.2	84.2
1.4	78
1.6	70.2
1.8	61.1
2	51.1
2.1	46
2.3	36.2
2.5	27.4
2.7	20
2.9	14.3
3	12
4	1.7
5	0.2

▲ 图 9-39　术后生长激素监测

根据术后 1 周口服葡萄糖耐量试验中生长激素（GH）水平的最低点，确定手术缓解率。当术后 1 周 OGTT 的最低 GH 水平在 1μg/L 左右时，预计手术缓解的概率为 88.9%。然而，如果大于 4μg/L，患者不太可能获得延迟手术缓解（引自 Kim, Oh MC, Lee EJ, et al. Predicting long-term remission by measuring immedi-ate postoperative growth hormone levels and oral glucose tolerance test in acromegaly. *Neurosurgery*. 2012; 70: 1106-1113.）

OH）是一种八肽生长抑素类似物，主要与 SST2 结合，与 SST5 结合较少，抑制 GH 分泌的效力是天然生长抑素的 45 倍，但其抑制胰岛素释放的效力仅为生长抑素的 1.3 倍。由于其对酶降解的相对抗性，这种类似物的体内半衰期延长（最长 2h）。这些特性对于肢端肥大症的长期使用非常有利[466]。GH 反应性与垂体 SST2 受体的丰度直接相关。

皮下注射奥曲肽（50μg 或 100μg）可抑制 GH 分泌长达 5h。在患有微腺瘤的患者中，总 GH 和 IGF-1 水平几乎总是能够正常化，但在较大肿瘤中的反应不太显著。

长效 SRL 配方很方便，可以提高依从性和持续的生化控制。长效释放（long-acting release，LAR）奥曲肽（20～30mg，肌内注射）是一种缓释奥曲肽长效制剂[467]，注射后其血清水平在 28 天达到峰值，总 GH 水平有效抑制长达 49 天。连续 9 年每月注射能够将超过 75% 的患者的总血清 GH 水平降至 2μg/L 以下[468]。

一种长效的兰瑞肽制剂通过每月深部皮下注射给药。在一项为期 52 周的开放式扩展的随机、安慰剂对照、多中心研究中，63% 的接受兰瑞肽的患者的血清 GH 水平较基线下降了 50% 以上[469]。每 28～42 天给药时（60mg、90mg 或 120mg），130 名患者的 GH 水平在 1 年内被抑制到低于 2.5μg/L[470]。

帕瑞肽是一种多受体靶向 SRL，对 SST5 的亲和力最高，高于 SST2[471]，拥有比奥曲肽更好的疗效[472]。

对 358 名患者进行为期 12 个月的随机研究，帕瑞肽 LAR（40mg）或奥曲肽（20mg）分别在 31% 和 19% 的患者达成了生化控制[472]。在对最大剂量奥曲肽或兰瑞肽耐药的患者中，20% 随后在服用 60mg 帕瑞肽时达到控制[473]。报告的不良反应包括 SRL 的预期不良反应，以及 57% 的患者中出现高血糖。

与瞬时通透性增强剂一起配制的口服奥曲肽可降低健康志愿者的基础和 GHRH 引发的 GH 分泌水平[474]。当给药给肢端肥大症患者时，从注射型 SRL 转换成口服药后，GH 和 IGF-1 水平控制在 65%，约 90% 的患者能够维持对治疗的反应性长达 13 个月。尽管尚未获得批准，但该配方可能会提供一种替代的未来治疗选择[475]。

• SRL 对垂体腺瘤的影响：当患者接受长效 SRL 制剂时，肿瘤很少生长，据报道肿瘤大小显著减小。在对 64 项研究的综合 Meta 分析中，59% 的患者肿瘤体积减小了 50%；这种效应通常与控制的 GH 和 IGF-1 水平相关[476]，并且可以在 6 个月内观察到[477]。由于肿瘤缩小的程度变异性较大，因此术前使用 SRL 来改善随后的手术结果一直存在争议[478-480]。然而，对这种方法的热情因预期随访时间短而减少。

• 对临床特征的影响：超过 70% 的患者总体健康状况有所改善，软组织肿胀在治疗后数日内消退[481]。头痛是一种常见症状，通常在注射奥曲肽数分钟内消退[482]，可能反映了其特定的中枢镇痛作用。据报道，

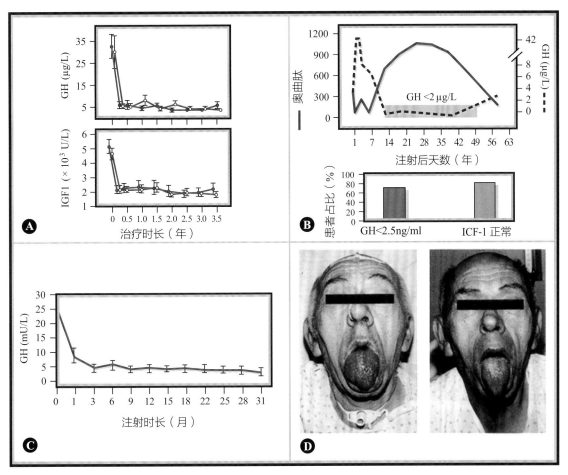

▲ 图 9–40 **A.** 接受长期奥曲肽治疗的患者生长激素（GH）和 IGF-1 浓度。**25 名**先前未经治疗的患者和 **80 名**先前接受过手术切除或放疗的患者的首次奥曲肽治疗比较。**B.** 奥曲肽长效释放（LAR）的药效学：一名代表性患者接受单次 **30mg** 奥曲肽 LAR 注射治疗并随访 **60 天**，其 **12h** 平均血清奥曲肽和 GH 浓度。注射后，药物水平在 **28 天**达到峰值，GH 水平的最低点持续 **4 周**。**C.** 每月注射奥曲肽 LAR 后肢端肥大症患者的血清 GH 水平，**12 例**接受 **1 年**和 **8 例**接受 **31 个月**长期奥曲肽 LAR 治疗的 GH 平均浓度。**D.** 奥曲肽减轻软组织肿胀的临床效果。奥曲肽治疗前肢端肥大症的患者患有阻塞性睡眠呼吸暂停。注意大舌头、气管切开治疗气道阻塞，以及鼻胃管。用奥曲肽治疗 **6 个月**后，舌头大小缩小了一半。气管切开和鼻导管已被移除，睡眠呼吸暂停已得到解决

IGF-1. 胰岛素样生长因子 –1（A. 引自 Newman C, Melmed S, George A, et al. Octreotide as primary therapy for acromegaly. *J Clin Endocrinol Metab*. 1998; 83: 3034–3040; B. 改编自 Lancranjan I, Bruns C, Grass P, et al.Sandostatin LAR: a promising therapeutic tool in the management of acromegalic patients. *Metabolism*. 1996; 45: S67-S71; C. 引自 Davies PH, Stewart SE, Lancranjan I, et al:Long-term therapy with long-acting octreotide [Sandostatin-LAR] for the management of acromegaly. *Clin Endocrinol*. 1998; 48: 311-316; D. 图片由 Seymour Reichlin, University of Arizona, Treson 提供）

治疗中还会发生心率降低和左心室壁厚度减低，全身动脉阻力和液体量减少，功能活动恢复。控制 IGF-1 和 GH 水平与改善的左心室射血功能有关[483]。另外，关节功能改善，捻发音减少，超声提示骨骼或软骨修复的证据，几个月后睡眠呼吸暂停消退[415]。尽管大多数软组织疾病合并症在生化控制达到后已得到改善，但包括焦虑和抑郁在内的低生活质量情况可能会持续存在[484]。尽管控制了 GH 和 IGF-1 水平，但高血压、关节间隙狭窄和新发椎体骨折似乎未得到改善[424]。

• SRL 反应性的决定因素：在对 4464 名接受 SRL 治疗的患者的 Meta 分析中，平均 GH 控制率和 IGF-1 正常化率分别为 56% 和 55%（图 9–41）[485]。兰瑞肽制剂和长效释放的奥曲肽表现出相似的临床疗效和不良反应，它们在控制肢端肥大症症状和生化标志物方面表现出相同的效果[486]。在 166 名肢端肥大症患者中，口服葡萄糖耐量试验结果与正确诊断一致并能够确立手术和放疗的疗效，但无助于评估医学 SRL 治疗的有效性。血清 IGF-1 水平的测量是评估 SRL 治疗有效性的最严格的标志物[487]。对照前瞻性研究的结果显示，高达 35% 的患者 IGF-1 水平能够达到正常[469, 472, 488, 489]。

了解 SRL 反应性和耐药性背后的机制，包括个体患者和肿瘤特征，使肢端肥大症分类和管理的个性化

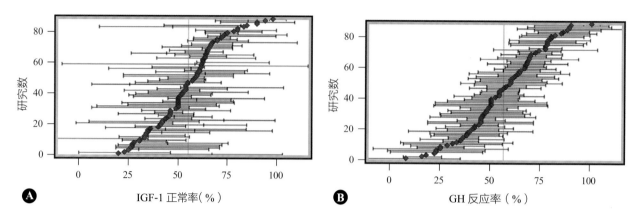

▲ 图 9-41　肢端肥大症中 SRL 反应性的 Meta 分析

A. 90 个分析队列的 IGF-1 应答率和 95%CI。B. 90 个分析队列的生长激素（GH）应答率和 95%CI。由垂直线表示 GH 和 IGF-1 的中位应答率。森林图按响应率百分比从最小到最大排序（引自 Carmichael J, Bonert VS, Nuno M, et al. Acromegaly clinical trial methodology impact on reported biochemical efficacy rates of soma-tostatin receptor ligand treatments:a meta-analysis. *J Clin Endocrinol Metab*. 2014; 99: 1825-1833.）

方法成为可能[365]。SRL 治疗反应的负性预测因子及侵袭性疾病的标志物与更不良的长期预后相关。这些决定因素包括患者年龄、治疗持续时间、给药频率、每天总剂量、肿瘤大小、肿瘤 GH 颗粒化程度、治疗前 GH 和 IGF-1 水平。早期研究中报道的更有利的结果可能反映了临床试验设计、受试者异质性及可能对反应患者的偏向性选择。

将奥曲肽 LAR 的月剂量增加到 40～60mg 或将兰瑞肽自动凝胶的月剂量增加到 180mg，或者将兰瑞肽的给药频率增加到每 21 天 120mg，可能会提高疗效[490,491]。控制率也随着时间的推移而提高[492]。治疗反应性最重要的决定因素是肿瘤 SST2 表达[493]。对 SST2 表达免疫阳性的肿瘤更可能对奥曲肽和兰瑞肽有反应[494]，SST2 与 SST5 比率较高的肿瘤表现出改善的治疗结果[495]。缺乏 SST5 免疫反应性的肿瘤对帕瑞肽具有抗性，而对 SST5 免疫反应性的肿瘤具有更好的生化反应[496]。截短的 SST5 变体可能与 GH 对 SRL 的反应呈负相关[497]。

弥漫着大而致密的分布在整个胞质溶胶中 GH 颗粒的肿瘤细胞比那些具有稀疏 GH 颗粒的肿瘤细胞对 SRL 更敏感[498]（图 9-42）。稀疏颗粒腺瘤表达的 SST2 较少，而 SST5 表达较多，对 SRL 的抵抗力更强[495,499-501]。稀疏颗粒还与较大和更具侵袭性的肿瘤有关，尤其是在年轻患者中[502]，表现出 T$_2$ 加权高信号的 MRI 特征。与高信号和等信号腺瘤相比，低信号腺瘤更小，侵袭性更小，并且表现出更高的 IGF-1 水平。这些 MRI 和组织学特征有助于预测 SRL 引起的生化反应和肿瘤缩小[503,504]。

与 SRL 反应相关的分子肿瘤标志物包括 p21 表达、低 AIP 表达[505-507]、高 β-抑制蛋白[508]和 gsp 癌基因突变[509]。

不良反应：SRL 通常安全且耐受性良好。主要的不良反应是胃肠道不良反应，发生较早，包括短暂的稀便、恶心、痉挛、轻度吸收不良和肠胃胀气，据报道在约 1/3 的患者中出现。低血糖或高血糖并不常见，患有肢端肥大症的糖尿病患者在接受奥曲肽后数小时内对胰岛素的需求会减少，同时 GH 也会降低。总体而言，SRL 不会对葡萄糖稳态产生重大影响，高血糖也可能与未控制的潜在疾病有关[510]。然而，帕瑞肽与约 50% 的患者的高血糖和新发糖尿病有关[511]。该药物减弱胆囊收缩力，并且延迟排空导致可逆的淤渣形成，这可以在多达 25% 的患者经超声检查证实[512]。胆囊炎的报道非常罕见[467]。奥曲肽可能与环孢素相互作用，增加移植排斥的风险。对于需要胰岛素或口服降糖药、钙通道阻滞药和 β 受体阻滞药的患者，应仔细调整 SRL 剂量。无症状的窦性心动过缓也可能会发生。

(3) 生长激素受体拮抗药：GH 通过表面膜 GH 受体的作用由配体诱导的受体信号传导介导[513]（图 9-43）。如果受体被培维索孟（一种 GH 受体拮抗药，可阻断随后的 IGF-1 生成）结合，则不会引发受体后 GH 信号[514]。该药物阻断外周 GH 作用，并且不靶向作用于垂体肿瘤。IGF-1 测量是患者反应性的合适标志，而因此测量 GH 不是疗效标志。早期研究表明，每天注射（每天最多 40mg）可使约 90% 的患者的 IGF-1 水平正常化，并且它们能剂量依赖地改善疲劳，减少软组织肿胀（根据环大小进行评估），并减少出汗[515]。在随后的药物在 1288 名患者的监测报告中，63% 的患者报告了 IGF-1 的控制[516]，可能反映了与临床试验的受控剂量相比，次最大剂量滴定。因此，在 91 个月的随访中（中位数 18 个月），在两个中心接受治疗的患者中有 95% 的 IGF-1 水平得到控制[517]。在 9 年的治疗随访中获得了类似的结果[518]。该药物可用作主要单药疗法[519]，特别适用于对 SRL 治疗耐药的患者，因为在这些患者中添加时，它可以有效地使 IGF-1 水

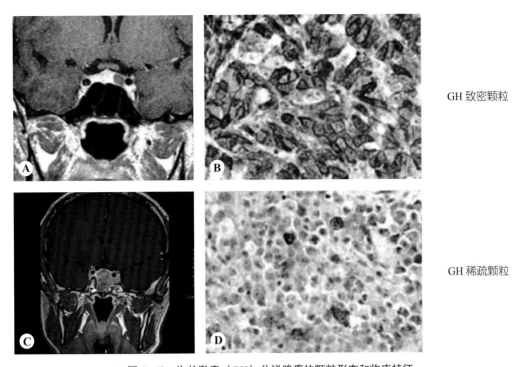

GH 致密颗粒

GH 稀疏颗粒

▲ 图 9-42 生长激素（GH）分泌腺瘤的颗粒形态和临床特征

A 和 B. 小的非侵袭性微腺瘤（A）通常含有密集的细胞质生长激素颗粒（1 型肢端肥大症）（B）[369]。C 和 D. 较大的侵袭性大腺瘤（C）通常颗粒稀疏（D），这些特征提示着更差的预后（3 型肢端肥大症）（A. 引自 Author's personal collection；B 至 D. 图片由 Luis V. Syro, MD 提供）

平正常化[520, 521]。重要的药物反应决定因素包括年龄、体重指数和基线 IGF-1 水平[522]。对生长激素肿瘤增殖的负性 IGF-1 反馈控制的失去可能在理论上导致反跳性肿瘤扩张。然而，很少发生反跳性肿瘤增大，可能反映出是停止使用了 SRL，但接受培维索孟治疗的肿瘤生长应通过 MRI 监测，特别是如果残留的肿瘤块毗邻视束[523-526]。GH 受体拮抗药增强胰岛素敏感性，因此特别适合于合并糖尿病的患者[517, 527]。

• 不良反应：由于已报道肝转氨酶升高（3 倍或更高）[528]，应每 6 个月测量一次。局部注射部位炎症和脂肪营养不良已有报道[529]。随着垂体上 IGF-1 负反馈的丧失，GH 水平升高。

（4）SRL 和 GH 受体拮抗药联合：治疗肢端肥大症的联合治疗对于使用生长抑素类似物后肿瘤缩小且 GH 或 IGF-1 水平降低（尽管不足）的患者最为有效（图 9-44）。在 11 名此类不受控的患者中，使用培维索孟和 SRL 双重阻断 GH 轴已显示出比单独使用任何一种药物更有效[530]。每月给药的长效生长抑素类似物已成功地与每周给药的培维索孟联合使用[531]。63 名患者中的一项研究表明，4 年的联合治疗是安全的，但 23 名患者出现肝酶升高，尤其是对于糖尿病患者来说[532]。

5. 治疗方法 采用基于临床、生化、病理和影像学特征的综合分类，肢端肥大症可进行分类以使有循证医学证据的个性化管理成为可能（表 9-29）[365]。

Ⅰ型肢端肥大症患者占 50% 以上。这些通常是年龄较大的患者，肿瘤较小，含有密集的 GH 颗粒、丰富的 SST2 和 p21 表达。他们 IGF-1 水平较低，治疗效果最好。相比之下，3 型肢端肥大症见于具有较小、颗粒稀疏的肿瘤和低 p21 和 SST2 表达的年轻患者。IGF-1 水平较高，手术和药物治疗预后都不太理想。2 型患者表现出中间特征[365]。鉴于选择最合适治疗是一个挑战，使用分类系统及临床结局工具可能会为循证护理提供严格的个性化方法[365, 533]。前瞻性地使用这些参数将为这些患者确定最佳管理的个性化方法。

理想情况下，治疗的目标应该是严格控制 GH 分泌和使 IGF-1 水平正常化，因为不良合并症和死亡率与 GH 水平相关。治疗后不一致的 GH 和 IGF-1 结果应需要在知名的实验室使用严格的测定标准和适当的灵敏度临界值重复相应的测定[439]。正常或低 IGF-1 水平可能会与全身性疾病或营养不良和反映持续疾病活动的 GH 升高同时发生。每种治疗方式都有各自的优点和缺点，应进行评估以个性化患者护理（图 9-45，表 9-30 和表 9-31）[534]。与直觉相反，在有效治疗后可能会出现 GH 缺乏的特征，并且可能需要谨慎的 GH 替代来逆转不良的生活质量和脂质紊乱[535]。

对大多数微腺瘤患者来说，边界清晰的垂体肿块推荐使用选择性手术切除[536]。由于大腺瘤和局部浸润性肿瘤的缓解率较低，因此认为在手术前尝试对鞍区

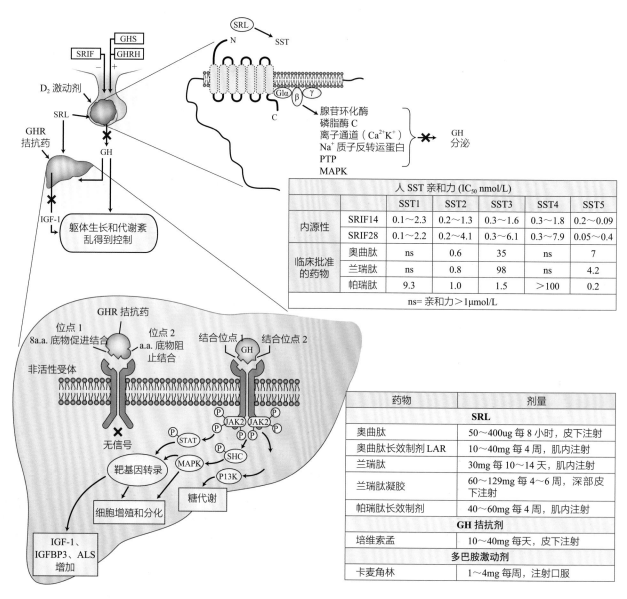

人 SST 亲和力 (IC$_{50}$ nmol/L)						
		SST1	SST2	SST3	SST4	SST5
内源性	SRIF14	0.1～2.3	0.2～1.3	0.3～1.6	0.3～1.8	0.2～0.09
	SRIF28	0.1～2.2	0.2～4.1	0.3～6.1	0.3～7.9	0.05～0.4
临床批准的药物	奥曲肽	ns	0.6	35	ns	7
	兰瑞肽	ns	0.8	98	ns	4.2
	帕瑞肽	9.3	1.0	1.5	＞100	0.2
ns= 亲和力＞1μmol/L						

药物	剂量
SRL	
奥曲肽	50～400ug 每 8 小时，皮下注射
奥曲肽长效制剂 LAR	10～40mg 每 4 周，肌内注射
兰瑞肽	30mg 每 10～14 天，肌内注射
兰瑞肽凝胶	60～129mg 每 4～6 周，深部皮下注射
帕瑞肽长效制剂	40～60mg 每 4 周，肌内注射
GH 拮抗剂	
培维索孟	10～40mg 每天，皮下注射
多巴胺激动剂	
卡麦角林	1～4mg 每周，注射口服

▲ 图 9-43　GHR 拮抗药、SRL 和 D$_2$ 受体激动剂的作用

通常，一个生长激素（GH）分子通过位点 1 和位点 2 结合两个 GH 受体，GH 信号转导途径被激活。培维索孟增加 GHR 与位点 1 的结合并阻断位点 2 的结合，以防止功能性 GHR 二聚化、GH 作用的启动、IGF-1 合成和分泌的诱导。过量 GH 的外周效应在细胞水平上被拮抗，与垂体瘤上生长抑素或多巴胺受体的存在无关。SRL 抑制 GH 分泌和 IGF-1 合成，抑制垂体瘤生长。生长激素分泌腺瘤主要表达 SST2 和 SST5。图描绘了 SST 受体亚型和 D$_2$ 受体的亲和力。a. a.. 氨基酸；ALS. 酸不稳定亚单位；C. 羧基端；GHRH. 促性腺激素释放激素；GHS. 促性腺激素促分泌激素；IC$_{50}$.50% 抑制浓度；IGFBP3. 胰岛素样生长因子结合蛋白 3；JAK2.Janus 激酶 2；LAR. 长效释放；MAPK. 丝裂原激活蛋白激酶；N. 氨基末端；ns. 无差异；P. 磷元素；PI3K. 磷酸肌醇 3 激酶；PTP. 蛋白酪氨酸磷酸酶；SHC. 含有 Src 同源性的蛋白质；SRIF. 生长抑素；STAT. 信号转导子和激活子或转录

改编自 Melmed S. Acromegaly. *N Engl J Med*. 2006;355: 2558-2573; Heaney AP, Melmed S. Molecular targets in pituitary tumours. *Nat Rev Cancer*. 2004; 4: 285-295.

肿块进行药物减瘤是有益处的，有限的对照前瞻性研究似乎证实了这种方法改善预后的有效性，特别是对于手术无法触及肿瘤组织和海绵窦浸润的患者[537]。手术减瘤还可以提高随后对 SRL 治疗的反应性[538, 539]。对于手术后未控制的患者，应给予长效 SRL[443]。轻度 GH 升高的患者也可以用卡麦角林治疗；虽然这种药物的疗效很低，但它相对便宜且没有严重的不良反应。

对于不太可能完全切除肿瘤、拒绝手术或手术与麻醉风险不可接受的患者，可提供 SRL 作为主要治疗（图 9-46）。由于垂体病变不压迫重要结构的患者术后侵袭性大腺瘤总是过度分泌 GH，以药物治疗为主可能是一种合适的治疗选择[489, 540]。培维索孟无论是单独使用还是与 SRL 联合使用，都应提供给耐药患者。对药物耐药或不能耐受药物、不愿接受长期注射或负担

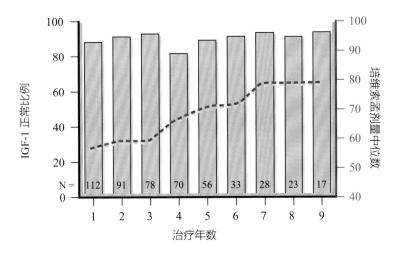

▲ 图 9-44 **SRL 和培维索孟联合治疗 9 年期间，每年 IGF-1＜1.2×ULN 患者的百分比（左轴）和培维索孟剂量中位数（虚线，右轴）。每个治疗年度的患者人数在条形图的底部**

IGF-1. 胰岛素样生长因子 -1；SRL. 生长抑素受体配体（改编自 Neggers SJ, Franck SE, de Rooij FW, et al. Long-term efficacy and safety of pegviso-mant in combination with long-acting somatostatin analogs in acromegaly. *J Clin Endocrinol Metab*. 2014; 99: 3644-3652.）

表 9-29 为个体化精准治疗的肢端肥大症亚分类				
项 目	**表 现**	肢端肥大症分型		
		1 型	**2 型**	**3 型**
频率		50%	19%	31%
肿瘤	肿瘤形态与 CSI	凹陷	平	花生状
	大小	小 / 大	大	大
	MRI 下侵袭性	中介	罕见	经常
	GH 颗粒	密集	密集稀疏均有	稀疏
免疫反应性	α 亚单位	阳性	阳性或阴性	阴性
	Ki-67 指数＜3%	90%	33%	42%
	SST2	58%	30%	22%
	p21	38%	15%	4%
生化	确诊时 IGF-1	低	中	高
治疗及预后	药物种类	≤ 2	≤ 2	≥ 2
	手术次数	1	1 或 2	≥ 2
	疾病控制	常见	中介	少见

CSI. 海绵窦侵袭；GH. 生长激素；IGF-1. 胰岛素样生长因子 -1；MRI. 磁共振成像（改编自 Cuevas-Ramos D,Carmichael JD,Cooper 0,et al.A structural and functional acromegaly classification.J Clin Endocrinol Metab.2015;100:122–131.）

不起药物的患者应进行放射治疗。照射后，需要数年的药物治疗，直到 GH 水平得到有效控制。进行了药物治疗或放射治疗但肿瘤复发的情况可能很少需要再次手术。肢端肥大症患者还需要对因毁容和实验室检查结果解释而引起的焦虑进行咨询。应随访患者直至达到生化控制；此后，每半年进行一次激素评估。对

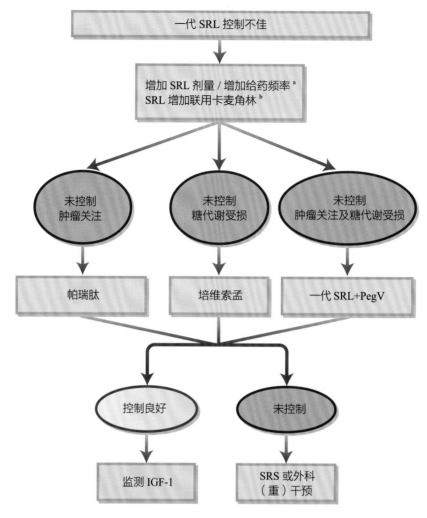

a. 仅部分应答者（GH/IGF-1 下降＞50%）
b. 如果在 SRL 给药期间，IGF-1 保持适度升高

▲ 图 9-45　使用第一代 SRL 兰瑞肽凝胶和奥曲肽 LAR 治疗未得到充分控制的肢端肥大症患者的流程图
肿瘤关注定义为临床相关的影像学上的残留肿瘤和（或）临床关注的肿瘤生长。GH. 生长激素；IGF-1. 胰岛素样生长因子 –1；PegV. 培维索孟；SRL. 生长抑素受体配体；SRS. 立体定向放射外科（改编自 Melmed S, Bronstein MD, Chanson P, et al.A consensus statement on acromegaly therapeutic outcomes. *Nat Rev Endocrinol*.2018; 14: 552-561.）

于生化缓解且无残留肿瘤组织的患者，应每 1～2 年重复行 MRI。后续评估包括治疗新发的软组织过度生长、神经卡压和下颌过度咬合，风湿病学、牙科和心脏评估，以及代谢评估。最大限度和持续的长期 GH 和 IGF-1 控制应通过明智地使用可用的治疗方式来改善最有害的合并症。

七、ACTH 分泌型肿瘤

ACTH 分泌型肿瘤（库欣病）患者的评估和处理见第 15 章。

简单来说，高皮质醇血症的特征、24h 尿游离皮质醇升高、午夜唾液皮质醇升高和血清 ACTH 不受抑制可提示 ACTH 分泌型垂体瘤的诊断。23∶00 给予

1mg 地塞米松后无法将清晨皮质醇水平抑制至 1.8μg/dl 以下支持该诊断[541]。在健康人群中，糖皮质激素反馈抑制 CRH 和 ACTH，从而减少皮质醇的分泌。推荐手术切除 ACTH 分泌型腺瘤。由于这些肿瘤通常较小，有时瘤体直径小于 2mm，敏感 MRI 或静脉血 ACTH 检测常常不能发现肿瘤。因此，这些肿瘤即使对经验丰富的外科医生也是一个巨大挑战。推荐在术前行双侧岩下窦取血检测 ACTH 水平和海绵窦血管造影。但是，如果鞍区静脉窦引流是单侧的，左向右 ACTH 梯度不一定能准确定位病变位置。如果在正常静脉引流模式下检测到 ACTH 梯度，并且患者有明确的 ACTH 依赖性库欣病的生化特征，大部分患者可通过单侧垂体切除术治愈。对于这类微小肿瘤，应对垂体前后叶

表 9-30　肢端肥大症的处理

目标

- 控制 GH 和 IGF-1 分泌
- 控制肿瘤生长
- 减轻中枢压迫症状
- 保存或恢复垂体促分泌激素功能
- 治疗合并症（高血压、心力衰竭、高血糖、睡眠呼吸暂停、关节炎）
- 恢复正常死亡率
- 预防生化复发

治 疗					
特　性	手　术	放　疗	SRL	GHR 拮抗药	多巴胺激动剂
优势					
模式	经蝶窦切除	非侵入性	每月注射	每天注射	口服
生化控制					
GH<2.5μg/L	大腺瘤，<50% 微腺瘤，>80%	10 年约 35%	55%～65%	上升	<15%
IGF-1 正常		<30%	55%～65%	>65%	<15%
起效	快速	慢（数年）	快速	快速	慢（数周）
患者依从性	一次满意	好	需要坚持	需要坚持	好
肿瘤体积	体积缩小或完全切除	消除	抑制肿瘤生长或肿瘤体积缩小约 50%	未知	不变
缺点 费用	一次性	一次性	持续	持续	持续
垂体功能低下	约 10%	>50%	无	过度治疗时 IGF-1 极低	无
其他	• 肿瘤持续存在或复发，6% • 尿崩症，3% • 局部并发症，5%	• 局部神经损伤激发脑肿瘤 • 视力和中枢神经系统功能障碍，约 20% • 脑血管风险	• 胆结石，20% • 恶心，腹泻	肝酶升高（罕见）	• 恶心，约 30% • 鼻窦炎 • 需要高剂量

结 局		
特　性	评　估	治　疗
安全生化活性		
最低 GH<0.4μg/L	评估 GH/IGF-1 轴 评估肾上腺、甲状腺和性腺轴 定期复查 MRI（不用频繁复查）	不需要治疗或维持当前治疗方案
年龄匹配的正常 IGF-1		
无症状		
无合并症		
不安全生化活性		
最低 GH>0.4μg/L	评估 GH/IGF-1 轴 评估垂体功能 定期复查 MRI	权衡治疗利弊 若正在治疗中，可考虑新的治疗方案
IGF-1 升高		

（续表）

特 性	评 估	治 疗
GH 和 IGF-1 不一致		
无症状		
无合并症		
不安全的生化和临床活性		
最低 GH＞1μg/L	评估 GH/IGF-1 轴 评估垂体功能 评估心血管、代谢和肿瘤合并疾病 定期复查 MRI	积极治疗或更改治疗方案
IGF-1 升高		
肿瘤持续生长		

GH. 生长激素；GHR. 生长激素受体；IGF-1. 胰岛素样生长因子 –1；MRI. 磁共振成像；SRL. 生长抑素受体配体（改编自 Melmed S. Medical progress:acromegaly. *N Engl J Med*. 2006; 355: 2558-2573.）

表 9–31　肢端肥大症的药物治疗

治 疗	作用受体	给药方式	剂 量	频 率	不良反应	疗效（GH/IGF-1 正常化）
卡麦角林	D₂ 受体	口服	1～4mg	每 2 周 1 次至每天 1 次	恶心、头晕、直立性低血压	30%～40%
奥曲肽	SST2，SST5	皮下注射	50～500μg/d	每天 1～3 次	恶心、呕吐、腹泻、便秘、腹痛、胆石病 / 胆汁淤积、腹胀、心动过缓、疲劳、头痛、脱发、糖代谢障碍	50%～60%
长效奥曲肽	SST2，SST5	肌内注射	20～40mg	每月		
兰瑞肽	SST2，SST5	深部皮下注射	6～120mg	每 4～6 周		
长效帕瑞肽	SST1，SST2，SST3，SST5	肌内注射	40～60mg	每月	同上，高血糖发生率更高	最多 80%
口服奥曲肽 [a]	SST2，SST5	口服	40～80mg	每天 2 次	恶心、呕吐、腹泻、消化不良、胆石病、头痛、头晕、糖代谢障碍	65%
培维索孟	GH 受体	皮下注射	10～40mg	每天 1 次至每周 1 次（与其他药物合用时使用频率更低）	转氨酶升高，脂肪营养不良，关节痛	60%～90%

a. 研究性；D₂. 多巴胺 2 型；GH. 生长激素；IGF-1. 胰岛素样生长因子 –1（改编自 Langlois F, McCartney S, Fleseriu M. Recent progress in the medical therapy of pituitary tumors. *Endocrine Metab (Seoul)*. 2017; 32: 162-170; Melmed S. New therapeutic agents for acromegaly. *Nat Rev Endocrinol*. 2016; 12:90-98.）

进行细致的手术探查，这些肿瘤通常呈灰白色并带有出血点，并且可能被无意间吸除。即使非常谨慎的术前定位也可不一定可靠，因此术中同样需要小心探查"正常"侧垂体。

（一）手术结局的评估

经蝶窦手术切除是该类腺瘤的首选治疗方法[542]。选择性切除边界清楚的腺瘤后，295 名患者中有 75% 获得缓解。然而，对于腺瘤边界不清的患者，仅有部分患者可在部分垂体切除术后获得生化缓解[543]。在术后第 3 天，可在 22∶00 给予 1mg 地塞米松，并在次晨检测皮质醇水平，然后再考虑开始氢化可的松治疗。如果术后即刻皮质醇水平低于 3μg/dl，其 5 年缓解率

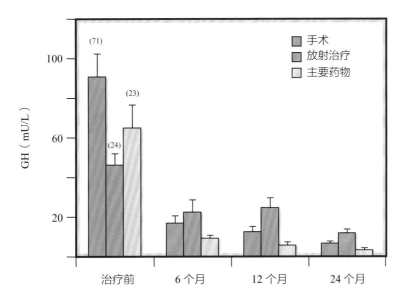

▲ 图 9-46　肢端肥大症患者的主要药物治疗

药物治疗作为对照组与手术组或放射治疗组相比。图中显示了所有患者（*n*=118）在接受兰瑞肽长期治疗之前和治疗期间的血浆生长激素（GH）水平（均值 ± 标准误）（引自 Baldelli R, Colao A, Razzore P, et al. Two-year follow-up of acromegalic patients treated with slow release lanreotide [30mg]. *J Clin Endocrinol Metab*. 2000; 85[11]: 4099-4103.）

可达到 95%。在给予糖皮质激素前对 27 名术后患者进行检测，其中 21 人术后皮质醇水平低于 10μg/dl，低于术前午夜样本水平，提示可缓解[544]。

（二）药物治疗

帕瑞肽是一种 SRL，可用于库欣病相关的 ACTH 过度分泌的治疗[545]。约 20% 的患者在用药后尿游离皮质醇水平恢复正常，临床症状得到缓解。多达 50% 的患者可出现高血糖，因此应严格检测患者血糖。米非司酮是一种糖皮质激素受体拮抗药，被批准用于改善库欣病相关的高血糖[546]。其不良反应包括皮质醇撤退所致的肾上腺皮质功能不全、低钾血症和大量阴道出血。

八、TSH 分泌肿瘤

TSH 分泌垂体肿瘤较罕见。1979—1992 年，Mindermann 和 Wilson 用免疫组织化学方法分析肿瘤类型，发现 TSH 分泌肿瘤的总发生率为 19/2225（0.85%）。1989—1991 年，上述团队发现垂体腺瘤中 TSH 分泌肿瘤的患病率为 2.8%[547]。最近的研究证实，TSH 分泌肿瘤患病率逐渐增加，占垂体瘤切除术的 4%[548]。尚不清楚该现象是否归因于更敏感的 TSH 检测技术或肿瘤类型频率的增加。TSH 分泌肿瘤也能同时分泌其他激素，包括 GH、PRL 和 ACTH（罕见），并能导致血清 IGF-1 或 PRL 水平升高[549]。

这些罕见肿瘤的特点是甲状腺激素水平在 TSH 水平受到抑制的情况下仍然升高。这些生化特征反映了 TSH 分泌肿瘤分泌 TSH 不受甲状腺激素负反馈的抑制。

（一）病理学

TSH 分泌肿瘤具有侵袭性，但大部分是良性肿瘤，

远处转移极其罕见。其表达模式通常涉及多种激素，对 TSHβ、α 亚单位、GH、PRL、偶尔也对 ACTH 具有免疫反应性[550]。24h 取样显示 TSH 脉冲式分泌的频率增加，在较高的平均激素水平下仍存在昼夜节律[551]。TSH 分泌肿瘤在高达 75% 的细胞中具有 α 亚单位和 TSHβ、垂体特异性转录因子 Pit1 的免疫染色阳性。TSH 分泌肿瘤表达 SST2 mRNA，某些情况下也会表达 SST3 和 SST5 mRNA[552]。

（二）临床特征介绍

患者可能出现甲状腺结构和功能的异常，包括甲状腺肿、结节和甲状腺功能亢进症。由于大多数分泌 TSH 的肿瘤在出现时已经是大腺瘤[553]，可能会出现肿瘤压迫的症状（包括视野异常、脑神经麻痹或头痛）。可出现常见的甲状腺功能亢进的体征和症状，包括心悸、心律不齐、体重减轻、手震和紧张或甲状腺肿。很少出现周期性麻痹或术后甲状腺功能亢进[554, 555]。血清 TSH 常升高，但也可保持正常。在这些病例中，异常高水平的甲状腺激素和正常范围内的 TSH 是 TSH 分泌垂体瘤的特征。在发现甲状腺功能亢进的病因是分泌 TSH 垂体瘤之前，这些患者出现相对长时间的甲状腺功能亢进，并且最初被认为患 Graves 病，并接受了相应的治疗。此外，甲状腺激素抵抗综合征也可表现出类似的实验室检验特征[556]。TSH 分泌肿瘤通常较大，70%~90% 为大腺瘤，大多数为局部侵袭性肿瘤[557]。根据对总共 153 名患者的 10 份报告的分析，58% 的患者 TSH 水平明显升高，其余患者 TSH 水平处于正常范围但未被较高水平的甲状腺激素水平所抑制。既往诊断为 Graves 病而接受过放射性碘治疗

的患者 TSH 水平明显高于未接受过放射消融治疗的患者（平均水平分别为 56mU/L 和 9mU/L）。曾有一例异位 TSH 分泌肿瘤报道[558]。大多数患者的血清 T_4 及糖蛋白激素 α 亚单位水平较高。大约 2/3TSH 分泌垂体瘤患者甲状腺肿大，放射性碘摄取增加。据报道，患有甲状腺肿的患者很少同时患有分化型甲状腺癌[559]。大约 30% 的 TSH 分泌肿瘤共分泌 GH 或 PRL。因此，患者也可能出现肢端肥大症或高催乳素血症。

（三）评估

应测定血清 T_4、T_3、TSH（高敏分析法）和 α 亚单位。高水平的 T_4、T_3 和 α 亚单位、过高或不正常的 TSH 水平与脑垂体瘤的影像学检查强烈提示 TSH 分泌肿瘤的诊断。TRH 刺激试验可以鉴别 TSH 分泌肿瘤所致的 TSH 过度分泌及甲状腺激素抵抗综合征。在 TSH 分泌肿瘤中，TRH 引起的 TSH 反应是不敏感的。相反，在甲状腺激素不敏感的患者和正常受试者中，TSH 通常会随着 TRH 的刺激而升高。在 TRH 试验的各个时间点同时测定 α 亚单位是有必要的，因为在近 85% 的 TSH 分泌肿瘤患者中，α 亚单位与 TRH 的摩尔比值很高（>1）。T_3 抑制试验有助于 TSH 分泌肿瘤的诊断，TSH 分泌肿瘤患者中不会出现 TSH 的完全抑制。这项检查也可以鉴别以前因甲状腺功能亢进而用放射性碘治疗后但偶然发现垂体肿瘤的亚临床甲状腺功能减退者。TSH 升高也可能由甲状腺激素补充不足所致。应进行垂体 MRI 检查，并测定 IGF-1 和 PRL 水平，以排除肢端肥大症或高催乳素血症的存在。免疫组织切片中其他垂体激素的表达并不一定伴随血清激素水平的升高。

重要的是，在进一步评估或治疗垂体瘤之前，应评估甲状腺功能亢进的程度，以确定是否应控制这些体征和症状。大多数患者在确诊前多年已存在严重的甲状腺功能亢进症。

（四）治疗

1. 手术　欧洲甲状腺协会指南建议手术作为一线治疗。大多数微腺瘤患者可实现疾病治愈，但约 60% 的大腺瘤患者只能达到临床缓解[560]。平均随访 64.4 个月后，70 名患者中有 75% 实现了生化指标控制，58% 的患者垂体成像和甲状腺功能恢复正常，但不到 40% 的患者实现完全手术治愈[557]（表 9-32 和图 9-47）。然而，这种肿瘤类型的罕见性限制了大规模的对照研究的可能性。多数患者有海绵窦或蝶窦侵犯，肿瘤常呈纤维状且质地异常坚硬。约 1/3 的患者需要辅助放疗才能实现生化指标正常化。然而，9% 的患者出现垂体激素缺乏，3% 的患者在放疗的前 2 年内出现肿瘤复发或甲状腺功能亢进。经过 18~96 个月的随访，32% 的患者出现了新发的垂体功能障碍[557]。

2. 放射治疗　目前还没有大型研究报道过单独用放射疗法治疗 TSH 分泌肿瘤。放射治疗大多被用作手术的辅助治疗，特别是在手术无法治愈的情况下。

3. SRL　奥曲肽用作主要或辅助治疗，可使 T_4 和 T_3 正常化，并将 TSH 水平降低一半[561]。总体而言，约 1/3 的患者肿瘤缩小。在 18 例 TSH 分泌腺瘤患者中，兰瑞肽（30mg，每 10 天或每 14 天 1 次）治疗后 TSH 水平从 2.72mU/L 降至 1.89mU/L，T_4 水平下降，但肿瘤并未缩小。LAR 奥曲肽（每月高达 30mg）的反应性似乎与 7 名患者的皮下制剂相似[562]。在另一份报道中，奥曲肽抑制了 90% 的 TSH 分泌肿瘤患者的 TSH，并在 50% 的患者中缩小了肿瘤大小[563]。SRL 对 90% 以上的 TSH 分泌肿瘤患者有效[560]，但偶尔可能会出现快速耐受。

4. 术前管理　应对患者进行评估，以确定是否需要立即治疗甲状腺功能亢进的临床症状，除非肿瘤已经威胁视力。治疗方法包括使用普萘洛尔、放射性碘甲状腺消融术、甲状腺切除术、抗甲状腺药物（包括

表 9-32　TSH 分泌腺瘤：外科治疗效果							
研究者（年）	国　家	研究时间	全切垂体腺瘤中 TSH 分泌腺瘤的患病率（%）	例数（n）	大腺瘤（%）	（%）术后甲状腺功能正常率（%）	中位随访时间（月）
Kirkman (2014)	英国	2002—2012	3.5	32	88	69	80(10~204)
Malchiodi (2014)	意大利	1982—2012	NA	68	NA	58	NA
Yamada (2014)	日本	1991—2013		90	82	84	33.6
Azzalin (2015)	美国	1993—2013	1.2	20	95	66[a]	10.4(1.2~150)

a. 活动性肿瘤和中枢性甲状腺功能亢进患者

改编自 Azzalin A, Appin CL, Schniederjan MJ, et al. Comprehensive evaluation of thyrotropinomas:single-center 20-year experience.*Pituitary.* 2016; 19: 183-193.

TSH. 促甲状腺激素

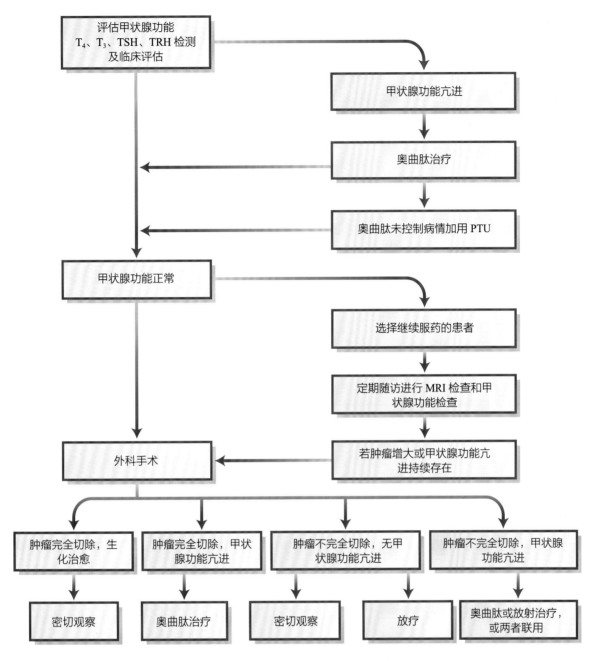

▲ 图 9-47 TSH 分泌型垂体瘤的治疗

MRI. 磁共振成像；PTU. 丙硫氧嘧啶；T_3. 三碘甲状腺原氨酸；T_4. 甲状腺素；TRH. 促甲状腺激素释放激素

甲巯咪唑）和 SRL。放射性碘和抗甲状腺药物都是针对甲状腺，而不是垂体病灶。这种方法也抑制 T_3 对 TSH 的负反馈，导致肿瘤 TSH 产生增加。手术和 SRL 同时治疗甲状腺功能亢进和肿瘤 TSH 高分泌。SRL 降低 TSH、α 亚单位和 T_4，并被推荐作为控制由 TSH 分泌肿瘤引起的甲状腺功能亢进的初始一线药物，因其起效较其他治疗方法快，并且高达 40% 的患者出现肿

瘤缩小。当侵袭性肿瘤组织持续存在时，患者对 TRH 仍有异常 TSH 反应，则需要 SRL 治疗。

（五）静止型 TSH 分泌肿瘤

TSH 分泌肿瘤的一个亚群，TSH 免疫染色呈阳性，但不分泌 TSH 或引起甲状腺毒症。在 29 个 TSH 免疫阳性的肿瘤中，9 个与甲状腺功能亢进症无关[564]。

第 10 章　垂体后叶

Posterior Pituitary

CHRISTOPHER J. THOMPSON　JOSEPH G. VERBALIS　著

叶静雅　郑　超　曾文衡　谷　卫　译　　王养维　校

要点

- 垂体后叶，又称神经垂体，由神经组织——下丘脑大细胞血管精氨酸加压素 / 抗利尿激素、催产素神经元的远端轴突构成。
- 垂体后叶激素合成的调控发生在转录水平上，刺激血管升压素或催产素的分泌也能诱导转录发生，并增加大细胞神经元中激素 mRNA 的含量。
- 血管升压素合成和分泌的生理调节涉及两个系统：渗透压和压力 / 血容量。每一种均由垂体后叶的单独神经输入控制，并具有不同的血管升压素分泌阈值。
- 血管升压素通过激活血管升压素受体引起靶器官效应。肾血管升压素 V_2 受体通过信号转导，将水通道蛋白 2 形成的水通道插入肾集合管主细胞的顶端质膜上，从而诱导抗利尿作用。
- 尿崩症是一种以多尿、烦渴、低渗尿和低比重尿为特点的疾病，引起尿崩症的原因包括血管升压素生成缺乏、分解代谢增加或肾脏受体作用不敏感。
- 抗利尿激素分泌失调综合征发生在循环中血管升压素水平升高时，此时垂体后叶的血管升压素分泌通常是被抑制的，表现为水潴留和稀释性低钠血症，可由多种疾病和药物引起。

一、解剖学

（一）一般结构

垂体后叶是一种神经组织，仅由垂体后叶的下丘脑大细胞神经元的远端轴突组成，这些轴突的细胞体位于下丘脑的室旁核和视上核。在胚胎发育过程中，第三脑室内壁的神经上皮细胞成熟为大细胞神经元，同时向视交叉及其上方迁移形成视上核，向第三脑室壁迁移形成室旁核[1]。在垂体后叶，大细胞神经元的轴突末梢含有储存待释放的神经分泌颗粒囊泡。垂体前叶通过下丘脑 / 垂体门静脉系统供血，而垂体后叶由垂体下动脉直接供血，下动脉是后交通动脉和颈内动脉的分支，引流至海绵窦和颈内静脉。垂体后叶的激素（催产素和血管升压素）大部分是在激素特异性的大细胞神经元中合成的，尽管有少数其他神经元（约 3%）也合成这两种激素[2]。视上核相对单一，80%~90% 的神经元产生血管升压素[3]，几乎所有的轴突都投射到垂体后叶。

室旁核（paraventricular nucleus，PVN）的组织结构则要复杂很多，并且在不同物种之间存在差异。在人体内有五个亚核[3]，小细胞分裂合成其他激素，如 CRH、TRH、生长抑素[4] 和阿片类物质。小细胞神经元投射到正中隆起、脑干和脊髓[6]，在这些部位发挥各种自主神经内分泌功能。视交叉上核位于第三脑室底部与前部的中间，也合成血管升压素并控制昼夜和季节节律。

垂体后叶的主要兴奋性神经递质是谷氨酸（去甲肾上腺素能刺激输入作用）[7, 8]。谷氨酸受体占大细胞神经元突触的 25%[7]。主要抑制性神经递质为 γ- 氨基丁酸，占大细胞神经元突触的 20%~40%。血管升压素神经元的阶段性放电是轴突末梢释放血管升压素最有效的活动模式，阶段性放电受谷氨酸刺激和阿片类物质抑制。强啡肽在血管升压素神经元中合成，并与树突中的血管升压素共同释放，以自分泌的方式抑制血管升压素神经元的活动，实现了周期性兴奋模式[10, 11]。大细胞神经元系统最显著的特点之一是该神经元细胞应对长时间刺激的可调节性，这种可调节性在人类分娩和哺乳期间显得尤其重要。

（二）垂体后叶异位

随着脑 MRI 的发展，人们发现 MRI 的 T_1 加权成像上垂体后叶表现出明亮的信号[12]，当"亮点"出现在下丘脑底部时，可识别出垂体后叶异位的儿童，这些病例被称为"垂体后叶异位"或"垂体柄中断综合征"。病因包括创伤性分娩（多见于患者臀位分娩和围产期损伤）、垂体胚胎发生的调控转录因子遗传异常[13]，后者常见于在垂体后叶和（或）垂体柄异常与垂体外发育不良（如视中隔发育不良）相关的病例中。与单纯垂体后叶异位相比，垂体发育不良患者更容易出现尿崩症或其他功能障碍[14, 15]。患儿表现为生长发育迟缓则更倾向于垂体前叶缺陷，而非垂体后叶缺陷。垂体前叶缺损的程度取决于垂体柄和下丘脑至垂体前叶的门脉系统留存完整度，通常表现为 ACTH 缺乏，患者可能对此产生对应激反应能力的丧失。

二、垂体后叶激素的合成与释放

血管升压素和催产素均是由六氨基酸环、半胱氨酸 – 半胱氨酸桥、三氨基酸尾组成的九肽物质，所有哺乳动物（猪除外，其赖氨酸在 8 位取代精氨酸产生赖氨酸血管升压素）都含有精氨酸血管升压素和催产素（图 10-1）。

编码这两个物质的基因都位于 20 号染色体上[19]，尽管它们位于尾对尾的位置且转录方向相反[20]。血管升压素合成前体物质包括九肽物质和一种名为"和肽素"的由 39 个氨基酸组成的特异性神经素[21]，前体被包装在神经分泌颗粒囊泡中，并在运输到垂体后叶的过程中剪切成熟。

当刺激垂体后叶血管升压素或催产素的信号作用于相应的大细胞细胞体时，动作电位产生并沿长轴突传播至垂体后叶，引起钙内流，诱导神经分泌颗粒囊泡与细胞膜融合，并将神经分泌颗粒释放到血管，随后进入垂体后叶的毛细血管系统。在血浆生理 pH 下，激素（血管升压素或催产素）与各自的后叶激素运载蛋白不结合，都是独立存在于血液循环中。

激素合成的控制是在转录水平上。垂体后叶血管升压素或催产素的分泌刺激也会刺激转录并上调大细胞神经元的 mRNA 表达，这些相关研究已经在大鼠中得到证实[22]，脱水提高血管升压素（和催产素）mRNA 转录表达[23-25]，而低渗压则可下调血管升压素

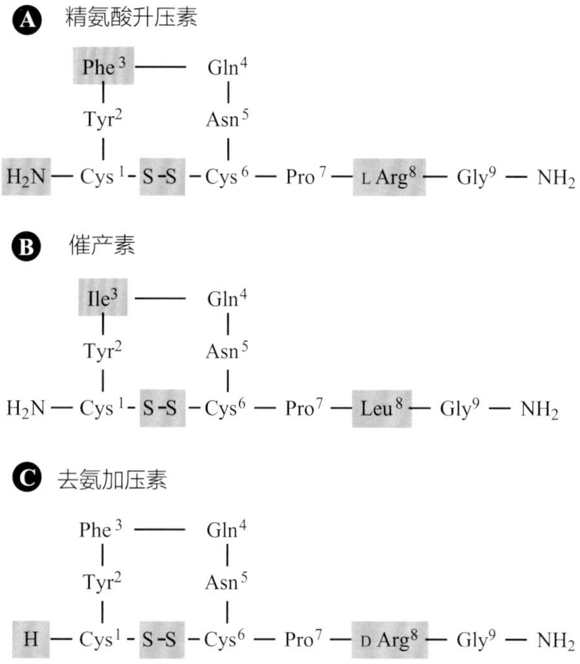

A 精氨酸升压素

B 催产素

C 去氨加压素

▲ 图 10-1　精氨酸升压素（A）、催产素（B）和去氨加压素（C）的化学结构比较，阴影表示差异

催产素与精氨酸升压素的不同之处在于 3 号位（异亮氨酸替代苯丙氨酸）和 8 号位（亮氨酸替代精氨酸）。去氨加压素与精氨酸升压素的不同之处在于，末端胱氨酸是脱氨的，位于 8 位的精氨酸是 D 型异构体而不是型异构体（经许可转载，引自 A. G. Robinson, University of California at Los Angeles.）

mRNA 的表达。

神经分泌颗粒囊泡从合成部位沿微管通道运输到垂体后叶过程也[27]受到调控，当合成停止时，运输停止；当合成增多时，运输增加[27]。因此，激素的释放、运输和合成是相互协调有序的。垂体后叶储存的血管升压素含量的变化显示了这种非同步性，其绝对含量在不同的物种间差异很大，其储存量通常相当于维持基础释放 30～50 天或最大释放 5～10 天所需的激素量[28]。在动物中，长时间强烈刺激血管升压素释放，如脱水或盐负荷，会导致垂体后叶储存激素的耗竭[25, 29, 30]。当动物恢复正常饮水后，在 7～14 天垂体激素含量逐渐恢复到基线水平。对这一现象的模拟提供了实验证据，即血管升压素信息的长半衰期（约 2 天），是一个合理的解释[31]。当强烈和（或）持续的刺激释放血管升压素时，会即刻产生新 mRNA 的转录，但需要数天才能达到 mRNA 表达的峰值；因此，虽然激素的释放是快速的，但转录翻译水平却是缓慢的。当去除刺激时，升高的 mRNA 缓慢下降，同时继续合成激素，补充垂体后叶的储备。

三、血管升压素分泌与口渴的生理学

血管升压素合成和分泌的生理调节涉及两个系统：

渗透压和压力 / 容积（图 10-2）。这两个系统的功能不尽相同，以至于历史上认为有两种激素：血管升压素和抗利尿激素。因此，（8- 精氨酸）血管升压素和抗利尿激素可以互换名称。血管升压素在反应的终末器官受体水平上有其独立的系统。

位于血管的 V_{1a} 受体和位于肾集合管上皮细胞的 V_2 受体亚型主要负责血管升压素的生理作用；第三个受体 V_{1b} 主要负责垂体后叶血管升压素对垂体前叶 ACTH 分泌的刺激作用，而非经典 / 非传统生物作用。已在许多外周组织和大脑区域发现 [32] V_2 受体还调节血管升压素的非经典作用，以刺激凝血因子Ⅷ和血管性血友病因子的产生。血管升压素主要调节水稳态和渗透压，而肾素 – 血管紧张素 – 醛固酮系统（renin-angiotensin-aldosterone system，RAAS）主要负责调节血压和血容量。神经垂体疾病主要表现为由脱水与水潴留引起的渗透压异常。血管升压素的调节分泌相对简单，渗透压的小幅度增加可增加血管升压素分泌，渗透压的小幅度下降可减少血管升压素分泌。血压和血容量的调节要复杂得多（Thrasher[33]），动物血管升压素和压力感受器的调节涉及其他引发交感神经活动，以确定某种刺激对血管升压素分泌的直接影响（图 10-2）。血管升压素分泌也受到其他激素调节，如糖皮质激素对其有抑制作用，恶心、呕吐对其有刺激作用。这些对血管升压素的调控因素在生理状态下影响不大，而在病理状态下就会有影响。

（一）血压和血容量调节

高压动脉压力感受器位于颈动脉窦和主动脉弓，低压容量感受体位于心房和肺静脉 [33]。来自这些感受器的传入信号通过第Ⅸ对脑神经（舌咽神经）和第Ⅹ对脑神经（迷走神经）从胸部传递到脑干。对狗迷走神经行冷阻滞 [34, 35]，接受第Ⅸ对脑神经和第Ⅹ对脑神经输入的延髓 A1 区破坏，可以增加抗利尿激素的释放 [36-38]。这些发现及类似数据导致一个概念，压力和容量感受器通常抑制大细胞神经元，减少导致血管升压素的释放。通过刺激 V_{1a} 受体引起动脉和静脉收缩作用可有效地增加血容量，同时抑制血管升压素的进一步分泌。血管升压素的肾脏储水作用有助于血容量的补充，但事实上，肾脏系统的调节主要依赖于RAAS，通过刺激肾脏钠的重吸收实现（见第 15 章）。容积 / 压力感受器对血管升压素分泌的持续抑制作用仍备受争议 [33, 39]，但达成一致的是压力感受器反应灵敏性远低于渗透压感受器（图 10-2）。总体来说，血压和血容量的调节受血管升压素的影响较小，主要受RAAS 和交感神经反射等其他调节机制维持 [33]。当血容量降低引起血压明显下降时，血浆中血管升压素水平可呈指数上升（图 10-2），压力和容量感受器可通过改变渗透压进一步调控血管升压素的分泌 [40, 41]，血压和血容量的增加会减少血管升压素的分泌 [42]，

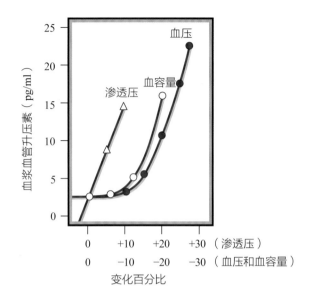

▲ 图 10-2　人体血管升压素释放对增加的渗透压（△）、降低的血压（●）或血容量（○）的影响比较

血浆血管升压素对渗透压的变化更为敏感，对 1% 的渗透压变化即有反应，而刺激血管升压素释放则需至少 10%～15% 体积或压力变化（经许可转载，改编自 The Kidney. 3rd ed, vol 1. Philadelphia, PA: Elsevier; 1986: 385. Figure by A. G. Robinson, University of California at Los Ang eles）

RAAS 对血压和血容量的调控作用敏感性要远高于血管升压素 [33]。因此，血压和血容量的变化影响脑干到大细胞神经元的兴奋性和抑制性，并依赖于当时的生理状态。

（二）渗透压调节器

初级渗透压感受器位于大脑，脑的大部分感受器存在于血脑屏障内，通常隔绝极性小分子，如尿素和葡萄糖容易通过细胞膜，但不能通过血脑屏障，而渗透压感受器对尿素和葡萄糖不敏感，这为渗透压受体存在于血脑屏障外提供了有力的证据。动物脑损伤实验表明，终板血管器和下丘脑前部第三脑室前壁附近的细胞是渗透压的初级感受器，其周围有丰富的有孔毛细血管。手术破坏 OVLT 可使高渗时的血管升压素分泌和口渴反应消失，但不能使低血容量反应消失 [43]。破坏 OVLT 周围区域的脑损伤患者不能维持正常的血浆渗透压 [44]。相反，破坏视上核和室旁核的大细胞神经元可以使脱水诱导的血管升压素分泌反应消失，但口渴反应仍存在，这清楚地表明渗透压刺激的口渴一定是在靠近大细胞神经元的位置产生的，因为渗透压是相对溶质特异性的，它们对血浆钠浓度的变化最敏感，但对血浆尿素的升高反应较差，对血浆葡萄糖浓度的变化似乎也不敏感 [45]。

细胞外液渗透压（主要由钠浓度决定）为 280～295mOsm/kg H_2O 不等，但正常人都维持在一个较窄的范围内。维持这一范围的能力取决于血管升压

素对血、尿液渗透压变化的敏感性（图 10-3）。基础血管升压素在 0.5~2pg/ml 范围内波动，只要血浆渗透压增加或减少 1%，垂体后叶储存的血管升压素释放就会迅速增加或减少[40]。血管升压素在血液循环中的快速代谢也是特征之一，其半衰期约为 15min，这使得血浆中血管升压素的水平迅速变化，从而血浆渗透压的微小增加即可产生尿液浓缩，而微小降低即可产生利尿作用。图 10-3A 显示了人血浆渗透性和血管升压素之间的线性关系[40]。渗透压的这种线性关系远高于正常的渗透压波动，当输注高渗盐水或肾性尿崩症患者脱水时，可以观察到渗透压的增加[46]。同样，图 10-3B 表明血浆中血管升压素水平与尿液的渗透压存在着敏感的线性相关。虽然血浆血管升压素可能使尿渗透压高于正常生理范围，但因为肾集合管中液体的最大浓缩能力是在髓质内。所以尿液渗透压波动在 800~1200mOsm/kg H_2O 范围。图 10-3C 显示血浆血管升压素与尿量的关系。这是基于血浆血管升压素变化产生的尿渗透压所需的尿量（800mOsm）计算得到。这些图表显示相应于血管升压素的尿量变化。当血管升压素缺失时，每天排出 18~20L 尿液；当血管升压素增加 0.5~1pg/ml 时，尿量减少到 4L/d 以下。这说明在血管升压素水平较低时，对调控尿量更敏感。

在肾脏中，水的储存是通过髓襻和集合管的共同作用的。髓襻通过逆流倍增系统在肾髓质产生高渗透压，血管升压素在集合管中起作用，增加水（和尿素）的渗透性，从而使尿液与高渗的髓质间质达到渗透平衡，这一过程的净效应是从尿液中提取水分（通过间质血管，肾直管从髓质中除去），导致尿液浓缩和尿量减少（抗利尿）。血管升压素通过与 V_2 受体结合产生抗利尿作用，激活腺苷酸环化酶，增加 cAMP，进而刺激 PKA，引起水通道蛋白 2 的磷酸化和激活，进一步形成水通道插入管腔膜中[47]。水通道蛋白 2 是广泛表达的水通道家族蛋白之一，介导水在细胞膜上的快速转运[48]。在肾脏中，水从集合管进入高渗的内髓质，产生浓缩尿[49]。除了将水通道蛋白 2 从细胞质移至管腔膜外，V_2 受体也促进水通道蛋白 2 的合成和对水的通透性[50]。水通道蛋白 3 和 4 是组合性合成的，在主细胞的基底外侧质膜中高水平表达，它们负责基底外侧质膜的高水渗透性[48, 49]。血管升压素与 V_2 受体解离使细胞内 cAMP 水平降低；然后水通道被重新内化，从而终止水的渗透性增加。含有水通道蛋白的囊泡停留在顶膜的下方，可以根据细胞内 cAMP 水平的变化迅速"穿梭"出入膜。这一机制允许对血浆中血管升压素环境水平的变化进行快速的肾排水调节。此外，在循环中血管升压素水平的长期升高对收集管的渗透性也有长期调节作用。长期高水平的血管升压素诱导集合管主细胞中水通道蛋白 2 和 3 的合成增加，导致这些蛋白的高水平表达，这种反应至少需要 24h，

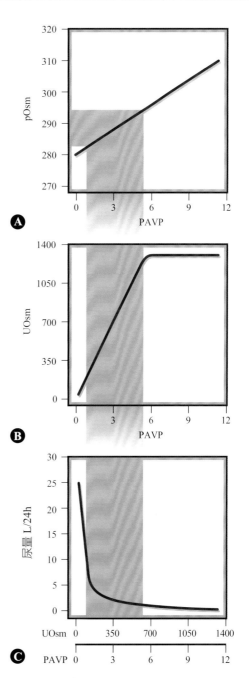

▲ 图 10-3 血浆渗透压变化（pOsm，在 mOsm/kg H_2O）对血浆精氨酸升压素（PAVP，pg/ml）及其对尿液渗透压（UOsm, mOsm/kg H_2O）和尿量（L/d）的影响。阴影区域表示正常范围

A. pOsm 的微小变化引起 PAVP 的变化，通常在小于 0.5 至 5~6pg/ml 之间。B. 血管升压素的变化引起渗透压的变化，从尿液的最大稀释到最大浓缩。虽然血管升压素可以升高到 > 6pg/ml，但这并不会进一步增加渗透压，渗透压的最大值由肾髓质内渗透压决定。C. 尿量与渗透压是对数关系，渗透负荷和排出该渗透负荷的尿量是恒定的，因此，尿量变化相对较小，其他参数变化较小，直到血管升压素几乎完全消失后，尿量急剧增加（经 Macmillan Publishers, Ltd 许可转载，改编自 a formula presented in Robertson G, Shelton R, Athar S. The osmoregulation of vasopressin. *Kidney Int.* 1976; 10:25-37. Figure by A. G. Robinson, University of California at Los Angeles.）

而且不能迅速逆转。血管升压素通过增加水通道蛋白2 和 3 的数量，将水通道蛋白 2 插入到顶端质膜中，使集合管在长时间脱水过程中获得极高的渗透性和储水能力 [48, 49]。

（三）渴感

抗利尿作用可使肾脏游离水清除率降至最低，但水分流失不能完全消除，呼吸和出汗引起的无意识水分流失是一个连续的过程。为了保持水分平衡，必须补水，以补充有意识的排尿和无意识的水分流失，这一行为就是口渴调节。口渴的感觉可以通过血浆渗透压的增加或血管内容量的减少来刺激，其方式与血管升压素相同。此外，有证据表明这两种受体是相似的，如下丘脑前部的渗透压感受器和胸部的低压和（或）高压感受器（在更严重的血管内低容量血症和低血压时，循环血管紧张素Ⅱ可能会刺激口渴）[51]。通过对口渴主观症状的定量估计，在健康人群的生理学研究中证实渗透刺激口渴的特征与血管升压素分泌的特征相似，渗透阈值也是相似的，口渴评分和血浆渗透压之间有一个密切的线性关系，并存在广泛的张力区间 [52]。低血容量引起口渴的阈值显著高于渗透刺激引起口渴的阈值。

虽然渗透变化对口渴刺激显著有效，但大多数人摄入的液体成分是相对不受控制的，即与食物一起摄入是为了适口性，为了期望的二次效应（如咖啡因），或出于社会或习惯原因（如苏打水或酒精饮料）。因此，人摄入的液体通常超过了实际需要量。人体的血浆渗透压变化不超过基础水平的 1%～2%。然而，在渴感缺失尿崩症患者中，不口渴与血浆水稳态变化密切相关，这强调了即使在大部分出于偏好乐趣而饮水的人中，口渴仍然在生理渗透调节中发挥着基本作用。

（四）渗透调节和容量调节的临床结果

在生理情况和大多数病理生理条件下，渗透压和血压调节的血管升压素释放与口渴紧密相关，保持血浆渗透压和钠浓度在正常范围内。例如，在脱水过程中，血浆渗透压增加，血容量减少，存在血管升压素分泌和口渴感觉作为两种单独刺激的协同结果。有证据表明血容量减少会使血浆血管升压素 / 血浆渗透压反应曲线向左偏移，导致每单位渗透压升高，血管升压素的释放增多。也就是说，低血容量增强血管升压素对渗透刺激的反应 [33, 53]。同样，过多的液体会导致渗透压降低和血容量增加，引起血管升压素分泌和渴感减少。

渗透性疾病的临床表现在很大程度上可以解释生理上的血管升压素分泌特点和其抗利尿的作用。图 10-3 显示血管升压素神经元的丢失足以降低血管升压素的分泌，从产生 10～20pg/ml 的血浆浓度下降，到产生 5pg/ml 的血浆浓度变化，但这不会影响最大限度浓缩尿液的能力。血管升压素神经元的进一步损伤，

导致血浆血管升压素浓度上限下降，在 1～5pg/ml 范围内，与浓缩尿液的能力线性下降相关。然而，从尿量曲线可以看出，仅引起尿量的适度增加。但当血管升压素神经元丢失，血浆血管升压素浓度低于 1pg/ml时，因为尿浓缩严重受损，尿量会大幅增加。因此，尽管血管升压素的分泌能力很低，其尿液浓缩作用仍十分强大。此外，蝶鞍手术或创伤性脑损伤后的长期尿崩症的症状改善，也可反映出足以消除多尿症状的血管升压素神经元相对较小的恢复。相反，在抗利尿激素分泌失调综合征中，无法将血浆血管升压素水平抑制到 1pg/ml 以下的患者，在标准渗透负荷下可能无法每天排出 2～4L 的尿液，尽管存在低钠血症，但渗透调节的口渴并没有被抑制 [54]，如果液体摄入量超过这些水平，不可抑制的血管升压素分泌的抗利尿作用会导致稀释性低钠血症。因此，虽然血管升压素分泌和口渴的调节展示了一个简单而优雅的人体维持水分平衡的系统，但这些系统的复杂功能异常则导致了一系列病理生理疾病的发展。

（五）孕期渗透压重置

正常妊娠期间体液量的重大变化可使血浆渗透压下降约 10mmol/kg，血浆容量增加 [55]；这是渗透调节器重置的最好的生理学例子。血管升压素渗透阈值的变化出现在妊娠 5～8 周，并持续整个妊娠，在分娩后 2 周恢复正常。重置渗透压的生理作用与血容量扩大有关，由于大量血管扩张，孕妇体内总水分增加 7～8L，血管升压素对血容量的增加产生反应 [55, 57]。通过向未交配雌性大鼠和正常大鼠注射松弛素（一种正常的妊娠激素，是 IGF 家族的成员之一）来重现血容量和渗透压的变化，松弛素增加一氧化氮分泌，促进血管扩张，此外，雌激素也增加一氧化氮合成 [61]。

女性胎盘可产生一种酶（半胱氨酸氨肽酶），它被释放到血浆中 [55, 62]，即所知的催产素酶。这种酶在降解催产素和血管升压素同样有效，催产素酶（血管升压素酶）的活性在妊娠 20 周左右显著增加，持续增加到 40 周，在分娩后几周缓慢恢复正常。

（六）老年渗透调节

许多研究报道，老年人同时存在高钠血症和低钠血症的风险 [64, 65]。在老年受试者中，肾小球滤过率降低，老年肾脏的集合管对血管升压素刺激的水通道蛋白 2 的增加反应减弱，从而限制了排水的能力 [66]。据报道，老年受试者的血压较低，因为其夜间血浆精氨酸血管升压素水平和去氨血管升压素较低 [67]。有部分老年人体液和电解质异常是由于合并症和（或）经常服用药物 [68]。75—80 岁老年人对脱水、渗透性刺激或容积刺激反应下降，其体内水分总量下降到正常青年的 50%[69]。老年脱水后口渴减少，脱水后恢复过程中液体摄入量减少 [70, 71]。此外，老年患者的水负荷排泄能力较年轻人差，部分原因是血管升压素的抑制减

弱[72]。总结来说，与年龄相关的身体血容量和肾功能的变化使老年人易发生水电解质平衡失常[73]，老年人中常见的疾病会加重这种情况，此外，这些疾病的治疗也会影响到水电解质平衡。健康的老年人存在正常（或增加）的血管升压素分泌能力，但对口渴的感知能力下降，达到最大尿浓度以储水或最大稀释尿以排出水分的能力下降。这说明老年人有必要注意体液平衡问题，因为被发现的高钠血症或低钠血症导致的发病率和死亡率的增加[74]。

四、尿崩症

尿崩症是一种临床疾病，其特征是排泄大量低渗尿、低比重尿、"无味尿"，与糖尿病的高渗尿和"甜尿"相反。尿崩症可由四种异常的病理生理过程引起。

1. 原发性多饮，由过量饮水引起。

2. 下丘脑或中枢性尿崩症，由血管升压素合成或分泌减少引起。

3. 妊娠尿崩症，由血管升压素酶代谢增加引起。

4. 肾性尿崩症，由肾对血管升压素抵抗引起。

（一）尿崩症的原因

1. 液体摄入过多导致尿崩症（原发性多饮） 原发性多饮与多种颅脑器质性结构病变相关，包括下丘脑结节病[75]和颅咽管瘤[76]，以及其他引起口干的药物或引起肾素和（或）血管紧张素升高的外周疾病[77]。然而，也有部分通常没有明确的病理改变，可能与精神症状或习惯有关。在精神病院多达42%的精神病患者有某种形式的烦渴，超过一半的人对烦渴没有明确的病因[78, 79]。

2. 下丘脑/中枢性尿崩症 下丘脑或中枢性尿崩症（central diabetes insipidus，CDI）可继发于各种遗传、免疫及器质性原因。CDI最常报道于内分泌科医生，此外，神经外科也会报道相关病例[80]。

垂体腺瘤几乎不会引起CDI，如果患者出现垂体肿块和多尿多饮症状，较少可能性是垂体腺瘤。然而，经蝶窦或经颅手术的神经外科干预可导致高达50%～60%的患者发生CDI，其中大多数患者会康复，只有少数患者患有永久性尿崩症[81]。对于较大的肿瘤，开颅手术后永久性CDI更为常见。如果垂体柄损伤，患者可表现为三相尿崩症（图10-4）。第一阶段为尿崩症，在手术后24h内发病，轴突休克和动作电位无法从胞体传递到垂体后叶神经元。第二阶段是抗利尿期，通常发生在术后5～7天，受损的垂体后叶神经元不受调控地释放血管升压素，以低钠血症为特点，常见于不恰当低渗液体输注后，可能引起永久性CDI，因其受损的神经元会发生胶质增生，失去分泌功能。一个重要的观察结果表明三相反应的第二阶段（即轴突损伤导致的血管升压素不受控制的释放）可以在没有发生尿崩症的情况下发生[82, 83]。这已在临床中报道，并已在大鼠实验中通过单侧视上核垂体通道病变验证[83]。相关解释是，如果损伤仅发生在一些延伸到垂体后叶的轴突上，那么剩余完整的轴突将有足够的血管升压素功能，以避免临床明显的尿崩症，这是第一阶段和第三阶段的反应。然而，垂体后叶的激素储存足够大，即使是这些垂体后叶血管升压素神经元的一小部分坏死，也会引起垂体后叶血管升压素的不受控制的释放，从而产生低钠血症。低钠血症常出现症状

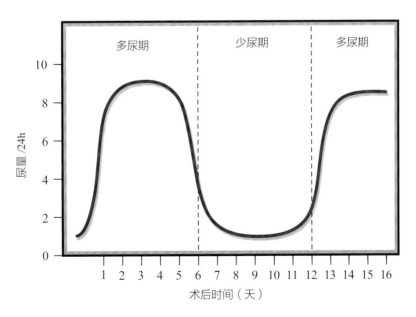

▲ 图10-4 手术或头部外伤所致垂体柄切断术后典型的三个阶段尿量反应

第一阶段：多尿期，发生在术后，持续到第6天。第二阶段：7～12天。第三阶段：第13天起，多尿复发，持续时间不同（经许可转载，引自 A. G. Robinson, University of California at Los Angeles.）

包括头痛、恶心、呕吐或癫痫发作[84]。当受损神经元的血管升压素全部分泌完毕后，水潴留的刺激消失，潴留的水被排出，使低钠血症恢复。临床表现为垂体术后 7~10 天出现低钠血症，持续数天，然后恢复正常。这种短暂性低钠血症综合征被称为"孤立第二阶段"[83]，以强调病理生理病因。据报道，10%~25% 的患者在脑垂体手术后出现孤立性低钠血症[85-87]。

表现为鞍区肿块的患者多为垂体区有其他肿瘤，或者是肉芽肿性疾病。颅咽管瘤常与 CDI 相关，尤其是在广泛的鞍上手术后，对于颅咽管瘤，人们希望采用更有限的手术方法结合术后放疗的方法将以减少并发症，但目前缺乏随机对照人群数据。其他肿瘤，如生殖细胞瘤、松果体瘤或远处实体器官转移性肿瘤，也可以伴发 CDI。累及垂体的转移性疾病通常与广泛的转移性疾病相关，可能无症状，仅在尸检时发现。转移到垂体后叶的可能性是垂体前叶的 2 倍[88, 89]，这被认为是由于垂体后叶有更直接的动脉供血[90]。大多数引起尿崩症的下丘脑 / 垂体区域的原发肿瘤生长相对较慢，该区域任何在短时间内快速生长的肿瘤都应考虑可能的转移瘤[91, 92]。垂体脓肿是一种罕见的垂体肿块和尿崩症的病因[93, 94]。有尿崩症伴下丘脑 / 垂体区淋巴瘤和白血病的报道[95-97]。尿崩症在非淋巴细胞白血病中明显更为常见，白血病的 MRI 以显示浸润或漏斗状肿块[98]，但即使在脑脊液中发现白血病细胞，MRI 通常也可能是正常的[100]。

多种肉芽肿性疾病，如结节病和组织细胞增多症，都与 CDI 有关；通常在身体其他部位有特征性疾病的迹象[101-103]。MRI 常显示下丘脑受累，T_1 加权成像上垂体后叶亮点消失，垂体柄变宽（表 10-1），偶有尿崩症通过治疗原发病而得以缓解。

在大多数情况下，尿崩症一旦确诊即永久性的[104-106]。淋巴细胞性腺垂体炎 T_1 加权 MRI 上伴有垂体柄增粗和垂体亮点消失，是 CDI 的常见表现。淋巴细胞性腺垂体炎通常发生在女性妊娠期间，而漏斗部垂体后叶炎在两性中均有发生。近期报道男性发生漏斗部垂体后叶炎与 IgG_4 相关的全身性疾病时有报道。IgG 垂体炎通常与其他器官受累有关，包括胰腺和其他内分泌腺。血清 IgG_4 水平升高及活检组织学特征可明确诊断。对类固醇或其他免疫抑制药物的反应是其特点[107, 108]。

传统上认为无明显潜在病因的 CDI 是特发性的，但有证据表明，相当一部分特发性 CDI 病例实际上是自身免疫性疾病[109, 110]。有几个组报道在特发性 CDI 患者的血浆中存在血管升压素细胞抗体，有一个系列报道在 30% 的特发性 CDI 患者中存在相关的自身免疫性内分泌疾病[111]，这高于报道的发病率，如 1 型糖尿病。

CDI 已在许多血管和创伤性脑疾病中被报道。大

表 10-1　垂体柄增粗相关的疾病
• 生殖细胞瘤
• 颅咽管瘤
• 转移到下丘脑和长门静脉（如乳腺癌或肺癌）
• 肉芽肿病
- Langerhans 细胞组织增生症
- 结节病
- wegener 肉芽肿病
- 非 Langerhans 细胞组织细胞增多症（如 Erdheim-Chester 病）
• 结核
• 淋巴细胞性漏斗性垂体炎

约 15% 的蛛网膜下腔出血患者会发展为急性 CDI[112]，如果患者在最初的损伤中存活下来，几乎会痊愈。蛛网膜下腔出血的幸存者很少有永久性 CDI；然而，一些手术切除前交通动脉动脉瘤的患者可能会由于前交通动脉穿通动脉的血管损伤而发展为永久性 CDI，交通动脉为渗透压受体所在的下丘脑前部供血。中度或重度创伤性脑损伤患者在伤后即刻也会发生 CDI（15%~20%），如果患者在表现迟钝或认知能力下降时不密切注意液体平衡，可发生高钠血症。高钠血症和持续 CDI 已被证明是急性 TBI 的不良预后指标，通常预示着脑压升高作为终末事件。继发于 TBI 的 CDI 患者偶尔也会经历早期多尿的三相反应，随后是由于血管升压素释放不受控制导致的短暂性低钠血症，直到胶质细胞增生产生永久性 CDI。在 SIAD 的第二阶段，TBI 患者可能存在风险，低钠血症会产生脑水肿，导致颅内压升高。因此，用间断给药的胃肠外去氨血管升压素治疗早期 CDI 很重要；应一次剂量的作用减弱后再给予另一次剂量，以确保患者没有出现第二阶段 SIAD。中度 / 重度 TBI 患者也可出现垂体前叶功能减退，包括 ACTH 和皮质醇缺乏，可影响排尿能力。因此，如果尿崩症随着多尿症的逆转而自行消失，应考虑皮质醇缺乏，即使在没有血管升压素的情况下，皮质醇缺乏会降低排水能力[113]。在对这些患者的长期随访中，可能会出现部分尿崩症[114, 115]，但可能会逐步恢复血管升压素的功能，患者不再有多尿症状[113, 114]。

大多数 CDI 患者有正常的渗透压调节的口渴。因此他们不会出现高钠血症，除非他们出现意识减弱或认知障碍，或处于供水不足的环境中[116]。然而，下丘脑前部渗透压受体的损伤[117] 可能会导致 CDI 和渴感缺乏的危险组合。在手术损伤非常严重的状况下，同时损伤垂体后叶和中央前叶（如大颅咽管瘤的广泛手术后）可以引起[76] 渴感缺失尿崩症（Adipsic DI）。渴感缺失尿崩症也可由单独的下丘脑渗透压受体损伤引起，如前交通动脉瘤手术后所见[118]。在前一种情况

下，渗透压感受器或压力感受器刺激都不会释放血管升压素，而在后一种情况下，有足够的血管升压素的合成。同时 AVP 的压力调节作用正常，但渗透释放减弱[119]。渴感缺失尿崩症有时与广泛的破坏下丘脑的其他部分，可以与其他下丘脑综合征的表现有关，如摄食过量、睡眠呼吸暂停、体温失调、癫痫发作和高死亡率[117, 120]。

罕见的血管升压素基因突变是儿童家族性 CDI 的公认病因，家族性 CDI 的特点是在儿童或青年时期发生典型的尿崩症，并伴有多饮和多尿，但在婴儿期可能无症状[121, 122]。这与家族性肾源性尿崩症形成鲜明对比，家族性尿崩症在出生时表现为多尿症。一种罕见类型的家族性 CDI，可以在出生时出现在前激素的 AVP 激素区域纯合子突变的婴儿。这可以产生一种失活的血管升压素[123]。在常见的家族性 CDI 中，即使在受影响的家族成员中，MRI 表现也是多变的，但最常见的表现是儿童垂体后叶亮点，随着时间的推移逐渐消失[124]。遗传缺陷通常存在于无生物活性的后叶激素运载蛋白或前激素的信号肽中。

失活的神经素或前体激常染色体显性异常表现为杂合子的缺陷表达只有一个等位基因，表现为血管升压素 / 后叶激素运载蛋白前体在内质网异常折叠，产生纤维聚集与神经元细胞毒性[125, 126]。该病因进一步在尸检中证实[127]。应对患病家庭无症状儿童进行基因检测，将不需要重复禁饮试验，并进行早期治疗[128]。Wolfram 综合征是一种罕见的常染色体隐性遗传病，伴尿崩症、糖尿病、视神经萎缩和耳聋（diabetes insipidus, diabetes mellitus, optic atrophy, and deafness, DIDMOAD）。基因缺陷是由于在内质网中发现的蛋白质 Wolframin，它对蛋白质折叠很重要[129]。Wolfram 综合征定位于 4 号染色体，参与 B 细胞增殖，细胞内蛋白加工和钙稳态，产生广泛的内分泌和中枢神经系统紊乱症状。尿崩症通常是一种晚期表现，与室旁核和视上核的大细胞神经元减少有关[124, 130]。

据报道，50%～90% 的脑死亡患者会在发病前出现尿崩症[131, 132]。这很可能是对颅内压升高的反应。虽然接收激素治疗捐赠者的器官存在争议，一个共识是即应对 CDI 捐赠者尿崩症的治疗建立统一标准[133]。

3. 妊娠尿崩症　与正常妊娠相关的生理适应包括血容量的扩大和血浆渗透压和血清钠降低。虽然口渴和液体摄入量增加在妊娠期间是常见的，但在一些患者中，口渴增加是由明显的多尿引起的，这可能存在尿崩症。妊娠期有两种短暂性尿崩症，都是由胎盘催产素酶引起的，该酶能酶解催产素，保护胎儿免于早产[134]。由于 AVP 和催产素在结构上的相似性，这种酶也代谢 AVP。在第一种与妊娠相关的尿崩症中，催产素酶的活性异常升高。该综合

征被称为"妊娠尿崩症"[135]，伴有子痫前期、急性脂肪肝和凝血功能障碍，肝脏血管升压素酶代谢下降[56, 136-138]。特征性的是，随后的妊娠不会并发尿崩症或急性脂肪肝。在第二种与妊娠相关的尿崩症，是由特定疾病（如轻度肾源性尿崩症或部分下丘脑 / 神经 - 垂体尿崩症）导致的尿崩症患者的血管升压素代谢清除加速引起[62, 139, 140]，血管升压素被迅速破坏，垂体后叶无法满足增加的需求。产程和分娩通常正常进行，患者在哺乳方面没有问题[141]。当尿崩症未被发现时，有慢性严重脱水的危险，这可能对孕妇造成威胁[142]。已有报道席汉综合征患者有无症状的部分尿崩症糖尿病[143]，但很少出现明显的尿崩症糖尿病[144]。

4. 肾性尿崩症　肾性尿崩症（nephrogenic diabetes insipidus，NDI）通常发生于婴儿期，伴有呕吐，发育不良和多尿[145, 146]。V_2 受体基因突变和水通道蛋白2突变可导致 NDI[145-147]。超过 90% 的男性病例是 X 连锁隐性遗传，目前已经报道超过 200 种不同的 V_2 受体突变[148]。V_2 受体突变包括三类[148]。

1 型，以 AVP 结合受损为特征。

2 型，以运输缺陷为特征。

3 型，不稳定受体迅速降解为特征。

2 型最多见[149]，导致先天性肾性尿崩症的 V_2 受体缺陷约占 10%。大多数有 X 连锁 V_2 受体突变的女性携带是无症状的，但相关生理测试显示，部分受体可能对血管升压素的渗透反应减弱[150]。在罕见的情况下，杂合子的女性具有和男性一样严重的缺陷表型，可能原因是存在 X 染色体功能的共存失活[151, 152]。

如果先证者是女性，那么该缺陷很可能是由常染色体隐性遗传病导致的水通道蛋白2基因突变引起[153]。家族中有相关疾病表型的应充分考虑排查，患者可能是携带两种不同的隐性突变的杂合子[154]，也可能是来自父母双方的同一异常的纯合子[155]。当突变的水通道蛋白2与野生型正常蛋白结合以抑制野生型正常细胞内功能时，可产生常染色体显性肾病性尿崩症[156]。

成人 NDI 的发展不太可能是由基因引起的。临床中获得性 NDI 最常见的原因是锂治疗，其他原因包括低钾血症、高钙血症、双侧尿路梗阻解除引起的水通道蛋白2下调和血管升压素功能下降有关[153, 156]。锂可导致尿素转运体减少，减少血管升压素刺激的尿素摄取和尿素循环，从而降低髓间渗透压[156]。即水通道蛋白2的含量下降了多达 95%，甚至持续存在 5% 的水通道蛋白2没有正常运输到肾主细胞膜均可引起[153, 157]水通道蛋白2水平明显减少集合管的水吸收[158]。在哺乳动物中，含锂水通道蛋白的缺陷纠正缓慢，而且可能是永久性的[156, 159]。地美环素是另一种公认的引起肾源性尿崩症的药物，有时用于临床治疗 SIAD。一篇

全面的综述[160]已记录了大量可能导致 NDI 的药物。

（二）多尿状态的鉴别诊断探讨

诊断的第一步是确认多尿，因为多达 15% 的多尿患者因膀胱壁缺损、感染或前列腺疾病而尿频，而尿量正常。当 24h 尿量大于 50ml/kg（体重）需要进一步关注，通过生化试验排除糖尿病、高钙血症、低钾血症和慢性肾衰竭。在所有多尿状态下，尿液渗透压应较低，然而，如果随机尿渗率超过 700mOsm/kg，即可排除尿崩症，从而确定原发性多饮的诊断。尿崩症患者血清钠浓度几乎都是正常的，但血钠处于参考范围较高的部分结果比原发性多饮更提示 DI。然而，仅通过实验室基线测量很难地区分 CDI、NDI 和口渴障碍，因此需要对垂体后叶进行渗透压刺激实验以确保明确的诊断。

禁水试验通常是研究的第一步，包括禁水和去氨血管升压素刺激。对初始禁水期的解释是正常运作的渗透调节系统会对血浆渗透压的升高做出反应，产生血管升压素和随后的尿液浓度升高。随着试验的进行，尿量下降，尿液渗透压通常上升到 750mOsm/kg H_2O 以上。重要的是，AVP 分泌需要足够的渗透压刺激，血浆渗透压超过 295mOsm/kg H_2O 可刺激足够的 AVP，从而最大限度地浓缩尿液。原发性多饮患者由于 AVP 分泌是正常的，尿液应该相对正常的浓缩，而在 CDI 或 NDI 患者中，禁水结束时尿液仍是非浓缩的。测试的第二部分是去氨血管升压素的使用，目的是区分 CDI 和 NDI。CDI 患者缺乏 AVP，外源性去氨血管升压素使尿液渗透压增强，而 NDI 患者对去氨血管升压素的抗利尿作用无反应，不能适当浓缩尿液。水分剥夺试验最好在专门的中心进行。仔细监督患者，监测他们是否私自饮水是很重要的，并且需要检查体重，因为严重的 CDI 患者由于排尿过多而丢失液体时，可能会出现高钠血症。此外，必须考虑对结果解释的谨慎性。尽管在经典和完整的病例中，禁水试验可以区分原发性多尿症、CDI 和 NDI，但已发表的数据显示，只有 70% 的多尿患者做出准确诊断，只有 41% 的病例得出原发性多饮症的正确诊断。许多混淆因素会产生误导或无法解释的结果[161]。

1. 内源性或外源性血管升压素不能使长期严重多尿患者浓缩尿液。慢性低渗透压抑制 AVP 的分泌，在无 V_2 受体刺激的情况下不产生细胞内水通道蛋白 2，因此，尽管 AVP 反应正常，但口渴障碍患者在缺水阶段的尿液渗透压升高会低于正常水平，因此可被归为部分 DI。同样的原因，第二步用去氨血管升压素刺激受体，可能不会刺激 CDI 患者尿浓度升高，导致误诊为 NDI。

2. 部分 CDI 患者 V_2 受体的上调可导致相对于尿浓度而言的较低的血浆 AVP 浓度。

3. NDI 患者通过体液剥夺获得的高血浆 AVP 浓度可部分克服肾阻力；尿液渗透压可达 300mOsm/kg H_2O 或以上，导致诊断与部分 CDI 混淆[162]。

几项研究表明，通过采用敏感的放射免疫分析法测量血浆 AVP 浓度，可提高禁水试验的诊断准确性[163, 164]。然而，AVP 在静脉穿刺后是不稳定的，需要仔细的处理样品，立即离心，并在 –70℃保存。此外，用于临床放射免疫分析的市售 AVP 抗体灵敏度较差，检测下限高于生理血浆浓度的较低水平。高质量、灵敏度和特异度的测定方法在一些专门的中心可用，但结果往往只有在检测完成后几周才能得到。最近的一项分析声称，在 50 名多尿患者中前瞻性地进行直接 AVP 测量时，诊断准确性仅为 46%[161]，但结果可能反映了所使用的 AVP 检测的性能不佳。另外，在禁水试验结束时，静脉输注高渗氯化钠溶液（3%～5%），测量 AVP 反应，可以更有把握地区分 CDI 和 NDI 或原发性烦渴。

由于准确、灵敏的血浆 AVP 测定的困难，使得大多数临床实验室无法常规使用该方法，因此血浆和肽素的测定引起了人们的极大兴趣，和肽素为血浆 AVP 的测定提供了一种生物学上的替代方法。和肽素是 AVP 前体血管升压素原的羧基末端，它与 AVP 在相同刺激下从垂体后叶共同分泌等量的和肽素。它在体外更稳定，所以以样品处理很简单，采用夹层免疫荧光测定法而非放射免疫测定法即可，该方法出结果快，效果可靠。研究表明，和肽素对血浆渗透压变化的反应与脱水时测量的血浆 AVP 水平相似[165, 166]。在一项前瞻性多中心研究中，术后和肽素浓度小于 2.5pmol/L 对经蝶窦手术后 CDI 的预测价值为 81%，特异度为 97%。相反，高血浆和肽素浓度有效排除了中枢性 DI 的诊断；经蝶手术后第 1 天血浆和肽素浓度超过 30pmol/L，其阴性预测值为 95%，灵敏度为 94%[167]。此外，单一和肽素浓度超过 21.4pmol/L 已被证明可以将 NDI 与其他原因的多尿区分开，其灵敏度和特异度为 100%，从而减少了对禁水试验的需要[168]。相反，基线和肽素低于 2.6pmol/L 诊断完全 CDI 的灵敏度为 95%，特异度为 100%。因此，Copeptin 是一种很有前途的血浆 AVP 分泌标志物，为多尿状态提供了一种方便、快速、敏感的诊断工具。该检测方法在大多数临床实验室应该是可管理的，它有可能在日常诊断实践中取代血浆 AVP 的测量。

在渗透研究中，使用简单的视觉模拟量表对口渴进行测量，结果表明，口渴发生在与 AVP 分泌相同的渗透阈值[52]，并通过饮水迅速关闭[169]。渗透调节口渴的特性具有惊人的可重复性[170]。当对 CDI 患者进行禁水试验或高渗盐水输注时，他们在渗透刺激时表现出类似的线性升高模式，而在饮水后表现出抑制。

口渴测量在两种临床情况下具有诊断价值。在渴感缺失尿崩症中，脱水或高渗盐水输注时无渗透调节口渴是诊断该病的金标准[116,117]。原发性多饮患者有三种明显的口渴异常：①口渴的渗透阈低，与AVP释放的渗透阈分离；②血浆渗透压升高引起过度口渴反应；③渗透刺激后饮水不能抑制口渴[171]。在这些异常中，超过50%的刺激水平饮水后无法抑制口渴是最有用的，因为它是原发性烦渴的一个强有力的诊断指标。

（三）尿崩症的进一步检查

一旦确诊为CDI，需要行下丘脑–垂体后叶区域MRI观察。MRI T_1 加权图像可观察到垂体后叶中一个典型的亮点[12]，这是由储存在神经分泌颗粒中的AVP引起的[29,172-175]。超过80%的正常人有亮点[176,177]，而大多数中枢性尿崩症患者没有亮点[178]。部分家族性下丘脑/垂体后叶尿崩症患者在发病早期可出现垂体后叶亮点；然而，随着分泌AVP的神经元数量的减少和AVP缺乏症的加重，这一亮点也随之消失[179]。

垂体后叶亮点随着垂体后叶血管升压素分泌的长期刺激而减少[180]，在其他多尿疾病中已有不同的报道。原发性烦渴症通常可见亮点[174,181]。据报道，在肾源性尿崩症中，亮点在一些患者中不存在[174]，但在另一些患者中存在[174,182]。肾性尿崩症患者的血浆中有高水平血管升压素并长期脱水。

由于脱水，垂体后叶的血管升压素储备可能会耗尽。同样，由于未经治疗的糖尿病或妊娠期一过性尿崩症的渗透压作用，垂体后叶的血管升压素会消耗，这个亮斑会暂时消失，但会随着潜在疾病的消失而重新出现[180,183]。

下丘脑的成像对于确定垂体后叶的结构异常是否导致CDI也很重要。由于90%的垂体血管升压素神经元必须被破坏才能产生症状性CDI[113,114]，肿块病变要么破坏下丘脑的大面积区域，要么位于视上核和室旁核的轨迹在下丘脑底部汇聚的地方，位于垂体柄的上方。局限于蝶鞍内的垂体腺瘤不会引起尿崩症[113]。垂体柄疾病通常引起CDI，表10-1列出了这些疾病。当诊断为CDI时，垂体柄增粗通常与垂体后叶亮点缺失有关，需要寻找全身疾病[101]。垂体柄增粗伴垂体前叶缺陷特别提示病因为全身性疾病[185,186]。最近的一项回顾性研究表明，垂体柄的 T_2 DRIVE序列图像非常可靠，无须钆增强[187]。

在MRI上没有CDI的结构性原因的情况下，重要的是要认识到，在某些情况下，生殖细胞瘤的肿瘤可能无法在初始扫描中检测到。因此，如果临床怀疑指标足够高，应在血液和脑脊液中测定βhCG和AFP等标志物，特别是在更容易发生生殖细胞肿瘤的儿童和青年成年人中。另外，随访前2年每3～6个月复查一次MRI[185,186,188,189]。如果随访成像显示柄变小，可能诊断为漏斗状神经垂体炎[190]。初始垂体柄增粗诊断为漏斗状神经垂体炎者[190]，但持续增大超过2年需要对垂体柄进行活检。

其他检查由临床情况决定；如果怀疑X型组织细胞增多，应进行放射骨骼检查。结节病可以通过典型的放射学或CT胸部改变或血清血管紧张素转换酶活性的提高来揭示。当垂体MRI正常时，应考虑CDI的自身免疫性变异；对"特发性"CDI患者的研究显示，存在AVP神经元抗体及相关自身免疫疾病的高发现象，最常见于甲状腺疾病[111]。

（四）尿崩症治疗

1.门诊患者的中枢性尿崩症 CDI的治疗依赖于水分摄入和排出的调节，口渴在CDI中是常见的，水的摄入量会自我调节。通常用去氨血管升压素来替代缺失的AVP[191,192]，去氨血管升压素是一种合成的血管升压素类似物，D–精氨酸的替代会显著降低升压活性，而去除末端胺会增加半衰期（图10-1），这两者改变产生了一种比自然体L–精氨酸血管升压素效应高近2000倍的抗利尿药物[193]。去氨血管升压素有口服片剂、舌下给药冻干剂（口服溶化剂）、鼻内给药和肠外给药制剂[194]。大多数患者选择去氨血管升压素片（0.1mg和0.2mg）；口服制剂是有效的，而且不像鼻喷雾剂，吸收不会因鼻感染而受损。但肠道肽酶活性可导致吸收前降解增加，故应在餐前1h或餐后2h服用。据报道，去氨血管升压素熔剂（60μg、120μg和240μg）在一些儿童中更容易被接受[195]。由于AVP缺乏的程度在患者中是可变的，去氨血管升压素的剂量和频率也是高度可变的[196-198]。有些部分CDI患者需要在睡前服用单剂量的去氨血管升压素来预防夜尿症，而有些完全AVP缺乏的患者则需要每天服用2～4次去氨血管升压素。根据给药途径的不同，去氨血管升压素的总作用时间通常为6～18h。

当去氨血管升压素的剂量足以引起稳定的治疗反应时，进一步增加剂量（如加倍）仅在几个小时内产生适度的效果[196,197]，与血浆中去氨血管升压素的半衰期一致[196]。最大剂量很少超过0.2mg口服或20μg鼻内（2次喷雾剂），每天2～3次（通常为片剂3次，鼻内2次）[197]。为了使鼻内给药更灵活，可以教患者使用鼻导管[192]。仅在门诊者并在疾病发作时才需要静脉注射去氨血管升压素（2ml/瓶，4μg/ml）。去氨血管升压素静脉注射、肌内注射或皮下注射的效果几乎相同，而静脉注射的效果是鼻内给药剂量的5～20倍[192,197]。已发表的研究报道显示，女性和老年人对去氨血管升压素的抗利尿反应增加[199]。

低钠血症是去氨血管升压素治疗的常见并发症。轻度低钠血症（血浆钠131～134mmol/L）发生在27%的完好的渴感患者的血液样本中，15%的血液样本血清钠低于130mmol/L[80]，存在于人类社交饮酒后，由于去氨血管升压素产生持续的抗利尿作用，通常在饮酒时发生的内源性AVP的生理抑制不会发生，从而导致稀释性低钠血症。由去氨血管升压素引起的低钠血症严重到足以导致 6% 的患者入院[80]。低钠血症在婴儿中尤其严重，因为婴儿的大部分热量是通过液态配方奶或母乳摄入的，用去氨血管升压素治疗会导致血清钠含量不稳定的后果，并有发生症状性低钠血症的风险[200]。稀释性低钠血症的风险可以通过以下三种去氨血管升压素给药方案中的任何一种来降低。

(1) 每周漏服 1 次全剂量，促使尿液排出，这是有效的，但会造成患者不适。

(2) 每周延迟 1 次或 2 次的去氨血管升压素给药，直至患者排尿 2～3 次。

(3) 将去氨血管升压素的每次剂量延迟到患者开始排尿。

在实践中，不同患者偏好各不相同。

高钠血症在非卧床患者中不太常见，因为完整的口渴机制确保饮水摄入足以满足生理需要；只有 1% 动态血浆钠浓度高于正常参考范围[80]。在一过性 DI 患者中，动态高钠血症更为常见，可出现在 20% 的血液样本中。

2. 住院患者中枢性尿崩症　虽然高钠血症在正常口渴的门诊患者中很少见，但在并发疾病中发生率较高，尤其是在患者呕吐和无法吸收口服去氨血管升压素的情况下。因此，当患者作为急诊入院时，必须密切注意液体平衡。如果患者出现严重的高钠脱水，应考虑抗凝，防止血栓并发症。同样如果患者在静脉输液，定期的电解质评估是必要的，以确保不发生稀释性低钠血症，特别是在使用葡萄糖溶液等低渗液体时。在异常口渴的患者中，高钠血症和低钠血症都是很常见的，并且需要仔细监测电解质和液体平衡是更关键的[80]。

3. 神经外科患者中枢性尿崩症　垂体手术后由 CDI 引起的短暂多尿并不少见；对于较大的垂体腺瘤或颅咽管瘤，在广泛手术后更常见。在排除其他可能（如糖尿病和甘露醇治疗）后，通过典型的多尿、高钠血症和稀尿三联征的存在做出诊断。有时手术后利尿是手术过程中水潴留的结果。血管升压素在手术过程中释放，并保留给药液体。当手术应激减弱时，血管升压素水平下降，保留的液体被排出体外。如果试图通过进一步输液来匹配尿量，持续性多尿可能会被误认为尿崩症。如有疑问，应停止补液，直到血清钠有适度增加。如果尿量减少，血清钠保持正常，多尿是由于生理上保留的液体排泄。如果血清钠开始升高，而尿液渗透压低，服用去氨血管升压素有积极反应，就可以确诊尿崩症[201]。如果尿崩症的持续时间相当短暂，可以简单地通过口服或非肠道补充液体来治疗。然而，大多数尿崩症患者需要去氨血管升压素 0.5～2μg 皮下、肌内注射或静脉注射。尿量会在 1～2h 内减少，作用时间为 6～24h。应用去氨血管升压素后，应注意不要过量使用低渗静脉输液，因为联合使用会导致严重的低钠血症。由于垂体柄损伤总有可能导致三期反应，因此建议多尿再现后决定使用去氨血管升压素后续剂量[203]。

创伤性脑损伤后急性尿崩症的治疗方法与垂体手术后的治疗方法类似；由于头部受伤的患者更容易昏迷或认知受损，因此无法依赖口渴，高钠血症更容易发生。由于昏迷患者必须静脉输液，因此定期监测血清钠浓度以检查稀释性低钠血症是很重要的。在前瞻性研究中，持续性尿崩症已被证明是创伤性脑损伤致死性结局的一个预测因素，这可能是因为它是颅内压升高和即将发生疝的表现[204]。

4. 渴感缺失尿崩症　口渴减弱和尿崩症合并可导致严重高钠血症。同样，当用去氨血管升压素有发生低钠血症的风险。精准监测方案为固定剂量的去氨血管升压素，以维持慢性抗利尿和预先设定量的液体摄入[205, 206]。日体重可用于指导摄入，定期随访测量血清钠是必要的，以确保这些患者不会发生低钠血症水中毒或高钠血症反复脱水。已经有报道称渴感缺失尿崩症患者在严重脱水时发生血栓性并发症，当他们有严重的并发疾病入院时应该进行预防性抗凝。虽然水平衡管理是内分泌科医生的临床优先事项，但重要的是要整体处理下丘脑并发症与渴感缺失 DI。持续气道正压（continuous positive airway pressure，CPAP）或莫达非尼治疗可导致睡眠呼吸暂停，治疗相关的下丘脑肥胖也很重要[117]。这类患者的死亡率很高，需要非常谨慎的管理。

（五）妊娠期尿崩症的治疗

去氨血管升压素是唯一推荐用于治疗妊娠期尿崩症的药物。去氨血管升压素的催产素活性为赖氨酸血管升压素或精氨酸血管升压素[193] 的 2%～25%，可在对子宫内催产素受体的最小刺激下使用[141, 207]。去氨血管升压素不会被妊娠催产素酶破坏[141, 208]，据报道对母亲和孩子都是安全的[209, 210]。在分娩期间，患者可以保持足够的口服摄入量，因此可以安全继续给予去氨血管升压素。医生应该对分娩期间静脉输液过量持谨慎态度，因为这些患者将无法排出液体，并可能发展为水中毒和低钠血症。分娩后，血浆催产素酶下降，患者可完全恢复或在液体摄入和尿液排泄方面无症状。

（六）肾源性尿崩症的治疗

充足的水分摄入是 NDI 的主要治疗方法，因为从药物角度逆转 AVP 的肾抵抗是不可能的。肾源性尿崩症对去氨血管升压素治疗没有反应，但偶尔部分缺陷对高剂量去氨血管升压素的反应有限[211, 212]。在先天性 NDI 中，旨在减少症状性多尿的治疗主要通过低钠饮食和噻嗪类利尿药诱导血浆容量下降来解决。据推测，细胞外液体体积的减少、肾小球滤过率的降低、近端小管钠和水的再吸收、向集合管输送液体的减少导致了尿量的减少[213]。研究还表明，噻嗪类利尿药可以增加水通道蛋白2，而不依赖于血管升压素[214]。所有噻嗪类利尿药似乎都有类似的效果。由于低钾血症可加重肾对AVP的抵抗，所以钾替代和（或）同时使用保钾抗利尿药可能是必要的。噻嗪类药物的作用可以通过联合使用非甾体抗炎药来增强，但这种联合使用会造成肾毒性，因此必须仔细监测肾功能。选择性COX2抑制剂具有较少的胃肠道效应，已被报道可以减少水分流失，但没有长期安全性的文献[156]。

药物性肾源性尿崩症应尽可能通过停药治疗。持续性肾源性尿崩症可用氢氯噻嗪和阿米洛利治疗。噻嗪类利尿药引起的血浆容量下降可减少锂排泄，易发生锂中毒[160, 215]。利尿药阿米洛利可阻断集合管细胞腔膜内的钠通道，抑制锂的再吸收，在治疗锂引起的肾源性尿毒症方面具有独特的优势[216]。在锂致肾源性尿崩症的动物研究中，阿米洛利治疗增加了水通道蛋白2和尿素转运体的水平[157]。

有研究报道了挽救NDI中突变受体的可能性。在常染色体显性的2型NDI中，错误折叠的受体蛋白被困在内质网的质量控制系统中，但在某些情况下，这种缺陷涉及受体的运输，当受体到达细胞膜时，它会对血管升压素做出反应。V_2受体拮抗药伐普坦类已被报道作为药理学上伴侣分子，与错误折叠的受体结合，以允许成熟体运输到质膜，血管升压素（过量的伐普坦类）将导致受体激活[217-219]。最近研究报道显示，非肽类V_2受体激动剂可与内质网中的突变受体结合，使突变受体成熟，随后受体被插入细胞膜，当被血管升压素或去氨血管升压素刺激时，产生足够的cAMP将水通道蛋白2从细胞质移动到细胞膜，以加强水的运输。非肽拮抗药作为伴侣作用是一种潜在的治疗肾源性尿崩症的新方法，特别是在部分紊乱的患者中[220]。建议对所有NDI家族的基因进行测序，因为需要测序的基因片段小，具有诊断价值[149]。在X连锁疾病中，携带突变的女性与非未携带突变的女性可以区分开来，因此可以知道兄弟姐妹中哪些孩子有风险，在出生时需要进行特别观察。新生儿的分子检测将证实需要长期治疗，以避免受影响儿童出现并发症，并减少对未受影响儿童进行脱水试验的必要性[152, 221]。

原发性烦渴的治疗 原发性烦渴的治疗需要减少过多的液体摄入，最好以分级的方式进行，使患者慢慢达到将尿量减少到多尿水平以下的摄入量（50ml/kg体重）。辅助方法包括减少口干舌燥的措施（如冰片、刺激唾液分泌的硬糖果）。药物治疗尚缺乏一致的验证结果。

（七）尿崩症与其他治疗决策的关系

1. **常规手术** 对于所有尿崩症患者面临常规手术来说，术前应咨询外科医生、麻醉医生、内分泌医生及肾脏科医生。术中患者保持长时间清醒，除了常规

剂量的去氨血管升压素外，还需要对液体进行仔细的监测，以防止过度水化。如果患者口服去氨血管升压素，并且是NPO，可以在手术前给药。密切监测血清钠是必要的。在NDI中应该更多地强调补充液体以避免脱水和高钠血症。

2. **垂体功能减退症** 同时存在尿崩症和垂体前叶缺陷的患者有发生低钠血症的风险，因为皮质醇缺乏与排尿受损相关，氢化可的松漏服患者易发生去氨血管升压素诱导的低钠血症。

3. **高渗性脑病** 高渗性脑病在尿崩症中并不常见，只有当渴感缺失患者液体摄入不足或昏迷且没有补充足够液体时才会出现。除尿崩症以外的其他疾病是高钠血症脑病的更常见原因。这种情况与肾脏或肠道的低渗液体流失，或不显性流失有关；也可能发生在高渗钠液体或高营养摄入后[223]。高钠血症导致水从细胞内渗出和细胞脱水。研究表明，脑内产生的异源渗透物主要是多元醇、三甲胺和氨基酸，因此细胞收缩的程度小于高钠血症的程度[224]。脑内水分流失发生在几分钟内，电解质在几小时内进入脑内，但有机渗透的增加发生在几天内[225]。当更换液体时，细胞内有机渗透的消散速度比细胞外液体渗透的减少速度慢。这种非同步性增加了脑水肿的可能性和神经系统疾病的恶化与过度治疗高钠血症[225]。大多数在神经外科手术或头部损伤后出现的尿崩症在几小时内就能诊断出来，并应及时进行治疗。在高钠血症持续时间未知的情况下，纠正高钠血症的程度不应超过0.5mEq/(L·h)，以防止脑水肿和惊厥[223, 225]。

五、抗利尿激素分泌失调综合征

垂体后叶加压素的生理分泌通常会受到渗透抑制，但如果此时血浆加压素水平升高时就会产生SIAD。临床异常是体液渗透压降低，因此SIAD的标志是低渗状态。该病首次描述是在1957年[226]，以及随后的临床研究更完整描绘了这种综合征的基本特征[227]。虽然最初被称为抗利尿激素分泌失调综合征，但考虑到某些患者无法测量血管升压素水平升高，SIAD这个术语更合适。在讨论SIAD特异性的细节之前，有必要首先回顾一下低渗血和低钠血症。

（一）低渗性低钠血症

1. **发病率** 低渗性低钠血症是住院患者最常见的体液电解质平衡障碍，低渗性疾病的发生率和患病率取决于所研究的患者群体的性质。用于诊断低钠血症的实验室方法和标准。大多数研究者使用血清钠浓度（Na^+）来确定低渗血症的临床发生率。当低钠血症被定义为血清Na^+低于135mEq/L时，在急性和慢性住院患者的研究中都观察到患病率高达15%～38%[228, 229]。然而，如果只纳入130～131mEq/L以下的血清Na^+患者，其发病率会下降到1%～4%，这是一个更合适的定

义该疾病临床意义病例发生的水平[230]。据报道用这些更严格的标准，在住院的老年患者中，发病率也可达 7%～53%[231]。虽然低钠血症和低渗透压相当常见的，但大多数病例是相对轻微的，大多数是在住院期间获得的。尽管如此，低钠血症在临床上还是很重要的，因为：①严重的低渗透症（血清 Na+ 水平＜120mEq/L）与大量的发病率和死亡率相关[232]；②即使是相对轻微的低渗血症，在其他疾病的治疗管理过程中也会迅速发展到更危险的水平；③过快纠正低钠血症本身可引起严重的神经系统疾病发病率和死亡率[233]；④据观察，无症状低渗血症患者的死亡率比正常钠血症患者高 3～60 倍[234, 235]。

2. 渗透压、张力和血清钠　体浆渗透性通常通过渗透调节的血管升压素分泌和口渴来维持在每个个体的狭窄范围内。等离子体体渗透压可通过测定等离子体的凝固点下降或蒸气压直接测定，或者也可以通过血浆中三种主要溶质的浓度间接计算。

$$pOsm\ (mOsm/kg\ H_2O) = 2 \times Na^+\ (mEq/L) +$$
葡萄糖（mg/dl）/18+ 血尿素氮（mg/dl）/2.8

在大多数情况下，直接测量和计算可产生易于比较的结果，然而虽然这两种方法都能有效测量总渗透压，但并不总是等同于有效渗透压，即通常所说的血浆"张力"。只有像 Na+ 和 Cl- 这样的溶质不能被细胞膜渗透，并且在细胞外液（extracellular fluid，ECF）空间中保持相对分隔的溶质才是有效溶质，因为这些溶质在细胞膜上产生渗透梯度，并调节水在细胞内液（intracellular fluid，ICF）腔室和细胞外液腔室之间的渗透运动。容易渗透细胞膜的溶质（如尿素、乙醇和甲醇）不是有效溶质。因此，只有血浆中有效溶质的浓度才能确定临床上是否存在显著的高渗或低渗。

Na+ 及其伴随的阴离子是主要的有效血浆溶质，因此低钠血症和低渗血症通常是同义的。然而，在两种情况下，低钠血症不能反映真正的低渗。第一种是假低钠血症，由血浆中脂质或蛋白质的显著升高产生，如果用火焰光度法测定血清 Na+，每升血浆中的钠浓度会被人为低估，因为测的钠浓度是被多余的脂质或蛋白质所占据的血浆体积的相对比例[236]，蛋白质或脂质的增加不会明显改变溶液中溶质颗粒的总数，因此直接测量血浆渗透压不会受到明显影响。目前大多数临床实验室常用的离子特异性电极测定血清 Na+，其受高浓度脂质或蛋白质的影响小于火焰光度法测定血清 Na+。然而，如果使用稀释的血清样本进行电极测量，仍然会发生这种情况。第二种情况是低钠血症不能反映真实的血浆低渗，当血浆中除 Na+ 外存在高浓度的有效溶质时发生。额外溶质产生的初始高渗透压导致水从 ICF 渗透到 ECF，这反过来导致血

清 Na+ 稀释性降低，一旦两种流体之间达到平衡，总有效渗透压保持相对不变。这种情况最常发生在高血糖，是住院患者低钠血症的常见原因，占所有病例的 10%～20%[234]。在这种情况下，通过直接测量血浆渗透压或通过修正测得的血清 Na+ 来测量葡萄糖升高，可以避免对真正的低质量摩尔浓度的误诊。传统上，当血清葡萄糖浓度高于正常水平每增加 100mg/dl 时，该校正因子为 1.6mEq/L[237]，但一些研究表明，高血糖与血清 Na+ 之间的关系更为复杂，并报道更准确的校正因子接近 2.4mEq/L[238]。当血浆中含有大量未测量的溶质时，如渗透性利尿药、放射线对比剂和一些毒素（乙醇、甲醇和乙二醇），血浆渗透压无法准确计算，在这种情况下，必须通过直接测量来确定渗透压。

（二）低渗透压的发病机制

水在 ICF 和 ECF 之间自由流动，因此渗透压在这两个液体室中总是相等的。由于身体溶质的大部分由电解质组成，即 ECF 中的可交换性 Na+（Na+$_E$）和 ICF 中的可交换性 K+（K+$_E$）及其相关的阴离子，总渗透性（OSM$_T$）将很大程度上是这些参数的函数[239]。

$$OSM_T = OSM_{ECF} = OSM_{ICF}$$
$$OSM_T = （ECF_{溶质}+ICF_{溶质}）/ 身体水\ OSM_T$$
$$（2 \times Na_E^+ + 2 \times K_E^+ + 非电解质溶质）/ 身体水$$

根据这一定义，血浆低质量摩尔浓度的存在表明 ECF 中溶质相对过剩。这可能是由身体过量的水产生的，导致稀释剩余的身体溶质，或由身体溶质 Na+ 或 K+ 的消耗（相对于身体水）。这种分类过于简单，因为大多数低渗状态都涉及溶质损耗和水分保留的重要组成部分。尽管如此，它在概念上对理解低渗性疾病的发病机制和作为低渗性疾病治疗框架是有用的。

1. 溶质损耗　ECF 的任何重大损失都可能导致机体溶质的消耗。体液丢失本身很少引起低渗，因为排泄或分泌的体液相对于血浆通常是等渗或低渗的，因此往往会增加血浆渗透压。当低渗血症伴随 ECF 损失时，这是由于通过饮用或输注更低渗的溶液来替代体液损失，从而稀释了剩余的体内溶质。如果溶质损失明显，这些患者表现出容量耗尽的迹象（如 Addison 危象）。然而，这样的患者往往有一个更具有欺骗性的临床表现，因为体积的缺陷已被部分替代。此外，它们可能不会出现细胞脱水的迹象或症状，因为渗透梯度会将水引入 ICF，而 ICF 相对于溶质耗尽的 ECF 来说是相对高渗的。因此，低血容量的临床证据强烈支持溶质缺乏是血浆低渗的原因，但没有临床明显的低血容量不能完全排除这种可能性。虽然 ECF 溶质损失是大多数情况下消耗诱导的低渗透压的原因，但 ICF 溶质损失也可以导致低渗透压，因为渗透水从 ICF 转移到 ECF。这一机制有助于一些利尿药引起的低渗血

症，其中经常发生全身 K^+ 耗竭[240]。

• 水潴留：尽管溶质减少在一些患者中很重要，但大多数临床显著低渗血症的病例是由体内总水的增加而不是由细胞外溶质的主要损失引起的。这可能是因为肾脏游离水排泄受损或过量的游离水摄入。前者是大多数低渗性肾小球疾病的原因，因为正常肾脏有足够的稀释能力，允许每天排出 18～24L 的游离水。这样的摄入量在一些精神病患者中偶尔出现，但在大多数 SIAD 患者中不常见，他们的液体摄入量平均为 2～3L/d[241]。因此，稀释性低渗通常是肾脏游离水排泄异常的结果。游离水排泄障碍的肾脏机制可以根据主要的游离水排泄障碍发生在肾单位的近端或远端，或两者兼有分为几类。任何导致肾小球滤过率下降的疾病都会导致近端小管 Na^+ 和水的再吸收增加。因此，由于向远曲小管输送管状液体的减少，排泄自由水的能力受到限制。在没有显著 ECF 液体丢失的情况下，引起肾小球滤过率下降的疾病在大多数情况下是水肿形成状态，与有效动脉血容量（effective arterial blood volume，EABV）下降和继发性醛固酮增多有关[242]。尽管这些情况的特征是 Na^+ 和液体的近端再吸收增加，但水潴留也是由于非渗透压感受器介导的血浆血管升压素水平增加引起的远端再吸收增加。远端肾单位游离水排泄障碍的特点是不能最大限度地稀释小管液体。这些疾病通常与血管升压素分泌异常有关。正如稀释诱导的低渗性障碍通常包括游离水排泄的继发性损伤的重要组成部分一样，大多数稀释诱导的低渗性障碍也包括显著程度的继发性溶质耗竭。

一些稀释性疾病不符合这两种类型，特别是低钠血症，有时发生在患者长期大量摄入啤酒而很少进食，被称为"啤酒狂躁症"[243]。尽管摄取的液体量似乎不足以超过肾脏稀释机制，但游离水排泄因血液溶质排泄极低而受到限制，从而造成水潴留和稀释性低钠血症。

2. 低钠血症的适应：ICF 和 ECF 容量监管　许多过去的研究表明，水潴留和尿溶质排泄的联合作用不能充分解释患者观察到的血浆低渗程度[227, 244]。这一观察结果导致了溶质细胞失活的理论，该理论表明，当 ECF 渗透压下降时，水沿着渗透梯度进入细胞，从而导致细胞膨胀；在体积膨胀过程中的某个时刻，细胞理论上通过渗透"灭活"一些细胞内溶质，作为一种防御机制，以防止细胞持续膨胀，从而对细胞功能和生存产生不利影响。这种效应会降低细胞内的渗透压，使水从 ICF 流回 ECF，从而进一步加剧稀释诱导的低渗透压。尽管这一理论很有吸引力，但它的有效性从未在人类或动物研究中得到最终证明。另一种理论是，细胞体积维持在低渗条件下，通过挤压细胞内溶质，如钾[245]。通过电解质损失的全脑容量调节最早由 Yannet[246] 提出，长期以来被认为是大脑能够适

应低钠血症并将脑水肿限制到亚致死水平的机制[247]。在认识到低分子量有机化合物（称为有机渗透液）也构成了多种细胞的重要渗透成分之后，研究表明这些化合物的积累在肾[248] 和脑[249] 组织中对高渗反应，相反，在实验动物和人类患者的低渗条件的体积调节过程中，除了电解质外，大脑也失去有机渗透液[252]。这些损失发生得相对较快（在大鼠 24～48h），在低钠血症期间可造成高达 1/3 的脑溶质损失[253]。在慢性低钠血症期间，脑细胞电解质和有机渗透液的这种协调损失使脑容量得到有效的调节。

虽然最近关于低钠血症时容量调节的研究集中在大脑，但所有细胞都通过电解质和有机溶质的细胞损失来不同程度地调节容量。然而，体积调节过程并不局限于细胞。在大多数由受刺激的抗利尿和水潴留引起的低钠血症病例中，利钠也调节 ECF 和血管内空间的体积。实验和临床观察都与通过二次溶质损失的 ECF 体积调节相一致。第一，SIAD 患者中除 Na^+ 和 Cl^- 以外的大多数血液成分的浓度并没有降低[254]，表明血浆容量并没有简单地通过测定血清中 Na^+ 的下降来预测的那样增加；第二，在 SIAD 患者中从未观察到高血压发病率增加，这再次证明了动脉血容量未显著增加的证据；第三，对狗[255] 和大鼠[256] 的动物研究结果表明，慢性低钠血症的一个重要组成部分是继发的 Na^+ 流失，而不是水潴留。水潴留和钠流失的相对影响随低钠血症的持续时间和严重程度而变化：水潴留被发现是大鼠诱导低钠血症后 24h 内血清 Na^+ 下降的主要原因，但在较长时间（7～14 天）的持续低钠血症后，特别是在非常低（<115mEq/L）的血清 Na^+ 水平后，Na^+ 下降成为主要的病因因素[256]。最后，多项关于低钠患者体液组分容积的研究均未证实血浆或 ECF 扩张。例如，一份使用同位素稀释技术测量低钠血症和正常钠血症小细胞肺癌患者体液空间的报道显示，两组之间在交换钠空间和 ECF 体积方面没有 $[^{35}]SO_4$ 分布差异[257]。图 10-5 示意性地说明了针对不适当的抗利尿药引起的水潴留而发生的体积调节过程。

3. 低渗性低钠血症的鉴别诊断　由于引起低渗血症的疾病多种多样，而且许多疾病涉及不止一种病理机制，因此在最初表现时并不总是可能做出明确诊断。尽管如此，基于 ECF 容量状态和钠浓度的临床参数的方法通常可以对初始治疗和进一步评估做出适当的决定。

(1) 细胞外液量减少：临床上可检测到的低血容量总是表示全身溶质耗尽，低尿 Na^+ 可能是非肾脏原因和适当的肾脏反应，高尿 Na^+ 更有可能是肾脏的溶质消耗。使用噻嗪类利尿药治疗是肾脏溶质损失最常见的原因[240]，尤其是老年人[258]，但必须考虑肾上腺功能不全或盐皮质激素抵抗导致的盐皮质激素缺乏，以

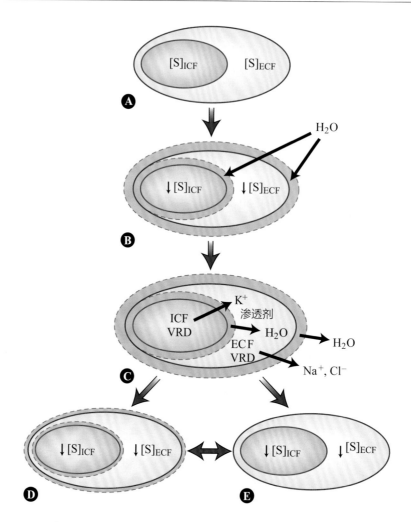

▲ 图 10-5　适应低钠血症期间不同时间内全身体液容量潜在变化示意

A. 在基本条件下，细胞外液中有效溶质的浓度（$[S]_{ECF}$）和细胞内液（$[S]_{ICF}$）处于渗透平衡。B. 在抗利尿不当导致的保水第一阶段，多余的水分分布在全身水分中，导致 ECF 和 ICF 体积膨胀（虚线），两者的稀释量都相应减少 $[S]_{ICF}$ 和 $[S]_{ECF}$。C. 体积膨胀的反应是，代偿性体积调节降低（VRD）（通过压力利尿和利钠因素）和 ICF 的有效溶质含量降低（通过拉伸激活通道介导的电解质和渗透液挤压增加，以及渗透液和渗透液摄取转运体合成的下调）。D 和 E. 如果两个过程都完成了，如在流体限制的条件下，可以达到最终的稳定状态，其中 ICF 和 ECF 的体积已恢复至正常水平，但 $[S]_{ICF}$ 和 $[S]_{ECF}$ 仍然很低。在大多数情况下，没有达到这一最终的稳定状态，ECF 和 ICF 的适度膨胀持续存在，尽管它们显著低于根据体渗透压下降所预测的（D）。因此，低钠血症是由体积调节过程中的水潴留和溶质耗尽导致的稀释结果，其程度可以显著不同。这取决于患者所处的适应阶段，以及不同代偿过程发生的相对速度。例如，延迟 ICF VRD 可使低钠血症恶化，因为细胞内有机渗透液被挤压并随后代谢，细胞内水转移到 ECF; 这可能是早期临床研究中无法解释的水潴留和钠排泄的低钠血症的部分原因（引自 Verbalis JG. Hyponatremia: epidemiology, pathophysiology, and therapy. *Curr Opin Nephrol Hypertens.* 1993; 2: 626-652.）

及盐耗损性肾病（如多囊肾病、间质性肾炎或化疗）引起的（不常见）肾溶质损失。

(2) 细胞外液量增加：临床上可检测到的高血容量总是表明全身 Na^+ 过多。在这些患者中，低渗是由于排出水的速度显著降低（有时是摄入水的速度增加）引起的全身水的更大膨胀造成的。水排泄障碍是继发于 EABV 的减少，EABV[242] 通过血管升压素的刺激分泌，不仅增加近端肾单位的肾小球滤液的再吸收，而且增加远端肾单位和集合小管的再吸收。由于继发性醛固酮增多，这些患者的尿液 Na^+ 通常较低。然而，

在某些条件下，如果同时进行利尿治疗、溶质利尿（如糖尿病患者的糖尿），或基础疾病治疗成功后（如充血性心力衰竭患者的心排血量改善），尿液 Na^+ 可能升高。

(3) 正常细胞外液量：许多不同的低渗性疾病都伴有正常血容量。测量尿钠是尤为重要的第一步[259]。高尿 Na^+ 通常意味着远端介导的稀释诱导的低渗血症，如 SIAD。然而，糖皮质激素缺乏症与 SIAD 的相似程度如此之高，以至于这两种疾病在水平衡方面往往难以区分。

使用利尿药引起的低钠血症也可能没有临床明显的低血容量，尿液 Na^+ 通常会升高[240]。低尿 Na^+ 提示 ECF 损失引起的消耗性低渗，随后需水或其他低渗液体补充。溶质经常流失是非肾性的，但有一个重要的例外是最近停止利尿治疗，因为尿 Na^+ 可在停药后 12～24h 内降至低值。在 SIAD 的恢复期也可以看到低尿 Na^+。

（三）抗利尿激素分泌失调综合征

SIAD 是高血容量性低渗血症最常见的病因，也是临床实践中所有病因中最常见的低渗血症病因，在所有低渗患者中患病率为 20%～40%[234, 241]。诊断 SIAD 所需的临床标准基本上仍然是由 Schwartz 和 Bartter 在 1967 年[227]提出的。

1. 细胞外液有效渗透压降低（ P_{osm} ＜275mOsm/kg H_2O ）。必须单独排除假性低钠血症或高血糖。

2. 尿浓度在某种程度上不合适。这并不意味着尿液的渗透压大于血浆的渗透压，只是小于最大限度稀释的渗透压。尿渗透压＞100mOsm/kg H_2O。此外，在所有的血浆渗透压水平下，尿渗透压不必被不适当地提高，因为在重置渗透压变体 SIAD 中，如果血浆渗透压降低到足够低的水平，血管升压素的分泌可以被抑制，从而产生最大的尿稀释[260]。

3. 临床高容量血症定义为无低容量血症（矫形、心动过速、皮肤肿胀减少、黏膜干燥）或高容量血症（皮下水肿、腹水）的体征。低血容量或高血容量强烈提示低渗性的不同原因。SIAD 患者可能因其他原因出现低血容量或高血容量，但在这种情况下，只有当患者出现高血容量并发现持续性低渗时，才能诊断潜在的不当抗利尿。

4. 在盐和水摄入正常的情况下，尿钠排泄升高。这一标准被纳入，因为它有助于区分 EABV 下降引起的低渗血症（肾 Na^+ 守恒）和稀释诱导的远端疾病（尿 Na^+ 排泄正常或 ECF 容量扩张导致的尿 Na^+ 排泄增加）。SIAD 患者如果随后出现低血容量或溶质耗尽，尿液中 Na^+ 的排泄量就会降低，有时会出现严重的盐和水限制。因此，在大多数 SIAD 患者中，尿 Na^+ 排出量较高是其规律，它的存在不能保证诊断，它的缺席也不能排除诊断。

5. 没有其他潜在的充血性低渗的原因。最明显的是甲状腺功能减退、皮质功能减退（Addison 病或垂体 ACTH 功能不全）和利尿药的使用。其他几个标准也支持 SIAD 的诊断，但对 SIAD 的诊断并不是必需的。体积扩张及血管升压素对 V_1 受体增加尿酸的清除率，因此 SIAD 可出现低尿酸血症。当患者低钠血症时，尿酸值一般为＜4mg/dl（＜0.24mmol/L）[261]。当不确定高容量患者中度低渗的病因时，水负荷试验是有价值的，但如果血浆渗透压已经低于 275mOsm/kg H_2O，水负荷试验不能提供有用 H_2O。不能正常排出标准水负荷（正常排泄定义为 4h 内累计尿量至少为给药水负荷的 90%，并抑制尿渗透压至＜100mOsm/kg H_2O）证实游离水排泄存在潜在缺陷。然而，几乎所有引起低渗性疾病的水排泄都是异常的，无论是稀释还是由于自由水排泄的继发性障碍引起的耗竭。有两个例外，一是原发性多饮，低渗透压很少是由于过量饮水引起的；二是 SIAD 的重置渗透压变体，一旦血浆渗透压低于血管升压素分泌的新设定值，就会出现正常的水负荷排泄。

另一个支持标准是血浆血管升压素水平与血浆渗透压相关的不适当升高。然而，一些因素限制了血管升压素测量诊断 SIAD 的效用。首先，尽管大多数该综合征患者血浆血管升压素水平升高，但这种升高通常保持在正常生理范围内，仅与血浆渗透压有关（图 10-6）[262]。其次，10%～20% 的 SIAD 患者血浆血管升压素水平没有明显升高，并且处于放射免疫分析法检测的极限（图 10-6）[262]。第三，也许是最重要的，大多数引起溶质和体积耗竭或 EABV 降低的紊乱与继发于非渗透性血流动力学刺激的血浆血管升压素水平升高有关。

（四）病因

虽然与 SIAD 相关的疾病列表很长（表 10-2），但它们可以分为几个主要的病因组。

1. 肿瘤　SIAD 最常见的关联是肿瘤。许多不同类型的肿瘤与 SIAD 有关，但自从 1957 年[226]首次描述这种疾病以来，支气管肺癌与 SIAD 的关系一直是独特的。几乎在所有病例中，引起这种综合征的支气管癌都是小细胞类型的。

低钠血症占所有小细胞肺癌患者的 11%[263]，或侵犯范围更广者更高达 33% 的病例发生低钠血症[264]，已被报道。小细胞肺癌的高发使得所有未解释的 SIAD 成人患者必须进行彻底和积极的调查，以寻找可能的肺肿瘤。头颈部癌症是另一组与 SIAD 发病率较高相关的恶性肿瘤[265]，其中一些肿瘤已经明确显示可以合成血管升压素[266]。一份来自一家大型癌症医院的报道显示，所有恶性肿瘤的低钠血症发生率为 3.7%，其中约 1/3 是 SIAD 所致[267]。

2. 中枢神经系统障碍　中枢神经系统障碍与 SIAD 有着多种不同的关联，但并没有一个共同的联系将它们关联在一起。这并不奇怪，因为在考虑到早期描述的神经解剖学时，大细胞神经元不仅接收来自位于前丘脑的渗透感受细胞的兴奋性输入，还接收来自脑干心血管调节和呕吐中枢的主要内部神经支配。尽管这些途径的各个组成部分尚未完全阐明，但其中许多似乎具有抑制性和兴奋性成分。因此，任何中枢神经系统障碍都可能通过非特异性地激发这些途径来导致压力素分泌过度，或通过破坏它们并因此降低抑制水平来实现这一点。

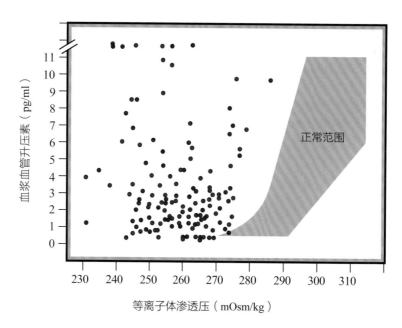

▲ 图 10-6　SIADH 患者血浆精氨酸升压素（AVP）水平与血浆渗透压关联

每个点都描述了一个患者在一个时间点上的情况。阴影区表示正常受试者在血浆渗透压生理范围内的 AVP 水平。该放射免疫分析法能检测到的最低血浆 AVP 水平为 0.5pg/ml。SIADH. 抗利尿激素分泌异常综合征（引自 Robertson GL, Aycinena P, Zerbe RL. Neurogenic disorders of osmoregulation. *Am J Med*. 1982; 2: 339-353.）

表 10-2　SIADH 相关的疾病	
肿瘤	• 肺 / 纵隔（支气管癌、间皮瘤、胸腺瘤） • 非胸部（十二指肠癌、胰腺癌、输尿管 / 前列腺癌、子宫癌、鼻咽癌、白血病）
中枢神经 系统疾病	• 肿块（肿瘤、脑脓肿、硬膜下血肿） • 炎性疾病（脑炎、脑膜炎、系统性红斑狼疮） • 退行性 / 脱髓鞘疾病（Guillain-Barré 综合征、脊髓病变） • 其他（蛛网膜下腔出血、头部外伤、急性精神病、震颤性谵妄、垂体柄切片、经蝶腺瘤切除术、脑积水）
药物相关	• AVP（尼古丁、吩噻嗪、三环）的刺激释放 • 直接肾脏作用或增强 AVP 的抗利尿作用（dDAVP、催产素、前列腺素合成抑制剂） • 混合或不确定作用 [ACE 抑制剂、卡马西平和奥卡西平、氯丙酰胺、氯贝酯、氯氮平、环磷酰胺、3,4- 亚甲基二氧甲基苯丙胺、奥美拉唑；5- 羟色胺再摄取抑制剂，长春新碱]
肺	• 感染（肺结核、急性细菌性和病毒性肺炎、曲霉菌病、脓胸） • 机械 / 通气原因（急性呼吸衰竭、慢性阻塞性肺病、正压通气）
其他原因	• 获得性免疫缺陷综合征和 AIDS 相关综合征 • 长期剧烈运动（马拉松、铁人三项、超级马拉松、天气炎热的远足） • 老年性萎缩 • 特发性原因

ACE. 血管紧张素转换酶；AIDS. 获得性免疫缺陷综合征；AVP. 精氨酸加压素；dDAVP. 去氨加压素；SIADH. 抗利尿激素分泌异常综合征

3. **药物**　药物诱导的低钠血症是低渗性的常见原因。虽然表 10-2 列出了一些已知与 SIAD 相关的药物[268]，但新药物不断涌现。药理制剂可能刺激压力素的分泌、激活肾脏 V₂ 受体或增强加压素的抗利尿效果。并非所有药物效应都已完全理解，许多看似是

通过多种机制结合起作用。其中，选择性 5- 羟色胺再摄取抑制剂（selective serotonin reuptake inhibitors, SSRI）是一类特别有趣的临床药物。虽然服用 SSRI 后出现低钠血症的报道几乎仅限于老年人，但其发病率却高达 22%～28%，尽管在更大的样本中，其发病

率更接近 1/200[269]。最近的报告显示，一种名为 3,4-亚甲二氧甲基苯丙胺的娱乐性药物（"迷幻药"），其具有相当的 5- 羟色胺能活性，也可能通过类似的机制引起严重致命性低钠血症[270]。

4.肺疾病 多种肺部疾病与该综合征相关，但除肺结核、急性肺炎和晚期慢性阻塞性肺病外，低渗血症的发生只是偶见。缺氧刺激动物体内血管升压素的分泌[271]，但在人类体内，高碳酸更多与异常的水潴留有关。血管升压素升高可能仅限于住院的最初几天，此时呼吸衰竭最明显。因此，非肿瘤性肺部疾病的 SIAD，肺部疾病明显伴有严重的呼吸困难或广泛的 X 线上明显的浸润，而不适当的抗利尿通常仅限于呼吸衰竭时期。机械通气可通过静脉回流减少导致血管升压素分泌不当引起 SIAD。

5.其他原因 在 AIDS 或 AIDS 相关复合体（AIDS-related complex，ARC）和 HIV 感染患者中，据报道成人和儿童中低钠血症高达 30%～38%[272]。虽然有许多潜在的病因，包括脱水、肾上腺功能不全和肺炎，但 12%～68% 的 AIDS 患者出现低钠血症，似乎符合 SIAD 的诊断标准[272]。并非意外的是，一些用于治疗这些患者的药物可能导致低钠血症，要么通过直接肾小管毒性，要么通过诱发 SIAD[273]。

老年患者往往在没有任何明显病因的情况下发生 SIAD，老年患者低钠血症的高发[231, 274] 提示，正常的衰老过程可能伴随前文提到的水平衡和血管升压素分泌调节异常。这种效应可能解释了药物诱导的低钠血症在老年患者中发生的频率更高这一事实。在一个 50 例连续符合 SIAD 标准的老年患者中，尽管经过严格的评估，60% 仍然是特发性的，这使得作者得出结论，如果常规病史、体格检查和实验室评估都不能提示潜在的病因，对这些老年患者进行广泛的诊断是不必要的[275]。

（五）病理生理学

1.血管升压素分泌来源 血浆中血管升压素水平升高可大致分为与副肿瘤（"异位"）分泌血管升压素或垂体血管升压素高分泌有关。有大量累积的证据表明，肿瘤组织实际上可以合成血管升压素[276]，但并不确定所有与 SIAD 相关的肿瘤都可以合成血管升压素，因为只有大约一半的小细胞癌被发现含有血管升压素免疫反应性，而且表 10-2 中列出的许多肿瘤还没有被仔细研究。

2.垂体血管升压素分泌：不适当与适当 在 SIAD 的大多数病例中，血管升压素的分泌来源于垂体后叶。超过 90% 的低钠血症病例也是如此，包括低血容量和高血容量的低钠血症患者[234]。这就提出了一个问题，什么构成了血管升压素的"不适当"分泌。在低血容量刺激下，血管升压素的分泌在生理上显然是"适当"的，但当导致症状性低钠血症时，它可能被认为与 ECF 渗透压不合适。尽管有这些语义上的难题，SIAD 的诊断应该基于最初的 Schwartz-Bartter 标准，并特别排除其他导致自由水排泄已知障碍的临床条件，即使这些障碍是由血管升压素分泌的二级非渗透性生理刺激介导的。如果不保持这些区别（尽管其中一些可能存在争议），SIAD 的定义就会变得过于宽泛，以至于无法保留任何实际的临床效用。

3.血管升压素分泌模式 对 SIAD 患者高渗盐水引起的血浆渗透压逐步升高期间血浆血管升压素水平的研究确定了四种分泌模式：①随机血管升压素高分泌；②不适当的不可抑制的基础血管升压素释放改变正常分泌；③重置渗透压系统，血管升压素在血浆渗透压异常低的阈值下分泌，但对相对的渗透压变化表现正常反应；④血浆中血管升压素水平低，甚至无法检测到，尽管 SIAD 具有典型的临床特征[262]。在没有可测量的血管升压素分泌的情况下发生的 SIAD 的模式还没有被很好地理解，但这类患者对血管升压素 V_2 受体拮抗药的阳性反应提示，这可能代表肾脏对低循环水平的血管升压素的敏感性增加[277]。令人惊讶的是，没有发现任何这些垂体后叶素分泌模式与 SIAD 的各种病因之间的相关性[262]。最近对低钠血症和无法测量血浆垂体后叶素水平的儿童患者的研究发现了垂体后叶素 V_2 受体的激活突变作为其不适当的抗利尿的原因。把这些病例称为不适当抗利尿的肾源性综合征更为恰当，SIAD 只用于那些测量到的血浆血管升压素水平确实不合适的情况。虽然不适当抗利尿的肾源性综合征在一般人群中的发病率尚不清楚，但对这种突变的比利时家系的描述表明，它可以出现在以后的生活和儿童时期。

4.钠尿在 SIAD 低钠血症中的作用 自从 Schwartz 和 Bartter 研究了最初的病例以来，肾 Na^+ 排泄增加一直是 SIAD 的主要表现之一，事实上，这一点后来被放入了 SIAD 诊断的要求中[227]。Leaf 及其团队甚至在疾病描述之前就明确表明，伴随使用血管升压素而出现的利钠症并非由于血管升压素本身，而是由水潴留而产生的体积膨胀所致[279]。虽然在 SIAD 患者低钠血症的发展过程中出现了负的 Na^+ 平衡，但最终尿液中的钠排泄只是反映了每天的钠摄入量[226]。因此，肾钠消耗一词被用来描述钠在低钠状态下持续排泄，但在现实中，有一个新的稳定状态，患者处于中性钠平衡。对狗和大鼠长期抗利尿药诱导的低钠血症的研究表明，很大一部分低钠血症是由于继发性 Na^+ 流失而不是水潴留造成的[255, 256]，但钠潴留实际上并没有加重低钠血症；SIAD 患者继发性尿利钠可能解释了使用示踪剂稀释技术未能发现扩大血浆或 ECF[280] 体积的原因（图 10-5）[257]。

5.脑性耗盐综合征 低钠血症的发生主要是由于原发性尿钠症，其程度存在争议。脑盐消耗综合征

（cerebral salt wasting syndrome，CSWS）是由 Peters 及其同事在 1950 年[281] 提出的，用来解释颅内疾病（尤其是高达 1/3 的患者经常出现低钠血症的蛛网膜下腔出血）所伴随的钠尿潴留和低钠血症。1957 年对 SIAD 的描述后，这类患者通常被认为是继发于血管升压素高分泌并继发性钠尿症的低钠血症。然而，在过去 10 年中，临床和实验数据表明，一些蛛网膜下腔出血和其他颅内疾病的患者确实有原发性钠尿症导致容量收缩，而不是 SIAD[282, 283]，以及血浆血管升压素水平升高可能在生理上适合容量收缩的程度。关于利钠症的潜在机制，许多蛛网膜下腔出血患者的血浆和脑脊液心房钠尿肽水平均升高，并已被发现与颅内疾病患者的低钠血症存在不同程度的相关性[284]。然而，有明确记录的 SIAD 也经常与血浆中心房钠尿肽水平升高有关，因此这一发现不能证明因果关系。在其他由钠离子消耗引起的低钠血症（如 Addison 病）和利尿药诱导的低钠血症中，盐水的输注通过关闭继发性血管升压素的分泌来恢复 ECF 的正常容量和血浆张力。然而，在蛛网膜下腔出血中，足够维持血浆容量的大量等渗盐水并不能改变低钠血症的发生率[285]。

那些将 CSWS 与 SIAD 区分开来的作者强调，CSWS 的主要疾病是盐耗，产生令人信服的细胞外液量减少的证据[286, 287]。创伤性脑损伤或神经外科手术后，在医院观察的患者中，只有少数病例出现急性大量利尿和利钠，并有明显的证据表明，体重减轻、中心静脉压下降、血尿素氮增加或血细胞比容增加导致容量收缩。这些病例中的大多数是儿童[288, 289]，对正常或高渗盐水替代有反应，但也提倡同时使用氟氢化可的松治疗[288, 290]。然而，最近一项对 100 例急性非创伤性动脉瘤蛛网膜下腔出血的连续成年患者的研究发现，71.4% 的低钠血症是 SIAD 引起的，8.2% 是急性糖皮质激素缺乏引起的，其余的病例是由于静脉输液错误或低血容量引起的。最重要的是，没有发现符合历史上公认的 CSWS 诊断标准的病例[112]，这表明 CSWS 是引起低钠血症合并颅内疾病的极其罕见的原因。

6. 抗利尿肾性逃逸　除了排出渗透物使容量恢复正常外，肾内的适应也允许排出更多的水。血管升压素对 SIAD 的慢性刺激使水通道蛋白 2 含量急剧增加，并插入集合管主细胞膜，增加水潴留效率，加重病理。然而，诱导的体积膨胀和低张力作用于集合管的小管细胞，使水通道蛋白 2 的含量和作用大大降低，从而减少了在高血管升压素水平下的水吸收量。实验研究表明，这可能是由于血管升压素 V_2 受体下调在肾脏中的表达[291]。因此，肾脏“逃逸”代表了除钠尿外的另一种适应性，使持续性 SIAD 患者在血清钠浓度低的情况下进入 Na^+ 和水平衡的新稳定状态[292]。

（六）低渗症状、发病率和死亡率

无论低渗血症的病因是什么，大多数临床表现都是相似的。虽然有报道称横纹肌溶解症可能继发于渗透压引起的肌纤维肿胀，但非神经症状相对少见。低渗血症主要与广泛的神经系统表现相关，从轻度非特异性症状（如头痛、恶心）到更严重的疾病（如定向障碍、意识混乱、阻塞、局灶性神经功能缺损和癫痫发作）[293]。这种复合神经复合体状物被称为“低透性脑病”[294]，主要反映了由于有效血浆渗透压降低，渗透水进入大脑而导致的脑水肿。显著的神经系统症状通常在血清 Na^+ 低于 125mmol/L 时出现，症状的严重程度大致与低渗程度相关[293, 295]。然而，个体差异是显著的，对于任何单个患者，症状出现时的血清 $[Na^+]$ 水平无法预测。血清 Na^+ 下降率与发病率和死亡率的相关性往往比实际下降幅度更强[293, 295]。这是由于体积适应的过程需要有限的时间来完成，血清 $Na^+[Na^+]$ 下降得越快，在大脑能够调节容量之前就会积累越多的脑水肿。因此，与慢性低钠血症相比，急性低钠血症患者的神经系统症状发生率更高，死亡率也更高[293]。例如，因低钠血症脑病导致死亡的最严重病例通常发生在术后患者中，这些患者因静脉输注低渗液体而迅速发展为低钠血症[293, 296]。在这种情况下，恶心和呕吐作为颅内压增高的潜在早期迹象经常被忽视。出现不明原因癫痫发作的危重患者也应立即评估是否存在低钠血症，因为多达 1/3 的危重患者的血清 Na^+ 低于 125mEq/L 是癫痫发作的原因[297]。潜在的神经系统疾病和非神经代谢紊乱（如缺氧[298]、酸中毒、高钙血症）可提高血浆渗透压水平，从而出现中枢神经系统症状。

在低钠血症脑病最严重的病例中，小脑幕脑疝和脑干受压后导致呼吸衰竭而死亡。术后重度低钠血症脑病患者有 1/4 表现为高碳酸血症性呼吸衰竭，这是脑干受压的预期结果，但 3/4 的患者有肺水肿作为缺氧的明显原因[299]。关于马拉松比赛后急性低钠血症的研究表明，缺氧和肺水肿与脑水肿有关[300]。这些结果表明，非心源性肺水肿引起的缺氧可能是发生脑水肿的早期迹象，甚至在脑干受压和小脑幕疝发生之前。临床研究表明，经期女性[296] 和幼儿[301] 可能特别容易在低钠血症期间发生神经系统疾病和死亡，特别是在急性术后环境中。然而，其他的研究未能证实这些发现[302, 303]。

虽然一些研究表明，低钠血症是严重基础疾病和预后不良的指标，而不是此类患者死亡率增加的原因，但一项对一些患者进行了低钠血症纠正研究的 Meta 分析表明，与低钠血症未纠正的患者相比，血清 Na^+ 的改善与纠正组的死亡率降低 50% 相关。这表明低钠血症实际上可能与死亡率增加有因果关系[304]。最近的研究进一步表明，即使是轻微的低钠血症也是多种疾病中死亡率较高的独立预测因素，包括急性ST段抬高心肌梗死、心力衰竭和肝病患者。一项对来自波士顿一家医院的超过55 000份电子健康记录进行的[228, 235]大型研究表明，低钠血症与住院患者死亡率之间的关联在所有低钠血症水平上都是显著的，甚至从正常范围较低的血清Na^+水平开始[229]。这些发现得到了对5年期间住院的24.9万丹麦患者的研究的证实，研究表明，低钠血症的30天和1年死亡率增加与各种水平的低钠血症相关，包括130～134.9mmol/L[305]，以及对Cerner健康事实数据库登记的230万住院患者的分析[306]。关于慢性低钠血症相关死亡率的研究还不够充分，但鹿特丹纵向衰老研究的结果表明，在12年的观察期内，老年低钠血症患者的生存率显著降低[307]。

一旦大脑通过溶质损失来调节体积，从而减少脑水肿，神经症状就不那么突出，甚至可能几乎不存在。这解释了即使有严重的低钠血症，相对无症状的患者也相当常见的发现[295, 308]。尽管有这种强大的适应过程，但慢性低钠血症经常与神经认知症状有关，尽管其性质较温和和更微妙，如头痛、恶心、情绪障碍、抑郁、注意力难以集中、反应时间变慢、步态不稳定、跌倒增加、意识混乱和迷失方向[309, 310]。即使在通过正常神经系统检查被判定为"无症状"的患者中，越来越多的证据表明，慢性低钠血症可能有以前未被发现的不良反应。在一项研究中，16名SIAD继发的低钠血症患者（范围为124～130mmol/L）表现出显著的步态不稳定，在将低钠血症纠正到正常范围后恢复正常[309]。一项对122名比利时患者的研究表明了步态不稳定的功能意义，这些患者患有不同水平的低钠血症，在急诊中均被判定为无症状。这些患者与同期就诊的244名年龄、性别和疾病匹配的对照组进行了比较。研究人员发现，21%的低钠血症患者因为近期跌倒而来到急诊室，而对照组只有5%；这一差异非常显著，在多变量调整后仍然如此[309]。在一项为期3年的美国医院老年创伤科入院研究中发现了类似的结果；当对1841例因跌倒而入院的患者进行跌倒相关危险因素分析时，血清Na^+低于135mmol/L的比值比为1.81（$P<0.001$），高于除年龄大于85岁以外的所有其他危险因素[311]。因此，这些研究清楚地证明了所谓的无症状低钠血症患者跌倒的发生率增加。最近对实验动物和人类的研究表明，与低钠血症相关的神经传导下降是步态障碍的潜在原因。

多项独立的国际研究表明，步态不稳定和跌倒数据具有临床意义，这些研究表明，低钠血症患者的骨折率增加[307, 214-316]。第三次全国健康与营养调查数据库（the Third National Health and Nutrition Examination Survey，NHANES III）的其他研究表明，低钠血症与实验动物骨质流失增加及50岁以上人群股骨颈骨质疏松的优势比显著增加相关[317]。这些发现已被多项流行病学研究证实，这些研究表明人类受试者的骨密度降低[318, 319]。在迄今为止最大的流行病学分析（290万独立电子健康记录）中，低钠血症导致骨质疏松和骨折的优势比（分别为3.99和3.05）明显高于其他任何与骨丢失和骨折风险增加相关的疾病或药物[320]。值得注意的是，慢性持续性低钠血症患者发生骨质疏松和骨折的优势比最高，这表明持续的低钠血症是骨病和骨折的一个重要危险因素。这些发现得到了阿根廷后续髋关节骨折临床研究的支持[321]。

最近对5435名美国65岁以上社区居住男性的队列研究发现，在这一人群中，低钠血症与更大的认知障碍和认知能力下降独立相关[322]，一项对中国台湾4900例低钠血症患者的回顾性研究发现，与对照组相比，低钠血症患者发生痴呆的风险比高2.36倍，而重度低钠血症患者发生痴呆的风险比为4.29倍。因此，慢性低钠血症的主要临床意义可能在于老年人群中与跌倒、骨折、神经认知障碍和痴呆相关的发病率和死亡率的增加，以及尚未在人类中研究的潜在不利影响[323]。

（七）SIAD及其他低渗血症的治疗

1. 一般原则　纠正低钠血症与显著改善严重症状性低钠血症患者的神经预后相关。在一项对有严重神经症状且血清Na^+低于125mmol/L的患者的回顾性研究中，及时使用等渗盐水或高渗盐水治疗，几天内纠正幅度在20mEq/L范围内，几乎所有病例的神经恢复；相比之下，在只接受液体限制治疗的患者中，在研究期间几乎没有纠正（72h内<5mmol/L），而且神经系统结果更糟糕，这些患者大多数要么死亡，要么进入持续植物人状态[324]。基于此和类似的回顾性分析，迅速提高血清Na^+的治疗是出现严重低钠血症症状的患者的护理标准。

脑疝是低钠血症最可怕的并发症，几乎只出现在急性低钠血症患者（通常<24h）或颅内病变患者[325]。在术后患者和与马拉松跑步、精神病或使用"摇头丸"[3,4-亚甲二氧基-N-甲基苯丙胺（MDMA）]相关的自致水中毒患者中，非特异性症状（如头痛、恶心、呕吐或意识混乱）可迅速发展为癫痫发作、呼吸停止，并最终死亡或作为脑水肿并发症的永久植物人状态[232]。非心源性肺水肿和（或）低通气引起的缺氧可加重低血清Na^+引起的脑肿胀[299, 300]。虽然低钠血症发作通常有自限性，但抗惊厥药物对低钠血症性癫痫发作无效。

慢性低钠血症是脑容量调节过程的结果，其症状要少得多。由于这个适应过程，慢性低钠血症可以说是临床医生不太关心的一种疾病，这一点被许多这类患者普遍使用的"无症状低钠血症"描述符所强化。然而，很明显，许多这样的患者经常有神经系统症状，即使在性质上较轻和较微妙。因此，所有出现任何可能与低钠血症相关的神经系统症状的低钠血症患者都应被考虑为低钠血症的治疗对象，而不考虑低钠血症的慢性或血清 Na^+ 水平。有效治疗无症状低钠血症的另一个原因是，在治疗基础疾病期间，防止血清 Na^+ 降低到更有症状和危险的水平（例如，通过肠外营养增加输液，用利尿药治疗心力衰竭）。

2. 低钠血症的治疗方法 低钠血症的常规治疗策略包括盐水输注和液体限制，以及调节液体平衡的药物措施。虽然治疗低钠血症的现有治疗方法很多，但有些不适合用于纠正症状性低钠血症，因为它们对住院患者的疗效太慢或不一致（如地环素、盐皮质激素）。治疗方案的考虑应始终包括对任何治疗的益处和潜在毒性的评估，并且必须针对每个患者进行个体化[310, 326]。对于所有的治疗，都应仔细注意血清 Na^+ 校正目标和限度的建议，以降低渗透性脱髓鞘综合征（osmotic demyelination syndrome，ODS）[310] 的风险[310]（图 10-7）。还应该记住，有时简单地停止使用与引起低钠血症相关的药物就足以纠正低血清 Na^+。

(1) 高渗盐水：出现严重神经症状的急性低钠血症可危及生命，应及时用高渗溶液治疗，典型为 3%NaCl（Na^+=513mmol/L），这是快速提高血清 Na^+ 最可靠的方法。住院患者通常使用连续输注高渗氯化钠。人们提出了各种公式来计算高渗溶液的初始输注速度[325]，但到目前为止，对于 3%NaCl 的最佳输注速度还没有达成一致意见。估计初始 3%NaCl 灌注速率的最简单方法之一是利用以下关系[310]。

$$患者体重（kg）\times 期望矫正率 [mEq/(L \cdot h)]= 3\%NaCl 输注率（ml/h）$$

根据个别医院的政策，高渗溶液的使用可能需要特殊考虑（例如，放置在重症监护病房，由顾问签字），每个临床医生都需要考虑到这一点，以优化患者治疗。使用高渗盐水的一个障碍是用于慢性输注时经常需要中心静脉导管，这一障碍似乎被夸大且没有根据的。最近的一项研究表明，外周输注 3%NaCl 的并发症发生率比较低（6% 渗液和 3% 血栓性静脉炎），并得出结论，外周输注 3%NaCl 发生轻微非肢体或危及生命并发症的风险较低[327]。

对于更多的紧急情况，另一种选择是给予 100ml 3%NaCl 的注射液，如果 30min 内没有临床改善，重复 2 次。这一做法已被一个共识会议推荐，该会议旨在制订运动诱发性低钠血症的预防和治疗指南[328]，并被几个专家小组采纳为一般建议[310, 329]。静脉注射此剂量的高渗盐水可使血清 Na^+ 平均升高 2～4mmol/L，这远远低于 ODS 危险因素增加的患者（血清 Na^+≤105mmol/L、低钾血症、晚期肝病、营养不良或有酒精中毒史）推荐的最大每天变化率 10～12mmol/(L·24h) 或 8mmol/(L·24h)[310, 330]（图 10-7）。由于成人大脑在发生脑疝前只能容纳脑容量的平均增加约 8%，因此在急性低钠血症中迅速增加 2～4mmol/L 的血清 Na^+ 可以有效降低脑肿胀和颅内压[331]。

(2) 等渗盐水：耗竭性低钠血症（低血容量性低钠血症）的治疗选择是等渗盐水（Na^+=154mmol/L），以恢复 ECF 容量，确保足够的器官灌注。这种初始治疗适用于有低血容量临床症状或少量尿 $[Na^+]$ 浓度低于 20～30mEq/L 的患者[310]。这类患者在纠正 ECF 容量时经常出现游离水利尿，可能导致过度快速的纠正，增加 ODS 的风险，因此在治疗的最初 24～48h，应仔

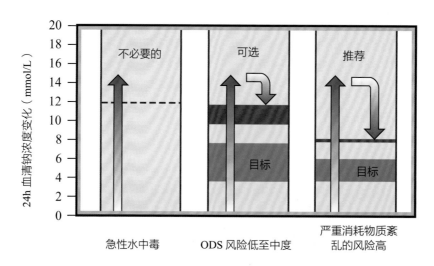

▲ 图 10-7 根据产生 ODS 的风险建议

校正低钠血症的推荐目标（绿色）和限度（红色）以达到患者提供血清的目标 $[Na^+]$ 低于 120mmol/L，在 24h 内超过建议的校正限度。ODS. 渗透性脱髓鞘综合征（引自 Verbalis JG, Goldsmith SR, Greenberg A, et al. Diagnosis, evaluation, and treatment of hyponatremia:expert panel recommendations. *Am J Med*. 2013; 126: S1-S42.）

细跟踪血清 Na^+ 和尿排出量。然而，等渗盐水对于稀释性低钠血症（如 SIAD[226]）是无效的，对高容量患者继续使用等渗盐水可能会加重他们的低钠血症[332]和（或）导致液体过载。虽然盐水可改善部分高血容量低钠血症患者的血清 Na^+，但这种治疗通常会使患者的容量状态恶化，因此除非低钠血症严重，否则应避免高渗盐水和等渗盐水。

（3）流体限制：对于慢性低钠血症患者，限制液体是最受欢迎和最广泛接受的治疗。当 SIAD 存在时，液体一般应限制在 500～1000ml/24h。由于体液限制通过减少肾脏排出体液来增加血清 Na^+，一些人主张初始限制为比 24h 排尿量少 500ml[333]。在实施液体限制时，护理人员和患者必须明白，这包括所有摄入的液体，而不仅仅是水（表 10-3）。一般来说，摄入食物的水分含量不包括在限制范围内，因为这是由不显性水分流失来平衡的（汗液、呼出的空气、粪便等），但对于液体浓度高的食物（如水果和汤）应谨慎食用。在特定的患者中，适当地应用和管理限制液体摄入是有效的，但即使是严重的液体限制，血清 Na^+ 一般只会缓慢增加 [1～2mmol/(L·d)][226]。此外，这种治疗通常耐受性差，因为与口渴相关的增加导致长期治疗依从性差。

液体限制不应用于低血容量患者，尤其在继发于高血管升压素水平的尿液渗透压非常高的住院患者中难以维持；同样，如果尿液 Na^+ 和 K^+ 之和超过血清 Na^+，大多数患者对液体限制没有反应，因为无电解质水将难以清除[334, 335]。表 10-3 总结了这些和其他已知的流体限制失效的预测因素；在症状性低钠血症住院患者中存在的任何这些因素使这种治疗不太理想。此外，液体限制对一些患者来说是不现实的，特别是包括在重症监护环境下的患者，他们经常需要给予大量液体作为治疗的一部分。这类患者需要更有效的药物或生理盐水治疗策略。

（4）精氨酸血管升压素受体拮抗药：低钠血症的传统治疗方法，虽然在特定情况下有效，但由于许多不同的原因，包括疗效不同、反应缓慢、难以忍受的不良反应和严重的毒性，都不是最理想的。但是，也许

大多数传统疗法的最大缺陷是，它们没有直接针对大多数稀释性低钠血症的潜在原因，即血浆血管升压素水平过高。在许多国家，直接阻断血管升压素介导的受体激活的一类新型药物（血管升压素受体拮抗药）已被批准用于治疗正常容量性低钠血症和高容量性低钠血症[326, 336]。

美国 FDA 已批准科尼瓦坦用于住院患者的正常容量和高容量性低钠血症。它只能作为静脉制剂，在 30min 内以 20mg 的负荷剂量给予，随后连续输注 20 或 40mg/d。一般前 24h 连续输注 20mg 评估初步反应需要几个小时。如果认为血清 Na^+ 校正不足（如 <5mmol/L），可将输注速度提高到 40mg/d[337]。临床研究已经证实，与连续输注相比，一次性输注科尼伐坦更有效。由于药物与 CYP3A4 肝同工酶代谢的其他药物相互作用，治疗时间最长限制在 4 天。重要的是，对于科尼伐坦和所有其他伐普坦类，在低钠血症纠正的活跃阶段，频繁测量血清 Na^+ 是至关重要的，科尼伐坦至少每 6～8 小时测量一次，但对于有 ODS 危险因素的患者更频繁[310]。如果在最初的 24h 内纠正超过 10～12mmol/L，应停止输液，并密切监测患者。应考虑给予足够的水，口服或静脉注射 5% 葡萄糖水溶液，以避免校正超过 12mmol/(L·d)。对于有 ODS310 危险因素的患者，应在前 24h 内将最大校正降至 8mmol/L（图 10-7）。科尼伐坦最常见的不良反应包括头痛、口渴和低钾血症[338]。

托伐普坦一种口服血管升压素受体拮抗药，也被 FDA 批准用于治疗正常血容量和高容性低钠血症。与科尼伐坦相比，托伐坦片剂的可获得性允许短期和长期使用[339]。与康伐普坦类似，托伐普坦治疗必须在医院开始，以便仔细监测矫正率。在美国，血清 Na^+ 低于 125mmol/L 的患者可以接受托伐普坦作为主要治疗；如果血清 Na^+ 为 125mmol/L 或更高，则只有当患者出现可归因于低钠血症的症状并对限制液体的尝试有抵抗力时，才适用托伐伐坦治疗[340]。在欧盟，托伐普坦仅被批准用于 SIAD 引起的高容量低钠血症的治疗，但任何有症状的高容量血症患者都有资格接受托伐普坦治疗，无论低钠血症水平或对之前液体限制的反应

表 10-3　使用流体限制和预测器的一般建议	
一般建议	• 限制所有通过饮水摄入的食物，而不仅仅是水 • 体液限制为每天尿量低于 500ml/24h • 不要限制钠或蛋白质的摄入，除非有指示
流体限制可能失败的预测因素	• 尿渗透压高（≥500mOsm/kg H_2O） • 尿液 Na^+ 和 K^+ 浓度之和超过血清 Na^+ 浓度 • 24h 尿量 <1500ml/d • 24～48h 液体限制≤1L/d，血清 Na^+ 浓度增加 <2mmol/（L·d）

如何。第一天托伐普坦起始剂量为 15mg，尽管在临床实践中，一些临床医生建议从较低的 7.5mg[341] 开始，如果血清 Na^+ 低于 135mmol/L 或在过去 24h 内血清 Na^+ 的增加量低于 5mmol/L，可以在 24h 间隔滴定至 30mg 和 60mg。与科尼伐坦一样，在纠正低钠血症的活跃阶段，至少每 6~8 小时频繁测量血清 Na^+ 是至关重要的，特别是对于有 ODS 危险因素的患者。低钠血症安全校正的目标和限度，以及补偿过快校正的方法与之前对科尼伐坦的描述相同（图 10-7）。另一个有助于避免托伐普坦矫治过快的因素是，在矫治的积极阶段不建议使用液体限制，从而让患者的口渴来补偿过度剧烈的水化。托伐普坦的常见不良反应包括口干、口渴、尿频增加、头晕、恶心和体位性低血压[340]。在低血容量低钠血症的治疗中不需要伐普坦类，因为简单的体积扩张有望消除对 AVP 分泌的非渗透性刺激，并导致迅速水化。此外，通过利尿或水化诱导肾液排泄增加可引起或加重这类患者的低血压。这种可能性导致这些药物被标记为低血容量性低钠血症的禁忌证。重要的是，在对正常血容量和高血容量低钠血症患者进行的考尼伐坦或托伐普坦临床试验没有观察到临床显著的低血压。虽然伐普坦类并不是肾功能下降的禁忌证，但如果血清肌酐水平超过 3mg/dl，这些药物一般不会有效。

在一项为期 3 年的临床试验中，FDA 对接受托伐普坦治疗常染色体显性多囊肾病的患者发出了肝损伤的警告。该临床试验是关于托伐普坦治疗常染色体显性多囊肾病的疗效和安全性及其预后（Polycystic Kidney Disease and Its Outcomes，TEMPO）研究[342]。尽管 TEMPO 研究中使用的剂量高达批准的低钠血症最大剂量的 2 倍（如托伐普坦，120mg/d），并且在托伐普坦治疗临床试验中，未报告以 FDA 批准的剂量治疗临床症上显著的正常容量性或高容性低钠血症患者的肝损伤。FDA 建议"如果患者出现肝脏疾病的迹象，Samsca 治疗应停止。治疗时间应限制在 30 天或更短，并应避免使用于基础肝病患者，包括肝硬化"。欧洲药品管理局（European Medicines Agency，EMA）已批准使用托伐普坦治疗 SIAD，但未用于心力衰竭或肝硬化引起的低钠血症。基于 TEMPO 试验结果，EMA 也对使用托伐普坦治疗的患者可能发生肝损伤发出警告，但不建议对使用托伐普坦治疗 SIAD 患者的疗程进行任何限制。因此，对于长期使用托伐普坦治疗低钠血症的患者（如＞30 天），应采取适当的谨慎态度，但这一决定应基于治疗医生的临床判断。对低钠血症难治性或不能耐受或获得其他治疗方法的患者，以及托伐普坦治疗的益处大于风险的患者，仍然是长期使用托伐普坦治疗的候选患者。

使用血管升压素拮抗药治疗低钠血症的另一个障碍是药物的高成本。这在美国和欧盟确实如此，但有

趣的是，在亚洲国家却不是这样。尽管存在明显的地域差异，但许多经济分析已经证实，低钠血症会增加经济负担，这在很大程度上是由更长时间的住院和重症监护造成的[343, 344]。一项对托伐普坦与液体限制使用的分析显示，托伐普坦的节省成本较好，抵消了托伐普坦的高成本，这表明在适当的住院患者中选择性使用这些药物实际上可能在美国和欧盟的住院患者中具有成本效益[345]。

（5）尿素：尿素已被描述为 SIAD 和其他低钠血症的替代口服治疗。其作用方式是不仅通过增加无溶质水排泄，而且通过减少尿钠排泄来纠正低渗。15~60g/d 的剂量一般有效；剂量可按必要的每周间隔 1 周以 15g/d 的速度递增滴定，以达到血清 Na^+ 的正常化。建议将尿素溶解在橙汁或其他味道较重的液体中，以掩盖其苦味。即使不能达到完全正常的水分平衡，通常也可以让患者在接受尿素时保持不太严格的液体限制。与尿素使用相关的缺点包括适口性差，高剂量时产生氮血症，以及无法获得一种方便或 FDA 批准的制剂形式。数据显示，血液尿素浓度可能会增加 1 倍在治疗过程中[346]，但重要的是要记住，这并不代表肾损伤。

回顾性、非对照的研究报道显示，因蛛网膜下腔出血引起的低钠血症和危重监护患者中的 SIAD 使用尿素治疗是有效的[347]，病例报道记录了慢性 SIAD[348] 和因不适当的抗利尿而导致的肾源性综合征婴儿的成功[349]。来自 SIAD 患者小队列的一项短期研究的最新证据表明，在逆转慢性 SIAD 引起的低钠血症方面，尿素可能与伐普坦类具有相当的疗效[350]。尽管这些报道表明，尿素可能是治疗慢性低钠血症的可接受替代药物，但关于长期使用尿素治疗低钠血症的有效性和安全性的数据尚缺乏[351]。

（6）呋塞米和 NaCl：使用呋塞米（20~40mg/d）加上高钠摄入量（200mEq/d）代表了急性症状性低钠血症[352] 治疗在选定的病例的拓展[329, 353]。然而，与尿素类似，该方法在可接受的目标范围内迅速纠正症状性低钠血症的有效性尚不清楚。

3. 低钠血症的治疗效果　目前还没有足够有力的随机对照试验来比较用于纠正低钠血症的不同治疗方法的疗效和安全性。然而，一项在美国和欧盟对大量住院患者进行的前瞻性观察研究的结果为不同治疗方法在完全性低透性患者中的成功率提供了有用的数据[354, 355]。在这项研究中，成功与否由三个不同的标准来定义，从最低到最严格：①血清 Na^+ 至少增加 5mmol/L；②血清 Na^+ 校正 130mmol/L 或以上；③正常血清 Na^+ 校正 135mmol/L 或以上。3%NaCl 和托伐普坦在最不严格的标准中成功率显著大于 50%，只有托伐普坦在第二严格的标准中达到这个水平，在最严格的血清 Na^+ 标准化标准中成功率显著更高。特别值得注意的

是，液体限制是低钠血症登记患者最常用的治疗方法，仅44%接受该疗法患者的血清[Na$^+$]校正，只有36%的患者获得了等渗盐水。这与一项对183例低钠血症患者的前瞻性研究一致，该研究表明，高达60%的SIAD患者有一个或多个标准预测对液体限制无反应（表10-3）[356]。这些数据强调了为个别患者精心选择治疗的重要性，以达到预定的血清Na$^+$校正目标。

4. 基于症状严重程度的低钠血症治疗指南　尽管许多作者发表了治疗低钠血症的建议，但[310, 329, 357-361]还没有标准化的治疗流程被普遍接受，各种指南和专家建议之间存在一些主要的差异[326, 362]。对于几乎所有的治疗建议，初始评估都包括对患者ECF容量状态的评估，因为对低血容量、高血容量和高血容量低透性患者的治疗建议不同[310]。正常血容量患者，主要包括SIAD患者，由于其病因和表现的多样性，是一个独特的挑战。最近的专家意见建议主要是基于低钠血症患者的神经症状，而不是血清Na$^+$或低钠血症的慢性特征，因为后者往往难以准确确定[310]。应仔细进行神经病史和评估，以确定除低钠血症以外的患者症状的潜在原因，尽管不可能总是排除低钠血症对潜在神经系统疾病的附加影响。在该流程中，根据患者表现出的症状，将患者分为三大类。

(1) 严重的症状：昏迷、窒息、癫痫发作、呼吸窘迫或停止，以及不明原因的呕吐，通常意味着低钠血症发作更为急性或加重，需要立即积极治疗。快速提高血清Na$^+$水平的治疗对于减少脑水肿和降低潜在致命脑疝的风险是必要的。

(2) 中度症状：精神状态改变、定向障碍、意识混乱、不明原因的恶心、步态不稳和跌倒通常表明一定程度的脑容量调节和临床显著脑水肿的缺失。这些症状可以是慢性的或急性的，但允许更多的时间来精心设计一个深思熟虑的方法来选择治疗。

(3) 轻微或无症状：轻微的症状，如注意力难以集中、易怒、情绪改变、抑郁或不明原因的头痛，或几乎没有可识别的症状，提示患者可能患有慢性或缓慢发展的低钠血症。这些症状需要谨慎的治疗，特别是当患者有潜在的合并症时，以防止低钠血症的恶化和过度快速的纠正产生ODS。

有严重神经症状的患者应以高渗（3%）氯化钠作为一线治疗，24～48h后进行液体限制和（或）伐普坦类治疗。由于在接受高渗氯化钠治疗的患者中，超过10%的患者出现了血清[Na$^+$]的过快校正，因此患者有发生ODS的风险[363]，除非仔细监测。因此，一些作者提出同时使用去氨血管升压素来降低校正率，使其仅为高渗氯化钠输注本身产生的校正率[364]。是否有足够的临床数据最终证明这种方法在大量患者中是有效和安全的，仍有待确定。在接受托伐普坦单药治疗的患者中[365, 366]，仅1例发生ODS，另有两个摘

要报道了相同的24h内直接使用托伐普坦和高渗盐水治疗的患者中[367]，有2例报道ODS。因此，在使用高渗氯化钠成功提高血清Na$^+$后至少24h内，不应再给予额外的活性低钠治疗。

中度症状患者的治疗选择将取决于他们的ECF容量状态。低血容量患者应通过等渗氯化钠输注或口服钠替代进行溶质补充治疗。血容量正常患者，尤其是SIAD患者，将受益于伐普坦类治疗、有限的高渗盐水或在某些情况下的尿素。如果SIAD的病因被认为是慢性的，可以采取液体限制或长期伐普坦类治疗。在心力衰竭的高容量患者中，伐普坦类通常是最好的选择，因为液体限制在这一组中很少成功[368]，生理盐水可引起液体潴留，水肿增加，如果肝功能受损，尿素可导致氨在胃肠道积聚。虽然有中度神经症状可以提示患者处于急性低钠血症的早期阶段，但更多的是慢性低钠状态，并有足够的脑容量适应，以防止脑水肿的明显症状。大多数中度低钠血症患者的低钠血症表现为较慢性的形式，因此应密切遵循纠正目标和限度的指南（图10-7），并在医院环境中对这些患者进行密切监测，直到症状改善或稳定。

无症状或轻微症状的患者最初应限制液体的摄入，尽管药物治疗（如伐普坦类或尿素）可能适用于广泛的特定临床条件。其中最重要的是不能改善血清Na$^+$，尽管有合理的液体限制尝试，或存在与液体限制反应不良相关的临床特征（表10-3）。

一个特殊的情况是由于水利尿的开始，低钠血症的自发纠正以非预期速度发生。这可能发生在对低钠血症患者停止去氨血管升压素治疗，肾上腺功能不全患者替代糖皮质激素，利尿药诱导的低钠血症患者更换溶质，或短暂性SIAD自发消退。在这种情况下，如果之前的低钠血症持续时间足够长（通常≥48h），使脑容量得以调节，ODS显然会导致脑损伤。如果超过了先前讨论的校正参数，并且校正比计划进行得更快（通常是因为低渗尿液的持续排泄），则可通过低渗液体（含或不含去氨血管升压素）逆转导致脱髓鞘的病理事件。这种方法的有效性已经从动物研究[369]和人类病例报道中得到了证实[370]，即使患者有明显的症状[371]。然而，只强烈建议对ODS高危患者在初始的、过快的纠正后再降低血清Na$^+$；对于有ODS低至中等风险的患者，它被认为是可选的，而对于急性水中毒患者则是不必要的（图10-7）。

5. 监测低钠血症患者血清Na$^+$　血清Na$^+$监测的频率和低钠血症的严重程度和选择的治疗方法有关，所有积极应用高渗盐水治疗症状性低钠血症的患者都应经常监测血清Na$^+$、尿量和ECF容积状态（每2～4小时），以确保血清Na$^+$在校正活跃期不超过安全校正的限度[310]，因为血清Na$^+$的过快校正会增加ODS的风险[233]。在校正活跃期（通常是治疗的最初

24～48h），使用伐普坦类治疗中度或轻度症状的患者应每 6～8 小时监测一次血清 Na$^+$。当患者症状不再存在，达到安全血 Na$^+$（通常为＞125mmol/L），或校正率在 24h 内达到 10～12mmol/L，48h 内达到 18mmol/L，ODS 高危患者在任何 24h 内达到 8mmol/L 的最大限度时 [310, 330]，应停止任何治疗（图 10-7）。对于接受液体限制或高渗盐水以外的治疗，血清 Na$^+$ 水平稳定的患者，每天测量血清 Na$^+$ 通常是足够的，因为在没有积极治疗或液体摄入或给药的大变化的情况下，血清 Na$^+$ 水平不会那么快变化。

6. 慢性低钠血症的长期治疗　有些患者出院后继续治疗低钠血症会受益。在许多情况下，这将包括持续的液体限制，但长期遵守这种治疗是很差的，因为更严重的液体限制会增加口渴。因此，对于在医院对托伐普坦有反应的患者，应考虑出院后继续门诊治疗。在已确诊的慢性低钠血症患者中，托伐普坦已被证明在长达 3 年的持续每天治疗中对维持正常 Na$^+$ 是有效的 [372]。然而，许多住院低钠血症患者有短暂的 SIAD，不需要长期治疗。应根据 SIAD 的病因选择住院低钠血症患者进行长期治疗。在所有情况下，应考虑在出院后 2～4 周停用该药，以确定是否仍存在低钠血症。在托伐普坦 SALT [339] 和 SALT-WATER 试验中，发现 7 天足以证明低钠血症复发，因此，评估 SIAD 持续存在的合理停药时间为 7 天 [372]。

在一项多囊肾疾病的临床试验中，少量患者服用高剂量托伐普坦会产生肝毒性，这导致 FDA 最近建议托伐普坦的使用时间不要超过 30 天。如果使用托伐普坦超过 30 天，应至少在治疗的第 1 年定期评估肝功能（如每 3 个月）。通常情况下，低钠血症的适当治疗决策应基于临床判断和针对特定患者的个体化风险 / 效益分析，尚无一种单一的治疗方法可成为所有 SALT 患者的最佳治疗 [326]。

六、催产素

由于不同实验哺乳动物催产素的分泌和功能存在明显差异，因此对催产素分泌和作用的正常生理调节的研究较为复杂。不同物种的卵巢和子宫组织中有不同的合成位点。由于对孕妇和人体组织的研究比较困难，因此人类对催产素分泌和功能的生理调节知之甚少。催产素的经典作用是激活平滑肌，促进乳汁分泌和分娩时子宫肌收缩。

（一）泌乳

哺乳动物的一个特征是哺乳，所有哺乳动物都会分泌催产素来刺激与哺乳相关的乳汁分泌。另一种对泌乳至关重要的激素是催乳素 [373]。每一种垂体 / 下丘脑激素都受到性腺类固醇激素的重要影响和调节。乳房的泌乳单位是腺泡系统，有多个由特化肌上皮细胞包围的泌乳细胞簇。腺泡直接与小管相连，然后小管

汇聚到乳头。乳汁是在腺泡的腺细胞中合成的 [374]。催产素受体定位于腺细胞，体循环中的催产素作用于这些受体，使肌上皮细胞收缩。催产素也作用于沿导管的肌上皮细胞，使导管变短或变宽，以促进乳汁通过导管流向乳头 [375]。

当婴儿开始吸吮乳房时，一种传入信号从乳房的机械感受器或触觉感受器传递到脊髓，并最终上升到视上核和室旁核中的催产素大细胞神经元 [375, 376]。催产素的搏动释放对腺泡产生搏动泵送作用，促进最大限度地排出腺泡中的乳汁 [374]。通过敲除抑制催产素合成的转基因小鼠，证明了催产素在维持乳汁分泌方面的重要性。这些动物正常分娩，有正常的乳汁产量，尽管正常哺乳，但没有乳汁释放。幼崽会脱水而死，因为胃里没有牛奶 [377]。给这些缺乏催产素的老鼠注射催产素可以挽救它们分泌乳汁的能力，让幼鼠存活下来。同样，催产素也可以促进哺乳期不足的女性顺利泌乳 [378]。

随着人类继续母乳喂养，催产素的基础水平会下降，但与哺乳反应的催产素脉冲会继续并可能增加 [379]。患有尿崩症的人能够成功地母乳喂养婴儿，这引起了一些人对催产素在人类中的重要性的质疑 [380]。然而，尿崩症患者在没有血管升压素的情况下，催产素的分泌可以保留。

（二）分娩

分离后的催产素很快被描述为刺激子宫收缩，这使随后不久的临床使用催产素作为子宫收缩素 [381]。人类的分娩比催产素的作用复杂得多 [382]。所有物种的子宫在妊娠期间都必须生长，而雌激素是这种生长的促进分子。人类体内的催产素水平在妊娠期间仍不清楚，但在足月排卵期之前没有报道过会增加 [382-384]。子宫肌层细胞具有内在的收缩活动，但在妊娠期间，子宫在孕酮和松弛素（由黄体和蜕膜组织产生）的作用下保持静止状态。分娩的开始是通过雌激素激活的相对增加和孕激素激活的相对减少来完成的。催产素受体和胎盘产生的催产素的变化可能比血液循环中的催产素水平更重要。早期分娩时，子宫内催产素受体 mRNA 表达上调，催产素受体数量增加 [384, 388]。催产素受体在子宫底和蜕膜细胞中显著，它们刺激子宫肌层收缩，并刺激前列腺素的产生。分娩时，宫底催产素活性的增加会将胎儿推向宫颈，宫颈在前列腺素的作用下变薄和松弛 [383, 389]。前列腺素在分娩时子宫中重要的炎症过程中发挥关键作用。细胞因子诱导酶消化细胞外基质，软化和成熟子宫颈 [383]。孕酮维持子宫静止的作用不仅是对催产素受体的作用，而且还能拮抗软化下子宫和子宫颈的炎症反应 [384]。

在妊娠的三种情况下，催产素的药理作用是值得关注的。催产素的第一种情况和最广泛使用的作用是诱导和促进分娩 [390]。为了努力减少剖宫产的数量和发

病率，这项工作受到了越来越多的关注[391]。催产素可单独或与其他药物（如普萘洛尔或前列腺素）联合使用[391,392]。第二个感兴趣的领域是通过减少子宫收缩活动和（或）抑制炎症反应来预防早产[393]。肽类和非肽类催产素拮抗药在抑制子宫肌收缩方面有特殊的作用，但广泛的临床应用还需要开发出具有更好风险/受益活性的拮抗药[394]。催产素的第三个药理作用是作为子宫紧张剂，可减少与子宫无力相关的产后出血[395]。产后出血是世界范围内产妇死亡的主要原因，在美国仅次于栓塞的产妇死亡原因。第三产程主动管理的机械选择包括脐带牵引以减少胎盘保留的风险和子宫按摩，这已通过药物 [最常见的是催产素和（或）麦角胺] 加强[395]。在发展中国家，产后出血造成的产妇死亡最为严重。催产素是热不稳定的，需要训练有素的工作人员进行适当的管理[397]，提示需要寻找其他药物。前列腺素类似物（如米索前列醇）有良好的结果报道[394,395,398]。

（三）行为

这一章是关于垂体后叶分泌的血管升压素和催产素作为传统内分泌激素的功能。关于这些激素作为神经递质的功能的进一步讨论，特别是关于影响社会和摄入行为，见第 9 章和第 20 章。

第三篇　甲状腺

Thyroid

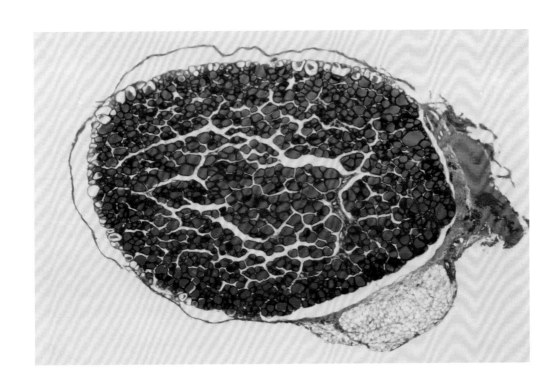

第 11 章　甲状腺的病理生理学及诊断评估
Thyroid Pathophysiology and Diagnostic Evaluation

DOMENICO SAL VATORE　RONALD COHEN　PETER A. KOPP　P. REED LARSEN　著

刘婷婷　张晨宇　巩博深　李秋贤　王苹　邢渝敏　王金硕　译　　单忠艳　周翔海　校

要点
- 本章阐述了从无脊椎动物到人类等多种生命体中，甲状腺的个体发生和发育所涉及的主要事件。
- 描述了甲状腺的解剖和功能、碘在甲状腺激素合成中发挥的关键作用。
- 总结了参与外周组织甲状腺激素的作用和代谢的关键分子及机制。
- 本章还探讨了生理和病理条件下维持甲状腺激素稳态及功能的机制。
- 本章提供了可用于评估患者临床甲状腺功能异常或疾病的生化指标，以及各种测试的生理学原理和预期结果。
- 甲状腺功能异常和解剖学异常是内分泌系统最常见的疾病之一。本章介绍了甲状腺的生理及生化背景，并且根据病理生理学，介绍了能评估疑似甲状腺功能异常的各种检查。

一、系统发育学、胚胎学和个体发育学

（一）系统发育学

甲状腺的系统发育、胚胎发育及甲状腺功能的某些方面都与胃肠道密切相关。在整个动植物界，甲状腺代谢碘并通过碘合成各种有机化合物的能力广泛存在。然而，甲状腺的解剖结构在不同脊椎动物之间有很大的差异。单碘酪氨酸 [3- 单碘酪氨酸（MIT）] 和二碘酪氨酸 [3,5- 二碘酪氨酸（DIT）] 存在于各种无脊椎动物中（包括软体动物、甲壳类动物、腔肠动物、环节动物、昆虫和某些海藻）。然而，在这些低等生物中，甲状腺组织并不存在。甲状腺组织仅存在于脊椎动物之中。高等脊椎动物中甲状腺的发育可以在七鳃鳗的幼虫形式中明显观察到，其中咽的腹侧部分（内柱）是仅在幼虫生命期存在的原始结构。内柱上皮是碘化的场所，在变态后将会成为滤泡细胞，进而形成典型的甲状腺滤泡[1]。

甲状腺和胃肠道的系统发育在某些功能上有较为明显的关联。例如，唾液腺和胃的内分泌腺与甲状腺较为类似，均能够在其分泌物中浓缩碘。但是这些部位的碘转运对 TSH 的刺激并无反应。唾液腺中含有的酶在正常情况下会催化形成微量的碘蛋白，在过氧化氢存在的条件下形成碘化酪氨酸。

（二）结构胚胎学

甲状腺（从肠管发生的最前位的器官）的形态发生始于前肠内胚层上皮的增厚，这被称为甲状腺原基。人类的甲状腺原基最早在胚胎 16 或 17 天时就能识别出来。这种增厚逐渐加深并形成一个小凹，然后发育中的心肌细胞附近的内胚层突出，正中憩室随心肌细胞的下降而向尾部移动，连接原基和咽底的原始茎伸入甲状舌管。在尾部迁移过程中，原基呈两叶状，在胚胎第 50 天左右到达最后位置，并与第四个咽囊的腹侧接触并融合。正常情况下，在受孕 2 个月左右，甲状舌管会发生溶解和碎裂，在其起始点（舌头中部和后部 1/3 的交界处）即盲肠孔处，留下一个小窝。导管下部的细胞分化为甲状腺组织，形成腺体的锥体叶。此时，小叶与后鳃腺相接，导致 C 细胞进入甲状腺。伴随而来的是整个腺体的组织学变化。胎龄约 3 个月时，复杂索状排列的互相连接的细胞结构和血管结缔

组织取代实心上皮团，形成管状结构；不久后，出现无胶体的滤泡，第 13～14 周时滤泡内开始充满胶体。使用基因靶向技术对小鼠甲状腺发育的研究是确定正常甲状腺发育所需的关键因素的第一步 [2, 3]。目前的研究正在探讨不同蛋白质在甲状腺合成或形成潜在缺陷中的作用（见第 13 章）。

（三）功能个体发生学

人类胎儿甲状腺功能的个体发育及其调节机制已被较好的认识 [4, 5]。还未成熟的滤泡细胞早在妊娠第 29 天就具有了产生甲状腺球蛋白（Tg）的能力，在第 11 周时产生了浓缩碘及合成 T_4 的能力。母体无意间接触到的放射性碘很快就会被胎儿的甲状腺积累起来。甲状腺的早期生长和发育似乎并不依赖 TSH，因为直到第 14 周，垂体才能明显合成和分泌 TSH。随后，垂体和甲状腺功能发生迅速变化。由于下丘脑成熟和 TRH 分泌增加，在妊娠第 18～26 周，血清 TSH 浓度升高，此后水平一直高于母体 [4]。较高 TSH 的水平可能反映了胎儿期 TSH 分泌负反馈控制的调定点较高。甲状腺素结合球蛋白是血浆中主要的甲状腺激素结合蛋白，在妊娠第 10 周时可在血清中检测到，并在足月时浓度逐渐升高。在妊娠中晚期，血清 T_4 浓度逐渐升高的部分原因是 TBG 浓度的增加。此外，T_4 的分泌也增加，因为游离 T_4 的浓度也上升了。

从临床角度来看，甲状腺发育以下几个方面值得关注。极少数情况下，甲状腺组织可能从舌基部附近的甲状舌管残余物发育而来。这种舌状腺组织可能是唯一有功能的甲状腺，因此手术切除将导致甲状腺功能减退。然而，更常见的是，甲状腺舌管的成分可能会持续存在，进而产生甲状腺舌管囊肿。此外，异位甲状腺组织可以出现在纵隔的任何位置，甚至出现在心脏（很少）。

二、解剖学和组织学

甲状腺是最大的内分泌器官之一。据统计，在北美成年人中甲状腺重 15～20g。此外，甲状腺具有巨大的生长潜力。肿大的甲状腺（通常被称为甲状腺肿）可重达数百克。正常的甲状腺由两个腺叶组成，由一薄带组织（峡部）连接，厚约 0.5cm，宽约 2cm，高 1～2cm。每片腺叶通常有一个尖的上极和一个圆钝的下极，在中间与峡部相接。每个腺叶厚 2～2.5cm，最大直径约为 4cm。当腺体肿大时，可以看到一个从峡部向上的指状突起，通常位于中线的正侧面，通常在左侧。右叶一般比左叶血管更为丰富，常常是两叶中较大的一个。当腺体弥漫性增大时，右叶往往会变大更多。构成动脉血液供应的血管是起源于颈外动脉的甲状腺上动脉和起源于锁骨下动脉的甲状腺下动脉。甲状腺血流量为 4～6ml/（min·g），远远超过流向肾脏的血流量 [3ml/（min·g）]。Graves 病引起的弥漫性毒性

甲状腺肿，血流可超过 1L/min，并可闻及杂音，甚至触及明显的震颤。

甲状腺由紧密堆积的球形单位（滤泡）构成，拥有丰富的毛细血管网络。滤泡内部充满了透明的蛋白质胶体，常常是甲状腺肿的主要组成部分。横切面上，甲状腺组织呈紧密排列的环状结构，由单层上皮细胞包围滤泡腔组成。即使在同一个腺体内，滤泡的直径也变化很大，平均直径约为 200nm。滤泡细胞的高度随腺体功能状态的不同而变化，活化时呈柱状，非活化时呈立方状。滤泡上皮位于富含糖蛋白的基膜上方，基膜将滤泡细胞与周围的毛细血管分隔开。间隔结缔组织将 20～40 个滤泡分隔形成由单一动脉供应的小叶。某些特殊小叶的功能可能与其周围的小叶不同。

电镜下观察到，甲状腺滤泡上皮与其他分泌细胞既相似又不同。大量微绒毛从滤泡细胞顶端延伸至胶质。碘化作用、胞吐作用和激素分泌的初始阶段（胶体再吸收），都发生在细胞的此表面或其附近（图 11-1）。滤泡上皮细胞的细胞核没有明显的特征，细胞质中含有大量的内质网和高尔基体。内质网由包含 Tg 前体的宽的不规则小管网络组成。在高尔基体顶部，Tg 的糖类成分整合在 Tg 前体上。溶酶体和线粒体分散在整个细胞质中。TSH 的刺激导致高尔基体扩大，滤泡细胞顶端表面形成伪足，出现许多含有从滤泡腔吸收胶体的液滴（图 11-1）。

甲状腺还含有滤泡旁细胞或 C 细胞，它们能够产生降钙素。传统的观点认为，这些细胞衍生自神经嵴细胞，然而较新的谱系追踪数据表明它们也在内胚层中出现 [6]。最终，它们分散在滤泡上皮或甲状腺间质中。与滤泡上皮细胞不同的是，它们不与滤泡腔相接并且富含线粒体。C 细胞也在人舌甲状腺中检测到 [7]。家族性甲状腺髓样癌综合征（2 型多发性内分泌肿瘤）早期可见 C 细胞过度增生，使得这种家族性和散发性肿瘤发生（见第 42 章）。

三、碘与甲状腺激素的合成和分泌

甲状腺的功能是产生足够的甲状腺激素，以供周围组织所需。甲状腺激素的产生需要碘。首先，碘被钠碘同向转运体（sodium-iodide symporter，NIS）转移到胶体中，并被甲状腺过氧化物酶（thyroid peroxidase，TPO）氧化，合成约 110nmol/L（85μg）的 T_4（65% 的碘）。此过程大约需要 330kDa 的糖蛋白 Tg。Tg 同二聚体的特定酪氨酸残基在滤泡上皮细胞顶端碘化形成 MIT 和 DIT（图 11-1）。这一过程需要通过双氧化酶（DUOX1 和 DUOX2）和 TPO 催化形成的过氧化氢（H_2O_2）。H_2O_2 使碘氧化并转移到酪氨酸残基上。此外，TPO 还能够催化两个 DIT 分子或一个 DIT 分子与一个 MIT 分子的偶联，分别生成 T_4 和 T_3，作为 Tg 分子的一部分，储存在胶质中。储存的胶体通

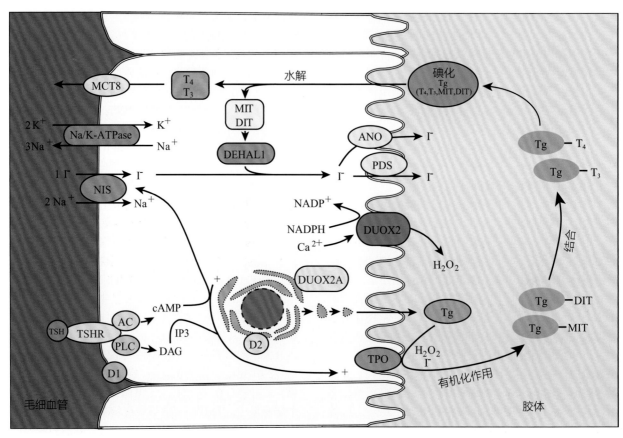

▲ 图 11-1　甲状腺滤泡细胞，甲状腺碘转运和甲状腺激素合成的关键之处

AC. 腺苷酸环化酶；ATP 酶 . 三磷酸腺苷酶；cAMP. 环磷酸腺苷；D1.1 型脱碘酶；D2.2 型脱碘酶；DAG. 甘油二酯；DEHAL1. 碘酪氨酸脱卤酶 1（IYD）；DIT. 二碘酪氨酸；DUOX. 双重氧化酶；IP3. 三磷酸肌醇；MIT. 单碘酪氨酸；NADP. 氧化型烟酰胺腺嘌呤二核苷酸磷酸；NADPH. 还原型烟酰胺腺嘌呤二核苷酸磷酸；NIS. 钠碘同向转运体；PDS. 戊三醇（SLC26A4）；PLC. 磷脂酶 C；T₃. 三碘甲状腺原氨酸；T₄. 甲状腺素；Tg. 甲状腺球蛋白；TPO. 甲状腺过氧化物酶；TSH. 促甲状腺激素；TSHR. 促甲状腺激素受体

过胞饮作用形成吞噬溶酶体，在滤泡上皮细胞基底部 Tg 被特定蛋白酶消化，释放 T_4、T_3、DIT 和 MIT。部分 T_4 和 T_3 通过 MCT8 转运出吞噬溶酶体并穿过基底外侧细胞膜，离开细胞进入循环，而 DIT 和 MIT 被碘酪氨酸脱卤酶（DEHAL1）脱碘，使得碘化物能够循环利用。甲状腺激素的合成需要甲状腺细胞特异蛋白的表达。除了 Tg 和 TPO，还有 TSHR。TSHR 的表达能够将细胞外的 TSH 信号转导至细胞内，实现有效的激素合成。许多转录因子，包括甲状腺转录因子 TTF1（NKX2-1）和 TTF2（FOXE1）、PAX8 和 HNF3（FOXE2）、TSH，均为促进甲状腺滤泡细胞功能分化和甲状腺激素生成的必要条件[1, 3]。当用 TSH 处理时，转录因子 NKX2-1 和 PAX8 的瞬时过表达使得小鼠胚胎干细胞（mouse embryonic stem cell，mESC）分化为甲状腺滤泡细胞并形成三维滤泡结构，具有显著的碘化组织活性[8]。这些生化过程的细节超出了本章的讨论范畴，与临床相关的部分将在后文更详细阐述。

（一）膳食碘

甲状腺每天需要摄取 60～75µg 碘以确保甲状腺激素的正常产生。在碘充足的人群中，每天有 10～20µg 碘以葡萄糖醛酸根的形式在粪便中排泄，100～150µg 碘以尿碘排出，因此需要足够的外源性碘来满足甲状腺所需[9]。血浆中的碘化物（I^-）是生物体液中的碘元素的主要形式，可完全滤过，60%～70% 被重吸收。每天至少需要 100µg 碘才能消除所有碘缺乏症状（表 11-1）。在健康成人中，碘化物的吸收率大于 90%。在北美地区，每天膳食碘摄入量在 150～300µg，主要形式为食盐加碘；然而，在日本，由于大量食用富含碘的食物，碘摄入量可能高达每天几毫克。值得注意的是，由于食盐摄入量的减少，美国的碘摄入量正在减少。虽然美国尿碘中位数为 160µg/L，但是接近 10% 的人口尿碘水平较低（<5µg/dl）[10]。由于土壤和水中的碘含量及饮食习惯的不同，世界各地每天的膳食碘摄入量差异很大（表 11-1）（http://www.ign.org/）。即使在同一个地区，碘的摄入量在不同的个体之间和同一个体之间也是不同的。碘也可能通过药物、诊断试剂、膳食补充剂和食品添加剂进入体内。在山区和曾被冰川覆盖的地区，碘缺乏十分常见。如果妊娠期间

表 11-1　膳食碘摄入量的推荐值和代表值	
推荐每天摄入量	
成人	150μg
妊娠女性 [a]	220μg
儿童	90～120μg
尿碘浓度中位数 [b]	
美国（2010）	213μg
中国（2017）	239μg
比利时（2011）	113μg
瑞士（2015）	137μg
俄罗斯（2004）	78μg

a. 医学研究所、食品和营养委员会的建议；WHO、UNICEF 和 ICCIDD 建议孕妇的碘摄入量略高，为 250μg/d

引自 Iodine Global Network,http://www.ign.org/ICCIDD. 国际控制碘缺乏病理事会；UNICEF. 联合国儿童基金会；WHO. 世界卫生组织

严重缺碘，胎儿甲状腺激素的产生将会不足，此时对发育中的中枢神经系统将造成不可修复的损害。这种损害表现为不同程度的智力缺陷，被称为地方性克汀病。因此，缺碘症（包括地方性甲状腺肿和克汀病）是最常见的甲状腺疾病，也是全世界最常见的内分泌疾病。缺碘也是最常见的可预防的智力缺陷的病因。血浆中的碘能够由从甲状腺进入到血液中的碘和外周组织中甲状腺激素脱碘释放的碘来补充一部分。然而，归根结底，饮食是碘最重要的来源。碘以无机物和有机物的形式进入人体。胃肠道能够迅速有效地吸收（30min 内）碘化物，因此碘在粪便中的损失很少。在体内，碘化物主要在细胞外液中。然而，在红细胞和胃肠道腔液中也存在碘化物，碘能够从胃肠道腔液中重吸收，重新进入到细胞外液。碘也在乳汁中富集。在 Tg 中的酪氨酰残基被氧化和有机化之前，碘通过主动转运进入甲状腺与碘池快速平衡。细胞外液中碘化物的浓度通常为 $10\sim15\mu g/L$（约 $10^{-7}mol/L$），外周池的含量约为 250μg。甲状腺含有最大的体内碘池，在正常情况下含碘约 8000μg，其中大部分以 DIT 和 MIT 的形式存在。正常情况下，这个碘池周转速度较为缓慢（每天约 1%）。

（二）甲状腺细胞的碘代谢

球形甲状腺滤泡是甲状腺的基本功能单位，它的完整性对甲状腺激素的合成至关重要。由于血浆中碘浓度很低，甲状腺细胞需要一种机制来浓缩所需的碘元素。这一碘捕获的过程是由 *SLC5A* 基因编码的膜蛋白 NIS 完成的。人类 NIS 是一种含 643 个氨基酸的糖蛋白，有 13 个跨膜结构域。碘的转运是一个活跃的过程，主要依赖于跨甲状腺细胞基底膜的钠浓度梯度的存在，两个 Na^+ 的顺浓度梯度转导致一个碘原子逆电化学梯度进入细胞（图 11-1）。除了在甲状腺细胞的基底外侧膜中表达外，NIS 还在其他碘富集细胞中表达，包括唾液腺、泌乳乳腺、脉络丛、胃黏膜、细胞滋养层及合体滋养层 [12, 13]。NIS 也在卵巢、睾丸、卵巢癌和大多数精原细胞瘤和胚胎睾丸癌中表达 [14]。在哺乳期乳腺中，NIS 通过浓缩乳汁中的碘化物而发挥重要作用，为新生儿提供用于甲状腺激素合成的碘化物。碘化物转运系统在细胞膜上产生 20～40 倍的碘化物梯度，NIS 还转运高锝酸盐（TcO_4^-）、高氯酸盐（ClO_4^-）和硫氰酸盐（SCN^-），显示出放射性 TcO_4^- 作为甲状腺扫描工具的效用和 $KClO_4^-$ 作为竞争性抑制剂阻止碘化物摄取的能力 [15, 16]。NIS 对碘化物的亲和力比它对其他无机卤化物阴离子（如溴化物和氯化物）的亲和力高得多，这说明了甲状腺转运机制的选择性 [17]。

TSH 能够增加 NIS 基因的转录，TSH 也延长了 NIS 蛋白的半衰期，并将该蛋白靶向迁移至细胞膜上。NIS 在碘的吸收和有机化过程中发挥的作用受细胞内高碘浓度反向调节（Wolff-Chaikoff 效应）[18]。

碘的富集对甲状腺正常功能的维持至关重要，早在十多年前，人们就已经认识到这个问题。除非提供相当多的无机碘，否则缺乏碘富集机制会导致先天性甲状腺功能减退症和甲状腺肿 [19]。现在已经确定了许多 NIS 基因的双等位基因突变与碘转运缺陷有关，这是导致先天性甲状腺功能减退的原因之一。重要的是，有研究证明，在人类甲状腺腺瘤和甲状腺癌中 NIS 表达的降低导致了肿瘤甲状腺细胞碘吸收能力的丧失，因此在放射性同位素成像中表现为"冷"结节 [19]。但是，NIS 的亚细胞位置的变化也可以解释这一现象。碘化物必须通过顶端膜才能进入滤泡腔。这一过程涉及 Pendrin，即一种位于甲状腺细胞的顶端膜的、高度疏水的膜糖蛋白及多阴离子交换器 [20, 21]。除甲状腺外，Pendrin 还在肾脏和内耳中表达。在肾脏中，Pendrin 作为氯 / 碳酸氢盐交换器在酸碱代谢中起着重要作用 [23]。在内耳中，Pendrin 对耳蜗内电位的产生很重要 [19]。Pendrin 属于 SLC26A 家族，由 *SLC26A4* 基因编码。*SLC26A4* 基因的突变导致一种常染色体隐性遗传疾病，即 Pendred 综合征，以感音神经性耳聋、甲状腺肿和部分碘有机化缺陷为特征 [24, 25]。耳聋或听力障碍是 Pendred 综合征的主要表现。甲状腺肿通常在儿童时期就会发生，当碘摄入不足时，一些具有 *Pendrin* 双等位基因突变的个体会出现先天性甲状腺功能减退 [21]。Anoctamin1（ANO1/TMEM16A）是一个钙激活的阴离子通道，也在甲状腺细胞的顶端膜上表达，可能也参与介导了顶端外流 [26, 27]。

（三）碘化物的氧化和有机化

碘进入滤泡腔后，参与一系列反应，产生了有活性的甲状腺激素。第一个过程涉及碘化物的氧化。第二个过程将生成的中间产物并入没有活性的激素碘酪氨酸 MIT 和 DIT 中，这一过程称为有机化。通常情况下，碘化物被迅速氧化，并迅速与 Tg 有机结合。形成碘酪氨酸的碘化作用发生在 Tg 内，并非在游离氨基酸上。甲状腺碘化物的氧化过程由含血红蛋白 TPO 介导，需要钙离子依赖性 DUOX1 和 DUOX2 产生 H_2O_2 催化。该蛋白在羧基端含有一个跨膜区，其中一个残基 1~844 位于甲状腺细胞的顶端膜上，在发生碘化的滤泡腔内（图 11-1）。TPO 是主要的甲状腺微粒体抗原，通常采用重组人 TPO 检测桥本甲状腺炎患者血清中普遍存在的抗甲状腺微粒体抗体。有人认为碘化物过氧化的挥发产物（即活性碘化形式）是次碘酸盐（OI^-）、次碘酸（HOI）或碘铵（I^+），但是仍需要进一步确认[28]。DUOX1 和 DUOX2 基因编码产生糖黄素蛋白，主要表达于甲状腺细胞顶端膜上。两者构成甲状腺激素合成所需的 H_2O_2 催化剂的催化核心（图 11-1）[29]。它们是 Ca^{2+}、NADPH 依赖性氧化酶，可催化由 TPO 催化的 Tg 碘化所需的 H_2O_2 的形成[30]。成熟因子 DUOXA2 是一种驻留的 ER 蛋白，是 DUOX2 的成熟、质膜定位和 H_2O_2 产生所必需的蛋白。过量碘能抑制 DUOX2 糖基化，这可能是 Wolff-Chaikoff 效应的另一个机制[31]。

有机化的速度取决于 TSH 对甲状腺的刺激程度。有机化过程中的先天性缺陷会导致先天性甲状腺功能减退伴甲状腺肿，轻度缺陷则会导致甲状腺肿大而不伴有甲状腺功能减退（完全或部分的碘机化缺陷）[32]。它们通常由 TG、SLC26A4、TPO、DUOX2 和 DUOX2A 基因的双等位基因突变引起。完全或部分 TPO 缺陷是甲状腺激素生物合成异常的最常见原因之一[33]。在永久性和暂时性先天性甲状腺功能减退症患者中发现了 DUOX2 和 DUOXA2 基因突变，在一个非常严重的先天性甲状腺功能减退症家系中发现了 DUOX1 和 DUOX2 的双基因突变（见第 13 章）[34, 35]。

（四）碘甲状腺原氨酸合成

MIT 和 DIT 是有活性的碘甲状腺原氨酸 T_4 和 T_3 的前体。从 DIT 合成 T_4 需要两个 DIT 分子通过 TPO 催化融合，产生由乙醚桥连接的两个二碘化环的结构（偶联反应）。同时，在 DIT 残基的位置形成了有助于酚羟基的残余脱氢丙氨酸。

Tg 参与甲状腺中 T_4 和 T_3 的合成[36]。Tg 的信使 RNA（mRNA）长约 8.5kb，编码一个 330kDa（12S）亚基，该亚基含有 10% 的糖类。Tg 在 660kDa 的同源二聚体中有 134 个酪氨酸残基。其中只有 25~30 个被碘化，残基 5、1290 和 2553 形成 T_4，残基 2746 形成 T_3[37]。不同物种的 Tg 产生 T_4、易碘化和形成碘甲腺原

氨酸受体残基位于 Glu/AspTyr 或 Thr/SerTyrSer 序列中，因此蛋白质的一级结构在这些反应中发挥重要的作用。在正常碘化条件下，人体中每个 Tg 分子包含 3~4 个 T_4 分子（每个 Tg 分子有 25 个原子，约占碘重量的 0.5%），但是只有大约 1/5 的 Tg 分子含有 T_3 残基。在未经治疗的 Graves 病患者的 Tg 中，T_4 残基的含量大致相同，但是 T_3 残基的数量翻倍至平均每分子 0.4 个。这种差异与甲状腺激素的碘化状态无关，是甲状腺受到刺激导致的。由于偶联反应是 TPO 催化的，几乎所有抑制有机结合的试剂（如硫脲类药物）也抑制偶联反应。

（五）甲状腺激素的储存和释放

甲状腺在内分泌腺中是独一无二的。它含有大量的激素，但是激素的周转率非常低（每天 1%）。甲状腺分泌的这一特点有助于维持激素的动态平衡，当合成停止时，储备库能够提供长期的保护，避免循环中激素的不足。正常人服用抗甲状腺药物长达 2 周对血清 T_4 浓度影响不大。正常人体甲状腺中，湿重每克约含有 $250\mu g\ T_4$，每 20 克中含有 $5000\mu g\ T_4$[38]。此剂量足以维持至少 50 天的甲状腺正常功能。当在亚急性或无痛性甲状腺炎期间，甲状腺激素不受控制的迅速释放时，大量 T_4 入血将引起明显的一过性甲状腺毒症。Tg 存在于正常个体的血浆中，浓度可达 50ng/ml，可以通过淋巴管离开甲状腺。然而，循环中的甲状腺激素对 Tg 的外周水解并无明显的影响，即使在甲状腺炎期间，Tg 仍大量存在。

甲状腺激素释放的第一步是通过两个过程内吞滤泡腔中的胶体：顶端膜上形成的伪足的大吞噬作用和顶端表面形成的小包被囊泡的微吞饮作用（图 11-1）。这两个过程都受到 TSH 的刺激，但这两个途径的相对重要性因物种而异。其中在人类中占主导地位的是微吞饮作用。内吞发生后，内吞囊泡与溶酶体融合，由组织蛋白酶 D 和 D 样硫醇蛋白水解酶催化蛋白降解。这些酶在溶酶体的酸性 pH 下均具有活性。从 Tg 中释放的碘酪氨酸 MIT 和 DIT 被依赖于 NADPH 的碘酪氨酸脱碘酶 DEHAL1/IYD 快速脱碘，释放的碘被回收利用[39]。甲状腺激素从溶酶体中的 Tg 中释放出来，但目前还不完全清楚它们是如何转移到胞质中，进而影响血浆的。基底膜的出口部分含有甲状腺激素转运蛋白 MCT8[40]。研究表明，T_4 可以从甲状腺细胞内的 Tg 中释放出来。这可能是选择性蛋白水解的结果。Tg 分子的主要激素肽位于 Tg 单体的氨基末端和羧基末端，能够促进选择性蛋白水解。

据推测，D_1 和 D_2 可以催化 T_4，因为在基础或 TSH 刺激条件下，被灌注的狗甲状腺中能很容易证实存在 T_4 向 T_3 的转化。该转化受到丙硫氧嘧啶（propylthiouracil，PTU）的抑制，因此 T_4 向的 T_3 转化由 D_1 催化（表 11-2）。在生理条件下，人体甲状腺 T_4

参数	1 型	2 型	3 型
生理作用	rT_3 和 T_3S 的降解，是甲状腺毒症患者血浆 T_3 的来源	在特定组织中提供细胞内 T_3，这是血浆 T_3 的来源	灭活 T_3 和 T_4
组织定位	肝、肾、甲状腺、脑垂体（？）（非 CNS）	CNS、垂体、BAT、胎盘、甲状腺、骨骼肌、心脏	胎盘、CNS、胎儿或成人肝脏、骨骼肌
亚细胞定位	质膜	内质网	质膜
首选底物（脱碘位置）	rT_3（5′），T_3S（5）	T_4，rT_3（5′）	T_3，T_4（5）
Km	rT_3，10^{-7}；T_4，10^{-6}	10^{-9}	10^{-9}
对 PTU 的敏感性	高	无	无
对 T_4 升高的反应	↑	↓	↑

表 11–2 人碘甲状腺原氨酸硒碘酶

BAT. 棕色脂肪组织；CNS. 中枢神经系统；Km. 米氏常数；PTU. 丙硫氧嘧啶；rT_3. 反三碘甲状腺原氨酸；T_3. 三碘甲状腺氨酸；T_3S. T_3SO_4；T_4. 甲状腺氨酸

脱碘对 T_3 分泌的影响尚不清楚。尽管甲状腺分泌的 T_4 与 T_3 的摩尔比约为 10:1，但人类 Tg 中 T_4 和 T_3 的比例为 15:1，这进一步说明这种转化作用存在。刺激 Graves 病患者甲状腺会增强 D_1 和 D_2 催化的 T_4 5′- 脱碘，促进 T_3 与 T_4 比值显著增加。PTU 通过抑制 D_1 催化的 T_4 到 T_3 的转化，快速降低 Graves 病患者循环中的 T_3（见第 12 章）[41, 42]。在一些转移性甲状腺癌患者中，甲状腺来源的细胞中的脱碘酶可以在全身调节 T_4 到 T_3 的转化。在一个大的纵隔肿瘤中，D_2 的高表达与高正常范围的 T_3 和降低的 T_4 有关，但 TSH 仍在正常范围，切除肿瘤会逆转这些异常[43]。

甲状腺细胞释放 T_4 能够被几种药物抑制，其中最重要的是碘化物。碘剂通过抑制甲状腺细胞释放 T_4 使甲状腺功能亢进患者病情快速改善。碘化物能够抑制 TSH，并且能够抑制 Graves 病的刺激性免疫球蛋白对甲状腺腺苷酸环化酶的刺激，但这种作用的介导机制尚不清楚。增加 Tg 的碘化作用也能增加其对溶酶体中酸性蛋白酶水解的能力。锂剂也能够抑制甲状腺激素释放，但其作用机制尚不清楚，可能与碘化物不同[44]。

碘酪氨酸的脱碘作用：除了从细胞外液中主动转运碘之外，胞内碘还能够通过 DEHAL1 或 IYD 的作用产生。IYD 催化依赖 NADPH 的 MIT 和 DIT 的脱碘反应，具有更大的抗 MIT 活性[45]。Dhal1 转录由 cAMP 刺激，它编码一种集中在顶端细胞表面的膜蛋白，该蛋白催化 MIT 与 DIT 的 NADPH 依赖性脱碘反应并回收碘。由此，释放的碘在离开细胞顶膜后立即与新生成的 Tg 重新结合。抑制 TPO 的硫脲类抗甲状腺药物 [如甲巯咪唑（methimazole，MMI）、卡比咪唑（carbimazole，CBZ）和 PTU 能够阻断这一过程，进而导致服用这些药物的患者甲状腺内缺碘[38]。有研究发现，在甲状腺功能减退、甲状腺肿和 DIT 升高的患者中存在 IYD 基因的双等位基因突变[39]。功能研究表明，突变消除了 IYD 催化 MIT 和 DIT 脱碘的能力。

（六）TSH 的作用及机制

甲状腺激素合成和释放的所有步骤都受垂体分泌的 TSH 刺激（见第 8 章）。TSHR 是糖蛋白 G 蛋白偶联受体家族的一员，表达于甲状腺细胞。该蛋白包含一个大的胞外氨基末端结构域、七个跨膜结构域和一个胞内结构域，该结构域通过促进 G 蛋白 α 亚基上 GDP 与 GTP 的交换来转导信号[46]。事实上，据报道 TSHR 在体外与 11 个不同的 G 蛋白 α 亚基偶联，因此，关于通过 TSHR 传递的信号传导仍有待更多研究。虽然 TSHR 主要与 Gs 偶联，但当 TSHR 被高浓度 TSH（100 倍生理水平）激活时，它也能与 Gq/G11 偶联，激活肌醇 – 磷酸 DAG 级联反应。通过 PLC 和细胞内 Ca^{2+} 信号通路调节碘外流、H_2O_2 生成和 Tg 碘化，而通过由 cAMP 介导的 PKA 信号通路刺激生长并调节导致甲状腺激素生成的 Tg、TPO 和 NIS mRNA 的碘摄取和转录（表 11–3）[47]。尽管现已发现 TSHR 分子不同区域的不同突变导致内在激活并识别了分子内 TSHR 信号转导的重要结构域（见第 12 章），但受体激活的确切机制和 TSHR 信号传导的早期事件尚不清楚[46]。值得注意的是，野生型 TSHR 本身表现出了组成性活性，这一现象与 LH/CG 和 FSH 的受体不相同。这表明，未连接的 TSHR 可能比其他 G 蛋白偶联的七次跨膜受体受到更少的限制[46]。

除 TSH 外，TSHR 还能与 TRAb、TBAb 和中性抗体结合（见第 12 章）。LH 和绒毛膜促性腺激素在高水平时也能与 TSHR 结合并使其激活[50]。绒毛膜促性腺激素能够导致妊娠早期生理性甲状腺功能亢进发生。

表 11-3 TSH 刺激的甲状腺细胞功能	
功能影响	一般机制
碘代谢	
卵泡腔 I⁻ 碘代谢增加	PLC
NIS 表达延迟增加	cAMP
甲状腺血流量增加	↑一氧化氮合成（↓胞内碘）
I⁻ 甲状腺细胞流出增加	?
甲状腺激素合成	
过氧化氢	PLC
Tg 和 TPO 合成	cAMP
磷酸戊糖 NADPH 途径	?
甲状腺激素分泌	
Tg 胞吞	cAMP
Tg 通过基底外侧膜释放到血浆中	cAMP（?）
甲状腺细胞增殖和分化	
有丝分裂、分化	cAMP、PLC、IGF1⁻ 和 FGF 介导的激酶激活

cAMP. 环磷酸腺苷；FGF. 成纤维细胞生长因子；IGF. 胰岛素样生长因子；I⁻. 血浆碘；NADPH. 还原型烟酰胺腺嘌呤二核苷酸磷酸；NIS. 钠碘同向转运体；PLC. 磷脂酶 C；TPO. 甲状腺过氧化物酶

除甲状腺细胞外，TSHR 也在多种组织中表达，如破骨细胞、成纤维细胞、脂肪细胞、眶后脂肪细胞和皮肤[48, 49]。生殖系中 TSHR 的激活突变会导致先天性非自身免疫性甲状腺功能亢进，体细胞获得性的突变会导致毒性腺瘤[50]。相反，TSHR 中的双等位基因失活突变导致先天性甲状腺功能减退伴甲状腺发育不全，或在部分失活的情况下导致甲状腺功能正常的高 TSH 血症[46]。

四、外周组织中的甲状腺激素

（一）血浆中转运

外周组织中甲状腺激素的代谢转运决定了它们的生物效能以及生物效力。因此，了解甲状腺病理生理学需要掌握甲状腺激素的代谢途径。血浆中存在各种各样的碘甲状腺原氨酸及其代谢衍生物。其中，T_4 浓度最高，它是唯一一种完全由甲状腺直接分泌的甲状腺素。在正常人体中，T_3 也可从甲状腺中释放出来，但大约 80% 的 T_3 是在外周组织中由 T_4 经脱碘酶去除单个 5′ 碘原子（D_2）衍生而来的。其余的碘甲状腺原氨酸及其衍生物由 T_4 和 T_3 在外周组织中产生，其中

主要的是 3，3′，5′-T_3（反 T_3 或 rT_3）和二碘甲腺原氨酸（3，3′-T_2）（图 11-2）。此外还存在其他二碘甲腺原氨酸、单碘甲腺原氨酸及其与葡萄糖醛酸或硫酸的偶联物。携带乙酸而非丙氨酸侧链（四聚丙酸和三聚硅）的 T_4 和 T_3 的脱氨衍生物也以低浓度存在。T1AM 是一种内源性甲状腺激素衍生物，其生物合成来源未知，由于其结构上的相似性提出了一种假设，即 T1AM 是 T_4 甲状腺外的代谢物。

主要的碘甲状腺原氨酸难溶于水，因此可逆地与血浆蛋白结合。主要与 T_4 结合的血浆蛋白是 TBG 和甲状腺素转运蛋白（以前称为 TBPA）和白蛋白（表 11-4）。75%～80% 的 T_3 与 TBG 结合，其余则与 TTR 和白蛋白结合。

1. 甲状腺素结合球蛋白   TBG 是一种分子量约为 54kDa 糖蛋白，其成分约 20% 是糖类。它由 X 染色体 TBG（SERPINA7）基因产生的 3.8kb 转录本编码，TBG 的蛋白质序列类似于丝氨酸抗蛋白酶的丝氨酸抗蛋白酶家族。由于每个 TBG 分子有一个碘甲状腺原氨酸结合位点，因此 TBG 在正常人血清中与 T_4 或 T_3 结合能力与其浓度有关，约为 270nmol/L（21μg/dl）。蛋白在血浆中的半衰期约为 5 天。

先天性 TBG 缺乏很常见，每 5000 名新生儿中就有 1 例发生，并且与男性缺乏该蛋白有关。L- 天冬酰胺酶能够阻断 TBG 的合成，这导致使用该药物的患者的低 T_4 浓度。

TBG 的糖基化影响其从血浆中的清除及其等电聚焦。在使用雌激素治疗的患者中，TBG 酸性条带会增加。与带正电荷的 TBG 相比，高度唾液酸化的 TBG 从血浆中清除的速度更慢，因为唾液酸化抑制了糖蛋白在肝脏的摄取。来自妊娠患者、接受口服避孕药的女性、急性肝炎患者的血清酸性 TBG 明显增加。遗传性 TBG 过量的患者与男性和非妊娠女性拥有一样的高唾液酸化的 TBG。由于 TBG 是主要的 T_4 和 T_3 结合蛋白，因此 TBG 的变化与总血浆 T_4 和 T_3 的变化密切相关，即使 T_4 和 T_3 的产生几乎没有变化。

另一种影响 TBG 的翻译后修饰发生在脓毒症患者或体外循环手术后。TBG 被多形核白细胞释放的丝氨酸蛋白酶切割，导致 5kDa 羧基末端环的释放，从而导致对 T_4 的结合力降低。这与已介绍过的皮质类固醇结合球蛋白的反应类似，即机体会在炎症部位释放皮质醇。一种假说认为，释放的 T_4 或许是通过提供碘进行抗菌，从而对应对机体损伤发挥重要作用。剪切后的 TBG 约为 49kDa，并且由于它与 T_4 结合的亲和力较低，因此即使 TBG 饱和或 TBG 浓度正常时，也可以解释急性疾病中游离或结合 T_4 的比例增加。

2. 甲状腺素转运蛋白   TTR 是 T_4 和视黄醇结合蛋白与视黄醇（维生素 A）结合的转运蛋白，因此得名。它由四个相同的多肽链组成，总分子量约

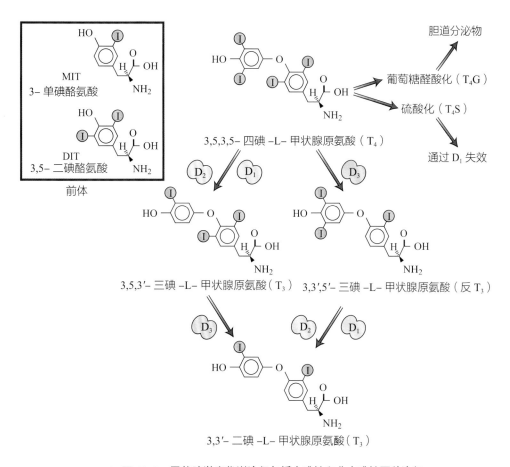

▲ 图 11-2 甲状腺激素代谢途径包括去碘性和非去碘性两种途径

脱碘酶的 1、2 和 3 型分别缩写为 D_1、D_2 和 D_3。箭是指碘甲腺原氨酸核外环或内环的单脱碘化，按照惯例称为 5' 或 5。T_4 通过酚族甲状腺素环的单脱碘化被 D_1 或 D_2 激活以形成 T_3。D_1 或 D_3 对酪氨酸环的去碘化使 T_4 和 T_3 失活。酚羟基的硫酸化形成 T_4SO_4（T_4S）或 T_3SO_4（T_3S），从而有利于失活途径。葡萄糖醛酸化的 T_4 和 T_3（T_4G 和 T_3G）排泄到胆汁中，并在肠道脱葡萄糖后被部分重吸收

为 55kDa，并且未糖基化。它在血浆中的浓度约为 4mmol/L（250μg/ml）。每摩尔 TTR 与 1mol T_4 结合时具有高亲和力，高浓度 T_4 时，T_4 分子则与之较低的亲和力结合。它在血浆中的半衰期通常约为 2 天，但在疾病期间会降低。TTR 在脉络丛中表达，并且它是脑脊液中主要的甲状腺激素结合蛋白。在胎儿血清中检测到高水平的 TTR，可能是由胎盘细胞直接产生的。靶向小鼠的 *TTR* 基因破坏后表明 T_4 摄取到大脑中并没有损害，在甲状腺的生理学方面，TTR 在脑脊液中的作用尚未阐明。

TTR 的变异形态与家族性淀粉样多发性神经病有关。在家族患者中，TTR 单体具有几种不同的点突变，并且 TTR 积聚在淀粉样蛋白组织沉积物中。尽管一些突变蛋白对 T_4 的亲和力发生了变化，但不管是甲状腺功能异常或是维生素 A 的代谢改变均未见报道，但是有研究报道存在高亲和力 TTR 和少数 TTR 水平升高的家系。

3. 治疗药物对 T_4 和 T_3 与 TBG 和 TTR 的结合影响 TBG 结合位点对 T_3 的亲和力比 T_4 的亲和力低约

20 倍（表 11-4）。TBG 结合 T_4 和 T_3 可被二苯乙内酰脲、水杨酸盐、盐酸盐、呋塞米、芬氯芬酸和米托坦抑制。虽然这些化合物对 TBG 的亲和力远弱于碘甲腺原氨酸，但它们在血浆中的浓度足够高时，可以与 T_4 和 T_3 竞争结合并降低总激素水平，但游离 T_4 仍保持正常。除超滤血清外，所有目前用于检测人血清中 T_4 和 T_3 游离组分的方法都对血清进行了稀释，因此甲状腺功能正常患者在使用这些药物时检测结果可能总 T_3、T_4 及游离 T_4 或 T_3 较低，但在体内游离组分的含量实际是正常的。

4. 白蛋白 白蛋白对 T_4 和 T_3 结合的亲和力远低于 TBG 或 TTR，但高浓度的白蛋白可以结合 10% 的血浆甲状腺激素（表 11-4）。白蛋白浓度本身的变化对总激素水平几乎没有影响，除非伴有 TBG 和 TTR 的变化，这三者都是在肝脏中合成的。肝衰竭或肾病综合征导致三者的血浆浓度降低，并且这些疾病患者的血清白蛋白浓度可用于估计血清中 TBG 的浓度。

白蛋白在家族性白蛋白血症性高甲状腺素血症

参　数	甲状腺素结合球蛋白	甲状腺素转运蛋白	白蛋白
蛋白分子量（kDa）	54 000	54 000（4 亚基）	66 000
血浆浓度（μmol/L）	0.27	4.6	640
T_4 结合能力 μg/dl	21	350	50 000
主要结合位点的常数（L/mol）			
T_4	1×10^{10}	7×10^7	7×10^5
T_3	5×10^8	1.4×10^7	1×10^5
甲状腺功能正常血浆中 T_4 占据的部位比例	0.31	0.02	<0.001
分布容积（L）	7	5.7	7.8
代谢率	13	59	5
碘甲腺原氨酸的分布 %			
T_4	68	11	20
T_3	80	9	11

表 11-4　人主要几种甲状腺激素结合蛋白的比较

T_3. 三碘甲状腺原氨酸；T_4. 甲状腺素

（FDHT₄）和高三碘甲状腺原氨酸血症（FDHT₃）患者中具有重要临床意义。两种疾病均为显性遗传，其特征是高浓度的总 T_4 或 T_3（FDH），然而游离甲状腺激素浓度保持正常，并且患者甲状腺功能正常，掌握这些差异很重要，否则个体会有治疗失误的风险。这些患者的结果会让人困惑，特别是当使用比拟法或标记的 T_3 来估计游离 T_4 或 T_3 时（见第 4 章）。

5. 其他血浆甲状腺激素结合蛋白　3%～6% 的血浆 T_4 和 T_3 会与脂蛋白结合。T_4 结合脂蛋白是一种 27kDa 同源二聚体，其对 T_4 的亲和力低于 TBG。这种结合具有不确定的生理意义，但可能在把 T_4 靶向到特定组织发挥作用。

（二）游离甲状腺激素

由于大多数循环 T_4 和 T_3 与 TBG 结合，其浓度和饱和度是游离 T_4 水平的主要决定因素。甲状腺激素与血浆蛋白结合后会改变其新陈代谢，T_3 和 T_4 经尿液的排泄可忽略不计，这是由于肾小球处激素结合蛋白复合物的过滤性极其有限。在体外，甲状腺激素与其结合的蛋白之间的相互作用符合可逆平衡公式，这可以通过常规平衡公式来表示。下文的公式以 T_4 为例，同理 T_3 同样适用于该公式。T_4 和 TBG 之间的交互作用可以表示为以下公式。

$$T_4 + TBG \xrightarrow{K_2} T_4 \cdot TBG$$

其中 TBG 代表尚未结合的蛋白，k_a 是相互作用的平衡常数，T_4 是游离 T_4 的浓度；$T_4 \cdot TBG$ 表示与 TBG 结合的 T_4（约 68% 的总 T_4 与 TBG 结合）。

重新排列后，我们可以表示为公式。

$$\frac{T_4 \cdot TBG}{(T_4)(TBG)} = ka$$

$$\frac{T_4}{(T_4 \cdot TBG)} = \frac{1}{(TBG)k_2}$$

可以看出，游离 T_4 部分（$T_4/T_4 \cdot TBG$）与未结合的 TBG 的浓度成反比。血清中游离 T_4 浓度的估计值可以通过直接或间接法测定。在正常血清中，游离 T_4 约为总量的 0.02%（约 20pmol/L，1.5ng/dl）。因为 TBG 对 T_3 的亲和力相较于 T_4 低约 20 倍，因此血清中游离 T_3 更高（0.30%）（表 11-4 和表 11-5）。

它是组织用于细胞摄取和反馈调节的游离激素，它诱导其代谢途径并包括脱碘和降解。已结合的激素仅起储存的作用。因此，游离激素的浓度是代谢状态的决定因素，因此它的浓度受到稳态机制维持。如果 TBG 水平发生变化，只有在结合激素向同一方向变化时，游离 T_4 浓度和 T_3 浓度才能维持在正常水平。例如，当 TBG 浓度因使用雌激素而水平增加时，游离 T_4 浓度下降会降低机体对 T_4 清除率，从而使血浆总 T_4 浓度增加。这是一个反复调整的过程，最终会使游离 T_4 水平达到一个新的稳态平衡。游离甲状腺激素的

表 11-5　人类 T_3 和 T_4 的比较		
参　数	T_3	T_4
生成率（nmol/d）	50	110
甲状腺来源	0.2	1.0
相对代谢潜能	1.0	0.3
血清浓度		
总（nmol/L）	1.8	100
游离（pmol/L）	5	20
总激素中游离形式的占比（ $\times 10^{-2}$ ）	0.3	0.02
分布容积（L）	40	10
细胞内占比	0.64	0.15
半衰期（天）	0.75	6.7

要将 T_4 从 nmol/L 转换为 μg/dl（总）或 pmol/L 转换为 ng/dl（游离），除以 12.87。要将 T_3 从 nmol/L 转换为 ng/dl（总）或将 pmol/L 转换为 pg/dl（游离），乘以 65.1

短暂减少也轻微减少了对下丘脑 - 垂体 - 甲状腺轴的负反馈调节，这使得甲状腺激素产生增加进而补充。

前面的公式被称为游离甲状腺激素假说，如果游离甲状腺激素可以进入细胞，那么激素结合蛋白如何发挥作用？蛋白质结合能够促进疏水性甲状腺激素在整个血管系统中的分布，例如，如果将含有示踪剂的 T_3 无蛋白溶液通过门静脉灌注通过大鼠肝脏，则溶液中的 T_3 含量会随着距门静脉中心的距离不断增加而减小，从而出现一个陡峭的浓度梯度变化。事实上，几乎所有的 T_3 都被接触的第一个细胞吸收，相反，如果将白蛋白添加到灌注液中，则示踪剂在整个小叶中的分布是均匀的。组织中的甲状腺激素的吸收和排出都是很迅速的，因此，细胞内游离 T_3 和 T_4 与血浆中的游离激素处于稳态平衡状态，转运蛋白活性和代谢速率会影响该比率的大小，在稳定状态下， T_3 和 T_4 代谢率是限制激素从血浆中排出速率的主要因素，而非与血浆蛋白的解离率。

（三） T_4 和 T_3 跨细胞膜的转运和细胞内 T_3 结合

长期以来，人们一直认为碘甲状腺原氨酸通过被动扩散穿过细胞质膜，但人们越来越意识到，甲状腺激素的细胞摄取和外排是由转运蛋白介导的。已经鉴定出几种特定的甲状腺激素转运蛋白，包括 MCT8、MCT10、OATP1C1、L 型氨基酸转运蛋白 LAT1 和 LAT2。MCT8 和 MCT10 在多个组织中表达，它们促进 T_3 、 T_4 、 rT_3 和 T_2 在细胞膜上的运输。OATP1C1 主要在大脑中表达，并优先运输 T_4 ，它可能介导 T_4 进入星形胶质细胞。单一甲状腺激素转运蛋白分子

MCT8 缺陷已被证明可导致严重的神经系发育障碍。Allan-Herndon-Dudley 综 合 征（Allan-Herndon-Dudley syndrome，AHDS）是一种 X 连锁疾病，其特征为严重的智力迟钝、构音障碍、手足徐动、肌肉发育不全，以及血清 T_3 升高导致的痉挛性截瘫。所有 AHDS 综合征患者都有 MCT8 基因突变，目前已经鉴定出所有种族及不同种族血统的约 100 个谱系的 200 多个个体，具有 70 多个不同的突变。尽管大多数突变导致 MCT8 蛋白完全功能失活，但观察到许多 MCT8 突变仍保持残留活性，这可能导致一些轻微的临床症状。MCT8 破坏小鼠模型中，尽管 T_3 水平显著增加，但无任何明显的神经系统异常，与人类的严重临床症状相比，这是一个相当出乎意料的发现，小鼠在血脑屏障处表达 OATP1C1 这一现象可以用来解释其与人类症状差异的原因，即弥补了 MCT8 的转运不足。甲状腺激素过量和在不同组织中转运缺乏是该综合征的一个显著特征。除了 MCT8 外表达转运蛋白的组织（如肝脏和肾脏）对循环中的高 T_3 水平有反应，导致局部甲状腺功能亢进状态，而依赖 MCT8 使甲状腺激素进入细胞的组织（如大脑）表现为甲状腺功能减退。两种治疗选择，即 PTU 结合 L-T_4 和拟甲状腺素化合物，不依赖 MCT8 进入细胞的二碘甲状腺丙酸（diiodothyropropionic acid，DITPA）已被用于治疗数名 MCT8 基因突变患者。

另一种 T_4 特异性转运蛋白 OATP1C1（有机阴离子转运多肽家族成员）在大脑的毛细血管中表达，这表明它可能参与 T_4 穿过血脑屏障的转运。综上所述，这些结果表明， T_3 对神经元的供应可能如图 11-3 所示的模式发生。 T_4 通过 OATP1C1 转移到脉络丛或单核细胞中，OATP1C1 在脑毛细血管中受到甲状腺激素的负调节。在伸长细胞或星形胶质细胞中， T_4 被 D_2 转化为 T_3 ，并可能通过 MCT8/MCT10 转运蛋白离开细胞，在那里它可进行于神经元摄取，当然也可通过 MCT8 途径。神经元表达 D_3 ，可防止 T_4 活化并催化 T_3 降解。这为 MCT8 突变导致注意力缺陷 / 多动障碍（attention-deficit/hyperactivity disorder，ADHD）两者之间提供了合乎逻辑的解释，但为何这种症状表现与未经治疗的先天性甲状腺功能减退症患者或严重碘缺乏患者的症状表现有显著差异仍然令人费解（见第 13 章）。

随着不同转运蛋白家族的组织特异性，以及广义碘甲状腺转运蛋白家族的研究积累，转运蛋白领域变得更加复杂。它们中的每一个家族都有许多结构变化很小的成员，从而改变靶目标的特异性。对该领域的全面回顾超出了本章的范围，感兴趣的读者可以参考优秀的综述以获取更多信息。

在大多数细胞中，大约 90% 的细胞内 T_3 位于胞质中。已知的例外是垂体，其中大约 50% 的细胞内 T_3 存在于细胞核中。这种分布的机制目前仍然未知，但

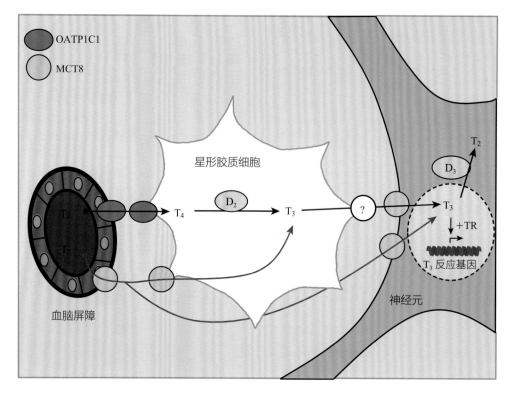

▲ 图 11-3　T_3 进入中枢神经系统的潜在途径

甲状腺激素通过血脑屏障（有机阴离子转运多肽）或血脑脊液屏障（OATP 和 MCT8）转运。在星形胶质细胞和单核细胞中，T_4 转化为 T_3，然后通过 MCT8 进入神经元。在神经元中，T_4 和 T_3 都被 D_3 降解。黄褐色细胞的 T_3 可到达门脉血管。其他转运蛋白可能存在于星形胶质细胞或单核细胞膜上。在大多数情况下，尽管只标注了一个方向，但传输可以是双向的。T_3 与 TR 的相互作用作为异二聚体与 RXR 结合到甲状腺激素反应元件，通常在 T_3 反应基因的 5′ 端侧翼区域，导致该基因的转录增加或减少。这导致关键蛋白质浓度平行变化，从而产生特定细胞的甲状腺激素反应特征。D_2 和 D_3.2 型和 3 型脱碘酶；MCT8. 单羧酸转运蛋白 8；T_2. 二碘甲腺原氨酸；T_3. 三碘甲状腺原氨酸；T_4. 甲状腺素

如果甲状腺激素在细胞核内外及其他细胞内区室之间进行主动转运就好理解了。一种已鉴定出的细胞内 T_3 结合蛋白（μ- 晶状体蛋白）在人脑、耳蜗和心脏中高水平表达，并且分布广泛。破坏编码 mu- 晶状体蛋白的 *Crym* 基因会导致先天性耳聋。这种或类似的蛋白质也可能在有活性的激素的亚细胞定位中发挥作用。

（四）碘甲状腺原氨酸脱碘

T_4 代谢最重要的途径是其外环（5′ 端）单脱碘化为活性甲状腺激素 T_3。该反应由 D_1 和 D_2 催化，是人体 80% 以上循环中 T_3 的来源（图 11-2）。内环脱碘是一个失活步骤，主要由 D_3 催化，D_3 能够使 T_3 失活，并通过将其转化为 rT_3 来阻止 T_4 的活化（图 11-2）。三种人类脱碘酶的结构相似，都是具有同型二聚体和完整的膜蛋白，所有这些都需要硫醇辅因子才能成功催化（图 11-4）。它们在活性催化中心含有稀有的氨基酸硒代半胱氨酸（表 11-2）。硒代半胱氨酸具有亲核特性，使其成为催化氧化还原反应的理想选择，包括碘甲状腺原氨酸脱碘和另一个硒酶家族中谷胱甘肽过氧化物酶还原 H_2O_2。小鼠 Dio3 催化结构域的晶体结构揭示了与非典型 2- 半胱氨酸过氧化还原蛋白的相似结构。硒被认为是脱碘反应中的碘受体，将 D_1 中的硒代半胱氨酸诱变为半胱氨酸，即用硫代替硒，可使酶速度降低约 200 倍。考虑到合成硒蛋白的细胞过程复杂且效率低下，硒代半胱氨酸可能具有催化活性之外的意义。这是通过结合特定结构（即 SECIS 元件）来实现的。在 mRNA 的 3′ 未翻译区域，将这些蛋白质与一组特定的硒代半胱氨酸结合基因产物一起编码。所有这些元素都是复杂的细胞功能所必需的，通过这种功能，正常的终止密码子 UGA 可被识别为蛋白质翻译过程中插入硒代半胱氨酸残基的特定密码子 SBP2 中的双列基因突变，导致甲状腺功能异常，伴有 TSH、T_4、FT_4 和反 T_3 升高，但总 T_3 和游离 T_3 浓度降低，可导致身材矮小和骨龄延迟。

酶学和硒代碘酶的调节　尽管 D_1 和 D_2 都激活 T_4，但它们仍有几个显著的差异（表 11-2）。D_1 催化 T_4 的 5′ 和 5 脱碘分别形成 T_3 和 rT_3，尽管该反应的米氏常数（K_m）比 D_2 和 D_3 催化要大约 3 个数量级。D_1 的优选底物是 rT_3（5′ 去碘化）和 T_3SO_4（5 脱碘化）。D_1 能够被 PTU 抑制，而 D_2 和 D_3 则不被抑制。D_1 与 D_2 的不同之处还在于，过多的甲状腺激素使得 D_1 通

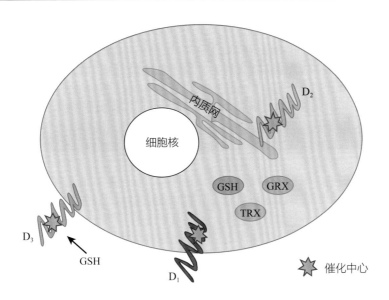

▲ 图 11-4　三种脱碘酶的预测拓扑结构

脱碘酶是完整的膜蛋白，需要硫醇辅因子来发挥催化活性。D_1 位于质膜中，D_2 位于内质网中。D_1 和 D_2 的活性中心位于胞质中，其催化活性依赖于细胞内硫醇，如还原型谷胱甘肽、硫氧还蛋白和谷氧还蛋白。D_3 也锚定在质膜中，但可以接触到细胞外硫醇

过增加基因转录而增加，而 D_2 mRNA 和蛋白质合成则因甲状腺激素而减少。D_2 的半衰期只有 $20 \sim 30$min，但 D_1 和 D_3 的半衰期超过 12h。这是由于 D_2 的快速泛素化，该过程通过与其底物 T_4 或 rT_3 的相互作用而加速，而 D_1 和 D_3 则不被认为是泛素化的。

D_2 在细胞内由于更靠近细胞核的位置使其催化作用形成的 T_3 比 D_1 形成的 T_3 更容易进入细胞核。一方面，D_2 产生的 T_3 在进入细胞核或与 TR 结合更加高效，一种合理的解释是它在内质网中的位置决定的（图 11-4）；另一方面，D_1 位于细胞质膜中，由这种酶产生的 T_3 优先进入血浆池。对脱碘酶抑制剂和辅助因子的研究表明，D_3 活性中心在细胞外，而 D_2 和 D_1 则在细胞内（图 11-4）。这使得 D_2 对于调节下丘脑 - 垂体甲状腺轴特别重要，其活性随着血清 T_4 浓度的降低而增加，如发生在碘缺乏或早期自身免疫性甲状腺疾病中，远在血清 T_3 下降之前。如果血浆 T_4 的下降过大而无法通过下丘脑和促甲状腺细胞中 D_2 活性的增加来补偿，则会导致 TRH 和 TSH 的增加，从而刺激甲状腺。因此，D_2 主要被认为是一种提供细胞内 T_3 的酶，但越来越多的证据表明，D_2 也可以影响血浆中的 T_3。最近对啮齿动物的研究表明，下丘脑中 D_2 的泛素化相对来说小于其他表达 D_2 的组织。因此，一方面，下丘脑对 T_4 的敏感性增加，并允许对血清 T_4 及其微小变化产生生理性 TSH 反应；另一方面，在甲状腺毒症中，D_1 增加 $3 \sim 4$ 倍，特别是在甲状腺中，D_2 减少使 D_1 成为 T_3 的主要甲状腺外来源。这就解释了为什么 D_1 抑制剂 PTU 在 Graves 病的患者中引起的循环中 T_3 下降速度比甲巯咪唑快得多。

DIO2 基因中的单核苷酸多态性 A/G 能够预测密码子 92 处的苏氨酸（Thr）替换为丙氨酸（Ala）（D_2 Thr92Ala），这在大约 20% 的高加索人口中可以发生。在一些研究中，已经发现这种多态性与肥胖患者的胰岛素抵抗、双相情感障碍、心理健康、智力迟钝、高血压和骨关节炎的风险有关，尽管其他研究并未明确这种联系。目前尚不清楚这种 D_2 多态性是否会损害其在体内的催化效率。最近的一项研究表明，D_2 Thr92Ala 多态性降低了甲状腺功能减退患者的 D_2 酶活性及血清 T_3 的水平。

此外，已发现 D_2 在一些滤泡癌中过表达，在这些患者中，已发现 $T_4 : T_3$ 比率降低，这可能是由 D_2 介导的 T_4 向 T_3 转化增加所致。

D_3 是最重要的甲状腺激素失活酶，催化 T_3 和 T_4 内环的去碘化。在产后组织中可检测到少量活性 D_3，包括胎盘和子宫内膜、中枢神经系统（主要在神经元中）和皮肤。

在各种胎儿组织中则发现了更高的 D_3 表达，如肝脏、脑、胎盘、子宫和脐动脉和静脉。然而，在成人组织中，在需要细胞增殖的特定条件下，D_3 的表达可能会被重新诱导。在成人中，D_3 在一些恶性细胞系和许多人类肿瘤中被发现表达，包括星形细胞瘤、少突胶质细胞瘤、胶质肉瘤、胶质母细胞瘤、分泌 TSH 的垂体腺瘤、结肠癌和基底细胞癌。肿瘤 D_3 活性很强，迄今为止在体组织中报道中表达最高 D_3 活性的是在婴儿血管瘤中。患有广泛肝血管瘤的婴儿中，D_3 可能会抑制婴儿甲状腺的分泌能力，导致甲状腺功能减退，这种表现称为消耗性甲状腺功能减退症。尽管大多数消耗性甲状腺功能减退症患者都有血管瘤，然而它还可以发生在其他类型的肿瘤中，如胃肠道间质瘤。消

耗性甲状腺功能减退症患者可能仅表现出甲状腺功能减退症症状，这可能是由恶性组织中甲状腺激素代谢失调导致的。甲状腺激素可以使 DIO3 基因在转录水平上表达增加。

基因靶向研究已开始进一步研究脱碘酶在哺乳动物中的生理作用。Dio2 基因失活导致正常小鼠血清 T_4 升高，血清 T_3 正常，以及血清 TSH 升高。此外，这些动物下丘脑 – 垂体轴对 T_4 产生抵抗性、听觉功能受损、对冷刺激的产热反应受损、肌肉再生受损和相对细微的神经功能缺陷。这些发现都与早期研究的预期一致，研究表明 D_2 在棕色脂肪细胞发挥功能，耳蜗成熟和神经系统发育中起重要作用。D_2 和 D_3 之间的细胞内平衡受到动态调节，并在控制肌肉稳定和再生潜力方面起着核心作用。靶向失活 Dio1 的小鼠在表型上正常，血清 T_4 升高而血清 T_3 正常，但 TSH 是正常的。D_1 缺陷小鼠中最显著的发现是 T_4 清除途径经去碘到胆道 / 粪便清除率的显著改变。有趣的是，缺乏激活 D_1 和 D_2 的小鼠仍然能够（通过增加 TSH 和甲状腺 T_3 分泌）维持血清中正常的 T_3 浓度，并且不会患有全身性甲状腺功能减退症状，这表明甲状腺 T_3 的产生可以保证至少在啮齿动物中 T_3 稳态。具有 Dio3 基因失活的小鼠表现出严重的异常，他们在成年后生育能力受损并发展为中枢性甲状腺功能减退症，可能是由发育过程中的下丘脑甲状腺毒症导致的。

（五）甲状腺激素代谢的定量和定性分析

1. 甲状腺激素的循环 在正常成人中 T_4 分布的体积约为 10L（表 11-5），由于血浆中总 T_4 的浓度约为 100nmol/L（约 8μg/dl），因此甲状腺外 T_4 池约为 1μmol（800μg）。在成人中，外周 T_4 的代谢率每天约为 10%（半衰期，6.7 天）。因此，每天清除约 1.1L 的外周激素，该体积含有约 110nmol（85μg）的 T_4。

T_3 代谢循环与 T_4 不同，其中一部分原因是其对 TBG 的亲和力较 T_4 低 10～15 倍。T_3 在正常成人中的分布量约为 40L，约为 T_4 的 4 倍，其代谢率约为每天 60%。正常时血清 T_3 浓度为 1.8nmol/L（120ng/dl）时，或者比 T_4 浓度低 50 倍时，T_3 日产量约为 50nmol（33μg），或为 T_4 的约 46%（表 11-5）。内环 T_4 脱碘产物、rT_3、血浆中低浓度时（0.25nmol/L，15ng/dl）的快速代谢清除率共同使得每天产生约 45nmol rT_3。因此，人类中大约 80% 的 T_3 和所有 rT_3 的产生可以通过外周 T_4 的脱碘来解释，这一发现与人类血清中 T_4 与 T_3（15∶1）和 rT_3（100∶1）比值呈现高比例相一致。在甲状腺功能正常的人中通过 T_4 的 5' 端脱碘产生的 T_3，只有约 70% 可被 PTU 药物抑制，这与 D_2 依赖性产生的 T_3 相一致。尽管外周组织中 T_4 能够产生的大部分 T_3 和 rT_3，随后离开了这些组织并进入血液，但不确定的是在它们离开组织之前有多少已经在细胞内降解。在一些含 D_2 的组织中，如垂体，细胞核中很大一部分 T_3 来自细胞内 T_4 脱碘为 T_3，而不是来自血浆，在 TSH 细胞中也如此。

T_4 和 T_3 还有其他的代谢途径，在人类中，T_4 可以通过 UDPGT 经历酚羟基的葡萄糖醛酸化，但只有极少量的 T_3 通过这一过程（图 11-2）。该途径具有特殊的临床意义，因为某些药物治疗药物可能通过诱导 UDPGT 来增强葡糖苷酸结合，使得 T_4– 葡糖苷酸的胆汁排泄到肠道中。这些药物包括苯巴比妥、二苯乙内酰脲、利福平，以及可能的某些突触体 5– 羟色胺再摄取抑制剂，如舍曲林。由于 T_4– 葡萄糖醛酸苷不易从肠道内容物中重吸收，因此该途径的临床意义在于用这种药物治疗通常会增加左甲状腺素的需求。在甲状腺功能者正常的患者中不是很明显，因为机体会调整增加 T_4 的产生速率以补偿胆汁排泄流失部分。然而，甲状腺功能减退症患者则通常需要增加左甲状腺素剂量。

2. 细胞内 T_3 的来源 鉴于各种去碘酶在组织中的差异分布、不同的 Km 值及不同的调节方式，组织可以通过不同的途径产生细胞内 T_3 也就不足为奇了（图 11-5）。在几种大鼠组织中，包括表达 D_1 的组织（如肾脏和肝脏），大部分核 T_3 来源于血浆 T_3。在含 D_2 的组织中，如大鼠大脑皮质、垂体、棕色脂肪和骨骼肌，D_2 作为细胞内 T_3 的额外来源，核 T_3 浓度还会接收来自血浆中的 T_3，使得核 T_3 浓度升高。在这些组织中，一半或更多的细胞内 T_3 是从组织内的 T_4 局部产生的。在 CNS 中，神经元中 D_2 依赖性 T_3 可能来自伸长细胞和星形胶质细胞中的旁分泌（图 11-3）。在大鼠中，依赖 D_2 产生核 T_3 的组织是通常需要甲状腺激素持续供应，从而进行正常发育（大脑皮质）、甲状腺调节（垂体）及冷刺激期间产热（棕色脂肪组织）。与肝脏和肾脏等组织相比，这些组织的特征还在于核 T_3 受体的高饱和度，而在正常血清 T_3 浓度下，核 T_3 受体结合位点结合仅占约 50%（图 11-5）。

细胞内 D_2 催化产生的 T_3 对甲状腺激素生理具有重要意义。首先，由于由 T_4 转化产生的 T_3 结合了这些组织中受体的很大一部分，因此血清 T_4 或 T_3 的变化可以改变受体的占位。然而，T_4 浓度的下降也会通过降低泛素化及其蛋白酶体降解的速率来增加 D_2 蛋白的半衰期，因此 D_2 活性的升高减轻了表达 D_2 组织中血清 T_4 降低带来的影响，有助于维持 T_3 浓度的稳定。垂体和中枢神经系统 T_3 受体饱和度正常，才能使下丘脑 – 垂体轴对血浆 T_4 的降低做出反应，这是碘缺乏或原发性甲状腺功能减退最早表现。由于 Dio2 基因受 cAMP 的正向调节，在交感神经系统的刺激下，棕色脂肪组织中 D_2 活性和 T_3 产量将迅速增加。这种反应对于人类新生儿冷刺激期间的适应性产热和啮齿动物的终生适应性产热至关重要。

同时，表达 D_3 的组织具有低于血浆的 T_3 浓度（图

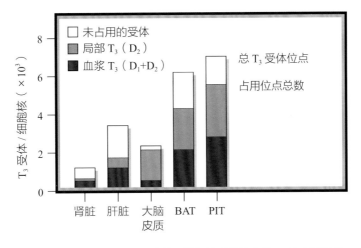

▲ 图 11-5 各种大鼠组织中特异性与核受体结合的 T_3 的来源示意

数据来自使用双同位素标记技术检测大鼠组织中特异性与核受体结合的 T_3 来源的研究。在受体饱和度显著大于 50% 的组织中，额外的 T_3 经 D_2 催化由 T_4 向 T_3 转化而来。大鼠血浆中的 T_3 来自甲状腺分泌（约 40%），其余来自 D_1 催化和 D_2 催化的 T_4 到 T_3 的转化。BAT. 棕色脂肪组织；D_1 和 D_2. 1 型脱碘酶和 2 型脱碘酶；PIT. 垂体；T_3. 三碘甲状腺原氨酸

11-6）。因此，表达 D_3 的组织具有类似于甲状腺功能减退的细胞谱，这可能是这些激素进入细胞后立即发生 T_3 和 T_4 失活导致的。D_3 介导的 T_3 水平降低可能发生在 D_3 上调的几种生理环境（发育、再生）或病理环境（癌细胞、炎症、心肌梗死）中。

3. 药物抑制甲状腺激素脱碘 许多常用药物对甲状腺激素脱碘有显著影响。PTU 能够抑制 D_1，抗心律失常药物胺碘酮与 T_4 具有相似性的结构，可以抑制 D_1 和 D_2 对 T_4 和 rT_3 的脱碘效果（图 11-7），这会导致血浆 T_4 升高，从而将血清 T_3 维持在正常范围内。此外，TSH 水平在药物治疗的第 1 周内增加，但随着甲状腺轴重新平衡而逐渐恢复正常。T_4 和 rT_3 的代谢清除率降低 20%～25%，T_4 到 T_3 转化率降低约 50%。胺碘酮还抑制 T_4 和 T_3 主动转运至肝细胞，该药物及其一种降解产物可能会干扰 T_3 与 TR 的结合。

胺碘酮的效果类似于以前用于胆囊显像的碘苯胺衍生物的效果（图 11-7）。碘吡啶通过与碘甲腺原氨酸底物竞争来抑制脱碘酶[51]。这些药物可用于治疗严重急性甲状腺功能亢进患者，但是美国已不再用于临床治疗应用。

高剂量的糖皮质激素（10 倍）将显著降低血浆中 T_3 与 T_4 的比例，提示 T_4 向 T_3 的转化受阻。而 rT_3 与 T_4 的比例增加，可能是增强了 D_3 作用。这些影响在长期治疗期中会逐渐消退，使得甲状腺功能很少受到影响，并且使用糖皮质激素长期治疗不会增加机体对甲状腺激素需求。

重组生长激素增加循环中 T_3：T_4 的值，此外生长激素缺乏会导致血清中 T_3 与 T_4 比率的降低，这可能与外环的脱碘作用降低有关。膳食硒缺乏也会抑制人体 D_1 的合成。

（六）甲状腺激素的作用机制

甲状腺激素通过与特定的核受体 TR 结合而发挥作用，最终与 DNA 结合，通常作为异二聚体与 RXR 在特定序列（TRE）上由 RXR-TR（或 TR-TR）复合物的 DNA 结合位点决定。人类有两个 *TR* 基因，即 TRα 和 TRβ，分别有不同的染色体（TRα，17 号染色体；TRβ，3 号染色体）。来自这些基因中的几种选择性剪接片段基因产物都能形成活性或非活性物质。活性蛋白是 $TR\alpha_1$ 和 $TR\beta_1$、β_2 和 β_3。TR 的蛋白质结构包括三个主要功能结构域，即一个 DNA 结合域、一个结合配体域及羧基末端的转录活化结构域。

核受体激活配体（如 T_3）产生其作用的主要机制见第 2 章。T_3 与 TR 的结合亲和力比 T_4 高 15 倍，因此它是主要的活性甲状腺激素。

不同 TR 的表达具有组织特异性，这表明它们在不同组织中发挥不同的功能，$TR\alpha_1$ mRNA 在大脑、棕色脂肪组织、骨骼肌、胃肠道、肺和心脏中表达。一般来说，TRβ（尤其是 $TR\beta_2$）因为调节甲状腺的功能，被认为在下丘脑和垂体中发挥重要作用。尽管 $TR\beta_1$ 在所有组织中都有表达，但它的 mRNA 在肾脏和肝脏中显著高表达，$TR\beta_2$ 在耳蜗和视网膜中表达。$TR\beta_3$ mRNA 的表达水平较低，但其在肝脏、肾脏和肺中的表达量高于其他组织。除了 $TR\beta_1$ 和 $TR\alpha_1$ 两者之间氨基末端的差异外，这两种蛋白质由不同的基因编码，因此受到不同启动子的调控，从而组织特异性地发挥作用。$TR\beta_2$ 可被 T_3 下调，而 $TR\alpha_1$ mRNA 表达不受影响。

TRα 和 TRβ 失活的实验证明了它们不同的生理作用，破坏小鼠的 *Thrb* 基因（编码 $TR\beta_1$ 和 $TR\beta_2$）会导致耳聋，下丘脑 – 垂体 – 甲状腺轴的反馈敏感性显著

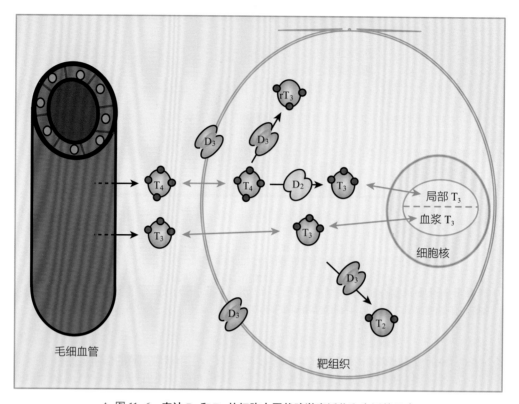

▲ 图 11-6　表达 D_2 和 D_3 的细胞中甲状腺激素活化和失活的示意

进入细胞的 T_3 可以脱碘为 3, 3′-T_2，或者进入细胞核并与甲状腺激素受体结合。T_3 的另一个来源是由细胞内 T_4 的外环脱碘产生的。rT_3. 反 T_3

降低，以及肝脏 D_1 降低。这些小鼠中 TSH 和甲状腺激素均显著升高，类似于 RTH 家系，即 TRβ 突变显著降低了其与 T_3 的结合亲和力。RTH 是显性遗传的，其特征是在主要表达 TRβ 的组织（如肝脏和垂体）中对甲状腺激素有拮抗性，而在主要表达 TRα 的组织（如心脏）中则易导致甲状腺毒症。外周甲状腺激素升高，TSH 保持正常或升高，临床症状包括甲状腺肿大、心动过速和多动。$TRβ_1$ 或 $TRβ_2$ 的错义突变破坏了与 T_3 的结合，突变的等位基因起到对完整的野生型等位基因编码的 TRβ 蛋白明显的负效应（见第 2 章和第 13 章）。

在 $TRα_1$ 破坏的小鼠则是完全不同的，主要的表型症状是轻度心动过缓和体温过低。现在已经确认了有几名 THRA 突变的患者，这些患者均为杂合子，提示突变受体对野生型 TRα 的显性负效应。他们表现为血清 T_4 降低和血清 T_3 水平升高、生长迟缓、智力和骨骼发育缓慢、心动过缓、结肠运动下降伴严重便秘。

TRα 和 TRβ 配体结合域的微小差异很可能使得甲状腺激素类似物选择性地与之结合。这可能抑制甲状腺癌患者的 TSH 水平，而不会诱发心动过速，如 GC1，这是一种通过刺激代谢率和氧气消耗来治疗肥胖的潜在方法。

至少在某些特定实验情况下，甲状腺激素引起快速作用的能力，吸引了人们对甲状腺激素作用及其潜在机制的研究，这些作用被称为核外作用、非常规作用或非基因组作用。这里提供了几个例子，动物试验中，构造内源性甲状腺激素受体基因发生突变阻止甲状腺激素受体 –DNA 结合的小鼠模型，研究表明心率、体温、血糖和血清甘油三酯水平可以通过 TR 的非基因组作用进行调节，而下丘脑 – 垂体 – 甲状腺轴的负调节需要与 TRβ 的 DNA 结合。T_3 现已被证明可通过与 TRβ 相互作用在细胞膜上快速激活 PI3K，这种作用可促进体内小鼠海马区突触的成熟。此外，整合素 $α_Vβ_3$ 已被确定为假定的质膜甲状腺激素结合位点，并被认为是 T_4 的快速作用介质。T_4 启动 D_2 泛素化的作用可能是游离 T_4 在生理浓度时最重要的非基因组效应。

五、甲状腺功能的调控

（一）下丘脑 – 垂体 – 甲状腺轴

甲状腺与下丘脑、垂体共同参与经典的反馈控制回路（图 11-8）。此外，甲状腺中的碘水平与激素形成率之间存在反比关系。尽管碘的可用性存在波动，但这种自动调节机制可以稳定激素合成速率。激素产生的稳定性部分是因为大量腺体内激素储存缓冲了激素合成的急速增加或减少的影响。腺体内的自动调节机制反过来又倾向于维持恒定的甲状腺激素池。最后，

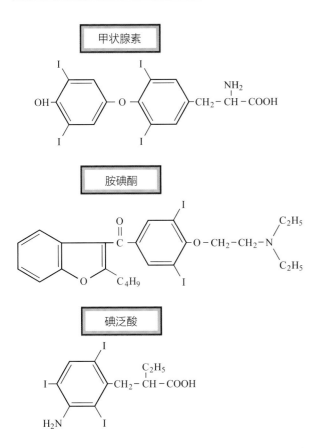

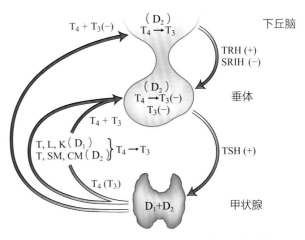

▲ 图 11-8 T_4 和 T_3 在 TRH 和 TSH 分泌的反馈调节中的作用

分泌的 T_4 必须转化为 T_3 才能发挥作用。这种转化可发生在肝脏（L）、肾脏（K）和甲状腺（T）等组织中，由 D_1 催化。D_2 存在于人类甲状腺（T）、骨骼肌（SM）、可能的心肌（CM）、垂体和下丘脑中。SRIH.生长激素释放抑制因子（生长抑素）

▲ 图 11-7 T_4 的化学结构与两种阻止碘甲腺原氨酸脱碘试剂的化学结构比较

在接受胺碘酮的患者中发生的 T_4 向 T_3 转化的抑制可能是由于药物本身或代谢产物。碘泛酸和相关的碘苯胺是所有三种脱碘酶的竞争性抑制剂

下丘脑－垂体反馈机制感知游离甲状腺激素可用性的变化，无论多么微小的变化，都会采取行动纠正。下丘脑室管膜胶质细胞在 HPT 轴的稳态调节中发挥作用，以维持循环中的甲状腺激素水平在一个狭窄的生理范围内[134]。

下丘脑、垂体前叶、甲状腺和大脑中更高级的中枢之间有密切的关系，整个复合体的功能通过甲状腺激素的可用性以典型的负反馈方式改变。此外，其他激素和神经肽也影响这个轴（见第 7 章和第 8 章）。

1. TRH 的合成和分泌 TRH 是一种经过修饰的三肽（焦谷氨酰－组氨酸－脯氨酸酰胺），由一个 29kDa 的 TRH 前体分子衍生而来，该分子含有 5 个前体序列。TRH 多肽是由作用于赖氨酸/精氨酸侧翼残基的多肽酶从前体分子中释放出来的。TRH 在下丘脑、脑、甲状腺 C 细胞、胰腺 B 细胞、心肌、生殖器官（包括前列腺和睾丸）和脊髓中表达。下丘脑室旁核的小细胞区是调节 TSH 分泌的 TRH 的来源。编码 TRH 基因的 5′ 侧翼区域具有介导对糖皮质激素和 cAMP 反应的序列。此外，该区域至少有两种成分与甲状腺激素

对该基因的负调控有关[135]。TRH 通过正中隆起进入肽能神经元的轴突，并在下丘脑－垂体门脉丛附近释放。儿茶酚胺、瘦素、神经肽 Y、AgRP 或 MSH 和含有生长抑素的轴突支配产生 TRH 的神经元，所有这些都可能影响 TRH 前体分子的合成速度（见第 7 章）。T_3 控制下丘脑的前 TRH mRNA 水平[136, 137]，但甲状腺激素对前 TRH mRNA 合成的正常反馈调节需要循环中的 T_3 和 T_4 的结合，后者通过 T_4 5′ 脱碘在星形胶质细胞和下丘脑室管膜胶质细胞的中枢神经系统中产生 T_3（图 11-3）。这种反馈调节中的另一个事件可能是甲状腺激素介导的 TRH 失活的焦谷氨酰肽酶 II 在下丘脑室管膜胶质细胞中的诱导。这种调节仅在 PVN 的小细胞分裂中观察到，但在表达 TRH 基因的中枢神经系统以外的组织中，缺乏甲状腺激素的负调节。因此，T_4 诱导的部分负反馈可能是在正中隆起/弓状核神经肽和 T_3 进入垂体门静脉系统的位置产生的[138]。尽管 D_2 也存在于正中隆起和弓状核区的星形胶质细胞中，但选择性地切除转基因小鼠星形胶质细胞中的 D_2 对促垂体型 TRH 神经元的反馈调节没有显著影响，表明星形胶质细胞在调节这种反应中几乎没有作用[139]。除了抑制 TRH 前体 mRNA 的合成外，甲状腺激素还阻止 TRH 刺激 TSH 对甲状腺激素释放的能力。

TRH 在中枢神经系统内被一种称为 TRH 降解胞外酶（TRH-DE）的细胞表面肽酶迅速失活，这种酶也称为蛋白质肽酶 II。TRH-DE 是非常特异的，目前还没有其他已知能降解 TRH 的胞外肽酶，TRH 是这种独特酶的唯一已知底物[140]。

2. TSH 的合成和分泌 TSH 是甲状腺形态和功能状态的主要调节因子。它是一种糖蛋白，由腺垂体

前内侧部分的 TSH 细胞分泌（见第 8 章）。TSH 由 LH、FSH、hCG 所共有的 14kDa（92 个氨基酸）的 α 亚基和仅在促甲状腺细胞合成的 β 亚基组成。在正常促甲状腺细胞和 TSH 肿瘤中，α 亚基的合成过多，提示 β 亚基的数量是 TSH 分泌的限速因子。血清 α 亚基水平为 0.5～5μg/L，但在绝经后女性和脑垂体瘤患者中升高。TRH 增加和甲状腺激素抑制这两个亚基的转录，这是对 TSH 合成的两个最重要的影响。

TSH 合成和分泌的翻译前调控是一个复杂的过程。TSH 的生理性糖基化涉及几个翻译后步骤，包括从两个亚基中去除信号肽，以及与高甘露糖低聚糖共翻译糖基化[141]。亚基的糖基化保护它们免受细胞内降解，并允许蛋白质链的正常折叠，从而正确地形成内部二硫键。糖基化是充分的生物活性所必需的[142, 143]。TRH 是这一过程所必需的，垂体瘤或下丘脑疾病患者的血清中 TSH 的生物活性过低就证明了这一点。在季节性繁殖的动物中，从垂体前叶结节分泌的糖基化 TSH 会激活下丘脑中的甲状腺激素，进而诱导 GnRH，导致性腺以季节性方式生长[144]。

在正常血清中，TSH 的浓度为 0.4～4.2mU/L。在原发性甲状腺功能减退症中升高，在甲状腺功能亢进时降低。血浆 TSH 的半衰期约为 30min，人体的产生率为 40～150mU/d。循环 TSH 表现为波动性和昼夜节律变化。前者的特点是每 1～2 小时出现波动。在禁食、疾病期间或手术后，TSH 波动的幅度会降低。禁食人群的 TSH 水平急剧下降，与瘦素水平下降有关。这是由 TSH 脉冲的幅度降低所致[145]。昼夜节律变化的特点是在睡眠开始之前出现夜间激增，似乎与皮质醇节律、血清 T_4 和 T_3 浓度的波动无关。昼夜节律显示与 T_3 水平的变化平行[146]。当睡眠开始延迟时，夜间 TSH 激增增强并延长，而提前睡眠导致较小幅度和较短持续时间的激增。人类的 TSH 水平也表现出季节性变化，夏季下降，冬季上升，这种变化与日常温度有关[147]。

下丘脑毁损后的甲状腺功能低下程度较切除后轻，可通过提高或降低血液中甲状腺激素的浓度来改变前者的残留甲状腺功能。因此，T_4 和 T_3 都介导了 TSH 分泌的反馈调节，TRH 决定了其设定点（图 11-8）。血清游离 T_4 浓度与 TSH 的对数呈线性负相关（图 11-9），使血清 TSH 浓度成为下丘脑 - 垂体轴完整的患者甲状腺状态的一个非常敏感的指标。基因靶向研究表明，TRH 的分泌可能是调节 TSH 分泌的主导因素，因为 TRHβ 失活的小鼠的 TSH 分泌显著增加，在缺乏 TRH 基因的小鼠身上无法持续[148]。考虑到与下丘脑（而不是原发）甲状腺功能减退相关的较轻的甲状腺功能减退，这有点令人惊讶，但可能是由于基因操纵导致 TRH 缺乏的绝对性质，而不是中枢性甲状腺功能减退的临床情况，在中枢性甲状腺功能减退的情况下，TRH 缺乏可能不完全。

生长抑素（生长抑素释放抑制激素）通过抑制 G 蛋白作用，在体外和体内减少 TSH 的分泌，但延长生长抑素类似物的治疗不会导致甲状腺功能减退[149, 150]。类似的急性反应发生在多巴胺输注和使用多巴胺激动剂溴隐亭的过程中。这两种药物都抑制腺苷酸环化酶。

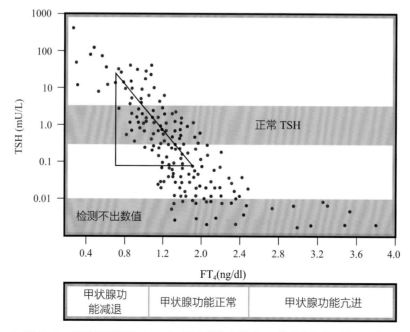

▲ 图 11-9　促甲状腺激素（TSH）（垂直轴）与游离 T_4 浓度之间的对数 / 线性关系
图中显示了甲状腺功能减退、甲状腺功能正常和甲状腺功能亢进患者的典型游离 T_4（FT_4）浓度

一些药物或激素可以抑制或刺激 TSH 的分泌（表 11-6）。大剂量给予糖皮质激素会暂时抑制 TSH 的分泌，尽管延长治疗与中枢性甲状腺功能减退无关[149]。库欣病患者的 TSH 产生低于正常，但对 T_4 的产生影响很小[149]。贝沙罗汀是一种用于治疗 T 细胞淋巴瘤的 RXR 激动剂，通过降低 $TSH\beta$ 基因转录来充分抑制 TSH，从而引起中央性甲状腺功能减退[151, 152]。

神经递质是 TSH 合成和分泌的重要直接和间接调节因子。一个复杂的神经递质网络终止于促垂体素神经元的胞体，几种神经递质（如多巴胺）直接释放到垂体门静脉血中，直接作用于垂体前叶细胞。此外，许多多巴胺能、5- 羟色胺能、组胺能、儿茶酚胺能、阿片能和 GABA 能系统从其他下丘脑 / 脑区域投射到参与 TSH 调节的促垂体神经元。这些投射对正常的 TSH 昼夜节律和对应激和寒冷暴露的反应是重要的，但基础 TSH 分泌主要受下丘脑内在活动的调节。

（二）碘缺乏

脊椎动物对缺碘的反应旨在保护这一有限的资源并提高其利用效率。这些调节发生在下丘脑、垂体、甲状腺和外周组织水平。从饮食中去除碘会导致血清 T_4 浓度迅速下降，同时血清 TSH 水平上升[153]（图 11-10）。有趣的是，没有检测到 T_3 水平的下降，这表明增加 TSH 的信号必须来自于脑下垂体、下丘脑或两者的 T_4 细胞内产生的 T_3 水平的下降。TSH 增加 NIS、Tg 和 TPO 的合成，以及碘的有机化和 Tg 的周转（图 11-1）。由于碘供应的减少和 DIT/MIT 值的降低，Tg 中 T_4/T_3 值下降，甲状腺 T_3 分泌速率可能增加，而 T_4 分泌下降。TSH 还会刺激细胞分裂，导致甲状腺肿。在大鼠模型中，血浆 T_4 的下降使中枢、下丘脑和垂体的 D_2 从 5 倍增加到 20 倍，提高了 T_4 转化为 T_3 的效率。在中度严重缺碘的情况下，中枢神经系统中的 D_3 也会减少，延长了 T_3 在该器官中的平均停留时间[154]。这使得血清 T_3 保持正常，尽管循环中的 T_4 减少了 10 倍，但中枢神经系统的 T_3 仅适度减少。

尽管急性缺碘的啮齿类动物 TSH 升高，血清 T_4 几乎检测不到，但生长、耗氧和热平衡都可以维持[155]。然而，如果碘缺乏持续且严重，甲状腺功能减退症将会出现。在人类中，当总碘摄入量降至 $75\mu g/d$ 以下时，甲状腺功能的这些代偿性变化就会开始起作用（表 11-1）。

在实验动物身上看到的血清激素变化在缺碘地区的人类和 NIS 突变患者中得到了很好的记录[157]。然而，当甲状腺自主能力经常发展时，在人口中的老年成员中可能看不到这种变化。对缺碘的生理反应类似于人类原发性甲状腺功能减退症原发生时的反应。在桥本病或接受硫脲药物治疗的 Graves 病患者中，当碘捕获和有机化效率降低时，它也会复制[38]。这一系列事件的生理效应是明确的。T_3 的效力大约是前激素 T_4 的 10 倍，而且只含有三个碘原子。这会使碘原子得到更有效的利用。维持正常循环中的 T_3 不依赖于血清 T_4 浓度，应能为肝和肾等核 T_3 完全来源于血浆的组织提供激素（图 11-5）。

（三）碘过量

甲状腺也受到保护，不受过量碘的影响，否则可能会导致甲状腺功能亢进。与对缺碘的反应一样，对

| 表 11-6 可能刺激或抑制 TSH 分泌的内源性和外源性药物 ||
激动剂	抑制剂
• TRH • 前列腺素（?） • α 受体激动剂（? 通过 TRH） • 阿片类药物（人类） • 精氨酸加压素 • GLP1 • 甘丙肽 • 瘦素（脂肪组织产生的） • 糖皮质激素（体外）	• 甲状腺激素及其类似物 • 多巴胺和多巴胺激动剂 • 生物素 • 阿片类药物（大鼠） • 糖皮质激素（体内，大剂量） • 血管收缩素 • 胆囊收缩素 • 胃泌素或胃泌素释放肽 • 精氨酸加压素 • 神经肽 Y • IL-1β 和 IL-6 • TNFα • 贝沙罗汀（视黄酸受体激动剂） • 苯妥英 • 生长抑素及其类似物 • 米托坦

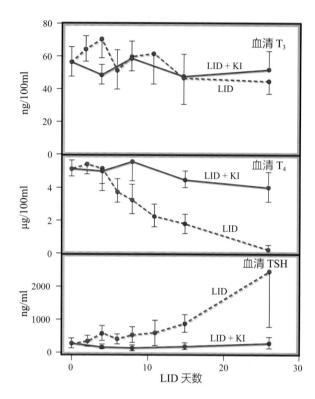

▲ 图 11-10　急性缺碘对大鼠血清 T$_3$、T$_4$ 和 TSH 的影响

动物接受低碘饮食，不含碘化钾或在饮用水中添加碘化钾（引自 Riesco G, Taurog A, Larsen PR, et al. Acute and chronic responses to iodine deficiency in rats. *Endocrinology* 1977;100:303–313.）

这种可能发生的情况有多个级别的防御。过量碘的常见来源是制药，其中放射染料、胺碘酮和聚维酮碘是最常见的来源（表 11-7）。

　　1. 碘摄入量增加对甲状腺激素合成的影响　Tg 中有机碘的量包括 T$_4$ 和 T$_3$，对增加剂量的碘表现出双相反应，由于有机结合的相对阻断，先增加后减少。这种由于增加碘剂量而导致的有机碘产量的下降，即 Wolff-Chaikoff 效应，是由甲状腺细胞内高浓度无机碘造成的 [18]。Wolff-Chaikoff 效应可以通过刺激碘捕获来增加对 Wolff-Chaikoff 效应的敏感性，就像 Graves 病患者所发生的那样，或者在持续的 TSH 刺激期间，由于人类胎儿中碘的有机化作用的损害，在桥本病患者中，或者在先前被 ^{131}I 或外部射线治疗过的甲状腺中。在这种情况下，如果长期给予过量的碘，就会出现甲状腺肿大和甲状腺功能减退症（碘黏液性水肿）。抑制有机化的机制可能与高碘对 TPO 和 DUOX2 的抑制作用有关。

　　在服用碘化物的正常受试者中，随着时间的推移，对碘甲腺原氨酸形成的抑制是可逆的。这种逃逸或适应现象的发生是因为碘的转运活性降低，可能是由于 NIS 表达的减少。因此，甲状腺碘下降到不足以维持完整的 Wolff-Chaikoff 效应的水平 [19, 158]。重要的是，它不会发生在妊娠晚期，所以必须避免妊娠期间的长

表 11-7　不同加碘药物的碘含量 ^{a}	
药　剂	**碘含量**
饱和碘化钾溶液	38mg/ 滴
卢戈尔溶液	6mg/ 滴
加碘食盐（1 份 KI/10 000NaCl）	760μg/10g
胺碘酮（200mg/ 片）	75mg 有机碘，8%～17% 以碘的形式释放
碘番酸盐，碘泊酸盐	350mg/ 片
血管造影术和 CT 对比剂	400～4000mg/ 剂
聚乙烯吡咯酮碘	10mg/ml
海带片	150μg/ 片
产前用的维生素	150μg/ 片
碘化甘油	25mg/ml
将放射性碘摄取抑制到 <2% 所需的碘量	>30mg/d

a. 在美国，碘的典型摄入量是每天 100～400μg
KI. 碘化钾；NaCl. 氯化钠

期高碘摄入，因为它会导致胎儿甲状腺功能减退和新生儿代偿性潜在阻塞性甲状腺肿（图 11-11）。

　　2. 对甲状腺激素释放的影响　药理剂量的碘的一个重要的实际作用是迅速抑制甲状腺激素的释放。在某种程度上正常发生，但在 Graves 病或中毒性结节患者中尤其明显（见第 12 章）。其机制尚不清楚，但这种作用是在甲状腺细胞水平上调节的，而不是通过对 TSH 的作用来实现的。碘还可以减少弥漫性毒性甲状腺肿所特有的血管增多和增生。因此，在重度甲状腺功能亢进症（甲状腺危象）患者或甲状腺功能亢进症患者为手术做准备时，碘化物的药理作用是有用的 [159]。

　　（四）妊娠及胎儿和新生儿的甲状腺功能

　　妊娠几乎影响到甲状腺激素分泌的方方面面（表 11-8）[160]。由于妊娠早期 TBG 浓度的增加，血清总 T$_4$ 和 T$_3$ 浓度上升到非妊娠女性的 1.5 倍左右（图 11-12）。显著增加的 TBG 胞外池必须随着 T$_4$ 量的增加而稳定地填充，直到达到新的平衡。hCG 与 TSHR 发生交叉反应，导致妊娠早期游离 T$_4$ 水平短暂小幅升高（循环中 hCG 峰值），导致部分 TSH 抑制。在一些女性中，hCG 可导致一过性妊娠期甲状腺毒症，滋养细胞肿瘤（葡萄胎、绒毛膜癌）很少会导致严重的甲状腺功能亢进。在家族性妊娠期甲状腺功能亢进症中发现了 TSHR 突变，导致与 hCG 亲和力增加 [161]。在生

状腺功能减退症的女性在妊娠期对左甲状腺素需求的变化，估计在此期间所需的 T_4 产量增加 20%～40%。

由于 T_4 分泌增加，孕妇对碘的需求量也随之增加[164]。妊娠期间较高的肾小球滤过率提高了肾脏对碘的清除能力，导致循环碘化物的部分尿排泄量增加，这一事实加剧了这一需求。此外，必须增加孕妇的碘摄入量，以满足妊娠中期和晚期胎儿甲状腺的需要（表 11-8）。如果这些增加的碘需求得不到满足，血清 T_4 会下降，而 TSH 会上升。这一系列事件在地方性缺碘或碘供应不足的地区有很好的记录，如比利时布鲁塞尔[9]。在该市，在整个妊娠期间仔细跟踪的孕妇中，有 70% 的孕妇在妊娠期间由于 TSH 升高而甲状腺体积增加了 20% 或更多。产后甲状腺功能变化逐渐恢复正常，产后 6～8 周血清总 TBG 水平恢复正常。

在妊娠期间，自身免疫力受到抑制，影响了 Graves 病和桥本病的患者（见第 12 章和第 13 章）。一般来说，TSHR 抗体介导的甲状腺刺激在 Graves 病患者妊娠早期加剧，在中期和晚期减弱，仅在产后前几个月加剧。桥本病患者的甲状腺自身抗体效价在妊娠期间下降，但产后急剧上升，与急性 T 细胞介导的甲状腺细胞破坏阶段 [产后甲状腺疾病（postpartum thyroid disease，PPTD）] 发生在约 30% 的桥本病患者和显著的甲状腺组织残留[165]。

基础代谢率（basal metabolic rate,BMR）在妊娠中期由于妊娠引起的身体组织总量的增加而增加。妊娠的改变，加上外周血管阻力降低、血管扩张和轻度心动过速，可能提示甲状腺功能亢进（表 11-8）。重要的是要认识到，这种变化是妊娠期间的生理变化，特别是在处理甲状腺功能亢进孕妇时。

1. 胎儿甲状腺功能 人胎儿 T_4 的外周代谢在数量和质量上都与成人明显不同。总的来说，就单位体重而言，T_4 的产生和降解速度比成年人高 10 倍。此外，

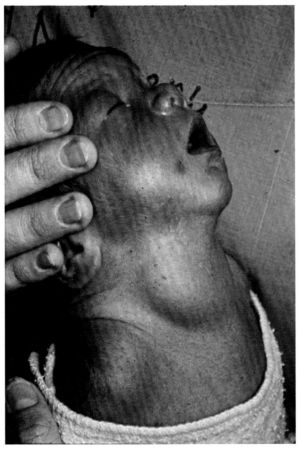

▲ 图 11-11 妊娠晚期母亲接受卢戈尔溶液治疗导致甲状腺肿大的新生儿，说明了妊娠期间长期过量服用碘的危险

物检测中，正常 hCG 的效力仅为 TSH 的约 1/100。这种微弱的促甲状腺活性解释了为什么在正常情况下，hCG 的影响仍然很少被察觉[162]。除了血清 TBG 的增加外，血浆容量的增加、胎儿 – 胎盘 – 子宫单位中 D_3 的表达加速了 T_3 和 T_4 的失活[163]。根据患有原发性甲

表 11-8 妊娠对甲状腺生理的影响	
生理变化	甲状腺相关后果
↑血清甲状腺素结合球蛋白	↑总 T_4 和 T_3；↑ T_4 产生
↑血浆量	↑ T_4 和 T_3 池大小；↑ T_4 产生；↑心输出量
D_3 在胎盘及（？）子宫中的表达	↑ T_4 产生
hCG ↑早期妊娠	↑游离 T_4；↓基础 TSH；↑ T_4 产生
↑肾脏碘离子清除	↑碘需要量
↑ T_4 的产生；中晚期胎儿 T_4 的合成	
↑胎盘单位、妊娠子宫和母亲的耗氧量	↑基础代谢率；↑心输出量

D_3. 3 型脱碘酶；hCG. 人绒毛膜促性腺激素；T_3. 三碘甲状腺原氨酸；T_4. 甲状腺素

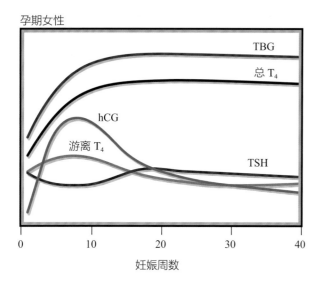

孕期女性

▲ 图 11-12 妊娠期间甲状腺-垂体轴的各种关键成分的变化

注意早期游离 T_4 的增加，可能是由于 hCG 激甲状腺，导致血清 TSH 在妊娠早期后期受到适度抑制。hCG. 人绒毛膜促性腺激素；TBG. 甲状腺素结合球蛋白；TSH. 促甲状腺激素（引自 Burrow GN, Fisher DA, Larsen PR. Mechanisms of disease: maternal and fetal thyroid function. *N Engl J Med*. 1994;331:1072-1078.）

D_1 的催化作用降低，D_3 的催化作用增强，有利于形成失活的 rT_3，但以牺牲 T_3 为代价。D_3 在胎儿组织中高度表达，包括肝脏、皮肤、气管、支气管、尿路上皮和胃肠上皮 [163]。这种情况导致血清 T_3 浓度持续较低，而血清 rT_3 水平升高。这一变化使得 D_2 高度可调节的 T_4 到 T_3 的转换成为产生组织 T_3 的主要途径 [166]。

胎儿甲状腺功能在妊娠早期开始 [5]。此后，胎儿总 TBG、总 T_4 和 T_3 平稳增加 [9,167]。在整个妊娠期间，血清 TSH 值高于母体循环中的水平，也高于甲状腺功能正常的成年人的预期水平。这表明，在胎儿发育过程中，下丘脑-垂体对 T_4 的抵抗力增加，推测这是 TRH 分泌增加的结果 [168]。尽管血液中的 T_3 水平较低，但胎儿的游离 T_4 浓度从 28 周起接近于母体循环中的水平。

2. 母胎相互作用 胎儿垂体-甲状腺轴的功能是一个基本上独立于母亲的单位 [4,168]。通过胎盘从母亲传给胎儿的 TSH 可以忽略不计，但母亲的 T_4 就不是这样了。在因遗传性 TPO 缺乏或甲状旁腺功能减退症导致先天性甲状腺功能减退症的婴儿中，脐带血中 T_4 的血清浓度通常是正常水平的 $1/3 \sim 1/2$ [169]。因此，至少在母婴浓度梯度较高时，母体 T_4 可显著转移到胎儿循环中。考虑到胎儿大脑提高 T_4 到 T_3 转换效率的能力，这种转移可能是重要的 [170]。限制 T_4 和 T_3 从母亲向胎儿转移的主要因素是在子宫、胎盘和胎儿上皮细胞中表达的 D_3。

3. 新生儿的甲状腺功能 脐带血 T_4 平均水平为 150nmol/L（12μg/dl）。血清总 TBG 浓度升高，但不像

母体血清那样高。足月时，游离 T_4 浓度略低于母亲。脐血 T_3 浓度低（0.8nmol/L、50ng/dl），rT_3、T_3SO_4 升高 [4,171,172]。新生儿出生后血清 TSH 水平迅速升高，在出生后 $2 \sim 4h$ 达到高峰，48h 内恢复到初始水平 [171]。高于 60mU/L 的水平是典型的。这种新生儿 TSH 激增被认为是对分娩后环境温度迅速下降的反应。作为回应，血清 T_4、T_3 和 Tg 浓度在分娩后的最初几个小时内迅速升高，并在出生后 24h 处于甲状腺功能亢进范围 [173]。TSH 激增无疑是导致血清 T_3 浓度升高的原因之一，但 D_1 或 D_2 促进甲状腺外 T_4 向 T_3 的转化也被认为是一个主要因素 [51]。在棕色脂肪组织中，*Dio2* 基因的肾上腺素能刺激和其去泛素化使 D_2 重新激活可能是导致这种增加的主要原因 [174]。

早产儿下丘脑-垂体-甲状腺轴未成熟，T_4、T_3 和 TSH 低 [171,175]。血清 T_4、TBG 和游离 T_4 均倾向于与胎龄相关。早产儿在分娩后 TSH 激增也会减弱。此外，当早产儿伴有并发症，如呼吸窘迫综合征或营养问题时，血清 T_4（特别是 T_3）可能会下降到低水平，这是以下几个因素共同作用的结果：TBG 生成减少，甲状腺发育不成熟，疾病抑制下丘脑-脑垂体轴，T_4 向 T_3 的转化障碍，以及 D_3 活性增加 [176,177]。这些变化在许多方面与患有严重疾病的成年人相似。在评估早产儿的甲状腺状况时，需要考虑所有这些问题，特别是考虑到这一年龄段先天性甲状腺功能减退症的发病率增加 [175]。

新生儿和儿童单位体重的甲状腺激素产生率高于成人。新生儿每天左甲状腺素需要量约为 10μg/kg，成人每天左甲状腺素摄入量约为 1.6μg/kg[175]。

（五）衰老与甲状腺

随着年龄的增长，甲状腺会经历几个解剖变化。腺体重量减轻，滤泡大小减少，胶体含量减少，纤维化增加，通常伴有明显的淋巴细胞渗透。然而，这些变化与甲状腺功能无关 [176]。在健康的老年患者中，有正常水平的游离 T_4，但血清 T_3 水平似乎较低，尽管对选定的健康人的研究表明，T_3 水平不受年龄的影响 [179]。TSH 可能随着年龄的增加或减少与碘摄入量有关 [180]。人群研究和动物模型显示，甲状腺激素水平与寿命呈负相关，这一发现导致了一种假设，即在某些生命阶段，特别是在成熟期降低甲状腺激素信号有利于延缓衰老 [181]。然而，其他一些研究表明，亚临床甲状腺功能减退症和亚临床甲状腺功能亢进症可能与老年人死亡率增加有关。

（六）禁食或生病期间的甲状腺功能

在营养缺乏或疾病期间，甲状腺功能会发生许多变化。这些变化包括中枢性 TSH 分泌减少和血浆 T_3 水平、血清中 T_4 和 T_3 结合的减少。这一系列的发现被称为低 T_3 综合征、正常甲状腺疾病综合征或非甲状腺疾病 [183]。禁食和疾病期间循环甲状腺激素和 TSH

的变化模式非常相似。在禁食期间，血清 T_3 降低 50% 或以上，而血清 rT_3 升高，而血清总 T_4 或游离 T_4 无初始变化[145, 184]（表 11-9）。尽管在禁食期间，特定的脱碘酶在人类组织水平上引起这些变化的作用还没有被记录下来，但有几条证据表明，D_1 和 D_2 的外周 T_4 到 T_3 转化的减少、D_1 对 rT_3 的清除减少在这一过程中发挥了作用。在 D_1 酶和 D_2 酶基因缺失的小鼠中发现正常的 T_3 血浆水平，这表明在正常情况下，甲状腺本身能够补偿受损的外周转换以使血清 T_3 正常化。这一观察表明，存在非常强大的机制来将血清 T_3 水平维持在正常范围内，但值得注意的例外情况是，当血清 T_3 水平不在该范围内时（即在禁食或生病期间）。在这种情况下，通过可能由下丘脑调节的机制，所有的代偿机制都会减少，血清 T_3 可能会下降到几乎检测不到的水平[92]。D_3 的脱碘作用增加了 T_4 产生 rT_3 的量，并将 T_3 转化为 3, 3'- 二碘甲状腺原氨酸（图 11-2），这夸大了 D_1 和 D_2 减少所导致的变化。D_3 缺失的小鼠仍然可以发展为低 T_3 综合征，这一发现表明，D_3 上调并不是这种临床状态下发生的唯一事件。目前尚不清楚 D_3 的这种增加是否也发生在热量限制期间。禁食期间血清 T_3 水平下降，TSH 分泌减弱。

在禁食期间，基础耗氧量和心率下降，氮平衡最初为负，后恢复正常[185]。在一些研究中，在继续禁食的同时，外源性 T_3 的替代部分逆转了整体代谢的这些变化。因此，禁食期间（可能还有疾病期间）T_3 的下降可以被视为一种有益的节省能量和节省氮气的适应。慢性营养不良（如神经性厌食症）也与血清 T_3 的下降有关，很少有游离 T_4 下降[186]。TSH 浓度保持在参考范围内，尽管再次说明，在循环 T_3 下降的背景下，TSH 浓度过低。相反，过量喂养（尤其是糖类）会增加 T_3 产生率和血清 T_3 浓度，降低血清 rT_3，并增加基础产热[187]。

在疾病期间，也会出现 T_3 减少、TSH 脉动释放和 rT_3 增加的情况[183]。如果疾病进展，下丘脑 - 垂体 - 甲状腺轴甚至进一步受到抑制，随之而来的是游离 T_4 的减少。血清 T_4 的严重下降与死亡的高概率有关。这种综合征与人类 PVN 中 TRH mRNA 的减少有关[188]。

疾病期间第三脑室衬里的张力细胞通过 D_2 催化的 T_4 向 T_3 的转化而增加 T_3 的产生，可能有助于 TSH 对降低的血清 T_3 的钝化反应，特别是在感染期间[189]。细胞因子（如 IL-6）在疾病期间也增加，并与循环中的 T_3 减少相一致，尽管尚不清楚这是否是下丘脑改变的原因[190]。体外研究表明，IL-6 导致细胞内和细胞外的活性氧（reactive oxygen species，ROS）增加[93]。D_1 和 D_2 的活性中心都在细胞内，而 D_3 的活性中心可以接触到细胞外的硫醇，这些硫醇不容易通过细胞膜（图 11-4）。ROS 的增加减少了细胞内的硫醇，如谷胱甘肽，并可能减少了依赖 GSH/NADPH 的硫氧还蛋白和谷氧还蛋白。因此，在 D_3 介导的 T_3 和 T_4 失活继续的同时，D_1 和 D_2 的 T_4 到 T_3 的转化减少了。除了这些辅因子变化外，IL-6 和 ROS 引起的 ROS 增加和 MAPK 依赖通路的激活导致脱碘酶转录增加，特别是在体外 D_3[93]。所有这些变化都被加入 N- 乙酰半胱氨酸（N-acetylcysteine，NAC）逆转，从而挽救细胞内 GSH 的合成。有趣的是，对急性心肌梗死引起的低 T_3 综合征患者的随访研究表明，输注 NAC 可以防止 T_3 减少和 rT_3 增加[191]，这表明这些体外结果与患者有关。这些内源性变化可能会被多巴胺或糖皮质激素等药物进一步夸大，这也将至少短暂地抑制 TRH-TSH 轴[192]。甲状腺功能的变化是一个连续的过程，随着患者的临床情况，异常变得越来越严重（表 11-9）。尸检研究表明，肝脏的 D_1 活性降低了约 50%，骨骼肌中没有 D_2，D_3 存在于肝脏和骨骼肌中[193]。骨骼肌和肝脏中的 T_3 转运蛋白 MCT8 没有发现差异，其他甲状腺激素转运蛋白的可能异常尚未得到评估。有趣的是，在接受左甲状腺素治疗的原发性甲状腺功能减退症患者中，描述了在急性内科疾病期间相同的全球变化模式[194]。在这样的患者中，血清 T_4、T_3 和 TSH 浓度在最初的 3 天内都下降了约 50%，可能是由于 TBG、TTR 和白蛋白的减少导致 T_4 结合的中断，以及循环中 T_4 与蛋白质的相互作用受阻。这可能是由于在前面讨论的炎症组织中，由于丝氨酸催化的 TBG 的羧基末端片段的释放而导致的 TBG 的翻译修饰。

为了改善某些与疾病相关的下丘脑 - 脑垂体轴的

病情严重程度	游离 T_3	游离 T_4	反 T_3	TSH	可能的原因
轻微	↓	N	↑	N	↓ D_2, D_1
中等	↓↓	N, ↑↓	↑↑	N, ↓	↓ D_2, D_1, ? ↑ D_3
严重	↓↓↓	↓	↑	↓↓	↓ D_2, D_1, ↑ D_3
痊愈	↓	↓	↑	↑	?

表 11-9 疾病期间甲状腺激素水平的变化

$D_{1\sim3}$. 1～3 型脱碘酶；N. 无变化；T_3. 三碘甲状腺原氨酸；T_4. 甲状腺素；TSH. 促甲状腺激素

中枢异常（包括生长激素和促性腺激素的减少），已经引入了治疗方法。其中一种是联合应用 GHRP2 和 TRH，导致 TSH、T_3 和 T_4、IGF-1、胰岛素和 IGF 结合蛋白 1、3 和 5 的升高[195]。虽然生化有显著改善，但临床状态并没有改变，这表明甲状腺功能异常是疾病严重程度的标志，而不是其原因。

虽然重症患者的血清 TSH 浓度下降，但在恢复期，TSH 浓度可能出现高于正常范围的升高，TSH 浓度的升高持续到循环中游离 T_4 和 T_3 水平恢复正常为止[196]。如果 TSH 浓度升高与游离 T_4 浓度仍然降低有关，则这种模式可能会令人困惑。这些患者符合除临床情况外的所有原发性甲状腺功能减退症的实验室标准。随访一般显示，TSH 和 T_4 在 1~2 个月恢复正常（表 11–9）。

尽管异常的严重性，特别是血清 T_3 的异常，但对于是否应该开始治疗干预，即使是最严重的患者，仍然存在分歧，因为大多数对照研究没有显示补充 T_4 或 T_3 对这些人的有益影响[183]。一个例外是 T_3 疗法对冠状动脉旁路移植术后患者可能有好处，一项研究显示了积极的效果，但另一项研究表明没有效果[197, 198]。因此，对于低 T_3 综合征或心肌受损的患者，建议谨慎使用甲状腺激素治疗[199]。

（七）甲状腺轴与神经精神疾病

患有神经精神疾病的患者可能出现甲状腺功能的任何一种异常。双相情感障碍患者可表现为血清 TSH 轻度升高，游离 T_4 降低，而重度抑郁症患者血清 T_4 轻度升高，血清 TSH 降低。其他急性精神病患者可能有高或低的血清 TSH 浓度，并倾向于游离 T_4 升高[200]。这些轻微异常的原因尚不清楚，但此类患者的甲状腺功能测试结果可能与必须与之区分的原发性甲状腺疾病患者的甲状腺功能测试结果相似。

（八）激素对甲状腺功能的影响

1. **糖皮质激素** 急性给予药物剂量的糖皮质激素可消除正常患者血清 TSH 浓度的脉动性释放，这可能是通过减少 TRH 的释放。随着持续给药，有一种逃避这种压制的方法（表 11–10）。糖皮质激素的药理剂量可降低正常和甲状腺功能亢进患者、服用左甲状腺素的甲状腺功能减退患者的血清 T_3 浓度。后者的发现和伴随的 rT_3 产量的增加表明，糖皮质激素可能会增加 D_3 的活性[120]。

原发性肾上腺功能不全可能与血清 T_4 降低和血清 TSH 浓度升高有关，提示存在原发性甲状腺功能减退。然而，肾上腺功能不全的治疗可以导致这些异常的完全消失，这表明在一些患者中，它们是糖皮质激素缺乏的结果，而不是原发性甲状腺疾病[201]。然而，在自身免疫性肾上腺功能减退症患者中，原发性甲状腺功能减退症的患病率增加，因此必须区分这两种原因（见第 15 章）。同样，成功治疗库欣病的患者也可以发展

表 11–10 激素对甲状腺功能的影响
糖皮质激素
• 过量
降低 TSH、TBG、TTR（大剂量） 降低血清 T_3/T_4，升高 rT_3/T_4 值 增加 rT_3 产量（？↑ D_3） Graves 病患者 T_4、T_3 分泌减少
• 缺乏
增加 TSH 水平
雌激素
提高 TBG 唾液酸化和半衰期 绝经后女性 TSH 水平升高 提高甲状腺功能减退患者的 T_4 水平
雄激素
降低 TBG 水平 降低女性 T_4 周转率，降低甲状腺功能减退患者的 T_4 需求
生长激素
降低 D_3 活性

D_3. 3 型脱碘酶；rT_3. 反 T_3；T_3. 三碘甲状腺原氨酸；T_4. 甲状腺素；TBG. 甲状腺素结合球蛋白；TSH. 促甲状腺激素；TTR. 甲状腺激素转运蛋白

成甲状腺自身免疫。

2. **性腺激素** 雌激素通过已经提到的机制增加总 TBG[202]。推测这增加了 T_4 的分泌，因为总 T_4 增加，游离 T_4 保持不变。雌激素还增加了原发性甲状腺功能减退症患者的左甲状腺素需求量[66]。相反，女性服用雄激素可降低甲状腺功能减退症患者的总血糖，降低 T_4 周转和左甲状腺素需求量[203]。

3. **生长激素** 生长激素增加左甲状腺素治疗和正常个体的血清游离 T_3 和降低游离 T_4，表明 D_3 活性被抑制或 T_4 到 T_3 的转化率增加。

六、甲状腺的生理评估

甲状腺疾病的表现通常是由于甲状腺激素分泌过多或不足，甲状腺肿大或结节通过压迫邻近结构引起颈部局部症状，或者是在 Graves 病的情况下的眼病或皮肤病。甲状腺疾病的功能诊断主要基于详细记录的病史，对甲状腺功能减退或甲状腺毒症的生理体征的全面检查，以及对实验室检测结果的评估。虽然以功能诊断为条件，但解剖诊断很大程度上依赖于对甲状腺本身的体格检查。甲状腺激素分泌过多或不足的典

型症状见第 12 章和第 13 章。

体格检查

颈部检查最好让患者坐在光线充足的位置，保持颈部放松。应提供患者一杯水以便吞咽。医生应先检查颈部，特别是当患者吞咽时，颈部要稍微伸展。旧的手术瘢痕、扩张血管、红色或固定覆盖的皮肤应该被观察。注意气管的位置。若有肿块存在，需判定肿块是否随吞咽移动。颈部高中线肿物，在患者伸舌时肿物进一步上升，是甲状舌管残端或囊肿的典型表现。随吞咽移动是甲状腺的一个特征，因为它被包裹在气管前筋膜中。这个特征将甲状腺腺体肿大与颈部其他大多数肿物区别开来。但是，如果甲状腺腺体大到占据颈部所有可利用的空间时，随吞咽移动的特征就可能会消失。医生也应该注意检查舌背后部，因为这是甲状腺舌管的起源和舌甲状腺组织的位置。

除非甲状腺肿过大，否则医生均可对坐着的患者进行甲状腺检查。医生也可以站在坐着的患者身后，用双手指尖触摸检查甲状腺。医生应该用拇指轻轻按压环状软骨尾端来定位甲状腺峡部。这为触诊腺叶提供了一个方便的起点，但峡部厚度的增加或质地坚硬已提示全身性甲状腺肿大。当触诊甲状腺右叶时，在无轻柔压迫的情况下，将右手拇指侧向移动。在患者吞咽口水时将腺叶压在气管上，以确定甲状腺腺叶的位置。这种方法使触诊断拇指侧向移位至胸锁乳突肌内侧边缘，从而直接进入整个甲状腺腺叶。当患者吞咽时，拇指用足够的张力将腺叶压于气管之上，使其稍微地超过中线。它会在拇指球下上下滑动。这可以使我们了解腺叶的大小和质地，以及是否有结节的存在。同样的方法也适用于左侧腺叶。

检查者应该标记腺体的形状，相较于正常情况下的大小及其一致性。通常情况下，它略大于脂肪组织，但小于肌肉组织。正常甲状腺腺叶的额部投影与患者拇指末节指骨的大小相近。Graves 甲状腺功能亢进患者的弥漫性甲状腺肿和增生性腺体较正常更柔软，而桥本病的腺体通常较硬。应注意腺体表面的不规则性、一致性的变化和触痛区域。如果触诊有结节，需记录其形状、大小、位置、透明度、与周围组织的一致性。坚硬的组织可能提示囊肿，较少见是恶性肿瘤。同时要注意寻找锥状叶，它是一个在中线的左右、从峡部延伸至甲状腺软骨的薄带组织。肥大的锥状叶可能会被误认为是甲状腺癌或甲状腺炎的气管前淋巴结。它通常在全身性甲状腺疾病的患者中表现明显，如桥本甲状腺炎和 Graves 病。在触摸的过程中，可能会感受到有血管震颤。在无心脏病的情况下，通常提示有甲状腺功能亢进。最后，触诊应该包括沿颈静脉、胸锁乳突肌后部和锁骨上区域的淋巴结检查。

颈部听诊可证实肿大、过度活跃的腺体血管增加，提示有 Graves 病。增生性腺体上有时可以听到收缩或连续的杂音。应注意区别甲状腺杂音与来自心脏深处的杂声或静脉鸣声。后者可通过轻微压迫颈外静脉或转动头部来消除，静脉充血通常见于高心输出量的年轻人中，如患有 Graves 病或有严重贫血。

当怀疑有胸骨后甲状腺肿时，举臂试验是有用的。这种方法的原理是，当胸廓的入口被肿大的甲状腺压迫而缩小时，抬起手臂直至触及头部两侧，进一步缩小胸廓入口，引起面部和静脉充血，有时会导致呼吸窘迫（Pemberton 征），甚至（很少）晕厥。

除了检查甲状腺和区域淋巴结外，也应该找出邻近组织的受压迫或移位原因。声音嘶哑可能证明喉返神经受压迫或浸润，通常是由恶性甲状腺肿瘤所引起的，这需要通过喉镜检查来证实。气管的移位很明显，通常伴有一个大结节，吸气喘鸣可能表明其受压。

超声现已广泛使用，并且对于检测和表征甲状腺结节具有优越的灵敏度。定性系统和甲状腺成像报告和数据系统（Thyroid Imaging Reporting and Data Systems，TI-RADS）可以为囊性和实性病变分类及其恶性肿瘤的相对风险。它对评估甲状腺炎的患者也同样有用[204, 205]。使用超声应该加强而非取代对甲状腺的生理评估。

七、甲状腺功能的实验室检测

在考虑对已知或怀疑患有甲状腺疾病的患者进行实验室评估时，医生应该寻求达到功能性诊断，并在适当条件下达到解剖性诊断。实验室评估将证实甲状腺激素分泌是否过量、正常或不足，以验证通过临床病史和体格检查的推断。实验室检测可以分为五大类：①用以评估下丘脑 - 垂体 - 甲状腺轴状态的检测；②检测血清中 T_4 和 T_3 的浓度；③反映甲状腺激素对组织的影响的检测；④自身免疫甲状腺疾病的检测；⑤提供关于甲状腺碘代谢信息的检测。碘和其他同位素在甲状腺扫描中的应用见第 14 章。

下丘脑 - 垂体 - 甲状腺轴

1. TSH　尽管本质上间接地反映甲状腺激素的分泌，但评估下丘脑 - 垂体 - 甲状腺轴的状态在诊断甲状腺疾病中发挥重要的作用。这是因为 TSH 分泌的速度对血清中游离甲状腺激素的浓度非常敏感，由此可以为患者的甲状腺状态提供一个精确和具体的指标（图 11-8 和图 11-9）。这一规则的罕见例外将在后面讨论。免疫检测技术现在可以确定血清中 TSH 的正常范围，从而确定何时甲状腺功能不足，何时激素供应过量（表 11-4）。该试验使用 TSH 分子将结合在固定表面（如颗粒、试管侧面）的 TSH 抗体连接到针对不同 TSH 表位的第二抗体，该表位有可检测的标志物（^{125}I、酶或化学发光试剂）。因此产生的信号与血清中 TSH 的浓度成正比。这种技术比放射免疫分析更精确、敏感和快速。

许多这些分析都是利用生物素 / 链酶亲和素结合为复合物形成的高亲和力。这种相互作用会受到患者血清中的循环生物素（维生素 B_7）的影响，而这些物质通常在柜台出售，或用于各种皮肤疾病，甚至用于 2 型糖尿病。这尤其令人担忧，因为血清中高浓度的生物素不仅会导致非常低的 TSH 水平，同时也会人为提高基于生物素 / 链酶亲和素化学的机器分析检测的游离 T_4（见于第 4 章）[206]。

免疫测定的血清 TSH 浓度的参考范围是 0.4～4.2mU/L。由于受到 hCG 引起甲状腺功能亢进的影响，0.4mU/L 的下限对于孕妇来说太高了[162]。需注意 TSH 分泌有一个日变化趋势，峰值在傍晚，最低点在下午。边界异常值在 1 周之内总是反复出现，以确定其具有代表性。最低限度合适的 TSH 测定方法应该定量 0.1mU/L 的 TSH 的浓度，变异系数小于 20%。这些方法的潜在假象见第 4 章。

TSH、FSH、LH 和 hCG 中常见的游离 α 亚基在血清中通常可检测到，参考范围为 1～5μg/L，但 TSH β 亚基却检测不到。当 FSH 和 LH 分泌增加时（如绝经后女性），或当 TSH 分泌增加时（如原发性甲状腺功能减退），游离 α 亚基水平也会增加。在垂体前叶产生糖蛋白肿瘤的患者中，α 亚基的水平可能也会升高（见第 9 章）。它的测定在罕见的患有甲状腺功能亢进的患者和 TSH 水平正常或升高的患者中可能有用，以区分 TSH 过量的肿瘤和非肿瘤性原因[207, 208]。

2. 甲状腺功能异常患者的 TSH　原发性甲状腺功能亢进（甲状腺激素分泌过多）或甲状腺毒症（任何原因引起的甲状腺激素过多）的患者 TSH 水平总是异常。一般分为两大类：①介于正常值与 0.1mU/L 的下限之间；②低于 0.1mU/L。前一类患者可能无症状（亚临床甲状腺功能亢进），而后一类患者通常有症状性甲状腺功能亢进和明显的游离 T_4 水平升高。下丘脑或垂体甲状腺功能减退的患者血清 TSH 水平通常正常，或有轻微升高。循环中的 TSH 通常由于糖基化异常而导致生物活性降低，反映了 TRH 对甲状腺营养物质的通路受损[142, 143]。原发性甲状腺功能减退患者的血清 TSH 浓度从轻微升高到 1000mU/L 不等。一般来说，TSH 水平升高的程度与甲状腺功能减退的临床严重程度相关。血清 TSH 值在 5～15mU/L 范围之间的患者几乎没有症状，血清游离 T_4 或游离 T_4 指数（free T_4 index，FT_4I）降低或正常低值，而血清 T_3 浓度往往正常低值。如果血清游离 T_4 在正常范围内，TSH 轻度升高的患者被认为亚临床甲状腺功能减退。这些结果可能提示，早期甲状腺功能衰竭会伴随有代偿性 TSH 分泌增加。在描述血清甲状腺激素的定量之后，将详细论述与异常血清 TSH 水平有关的各种情况。

血清 TSH 和游离 T_4 浓度均升高是不正常的，提示或是自主分泌 TSH（由于 TSH 垂体瘤或甲状腺激素抵抗），或是甲状腺功能亢进伴有人为导致 TSH 升高。要区分这些诊断可能需要做下丘脑 – 垂体 MRI、甲状腺激素作用的标志物（如铁蛋白或性激素结合球蛋白）或咨询临床化学实验室以排除检测假象（见第 4 章）。

八、血清甲状腺激素浓度定量

（一）总 T_4 和总 T_3

血清甲状腺激素浓度的定量可以帮助判断 TSH 异常是否代表甲状腺功能异常，并可以了解病情的严重程度。现在可以用敏感而特异的放射免疫方法来确定血清总 T_4 和总 T_3 及其某些代谢产物的浓度（见第 4 章）。由于甲状腺功能和游离而不是总的甲状腺激素浓度相关，所以医师也需要了解游离的甲状腺激素浓度。血清游离 T_4 异常程度通常和激素过多或缺乏的严重程度相关，而血清 TSH 浓度是该特定患者中这种异常影响的指标。在甲状腺功能正常且循环 TBG 浓度正常的健康人中，总 T_4 浓度的范围为 64～142nmol/L（5～11μg/dl），血清 T_3 的浓度范围为 1.1～2.9nmol/L（70～90 ng/dl），刚出生时（脐带血清）T_3 的浓度是正常成人的 50%，但几小时后 T_3 的浓度突然上升，在 24h 达到峰值，为成人甲状腺毒症的下限左右。

反 T_3（rT_3），T_3SO_4、二碘甲腺原氨酸、三碘甲状腺乙酸和四碘甲状腺乙酸的放射免疫测定是研究者主要的研究方向，因为这些碘化甲腺氨酸都可以由容易定量的 T_4 或 T_3 衍生。

（二）游离 T_3 和 T_4 的浓度

最直接和准确衡量血清游离 T_4 和 T_3 浓度的方法是检测血清透析或超滤液中的激素浓度。但是这种化验方法对于临床检测来说并不实用，所以研究了替代方法来估计游离甲状腺激素浓度。游离激素的绝对浓度是总激素的产物，以及可透析或超滤的浓度比例。大约 0.02% 的 T_4 和 0.3% 的 T_3 处于游离或者非结合状态（表 11-5）。游离 T_4 和 T_3 的参考范围分别为 9～30pmol/L（0.7～2.5ng/dl）和 3.5～6.5pmol/L（0.22～0.43ng/dl）。

几乎所有的实验室都可以通过直接测量法获得游离 T_4 浓度。它们已经很大程度上取代了过去版本中具体讨论的游离 T_4 指数。尽管这些检验方法声称是直接将游离 T_4 定量，但实际并非如此，特别是血清中甲状腺激结合蛋白异常或者病情严重者的检测结果并不一定准确。在大多数情况下，特别是在门诊中，患者的甲状腺激素分泌状态完全由这种自动化检测的游离 T_4 评估。

这些检测方法会受到 T_4 内源性抗体、异常结合蛋白或严重疾病等因素的影响。因此，医生需要特别注意游离激素与临床状态及 TSH 不符的情况。如果出现这种情况下，应询问患者是否摄入过量的生物素（维生素 B_7），并用另一种方法来评估游离 T_4 水平。检测总 T_4

和甲状腺激素结合率，并计算FT$_4$I，否则结果就应该忽略不计。对于妊娠或病情严重的患者，自动化检测结果与实际值相比往往偏低。建议妊娠女性使用血清总T$_4$浓度正常范围乘以1.5代替自动化测定的游离T$_4$。

（三）游离T$_4$指数

确定THBR在估计严重疾病患者游离T$_4$的值时尤为有价值，将它乘以总T$_4$（或T$_3$）获得游离甲状腺激素指数（FT$_4$I或FT$_3$I）。测定结合率的方法是将示踪量的放射性核素标记的T$_4$（或T$_3$）加入血清，暴露于包被T$_4$或T$_3$抗体的固相基质或不可逆结合碘化甲状腺氨酸的惰性基质，然后定量检测标记的和固相基质结合的T$_4$或T$_3$百分率。该值与血清中未结合的TBG位点的水平呈负相关。

这种检测方法得到的结果要和同时测定含有正常TBG和T$_4$浓度的标准血清所有的数值进行标准化对照。一般的做法是将未知标本的检测值除以标准对照的值，商数是THBR，正常值是0.85～1.10。由于THBR和血清中内源性甲状腺激素的游离部分成正比，可以乘以总T$_4$（或T$_3$）以估算游离甲状腺激素的浓度（即FT$_4$I或FT$_3$I）。由于正常的THBR是1.0，所以FT$_4$I的正常范围和总T$_4$（或T$_3$）相同。例如，SI单位值是64～142（nmol/L），比重单位是5～11μg/dl。图11-13显示的是甲状腺功能正常但有TBG浓度改变的人群，其总T$_4$和游离T$_4$、结合和未结合TBG位点和THBG的关系。图11-14显示的是TBG浓度恒定但甲状腺激素产生速率改变的患者。

与甲状腺功能亢进或者甲状腺功能减退相比，雌激素、妊娠和严重疾病是引起总T$_4$浓度变化的更常见的原因（表11-11）。在甲状腺功能正常的健康人中，TBG上只有1/3的位点被T$_4$结合，总T$_4$中游离T$_4$比例为2×10^{-4}。在妊娠时，TBG结合能力、血清T$_4$和未结合的TBG的数量翻了一番，导致游离T$_4$的比例减少了50%。表现为THBR数值的减少。如果减少的THBG（或者游离比例）乘以升高的总T$_4$，那么游离T$_4$指数还是正常的，反映了实际的游离T$_4$的浓度。有些患者由于TBG水平低而导致T$_4$低，非结合位点更是大幅度的减少。非结合位点的降低导致游离T$_4$（或T$_3$）比例和THBR升高，但游离T$_4$和游离T$_4$指数都在正常范围内。这些概念及总T$_4$或总胆红素异常患者的预期结果见图11-13和图11-14。当TBG浓度改变时，总T$_4$与正常值的偏差和THBR改变的方向相反（图11-13，中间）。另一方面，当T$_4$自身分泌或者替代治疗过度时，未结合的TBG结合位点也减少，游离激素比例和总T$_4$的改变方向相同（图11-14）。

在解释这些检查结果时要注意以下问题。在下列3种情况下使用放射性T$_3$标记的方法进行检查会有困难：家族性异常白蛋白高甲状腺激素血症（familial dysalbuminemic hyperthyroxinemia，FDH），存在内源性直接针对T$_3$的抗体，以及前文讨论过的重病患者。在FDH中，异常的白蛋白和T$_4$而不是T$_3$结合，而且结合力更高，因此这些患者出现总T$_4$升高，游离T$_4$比例降低（当用FT$_4$I测量时），而不是T$_3$升高。放射免疫法测定的正常TBG浓度约270nmol/L（1.0～1.5mg/dl），女性略高于男性。

（四）TSH或者甲状腺激素浓度异常的原因

临床医生需要考虑很多引起TSH异常的原因（表

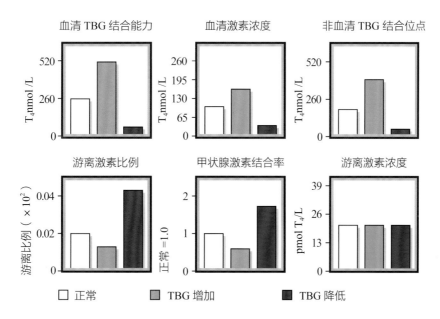

▲ 图11-13　甲状腺功能正常患者循环中甲状腺素结合球蛋白（TBG）改变时血清总T$_4$和甲状腺激素结合率的变化。将T$_4$从nmol/L转化为μg/dl（总）或pmol/L（游离），除以12.87

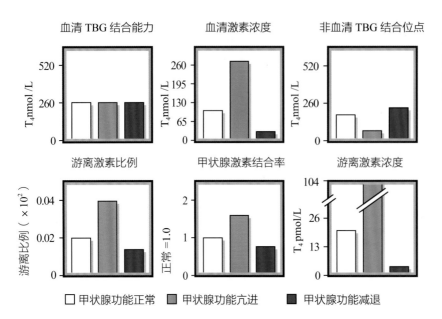

◀ 图 11-14　甲状腺功能亢进或甲状腺功能减退患者循环中甲状腺素结合球蛋白（TBG）正常时血清总 T_4 和甲状腺激素结合比（THBR）的变化

表 11-11　与甲状腺素结合球蛋白结合改变的情况	
结合增强	结合减弱
妊娠	雄激素
新生儿状态	大剂量糖皮质激素
雌激素和高雌激素状态	活动性肢端肥大症
	肾病综合征
他莫昔芬	主要系统性疾病
口服避孕药	遗传因素
急性间歇性卟啉病	天冬酰胺酶
传染性和慢性活动性肝炎	
胆汁性肝硬化	
遗传因素	
奋乃静	
人类免疫缺陷病毒感染	

11-12）。患者的临床表现和游离 T_4 或 T_3 水平可以帮助判断这些病因。

1. TSH 下降的原因　血清 TSH 下降最常见的原因是甲状腺激素过多，这是由甲状腺激素合成增加或者外源性甲状腺激素过多引起的。TSH 浓度与甲状腺激素的过多程度呈负相关，所以在有临床症状的患者中，血清 TSH 的浓度几乎都低于 0.1mU/L。这样的患者血清游离 T_4 往往是增高的。

当甲状腺激素的合成水平只是略微高于需要量的时，血清 TSH 被抑制，但患者的临床表现很轻微甚至没有临床上的表现，游离 T_4 浓度在正常高限。这样的轻度改变见于轻度 Graves 病、自主甲状腺激素分泌腺瘤、多结节甲状腺肿、亚急性或无痛性甲状腺炎，或者见于摄取了略大于生理量的外源性甲状腺激素患者。这样的情况被定义为亚临床甲状腺功能亢进。在甲状腺毒性症状完全消退之后，下丘脑-垂体轴仍然会被抑制数月。测量游离 T_4（或 FT_4I）是衡量甲状腺功能亢进患者生理状态的最好指标。常用的方案是随访正在接受抗甲状腺药物或 [131]I 治疗的 Graves 病患者。随着时间的推移，TSH 反馈调节逐渐恢复正常，TSH 分泌会增加直到能维持循环中游离甲状腺激素浓度。甲状腺功能亢进症症状很少或没有症状、TSH 低于正常且游离 T_4 值较高的患者应询问是否摄入生物素。

在一些严重的疾病中，过量的多巴胺或糖皮质激素的应用会导致 TSH 被抑制，从而导致甲状腺功能状态的评估变得很困难。由于这类患者的游离 T_4 也可能降低，所以评估甲状腺功能水平需要更严谨的临床诊断。

因为 hCG 能够激活 TSHR，在 hCG 水平显著升高的情况下，如妊娠早期、双胎妊娠、葡萄胎或绒毛膜癌患者，TSH 浓度常常被抑制。在甲状腺功能正常的患者 TSH 会在妊娠中晚期恢复正常。孕妇在妊娠早期之后 TSH 水平持续降低（<0.1mU/L），提示甲状腺功能亢进是由于自发的甲状腺功能亢进引起的。

精神病患者、抑郁患者、老年患者及长期应用糖皮质激素的患者甲状腺功能测定结果的改变见其他章节。如果血清 TSH 被抑制，而血清游离 T_4 水平低，就应该怀疑患者在垂体或下丘脑功能障碍前服用了碘塞罗宁（T_3）。甲状腺干燥制剂的 T_3/T_4 比例会升高，

	预期 TSH（mU/L）	临床甲状腺状态	游离 T₄	游离 T₃
表 11-12　临床状态下甲状腺状态和游离甲状腺激素水平与血清 TSH 浓度异常相关				
TSH 减少				
任何原因的甲状腺功能亢进	<0.1	↑	↑	↑
甲状腺功能正常 Graves 病	0.2～0.5	N,（↑）	N	N,（↑）
自主结节或结节性甲状腺肿	0.2～0.5	N,（↑）	N	↑
外源性甲状腺激素过量	<0.1～0.5	N,↑	N,↑	↑
甲状腺炎（亚急性或无痛）	<0.1～0.5	N,↑	N,↑	↑,（N）
近期由任何原因引起的甲状腺毒症	<0.1～0.5	↑,N,↓	N,↓	N,↓
注射或不注射多巴胺的疾病	<0.1～5.0	N	↑,N,↓	↓
妊娠早期	0.2～0.5	N,（↑）	N,（↑）	↑
妊娠剧吐	0.2～0.5	N,（↑）	↑,（N）	↑
葡萄胎	0.1～0.4	↑	↑	↑
急性精神病或抑郁症（罕见）	0.4～10	N	N,（↑）	N,（↓或↑）
老年人（小部分）	0.2～0.5	N	N	N
糖皮质激素（急性、高剂量）	0.1～0.5	N	N	↓
生物素	↓	N	N	N
先天性 TSH 缺陷 • 联合垂体激素缺乏症（POU1F1/PIT1、PROP1、LHX3、HESX1）	0-↓	↓	↓	↓
• *TSHβ* 基因突变	0-↓	↓	↓	↓
TSH 升高				
原发性甲状腺功能减退	6～500	↓	↓	N,↓
重症康复	5～30	N,（?）	N,↓	N,↓
碘缺乏	6～150	N,↓	↓	N
甲状腺激素抵抗	1～20	↑,N,↓	↑	↑
TSH 肿瘤	0.5～50	↑	↑	↑
下丘脑垂体疾病	1～20	↓	↓	N,↓
精神疾病	0.4～10	N	N	N,↓
肾上腺功能不全	5～30	N	N	N,↓
干扰（内源性抗鼠 γ- 球蛋白抗体）	10～500	N	N	N

箭表示游离 T₄ 或 T₃ 异常的性质；括号表示这样的结果是不常见的，但可能会发生。过量的血清生物素可能抑制 TSH，提高游离 T₄

N. 无变化；T₃. 三碘甲状腺原氨酸；T₄. 甲状腺素；TSH. 促甲状腺激素

摄入过量也会导致相似的血清学结果异常。

2. TSH 升高的原因　TSH 升高几乎总伴随着 T_4 或 T_3 减少，可能是永久性的，也可能是暂时的。原发性甲状腺功能减退是最常见的原因。其他的病因包括急性病（如急性肾功能不全）或重病患者下丘脑 – 垂体 – 甲状腺轴的恢复过程不同步等。在世界范围内，碘缺乏是引起 TSH 升高最常见的原因，但在北美洲不是。由于 THRB 基因（RTHβ）突变引起的 RTH 罕见病患者可能具有复杂的表型，在一些组织中表现为甲状腺功能减退的迹象，而在另一些组织中表现为甲状腺功能亢进的迹象。最常见的实验室检查结果是：血清 TSH 的测定绝对值是"正常"的，但是相对于游离 T_4 的升高来说，TSH 水平是不恰当的升高。它们必须和 TSH 瘤的患者相鉴别，TSH 瘤的患者是因为 TSH 的持续分泌导致甲状腺功能亢进的（见第 9 章和第 12 章）。THRA 基因（RTHα）突变的患者有正常的 TSH、游离 T_3 水平，但游离和总 T_4 浓度偏低。

下丘脑 – 垂体功能异常的患者的临床表现和实验结果提示有甲状腺功能减退，但是血清 TSH 浓度是降低、正常或者升高的。对这一矛盾的解释是，TRH 对 TSH 细胞刺激减少导致 TSH 的异常糖基化，影响了循环 TSH 的生理功能。尽管如此，这样异常的 TSH 作为一种抗原仍然是可以用免疫分析方法测定的。在肾上腺功能不全的患者中，TSH 可轻度升高，但经过糖皮质激素替代治疗，TSH 能够恢复正常。这说明糖皮质激素对慢性淋巴细胞性甲状腺炎有一定的疗效。

虽然单独测定血清 TSH 是筛选甲状腺功能异常患者的一种有效和常用的方法，但不能仅仅因为 TSH 异常就进行治疗。TSH 是甲状腺功能的间接反映，但 TSH 不是诊断的唯一依据。在开始治疗之前，必须明确 TSH 的异常并同时检查有无甲状腺激素浓度的异常。

（五）评估甲状腺激素对代谢影响的实验

外周组织的甲状腺激素供给异常与一系列可定量的代谢过程相关。这些测定结果在诊断一些 TSH 水平不能准确反映真实甲状腺状态的罕见病时十分有用，如 RTHβ 患者。在这些罕见病的患者中，这些测定也许是评估周围组织对甲状腺激素代谢反应的唯一手段。

1. 基础代谢率　甲状腺激素增加能量损耗和热量产生，表现为体重下降、热量需求增加、热耐受不良。因为直接测量产热量是不实际的，只能通过测定基础代谢率来实现。BMR 测定在空腹、休息、安静环境下的耗氧量。在这样的情况下，1L 氧气的能量当量约 4.83kcal。

在基础状态下，大约 25% 的氧气在内脏器官被消耗，包括肝、肾和心脏；10% 发生在大脑，10% 在呼吸，剩余的由骨骼肌消耗。因为能量消耗和功能组织质量有关，所以耗氧量和一部分身体指数相关，如体表面积。用这种方法计算的基础耗氧量（静息时能量消耗量）男性高于女性，从婴儿期到 30 岁应该是迅速减退的，之后就减退相对缓慢了。所以在一般患者群中，因为性别和年龄的差异，基础耗氧量会在正常值的 –15%～5% 波动。在严重的甲状腺功能减退的患者中，会低至正常值的 –40%，而在甲状腺毒症的患者，能够达到 25%～50%。在烧伤患者的恢复期及有全身疾病（如发热性疾病、嗜铬细胞瘤、骨髓增生性疾病、焦虑症、与非自主肌肉活动相关的疾病）的患者中，基础耗氧量往往会有一定程度的升高。在接受不同剂量的外源性甲状腺素治疗的甲状腺功能减退患者中，静息时能量消耗量和游离 T_4 及 TSH 有较好的相关性。

2. 甲状腺功能变化的生化标志物　有时诊断一种甲状腺疾病是因为一项非甲状腺相关的实验检查结果的异常。最经典的例子是肌酸激酶 MM 同工酶或 LDL 胆固醇的升高而诊断出甲状腺功能减退。其他相关的标志物见表 11–13。这些检测在甲状腺疾病诊断中帮助不是很大，但其中一些（如性激素结合球蛋白、铁蛋白或 LDL 胆固醇）常作为甲状腺激素抵抗患者的肝脏对甲状腺激素反应的临床研究终点。

（六）血清甲状腺球蛋白

现代方法测定 Tg 是 1ng/ml，甚至更精确。测定结果会因为血清抗 Tg 抗体而出现误差，应该用灵敏的 Tg 抗体免疫分析方法进行检测，或者进行回收试验测定干扰物质。在免疫放射测定中，干扰物质会导致 Tg 的低估或假阴性，而用放射免疫法获得的结果可能偏高。

Tg 通常存于血清中，浓度可高达 50ng/ml；正常均值随着测定方法而改变，通常在 20ng/ml 左右。女性的 Tg 浓度略高于男性，在妊娠女性和新生儿中浓度会升高数倍。在以下三种甲状腺疾病中 Tg 水平会升高：甲状腺肿和甲状腺功能亢进、甲状腺炎症，或者物理损伤、分化的滤泡细胞来源的甲状腺肿瘤，尤其是消耗性甲状腺功能减退。在地方性和散发性非毒性甲状腺肿患者中 Tg 水平都有升高，升高的水平和甲状腺大小相关。Tg 水平暂时性升高见于亚急性甲状腺炎、甲状腺手术后的损伤或 [131]I 治疗后的损伤。人为甲状腺毒症患者的 Tg 浓度低于正常或不可测，从而有助于与其他原因引起的放射性碘摄取（radioactive iodine uptake，RAIU）降低的甲状腺毒症相鉴别。

血清 Tg 的主要临床应用价值是在已分化的甲状腺癌患者中，监测管理而非诊断。无论在良性还是恶性分化型甲状腺滤泡细胞瘤中，血清 Tg 浓度都是升高的，所以没有辨别良恶性的作用。甲状腺乳头状癌或滤泡状癌的患者在做了甲状腺全切后，Tg 低至无法

表11-13 甲状腺状态的生化标志物		
甲状腺功能亢进		
增加		
• 骨钙素		
• 尿吡啶类胶原蛋白交联		
• 碱性磷酸酶（骨或肝脏）		
• 心钠素		
• 性激素结合球蛋白		
• 铁蛋白		
• 血管性血友病因子		
降低		
• 低密度脂蛋白胆固醇		
• 脂蛋白（a）		
甲状腺功能减退		
增加		
• 肌酸激酶（MM 亚型）		
• 低密度脂蛋白胆固醇		
• 脂蛋白（a）		
• 血浆去甲肾上腺素		
降低		
• 抗利尿激素		

测量，Tg 的再次出现提示肿瘤没有完整切除或肿瘤复发。血清 Tg 水平与肿瘤组织的质量有关，在小淋巴结微转移的患者中可能检测不到（见第 14 章）。Tg 的分泌依赖于 TSH。因此，即使在 ^{131}I 扫描是阴性的患者中，停止抑制治疗或注射 rhTSH 的情况下，血清 Tg 水平还是可以升高的，这会提高其监测甲状腺癌残留或复发的指标的敏感性（见第 14 章）。超敏 Tg 测定(功能敏感度≤0.1ng/ml）增加了在甲状腺激素治疗过程中测定的灵敏度，但是却以降低特异度为代价。这项测量对接受或不接受放射性碘消融全甲状腺切除术患者的随访很有用。不幸的是，由于存在与 Tg 结合的自身抗体，在一些患者中存在明显的影响。在这种情况下，用放射免疫法或液 – 质联用（LC-MS/MS）的方法测定 Tg 可能更有价值。

在新生儿甲状腺功能减退的患者中，甲状腺发育不全的患者血清 Tg 往往是无法测到的，而异位甲状腺、甲状腺肿及婴儿血管瘤所致的消耗性甲状腺功能减退症的患者中，Tg 水平往往是升高的。

（七）甲状腺自身抗体检测

Graves 病和桥本甲状腺炎是特征性的自身免疫相关的甲状腺疾病，具有不同的临床表现。AITD 的诊断标记是循环抗体及一种或多种甲状腺抗原的活性 T 细胞，这些标记在大部分患者中都是存在的。在临床

诊断中，我们常用的甲状腺自身抗体有 3 种（表11-14）。我们将要讨论甲状腺球蛋白和甲状腺过氧化物酶的抗体。Graves 病患者发生甲状腺功能亢进的原因在于直接针对 TSH 受体的抗体，这部分见第 12 章。

1. 甲状腺过氧化物酶和甲状腺球蛋白的自身抗体 现代甲状腺自身抗体的检测技术有很好的精确度，因为其建立在直接测量自身抗体和自身抗原相互作用的基础上（如测定甲状腺标记抗原和患者血清的相互作用）。总的来说，测量方法越灵敏，精确度和抗原特异性就越好。然而，很多甲状腺功能正常的个体也有低水平的自身抗体，这样一来灵敏度很高的测定方法的特异性就差了，而绝对浓度的重要性就凸显了，自身抗体的浓度越高，临床特异性就越高（表 11-14）。

通过各个实验室检查结果及各个患者检查结果的对比，甲状腺自身抗体的测定得到了标准化。甲状腺抗体的单位是 U/ml。当然，每一次的测定中实际标准血清配置是很难达到的，所以常常是对比血清库并用最初的标准进行标准化。自身抗体的亲和力和抗原识别表位是不一样的。因此尽管经过了标准化处理，不同的商品化测定方法仍然有很大的区别。所以，测定抗体滴度时（如甲状腺癌治疗后），最好用相同的自身抗体测定方法。

2. 甲状腺球蛋白和甲状腺过氧化物酶抗体有致病作用吗 Tg-Ab 和 TPO 自身抗体（TPO-Ab）是甲状腺损伤后的继发反应物，普遍认为它们自身是不能导致疾病的，虽然它们可能对于疾病的发展和维持起作用。这两种抗体都是多克隆的，虽然它们是属于 IgG 类的，但它们并不属于一个特定的 IgG 亚类。这些甲状腺抗体虽然能够通过胎盘，但并不能使疾病从母体传递给胎儿或者在动物之间传播。然而，这两种抗体都对疾病的发病机制起到了一定的作用。例如，在 B 细胞表面的 TPO-Ab 会在抗原递呈中起作用，因而活化甲状腺特异的 T 细胞。其他抗体可能有细胞毒性的补体固定作用。相对特别的是，TPO-Ab 自身抗体和甲状腺损坏及淋巴细胞浸润相关。

3. 桥本甲状腺炎和 Graves 病中的甲状腺自身抗体 与 Tg-Ab 及 TPO-Ab 相关度最高的是自身免疫性甲状腺炎，或桥本病（由 Hashimoto 最先发现，包括为肿大性甲状腺炎，以及萎缩性甲状腺功能减退，之前称为原发性黏液性水肿）。在这样的患者中，几乎100% 都能找到 Tg-Ab 和 TPO-Ab，但是 TPO-Ab 有更高的亲和力，浓度也更高，所以检查 TPO-Ab 是更好的选择。

在 50%～90% 的 Graves 病的患者中可检测到 Tg-Ab 和 TPO-Ab，这提示有异质性淋巴细胞浸润相关的甲状腺炎。因此，Graves 病往往由自身免疫性甲状腺炎发展而来。虽然自身抗体的存在提示自身免疫(而

表 11–14 甲状腺自身抗体的患病率			
分　组	TSHRAb（%）	hTgAb（%）	hTPO-Ab（%）
总人数	0	5～20	8～27
Graves 病患者	80～95	50～70	50～80
自身免疫性甲状腺炎患者	10～20	80～90	90～100
患者亲属	0	40～50	40～50
IDDM 患者	0	40	40
孕妇	0	14	14

IDDM. 胰岛素依赖型糖尿病；hTgAb. 人甲状腺球蛋白抗体；hTPO-Ab. 人甲状腺过氧化物酶抗体；TSHRAb. 促甲状腺激素受体抗体

不是其他因素）是甲状腺功能亢进的原因，但在这类疾病中，这项测定的灵敏度和特异性均不强，而且只能解释部分的临床表现。TSHR 抗体的检测对于甲状腺功能亢进患者的评估是重要的，同时要考虑放射性碘摄取和扫描。

4. 非自身免疫性甲状腺疾病中的甲状腺自身抗体　相对一般人群，在散发性甲状腺肿、多结节性甲状腺肿、单发的甲状腺结节和甲状腺癌的患者中 Tg-Ab 和 TPO-Ab 更为常见。这通常说明这些疾病有组织学上的甲状腺炎。在亚急性甲状腺炎的患者中可以出现一过性低水平的甲状腺自身抗体，但与病程发展无关，这是一种甲状腺损伤的非特异性应答。在其他的自身免疫性疾病中，甲状腺自身抗体也会升高，尤其是在胰岛素依赖性糖尿病。

5. 妊娠期甲状腺自身抗体　甲状腺功能正常的女性甲状腺自身抗体阳性会增加早期流产的风险。许多研究表明，TPO-Ab 阳性流产风险近乎翻倍，原因不明。尚不清楚这是由免疫因素还是甲状腺功能的细微改变导致的。对孕妇进行筛查的建议目前还比较有争议。

6. 正常人群　虽然甲状腺自身抗体的测定依赖于检测技术，Tg-Ab 和 TPO-Ab 在正常人群中也是很常见的（表 11–14），而且在所有的年龄段，女性的抗体阳性率常为男性的 5 倍。相对高危人群包括年轻女性和自身免疫性甲状腺疾病的患者亲属，他们的发病率更高一些。正常人群中低水平 TPO-Ab 和 Tg-Ab 的临床意义还不是很明确，而在有 AITD 家族史的患者中，抗体阳性就是一个明确的危险因素了。

（八）放射性碘摄取率

甲状腺功能的唯一直接测定方法是将放射性核素活性的碘作为体内稳定形式的碘（^{127}I）标记。这一检测需要测量甲状腺对示踪剂剂量的放射性碘的摄取分数。然而，有很多因素导致这一检测相对以前应用减少。首先是评估甲状腺功能的间接方法的发展，其次

是由于日常饮食中碘摄取量的增多，导致甲状腺放射性碘摄取的正常值降低，而其对甲状腺功能异常的诊断有效性降低。然而，该测试仍然有助于确定甲状腺毒症的病因。孕妇和哺乳期女性禁忌。

^{131}I（半衰期 8.1d）和 ^{123}I（半衰期 0.55d）都会发射 γ 放射线，使其可以在体外检测并在浓聚碘的器官（如甲状腺）能够得到定量检测。这些放射性核素（下文缩写为 I^*）无论是各个放射性核素之间，还是与自然存在的 I 相比，在生理学上是不能区分的，这就使得它们成为合格的示踪剂。由于 ^{123}I 半衰期更短，每单位剂量的 ^{123}I 释放到甲状腺的射线仅为 ^{131}I 的 1%，因而 ^{123}I 更好。^{131}I 还发射 β 射线，因此可用于治疗 Graves 病、功能亢进性甲状腺结节和分化良好的甲状腺癌患者。

1. 生理学基础　当示踪量的放射性无机碘通过口服或者静脉进入体内后，放射性核素就迅速和内源性稳定的碘化物在细胞外液中混合，并开始被甲状腺和肾脏这两大器官清除。在这一过程中，含示踪剂的碘化物 I^* 的血浆水平呈指数形式下降。在 24h 内达到低限，在 72h 后，血浆中就无法检测到放射性无机 I^* 了。在服药早期甲状腺中的 I^* 增加迅速，到达平台期后增加速率放缓。最终甲状腺累积的 I^* 含量是由甲状腺和肾脏的碘清除率所决定的。它们之间的关系可简单用以下公式表述。

$$平台期的 RAIU = C_T/C_T + C_K$$

C_T 是甲状腺碘清除率，C_K 是肾脏碘清除率，正常的甲状腺碘清除率大约是 0.4L/h，而肾脏的碘清除率是 2.0L/h，所以正常人放射性碘的摄取量大致是给予量的 20%。

RAIU 的测量一般在服药后 24h 进行，这主要是考虑到测定的方便，以及在 24h 的时候摄取率一般接近平台期，如果有准确的参考范围也可以在 6h

测定。

2. 甲状腺放射性碘摄取率 核素服用后次日中的任何时间测量摄取率的差别不大，在用放射性碘治疗甲状腺毒症 Graves 病计算放射性碘治疗量时，3～6h 和 20～28h 的计算结果具有可比性。用这一改进后的早期 RAIU 测定，甲状腺毒症 Graves 病的诊断和治疗就可以在同一天内完成了。总的来说，北美洲的正常值范围是 5%～25%。高 RAIU 主要出现在碘缺乏地区或者在甲状腺功能亢进患者，但与其他检测方法一样，轻微甲状腺功能亢进的患者可能仅达到或略高于正常值的高限（表 11–15）。

3. 过氯酸盐释放试验 正常个体中，在进入甲状腺数分钟后，90% 以上的甲状腺放射性碘是以碘化酪氨酸和碘化甲状腺酪氨酸的形式存在的。而不再存在于细胞内的碘化物池中。在 Pendred 综合征或其他能够抑制酪氨酸碘化的疾病（如桥本甲状腺炎），或者服用硫脲类药物的患者中，这一过程被延迟了，表现为在服用了 500mg $KClO_4$ 的 2h 内释放≥10% 的甲状腺放射性碘。过氯酸盐通过竞争碘化物的 NIS，从而抑制 NIS 的功能，破坏保持甲状腺碘含量所需的碘梯度。这说明甲状腺素的合成需要甲状腺细胞基极的 NIS 转运碘和 Pendrin 协助碘通过顶膜流出细胞外。

4. RAIU 升高相关的状态

(1) 甲状腺功能亢进：甲状腺功能亢进（持续的内源性甲状腺激素过量产生）不同于甲状腺毒症，甲状腺毒症是指任何原因引起的甲状腺激素水平过量的表现，除非体内碘储存量增加，甲状腺功能亢进会导致 24h RAIU 增加。这样的增加会很明显，但有一种情况例外，在严重的甲状腺毒症患者，由于甲状腺激素释放太快而导致测量时甲状腺放射性碘降低到正常范围。这种情况很罕见，往往与显著的甲状腺毒症相关，可以通过检查第 6 小时甲状腺摄取情况来辨别。

(2) 异常的激素合成：在甲状腺球蛋白合成异常而没有甲状腺功能亢进的患者中，碘的累积量是正常的，但是激素的分泌受损，甲状腺放射性碘摄取会增高。摄碘率增加的幅度和达到平台的时间与疾病的性质和严重程度相关。上述疾病和甲状腺功能亢进的鉴别并不难，因为这些疾病的临床表现和实验室结果都没有甲状腺功能亢进的证据，相反还可能有甲状腺功能减退的表现。

(3) 碘缺乏：在急性或者慢性的碘缺乏中，RAIU 都会升高。碘缺乏可以通过测量尿液碘排出量诊断，如果<100μg/d 就提示碘缺乏。慢性碘缺乏往往因为饮用水或者食物中摄入碘不足(地方性碘缺乏)。有心脏、肾脏或者肝脏基础疾病的患者，如果过于严格限盐饮食，尤其是应用了利尿药，也会出现碘缺乏。

(4) 甲状腺激素清除引起的反应：在抗甲状腺药物治疗停药后，暂时或者亚急性的甲状腺炎恢复期，

表 11–15 影响 24h 甲状腺碘摄取率的因素
增加摄碘率的因素
• 激素合成增加
– 甲状腺功能亢进
– 对甲状腺激素清除的反应
➢ 甲状腺抑制后恢复
➢ 亚急性甲状腺炎的恢复期
➢ 抗甲状腺药物
– 过量激素丢失
➢ 肾病综合征
➢ 慢性腹泻
➢ 过量摄入大豆
• 正常激素合成
– 碘缺乏
➢ 饮食碘缺乏
➢ 过度丢失（脱卤素酶缺失、妊娠）
– 激素生物合成缺陷
减少摄碘率的因素
• 激素合成减少
– 原发性甲状腺功能减退
➢ 抗甲状腺药物
➢ 激素生物合成障碍
➢ 桥本甲状腺炎
➢ 亚急性甲状腺炎
– 继发功能减退
– 外源性甲状腺激素
• 激素合成未减少
– 碘的利用率增加
➢ 饮食或药物
➢ 心或肾功能不全
– 激素释放增加
➢ 非常严重的甲状腺功能亢进（罕见）

外源性激素导致长期甲状腺功能抑制的恢复期会出现 RAIU 反弹性增加。碘诱导的黏液性水肿患者在停用碘摄取后会出现 RAIU 的显著增加。这种反弹性增加的持续时间取决于补充甲状腺激素存储量所需的时间。

(5) 过量的激素丢失：在肾病综合征的患者，在尿中过量丢失激素与尿中结合蛋白增多有关，会导致激素合成和 RAIU 代偿性增高。如果出现慢性腹泻或摄入大量大豆蛋白、考来烯胺等能在肠道结合 T_4 的物质，就会导致激素通过胃肠道丢失过多，同样也会引起激素合成和 RAIU 的代偿性增高。

5. RAIU 降低相关的状态 碘摄取量的普遍增加导致 RAIU 在甲状腺功能减退的诊断价值不高，因其不能与其他引起 RAIU 正常值低限范围的状态区分。因此，测量 RAIU 的主要适应证是确定甲状腺毒症是由于甲状腺功能亢进（高 RAIU）引起还是由于甲状

腺炎（低 RAIU）引起的。

(1) 外源性甲状腺激素（人为的甲状腺毒症）：除非是在生理稳态已经被破坏的情况下（如 Graves 病或者自主功能性甲状腺结节），外源性摄入甲状腺激素会抑制 TSH 的分泌，RAIU 会降至 5% 以下。

在具有甲状腺毒症临床表现的患者中出现 RAIU 的低值也提示可能有人为过多摄入甲状腺激素而造成的甲状腺毒症。在人为甲状腺毒症时，血清 Tg 水平会低至不可测量，这一点可以帮助鉴别其他导致甲状腺毒症且有 RAIU 降低的病因。

(2) 激素储存异常：在亚急性甲状腺炎早期和慢性甲状腺炎合并一过性甲状腺功能亢进的患者中，RAIU 一般是降低的。这是因为甲状腺滤泡的炎症破坏作用导致腺体的正常存储功能破坏，并且释放激素入血。在亚急性甲状腺炎的早期，激素的释放足够抑制 TSH 的分泌和 RAIU。在这两种疾病的晚期，当激素的存储出现耗竭，常常会出现一过性甲状腺功能减退，RAIU 有可能恢复正常甚至出现增加。

(3) 暴露于过量的碘：暴露于过量的碘往往会导致 RAIU 降低到正常值以下。这样的降低没有确切的临床意义，因为这样的 RAIU 降低可以由任何一种形式的碘（无机、有机或者元素性的）增加而导致，但并不提示碘绝对摄入率的减少或者激素合成量的减少。通常是由一些有机碘化剂（如 X 线对比剂和胺碘酮）（表 11-7）引起。这种摄碘率抑制的持续时间有个体差异，同时也取决于外源性摄入碘的种类。总的来说，肾盂造影或 CT 所用的对比剂会在几个月内清除，而胺碘酮因为会储存在脂肪内，所以会影响摄碘率长达 12 个月。一次无机碘的大剂量摄入会使摄取率下降几天，而慢性摄入则可能会抑制摄碘率长达几周。过量的碘也有可能出现在维生素片和矿物制品、阴道或者肛门栓剂、聚乙烯吡咯酮等碘化的防腐剂中（表 11-7）。

测量尿碘排出量是一项很有意义的检查，可以用来确诊或排除体内是否有过量的碘储存，通过一次随机尿样的碘肌酐比值可以推算 24h 碘排出量。排出量高于正常值 2mg/d 就可以解释 RAIU 降低，排出量低于 1mg/d 则说明 RAIU 降低的原因是其他疾病。

第 12 章 甲状腺毒症
Hyperthyroid Disorders

ANTHONY HOLLENBERG　WILMAR M. WIERSINGA　著

刘玲娇　李　辉　王养维 **译**　谷　卫 **校**

要点

- 甲状腺功能亢进症在女性中患病率为 1%～2%，在男性中为 0.1%～0.2%。
- 甲状腺功能亢进的最常见原因是 Graves 病和毒性多结节性甲状腺肿。
- Graves 病是由针对 TSH 受体的独特人类自身抗体引起的，这些自身抗体充当 TSH 受体激动剂发挥作用。
- Graves 眼病仍然是最难治疗的内分泌疾病之一，需要采取多学科合作。Graves 眼病可能发生在甲状腺功能亢进之前、甲状腺功能亢进期间，甚至在甲状腺功能亢进恢复正常之后很长时间。
- 毒性甲状腺结节是由 TSH 受体的组成型激活突变引起的。
- 继发于感染因子的亚急性甲状腺炎通常会出现疼痛，与产后出现的暂时性自身免疫性甲状腺炎形成鲜明对比。
- 甲状腺功能亢进的治疗首选抗甲状腺药物甲巯咪唑；丙硫氧嘧啶（PTU）由于其罕见但偶尔严重的肝毒性，不再被推荐作为一线治疗药物。PTU 可能有助于治疗严重甲状腺功能亢进，因为它能够阻断肝脏、肾脏和 Graves 甲状腺中的 D_1 将 T_4 转化为 T_3。
- 甲巯咪唑导致的胚胎异常很罕见。接受甲状腺功能亢进症治疗的女性在备孕及妊娠早期使用 PTU 可以避免这种情况。
- 必须避免对妊娠甲状腺功能亢进患者进行过度治疗，因为 PTU 和甲巯咪唑均可通过胎盘。胎儿甲状腺功能减退会损害认知发育。通常情况下，TSH 应在整个妊娠期保持被抑制状态、游离 T_4 略高于正常水平。如有可能，应与高危产科医生一起对患者进行随访。

目前甲状腺毒症（thyrotoxicosis）和甲状腺功能亢进症（hyperthyroidism）这两个术语可以互换使用，均可作为甲状腺激素过量的典型或轻微的生理表现，其为此类疾病的特征（表 12-1）。除了通过 TSH 受体和 TSH 受体突变过度刺激甲状腺外，导致甲状腺功能亢进的其他常见疾病包括甲状腺激素从受损的甲状腺滤泡被动释放；甲状腺的炎症（称为甲状腺炎），可能是自身免疫性、病毒感染或药物诱发的；甲状腺激素的甲状腺外来源，通常为医源性或自行给药。对于大多数甲状腺毒症患者来说，无论来源如何，甲状腺激素过量引起的症状和体征都会引起医学上的注意。还有一部分甲状腺毒症患者则症状很少，仅仅表现为 TSH 被抑制。本章首先简要回顾甲状腺毒症的症状和体征及其病理生理学基础，然后介绍第 11 章中已经提到过的实验室检测方法的适当使用，以显示这些方法如何能够集中于疾病的诊断。

一、甲状腺毒症的临床表现

关于甲状腺毒症病因的一个非常重要的临床线索是症状的持续时间。甲状腺功能亢进症患者在就诊之

表 12-1 甲状腺功能亢进症的病因

TSH 受体过度刺激
- Graves 病（TRAb）
- 妊娠相关性一过性甲状腺功能亢进症（hCG）
- 滋养细胞疾病（hCG）
- 家族性妊娠期甲状腺功能亢进症（突变 TSH 受体）
- 产生 TSH 的垂体腺瘤

甲状腺激素自主分泌
- 毒性多结节性甲状腺肿（体细胞突变）
- 孤立性毒性甲状腺腺瘤（体细胞突变）
- 先天性激活 TSH 受体突变（基因组突变）

甲状腺滤泡细胞破坏释放甲状腺激素
- 亚急性 de Quervain 甲状腺炎（病毒感染）
- 无痛性甲状腺炎 / 产后甲状腺炎（桥本甲状腺毒症 - 自身免疫性）
- 急性甲状腺炎（细菌感染）
- 药物诱导的甲状腺炎（胺碘酮、IFN-γ）

甲状腺外来源的甲状腺激素
- 医源性甲状腺激素过度替代
- 过量自我服用甲状腺药物
- 含有过量甲状腺激素的食物和补充剂
- 功能性甲状腺癌转移
- 卵巢甲状腺肿

hCG. 人绒毛膜促性腺激素；TRAb. 促甲状腺激素受体抗体；TSH. 促甲状腺激素

前几个月通常已有表现，但由于甲状腺激素每周的增加幅度很小，当患者注意到时，这种疾病的影响可能已经变得非常严重。此外，患者通常会将症状归因于其他原因；例如，他们可能将疲劳归因于家庭或工作责任，将怕热归因于天气，将体重减轻归因于有效的节食，将呼吸困难和心悸归因于缺乏定期锻炼。另一方面，由甲状腺炎引起的甲状腺毒症患者通常可以准确地确定其症状出现的日期，通常为就诊前 1 个月以内，这几天到几周内向血液循环中释放的甲状腺激素效应可能相当于 30～60 天的预期供应量。因此，确定时间顺序及症状谱是问诊过程的一个重要目标。

另一个普遍特征是，与老年患者相比，年轻患者更容易被识别出甲状腺毒症的症状和体征。术语隐匿性（masked）或淡漠性（apathetic）甲状腺毒症用于描述有时见于老年人的综合征，其可能表现为充血性心力衰竭伴心律失常或不明原因的体重减轻，但没有食欲增加和年轻患者的其他典型症状和体征。

目前，敏感性血清 TSH 检测（门诊患者甲状腺激素过量的可靠指标）（见第 11 章）的使用减少了经典

的甲状腺毒症流行病率。事实上，一个持续存在争议的领域是如何积极治疗亚临床甲状腺功能亢进症。亚临床甲状腺功能亢进症是一种生化诊断，血清 TSH 水平低于正常水平，伴有正常的游离甲状腺激素浓度。尽管如此，经典表现仍然很常见，会体现出过量甲状腺激素的多效性生理效应，如果未被识别，可能会发展到危及生命的严重程度，尽管甲状腺功能亢进是一种良性疾病（加速性甲状腺功能亢进）。

（一）心血管系统

甲状腺毒症患者心血管功能的改变部分是由于高代谢导致的循环需求增加及驱散产生的多余热量的需要[1]。在静息状态下，外周血管阻力降低，心输出量增加，这首先是由于心率增加，以及病情更严重时搏出量增加的结果。甲状腺激素过量也会对心脏收缩产生直接的促离子转移效应，这种效应是由 α- 肌球蛋白与 β- 肌球蛋白重链表达比例的增加所导致的，几乎总是伴有心动过速，是由交感神经张力增加和迷走神经张力降低共同造成的[2]。脉压增加是由于阻力降低导致收缩压升高和舒张压降低[3]。阻力降低是由于 PI3K/AKT 信号通路产生的一氧化氮增加[4]。收缩力增加常被患者感觉为心悸，在检查或触诊心前区时明显。由于心尖搏动弥漫、强烈，心脏可能看起来增大，超声心动图可能显示心室质量增加。此外，射血前期缩短，射血前期与左心室射血时间的比例降低[3, 5]。心音增强，特别是 S_1，沿着左胸骨边缘可以听到类似于胸膜摩擦音（Means-Lerman 摩擦音）。当恢复正常代谢状态时，这些表现会减轻或消失。二尖瓣脱垂在 Graves 病或桥本病患者中比在正常人群中更常见[6]，并被认为是自身免疫性疾病。心律失常几乎总是室上性的，尤其是在较年轻的患者中。2%～20% 的甲状腺毒症患者有心房纤颤，约 15% 的其他原因不明的心房纤颤患者有甲状腺毒症[1]，这可能是由过量的甲状腺激素直接引起的，或由激活的 $β_1$ 受体自身抗体引起的[8, 9]。在 Framingham 队列中，与血清 TSH 值正常的个体相比，TSH 受到抑制的 60 岁以上个体发生心房颤动的风险增加 2.8 倍[10]，这一发现已得到广泛证实[11]。

如果甲状腺毒症患者没有或既往没有心力衰竭，则足以应对标准或通常的工作量或代谢挑战增加的心血管需求。因此，在大多数没有潜在心脏病的患者中，心脏功能得以维持。在没有心力衰竭的情况下，可能发生轻微的外周水肿。心力衰竭本身通常（但并非总是）发生在既往已有心脏病的患者中，因此在老年人中更常见，但在甲状腺毒症缓解之前，可能无法确定是否存在潜在的心脏病。心房颤动会降低心脏对任何增加的循环需求的反应效率，并可能导致心力衰竭[5]。当存在甲状腺毒症时，通常不建议尝试将心房颤动转变或减弱为窦性心律，因为约 60% 的患者在治疗后自发恢复为窦性心律，大多数在 4 个月内。虽然 50 岁以

下甲状腺毒症患者不常发生血栓栓塞，但考虑到栓塞事件的额外风险和治疗风险，在此类患者中应权衡是否需要抗凝治疗[12]。甲状腺毒症诱发的心房颤动患者进行药物或电复律通常在1年后仍能成功[13]。

（二）蛋白质、糖类和脂质代谢

代谢和产热的刺激反映在食欲增加和热不耐受上，但很少表现为基础体温升高[14]。尽管食物摄入量增加，但根据代谢增加的程度，往往会出现慢性热量和营养不足的状态。蛋白质的合成和降解速率都增加，后者增加的程度大于前者，导致在严重的甲状腺毒症中组织蛋白净减少，表现为体重减轻、肌肉萎缩、近端肌肉无力，甚至轻度低蛋白血症。先前存在的糖尿病可能会加重，其中一个原因是胰岛素转换加快。甲状腺毒症时脂肪的生成和分解均增加，但净效应是脂肪分解，如血浆游离脂肪酸和甘油的血浆浓度增加，血清胆固醇水平降低；甘油三酯水平通常略有下降。空腹或儿茶酚胺引起的游离脂肪酸动员和氧化增强是由于甲状腺激素增强了脂肪分解途径，包括其对肝脏线粒体β氧化的影响[14, 15]。

（三）交感神经系统和儿茶酚胺

甲状腺毒症和交感神经系统激活的许多表现相似。尽管如此，甲状腺毒症患者的肾上腺素和去甲肾上腺素的血浆浓度及其在尿中的排泄和代谢产物的浓度并未增加，甲状腺激素的作用与儿茶酚胺的作用是独立的，但具有相似性和协同作用。由于β肾上腺素能阻滞对甲状腺功能亢进症患者心功能的改善，导致了交感神经张力增加或心脏对交感神经系统的敏感性增加的观念[16]。支持后者的是转基因小鼠的结果，其中心脏中 D_2 的过度表达增加了心肌细胞中的心肌 T_3 和 cAMP 对去甲肾上腺素的反应，这是由于 G 蛋白的改变[17, 18]。然而，在小鼠模型中，甲状腺激素对心脏的刺激不需要β受体，因此甲状腺功能亢进的β受体阻断可能只影响疾病的一部分。白色脂肪细胞中的肾上腺素能信号传导需要完整的甲状腺激素信号传导途径才能导致脂肪分解，棕色脂肪细胞中 UCP1 需要肾上腺素能信号通路的诱导[19, 20]。

（四）神经系统

甲状腺毒症中神经系统功能的改变表现为神经紧张、情绪不稳定和运动功能亢进。疲劳可能是由肌肉无力和常见的失眠造成的。情绪不稳定很常见，在极少数情况下，精神障碍可能很严重；可能出现躁狂抑郁、精神分裂或偏执反应。甲状腺毒症患者的运动功能亢进是特征性的，可能表现为患者几乎飘忽的程度。在访视或就诊过程中，患者会频繁变换姿势，行动迅速、急促、夸张，而且往往毫无目的。在这些表现更为严重的儿童中，无法集中注意力可能导致学习成绩下降，提示注意力缺陷多动障碍。手、舌或轻轻闭合的眼睑可有轻微震颤。脑电图显示快波活动增加，在

有惊厥性疾病的患者中，癫痫发作的频率增加。

（五）肌肉

除了与体重减轻相关的全身消瘦外，虚弱和疲劳通常不会伴有肌肉疾病的客观证据。四肢近端肌无力最为突出，导致爬楼梯困难，或因最小的体力消耗（如使用吹风机或提举婴儿等）而感到疲劳。近端肌肉萎缩可能与整体体重减轻不成比例（通常称为甲状腺毒性肌病）。在最严重的情况下，肌病可能累及更远端的四肢肌肉、躯干和面部肌肉。虽然眼部肌肉的肌病不常见，但这种疾病可能类似于重症肌无力或眼肌肌无力[21-25]。当正常代谢状态恢复时，肌肉力量恢复正常，但肌肉质量恢复需要更长时间。

3%～5%的重症肌无力患者发生 Graves 病，约1%的 Graves 病患者发生重症肌无力。TSH 和乙酰胆碱受体特异性抗体和 T 细胞参与了这两种疾病的发病机制[26]。与甲状腺毒症肌病不同，重症肌无力与 Graves 病女性多发。甲状腺毒症及其缓解对重症肌无力病程的影响是可变的，但在大多数情况下，肌无力在甲状腺毒症状态下加重，并在正常代谢状态恢复时改善。一种主要影响眼眶肌的肌无力也可能更常见于 Graves 病患者，需要通过不同程度的双侧上睑下垂的突出程度与 GO 进行区分[22]。

低钾型周期性麻痹可能与甲状腺毒症同时发生，后者加重了其严重性。这两种疾病的同时发生在亚裔和拉丁裔男性中尤为常见[27, 28]。

（六）眼睛

上眼睑和（或）下眼睑都有一定程度的回缩，明显表现为任一眼睑与角膜缘之间存在巩膜缘，这在所有形式的甲状腺毒症中均可以看到，无论潜在原因如何，并且是导致患者典型凝视的原因。同样常见的是眼睑滞后（当患者被要求将视线缓慢向下移动时，上眼睑落后于眼球的现象）或眼球滞后（当患者抬头时，眼睛落后于上眼睑）。这些眼部表现似乎是肾上腺素能紧张度增加的结果。重要的是，要区分这些体征（可能在所有形式的甲状腺毒症中出现）与浸润性自身免疫性眼病（与 Graves 病相关）的体征。

（七）皮肤和毛发

长期甲状腺毒症患者最具特征性的变化是皮肤血管扩张和出汗过多引起的皮肤温暖潮湿感。肘部可能光滑且呈粉红色，肤色红润，患者容易脸红。手掌红斑可能类似于肝掌（手掌红斑），可能存在毛细血管扩张。头发细而易碎，脱发可能会增加。指甲通常柔软易碎。一个特征性但不常见的发现是指甲肥大、甲床分离症，其通常累及第四和第五手指。白癜风是另一种自身免疫性疾病，更常见于自身免疫性甲状腺疾病患者。

（八）呼吸系统

呼吸困难在严重的甲状腺毒症中很常见，有多种

因素可能导致这种情况。肺活量通常降低，主要是由于呼吸肌无力。运动时，通气量的增加与吸氧量的增加不成比例，但肺的弥散能力正常。由于与甲状腺毒症相关的耗氧量普遍增加，慢性肺部疾病患者如果出现甲状腺毒症，病情可能会严重恶化。

（九）消化系统

食欲增加很常见，但在轻度甲状腺功能亢进患者中通常不会出现。在更严重的甲状腺功能亢进中，增加的食物摄入量不足以满足增加的热量需求，体重以不同的速度下降。更常见的情况是，患者会说在以往失败的体重控制尝试中取得了令人满意的成功。排便频率增加；腹泻虽然罕见，但也可能是一个问题。甲状腺毒症患者胃排空和肠道运动的增加似乎是脂肪吸收轻微不良的原因，当正常代谢状态恢复后，这些功能恢复正常。

乳糜泻和 Graves 病并存的情况比以往想象的更常见，恶性贫血的患病率也有所增加。可出现肝功能障碍，尤其是甲状腺毒症严重时；低蛋白血症和血清 ALT 和骨或肝碱性磷酸酶水平可能会升高。在对可能因充血性心力衰竭而恶化的 Graves 病患者进行成功治疗之前，进行性肝大和黄疸是死亡原因之一。

（十）骨骼系统：钙和磷的代谢

甲状腺毒症通常与尿和粪便中钙和磷的排泄增加有关，伴随着骨转换增加和骨净脱矿（这一点在常规骨密度测定中可证明），偶尔伴有病理性骨折（尤其是老年女性）[21, 23, 29-32]。

在这些情况下，病理变化是可变的，可能包括纤维性骨炎、骨软化症或骨质疏松症，其很可能随维生素 D 状态而变化。甲状腺毒症患者尿中胶原分解产物的排泄增加。动力学研究表明，可交换性钙池增加，骨吸收和增生加速，尤其是前者。T_3 通过其核受体加速破骨细胞的活性，并有助于解释这些广泛的变化 [21, 24, 32]。一些数据表明，TSH 本身可能具有局部作用，通常可以平衡甲状腺激素对破骨细胞的作用并增强成骨细胞的活性 [25, 33, 34]。甲状腺功能亢进症中不存在 TSH 的这种作用，从而加重了甲状腺激素的影响。然而，并不是所有的模型都能重现这些发现，综合来看，甲状腺激素水平过高可能会对骨密度产生更深远的影响 [35]。随着甲状腺毒症的治疗，许多年轻患者的骨密度可能恢复正常，但并非所有患者 [36]。然而，绝经后女性的骨密度可能会加速降低，需要治疗（见第 30 章）。在甲状腺癌患者中，关于 TSH 抑制疗法诱导骨密度降低的问题存在很多争议。可以说，绝经后（而非绝经前）服用 TSH 抑制剂量甲状腺激素的女性有骨质减少的风险，需要钙和维生素 D 或更积极的方法进行预防 [37, 38]。在低风险患者中放松 TSH 抑制的决定可能受其骨状态的影响。

出于同样的原因，严重甲状腺毒症患者可能发生高钙血症。高达 27% 的患者血清总钙浓度升高，47% 的患者游离血清钙升高。热不稳定血清碱性磷酸酶和骨钙素的浓度也经常升高。这些检查结果与原发性甲状旁腺功能亢进相似，但大多数患者的血清甲状旁腺激素浓度较低或正常。真正的原发性甲状旁腺功能亢进症和甲状腺毒症有时并存。甲状腺功能亢进患者血浆 25- 羟基胆钙化醇水平降低，这种改变可能导致某些患者的肠道钙吸收减少和骨软化。

（十一）肾功能：水和电解质代谢

甲状腺毒症本身不产生与泌尿系统相关的症状，但可能导致轻度多尿症和夜尿增加。然而，肾血流量、肾小球滤过率、肾小管重吸收和分泌最大值均增加。总交换性钾减少，可能是由于瘦体重减少，但电解质正常，除非发生低钾性周期性麻痹。

（十二）造血系统

根据常用指标判断，红细胞通常正常，但红细胞量增加。红细胞生成增加是由于甲状腺激素对红系骨髓的直接影响，因为 TRα 发生突变的患者患有继发于红细胞生成缺陷的轻度贫血 [39]。血浆容量也同时增加，结果是甲状腺功能亢进患者的血细胞比容正常。

大约 3% 的 Graves 病患者患有恶性贫血，另有 3% 的患者具有固有因子抗体但维生素 B_{12} 的吸收正常，部分存在抗胃壁细胞自身抗体，使 Graves 病患者对维生素 B_{12} 和叶酸的需求增加。由于中性粒细胞数量减少，总白细胞计数通常较低。绝对淋巴细胞计数正常或增加，导致相对淋巴细胞增多。单核细胞和嗜酸性粒细胞的数量也可能增加。约 10% 的患者出现脾大，胸腺肿大在 Graves 病中很常见 [40]。后者可表现为纵隔肿块。胸腺增生也可因甲状腺毒症所致，因为有时在接受过量外源性 T_4 抑制的患者中可见该病 [41]。

血小板水平和内在凝血机制正常，凝血因子Ⅷ的浓度经常升高，但在甲状腺毒症接受治疗后恢复正常。维生素 K 依赖性凝血因子尽管有所增加，但由于清除加速，对华法林的敏感性增强。因此，需要减少甲状腺毒症患者的华法林剂量 [42]。如果开始对老年患者的心房颤动进行抗凝治疗，则必须牢记这一点 [43]。同时也可能发生自身免疫性血小板减少症。

（十三）垂体和肾上腺皮质功能

甲状腺毒症状态对垂体和肾上腺皮质功能造成了一些挑战。皮质醇的肝脏灭活加速，包括增强的 5α/5β- 还原酶和 11β 羟基类固醇脱氢酶。由于这些变化，皮质醇的处理速度加快，但其分泌速率也增加，因此血浆皮质醇浓度保持正常。血浆中皮质类固醇结合球蛋白的浓度也正常。尿中游离皮质醇排泄正常或略有增加 [44]（见第 15 章）。有趣的是，现在已经在小鼠的肾上腺皮质细胞中发现了甲状腺激素受体。目前尚不清楚它们是否也同样存在于人类中 [45]。

（十四）生殖功能

尽管体格发育正常且骨骼生长可能加快，但早期甲状腺毒症可能导致性成熟延迟。青春期后的甲状腺毒症会影响生殖功能，尤其是女性。月经间期可能会延长或缩短，经量最初会减少，后会停止。生育能力可能降低，如果妊娠，流产和其他并发症的风险会增加[46-48]。在一些患者中，月经周期主要为无排卵伴月经过少，但在大多数患者中，分泌型子宫内膜的变化可提示排卵。在前者中，LH 中期周期激增不足可能是原因。在患有甲状腺毒症的绝经前女性中，据报道 LH和 FSH 的基础血浆浓度正常，但对 GnRH 的反应性增强。

甲状腺毒症，无论是自发性还是由外源性激素诱导的，都伴有血浆性激素结合球蛋白浓度的升高[49]。因此，总睾酮、双氢睾酮和雌二醇的血浆浓度升高，但其未结合部分正常或短暂降低。血浆中结合的增加可能是睾酮和双氢睾酮代谢清除率降低的原因。然而，就雌二醇而言，代谢清除率正常，表明该激素的组织代谢增加。雄烯二酮转化为睾酮、雌酮和雌二醇及睾酮转化为双氢睾酮的转化率增加[50]。雄激素向雌激素副产物转化率的增加可能是约 10% 的甲状腺毒症男性的男性乳房发育和勃起功能障碍的机制，也是女性月经不调的机制之一。月经变化的另一个可能机制是由于甲状腺激素对 GnRH 信号的影响，LH/FSH 脉冲的振幅和频率中断。

二、甲状腺毒症的实验室诊断

无论潜在的病因是什么，甲状腺毒症对主要器官系统的影响是相同的。其频率和强度及与之相关的其他发现受甲状腺激素过量原因的影响。在很大程度上，实验室测试结果也是如此。然而，有甲状腺毒症症状的患者几乎总是血清 TSH 浓度低于 0.1mU/L，以及血清游离 T_4 升高。一般来说，血清游离 T_3 高于游离 T_4，但如果甲状腺炎或摄入左旋甲状腺素导致甲状腺毒症，则游离 T_4 相对较高。

如果可以排除外源性甲状腺激素的可能性，则主要鉴别的是甲状腺激素分泌过多和病态细胞释放的甲状腺激素过多的差异，如甲状腺炎。通常可以根据病史和查体进行区分。某些实验室检查，包括红细胞沉降率增加和血清甲状腺球蛋白升高，可能有利于甲状腺炎的诊断，但最关键的鉴别检查是放射性碘摄取；血清 TSH 水平受到抑制伴甲状腺激素生成过多的患者放射性碘摄取升高或异常偏高，而甲状腺炎患者 RAIU 非常低（＜5%）（图 12-1）。然而，最近接受碘负荷（通常是 CT 或血管造影的碘对比剂）的甲状腺功能亢进患者的 RAIU 也可能较低。24h 尿碘测定可以证实这一点。检测 TSH 受体 Ab 也很有帮助，当TSH 受体 Ab 阳性伴有 TSH 受抑制时，符合 Graves 病。

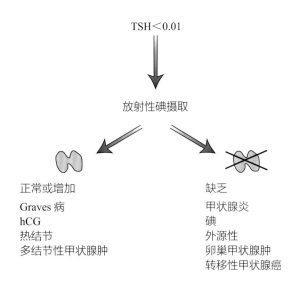

▲ 图 12-1 根据腺体摄取 ^{123}I 确定甲状腺功能亢进症的原因

在抑制 TSH 的情况下，正常或增加的摄取表明有其他因素驱动摄取，而不是内源性 TSH。在缺乏摄取的情况下，腺体要么已受损，要么外部因素（如外源激素或碘）正在发挥作用。很少会发生异位甲状腺激素分泌。hCG. 人绒毛膜促性腺激素

如果体检或甲状腺超声检查表明存在结节性甲状腺，甲状腺扫描可确认哪些结节功能亢进。甲状腺毒症与 TSH 升高的相关性很少见，提示是一种产生 TSH的垂体瘤。Graves 病患者 TSH 实际升高的可能性应通过在另一个实验室用不同的方法重复测定来排除（见第 4 章和第 8 章）。这些一般准则的例外情况见本章后文。

三、Graves 病

Graves 病是一种以 TSH 受体 Ab 为特征的多系统自身免疫性疾病。德国的 von Base-dow、爱尔兰的Graves 和英国的 Parry 都描述了这种疾病，这些疾病都发生在 19 世纪上半叶，彼此独立[51]。该病的特征是心悸（甲状腺功能亢进）、甲状腺肿和眼球突出，以von Base-dow 的家乡（Merse-burg, Germany）命名为Merse-burg 三联征。当时这种疾病的性质多年来一直不清楚，有人提出了心脏、神经和垂体的起源。20 世纪 50 年代末，Adams 报道血清中存在一种长效甲状腺刺激因子（longacting thyroid stimulator，LATS），这与TSH 不同，LATS 是一种能够刺激 TSH 受体的抗体，这种自身免疫性在这之前没有被认识到[52, 53]。自输Graves 病患者的血清可引起甲状腺刺激，首次证明了TSH 受体 Ab 在诱导人类甲状腺功能亢进中的作用[54]。TSH 受体 Ab 体内效应的另一个例子是母体 TSH 受体 Ab 可通过胎盘，这可能刺激胎儿甲状腺并引起胎儿 / 新生儿甲状腺毒症[55]。现已认识到，TSH 受体不仅在甲状腺细胞上表达，而且在甲状腺以外的成纤维细胞、纤维细胞、脂肪细胞、成骨细胞、破骨细胞和

垂体滤泡细胞上也表达。针对眼眶成纤维细胞和皮下结缔组织细胞上 TSH 受体的免疫反应可能参与 Graves 病的其他表达，即 Graves 眼病和 Graves 皮肤病。除了刺激性 TSH 受体 Ab 外，还存在阻断性 TSH 受体 Ab，这在少数自身免疫性甲状腺功能减退症患者中被发现[56]。因此，Graves 病的临床表型是多种多样的（表 12-2）。

（一）Graves 甲状腺功能亢进

1. 临床表现　Graves 甲状腺功能亢进（Graves hyperthyroidism，GH）女性患者至少是男性患者的 4 倍。GH 在儿童中相对少见。其发病率在 13 岁时开始增加，30 岁后保持相当稳定。平均年龄为 47 岁。尽管 Graves 甲状腺功能亢进患者食欲增加、热不耐受（怕热）、出汗、心悸、手指细颤、神经紧张和大便松弛，但典型的患者主诉为体重减轻。61% 的患者诊断前症状持续时间少于 6 个月[57]。约 50% 的患者有自身免疫性甲状腺疾病（autoimmune thyroid disease，AITD）的阳性家族史[57, 58]。有一些证据表明存在遗传预期，即有 AITD 家族史的患者发病年龄较小[57-59]。

大约一半的患者患有甲状腺肿。典型的甲状腺肿是弥漫性的，质地从软到硬，表面光滑。在严重情况下，可能会感觉到震颤，通常在甲状腺上动脉和下动脉分别进入甲状腺的上极或下极处；震颤伴有可听见的收缩期杂音。Graves 病患者体内存在结节应引起甲状腺癌的怀疑。年龄增长与较轻的 Graves 甲状腺功能亢进相关[58, 60]。在老年人可能没有典型的甲状腺功能亢进症状，称为淡漠型甲状腺毒症。26% 的患者在诊断为 Graves 甲状腺功能亢进时即存在 Graves 眼病（Graves orbitopathy，GO），以后会出现 9% 的新 GO 病例，所以 Graves 甲状腺功能亢进患者的 GO 总患病率达到 35%[61]。考虑到 Merseburg 三联征的严重程度（根据血清游离甲状腺素、甲状腺大小和 GO 体征判断），Graves 病轻、中、重度患者比例分别为 22%、34% 和 44%[62]。Graves 病的表型表现明显比过去温和；这可能是由早期诊断和治疗、碘营养改善、吸烟减少的长期趋势所致。

2. 病理学　Graves 甲状腺功能亢进的甲状腺通常增大且均匀受累，因此常被称为弥漫性毒性甲状腺肿。局限于单侧甲状腺的情况极为罕见[63]。这种单侧 Graves 甲状腺功能亢进很难与促甲状腺免疫球蛋白的系统性相协调。滤泡较小，内衬增生的柱状上皮，含少量胶体，多呈边缘扇形和空泡化（图 12-2），增生上皮的乳头状突起伸入滤泡腔，血管增生增加。淋巴细胞和浆细胞有不同程度的异质性浸润，聚集在一起，可能形成罕见的 B 细胞生发中心（与桥本病中的大量 B 细胞不同）。在这些区域，甲状腺上皮细胞表达人类白细胞抗原（human leukocyte antigen，HLA）Ⅱ类抗原（这种现象在正常甲状腺中未曾见到），并且体积较大（可能是由于 TSH 受体 Ab 的局部刺激）。甲状腺内淋巴细胞群是混合的，除了 B 细胞外，大多数是 Th1 和 Th2 淋巴细胞，较少是 Th17 和调节性 T 细胞。当患者服用碘或抗甲状腺药物（antithyroid drugs，ATD）时，甲状腺可能会随着 TSH 受体 Ab 的降低而退化，滤泡增生和血管退化，乳头状突起消退，滤泡扩大并再次充满胶质。

3. 免疫发病机制　自身免疫性甲状腺疾病可以定义为复杂或多因素疾病，其中甲状腺抗原的自身免疫反应在特定的遗传背景下发生，受到环境因素的影响。对甲状腺抗原自身耐受性的下降导致甲状腺自身免疫。许多复杂的调节机制用来保护针对自身抗原的免疫应

表 12-2　Graves 病的表型及其估计发生率		
表　型	发生率 %	例/（百万·年）
所有	100	350
Graves 甲状腺功能亢进	90～95	325
甲状腺肿	50	175
Graves 眼病	30	105
严重眼病	5	17
甲状腺功能减退+眼病	5	17
Graves 皮肤病	0.5	4
新生儿甲状腺功能亢进	0.2	1
胎儿甲状腺功能亢进	0.1	0.5
肢端病	0.1	0.5

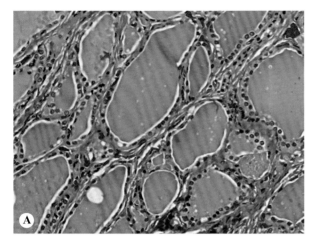

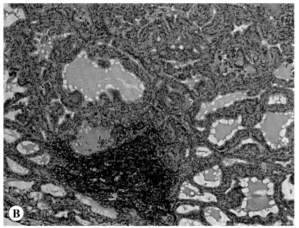

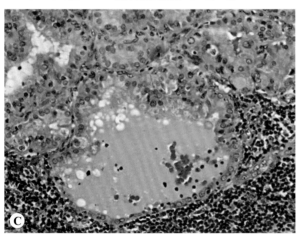

▲ 图 12-2　正常组织（**A**）与 **Graves** 甲状腺功能亢进（**B** 和 **C**）的甲状腺组织病理学特征

图片由 Dr. Pamela Unger, Mount Sinai Scholl of Medicine, New York 提供

答[64]。在发育过程中，未成熟的 T 细胞进入胸腺，在那里它们经历一个选择过程[65]。以高亲和力识别胸腺髓质上皮细胞上表达的自身多肽的 T 细胞以凋亡的形式被清除，具有中等亲和力的 T 细胞作为成熟 T 细胞离开胸腺。全长 TSH 受体被证实在 Graves 甲状腺功能

亢进患者的增生性胸腺中表达[66]。涉及调节胸腺 TSH 受体基因表达的 TSH 受体基因中非编码单核苷酸多态性的遗传 – 表观遗传相互作用可能促进 TSH 受体反应性 T 细胞从胸腺的中枢耐受中逃逸，从而触发 Graves 病[67]。中枢耐受可能无法消除所有自身反应性 T 细胞。对外周自身反应性 T 细胞的控制（如通过细胞 CTLA4 的介导导致 T 细胞无能）被认为是预防自身免疫反应（外周耐受）的次要或错误保护安全机制。胸腺中的自身抗原呈递还产生调节性 T 细胞（regulatory T cells,Treg），其可抑制外周组织中逃避胸腺中阴性选择的自身反应性 T 细胞。除了这些天然的 Treg 外，还有在抗原刺激后在外周产生的可诱导的 Treg。Treg 的特征在于 CD4、CD25（IL-2 受体 α 链）和 FOXP3 的表达；它们可能通过细胞间接触作用于效应 CD4[+] 和 CD8[+] 淋巴细胞，阻碍其活化和增殖，或间接通过分泌 IL-10 和 TGFβ。Treg 通过主动抑制自身反应性 T 细胞的激活和扩增，对维持耐受性至关重要。由 IL-6 诱导的辅助性 T 细胞的第四个亚群是高度促炎性的指定 Th17 细胞。它们产生 IL-17，加剧自身免疫反应。因此，Th17 和 Treg 之间的平衡对于免疫稳态至关重要。目前已有多项研究报道显示，Graves 患者外周血中 Treg 细胞数量减少，Th17 细胞增加，这与刺激 TSH 受体 Ab 和甲巯咪唑治疗的改善有关[65, 68-70]。在 Graves 病的动物模型中也发现了低 Treg 和高 IL-17 水平[71]。最近的研究发现调节性 B 细胞（regulatory beta cell，Breg）通过抑制对特异性自身抗原的免疫反应而促进外周耐受[72, 73]。

传统上，Graves 病被视为体液免疫（标志性 TSH 受体抗体）的结果，桥本甲状腺炎被视为细胞介导免疫（标志性甲状腺过氧化物酶 TPO 抗体 TPO-Ab）的结果。然而，约 70% 的 Graves 患者中也存在 TPO-Ab，在少数桥本患者中也可能出现 TSH 受体抗体。实际上，体液和细胞免疫机制密切相关，辅助性 T 细胞应答的 Th1（IFNγ）和 Th2（IL-4）亚型均与 Graves 病和桥本病有关。IgG[1] 抗体在免疫应答早期出现，而 IgG[4] 抗体（通常与 Th2 相关）在长时间免疫刺激后出现。TPO-Ab 和 TgAb 可能包含 IgG[1] 和 IgG[4] 亚类，分别表明 Th1 和 Th2 细胞因子的参与。刺激性 TSH 受体 Ab 多见于 IgG[1] 亚类，由 Th1 细胞选择性诱导；Graves 甲状腺功能亢进主要是一种 Th1 型细胞因子疾病[74]。刺激性 TSH 受体 Ab 的寡克隆性和轻链限制支持其在疾病病因中的主要作用[75, 76]。Th1 细胞还可通过分泌 IL-10 诱导抗体产生，IL-10 进而激活 B 细胞。B 细胞可以转化为分泌抗体的浆细胞。甲状腺淋巴细胞浸润是甲状腺自身抗体的主要产生部位。将 Graves 甲状腺组织移植到同时存在 T 细胞和 B 细胞缺陷的严重联合免疫缺陷小鼠（SCID 小鼠）中，导致血清中出现人类甲状腺自身抗体，包括 TSH 受体 Ab[77]。甲状腺抗体也可在甲状腺外产生，因为这些抗体在全甲状

腺切除术后可能持续存在。

4. TSH 受体　Graves 病的主要自身抗原　通过针对 TSH 受体的遗传免疫提供了 Graves 甲状腺功能亢进的小鼠动物模型，TSH 受体可诱导刺激性 TSH 受体 Ab 和甲状腺功能亢进[78]。编码 TSH 受体的基因位于染色体 14q31 上。TSH 受体属于 G 蛋白偶联受体家族，具有七个跨膜结构域、一个大的细胞外结构域和一个小的细胞内结构域（图 12-3）。TSH 全受体由一个 100kDa 的糖基化 744- 氨基酸序列和一个 20- 氨基酸的信号肽组成。全受体由 α 和 β 两个亚单位组成，它们通过二硫键连接。50kDa 的 α 亚单位是水溶性的，并且高度糖基化。TSH 和 TSH 受体 Ab 与 α 亚基的富含亮氨酸的重复区相结合。30kDa 的 β 亚单位不溶于水，包含具有三个胞外环和三个胞质环的跨膜结构域，与 LH/hCG 受体具有 70%~75% 的同源性。TSH 受体在甲状腺细胞表面形成二聚体和多聚体复合物，可能增强受体的稳定性。由于二硫键的断裂，全受体在铰链区发生断裂。由于这种翻译后修饰，细胞外 α 亚基脱落。脱落的 TSH 受体 α 亚基，而不是全受体，显然是 Graves 病的自身抗原[79]。受损滤泡细胞的 α 亚基脱落增强可能是放射性碘治疗后血清 TSH 受体 Ab 浓度升高的原因[80]。

从 Graves 甲状腺功能亢进患者分离的刺激性 TSH 受体 Ab 与 TSH 受体结合并激活 Gas 和 Gq 信号通路，从而诱导甲状腺增生，增加血管形成，以及增加甲状腺激素的产生和分泌[81, 82]。相反，一些 TSH 受体 Ab 充当 TSH 拮抗药，被称为阻断型 TSH 受体 Ab；它们可能发生在一些自身免疫性甲状腺功能减退患者中，也可能发生在 Graves 甲状腺功能亢进治疗后[56, 81]。所谓的中性或裂解区 TSH 受体 Ab 既不阻断 TSH 结合，也不阻断 TSH 作用；它们不诱导 cAMP，但有通过结合铰链区诱导细胞凋亡的潜能[81]。

5. 病因学　既有因素、遗传变异和环境损伤之间复杂的相互作用决定了个体发生 Graves 病的易感性[83]（图 12-4）。

（1）既有因素：Graves 病患者中女性占明显优势，这一点原因尚不完全清楚。在所有患有 Graves 甲状腺功能亢进女性患者中，产后发病率为 7.2%[84]，并且胎次作为一个危险因素受到了广泛关注。与无子女女性相比，有子女女性患 Graves 病的相对风险为 1.19（CI 1.14~1.24）[85]。胎儿微嵌合体（胎儿细胞在母体组织中的持续存在）可能通过母体对外源胎儿抗原的免疫反应触发自身免疫，但其对女性优势的贡献似乎有限[86]。与这一假设不一致的是，最近有报道称，胎儿微嵌合体在健康对照组中的发生率高于 Graves 病组（64% vs. 33%，P=0.0004），这表明其可能具有保护作用[87]。更相关的可能是 X 染色体失活（X-chromosome inactivation, XCI）的表观遗传学现象：在女性细胞中，

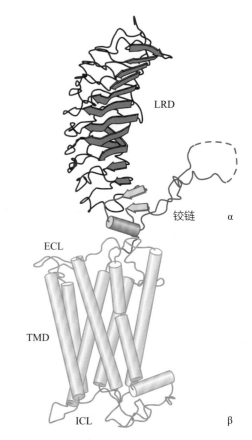

▲ 图 12-3　人促甲状腺激素（TSH）受体的结构
受体可能在激活后被切割成 **α**（或 A）和 **β**（或 B）亚单位，α 亚单位被认为是从细胞表面脱落的。ECL. 细胞外环；ICL. 小的细胞内环；LRD. 富含亮氨酸的结构域；TMD. 跨膜结构域

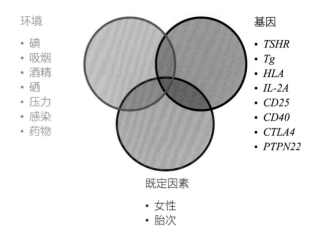

▲ 图 12-4　venn 图说明了既定因素、遗传变异和环境损伤的组合如何导致 Graves 甲状腺功能亢进的易感性

两条 X 染色体中的一条在胚胎早期失活。因此，女性组织是两个细胞系的镶嵌体，一个带有父亲 X 染色体，另一个带有母亲 X 染色体，通常比例为 50：50。偏斜

XCI（人为定义为在≥80%的细胞同一X染色体失活）的后果可能是一条X染色体上的自身抗原没有以足够高的水平表达以诱导耐受[88]。一项Meta分析证实了Graves病女性的XCI存在显著的偏斜（OR=2.54，CI 1.58~4.10）[89]。FOXP3是位于X染色体上的Treg发育的关键基因。FOXP3的多态性在一些（但不是所有）研究中都与Graves病有关。

(2) 遗传变异：双生子研究表明，79%的Graves病易感性可归因于遗传因素[90]。已确定的Graves病易感基因包括甲状腺特异性基因（TSH受体、Tg）和参与免疫反应调节的基因（HLA、CD25、CD40、CTLA4和PTPN22）[91]。这些基因加在一起可能不足以解释Graves病超过10%的遗传率[92]；因此，肯定还有更多未被检测到的基因位点，每一个都应有一点贡献。TSH受体基因与Graves病关系最为密切，但不常见的大内含子1中SNP的功能后果尚不清楚[93]。它们可以产生RNA剪接变体，增加自身抗原TSH受体α亚基的水平。或者，单核苷酸多态性携带者可能具有较少的胸腺TSH受体转录物，从而降低对TSH受体的中枢耐受性。甲状腺球蛋白基因中的多个SNP与Graves病和桥本病都相关[91]。在Graves病中描述了HLA-DRβ1和甲状腺球蛋白变体之间的可能相互作用，这将导致疾病相关甲状腺球蛋白SNP等位基因更有效地呈现给T细胞[94]。免疫调节基因HLA、CD25、CD40、CTLA4和PTPN22均参与免疫突触，在免疫突触中抗原呈递细胞（巨噬细胞、树突状细胞，但也包括B细胞）将与HLA分子复合的抗原肽呈递给T细胞上的TCR。三分子复合物（HLA、抗原肽、TCR）的形成通过表达IL2Rα（CD25是IL2Rα链的标志物）和通过诱导T细胞上的CD40配体诱导共刺激来激活CD4+T细胞，CD40配体与APC上组成性表达的CD40结合。CTLA4最终被诱导，从而终止免疫反应。这些基因的多态性可能在功能上阻碍中枢和外周耐受的正常发展，并改变免疫突触中T细胞与APC的相互作用[91]。它们使AITD和其他自身免疫性疾病具有易感性，这解释了各种自身免疫疾病同时发生的原因[83]。AITD单个基因位点的优势比相当低（<2.0），但HLA略高（2.0~4.0）。HLA-C（一种HLA Ⅰ类分子）与Graves病的相关性比HLA Ⅱ类分子（HLA-DRB1、DQA1和DQB1）更强，至少在高加索人中是如此[95]。这很有趣，因为HLA Ⅰ类分子向免疫细胞（包括来自病毒的细胞）提供内源性抗原，这可能是AITD的触发因素。值得注意的是，Graves病与胸腺髓质上皮细胞中表达的自身免疫调节因子基因（AIRE）突变之间缺乏相关性，导致无法在胸腺中正确呈现自身抗原；AIRE突变导致自身免疫多腺体综合征1型[96]。编码淋巴蛋白酪氨酸磷酸酶的PTPN22基因多态性是另一个易感基因，对Graves病的发病年龄具有基因剂量依赖性影响[97]。

(3) 环境损伤

· 碘：碘诱导的甲状腺自身免疫与TgAb有关，Tg上一个隐蔽表位的暴露有助于在人类中建立这种关系[98]。纵向流行病学研究表明，在碘缺乏地区进行碘强化最初会导致毒性多结节性甲状腺肿和Graves甲状腺功能亢进的发病率短暂增加。然而，从长期来看，甲状腺毒症的发病率有所下降，这主要是由于毒性多结节性甲状腺肿的病例减少，但Graves病的病例也有所减少[99, 100]。

· 吸烟：吸烟是公认的Graves病的危险因素[101]。与从不吸烟者相比，当前吸烟者患Graves甲状腺功能亢进的风险比为3.30（CI 2.09~5.22）。戒烟几年后，这种风险降低。

· 酒精：适度饮酒可显著降低Graves甲状腺功能亢进的风险。每周0U的风险比为1.73（CI 1.17~2.56），每周1~2U风险比为1.00(参考)，每周3~10U是0.56（0.39~0.79），每周11~20U则是0.37（0.21~0.65），每周21U及以上时是0.22（0.08~0.60）[83, 102]。未发现酒精类型（葡萄酒与啤酒）、吸烟习惯、性别或碘摄入量之间存在相互作用。

· 硒：中国基于人群的研究表明，低硒摄入可能是自身免疫性甲状腺炎和甲状腺功能减退的危险因素，但不是Graves甲状腺功能亢进的危险因素[103]。

· 应激：在Graves甲状腺功能亢进的早期描述中已经涉及应激性生活事件[51]。关于Graves病发病前暴露于严重情绪压力的大量报道支持因果关系[104]，但缺乏关于该问题的前瞻性研究[83]。

· 感染：不同抗原之间的相似性可导致特异性交叉（分子模拟）。细菌/病毒和人类蛋白质之间的抗原相似性很常见。研究得最好的例子是小肠结肠炎耶尔森菌（Yersinia enterocolitica，YE）感染。Graves患者的IgG抑制TSH与YE外膜的结合，相反，来自YE感染患者的IgG抑制TSH和甲状腺膜的结合。YE外膜蛋白与TSH受体抗体表位之间存在交叉反应[105]。尽管有分子模拟的明确证据，流行病学研究尚未发现YE感染与AITD之间的关联[106]。局部损伤（无论是创伤还是感染）可能导致甲状腺中的炎性浸润和细胞因子的产生，诱导HLA Ⅱ类表达；促进易感个体中甲状腺抗原的呈递和局部自身反应性甲状腺特异性T细胞的激活[107]。许多感染（如肠道病毒、幽门螺杆菌、呼肠孤病毒）与Graves病有关，但尚未获得其参与的确凿证据。丙型肝炎病毒（hepatitis C virus，HCV）是一个例外，它似乎是唯一一种明显与自身免疫性甲状腺炎风险增加相关的感染因子[108]。HCV可感染人类甲状腺细胞，导致促炎细胞因子的产生，这可能增强自身免疫反应[109]。

· 药物：IFNα对甲状腺细胞有直接的细胞毒性作用，但也能引起破坏性的旁观者免疫反应。IFNα和利巴韦林联合治疗丙型肝炎与 10.4% 的 TSH 抑制相关，其中 0.8% 是由于 Graves 病，9.6% 是由于破坏性甲状腺炎[110]。口服避孕药等外源性雌激素与较低的 Graves 甲状腺功能亢进风险相关[111, 112]。

Graves 甲状腺功能亢进可能发生在诱导淋巴细胞减少后的淋巴细胞恢复期，称为免疫重建综合征。这在骨髓或造血干细胞移植后可观察到[113]，在高效抗反转录病毒治疗（highly active antiretroviral therapy，HAART）治疗 HIV 感染期间可观察到 3%[114]，而在阿仑单抗治疗多发性硬化期间观察到 30%[115]。阿仑单抗是一种人源化抗 CD52 单克隆抗体，可诱导血液循环中淋巴细胞的快速和长期消耗，导致严重的免疫抑制，随后进入免疫重建阶段。Graves 甲状腺功能亢进的中位发病时间为最后一剂阿仑单抗后 17 个月（范围为 2～107 个月）[116]。在这种情况下，Graves 甲状腺功能亢进经常需要明确或延长的 ATD 治疗。此外，甲状腺状态的波动和 TSH 受体 Ab 阳性甲状腺功能减退的高频率提示这些患者在阻断和刺激 TSH 受体 Ab 之间进行切换。

免疫检查点抑制剂是一类新的抗癌药物，与频繁的甲状腺相关不良反应有关。伊普利单抗是一种抗 CTLA4 的单克隆抗体，可阻断对 T 细胞的抑制信号，从而延长对肿瘤细胞的刺激免疫反应[117]。纳武单抗和帕博利珠单抗是针对 PD1 的抗体，该蛋白在活化的 T 细胞上上调。通过中断 PD1 与其配体 PDL1 的结合，肿瘤微环境中的效应 T 细胞活性增加[117]。使用这些免疫检查点抑制剂治疗可能会导致破坏性甲状腺炎引起的亚临床甲状腺功能亢进，很少会导致 Graves 甲状腺功能亢进[117-119]。

6. 诊断与鉴别诊断　当通过发现抑制的血清 TSH 和升高的血清 FT_4 和（或）FT_3 确定甲状腺毒症的综合征诊断时，应进行病理组织学诊断：哪种疾病导致甲状腺功能亢进？如果存在 Graves 眼病，则很明显存在

Graves 甲状腺功能亢进。否则，血清中 TSH 受体 Ab 的存在证实了 Graves 病。大多数当前的检测使用竞争结合方法，测量 TSH 结合抑制性免疫球蛋白（TSH-binding inhibitory immunoglobulins，TBII）（表 12-3）。这些结合试验不区分刺激性和阻断性 TSH 受体 Ab。然而，其诊断 Graves 甲状腺功能亢进的灵敏度和特异度非常高（分别为 97% 和 98%）[120]。相比之下，基于细胞的生物测定能够区分刺激性 TSH 受体 Ab（TSAb 或 TSI）和阻断性 TSH 受体 Ab（TBAb）[121, 122]。

影像诊断的使用存在很大差异。最近在法国对甲状腺功能亢进患者进行的一项研究表明，94% 的患者接受了甲状腺超声检查，40% 的患者进行了同位素扫描[123]。欧洲甲状腺协会（European Thyroid Association，ETA）指南建议超声检查（包括灰阶分析和彩色血流或功率多普勒检查）作为诊断 Graves 甲状腺功能亢进的首选成像程序[124]。Graves 甲状腺功能亢进的典型特征是弥漫性甲状腺肿大、低回声和血管增多。后者可用于区分 Graves 病引起的甲状腺毒症和破坏性甲状腺炎（如亚急性甲状腺炎，胺碘酮诱导的 2 型甲状腺毒症）。典型的超声模式结合 TSH 受体 Ab 阳性可避免甲状腺闪烁扫描。ETA 指南建议，当甲状腺结节性病变与甲状腺功能亢进并存时，应在 ^{131}I 治疗前进行闪烁扫描。与 TSH 受体 Ab 阳性患者相比，少数未检测到 TSH 受体 Ab 患者（TBII<2U/L）的 Graves 甲状腺功能亢进生化程度较轻[125]；然而，由于种系 TSH 受体激活突变导致的家族性非自身免疫性甲状腺功能亢进在此类患者中占 4.5%[126]。

7. 自然病史和预后　关于 Graves 甲状腺功能亢进自然病史的知识是有限的，因为现在几乎没有患者能避免治疗干预。然而，来自旧文献的病例史和与 ATD 结果相关的累积经验允许我们假设 Graves 甲状腺功能亢进患者可分为三组，每组有不同的自然病史：①长期持续发作的、从未缓解的患者（约 10%）；

表 12-3　TSHRAb 的测定：命名和适应证	
TSHRAb 测定的命名	
TBII（TSH 结合抑制性免疫球蛋白）	血清抗体对标记 TSH（或标记促甲状腺单克隆抗体）与重组 TSHR 结合抑制的测定
TSAb 或 TSI（甲状腺刺激性抗体）	TSHR 转染甲状腺细胞系产生的 cAMP 的测定
TBAb（甲状腺阻断抗体）	甲状腺细胞或 TSHR 转染后细胞在 TSH 介导的刺激后 cAMP 生成抑制的测定
TSHRAb 测定的适应证	
诊断	Graves 甲状腺功能亢进、Graves 眼病和 Graves 皮肤病；胎儿和新生儿 Graves 甲状腺毒症
治疗	甲状腺功能亢进基线检查时抗甲状腺药物治疗期间甲状腺功能亢进缓解的机会

cAMP. 环磷酸腺苷；TSH. 促甲状腺激素

②经过多年的复发和缓解过程的患者（约50%）；③甲状腺功能亢进单次发作后永久缓解的患者（约40%）。在一个疗程的ATD后处于缓解期的患者，TSH受体Ab的阳性率较低（<30%），TPO-Ab的阳性率高得多（约80%）。对缓解期患者的长期随访研究表明，与阻断性TSH受体Ab或TPO-Ab相关的亚临床甲状腺功能减退约占20%，显性甲状腺功能减退约6%[127-129]。

丹麦的一系列基于人群的研究提供了证据，证明Graves甲状腺功能亢进（但也有毒性结节性甲状腺肿）与心血管和肺部疾病导致的全因死亡率增加相关（HR=1.42，CI 1.25～1.60）[130]。过高死亡率与血清TSH水平低的累积时间有关[131]。与接受甲状腺切除术治疗的患者相比，使用放射性碘治疗的甲状腺功能亢进患者患心血管疾病的风险仍然更高，但随访期间甲状腺功能减退可预测更好的心血管结局[132]。

8. 治疗　最近的指南和综述提供了关于Graves甲状腺功能亢进管理的详细信息[124, 133, 134]。有三种治疗方案（ATD、甲状腺切除术和放射性碘）可有效地使甲状腺功能恢复正常。然而，应该认识到，针对潜在的异常免疫反应的Graves病的病因疗法尚不可用。

(1) 抗甲状腺药物：硫酰胺类药物

• 作用机制：治疗甲状腺毒症的主要药物是硫酰胺类药物，包括卡比马唑、甲巯咪唑和PTU。CBZ在肝脏中迅速脱羧为活性物质MMI。等效剂量为40mg CBZ、30mg MMI和400mg PTU。每种药物都能抑制甲状腺过氧化物酶的功能，从而减少甲状腺碘的氧化和有机化、碘酪氨酸偶联和甲状腺激素的生物合成。此外，大剂量PTU（而非甲巯咪唑）通过抑制D_1减少甲状腺内和周围组织中T_4向T_3的转换[135]。因此，大剂量的PTU可以更快速地缓解非常严重的甲状腺毒症。

MMI的血浆半衰期约为6h，而PTU的血浆半衰期约为1.5h。这两种药物都积蓄于甲状腺。MMI的日剂量可为1剂（每天1次），而PTU的日剂量应分为3剂，每8小时1剂。在严重甲状腺功能亢进症患者中，有时可能需要将MMI的日剂量分次应用。每天单次给药可提高依从性，应尽可能使用。硫酰胺类药物可穿过胎盘，抑制胎儿甲状腺功能。

MMI和PTU也可能具有免疫抑制作用[136]。体外MMI通过抑制IFNγ直接或间接降低甲状腺细胞上的HLA-DR表达。在体内，MMI可减少甲状腺内活化T细胞的数量和血清TSH受体Ab的浓度（但不减少非甲状腺抗体，如壁细胞抗体）。在放射性碘治疗前给予MMI，而不是给予糖皮质激素，可减缓^{131}I治疗后TSH受体Ab的增加[137]。然而，尚未解决的问题是，这种影响是由药物对免疫系统的作用直接引起的，还是由正常甲状腺状态的恢复间接引起的。

• 不良反应（表12-4）：轻微的皮肤反应，如皮疹和荨麻疹，通常可以通过抗组胺治疗而不用停药。病灶可自发或在更换到另一种ATD后消失。如果出现严重过敏反应，则不建议使用替代药物[124, 138]。粒细胞缺乏症（<500中性粒细胞/mm³）是一种严重的不良反应，治疗前3个月的发病率为0.28%[139]。危险因素包括年龄较大、ATD剂量较高、特定HLA-B和HLA-DRB1等位基因或罕见的NOX3基因变异[140-142]。粒细胞缺乏症的发病相当突然，伴有发热和咽喉痛[138]。当开始ATD治疗时，应指示患者在出现这些症状时立即断开药物，并通知医生。这种预防措施比频繁测量白细胞计数更重要，因为粒细胞缺乏症可能在1～2天发生。美国甲状腺协会（American Thyroid Association，ATA）和ETA都不建议在ATD治疗期间对白细胞进行常规监测。如果出现粒细胞缺乏症，应立即停用药物，并酌情使用抗生素治疗。粒细胞集落刺激因子可以加速粒细胞的恢复。服用PTU时出现粒细胞缺乏症的患者的淋巴细胞在体外暴露于PTU或甲巯咪唑时发生母细胞转化；因此，不应再次给予硫酰胺。粒细胞减少发生在ATD治疗期间，有时是粒细胞缺乏症的先兆，但也可能是甲状腺毒症本身的表现。PTU与暴发性肝坏死相关（尽管非常罕见），是药物相关肝衰竭的第三大常见原因，占所有药物相关肝移植的10%。儿童的风险高于成人[143]。幸运的是，在大多数情况下，停止PTU后肝功能可以恢复。PTU相关的肝衰竭可能在治疗期间的任何时候发生，因此常规肝功能监测可能没有帮助[138]。由于这种众所周知的罕

表12-4	抗甲状腺药物的不良反应
常见 （1%～5%）	• 皮疹 • 荨麻疹 • 关节痛，多关节炎 • 一过性的轻度白细胞减少症
罕见 （0.2%～1%）	• 胃肠道反应 • 嗅觉及味觉异常 • 粒细胞缺乏
非常罕见 （<0.1%）	• 再生障碍性贫血（PTU，CBZ） • 血小板减少症（PTU，CBZ） • 血管炎，狼疮样，ANCA+ve（PTU） • 肝炎（PTU） • 低血糖症（抗胰岛素抗体）（PTU） • 胆汁淤积性黄疸（CBZ，MMI）

ANCA+ve. 抗中性粒细胞胞质抗体阳性；CBZ. 卡比马唑；PTU. 丙硫氧嘧啶；MMI. 甲基咪唑
改编自 Strieder TG, Prummel MF, Tijssen JG, et al. Risk factors for and prevalence of thyroid disorders in a cross-sectional study among healthy female relatives of patients with autoimmune thyroid disease. *Clin Endocrinol.* 2003; 59: 396-401.

见但严重的肝衰竭 PTU 不良反应（有时需要肝移植），2009 年 6 月，FDA 发布了一项建议，即 PTU 不应作为甲状腺功能亢进的一线药物[144]。PTU 的使用应限于妊娠的前 3 个月、甲状腺功能亢进危象、经历 MMI 轻微不良反应且无法或不愿意接受 ^{131}I 治疗或甲状腺切除术的患者。MMI 与肝炎和胆汁淤积的风险增加呈剂量依赖性[145]。没有报道因 MMI 毒性导致的肝移植病例。

- 临床实际应用：指南同意 MMI（CBZ）应用于几乎所有选择 ATD 治疗的非妊娠患者[124, 134]。指南还建议告知患者 ATD 的不良反应，如果患者出现黄疸、浅色大便、深色尿液、发热或咽炎，则应及时通知医生。该告知信息最好是书面的。在 ATD 治疗之前，建议获得基线全血计数，包括有分类的白细胞计数，以及肝脏状况，包括胆红素和转氨酶。通过 ATD 恢复正常甲状腺状态可以根据滴定法或阻断 - 替代方案进行。在滴定法中，一开始的单次日剂量相对较高，为 20～30mg MMI（或 30%～40mg CBZ）。正常的 FT$_4$ 和 T$_3$ 浓度通常在 4～6 周后达到，随后应逐渐减少 MMI 剂量，使其维持在 5～10mg MMI 的维持剂量，从而保持患者甲状腺功能正常。在阻断和替代方案中，该方案从相同的高初始剂量 MMI 开始，然后在患者在继续高初始 MMI 剂量的情况下变成正常甲状腺功能时添加 LT$_4$。在少数接受 PTU 的患者中，高起始 PTU 剂量为每天 300～400mg，分为 3～4 次剂量，而维持剂量为每天 50～100mg。滴定法的优点是使用了较低剂量的 MMI，从而略微减少了不良反应；缺点是需要更频繁的采血以调整 MMI 剂量，甲状腺功能减退和甲状腺功能亢进之间的波动较大。阻断和替代方案的优点是 ATD 治疗期间采血较少，甲状腺功能更稳定；缺点是 MMI 剂量较高，不良反应稍多。这两种方法从未在随机临床试验中进行过比较。两种方案的 Graves 甲状腺功能亢进复发率相似。在许多患者中，尽管血清 FT$_4$ 和 T$_3$ 浓度已经正常化，但血清 TSH 可能会长期受到抑制[146]。这种现象与仍然存在高血清浓度的刺激性 TSH 受体 Ab 有关，TSH 受体 Ab 通过与垂体滤泡细胞中的 TSH 受体结合而下调 TSH 释放[147]。

MMI 给药 12～18 个月，然后停药以观察疾病是否已缓解。缓解率为 40%～60%；ATD 治疗的剂量或持续时间对其影响不大。大多数复发发生在停止 ATD 后的第 1 年。停止 ATD 后暴露于应激性生活事件和日常麻烦会增加甲状腺功能亢进复发的风险[104, 148]。建议每年检查甲状腺功能，以检测甲状腺功能亢进的远期复发或甲状腺功能减退的发生。复发应使用放射性碘或手术治疗。约 1/3 的患者经历了持久缓解。

如果在 ATD 治疗期间甲状腺肿的大小和（或）TSH 受体 Ab 减小且 TSH 已恢复正常，则缓解的机会增加。建议在 ATD 停止之前测量 TSH 受体 Ab。如果 TSH 受体 Ab 转阴，病情缓解的可能性很高。如果 TSH 受体 Ab 仍然可以检测到，可以考虑延长 ATD 治疗，因为缓解的机会很低。延长治疗时间的一个主要优点是，只要给予治疗，几乎所有患者都保持甲状腺功能正常，即使药物剂量较低。

已证明很难预测停止 ATD 治疗后谁将经历复发性甲状腺功能亢进。从刺激性到阻断性 TSH 受体 Ab 的变化及许多其他因素可能起到一定作用[149]。对 7595 名患者（其中 48.7% 复发）进行系统回顾和 Meta 分析，显示甲状腺功能亢进复发与下列因素显著相关，所有这些因素均在开始 ATD 治疗前进行评估：吸烟、甲状腺大小（通过超声或检查和触诊）、眼眶病变、FT$_4$、FT$_3$ 和 TBII[150]。然而，这些风险因素本身并没有足够的能力对个别患者进行准确预测。结合一些独立的风险因素，得出由年龄、FT$_4$、TBII 和甲状腺肿大小（通过检查和触诊）组成的预测得分，称为 GREAT 评分（表 12-5）[151]。临床相关性在于，GREAT 评分仅基于四个项目提供了一个合理的 ATD 疗程后复发风险预测，这些项目在治疗开始前即可获得（图 12-5）。它可能允许与患者讨论 ATD 的治疗方案是否对他们来说是最佳的。如果复发风险低，ATD 可能是一个不错的选择；如果复发风险相当高，手术或放射性碘可能是更好的选择。GREAT 评分已在一项独立研究中得到验证[152]。添加特定基因型的结果可为 GREAT 评分提供更好的预测。可以预见，这种预测分数在个性化医疗中具有很大的价值。

(2) 用于甲状腺功能亢进的其他药物

- β 受体阻滞药：甲状腺激素过量会增加交感神经系统对儿茶酚胺的敏感性。阻断受体部位儿茶酚胺反应的药物（如普萘洛尔）可改善甲状腺毒症的一些表现，通常用作治疗的辅助药物。β 受体阻滞药能迅速改善震颤、心悸、出汗过多和眼睑挛缩的症状。所有有症状的甲状腺功能亢进患者，尤其是老年患者和静息心率超过每分钟 90 次或同时患有心血管疾病的患者，建议使用 β 受体阻滞药[124, 134]。β 受体阻滞药在硫酰胺或放射性碘治疗反应发生前的间隔期最有用。普萘洛尔前体除了作为 β 受体阻滞药外，还抑制 5'- 脱碘，导致血浆 T$_3$ 降低和血浆反向 T$_3$ 升高[153]。每天服用 80mg 普萘洛尔（四个 20mg 剂量）时，血浆 T$_3$ 下降 20%，每天服用 160mg 普萘洛尔（四个 40mg 剂量）后下降 30%。没有膜稳定活性的 β 受体阻滞药不会降低血浆 T$_3$，但对 β 受体阻滞药的临床反应与 T$_3$ 的降低无关。应用经验最多的是普萘洛尔，但该药物可能有禁忌证（如哮喘和慢性阻塞性肺疾病）。因此，具有相对 β$_1$ 选择性的长效药物可能是首选药物，如阿替洛尔（25～100mg，每天 1 次或 2 次）和美托洛尔（25～50mg，每天 2 次或 3 次）[124]。

- 高氯酸盐：高氯酸盐抑制甲状腺碘转运，过去曾

表 12-5 抗甲状腺药物治疗 1 年后 Graves 甲状腺功能亢进复发风险的预测评分

指标（治疗前评估）		GREAT 评分 范围为 0～6 分	GREAT 评分	
			风险等级	复发风险
年龄（岁）	≥40 岁	0	Ⅰ级（0～1分）	16%
	<40 岁	+1	Ⅱ级（2～3分）	44%
FT$_4$（pmol/L）	<40	0	Ⅲ级（4～6分）	68%
	≥40	+1		
TBII（U/L）	<6	0		
	6～19.9	+1		
	≥20	+2		
甲状腺肿大小 [a]	0～Ⅰ级	0		
	Ⅱ～Ⅲ级	+2		
增加指标		GREAT+ 评分 范围 0～10 分	GREAT+ 评分	
			风险等级	复发风险
PTPN22 C/C 野生型		0	Ⅰ+级（0～2分）	4%
C/T		+1	Ⅱ+级（3～4分）	21%
HLA nr.[b]0		0	Ⅲ+级（5～6分）	49%
1～2		+2	Ⅳ+级（7～10分）	84%
3（LD）		+3		

a. 甲状腺肿大小：0 级，甲状腺不可触及或明显触及，但通常不可见；Ⅰ级，头部处于正常或抬高位置时甲状腺易于触及和可见；Ⅱ级，头部处于正常位置时容易看到甲状腺；Ⅲ级，甲状腺肿在远处可见；b. 存在 HLA 亚型（DQB1-02、DQA1-05、DRB1-03）的数量
FT$_4$. 游离甲状腺素；HLA. 人类白细胞抗原；LD. 连锁不平衡；TBII. 促甲状腺激素 – 结合抑制性免疫球蛋白
引自 Vos XG, Endert E, Zwinderman AH, et al.Predicting the risk of recurrence before the start of antithyroid drug therapy in patients with Graves' hyperthyroidism. *J Clin Endocrinol Metab*. 2016; 101: 1381-1389.

用于治疗 Graves 甲状腺功能亢进。尽管它在恢复甲状腺功能正常和降低 TSH 受体 Ab 方面有效，但鉴于其不良反应，不再使用（胺碘酮诱导的 1 型甲状腺毒症除外）[154, 155]。

• 碘：碘现在很少单独用于治疗甲状腺功能亢进。碘缓解甲状腺毒症的作用机制不同于硫酰胺。虽然超过几毫克的碘量可以急性抑制有机结合（急性 Wolff-Chaikoff 效应），但这种短暂现象可能无助于治疗效果。相反，碘的主要作用是抑制激素释放。碘的使用增加了有机碘的腺体内储存，但碘的有益作用甚至比大剂量抑制激素合成的药物的作用更快地显现出来。在 Graves 病患者中，碘可严重阻碍 T$_4$ 的分泌速度，当碘被排出时，这种效应迅速丧失。碘作用的这些特征既有缺点也有优点。当单独使用该药物时，腺体有机碘储存的富集可能会延迟对随后施用的硫酰胺的临床反应，而且碘产生的 RAIU 减少会阻碍使用放射性碘治疗达数周。此外，如果停用碘，从富集的腺体激素库中加速释放激素可能会使疾病加重。不单独使用碘的另一个原因是有时治疗反应不完全或不存在。即使最初有效，碘治疗也可能随着时间的推移而失去效果。这种现象称为碘逃逸，不应与急性 Wolff-Chaikoff 效应的逃逸混淆[156]。然而，当必须立即缓解甲状腺毒症时，碘快速减缓激素释放使其比硫酰胺类药物更有效。因此，除用于甲状腺手术准备外，碘主要用于实际或即将发生的甲状腺毒性危象、严重的甲状腺心脏病或急性外科紧急情况的患者。如果在这些情况下使用碘，则应同时使用大剂量的硫酰胺。

最近的研究表明，碘在对 ATD 有不良反应或放射性碘或手术禁忌证患者中具有潜在作用[157, 158]。有时碘被用作 ATD 的有益辅助物：38mg 碘化钾 +15mg

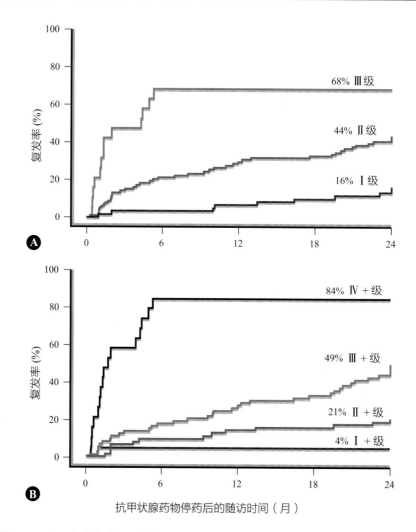

▲ 图 12-5　根据 GREAT 评分（A）的风险等级 I ～ III 和 GREAT+ 评分（B）的风险级别 I ～ IV，抗甲状腺药物治疗 1 年后复发性 Graves 甲状腺功能亢进的 Kaplan-Meier 曲线

改编自 Vos XG, Endert E, Zwinderman AH, et al. Predicting the risk of recurrence before the start of antithyroid drug therapy in patients with Graves' hyperthyroidism. *J Clin Endocrinol Metab*. 2016; 101: 1381-1389.

MMI 比单独使用 30mg MMI 能更好地控制甲状腺功能亢进，并减少不良反应[158]。

　　控制甲状腺炎所需的最低碘剂量约为每天 6mg。6mg 碘存在于 1/8 滴碘化钾饱和溶液（saturated solution of potassium iodide，SSKI）或约 1 滴卢戈溶液中；然而，许多医生开这种药物用法为 5～10 滴，每天 3 次。虽然建议服用量大于建议的最小有效剂量，但大量碘更可能产生不良反应。我们建议最多使用 2～3 滴 SSKI，每天 2 次。碘的不良反应不常见，一般不严重。包括皮疹（可能为痤疮样）、药物热、涎腺炎、结膜炎和鼻炎、血管炎及类白血病嗜酸性粒细胞增多症。涎腺炎可能对减少剂量和添加柠檬 / 酸橙糖以增加唾液流量有反应；在其他反应的情况下，应停止碘。

　　• 锂：碳酸锂抑制甲状腺激素分泌，但与碘不同，它不会干扰放射性碘的积累。锂每 8 小时 300～450mg，

仅用于暂时控制对硫酰胺和碘化物均过敏患者的甲状腺毒症[159]。锂的另一种短期用途是作为放射性碘治疗的辅助药物，因为该药物可减缓甲状腺中碘的释放[160]。

　　• 硒：缓解期患者的硒水平较高，与 TSH 受体 Ab 呈负相关[161]。因此，推测补充硒可能增加缓解率。然而，在安慰剂对照试验中，甲巯咪唑与每天 300μg 亚硒酸钠联用并没有增加缓解率[162]。

　　• 胆囊对比剂：口服含碘胆囊对比剂碘酸钠可导致 Graves 甲状腺功能亢进患者血清 T_4 和血清 T_3 迅速下降。每天服用 500mg 碘酸钠 5 天后，所有患者的血浆 T_3 均恢复正常，使得第 5 天甲状腺切除术可顺利进行[163]。然而，此类药物通常不再供应。

　　• 消胆胺：甲状腺素在肝脏代谢为葡萄糖醛酸盐和硫酸盐，进入肝肠循环。消胆胺干扰肠肝循环，因此是治疗难治性 Graves 甲状腺功能亢进患者的有效且耐

受性良好的辅助疗法 [164, 165]。它可以导致甲状腺激素水平迅速和完全下降。

- 免疫抑制药物：由于 Graves 病的自身免疫性，额外使用免疫抑制剂可能会改善预后。一项系统评价确定了七项随机或对照试验，在这些试验中，将糖皮质激素或利妥昔单抗添加到标准治疗与单独标准治疗组进行比较 [166]。结果显示，免疫抑制剂干预组的复发率（24%）远低于对照组（59%），风险比为 0.55（CI 0.41～0.75，$P<0.001$）。然而，这项研究有一些局限性，如样本量小，存在中高偏倚风险。

（3）未来的发展：预计在未来 10 年内可能出现 Graves 甲状腺功能亢进的新治疗方式。可能有针对刺激性 TSH 受体 Ab（Graves 病的直接原因）的病因疗法。例如，用 TSH 受体的致耐受肽、单克隆 TSH 阻断抗体和低分子量 TSH 拮抗药进行抗原特异性免疫治疗 [167, 168]。

（4）甲状腺切除术：甲状腺切除术治疗 Graves 甲状腺功能亢进治愈率高。甲状腺全切除术复发风险接近 0%，而甲状腺次全切除术在 5 年后可能有 8% 的机会出现持续或复发甲状腺功能亢进 [124, 134]。因此，可选择近全或全甲状腺切除术。建议将患者转介给大手术量的甲状腺外科医生。当手术由经验丰富的甲状腺外科医生进行时，平均并发症发生率、住院时间和成本都会降低。与手术次数较少的外科医生相比，每年进行 25 次以上甲状腺手术的外科医生手术结局更好 [169]。当由低手术量外科医生进行手术时，并发症发生率平均高 51% [134]。

（5）并发症：在大手术量甲状腺外科医生手中，永久性甲状旁腺功能减退的发生率不到 2%，永久性喉返神经损伤的发生率也不到 1%。有 0.3%～0.7% 的患者发生需要再次手术的手术部位出血；这是最严重的术后并发症，其可迅速导致窒息死亡，需要立即将出血部位的血液抽出并结扎出血血管。即使进行次全手术，喉返神经也可能受损。如果这种损伤是单侧的，它会导致发音困难，通常在几周内改善，但可能会使患者声音略微嘶哑。术中喉返神经监测不一定能改善长期预后。甲状旁腺功能减退可以是暂时性的，也可以是永久性的。暂时性甲状旁腺功能减退是由一些甲状旁腺的意外切除和（或）残存甲状旁腺的血液供应受损所致。根据这些损伤的严重程度，通常在手术后 1～7 天内出现低钙血症的症状和体征。严重的甲状旁腺功能减退症应采用静脉注射葡萄糖酸钙治疗。病情较轻的病例可以口服碳酸钙和胆钙化醇进行治疗，但活性形式的维生素 D（骨化三醇）在大多数情况下更为有效和首选。然而，甲状腺毒症手术后立即发生的低钙血症可能不是由于一过性甲状旁功能减退，因为它在 Graves 患者中发生的频率高于其他甲状腺疾病手术后。相反，它可能是由于"骨饥饿"，因为甲状腺功能

亢进中发生的骨骼脱矿。这在甲状腺功能亢进状态治愈后开始逆转，并可能有助于恢复期间碱性磷酸酶的适度升高，除非患者在手术前一段时间处于甲状腺功能正常状态。许多外科医生担心在全甲状腺切除术中对甲状旁腺造成损伤，可能会将明显的甲状旁腺体组织重新植入局部肌肉。

（6）手术准备：如果选择手术，患者应在手术以前先进行 ATD 治疗使甲状腺功能正常，并使用或不使用 β 肾上腺素阻滞药。这些药物短期内不会改善腺体的增生和血管增生。然而，据报道，碘会导致滤泡细胞高度降低，滤泡增大并保留胶体，以及血管增生减少。因此，建议在术前即刻给予含碘化钾制剂 [124, 134]。SSKI 每天 2～3 次滴注可在手术前 7～10 天开始，以减少甲状腺血流和血管，从而减少甲状腺切除术中的术中失血。在此期间，先前存在的杂音或震颤可能会减弱或完全消失，腺体可能会变硬。然而，几乎没有临床证据表明碘治疗一个疗程后的术后结果有任何不同 [170]。最近的一项前瞻性对照试验观察到，术前使用碘化钾可减少腺体血管，但不会降低甲状腺切除术的总体难度；然而，KI 与较少的一过性甲状旁腺功能减退和一过性声音嘶哑相关，表明 KI 提高了甲状腺切除术的安全性 [171]。在欧洲，只有不到 40% 的甲状腺专家使用碘化钾或卢戈溶液 [172]。在特殊情况下，如果在甲状腺切除术前无法使患者甲状腺功能正常，患者应在术前立即接受碘化钾和 β 受体阻滞药（最终也使用糖皮质激素和胆囊胺）的充分治疗 [134]。最后，建议术前检查钙和 25– 羟基维生素 D。术前维生素 D 缺乏是术后低钙血症的危险因素。术前短期补充骨化三醇有助于减少术后低钙血症 [124, 134]。

甲状腺切除术后，应立即停止 ATD，并停用 β 受体阻滞药。可检测血清钙 ± 甲状旁腺激素水平，并根据这些结果给予口服钙和骨化三醇补充；或者，根据经验处方预防性钙 ± 骨化三醇。L– 甲状腺素的日剂量应与患者的体重（1.6μg/kg）和术后 6 周测定的血清 TSH 相适应 [134]。

（7）放射性碘：放射性碘（radioactive iodine，RAI）自 1941 年开始使用。这方面的前瞻性试验很少，留下了许多问题 [173]。电离辐射的细胞效应导致细胞死亡，从而导致甲状腺功能降低和甲状腺体积减小。[131]I 治疗 1 年后，甲状腺大小基本正常，50%～90% 的患者甲状腺功能亢进症消失，高达 50% 的患者出现与甲状腺 RAI 剂量直接相关的甲状腺功能低下 [173]。随后每年的甲状腺功能减退发生率为 3%～5%，在很大程度上与 RAI 剂量无关 [124]。因此出现了一个重要问题：[131]I 治疗 Graves 甲状腺功能亢进的目标是什么？是为了摆脱甲状腺功能亢进进而恢复甲状腺功能正常吗？这已被证明是一个难以实现的目标，因为即使仔细计算看似合适的 [131]I 剂量也无法防止放射性碘后甲

状腺功能减退症的高发病率。因此，ATA 建议如下："单次应用中应给予足够的 RAI 活性，通常平均剂量为 10~15mCi（370~555MBq），以使 Graves 病患者甲状腺功能减退[134]。"这意味着一种疾病（甲状腺功能亢进）的治愈被另一种疾病（甲状腺功能减缩）所替代。ETA 指南同意："没有剂量计算可以确保长期的甲状腺功能正常，提供固定剂量的 RAI 是完全可以接受的[124]。"因此，许多医生放弃了细致的剂量计算，并根据甲状腺大小提供固定的活性量，如 185MBq、370MBq 或 555MBq。据报道，接受 RAI 治疗后仍然甲状腺功能亢进的患者死亡率增加[174]，在呈现甲状腺功能减退的患者中未观察到这一点，这些发现支持采用足以诱导明显的甲状腺功能减退的放射性碘剂量治疗甲状腺功能亢进的做法。

另外有人担心 RAI 疗法可能会导致癌症。已计算可归因于 20 岁时 15mCi ^{131}I 剂量的假设 0.8% 终生癌症风险。这只是基线癌症风险的小幅增加，大多数研究发现接受 RAI 治疗的成年患者中甲状腺癌或继发性恶性肿瘤的患病率没有显著增加。此外，早期接受放射性碘治疗的患者后代的遗传损伤频率似乎没有增加。鉴于缺乏证据表明 RAI 在治疗成人甲状腺功能亢进症时通常使用的剂量具有严重毒性，RAI 的使用年龄限制已从最初的下限 40 岁逐步降低至 10 岁或以下。然而，在 5 岁儿童中，15mCi ^{131}I 后的理论终生癌症风险为 4%，因此在非常年幼的儿童中应考虑 ATD。在育龄女性中使用 RAI 也仍然不受欢迎，孕期禁止使用 RAI。妊娠 10 周后暴露于 ^{131}I 的胎儿出生时可能是无甲状腺的。此外，停止哺乳后至少 8 周内不应使用 ^{131}I，因为它会在母乳中聚集。

(8) RAI 治疗的并发症：甲状腺功能正常的早期诱导和后期甲状腺功能减退的发生都是辐射诱导的甲状腺实质破坏的结果。使用大剂量 RAI 时可在治疗的第 1 周内发生轻微的放射性甲状腺炎，表现为表皮肿胀和坏死、滤泡结构破坏、水肿和单核细胞浸润。急性期消退后出现纤维化、血管狭窄和进一步的淋巴细胞浸润。在 RAI 治疗后 10~14 天，放射性甲状腺炎可导致甲状腺毒症加重。Graves 甲状腺功能亢进使用的碘剂量相对较低，RAI 对其他聚碘组织（如唾液腺、胃腺和乳房）的影响不太可能成为问题。

与 ATD 或甲状腺切除术相比，RAI 治疗与 Graves 眼病的发展或恶化相关的病例约占 15%，三项随机临床试验证明了这一点[175-177]。这种效应可能与 RAI 治疗后血清 TSH 受体 Ab 的显著增加有关，而相比之下，甲状腺切除术或 ATD 治疗后 TSH 受体 Ab 降低[80]。5 年后，RAI 后 TSH 受体 Ab 水平仍高于 ATD 或手术后（图 12-6）。因此，Graves 眼病的存在可能会影响甲状腺功能亢进症的治疗方式。

(9) ^{131}I 治疗的准备：由于 ^{131}I 治疗可导致甲状腺功能亢进的短暂恶化，因此即使是无症状患者（即老年患者和合并症患者），也应考虑使用 β 受体阻滞药，这些患者因甲状腺功能亢进恶化而出现并发症的风险增加。除了 β 肾上腺素阻滞外，对于并发症风险增加的患者，还应考虑使用 MMI 进行预处理。应在 ^{131}I 治疗前后 1 周左右暂停 ATD，以避免降低 RAI 疗效[124, 134]。对于任何有生育潜力的女性，应在 RAI 治疗前 48h 内进行妊娠试验。妊娠和母乳喂养是 RAI 治疗的绝对禁忌证。

实施 RAI 的医生应在治疗后提供有关辐射安全

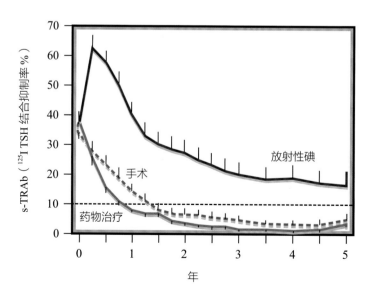

▲ 图 12-6　用抗甲状腺药物、甲状腺切除术或放射性碘治疗 Graves 甲状腺功能亢进后 TSH 受体抗体的病程

改编自 Leimberg P, Wallen G, Tallstedt L, et al. TSH-receptor autoimmunity in Graves' disease after therapy with anti-thyroid drugs, surgery, or radioiodine: a 5-year prospective randomized study. *Eur J Endocrinol*. 2008; 158: 69-75.

预防措施的书面建议 [124, 134]。辐射法规的国家差异对不同国家的 RAI 治疗方式（如住院标准）有很大影响。已经尝试通过根据甲状腺的大小、^{131}I 的摄取及其随后的释放速率（剂量测定法）改变放射性碘的剂量来标准化输送到甲状腺的辐射。然而，没有数据支持剂量测定优于固定剂量方案。大多数诊所已经重新定义了 RAI 治疗的目标，从使患者甲状腺功能正常重新定义为消融甲状腺并永久需要甲状腺激素替代治疗。20mCi 剂量几乎可缓解所有患者的甲状腺功能亢进，并导致约 90% 的甲状腺功能减退。

RAI 治疗后，每 4～6 周观察患者 6 个月，并监测 FT_4 和 TSH 水平。然而，TSH 并不是何时开始左旋甲状腺素替代治疗的可靠指导指标，因为即使 FT_4 降至正常值以下，TSH 仍可以在相当长的时间内保持抑制状态。为了避免明显的甲状腺功能减退，当 FT_4 达到参考范围的下限时，可以开始左旋甲状腺素替代治疗。鉴于残余甲状腺功能不受反馈调节，起始剂量应相对较低，以避免过度治疗。如果 6 个月后甲状腺功能亢进仍然存在，建议再次进行 RAI 治疗，通常使用约 1.5 倍初始剂量的 ^{131}I。男性和女性的受孕均应推迟至 RAI 治疗后至少 6 个月 [124]。

(10) 治疗选择：表 12-6 列出了三种治疗方式的优缺点。按患者权衡每种治疗的优缺点差别很大。表 12-7 总结了导致首选治疗的临床情况。缓解可能性高的患者是 ATD 治疗的理想人选，应用 GREAT 评分可以识别此类患者 [151]。ATD 也可能是活动性 Graves 眼病患者的首选。禁忌证是 ATD 的主要不良反应。对于有 ATD 或手术禁忌证的患者、ATD 后复发的患者，以及低钾性周期性麻痹、肺动脉高压或充血性心力衰竭的患者，首选 RAI 治疗。RAI 的禁忌证是妊娠或计划在 6 个月内妊娠、哺乳和怀疑患有甲状腺癌。对于计划在 6 个月内妊娠的女性，当怀疑甲状腺恶性肿瘤时、对于较大或压迫性甲状腺肿（>80g）及同时患有甲状旁腺功能亢进症的女性，甲状腺切除术可能是首

选。甲状腺切除术最好避免在妊娠的前 3 个月和后 3 个月及手术风险增加和大量合并症的患者中进行。对随机接受三种治疗方案之一的患者进行长期随访，未发现三种治疗之间感知生活质量的差异 [178]。

此外，对特定患者选择最合适的治疗取决于多种因素，包括个人因素，如情感态度、经济考虑和家庭问题。显然，只有与患者密切协商才能做出满意的选择。一种方法是对所有患者进行 ATD 治疗。这对于后来选择 RAI 或手术的患者也很有用。患者将在 4～6 周内变成甲状腺功能正常，在此期间可与患者讨论最佳治疗方案。这种方法允许建立一种可行的医患关系，这在解决关于使用放射性碘的焦虑时尤为重要。

在欧洲，无并发症的 Graves 甲状腺功能亢进一线治疗中 ATD 占 84%，RAI 占 14%，手术占 2% [172]。相反，在 20 世纪的绝大多数病例中，北美的一线治疗是 RAI。最近情况发生了巨大变化；截至 2014 年，ATD 也是美国的首选治疗方案，其次是 RAI，然后是手术 [179]（图 12-7）。

（二）Graves 眼病

Graves 眼眶病（Graves orbitopathy）也称为 Graves 眼病（Graves ophthalmopathy）、甲状腺相关眼病（thyroid-associated ophthalmopathy，TAO）和甲状腺眼病（thyroid eye disease，TED）。它是 Graves 病的表型之一。约 90% 的 GO 患者存在 Graves 甲状腺功能亢进，而 5%～10% 的 GO 患者为甲状腺功能正常或甲状腺功能减退（图 12-8）[180]。

1. 临床表现 大多数患者最初会注意到外观的变化。眼睛或眼睑发红，上眼睑和（或）眼袋肿胀或有胀感 [181]。最常见的症状是眼睑肿胀，其次是向下凝视时眼睑滞后于眼球运动（von Graefe 征）。早期症状是眼睛有砂砾感、光敏感（畏光）和过度流泪。随着疾病的进展，大多数患者都会出现上睑退缩。约 60% 的患者出现眼球突出（也称为突眼）。这些患者更有可能表现为眼睑闭合不全（兔眼）；许多这样的患者，尤其

治疗方案	优 点	缺 点
抗甲状腺药物	有获得永久性缓解的可能（约 35%）	• ATD 的不良反应 • 疗程长（12～18 个月） • 复发风险高
放射性碘	• 简单 • 复发风险低	• 眼病风险 • 终身 LT_4 替代 • 癌症风险可能有增加
甲状腺手术	• 快速 • 基本无复发风险	• 复发风险低，但有不可避免的发病率 • 终身 LT_4 替代

表 12-6 Graves 甲状腺功能亢进症治疗方案的优缺点

ATD. 抗甲状腺药物；LT_4. 左甲状腺素

表 12-7　有利于 Graves 甲状腺功能亢进特定治疗方式的临床条件

临床条件	抗甲状腺药物	放射性碘	手 术
缓解概率大	+		
活动性 GO	+		
有合并症的老年患者	+	+	
手术风险大	+	+	
肝病		+	
有 ATD 主要的不良反应		+	
低钾性周期性麻痹		+	
肺动脉高压或充血性心力衰竭		+	
既往颈部手术或放疗病史		+	
复发性甲状腺功能亢进		+	+
怀疑有恶性肿瘤			+
甲状腺大结节			+
合并甲状旁腺功能亢进			+

ATD. 抗甲状腺药物

改编自 Ross DS, Burch HB, Cooper DS, et al. 2016 American Thyroid Association guidelines for diagnosis and management of hyperthyroidism and other causes of thyrotoxi-cosis. *Thyroid*. 2016; 26: 1343-1421.

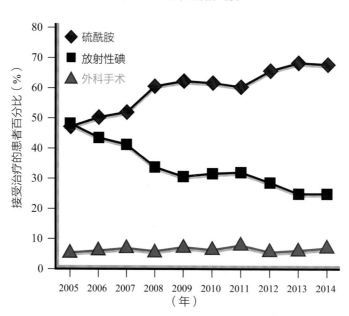

Graves 病：每年的治疗选择

▲ 图 12-7　在过去 10 年中，抗甲状腺药物已成为美国 Graves 甲状腺功能亢进症最常见的治疗方式

引自 Brito JP, Schilz S, Singh Ospina N, et al. Antithyroid drugs—the most common treatment for Graves' disease in the United States: a nationwide population-based study. *Thyroid*. 2016; 26: 1144-1145.

是那些眼睑裂宽的患者，将显示出带有荧光素的点状下角膜染色。患者可能会主诉球后胀和视物模糊。眼外肌受累可能导致眼球位置异常，或在极端情况下导致眼球固定。更常见的是眼肌在特定凝视方向的运动受限，尤其是在向上凝视时。这可能会导致复视，约50%的患者会出现复视。如果一只眼睛的视力非常低（如弱视），或者如果肌肉运动受损是严格对称的，则不会发生复视。抬高和外展受损最常见，分别与下直肌和内直肌肿胀有关，而下视和内收受损不太常见。角膜溃疡现在很少见。只有在失去正常的角膜保护时才会发生[181]。这种情况可能发生在眼睑闭合时角膜仍可见的眼球脱垂患者中。由于视神经受累[称为甲状腺功能不全视神经病变（dysthyroid optic neuropathy, DON）]导致的视力丧失约占5%。DON患者可能会主诉视力下降、色觉丧失、视野缺损和视物模糊[182]。眨眼（因泪眼或干眼症引起角膜表面泪膜改变所致）后或闭眼（因眼肌失衡所致）后视觉模糊可能消失。持续存在的视觉模糊值得重视，因为它可能表明DON。

GO的平均就诊年龄为49岁，比Graves甲状腺功能亢进平均发病年龄晚几年。女性多发的优势显而易见，但GO在男性和老年人中更为严重。GO是一种典型的双侧对称性眼病。然而，约10%的GO患者发生单侧GO。有充分的证据表明GO正在发生变化。与2000年相比，2012年转诊后GO患者的病情严重程度和活动性降低[183]。

2. 流行病学　在瑞典普通人群中，Graves甲状腺功能亢进的发病率为每年210/100万，GO的发病率是每年42/100万[184]。这意味着20%的Graves甲状腺功能亢进患者也会发生GO，15%为轻度，5%为重度。这些数据与丹麦和意大利的研究非常一致，报道称，在所有Graves甲状腺功能亢进患者中，约有5%的患者会发生中度至重度GO[61, 185]。有74%的患者在诊断为Graves甲状腺功能亢进时没有GO，但该组中有13%的患者在随后的ATD治疗期间会出现GO（10%为轻度，3%为中度至重度）（图12-9）。在这些患者中，58%的病例在诊断甲状腺功能亢进时轻度GO自发消失[61]。因此，约75%的GO患者同时诊断为Graves甲状腺功能亢进，而约25%的患者后来诊断为GO[186]。少数患者GO的发病先于Graves甲状腺功能亢进。

GO的发病率似乎有降低的长期趋势[187]。甲状腺功能亢进症的早期诊断和治疗、^{131}I治疗和放射性碘后甲状腺功能减退的风险识别及对吸烟有害影响的关注可能是导致这种下降的原因[183, 186]。

3. 病理学　眼眶的病理解剖特征是眼外肌和球后脂肪/结缔组织室扩大。肌肉和脂肪体积的增加归因于由胶原蛋白和糖胺聚糖[黏多糖（glycosaminoglycans,

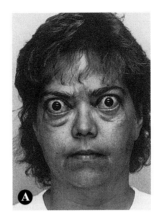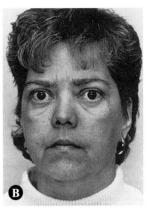

▲ 图12-8　Graves眼病患者

注意典型的双侧对称性眼病，伴有眶周肿胀、凝视和眼球突出（A），随后通过眶减压手术矫正（B）（图片由Dr. Jack Rootman, University of British Columbia, Vancouver, BC, Canada提供）

GAG)]组成的基质的增加。GAG(主要是透明质酸盐)非常亲水，因此会吸引大量水分，导致水肿性肿胀。基质积聚在肌纤维之间的肌内膜间隙中。肌纤维的数量没有增加，除了在非常严重的情况下，肌肉细胞没有损伤。肌内膜间隙和脂肪/结缔组织隔室中的成纤维细胞数量增加。眼眶成纤维细胞（orbital fibroblasts, OF）负责GAG的过度产生。OF的一个亚群可以分化为成熟脂肪细胞，从而增加体积膨胀。OF已被确认为GO自身免疫攻击的靶点。

骨性眼眶有限空间内肌肉和脂肪体积的增加可以从客观机制上解释眼部的变化。球后组织肿胀会损害眼睑和结膜的静脉引流，导致眼睑水肿和结膜水肿。眼睑肿胀也可由球后脂肪通过眶隔开口疝引起。球后压力增加会推动眼球向前，导致眼球突出。上眼睑退缩和突出会导致角膜过度暴露，从而导致角膜干燥和发炎。眼外肌的增大可损害肌肉的松弛，而不是肌肉的收缩能力。例如，上视障碍是由下直肌松弛不足引起的，当向上凝视时可能导致复视。靠近视神经管内视神经入口的眶尖直肌明显肿胀（称为顶端拥挤），可能压迫视神经，导致DON。

4. 免疫发病机制　镜检显示眼眶淋巴细胞浸润、水肿和纤维化。淋巴细胞浸润通常是局灶性的，由辅助性T细胞、细胞毒性T细胞、许多巨噬细胞和少量B细胞组成。浸润的免疫活性细胞产生能够重塑眼眶组织的细胞因子。GO早期的细胞因子分布主要是Th1细胞，而对于持续时间超过2年的患者，细胞因子主要来源于Th2细胞[188]。数据表明GO主要是一种T细胞介导的疾病。细胞因子诱导内皮细胞和成纤维细胞表达免疫调节蛋白，包括HLA-DR、HSP72和多种黏附分子。细胞因子激活的OF合成IL-16和RANTES（受激活调节，正常T细胞表达和分泌，也称为CCL5），吸引更多T细胞进入眼眶。巨噬细胞向T细胞呈递抗

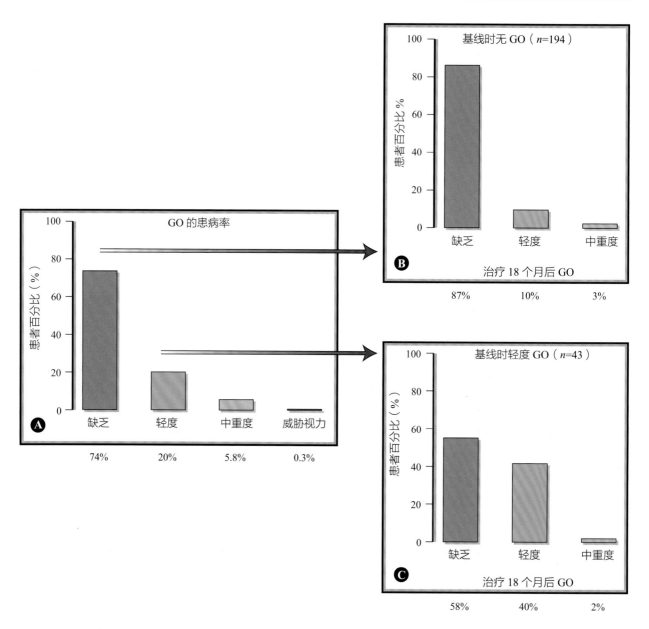

▲ 图 12-9　新诊断的 Graves 甲状腺功能亢进患者中 Graves 眼病（GO）的患病率（A），以及在随后使用抗甲状腺药物治疗期间，最初无 GO（B）或轻度 GO（C）患者中的发病率

改编自 Tanda ML, Piantanida E, Liparulo L, et al. Prevalence of natural history of Graves' orbitopathy in a large series of patients with newly diagnosed Graves' hyperthyroidism seen in a single center. *J Clin Endocrinol Metab*. 2013; 98: 1443-1449.

原；活化的 T 细胞可与 OF 结合，诱导透明质酸合成、细胞因子、COX2 和 PGE2。OF 被认为是 GO 自身免疫攻击的靶细胞（和效应细胞）。GO 患者的球后 T 细胞识别自体 OF（但不识别眼肌提取物），并对自体 OF（但不来自眼眶成肌细胞）的蛋白产生应答而增殖；相反，OF 对依赖于 MHC Ⅱ 类和 CD40/CD40L 信号的自体 T 细胞产生应答而增殖[189]。

TSH 受体目前被认为是 GO 的主要自身抗原。表达全长功能性 TSH 受体；活性 GO 中的表达比非活性 GO 更丰富，并且与 IL-1β 水平直接相关[190]。Graves

免疫球蛋白及单克隆 TRH 刺激抗体识别 OF 上的 TSH 受体，这从暴露于这些试剂的细胞培养物中 cAMP 和透明质酸的产生增加中可以明显看出。在 IL-1 或 PPARγ 激动剂的影响下，不表达 THY1（存在于眼眶脂肪中，但不存在于眼外肌中）的脂肪细胞可能分化为成熟脂肪细胞，与 TSH 受体表达增加相关。TSH 受体 Ab 与 GO 活动和严重程度之间的直接关系强调了 TSH 受体的作用[191]。针对 TSH 受体（但不是针对 IGF-1 受体）的遗传免疫也产生了一个还不错但不完美的 GO 动物模型[192, 193]。IGF-1 受体（IGF-1R）被认为是 GO 中的另一种主要自身抗原。IGF-1R 在 GO 患者的 OF 中确实过表达。Graves IgG 可诱导 OF 中的透明质酸产成，这种效应可通过 IGF-1R 阻断抗体减弱[194]。因此，推测存在刺激性 IGF-1RAb，并已在 10% 的 GO 样品和 10% 的对照样品中发现；然而，IGF-1RAb 未能刺激 IGF-1R 自身磷酸化，反而抑制了 IGF-1 诱导的信号传导[195]。这些数据不支持 IGF-1RAb 参与 GO 发病机制的假设。GO 患者的免疫球蛋白刺激 OF 及表达 TSH 受体和 IGF-1R 的细胞中的 Akt；IGF-1R 的敲除导致 IGF-1 刺激的 Akt 降低 65%，但对 Akt 的 GO-Ig 刺激没有影响[196]。GO 免疫球蛋白因此不激活 IGF-1R，并且没有刺激 IGF-1R 抗体的证据（图 12-10）[197]。这意味着 TSH 受体 Ab 通过 PI3K 途径刺激 Akt。因此，替普妥单抗（一种阻断 IGF-1R 的单克隆抗体）在 GO 中的治疗效果至少部分可以通过降低 Akt 来解释，这种作用也减弱了通过 PI3K 途径的 TSH 受体信号传导的作用[198]。

虽然 TSH 受体和 IGF-1R 的受体后信号传导途径部分重叠，有人进一步指出，TSH 受体和 IGF-1R 在 OF 中形成了一种物理和功能复合物[199, 200]，GO 免疫球蛋白通过 TSH 受体 /IGF-1R 串扰而不是直接结合

IGF-1R 发挥作用[201]。OF 的一个亚群是 CD34+，它们可能来源于循环中的 CD34+ 纤维细胞，这些细胞意外地表达相对高水平的 TSH 受体[202]。这些发现的相关性是积极研究的主题。

5. 遗传学与环境 目前尚未发现 Graves 甲状腺功能亢进和 Graves 眼病患者之间已知 Graves 病易感基因的频率存在差异。两种表型的遗传组成似乎基本相同[203]。与 Graves 甲状腺功能亢进一样，吸烟是 GO 的危险因素，但风险比要高得多（OR=4.40，CI 2.88~6.73）[101]。风险呈剂量依赖性，并且在已戒烟者中会降低。在体外将 OF 暴露于香烟烟雾提取物会剂量依赖性地增加透明质酸的产生和脂肪生成[204]。

与 ATD 相比，以 RAI 治疗形式暴露于电离辐射下与 GO 进展的相对风险相关联，为 4.23（CI 2.04~8.77）[205]。131I 治疗后 TSH 受体 Ab 立即显著升高可能与 GO 恶化有因果关系[80]。在一项来自澳大利亚的大型纵向队列研究中评估 Graves 甲状腺功能亢进发生 GO 的危险因素[206]。Graves 甲状腺功能亢进发病年龄每增加 10 年，GO 发生率增加 17%，病程每增加 1 年，GO 发生增加 7%。与从不吸烟者相比，吸烟使目前吸烟者的 GO 概率增加至 2.22，使戒烟者的 GO

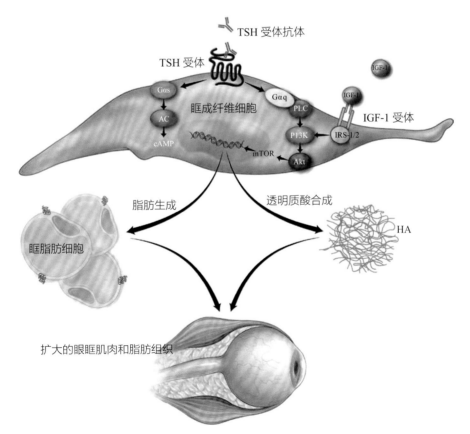

▲ 图 12-10 TSH 受体在 Graves 眼病免疫发病机制中的作用

用刺激性 TSH 受体抗体连接眼眶成纤维细胞上的 TSH 受体可激活腺苷酸 /cAMP 途径和 PI3K/Akt 信号级联。它诱导眼眶成纤维细胞产生透明质酸，其中部分细胞表现出脂肪生成增强。TSH. 促甲状腺素（引自 Iyer S, Bahn RS.Immunopathogenesis of Graves' ophthal-mopathy: the role of the TSH receptor. Best *Pract Res Clin Endocrinol Metab.* 2012; 26: 281-289.）

概率增加至 2.07。使用 ATD 的患者发生 GO 的概率比未使用 ATD 的患者低 86%（OR=0.14, CI 0.06～0.34）。在接受 ATD 治疗 18 个月的 Graves 甲状腺功能亢进患者中，发生 GO 的危险因素：目前吸烟、轻度结膜发红或轻度眼睑肿胀、甲状腺功能亢进症状持续时间和 TBII[186]。在开始 ATD 治疗前进行这些项目的评估，可采用定量方式合并为预测评分（称为 PREDIGO），这在预测不会发生 GO 的患者方面比预测会发生 GO 的患者更好。另一项纵向研究使用美国管理医疗网络的大型数据库[207]。在 Graves 甲状腺功能亢进患者中，8.8% 的患者会发生 GO；与单独进行 RAI 治疗相比，单独进行甲状腺手术切除或与药物治疗联合进行甲状腺手术切除与 GO 风险降低 74% 相关（HR=0.26, CI 0.12～0.51）[207]。他汀类药物的使用也会降低 GO 发生的风险（HR=0.60, CI 0.37～0.93），这是一个意外且难以理解的发现。

6. 自然病程和预后　GO 有自发改善的趋势。早在 20 世纪 40 年代和 50 年代，Rundle 就对 GO 的自然病程进行了早期研究，描述了上睑退缩、眼球突出和眼肌运动受限的最初发展，随后是自发但不完全的恢复[208]。因此，约 60% 的患者会持续出现一些眼部变化。在不需要立即治疗的 GO 患者中，1 年随访显示实质性改善的比例为 22%，轻微改善占 42%，无变化占 22%，恶化比例 14%。现有数据表明，疾病早期有一个活动期，特征为炎性水肿和淋巴细胞浸润；在这一阶段给予免疫抑制可能改善 GO（图 12-11）[210]。早期活动期之后是晚期非活动期，其特征是纤维化，免疫抑制可能不太有效。GO 发病与达到疾病晚期非活动期之间的时间间隔在患者之间差异很大，从几个月到几年不等。因此，对 GO 活动的评估可能会影响治疗计划。在过去的几十年里，得益于早期诊断和治疗、对危险因素的更多关注及更好的护理组织，GO 的预后有了显著改善。目前，因 GO 而导致失明的患者非常罕见。但 GO 的后遗症是严重的：45% 的患者日常活动受限，36% 病休，28% 致残，5% 提前退休，3% 失业，所有这些都是由于 GO 所造成的[211]。

7. 诊断与鉴别诊断　在 Graves 甲状腺功能亢进患者发生双侧对称性眼病的情况下，GO 的诊断是非常容易的。而对于出现眼部变化的甲状腺功能正常或甲状腺功能减退的患者则难以诊断；在正常甲状腺功能或甲状腺功能减退的 GO 患者中，GO 较轻，并且通常不对称[180]。约 10% 的 GO 患者出现单侧 GO，而 GO 是单侧眼球突出的最常见原因。概括地说，GO 可通过三个途径进行诊断：眼部症状和体征、甲状腺自身免疫以及眼眶影像学检查。

(1) 眼部症状和体征：应当认识到，没有任何症状和体征是 GO 所特有的。指南推荐评估每位患者的疾病严重程度和活动性[134, 212]。

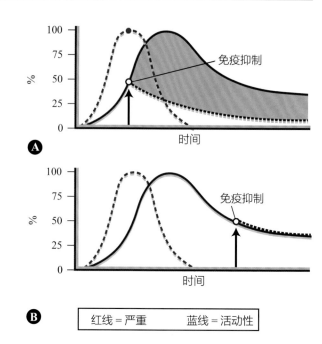

▲ 图 12-11　通过描述疾病严重程度的曲线（红色连续线）和描述疾病活动随时间变化的曲线（蓝色不连续线）反映
在活性峰值时使用免疫抑制剂进行干预可能会改变自然病程（增益由红色点状区域反映）（A），而在疾病变得无活性时进行晚期干预则不可能改变自然病程（B）（改编自 Wiersinga WM. Advances in medical therapy of thyroid-associated ophthalmopathy. *Orbit.* 1996; 15: 177-186.）

GO 严重程度可采用 NOSPECS 分级评估（表 12-8）。有三种严重程度：①轻度 GO（特征为眼睑回缩＜2mm，轻度软组织受累，眼球突出＜正常上限 3mm，无或间歇性复视，无角膜暴露，视神经状态正常）；②中重度 GO（眼睑回缩≥2mm，中度至重度软组织受累，眼球突出≥正常上限 3mm，反复或持续复视，轻度点状角膜病变，视神经状态正常）；③非常严重的视力威胁性 GO（角膜破裂，或 DON）。眼球突出的正常上限为非洲裔美国人 23/24mm，白种人 19/21mm，亚洲人 16/17mm（分别为女性 / 男性值）。疾病活动度最好通过以典型炎症体征为基础的临床活动评分（clinical activity score, CAS）来进行评估（表 12-8）[213]。GO 在 CAS 值低于 3 时可能为无活动性，在 CAS 值为 3 或以上时可能为活动性。

(2) 甲状腺自身免疫：除测定 TSH 和 FT₄ 以确定甲状腺功能外，测定 TPO-Ab 和 TSH 受体 Ab 可用于评估是否存在甲状腺自身免疫。这在甲状腺功能正常和甲状腺功能减退病例中尤其相关。鉴于 TSH 受体 Ab 水平与疾病活动度和严重程度的直接关系及其对 GO 病程的预后价值，了解 TSH 受体 Ab 的水平无论如何都是有用的[214]。

(3) 眼眶影像学检查：眼眶影像学检查并不总是必要的。适用于疑似 DON（寻找顶部膨大的肌肉群）、

表 12–8 **Graves**眼病患者的临床评估		
严重程度评估（使用助记符 NO SPECS）		
NO SPECS 分级	**项 目**	**方 法**
0. 无体征或症状		
1. 只有体征，没有症状	睑裂	中线位置测量、单位为毫米
2. 软组织受累	眼睑及结膜红肿	检查、彩色图片 [a]
3. 突眼	眼球突出	赫特尔突眼计（mm）
4. 眼外肌受累	眼肌活动性；复视	上视受损、外展主观分级 [b]
5. 角膜受累	角膜炎、溃疡	荧光素
6. 视神经受累导致的视力丧失	甲状腺功能障碍视神经病变	视敏度、色觉、视野视盘
活动性评估（使用临床活动评分）		
炎性表现	**项 目**	**得 分**
疼痛	• 自发性球后疼痛	1
	• 向上凝视、侧向凝视或向下凝视时疼痛	1
充血	• 眼睑充血	1
	• 结膜充血	1
水肿	• 眼睑水肿	1
	• 泪阜和（或）皱襞肿胀	1
	• 结膜水肿	1
CAS 最高分（瞬时评估）		7
功能受损	• 1～3 个月眼球突出增加≥2mm	1
	• 1～3 个月任何方向眼肌运动减少≥8°	1
	• 1～3 个月斯内伦视力表（使用针孔）上超过一行的视力下降	1
CAS 最高分（随时间评估）		**10**

a. 引自 Color atlas in Dickinson AJ, Perros P. Controversies in the clinical evaluation of active thyroidassociated orbitopathy:use of a detailed protocol with comparative photographs for objective assessment. Clin Endocrinol (*Oxf*). 2001; 55: 283-303

b. 周期性复视 = 在觉醒时或疲倦时；反复复视 = 在凝视的极端；恒定复视 = 在主要或阅读位置

甲状腺功能正常或甲状腺功能减退 GO 和单侧 GO 的患者，以排除其他诊断。通常使用 CT 或 MRI 来进行眼眶影像学检查。眼眶减压术前行眼眶 CT，可以仔细观察骨性眼眶情况（图 12–12）。通过检测 T_2 加权弛豫时间和（或）短 τ 反转恢复序列的复杂程序，使用 MRI 可评估 GO 活动。最常见的类似 GO 的疾病是眼眶肌炎、颈海绵窦瘘、非霍奇金淋巴瘤、眼眶脑膜瘤和 IgG$_4$ 相关的眼眶疾病 [215]。

8. 治疗 Graves 眼病治疗有具体指南可用 [212]。

推荐分为三组，处理的一般措施、甲状腺治疗和眼部治疗。

（1）一般措施：建议 GO 患者（最轻微的病例除外）应转诊至甲状腺 - 眼联合诊所或提供内分泌和眼科专业知识的专业中心。多学科治疗方法可能改善结局 [216]。提倡以患者为中心的治疗方法，包括疾病及其治疗对生活质量（quality of life，QoL）和心理社会健康的影响。在常规临床实践中，建议使用一种有多种语言版本的疾病特异性 QoL 问卷和经验证的工具 GO-

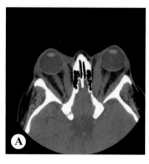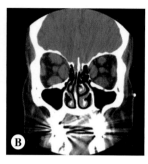

▲ 图 12-12　Graves 眼病患者的轴位（A）和冠状位（B）CT 显示所有眼外肌普遍增大，眼眶脂肪扩张，双侧眼球突出明显

QoL（www. eugogo.eu）[212, 217]。它包括 8 个关于视觉功能的问题和 8 个关于眼外观的问题，可作为临床试验的主要结局指标。治疗不仅要从医生的角度出发，也要从患者的角度提供帮助。在日常临床实践中，它也有助于促进与患者讨论其最受困扰的特征，并确定需要进一步咨询的患者。咨询可以减轻焦虑，提供安慰，并有助于制订更好的应对策略。

应敦促吸烟者戒烟，并应提供专门的戒烟计划或诊所。戒烟的成功率相当低，但 GO 中的成功率可能稍高，因为许多患者非常关注自己的外貌。患者应面对以下证据：①吸烟者的 GO 更严重；②吸烟者在接受 [131]I 治疗后更可能出现 GO 进展；③吸烟延迟或恶化免疫抑制治疗的结果。

在疾病的任何阶段可能有所帮助的简单措施包括：①人工泪液，能够减少表面症状和保护上皮；②太阳镜，可以减少畏光，同时也安慰对自己外表有自我意识的患者；③润滑剂软膏，以保护在睡眠中暴露的角膜病变；④棱镜，以改善复视；⑤肉毒杆菌毒素 A 注射，可能暂时控制眼睑退缩。

(2) 甲状腺治疗：应及时恢复并维持甲状腺功能正常。抗甲状腺药物或甲状腺切除都不会改变 GO 的自然病程，可作为治疗首选，而大量证据表明 [131]I 治疗会带来 GO 发生或恶化的风险。通过联合口服泼尼松（每天剂量 0.3～0.5mg/kg，持续 3 个月）可降低风险。高危患者（即吸烟者、GO 活跃期和 TSH 受体 Ab 升高者）应考虑这种类固醇预防。低风险患者可使用较低剂量（0.2mg/kg 泼尼松持续 6 周）。非活动期 GO 患者可在无类固醇覆盖的情况下安全接受 RAI 治疗，只要避免放射性碘后甲状腺功能减退即可 [218, 219]。一些专家倾向于非常长期的 ATD 治疗，直至 GO 变为非活动期且无须对 GO 进一步治疗；如果在停用 ATD 后 Graves 甲状腺功能亢进复发，使用 RAI 治疗是安全的，不会引发 GO [218]。

(3) 眼部治疗：管理取决于 GO 的严重程度和活动度（图 12-13）。轻度 GO 最好的管理方式是观望策略或硒治疗。预计约 1/3 的患者会出现自发改善。为

期 6 个月的硒（100μg 亚硒酸钠，每天 2 次）干预可改善 QoL 和眼部临床表现（61% vs. 安慰剂组 36%），并防止进展为更严重的 GO（这一比例为 7%vs. 安慰剂组 26%）。这些结果是在硒摄入量相对较低的欧洲国家获得的。尚不清楚在硒摄入充足的地区补充硒是否也有效。如果生活质量严重受损，可以考虑使用类固醇。

活动期中度至重度 GO 符合免疫抑制条件。类固醇被视为一线治疗；它们在减少眼睑和结膜的肿胀和发红、改善复视方面相当有效，在减少眼球突出方面则不太明显。建议静脉注射甲泼尼龙（intravenous methylprednisolone pulses，IVMP）而不是口服泼尼松，因为 IVMP 的疗效比口服泼尼松更好（74% vs. 51%），不良反应更少（56% vs. 81%）[212]。一项剂量探索研究表明，4.5g IVMP 的累积剂量适用于大多数患者，以每周 1 次 500mg 静脉注射持续 6 周，随后 250mg 每周 1 次静脉注射持续 6 周的形式给药 [221]。较高剂量（750mg 每周 1 次持续 6 周，随后 500mg 每周 1 次持续 6 周，累积剂量为 7.5g）更有效，但会产生更多不良反应，应保留用于最严重的病例。如果以 1000mg 或更高的单次高剂量、超过 8g 的累积剂量和（或）连续几天重复输注给药，IVMP 与显著的心血管或脑血管发病率和肝毒性相关。因此，推荐 IVMP 的累积剂量不应超过 8g，近期患有病毒性肝炎、显著肝功能不全和严重心血管疾病或精神障碍的患者不应使用 IVMP [212]。其他禁忌证包括有严重高血压、控制不佳的糖尿病和青光眼患者。IVMP 治疗过程中应定期测量血压、血糖和肝功能。霉酚酸酯（每片 360mg，每天 2 次，持续 24 周）联合给药可轻微增强 IVMP 疗效 [222]。

对 IVMP 无反应或部分反应的患者、在 IVMP 停药后 GO 发作的患者可能需要二线治疗。建议共同决策以选择一种可用的治疗方案：低剂量口服泼尼松 + 环孢素或球后照射（通常 20Gy，在 2 周内以 2Gy 的 10 个每天剂量分次给药）、重复 IVMP 治疗或利妥昔单抗（1g，2 次，期间间隔 2 周）。RTX 是一种抗 CD20 单克隆抗体，能有效地导致 B 细胞耗竭。开放的研究报道 CAS 和 GO 严重程度显著改善 [223]。不良反应发生率约为 30%；值得注意的是细胞因子释放综合征的风险及 DON 的发生。RTX 已经在 2 项随机临床试验中得到验证。一项研究采用 RTX 和安慰剂作对比：两组的 CAS 下降相似，RTX 并不比安慰剂更好 [224]。另一项比较 RTX 和 IVMP（累积剂量 7.5g）。RTX 组的 CAS 下降幅度大于安慰剂组，并且 RTX 被判定略优于 IVMP [225]。两项试验的样本量都很有限，并且已发现患者特征和试验执行方面的一些差异 [226]。然而，仍难以调和在结果上的差异。看起来接受 RTX 作为 IVMP 的替代品似乎还为时过早，将 RTX 视为

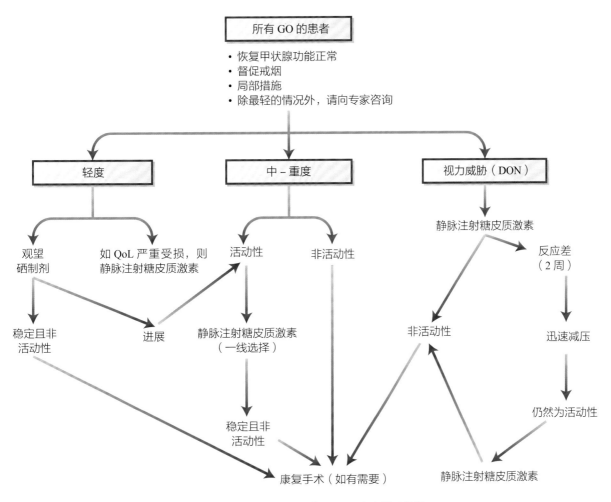

▲ 图 12-13 Graves 眼病（GO）患者管理流程

改编自 Bartalena L, Baldeschi L, Boboridis K, et al.The 2016 European Thyroid Association/European Group on Graves Orbitopathy guidelines for the management of Graves' orbitopathy. *Eur Thyroid J.*2016; 5: 9-26.

一种改善疾病的药物也为时过早。这同样适用于针对 IL-6 受体的单克隆抗体托珠单抗。在一项开放研究中，它对 IVMP 难治性 GO 患者具有良好疗效，但尚未在 RCT 中对该药物进行试验[227]。替妥木单抗是 IGF-1 受体的单克隆抑制抗体。在一项安慰剂对照的 RCT 中，其在降低 CAS、减少眼球突出、改善复视和提高 GO-QoL 评分方面疗效显著[228]。其减少眼球突出的潜力是显著的，在这方面，该药物可能优于 IVMP。然而，要取代 IVMP 作为一线治疗，替妥木单抗应该与 IVMP 在 RCT 中进行比较。

非常严重的 GO、DON 需要紧急干预。建议从 IVMP 开始：第 1 周连续 3 天给予 1g 静脉注射，第二周连续 3 天给予 1g 静脉注射。如果视觉功能在第 2 周结束时有所改善，则继续口服泼尼松；如果没有改善，则有紧急手术减压指征[229]。

非活动 GO 表示当 GO 达到该状态时可以进行康复手术。如果在疾病仍处于活动状态时进行手术，可能会因疾病持续存在而失效。大多数眼眶外科医生要

求术前眼部疾病稳定 6 个月。康复性手术包括眼眶减压术、眼肌手术和眼睑手术，如果需要多次手术，应按此顺序进行。

（三）Graves 皮肤病

Graves 皮肤病也称为胫前黏液水肿或局部黏液水肿。这是一种相当罕见的 Graves 病表型，几乎总是发生在合并 Graves 眼病的情况下，并与极高的 TSH 受体 Ab 水平相关。因此，Graves 皮肤病的典型患者也有 Graves 眼病伴 Graves 甲状腺功能亢进（有时也有甲状腺性杵状指），构成 Graves 病最严重的表现。皮肤病变通常由非特异性水肿伴紫色变色、硬结和突出的毛囊组成，具有橘皮的外观和质地[230]。其他形式为斑块、结节和象皮病（图 12-14）。其好发部位为胫前区（因此命名为胫前黏液水肿），但也在其他局部受压的部位观察到。局部创伤也可能引发 Graves 皮肤病。其发病机制与 Graves 眼病相似。真皮成纤维细胞似乎是自身免疫攻击的目标。真皮成纤维细胞上 TSH 受体表达上调，其也产生细胞因子诱导的糖胺聚糖。

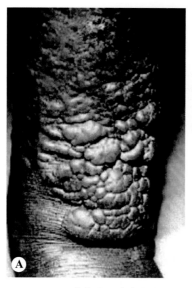
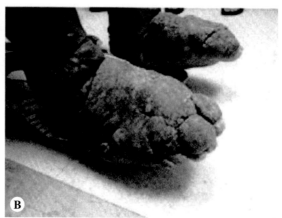

▲ 图 12-14　**A. Graves** 病伴眼眶病患者出现慢性胫前黏液水肿，病变坚实且非凹陷性，边缘清晰可辨；**B.** 此处慢性黏液性水肿持续扩散至足端，造成严重的外观畸形和僵硬

A. 图片由 Dr. Andrew Werner, Mount Sinai School of Medicine, New York, NY 提供

Graves 皮肤病并不总是需要治疗。从长期来看，会出现自发消退。如果因为功能或美容方面的问题而需要接受治疗，夜间使用乳膏基质中含 0.05%～0.1% 曲安奈德的封闭敷料、加压绷带或长袜可能会有所帮助。糖皮质激素或生物制剂治疗 GO 也可能引起 Graves 皮肤病消退。

（四）妊娠与甲状腺

1. hCG　hCG 是一种糖蛋白异二聚体，由所有糖蛋白激素（TSH、LH 和 FSH）共有的 α 亚基和允许生物特异性的特异性 β 亚基组成。尽管有这种单独的结构，但 hCG 可以结合并刺激 hTSH 受体[232-234]，根据其碳水含量，hCG 的体外效力约为 1U hCG=0.7μU TSH。在妊娠剧吐、多胎妊娠或葡萄胎妊娠中发现的高浓度 hCG 会导致以弥漫性甲状腺肿、游离 T_4 升高和 TSH 抑制为特征的甲状腺功能亢进。

(1) 暂时性妊娠甲状腺毒症：在人正常妊娠的前 3 个月晚期，通常会出现生理性轻度暂时性妊娠甲状腺毒症或甲状腺功能亢进[235, 236]。在某些女性中，也可能会出现妊娠早期甲状腺刺激生理性增加的夸张现象，并且与 hCG（10 万～20 万 U/L）的高水平有关，如双胎妊娠中发现的情况，并且常伴有妊娠剧吐[237-239]。在大多数患者中，这种情况呈自限性，并且为了避免出生缺陷的风险在妊娠早期不使用抗甲状腺药物。可能很难将该综合征与早期 Graves 病区分开来，TSH 受体 Ab 检测或许有所帮助[240]。

(2) hCG 异常反应：已有少数患者报告有妊娠期甲状腺毒症的遗传变异，其中 TSH 受体基因突变导致受体蛋白对 hCG 的反应性增加[241]。此类患者每次妊娠都会发生甲状腺功能亢进，即使是生理性血清 hCG 浓度。同样，在体外受精中使用促性腺激素和间接使用 GnRH 激动剂与甲状腺功能障碍病例有关[242]。

2. 妊娠期 / 产后 Graves 病　虽然在临床实践中经常见到，但真正的甲状腺活动过度在确定的妊娠中并不常见，仅约有 0.2% 的女性受到影响。这一低发生率是因为妊娠往往会抑制妊娠期间的自身免疫反应，而 Graves 病作为一种自身免疫疾病，是年轻女性甲状腺毒症的最常见原因。此外，虽然甲状腺毒症对生育本身有多种负面影响，但如果持续存在，它还与流产增加及母亲和婴儿严重的并发症有关[47, 48, 243-245]。更常见的情况是，接受甲状腺功能亢进治疗的女性妊娠。无论顺序如何，妊娠都会使 Graves 病甲状腺功能亢进的诊断和治疗复杂化，并影响其严重程度和病程。

(1) 妊娠对免疫系统的影响：妊娠的进程和胎盘生长对免疫系统有深远影响。妊娠期间会发生自身免疫反应的全面抑制，由多种胎盘因素介导，旨在使带有 50% 父系抗原的胎儿在免疫攻击中存活[246, 247]。这些变化促进了母体 - 胎儿耐受，但调节性 T 细胞作用的增强及其对母体对胎儿应答的抑制似乎是主要的且持续时间较长。研究表明，这种 T 细胞控制的重大转变会降低所有炎性 T 细胞的效力。

(2) Graves 病孕妇的甲状腺抗体：由胎盘启动的免疫效应的标志是甲状腺自身抗体（TPO-Ab、Tg-Ab 和 TSH 受体 Ab）分泌的下降，这在几乎所有患者中随着妊娠的进程而出现[250, 251]。现在认为这是继发于调节性 T 细胞活性增强[252]，在产后失去免疫抑制后先于自身抗体水平的快速增加。在特定的病例中检测 Graves 病孕妇血清中 TSH 受体 Ab 可能具有一定的临床价值，因为这种免疫抑制的失败可能提示潜在的胎儿问题[55, 253]。由于母体抗体穿过胎盘，母体的刺激性 TSH 受体 Ab 水平与胎儿甲状腺毒症的发生之间存在相关性。幸运的是，只有 1% 的 Graves 病母亲的婴儿发生胎儿和新生儿甲状腺毒症，高水平的 TSH 受体 Ab（通常大于正常上限的 3 倍）与胎儿甲状腺刺激相关[254, 255]。有甲状腺自身抗体抑制失败风险的孕妇包括甲状腺功能亢进更严重的孕妇和有明显 GO 或浸润性皮肤病的孕妇。此外，母亲的既往治疗（尤其是使用放射性碘治疗）可能并不总是伴有 TRAb 足够的降低。因此，接受治疗的 Graves 病患者的胎儿可能仍有发生胎儿或新生儿甲状腺毒症的风险，母亲可能需要抗甲状腺药物治疗，并通过脐带血检测和超声检查对胎儿进行监测[256]。

(3) 鉴别诊断：妊娠早期出现轻度甲状腺毒症，可能是由于 hCG 刺激甲状腺继发妊娠性甲状腺毒症[257, 258]。当病情更严重时，通常是由于 Graves 病引起，因为该年龄组毒性多结节性甲状腺肿和热结节并不常见。

(4) 诊断：妊娠和甲状腺功能亢进均伴有甲状腺刺激、高动力循环和高代谢。在妊娠期间，血清 TBG 水平因雌激素诱导的糖基化改变而增加，这增加了 TBG 产生并延长了其半衰期，因此在这两种情况下，总血清 T_4 和 T_3 水平升高，使得妊娠中晚期期间正常范围的上限约为非妊娠参考上限的 1.5 倍[254]。然而，通过模拟和平衡透析法测量的血清游离 T_4 水平，实际上可能会随着妊娠的进展而降低，对于给定的检测方法，正常妊娠晚期参考范围明显小于其非妊娠参考范围[236]。血清 TSH 水平在妊娠早期也趋于降低，高达 15% 的女性 TSH 水平可能低于正常限值[235]。血清 TSH 水平的 95%CI 下限在妊娠早期、中期和晚期分别

为 0.06mU/L、0.3mU/L 和 0.3mU/L。然而，每个实验室需要建立自己的妊娠甲状腺检测正常范围[259, 260]。

从生化角度看，当血清 TSH 水平低于孕周特异性下限且总 T_4 或游离 T_4 水平高于妊娠标准范围时，即可确诊甲状腺毒症（图 12-15）。TSH 受体 Ab 检测可确诊 Graves 病，但从临床病史和检查来看，可能明显，也可能不明显。

(5) 妊娠期治疗：妊娠期甲状腺功能亢进症与母婴的多种并发症有关（表 12-9）。虽然妊娠期轻度甲状腺功能亢进不会显著增加母体或胎儿的风险，但重度甲状腺毒症可导致许多并发症，危及母体和胎儿的生命。此外，妊娠期间甲状腺功能亢进的治疗可能是一个比诊断更大的问题。Graves 病可在妊娠早期恶化，但由于妊娠相关的免疫抑制，后续妊娠对甲状腺功能亢进状态的影响减弱。妊娠也是少数几个通过检测 TSH 受体 Ab 的生物活性有助于预测其对新生儿潜在影响的临床情况之一。该检测方法尤其适用于之前接受过 Graves 甲状腺功能亢进消融治疗且 TSH 受体 Ab 水平仍较高的孕妇。

• 妊娠期抗甲状腺药物：药物治疗是妊娠期常用的选择方法。由于疾病通常有所改善，因此在妊娠晚期控制疾病所需的抗甲状腺药物剂量通常远低于同一患者未妊娠时所需的剂量。甲状腺功能亢进孕妇的过度治疗仍然常见，但由于对胎儿有潜在的严重后果，这一临床问题应该避免。因此，基于甲状腺功能减退的风险，临床医生应倾向于轻度治疗不足[256, 261-263]。临床医生必须了解妊娠期间滴定抗甲状腺药物剂量的治疗目标[264]。

胎盘生理的某些方面与抗甲状腺药物的使用有关。PTU 和甲巯咪唑同样容易迅速通过胎盘，并集中在胎

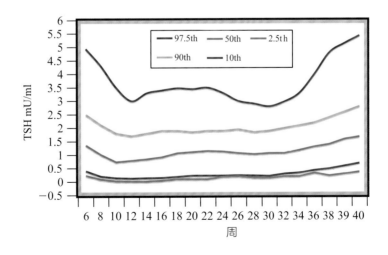

▲ 图 12-15 来自 13 599 例单胎妊娠和 132 例双胎妊娠的妊娠年龄特异性 TSH 列线图

不同的百分位数用彩色线条表示。TSH. 促甲状腺素（引自 Dashe JS, Casey BM, Wells CE, et al. Thyroid-stimulating hormone in singleton and twin pregnancy: importance of gestational age-specific reference ranges. Obstet Gynecol. 2005; 106: 753-757.）

表 12-9　妊娠期甲状腺功能亢进症的并发症
• 增加流产和反复流产
• 早产
• 先兆子痫
• 胎儿生长受限
• TRAb 引起的胎儿甲状腺功能亢进症或功能减退
• 过量抗甲状腺药物治疗引起的胎儿甲状腺肿
• 新生儿甲状腺毒症
• 围产期和孕产妇死亡风险增加
• 因过度使用抗甲状腺药物而导致后代 IQ 下降的可能性

IQ. 智商；TRAb. 促甲状腺激素受体抗体

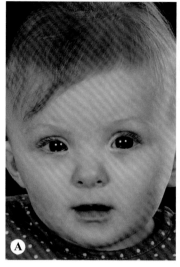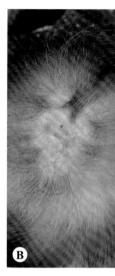

▲ 图 12-16　甲巯咪唑胚胎病案例

A. 变形性散光；B. 皮肤发育不全（引自 Bowman P, Osborne NJ, Sturley R, et al. Carbimazole embryopathy: implications for the choice of antithyroid drugs in pregnancy. *QJM*. 2012; 105: 189-193. ）

儿甲状腺。过量的这些药物可引起胎儿甲状腺肿和甲状腺功能减退[265]。母体 T₄ 穿过胎盘，是妊娠 20 周左右胎儿下丘脑 – 垂体轴功能完全发育之前胎儿甲状腺激素的主要来源（例证包括胎儿尽管患有先天性甲状腺功能减退，但出生时婴儿可具有显著循环血清 T₄ 浓度）。此外，妊娠后半期母体 TSH 受体 Ab 经胎盘传递可导致胎儿甲状腺刺激。因此，胎儿甲状腺受影响母体甲状腺激素产生的相同因素的影响。

以前，在美国整个妊娠过程中首选的抗甲状腺药物是 PTU，但由于 PTU 会发生罕见但严重的肝衰竭这一不良反应，2009 年 6 月，FDA 发布一项建议，即 PTU 应保留在器官形成的妊娠早期[144]。随后，可处方甲巯咪唑。必须要记住，甲巯咪唑与 PTU 的治疗性抗甲状腺效力比为 20：1 左右。因此，在妊娠早期仅需要 50mg PTU 的患者可给予 2.5mg 甲巯咪唑，甚至在妊娠后期不需要硫酰胺类药物。当然，最好的做法是确保在妊娠前进行根治治疗，这样根本就无须抗甲状腺药物了。

• 抗甲状腺药物在妊娠中的危险性：母体使用抗甲状腺药物后出生缺陷的第 1 例报道是关于使用甲巯咪唑后先天性头皮皮肤缺陷的简短病例报道[266, 267]。随后，几份病例报道证实了这种联系，同时也报道了其他类型的缺陷[268]。此类缺陷包括面部特征的特定组合，该疾病被称为甲巯咪唑 / 卡比马唑胚胎病。由于 PTU 病最初与此类出生缺陷并无关联，因此建议在妊娠早期使用 PTU，并考虑在计划妊娠的女性中从甲巯咪唑更换为 PTU[269, 270]。最近更大规模的研究扩大了我们对甲巯咪唑相关出生缺陷的认识[271, 272]。除皮肤发育不全外，也发现缺陷存在于腹壁（腹裂、脐膨出）、肠道（食管闭锁）、上呼吸道（后鼻孔闭锁）、泌尿系统、心脏（室间隔缺损）和眼部（图 12-16）。在妊娠早期暴露于甲巯咪唑或卡比马唑的女性中，约有 1/30 的人会生出与该治疗相关的缺陷儿童。一般人群中分娩 2 岁前诊断出出生缺陷的婴儿的风险为 5%，而上述这些缺陷是额外出现的[273]。然而，PTU 也有致畸作

用[274, 275]，使用 PTU 也与出生缺陷有关（估计在 40 名受试者中约有 1 名）[272]。这些异常往往比甲巯咪唑相关缺陷轻微，包括耳前窦和囊肿及泌尿系异常[276]。

这些药物可能致畸的风险期主要在妊娠 6～10 周[277]。因此，为了降低出生缺陷的风险，对于被视为 Graves 病缓解者应于妊娠早期停用抗甲状腺药物；或妊娠早期患者从甲巯咪唑治疗转变为 PTU。此外，必须使用尽可能低剂量的抗甲状腺药物[278]。出生缺陷的风险必须与早孕时母体甲状腺功能异常的风险相平衡。因此，明智的做法是建议接受 Graves 病抗甲状腺药物治疗的年轻女性在月经推迟仅仅几天后就进行妊娠试验，并立即联系医生计划下一步的治疗或停用药物。对于如何最大限度地降低早孕使用抗甲状腺药物导致出生缺陷的风险，目前尚未达成明确的国际共识。

• 关爱孕产妇患者：妊娠 Graves 病患者的治疗目标是婴儿健康。在妊娠后半期，未经治疗的 Graves 病导致的甲状腺功能亢进孕妇及其胎儿均会出现甲状腺毒症，这是因为 TSH 受体 Ab 会通过胎盘并刺激胎儿甲状腺。给予母亲的抗甲状腺药物也通过胎盘，从而治疗母体和胎儿甲状腺功能亢进。然而，与母体相比，药物可能会对胎儿造成过度治疗，因此治疗的目的是使母亲保持类似于妊娠早期正常妊娠生理的亚临床甲状腺功能亢进状态[264]。这与对胎儿甲状腺功能的影响最低及新生儿甲状腺激素水平正常的比率最高有关[279]。母体血清游离 T₄ 水平应维持在或略高于正常非妊娠上限范围，不应尝试使血清 TSH 浓度正常化。实际上，药物治疗期间 TSH 正常表明应减少药物剂量[280]。患者的临床状态是治疗或增加剂量的重要指

征。适度的心动过速是对妊娠代谢需求增加的生理反应，90～100 次 / 分的脉率耐受良好，无分娩期间心肌代偿失调的证据。应牢记妊娠晚期 Graves 病的自然改善，随着分娩日期的临近，应反复尝试减少或停用硫酰胺类药物，避免 TSH 诱导的胎儿 / 新生儿甲状腺肿大，这可能会导致窒息（图 12-17）。应每月监测血清 TSH 浓度，更多是为了避免意外的过度治疗，而不是作为正常化的目标。由于硫酰胺类（而非给予母亲的甲状腺激素）可相当自由地通过胎盘，因此阻断 – 替代策略可能诱发严重的胎儿甲状腺功能减退和甲状腺肿，并且通常不适用于妊娠患者。罕见的例外情况是，孕妇既往因 Graves 病接受消融治疗，但仍产生 TSH 受体 Ab，导致孤立性胎儿甲状腺功能亢进。

对于有明显 Graves 病的孕妇，应与具有现代技术经验的产科医生密切合作，监测胎儿宫内甲状腺功能障碍。这些技术通常包括胎心监测和胎儿生长速度的超声评估。通过先进的超声检查，通常可以检查胎儿是否存在甲状腺肿。胎儿甲状腺肿既可由母体 TSH 受体 Ab 通过胎盘的刺激作用引起，也可继发于给予母亲的抗甲状腺药物。偶尔，脐带穿刺伴胎儿甲状腺功能检测可能是合适的。根据甲状腺功能亢进的程度，可以判断所需的胎儿监护量，这表明了 TRAb 的效力，也可以通过既往接受过治疗的 Graves 病母亲的循环 TRAb 水平的增加来判断。最近的一篇系统性综述表明，TRAb 值超过正常值上限的 3.7 倍可能与胎儿甲状腺毒症有关[281]。这与美国甲状腺协会的指南一致，该指南建议在妊娠任何时期，TSH 受体 Ab 水平超过正常值上限三倍的母亲中进行胎儿监护[235]。

• 碘化物和 β 受体阻滞药：显然，妊娠期间禁用治疗性放射性碘，但也有报道在诊断剂量 [123]I 之后未发现任何危害[282]。在妊娠女性中，碘化物本身也不应用作 2～3 周的治疗，因为它容易穿过胎盘并可诱发可能导致新生儿气道阻塞的甲状腺肿。妊娠最后 1 个月禁用大量碘化物，但紧急情况下可在早期使用。甲状腺功能亢进孕妇是否应使用普萘洛尔或其他 β 受体阻滞药一直是一个有争议的问题。根据一些人的经验，它可导致宫内发育迟缓、肺发育延迟和新生儿低血糖或抑郁[283]，但大型研究表明，它可安全地短期使用或以极低剂量使用[284, 285]。

• 外科手术：不应在妊娠早期和晚期进行手术，因为分别可能诱发早期流产和晚期早产。妊娠中期手术可能成功，但如果可能，最好避免在妊娠期间进行大手术。然而，如果抗甲状腺药物的用量非常大或不能使用时，可以进行手术。碘化物可以给药 7～10 天，以帮助肿大且血流丰富的甲状腺患者做好准备。重要的是，甲状腺手术可能治愈母亲的甲状腺功能亢进，但 TRAb 不会立即消失。因此，胎儿甲状腺仍可能受到刺激，孕妇停用抗甲状腺药物可能导致孤立性胎儿

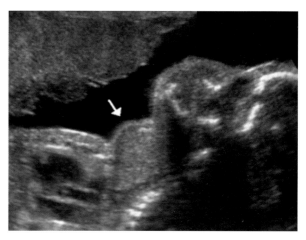

▲ 图 12-17　第 23.9 周时的胎儿矢状位视图，显示大甲状腺肿（箭）导致胎儿颈部无法弯曲

引自 Mayor-Lynn KA, Rohrs JH Ⅲ , Cruz AC, et al. Antenatal diagnosis and treatment of a dyshormonogenetic fetal goiter. *J Ultrasound Med.* 2009; 28:67-71.

甲状腺功能亢进，特别是在 TSH 受体 Ab 水平高的母亲中[286]。

• 过度治疗的后果：母体甲状腺功能减退对胎儿脑发育的影响及甲状腺功能减退母亲所生子女智商随之下降的情况见第 13 章。妊娠期间过度使用抗甲状腺药物可能会导致同样的后果。有相当多的证据表明，就胎儿而言，过去许多患有 Graves 病的妊娠患者接受过度治疗，新生儿筛查试验中血清 TSH 水平短暂升高就是证明[287]。这也是为什么可接受的是轻度甲状腺功能亢进，而非轻度甲状腺功能减退的另一个原因。

（6）产后 Graves 病：产后期间免疫反应的变化：妊娠会诱导多种免疫变化，这些变化是对胎盘影响和父系外源抗原的反应，旨在防止外源胎儿的排斥。这些变化包括调节性 T 细胞影响增强和 T 细胞从 Th1 向 Th2 转移，导致所有自身免疫应答总体下降，甲状腺自身抗体显著减少即是证明[251]。分娩后，这些免疫变化缓慢丧失，并观察到恢复原状，但仅在 T 细胞和自身抗体活性大幅增加的自身免疫反应性加重期后出现。正是在这个时候，即产后 4～12 个月，新发或复发的甲状腺毒症出现。这种甲状腺功能障碍可能是暂时性的，也可能是永久性的。

• 暂时性产后甲状腺炎：暂时性产后甲状腺炎仍然是产后期间甲状腺功能亢进的最常见形式，通常先于甲状腺功能减退[288]。暂时性甲状腺毒症是由于甲状腺细胞破坏，在产后 4～12 个月期间可能在 5%～10% 的患者中发生[289]。这在患有其他自身免疫性疾病的患者中可能加倍。然而，真正的 Graves 甲状腺功能亢进的快速复发不太常见，但同样依赖于随后的免疫反应变化。

• 产后 Graves 病的表现：20—35 岁的 Graves 病女

性中有很高比例在 Graves 病发病前 12 个月内有妊娠史 [290, 291]。妊娠和产后状态显然也会影响已有 Graves 病的病程。妊娠期临床缓解的患者易发生产后复发。在 35 例缓解期患者的 41 次妊娠中，78% 的患者在产后期间发生了甲状腺毒症。Graves 病和产后甲状腺毒症患者分为三类：①部分患者有持续性复发性甲状腺功能亢进症，伴 RAIU 升高（经典 Graves 病）；②一些人患有与 RAIU 正常或升高相关的暂时性疾病（暂时性 Graves 病）；③部分患者，特别是 TPO-Ab 滴度最高的患者，出现暂时性甲状腺毒症，RAIU 降低（产后甲状腺炎的甲状腺毒症期）。这一阶段之后可能是甲状腺功能减退阶段 [292]。

• 孕前咨询：如果备孕患者在一个疗程的抗甲状腺药物治疗后处于早期缓解或正在接受抗甲状腺药物以治疗活动性 Graves 病者，常常会提出与甲状腺功能亢进和妊娠相关的特殊问题 [293]。对于前一种情况，如果有症状性甲状腺毒症复发，在妊娠期间需要时可被动重新使用抗甲状腺药物。在第二种情况下，应考虑根治性治疗（放射性碘治疗或手术），以防止妊娠期间处理甲状腺功能亢进的复杂性。与一般的 Graves 病治疗一样，此类决定必须包括对患者的教育，以便明确了解各种替代治疗的风险和获益。如能妊娠，应教育接受抗甲状腺药物治疗的育龄女性在错过月经后的第 1 天内进行妊娠测试，如果测试结果为阳性，应立即联系医生进行进一步的治疗计划。如果孕妇在妊娠前不久接受放射性碘治疗，则放射性碘治疗后 1 年的 TSH 受体 Ab 激增可能会增加胎儿暴露于高 TSH 受体 Ab 水平的风险 [80, 294]。在所有使用放射性碘治疗的患者中，妊娠应至少延迟 6 个月，直至替代治疗时甲状腺功能恢复正常。

• 哺乳与抗甲状腺药物：较早的研究表明，在哺乳期接受这些药物治疗的女性，母乳中出现的甲巯咪唑相对多于 PTU，但最近的证据表明两者之间几乎没有差异 [265, 295, 296]。由于难以监测婴儿的甲状腺功能，偶尔建议服用高剂量抗甲状腺药物的女性不要给婴儿哺乳。通过母乳转移的药物剂量非常小，在母亲服用抗甲状腺药物的新生儿中没有药物不良反应的报道，包括神经功能 [297]。

（五）遗传性非免疫性甲状腺功能亢进

曾报道过家族中无自身免疫性疾病病理特征的毒性弥漫性甲状腺增生，并且似乎是作为一种常染色体显性疾病遗传的 [298-300]。据报道，*TSH* 受体基因中的多态性基因组突变会导致不同家族组成型激活的 TSH 受体 [301]；还描述了两个染色体上的隐性突变会导致甲状腺功能亢进，而双亲仍保持甲状腺功能正常。这些主要发生在 TSH 受体跨膜区的功能增益突变与毒性腺瘤中观察到的体细胞突变相似，但属于种系突变 [302]。根据患者年龄，可通过放射性碘消融或甲状腺切除术进行治疗。

（六）毒性多结节性甲状腺肿

毒性多结节性甲状腺肿是一种在多结节性甲状腺肿中发生甲状腺功能亢进症的疾病，通常持续时间较长，是多种发病因素之一的结果 [303]。其发病率高度取决于人群的碘摄入量。

1. **发病机制**　关于毒性多结节性甲状腺肿的发病机制，不能脱离其先导疾病非毒性多结节性甲状腺肿来讨论，后者可能会缓慢出现。这种疾病的两个特征，包括结构和功能的异质性和功能的自主性，随着时间的推移而演变；自主功能程度的增加导致疾病从非毒性阶段变化为毒性阶段。TSH 受体基因的体细胞突变首次在毒性腺瘤中得到证实 [298]，也已在毒性多结节性甲状腺肿中得到证实，并且各结节的个体突变似乎各不相同。然而，仅约 60% 的毒性结节报道有 TSH 受体突变，另外仅有极少数报道有 G 蛋白突变。因此，有许多结节具有不确定原因的自主性 [304]，推测可能涉及信号通路其他部分的突变。

放射性碘扫描显示同位素定位于一个或多个散在结节中，而甲状腺其余部分的碘积聚通常受到抑制，原因是 TSH 受到甲状腺功能亢进的抑制。然而，甲状腺功能亢进的程度可能是可变的，TSH 可能未被完全抑制，因此放射性同位素的背景摄取也可能是可变的。组织病理学上，功能区可能与腺瘤相似，与周围组织的分界相当清楚。它们通常由大滤泡组成，有时伴有增生性上皮，但增生性上皮的结构也与功能状态相关性较差。其余组织似乎无活性，功能区和非功能区均存在变性区。因此，从病理生理学角度看，这些甲状腺隐藏着多个孤立性功能亢进和功能减退的腺瘤，其间散布着受抑制的正常甲状腺组织。

2. **临床表现**　毒性多结节性甲状腺肿甲状腺激素分泌过多的程度通常少于 Graves 病，并且疾病表现较轻（图 12-18）；此外，多年非毒性多结节性甲状腺肿的患者多在 50 岁后发生毒性多结节性甲状腺肿（图 12-19）。与其前身一样，毒性多结节性甲状腺肿在女性中比在男性中更常见（6∶1）[305]。有时甲状腺功能亢进会突然发生，通常是在暴露于增加量的碘（如用于 CT 的对比剂）后发生，这会使自主病灶将激素分泌增加到过高水平，并可能只会加重已确诊的轻度甲状腺功能亢进。血清 T_4 和 T_3 浓度可能仅略微升高，TSH 被抑制可能是主要异常。除非在碘暴露后，否则总 RAIU 仅轻微升高或在正常范围内。

毒性多结节性甲状腺肿发现时也可为 Graves 病的一部分，这一点已由刺激性 TSH 受体 Ab 的存在所证实。这可能代表了两种不同的疾病，尽管 TSH 受体 Ab 具有刺激生长的活性，但这应适用于所有细胞。仅为毒性多结节性甲状腺肿时并不伴有浸润性眼病，当两者共存时，则代表 Graves 病的出现。

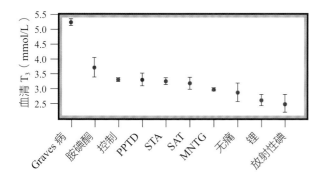

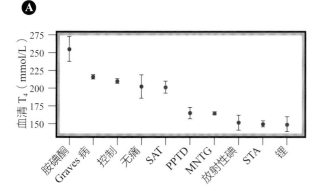

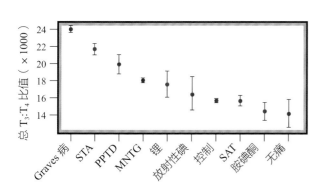

▲ 图 12-18　10 种类型甲状腺功能亢进症患者血清 T$_3$（A）、T$_4$（B）、T$_3$:T$_4$ 比值（C），表示方式为均值（±SEM）

MNTG. 毒性多结节性甲状腺肿；PPTD. 产后甲状腺疾病；SAT. 亚急性甲状腺炎；SEM. 标准误；STA. 孤立性毒性腺瘤；T$_3$. 三碘甲状腺原氨酸；T$_4$. 甲状腺素（引自 Carlé A, Knudsen N, Pedersen IB, et al. Determinants of serum T$_4$ and T$_3$ at the time of diagnosis in nosological types of thyrotoxicosis: a population-based study. *Eur J Endocrinol*. 2013; 169: 537-545.）

心血管表现通常占主导地位，可能是因为患者年龄，包括心房颤动或心动过速伴或不伴心力衰竭。肌肉无力和消瘦很常见，即所谓淡漠型或隐匿性甲状腺毒症。神经表现不如年轻的甲状腺毒症患者突出，但情绪不稳定可能明显，甚至骨质疏松症也可能是导致甲状腺功能检查和诊断的因素。由于甲状腺的物理特

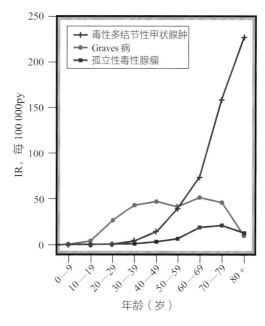

▲ 图 12-19　三种最常见甲状腺功能亢进症年龄特异性发病率示例

引自 Carlé A, Pedersen IB, Knudsen N, et al. Epidemiology of subtypes of hyperthyroidism in Denmark:a population-based study. *Eur J Endocrinol*. 2011; 164: 801-809.

性及其频繁的胸骨后延伸，阻塞性症状比 Graves 病更常见。

触诊时，甲状腺肿的特征与更常见的非毒性多结节性甲状腺肿相同。在高达 20% 的老年甲状腺毒症患者中，甲状腺质地坚硬、不规则，但未明显增大。甲状腺扫描和超声检查将确诊为毒性多结节性甲状腺肿，而不是单一毒性腺瘤或 Graves 病。

3. 实验室检查和鉴别诊断　每年应对所有结节性甲状腺肿患者进行血清 TSH 筛查。如果被抑制，应检测 FT$_4$。介于 0.1～0.4mU/L 之间的血清 TSH 水平通常与显著的临床症状无关。此类患者有甲状腺自主功能，但无甲状腺毒症。对于确定患有甲状腺毒症的患者，RAIU 扫描将有助于测量 ^{131}I 的给药剂量，以及识别自主功能结节。后者之后可进行 ^{131}I 治疗。

4. 治疗　毒性多结节性甲状腺肿伴明显甲状腺功能亢进的治疗可通过手术、放射性碘治疗或在某些情况下抗甲状腺药物治疗来实现。正确的选择取决于患者意愿与相关风险因素的组合。例如，腺体中具有显著高放射性碘摄取的特定结节将是放射性碘治疗的理想选择。相比之下，具有压迫症状的大甲状腺体可通过手术更好地解决[134]。

（1）放射性碘治疗：放射性碘可能是毒性多结节性甲状腺肿患者的首选治疗方法，但在达到治疗效果所需的剂量大小和数量上存在分歧[303, 307]。在美国，碘的摄入量高于欧洲许多地区，因此 24h 20%～30% 的

RAIU 值并不罕见。这类患者需要大剂量的放射性碘来恢复正常甲状腺状态，甚至可能需要二次治疗。

由于许多这种疾病的患者有潜在或可能的心脏病，因此在服用放射性碘之前，可考虑先进行一个疗程的甲巯咪唑抗甲状腺治疗，直至达到接近正常但仍可抑制 TSH 的代谢状态，以避免正常甲状腺组织摄取碘。然后，在服用放射性碘之前，停止用药至少 4～7 天。1 周后可重新使用抗甲状腺药物，以控制甲状腺毒症，直至放射性碘生效（通常需要 3～4 个月）。功能亢进结节的大小减小是一个积极的信号。此时，可逐渐停用抗甲状腺药物，但如果 6 个月后 TSH 水平仍低于 0.1mU/L，则可能需要再次给药。

(2) 外科手术：对于有大甲状腺肿或梗阻表现的患者，在充分术前准备后，通常建议进行手术治疗。在这些患者中，建议进行 CT 或 MRI，以确定甲状腺肿的程度和气管壁的充分完整性。呼吸功能研究也可能有助于评估手术需求。对于固定的、特别是部分胸骨后甲状腺肿的患者应考虑手术，因为如果结节出血，更有完全阻塞的风险。然而，当手术禁忌时，即使是明显的梗阻症状也可以通过适当的放射性碘治疗缓解[308]。对于既不能接受放射性碘治疗也不能接受手术的老年患者，终身低剂量抗甲状腺药物治疗仍然是一个选择。

(3) 其他治疗方案：在一些地区，使用乙醇消融和射频消融等较新治疗方案的经验较多。研究报道了这些技术在结节大小缩小和功能恢复等情况下取得的成功。然而，尚未对其效用进行广泛研究，建议仅当放射性碘治疗、手术或抗甲状腺药物等更标准的方式不可行或禁用时，才可能使用此类技术[309, 310]。

（七）毒性腺瘤

第三种不太常见的甲状腺功能亢进症（约 5% 的病例）[305] 是由一个或多个自主甲状腺腺瘤引起的。本部分使用术语"毒性腺瘤"是指在其他方面本质上正常的甲状腺中的肿瘤。该疾病通常由单个腺瘤引起，该腺瘤可触知或在超声上显示为孤立结节，因此有时称为"高功能孤立结节"或"毒性结节"。偶见 2～3 个性质相似的腺瘤。

1. **发病机制** 毒性腺瘤为真正的滤泡腺瘤（组织病理学特征见第 14 章）。许多毒性腺瘤（高达 70%）的基本发病机制是 TSH 受体基因的几个体细胞点突变之一，通常在第三跨膜环[301, 311]。这些单核苷酸的替换会导致氨基酸变化，从而在没有 TSH 的情况下导致 TSH 受体的组成型激活[312]。因此，TSH 受体似乎是通过变构从"关闭"状态转换到"打开"状态。同样，TSH 受体基因中也可能发生功能丧失而非功能获得突变，从而导致甲状腺功能减退。少数自主腺瘤在 TSH 受体下游的 G 刺激蛋白基因中有突变，导致类似的组成型激活状态[304]。最近，在毒性腺瘤中的 EZH1 基因

中也发现了突变，这些突变来自具有 TSH 受体激活突变的患者，这意味着二次打击可能是毒性腺瘤表型完全激活所必需的[313]。

2. **临床表现** 在 TSH 抑制的患者中，毒性腺瘤常表现为结节；超声检查显示为单个低回声结节。放射性碘甲状腺扫描显示放射性碘积聚增加的局部区域（图 12-20）。这种情况可能发生在比毒性多结节性甲状腺肿更年轻的年龄，见于 30—40 岁的患者。

通常有一个长期存在、缓慢生长的颈部肿块病史。腺瘤在达到直径大于 3cm 之前发生甲状腺毒症是不常见的[303]；在此之前，患者为亚临床甲状腺功能亢进。腺瘤可自发性发生中央坏死和出血，从而缓解甲状腺毒症，甲状腺的其余部分随后可恢复其功能。出血区域可能发生钙化，并且在超声检查中可能很明显。此类钙化通常为大钙化且不规则，与提示乳头状癌的细点壮钙化不同。毒性腺瘤的外周临床表现通常比 Graves 病的外周临床表现要轻，但也可能出现心血管表现，其显著特点是不存在浸润性眼眶病和肌病。

3. **实验室检查** 实验室检查结果取决于腺瘤的分期和功能。起初，除血清 TSH 的临界抑制外，血清甲状腺激素浓度正常。结合超声检查排除多发结节，证实诊断。随后的甲状腺扫描可能显示放射性同位素在触诊结节中的定位，但在 TSH 分泌受到抑制之前并不明显。如果结节继续生长，会有临床甲状腺功能亢进

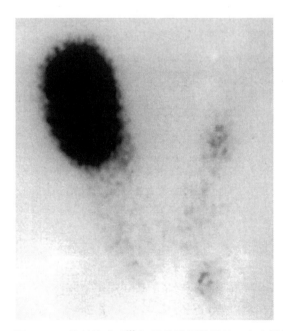

▲ 图 12-20 放射性碘（^{123}I）甲状腺扫描显示一个功能亢进的热结节，与体格检查结果相对应，伴有残留抑制腺体的模糊轮廓。在这个不寻常的病例中，口服对比剂后几个月发生了 Graves 病

引自 Soule J, Mayfield R. Graves' disease after ^{131}I therapy for toxic nodule. *Thyroid*. 2001; 11: 91-92.

症伴有血清甲状腺激素水平升高。偶尔血清游离 T_4 浓度正常，仅血清 T_3 水平升高（T_3 甲状腺毒症）。偶发甲状腺癌罕见可共存于表现为高功能腺瘤的腺体内。这些结节中的癌发生率很低，但如果存在恶性肿瘤，则几乎没有临床指标。因此，有恶性肿瘤的临床或影像学特征者，如果结节未接受手术治疗，则有理由密切观察[314]。

4. 治疗 尽管高功能腺瘤最终可能导致临床甲状腺功能亢进，但许多腺瘤的进展缓慢，而部分腺瘤则完全没有进展（不发生甲状腺功能亢进）[303]。因此，对无症状的功能性腺瘤患者的治疗取决于具体情况。理论上，可以对希望同时避免手术和放射性碘治疗的临床上甲状腺功能正常的受试者进行年度随访评估。然而，TSH 抑制低于正常值（特别是＜0.1mU/L）表明甲状腺功能亢进，可能需要进行治疗。有两种根治治疗方法：放射性碘和手术。

(1) 放射性碘治疗：就治疗的特异性而言，功能性甲状腺结节是放射性碘治疗的候选对象。理论上，辐射应该几乎只针对患病组织。这是因为 TSH 受到抑制，结节周围的正常甲状腺组织不会摄取过量的放射性碘。然而，这种抑制可能不完全，相当一部分接受放射性碘治疗的患者发生甲状腺功能衰竭。对于 18 岁以上且结节直径为 5cm 或更小的患者，如果患者可接受最终出现甲状腺功能减退的风险，^{131}I 是一种合适的治疗方法。对于此类病变，给予的放射性碘剂量应足以导致根据摄取情况在 24h 结节中存在 300～370MBq（8～10mCi）[303]。显然，较高剂量的 RAI 会提高甲状腺功能亢进症的治疗成功率，但也会导致甲状腺功能减退的发生率增加[316]。重组 TSH 可增强 RAIU，可用于避免在非毒性多结节性甲状腺肿中使用较大治疗剂量，但在毒性腺瘤中可能不合适，因为它会将放射性碘导入周围的正常甲状腺组织。甲状腺功能减退的可能性也提示需要长期随访。

(2) 外科手术：毒性结节可通过手术切除轻松治疗。甲状腺部分切除术可避免长期进展为甲状腺功能减退，现代手术可在门诊甚至局部麻醉下进行。18 岁以下的患者首选手术切除，以避免放疗的长期后果，包括对结节周围组织的影响。毒性腺瘤并非弥漫性高血管化，因此无须进行碘术前准备。然而，对于明显甲状腺毒症患者，术前应使用抗甲状腺药物恢复正常代谢状态。

（八）亚临床甲状腺功能亢进

1. 定义 TSH 敏感性检测方法允许识别轻度甲状腺功能亢进，这些患者没有甲状腺毒症的体征或症状，但血清 TSH 低于正常值，并且血清游离甲状腺激素浓度正常。"亚临床"这一术语可能并不恰当，因为该疾病是由生化特征定义的，有支持更倾向于使用"轻度甲状腺功能紊乱"这一术语[317]。尽管如此，仍不清楚这种轻度的甲状腺功能亢进是因为所检测的 TSH 变化过于敏感，还是检测甲状腺激素分泌过多的生理证据的能力不足。由于下丘脑－垂体轴对血清 FT_4 和 T_3 均敏感，而外周组织（如心脏）主要感知游离 T_3（见第 11 章）[318, 319]，这一事实使情况进一步复杂化。鉴于游离甲状腺激素浓度的正常范围较宽，相对于 TSH 分泌的 FT_4 调定点较低的个体，即使该浓度增加 50%，TSH 减少，但游离甲状腺激素浓度仍可能保持在正常范围内。事实上，在原发性甲状腺功能减退患者中，给予 TSH 正常的患者少量额外的左旋甲状腺素，会使 TSH 降低至正常值以下，但游离 T_4 可以不超出正常值[318]。因此，外周确实缺乏额外的敏感生物标志物，而当 TSH 受到轻度抑制时，很难确定是否所有组织实际上都是甲状腺功能亢进。

在针对 60 岁以上人群的经典 Framingham 研究中，血清 TSH 为 0.1mU/L 或更低的患者 10 年间的心房颤动累积发生率为 28%，而血清 TSH 在 0.1～0.4mU/L 之间的患者仅为 11%。后者仅略高于正常人群[10, 11]。在另一项前瞻性研究中也得到了类似的结果[11]。此外，心力衰竭是显性和轻度甲状腺功能亢进症心血管死亡率增加的首要原因[320]。这些数据支持这样一种观点，即 TSH 抑制是心脏甲状腺功能亢进症的指征。

骨密度是此类研究的另一个终点，因为众所周知，甲状腺激素会导致皮质骨的净吸收[321]，而 TSH 缺乏可能会导致这一现象[34]。有几项研究表明，轻度甲状腺毒症患者的骨密度较低，但也有其他研究没有得出该结论[38, 322]。这是一个值得关注的主题，因为亚临床甲状腺功能亢进比明显的甲状腺毒症更常见（NHANES Ⅲ 中达到人群的 0.7%），并且在诊断、治疗和随访费用方面具有广泛的意义[323]。一般而言，亚临床甲状腺功能亢进症的绝经后女性的甲状腺功能正常化似乎改善了骨密度和心脏功能的某些方面[324]。

总体而言，这些数据通常有利于老年群体的治疗，但不幸的是，仍然没有大型的长期随机研究来得出关于风险－效益比的循证结论[325, 326]。

2. 诊断 诊断亚临床甲状腺功能亢进症需要在游离 T_3 和 T_4 浓度正常的情况下，间隔几个月进行一次检测，以发现几个 TSH 浓度低于正常值的结果。多项研究表明，受抑制的 TSH 可在数年内自然恢复正常，尤其是在不伴有结节性甲状腺肿的患者中[327, 328]。与明显的甲状腺毒症一样，甲状腺激素过量有两个来源：内源性和外源性。在一项对参加科罗拉多州健康博览会的超过 25 000 名人进行的研究中，58% 的 TSH 低于 0.3mU/L 的人正在接受甲状腺激素治疗[329]。治疗持续性甲状腺癌是有意而为的情况，当并非此类情况时，通过观察血清 TSH 浓度更仔细地监测左旋甲状腺素的剂量可以很容易地进行调整。内源性亚临床甲状腺毒症与显性甲状腺毒症的病因相同。在 60 岁以上的人群中，多结节性甲状腺肿比年轻人群更可能导致甲状腺功能亢进，尤其是在美国。

3. 治疗　目前还没有足够的数据得出结论，认为对 TSH 浓度大于 0.1mU/L 的亚临床甲状腺功能亢进症患者治疗是否有受益[134, 325]。但是，对于 65 岁以上患有心脏病或骨质疏松症的患者应考虑治疗。65 岁以上 TSH 浓度持续低于 0.1mU/L（游离甲状腺激素正常）的患者、65 岁以下患有心脏病或有心脏病风险或有明显骨质疏松风险的患者的治疗得到越来越多的支持[134]。

通过确定甲状腺功能亢进的原因，可以评估治疗的潜在风险。在极端情况下，使用放射性碘治疗轻度 Graves 病通常会导致甲状腺功能减退，而对于毒性多结节性甲状腺肿进行此类治疗则通常不会发生甲状腺功能减退。因此，对于无症状的轻度 Graves 病患者，观察等待数年，等待可能的自发缓解，可能是最佳的处理方案[330]；如果认为治疗是必要的，则在一个疗程的抗甲状腺药物治疗后延长缓解的机会是不错的选择。另一方面，因毒性结节性甲状腺肿或孤立性高功能腺瘤导致的亚临床甲状腺功能亢进症患者，通常可接受单剂量放射性碘治疗，随后发生甲状腺功能减退的风险相对较低。因此，此类患者的治疗阈值较低。与往常一样，应与患者仔细讨论治疗的基本原理、风险和获益，并应以常识为指导，而不是以简单治疗异常检测结果的原则为指导[331]。

（九）诱发性甲状腺功能亢进

甲状腺功能亢进的发生率总体上与人群碘营养状况相对应。碘充足国家的发病率较低，碘缺乏国家较高，主要是由于老年人结节性甲状腺疾病增多[332-334]。在中国，与碘充足地区相比，碘缺乏地区显性和亚临床甲状腺功能亢进的患病率同样较高[335]。在以前的碘缺乏地区进行碘强化治疗将导致碘摄入充足，但与甲状腺功能亢进发病率的短暂增加有关（主要是由于毒性结节性甲状腺肿）；然而从长远来看，由于甲状腺结节在人群中的患病率降低，甲状腺功能亢进症的发病率可能低于初始发病率[99, 333]。暴露于药物剂量的碘，可能偶尔引起碘诱导的甲状腺毒症（iodide-induced thyrotoxicosis，IIT），也称为 Jod-Basedow，在缺碘地区比在碘充足地区更为严重[336, 337]。结节性甲状腺疾病或隐匿性 Graves 病（具有自主甲状腺功能和低 TSH）的老年受试者处于危险之中。这些有潜在甲状腺疾病的患者甲状腺放射性碘摄取正常甚至较高。相比之下，IIT 患者（无既往甲状腺疾病）的放射性碘摄取较低，这明显是由碘过量对甲状腺细胞的细胞毒性作用导致破坏性甲状腺炎所致。IIT 通常在 6 个月内自然消退。

许多药物含有大量的碘，如祛痰剂、海带片和碘化对比剂。在碘缺乏地区进行冠状动脉造影后，非选择人群发生 IIT 的风险为 0.3%[338]。冠状动脉造影前甲状腺自主性患者的治疗 [从血管造影前一天开始，使用 20mg 甲巯咪唑和（或）900mg 高氯酸钠，持续 2 周] 对于预防 IIT 无效[339, 340]。因此，建议密切监测高危患者，而不是进行预防，如果发生甲状腺毒症，则使用 β 受体阻滞药[341]。

（十）胺碘酮诱发的甲状腺毒症

胺碘酮是一种强效 Ⅲ 类抗心律失常药物。具有甲状腺功能减退样作用，如心动过缓、心肌耗氧量减少、心脏动作电位延长和高胆固醇血症[342]；这些影响可以被甲状腺激素逆转。其主要代谢产物去乙基胺碘酮是 T_3 与 TRα 结合的竞争性抑制剂，也是 T_3 与 TRβ 结合的非竞争性抑制剂[343]。因此，胺碘酮的作用机制之一可能是诱导甲状腺外组织出现甲状腺功能减退样症状。该药物含有 37% 的碘（重量比），并产生过量碘；一片 200mg 片剂 /d 释放 6mg 碘化物。胺碘酮对甲状腺有强制效应和兼性作用。强制效应发生在每个服用药物的人身上。它们包括由碘超载诱导的 Wolff-Chaikoff 效应引起的血清 TSH 瞬时升高至 5～10mU/L，通常随后是 Wolff-Chaikoff 效应消退和 3 个月内 TSH 自发正常化。由于 T_4 的代谢清除率降低和肝 D_1 的抑制，血清总 T_4 和游离 T_4 及反向 T_3 升高，总 T_3 和游离 T_3 降低。部分患者出现胺碘酮的兼性效应。胺碘酮诱导的甲状腺功能减退（amiodarone-induced hypothyroidisim，AIH）是由于未能摆脱 Wolff-Chaikoff 效应所致。它尤其发生在伴 TPO 抗体的女性中，在碘充足的地区更为普遍。相比之下，胺碘酮诱发的甲状腺毒症（amiodarone-induced thyrotoxicosis，AIT）在缺碘地区更为常见。1 型 AIT 是由碘过量叠加在 Graves 病或非毒性甲状腺肿等已有甲状腺疾病上引起的。2 型 AIT 是由于胺碘酮对甲状腺细胞的细胞毒性作用导致暂时性破坏性甲状腺炎[344]。

1. 流行病学和筛查　在一项平均每天碘摄入量为 150μg 的地区进行的中位随访时间为 3.3 年的前瞻性研究中，服用胺碘酮的患者中有 8% 出现 AIT，AIH 的发生率为 6%。AIT 的发生率为 1.9/100 人年，AIH 的发生率为 1.6/100 人年（图 12-21）。值得注意的是，使用胺碘酮治疗 2 年后，没有新的 AIH 病例出现，而随着胺碘酮的继续使用，AIT 的新病例继续出现[345, 346]。因此，每 5～6 名服用胺碘酮的患者中就有 1 名会出现明显的甲状腺功能障碍。它为建议在开始胺碘酮治疗前和胺碘酮治疗期间定期测量 TSH 提供了依据[347]。然而，定期检测有两方面的局限性。第一，2 型 AIT 的发病通常是突然和不可预测的。这可能发生在之前的血液检查发现 TSH 完全正常后不久，这可能会产生一种错误的安全感。第二，TSH 抑制可能仅表示亚临床甲状腺功能亢进，但继续服用胺碘酮，仍有 30%～50% 的病例会自发恢复正常 TSH[346, 348]。在 64%

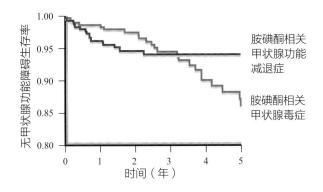

▲ 图 12-21 描述胺碘酮相关甲状腺毒症和甲状腺功能减退发病率的 Kaplan-Meier 曲线

改编自 Ahmed S, Van Gelder IC, Wiesfeld AC, et al.Determinants of outcome of amiodarone-associated dysfunction. *Clin Endocrinol.* 2011; 75: 388-394.）

的患者中，AIT 在没有既往亚临床 AIT 的情况下发生，只有 25% 的亚临床 AIT 患者进展为明显 AIT[348]。1 型 AIT 在胺碘酮开始服用后不久发生（中位发病时间为 3.5 个月，2.5 年后发生仅 1 例），而 2 型 AIT 的中位发病时间为 30 个月[349]。当前，多数 AIT 患者为 2 型。为消除碘过量引起的不良反应，已经开发了一种不含碘的胺碘酮类似物，称为决奈达隆。然而，决奈达隆的药理特性与胺碘酮不匹配，临床实践中决奈达隆未能取代胺碘酮。

2. 诊断　大约一半的 AIT 患者有主诉，主要是心悸，但也有体重减轻和躁动[345]。AIT 进行生化诊断可通过 TSH 的抑制伴有升高的 FT_4。FT_3 可以是正常的，但是由于药物对 D_1 的抑制作用，出现 T_4 毒性病例。

尽管 1 型 AIT 目前似乎远不如 2 型常见，但由于 1 型和 2 型的治疗方法不同，因此识别 1 型可能仍然有价值。表 12-10 列出了诊断的特征。2 型患者通常无甲状腺肿，也无甲状腺抗体。最有用的是彩色血流多普勒超声，可对甲状腺血管进行无创、实时评估。

3. 管理　特定 ETA 指南推荐在 1 型 AIT 中使用抗甲状腺药物治疗[344]（图 12-22）；AIT 患者的富碘甲状腺对甲巯咪唑的敏感性较低，需要较高的每天剂量（如 40~60mg），持续时间比平时更长。为了增加对甲巯咪唑的反应，可以选择与高氯酸钠（在美国无法获得）联合用药，该药会急性抑制甲状腺对碘的进一步摄取。为限制其不良反应，使用 $NaClO_4$ 的时间不应超过 4~6 周，每天剂量不应超过 1g（如 500mg，每天 2 次）。如果可行，应停用胺碘酮。2 型 AIT 的管理完全不同。这里优选的药物是口服泼尼松，每天剂量为 30mg[344]。当 TSH 恢复正常（约需 3 个月）时，可开始逐渐停用泼尼松。鉴于 2 型 AIT 的自限性，可在这些患者中继续使用胺碘酮[350]。在 2 型患者中，胺碘酮的继续使用对恢复正常甲状腺功能的时间几乎没有影响。

有时很难确定是否存在 1 型或 2 型 AIT，并且确实会出现混合型 AIT。在这种情况下，当对已开始治疗的反应太慢时，可以选择三联治疗（泼尼松 + 甲巯咪唑 +$NaClO_4$）。一些患者情况不佳，指南建议对心脏功能恶化（左心室射血分数降低）或严重潜在心脏病的 AIT 患者、甲状腺毒症对药物治疗无反应的患者，应立即进行甲状腺全切术[344]。

4. 预后　AIT 患者的主要不良心血管事件多于甲状腺功能正常的患者（31.6%vs.10.7%，*P*<0.01）[351]。

表 12-10　胺碘酮诱发的 1 型和 2 型甲状腺毒症之间的区别

	1 型 AIT	2 型 AIT
潜在甲状腺异常	是	否
胺碘酮使用后发病时间	短（3 个月）	长（30 个月）
甲状腺抗体	存在于 Graves	通常没有
彩色多普勒超声	高度血管化	低 / 无血管化
甲状腺放射性碘摄取	低、正常、高	抑制
首选治疗	抗甲状腺药物	口服泼尼松
胺碘酮继续	否	可能
自然缓解	否	容易
随后的甲状腺功能减退	否	可能（17%）
随后根治治疗	通常是	否

AIT. 甲状腺毒症

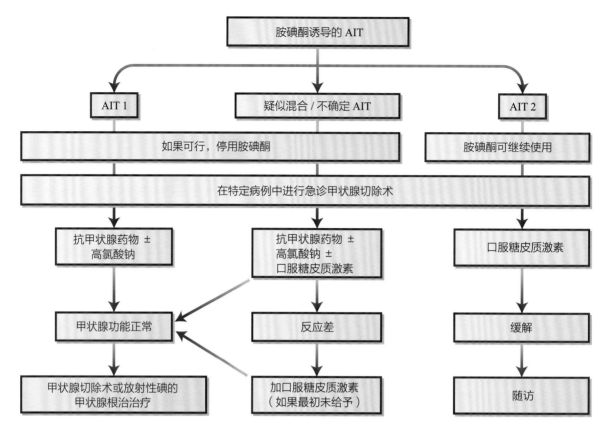

▲ 图 12-22　胺碘酮致甲状腺毒症（AIT）的治疗流程

改编自 Bartalena L, Bogazzi F, Chiovato L, et al. 2018 European Thyroid Association（ETA）guidelines for the management of amiodarone-associated thyroid dysfunction. Eur Thyroid J. 2018; 7: 55-66.

严重左心室功能障碍的 AIT 患者的死亡率也较高（射血分数＜50% 时为 31%，射血分数≥50% 时为 14%）[352]。甲状腺全切术可改善心脏功能和降低死亡率，尤其是术前射血分数低于 40% 的患者[353]。

成功治疗 AIT1 型后，在再次使用胺碘酮之前，首选甲状腺消融术[354]。在 AIT2 型治愈后，继续使用胺碘酮是可行的；一些患者将经历复发性 AIT（6%～18%），这显然不太严重且更容易处理[354, 355]。在治愈的 AIT2 型患者中，17% 在达到正常甲状腺功能后的 10 个月（范围为 6～24 个月）发生永久性甲状腺功能减退[350, 356]。

（十一）TSH 分泌导致的甲状腺功能亢进

1. 垂体瘤　TSH 过多是导致甲状腺功能亢进的极其罕见的原因。然而，垂体 TSH 瘤会导致这种情况，并可能表现为 Graves 样综合征伴弥漫性甲状腺肿和实质性甲状腺毒症。只有 1% 的垂体腺瘤产生 TSH，而其中 25% 的垂体腺瘤可能同时分泌生长激素或催乳素[357]。最近发布了管理此类患者的指南[358]。实验室研究表明，在甲状腺激素水平升高的情况下，TSH 水平不适当或有所升高，必须首先通过消除化验误差进行确认。这种情况在第 9 章会进行深入讨论，必须与

甲状腺激素抵抗（resistance to thyroid hormone，RTH）的罕见患者进行鉴别[359-361]。

2. 甲状腺激素抵抗　目前已知 RTH 综合征是由两种甲状腺激素受体亚型的遗传突变引起的。由于 β 亚型负责调节 TSH，因此在甲状腺激素循环水平升高的情况下，RTHβ（由于 β 亚型突变）会导致 TSH 分泌不当综合征。同样，TRβ 在肝脏中高度表达，这在 RTHβ 患者中也是功能性甲状腺功能减退。然而，在主要表达 TRα 亚型的组织中，如心脏和骨，可能存在组织特异性甲状腺功能亢进，因为这些 TRα 表达组织所感知到较高的循环甲状腺激素水平适当较高[359-361]。因此，这些患者可能表现为甲状腺功能亢进，伴心动过速、神经过敏和甲状腺肿，游离 T4 升高，可能需要组织特异性治疗，如使用 β 受体阻滞药，而不是抗甲状腺药物（有关 RTH 的更广泛讨论，见第 13 章）。对于表现为甲状腺功能亢进和 TSH 分泌不当但无明显垂体腺瘤的患者，应怀疑为 RTHβ。此外，应仔细考虑家族史，因为该疾病是以常染色体显性遗传方式遗传的。与 RTHβ 相反，由于 TRα 亚型突变导致的 RTHα 会导致组织特异性甲状腺功能减退综合征，因为 TRα 亚型不参与 HPT 轴的调节，因此甲状腺激素水平不会

升高[362]。

（十二）肿瘤绒毛膜促性腺激素诱导的甲状腺功能亢进

hCG 表现出与 TSH 受体的特异性交叉。因此，甲状腺功能亢进可能伴随有葡萄胎、绒毛膜癌或转移性睾丸胚胎癌[258]。此类肿瘤，尤其是葡萄胎，是复杂的差异糖基化 hCG 分子，表现出与 TSH 受体蛋白结合的交叉特异性，可诱导不同程度的甲状腺过度活动[232, 363]。一些患者有临床上明显的甲状腺毒症；然而，临床表现通常不突出，甲状腺肿不存在或极小。游离 T_4 和游离 T_3 水平升高，TSH 值受到抑制。对于患有甲状腺功能亢进和闭经的年轻女性，应考虑葡萄胎妊娠的可能性，适当的治疗方法是清宫。

（十三）暂时性甲状腺毒症

暂时性甲状腺毒症必须与 Graves 病的持续性甲状腺功能亢进和其他原因引起的甲状腺功能亢进进行鉴别。暂时性甲状腺毒症由甲状腺细胞破坏所致，甲状腺功能亢进症状起病突然，持续时间较短。在此过程之后，可能会出现甲状腺功能恢复或进展为暂时性或永久性甲状腺功能衰竭。本部分讨论集中于甲状腺炎作为一过性甲状腺毒症最常见的原因，这种疾病在第 13 章中有更全面的论述，因为桥本病最常见的表现是在一过性甲状腺功能亢进症的初始阶段之后出现甲状腺功能减退。不幸的是，暂时性甲状腺毒症仍然有不少让人困惑的相关术语，可分类如下。

(1) 自身免疫性甲状腺炎：在自身免疫性形式（桥本甲状腺炎）通常没有甲状腺炎症的局部症状，导致出现术语无症状性（寂静性）或无痛性甲状腺炎，也称为淋巴细胞性甲状腺炎或桥本甲状腺毒症（桥本甲状腺功能亢进）。如果甲状腺迅速扩张，使包膜伸展，这种情况罕见地表现为甲状腺压痛。

(2) 病毒性甲状腺炎：在被认为是病毒后甲状腺炎（也称为亚急性、de Quervain 或肉芽肿性甲状腺炎）的病例中，甲状腺压痛可能是最突出的症状，甲状腺毒症较为少见，通常为自限性，但这种形式也很少有无痛性。

(3) 急性甲状腺炎：由细菌或真菌感染引起的急性甲状腺炎较少伴有甲状腺毒症，并且以局部症状为主（见第 13 章）。

(4) 药物性甲状腺炎：甲状腺炎也可能是药物性的，主要药物为胺碘酮和锂。一些新的小分子激酶抑制剂（如舒尼替尼）也可能导致这种形式的甲状腺炎，最终导致甲状腺功能减退[364, 365]。此外，包括 CTLA4 抑制药和 PD1 抑制药在内的癌症相关免疫治疗的引入，显著增加了几种内分泌毒性的发生率，包括暂时性甲状腺功能亢进[366]。

1. 自身免疫性（桥本）甲状腺炎引起的暂时性甲状腺毒症　桥本甲状腺炎可引起两种不同的甲状腺毒症相关的短暂综合征。最常见的是无痛形式，其中甲状腺毒症的症状通常是轻微的，并占主导地位；较罕见的形式具有可能继发于更急性发作的疼痛表现。此类甲状腺炎患者的组织病理学检查显示弥漫性或局部淋巴细胞浸润，不同程度的纤维化和滤泡结构的破坏（图 12-23）。

(1) 无痛性自身免疫性甲状腺炎引起的暂时性甲状腺毒症：无痛性自身免疫性甲状腺炎可发生于产后或自发发生。产后甲状腺炎是最常见的例子；其病理生理学为产后甲状腺定向自身免疫增强（桥本病），类似于 Graves 病产后恶化。产后甲状腺炎的发生率各不相同，但可能发生在多达 10% 的女性和 30% 以上的 TPO-Ab 阳性者中，甚至在 1 型糖尿病患者中的比例更高[245, 289]。对于产前发现 TPO-Ab 阳性的女性，建议在产后 3、6 和 12 个月时进行甲状腺功能评估。自发性自身免疫性甲状腺炎引起的甲状腺毒症具有与产后甲状腺炎相同的所有特征，见于典型桥本病发生早期和甲状腺功能减退发病之前的患者。

(2) 痛性自身免疫性甲状腺炎引起的暂时性甲状腺毒症：虽然此类患者可能出现局部甲状腺压痛，但这种情况并不常见。这种触痛发作可能是单侧的，可能会复发，直到甲状腺被疾病过程完全破坏。疼痛很少持续，有时需要手术干预。

2. 暂时性自身免疫性甲状腺毒症的临床表现　超过 75% 的患者为女性，有急性发作甲状腺毒症症状，通常为神经过敏、心悸和易怒；她们通常能精确地指出最近发病的时间。在产后综合征中，症状在分娩后 4～12 个月出现，但可能是轻度的，并在照顾

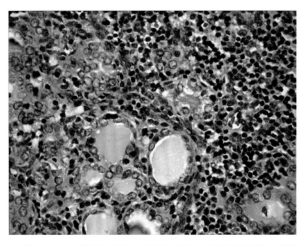

▲ 图 12-23　继发于自身免疫性（桥本）甲状腺炎的一过性甲状腺毒症（无痛性甲状腺炎）患者，显示淋巴细胞性甲状腺炎。注意组织的弥漫性淋巴细胞浸润，包括滤泡上皮和滤泡缺失。滤泡腔内亦可见多核巨细胞

图片由 Dr. Vania Nosé, Brigham and Women's Hospital, Boston, MA 提供

新生儿的无数事件中被忽视了[288]。1～2 个月后，甲状腺毒症症状消退，但通常被甲状腺功能减退的症状所取代（图 12-24）。

在相当多的产后患者中，甲状腺毒症期太轻而不被注意到，患者在分娩后稍晚时出现甲状腺功能减退症状。体格检查显示甲状腺毒症的轻度体征，心动过速最突出，不伴 Graves 病相关的特异性眼部体征或皮肤病。甲状腺大小正常，但如果桥本病为慢性，则可能较硬。

3. 诊断　甲状腺毒症通常为轻度，表现为血清 TSH 水平抑制较轻和血清 FT_4 升高。TPO-Ab 显著升高是典型现象。缺乏炎症的全身表现，红细胞沉降率正常或接近正常，但超声可显示炎症腺体的异质性。如果临床诊断不能排除真正的甲状腺功能亢进症，则应检测 TRAb，或进行 RAIU 试验，除非患者正在哺乳。经典的 RAIU 降低部分是由于 TSH 分泌的反馈抑制，但也是由于甲状腺滤泡细胞的破坏。鉴于 Tg 可被加工到 T_4，并且没有被功能障碍的细胞替代所导致的广泛耗竭，这种疾病会过渡到甲状腺功能减退期的趋势并不奇怪。

4. 疾病自然史　甲状腺毒症期的持续时间平均为 1～2 个月，通常不严重无须治疗。约有一半的患者恢复到正常甲状腺期，并在短期内保持良好状态。在剩余的一半患者，可能会出现甲状腺功能减退期，并可能持续 2～9 个月。在大多数情况下，最终会恢复正常甲状腺功能，但有些人在数年后会发展为永久性甲状腺功能减退[367, 368]。约有 1/3 的人会保留甲状腺肿，通常血清中会持续存在甲状腺自身抗体。甲状腺毒症的复发作为与之相反的后遗症，也可能发生在恢复正常甲状腺状态后的几个月或几年，特别是妊娠后。

5. 治疗　甲状腺毒症阶段可能需要通过使用 β 受体阻滞药来缓解外周表现。泼尼松（20～40mg/d）可缩短甲状腺毒症期的持续时间，但通常不需要，除非存在疼痛形式的疾病。甲状腺功能减退期如果是轻度和短暂的，也可能不需要治疗。当需要使用左旋甲状腺素治疗时，应在大约 6 个月后尝试缓慢停药，因为甲状腺功能减退通常不是永久性的。

6. 亚急性甲状腺炎　亚急性甲状腺炎（也称为肉芽肿性、巨细胞性或 de Quervain 甲状腺炎）被认为是由甲状腺直接或间接病毒感染引起的，通常继发于上呼吸道疾病。已注意到该病有好发于春季北纬地区的趋势，以女性居多。腮腺炎病毒与某些病例有关，柯萨奇病毒、流感病毒、埃可病毒和腺病毒也可以是病因。TPO-Ab 阳性在疾病活动期短暂存在，但一些患者可能会将甲状腺自身免疫的证据保留多年。少数患者最终发展为 AITD[369]。亚急性甲状腺炎并不常见，但轻度病例可能被误诊为咽炎。

(1) 病理：其组织病理学改变与桥本病不同。病变呈斑片状分布，不同部位的发展阶段不同。受累滤泡以单核细胞浸润为主，表现为上皮破裂，胶体部分或完全丢失，基底膜碎裂和重复（图 12-25）。在这种程度上，组织病理学表现可能类似于桥本病。一个特征是发育良好的滤泡性病变，由多核巨细胞（multinucleated giant cells，MNGC）包围的胶体中心核组成，巨细胞甲状腺炎这一名称由此而来。胶质可见于间质或巨细胞内。滤泡改变进展为肉芽肿形成。不同程度地存在滤泡间纤维化和间质炎性反应。当疾病消退时，组织学外观基本恢复正常。

(2) 病理生理学：滤泡上皮细胞凋亡和滤泡完整性丧失是病理生理学中的主要事件。Tg、T_4 和碘化 Tg 片段会释放到循环中，释放量通常不仅足以升高血清 Tg 水平，还足以升高血清游离 T_4 水平，从而产生临床甲状腺毒症并抑制 TSH 分泌。结果 RAIU 降至低水

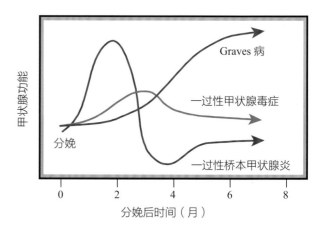

▲ 图 12-24　产后甲状腺综合征，这些潜在的甲状腺功能障碍模式可在产后期间看到

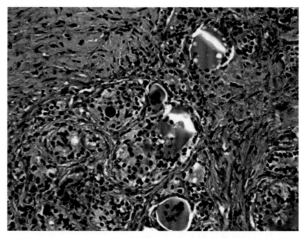

▲ 图 12-25　亚急性（病毒性或病毒性后）甲状腺炎
弥漫性中性粒细胞浸润，滤泡和多核巨细胞主动破坏。已出现纤维化和滤泡近完全丧失（图片由 Dr. Vania Nose, Brigham and Women's Hospital, Boston, MA 提供）

平，激素合成停止。在疾病的后期，当预形成激素的储备耗尽时，血清 T_4 和 T_3 浓度下降，有时进入甲状腺功能减退范围，血清 TSH 水平升高，通常升高至与无症状性甲状腺炎完全相同的水平（图 12–26）。随着疾病变得不活跃，随着激素储备的补充，RAIU 可能会在一段时间内高于正常水平。最终，当激素分泌恢复时，血清 T_4 和 T_3 浓度升高，血清 TSH 浓度降至正常值。

(3) 临床表现：特征性表现为甲状腺区域疼痛逐渐或突然出现，伴或不伴发热。转动头部或吞咽会加重疼痛，其特征是放射至耳、下颌或枕部，可能类似于这些区域出现的疾病。没有疼痛并不能排除诊断，因为活检证实可存在无痛性亚急性甲状腺炎，但必须将其与急性自身免疫性甲状腺炎区分开来。可能出现声音嘶哑和吞咽困难，患者可能主诉心悸、神经敏感和倦怠。考虑到疾病的局部性质，后一类症状可能是极端的，并提示有全身性成分。尽管在较重病例中存在急性表现，但在较轻的疾病中，症状可能会存在数月，但往往被忽视。

触诊时，甲状腺至少有一部分轻至中度肿大、质硬，常呈结节状，并且通常触痛明显，其中一侧受累较另一侧为重。事实上，症状可能确实是单侧的。表面皮温高且有红斑。偶尔，最大受累部位会在几周内转移至腺体的其他部位。该病通常在几个月内消退，90% 的患者无残留甲状腺功能缺乏。在极少数患者中，疾病会持续，数月内反复加重，甲状腺功能减退有时

是最终结局。

(4) 诊断：实验室检查结果因疾病阶段而异。在活动期，红细胞沉降率升高，通常达到显著程度（＞100mm/h）。实际上，当红细胞沉降率正常时，很难诊断活动性亚急性甲状腺炎。白细胞计数正常，或至多中度升高。血清 Tg 水平特征性地高，与甲状腺破坏程度一致。

需要与亚急性甲状腺炎鉴别的疾病必须包括原有甲状腺结节的急性出血变性、伴疼痛性复发的桥本病、急性化脓性甲状腺炎或真菌感染，以及罕见的伴痛性结节的甲状腺恶性肿瘤。桥本甲状腺炎急性疼痛加重可能与亚急性甲状腺炎难以区分。红细胞沉降率不快和甲状腺自身抗体滴度高强烈提示前者。急性化脓性甲状腺炎的特征是其他部位出现脓毒性病灶，甲状腺邻近组织出现更强的炎性反应，白细胞更高和发热反应更强（见第 13 章）。在急性化脓性甲状腺炎中，RAIU 和甲状腺功能通常得以保留。甲状腺广泛浸润癌很少表现出与亚急性甲状腺炎几乎无法区分的临床和实验室表现。如果考虑到这种可能，应进行超声检查和细针穿刺。

(5) 治疗：在轻度病例中，阿司匹林或非甾体抗炎药或 COX2 抑制剂可控制症状。对于疼痛更为剧烈的患者，糖皮质激素（如泼尼松，最高 40mg/d）是治疗极度不适的唯一方法。这种药物可能需要使用几个月，然后应逐渐停用。如果 TSH 未受到抑制，则使用左旋甲状腺素进行 TSH 抑制治疗可能会缩小腺体，从而减

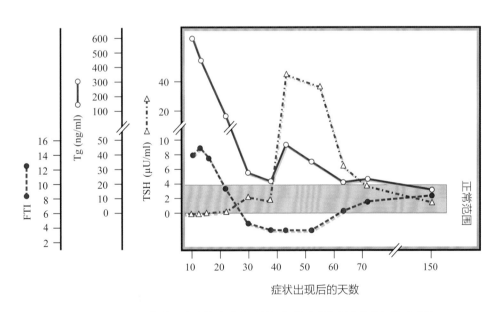

▲ 图 12–26 亚急性（病毒性或病毒后性）甲状腺炎期间患者的甲状腺功能

在甲状腺毒症期（第 10～20 天），血清甲状腺球蛋白（Tg）浓度大幅升高，游离甲状腺素指数（FTI）升高，促甲状腺素（TSH）受到抑制；红细胞沉降率为 86mm/h，甲状腺放射性碘摄取为 2%。Tg 水平和 FTI 同时下降。在甲状腺功能减退期（第 30～63 天），当 FTI 低于正常值时，血清 Tg 出现中度短暂升高，与血清 TSH 升高平行。到第 150 天，即症状出现后 5 个月，所有甲状腺功能参数均正常（引自 DeGroot LJ, Larsen PR, Hennemann G. Acute and subacute thyroiditis.In:DeGroot LJ, Larsen PR, Hennemann G, eds. *The Thyroid and Its Diseases*. 6th ed. New York: Churchill Livingstone; 1996: 705.）

轻甲状腺包膜上的压力。甲状腺细胞再生需要 TSH，因此应在症状消退时减少此类治疗。

7. 药物相关性甲状腺炎　甲状腺炎可以是药物治疗的一种罕见并发症。胺碘酮应用是一个重要的例外情况，之前已讨论过。与各种治疗药物相关的大多数甲状腺炎似乎是由潜在自身免疫性疾病的药物诱导恶化引起的。如果药物本身的作用就是专门调节免疫系统，那么这种效应是可以理解的。此类药物包括 IL2、IFNα、GM-CSF 和较新的免疫治疗调节剂，所有这些都可能导致无症状性甲状腺炎[108, 366, 370, 371]。锂和 GnRH 激动药亮丙瑞林也有此类情况的报道，但病理生理学机制尚不清楚[372-374]。

已发现甲状腺炎与多靶点激酶抑制药有关，如舒尼替尼和索拉非尼，此类药物用于多种肿瘤，包括胃肠道间质瘤、肝细胞癌和肾细胞癌[365, 375]。这可能表现为亚急性甲状腺炎，早期以 TSH 抑制为主要表现，但随后通过不明确的机制进展为腺体破坏。虽然伊马替尼与甲状腺功能减退患者的左旋甲状腺素需求增加有关（类似于苯妥英、卡马西平和利福平的作用），但这些变化与甲状腺功能本身无关[376]。

（十四）致甲状腺毒症伴放射性碘摄取低其他原因

除了无症状和亚急性甲状腺炎之外，对于甲状腺未触及或未肿大但有甲状腺毒症生化检查结果伴低 RAIU 的甲状腺毒症患者，应考虑其他几个疾病。

1. 人为甲状腺毒症　摄入过量甲状腺激素引起的甲状腺毒症通常是慢性的，往往发生于有潜在精神疾病背景的人，特别是有机会获得甲状腺激素的医疗辅助人员或过去曾接受甲状腺激素药物治疗的患者。一般而言，患者自己知道服用甲状腺激素，但在问及时可能会坚决否认。在其他情况下，大剂量的甲状腺激素或其他甲状腺活性物质可能被作为减肥方案的一部分，在患者不知情的情况下给予。一些声称不含甲状腺激素的"天然"减肥产品实际含有甲状腺激素。症状表现为甲状腺毒症的典型症状，可能很严重。

在没有预先存在的甲状腺疾病的情况下，结合典型的甲状腺毒症表现及甲状腺萎缩和功能减退做出诊断。不会伴有浸润性眼病，但眼睑迟滞、凝视和其他甲状腺毒症眼部体征可能存在；TSH 水平受到抑制。血清 T_4 浓度升高，除非患者正在服用 T_3，在这种情况下，T_4 将低于正常值。但两种情况下的血清 T_3 浓度均升高。RAIU 值低于正常值证明甲状腺功能减退。血清 Tg 值较低而非升高，可清楚地表明甲状腺毒症是由外源性激素引起的，而不是甲状腺功能亢进。

这种情况可能会与 RAIU 低于正常值和无甲状腺肿相关的其他甲状腺毒症相混淆，包括无症状性甲状腺炎、异位甲状腺组织和功能亢进性转移性滤泡癌。

后两种疾病的证据可通过外部放射性碘扫描显示异位病灶或多个异位病灶，或存在正常至升高的血清 Tg 浓度获得。与无症状性甲状腺炎的鉴别可能比较困难。TPO-Ab 的存在提示无痛性慢性自身免疫性甲状腺炎，而坚硬的甲状腺和短暂的病史提示无痛性亚急性甲状腺炎变体。甲状腺毒症的治疗包括停用违规药物。通常需要进行心理咨询。

2. 汉堡甲状腺毒症　1984 年和 1985 年在美国中西部发生了一种不常见的外源性甲状腺毒症，来源是磨碎的牛肉制品中含有大量的牛甲状腺[377]。当屠宰方式改变后，这种情况消失了。这种可能性虽然很小，但应予以考虑，尤其是当患者面临流行性外源性甲状腺毒症时。

3. 甲状腺外组织致甲状腺毒症

(1) 卵巢甲状腺肿：5%～10% 的卵巢畸胎瘤中可能存在甲状腺组织，偶尔此类病灶会有功能亢进[378, 379]。这些肿瘤中 5%～10% 为双侧。虽然甲状腺毒症并不常见，但可能在 8%～10% 的患者中发生。生殖细胞肿瘤的男性患者也罕见会发生 hCG 诱发的甲状腺功能亢进[380]。

(2) 临床表现：患者表现为不同程度的甲状腺毒症，但无甲状腺肿，通常有下腹部症状，如疼痛或肿块。很少出现腹水。实验室检查结果显示 TSH 降低，游离 T_4 增加程度不同，但 RAIU 较低。Tg 可能升高，特别是如果畸胎瘤为恶性并已转移至腹膜。腹部 CT 或 MRI 显示卵巢多房性肿块[381]。卵巢甲状腺肿极少伴有 Graves 病[382]。

(3) 治疗：如果甲状腺毒症严重，应使患者甲状腺功能正常，然后切除受累卵巢。对于正常甲状腺消融后的转移性疾病，将需要治疗性放射性碘。

4. 转移性甲状腺癌致甲状腺毒症　一般而言，甲状腺癌由功能不良的组织组成。有时，滤泡性甲状腺癌在与转移灶的总质量结合时会具有足够的功能，从而导致血清 FT_4 或 T_3 升高，甚至可能见于 TRAb 激活组织的 Graves 病[383]。通常，这种病程是先前诊断出的病变的并发症[384]。甲状腺毒症的症状会有所不同，并且从放射学研究来看，转移灶通常很明显。有时，如果患者正在接受 TSH 抑制治疗，其表现可能令人困惑，需要停用后进行诊断。尽管如此，此类疾病 TSH 仍将受到抑制，血清游离 T_4 升高。这种情况的治疗是甲状腺癌的典型治疗（见第 14 章）。在转移性肿瘤导致的甲状腺毒症患者中，血清 Tg 相当高，表明甲状腺毒症是由不位于颈部的甲状腺组织引起的。即使甲状腺仍存在，甲状腺毒症期的 RAIU 也不会因 TSH 抑制而出现颈部摄取。

第13章　甲状腺功能减退症和甲状腺炎

Hypothyroidism and Thyroiditis

GREGORY A. BRENT　ANTHONY P. WEETMAN　著

周翔海　韩学尧　译　单忠艳　校

要点
- 在碘充足的地区，90% 以上的非医源性甲状腺功能减退症是由自身免疫引起的。
- 多种遗传因素导致自身免疫性甲状腺炎的易感性增加，但流行病学数据提示，环境因素对近期患病率的增加有很大影响。
- 从亚临床到临床甲状腺功能减退的风险与血清 TSH 升高的程度和抗甲状腺过氧化物酶抗体的存在密切相关。
- 在一些自身免疫性甲状腺功能减退症患者中，甲状腺炎的短暂加重或 TSH 受体阻断型和刺激型自身抗体的平衡波动可能导致甲状腺毒症发作。
- 直接的甲状腺炎症或自身免疫性破坏的激活导致的甲状腺功能减退症与一些药物有关，包括酪氨酸激酶抑制剂。
- 甲状腺缺失的患者，为 TSH 恢复正常所需的左甲状腺素的量，会导致血清游离甲状腺素浓度比正常个体略高。
- 目前单独使用左甲状腺素进行甲状腺替代的方法，虽然不能完全复制正常的生理功能，但对所有患者来说都是令人满意的。
- 由于肠道疾病和胃酸分泌受损或左甲状腺素被同时服用的药物吸附导致吸收不良时，左甲状腺素的需求量会增加。
- 应建议计划妊娠的甲状腺缺失的患者在确诊后立即增加约 30% 的左甲状腺素剂量；增加剂量的需求贯穿整个孕期，但剂量可在分娩后几周内恢复正常。

一、甲状腺功能减退症

甲状腺激素生成减少是甲状腺功能减退症的临床状态的核心特征 [1, 2]。通过自身免疫破坏（称为桥本甲状腺炎）[3] 或辐射损伤等造成的甲状腺永久性丧失或破坏被称为原发性甲状腺功能减退症（表 13-1）。由激素生物合成的短暂或进行性损害引起的甲状腺功能减退症通常与代偿性甲状腺肿大有关。由于对正常腺体刺激不足而引起的中枢性或继发性甲状腺功能减退症是下丘脑或垂体疾病或 TSH 分子缺陷的结果 [4]。一过性或暂时性甲状腺功能减退症可作为亚急性甲状腺炎的一

个阶段 [5]。原发性甲状腺功能减退症约占甲状腺功能减退症病例的 99%，只有不到 1% 是由 TSH 缺乏或其他原因引起的。中枢性甲状腺功能减退症见第 11 章。

尽管甲状腺分泌的甲状腺激素正常或增加，但在组织水平的甲状腺激素作用减弱也可能与临床甲状腺功能减退症有关。与甲状腺激素作用降低相关的疾病非常罕见，包括甲状腺激素代谢异常和核信号传导缺陷 [6]。临床越来越多见的消耗性甲状腺功能减退症是 D_3 加速甲状腺激素失活的结果 [7]，也发现了激素症 T_4 活化为活性形式 T_3 的缺陷 [8]。调节甲状腺激素产生和

表 13-1　甲状腺功能减退症的病因		
原发性甲状腺功能减退症	获得性	• 桥本甲状腺炎 • 碘缺乏（地方性甲状腺肿） • 阻断 T_4 合成或释放的药物（如锂、乙硫胺、磺胺类药物、碘化物） • 药物引起的甲状腺破坏（如 IFNα、IL-2、酪氨酸激酶抑制剂、CTLA4 或 PD1 的阻滞药） • 胺碘酮（可逆或永久） • 致甲状腺肿物质，存在于食品中或作为地方性物质或污染物 • 甲状腺浸润（淀粉样变、血色病、结节病、Riedel 甲状腺肿、胱氨酸病、硬皮病） • ^{131}I、手术或非甲状腺恶性肿瘤放射治疗导致的甲状腺炎 • 无痛性甲状腺炎（包括产后）或疼痛性亚急性甲状腺炎后的短暂性甲状腺功能减退症
	先天性	• 碘化物转运或利用缺陷（NIS 或 pendrin 突变） • 碘酪氨酸脱卤酶缺乏症 • 有机化障碍（TPO 缺乏或功能障碍） • 甲状腺球蛋白合成或加工缺陷 • 甲状腺不发育或发育不良 • TSH 受体缺陷 • 甲状腺 Gs 蛋白异常（假性甲状旁腺功能减退症 1a 型） • 特发性 TSH 无反应性
消耗性甲状腺功能减退症	大血管瘤或血管内皮瘤中 D_3 的表达导致甲状腺激素的快速破坏	
T_4 向 T_3 转换的缺陷	SECISBP2 缺陷	
中枢性甲状腺功能减退症	获得性	• 垂体起源（继发性） • 下丘脑疾病（三发性） • 贝沙罗汀（视黄素 X 受体激动剂） • 多巴胺或严重疾病
	先天性	• TSH 缺乏或结构异常 • TSH 受体缺陷
甲状腺激素抵抗	• 全身性 • "垂体"为主	

NIS. 碘化钠同向转运体；TPO. 甲状腺过氧化物酶；TSH. 促甲状腺激素

激活的基因的多态性可能会影响某些组织中甲状腺激素的作用 [9, 10]，对甲状腺激素抵抗，是 TR 或核辅因子缺陷的结果，与甲状腺激素的循环水平升高有关。一些组织具有甲状腺激素作用降低的证据，取决于突变受体的表达水平和其他形式的局部代偿 [11]。

对甲状腺功能减退症发病率的估计因研究的人群而异 [12, 13]。在美国，0.3% 的人患有临床甲状腺功能减退症，定义为血清 TSH 浓度升高和游离甲状腺素浓度降低，4.3% 的人患有亚临床或轻度甲状腺功能减退症 [13]。尽管许多临床表现与这一早期或轻症阶段的甲状腺功能减退症有关，但我们将使用术语"亚临床"来描述这一人群，就像大多数临床研究中使用的一样。亚临床甲状腺功能减退症被定义为血清 TSH 水平升高且血清 FT_4 浓度正常 [14, 15]。亚临床甲状腺功能减退症可发展为临床甲状腺功能减退症，并与一些患者的临床表现有关，这些临床表现可能从治疗中获益 [16]。甲

状腺功能减退症在女性、老年人及一些种族和民族群体中的发病率较高 [17]。新生儿先天性甲状腺功能减退症筛查项目发现，几乎每 3000 名新生儿中就有 1 名患甲状腺功能减退症（几乎都是原发性）[18]。

（一）临床表现

甲状腺功能减退症可影响所有器官系统，这些表现在很大程度上与潜在的疾病无关，但与激素缺乏的程度有关。后文将讨论各器官系统在不同程度的甲状腺激素缺乏下的病理生理学，从轻度到重度。"黏液水肿"一词曾被用作甲状腺功能减退症的同义词，指的是在严重的甲状腺功能减退状态下患者皮肤和皮下组织的外观（图 13-1）。如今这种严重的甲状腺功能减退症已很少见，该术语应被保留用于描述体征。

1. 皮肤及附件　甲状腺功能减退症导致透明质酸的积累，改变了真皮和其他组织中基质的组成 [19, 20]。这种物质具有吸湿性，产生黏液性水肿，是造成全身

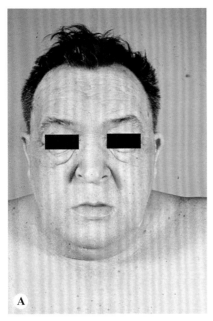
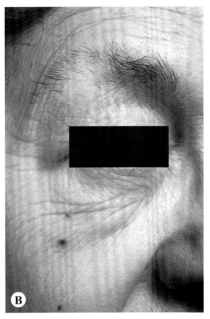

▲ 图 13-1 **A** 和 **B.** 中 – 重度原发性甲状腺功能减退症或黏液水肿的典型表现。注意皮肤干燥和面色萎黄，没有巩膜色素沉着，可将胡萝卜素血症与黄疸进行鉴别。**B.** 该患者表现为眉毛外侧缺失，有时被称为安妮女王征。这一表现在常受到严重甲状腺功能减退症影响的年龄组并不罕见，不应视为该病的特殊体征。**2** 例患者均表现为眶周黏液水肿

甲状腺功能减退症的特征性增厚和浮肿（黏液性水肿）的原因。黏液性水肿组织的特点是松软和非可凹性的，在眼周、手背和足背、锁骨上窝处很明显（图 13-1）。它导致舌头增大，咽部和喉部黏膜增厚。

临床上类似的沉积可发生在 Graves 病患者，通常是在胫前区（浸润性皮肤病或胫前黏液水肿），但可以从组织学上加以区分 [21]。除了有浮肿的外观，由于皮肤血管收缩，甲状腺功能减退症患者的皮肤苍白而发凉。贫血可导致皮肤苍白；高胡萝卜素血症使皮肤泛黄，但不会引起巩膜黄染（图 13-1）。汗腺和皮脂腺的分泌物减少，导致皮肤干燥和粗糙，在极端的病例中可能类似于鱼鳞病患者的表现。

皮肤的伤口往往愈合缓慢。容易瘀伤是由于毛细血管脆性增加。头发和身体毛发干燥发脆，缺乏光泽，容易脱落。眉毛可能从颞部脱落，尽管这不是甲状腺功能减退症的特有现象（图 13-1B）。头发生长迟缓，所以理发和刮胡子的次数会减少。指甲易碎，生长缓慢。在甲状腺正常的小鼠模型中，局部使用 T_3 已被证明可以加速伤口愈合和刺激毛发生长，表明甲状腺激素在这些过程中发挥了作用 [20]。

皮肤组织病理学检查显示角化过度、毛囊和汗腺堵塞。真皮水肿，结缔组织纤维被大量异染染色、PAS 染色阳性黏液物质所分隔。该物质由蛋白质与两种黏多糖复合组成：透明质酸和硫酸软骨素 B。吸湿性黏多糖在甲状腺激素治疗早期被动员，导致尿液中的氮和氨基己糖，以及组织水分的排泄增加 [19]。

桥本甲状腺炎引起的甲状腺功能减退症患者也可能出现自身免疫性皮肤病白癜风特征性的皮肤色素缺失的皮损。这一特征并不是甲状腺激素作用减弱的表现，而是反映了自身免疫性内分泌疾病与这种皮肤病的常见关联，被认为是多内分泌腺自身免疫综合征的一个组分 [22, 23]。

2. 心血管系统 由于每搏输出量和心率的降低，静息时心输出量减少，反映了甲状腺激素的正性肌力作用和变时作用的减弱。静息时周围血管阻力增加，血容量减少。这些血流动力学改变导致脉压变窄、循环时间延长和组织的血流减少 [24, 25]。皮肤循环的减少是造成皮肤发凉、苍白和对寒冷敏感的原因。在大多数组织中，血流量的减少与耗氧量的减少成正比，因此动静脉氧差保持正常。静息时的血流动力学改变类似于充血性心力衰竭。然而，在甲状腺功能减退症时，除非甲状腺功能减退状态严重且长期存在，否则心输出量会随着运动而正常增加，外周血管阻力会降低。

严重的原发性甲状腺功能减退症的心脏轮廓扩大（图 13-2），心音强度减弱。这些发现主要是由于富含蛋白质和黏多糖的液体渗入心包囊，但心肌也可能增大。心包积液很少达到足以导致心脏压塞的程度。

在用甲状腺激素治疗甲状腺功能减退状态期间，心绞痛可能首先出现或恶化，尽管大多数甲状腺功能减退症和冠状动脉疾病患者在 T_4 治疗后心绞痛症状没有变化或改善 [26]。心电图变化包括窦性心动过缓、PR 间期延长、P 波和 QRS 波群振幅低、ST 段改变、T 波变平或倒置。心包积液可能是严重甲状腺功能减退症时低振幅的原因。收缩时间间隔改变；射血前期延长，

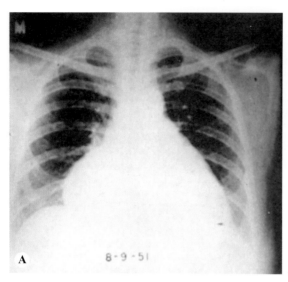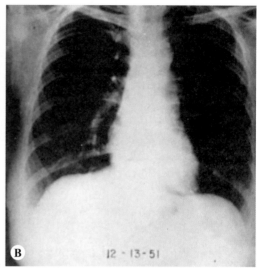

▲ 图 13-2　心脏黏液性水肿患者的 X 线片

患者有严重充血性心力衰竭的体征，仅给予甲状腺激素。4 个月内，心脏恢复正常大小（B），没有潜在心脏病的证据

射血前期与左心室射血时间之比增加。在临床甲状腺功能减退症和一些研究中的亚临床甲状腺功能减退症，超声心动图研究显示静息左心室舒张功能障碍[27]。当甲状腺功能减退症得到治疗时，这些表现会恢复正常。

血清中的同型半胱氨酸、肌酸激酶、天门冬氨酸氨基转移酶和乳酸脱氢酶的水平在甲状腺功能减退症中可能增高[25, 28]。一般来说，同工酶类型表明肌酸激酶和乳酸脱氢酶增加的来源是骨骼肌而不是心肌。治疗后所有水平都会恢复正常。对一名患有心力衰竭的甲状腺功能减退患者进行的连续心脏活检显示，受甲状腺激素调节、对心肌收缩力起重要作用的基因的 mRNA 水平在 T_4 治疗后恢复正常[29]。

心脏增大、血流动力学和心电图改变、血清酶改变的组合被称为黏液性水肿心脏。在没有同时存在器质性心脏病的情况下，甲状腺激素治疗可纠正黏液性水肿心脏的血流动力学、心电图和血清酶改变，并使心脏大小恢复正常（图 13-2）。

甲状腺功能减退症始终与总胆固醇和 LDL 胆固醇升高相关，T_4 的替代治疗会改善这种情况[30]。初始的血清 TSH 浓度和血清 LDL 升高越高，T_4 治疗后 LDL 胆固醇的降低幅度越大。脂蛋白分型显示，胆固醇的升高主要来自致动脉粥样硬化程度较低的大 LDL 颗粒。一部分年轻（＜50 岁）的男性甲状腺功能减退患者的血清甘油三酯和 CRP 升高，经 T_4 治疗后有所改善[31]。大多数研究表明，血清 HDL 水平不受甲状腺状态的影响。

一些研究显示，甲状腺功能减退症是动脉粥样硬化和心血管疾病的危险因素，尽管其他研究没有显示这种相关性[32]。Whickham 研究显示，对亚临床甲状腺功能减退症患者进行超过 20 年的随访，其心血管死亡率没有增加[12]。美国的一项前瞻性研究对 65 岁及以上的男性和女性进行了超过 10 年的随访，结果显示甲状腺功能减退症（临床或亚临床）对心血管疾病的结局或死亡率没有影响[33]。心血管疾病结局的研究表明，治疗甲状腺功能减退症，特别是亚临床甲状腺功能减退症，改善主要发生在中年人而非老年人（65 岁以上）[15, 34, 35]。

3. 呼吸系统　甲状腺功能减退症通过作用于呼吸的中枢调节，以及呼吸肌、上呼吸道和舌的神经支配和功能影响呼吸[36]。胸腔积液通常只在放射学检查中明显，但在少数情况下可能导致呼吸困难。肺容量通常正常，但最大通气量和弥散量降低。在严重的甲状腺功能减退症中，黏液水肿累及呼吸肌，抑制缺氧和高碳酸血症引发的通气驱动可能导致肺泡低通气和二氧化碳潴留，这反过来又会促进黏液性水肿昏迷的发生。在甲状腺功能减退患者中，阻塞性睡眠呼吸暂停的患病率增加，通常随着甲状腺功能恢复正常后得到逆转[37]。

4. 消化系统　虽然大多数患者的体重略有增加，但食欲通常会下降。体重增加的部分原因是组织中的亲水糖蛋白沉积造成的液体潴留，但一般不超过体重的 10%。胃肠蠕动减少，加上食物摄入减少，是经常出现便秘的原因。后者可能导致粪便阻塞（巨结肠黏液水肿）。腹部胀气（黏液水肿性肠梗阻），如果伴有绞痛和呕吐，可能与机械性肠梗阻相似[38]。

可能仅在甲状腺功能减退症的基础上发生的血清中癌胚抗原水平的升高，进一步提示存在梗阻。没有其他原因的腹水在甲状腺功能减退症中不常见，但也可能发生，通常与胸腔和心包积液相关。与心包和胸腔积液一样，腹水富含蛋白质和黏多糖。

最大组胺刺激后胃酸缺乏可能见于原发性甲状腺功能减退患者。在约 1/3 的原发性甲状腺功能减退症患者中发现了针对胃壁细胞的循环抗体，可能继发于胃黏膜萎缩。与抗体阴性患者相比，壁细胞抗体阳性的甲状腺功能减退患者对 T_4 的需要量更高[39]。在瑞典乳糜泻患者中，甲状腺功能减退症的风险比普通人群增加了 4.4 倍[40]。据报道，约 12% 的原发性甲状腺功能减退症患者出现明显的恶性贫血。恶性贫血和其他自身免疫性疾病与原发性甲状腺功能减退症共同存在，反映了自身免疫在这些疾病的发病机制中起核心作用（见第 43 章）[22]。

甲状腺功能减退症对肠道吸收有复杂的影响。虽然许多物质的吸收速率降低，但吸收的总量可能是正常的，甚至是增加的，因为肠道蠕动的减少可能给吸收留有更多的时间。偶尔会出现明显的吸收不良。

肝功能检查结果通常是正常的，但转氨酶水平可能会升高，可能是因为清除功能受损[41]。胆囊收缩迟缓，可能会增大。在一项针对没有确诊的甲状腺疾病的人群研究中，TSH 升高的男性（但不是女性）患胆石症的风险增加了 3.8 倍[42]。甲状腺功能减退症被认为是非酒精性脂肪肝的一个易感因素[43]。

组织学检查可显示胃和肠黏膜的萎缩和肠壁的黏液水肿浸润。结肠可能明显扩张，腹腔内的液体量通常增加。肝脏和胰腺是正常的。

5. 中枢和周围神经系统　甲状腺激素对中枢神经系统的发育至关重要[18, 44, 45]。胎儿期或出生时的缺乏会损害神经发育，包括皮质神经元发育不良，伴有细胞过程发育不良、髓鞘发育迟缓和血管减少。如果在产后早期不纠正这种缺乏，损害是不可逆的。成年后开始的甲状腺激素缺乏会引起不太严重的表现，通常对激素治疗有反应。脑血流量减少，但脑耗氧量通常是正常的；这一发现与以下结论一致：与大多数其他组织不同，体外分离的脑组织的耗氧量不会受到甲状腺激素的刺激。在严重的情况下，脑血流减少可能导致脑缺氧。

甲状腺激素缺乏时，包括语言在内的所有智力功能都会减慢[46]。主动性丧失和记忆缺陷常见，嗜睡和昏睡显著，老年患者的痴呆可能被误认为是阿尔茨海默病[47]。甲状腺功能减退患者在 T_4 治疗前后的 PET 脑部扫描显示，特定大脑区域（如边缘系统）葡萄糖摄取量可逆性减少，这也与行为和精神症状相关[48]。精神障碍很常见，通常是偏执型或抑郁型，可能引起躁动（黏液水肿性精神错乱）[47]。头痛常见。循环系统改变引起的大脑缺氧可能容易引起意识混乱的发作和晕厥，这种情况可能会持续很久，导致木僵或昏迷。其他容易导致甲状腺功能减退症昏迷的因素包括暴露于严寒、感染、创伤、通气不足伴二氧化碳潴留及镇静剂。

癫痫发作已被报道，易发生黏液性水肿昏迷。夜盲症是由适应黑暗所需的色素合成不足所致。由于第 VIII 对脑神经黏液性水肿和浆液性中耳炎，感音性听力受损常见。感音性耳聋也可能与甲状腺碘化物有机结合缺陷有关（Pendred 综合征）（见第 11 章），但在这些情况下，它不是由于甲状腺功能减退本身造成。

声音浑厚、含糊不清和声音嘶哑分别是由舌头和喉部的黏液水肿性浸润所致[45]。身体运动缓慢且不灵活，可能出现小脑共济失调。四肢麻木和刺痛经常发生，手指的这些症状可能是由腕管内正中神经及其周围的黏多糖沉积压迫所致（腕管综合征）[49]。肌腱反射缓慢，特别是在松弛阶段，产生特征性的"挂起反射"；这种现象是由于肌肉收缩和松弛的速度降低，而不是神经传导的延迟。

如果出现足底伸肌反应或振动感减弱，应提醒医生可能同时存在恶性贫血与合并系统疾病。脑电图的变化包括缓慢的 α 波活动和普遍的振幅丧失。脑脊液中的蛋白质浓度常升高，但脑脊液压力正常。

未经治疗的甲状腺功能减退症患者的大脑组织病理学检查显示神经系统水肿、神经纤维内和周围有黏液沉积。在小脑共济失调患者中，小脑内存在糖原和黏液性物质的神经黏液性浸润。可能有变性病灶和胶质组织增加。大脑血管出现动脉粥样硬化，但如果患者同时有高血压，这一表现就更为常见。

甲状腺功能减退症与一些神经系统疾病有关，但尚未建立起强有力的病因学联系。流行病学研究显示，阿尔茨海默病和甲状腺功能减退症之间存在相关性[50]。很难令人信服地证明这种相关性，因为老年人群中甲状腺疾病的发病率很高，而且与痴呆症一样，随着年龄的增长而增加。通过观察唐氏综合征（一种与桥本病发病率增加相关的疾病）中淀粉样蛋白沉积，以及甲状腺激素在许多细胞和动物模型中调节淀粉样蛋白基因加工，提示了机制上的联系。然而，亚临床甲状腺功能亢进症也与阿尔茨海默病相关[51]。阿尔茨海默病患者的脑脊液反 T_3 水平增加，所有循环甲状腺激素水平正常，这表明大脑中甲状腺激素代谢可能发生改变[52]。然而，尚不清楚大脑中 T_3 水平正常化的影响因素。对皮质类固醇具有反应性的脑病与慢性桥本甲状腺炎相关，但可能与自身免疫有关，而不是由低甲状腺激素水平或甲状腺自身抗体特异性介导的过程[53]。

6. 肌肉系统　肌肉僵硬和疼痛在甲状腺功能减退症中很常见，并在低温下加重[49]。肌肉收缩和放松的延迟导致运动迟缓和肌腱反射延迟[45]。间质性黏液水肿可导致肌肉量减少或增加。肌肉量可能会轻微增加，肌肉趋于坚实。罕见情况下，可能主要表现为肌肉量的显著增加和肌肉活动缓慢（Kocher-Debré-Sémélaigne，或 Hoffmann 综合征）。可能存在肌阵挛。

肌电图可能正常，也可能表现为无序放电、高应激性和多相动作电位。

组织病理学检查中，肌肉出现苍白和肿胀。肌纤维可能出现肿胀，正常条纹消失，并被黏液沉积物分离。Ⅰ型肌纤维占多数。

7. 骨骼系统：钙和磷代谢　　甲状腺激素对骨骼的正常生长和成熟至关重要，生长障碍既是由于一般蛋白质合成受损，也是由于生长激素的减少，特别是 IGF-1（图 13-3）[54]。甲状腺激素受体异构体 α 和 β 在骨成熟中具有特殊作用。在青春期之前，甲状腺激素在骨成熟过程中起着主要作用。在生命早期缺乏甲状腺激素会导致发育延迟和骨化骨骺中心的异常点状外观（骨骺发育不良）（图 13-4）。线性生长受损导致矮小症，四肢相对于躯干不成比例地短，但软骨生长不受影响（图 13-3）。患有长期甲状腺功能减退症的儿童，即使经过适当的治疗，也不能达到基于父母身高计算的预测身高[55]。

尿液中钙的排泄量减少，肾小球滤过率也减少，而粪便中钙的排泄量、尿液和粪便中磷的排泄量各不相同。钙平衡也是可变的，而且任何变化都是轻微的。钙的可交换池及其转换率降低，反映了骨形成和吸收的减少。由于甲状旁腺激素的水平常轻微增加，可能存在某种程度的对其作用的抵抗，1,25-(OH)$_2$-D 的水平也会增加。

血清中的钙和磷的水平通常是正常的，但钙可能轻微升高。婴幼儿和青少年甲状腺功能减退症患者的碱性磷酸酶水平通常低于正常。骨密度可能增加。

8. 肾功能：水和电解质代谢　　在甲状腺功能减退症中可以看到肾血流量、肾小球滤过率、肾小管重吸收和分泌最大值的可逆性降低。血尿素氮和血清肌酐水平正常，但尿酸水平可能增加。尿液流量减少，水负荷排泄延迟可能导致尿液排泄的正常昼夜模式逆转。水排泄延迟似乎是由于肾灌注减少导致对肾单位远端稀释段的容量输送减少，支持血管升压素不适当分泌的证据（SIADH）不太有说服力[56]。慢性肾脏病患者中甲状腺功能低下的患病率很高，T$_4$ 治疗后肾功能得到改善[57]。

即使血浆体积减小，肾脏对水的排泄受损、组织中亲水沉积物对水的潴留导致体内总水量增加。这种增加解释了偶尔被注意到的低钠血症，因为可交换钠水平增加。可交换钾的量通常与瘦体重相关。血清镁浓度可能升高，但可交换性镁水平和尿镁排泄减少。

9. 造血系统　　由于对氧气需求的减少和红细胞生成素的减少，红细胞数量减少；这在经常发生的轻度正细胞性、正色素性贫血中很明显。不太常见的是大细胞性贫血，有时是由于缺乏维生素 B$_{12}$。已经提到原发性甲状腺功能减退症中恶性贫血（以及无明显贫血的胃酸缺乏和维生素 B$_{12}$ 缺乏症）的高发率（见第 43

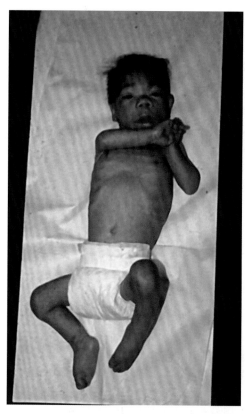

▲ 图 13-3　在这个 17 岁的女孩身上，显示了未经治疗的先天性甲状腺功能减退症的后果

她的病情在出生时就被诊断出来，但由于一系列的误诊，她没有得到甲状腺激素的治疗。请注意她的体型、发育不良的鼻梁、宽大的眼睛和耳朵，这些都比正常发育尺寸要大。她的舌头增大，四肢相对于躯干不适当地短小（图片由 Dr. Ronald B. Stein 提供）

章）。相反，临床和亚临床甲状腺功能减退症分别存在于 12% 和 15% 的恶性贫血患者中。吸收不良或饮食不足导致的叶酸缺乏也可能引起大细胞性贫血。常见的月经过多和因胃酸缺乏导致的铁吸收缺陷可能导致小细胞、低色素性贫血。

白细胞总数和白细胞分类计数通常正常，血小板充足，但血小板黏附性可能受损。如果存在恶性贫血或严重的叶酸缺乏，则发现外周血和骨髓的特征性变化。由于血浆中Ⅷ和Ⅸ因子的浓度降低，内在的凝血机制可能有缺陷，再加上毛细血管脆性增加和血小板黏附性降低，可能是有时发生出血倾向的原因[38, 58, 59]。

10. 垂体和肾上腺皮质功能　　在长期原发性甲状腺功能减退症中，分泌 TSH 细胞的增生可能导致垂体增大。放射学检查可发现垂体体积增大[60]。罕见的是，垂体增大损害了其他垂体细胞的功能，导致垂体功能不全或视野缺损。严重的甲状腺功能减退症患者可能受 TRH 升高的刺激，血清催乳素水平升高，并与血清 TSH 水平升高成正比，部分患者可能发生溢乳。甲状腺激素治疗可使血清催乳素和 TSH 水平恢复正

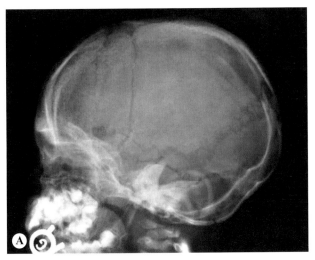
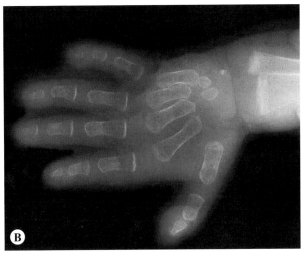

▲ 图 13-4 与图 13-3 所示为同一患者，颅骨和手部 X 线

A. 颅骨片显示，后囟门和前囟门开放，骨缝没有闭合，乳牙和恒牙均存在；B. 腕部和手部的 X 线片显示，手部骨的骨骺中心延迟出现，桡骨远端骨骺缺失，估计骨龄为 9 月龄（图片由 Dr. Ronald B. Stein 提供）

常，如果有溢乳症状，可使溢乳消失。

在啮齿动物中，甲状腺激素直接调控生长激素的合成。在人类中，生长激素不受甲状腺激素的直接调节，但甲状腺状态会影响生长激素轴[61]。甲状腺功能低下的儿童生长迟缓，生长激素对刺激的反应可能异常。受 RTHα 影响的个体生长迟缓，身材矮小，显示通过甲状腺激素受体 α 干扰甲状腺激素信号传导的后果[62]。

由于肝脏 11βHSD1 的减少导致皮质醇转换率下降，24h 尿皮质醇和 17- 羟皮质类固醇的排泄量减少，但血浆皮质醇水平通常正常（见第 15 章）。尿中 17-羟皮质类固醇对外源性 ACTH 的反应通常正常，但可能会降低。血浆皮质醇对胰岛素诱导的低血糖的反应可能受损。

在严重且长期存在的原发性甲状腺功能减退症中，垂体和肾上腺功能可能会继发下降，肾上腺功能不全可能因应激或甲状腺激素的快速替代治疗而诱发[61]。醛固酮的转换率下降，但血浆水平正常。血浆肾素活性降低，对血管紧张素 II 的敏感性增加，这可能是高血压与甲状腺功能减退症相关的原因之一（见第 16 章）[63, 64]。

11. 生殖功能 在男性和女性中，甲状腺激素都会影响性发育和生殖功能[65]。婴儿甲状腺功能减退症如果不治疗，会导致性发育不成熟，而青少年甲状腺功能减退症会导致女孩青春期开始的延迟和无排卵周期。矛盾的是，原发性甲状腺功能减退症也可能很少见地导致性早熟和溢乳，这可能是由 TSH 升高刺激 LH 受体和 TRH 升高导致催乳素过量释放所致。

在成年女性中，严重的甲状腺功能减退症可能与性欲减退和排卵失败有关。孕激素分泌不足，子宫内膜增生持续存在，导致月经出血过多和不规则。这些变化可能是由 LH 和脉冲频率以及振幅的分泌缺陷导致。罕见的是，在原发性甲状腺功能减退症中，垂体功能的继发性抑制可能导致卵巢萎缩和闭经。尽管许多妊娠是成功的，但生育能力下降，自然流产和早产增加[66]。妊娠并发症与临床和亚临床的甲状腺功能减退症相关，尽管其影响在不同的研究中有所不同[67]。一项对 TPO-Ab 阳性但 TSH 在正常范围的孕妇进行左甲状腺素治疗的随机前瞻性研究显示，早产和自然流产发生率的增加被治疗所逆转，尽管这一结果还有待证实[66, 68]。作为自身免疫性多内分泌综合征的一部分，原发性卵巢衰竭也可见于桥本甲状腺炎患者[22, 23]。男性甲状腺功能减退症可能导致性欲减退、勃起功能障碍和少精症。相当一部分同时患有甲状腺功能减退症和甲状腺功能亢进症的男性有中度至重度勃起功能障碍，随着甲状腺疾病的治疗，勃起功能障碍得到改善[69]。

原发性甲状腺功能减退症患者血浆促性腺激素值通常在正常范围内；在绝经后的女性中，其水平通常比同年龄段的甲状腺正常的女性低一些，但仍在绝经期范围内。这一特征为原发性和继发性甲状腺功能减退症的鉴别提供了有价值的方法。

在甲状腺功能减退症中，雄激素和雌激素的代谢都发生改变。雄性激素的分泌减少，睾酮的代谢从雄激素转向本胆烷醇酮。关于雌二醇和雌酮，甲状腺功能减退症有利于这些类固醇通过 16α- 羟基化代谢，而不是 2- 氧合代谢，结果雌三醇形成增加，2- 羟雌酮及其衍生物 2- 甲氧雌酮的形成减少。血浆中的性激素结合球蛋白减少，导致血浆中睾酮和雌二醇的浓度下降，但未结合部分增加。类固醇代谢的改变通过恢复正常甲状腺功能状态得到纠正[70]。

12. 儿茶酚胺 甲状腺功能减退症患者的血浆 cAMP 对肾上腺素的反应降低，提示肾上腺素能反应性降低。血浆 cAMP 对胰高血糖素和甲状旁腺激素的反应也会降低，提示甲状腺激素对 cAMP 的生成有普遍的调节作用[71]。与甲状腺功能减退症相关的肾上腺素能反应性降低与儿茶酚胺信号传导的所有步骤有关联，包括受体和受体后作用，导致 cAMP 反应受损。直接测量甲状腺功能减退症患者腹部脂肪中的去甲肾上腺素水平降低，并且在肾上腺素能激动药刺激下甘油的产生也减少[72]。α_2 受体信号的增强也被认为是降低儿茶酚胺反应性的一个因素。

13. 能量代谢：蛋白质、糖类和脂代谢 能量代谢和产热的减少反映在基础代谢率低，食欲下降，不耐寒，基础体温略低[73-75]。蛋白质的合成和降解都减少，尤其是后者，其结果是氮平衡通常略正。蛋白质合成的减少反映在骨骼和软组织的生长迟缓。

毛细血管对蛋白质的通透性增加，导致渗出液和脑脊液中蛋白质含量高。此外，由于白蛋白降解的减少大于白蛋白合成的减少，白蛋白池增加。血管外空间中的可交换白蛋白的比例大于正常。血清蛋白的总浓度可能会增加。

甲状腺功能减退症与骨骼肌和脂肪组织的葡萄糖处置减少有关[76]。甲状腺激素已被证明能刺激对胰岛素敏感的葡萄糖转运体（GLUT4）的表达，这种转运体的水平在甲状腺功能减退症中降低。然而，甲状腺功能减退症也与葡萄糖生成减少有关。这些影响的净效应通常是甲状腺功能减退症对血清葡萄糖水平的影响很小。甲状腺激素下调激素原加工酶的表达，因此在甲状腺功能减退症中其活性增加。胰岛素的降解速度从而减慢，对外源性胰岛素的敏感性可能增加。对于患有糖尿病的患者来说，如果发生甲状腺功能减退，胰岛素的需求可能会减少。对葡萄糖摄取的进一步影响可能发生在组织层面。D_2 基因的多态性可能影响局部 T_3 的产生，已被证明与葡萄糖处置受损有关[77]。

甲状腺功能减退症时，脂质的合成和降解都受到抑制。然而，降解减少的幅度更大，其净效应是 LDL 和甘油三酯的积累[30, 73]。脂质降解率的降低可能反映了肝素后脂解活性的降低，以及 LDL 受体的减少。血浆游离脂肪酸水平下降，对空腹、儿茶酚胺和生长激素的反应中游离脂肪酸的动员受损。甲状腺功能减退患者在基线和对儿茶酚胺的反应中，白色脂肪的脂解受损，反映了游离脂肪酸的动员受损[71, 72]。所有这些异常都能通过治疗得到缓解。

在大多数研究中，血清 LDL-C 的升高与临床和亚临床甲状腺功能减退症相关[30]。根据大多数研究，血清高密度脂蛋白和甘油三酯水平不受甲状腺功能减退的影响[73]。用 T_4 治疗降低 LDL 通常与 LDL 和 TSH 初始升高的程度有关；初始水平越高，观察到

的 LDL 降低越多。典型的 LDL 的降低是初始水平的 5%～10%。

脂肪细胞因子，如瘦素、脂联素和抵抗素，在代谢调节中的作用及与甲状腺激素相互作用的可能已得到越来越多的认可[75]。啮齿动物的研究表明，瘦素调节饥饿和进食状态之间的中枢适应，与饥饿有关的瘦素水平下降导致甲状腺轴的抑制。啮齿动物的甲状腺功能减退症与瘦素的减少和抵抗素的增加有关。瘦素注入脑室可逆转甲状腺功能减退症的一些代谢变化，包括改善葡萄糖处置和减少骨骼肌脂肪[78]。然而，人类研究没有显示甲状腺功能减退症中脂肪细胞因子的一致变化[79]。

14. 当前的临床表现 在成年人中，甲状腺功能减退症的发病通常非常隐匿，典型的表现可能需要几个月或几年的时间才能出现，并且不会被家人和朋友注意到。甲状腺功能减退状态的逐渐发展是由于甲状腺功能减退症和甲状腺功能衰竭后的临床表现的缓慢进展。该病程与原发性甲状腺功能减退症患者停止替代治疗或正常人的甲状腺被手术切除后甲状腺功能减退状态的更快发展形成对比。在这些患者中，明显甲状腺功能减退症的表现通常在 6 周时出现，黏液性水肿在 3 个月时出现。

甲状腺功能减退症不断在早期阶段被诊断出来[1, 2, 80]。根据最新数据，亚临床或早期甲状腺功能减退症的患病率约为临床甲状腺功能减退症的 14 倍。早期症状各异且相对缺乏特异性。症状轻微的甲状腺功能减退患者患病率增加的原因主要是敏感和特异的实验室检查广泛的可获得性，这些检查可以在出现严重症状之前很久就识别出疾病的早期形式。因此，用血清 TSH 检测疑似原发性甲状腺功能减退症的患者应该有一个低阈值。有明显生化异常的甲状腺功能减退症的患者，其症状和体征的指标上评分可能不高[81]。

关于甲状腺功能减退症的体征，出现皮肤粗糙、掩盖颧骨曲线的眶周浮肿（图 13-1）、皮肤冷和踝反射松弛期延迟都是应该进行适当的诊断性试验的体征。

先前甲状腺功能亢进的患者在放射性碘治疗后出现的急性甲状腺功能减退症也可能表现为大肌肉群的疼痛性痉挛（见第 12 章）。

15. 婴儿和儿童甲状腺功能减退症 严重的甲状腺功能减退症在出生时很少表现出来，这可能是由于母体甲状腺激素经胎盘传递提供了部分保护，因此需要对先天性甲状腺功能减退症进行系统筛查[18]。先天性甲状腺功能减退症可能是由甲状腺完全缺失、异位甲状腺或甲状腺发育不全所致。在一些患者中发现了对甲状腺发育重要的基因的突变，在某些病例，由于在发育过程中的空间关联，可能解释了其他结构（如心脏）发育的相关异常。症状出现的年龄取决于甲状腺功能损害的程度（图 13-3 和图 13-4）。婴儿期严重

的甲状腺功能减退症被称为克汀病。随着起病年龄的增加，克汀病与青少年的甲状腺功能减退症的临床表现难以察觉地融合在一起。智力发育和生长迟缓是克汀病的特征，只有在婴儿后期才会表现出来，而且前者基本上是不可逆转的。因此，早期识别至关重要，在发达国家，通过常规测量新生儿滤纸血样中的血清 T_4 或 TSH 浓度，实现全民筛查。在新生儿出生后的最初几个月，甲状腺功能减退症的症状和体征包括喂养问题、发育不良、便秘、哭声嘶哑、嗜睡和黄疸。在随后的几个月，特别是严重病例，腹部隆起、皮肤干燥、头发和指甲生长不良、乳牙延迟萌出等症状变得明显。智力和身体发育迟缓表现为延迟达到正常发育的里程碑，如抬头、坐、走和说话。

甲状腺激素在骨骼发育中起着重要作用，甲状腺激素受体在破骨细胞和成骨细胞中表达[54]。甲状腺激素的主要靶点已被确认在骺板。先天性甲状腺功能减退症的线性生长受损，导致侏儒症，四肢相对于躯干来说不成比例地过短（图13-3）。囟门延迟闭合导致头部相对于身体较大。鼻腔结构仍处于婴儿期。股骨骨骺发育不良导致蹒跚的步态。牙齿畸形，易患龋齿。特征性的外观包括鼻子宽扁、眼距宽、眶周浮肿、舌大而突出、毛发稀疏、皮肤粗糙、颈短、腹部隆起并有脐疝。智力缺陷通常很严重。

骨骼的放射学检查具有诊断性。颅骨基底发育不良，囟门延迟闭合，眼眶距离宽，鼻骨短而平。垂体窝可能增大。乳牙脱落和恒牙萌出延迟（图13-4）。

骨骺发育不良的影像学表现实际是婴儿期和儿童期甲状腺功能减退症的特征性表现，可能涉及任何软骨内骨化中心，这取决于甲状腺功能减退症的起病年龄，通常在股骨头和肱骨头、足舟状骨中最明显。骨化中心出现较晚，所以骨龄小于实际年龄；当它们最终出现时，不是一个单一的中心，而是多个小中心分散在畸形的骨骺上（图13-4）。这些小的骨化中心最终合并形成一个中心，具有不规则的轮廓和点状外观（点状骨骺）。骨骺发育不良仅在甲状腺功能减退症起病后的一段时间内正常骨化的中心明显。在通过治疗恢复正常的代谢状态后，骨化的中心在较晚的年龄正常发育。

始于儿童期的甲状腺功能减退症通常是桥本病，在这个年龄段可能是暂时性的。亚临床甲状腺功能减退症也见于儿童和青少年，在一项研究中，受累者更可能肥胖，并且有甲状腺疾病家族史[82]。儿童甲状腺功能减退症的临床表现介于婴儿和成人甲状腺功能减退症之间，因为发育迟缓不像克汀病那样严重，并且很少出现成人全身黏液性水肿的表现。主要影响生长和性发育。如果不加以治疗，线性生长会严重迟缓，性成熟和青春期启动会延迟[55,83]。在放射学检查中，可能出现骨骺发育不良，骨骺愈合通常延迟，导致骨

龄相对于实际年龄较小。

（二）实验室评估

1. 原发性和中枢性甲状腺功能减退症　除了甲状腺激素代谢或作用障碍，如消耗性甲状腺功能减退症和甲状腺激素抵抗症，甲状腺激素分泌减少是所有种类的甲状腺功能减退症的共同特征。在原发性甲状腺疾病（超过99%的患者的甲状腺功能减退症的病因）患者中，基础血清 TSH 浓度明显增加。对疑似甲状腺功能减退患者的评估策略包括 TSH 测定（表13-2）。如果强烈怀疑甲状腺功能减退症，如果存在甲状腺肿，或如果中枢性甲状腺功能减退症是鉴别诊断的一部分，应进行 FT_4 检测（见第11章）。如果认为甲状腺功能减退症的可能性不大，但必须予以排除，则只需进行 TSH 测定，因为原发性甲状腺功能减退症几乎总是病因。如果 TSH 升高，可在同一测定中加入 FT_4 测定（图13-5）。随着甲状腺功能减退症的进展，血清 TSH 进一步升高，血清 FT_4 下降，最后在最严重的阶段血清 T_3 浓度可能变得不正常（表13-2）。血清 T_3 持续正常的部分原因是在血浆 TSH 增加的影响下，残余的有功能的甲状腺组织优先合成和分泌 T_3。此外，随着血清 T_4 水平的下降，D_2 将 T_4 转换为 T_3 的效率提高[84]。因此，血清 T_3 浓度可能保持在正常范围内。

主要的鉴别诊断是在原发性和中枢性甲状腺功能减退症之间进行鉴别（见第9章）。血清 TSH 浓度是关键的实验室检测，通常在血清 FT_4 降低时识别病因。一个例外是近期有甲状腺毒症病史的人（和被抑制的 TSH），在治疗甲状腺毒症后的几个月内，低 FT_4 水平可能与 TSH 水平降低联系在一起。在原发性甲状腺功能减退症患者中，如果缺乏 TPOAb，则可能诊断为未确诊的疼痛性亚急性甲状腺炎后的一过性甲状腺功能减退症，也被称为病毒后、de Quervain、肉芽肿性或假结核性甲状腺炎。

鉴别内源性甲状腺功能衰竭与下丘脑或垂体疾病引起的 TSH 分泌减少导致的甲状腺功能减退症（中枢性或继发性甲状腺功能减退症）是该路径中最关键的决策点（图13-5）。FT_4 水平低，而 TSH 水平正常或较低，应评估其他需要垂体促激素发挥正常功能的内分泌腺是否存在功能衰竭（表13-1）（见第8章和第9章）。在一些中枢性甲状腺功能减退症患者中，基础血清 TSH 浓度（以及对 TRH 的反应）甚至可能有所升高，但即使 TSH 具有免疫反应性，其生物效力降低。

在 TSH 水平升高和 FT_4 降低的患者中，TPO-Ab 的存在通常表明自身免疫性甲状腺疾病（桥本病）是甲状腺功能减退症的病因（图13-5）。另一方面，TPO-Ab 的缺乏增加了甲状腺功能减退症的不常见病因的可能性，如短暂性甲状腺功能减退症、甲状腺浸润性疾病和外部照射（表13-1），尽管很少的桥本病患者没有可检测到的甲状腺球蛋白或 TPO-Ab。

			表 13–2　疑似甲状腺功能减退症或甲状腺肿大患者的实验室评估 a	
TSH	游离 T_4	TPO-Ab	诊　　断
TSH＞10mU/L	低	+	• 自身免疫性甲状腺疾病导致的原发性甲状腺功能减退症
	低 – 正常	+	• 原发性"亚临床"甲状腺功能减退症（自身免疫性）
	低或低 – 正常	–	• 系统性疾病的恢复 • 外部照射、药物诱发、先天性甲状腺功能减退症 • 碘缺乏 • 血清阴性的自身免疫性甲状腺疾病 • 罕见的甲状腺疾病（淀粉样变性，结节病等） • 亚急性肉芽肿性甲状腺炎的恢复
	正常	+,–	• 考虑 TSH 或 T_4 检测的假象
	升高	–	• 甲状腺激素抵抗 • 阻断 T_4 到 T_3 的转换（胺碘酮）或先天性 D_2 缺乏症 • 考虑化验的假象
TSH 5～10mU/L	低，低 – 正常	+	• 早期原发性自身免疫性甲状腺功能减退症
	低，低 – 正常	–	• 较轻的非自身免疫性甲状腺功能减退症 • 中枢性甲状腺功能减退症，TSH 生物活性受损
	升高	– (+)	• 考虑甲状腺激素抵抗 • T_4 到 T_3 的转换受阻（如胺碘酮）
TSH 0.5～5mU/L	低，低 – 正常	– (+)	• 中枢性甲状腺功能减退症 • 水杨酸盐或苯妥英治疗 • 干甲状腺片或 T_3 替代
TSH＜0.5mU/L	低，低 – 正常	– (+)	• "甲状腺功能亢进后"甲状腺功能减退症（^{131}I 或手术） • 中枢性甲状腺功能减退症 • T_3 或干甲状腺片过多 • 过多左甲状腺素停用后

a. 初始检查：血清 TSH、血清游离 T_4、TPO-Ab 或 TgAb；TPO-Ab. 甲状腺过氧化物酶抗体；TSH. 促甲状腺激素；+. 出现；–. 未出现

　　在评估甲状腺功能减退症时，很少需要测量放射性碘摄取。使用放射性碘来评估甲状腺功能的测试显示出不同的模式，这取决于潜在的甲状腺疾病。低 RAIU 的诊断价值有限，因为北美膳食碘摄入量相对较高，放射性碘示踪剂量的摄取减少，以及同一个体每天碘摄入量的变化。关于膳食碘摄入量的全国调查显示，碘摄入量在过去几十年里逐步减少，但现在已经稳定下来[86]。当甲状腺功能减退症主要是由于甲状腺激素合成生化缺陷而不是甲状腺细胞破坏导致代偿性甲状腺肿大时，RAIU 可能是正常的，甚至是增加的。然而，在甲状腺功能减退患者的诊断评估中，几乎不需要测量 RAIU。

　　2. 鉴别诊断　充分进展的甲状腺功能减退症的临床表现相当典型，但如果没有考虑到诊断，即使有经验的临床医生，这种异常可能会被忽略。尽管有价格低廉的特异性检查，但令人惊讶的是，回顾明显、严重的原发性甲状腺功能减退症往往没有被识别出来。为避免这种疏忽，需要高度警惕。

　　对于较轻的甲状腺功能减退症，其临床表现在很大程度上与其他疾病重叠。这些疾病常常发生在老年患者身上，这在一定程度上造成了诊断的不确定性[2]。在某些情况下，精神和身体活动减慢、皮肤干燥和脱发可能与甲状腺功能减退症的表现类似。此外，老年人经常因寒冷暴露而变得体温过低。在慢性肾功能不全患者中，厌食、迟钝、眶周浮肿、肤色萎黄和贫血（图 13–1）可能提示甲状腺功能减退症，需要进行特异性检查。仅通过临床检查区分肾病状态和甲状腺功能减退症可能更加困难。在该疾病中，蜡样苍白、水肿、高胆固醇血症和代谢减低可能提示甲状腺功能减退症。此外，如果尿液中丢失大量甲状腺素结合球蛋

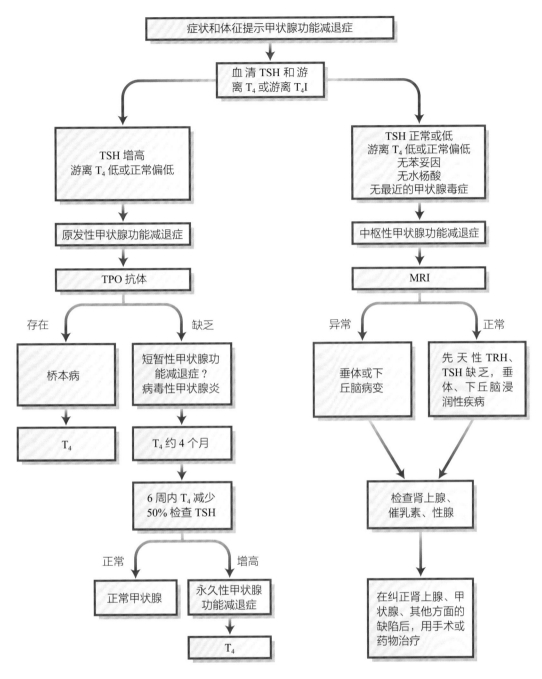

▲ 图 13-5 对疑似甲状腺功能减退症患者进行实验室评估的策略

主要的鉴别诊断是原发性和中枢性甲状腺功能减退症（见第 9 章）。血清 TSH 浓度是关键的实验室检测指标，一般情况下可以识别疾病的原因。一个例外是近期有甲状腺毒症（和被抑制的 TSH）病史的人，在甲状腺毒症缓解后的几个月内，低游离 T_4 水平可能与 TSH 水平降低联系在一起。在原发性甲状腺功能减退症患者中，如果缺乏甲状腺过氧化物酶抗体，则可能被诊断为亚急性或病毒性甲状腺炎发作后的短暂性甲状腺功能减退。对于这类患者，4 个月后减少左甲状腺素剂量可能会发现甲状腺功能的恢复，从而避免永久性的左甲状腺素替代。MRI. 磁共振成像；TRH. 促甲状腺激素释放激素；T_4I. 甲状腺素指数

白，血清总 T_4 浓度可能下降，但 FT_4 和 TSH 会正常。在恶性贫血患者中，精神异常、面色苍白、四肢麻木和刺痛可能与甲状腺功能减退症的表现类似。尽管原发性甲状腺功能减退症和恶性贫血之间存在临床和免疫学上的重叠，但这种关联并非一成不变（见第 43 章）。重病患者，尤其是老年患者，常被怀疑存在甲状

腺功能减退症[34, 87]。在这类患者中，总 T_4 浓度可能下降，通常是明显下降，但 FT_4 一般正常，除非患者病情严重（见第 11 章）。这些特征，加上血清 TSH 没有升高，通常可将甲状腺功能正常的疾病患者与原发性甲状腺功能减退症的患者区分开来。然而，血清 TSH 可在严重疾病恢复期间短暂升高（可达 20mU/L）[88]。

甲状腺功能减退症的发生可能是由于某些外在因素或获得性疾病，或由于损害甲状腺激素生物合成的先天性缺陷（表 13-1）。激素合成不足导致 TSH 分泌过多，进而产生甲状腺肿，并刺激激素生物合成中所有能产生反应的步骤。然而，在某些情况下，代偿性的 TSH 反应克服了激素生物合成受损，患者甲状腺功能正常伴甲状腺肿。后一种情况见第 14 章，涉及单纯性或非毒性甲状腺肿。不太常见的是，甲状腺功能减退症与腺体萎缩相关，或者在先天性异常的情况下，与从未正常发育的腺体相关。手术切除后约 20% 的患者发生甲状腺功能减退症，碘不足地区或存在抗 TPO-Ab 的患者的患病风险增加[89]。

（三）分类：免疫介导

1. 自身免疫性甲状腺功能减退症　在碘充足的国家，自身免疫是导致 90% 以上非医源性甲状腺功能减退症的原因。自身免疫性甲状腺功能减退症的年发病率约为每 10 万名男性中 80 人，每 10 万名女性中 350 人[90]。所有年龄都可能受到影响，但平均起病年龄在 40—60 岁。这种疾病在白种人和黄种人中比在非洲裔美国人中更常见。初始表现取决于疾病的阶段。少年和青少年自身免疫性甲状腺炎可能是自限性的。桥本甲状腺炎是碘充足地区甲状腺肿的最常见原因，萎缩性甲状腺炎（原发性黏液性水肿）表现为不伴甲状腺肿的甲状腺功能减退症。

几乎所有自身免疫性甲状腺功能减退症患者都存在针对甲状腺球蛋白和 TPO 的循环自身抗体。高达 20% 的自身免疫性甲状腺功能减退症患者的 TSH 受体抗体会阻断受体，而不是像 Graves 病那样刺激受体；在少数患者中，可能会出现从一种抗体到另一种抗体的转换，导致甲状腺功能减退症和甲状腺功能亢进症交替出现[91, 92]。更少见的是，患者会产生针对钠 – 碘同向转运体、Pendrin、T_4 和 T_3 的自身抗体，但这些抗体的功能相关性尚不清楚。

大约 15% 的女性和 3% 的男性有甲状腺自身抗体阳性，但没有其他甲状腺疾病的临床特征；然而，他们中的大多数会有局灶性甲状腺炎的组织学证据。纵向研究表明，甲状腺功能正常的女性具有较高初始水平的针对甲状腺球蛋白或 TPO 的自身抗体，以及 TSH 在参考区间上半部分的女性，最有可能进展为临床甲状腺功能减退症[93]。

自身免疫性甲状腺功能减退症通常与一系列自身免疫性疾病相关，包括恶性贫血、系统性红斑狼疮、Addison 病、乳糜泻和白癜风[23, 94]。在 TPO-Ab 阳性的个体中，无论是否有甲状腺功能障碍，都有类固醇反应性脑病（被称为桥本脑病）的报道，但目前尚不清楚是否存在真正的因果关系，如通过与脑组织的免疫交叉反应[53, 95]。

（1）病理生理学：第 12 章已经讨论了目前对自身免疫机制的认识，图 13-6 总结了与自身免疫性甲状腺功能减退症相关的主要特征。T 细胞介导的组织损伤被认为是自身免疫性甲状腺滤泡细胞破坏的最重要的原因。在桥本甲状腺炎的甲状腺内淋巴细胞浸润中，含有穿孔素的细胞毒性 $CD8^+T$ 细胞非常丰富。这些 T 细胞在疾病的演变过程中不断增加，识别甲状腺球蛋白和 TPO[96]。细胞凋亡是甲状腺细胞破坏的另一途径。在桥本甲状腺炎中，甲状腺滤泡细胞同时表达 Fas（CD95）和 Fas 配体（CD95L），因此当这些分子相互作用时可能会自毁；现在很清楚，其他诱骗死亡受体和凋亡信号的调节因子起着额外的作用[97]。桥本甲状腺炎中甲状腺内 Th17 淋巴细胞的数量也有所增加，这意味着这种促炎性 T 细胞亚群有致病作用[98]。碘可能会增强 Th17 细胞的分化。T 细胞和其他炎症细胞释放的细胞因子引起 Hürthle 细胞形成和甲状腺功能障碍。甲状腺细胞还通过表达许多促炎分子（如趋化因子和黏附分子）对细胞因子做出反应，增加 T 细胞结合和细胞毒性的可能。

除了具有显著活性的 TSH 受体阻断抗体通过胎盘转移后可诱发暂时性的新生儿甲状腺功能减退症外[99, 100]，抗体在自身免疫性甲状腺功能减退症中的致病作用尚不清楚[101]。没有新生儿疾病与母亲体内存在高甲状腺球蛋白或 TPO 自身抗体有关，这表明任何组织损伤的作用可能是继发于 T 细胞介导损伤的初始阶段，这使自身抗体能够接触其目标抗原。这种损伤可能通过抗体依赖性细胞介导的细胞毒性，涉及自然杀伤细胞，或在 TPO 抗体下通过补体固定介导[102]。

（2）组织病理学：自身免疫性甲状腺功能减退症的病理特征从轻微的局灶性甲状腺炎到广泛的淋巴细胞浸润和纤维化不等。在典型的桥本甲状腺炎（原称为淋巴瘤样甲状腺肿）中，甲状腺可能弥漫性增大或呈结节状；组织苍白而坚实，质地坚韧（图 13-7A）。通常有弥漫性淋巴细胞浸润，伴有生发中心的形成和甲状腺滤泡闭塞，并伴有不同程度的纤维化（图 13-7B）。甲状腺上皮细胞的破坏随着疾病从甲状腺功能正常进展为甲状腺功能减退症而发生；在一些患者中，有滤泡细胞化生和 Hürthle 细胞形成。在极少数情况下，同时出现 Graves 病的组织学改变，即所谓的桥本甲状腺功能亢进。在另一种广泛类型的自身免疫性甲状腺功能减退症中（称为萎缩性甲状腺炎或原发性黏液性水肿），腺体萎缩，由广泛的纤维化组织、中度淋巴细胞浸润和甲状腺滤泡的广泛丧失组成，但纤维化不如 Riedel 甲状腺炎广泛（图 13-7C）。无痛性甲状腺炎的组织病理学变化与桥本甲状腺炎相似。

尽管现在人们普遍认为这些变异代表了一种共同的潜在的自身免疫过程所产生的疾病谱，但最近发现了一个独特的桥本甲状腺炎患者亚群，他们的 IgG_4 循环水平高，甲状腺中 IgG_4 阳性浆细胞数量增加。这种

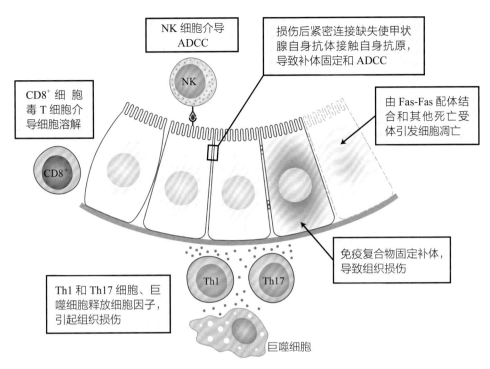

▲ 图 13-6 自身免疫性甲状腺功能减退症发病的主要机制概述

ADCC. 抗体依赖性细胞介导的细胞毒性；NK. 自然杀伤细胞

IgG4 相关的甲状腺炎的病理特征是基质纤维化程度较高，淋巴浆细胞浸润，以及甲状腺功能减退症[103]。

2. 危险因素 遗传易感性：遗传因素在自身免疫性甲状腺功能减退症病因中的重要性体现在家庭成员中经常出现甲状腺自身抗体、甲状腺疾病和其他自身免疫性疾病，在双胞胎研究中显示单卵双生而非双卵双生的高一致性率（0.55）[104]。与所有自身免疫性内分泌疾病一样，HLA-D 区多态性在易感性中起作用，桥本甲状腺炎与 HLA-DR3 相关，在较小程度上与 HLA-DR4 相关[105]。PD1 基因的多态性也与易感性有关，CD40 基因和编码甲状腺球蛋白的基因及其他未经证实的候选基因的多态性贡献较小[106, 107]。显然，新的分析方法可能会发现许多其他基因，这些基因在病因学上的贡献很小，但却能解释临床表现的多样性。例如，已经描述的一种新的遗传标记组合，与从 TPO-Ab 阳性发展到甲状腺功能减退症的风险增加相关，包括 MAGI3 基因的多态性[108]。

共同的遗传易感性解释了自身免疫性甲状腺功能减退症患者中其他自身免疫性疾病的频繁发生。大约一半患有特纳综合征的女性甲状腺自身抗体呈阳性，1/3 发展为甲状腺功能减退症[109]。唐氏综合征患儿自身免疫性甲状腺功能减退症也有增加，在某些情况下可能演变为 Graves 病[110]。

（1）非遗传危险因素：许多已被确定为增加 Graves 病风险的因素（妊娠、药物、年龄、性别、碘和辐射）同样适用于自身免疫性甲状腺炎。这些因素在第 12 章

中有详细说明，但在此简要介绍。流行病学数据提示，环境因素对桥本甲状腺炎有很强的影响，因为在 20 世纪 50 年代之前，这是一种罕见的疾病，但现在它是最常见的自身免疫性疾病之一[111]。

（2）性别和妊娠：自身免疫性甲状腺功能减退症的女性患者居多，这可能是由于性激素的作用；X 染色体失活偏移也被认为是另一种解释。在妊娠期间，胎儿耐受通过免疫调节的变化来维持，这种变化恰巧具有改善甲状腺自身免疫的效果，但随后导致产后自身免疫过程的加剧[112]。这种现象导致一过性的产后甲状腺炎，这是一种无痛性亚急性甲状腺炎（见第 12 章），在这些病例中，有 10%～50% 的人可能在随后 10 年出现永久性甲状腺功能减退症[113]。那些在产后甲状腺炎阶段出现甲状腺功能减退症和 TPO 抗体阳性的女性最容易出现这种结果。

（3）碘和硒：在易感人群中，过量摄入碘可诱发自身免疫性甲状腺炎[114]。这种形式的甲状腺功能减退症应与碘对甲状腺的直接阻断（Wolff-Chaikoff 效应）区别开来[115]。在动物模型中积累的证据提示，甲状腺球蛋白的碘化增强了其免疫反应性，碘也可能通过生成活性氧代谢物而导致甲状腺损伤[116]。有流行病学数据提示，硒的缺乏会加重自身免疫性甲状腺炎，但补硒的试验在临床获益方面尚无定论[117, 118]。

（4）药物和吸烟：用细胞因子治疗患者可能会促进桥本甲状腺炎或 Graves 病等形式的自身免疫性甲状腺疾病的出现[119]。一些新型抗癌治疗，包括 TKI（如舒

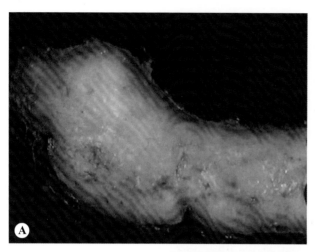

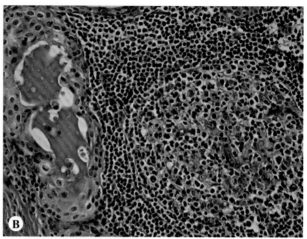

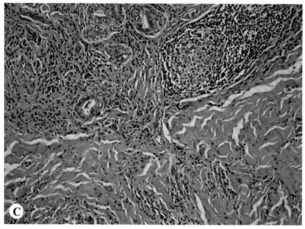

▲ 图 13-7 桥本甲状腺炎

A. 甲状腺叶切面的大体外观，显示了由于淋巴细胞浸润、纤维化和滤泡丧失而导致的组织苍白；B. 典型的组织学表现显示一个生发中心、大量淋巴细胞浸润和部分破坏的甲状腺滤泡；C. 纤维化变异显示广泛的纤维化和滤泡丧失（A 和 C. 图片由 Dr. Vania Nosé, Brigham and Women's Hospital, Boston, MA 提供；B. 引自 Nosé V, Asa SL, Erickson LA, et al. *Diagnostic Pathology: Endocrine*. Salt Lake City: Amirsys; 2012.）

尼替尼）、CTLA4 阻滞药（如伊匹木单抗）和 PD1 阻滞药（如帕博利珠单抗和纳武利尤单抗），也可以诱发自身免疫性甲状腺炎 [120, 121]。在接受锂治疗的患者中，自身免疫性甲状腺功能减退症的发病率高于预期。蒽衍生物和其他化学品在动物中产生自身免疫性甲状腺炎，但环境毒素在人类疾病中的作用研究不足。吸烟与自身免疫性甲状腺炎的风险降低有关，但戒烟后风险会暂时上升 [122]。适度饮酒也有保护作用 [123]。

（5）辐射：一些研究表明，辐射暴露可以诱发甲状腺自身抗体和自身免疫性甲状腺疾病。这些暴露包括日本原子弹爆炸的辐射 [124] 和切尔诺贝利灾难的放射性尘埃，在暴露的儿童中，甲状腺自身抗体的患病率增加，12～14 年后，甲状腺功能减退症的患病率总体上略有增加 [125]。霍奇金病幸存者发生甲状腺功能减退症的相对风险为 17 倍，但这在一定程度上可能是辐射的直接影响 [126]。

（6）年龄：自身免疫性甲状腺功能减退症在整个成人期持续发生（高龄者除外，他们的长寿可能与优秀的免疫调节有关），因此该病的患病率随年龄增长而明显增加 [12, 17, 87]。这一特点与其他类型的自身免疫相似，可能反映了对自身耐受性的日益丧失。

（7）感染：没有直接证据表明感染会导致人类自身免疫性甲状腺炎，但有一些证据显示丙型肝炎病毒可能会诱发易感患者的甲状腺疾病 [118]。此外，有来自病毒感染后疼痛性亚急性甲状腺炎患者的随访证据，约 15% 的患者会出现长期甲状腺功能减退症，其中一些病例可能有自身免疫基础。

（8）临床表现：甲状腺肿是典型的桥本病的标志，通常逐渐发展，可在常规检查中或通过超声检查发现。有时，甲状腺迅速增大，如果伴有疼痛和压痛，可能类似于疼痛性亚急性甲状腺炎（见第 12 章）。有些患者初诊时甲状腺功能低下。甲状腺肿大通常无痛，中度肿大，质地坚实，吞咽时自由移动。表面光滑或呈结节状。双叶均增大，但腺体可能不对称。锥体叶也可能扩大；极少数情况下，相邻的结构（如气管、食管和喉返神经）可能受压。局部淋巴结肿大不常见。

其他甲状腺功能减退症患者没有甲状腺肿大（萎缩性甲状腺炎），这被认为是甲状腺自身免疫性破坏的最终结果，尽管甲状腺肿性桥本甲状腺炎进展为萎缩状态在个体患者中并不常见。萎缩的甲状腺可能是自身免疫性甲状腺炎发病早期快速破坏的反映，在一些患者中合并有阻断型 TSH 受体抗体，尽管这种抗体也可能发生在甲状腺肿大的患者中。一般来说，该病的进展缓慢，纤维组织增加，甲状腺滤泡细胞丧失。一项通过超声对新诊断的自身免疫性甲状腺功能减退症患者甲状腺体积的研究发现，甲状腺的大小是连续的，萎缩和甲状腺肿代表了分布的极端，支持两者并非不同的疾病，而是同一潜在的自身免疫过程的一部分的观点[127]。

临床上，未经治疗的甲状腺肿在多年后保持不变或逐渐增大。甲状腺功能减退症的表现各不相同，在最初甲状腺功能正常的患者中通常发展多年。甲状腺淋巴瘤几乎只发生在有桥本甲状腺炎的患者中，如果甲状腺迅速肿大，有时伴有疼痛，应予以怀疑[128]。合并桥本甲状腺炎可能是乳头状癌患者的一个有利的预后因素，但桥本甲状腺炎患者发生乳头状癌的风险可能并不增加[129]。

在桥本甲状腺炎患者中，偶尔会发生 Graves 病导致的甲状腺功能亢进症。在其他早期自身免疫性甲状腺炎患者中，由于甲状腺细胞破坏，会出现一过性甲状腺毒症（无痛性甲状腺炎伴甲状腺毒症）。在这种情况下，缺乏持续的甲状腺功能亢进的证据，因为甲状腺吸碘率被抑制了。50% 在妊娠早期甲状腺功能正常有甲状腺自身抗体的女性，产后出现甲状腺炎，伴有一过性甲状腺毒症、甲状腺功能减退症，或从一种状态波动到另一种状态[130]。

（9）实验室检查：常见的甲状腺功能检查结果取决于疾病的阶段（表 13-2）。在极少数情况下，这些试验可能提示甲状腺毒症伴 TSH 抑制，以及血清 T_4 和 T_3 水平升高，这是由于快速的组织破坏导致储存的甲状腺激素释放，或者自身抗体相对过度产生，刺激而不是阻断 TSH 受体（有时称为桥本甲状腺功能亢进）。在后一种情况下，RAIU 可能增高，而如果存在组织破坏，则降低。通常，桥本甲状腺炎患者表现为甲状腺肿，血液检查显示 TSH 正常或略微升高，血清 T_4 和 T_3 水平正常。随着组织破坏的持续，TSH 水平进一步升高，但甲状腺对 TSH 的反应能力下降，RAIU 和血清 T_4 水平下降到低于正常值，导致临床甲状腺功能减退症。这是萎缩性甲状腺炎的典型生化表现，没有甲状腺肿提醒患者或医生潜在的疾病。血清 T_3 水平保持正常，直到疾病后期，反映了血清 TSH 升高对衰竭甲状腺的最大刺激。上述进程的早期阶段，即血清

TSH 升高但 T_4 和 T_3 仍然正常时，称为亚临床甲状腺功能减退症（表 13-2）。

自身免疫性甲状腺功能减退症的诊断是通过血清中存在的甲状腺自身抗体来确定的，通常抗体水平很高。TPO 和甲状腺球蛋白自身抗体的发生频率大致相似，两种自身抗体都出现的频率是单个自身抗体出现频率的 2 倍[131]。由于检测不敏感或自身免疫过程完全发生在甲状腺内，甲状腺自身抗体可能在极少数的患者中缺乏。有时自身免疫性甲状腺炎的部分腺体视诊和触诊像一个坚硬的甲状腺结节，需要进行超声检查甚至抽吸活检确定诊断。

（10）鉴别诊断：与其他甲状腺疾病引起的甲状腺功能减退症相比，高水平的甲状腺自身抗体在自身免疫性甲状腺功能减退症更常见，这有助于自身免疫性甲状腺功能减退症与其他形式的甲状腺功能减退症的鉴别。甲状腺功能减退症和桥本甲状腺炎常常共存，有助于将此病与非毒性甲状腺肿和甲状腺瘤鉴别。

在没有超声检查的情况下，通常很难鉴别甲状腺功能正常的桥本甲状腺肿和多结节性甲状腺肿，弥漫性非毒性甲状腺肿往往比桥本甲状腺炎更软。桥本甲状腺炎的超声检查典型表现为弥漫性和斑片状混杂回声或低回声小结节伴回声分隔。在青少年中，鉴别桥本甲状腺肿和弥漫性非毒性甲状腺肿更加困难，因为在这个年龄段桥本甲状腺炎可能不伴有高水平的甲状腺自身抗体。边界清楚的结节的出现通常可将非毒性结节性甲状腺肿与桥本甲状腺炎进行鉴别。

桥本甲状腺炎和甲状腺癌之间的鉴别有时可以从临床角度出发，但存在任何不确定性的情况下，超声检查和抽吸活检是必要的。如果已知的桥本甲状腺肿有突然变化，必须排除淋巴瘤；最终诊断可能需要穿刺活检或开放性手术活检。甲状腺癌通常以坚实的单发结节的形式出现，腺体可能固定在邻近结构上。压迫喉返神经并伴有声音嘶哑几乎是甲状腺癌的特征性表现，但发生在癌症进展的后期。与桥本甲状腺炎相比，近期甲状腺肿大的病史在甲状腺恶性肿瘤（无论是癌还是淋巴瘤）中更为常见。区域淋巴结肿大也提示甲状腺恶性肿瘤，但在自身免疫性甲状腺炎中很少发生。

（11）治疗：甲状腺功能正常的桥本甲状腺炎患者不需要治疗，因为甲状腺肿通常没有症状。当甲状腺肿大压迫邻近结构或影响美观时，可使用左甲状腺素治疗，这对近期起病的甲状腺肿最为有效。目的是使 TSH 水平保持在参考区间的下半部分。对于长期存在的甲状腺肿，用甲状腺激素治疗通常是无效的，可能是因为纤维化。罕见的是，甲状腺肿可能会出现疼痛，这种症状可能对左甲状腺素治疗有反应。糖皮质激素（如泼尼松龙）通常是无效的。如果试用左甲状腺素治疗后，症状或影响美观的肿大持续存在，手术可能是

合理的。

当出现甲状腺功能减退症时，应根据激素缺乏的程度给予替代剂量的甲状腺激素。在开始使用左甲状腺素后，可能有高达 10% 的患者会自发恢复正常甲状腺功能，在某些情况下与 TSH 受体阻断抗体的消失有关。然而，尚未确定这种缓解是否持久，一旦开始使用左甲状腺素，就没有必要常规停止使用。最近有人提出，泼尼松龙治疗可以逆转 IgG$_4$ 相关甲状腺炎的甲状腺功能减退症，但这类病例的长期结局尚不清楚[132]。

3. 碘缺乏（地方性甲状腺肿） 地方性甲状腺肿指的是在甲状腺肿流行的地区发生的任何甲状腺肿[132]。地方性甲状腺肿几乎总是发生在环境缺碘的地区[133]。虽然这种情况估计影响到全世界 2 亿多人，并具有重大的公共卫生意义，但它在山区，如阿尔卑斯山、喜马拉雅山和安第斯山，或在美国的大湖区和密西西比河谷地区最为常见，原因是这些地区持续的冰川径流导致了碘的耗竭。

土壤和水的碘含量与甲状腺肿发病率呈负相关、患者碘代谢动力学和碘预防后发病率下降，支持碘缺乏在地方性甲状腺肿发病中的致病作用。后者解释了居住在美国大平原地区的人口中没有这种疾病的原因。

地方性甲状腺肿的发生情况可能各不相同，即使在已知缺碘的地区也是如此；膳食矿物质或自然发生的致甲状腺肿因子和供水污染的作用已在这类情况中被提出[134]。例如，在哥伦比亚的考卡谷地，水传播的致甲状腺肿因子与此有关，在许多地方性缺碘地区，食用木薯粉，产生硫氰酸盐，通过抑制甲状腺碘化物的运输，加剧了缺碘状态。碘不足地区的甲状腺肿的家族性聚集，通常是常染色体显性遗传，提示有重要的遗传因素[135]。

地方性甲状腺肿患者碘代谢的大多数异常与碘缺乏的预期影响是一致的（见第 11 章）。甲状腺碘化物清除率和甲状腺吸碘率的增加与尿液稳定碘的排泄量减少成正比。绝对的碘摄取量正常或降低。在中度缺碘地区，血清 T$_4$ 浓度通常处于正常范围的较低水平；然而，在严重缺碘地区，血清 T$_4$ 浓度下降。尽管如此，这些地区的大多数患者似乎并未处于甲状腺功能减退状态，因为以损失 T$_4$ 为代价增加了 T$_3$ 的合成，以及甲状腺 D$_1$ 和 D$_2$ 的活性增加[84]。TSH 水平通常在正常范围的上限。

地方性甲状腺肿的发病率和严重程度、甲状腺肿患者的代谢状态主要取决于缺碘的程度。在没有甲状腺功能减退症的情况下，甲状腺肿主要影响美观。然而，当甲状腺肿变为结节时，结节出血可能导致急性疼痛和肿胀，类似于疼痛性亚急性甲状腺炎或肿瘤。甲状腺肿也可能压迫邻近的结构，如气管、食管和喉返神经。西欧许多国家的碘供应处于临界状态的例证是，由于妊娠期间对甲状腺激素的需求增加，孕妇和胎儿在妊娠期间发生代偿性甲状腺肿[133]。

在许多地区，通过引入碘盐，地方性甲状腺肿的发病率已大大降低[133]。在美国，食盐富含碘化钾，浓度为 0.01%，如果食盐的摄入量为平均水平，则碘的摄入量为 150～300μg/d，是成人所需要的量（表 11-1）。在面包产品中使用含碘面粉，在商业生产的食品中使用加碘盐的情况已经明显减少[136]。面包和婴儿配方奶粉中的碘含量在特定产品中是可变的，而且往往与测量的含量不一致[136]。近几十年来，美国的碘摄入量一直在减少，这可能是由于商业食品中的碘减少，尽管现在碘摄入量已经稳定。然而，孕妇仍然是一个易感人群，因为她们对碘的需求增加[134]。大多数处方产前维生素不含碘[137]。每年注射碘油是另一种有效的给碘方法，在公共饮用水中加入碘可以治疗地方性甲状腺肿。

给予碘对长期存在的地方性甲状腺肿几乎没有任何影响，但会使碘缺乏的早期地方性增生性甲状腺肿消退。同样，甲状腺素对长期存在的甲状腺肿或已形成的智力或骨骼变化通常没有影响，但如果有证据表明存在甲状腺功能减退症，则应给予充足的替代剂量。这对孕妇来说是最重要的。如果邻近结构受压，或者甲状腺肿非常大或迅速增大，则需要进行手术治疗。

4. 地方性克汀病 地方性克汀病是一种发生在严重地方性甲状腺肿地区的发育障碍[133]。地方性克汀病的父母通常都是甲状腺肿，除了前面描述的散发性克汀病的特征外，地方性克汀病常常有聋哑、痉挛、运动功能障碍，以及通过 MRI 显示的基底神经节异常。

可以辨别出三种类型的克汀病：①甲状腺功能减退型克汀病；②神经性克汀病；③具有这两种特点的克汀病。神经性克汀病的发病机制不清楚，但可能是由宫内中枢神经系统发育的关键早期阶段甲状腺激素严重缺乏所致[44]。有些克汀病为甲状腺肿，但甲状腺也可能萎缩，可能是由于持续的过度刺激或缺乏碘而导致的衰竭性萎缩。

5. 碘过量 甲状腺肿和甲状腺功能减退症，无论单独还是合并，有时都会因长期服用大剂量的有机或无机碘而诱发（表 11-7）[133,138]。碘化物诱发的甲状腺肿以前见于给予碘化钾作为祛痰剂的慢性呼吸道疾病患者，高碘性甲状腺肿的发生也有报道，在单次使用放射性对比剂后，碘化物会在很长一段时间内缓慢释放，也可能在胺碘酮使用期间发生。不伴有甲状腺功能减退症的高碘性甲状腺肿可能是地方性的，如日本北海道岛，那里的海藻产品被大量食用。

从对报道病例的分析，以及只有一小部分长期接受碘化物治疗的患者出现甲状腺肿的事实来看，这种疾病似乎是在潜在的甲状腺功能障碍的背景下发展起来的[138]。易感人群包括以下几类：桥本病患者、Graves 病患者，尤其是接受放射性碘治疗后的患者，以及囊性纤维化患者。

在这些人群中，许多人的碘－高氯酸盐排泄试验呈阳性，表明甲状腺有机碘结合机制存在缺陷（见第11章）。然而，不一定存在内在的甲状腺疾病，因为在因单发甲状腺结节而接受甲状腺切除术的患者中，也有发生高碘性甲状腺肿和甲状腺功能减退症的倾向，而这些患者剩余腺叶的组织学是正常的[89]。在这些患者中，与那些前瞻性研究的桥本病或 Graves 病患者一样，基础血清 TSH 浓度最高的个体，即使在正常范围内，也是发生高碘性甲状腺肿的个体。碘对比剂、胺碘酮和聚维酮碘是常见来源[138]。

妊娠期间服用大量碘的女性的新生儿通常会出现甲状腺肿和甲状腺功能减退症，并有新生儿窒息死亡的报道（图 11-11）。在这种情况下，母亲通常不存在甲状腺肿。孕妇不应长期（>10 天）接受大剂量的碘（>1mg/d），尤其是临产时。母亲胺碘酮治疗可引起高达 20% 的新生儿出现甲状腺功能障碍[133]。目前尚不清楚新生儿的高碘性甲状腺肿是由于胎儿甲状腺固有的高敏感性，还是由于胎盘将碘化物浓缩了数倍，或者两者兼而有之。

如前所述（见第11章），大剂量的碘会导致有机结合的急性抑制，尽管持续给碘，但正常人的这种抑制会消失（急性 Wolff-Chaikoff 效应和逃逸）[139]。高碘性甲状腺肿似乎是由更显著的有机结合抑制和无逃逸现象所导致。由于激素合成的减少和随之而来的 TSH 增加，碘化物转运增强。由于有机结合的抑制是碘离子在甲状腺内浓度的作用，因此，一个恶性循环就开始了，血清 TSH 的增加又加剧了这种恶性循环。

这种疾病通常表现为伴或不伴有甲状腺功能减退症的甲状腺肿，尽管在少数情况下，碘可能会产生不伴有甲状腺肿的甲状腺功能减退症。通常情况下，甲状腺坚实且弥漫性肿大，通常非常大。组织病理学检查显示重度增生。FT_4 浓度低，TSH 浓度升高，24h 尿碘排泄量和血清无机碘浓度升高。撤除碘后，这种疾病就会恢复。也可给予甲状腺激素以缓解严重症状。

6. 阻断甲状腺激素合成或释放的药物，导致甲状腺肿的形成　摄入阻断甲状腺激素合成或释放的化合物可能导致甲状腺肿，伴或不伴甲状腺功能减退症。除了用于治疗甲状腺功能亢进症的药物外，抗甲状腺药物也可作为治疗与甲状腺无关的疾病的药物，或作为食品中的天然药物被发现。

伴或不伴甲状腺功能减退症的甲状腺肿可发生在服用锂的患者，通常用于治疗双相躁狂抑郁性精神病[140]。与碘化物一样，锂能抑制甲状腺激素的释放，在高浓度下能抑制有机结合反应。至少在急性期，碘化物和锂在后者有协同作用。锂的几种作用的机制尚不明确，在锂治疗期间出现甲状腺疾病的患者与没有出现的患者有何区别也不清楚。对潜在的自身免疫性

甲状腺炎的促进作用可能至少是一个因素，因为许多存在这种组合的患者都有自身免疫性甲状腺疾病。

其他偶尔产生甲状腺肿性甲状腺功能减退症的药物包括对氨基水杨酸、保泰松、氨鲁米特和乙硫胺。与硫胺类药物一样，这些药物既干扰了碘的有机结合，也可能干扰激素生物合成的后期步骤。尽管大豆粉不是抗甲状腺药物，但以前配方奶粉中的大豆产品通过增加粪便中激素流失而导致婴儿甲状腺肿，加上大豆产品的碘含量低，产生了碘缺乏的状态。现在，含有大豆产品的配方奶粉已经富含碘。

吸烟可减少潜在的自身免疫性甲状腺疾病患者的甲状腺功能减退症，但如果戒烟，风险会暂时增加[122]。香烟烟雾中发现的硫氰酸盐、羟基吡啶和苯并芘衍生物也可能干扰甲状腺激素的作用[141]。

在停用抗甲状腺药物后，甲状腺肿和甲状腺功能减退症通常都会消退。然而，如果需要继续使用致甲状腺肿药物，用甲状腺激素替代治疗会使甲状腺肿好转。

7. 存在于食品中或作为地方性的物质或污染物的致甲状腺肿物质　抗甲状腺药物也天然存在于食物中。它们广泛分布在十字花科或芸薹科，特别是在芸薹属中，包括卷心菜、萝卜、羽衣甘蓝、大头菜、芜菁甘蓝、芥末和各种植物，这些植物不被人类食用，但作为动物饲料[142]。这类植物（特别是卷心菜）中可能存在一些硫氰酸盐[143]。木薯粉是世界上许多地区的一种主食，含有亚麻苦苷，即一种氰基糖苷，其制备会导致硫氰酸盐的形成。在地方性缺碘地区，食用木薯可加重甲状腺肿的形成。除硫氰酸盐外，膳食致甲状腺肿因子影响甲状腺碘代谢的方式与硫酰胺相同，其化学性质类似；它们在诱发人类疾病中的作用尚不明确。水载的含硫性矿物来源的致甲状腺肿物质被认为是哥伦比亚某些地区地方性甲状腺肿发展的原因。

一些合成化学污染物，包括多氯联苯和间苯二酚衍生物，被认为是导致甲状腺功能减退症的原因[144]。在制造炸药和火箭燃料的地理区域，也注意到高氯酸盐浓度很高。在水、食物和母乳中都发现了高氯酸盐，尽管其含量似乎不足以破坏甲状腺功能。在智利的一个地区，水中天然高氯酸盐污染程度较高，尽管该地区的碘摄入量相当高，孕妇的甲状腺功能与一个没有高氯酸盐的区域没有差别[145]。

8. 细胞因子　慢性丙型肝炎或各种恶性肿瘤的患者可给予 IFN-α 或 IL2[119, 146]，这些患者可能会出现甲状腺功能减退症，通常是一种短暂的破坏性甲状腺炎，与初始的甲状腺毒症阶段相关，但在其他病例可能会持续存在。Graves 病的甲状腺功能亢进症也可能发展，可能需要进行消除性治疗来处理这种情况。女性和那些在治疗前 TPO-Ab 阳性的人发生这些并发症的风险较高，在使用这两种细胞因子的任何一种治疗过程中

和治疗后应特别注意监测。

9. **甲状腺肿的先天性原因** 激素生物合成的遗传性缺陷是导致甲状腺肿性甲状腺功能减退症的罕见原因，在 1/3000 患有先天性甲状腺功能减退症的新生儿中仅占 10%～15%[18, 147, 148]。在大多数情况下，这种缺陷似乎是常染色体隐性遗传。患有甲状腺肿性甲状腺功能减退症的个体被认为是异常基因的纯合子，而甲状腺功能正常伴有甲状腺轻度肿大的亲属可能是杂合子。在后一组中，适当的功能检测可能会发现与纯合子个体存在缺陷的同一生物合成步骤的轻度异常。与女性较男性更常见的非毒性甲状腺肿相比，这一类缺陷对女性的影响只比男性略为常见。

虽然甲状腺肿可能在出生时就存在，但通常在几年后才显现。因此，甲状腺组织功能正常的儿童没有甲状腺肿，并不排除存在甲状腺功能减退症。甲状腺肿大最初是弥漫性增生，往往严重增生提示是乳头状癌，但最终变成结节状。一般来说，生物合成缺陷越严重，甲状腺肿出现得越早、越大，早期发展为甲状腺功能减退症甚至克汀病的可能性越大[147]。在激素合成的途径中，已经发现了五种明确的缺陷。

(1) 碘化物转运缺陷：碘化物转运缺陷是 NIS 蛋白质机制中碘化物转运受损的结果，这种情况罕见，反映在甲状腺、唾液腺和胃黏膜的碘化物转运缺陷[149, 150]。这类患者的一些突变导致 NIS 活性降低，而另一些突变则通过阻止蛋白质运输和插入细胞膜使 NIS 完全失活。对于较轻的 NIS 突变，给予碘化物可以提高血浆和甲状腺内的碘化物浓度，从而合成正常量的激素。

(2) 甲状腺过氧化物酶的表达或功能缺陷：TPO 是正常合成碘甲状腺原氨酸所需的蛋白质。在荷兰，每 66 000 名婴儿中就有 1 例发现 TPO 的数量或质量异常。在 35 个家系发现的 16 个突变中，最常见的是外显子 8 中的 GGCC 插入，导致一个提前出现的终止密码子[151]。

(3) Pendred 综合征：Pendred 综合征患者最常见的表现是碘有机化缺陷伴感觉神经性耳聋[152]。异常发生在编码 pendrin 的 *PDS* 基因，pendrin 参与了碘化物进入滤泡腔的顶端分泌（见第 11 章，图 11–1）。甲状腺功能在这种疾病中仅轻度受损。

(4) 甲状腺球蛋白合成缺陷：遗传原因导致的甲状腺球蛋白合成缺陷罕见，仅在少数先天性甲状腺功能减退症家族中被发现[147]。一些缺陷导致转录提前终止，而另一些缺陷导致内质网处理甲状腺球蛋白分子缺陷。该基因复杂的调控和庞大使筛选突变成为一项艰巨的任务，而且仍需要大量的工作来揭示该基因缺陷的程度。

(5) 碘酪氨酸脱卤酶缺陷：碘酪氨酸脱卤酶缺陷中甲状腺肿和甲状腺功能减退症的发病机制复杂。主要的异常是甲状腺内和外周的碘酪氨酸脱碘受损，推测是由于碘酪氨酸 *DEHAL1B* 基因的功能障碍引起（见

第 11 章）[153, 154]。

由于强烈的甲状腺刺激和缺乏脱卤衍生的碘的甲状腺内循环，碘被甲状腺迅速积累并迅速释放；单碘酪氨酸和双碘酪氨酸在血浆中升高，并与它们的脱氨衍生物一起在尿中升高。甲状腺功能减退症被认为是由大量 MIT 和 DIT 在尿液中丢失及继发性碘缺乏引起的。甲状腺肿和甲状腺功能减退症可通过服用大剂量的碘来缓解。

10. **甲状腺浸润导致的甲状腺功能减退症和甲状腺肿** 一些浸润性或纤维化疾病可能导致甲状腺功能减退症。一些疾病经常与甲状腺肿相关，如 Riedel 甲状腺肿[155]。其他疾病，如淀粉样变性[156]、血色病[157]或硬皮病[158]，则可能不伴甲状腺肿。尽管这些疾病的其他表现通常很明显，而甲状腺功能减退症只是一种并发症，但如果存在明显的甲状腺功能减退症而没有自身免疫性甲状腺炎的证据，就应该考虑这些罕见的病因。

11. **去除后甲状腺功能减退症** 去除后甲状腺功能减退症是成人甲状腺功能衰竭的一个常见原因。其中一种类型是在因甲状腺癌而进行的全甲状腺切除术后。虽然可能存在功能残余，如放射性碘聚集的病灶所示，但必然会出现甲状腺功能减退症。另一个病因机制是 Graves 病的弥漫性甲状腺肿或多结节性甲状腺肿的次全切除术。其发生频率取决于剩余组织的数量，但 Graves 病患者残留甲状腺的持续自身免疫性破坏可能是一个因素，因为一些研究表明，甲状腺毒症中循环甲状腺自身抗体的存在与手术后甲状腺功能减退症的发展相关联。甲状腺功能减退症可在术后第 1 年表现出来，但与放射性碘治疗后的甲状腺功能减退症一样，其发生率随时间推移而增加。有些患者在术后早期出现轻度甲状腺功能减退症，随后可能偶尔缓解，这也发生于放射性碘治疗后。

用放射性碘破坏甲状腺组织后出现甲状腺功能减退症是很常见的，也是成人甲状腺功能亢进症这种治疗形式的一个公认缺点。其发生率在很大程度上取决于放射性碘的剂量和放射性碘的摄取量，但也受到其他因素的影响，包括年龄、甲状腺大小、甲状腺激素升高的程度、抗甲状腺药物的使用[159]。放射性碘治疗后甲状腺功能减退症的发生率随时间推移而增加，接近 100%。虽然放射性碘治疗后甲状腺功能减退症患者的 FT4 低，但如果在治疗前 TSH 合成被长期抑制，那么在手术或 ^{132}I 诱导的甲状腺功能减退症后的几个月内，血清 TSH 水平可能会异常低下。

霍奇金病患者在接受斗篷野放疗后，或因其他类型的淋巴瘤或癌症接受高剂量颈部放疗后，也可能出现原发性萎缩性甲状腺功能衰竭[126]。手术、放射性碘或外照射治疗也可能导致亚临床甲状腺功能减退症（表 13–2）。

12. 甲状腺不发育或发育不良 甲状腺的发育缺陷通常是导致每 3000 名新生儿中就有一名发生甲状腺功能减退症的原因[18]。这些缺陷可能表现为完全没有甲状腺组织或甲状腺未能在胚胎发育过程中正常下降。甲状腺组织可能在其正常下降路径的任何地方被发现，从舌前 2/3 和舌后 1/3 交界处的盲孔（舌甲状腺）到正常部位或下方。甲状腺组织的缺失或其异位可以通过闪烁扫描来确定。

已知许多蛋白质对正常的甲状腺发育至关重要[18]。这些蛋白质包括甲状腺特异性转录因子 PAX8、甲状腺转录因子 1 和 2（分别为 TTF1 和 TTF2）。可以预期，这些蛋白质中的一种或多种缺陷可以解释甲状腺发育异常。这些异常已在几名 PAX8 突变患者中被发现，并且人类 TTF2 基因突变与甲状腺发育不全、腭裂和后鼻孔闭锁相关。尽管进行了专门的搜索，但在先天性甲状腺功能减退症婴儿的 TTF1 基因中没有发现突变。

13.TSH 受体无反应导致的甲状腺发育不全 有几个家族存在甲状腺发育不良、高 TSH 浓度和低 FT₄ 水平与 TSH 受体功能丧失的突变相关[160]。这些患者的甲状腺处于正常部位，但未捕获高锝酸盐（TcO⁻）。有点令人惊讶的是，甲状腺球蛋白水平仍然可以检测到。这些患者的分子细节仍在研究中。

第二种可能导致 TSH 无反应的异常是 Gs 蛋白的突变，发生在假性甲状旁腺功能减退症 1A 型。这些患者在 Gs 蛋白的 α 亚基上有失活突变，因此有轻度甲状腺功能减退症[161]。其他尚未解释的存在 TSH 水平升高和甲状腺功能减退症的患者已有报道，其缺陷的分子性质尚未确定[162]。

14. 暂时性甲状腺功能减退症 暂时性甲状腺功能减退症是指 FT₄ 降低，TSH 水平受抑制、正常或升高的时期，最终进入甲状腺功能正常状态。这种形式的甲状腺功能减退症通常发生在疼痛性或无痛性亚急性甲状腺炎患者的临床情况中[130]。这些疾病将在第 12 章详细讨论。

患者报告短期内有轻度至中度甲状腺功能减退症状，血清 TSH 浓度通常升高，但幅度不大。患者通常有与轻度或中度甲状腺毒症一致的前期症状。如果无法从病史中阐明这些症状，则可能难以将此类患者与患有永久性甲状腺功能减退症的患者区分开来。在甲状腺炎后甲状腺功能减退症的早期阶段，即使 FT₄ 较低，TSH 浓度仍可能受到抑制，因为垂体 TSH 合成的延迟恢复，如同接收了手术的 Graves 病或毒性结节患者、甲状腺功能减退症迅速缓解的患者（表 13–2）。在这种情况下，TSH 对甲状腺功能减退症的反应可能会被抑制数月；在甲状腺炎后甲状腺功能减退症中，这段时间很少超过 3～4 周。

在患有自身免疫性甲状腺炎但甲状腺功能正常的女性中，有相当一部分（50%）在产后会出现甲状腺功能减退症[130]。在一些人中，之前的甲状腺毒症是相对无症状的，这可能使准确的临床诊断变得困难。曾经发作过典型的疼痛性亚急性甲状腺炎的患者，有疼痛、压痛和甲状腺毒症，不难识别。

诊断评估应包括测定 TSH、FT₄ 和 TPO-Ab。阴性或低水平抗体很可能是非自身免疫原因。这一点很重要，因为患者有可能只是暂时接受甲状腺功能减退症的治疗。对于此类患者，3～6 个月后试用较低剂量的左甲状腺素可能会发现甲状腺功能已经恢复（图 13–5）。这种情况也可能发生在无痛性亚急性甲状腺炎（如产后）后的甲状腺功能减退症患者中，但由于自身免疫性甲状腺炎的潜在渐进性，这种情况发生的可能性要小一些。

在因疼痛性亚急性甲状腺炎导致的甲状腺功能减退症患者中，甲状腺通常相对较小且萎缩。在无痛性亚急性甲状腺炎发作后的甲状腺功能减退症患者中，腺体通常轻度增大且有些坚实，反映出与该疾病相关的潜在瘢痕形成和浸润。

15. 消耗性甲状腺功能减退症 消耗性甲状腺功能减退症是指在患有内脏血管瘤或相关肿瘤的婴儿中发现的一种不常见的甲状腺功能减退症原因[7, 163]。第一位被报道的该综合征患者因巨大的肝脏血管瘤引起腹胀，并因膈膜向上移位而出现呼吸障碍。然而，临床体征提示甲状腺功能减退症，通过发现明显升高的 TSH 水平和检测不到的 T₄ 和 T₃ 水平得以证实。婴儿对最初静脉注射碘塞罗宁（T₃）的反应是短暂的，导致决定使用肠外甲状腺激素替代以缓解严重的甲状腺功能减退症。甲状腺激素的加速降解是显而易见的，因为要使 TSH 水平恢复正常，需要 96μg 的碘塞罗宁和 50μg 的左甲状腺素。单独使用左甲状腺素的等效剂量大约是治疗先天性甲状腺功能减退症婴儿通常所需剂量的 9 倍。该婴儿死于血管瘤的并发症，死后的肿瘤活检显示肿瘤中的 D₃ 活性比正常情况下胎盘中的 D₃ 活性高 8 倍。血清反 T₃ 极度升高（400ng/dl），血清甲状腺球蛋白大于 1000ng/ml，表明存在被高度刺激的甲状腺。回顾性搜索发现另外两名具有类似病理生理学的患者，他们的甲状腺功能减退症的原因未被确定。随后，在迄今为止研究的所有增生性皮肤血管瘤中都发现了明显的 D₃ 表达。婴儿期的皮肤血管瘤虽然表达 D₃，但由于其体积小，与甲状腺功能减退症无关。大多数婴儿血管瘤在普萘洛尔治疗下会发生内陷，但这类患者也必须接受足够剂量的甲状腺激素，以防止在这一关键的神经系统发育阶段出现未经治疗的甲状腺功能减退症而引起的永久性神经系统并发症[164]。随后的报道在成人中也发现了类似的综合征，包括一名上皮样血管内皮瘤患者和一名患有纤维瘤，以及广泛的胃肠道间质瘤（gastrointestinal stromal tumors，

GIST）的个体 [165]。其中一些肿瘤表达 D_3，或者这种脱碘酶可能在用 TKI 治疗期间被诱导 [166-169]。

16. 甲状腺素转化为三碘甲状腺氨酸的缺陷 将前体 T_4 转化为活性形式 T_3 的酶是 D_1 和 D_2，它们的活性部位都含有硒半胱氨酸 [84]。在 mRNA 的 3′- 非翻译区有一个茎环结构，称为 SECIS 元件，指导在 UGA 密码子上插入硒半胱氨酸，而不是让它作为一个终止密码子发挥作用。在 FT_4 升高、T_3 降低和 TSH 升高的两个家族中发现了 SECIS 结合蛋白（SECISBP2）中的缺陷 [170]。与未受影响的家庭成员相比，受影响的个体生长迟缓。

与甲状腺激素代谢相关的基因的多态性与甲状腺功能研究的模式及肥胖有关。D_2 多态性导致密码子 92（Thr92Ala）的苏氨酸（Thr）变为丙氨酸（Ala），与肥胖、葡萄糖处置减少和骨骼肌中 D_2 活性降低有关 [171]。这种多态性在肥胖症和 2 型糖尿病的高发群体中也有较高的频率，如墨西哥裔美国人和皮马印第安人 [171]。D_2 多态性还与大脑皮质中独特的基因表达模式相关，与炎症和慢性疾病相关，与高尔基体内 D_2 蛋白的半衰期延长相关 [172]。

17. 药物引起的甲状腺破坏导致的甲状腺功能减退症 甲状腺炎症或自身免疫性甲状腺破坏的激活与一些药物相关 [146, 173]。TKI（如舒尼替尼）与甲状腺破坏导致的甲状腺功能减退症的高发生率有关 [166, 167]。舒尼替尼用于治疗肾细胞癌和 GIST，抑制多种酪氨酸蛋白激酶，包括 KIT、PDGF、VEGF 和 RET。对接受舒尼替尼治疗的患者随访 37 周，发现 62% 有 TSH 异常 [168]。超声检查显示患者没有甲状腺组织。尽管 40% 的甲状腺功能减退患者最初 TSH 被抑制，提示有甲状腺炎，但长期过程与舒尼替尼诱导的滤泡细胞凋亡最为一致。因此，此类患者需要反复进行甲状腺功能检测。这些药物现在已被证明可以减缓对放射性碘无反应的晚期甲状腺癌的疾病进展，但由于 D_3 表达增加，甲状腺激素需求量可能会增加 [174]。

18. 中枢性甲状腺功能减退症 中枢性甲状腺功能减退症是由获得性或先天性下丘脑或垂体疾病引起的 TSH 缺乏导致（见第 8 章和第 9 章）。引起 TSH 缺乏的原因可分为垂体性（继发性甲状腺功能减退症）和下丘脑性（三发性甲状腺功能减退症），但在最初区分原发性和中枢性甲状腺功能减退症时，这种区分并无必要。

在许多病例中，TSH 分泌不足伴随着其他垂体激素分泌减少，结果也存在生长激素、促性腺激素和 ACTH 衰竭的证据。TSH 分泌过少作为唯一可证实的异常（单独缺乏）不太常见，但确实以获得性和先天性形式发生。垂体功能不全导致的甲状腺功能减退症的严重程度各不相同，有的症状轻微，被性腺和肾上腺皮质功能衰竭的特征所掩盖，有的甲状腺功能减退

状态的特征突出。由于小而重要的一部分甲状腺功能与 TSH 无关（10%~15%），中枢性原因导致的甲状腺功能减退症比原发性甲状腺功能减退症要轻。

中枢性甲状腺功能减退症的原因有获得性和先天性两种。第 8 章和第 9 章对这一主题进行了讨论，为了完整起见，这里提到那些与甲状腺相关的相对特殊的原因。除了垂体瘤、下丘脑疾病等，继发性甲状腺功能减退症的一个不常见的原因发生在因 T 细胞淋巴瘤而给予贝沙罗汀（一种 RXR 激动药）的个体 [175, 176]。这种药物在体外抑制了人类 TSHβ 亚单位启动子的活性。血清 T_4 浓度约降低 50%，患者从甲状腺激素替代中获得临床益处。多巴胺、多巴酚丁胺、大剂量糖皮质激素或严重疾病可能会暂时抑制 TSH 释放，导致一种甲状腺激素异常的模式，提示中枢性甲状腺功能减退症 [176]。如前所述（见第 11 章），这种严重的下丘脑 - 垂体 - 甲状腺抑制状态是第三阶段疾病的表现（表 11-10）。虽然这些药物在长期给药时可能会有类似的效果，但它们并没有，生长抑素在治疗肢端肥大症时也没有类似的效果，尽管它确实阻断了 TSH 对 TRH 的反应，并且它已经被用于分泌 TSH 的垂体腺瘤患者 [177]。

TSH 的刺激或合成或其结构的先天性缺陷已被确定为先天性甲状腺功能减退症 [18] 的罕见原因，包括几个同源框基因缺陷的后果，包括 POU1F1（以前称为 Pit1），PROP1 和 HESX1。最后一个基因编码的是下丘脑、垂体和大脑嗅觉部分发育所必需的因子。POU1F1 和 PROP1 的缺陷导致遗传性甲状腺功能低下，通常伴有生长激素和催乳素的缺乏 [178]。已发现一名患者有 TRH 受体基因的家族性缺陷 [179]。所有这些疾病都与中枢性甲状腺功能减退症的典型模式、FT_4 降低和不适当的低 TSH 相关。

TSH 的结构缺陷也已被描述。它们包括那些在 β 亚单位的 CAGYC 肽序列中发生突变的患者，该序列被认为是其与 α 亚单位关联的必要条件 [180]，以及产生 TSHβ 亚单位基因过早终止的缺陷 [181]。这些异常中的一些可能与 TSH 的升高有关，提示原发性甲状腺功能减退症的诊断，但 TSH 分子在免疫学而不是生物学上具有完整性。

19. 对甲状腺激素的抵抗 对甲状腺激素抵抗的临床表现取决于突变的性质 [6, 11, 182]。大多数 RTH 患者的甲状腺激素受体 β 基因（*TRβ* 基因，THRB）发生了突变，干扰了该受体对 T_3 的正常反应能力，通常是通过降低其 T_3 结合亲和力（见第 2 章）。目前已发现少数 *TRα* 基因（THRA）突变的个体，称为 RTHα1 [183]，他们与 THRB 突变所致的 RTH 患者有明显不同 [184-186]。

RTH 可能是由突变的 TRβ 与 RXR 的异源二聚体或与正常 TRβ 或 TRα 的同源二聚体产生。这些含有突变的 TRβ 的二聚体与含有野生型 TR 的二聚体竞争，以结合到甲状腺激素依赖性基因的甲状腺激素反应元

件[182]。由于这些复合物与辅抑制分子结合，在没有T3结合的情况下无法释放，所以含有这些TRE的基因比在循环中甲状腺激素的常见浓度下被抑制得更多（见第2章）[6]。含有激活域突变的受体可能同时具有对T3的亲和力降低和激活电位受损。

因此，突变的TRβ复合物可以干扰野生型TR的功能，产生一种称为显性负性抑制的常染色体显性遗传模式。至少有400个家庭被发现有这种疾病，而且可能还有更多未报道的病例。据估计，TRβ突变的基因频率约为1：50 000，对这种疾病突变受体功能的研究为甲状腺激素的作用机制提供了有价值的新视角[182]。TRα突变的频率可能要低得多，但尚未确定。

RTH患者通常因甲状腺肿大而被识别，这些人中约有2/3存在甲状腺肿大。患者通常报告有甲状腺功能亢进症和甲状腺功能减退症的混合症状。在心脏方面，心悸和心动过速比心率降低更常见；然而，患者也可能表现为生长迟缓和骨成熟迟缓[187]。这是因为甲状腺激素对心脏和骨骼的影响似乎主要依赖于TRα而非TRβ，而下丘脑–垂体轴主要通过TRβ调节。

神经心理发育存在异常，注意力缺陷/多动症的发病率增加，大约10%的这类患者会出现注意力缺陷/多动症[187]。其他神经心理方面的异常也有描述。RTH患者的耳聋反映了TRβ和甲状腺激素在听觉功能正常发育中的重要作用。这些混合症状，有的提示甲状腺功能减退症，有的提示甲状腺功能亢进症，尽管突变相同，甚至可能在同一家族的个体中存在差异，从而混淆了临床表现。

由于患者可能出现提示甲状腺功能亢进症的症状，因此，对于有心动过速、甲状腺肿和甲状腺激素升高的患者，必须记住这一诊断。这里讨论RTH是因为对甲状腺激素的反应降低是该疾病的生化基础。然而，实验室检查结果可能是第一个明确的证据，证明原本被认为是甲状腺功能亢进症的患者患有RTH。这些检测结果显示FT4增加，同时TSH水平正常或略有增加的不常见组合（表13-2）。因此，主要的鉴别诊断在分泌TSH的垂体瘤引起的甲状腺功能亢进症和RTH之间进行[188]。

有助于鉴别诊断的因素如下：产生TSH的肿瘤患者没有家族史，垂体瘤引起的TSH诱发的甲状腺功能亢进症患者的家族成员甲状腺激素水平正常，垂体瘤患者存在糖蛋白α亚单位升高，但RTH患者没有。

明确诊断需要对 *TRβ* 基因进行测序，证明其异常。大约90%的临床诊断个体发现 *TRβ* 基因的突变。在少数人中，情况并非如此，这表明可能存在辅助因子蛋白或一个RXR受体突变，它们也可以以类似方式出现[189]。

治疗困难是因为甲状腺激素类似物旨在抑制TSH，从而缓解高甲状腺素血症，可能导致该疾病的心血管表现恶化[190]。3,5,3′-三碘甲状腺乙酸（triiodothyroacetic acid，TRIAC）的治疗已被用于一些患者。开发作用于TRβ而非混合或优先作用于TRα的甲状腺激素类似物，以及选择性结合突变的TR的类似物，可能最终证明对治疗有用。

与 *TRβ* 基因突变导致的RTH相比，RTHα1的个体在甲状腺功能研究中具有更细微的变化，在主要表达TRα亚型的组织中，其临床表型与甲状腺功能减退症一致[184, 185]。由于TSH的调节主要由TRβ介导，这些个体的血清TSH正常，但T4/T3比值降低，血清反T3浓度低，可能是由于D3酶的活性降低。常见的表型特征包括生长障碍、发育迟缓、便秘和骨成熟延迟，T4治疗后有所改善[186]。

（四）治疗

原发性或中枢性甲状腺功能减退症的治疗令人满意，因为它对甲状腺激素的反应容易且完全[81, 191]。治疗几乎总是使用左甲状腺素，对这种药物的正确使用已经进行了广泛的研究[80]。左甲状腺素治疗的一个主要优点是外周脱碘机制可以在正常生理控制下持续产生组织所需的T3量[84]。如果人们接受复制自然状态是激素替代的目标这一原则，那么提供"激素原"并允许外周组织通过生理调节机制激活它是合逻辑的。然而，人们对T4和T3的联合治疗很感兴趣[192, 193]。

1. 药理和生理学方面的考虑　左甲状腺素的半衰期为7天；大约80%的激素被相对缓慢地吸收（超过数小时），并在细胞外分布容积中迅速平衡，因此避免了FT4水平在吸收后的大幅波动。由于其半衰期长，漏服一天的药没有明显的影响，患者可以在次日安全地服用漏服的药片。每周计算左甲状腺素的剂量几乎和每天计算一样令人满意。尽管T4吸收良好，不需要空腹，但规律空腹服用左甲状腺素会使血清TSH浓度的变化最小[194]。

FDA已经发布了正常志愿者单剂量生物等效性研究的标准，以评估和比较美国的T4产品[195]。曲线下面积（area under the curve，AUC）的置信区间必须落在对比产品的80%～125%，才能认为制剂是等效的。许多专业组织已经提出了药物治疗测量的可取性，如TSH水平作为终点[195]。测量T4含量的指南已从片剂剂量的90%～110%缩小到95%～105%，并要求在整个保质期内保持该含量[196]。在许多国家有包括25～300μg多种含量的片剂，使大多数患者每天只需服用一片片剂就可以精确滴定左甲状腺素的剂量，显著改善了依从性。

左甲状腺素的典型剂量，为每天1.6～1.8μg/kg（0.7～0.8μg/磅）理想体重，一般来说，女性的处方量为75～125μg/d，男性为125～200μg/d。肥胖患者的替代剂量不需要向上调整，应以瘦体重为基础[197]。减重手术后，通常需要减少左甲状腺素的剂量，但剂量的减少与瘦体重的减少成正比[198]。由于左甲状腺素的不完全吸收，这一剂量比 T_4 生成率高约 20%。在原发性甲状腺功能减退症患者中，这些剂量通常导致血清 TSH 浓度在正常范围内。由于 7 天的半衰期，大约需要 6 周时间才能完全平衡 FT_4 和左甲状腺素的生物效应。因此，除了极少数例外情况，如妊娠，在这个时间间隔过去之前，不应评估某一剂量是否足够或剂量改变的影响。这种长的半衰期也意味着患者在漏服药后的 1 周内服用任何漏服剂量的 T_4 是安全的。

总的来说，左甲状腺素产品在临床上是等效的，尽管也有问题发生[199]。然而，FDA 允许的片剂含量变化可能导致原发性甲状腺功能减退症患者的血清 TSH 出现轻微变化，即使是使用同一品牌。使用单一制造商生产的左甲状腺素可减少变异性，这对于需要仔细滴定的患者，如老年人、孕妇和甲状腺癌患者来说可能很重要。尽管血清 TSH 水平间接反映了原发性甲状腺功能减退症患者的左甲状腺素效果，但它远远优于任何其他现成的评估治疗充分性的方法。因此，使血清 TSH 水平恢复正常是原发性甲状腺功能减退症患者左甲状腺素治疗的目标。一些患者可能需要比通常使用的剂量略高或略低的剂量，这是由于个体吸收的差异，一些疾病或相关药物可能会改变已患甲状腺功能减退症患者对左甲状腺素的需求。左甲状腺素的液体制剂，包括胶囊制剂，在某些患者中可能吸收得更好[200]。

在过去的几十年里，甲状腺片被成功地用于治疗甲状腺功能减退症，并且仍然占美国甲状腺替代处方的一小部分。尽管这种方法是成功的，但甲状腺片含有来自动物甲状腺的甲状腺激素，其 T_3 与 T_4 的比例比正常人甲状腺球蛋白中的 1∶15 高出 2～3 倍[201]。因此，由于 T_3 从甲状腺球蛋白中快速释放，立即且几乎完全吸收，以及 T_3 与其 40L 分布容积平衡需要 1 天时间，这些制剂可能导致 T_3 在吸收后的即刻阶段（2～4h）达到超生理水平（表 11–5）[202]。一项前瞻性双盲随机交叉研究对相同的甲状腺功能减退患者进行了为期 4 个月的左甲状腺素单药治疗与甲状腺片的比较[203]。结局没有显著差异，尽管在有偏好的患者中，更喜欢甲状腺提取物，并且这些患者的体重适度减轻。

碘甲状腺原氨酸和左甲状腺素的混合物（Liotrix）在 1 粒（64μg）当量片剂（美国 Thyrolar-1）中含有 T_3（12.5μg）和 T_4（50μg）的含量与最流行的干甲状腺片相同[204]。1 粒干甲状腺片或其 liotrix 当量的左甲状腺素当量可按如下方法估计：12.5μg 碘甲状腺原氨酸（T_3）可从干甲状腺片或 Liotrix 片中完全吸收[202]。左甲状腺素的吸收率约为 80%[205]，吸收的 40μg 左甲状腺素中约有 36% 转化为 T_3，T_3 的分子量（651）是

T_4（777）的 84%。因此，一粒药片应提供约 25μg 的 T_3，这大约相当于从 100μg 左甲状腺素获得的 T_3。这一等效比率可作为将患者从甲状腺片或 Liotrix 转为左甲状腺素的初步指导。尽管左甲状腺素在胃和小肠中被吸收，但要完全吸收需要正常的胃酸分泌[206]。接受左甲状腺素治疗的胃酸分泌受损的患者需要增加 22%～34% 的左甲状腺素剂量以维持所需的血清 TSH。在那些通过治疗酸分泌正常化的患者中，左甲状腺素的剂量恢复到了基线[206]。

使用左甲状腺素作为甲状腺激素替代物是对正常 T_3 产生途径的更改，正常 T_3 产生途径中约 80% 的 T_3 来自 T_4 的 5′– 单碘化，约 20%（6μg）直接从甲状腺分泌[84]。例如，对甲状腺切除大鼠的研究表明，不可能通过静脉输注 T_4 使所有组织中的 T_3 同时恢复正常[207]。然而，从前面关于 T_4 脱碘的讨论中应该记得，人类甲状腺中 T_3 与 T_4 的比例约为 0.09，但在大鼠甲状腺中是 0.17[84]。因此，大鼠每天产生的 T_3 约 40% 来自甲状腺，而人类约为 20%[84]。因此，仅以 T_4 不能在大鼠的所有组织中提供正常水平的 T_3 的证明是有意义的，但并不严格适用于人类的甲状腺激素替代。尽管如此，接受左甲状腺素作为 T_3 唯一来源的患者血清中 T_3 与 T_4 的比例比正常人低约 20%。

同样，在甲状腺缺失的患者中，使 TSH 正常化所需的左甲状腺素量导致血清中 FT_4 浓度比正常人略高。这一点已经在同一患者甲状腺切除术前后甲状腺功能的比较中得到证实[208]。尽管甲状腺切除术前后患者的血清 T_3 水平相同，但在使用 T_4 替代时，为了维持相同的血清 T_3，需要更高的血清 T_4 浓度[208]。由于下丘脑 – 垂体 – 甲状腺轴细胞内生成 T_3，T_4 具有独立的 TSH 抑制机制，导致部分反馈性 TSH 调节与血浆 T_3 无关。一项回顾性的横断面研究比较了 1800 名接受左甲状腺素单药治疗的甲状腺缺失的甲状腺癌患者与对照组受试者的甲状腺功能[209]。在这些患者中，血清 FT_4 水平明显高于甲状腺功能正常的对照组受试者，而游离 T_3 水平明显低于甲状腺功能正常的对照组受试者。然而，这些患者来自一个碘摄入量不稳定的地区，这使得对照组的数据难以解释。

尽管 T_4/T_3 联合治疗的概念已被认可多年，但一项实证的研究使人们对这种方法产生了极大的兴趣[210]。患者接受 12.5μg 的 T_3 来替代 50μg 的左甲状腺素制剂，在情绪测试中的得分平均比单独服用左甲状腺素时高一些。这些研究中使用的甲状腺激素剂量过大，从以下事实可以判断：无论哪种方案，都有 20% 的人血清 TSH 值低于正常值，而且试验期只有几个月。随后在不同人群中进行了大量使用各种替代方案和 T_4/T_3 相对含量的研究，都没有显示出联合治疗比 T_4 单药有优势[211]。一项在甲状腺功能减退患者中比较 T_4 单药和 T_4/T_3 联合治疗的研究，根据 D_2 基因多

态性的存在与否来评估结果[212]。与 T_4 单药治疗相比，D_2 多态性纯合子的甲状腺功能减退症患者在接受 T_4/T_3 联合治疗时表现出更大的幸福感。这项研究需要在一个独立的人群中进行重复，但可能表明 T_4/T_3 联合疗法可以根据对甲状腺激素代谢和作用有重要意义的基因的遗传特征，针对特定的甲状腺功能减退症患者进行治疗，使他们受益[9, 193, 213]。

在一组患者中，对其理想的左甲状腺素的替代剂量进行了小的向上或向下的调整，FT_4 指数同静息能量消耗的相关性与其同 TSH 水平相关性一样密切[214]。在这些患者中，与血清 T_3 的相关性没有统计学意义，这表明在人类中，也许是由于 T_4 的外周代谢与啮齿动物的不同，FT_4 浓度可能与 TSH 值一样准确，是令人满意的甲状腺激素替代指标。设计提供 T_3 和 T_4 组合的药片的实际困难是，所提供的大约 $6\mu g$ 的 T_3 剂量需要在 24h 内持续释放，也需要复制 T_3 的昼夜节律[215]，这和给予传统形式的 T_3 的快速吸收（在 2～4h 达到峰值）完全不同。因此，就目前而言，单独使用左甲状腺素进行甲状腺替代的方法虽然不能完美复制正常的生理，但对几乎所有患者来说都是令人满意的。一种持续释放的 T_3 制剂已经被开发出来，它能产生更稳定的血清 T_3 水平[216]。这种更"生理"的替代的临床效果尚不清楚。

2. 进行替代疗法 左甲状腺素的初始剂量取决于甲状腺功能减退症的程度，以及患者的年龄和总体健康状况。对于年轻或中年、其他健康状况良好、无心血管疾病或其他异常、轻度至中度甲状腺功能减退症（TSH 浓度为 5～50mU/L）的患者，可给予约 $1.7\mu g/kg$ 理想体重的初始完全替代剂量。由此产生的血清 T_4 浓度升高到正常需要 5～6 周，T_3 的生物效应被充分延迟，这些患者不会出现不良反应。在另一个极端，患有心脏病，特别是心绞痛的老年患者，如果没有可逆的冠状动脉病变，应给予小剂量的左甲状腺素初始剂量（$25\mu g/d$），在仔细的临床和实验室评估下，每 2～3 个月增加 $12.5\mu g$ 的剂量。

原发性甲状腺功能减退症患者的目标是使血清 TSH 浓度恢复正常，反映出患者的甲状腺激素供应正常化。这通常会导致血清 FT_4 处于中度至高度正常水平。血清 TSH 应该在理论上完全替代剂量开始后的 6 周进行评估，以便稍作调整以优化个体剂量[217]。在中枢性甲状腺功能减退症患者中，血清 TSH 不是充分替代的可靠指标，血清 FT_4 浓度应恢复到正常范围的上半部分。基于体重的 T_4 给药和高于参考范围的血清 FT_4 改善了甲状腺激素作用的标志物，并且优于用 T_4/T_3 组合替代[218]。如有必要，中枢性甲状腺功能减退症患者在进行甲状腺替代治疗前还应进行糖皮质激素缺乏的评估和治疗（见第 9 章）。

尽管快速进行治疗带来的不良反应并不常见，但在 8—12 岁的极度甲状腺功能减退的青少年中，即使最初给予适度的左甲状腺素补充，也有假性脑瘤的报道[219]。这种并发症出现在开始治疗后的 1～10 个月，对乙酰唑胺和地塞米松有反应。

从开始治疗到出现改善的时间间隔取决于所给剂量的强度和甲状腺激素缺乏的程度。中度至重度甲状腺功能减退症的早期临床反应是利尿 2～4kg。如果最初存在低钠血症，血清钠（Na^+）水平甚至会更快升高。此后，脉率和脉压增加，食欲改善，便秘可能消失。之后，精神运动增加，深腱反射的延迟消失。声音嘶哑慢慢减轻，皮肤和头发的变化在几个月内不会消失。在开始使用完全替代剂量的个体中，血清 FT_4 水平应在 6 周后恢复正常。血清 TSH 水平恢复正常可能需要更长的时间，最长可达 3 个月。

在某些病例（如黏液性水肿昏迷），迅速缓解甲状腺功能减退症在临床上是合适的。例如，严重的甲状腺功能减退症患者对急性感染或其他严重疾病的抵抗力较差，而黏液性水肿昏迷可能是一种并发症。在这种情况下，普通成年人的外周激素池可以通过单次静脉注射 $500\mu g$ 左甲状腺素来快速地接近补足。另外，由于其起效迅速，如果患者可以口服药物，则可使用甲状腺素（每 12 小时口服 $25\mu g$）。这两种方法都能在 24h 内达到初步的生物学效应。继续使用左甲状腺素的肠外治疗，剂量为适量口服剂量的 80%，但不超过理想体重的 $1.4\mu g/kg$。由于代谢率的快速增长可能会过度消耗现有的垂体 - 肾上腺皮质储备，所以对于接受高剂量甲状腺激素的严重甲状腺功能减退症患者，也应补充糖皮质激素（静脉注射氢化可的松 5mg/h）。最后，鉴于甲状腺功能减退症患者有保留自由水的倾向，不应给予只含葡萄糖的静脉输液。

当为了评估甲状腺癌的治疗而短期（4～6 周）停用替代疗法以评估甲状腺癌的治疗，除非有其他复杂的医学疾病，否则通常可以使用 3 天 3 倍于每天替代剂量的负荷剂量快速恢复左甲状腺素治疗。

当因服用含碘或抗甲状腺药物而导致甲状腺功能减退症时，尽管在腺体恢复功能之前进行临时替代治疗是适当的，但停用这些药物通常可以缓解甲状腺功能减退症和伴随的甲状腺肿[138, 220]。对于胺碘酮来说尤其如此，它可能在组织中停留长达 1 年之久。

(1) 婴儿和儿童：对于患有先天性甲状腺功能减退症的婴儿来说，最终智力水平的决定因素是开始接受适当的甲状腺激素治疗的年龄[18, 221]。对患有先天性甲状腺功能减退症的婴儿的治疗，首先应尽快将血清 T_4 水平提高到 130nmol/L（$10\mu g/dl$）以上，并在出生后的前 3～4 年保持这一水平。这通常通过给予 $50\mu g/d$ 的初始左甲状腺素剂量来实现，按体重计算，这比成人的剂量要高，而且与婴儿体内激素的高代谢清除率一致。由于垂体反馈机制的残余重置，即使使用如此高的剂量，血清 TSH 浓度也可能不会恢复正常。然而，2 岁以后，与成人相同，TSH 水平在正常范围内是最佳治疗的指标[222]。

(2) 监测替代治疗：监测原发性甲状腺功能减退症患者甲状腺激素治疗的充分性和依从性，可以通过测量血清 TSH 轻松实现[9]。对于足够敏感的有把握测量正常范围下限的检测方法，该值应在正常范围内。在大多数第二代和第三代检测中，正常的血清 TSH 浓度在 0.5~4mU/L，在这个范围内的结果与消除原发性甲状腺功能减退症的所有临床和生化表现相关，RTH 患者除外。基于对 NHANES Ⅲ 参考组的分析[13]，有人建议 TSH 参考范围的上限为 2.5mU/L。然而，这种调整会将大量的个体确定为甲状腺功能异常，而没有明确指出 TSH 水平在这个范围内的临床意义。最近一项基于特定年龄参考范围的分析表明，没有甲状腺自身抗体的老年人，其 TSH 上限增高（>4.5mU/L）与甲状腺疾病无关[223]。在相关研究中，这种随着年龄的增长逐渐转变为较高的 TSH 水平与一些人群的极度长寿相关[224]。

治疗 6 个月后，应重新评估剂量，因为甲状腺功能恢复正常后，T_4 的代谢清除率会增加。在治疗早期阶段适当的剂量，当同一患者甲状腺功能恢复正常后，由于甲状腺激素的清除加速，剂量可能就不够了。

在正常情况下，每年血清的 TSH 水平正常就足以确保患者服用了适当的左甲状腺素剂量。如果血清 TSH 水平高于正常范围且不能用依从性差解释，则在完全达到平衡所需的 6 周后，可通过重新评估 TSH 浓度进行小幅调整，通常以 12μg 为增量。在北美，由于有多种剂量的药片可供选择，其中许多药片仅有 12μg 的差别，因而这一策略得以简化。大多数患者可以接受相同的剂量，直到他们达到 70—80 岁，因为老年人的甲状腺激素清除率下降，此时剂量可能需要下调 20%~30%。

甲状腺激素的需求在几种情况下可能会发生改变（表 13-3）。大多数情况或药物会增加接受维持治疗的患者对左甲状腺素的需求。在妊娠期间，大多数甲状腺功能减退的女性对左甲状腺素的需求量增加 25%~50%，一项前瞻性研究显示，需求量的增加发生在妊娠的前 3 个月[225]。与自身免疫性甲状腺功能减退症患者相比，甲状腺缺失的患者需要更高的剂量增加[226]。应建议计划妊娠的甲状腺缺失的患者在诊断后立即增加 30% 左右的剂量，因为需求量的变化在胚胎植入后不久就会出现[9, 113]。需求量的增加可能是由多种因素造成的，包括 T_4 结合球蛋白和 T_4 分布容积的增加，体重的增加，以及胎盘和子宫中 D_3 的增加，可能是由于雌二醇引起的 Dio3 基因转录的增加[84]。需求的增加在整个妊娠期持续存在，但在分娩后几周内恢复正常。因此，在分娩时剂量应减少到原来的孕前水平。母体 T_4 对甲状腺缺失的胎儿和正常胎儿在胎儿甲状腺功能和反馈调节成熟前的妊娠早期 3 个月至关重要[227]。母体甲状腺功能低下与胎儿流产、早产和后代智力缺陷相关[67, 113]。在使用足以使 TSH 正常化的 T_4 替代治疗的甲状腺功能减退女性见不到这些表现，这表明这些关联与母体的甲状腺激素状态直接相关。一项在有抗 TPO-Ab 和 TSH 在正常范围的孕妇中进行的随机前瞻性研究显示，左甲状腺素治疗对预防这些并发症有益[228]。

其他增加左甲状腺素需求的情况（表 13-3）[9, 80, 146] 包括由于肠道疾病引起的吸收不良、胃酸分泌受损[206]，以及左甲状腺素对共同服用的药物的吸附，如硫糖铝、氢氧化铝、碳酸钙、硫酸亚铁、洛伐他汀或各种树脂。某些药物，特别是利福平、卡马西平、苯妥英和舍曲林，通过诱导肝脏中的 CYP3A4 增加左甲状腺素的清除。给予绝经后女性的雌激素可能以同样的方式发挥作用，尽管 D_3 的增加也发挥了作用[229]。大豆蛋白和大豆异黄酮被认为可直接干扰甲状腺激素的作用，以及合成 T_4 的吸收[230]。没有证据表明大豆会干扰碘充足的正常甲状腺功能个体的甲状腺功能，而且大豆对甲状腺功能减退患者的 T_4 吸收的影响不大[230]。胺碘酮通过阻断 T_4 向 T_3 的转化，也许通过干扰 T_3- 甲状腺激素受体的结合[231]，增加左旋甲状腺素的需求。硒缺乏罕见，但由于它在 D_1 的合成中具有限速作用（图 11-2）[84]，任何显著的缺乏，如在接受限制蛋白质饮食的患者中，可能增加左甲状腺素的需求。

偶尔，在用放射性碘治疗 Graves 病或毒性结节性甲状腺肿的患者中，某种程度的甲状腺激素分泌持续存在，尽管不足以维持正常的甲状腺激素水平，但也是自主的。这类患者在服用原本被认为是替代剂量的左甲状腺素时，可能会出现 TSH 抑制的情况。这些个体的左甲状腺素剂量应该减少，直到 TSH 水平上升到正常水平，要记住 TSH 分泌在长期抑制后可能需要几个月才能恢复。由于放射性碘的延迟作用或 Graves 病本身的自然史，这种自主的 T_4 分泌可能会随着时间的推移而减少，导致随后几年左甲状腺素需求增加。相反的情况罕见，即接受放射性碘治疗的患者出现 TSH 水平升高，但经过几个月的治疗后，对这种替代的需求减少或消失。这种反应可能反映了放射前抗甲状腺药物治疗和放射对甲状腺的直接但短暂的影响对甲状腺功能的暂时性损害。在这类患者中，需要经常监测左甲状腺素的替代，以避免过度替代。

在北美，根据前面最近讨论的左甲状腺素生物等效性评估的变化，如果一个新的制剂改变了相同剂量的生物或生化效应，就应该考虑片剂左甲状腺素含量不同的可能性。尽管制剂的差异不太可能在大多数患者身上造成明显的差异，但制造商的变化带来了另一个潜在的变异来源。

表 13-3 改变左甲状腺素需求的情况

左甲状腺素需求增加	妊娠	**胃肠道疾病** • 小肠黏膜疾病（如口炎性疾病） • 空回肠旁路术和小肠切除术后 • 胃酸分泌受损（如萎缩性胃炎） • 糖尿病性腹泻
	某些药物治疗	**干扰左甲状腺素吸收的药物** • 考来烯胺 • 硫糖铝 • 氢氧化铝 • 碳酸钙 • 硫酸亚铁 **增加细胞色素 P_{450} 酶的药物** • 利福平 • 卡马西平 • 雌激素 • 苯妥英 • 舍曲林 • ?他汀类药物 **阻断 T_4 向 T_3 转化的药物** • 胺碘酮
	可能阻断脱碘酶合成的疾病	硒缺乏 肝硬化
左甲状腺素需求减少		• 年龄（≥65 岁） • 女性雄激素治疗

T_4. 甲状腺素；T_3. 三碘甲状腺原氨酸

3. 左旋甲状腺素治疗的不良反应 尽管服用过量的左甲状腺素会导致绝经后的患者加速骨质流失，但大多数权威人士认为，将甲状腺状态恢复到正常不会对骨密度产生不利影响[232]。给予过量的剂量也会增加心脏壁厚度和收缩力，在老年患者中会增加心房纤颤的风险[16, 25]。在一些患者中，尽管处方了足够的替代剂量，TSH 水平仍然升高[233]。这种反应多半是依从性差的结果。如果患者没有定期服用左甲状腺素，但在检测前一天摄入了几片药，就会出现血清 FT_4 值正常甚至升高和 TSH 水平升高的组合。血清 TSH 水平是之前几周的左甲状腺素累积剂量的最佳反映，不坚持服药的患者需要详细教育了解治疗的原理。饮食习惯的细微变化，如增加含麸皮的产品、大豆、钙或质子泵抑制剂的摄入，可能会减少左甲状腺素的吸收，识别这些变化需要仔细了解病史[80, 146, 233]。对于 TSH 水平不稳定的 T_4 替代患者，考虑到不坚持治疗或吸收不良，一个被制订的方案是通过每周监督 LT_4 的剂量和监测血清 TSH 和 FT_4 的浓度来评估这些患者[1]。对于老年患者或有已知心脏疾病的患者，使用每周一次的 LT_4 应非常谨慎。

4. 甲状腺功能恢复正常后仍有甲状腺功能减退症状的患者 在服用左甲状腺素替代治疗且血清 TSH 浓度正常的患者中，与甲状腺功能减退症一致的症状可能持续存在[234]。一项对服用左甲状腺素且 TSH 正常的甲状腺功能减退患者和对照组患者进行的调查包括可能与甲状腺激素缺乏有关的症状问题[235]。尽管两组患者中都有相当一部分报告了此类症状，但更多服用左甲状腺素的患者有这些症状。甲状腺切除术后使用甲状腺素替代的患者始终需要比术前更高的血清 T_4，以维持相同的血清 T_3 浓度[208]。添加含有 T_3 的甲状腺替代治疗仍然在这些患者被关注，但没有证据表明可以长期缓解症状[234]。此外，应教育这类患者了解甲状腺功能减退症的症状与甲状腺激素在缓解症状方面的作用之间的关系，并寻找其他原因导致的症状。

（五）甲状腺功能减退症的特殊表现

1. 亚临床甲状腺功能减退症 亚临床甲状腺功能减退症这一术语最初是用来描述低于正常水平的 FT_4，但血清 TSH 水平轻度升高的患者。这种情况的其他术语是轻度甲状腺功能减退症、早期甲状腺衰竭、临床前甲状腺功能减退症和甲状腺储备减少（表

13-2 ）。这类患者的 TSH 升高幅度不大，数值通常为 5～15mU/L，但 TSH 高于 10mU/L 的患者多有 FT_4 降低，并可能有真正的甲状腺功能减退症状。这种综合征的定义在很大程度上取决于正常 TSH 浓度的参考范围。这种综合征多见于早期桥本病患者，是一种常见的现象，发生在 7%～10% 的老年女性身上[14-16]。

一些关于甲状腺激素治疗对此类患者影响的研究采用了生理学终点（如各种血清酶的测定、收缩期间期、血脂、心理测试），结果不一[14-16]。在最谨慎的对照研究中，25%～50% 的患者的一个或另一个参数恢复了正常。一项针对老年男性亚临床甲状腺功能减退症的前瞻性随机试验显示，治疗没有任何获益[236]。在那些最初因 TSH 升高而入组的男性中，62% 的人在随后的测定中 TSH 正常，这表明在怀疑亚临床甲状腺功能减退症时重复测定 TSH 的重要性。一般来说，FT_4 和 TSH 水平正常化，但游离 T_3 在开始时通常是正常的，没有变化。在大多数但并非所有的研究中都观察到心脏指数和血脂状况有适度改善，尽管对心血管风险的获益体现在中年患者[30, 34]。一些研究显示，轻度甲状腺功能减退症与动脉粥样硬化性心脏病风险的增加相关，但其他研究没有看到这种相关性[14, 16]。除了降低胆固醇和 CRP 等危险因素外，治疗对降低动脉粥样硬化性心脏病风险的影响尚未研究。

倾向推荐左甲状腺素治疗的一个因素是发展为临床甲状腺功能减退症的可能性。从亚临床进展到临床甲状腺功能减退症（血清 TSH 升高和 FT_4 降低）的风险与血清 TSH 升高的程度和抗 TPO-Ab 的存在关系最为密切。对亚临床甲状腺功能减退症女性的前瞻性研究显示，每年的进展率为 3%～8%，初始 TSH 浓度大于 10 和抗 TPO-Ab 阳性的个体进展率更高[237]。尽管大多数人缓慢地发展为临床甲状腺功能减退症，但也有报道在数周至数月内迅速进展[238]。可能导致快速进展的因素包括年龄增长、高水平的 TPO-Ab、同时存在的全身感染或炎症，以及碘对比剂、胺碘酮和锂等药物。决定用左甲状腺素治疗还必须考虑到每天用药的费用和不便，这对一些患者来说是不能接受的，而且意外的过量用药可能会加重骨质疏松症或引起心律失常。最终，治疗的决定必须取决于对个体临床情况和患者偏好的仔细考虑。如果进行治疗试验，应仔细监测 TSH 浓度，不应降低到正常值以下。如果不进行治疗，应每隔 6～12 个月对这类患者进行临床和生化监测。

2. 代谢不足 真正甲状腺功能减退症的非特异性症状包括轻度倦怠、疲劳、轻度贫血、便秘、淡漠、畏寒、月经不调、脱发和体重增加。由于这个原因，一些有此类主诉但实验室检查结果显示甲状腺功能正常的患者被认为适合左甲状腺素治疗。对甲状腺激素治疗的反应有时是令人满意的，至少是在最初，但除非增加剂量，否则症状的改善通常会在一段时间后消失。最终，即使是更大的剂量也不能缓解症状，这就证实了这些症状并不是由甲状腺激素的缺乏引起的。

因此，对于没有甲状腺功能受损生化证据的患者，应避免甲状腺激素治疗。此外，即使在亚临床甲状腺功能减退症患者中，其症状也可能与 FT_4 的异常不相称。让患者期望通过纠正轻微的生化异常来缓解这些症状是不明智的。

3. 不明原因接受替代治疗的患者的甲状腺功能检测 医生经常会遇到正在接受左甲状腺素治疗而无法确定诊断依据的患者。可能很难记录以前的临床发现或实验室数据，以确定是否适合甲状腺激素替代治疗。如果血清 TSH 在正常范围，并且怀疑是原发性甲状腺功能减退症，评估是否需要左甲状腺素治疗的一个简单方法是将左甲状腺素改为隔日剂量或将每天剂量减少 50%，4 周后重新评估 TSH 和 FT_4。如果在此期间 TSH 浓度没有明显增加，而 FT_4 保持不变，则说明有残余的甲状腺功能存在，尽管它可能尚未完全正常。为了回答这个问题，可以停用左甲状腺素，在 4～8 周后重复验血。

如果最初的 TSH 水平被抑制，表明替代过度，则应减少左甲状腺素的剂量，直到可以检测到 TSH，然后再进行这项试验。如果怀疑是中枢性甲状腺功能减退症，必须监测 FT_4。

4. 甲状腺功能减退患者的紧急手术 一些研究对未经治疗的甲状腺功能减退症患者的围术期进行了评估。一般来说，这些患者没有被确认为甲状腺功能减退，或者尽管存在严重的甲状腺功能减退症，但不需要手术。并发症并不常见。围术期低血压、肠梗阻和中枢神经系统紊乱在甲状腺功能减退患者中更为常见，而有严重感染的患者发热次数少于甲状腺功能正常的对照者[239]。其他并发症是麻醉恢复延迟和止血异常，可能是由于获得性血管性血友病[59]。

从这些研究中可以得出结论，甲状腺功能减退患者的紧急手术不应推迟，但应严格监测此类患者的二氧化碳潴留、出血、感染和低钠血症的征象。这些表现也与治疗症状性冠状动脉疾病的甲状腺功能减退患者相关。考虑到甲状腺功能减退患者围术期并发症没有显著增加，甲状腺功能减退患者可以选择手术治疗可修复的冠状动脉病变，而不存在与甲状腺功能恢复相关的心肌梗死风险[240]。

（六）心脏疾病与甲状腺激素治疗

1. 冠状动脉疾病与甲状腺功能减退症合并存在 在许多冠状动脉疾病和原发性甲状腺功能减退症患者中，由于外周血管阻力降低和心肌功能改善，心脏功能在左甲状腺素治疗中得到改善。然而，对于已有心绞痛的患者，在使用左旋甲状腺素之前，应评估其冠状动脉病变是否可纠正，并进行适当治疗[240, 241]。回顾性研究表明，这种方法比在血管造影和血管成形术甚至冠状动脉旁路移植术（coronary artery bypass grafting，CABG）之前实施替代疗法更安全[240]。

在少数患者，病变可能无法补救，或小血管疾病严重，即使在支架或旁路移植术后，因此不能进行完全替代。这类患者必须接受最佳的抗心绞痛治疗，结合合理用量的β受体阻滞药，而且可能无法完全恢复正常甲状腺功能状态。

2. 甲状腺激素对心血管功能受损的影响 除了在合并甲状腺功能减退症和冠状动脉疾病的患者中的问题外，甲状腺激素在心肌病患者、接受冠状动脉搭桥术或其他心脏手术的患者中的潜在治疗用途也令人感兴趣[25]。正如预期的那样，晚期充血性心力衰竭患者的 T_3 水平会降低，就像任何疾病一样。在一个报道中，23 名晚期心力衰竭患者（平均射血分数为 22%）在 6h 内服用 2.7μg/kg 碘塞罗宁，心输出量增加，全身血管阻力下降，但心率或代谢率没有增加[242]。在 CABG 术后 6h 内给予 110μg 剂量的碘甲状腺原氨酸，也有类似效果[243]。

先天性心脏病术后也曾使用碘甲状腺原氨酸，心输出量改善和血管阻力降低，没有不良反应[209]。这些结果表明，在某些特定的情况下，由于碘甲状腺原氨酸具有松弛血管平滑肌的作用，它可以作为充血性心力衰竭患者的辅助治疗。

尽管大多数甲状腺激素治疗试验都使用了 T_3，但甲状腺激素类似物也被使用[25]。研究最广泛的是 3,5-二碘甲状腺丙酸，这是一种与 TRα 和 TRβ 都有低亲和力的类似物。一项 DITPA 在心力衰竭中的随机研究显示，心脏功能得到了一些改善[244]，但由于明显的代谢不良反应，包括体重下降，该研究被终止了[245]。

（七）筛查原发性甲状腺功能减退症

许多研究都涉及对甲状腺功能减退症的筛查，但仍有争议[191]。结论在很大程度上取决于对识别和治疗亚临床甲状腺功能减退症患者的有效性和经济价值的假设。专家小组对文献进行的循证医学回顾认为，没有足够的证据支持基于人群的筛查[246]。在识别风险因素（如家族史）的基础上，主张对孕妇、60 岁以上的女性和其他高危人群进行积极的"寻找病例"。然而，当采用"寻找病例"策略时，被遗漏的甲状腺功能减退症患者的比例尚不清楚。美国预防服务工作组的一份最新报告认为，目前仍没有足够的数据来推荐对非妊娠成人进行甲状腺功能减退症的人群筛查[247]。目前尚没有在亚临床甲状腺功能减退症患者中进行左甲状腺素治疗的大型、随机、前瞻性研究，以确定其益处。鉴于老年女性甲状腺功能减退症的发病率很高，而且没有明显的临床症状，在进行更广泛的研究之前，对 50 岁以上女性每隔 5 年进行一次 TSH 水平评估似乎是合理的。

第二个复杂的问题是计划妊娠的女性是否应该将筛查甲状腺功能减退症作为产前检查的一个常规部分[113]。这个问题的提出是因为妊娠不良后果的相关性越来越强，甚至与亚临床甲状腺功能减退症相关，包括婴儿的智力发育受损、胎儿流产和早产[66, 67]。妊娠期临床甲状腺功能减退症的发病率约为 2%，一些专业组织主张对所有患者进行筛查。在高危患者中进行甲状腺检测，即"寻找病例"，已被提倡，尽管一项前瞻性研究显示，约有 1/3 的孕妇有潜在的甲状腺疾病。这种检测方法会漏诊甲状腺疾病[248]。

妊娠期孤立的低甲状腺素血症，一般定义为 FT_4 处于最低的第 2.5~5 百分位数，TSH 在正常参考范围内，与一系列神经系统缺陷有关，包括智商降低、皮质体积减小、语言延迟和自闭症[67]。妊娠期间对低甲状腺素血症女性的治疗与后代认知结局的改善没有关系[249, 250]，目前不推荐常规治疗[113]。

关于检测的适当时机、是否应该测量甲状腺自身抗体、TSH 和 FT_4 的相对重要性、妊娠的三月期对正常范围的影响、干预的阈值等许多问题被提出。与后代的智力表现相比，母体亚临床甲状腺功能减退症与早产的相关性是一个更接近和明确的研究终点。早产的发病率和死亡率对新生儿很重要，这些发现可能为更有针对性的干预研究提供依据，以确定对 T_4 治疗的反应[66]。

目前看来，任何有症的自身免疫性甲状腺疾病家族史、有甲状腺功能减退症的症状或有甲状腺肿大的患者都应该在妊娠前或在妊娠后可行时尽快进行甲状腺功能异常检测。在可能的情况下，在妊娠前对已知患有甲状腺功能减退症的女性优化左甲状腺素治疗，可能是预防甲状腺功能减退症相关妊娠并发症的最有效干预措施。尽管数据还没有达到强制进行普遍筛查的阈值，但检测的简易性、相关的不良结果及已证实的干预的获益使对所有孕妇进行甲状腺检测成为合理的选择。

（八）黏液性水肿昏迷

黏液性水肿昏迷是严重的长期甲状腺功能减退症的最终阶段[251, 252]。这种状态几乎无一例外地影响到老年患者，最常发生在冬季，并与高死亡率相关。它通常伴随着体温低于正常。有记录显示体温低至 23℃。严重黏液性水肿、心动过缓和严重低血压等外部表现总是存在。如果患者反射消失，可能缺乏深部腱反射的特征性延迟。癫痫发作可能伴随着昏迷状态。尽管黏液性水肿昏迷的发病机制尚不清楚，但易发生黏液性水肿昏迷的因素包括暴露于寒冷、感染、创伤和中枢神经系统抑制剂或麻醉剂。肺泡低通气导致二氧化碳潴留和昏迷状态，以及类似于 ADH 不适当分泌时的稀释性低钠血症也可能导致该临床状态。

综上所述，黏液水肿昏迷应该很容易从临床症状中识别出来，但事实并非如此。任何原因的低体温（如低温暴露）都可能引起提示黏液性水肿的变化，包括延迟的深部肌腱反射。诊断黏液性水肿昏迷的重要性在于治疗延误会使预后恶化。因此，当考虑这一诊断时，应快速获得血清 FT_4 和 TSH。否则应根据临床情况做出诊断；在送血清进行甲状腺功能检查后，应开始治疗，而不等待延后的确证性检查结果，因为死亡率可能达到 20% 或更高。

治疗包括给予甲状腺激素和纠正相关的生理紊乱[251, 252]。由于循环缓慢和严重的代谢降低，治疗药物从肠道或皮下或肌内部位的吸收不可预测，如果可能，应静脉给药。单次静脉注射左甲状腺素 500~800μg 剂量，可补充外周激素库，并可在数小时内得以改善。此后每天静脉注射左甲状腺素 100μg。还应给予氢化可的松（5~10mg/h），因为随着代谢率的增加，可能出现相对性肾上腺皮质功能不全。

一种选择是每 12 小时静脉注射 25μg 碘甲状腺原氨酸。另一些患者单次静脉注射 200~300μg T_4 和 25μg T_3，24h 后静脉注射 25μg T_3 和 100μg T_4，然后每天 50μg T_4，直到患者恢复意识。不应给予低渗液体，因为甲状腺功能减退的患者自由水清除减少而存在水中毒的风险。可能需要高张盐水和葡萄糖缓解严重的稀释性低钠血症和偶尔出现的低血糖。

治疗的一个关键因素是通过辅助通气和控制给氧支持呼吸功能。通过胃部灌注进行内部加温可能有用，但应避免外部加温，因为它可能导致外周血管扩张而使血管塌陷。用毯子可以防止热量的进一步流失。左甲状腺素可在 24h 内使体温上升。应采取适用于昏迷患者的一般措施，如频繁翻身、防止误吸、注意大便阻塞和尿潴留等。

最后，医生应评估患者是否有并存的疾病，特别是感染、心脏疾病或脑血管疾病。尽管有明显的感染，但黏液性水肿患者可能没有发热。一旦患者能够口服药物，就应该进行口服左甲状腺素的治疗。

二、甲状腺炎

甲状腺炎是一个表示存在甲状腺炎症的术语，因此包括一大组不同的炎症性疾病。这些疾病包括：自身免疫或类自身免疫原因和病毒或病毒后疾病和感染，包括那些源于细菌和真菌的疾病；一种慢性硬化形式的甲状腺炎，被称为 Riedel 甲状腺炎（或 struma）；各种类型的不同原因，包括辐射引起的和肉芽肿性原因，如结节病，以及锂[5]。

不仅甲状腺炎的病因极为多样，其临床表现也可能多种多样，难以简单归类（表 13-4）。因此，自身免疫性甲状腺炎可能表现为甲状腺功能减退症，但患者往往在疾病开始后的很长一段时间内保持正常甲状腺功能。正常甲状腺功能的桥本病患者妊娠后，由于甲状腺炎一过性加重，产后往往会出现急性甲状腺

表 13-4　甲状腺炎的病因

- 自身免疫性甲状腺炎
- 无痛性亚急性甲状腺炎，包括产后甲状腺炎（见第 12 章）
- 疼痛性亚急性甲状腺炎（见第 12 章）
- 急性感染性甲状腺炎
- Riedel 甲状腺炎
- 放射治疗后（^{131}I 或外照射治疗）
- 结节病

毒症，随后常有一段甲状腺功能减退症时期（见第 12 章）[66]。

在非孕期患者中也观察到类似的综合征，称为无痛性亚急性甲状腺炎。它主要表现为突然起病的甲状腺毒症，没有局部疼痛，通常没有自身免疫性疾病的证据。这种疾病在一些患者中可能是病毒引起的；然而，病毒后甲状腺炎的典型表现，即被称为疼痛性亚急性甲状腺炎，其特点是甲状腺极度压痛，疼痛可放射至口咽部和耳，必须与细菌或真菌感染引起的急性感染性甲状腺炎相鉴别[253]。

因此，甲状腺炎症呈现出一种教学上的困境，因为我们必须决定是将这些实体作为一个具有炎症这一共同特征的群体来讨论，还是根据它们的主要临床效应来分类，即甲状腺毒症或甲状腺激素缺乏。我们选择了后者，并且已经讨论了自身免疫性甲状腺炎，这是导致甲状腺功能衰竭的主要原因（表 13-1）。然而，急性自身免疫性甲状腺炎患者也可能出现甲状腺毒症，如产后无痛性甲状腺炎（见第 12 章）[66]。这些患者必须与 Graves 病患者进行鉴别。此外，一些疼痛性亚急性甲状腺炎患者以甲状腺毒症为主要表现，伴有不同程度的颈部不适。由于这个原因，这种甲状腺炎综合征在第 12 章也进行了讨论，尽管这种疾病的典型表现相关的疼痛使其主要的鉴别诊断介于其与感染性甲状腺炎之间。在这种情况下，亚急性甲状腺炎也在后面被提及。

（一）急性感染性甲状腺炎

尽管甲状腺对感染有明显的抵抗力，但梨状窦的先天性异常、潜在的自身免疫性疾病或宿主的免疫功能低下可能导致甲状腺感染性疾病的发生，即急性感染性甲状腺炎[253, 254]。病因可能是任何细菌，包括葡萄球菌、肺炎球菌、沙门菌或结核分枝杆菌。此外，某些真菌的感染也有报道，包括寄生虫、念珠菌、曲霉菌和组织胞浆菌。

反复发生的儿童传染性甲状腺炎的最常见原因，特别是在左叶，是一个从梨状窦延伸到甲状腺的内瘘的结果[254]。该窦是沿着鳃后体从第五咽袋向甲状腺迁移路径的残留连接。左叶甲状腺炎占主导地位的原因是，右侧鳃后体经常萎缩，而左侧不是这样。尽管如

此，一个甲状腺完全正常的患者也可能发生细菌性甲状腺炎。这是一种极为罕见的疾病，即使是作为甲状腺直接穿刺的并发症，如细针穿刺。对于在中线感染的个体，应考虑甲状舌管持续存在。

1. 发生率　感染性甲状腺炎极为罕见，在大型三级医疗中心见到的病例不过几个。

2. 临床表现　感染性甲状腺炎的临床表现以受累叶或整个腺体的局部疼痛和压痛为主。同时伴有疼痛和吞咽困难。由于疼痛有向咽部或耳部转移的趋势，患者可能无法识别颈前的触痛。根据细菌的毒性和败血症的情况，还可能伴有发热和寒战等症状。

主要的鉴别诊断是感染性甲状腺炎和疼痛性亚急性甲状腺炎。比较这两种疾病的主要特征以做出准确的诊断是有益的（表 13-5）。总的来说，由细菌引起

表 13-5　鉴别急性感染性甲状腺炎和亚急性甲状腺炎的有用特征

	特　征	急性甲状腺炎 具有特征的百分比（%）	亚急性甲状腺炎 具有特征的百分比（%）
历史	前驱上呼吸道感染	88	17
	发热	100	54
	甲状腺毒症的症状	不常见	47
	咽喉痛	90	36
甲状腺体检	疼痛性甲状腺肿大	100	77
	左侧受累	85	非特异
	转移性甲状腺压痛	可能	27
	表面皮肤红肿	83	通常不会
试验室结果	白细胞计数增高	57	25～50
	ESR 增快（＞30mm/h）	100	85
	甲状腺激素水平异常（升高或降低）	5～10	60
	碱性磷酸酶，转氨酶增高	少见	常见
细针抽吸结果	存在化脓、细菌或真菌	约 100	0
	淋巴细胞、巨噬细胞、一些息肉、巨细胞	0	约 100
	^{123}I 摄取率低	不常见	约 100
放射学检查结果	甲状腺扫描异常	92	
	甲状腺扫描或超声有助于诊断	75	—
	镓扫描阳性	约 100	约 100
	钡餐显示瘘管	常见	0
	CT 有用	很少	非指征
临床过程	对糖皮质激素治疗有临床反应	暂时	100
	需要切开引流	85	否
	手术引流后复发	16	否
	发现梨状窦瘘管	96	否

CT. 计算机断层扫描；ESR. 红细胞沉降率

引自 DeGroot LJ, Larsen PR, Hennemann G.Acute and subacute thyroiditis. In: *The Thyroid and Its Diseases*. 6th ed.New York: Churchill Livingstone; 1996: 700.

的急性感染性甲状腺炎患者比疼痛性亚急性甲状腺炎患者病情严重得多；他们有更严重的局部压痛，而且不太可能有甲状腺毒症的实验室证据，而大约 60% 的疼痛性亚急性甲状腺炎患者都有甲状腺毒症。超声检查常能发现甲状腺内的脓肿或肿胀的征象，细针抽吸可能有助于确定病因。由于炎症为弥漫性，镓扫描将呈阳性，尤其对于患有左叶感染性甲状腺炎的儿童，钡餐显示连接梨状窦和甲状腺左叶的瘘管具有诊断意义 [254]。

偶尔，高锝酸盐扫描在显示甲状腺某一叶的正常功能时很有用，这在疼痛的亚急性甲状腺炎中很少见（亚急性甲状腺炎更常影响整个腺体）。应使用细针抽吸引流受累叶，虽然偶尔需要手术引流。如果证明有梨状窦瘘管，必须将其切除，以防止问题的复发。

应适当使用抗生素治疗致病微生物。真菌感染应得到适当的治疗，尤其因为这些个体中许多人免疫功能低下。记住地方性微生物是一个病因，因为棘球菌和锥虫病感染甲状腺都有报道。

预后良好，一般来说，甲状腺功能保留，虽然甲状腺炎后应监测甲状腺功能检查，以确定没有发生甲状腺功能衰竭。

（二）Riedel 甲状腺炎

Riedel 慢性硬化性甲状腺炎很少见，主要发生在中年女性 [155, 255, 256]。病因机制不确定，与自身免疫性甲状腺疾病的关联可能是巧合 [257]。Riedel 甲状腺炎的纤维化与 IgG$_4$ 相关的硬化性疾病在形态上有相似之处，表明这些疾病密切相关，甲状腺炎是一个更普遍的过程的最初表现 [258]。腹膜后、眼眶和纵隔纤维化及更罕见的纤维化综合征都与 Riedel 甲状腺炎有关 [259]。

症状发展隐匿，主要与邻近结构（包括气管、食管和喉返神经）的压迫有关。全身性的炎症并不常见。甲状腺中度肿大，质地坚硬，通常不对称。腺体的坚实度和对邻近结构的侵袭提示恶性肿瘤，但区域淋巴结没有肿大。体温、脉搏和白细胞计数均正常。严重的甲状腺功能减退症不常见，但确实有发生，甲状旁腺功能丧失也是如此。RAIU 可能正常或偏低。循环中的甲状腺自身抗体升高不常见，其滴度低于桥本病。

他莫昔芬 10～20mg/d（使用或不使用皮质类固醇）已成功应用于许多这样的患者，并被认为能抑制 TGFβ[155]。可能需要手术来保留气管和食管功能，尽管对他莫昔芬的反应往往排除了这种必要性。用甲状腺激素治疗可以缓解甲状腺功能减退症，但对原发过程没有影响。

（三）其他原因

目前仅有少数原因导致的甲状腺广泛性炎症被报道。其中包括 ^{131}I 治疗 Graves 病后出现的炎症，对侧甲状腺癌患者的残留甲状腺叶，以及对霍奇金或非霍奇金淋巴瘤、乳腺癌或口咽部其他病变进行外照射治疗后产生的甲状腺炎。甲状腺未分化癌可能很少伴有弥漫性甲状腺炎和甲状腺激素水平升高 [260]。一般来说，只有放射性碘诱导的甲状腺炎与疼痛相关，糖皮质激素治疗在对症治疗中可能有用。

第 14 章　弥漫性甲状腺肿、结节性甲状腺疾病和甲状腺恶性肿瘤

Nontoxic Diffuse Goiter, Nodular Thyroid Disorders, and Thyroid Malignancies

SEBASTIANO FILETTI　R. MICHAEL TUTTLE　SOPHIE LEBOULLEUX
ERlK K. ALEXANDER　著

汤　玮　孙亮亮　李　拓　石勇铨　译　　闫朝丽　校

要点

- 颈部超声已成为甲状腺患者临床评估的重要组成部分，也是低危甲状腺癌患者的常用方法。
- 形成更精确的甲状腺癌患者的风险分层模式。
- 对于低风险的甲状腺癌患者，可采用较为安全的随访策略或微创手术。
- 放射性碘消融治疗和中高危患者的辅助治疗应选择性使用。
- 关于甲状腺结节和甲状腺癌更详细的分子图谱已经实现。这有助于改进甲状腺良性或恶性结节的术前检测，并对高危甲状腺癌提供更精确的检测。
- 靶向治疗改变了转移性、分化性和甲状腺髓样癌患者的治疗方法。

本章回顾了可用于评估甲状腺结构异常的成像技术。此外，它还涉及非毒性弥漫性甲状腺肿、良性和恶性甲状腺肿瘤的治疗。第 11 章至第 13 章讨论了甲状腺肿导致的甲状腺毒症和由自身免疫性甲状腺疾病引起的其他甲状腺疾病。关于甲状腺结节和甲状腺恶性肿瘤的管理的部分主要是基于美国甲状腺协会最近提供的指南[1]。

一、甲状腺的结构和功能成像

（一）超声检查

超声是一种非侵入性技术，已成为甲状腺患者临床评估的一个组成部分[2]。高频声波由传感器发射，并在通过身体时反射，然后回波被传感器接收，传感器也作为接收器。反射声波的振幅受到声音所遇到的组织的声阻抗差异的影响。例如，充满流体的结构反映很少的回声，因此没有或很少的内部回声和清晰的边缘，固体结构反映不同数量的声音，因此有不同程度的内部回声和不太清晰的边缘，钙化结构反映几乎所有传入的声音，并产生明显的回声与后面的声影。甲状腺实质、周围的解剖结构和直径小至 2mm 的甲状腺结节都很容易被发现。彩色血流多普勒超声可以显示血管，以及评估结节性血管分布。必须在横断面和纵断面上彻底检查甲状腺。甲状腺结节患者的影像学检查和甲状腺癌随访期间还应包括对区域颈部淋巴结腔室的评估，以识别肿大的病理淋巴结[3]。正常的甲状腺实质具有均匀的中等水平回声特征，内部结构很少可辨认（图 14-1）。周围的肌肉通常表现为低回声。充满空气的中线气管形成了一个带有混响伪影的特征曲线反射面。

颈部的示意图显示了任何异常发现的位置及其特征，是对超声检查中记录的常规胶片图像的有用补充。一张带有间隔的颈部图[4]（图 14-2）可以帮助向转诊

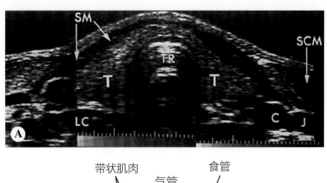

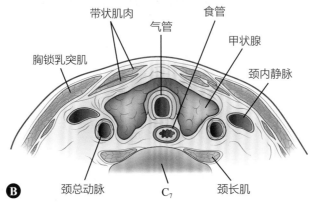

▲ 图 14-1　正常甲状腺的横断面复合超声（A）及相应的解剖图（B）

C. 颈总动脉；C₇. 第 7 颈椎；J. 颈内静脉；LC. 颈长肌；SM. 带肌；SCM. 胸锁乳突肌；T. 甲状腺；TR. 气管（引自 Rifkin MD, Charboneau JW, Laing FC. Special course: ultrasound 1991. In: Reading CC, ed. *Syllabus: Thyroid, Parathyroid, and Cervical Lymph Nodes*. Oak Brook, IL: Radiological Society of North America; 1991: 363-377.）

临床医生更清楚地沟通这些发现 [和（或）病理] 的解剖关系，并为超声医生的后续检查提供参考。

颈部超声检查在临床上对甲状腺评估的每一步都是有用的（表 14-1）。当体格检查的结果模棱两可时，它证实了有无甲状腺结节，并可能发现其他不可触及的结节。灰度和彩色多普勒超声用于评估结节的超声特征，包括大小、形状、回声（明显或轻度低回声、等回声或高回声）、边缘（不规则或光滑）、成分（囊性、实性或混合）、粗或细（显微镜下）钙化、内部血流。这种评估对于估计给定结节的癌症风险非常有用。然而，对单一超声特征的描述显示出广泛的观察者间变异性。部分是因为这个原因，美国甲状腺协会 [1] 和其他科学机构 [5-8] 已经提出了分级系统，可用于评估结节的恶性肿瘤风险（基于其超声特征），并根据其大小确定是否需要进行细针穿刺活检（fine-needle aspiration biopsy，FNAB）。2017 年，美国放射学会（American College of Radiology，ACR）[6] 发表了一个评分系统，促进甲状腺结节成像特征的系统评估，甲状腺成像报告和数据系统（Thyroid Imaging Reporting and Data System，TIRADS），该系统受 ACR 推荐的乳腺（BIRADS）和其他器官成像方法的启发。五种超声波特征进行评估和数值评分，并基于五个评分的总和，结节被分配到五个 TIRADS 类别中的一个，每个类别反映了估计的癌症风险和管理建议（通常包括

FNAB 或监测）。这些分类系统已被证明可以改善观察者间的一致性 [9]。超声也可以对区域淋巴结腔室进行全面的评估。

弹性成像评估孤立的实性甲状腺结节内的组织硬度，可能被证明是恶性肿瘤风险的有用指标（特别是在细胞学上不确定的结节中）[10]。早期的报道显示其特异度和灵敏度非常高，与结节的大小无关。最近更多的报道表明，弹性成像的癌症风险评估可能不如灰度超声 [11]，阳性预测值仅为 30%～40%[12]。这些相互矛盾的数据表明，甲状腺结节的弹性成像评价高度依赖于使用者。此外，它还需要特殊的软件包。弹性成像不能应用于部分或大部分囊性结节，在多结节性甲状腺肿中可能很难应用。

对于已知的甲状腺癌患者，超声可以用于术前和术后评估疾病的程度 [13]。因此，对于由甲状腺乳头癌引起的颈部淋巴结肿大，但腺体明显正常的患者，术前可使用超声检查发现隐匿的原发性甲状腺内病灶。所有分化型甲状腺癌或甲状腺髓样癌患者术前均应进行超声检查，以术前确定任何超声可疑区域淋巴结的解剖位置，从而制订淋巴结清扫计划 [1, 14]。有时，术前超声检查发现的难以察觉的残留癌，经超声引导的 FNAB 细胞学检查呈阳性，可在术中使用手持超声探头或术前超声引导的炭笔文身进行识别 [15]。

在滤泡细胞源性甲状腺癌（follicular cell-derived

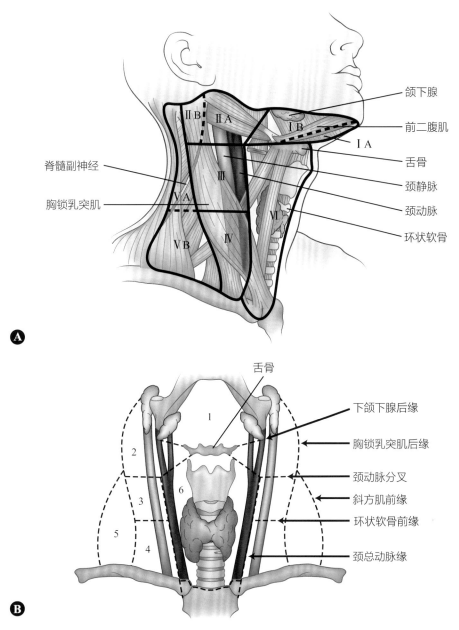

▲ 图 14-2　A. 颈部带腔室的解剖方案；B. 颈部图，源自声波图像，有助于将疾病的解剖关系传达给临床医生，并作为后续检查的参考；标准颜色用于表征任何发现

A. 经许可转载，引自 Cooper DS, Doherty GM, Haugen BR, et al. Revised management guidelines for patients with thyroid nodules and differentiated thyroid cancer. *Thyroid*.2009; 19: 1167-1214; B. 经许可转载，图片由 J. W. Charboneau, Mayo Clinic 提供

thyroid cancer，FCTC）的初始治疗后，超声（结合血清甲状腺球蛋白的测量）是发现颈部残留、复发或转移性疾病最有用的方法[3, 16, 17]。在未接受甲状腺全切除术的患者中，剩余甲状腺组织的超声表现可能是决定是否建议完成甲状腺全切除术的一个重要因素。此外，它在检测甲状腺床内复发性疾病和颈部淋巴结转移性疾病方面比颈部触诊更敏感。超声检查也是指导大多数甲状腺结节和颈部淋巴结 FNAB 的标准方式，提高了准确性并减少了没有诊断价值的标本[1]。

（二）闪烁扫描技术

通过外部闪烁扫描技术，使在甲状腺区域或其他地方定位有功能或无功能的甲状腺组织成为可能。其基本原理是，由甲状腺组织选择性积累的同位素可以通过伽马照相机检测到，并将数据转换为视觉显示。在特定区域的放射性可以被量化[18-20]。用于评价辐射剂量和放射性的测量单位定义见表 14-2。

几种放射性同位素被用于甲状腺成像。^{99m}Tc 高锝酸盐是一种单价阴离子，被甲状腺积极浓缩，但其有机结合可忽略不计，并随着其在血液中的浓度降低而

表 14-1　颈部超声检查的临床应用情况
• 颈部图（甲状腺和淋巴结区域）
• 甲状腺：大小、体积、特征
• 结节：每个结节的数量和特征，如直径、形状、回声、成分、界限、钙化的存在、血管化
• 淋巴结表现
• 随访目标：结节的数量和直径
• 引导细针穿刺活检
• 甲状腺癌的随访：甲状腺床和区域淋巴结
• 引导射频热消融和乙醇消融

表 14-2　辐射命名法：传统和国际系统单位
吸收辐射剂量 单位 Gy 和 rad 转换 1Gy=100rad=1J/kg 吸收 1rad=0.01Gy=1cGy
剂量当量辐射 单位 Sv 和 rem 转换 1Sv=100rem
放射性（或活动） 单位 Bq 和 Ci 转换 1Bq= 每秒 1 次分解 =27pCi 1mCi=37MBq 1GBq=10^3MBq=10^6kBq=10^9Bq
注意： 由于 Bq 极小，常用的 Bq 单位倍数有 kBq、MBq、GBq 然而，fffCi 非常大，因此常用的单位是 mCi、µCi、nCi 和 pCi Gy、Sv 和 Bq 是 SI 单位，rad、rem 和 Ci 是非 SI 单位

扩散出甲状腺。^{99m}Tc 的物理半衰期较短，为 6h，低摄取率，在甲状腺内的短暂停留，使得通过标准活动传递到甲状腺的辐射非常低。因此，静脉注射大于 37mBq（1mCi）的放射性可以在大约 30min 后对甲状腺进行充分的成像。

碘的两种放射性同位素已被用于甲状腺成像，^{131}I 是过去常用的治疗方法。与 ^{99m}Tc 相反，碘同位素发生有机结合。然而 ^{131}I 是一个 β 发射器，它的物理半衰期是 8.1 天，它的主伽马射线的能量很高。正因为如此，^{131}I 不适用于检测[20]。在许多方面，^{123}I 是一种理想的甲状腺成像同位素，因为它的半衰期较短（0.55 天）且没有辐射，但需额外考虑其昂贵的价格[21]。

甲状腺组织闪烁显像最重要的用途是确定相对于腺体其余部分功能增加或减少的区域（分别为热区或冷区）。几乎所有恶性结节都有功能减退，但 80%～85% 的良性结节也是无功能的。相反，功能性结节（热结节），特别是如果周围组织的功能下降或缺失，很少是恶性的。

碘的放射性扫描也可用于证明胸内肿块代表甲状腺组织并检测颈部的异位甲状腺组织。在 FCTC 患者中，全身扫描（whole-body scanning，WBS）用于检测功能性转移[22, 23]。该扫描是在给予较大放射性碘后进行的，用于诊断（1～5mCi^{131}I 或 1～5mCi^{123}I），或更常用于治疗（≥30mCi^{131}I）。这种给药必须在用内源性或外源性 TSH 进行强烈刺激后，并且在没有碘污染的情况下进行。CT 和伽马相机图像（SPECT/CT）的叠加极大提高了技术的灵敏度和特异度，以及任何摄取焦点的解剖定位[24-27]。

（三）CT

解剖结构的 CT 外观取决于所检查组织的衰减。甲状腺由于其高碘浓度，具有比周围软组织更高的衰减率。螺旋 CT 和重建算法的最新进展提高了这种方法的性能[28, 29]。

CT 无法区分良性和恶性结节，也不能提供有关结节功能状态的信息。然而，它可以非常清晰地定义大甲状腺肿的解剖范围。CT 可以提供有关胸内（胸骨下）甲状腺肿的存在和范围的有用信息。CT 表现为与甲状腺连续的胸内肿块，平扫图像衰减高，静脉注射对比剂后增强明显，均提示胸内甲状腺肿。在这种临床情况中也可以进行放射性碘扫描，但是当胸内甲状腺肿中几乎没有功能性组织时，可能会出现假阴性结果。

在侵袭性病理过程中，如甲状腺未分化癌（anaplastic thyroid carcinoma，ATC），注入对比剂的 CT 是最常推荐的一线技术，用于识别淋巴结转移并确定肿瘤与周围结构（包括血管和呼吸、消化系统）的关系[28, 29]。CT 成像在检测淋巴结转移方面不如颈部超声敏感。然而，增强 CT 可以作为超声的有用补充，用于探查纵隔和术前评估血管侵犯和气管后间隙受累情况。

无对比增强的高分辨率 CT 是检测肺部微转移最敏感的方法。由于颈部和纵隔 CT 需注入含碘对比剂，CT 应在任何放射性碘给药前至少 4 周进行[30]。

（四）MRI

由于不同组织的氢原子有不同的弛豫时间（称为 T_1 和 T_2），因此使用计算机辅助分析 T_1 加权信号和 T_2 加权信号来区分甲状腺与骨骼肌、血管或区域淋巴结。在 T_1 加权图像上，正常的甲状腺组织往往比肌肉信号略高，而肿瘤往往比正常的甲状腺组织信号更强。

MRI 不能区分良恶性结节，也不能评估功能状态。MRI 可检测到甲状腺床或区域淋巴结的复发性肿瘤。复发的特征是 T_1 加权成像上有低到中等信号的肿块，T_2 加权成像上有中等到高信号的肿块。相反，瘢痕组织或纤维组织在 T_1 加权和 T_2 加权成像上均为低信号 [28, 29]。邻近骨骼肌的肿瘤侵袭在 T_2 加权成像上呈高信号。肌肉水肿或炎症可导致相似的表现，很难与复发性肿瘤区分。

与 CT 相比，MRI 可以更好地描述是否受累呼吸道及消化道。对于 CT 显示或可疑颈部病变的患者，它通常被用作二线成像技术，以更好地从软组织中区分这些病变。在颈部下部，手术过程中呼吸道及食管的移动可能持续几分钟，可能会降低图像质量。气管和（或）食管内镜检查，无论是否有超声检查，寻找管腔内延伸的证据，对于疑似呼吸消化道侵犯的病例也有帮助。

MRI 在检测实体瘤脑转移方面优于 CT，因为它提供了更高的软组织对比度，没有骨伪影和相对较少的部分体积效应。与 MRI 一起使用的顺磁对比剂也比 CT 使用的那些产生明显更强的增强。由于这些原因，在有多个脑部病变的患者中，CT 将遗漏大约 1/5 的 MRI [31]。对于滤泡细胞癌和 MTC 的中轴骨转移病例，MRI 对于评估骨侵犯的程度是有用的，这些病例在骨闪烁成像上显示较差 [32, 33]。对于 MTC 患者，对比增强 MRI 比三期对比增强 CT 在检测肝转移方面更敏感 [33]。

（五）PET

PET 是定量的和断层的扫描，所使用的放射性核素发出一个正电子，在组织中经过几毫米的短路径后转化为一对光子。这两个光子在相反方向上运动的同步探测，允许放射性核素衰变的位置定位。

PET 正被越来越频繁地用于评估所有类型的癌症。在临床中最常用的示踪剂是葡萄糖类似物 ^{18}F-FDG。它被肿瘤细胞和良性细胞摄取，由于不能进行糖酵解，在代谢上仍然被困在肿瘤细胞内。PET 扫描仪可以拍摄与区域葡萄糖代谢相关的体内图像，具有高灵敏度和空间分辨率。CT 和 PET 图像的叠加大大提高了该技术的灵敏度和特异性，以及任何异常摄取病灶的解剖定位。任何病灶的摄取都可以被量化，最常用的参数是最大标准化摄取值（SUV_{max}）。TSH 刺激可提高 ^{18}F-FDG-PET 扫描的灵敏度 [34, 35]。

PET 扫描应仅在选定甲状腺癌患者中进行。低风险患者不太可能需要 ^{18}F-FDG-PET 扫描作为初始分期或随访的一部分。^{18}F-FDG-PET 在扫描在甲状腺癌中的 [23, 34] 应用如下：

• 在 Tg 阳性（血清 Tg 水平＞10ng/ml）且影像无其他异常的患者进行病变定位，它主要用于发现后颈部和纵隔的淋巴结转移或远处转移。在两项 Meta 分析中，^{18}F-FDG-PET/CT 对诊断持续性或复发性分化型甲状腺癌（differentiated thyroid cancer，DTC）的灵敏度明显高于单独使用 PET（分别为 93%～94%，83%～84%）[36, 37]。

• 用于间变性、低分化或 Hürthle 细胞甲状腺癌患者的初始分期和随访，以确定常规成像可能遗漏的疾病部位；在这些癌症中，FDG 摄取通常很高，而 ^{131}I 摄取很低或不摄取。

• 在已知远处转移的患者中，大转移灶中高的 FDG 摄取表明疾病特异性死亡和对 ^{131}I 治疗反应差的高风险 [38, 39]。

• 作为局部（外照射、手术切除、热消融、栓塞）或全身治疗后的疗效评估 [40]。

炎症性淋巴结、缝合线肉芽肿和肌肉活动增加是 ^{18}F-FDG-PET 假阳性的常见原因。此外，声带麻痹患者经常观察到不对称喉摄取。因此，需要细胞学或组织学的确认，才能确定 ^{18}F-FDG 阳性病变代表转移性疾病。在一些甲状腺疾病中也观察到高摄取，如桥本甲状腺炎，PET 不能用于区分甲状腺良恶性结节。由于其他原因进行的 FDG-PET 扫描发现局灶性甲状腺摄取（甲状腺偶发瘤）应进行完整的检查，包括超声和细针抽吸细胞学检查，因为这些结节中有 1/3 的结节可能被证明是恶性的 [41, 42]。在没有对比剂注射的情况下，^{18}F-FDG-PET 通常不能很好地显示肿瘤和血管或呼吸道及消化道轴位之间的关系；如有必要，可以进行其他成像技术（CT 和 MRI 加对比剂），尤其是术前检查。

PET 扫描也可以用 ^{124}I 进行（尽管这种方法目前几乎只用于研究）[13]。由于其断层扫描能力和卓越的分辨率，^{124}I-PET 比使用 ^{131}I 进行诊断和治疗 WBS 更敏感。使用 ^{18}F-DOPA 进行 PET 扫描可以有效地显示 MTC [43, 44] 的肿瘤病灶，因为 MTC 患者的 ^{18}F-FDG 摄取通常较低，因此 ^{18}F-FDG-PET 扫描在这种临床情况下很少能提供信息 [33, 45]。

二、非毒性甲状腺肿和甲状腺结节病

（一）定义

非毒性甲状腺肿的定义是任何甲状腺肿大，其特征是甲状腺组织均匀或选择性（即局限于一个或多个区域）扩张，不同于结节或肿瘤性生长。甲状腺肿可能与显性的甲状腺功能亢进症或甲状腺功能减退症相关，也可能不相关。甲状腺结节被定义为由于甲状腺细胞的局灶性生长异常而导致的甲状腺内的独立病变。

（二）甲状腺肿的流行病学

全球各地的甲状腺肿大患病率差异很大，可能取决于特定人群的碘摄入量。因此，甲状腺肿可能是地方性的，主要是由于碘缺乏。也可能是偶发的，这取决于儿童甲状腺肿患病率是大于还是小于 5%。在妊娠期，甲状腺肿大是生理上的，通常在产后消退。在成年未妊娠人群中，Framingham 调查显示甲状腺肿的患病率为 4.6%，女性占优势（女性 6.4%，男性 1.5%），而 Wickham 研究显示患病率为 3.2%（女性与男性的风险比为 6.6∶1）[46, 47]。然而，不同的变量（碘摄入量的区域差异，吸烟习惯，年龄和性别分布，以及主要用于确定甲状腺体积的方法，如触诊与超声检测）可能影响了这些数据。据报道，使用超声作为筛查方法，在未被选择的成年人群中，甲状腺肿的患病率高达 30%～50%。这一患病率在缺碘地区和老年人口中甚至更高。同样，在成人和老年尸检系列中[48]，甲状腺结节的患病率接近 50%，而在接受超声筛查的健康成人中，甲状腺结节的患病率高达 65%[49]。

（三）弥漫性甲状腺肿的病因学及病理生理学

弥漫性甲状腺肿传统上被认为是甲状腺滤泡细胞对任何影响甲状腺激素合成的因素的适应性反应。然而，这个经典的概念似乎不再包含甲状腺肿的许多方面。事实上，甲状腺肿具有多种临床、功能和形态学表现，这种异质性是否代表不同的实体仍有待澄清。此外，碘缺乏作为导致甲状腺肿的唯一因素似乎是一种过于简单化的现象。因此，并非所有缺碘地区的居民都会患有甲状腺肿；此外，在不缺碘的国家，甚至在一些碘过量的地区也观察到地方性甲状腺肿，而在一些严重缺碘的地区却没有观察到。这些发现表明，其他因素（遗传、人口和环境）可能在弥漫性和结节性甲状腺肿的发生中发挥作用，其中一些因素可能发挥协同作用。引起甲状腺肿大的多发性结节通常是由导致肿瘤生长的体细胞突变引起的。

遗传因素在甲状腺肿形成中的作用被几项证据所证实[50]，包括：①甲状腺肿大在家族内的聚集性；②同卵双胞胎甲状腺肿的一致性高于异卵双胞胎；③女性与男性的比例（地方性甲状腺肿为 1∶1，散发性甲状腺肿为 7∶1～9∶1）；④甲状腺肿大在广泛实施碘预防计划的地区持续存在。通过研究受弥漫性甲状腺肿影响的家族，研究人员已经能够检测到一些与甲状腺激素合成相关蛋白的基因异常，如编码 TG、NIS、TPO、DUOX2、pendrin（Pendred 综合征）和 TSHR 的基因突变。此外，该疾病的三个位点分别定位于染色体 14q、Xp22 和 3q26[51, 52]。虽然常染色体显性遗传已在几个家族中被证实，但其他家族可能涉及多个基因，表明甲状腺肿病因的显著遗传背景。这种复杂的遗传模式可以解释为什么在大多数非毒性甲状腺肿患者中易感基因改变仍未确定。

除了碘缺乏和遗传易感性外，各种环境因素的暴露也与甲状腺肿的产生有关[53, 54]。因此，某些内分泌干扰物被认为参与了甲状腺肿的发展，包括邻苯二甲酸酯[55, 56]、高氯酸盐、硫氰酸盐和硝酸盐，异黄酮，有机氯，以及毒品、吸烟、缺硒、胰岛素抵抗、口服避孕药、胎次和酒精[57, 58]。

长期以来，TSH 一直被认为是刺激甲状腺生长的主要刺激物，对任何损害甲状腺激素合成的因素做出反应。事实上，在罕见的具有功能性 TSH 分泌的垂体腺瘤的临床情况下，血清 TSH 浓度的增加通常会导致甲状腺肿大[59]。同样，甲状腺肿也是 Graves 病的一个典型特征，在 Graves 病中，促甲状腺免疫球蛋白（thyroid-stimulating immunoglobulin，TSI）抗体通过 TSHR 激活诱导对甲状腺组织产生刺激生长作用。此外，在抗甲状腺药物过度治疗导致 TSH 水平升高时，Graves 病过程中可能出现甲状腺肿大。此外，毒性甲状腺增生通常出现在非自身免疫性常染色体显性甲状腺功能亢进症中，这是一种与 TSHR 基因的种系激活突变相关的疾病[60]。这一临床情况进一步强调了 TSH-TSHR 系统激活在甲状腺增生发生中的作用[50]。大多数非毒性甲状腺肿患者的血清 TSH 浓度正常[53]。实验表明，在大鼠体内，碘消耗可通过正常水平的 TSH 促进甲状腺生长。因此，任何降低甲状腺内碘水平的因素都对正常浓度的 TSH 产生反应，导致甲状腺肿的逐渐发展。

更有趣的是 TSH 水平和碘供应之间的关系。事实上，即使是碘摄入量水平的微小差异也与 TSH 水平的显著变化相关；这一变化在丹麦纵向人口为基础的全国碘强化监测项目的 11 年随访（DanThyr 研究）后得到了证实[61]。复杂的 TSH 依赖性和不依赖 TSH 的通路网络促进甲状腺滤泡细胞的生长和功能，并在甲状腺肿的发生过程中发挥作用。特别是来自血液或通过自分泌或旁分泌分泌的各种生长因子，可能有助于调节甲状腺细胞的增殖和分化过程[50]。通常，在甲状腺肿形成过程的早期，微小结构和功能差异的异质性区域混杂在一起，包括了功能自主区域和局灶性出血区域。根据严格的标准对增生性结节的分析也表明，在形态学上难以区分的增生性甲状腺结节可能是单克隆或多克隆的。增生性甲状腺内的单克隆腺瘤可能反映了增生 – 瘤变疾病谱的一个进展阶段，多个体细胞突变的积累可使这个单细胞克隆呈现选择性生长优势[62]。

组织学上，甲状腺结节包含不规则增大的卷曲滤泡，其中含有胶质膨胀或由较高上皮排列的较小滤泡簇，并含有小的胶体液滴。结节往往被不完全包裹，与结节间组织分界不清，并与结节间组织融合，结节间组织的结构也发生改变。然而，一些腺体中的结节似乎是局部的，其他地方的结构明显正常。在这里，与滤泡性腺瘤的区别可能很困难，一些病理学家将胶体或腺瘤结节等术语用于此类病变。腺瘤样结节显示出与恶性病变中不同的基因表达模式。最近的数据证实，SPOP、ZNF148 和 EZH1 中不同的体细胞突变是大多数良性结节的形成和生长的原因[63]。

（四）甲状腺肿和甲状腺结节的自然转归

非毒性弥漫性甲状腺肿以女性为主。在正常的青春期，甲状腺体积似乎没有生理上的增加。因此，青春期弥漫性甲状腺肿的发展是一个病理过程，而不是一个生理过程[64]。育龄女性的一个明显的例外是妊娠，随着激素需求和产量的增加，妊娠会导致腺体的弥漫性增大。

碘的摄入量会影响结节性甲状腺肿病的自然病程。在丹瑟的随访研究中[58]结果表明，在碘补充实施11年后，1/3在基线时发现的孤立性甲状腺结节消失；有趣的是，1/5的多结节性甲状腺肿是弥漫性的。这一发现表明，碘摄入量是决定特定地区甲状腺结节发病的主要因素。调查表明，甲状腺结节化是动态的，不一定是不可逆的过程。因此，不同的碘摄入量可以解释美国和欧洲及其他国家之间流行病学甲状腺结节病的差异，美国有充足的碘供应，欧洲和其他国家以前表现出轻度至中度碘缺乏。

良性甲状腺结节的自然史，一旦被发现，如果随访时间足够长，生长就会缓慢，尽管在任何结节群体中都存在广泛异质性。平均而言，结节会缓慢生长[65, 66]，但许多结节可保持休眠数年或数十年之久[67]。当然，良性结节很少会逆行性发展，当出现结节变小时，通常与结节中囊液的再吸收相关[68]。

（五）甲状腺肿和甲状腺结节的临床表现

对于大多数患者来说，在甲状腺等浅表部位发现可触及的异常情况是令人不安的，而受影响的患者很可能会寻求医学评估。在适当的检查结束时，临床医生通常可以向患者保证甲状腺肿或结节是良性的。在多结节性甲状腺肿的背景下，自主结节或自主功能区域可能导致甲状腺激素分泌增加，进而导致亚临床或显性的甲状腺毒症。然而，该特征发生率可能较低，特别是在美国，主要与碘缺乏有关。然而，一般来说，甲状腺结节通常与甲状腺激素分泌异常无关。因此，患者不会表现出甲状腺功能障碍的临床症状，并且通常是无症状的。非毒性甲状腺肿的唯一临床特征可能是甲状腺肿大。在卫生保健系统中，横断面成像的检查范围不断扩大，大部分临床相关结节是在颈动脉超声检查或胸部、颈部或头部的 CT 和 MRI 检查中偶然发现的。这种偶然发现的结节与临床检查中发现的结节具有相同的恶性肿瘤风险。然而，在 ^{18}F-FDG-PET 上发现的新陈代谢增加的甲状腺结节是不同的，因为甲状腺结节中 ^{18}F-FDG 的离散摄取与甲状腺癌风险增加有关[69]。

大多数甲状腺结节是无症状的。然而，大结节可能移位或压迫气管、食管和颈部血管，很少伴有症状和体征，包括颈部紧绷、吞咽困难和窒息感。这些梗阻性症状可能会因所谓的 Pemberton 动作而加重（见第 11 章）。喉返神经受侵或受压导致声音嘶哑的情况很少发生，但如果出现，通常提示晚期甲状腺癌。更常见的是，囊性结节的急性出血可能会出现急性、疼痛、不对称颈部扩大，并且会加重或诱发梗阻症状[53]。

（六）甲状腺结节性疾病的临床应对

甲状腺结节通常是良性增生性（或胶质性）结节或良性滤泡性腺瘤。然而，多项回顾性研究证实，5%～15% 的临床相关结节为癌变[70, 71]。美国和大多数工业化国家的甲状腺癌发病率一直在稳步上升[72]。有争议的是，这种增加主要是由于对小的、惰性的恶性肿瘤的检测增加（和报道增加），还是代表了甲状腺癌发病率的真正增加[73-75]。在一些研究中发现了更晚期甲状腺癌的增加，这引发了一个问题，即除了简单的抽样偏差之外，其他因素也可能会影响这一发现。无论如何，由甲状腺癌引起的死亡率仍然很低[74]。

一般来说，直径大于 1～1.5cm 的甲状腺结节通常被认为与临床相关。小于这个大小的结节，即使是恶性的，也很少造成伤害，因此通常采用保守治疗。美国甲状腺协会的最新指南为如何使用超声波进行结节评估来确定推荐评估的大小截止点提供了指导[1]。

在临床相关的甲状腺结节（表 14-3）的评估中，需要详尽的病史和仔细的体格检查，辅以实验室检查、影像学检查（包括颈部超声检查），最重要的是考虑细针穿刺进行细胞学和（或）分子评估。通过这种方法，可以对恶性肿瘤风险和该恶性肿瘤的具体发病率和死亡率风险进行个体化评估。这种评估使卫生保健工作者能够根据患者的其他疾病和愿望提供适当的治疗建议。提示恶性肿瘤的历史特征包括大约 30 岁以下的年轻人[76]、男性、儿童或青少年时期有颈部外辐射史、骨髓移植的全身放疗、结节快速生长或说话、呼吸或吞咽的持续改变。很少有多发性内分泌瘤 2 型、PTEN 错构瘤肿瘤综合征（Cowden 病）、家族性腺瘤性息肉病或 Carney 复合体的家族史。一旦发现，就应该促使对家庭成员进行甲状腺评估[53]。

在体格检查中，发现一个大的、固定的、坚实的结节则会担忧恶性肿瘤的可能，特别是当发现可疑的区域淋巴结病时[3, 4]。然而，需要注意的是，大多数患者在表现时无症状，体格检查只是发现一个 1～3cm 大小的结节，无压痛，吞咽时可活动。

许多研究表明，结节的大小对恶性肿瘤发生风险的影响最小[77]。偶然发现的结节与可触及结节的癌症发病率相同。然而，对于直径大于 4cm 的结节，癌的发病率可能更高[78]。多发性结节的存在并不会降低甲状腺癌的可能性。在有多个临床相关结节的患者中，每个结节的恶性发生率下降，但下降幅度与检测到的结节数量大致成正比。因此，多发性结节患者与单发结节患者的总体癌症发病率相同。重要的是，当存在

表 14-3 恶性甲状腺结节相关的临床特征

个人史

- 年轻（20—30 岁）
- 男性
- 儿童或青春期颈部照射
- 结节快速增长
- 近期出现且长期存在的说话、呼吸或吞咽改变
- 2 型多发性内分泌瘤家族史

体格检查

- 质地较硬、固定、边界不规则的占位
- 声带麻痹或声音嘶哑
- 持续性区域淋巴结肿大

多个结节时，每个结节都必须单独评估，因为主要的（最大的）结节并不能单独代表甲状腺癌的风险[65]。

1. 甲状腺结节患者的评价 所有疑似或确诊甲状腺结节的患者都需检测血清 TSH 水平。当血清 TSH 偏低或无法检测到时，即使游离甲状腺激素水平处于正常范围内，同样提示存在毒性、自主功能结节的可能，应及时完善甲状腺核素显像。当血清 TSH 浓度升高时，即使处于正常上限，应警惕甲状腺结节恶变的风险[79, 80]。

对于血清 TSH 水平升高的患者，应测定血清 TPO-Ab 浓度，有助于排除慢性淋巴细胞性甲状腺炎（桥本甲状腺炎）。因桥本甲状腺炎的超声表现存在非均质性，可能以结节样形式出现。因此，当患者合并存在高 TPO-Ab 滴度，以及超声提示非均匀性改变时，甲状腺结节必须在超声上分离成三个独立的维度以进行评估。桥本病也可能伴有双侧但良性的淋巴结肿大。这个特点是由于这种疾病的免疫性质，不一定会引起警惕。在一些患者中，需要进行细针穿刺，以帮助区分良性和可疑疾病。

FCTC 可能会向血液中释放更多的甲状腺球蛋白。但血清 Tg 提示范围在 FCTC 和多数甲状腺良性疾病之间无明显差异。因此血清 Tg 的检测在甲状腺结节的初步诊断中没有较大意义。而一些研究人员建议对所有甲状腺结节患者常规检测血清降钙素水平以筛查 MTC 风险[81, 82]。然而，由于 MTC 的发病率超乎想象的少见，很多降钙素升高的患者经过进一步检查或甲状腺切除术，结果显示为假阳性。同时，髓样微小癌（<1cm）的临床特征不明确，因此对甲状腺结节患者初步评估中测量血清降钙素的水平既不符合卫生经济学要求，也没有太大的必要。但是，如果合并存在微钙化等高度可疑表现时，血清降钙素的检测对 MTC 的识别意义非常明确[3, 53]。在未刺激的情况下，血清降钙素水平大于 100pg/ml 时，高度提示 MTC 可能[82]。

超声检查是评价甲状腺解剖结构的最佳手段。医务人员通过超声手段可以评估腺体的形态、大小，同时也能评估甲状腺结节的癌症风险[1, 3, 5, 53]，甚至发现微小的甲状腺结节。对 1000 名正常受试者进行高分辨率甲状腺超声检查，其中 65% 的人发现甲状腺结节[49]。大量研究证明，超声可以有效地对甲状腺结节的恶性风险进行分层（图 14-3 和图 14-4）。通过风险评估，对患者进行诊断，并制订下一步的评估方案。例如，建议直径 ≥1cm 的高风险结节进行 FNA 明确性质。相比之下，低风险结节生长超过 2cm 之前可能不需要 FNA。甲状腺癌特异性最高的特征包括存在微钙化、低回声表现、浸润性或不规则边缘[83-87]。一个患者存在多个上述特征时，提示恶性风险较高。当超声发现甲状腺结节时，如果合并异常淋巴结影，尤其是单侧和下颈部淋巴结异常时，提示恶性风险可能性大。然而，除非与微钙化相结合，否则单独出现大钙化并不能预测恶性肿瘤[83, 87]。一些研究认为，纵横比 >1 的甲状腺结节（前后直径 > 横向直径）提示恶性风险增加。但该指标存在争议，因目前尚无明确证据支持癌细胞的增长模式。相比之下，纯囊性结节、海绵状实质和均匀的高回声病灶发生恶性肿瘤的风险最低[5, 49, 83, 84, 88]。

大量已有研究证实了超声检查对甲状腺结节恶性风险评估的实用性，随着超声技术的快速发展，使得包括 ATA 指南、欧洲甲状腺协会、美国临床内分泌学家协会（American Association of Clinical Endocrinologists，AACE）在内的国内外指南均推荐对所有甲状腺结节定期进行超声风险分类（TIRADS）。甲状腺结节应根据怀疑级别分为高危、中危、低危、极低危四类，因为这有助于基于临床证据的干预策略对不同结节制订管理，如是选择 FNA 还是长期随访。

高危结节主要表现为实性低回声，伴有微钙化或边缘不规则。出现上述表征的甲状腺结节恶性风险为 70%～90%。而在临床中，绝大多数结节为中危和低危结节。中危风险结节的主要表现为实性且低回声，同时不包含高危结节的相关特征。低危风险结节为实性、等回声或高回声，可伴部分囊性，同时也不应出现微钙化、边缘不规则和异常实质的相关特征。中危和低危结节的恶性风险分别约为 25% 和 10%。当高危风险或不确定性质的结节最大直径超过 1cm 时，通常建议进行 FNA；低风险结节可长期随访，直至超过 1.5cm 以上再行有创检查。极低风险结节则多为囊状或海绵状，恶性的风险非常低。出于上述原因，越来越多共识表明，最大直径超过 2cm 的结节进行有必要的 FNA 检查[88-91]。尤其是纯囊性结节很少是恶性结节，因此 FNA 并不适用。

这样的指导方针可以为临床医生提供参考依据，但仍需对每位患者进行个体化评估。某些临床因素、患者或医生的顾虑或其他发现可能会适当的影响到医

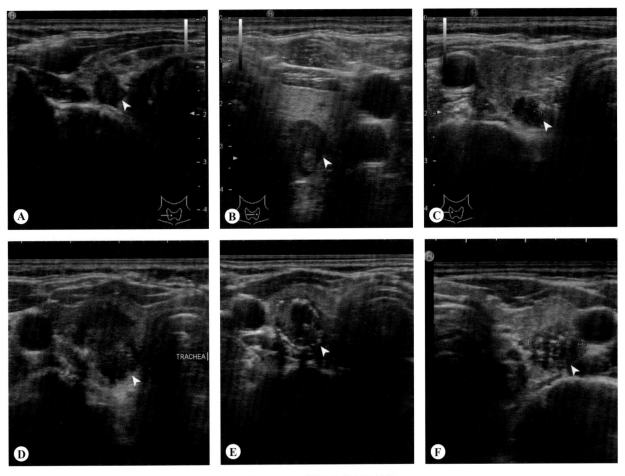

▲ 图 14-3　可疑结节的超声特征

A. 边缘不规则的明显低回声结节（与周围带状肌肉相似的回声）。B. 宽比高低回声结节。C. 标记边缘规则的强回声结节。D. 边缘浸润的低回声结节和可疑的甲状腺外延伸。E. 钙化边缘的多次中断，有挤出组织的证据（由于钙化边缘的声学阴影，回声难以解释）。F. 具有微钙化和不规则边缘的低回声实性结节。箭头表示甲状腺结节。灰度以图形方式表示超声设备可以提供的灰度阴影（改编自 Durante C, Grani G, Lamartina L, et al. The diagnosis and management of thyroid nodules: a review. *JAMA*. 2018; 319: 914-924.）

生对低风险结节进行活检，即使它小于 1cm，或者相反，选择在没有 FNA 的情况下随访高风险结节。这些都是合理的决定，因为甲状腺癌的总体风险需与患者的合并症、愿望和干预风险一起考虑。

超声弹性图（ultrasound elastography，USE）是一种通过利用压力和超声来测量组织硬度的技术。通常，结节硬度越大，恶性风险越高。USE 最初被报道为可高度预测良性和恶性疾病[92]。然而，近来试验表明，与超声评估相比，USE 的性能相对较低。

同时，颈部 CT 和 MRI 同样应用于甲状腺疾病的研究。尽管此类检查对于术前评估颈部周围的结构非常有用，但其性能通常不如甲状腺超声。此外，恶性风险特征不能像超声那样容易确定（如低回声实质或边缘不规则）。

在超声引导下 FNA 应用于临床之前，多使用 ^{131}I、^{123}I 或 ^{99m}Tc– 甲状腺闪烁扫描对腺体进行成像检查。大多数甲状腺癌在捕获和组织碘的能力低下，并在扫描中显示为同位素吸收减少的区域，称为冷结节。这一特征反映了肿瘤发生过程中 NIS 表达的早期下降[93]。不幸的是，大多数良性结节也不表现为碘浓缩。此外，并非所有 ^{99m}Tc 摄取正常或略有增加的结节都是良性的，有些结节在用放射性碘进行甲状腺扫描时表现为冷结节[15, 16]。这证实了甲状腺显像的局限性。碘扫描可以合理确定排除恶性肿瘤的唯一情况是毒性（热）腺瘤。这样的结节显示出局灶性 ^{123}I 的摄取，尽管在腺体的其余部分表现为明显抑制或缺乏摄取，但上述病变通常与抑制的血清 TSH 水平有关。它们占甲状腺结节的比例为 5%～10%，并且几乎都是良性的[53]。现在尽管甲状腺显像在评估患有多个甲状腺结节或合并正常范围下限的 TSH 水平的甲状腺结节患者中仍然很有价值，但目前临床应用比以前少得多。在这种情况下，闪烁扫描技术能很好地协助医生聚焦在非功能性结节。此外，^{18}F-FDG-PET 越来越多地应用于各种疾病的评估。虽然不推荐用于甲状腺结节的常规评估，但偶

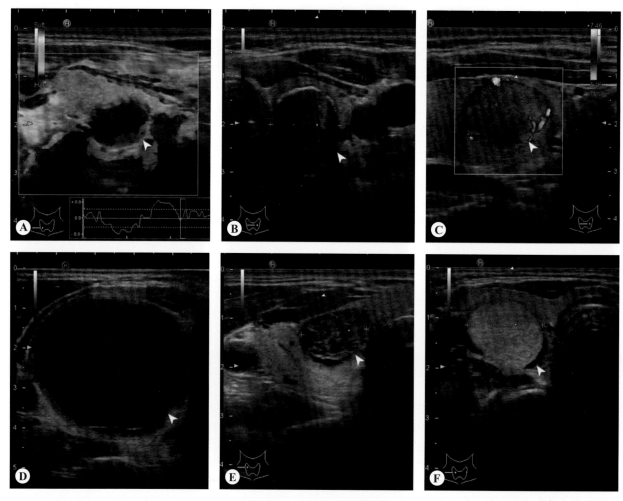

▲ 图 14-4 不确定的超声特征

A. 弹性成像中的刚度升高(红色表示软组织、蓝色硬组织和绿色中间值的刚度)；B. 完全边缘钙化；C. 结节内血管化的轻微低回声结节(平均流速转换为色标：流向传感器的流量用红色表示，而远离传感器的流量用蓝色表示)，低或极低怀疑 US 特征；D. 纯囊肿；E. 具有等回声固体成分的混合成分结节，没有任何可疑特征；F. 实性高回声结节，箭头表示甲状腺结节，灰度以图形方式表示超声设备可以提供的灰度阴影 (改编自 Durante C, Grani G, Lamartina L, et al.The diagnosis and management of thyroid nodules: a review. *JAMA*. 2018; 319: 914-924.)

发 PET 阳性结节的癌症风险为 30%~40%[33, 34, 69, 94-96]。在此类患者中，FNA 检查是必要的。尤其是弥漫性 FDG-PET 摄取最常见于桥本病患者，因此如果超声证实没有发现任何结节，则不应将其视为病理性或恶性可能。

2. 甲状腺结节细针穿刺 甲状腺结节 FNA 检查对甲状腺恶性结节的诊断效力使得所有其他检查手段均黯然失色。据报道，在碘充足地区，FNA 检查的总体灵敏度和特异度超过 90%[3, 5, 53, 87]。该技术易于执行且安全，文献中仅报道了少数并发症，并且仅引起轻微不适。然而，必须注意的是，这项检查必须保证足够的样本量：多数学者建议每个结节行 2~4 次穿刺进行样本提取。即使是临床可触及的实性结节，也需常规使用超声引导活检，并结合现场细胞学检查，以降低采样不足带来的风险 [97, 98]。一个令人满意的样品必

须包含至少五组 10~15 个保存良好的细胞。FNA 样本通常在显微镜下评估良性或恶性疾病的细胞学特征，并使用 Bethesda 分类法来报告甲状腺细胞病理学。另外，FNA 样本可以通过基于 RNA 表达的测试或单基因突变小组进行分子分析。

并不是所有的甲状腺结节都需要 FNA，许多结节可以安全随访，无须长期干预，恶变风险极小。甲状腺结节是否需要 FNA 检查的前提是细胞学结果是否会影响接下来的临床护理手段。例如，如果患者年龄和严重的合并症导致其不太可能进行手术干预，那么 FNA 是不必要的。然而，对于那些需要评估的患者，建议根据结节大小和超声特征进行 FNA。对于那些具有高风险或中等风险特征的患者，当结节大于 1cm 时，通常应考虑进行 FNA。相反，当 FNA 分别大于 1.5cm 和 2cm 时，应考虑低可疑结节和极低可疑结节。这些

指南的制订是为了确定临床相关的甲状腺癌，这些甲状腺癌从治疗干预中获益，同时避免过度诊断。

甲状腺结节 FNA 细胞学检查结果应使用 Bethesda 甲状腺细胞病理学报告系统（表 14-4）中概述的诊断类别进行报告[99]。FNA 根据特征性核变化对 PTC（Bethesda 类别：恶性）的诊断可靠准确，若由经验丰富的细胞病理学家评估，则灵敏度和特异度均接近100%。同样，良性结果应被视为高度准确。一项为期8.5 年的随访研究证实假阴性结果的低风险（1%～5%）和假阴性抽吸物的死亡风险可忽略不计[77]。然而，细胞学上不确定的结节具有恶性风险。Bethesda 分类允许在该类别中进行恶性肿瘤风险分层，范围从具有最高不确定风险（怀疑为乳头状癌）到风险较低（怀疑为滤泡性肿瘤或异型/滤泡性肿瘤及未确定意义的病变）。无论如何，可疑的 FNA 细胞学结果发现意味着被检结节可能是甲状腺恶性诊断。细胞学结果应与临床和超声特征相结合，以便进行进一步的个体评估。有时，这种不确定的细胞学发现，尤其是在 SUSP时，或与其他临床因素（如大结节大小、外观问题或吞咽困难）相结合时，可能足以证实需要手术切除的建议。

近来，一项新的诊断术语被应用于以前被归类为低危恶性肿瘤的甲状腺病变，但认为它的病程非常缓慢。此类病变已被标记为具有乳头状核特征的非侵袭性滤泡性甲状腺肿瘤（noninvasive follicular thyroid neoplasm with papillary-like nuclear features, NIFTP）[100]。此类病变无法在术前可靠诊断，并且通常具有 RAS 突变。NIFTP 病变的 FNA 细胞学检查通常显示细胞学检查被归类为意义不明的非典型性[101] 或恶性可疑[102]。越来越多在 FNA 细胞学标本中可以检测到某些微观特征，从而可以传达对 NIFTP 诊断的术前关注[101-103]。

FNA 为不确定的低风险结节（SFN/FN 或 AUS/FLUS）通常具有相对较低的恶性风险，即使是恶性结

节，通常具有较少侵袭性的癌症变体[104]。然而，这类临床经验在患者大数据人群中的可重复性很差[105]。从历史上看，通常建议对 SFN/FN 或 AUS/FLUS 细胞学发现的结节进行手术干预，尽管大多数患者术后病例提示是良性疾病。原则上这些患者的手术治疗是不必要的，但会使他们面临可能的严重的发病率、治愈机会的损失和额外的医疗费用。为了解决上述问题，甲状腺相关的特异性分子诊断测试的发现、开发和验证得到快速的长足发展。

从历史上看，半乳凝素 3 单独或与 TPO 联合免疫染色被认为是不确定结节的有价值的辅助手段[106]。BRAF、RAS、RET/PTC 和 PAX8/PPARγ 中的一系列17 个单基因致癌突变或易位首次证明了作为细胞学上不确定的甲状腺结节的有效诊断标志物的前景[107-111]。当检测到这些突变时，最初认为这些突变传达了非常高的阳性预测值，因此有望作为"规则"测试。然而，一项盲法、多中心前瞻性试验证实，全 17- 基因突变组的测试性能比之前报道的要差[110]。这些数据引发了对初始数据在临床实践中的整体可转移性的质疑，特别是应用于具有 AUS/FLUS 细胞学检查结果时[110]。

基于 DNA 突变面板数据库的更新版本，还有助于识别基因重排和拷贝数紊乱[112, 113]。使用这些更新版本，测试灵敏度和特异性都得到了提高，尽管该测试的实际使用证明低于在盲法和非盲法分析中的预期性能[114-116]。最近，报道了该测试的第三个版本的分析性能[117]。一般来说，当应用于低风险、细胞学上不确定的结节。然而，该测试的阴性预测值似乎很高[107, 111]。这种基于 DNA 的突变组最复杂的输出是在 RAS 基因中发现突变。许多人将 RAS 突变与乳头状癌相关联[118]。然而，RAS 基因突变经常在没有显示恶性转化证据的良性甲状腺结节中被发现[119, 120]。

一项诊断分子测试已经研究了使用微阵列技术的 RNA 基因表达分类器（gene expression classifier,

表 14-4 基于细针穿刺细胞学分类的恶性结节风险

细胞学外观	结果（%）	恶性（%）
不足/非诊断	5～10	囊性结节：＜5 实性结节：10～20
良性	70（53～90）	1～5
不确定	20（5～23）	
PTC 可能		60～70
FTC 可能（SFN/FN）		15～30
意义不明的非典型性（滤泡性病变）（AUS/FLUS）		10～25
恶性	5（1～10）	＞97

GEC）的效用。通过对 162 个基因的表达模式进行初步分析，开发了第一代检测方法，用于协助诊断为 SFN/FN 和 AUS/FLUS 细胞学结果的结节，以提高这类结节的敏感性和阴性预测值。同时，一项前瞻性、盲法、多中心验证试验招募了近 4000 个 SFN/FN 或 AUS/FLUS 细胞学结果的甲状腺结节[121]。良性 GEC 测试的阴性预测值分别为 94% 和 95%，其类似于良性 FNA 细胞学结果本身的发现，其阳性预测值分别为 37% 和 38%。对真实世界使用情况的随访分析证实了不同部位的差异，很大程度上受患者群体和 Bethesda 细胞学分类分布变化的影响[122]。最近的一项研究对细胞学不确定但 GEC 提示良性结节的长期随访与使用高分辨率超声对细胞学良性结节的随访进行了比较。在平均约 14 个月（持续时间长达 40 个月）内，这些组之间没有发现差异，证实 GEC 良性结节表现得像真正的良性病变[123]。最近，一些数据表明，当应用于含有大量 Hürthle 细胞的结节时[124]，GEC 表现可能较低。这种基于 RNA 表达分类器的新版本已经开发出来，称为基因测序分类器（gene sequencing classifier, GSC），表现出改进的性能。

对细胞学上无法定性的甲状腺结节的分子检测越来越得到认可，因为它能够显著改善术前癌症风险评估和修改临床护理。具体而言，大多数分子测试都显示出高灵敏度，因此具有高阴性预测值。因此，近来 GSC 的临床应用受到青睐。此外，初步的成本效益分析表明，在美国通过这种方法可以节省医疗成本[125]。基因突变组可能被证明具有更高的特异度和阳性预测值，尽管该指标的效用有限，因为半甲状腺切除术与近全甲状腺切除术的决定考虑了患者人口统计和偏好、超声检查结果和分子分析。迄今为止，还没有比较各种分子测试的面对面的前瞻性或盲法调查。

专家提议将 miRNA 检测作为单独的分子检测，用于细胞学上不确定的结节。初步数据表明这种方法具有潜力，尽管在美国进行的强有力的验证研究仍在等待中[126, 127]。因此，需要对这些测试进行进一步的前瞻性验证。除了标准 FNAB 外，使用粗针活检可以提高疑难病例的 FNA 诊断准确性，但该技术会增加医源性恶性率[128]。特别是对于囊性甲状腺结节，在超声引导下从结节边缘取样增加诊断准确性，而不是来自结节中的囊液和碎片。

非诊断性细胞学检查应提示重复超声引导下 FNA。如果可能，现场细胞学评估将有助于确保获得足够的标本进行评估[98, 129]。当超声检查结果不能给出结节的确定诊断时，应进行密切观察或考虑手术治疗[130]。尽管大多数非诊断性抽吸是由于囊性内容物，但具有持续性非诊断性抽吸物的实性结节与较高的恶性风险相关。对最初无法诊断的甲状腺结节重复 FNA 可在 60%～80% 的标本中获得足够的结果[68, 131]。

三、单纯弥漫性甲状腺肿和结节性甲状腺疾病患者的管理策略

罹患微小、无症状、单纯甲状腺肿的患者可以通过临床检查进行监测，并通过超声测量定期进行评估。事实上，甲状腺肿的生长速度是可变的，有些患者的甲状腺肿多年稳定。1 个多世纪以来，外源性补充甲状腺激素可用来缩小无毒甲状腺肿的大小。1953 年 Greer 和 Astwood 的报道中，2/3 的甲状腺肿患者在接受甲状腺治疗后会消退，尽管对其价值存在一些怀疑，但抑制性治疗得到了广泛接受[133]。对 1960—1992 年进行无毒甲状腺肿的综述表明，60% 或更多的散发性无毒甲状腺肿对抑制治疗有反应。在一项前瞻性安慰剂对照、双盲随机临床试验中，58% 的甲状腺素治疗组在 9 个月时有显著缓解（通过超声检查），而安慰剂组仅为 5%[134]。

与弥漫性无毒甲状腺肿患者相比，结节性甲状腺疾病患者对抑制性治疗的反应更差。一项 Meta 分析提示甲状腺素治疗对这类患者的益处并不显著，发现其结节缩小的相对风险仅为 1.9（95%CI 0.95～3.81）[135]。另一项多中心、随机、双盲、安慰剂对照试验则发现，在长达 18 个月的随访中，左甲状腺素组的结节缩小显著大于安慰剂组（P=0.01），以及应答者的比例（P=0.04）[136]。部分患者可能对甲状腺素抑制治疗有反应，尤其是结节较小或最近诊断出结节的年轻患者[135]。然而，甲状腺结节在停止治疗后迅速恢复至治疗前的体积。因此，维持尺寸减小可能需要持续治疗，这会带来长期风险。

与长期甲状腺素抑制治疗相关的一个主要问题是可能对骨骼和心脏产生不利影响。TSH 抑制治疗通常与不同程度的骨质流失有关，尤其是绝经后女性[137]。此外，有证据表明，左旋甲状腺素抑制治疗对心脏有害，尤其是在老年患者中的临床价值更需商榷[137]。

单纯性甲状腺肿的手术治疗从生理功能上的意义非常重要，术后多数患者出现甲状腺需求不足，即甲状腺功能减退。尽管如此，手术切除对于一些外源性补充甲状腺激素后仍存在占位效应的患者来说成为一种选择。手术包括甲状腺次全切除术或甲状腺全切除术，但 10 年内的复发率为 10%～20%[138]。7%～10% 的患者存在手术并发症，并且在甲状腺肿和甲状腺肿大的患者出现更为常见，需要再次手术。而甲状腺肿切除后用左旋甲状腺素进行预防性治疗可能不能预防甲状腺肿复发[139]。

传统上意义，131I 治疗对某些基础条件较差的老年患者或术后复发的单纯性甲状腺肿患者有意义。然而，一些研究表明，131I 对单纯性甲状腺肿进行初步治疗后甲状腺体积会进一步缩小。研究发现，甲状腺体积（通过超声检查评估）在 1 年后缩小 40%，2 年后缩小

55%，此后不会再进一步缩小，其中 60% 的缩小体积发生在治疗后 3 个月内[140]。

考虑到 131I 治疗在缩小甲状腺体积大小的价值，其也被用于治疗非自主甲状腺结节，缩小体量达 31%～60%（图 14-5）[141]。既往有人认为，应该避免用 131I 治疗大的甲状腺肿或胸骨下延伸的甲状腺肿，因为存在腺体急性肿胀和随之而来的气管压迫的风险。131I 治疗后甲状腺体积的超声研究未能证明早期体积显著增加。此外，在因单纯甲状腺肿伴胸骨下延伸而受压的患者中，MRI 显示气管偏移减少和气管管腔大小增加[140]。

因此，131I 治疗单纯弥漫性甲状腺肿或结节性甲状腺肿似乎较为有效和安全。据报道，20%～40% 的甲状腺功能减退，可能会出现短暂的甲状腺毒症和轻度疼痛[140]。定期随访是必要的，最好是通过系统的年度召回计划。使用的活性在 131I 治疗甲状腺功能亢进的范围内，因此辐射剂量相当，131I 治疗甲状腺功能亢进后导致甲状腺癌的风险与非甲状腺癌的发生率无明显差异，无须过度担心。用低剂量 rhTSH（0.01～0.03mg）刺激会增加甲状腺 131I 的摄取，因此可能允许给予较低剂量的 131I，但 rhTSH 也会增加甲状腺激素的产生，甲状腺激素的过度产生应该需要进行长期随机研究，比较手术和 131I 治疗的效果、不良反应、成本和收益[142]。

经皮乙醇局部注射（percutaneous ethanol injection，PEI）仅适用于有症状的反复发作的囊性结节[143]。在经验丰富的临床中心，当有特定的有症状结节性甲状腺肿的患者无法进行手术时，可建行激光消融、冷冻消融和射频消融，或是一般的实验性手术[144]。

四、恶性甲状腺疾病患者

甲状腺肿瘤是最常见的内分泌肿瘤。典型的高分化 FTC 患者的治疗是有效的，通常包括手术切除，然后进行药物治疗和定期监测[1, 14, 22, 145]。关于分化型甲状腺癌的初始管理已达成一定程度的共识，但许多重要的临床和生物学问题仍未得到解答。在后续的讨论中，提出了一种广泛使用的甲状腺肿瘤分类和分期方案。根据最近的共识和指南，还回顾了良性和恶性甲状腺肿瘤的主要类型的区别特征，以及分化型甲状腺癌治疗中的争议[1, 14, 22]。

（一）甲状腺癌的分类和分期

两部论著对甲状腺肿瘤的组织学分类产生了重大影响。一个来自 WHO，另一个由武装部队病理学研究所（Armed Forces Institute of Pathology，AFIP）开发[146]。WHO 分类于 2017 年更新，并在表 14-5 中进行了描述[147]。

滤泡细胞来源的甲状腺病变占所有恶性疾病 95% 以上，余大部分由 C 细胞分化的肿瘤组成。同时，具

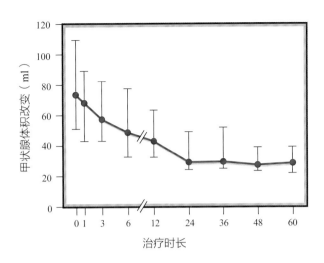

▲ 图 14-5　39 名单次给药后甲状腺功能正常的单纯结节性甲状腺疾病患者接受 131I 治疗后甲状腺体积改变的中位数变化。竖线代表四分位数

引自 Nygaard B, Hegedus L, Gervil M, et al.Radioiodine treatment of multinodular nontoxic goiter. *BMJ*. 1993; 307: 828-832.

表 14-5　甲状腺肿瘤的分类

原发性上皮肿瘤
- 滤泡细胞肿瘤
  - 良性：滤泡性腺瘤
  - 交界性滤泡性肿瘤
    - 恶性潜能不确定的滤泡性肿瘤
    - 恶性潜能未定的高分化肿瘤
    - 具有乳头状核特征的非侵袭性滤泡性肿瘤
  - 恶性：癌
    - 分化：乳头状、滤泡状、Hürthle 细胞、分化差
    - 未分化（间变性）
- C 细胞肿瘤
  - 髓样细胞癌
- 滤泡和 C 细胞肿瘤
  - 混合髓质滤泡癌

原发性非上皮肿瘤
- 恶性淋巴瘤
- 肉瘤
- 其他

继发性肿瘤

有 C 细胞和滤泡分化的混合性髓样癌和滤泡癌很罕见，并且组织发生不确定。非上皮性甲状腺肿瘤主要包括恶性淋巴瘤，可能累及甲状腺作为疾病的唯一表现或作为全身性疾病的一部分，而真正的肉瘤和恶性血管内皮瘤非常罕见。在广泛恶性肿瘤患者的尸检中，从不同的恶性肿瘤到甲状腺的血源性转移并不少见，但很少导致肉眼可见的甲状腺显著增大。

除由 WHO 和 AFIP 小组开发的甲状腺肿瘤组织

学分类外，国际癌症控制联盟（Union for International Cancer Control, UICC）和美国癌症联合委员会（American Joint Committee on Cancer，AJCC）已就甲状腺癌的分期系统达成一致[148-151]。正如 AJCC 所指出[149]："关于按疾病程度对癌症进行分类的国际协议的主要目的是提供一种方法，可以明确传递临床经验。"

AJCC-IUCC 分期系统的主要目标是预测不同类型就在的特异性生存率。它基于 TNM（肿瘤淋巴结转移）分类系统，重点关注以下方面。

(1) 原发肿瘤的范围（T）。

(2) 是否存在区域淋巴结转移（N）。

(3) 是否存在远处转移（M）。

分类可以是基于临床（cTNM），即治疗前获得的证据（通常来自 FNA 细胞学检查），或病理结果

（pTNM），即术中和手术病理数据。pTNM 分类更为实用，因可以更为明确肿瘤大小、具化癌症类型，并明确证明是否存在甲状腺外侵袭。尽管头颈部肿瘤通常完全根据解剖范围进行分期，但对于分化良好的甲状腺癌分期，需考虑包括组织学诊断和患者年龄等因素，因为它们在预测未来行为和预后方面很重要。值得注意的是，儿童甲状腺癌的复发风险很高，而 TNM 分期系统可能低估了这一风险[152]。于 2017 年出版的甲状腺癌 AJCC 分期系统（第 8 版）于 2018 年 1 月 1 日实施。表 14-6 总结 AJCC 的分类特点，并强调了自 2010 版以来两个版本的更新变化。主要变化如下。

(1) 增加了定义甲状腺癌相关死亡高风险病例的年龄阈值（>55 岁与>45 岁）。

(2) 弱化了以前有不良预后的几种情况：颈部小淋

表 14-6　TNM 评分系统

分　类	TNM 定义	
	2010 版（AJCC 第 7 版）	2017 版（AJCC 第 8 版）
原发灶（T）		
T_0	无原发肿瘤证据	无原发肿瘤证据
T_1	肿瘤≤2cm 且局限于甲状腺内 T_{1a}：≤1cm T_{1b}：>1～2cm	肿瘤≤2cm 且局限于甲状腺内 T_{1a}：≤1cm T_{1b}：>1～2cm
T_2	2cm≥肿瘤≤4cm 且局限于甲状腺内	2cm≥肿瘤≤4cm 且局限于甲状腺内
T_3	肿瘤>4cm 局限于甲状腺或任何甲状腺外扩散最小的肿瘤（如延伸至胸骨甲状腺肌或甲状腺周围软组织）	肿瘤>4cm，仅限于甲状腺或甲状腺外明显延伸，仅从任何大小的肿瘤侵入带状肌（包括胸骨舌骨肌、胸骨甲状腺、甲状腺舌骨肌、肩胛舌骨肌）
T_4	无原发肿瘤证据	无原发肿瘤证据
T_{4a}	任何大小的肿瘤或任何大小的甲状腺内未分化甲状腺癌，侵犯皮下软组织、喉、气管、食管或喉返神经的甲状腺外总延伸	任何大小的肿瘤侵犯皮下软组织、喉、气管、食管或喉返神经的总甲状腺外延伸
T_{4b}	来自任何大小的肿瘤突破甲状腺包膜，侵犯至椎前筋膜或包裹颈动脉或纵隔血管，或任何大小的未分化甲状腺癌并伴有甲状腺外延伸	来自任何大小的肿瘤突破甲状腺薄膜，侵犯至椎前筋膜或包裹颈动脉或纵隔血管
区域淋巴结（N）		
N_0	无原发肿瘤证据	无区域淋巴结转移证据
		N_{0a}：一个或多个细胞学或组织学证实的良性淋巴结 N_{0b}：无局部淋巴结转移的放射学或临床证据
N_1	存在区域淋巴结转移	存在区域淋巴结转移
N_{1a}	存在气管前和气管旁淋巴结转移，包括喉前和环状软骨淋巴结（单侧或双侧）	存在单侧或双侧气管前、气管旁、后侧 / 环状软骨或上纵隔淋巴结转移
N_{1b}	颈淋巴结或上纵隔淋巴结转移（单侧或双侧）	颈淋巴结转移（单侧或双侧）

（续表）

分 类	TNM 定义	
	2010 版（AJCC 第 7 版）	2017 版（AJCC 第 8 版）
远处转移（M）		
M_0	无远处转移	无远处转移
M_1	有远处转移	有远处转移
乳头状、滤泡状和低分化甲状腺癌的 TNM 分期		
年龄分层	<45 岁	<55 岁
I 期	任何 T，任何 N、M_0	任何 T，任何 N、M_0
II 期	任何 T，任何 N、M_1	
III 期	无	
IV 期	无	
年龄分层	≥45 岁	≥55 岁
I 期	T_1、N_0、M_0	$T_{1\sim2}$、N_0、M_0
II 期	T_2、N_0、M_0	$T_{1\sim2}$、$N_{1a\sim1b}$、M_0 或 T_3，任何 N、M_0
III 期	T_3、N_0、M_0 或 $T_{1\sim3}$、N_{1a}、M_0	T_{4a}，任何 N、M_0
IV 期		
IV A 期	$T_{1\sim3}$、N_{1b}、M_0 或 T_{4a}，任何 N、M_0	T_{4b}，任何 N、M_0
IV B 期	T_{4b}，任何 N、M_0	任何 T，任何 N、M_1
IV C 期	任何 T，任何 N、M_1	－
甲状腺髓样癌的 TNM 分期		
分类	2010 版	2017 版
I 期	T_1、N_0、M_0	T_1、N_0、M_0
II 期	$T_{2\sim3}$、N_0、M_0	$T_{2\sim3}$、N_0、M_0
III 期	$T_{1\sim3}$、N_{1a}、M_0	$T_{1\sim3}$、N_{1a}、M_0
IV A 期	$T_{1\sim3}$、N_{1b}、M_0 或 T_{4b}，任何 N、M_0	$T_{1\sim3}$、N_{1b}、M_0 或 T_{4b}，任何 N、M_0
IV B 期	T_{4b}，任何 N、M_0	T_{4b}，任何 N、M_0
IV C 期	任何 T，任何 N、M_1	任何 T，任何 N、M_1
间变性甲状腺癌的 TNM 分期		
IV A 期	T_{4a}、N_0、M_0	$T_{1\sim3a}$、N_0、M_0
IV B 期	T_{4b}，任何 N、M_0	$T_{1\sim3a}$、N_1、M_0 或 $T_{3b\sim4}$，任何 N、M_0
IV C 期	任何 T，任何 N、M_1	任何 T，任何 N、M_1

AJCC. 美国癌症联合委员会

巴结转移和显微镜下发现的甲状腺外延伸。定义高危疾病的年龄标准已从 45 岁提高到 55 岁。这种变化增加了相对年轻的患者的比例，他们的死亡风险可以仅根据有无远处转移（分别为 I 期和 II 期）来定义。至于肿瘤向甲状腺周围软组织的微观扩展，这一发现不再被认为是将肿瘤归为 T_3 的绝对指征。即使是熟练的病理学医师，在识别这种最小的甲状腺外侵袭的能力也可能存在很大差异。T_3 分类现在包括最大直径超过 4cm 的肿瘤和侵犯甲状腺周围肌肉的肿瘤（胸骨舌骨肌、甲状腺胸骨、甲状腺舌骨肌、肩胛舌骨肌）。上纵隔淋巴结转移（VII 期）现在被认为是 N_{1a} 疾病的特征，但以前仅用于存在中央颈部淋巴结病变。2017 版的更新定义间接反映了从解剖学角度区分 VI 期和 VII 期淋巴结的分层困难。甲状腺癌 I 期现在专指淋巴结转移的 T_1 或 T_2 肿瘤，而 II 期包括 T_3、N_0、M_0 肿瘤和任何具有转移性淋巴结疾病的 $T_{1\sim3}$ 肿瘤（N_{1a} 或 N_{1b}）。

迄今为止，中央淋巴结转移（N_{1a}）和其他区域转移（N_{1b}）之间的预后差异，尤其是病因特异性死亡率的不同尚未被广泛验证。事实上，持续性 / 复发性疾病的发病风险似乎与受累淋巴结的数量和大小，以及有包膜外侵袭的淋巴结数量等更密切相关。然而，在 TNM AJCC 分期系统中未将这些特征纳入考虑 [153, 154]。III 期和 IVa 期分别包括 T_{4a} 和 T_{4b} 肿瘤，无论其淋巴结情况如何。在新的第 8 版分期系统中，IVb 期包括任何有远处转移的肿瘤，而 IVc 期已完全不再使用。

对于 MTC 患者，分期方案相似，$T_1N_0M_0$ 癌为 I 期，但 $T_{2\sim3}N_0M_0$ 癌为 II 期，$T_{1\sim3}N_{1a}M_0$ 癌为 III 期，强调了淋巴结受累对预后的影响。尽管在大多数多元分析中，年龄是一个重要的独立预后指标，但 MTC 发病没有年龄差异 [155, 156]。

在 1992 版、2002 版和 2010 版的 AJCC/UICC 分类中，所有未分化癌均被视为 T_4 期肿瘤。在第 8 版（2017 年）中，未分化癌的 T 分类与分化癌的 T 分类相同。所有未分化癌均被分为 IV 期肿瘤，其中 IVA 期指的是甲状腺内肿瘤，而 IVB 期为肉眼可见甲状腺外侵袭或淋巴结转移，IVC 期为具有远处转移的未分化恶性肿瘤。

虽然 AJCC 分期系统旨在预测疾病死亡风险，但在实践中也用于预测持续性 / 复发性疾病发生的风险。专门预测术后肿瘤复发的其他分期系统，也在临床中应用。

（二）滤泡性腺瘤和具有恶性倾向的交界性甲状腺病变

滤泡性腺瘤是一种有滤泡细胞分化迹象的良性、有包膜的肿瘤 [146]。滤泡性腺瘤是最常见的甲状腺肿瘤，尸检检出率为 4%～20% [157]。此类肿瘤有清晰的纤维包膜，即在肉眼和显微镜下都是完整的，与周围实质有明确的分界和显著的结构差异。这些腺瘤大小不一，但大多数在切除时直径为 1～3cm。坏死、出血、水肿、纤维化或钙化等退行性改变是滤泡腺瘤中常见的特征，尤其在较大的腺瘤中。

根据滤泡的大小或形态，以及细胞分化程度，滤泡腺瘤可分为不同的亚型，并且每种亚型都有一致的结构模式。根据腺瘤滤泡的大小与邻近非肿瘤区域的滤泡相比，可分为微滤泡腺瘤、正常滤泡腺瘤和大滤泡腺瘤。梁状腺瘤为细胞性，由排列成致密条索的细胞柱组成，几乎无滤泡形态，很少含有胶体。透明梁状肿瘤被认为是腺瘤的一种亚型，细胞异常细长，细胞外间隙有显著透明变性 [158]。这些亚型之间的组织学差异显著，但无临床意义。进行分类的唯一实际价值是，滤泡性结节的细胞成分越多，就越应该关注血管和（或）包膜侵犯的恶性迹象 [146]。

非典型腺瘤为多细胞性和（或）异质性的，其大体和组织学表现提示有恶性肿瘤的可能性，但无侵袭性。此类肿瘤分类困难，并且病理学家之间的判读重复性差，在所有滤泡性腺瘤中所占比不到 3%。随访结果表明，该病变表现为良性。然而，肿瘤切除后不复发或不发生转移，并不能证明其实际上是良性的，因为手术切除可能中断此类肿瘤最终发生浸润和转移的自然病程。因此，将其归类为恶性程度不确定的肿瘤。对此类病变越来越深入的分子分析，将有助于更好地确定其预后和相关风险。

嗜氧或嗜酸细胞（Hürthle 细胞）腺瘤是最重要的细胞学变异亚型，主要（至少 75%）或全部由颗粒状、嗜酸性胞质的大细胞组成。超微结构上，此类细胞富含线粒体，细胞核可呈多形性，并伴有明显的核仁。尽管有人认为所有此类肿瘤都具有潜在的恶变可能，但嗜酸细胞腺瘤的生物学行为和临床病程与组织学外观和大小密切相关。如果无侵袭迹象，可预测良性结局，但较大肿瘤即使没有明显的显微镜下浸润证据，也会罕见地与后期复发或转移相关。所幸这种情况很少发生，通常良性 Hürthle 细胞腺瘤的诊断是可靠的 [159]。

部分滤泡腺瘤含有假乳头状结构，易与乳头状癌的乳头状结构相混淆。这些结构可能是局部细胞增生过度活跃所致，在具有自主功能的腺瘤中最常见。

在大多数功能亢进性滤泡腺瘤中，已发现存在 TSHR 或刺激性鸟核苷酸苷 α 亚单位的激活性点突变（图 14-6）。此类突变导致对细胞增殖的过度刺激。高功能腺瘤的基因异常将在后面的章节中详细讨论。

2017 年，WHO 引入了一个新的疾病分型，将其纳入具有交界性组织学特征的滤泡源性甲状腺肿瘤组 [100, 147, 161]。此类病变为 NIFTP。此类肿瘤为甲状腺乳头状癌的包膜型滤泡变体（follicular variants of papillary thyroid carcinoma，FVPTC），无包膜或血管浸润的证据。特有的病理过程对于确定地排除包膜或

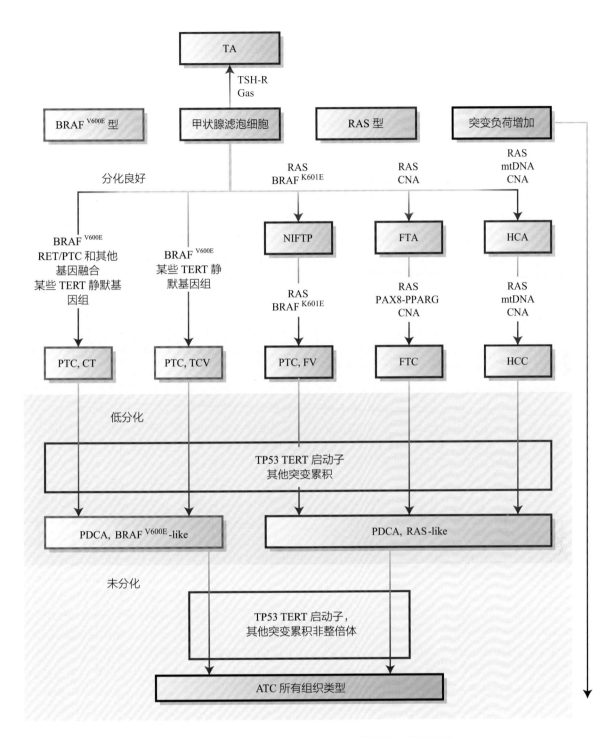

▲ 图 14-6 甲状腺癌主要基因变异亚型的发病和进展模型

良性甲状腺肿瘤（FTA 和 HCA）和分化型 TC（PTC、FTC 和 HCC）均由滤泡细胞发展而来，遵循 BRAF^{V600E} 型和 RAS 型两种不同的途径，具体取决于存在的特定驱动突变。一些分化的 TC 会累积额外的突变，并进展为临床侵袭性更强和分化程度更低的类型（PDCA 和 ATC）。ATC 是最具侵袭性的 TC 形式，具有高突变负荷、基因组不稳定性、非整倍体，以及 TP53 和 TERT 启动子高突变率。ATC. 甲状腺间变性（未分化）癌；CNA. 拷贝数改变；CT. 经典型；FTA. 甲状腺滤泡腺瘤；FTC. 甲状腺滤泡癌；FV. 滤泡变异型；HCA.Hürthle 细胞 / 嗜酸细胞腺瘤；HCC. Hürthle 细胞 / 嗜酸细胞癌；mtDNA. 线粒体脱氧核糖核酸；NIFTP. 具有乳头状核特征的非侵袭性滤泡肿瘤；PDCA. 低分化癌；PTC. 甲状腺乳头状癌；TA. 毒性腺瘤；TCV. 高细胞变异型；TSH-R. 促甲状腺激素受体（引自 Giordano TJ. Genomic hallmarks of thyroid neoplasia. *Annu Rev Pathol.* 2018; 13: 141-162.）

血管扩散是必要的。在既往被归类为低风险的 PTC 肿瘤中，NIFTP 占 18.6%。正确诊断 NIFTP 的患者中，不会发生不良事件，如不会发生与癌症相关的死亡、远处或局部转移，以及结构性或生化性复发等不良事件。因此，"癌症"一词已从这些肿瘤的定义中删除，以强调其良好的预后，从而避免过度积极的治疗和随访。这种边界性甲状腺疾病最先由国际专家小组提出，随后得到 ATA 的认可。然而，关于 NIFTP 预后良好的推测尚未得到长期前瞻性研究独立验证。重要的是，目前支持 NIFTP 分类方法的证据均来自回顾性研究，因此只有中等质量。

（三）甲状腺乳头状癌

甲状腺乳头状癌被定义为"一种有滤泡细胞分化迹象和一系列独特细胞核特征的恶性上皮肿瘤。乳头状突起、浸润或甲状腺乳头状癌细胞学特征是必备的"（WHO，2017）[146, 162]。PTC 是最常见的甲状腺恶性肿瘤，在全球范围内占分化型 FCTC 的 50%～90%[72, 163]。2017 年 WHO 分类确认了 15 种 PTC 亚型（或变体），但绝大多数 PTC 属于以下五种亚型（或变体）之一：经典型变体、滤泡型变体、弥漫性硬化型变体、包膜型变体、高细胞型变体[147]。

甲状腺乳头状微小癌（papillary thyroid microcarcinomas，PTM）或 pT_{1a} 病变被 WHO 定义为直径≤1cm 的 PTC[164, 165]。在美国，临床诊断 PTM 的报道发病率（约 1/100 000）显著低于较大 PTC 的报道发病率（约 5/1 000 000），也低于世界各地尸检发现 PTM 的报道发病率（4%～36%）[72, 146]。整个工业化世界中小 PTC 的检出率越来越高，这在很大程度上可归因于筛查计划[72-74, 166]。自 20 世纪 80 年代以来，较大甲状腺肿瘤的发病率基本保持稳定。因此，目前诊断的甲状腺癌大多数为小肿瘤，侵袭有限，预后极佳[167]。因此，必须修订其初始的治疗和随访方案，以避免过度医疗。

典型的 PTC 表现为质地坚硬、无包膜或部分包裹的肿瘤。PTC 可能出现部分坏死，有些是囊性的。坏死和高有丝分裂率与类似于低分化甲状腺癌（poorly differentiated thyroid cancer，PDTC）的侵袭行为有关[39, 168]。经典 PTC 中乳头状结构占优势，具有单层上皮细胞包绕的纤维血管内核，但常与具有特异性细胞核特征的肿瘤性滤泡混合。PTC 细胞核形态独特，具有与乳头结构相当的诊断意义。实际上，PTC 通常可以根据 FNA 材料中观察到的特征性细胞核改变而获得术前诊断：细胞核较正常滤泡细胞大，并有重叠；可能像咖啡豆一样裂开；染色质呈低密度（毛玻璃核）；界限不规则；常含有与细胞质内陷相对应的包涵体。乳头结构核心或肿瘤间质中常见沙粒小体，它们是钙化层的显微结构。

PTC 的"包膜型变体"一词用于描述典型 PTC，其周围有纤维包膜，包膜可以有或无肿瘤浸润的迹象。当肿瘤滤泡的内层细胞具有与典型 PTC 相同的核特征，并且滤泡相对乳头结构占完全优势时，该肿瘤被划分为 PTC 的滤泡型变体。除非存在广泛的血管浸润，否则包膜型 FVPTC 预后良好[146]。PTC 弥漫性硬化型变体的特征为一个或两个甲状腺叶弥漫性受累、广泛淋巴路渗透、显著纤维化和淋巴结浸润。PTC 高细胞型变体的特征是形态良好的乳头结构被 2～3 倍高的细胞覆盖。PTC 的其他罕见变体还包括柱状型细胞变体，该变体与 PTC 的其他变体不同，细胞细长，并且存在明显的核分层；PTC 的钉状型变体是近期发现的一种变异体，预后不良[169]。高细胞型和柱状型细胞变体更具侵袭性，但关于弥漫性硬化型变体的结局存在争议。

在儿童中，PTC 占新诊断病例的绝大多数，组织学亚型包括经典 PTC、存在实性/梁状变体特征（预后意义未知）、滤泡型变体和弥漫性硬化型变体。诊断时，通常存在实质性肿瘤扩展：肿瘤较大、多灶性、无包膜、具侵袭性。常见病灶突破甲状腺包膜、淋巴结转移和肺转移[152, 170, 171]。

1. 甲状腺乳头状癌的分子发病机制　几乎所有的 PTC 都是由编码 MAPK 和 PI3K/PTEN/AKT/mTOR 信号通路组分的基因突变而导致的。PTC 中最常发生突变的基因是编码一种丝-苏氨酸蛋白激酶的原癌基因 BRAF，通过 MAPK 通路调节信号转导发挥核心作用。在大多数情况下，点突变导致残基 600 处谷氨酸取代缬氨酸（p.V600E），从而激活 BRAF。这种变化存在于高达 40%～60% 的所有 PTC 中[118, 172, 173]，主要是典型 PTC 和高细胞型变体[118]。$BRAF^{V600E}$ 突变发生在肿瘤形成早期[174]，诱导去分化[175]，并促进肿瘤侵袭和进展[176]。

在 PTC 中发现的第二大类最普遍的突变涉及 RAS 基因家族，该家族编码的蛋白作为信号转导开关，调节多种细胞质信号通路[177]。尽管 RAS 同是 MAPK 和 PI3K-AKT 两类通路的经典激活因子，但与甲状腺肿瘤发生相关的 RAS 突变似乎优先激活 PI3K-AKT 通路。密码子 12、13 和 61 的错义突变导致组成型 RAS 信号转导，在 10%～30% 的 PTC 中被发现（特别是 FVPTC 和 NIFTP）[100, 179]。

在所有 PTC 中，5%～10% 存在特征性 RET 原癌基因的基因重组，该原癌基因编码具有酪氨酸激酶结构域的跨膜受体[118, 180]。这些改变是与辐射暴露（环境或治疗）相关 PTC 的特征[180]。至少有 10 种不同类型的 RET/PTC，是由 RET 的酪氨酸激酶结构域与不同基因的 5′ 部分融合而产生的。RET/PTC1 和 RET/PTC3 是最常见的类型，其次是 RET/PTC2。RET/PTC1 是由 RET 酪氨酸激酶结构域融合编码 H4（CCDC6）的基因而在染色体内重排形成的。RET/PTC2 是由 RET

酪氨酸激酶结构域融合位于 17 号染色体上编码蛋白激酶 R I α 调节亚单位的基因而在染色体间重排形成。RET/PTC3 是由 RET 酪氨酸激酶结构域融合编码 RFG（NCOA4）的基因而在染色体内重排形成的。RET/PTC3 在切尔诺贝利灾难后早期发生的侵袭性肿瘤中更常见，RET/PTC1 则见于侵袭性较低且发生较晚的典型变体肿瘤。

除了 RET/PTC 基因重排之外，PTC 还含有一系列融合基因，涉及 NRTK1[181]、NTRK3[182]、BRAF[183]、ALK[184]、FGFR2、THADA、MET、LTK[118] 和 ROS1[185]。具有致癌基因融合的 PTC 与辐射暴露密切相关，这些肿瘤通常具有独特的临床病理学特征[182]。融合（尤其是涉及 NRTK1/3 的融合）在儿童 PTC 患者中尤为常见，与侵袭性更强的疾病有关[186, 187]。总体而言，具有基因融合的成人 PTC 通常与中度复发风险相关[1]。FTC 中常见的 PAX8 和 PPARG 基因融合，也已在一小部分 PTC，尤其是 FVPTC 中报告[118, 188]。

在 8%～27% 的 PTC 中，特别是那些也含有影响 MAPK 通路的突变（如 BRAF V600E，激活性 RAS 突变）的患者中，鉴定出 TERT 启动子突变[189-192]。它们上调 TERT 的表达，从而激活端粒酶以促进细胞永生。C228T 替代是最常见的（7%），C228A 和 C250T 替代则不太常见（分别为 0.3% 和 2.1%）。TERT 突变与侵袭性临床病理特征和高复发风险相关，尤其是与 BRAF 突变共存时，表明 BRAF 和 TERT 之间存在协同作用[193]。

2014 年，在确定 PTC 基因组图谱方面取得重大进展：作为癌症基因组图谱（The Cancer Genome Atlas, TCGA）的一部分，对近 500 例成人肿瘤进行了全面的多平台分析[118]。这些肿瘤在基因组变异、基因表达、miRNA 表达、甲基化改变和蛋白质组学等方面的特征，为揭示 PTC 的基因组特征提供了新的线索，极大增强了人们对其发病机制的理解。总体而言，PTC 是相对简单的癌症，具有相当低的突变负荷（平均每兆碱基 0.41 个非同义突变），并且有少数拷贝数变异。

TCGA 研究还发现，EIF1AX 是一种新型驱动癌基因，其突变与其他 MAPK 通路突变几乎相互排斥，在 1% 的 PTC 中出现，主要发生在 FVPTC 中[118]。在 PDTC 和 ATC 中也报告了 EIF1AX 突变的发生率增加（两者均为 10%），特别是在同样存在 RAS 突变的 PTC 中[194]。RAS 和 EIF1AX 突变之间的这种关联表明，核糖体蛋白也可能对肿瘤进展有显著贡献，这使其成为一个有吸引力的潜在研究目标。

在 PTC 中也发现了 DNA 修复基因 CHEK2 和 PPMID 的突变，每种突变影响约 1% 的所有肿瘤。这些突变伴随 MAPK 通路驱动突变发生，表明它们是 PTC 肿瘤发生中的晚期基因事件，尤其是侵袭性表型的发展可能由 DNA 修复获得性缺陷触发[118]。

TCGA 数据表明，PTC 中 BRAF 突变和 RAS 突变几乎总是相互排斥的。利用这一特点建立的 BRAF V600E-RAS 基因表达评分（BRS），强调了 RAS 驱动 PTC 和 BRAF V600E 驱动 PTC 之间的显著生物学差异。在 BRS 方案中，具有 RAS 突变生物学特性的肿瘤被命名为 RAS 型肿瘤，而具有 BRAF V600E 生物学特性的肿瘤被命名为 BRAF V600E 型。BRAF V600E 突变驱动 PTC 具有强烈 BRAF V600E 型特征，即 MAPK 通路的最强激活。而与 BRAF V600E 驱动癌症相比，携带 BRAF K601E 突变的肿瘤显示出更多 RAS 型特征，MAPK 信号通路激活是有限的。有趣的是，携带 BRAF K601E 的 PTC（与携带 RAS 突变的 PTC 相似）多见于具有滤泡模式的 PTC[195-197]。而携带 BRAF 缺失突变的 PTC 也被发现具有令人惊讶的 RAS 型基因表达模式。

甲状腺分化评分（thyroid differentiation score, TDS）是根据 16 种甲状腺相关基因的表达水平建立的一种 PTC 甲状腺特异性分化评价工具。PTC 的 TDS 分类将 BRAF V600E 型 PTC 作为一个整体，其分化程度低于 RAS 型肿瘤，后者的分化评分更接近正常甲状腺组织。BRAF V600E 型和 RAS 型 PTC 独特的细胞内信号谱也在转录和蛋白表达水平上获得记录。

TCGA 数据记录的 BRAF V600E 型和 RAS 型肿瘤之间的泛基因组差异非常显著，甲状腺癌分类应进行修订以反映这些发现。一种可能的解决方案是创建一个独立于 PTC 的新疾病分类，其中包括滤泡样肿瘤（FTC、FVPTC），并强调其潜在生物学的典型 RAS 型特性。

TCGA 数据还用于识别具有独特生物学和病理学特征的 BRAF V600E 型肿瘤亚组，并由此发现 BRAF V600E 型 PTC 的分子异质性似乎比从前认为的更为显著，这可能部分解释了既往报道中 BRAF V600E 突变在 PTC 预后意义方面的矛盾发现[198]。当分析这些 PTC 的 miRNA 表达谱时，这种异质性尤其明显，已鉴定出六个不同的簇。簇 1 的特征是 miR-182-5p 和 miR-183-5p 的表达相对较高，多见 RAS 突变型肿瘤和滤泡变体。BRAF 型肿瘤由 5 个 miRNA 定义的簇组成。其中三个簇与高分化、相对非侵袭性 PTC 相关，其他两个簇与低分化肿瘤和较高复发可能性相关。簇 5 的特征是 miR-146b（3p 和 5p 异构体）和 miR-375 水平较高，miR-204-5p 水平相对较低，并且以携带 BRAF V600E 突变的经典型 PTC 为主。簇 6 出现高水平 miR-21-5p，低水平 miR-204-5p，多见高细胞变体和经典型 PTC，该簇的 BRAF V600E 突变频率最高，分化评分最低，复发风险极高。

miRNA 表达谱是否有助于区分低风险和高风险的 BRAF 型 PTC 仍有待观察，但最近的研究已取得了有希望的发现[199, 200]。除临床信息丰富的 miRNA 表达谱外，一些特定 miRNA 在甲状腺癌发生中的作用也获得实验证实。MiR-146b-5p 是目前 PTC 中研究最透彻的 miRNA 之一，与侵袭性临床病理学特征和不良结局有关[199, 201]。该 miRNA 的两种同工型均特异性抑制 PAX8 和 NIS 的表达，后两者是分化型甲状腺癌表型的重要决定因素[202]。在人甲状腺癌细胞中，对 MiR-146b 的拮抗作用已显示可恢复 NIS 介导的碘化物摄取。预测该 miRNA 还会抑制其他碘化物代谢蛋白的表达，如 DEHAL 和 DIO2 等。此外，PAX8 可通过诱导其阻遏物 miR-146b 的表达，负反馈限制自身的活性，同时抑制下游靶点 NIS、DEHAL 和 DIO2 的活性[203]。

NIS 表达也受到 miR-21-5p 的抑制[202]，该 miRNA 与 PTC 低分化和高复发率相关[118, 199]。miR-182 在 RAS 型 PTC 中占优势，预测会抑制 PAX8 和 DEHAL 表达，为 miR-375 在 BRAF 型 PTC 中更为突出，预测会抑制 DEHAL 和 NKX2.1 表达[202]。因此，甲状腺癌的 miRNA 靶向治疗可以阻断维持肿瘤细胞处于低分化状态的调节回路，可能是诱导肿瘤细胞再分化和增加碘摄取的有效新策略。

腺瘤性息肉病患者中 PTC 的发生率较高，这些患者具有实性病变、细长细胞、Cowden 病（多发性错构瘤综合征）等特殊组织学表现，表明易感基因可能在乳头状癌的发生中起作用。甲状腺癌的家族风险高于其他癌症，3%～10% 的 PTC 病例为家族性[204]；生物学行为与非家族性病例相似，或侵袭性比非家族性病例轻度升高[205]。至少有五个易感位点已被鉴定出，但尚不能解释所有的遗传性病例[206-210]。家族性甲状腺肿瘤伴细胞嗜酸症的易患基因已被定位到染色体 19q13.2，并且在一个 PTC 伴肾癌家族中，一个独立的基因已被定位到染色体 1p13.2.q22。位于染色体 9q22 的 FOXE1（TTF2）和染色体 14q 的 NKX2-1（TTF1）基因，其变体都编码甲状腺特异性转录因子，增加了甲状腺癌的风险。

2. 甲状腺乳头状癌的临床表现特点　尽管 PTC 可发生于任何年龄，但大多数发生于 30—50 岁（平均年龄 45 岁），女性受累更为常见（女性占 60%～80%）。大多数原发肿瘤直径 1～3cm，近年来小肿瘤的占比有所增加，主要是由于通过筛查发现小 PTC。PTC 发生在一侧腺叶时常为多灶性，而 20%～80%PTC 病例为双侧性，这取决于是否仔细检查甲状腺。一些研究表明，对侧 PTC 可能具有独立的克隆起源，但这一观点仍有争议[214]。初次诊断时，约 15%（5%～34%）的患者存在甲状腺外邻近软组织的浸润。切除的颈部淋巴结中，35%～50% 有受累的组织学证据（大多数病例中为显微镜下转移灶），但在 ≤17 岁的患者中，高达 90% 的患者可能有淋巴结受累[152, 170, 171, 215]。仅 1%～7% 的 PTC 患者在诊断时有远处转移[163]。上纵隔淋巴结扩散通常与广泛的颈部淋巴结受累有关。

在第 7 版 AJCC 分期系统中，大多数 PTC 分类为 TNM Ⅰ 期或 Ⅱ 期肿瘤（分别为 60% 和 22%）。随着 2018 年第 8 版实施，Ⅰ 期和 Ⅱ 期肿瘤在 PTC 中占比更大[216, 217]。新系统将所有 PTC 中不到 10% 归类为 Ⅲ 期或 Ⅳ 期，这两种分期中患者的癌症相关死亡风险很大。

3. 甲状腺乳头状癌复发和死亡的风险　PTC 初始治疗后，可能发生三种类型的肿瘤复发，包括局部复发（local recurrence，LR）、淋巴结转移（nodal metastases，NM）和远处转移（distant metastases，DM）。局部复发可定义为原发肿瘤完全手术切除后[218]，"经组织学证实发生在切除后甲状腺床、甲状腺残余组织或颈部其他邻近组织（不包括淋巴结）中的肿瘤"。图 14-7 显示了 1940—1997 年，在一家机构治疗的 2150 例 PTC 患者于局部、淋巴结和远处的 PTC 复发率。经过 20 年随访，9% 的患者发生术后 NM，而 LR 和 DM 的发生率分别为 5% 和 4%。局部复发和远处转移在 PTC 中的发生率低于 FTC（图 14-8），但术后淋巴结转移病例在 PTC 中更为常见。1990—2000 年间确诊的另一个 1020 例患者队列，其复发率仅为 1.4%，并且大多数（80%）此类复发于诊断后 5 年内发生[219]。

分化型甲状腺癌的病因特异性死亡率(cause-specific mortality, CSM）见图 14-9。PTC 的 CSM 在 5 年时为 2%，10 年时为 4%，20 年时为 5%。在致死性 PTC 患者中，20% 的死亡发生于诊断后的第 1 年，80% 的死亡发生于 10 年内。PTC 的 25 年病因特异性生存率为 95%，显著高于 MTC、Hürthle 细胞癌（Hürthle cell cancer，HCC）和 FTC，分别为 79%、71% 和 66%[163]。根据 2017 年 TNM 第 8 版分期系统，在两个大型美国注册队列 [监测、流行病学和最终结局（Surveillance, Epidemiology, and End Results，SEER）、国家癌症数据库（National Cancer Data Base，NCDB）] 中回顾性评估了生存率结局[220]。Ⅰ 期五年疾病特异性生存率（disease-specific survival，DSS）为 99.7%～96.6%，Ⅱ 期为 96.7%～88%，Ⅲ 期为 85.2%～74.3%，Ⅳ 期为 66.9%～49.5%。图 14-10 显示了根据 TNM 第 7 版和第 8 版，SEER 计划和 NCDB 数据库中甲状腺乳头状癌人群的分布。图 14-11 显示了根据 TNM 第 8 版分期系统的 DSS 率。

4. 甲状腺乳头状癌复发的预测　仅小部分（15%～25%）PTC 患者可能发生疾病复发，更少（5%）的患者会出现致死性结局。具有侵袭性病程的特殊患者往往早期复发，而罕见的死亡事件通常发生于诊断后 5～10 年[163]。多元分析已被用来识别可预测 CSM 的变量[221-223]。在所有研究中，患者年龄增长和存在甲状腺外侵袭（尤其是肉眼可见的甲状腺外侵袭）都是独立预后因素。

初始远处转移的和原发肿瘤大小也是大多数研究中的重要变量[163, 221, 223]。一些团队报道[163, 221, 222, 224]，

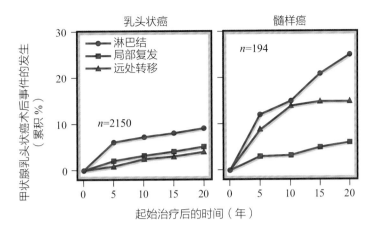

▲ 图 14-7　1940—1997 年，在梅奥诊所接受甲状腺乳头状癌或甲状腺髓样癌根治性手术后的前 20 年内，颈部淋巴结转移、局部复发和远处转移的发生

分析基于连续 2150 例 PTC（左）和 194 例 MTC（右）患者的情况，所有患者接受完全手术切除（即没有明显的残留疾病），并且在初始检查时没有远处转移

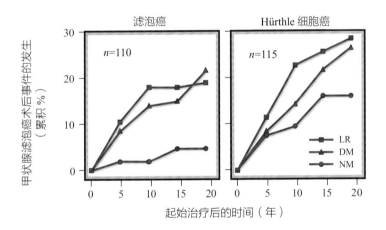

▲ 图 14-8　1940—1997 年，在梅奥诊所行甲状腺滤泡癌（FTC）或 Hürthle 细胞癌（HCC）进行根治性手术后的前 20 年内，颈部淋巴结转移（LR）、局部复发（DM）和远处转移（NM）的发生

分析基于连续 110 例 FTC 患者（左）和 115 例 HCC 患者（右）的情况，所有患者均接受了完全手术切除，并且初次检查时无远处转移

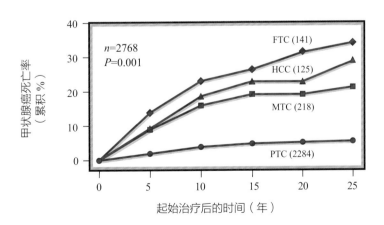

▲ 图 14-9　1940—1997 年，在梅奥诊所接受分化型甲状腺癌初始手术治疗后的前 25 年，患者累积原因特异性死亡率

分析基于 2768 例连续接受治疗患者 [2284 例甲状腺乳头状癌（PTC），141 例甲状腺滤泡癌（FTC），125 例 Hürthle 细胞癌（HCC），218 例甲状腺髓样癌（MTC）] 的情况

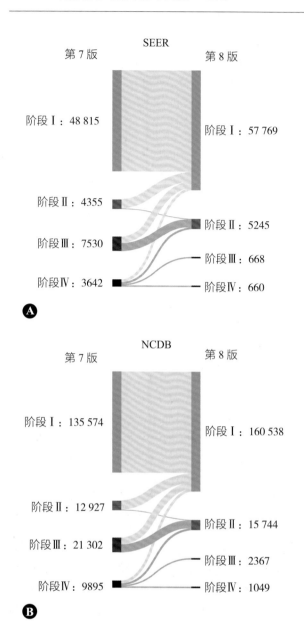

A

B

▲ 图 14-10　冲积流代表第 7～8 版 AJCC/UICC TNM 分期系统，对 SEER 计划（A）和 NCDB（B）中患者队列的重新分期。数字代表每个分期内患者的绝对人数，流线宽度与转入新分期分类的患者人数成比例

NCDB. 国家癌症数据库；SEER. 监测、流行病学和最终结局（引自 Pontius LN, Oyekunle TO, Thomas SM, et al. Projecting survival in papillary thyroid cancer:a comparison of the seventh and eighth editions of the American Joint Commission on Cancer/Union for International Cancer Control Staging Systems in two contemporary national patient cohorts. *Thyroid*. 2017; 27: 1408-1416.）

组织病理学分级（分化程度）是一个独立变量。初始肿瘤切除的完整性（术后状态）也是病死率的预测因素[221, 223]。初始颈部淋巴结转移尽管与未来淋巴结复发相关，但出人意料地不影响 CSM 率（图 14-12）[163, 223]。

基于这些重要的预后指标，已经设计了几种评分系统。每种系统都将大多数 PTC 患者（≥80%）分配

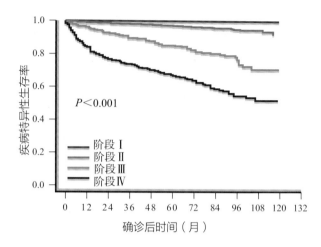

▲ 图 14-11　根据 AJCC/UICC TNM 分期第 8 版模型分期，SEER 计划中甲状腺乳头状癌患者未调整疾病特异性生存期曲线

引自 Pontius LN, Oyekunle TO, Thomas SM, et al.Projecting survival in papillary thyroid cancer:a comparison of the seventh and eighth editions of the American Joint Commission on Cancer/Union for International Cancer Control Staging Systems in two contemporary national patient cohorts. *Thyroid*. 2017; 27: 1408-1416.

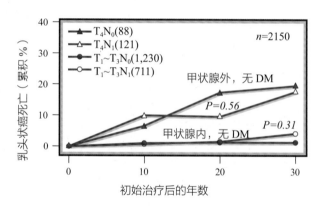

▲ 图 14-12　在 1941 例病理学 $T_{1 \sim 3}$ 的甲状腺内肿瘤（完全局限于甲状腺）患者和 209 例病理学 T_4 的甲状腺外（局部浸润）肿瘤患者中，初次手术时淋巴结转移对甲状腺乳头状癌累积死亡率无影响。所有患者都于 1940—1997 年间在梅奥诊所接受初始手术治疗

DM. 远处转移

到低风险组，25 年时 CSM 率低于 2%；将其他患者（少数）分配到高风险组，几乎所有与癌症相关的死亡都发生在这一组中。一般而言，这些系统具有与国际公认的 TNM 分期系统相当的术后事件预测能力。

根据患者年龄（A）、肿瘤分级（G）、肿瘤范围（E）（局部浸润、远处转移）和肿瘤大小（S）等四个自变量设计的 AGES 评分指数，将 PTC 患者分为不同的预后风险组。使用这一评分系统时，86% 的患者属于极低风险组（AGES 评分 4），20 年 CSM 发生率仅为 1%。

相比之下，AGES 评分为≥4 分的患者（高危；占比 14%），20 年 CSM 率为 36%。这种预后评分系统使得为 PTC 患者提供咨询和帮助制订个体化术后管理计划成为可能[223, 226]。

尽管 AGES 方案具有普遍应用的潜力，但一些中心无法纳入肿瘤分级（G）这一变量，因为其手术病理医生未能识别出较高级别的 PTC 肿瘤[225]。因此，使用候选变量设计了预测 PTC 死亡率的预后评分系统，包括原发肿瘤切除的完整性，但不包括组织学级别[223]。使用 Cox 模型分析和逐步变量选择法确定的最终预后模型 MACIS 预后评分系统，包括五个变量：转移、年龄、切除的完整性、侵袭和大小。最终评分采用的计算公式是 [3.1（年龄≤39 岁）或 0.08× 年龄（年龄≥40 岁）]+[0.3× 肿瘤大小（以厘米为单位）]+[1（如果肿瘤未完全切除）]+[1（如果局部浸润）]+[3（如果存在远处转移）]。

如图 14-13 所示，MACIS 评分系统可识别具有广泛 PTC 死亡风险的患者。MACIS 评分<6、6~6.99、7~7.99 和≥8 的患者，20 年病因特异性生存率分别为 99%、89%、56% 和 27%（P<0.0001）。当考虑累积全因死亡率时，约 85% 的 AGES 评分<4 或 MACIS 评分 6 的 PTC 患者，其死亡率没有超过对照受试者的预测死亡率[223, 226]。

需要强调的是，MACIS 评分中的 5 个变量在初次手术后很容易明确。因此，该系统可以应用于任何临床环境。MACIS 系统可用于个体化的 PTC 患者咨询，并有助于指导有关术后肿瘤监测强度和辅助放射性碘治疗适当性的决策。因为 CIS（手术切除完整性、侵袭型和大小）等变量需要手术中获得的信息，所以不应使用该系统来决定初次手术的范围[227, 228]。

对于高分化甲状腺癌患者，一个需要考虑的重要问题是甲状腺癌复发的风险高于甲状腺癌相关死亡的风险。为了解决这一影响临床诊治的重要缺陷，ATA 提出一个预测初始治疗后复发风险的分层系统[1]，当确定术后放射性碘治疗的适应证和后续随访策略时应考虑这一系统。该分层基于来自各项研究的个体因素，并发现复发风险因每个因素而持续增加（图 14-14）。到目前为止，还没有多变量分析的结果。值得注意的是，初始治疗时的患者年龄并未纳入复发风险考虑，而甲状腺癌死亡的许多其他预后因素也是复发风险的预后因素，如一些组织学特征、甲状腺肿瘤的大小、肿瘤突破甲状腺包膜的范围、淋巴结转移的存在，以及由于不完全手术切除或存在远处转移而存在残留病灶等。包膜型滤泡变体与低复发风险相关。相反，侵袭性组织学亚型、存在坏死、高有丝分裂数量和血管侵犯与高风险相关。实际上，单灶性乳头状微小癌的复发风险极低（<2%），而多灶性微乳头状癌的复发风险较高（约 4%），并且随着甲状腺肿瘤的增大而增

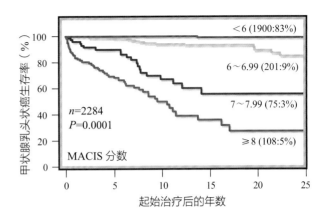

▲ 图 14-13　1940—1997 年在梅奥诊所接受初始治疗的 2284 例连续甲状腺乳头状癌（PTC）患者队列中，根据 MACIS（转移灶、年龄、切除完整性、侵袭和大小）评分，<6 分、6~6.99 分、7~7.99 分和≥8 分各组得出的病因特异性生存率。括号中的数字表示四个风险组中每一组的 PTC 患者人数和百分比

加，但对于甲状腺内 3~4cm 的肿瘤，并且未突破甲状腺包膜的患者而言，复发风险仍较低（约 5%）[229]。

甲状腺包膜外侵犯对归类为 N_0 的乳头状微小癌的预后影响较低。这种风险随着甲状腺肿瘤增大和范围扩大而增加[230-232]。最轻微淋巴结受累（即少于 3 个淋巴结转移灶，每个<2mm）与低复发风险相关。随着淋巴结转移数量增多、转移淋巴结增大和出现淋巴结外侵袭，复发风险再次增加[153, 154, 223]。因此，通常在预防性淋巴结清扫中发现的最小淋巴结受累可能对预后的影响最小，并且可能不会改变术后放射性碘治疗的指征。然而，可触及的且颈部超声检查易于发现的大淋巴结转移灶（>3cm）常为多发，与包膜外淋巴结侵犯相关，对复发具有重大预后影响，高达 40% 的患者可能发生复发。

PTC 复发的风险也与分子特征相关，BRAF 突变与大多数分期中肿瘤的较高复发风险有关[111, 234, 235]。当肿瘤中同时存在 BRAF 和 TERT 突变时，复发风险甚至更高[113, 193]。这些分子特征中的每一个都与肿瘤复发的风险相关，风险范围可以从小于 2% 到大于 40%。为了便于实际操作，可根据估计的复发风险将病例分为三组（低，<5%；中，5%~20%；高，>20%），并且根据分组指导后续治疗和随访计划（表 14-7）。

（四）甲状腺滤泡癌

WHO 将甲状腺滤泡癌定义为一种恶性上皮性肿瘤，其特征为滤泡细胞性分化，缺乏典型的 PTC 核征象[147]。该定义不包括 PTC 的滤泡型变体，通常还排除低分化癌[236]，以及罕见的髓样伴滤泡性混合癌[237]。

因此，FTC 是一种相对罕见的肿瘤，需要存在包膜、血管或邻近甲状腺侵犯才能被识别。在最初流行病学调查中，FTC 占分化型甲状腺癌的 5%~50%，并

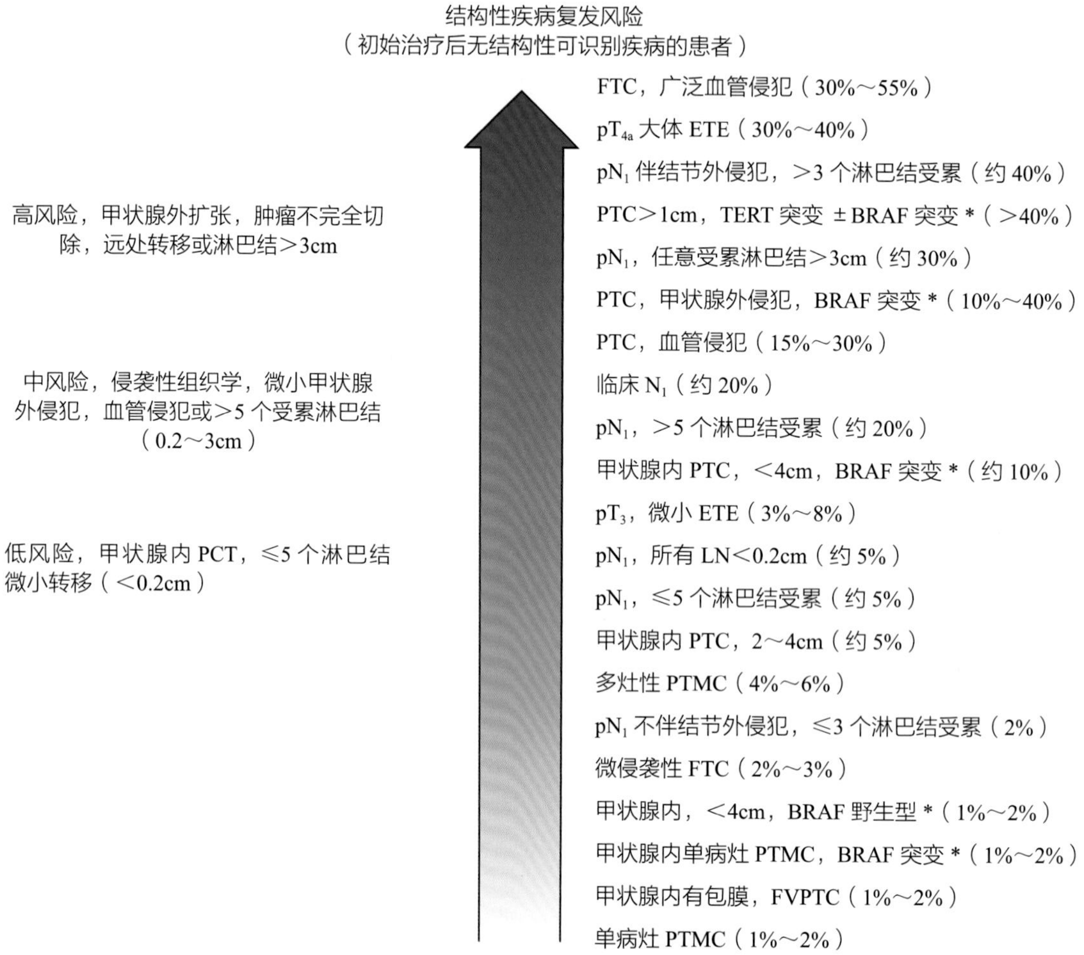

结构性疾病复发风险
（初始治疗后无结构性可识别疾病的患者）

FTC，广泛血管侵犯（30%～55%）

pT_{4a} 大体 ETE（30%～40%）

pN_1 伴结节外侵犯，>3 个淋巴结受累（约 40%）

PTC>1cm，TERT 突变 ± BRAF 突变 *（>40%）

pN_1，任意受累淋巴结>3cm（约 30%）

PTC，甲状腺外侵犯，BRAF 突变 *（10%～40%）

PTC，血管侵犯（15%～30%）

临床 N_1（约 20%）

pN_1，>5 个淋巴结受累（约 20%）

甲状腺内 PTC，<4cm，BRAF 突变 *（约 10%）

pT_3，微小 ETE（3%～8%）

pN_1，所有 LN<0.2cm（约 5%）

pN_1，≤5 个淋巴结受累（约 5%）

甲状腺内 PTC，2～4cm（约 5%）

多灶性 PTMC（4%～6%）

pN_1 不伴结节外侵犯，≤3 个淋巴结受累（2%）

微侵袭性 FTC（2%～3%）

甲状腺内，<4cm，BRAF 野生型 *（1%～2%）

甲状腺内单病灶 PTMC，BRAF 突变 *（1%～2%）

甲状腺内有包膜，FVPTC（1%～2%）

单病灶 PTMC（1%～2%）

高风险，甲状腺外扩张，肿瘤不完全切除，远处转移或淋巴结>3cm

中风险，侵袭性组织学，微小甲状腺外侵犯，血管侵犯或>5 个受累淋巴结（0.2～3cm）

低风险，甲状腺内 PCT，≤5 个淋巴结微小转移（<0.2cm）

▲ 图 14-14　分化型甲状腺癌复发风险

DTC. 分化型甲状腺癌；ETE. 甲状腺外侵犯；FTC. 甲状腺滤泡癌；FVPTC. 滤泡型甲状腺乳头状癌；PTC. 甲状腺乳头状癌；PTMC. 甲状腺乳头状微小癌（引自 Haugen BR, Alexander EK, Bible KC, et al. 2015 American Thyroid Association management guidelines for adult patients with thyroid nodules and differentiated thyroid cancer:the American Thyroid Association guidelines task force on thyroid nodules and differentiated thyroid cancer. *Thyroid*. 2016; 26:1-133. ）

且在缺碘地区更为常见 [238]。诊断标准的改变，以及膳食补碘相关 PTC 发病率的增加，降低了 FTC 的诊出率。1980—2009 年 SEER 计划的数据显示，FTC 的发病率（1.19 例 /10 万女性年，0.55 例 /10 万男性年）明显低于 PTC（9.21 例 /10 万女性年，3.10 例 /10 万男性年）。

显微镜下，FTC 表现为从形态良好的滤泡到以实体生长为主的模式等多种外观 [146]。可能出现形态不良的滤泡和非典型模式（如筛状），并且多种架构类型可以共存。根据侵袭程度，FTC 的最佳分类方式为三类：①微浸润或有包膜型；②包裹性血管浸润型；③广泛浸润型。微浸润 FTC 是一种有包膜的肿瘤，其生长模式类似于小梁状，或实性微滤泡状，或非典型腺瘤。恶性肿瘤的诊断取决于包膜浸润的表现。因此，侵袭的标准必须是严格的 [146, 147]。包膜中断必须涉及全层才符合包膜侵犯的条件。仅穿透内半部分或包膜内的肿

瘤细胞不符合 FTC 诊断条件。包膜浸润性病灶必须与 FNA 导致的包膜中断作区分，首字母缩略词 WHAFFT（worrisome histologic alterations following FNA of the thyroid，即甲状腺 FNA 后令人担忧的组织学改变）适用于后者改变 [240]。为了区分微浸润 FTC 和滤泡性腺瘤，可能需要进行广泛的组织学采样，而病理学家区别这两种疾病的能力差异很大 [241]。这些肿瘤恶性程度的判读可能很困难，并且在病理学家之间可重复性低，而针对标志物，如 TPO、半乳糖凝集素 3 或 HMBE1 进行免疫组化检测可能有助于确诊 [106]，但当出现可疑发现时，这些技术未能可靠地提高诊断准确性。使用微阵列技术的全基因表达研究，以及最近使用的基因分类器或基因突变组学研究可能有助于区分恶性和良性滤泡性肿瘤 [242]。

具有血管侵袭性的微浸润 FTC（部分作者将包膜性血管浸润型定义为中度侵袭）也必须与仅具有包膜

表 14–7　2015 年美国甲状腺协会风险分层系统	
ATA 低风险	• 甲状腺乳头状癌（伴有下列所有情况） – 所有肉眼可见的肿瘤已切除 – 局部组织或结构无肿瘤浸润 – 肿瘤无侵袭性组织学表现（如高细胞、钉状变异、柱状细胞癌） – 如果给予 ^{131}I，则第一次治疗后全身 RAI 扫描显示甲状腺床外无放射性碘摄取转移灶 – 无血管侵犯 – 临床 N_0 或≤5 个病理性 N_1 微转移（最大直径<0.2cm） – 甲状腺内乳头状癌包膜型滤泡变体 • 甲状腺内的高分化甲状腺滤泡癌，伴包膜侵犯，无或轻微（<4 个病灶）血管浸润 • 甲状腺内乳头状微小癌，单发或多发，包括 BRAF ^{V600E} 突变（如已知）
ATA 中风险	• 显微镜下肿瘤向甲状腺周围软组织侵袭 • 治疗后第一次全身 RAI 扫描发现颈部放射性碘摄取转移灶 • 侵袭性组织学（如高细胞变体、钉状变体、柱状细胞癌） • 甲状腺乳头状癌伴血管浸润 • 临床 N_1 或>5 个病理性 N_1，并且所有受累淋巴结最大直径<3cm • 多灶性乳头状微小癌伴甲状腺外扩散，伴 BRAF ^{V600E} 突变（如已知）
ATA 高风险	• 肉眼可见肿瘤侵入甲状腺周围软组织（大体标本甲状腺外扩散） • 不完全肿瘤切除术 • 远处转移 • 术后血清甲状腺球蛋白提示远处转移 • 任何转移性淋巴结最大直径≥3cm 的病理 N_1 期 • 甲状腺滤泡癌伴广泛血管浸润（>4 个血管浸润灶）

ATA. 美国甲状腺协会；RAI. 放射性碘（引自 Haugen BR, Alexander EK, Bible KC, et al. 2015 American Thyroid Association management guidelines for adult patients with thyroid nodules and differentiated thyroid cancer:the American Thyroid Association guidelines task force on thyroid nodules and differentiated thyroid cancer. *Thyroid*. 2016; 26: 1-133. ）

侵犯的微浸润 FTC 区分开来，因为血管侵袭会增加复发和转移的风险。即使只有一个血管浸润病灶，也应诊断血管扩散。非常明显的血管侵犯几乎未有报道。

相比之下，FTC 这种罕见且广泛侵袭的形式很容易与良性病变区分开。尽管肿瘤可能被部分包裹，但即使在大体标本检查时，边缘也呈浸润性，血管侵袭广泛。结构特征是可变的，但滤泡成分始终存在。当滤泡分化差或无分化，或存在小梁、岛叶或实体成分时，可将肿瘤归类为低分化癌 [146, 236]。在组织学分析中也可看到局灶性或广泛的透明细胞变。在一种罕见的 FTC 透明细胞型变体中，可见糖原累积或颗粒内质网扩张导致细胞透明受体 [243]。

1. 甲状腺滤泡癌的分子发病机制　FTC 的发病机制目前尚无公认结论。类似与结肠癌和其他腺癌的由腺瘤至癌的多步骤发病机制未被普遍接受。因为病理学家不认可滤泡性原位癌，并且腺瘤演变为癌的文献记录也很少。然而，关于 FTC 发病机制的一些事实已得到明确证实 [111, 160, 244, 245]。第一，大多数滤泡性腺瘤和所有 FTC 可能都是单克隆起源的。第二，癌基因激活，特别是通过 RAS 癌基因的点突变激活，在滤泡性腺瘤（约 20%）和 FTC（约 40%）中均很常见，支

持这些突变在早期肿瘤发生中发挥作用 [245, 246]。这种共性表明 FTA 和 FTC 在病因上相关，或者更具体地说，FTA 是可进展为 FTC 的癌前肿瘤（至少在某些情况下，但可能不是全部）[245]。此外，RAS 突变在FTA、FTC 和 FVPTC 中很常见，意味着所有这些滤泡样肿瘤具有共同的发病机制 [247]。RET 和 BRAF 癌基因似乎不参与滤泡性肿瘤 [111, 160, 248]。第三，细胞遗传学异常和基因丢失的证据在 FTC 中比在 PTC 中更常见，而且也存在于滤泡性腺瘤中 [244, 248]。

在 FTC 的细胞遗传学异常中，最常见的是 3 号染色体 p 臂的缺失、部分缺失和缺失重排。3 号染色体p 臂上的杂合性缺失似乎仅限于 FTC，在滤泡腺瘤或PTC 中未发现 3p LOH 的证据。t（2；3）（q13；p25）易位突变可导致甲状腺转录因子 PAX8 的 DNA 结合结构域与 $PPAR\gamma_1$ 的结构域融合，在 30%（11%~63%）的 FTC、10% 的滤泡腺瘤和较小百分比的 FVPTC 中可检测到这种情况 [249-253]。PAX8 编码一个配对盒转录因子，在甲状腺滤泡细胞中高度表达，在其发育过程中起关键作用 [254, 255]。因此，前面提到的融合基因导致 $PPAR\gamma$ 的表达增加 [256]。在少数 FTC 中还描述了 CREB3L2–PPARγ 融合 [257]，表明 PPARγ 可能在这

些肿瘤的发展中起作用。与经典 FTC 相比，PAX8-PPARγ 融合型 FTC 在年轻患者中发生率更高，并且更可能与血管侵袭相关，但其临床行为相对惰性[251]。PAX8-PPARγ 融合型肿瘤的基因表达谱也很独特，可转录输出 PAX8-PPARγ 融合蛋白[258]。

编码 PI3K/PTEN/AKT 信号通路成分的基因也可能在 FTC 中发生遗传改变或表观遗传学沉默[259]。在高达 1/10 的散发性 FTC 中发现涉及抑癌基因 PTEN 的体细胞突变[260]，而 PTEN 胚系突变与 Cowden 综合征（Cowden syndrome，CS）有关。高达 10% 的 FTC 中还携带有激活性 PIK3CA 突变[261]。

在一些 FTC 中也发现了 TERT 启动子突变，它们与侵袭性疾病和不良结局有关[192]。据报道，在一小部分 FTA 和非典型腺瘤中也发现了 TERT 启动子突变。这些肿瘤中的一部分最终表现出癌样行为，因此 TERT 突变可作为 FTC 的潜在生物标志，用于具有非诊断性组织学特征的病例[262]。

最近一项关于 FTA、FTC 和 PTC 的基因组研究证实[263]，FTA、微浸润 FTC 和非浸润性 FVPTC 的转录组是无法区分的，而侵袭性 FVPTC 的转录组与经典 PTC 转录组更相似[263]。这些发现为滤泡型肿瘤具有共同的 RAS 样发病机制的观点提供了支持。FVPTC 和 FTC 之间强烈的生物学关系也被 miRNA 表达谱所证实，miRNA 表达谱分析显示，miR-182-5p 和 miR-183-5p 仅在 FVPTC 和 FTC 中表达上调，也证实了两类甲状腺癌组织类型之间密切的生物学关系[118, 264, 265]。FTC 中表达失调的 miRNA，有近 90% 在滤泡腺瘤（follicular adenomas，FA）中也出现类似的失调，包括与正常甲状腺组织相比上调的 miR-182-5p、miR-183-5p 和 miR-96，以及下调的 miR-1247[264]。相反，miR-150 下调似乎是 FTC 特有的变化，可能通过抑制 RAB11A/WNT/β-catenin 通路在肿瘤细胞中发挥抑癌基因的作用[266]。三种特征明确的 miRNA—miR-146b-5p、miR-221-3p 和 miR-222-3p 通常在 FTC、PTC 和 ATC 中上调。因此，它们的调节异常似乎是滤泡细胞源性甲状腺癌发生过程中的早期事件，对于维持致癌过程至关重要[118, 265, 267]。

2. Hürthle 细胞癌　当 FTC 中超过 75% 的细胞表现出 Hürthle 细胞（或嗜酸细胞）特征时，该肿瘤被分类为 Hürthle 细胞（嗜酸细胞）癌[146, 238]。当前 WHO 分类版本将该肿瘤作为一个单独的实体[147]，但在过去它被认为是 FTC 的嗜氧变异体[147]。在 AFIP 专题中已经指出"由该细胞类型组成的肿瘤具有肉眼下、显微镜下、行为上、细胞遗传学上的特征，使其与所有其他肿瘤不同，值得专门进行讨论"[146]。HCC 的突变、转录和拷贝数特征与 PTC 和 FTC 不同，表明 HCC 是一种独特类型的甲状腺恶性肿瘤。区分 Hürthle 细胞腺瘤与广泛侵袭性 HCC 的分子通路包括 PIK3CA-Akt-mTOR 和 Wnt/β-catenin 通路，这可能为这类恶性肿瘤的新靶点提供了理论依据。最近的数据证实，其分子异常不同于滤泡癌[268]。

3. 甲状腺滤泡癌的临床特点　FTC 易发生于老年人[238]。FTC 的平均诊断年龄（49 岁）略高于 PTC 和滤泡变异型 PTC（分别为 44 岁和 46 岁）[269]。HCC 患者的中位年龄约为 60 岁。与大多数甲状腺恶性肿瘤一样，女性多于男性（> 2 : 1）。大多数 FTC 患者表现为无痛性甲状腺结节，伴或不伴背景甲状腺结节，并且临床上很少（2%～8%）有明显的淋巴结病变[238]。FTC 患者颈部淋巴结转移如此少见，以至于"只要观察到这些淋巴结转移，就应该考虑滤泡变异型乳头状癌、嗜酸细胞癌及低分化癌等其他可能性"。高达 1/3 的 HCC 患者在诊断时有颈部淋巴结转移[238]。

在大多数有关肿瘤大小的报道中，FTC 和 HCC 的肿瘤平均大小比 PTC 的要大[270]。根据定义，微浸润 FTC 不会发生甲状腺外的直接扩散，但在罕见的广泛侵袭性 FTC 患者中却较为常见，15%～27% 的此类患者在就诊时可能有远处转移[238]。FTC 最常见的远处转移部位是肺和骨。最常累及的骨是长骨（如股骨）、扁平骨（特别是骨盆、胸骨和颅骨）和椎骨[238]。当远处转移是该病的首发表现时，应在进行任何甲状腺手术前获得其甲状腺起源的明确证据，通常是通过对转移灶进行活检而获取。虽然不常见，但 FTC 患者可能因巨大肿瘤负荷产生甲状腺激素而导致甲状腺毒症[237]。

4. 甲状腺滤泡癌复发和死亡风险　FTC 患者的报告复发率差异很大，为 3%～43.5%，广泛侵袭性 FTC 的复发率最高。HCC 也有类似的复发率（14%～44%）。半数以上的 FTC 复发发生于诊断后 3 年内，80% 发生于前 6 年内。绝大多数复发（高达 85%）发生在远处，但也可发生于甲状腺床和局部淋巴结。

典型 FTC 中淋巴结转移很罕见，其术后 20 年淋巴结复发率在分化型甲状腺癌中最低，约为 2%（图 14-8），但在 HCC 患者中较高（约 17%）[272]。当考虑颈部或远处复发时，HCC 患者（图 14-15）在 10～20 年后的肿瘤复发率最高。如图 14-8 所示，在 20 年时 20% 的 FTC 和 30% 的 HCC 出现局部复发，而远处转移率分别为 23% 和 28%。

FTC 的死亡率高于 PTC（图 14-16）。FTC 和 HCC 的 CSM 随 TNM 分期不同而不同（图 14-17）。其死亡率趋向平行于远处转移发生率的曲线（图 14-8）。在梅奥诊所超过 50 年的经验中，FTC 的死亡率最初超过 HCC，但到术后 20～30 年，FTC 和 HCC 之间的病因特异性生存率没有显著差异，术后 20 年时均在 80% 左右，30 年时均在 70% 左右[270]。FTC 和 HCC 的全因死亡曲线有所不同。FTC 患者平均年轻 5 岁左右，倾向于在术后前 10 年内死亡，并且术后 10～30

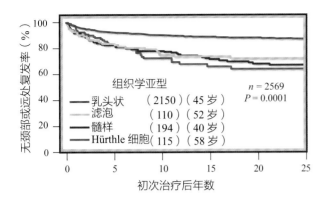

▲ 图 14-15　1940—1997 年，在梅奥诊所接受分化型甲状腺癌确诊手术后 20 年内的复发情况（任何部位）

分析基于 2569 例连续患者（2150 例甲状腺乳头状癌、110 例甲状腺滤泡癌、194 例甲状腺髓样癌和 115 例 Hürthle 细胞癌）的情况，所有患者均接受肿瘤完全切除术，并且就诊时无远处转移。括号中的年龄表示四种组织学亚型中每一种的诊断中位年龄

年的全因死亡率较高。与 HCC 相关的死亡在前 15 年内逐渐发生。然而，到 25 年时，HCC 存活者平均已达 84 岁，届时生存曲线预测治疗队列中近 50% 的人将死于各种原因。

5. 甲状腺滤泡癌的预后　FTC 的预后风险因素与在 PTC 中识别的预后风险因素相似，包括当前有远处转移、确诊时年龄较大（大多数研究为 >45 岁）、大的原发肿瘤（>4cm）、局部（甲状腺外）侵犯的存在和范围，以及切除的完整性等。死亡率风险增加在较低程度上与男性相关。受累血管数（<4 或≥4）对癌症特异性生存率和无病生存率也有预后价值（图 14-18）[238, 275]。

不同研究的结果在预测 FTC 患者的结局方面存在不一致，这可能反映了长期随访期间使用不同的分类系统、病理审查的质量和（或）小的样本量的影响现

有的几种甲状腺癌分期系统，有些是专为 PTC 开发的，有些源自 PTC 和 FTC 的数据，还有一些是为所有组织学类型的甲状腺癌（包括髓样癌和未分化癌）开发的。AIM（年龄、侵袭、转移）系统是唯一专门为 FTC 分期开发的系统。在其中一些系统中，FTC 患者被划分为较高风险类别 [GAMES（等级、年龄、转移、范围、大小），国家甲状腺癌治疗合作研究组（National Thyroid Cancer Treatment Cooperative Study Group，NTCTCSG）]。相反，AMES（年龄、转移、范围、大小）、临床分级、MACIS 和 AGES 预后评分系统以及各种版本的 UICC/AJCC pTNM 系统都没有将 FTC 组织学作为一个独立的危险因素[274]。UICC/AJCC pTNM 系统仍是应用最广泛的甲状腺癌分期系统，可提供相当准确的肿瘤预后信息（图 14-17）。最受争议的分期标准之一是定义高危疾病的年龄阈值。在最近实施的第 8 版 AJCC/IUCC 分期系统中，将阈值从 45 岁提高至 55 岁，以避免过度治疗。此外，最近对 NTCTCSG 甲状腺癌分期系统的重新评估显示，阈值为 50 岁的 FTC 新模型，其表现优于当前系统[277]。

（五）低分化癌

甲状腺低分化癌很罕见，占所有甲状腺癌的不到 5%。其定义为"滤泡细胞源性肿瘤，具有介于分化型和未分化甲状腺癌之间的形态和生物学属性"。一个共识会议提出了以下低分化癌诊断标准（都灵标准）：① 实性、梁状和岛状生长模式；② 缺乏乳头状癌的常规细胞核特征；③ 在大于 3×10 高倍视野中至少存在卷曲的细胞核、有丝分裂活动，以及存在肿瘤坏死[236]。同样，在高分化癌中，与血管浸润相关的坏死、有丝分裂和细胞异型性被认为是预后不良和侵袭性的特征[39, 274]。大多数低分化癌在诊断时直径大于 5cm，伴有甲状腺外扩展和血管浸润。

RAS 突变似乎是低分化肿瘤中的一种常见分子

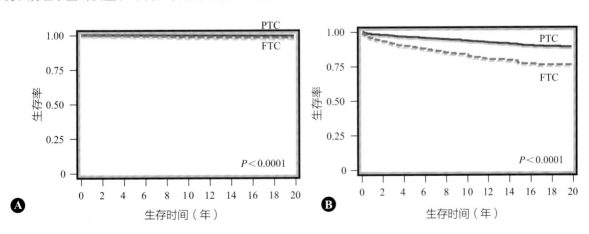

▲ 图 14-16　按癌类型列出的 45 岁（A）或≥45 岁（B）患者的甲状腺乳头状癌（PTC）与甲状腺滤泡癌（FTC）疾病特异性生存率比较

引自 Oyer SL, FritschVA, Lentsch EJ. Comparison of survival rates between papillary and follicular thyroid carcinomas among 36, 725 patients. *Ann Otol Rhinol Laryngol.* 2014; 123: 94-100.

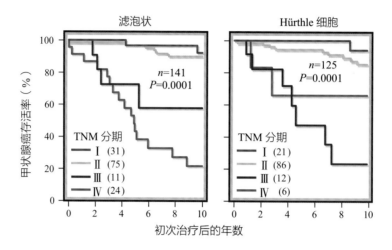

▲ 图 14-17　1940—1997 年在梅奥诊所接受治疗的 141 例甲状腺滤泡癌患者（左图）和 125 例 Hürthle 细胞癌患者（右图）队列中，根据 pTNM 分期的病因特异性生存率。括号中的数字表示 pTNM 各分期的患者数量

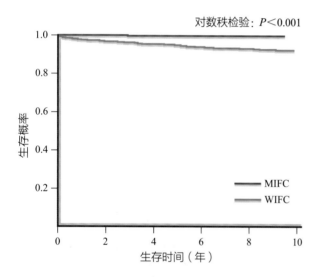

▲ 图 14-18　微浸润甲状腺滤泡癌（MIFC）与广泛浸润性甲状腺滤泡（WIFC）癌的疾病特异性生存率

引自 Goffredo P, Cheung K, Roman SA, et al. Can minimally invasive follicular thyroid cancer be approached as a benign lesion?A population-level analysis of survival among 1200 patients. *Ann Surg Oncol.* 2013; 20: 767-772.

特征，尽管特定类型的 RAS 突变在肿瘤中发现的频率高度不一且差异很大。在 PDTC 中，β-catenin 突变的发生率存在争议，占肿瘤的 0%～32%。最后，已在 PDTC 亚型中描述的 TERT 启动子突变被提议作为甲状腺肿瘤去分化和进展的分子标记，它们被认为是侵袭性肿瘤的分子特征。约 40% 的 PDTC 患者存在 TERT 启动子突变，尤其是那些同时携带有额外 BRAF 或 RAS 突变的 PDTC 患者。10% 的病例报道了 TP53 突变，但该突变在未分化甲状腺癌中更为常见（图 14-19）[278]。最近，特定的 miRNA 在 PDTC 中的预后作用已被证实。

PDTC 诊断时的平均年龄约为 55 岁，女性与男性的比例约为 2∶1。低分化癌具有侵袭性，可致死。PDTC 很少出现放射性碘摄取，但在 PET 中 FDG 摄取通常较高；血液中 Tg 水平可能低于分化型癌。常见局部淋巴结和远处（肺、骨、脑）转移。在一个队列中，56% 的患者在初始治疗后 8 年内死于肿瘤，但并非所有研究都能重复这一发现[236, 279, 280]。

（六）未分化（间变性）癌

未分化癌占所有甲状腺癌的 1%～2%，通常发生于 60 岁以后，女性比男性略多见 [(1.3～1.5)∶1)][281]。它高度恶性、无包膜，并且广泛扩散。有证据表明，皮肤、肌肉、神经、血管、喉和食管等邻近结构的侵犯是常见的。远处转移发生在疾病的早期，累及肺部、肝脏、骨骼和大脑。

组织病理学检查发现，病灶由非典型细胞组成，这些细胞表现出大量有丝分裂，并形成各种模式，包括梭形、多形性、鳞状甚至横纹肌样细胞等。坏死区和多形核浸润是常见的，PTC 或 FTC 的存在表明它们可能是未分化癌的前体。免疫组化结果显示，相当一部分细胞为肿瘤相关巨噬细胞[282, 283]。

TP53 基因突变存在于许多（60%～80%）未分化癌中，但在残留的分化良好的组织中可能不被发现，表明这些突变发生在原发肿瘤的发生之后，可能在肿瘤进展中起关键作用[163, 284]。BRAF 突变多见于具有乳头状成分的未分化甲状腺癌，RAS 突变见于 20% 或以上的未分化甲状腺癌；PI3KCA 突变在分化型甲状腺癌中较为罕见，但在 23% 的未分化甲状腺癌中被发现；最后，ALK 重排见于约 10% 的未分化甲状腺癌[184]。BRAF 和 RAS 突变仍然是甲状腺癌的主要遗传驱动因子，但在 ATC 中还积累了其他突变，包括影响 TERT 启动子（图 14-19）、错配修复基因的突变，以及编码 PIK3CA-PTENAKT-mTOR 通路、SWI-

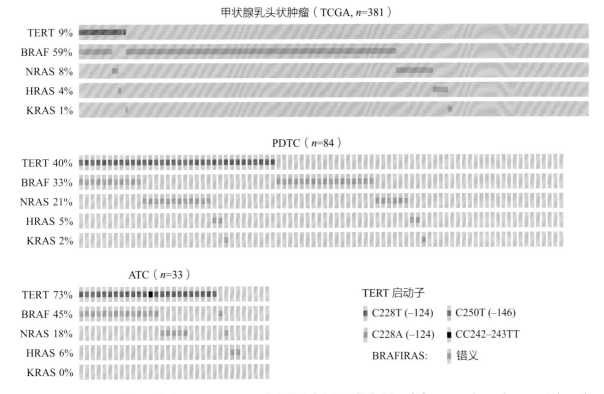

▲ 图 14-19　**TERT 启动子突变、BRAF 和 RAS 突变的肿瘤印记（报告率），来自 TCGA（*n*=381）、PDT*C*（*n*=84）和 ATC（*n*=33）的 PTC 患者**

引自 Landa I, Ibrahimpasic T, Boucai L, et al.Genomic and transcriptomic hallmarks of poorly differentiated and anaplastic thyroid cancers. *J Clin Invest.* 2016; 126: 1052-1066. ）

SNF 复合物或组织甲基转移酶等基因突变。一些改变可能作为 ATC 的不良预后标志物，包括 EIF1AX 突变、13q 染色体丢失和 20q 染色体重复[278]。

常见的临床表现是肿块迅速增大，常常有疼痛感，而该肿块可能已经在甲状腺中存在多年。肿瘤侵犯邻近组织，引起声音嘶哑、吸气困难和吞咽困难。检查时，局部皮肤通常发热并变色。肿块有触痛，通常固定在邻近的结构上。局部淋巴结肿大，并可能有远处转移的证据。未分化癌不摄碘，通常不产生 Tg；PET 上通常发现高 FDG 摄取，这是肿瘤分期和治疗效果评价的最佳工具[285, 286]。

为避免死于局部浸润性疾病和可能的窒息，应迅速开始治疗。治疗包括在可行的情况下对颈部的肿瘤组织进行手术切除，然后联合进行外照射和化疗。尽管最近有所进展，但 ATC 的总体预后仍然较差（图 14-20）。总生存期的中位数保持在 3～5 个月，1 年生存率约为 20%。与预后不良相关的患者因素包括高龄（60—70 岁）、男性、白细胞增多（＞10 000）和相关症状（如肿瘤快速生长、颈部疼痛、呼吸困难、吞咽困难和声音嘶哑）。

然而，ATC 的治疗模式正在迅速发展。BRAF 突变型 ATC 患者现在可以联合使用选择性 BRAF 和 MEK 抑制剂进行治疗。对于最初被视为不可切除病灶的患者，使用这种联合治疗后使其有可能接受手术。对于有意愿参加临床试验的患者，应广泛评估肿瘤是否有突变和融合。这有助于确定患者是否适合参加选择性抑制剂治疗的试验，如选择性 NTRK 或 RET 抑制剂的临床研究。其他被发现的驱动基因突变可能有助于确定适合患者的临床试验，特别是当更多的靶向治疗出现时。

（七）甲状腺髓样癌

甲状腺髓样癌约占所有甲状腺癌的 2%，是一种罕见的神经内分泌癌，起源于甲状腺滤泡旁 C 细胞。与分化型甲状腺癌相比，MTC 的预后较差（图 14-21），包括疾病持续或复发、需要再次手术、死亡风险等[288]。然而，预后和相关风险具有高度可变性，在很大程度上由 MTC 中检测到的特异性分子突变决定。在组织学评估中，除包膜周围和局部淋巴结外，MTC 还容易侵入腺内淋巴管，并扩散至腺体其他部位。MTC 还会通过血循环扩散到肺部、骨骼和肝脏[14, 155, 156, 289-291]。

1. 甲状腺髓样癌的组织学诊断　MTC 肿瘤质地坚硬，通常无包膜。在组织病理学检查中，肿瘤由形态特征和排列不同的细胞组成，圆形、多面体和梭形细胞形成多种形态，从实性和小梁结构到内分泌或腺

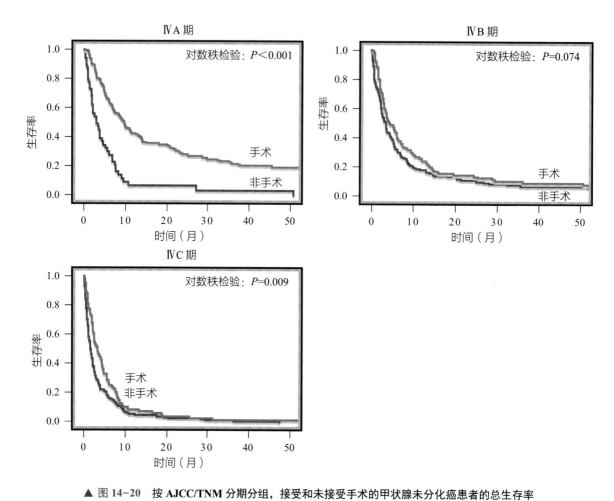

▲ 图 14-20　按 AJCC/TNM 分期分组，接受和未接受手术的甲状腺未分化癌患者的总生存率

引自 Goffredo P, Thomas SM, Adam MA, et al. Impact of timeliness of resection and thyroidectomy margin status on survival for patients with anaplastic thyroid cancer: an analysis of 335 cases. *Ann Surg Oncol.* 2015; 22: 4166-4174.

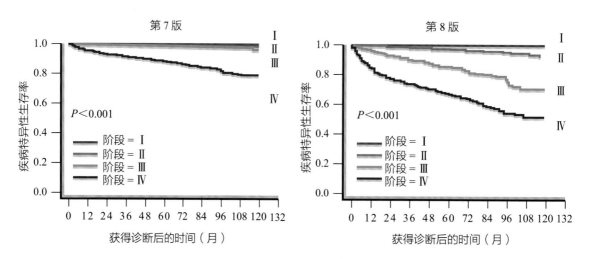

▲ 图 14-21　国家癌症数据库队列中不同 pTNM 分期患者的总体生存率

引自 Pontius LN, Oyekunle TO, Thomas SM, et al. Projecting survival in papillary thyroid cancer:a comparison of the seventh and eighth editions of the American Joint Commission on Cancer/Union for International Cancer Control staging systems in two contemporary national patient cohorts. *Thyroid.* 2017; 27: 1408-1416.

体样结构不等，常可见淀粉样基质[146]。腺体的其他部分可能存在肉眼或显微镜下可见的癌灶，并且血管可能受到侵犯。所有病例均可通过肿瘤组织降钙素和癌胚抗原（carcinoembryonic antigen，CEA）免疫染色阳性来确诊。

2. 甲状腺髓样癌的临床表现　MTC 首先表现为甲状腺内的硬结节或肿块，或局部淋巴结肿大。偶尔以远处转移灶首发。颈部肿块常伴疼痛，有时为双侧，并且常定位于每个腺叶的上 2/3，这反映了滤泡旁细胞的解剖位置。

仅从临床角度鉴别散发性 MTC 与其他类型的甲状腺结节比较困难。FNAB 使术前诊断 MTC 成为可能。然而，在一些患者中，细胞学检查结果可能会产生误导，因为癌症类型难以确定，HCC 有时可能会与 MTC 混淆[146, 162]。降钙素免疫细胞化学染色阳性可确认诊断。几乎所有临床 MTC 患者都存在基础血浆降钙素水平升高，但对于是否应在所有甲状腺结节患者中进行检测，还是仅在有可疑或恶性细胞学发现的患者中进行检测，仍有争议[81, 82]。

当根据降钙素测定或 FNAB 诊断为 MTC 时，应评估患者是否患有甲状旁腺功能亢进和嗜铬细胞瘤，除非已排除该患者疾病的遗传性。如果这些诊断被排除，可以安全地行甲状腺全切术并切除区域淋巴结[14, 292-295]。

这种肿瘤以散发和遗传两种形式出现，后者占总数的 20%～30%。这种遗传性形式是 MEN2A 或 2B 型的一部分。几乎在所有遗传性病例中均发现胚系激活性 RET 点突变，所有 MTC 患者都应进行 RET 原癌基因检测。发现胚系 RET 突变表明是遗传性疾病，然后应该在所有一级亲属中寻找该突变。遗传性 MTC 通常为双侧，并且以癌前 C 细胞增生开始。在该癌前阶段进行甲状腺全切除术可治愈 95% 以上的病例[14, 81, 82, 291-293]。

在 MTC 中基因型和表型之间有很强的关系：大多数 MEN2B 是由外显子 16 中的密码子 918 突变引起的；MEN2A 患者最常见突变是外显子 11 中的密码子 634 突变；其他突变位于外显子 10、13、14 和 15，通常与侵袭性较低的表型有关。在 40% 的散发性 MTC 中发现了体细胞 RET 突变，其中密码子 918 突变最为常见，并且与更具侵袭性的病程相关[296]。在大多数[297-299]（但并非所有[300]）研究中发现，在高达 2/3 的无 RET 突变的肿瘤中存在 RAS 点突变。

由于肿瘤可能分泌 ACTH，库欣综合征可能发生在疾病的晚期。肿瘤也可能分泌前列腺素、5- 羟色胺、激肽和血管活性肠肽，它们是造成脸红和水样腹泻发作的不同原因，大约 1/3 的患者会出现这种情况，通常在疾病的晚期[155, 156, 290, 291]。在 MEN2A 中，甲状旁腺功能亢进发生较晚，并且通常较轻。嗜铬细胞瘤的发生总是晚于 MTC，通常为双侧性，临床上可能无症状，有风险的患者应通过检测尿甲氧基肾上腺

素类物质排泄来筛查。家族性 MTC 是 MEN2A 的变体，MTC 作为孤立疾病在家族中遗传而不伴有其他任何相关异常，通常发生在年纪较大时，并且侵袭性低于在其他 MEN2A 亚组中发生的 MTC；嗜铬细胞瘤即使风险较低，也应进行筛查，因为它不能完全排除在任何遗传形式之外。在 MEN2B 中，MTC 和嗜铬细胞瘤，与多发性黏膜神经瘤（凸唇综合征）、马凡样体态及典型面容有关，但此类患者无甲状旁腺功能亢进症[14, 291]。

对于有甲状腺癌伴高血压或甲状旁腺功能亢进家族史的患者，应怀疑 MEN2A 综合征。对于 MEN2 患者，应在进行 MTC 手术之前，先进行嗜铬细胞瘤手术。

MEN 患者的一级亲属应接受 DNA 检测，以确定是否存在突变的 RET 基因（见第 42 章）。基因携带者应根据突变在合适年龄接受预防性甲状腺全切术：MEN2B 患者在出生后第 1 年内接受手术，携带 634RET 突变（最常见）患者在出生后 5 年内接受手术[14, 292, 293]。对于其他突变的携带者，在每年基础血清降钙素正常、每年颈部超声检查正常、侵袭性较低的 MTC 家族史和尊重家庭意愿的情况下，预防性甲状腺全切术可延迟至 5 岁以上。如果不存在所有这些特征，需要进行手术，包括甲状腺全切术伴淋巴结清扫；当甲状腺结节小于 5mm，颈部超声检查无淋巴结异常，血浆降钙素水平低于 40pg/ml 时，可不行淋巴结清扫[14]。

3. 甲状腺髓样癌的预后　早期 MTC 病例主要为散发病例，80% 的患者处 TNM Ⅱ 期或 Ⅲ 期。MEN2A 患者可较早获得诊断，因此疾病常可治愈（Ⅰ 期）[291, 292]。现在，MTC 患者的结局与非乳头状 FCTC 患者相似或更好（图 14-7）。在一项针对加利福尼亚州接受 MTC 手术患者的研究中，疾病特异性死亡率的独立危险因素为年龄较大（HR=1.36/10，95%CI 1.17～1.59）、肿瘤直径超过 2cm（对于 2～4cm 者，HR=2.83，95%CI 1.08～7.44；对于 >4cm 者，HR=2.89，95%CI 1.09～7.71）、外照射放射治疗（HR=2.14，95%CI 1.23～3.71）。疾病分期是局部或转移性病变死亡率的最强预测因素（HR=4.77，95%CI 2.29～9.94）（HR=21.08，95%CI 9.90～44.89）[288]。

（八）原发性甲状腺恶性淋巴瘤

原发性甲状腺淋巴瘤是一种罕见的肿瘤，占所有淋巴结外淋巴瘤的不到 2%，占所有恶性甲状腺肿瘤的不到 3%。发病高峰在 60—70 岁，男女比例为 1:（2～8）[301]。

原发性甲状腺淋巴瘤几乎总是具有 B 细胞谱系[301]。大多数甲状腺恶性淋巴瘤为黏膜相关淋巴组织（mucosa-associated lymphoid tissue，MALT）淋巴瘤，通常以桥本甲状腺炎为背景。小细胞淋巴瘤的特征是恶性程度低，生长速度慢，在胃肠道或呼吸道、胸腺或唾液腺等其他 MALT 部位有复发趋势。诊断时，弥漫性大细胞淋巴瘤占肿瘤的 70%～80%，临床病例很大部分来

自低度恶性 MALT 淋巴瘤向高度恶性 B 细胞淋巴瘤的转化。其他组织学发现很罕见。

临床甲状腺淋巴瘤几乎总是表现为快速增长的无痛颈部肿块。1/3 的患者有压迫症状。肿块常固定于周围组织，半数患者单侧或双侧颈部淋巴结肿大。临床上明显的远处转移并不常见。约 20% 的患者已经患有长期甲状腺肿，据报道，高达 40% 的病例患有甲状腺功能减退。触诊肿块质地坚硬，超声检查显示低回声灶，常表现为特征性不对称假性囊肿。多数患者血清抗过氧化物酶和抗 Tg 抗体升高。

淋巴瘤的诊断通常可通过 FNA 细胞学和流式细胞学检查确定，尤其是弥漫性大 B 细胞型。对粗针或手术活检的需求有所减少，但它们仍然有助于区分甲状腺炎和低级别 MALT 淋巴瘤，以及通过组织学、免疫染色和基因重排检测以确定地排除侵袭性组织学特征。

准确的分期对治疗计划至关重要。分期包括体格检查，全血细胞计数，血清乳酸脱氢酶，肝功能检查，骨髓活组织检查，颈部的 CT 或 MRI，胸部、腹部和骨盆的 CT，以及在怀疑有肿瘤的其他部位进行适当的活组织检查。^{18}F-FDG-PET 扫描可用于初步诊断和治疗反应监测。甲状腺淋巴瘤可伴有 Waldeyer 淋巴环和胃肠道受累，因此应进行上消化道 X 线或内镜检查。

组织学亚型、疾病范围和经年龄校正的国际预后指数（针对弥漫性大 B 细胞淋巴瘤）可用以指导治疗 [302, 303]。甲状腺淋巴瘤的减瘤手术既不可行，也无必要。小肿瘤通常最初作为原发性甲状腺癌进行手术治疗，对于惰性淋巴瘤可能需要额外的放射治疗。

对于高级别 B 细胞淋巴瘤，化疗联合利妥昔单抗（嵌合人 – 鼠抗 CD20 单克隆抗体）已成为标准治疗方法 [304]。化疗应为基于蒽环类药物的方案。通常包括每 3 周 1 次，共 4～6 个疗程的 CHOP 方案 [第 1 天环磷酰胺 750mg/m^2，阿霉素 50mg/m^2，长春新碱 1.4mg/m^2，第 1～5 天泼尼松 40mg/（m^2·d）]。对于局部侵袭性淋巴瘤，与单独放疗相比，在利妥昔单抗可及之前采用化疗和放疗联合治疗减少了远处复发，单独放疗应该仅用于无法接受药物治疗的老年患者，因为约 1/3 患者会出现远处复发，并且通常发生在治疗的第 1 年内。

对于 MALT 淋巴瘤，如果准确分期为局限病变，则仅需进行甲状腺全切（5 年预测总体生存率和无病生存率 100%）或患侧放疗，每周 5 天，每次 2Gy，直至总剂量为 30～40Gy（5 年总生存率 90%）[305]。对于播散性 MALT 淋巴瘤，推荐单药化疗（如苯丁酸氮芥）或联合局部放疗。

五、甲状腺恶性肿瘤的手术治疗

手术切除原发肿瘤、超出甲状腺包膜的大体病灶及临床上有意义的转移淋巴结仍然是甲状腺癌初始治疗的主要方法 [1]。有效的初始手术可最大限度地降低疾病复发的风险，提高疾病特异性生存率，预防与肿瘤局部生长侵犯颈部重要结构所引起的并发症，有助于术后放射性碘治疗（如有指征），并有助于准确分期和风险分层。

直到最近，一刀切的甲状腺癌管理方法意味着绝大多数甲状腺癌患者接受了高强度的管理方法（全甲状腺切除术加或不加预防性中央颈清扫术、放射性碘治疗、长程 TSH 抑制治疗和高度敏感的随访评估）[23, 306]。然而，极低风险甲状腺癌（通常表现为惰性病程）的发病率不断增加，加上放射性碘治疗更高的选择性，使得对低风险分化型甲状腺癌患者立即接受高强度治疗方案的必要性需重新评估 [307-310]。当前的甲状腺癌指南也支持在合适的患者人群中选用低强度治疗方案（观察，或甲状腺腺叶切除术而无须 RAI 治疗，或长程 TSH 抑制疗法）[1, 311]。尽管如此，要强调的是，对于大多数中危或高危甲状腺癌患者，仍建议选择高强度的治疗方案。由于评估高强度与低强度治疗方案有效性的证据主要是回顾性、观察性的，并且缺乏高质量的前瞻性随机临床试验，因此这些指南中的建议主要基于专家意见，旨在试图平衡低风险甲状腺癌患者立即治疗的风险和益处。对甲状腺癌治疗的强度进行重新评估势在必行，因为在过去几十年中 [75]，尽管广泛使用高度敏感的疾病检测工具（如高分辨率颈部超声检查、甲状腺小结节的 FNA 和超灵敏的甲状腺球蛋白测定）和越来越多地使用积极的治疗方法（例如，对小体积病灶进行预防性和治疗性颈部手术，以及针对发现持续性疾病的生化证据反复使用 RAI 治疗），但甲状腺癌死亡率始终保持稳定或略有增加 [75]。

（一）主动监测作为低风险分化型甲状腺癌立即手术的替代方案

根据美国甲状腺协会的建议进行甲状腺结节评估时，几乎所有经 FNA 细胞学检查诊断的甲状腺癌都需进行甲状腺手术 [1]。但是，在以下情况下，可以采用主动监测的方法（也称为延迟手术干预）进行管理，作为立即手术的替代方案 [1]：①极低风险的甲状腺内乳头状癌患者；②患有增加手术风险的基础疾病，或患预期寿命相对较短的合并症的患者；③有更紧迫的医疗或手术问题且优先于甲状腺癌治疗的患者。

基于日本同行的经验，对低风险甲状腺乳头状癌采取观察、主动监测方法，一系列文章支持这样管理的有效性 [1, 312-315]。在这些研究中，对患者采用一系列间隔 6～12 个月的甲状腺和颈部淋巴结超声评估作为立即手术的替代方案。大多数患者在观察期间几乎没有疾病进展，即使在疾病进展时进行补救治疗也是非常有效的 [312]。

显然，安全有效地实施主动监测管理的关键是正确选择患者。最近的一个临床路径图描述了根据影像学和临床发现、医疗团队特征和患者特征，将患者进行分类，分为理想、合适或不适合低风险治疗方案（主动监测或甲状腺腺叶切除术）（图 14-22）[316, 317]。表 14-8 给出了与选择主动监测相关的理想、合适、不合适患者的定义。尽管多种患者特征会影响决策，但最相关的因素是患者是否为医疗激进主义者或医疗保守主义者[318]。治疗方案选择方面，激进主义者通常会选择高强度治疗方案，而保守主义者通常会选择低强度治疗方案[318]。

对被归类为理想或适合主动监测的患者进行随访观察，作为立即手术的替代方案。选择主动监测的患者每 6～12 个月进行一次颈部超声评估，持续数年（随着时间的推移，频率会降低），直到疾病发生进展；或者患者在没有疾病进展的情况下选择了手术。有趣的是，符合主动监测条件的患者中，似乎只有约 50% 会选择观察性管理作为初始计划，而其余患者则会选择立即手术[312]。被归类为不适合主动监测的患者都推荐

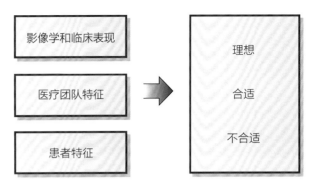

▲ 图 14-22 指导适当患者选择低强度治疗的临床框架

进行恰当的手术治疗[316, 317]。

（二）分化型甲状腺癌全甲切除术或腺叶切除术的选择：风险适应管理方法

对于以下患者，仍然一致认为全甲状腺切除术是首选的治疗选择：①原发性肿瘤大于 4cm 的分化型甲状腺癌；②明显甲状腺外侵犯；③颈部淋巴结临床明

患者分类	肿瘤 / 影像学特征	患者特征	医疗团队特征
理想	• 局限于甲状腺的孤立性甲状腺结节 • ≤1cm • 超声下肿瘤边界清楚 • 被≥2mm 的正常甲状腺实质包围 • 既往超声记录稳定 • cN$_0$ • cM$_0$	• 医疗保守主义 • 老年患者（>60 岁） • 愿意接受主动监测 • 了解未来可能需要手术（延迟干预） • 了解在随访期间可能会发现淋巴结转移 • 依从随访计划 • 其他重要成员的支持（包括家人和医疗团队的其他成员） • 危及生命的合并症或疾病状态需要治疗	• 经验丰富的团队 • 多学科团队的快速评估 • 高质量的颈部超声 • 前瞻性数据收集 • 跟踪 / 提醒程序以确保正常随访
合适	• 多灶性乳头状微小癌 • 最大径 1～1.5cm • 包膜下位置不与 RLN 相邻，没有甲状腺外浸润的证据 • 肿瘤边界不清 • 背景超声结果不利于随访（甲状腺炎、反应性淋巴结、其他多个良性结节） • FDG- 高摄取乳头状微小癌 • 孤立的 BRAF^{V600E} 突变	• 医疗保守主义 / 激进主义者 • 18—59 岁的患者 • 明显的 PTC 家族史 • 育龄期	• 经验丰富的内分泌科医生或甲状腺外科医生 • 颈部超声常规可及
不合适	• 侵袭性细胞学特征（罕见） • 临近 RLN/ 气管 • 甲状腺外浸润证据 • N$_1$ 或 M$_1$ • 高风险分子谱 • 在相对较短的时间内显示直径增加 3mm 或肿瘤体积增加 50%	• 医疗激进主义者 • 年轻患者（<18 岁） • 不太可能依从随访计划 • 不愿意接受观察 • 对诊断严重焦虑	• 可靠的颈部超声不可及 • 甲状腺癌管理经验少

表 14-8 利于正确选择主动监测的患者分类系统

FDP. 氟脱氧葡萄糖；PTC. 甲状腺乳头状癌；RLN. 喉返神经；US. 超声波

显受累；④已知远处转移[1, 311]。同样，普遍认为对于肿瘤直径小于 1cm 且无甲状腺外浸润或临床无明显淋巴结转移的甲状腺乳头状癌，甲状腺腺叶切除术是合适的手术方式。

因此，仔细评估原发肿瘤大小、是否存在甲状腺外侵犯和（或）淋巴结转移，在医疗决策中具有重要意义。这些评估包括颈部超声检查（甲状腺、周围结构和颈部淋巴结的评估）和对所有考虑进行分化型甲状腺癌手术的患者进行发音评估[319]。通常需要额外的功能和影像学检查来确定淋巴结转移、局部浸润证据或远处转移的患者的肿瘤分期，从而制订手术计划。可能需要对气道或胃肠道进行内镜检查，以确定肿瘤侵袭的受累范围和程度。

对于原发灶 1～4cm 且没有甲状腺外侵犯、临床无明显淋巴结转移证据、局限在甲状腺内的分化型甲状腺癌患者，临床决策较为复杂，因为甲状腺腺叶切除术或甲状腺全切除术均被美国国家综合癌症网络（National Comprehensive Cancer Network，NCCN）和 ATA 指南认可[1, 311]。ATA 指南之前强烈建议对所有超过 1cm 的肿瘤进行甲状腺全切除术，主要基于这样的假设，即几乎所有这些患者都需 RAI 治疗，并且 Bilimoria 报告进一步证实：全甲状腺切除术的 10 年生存率为 98.4%，而甲状腺腺叶切除术为 97.1%（P <0.05）[320]。ATA 指南曾强烈推荐对所有超过 1cm 的肿瘤进行全甲状腺切除术[23, 306, 311]。然而，在对患者正确分层且控制重要混杂变量的情况下进行统计分析后，多数文章并没有令人信服地证明，与甲状腺腺叶切除术相比，全甲状腺切除术在小于 4cm 的分化型甲状腺癌中具有统计学显著差异的生存获益[321-327]。决策制订还必须考虑手术并发症的风险，并认识到与甲状腺腺叶切除术相比，甲状腺全切除术喉返神经损伤、暂时性和永久性甲状旁腺功能减退症和出血 / 血肿的风险明显增加[328-330]。不过，与甲状腺腺叶切除术相比，甲状腺全切术复发率轻度降低[327]。尽管如此，有经验的中心报告，术前高质量的超声联合恰当的临床判断可以使复发率低于 1%～4%[325-327, 331]。这些研究还表明，挽救性治疗在低强度初始治疗后复发的患者中仍非常有效。

基于主动监测所述的基本临床框架（图 14-22），患者可分为理想、适合或不适合甲状腺腺叶切除术（或峡部切除术）（表 14-9）[317]。然而，与主动监测不同，对于选择腺叶切除术的患者，必须了解，他们仍然可能在术中或术后（主要是最终的病理报告）被告知建议行全甲状腺切除术。因此，只有在术后才能最终掌握将患者分类为理想、合适或不合适的全部因素（表 14-10）。在一个实行风险适应性管理和选择性 RAI 治疗的中心，规范治疗的患者中，仅有 5%～6% 在腺叶切除术后需要立即行甲状腺全切术[325-327, 331]。

然而，其他中心报告，根据甲状腺腺叶切除术后最终组织学报告，高达 20% 的患者被建议需立即行甲状腺全切术[332-334]。

（三）分化型甲状腺癌初始颈部淋巴结清扫的范围确定

与去除所有肉眼可见病变的主要治疗目标一致，常规推荐对临床明显的颈部转移淋巴结进行区域切除术[1, 311]。这包括切除颈中央区（Ⅵ / Ⅶ区）和（或）侧颈区（Ⅱ、Ⅲ、Ⅳ和Ⅴ区）所有可见的转移性淋巴结。不仅只是"摘除"异常淋巴结，而是以区域为划分的颈部淋巴结清扫，目的是通过系统地去除临床上明显淋巴结转移的区域内纤维脂肪组织（通常包含额外的亚临床转移淋巴结），从而清除所有发生转移的淋巴结。这种以区域为划分清除临床上明显淋巴结转移的方法与降低疾病复发 / 持续的发生率相关。

由于高达 70%～80% 的乳头状微小癌患者存在体积非常小的亚临床淋巴结微转移，仔细清扫中央区颈部淋巴结经常会发现淋巴结转移也就不足为奇[335]。然而，术前颈部超声检查仅在 20%～30% 的病例中发现可疑的颈部淋巴结肿大（临床 N_{1a} 或 N_{1b} 疾病）[336-341]。因此，在甲状腺乳头状癌中常规切除亚临床中央区颈部淋巴结（预防性切除）是否对复发风险或疾病特异性生存产生临床显著的影响，仍然存在争议[342]。在滤泡状甲状腺癌中不常规推荐预防性颈淋巴结清扫术，因为其亚临床淋巴结转移率要低得多。经验丰富的外科医生在手术中可以进行预防性颈部淋巴结清扫，并且并发症风险较低，但如果手术是由经验不足的外科医生进行，那么甲状旁腺功能减退和喉返神经损伤的风险会显著增加，并可能超过手术本身的获益[342]。

（四）甲状腺髓样癌的手术方法

甲状腺髓样癌的治疗通常采用全甲状腺切除术，以及对临床明显受累区域的中央或侧区颈部淋巴结进行手术切除[14, 311]。根据术前降钙素和颈部超声的结果，也可推荐预防性中央或侧区颈部淋巴结清扫术。

（五）甲状腺未分化癌的手术方法

理想情况下，未分化癌患者应接受全甲状腺切除术和治疗性淋巴结清扫术，但这些肿瘤通常会局部浸润，导致很少有机会进行有效的手术切除[343]。在疾病已无法切除的情况下，需要高强度治疗的患者往往采用系统治疗和外部照射相结合的疗法。

六、甲状腺恶性肿瘤的术后管理

鉴于疾病特异的不确定性和个体患者的独特需求，甲状腺癌的术后治疗个体差异较大[1]。实际上，临床医生必须结合术中情况、肿瘤的组织病理学和分化、患者的年龄及其肿瘤相关死亡和复发的风险分层，以及颈部超声检查和术后血清 Tg 水平等情况综合考虑。

表 14-9	在分化型甲状腺癌患者中正确选择腺叶切除术 / 峡部切除术的术前分类系统		
患者分类	肿瘤 / 影像学特征	患者特征	医疗团队特征
理想	• ＜1cm • 甲状腺内 • 甲状腺超声其他方面正常 • 颈部淋巴结 N_0	• 医疗保守主义者 • 积极的患者 • 愿意接受对侧叶小体积病变的可能性 • 希望保持正常的甲状腺功能 • 希望尽量减少手术并发症 • 对术中决策持开放态度 • 愿意接受虽然低风险但也可能根据组织学结果需要立即进行甲状腺全切术 • TSH＜2mU/L • 无法检测到抗甲状腺抗体 • 无法检测到抗 Tg 抗体	• 经验丰富的 MDT • 经验丰富的超声团队 • 共享治疗理念 • 很有选择性地使用 RAI 进行消融 / 辅助治疗和随访 • 提供冷冻切片
合适	• 1～4cm • 超声上呈现良性变化（甲状腺炎、良性结节） • 颈部淋巴结 N_0	• 医疗保守主义者 / 激进主义者 • 保留甲状腺功能（或避免手术并发症）的意愿强于对侧叶疾病的担忧或对 RAI 的意愿 • TSH＞2 • 存在抗甲状腺抗体 • 抗 Tg 抗体	• 外科医生和内分泌科医生就术后管理计划达成一致 • 不太可能采用 RAI • 对于超声随访低风险患者是放心的
不合适	• 甲状腺外浸润 • 临床 N_1 转移 • 远处转移 • 高危分子谱	• 医疗激进主义者 • 患者希望进行甲状腺全切术和（或）RAI • 具有消融 / 辅助治疗 / 分期的 RAI 临床适应证	• 治疗团队希望 RAI 用于消融 / 辅助治疗 / 分期 / 随访

MDT. 多学科协作团队；RAI. 放射性碘；TSH. 促甲状腺素；US. 超声波

表 14-10	分化型甲状腺癌术后组织学表现对患者选择腺叶切除 / 峡部切除的评估
患者分类	肿瘤 / 影像学特征
理想	• 甲状腺内单灶性或多灶性乳头状微小癌，伴有或不伴有 BRAF^{V600E} 突变 • 仅侵犯包膜的甲状腺内 FVPTC（无血管侵犯） • NIFTP • 甲状腺内分化良好的 FTC（肿瘤包膜浸润，无血管浸润） • 颈部分期 N_0 和病理学 N_0/N_x • 局限于峡部的微小的分化型甲状腺癌
合适	• 1～4cm 甲状腺内 PTC • 轻微的甲状腺外浸润 • 临床 N_0 但病理学 N_1 微转移（包括 $pN_{1a/b}$ 疾病，显微镜下≤5 个淋巴结转移，所有转移灶的最大直径均＜0.5cm） • FVPTC、FTC 或有轻微血管侵犯的 PTC（显微镜下血管侵犯灶＜4 个） • 1～2cm，具有潜在侵袭性组织学的甲状腺内肿瘤（如高细胞癌、钉状细胞癌、柱状细胞癌）
不合适	• 广泛的血管侵犯（FTC 或 HCC 有≥4 个显微镜下血管侵犯灶） • 较大的潜在侵袭性亚型（如低分化甲状腺癌、高细胞癌、钉状变异、弥漫性硬化或原发性肿瘤＞2cm 的柱状细胞癌） • 临床 N_1 或病理学 N_1（包括 $N_{1a/b}$ 淋巴结转移＞5 个或任何淋巴结转移的最大直径＞0.5cm） • 广泛甲状腺外浸润

FTC. 滤泡状甲状腺癌；FVPTC. 滤泡变异型甲状腺乳头状癌；HCC. Hürthle 细胞癌；NIFTP. 具有乳头状核特征的非侵袭性滤泡型甲状腺肿瘤；PTC. 乳头状甲状腺癌

（一）[131]I 治疗

[131]I 是一种有效的药物，可向甲状腺组织提供高剂量辐射，而不累及身体其他部位。甲状腺组织的辐射剂量和组织浓度（总组织摄取量与功能组织体积之比）与组织中 [131]I 的有效半衰期有关[93, 344]。甲状腺仅在 TSH 刺激下才能聚碘，而且即使在 TSH 的刺激下，肿瘤组织中的碘摄取量仍会低于正常甲状腺组织，并且可能在大约 1/3 的病例中甚至无法检测到[93]。

术后给予 [131]I 治疗有三方面理由[1]。首先，它可破坏正常的甲状腺残余组织（消融），从而提高血清 Tg 检测对残存的甲状腺癌、复发的甲状腺癌的灵敏度和特异度。消融是解释 TSH 刺激的 Tg 的必要条件，因为 Tg 可能由正常的甲状腺残留物和肿瘤灶产生。在左甲状腺素治疗期间，正常甲状腺细胞 Tg 分泌可能降低或者受到抑制，血清 Tg 可用于这些患者的随访[345]。其次，[131]I 治疗可破坏隐匿性或已知的微小癌，从而降低长期复发率。最后，[131]I 可以进行消融后 [131]I 全身扫描检查（total-body scan，TBS），是检测持续性甲状腺癌的敏感工具。

必须有选择地使用术后 [131]I 治疗，并非所有诊断为 FCTC 的患者都能从常规术后放射性碘消融治疗中获益[1, 22, 23, 224, 346]。2015 年重新定义了 2009 年 ATA 指南中对甲状腺癌复发风险的分层（分为低、中或高），同时考虑（除其他标准外）淋巴结受累程度和病理特征等因素[1, 23]。低风险甲状腺癌单独手术后的长期预后非常好，因此不常规推荐 [131]I 消融[1, 22, 23, 347, 348]。但不幸的是，在一些国家仍对低风险患者进行常规 [131]I 治疗，被广泛应用于微小癌患者。在复发风险高于 40% 的高危患者中，术后常规应用放射性碘（表 14-7），因为 [131]I 治疗能降低复发率和死亡率。此外，当手术未能完成或其成功存疑时，术后也应给予放射性碘治疗。传统上，幼儿被认为是术后放射性碘治疗的候选者，因为他们可能常常有广泛的颈部淋巴结受累，并且存在胸部 CT 也无法检测到的肺部转移[152, 171, 215]。最后，在其他患者（中复发风险和一些低风险）中，目前没有证据表明放射性碘清甲治疗（radioiodine remnant ablation，RRA）可以改善疾病长期特异性死亡率，这些患者的 [131]I 治疗应用指征仍需要前瞻性随机试验来验证。

当疾病持续的风险较低且术后血清 Tg 检测不到时，[131]I 治疗可能不合理。对于复发风险低的患者尤其如此[349-353]。该建议与 N_0 疾病患者特别相关[349]。相反，当术后 Tg 值 5～10ng/ml 时，在治疗 TBS 中发现转移的可能性明显增加，说明这些患者更应使用 [131]I。术后颈部超声检查也可指导 [131]I 治疗的应用[354]。

在考虑 [131]I 治疗时，左甲状腺素治疗通常在手术后进行，并且 [131]I 治疗的指征和方案、要施用的 [131]I 活性应根据 ATA 风险分层决定。术后血清 Tg 水平和颈部超声检查的结果也被考虑在内，因为即使在无法检测到 Tg（<3%）的情况下也存在残余 / 复发的风险。

为了进行 [131]I 治疗，左甲状腺素治疗通常暂停 3～4 周。另一种方法也可以用碘塞罗宁替代治疗 3～4 周，然后在 [131]I 治疗前停药 1～2 周。治疗时，血清 TSH 水平应高于经验确定的 25～30mU/L 水平。在左甲状腺素治疗期间肌内注射 rhTSH（0.9mg，连续 2 天，在第 2 次注射后 1 天给予 [131]I）也可以同样有效地刺激正常甲状腺残余组织吸收放射性碘，该方法无论是在高（100mCi）或低（30mCi）活性，其消融率与停药类似[352, 355, 356]。使用 rhTSH 可防止甲状腺功能减退（因为患者仍服用左甲状腺素），并降低对身体的辐射暴露，从而可以减少住院天数[352, 355-359]。然而在美国，大多数 [131]I 治疗在门诊进行，这使得住院天数不那么重要。在准备进行 [131]I 治疗的中危和高危患者中，rhTSH 与停药报告了相似的结果[360-362]。此外，已发现 [131]I 治疗前停药或 rhTSH 准备的患者，短期复发率相似[363, 364]。一项回顾性研究报道提出，在停药或 rhTSH 的患者中，消融后 10 年的结局相似[365]。在美国、欧洲和世界上许多其他国家 / 地区，rhTSH 被批准用于 100mCi 和 30mCi 的放射性碘治疗前给药。然而，治疗必须考虑到 rhTSH 的成本，因为停药的成本要低得多。

在接受不完全甲状腺切除术的患者中，可以用 [123]I（很少使用 [131]I）示踪剂活性来测定颈部摄取。使用的放射活性应足够小，以避免顿抑效应（即随着放射性治疗性碘的活性增高，引起甲状腺细胞摄取能力逐渐下降的状态）[366, 367]。高摄取（>10%）和残留高风险的患者应给予手术全切。给药后的全身扫描，对甲状腺床摄取量低（<1%）的患者非常有提示意义。

然而，与诊断性扫描相比，接受高剂量放射性碘治疗后的患者，有 10%～26% 的患者发现了额外的转移灶[368]。[131]I-SPECT/CT 融合成像可提供更好的病灶定位[24-27]。放射性碘治疗后，应恢复并维持左甲状腺素治疗。初始治疗后 6～12 个月，完全消融（定义为无可见吸收）通常使用 2～5mCi（74～185MBq）的 ^{131}I TBS 进行验证。然而，当消融后扫描具有提示意义时，不再常规进行 ^{131}I TBS 随访，因为这种重复扫描无法提供任何进一步的信息[369, 370]。此外，目前完全消融的定义是在没有抗 Tg 抗体的情况下，rhTSH 刺激后无法检测到血清 Tg（或在使用敏感法测定时，左甲状腺素治疗下的血清 Tg 水平<0.3ng/ml），以及颈部超声检查无明显异常[1]。

超过 80% 的近乎全甲状腺切除术的患者在给予 100mCi（3700MBq）或 30mCi（1100MBq）后可实现完全消融（清除正常甲状腺残余组织）。无论准备是停药还是 rhTSH，结果都是相似的 [352, 355, 356, 371, 372]。在较小范围的手术后，只有 2/3 的患者在 30mCi（1100MBq）时实现消融。因此，所有接受 ^{131}I 治疗的患者均应进行甲状腺全切除术。此外，在低风险或中等风险患者中，手术后立即开始左甲状腺素治疗，并在注射 rhTSH 后给予 30mCi（1100MBq），目的是照射正常的甲状腺残余组织。在高危患者中，给予更高的活性（≥100mCi），目的是消融正常的甲状腺残余组织和照射残留的肿瘤组织。在已知有远处转移的患者中，^{131}I 在甲状腺激素撤药后进行，但在低风险或中风险患者中，rhTSH 注射是一种有效的替代方法。老年患者应谨慎使用高活性 ^{131}I[373]。

^{131}I 消融治疗在甲状腺未分化癌、甲状腺髓样癌或甲状腺淋巴瘤患者的治疗中没有作用。

（二）外部放射治疗

颈部和纵隔的体外放疗仅适用于有广泛转移和侵袭性病理亚型的老年患者（>55 岁），这些亚型不可能完全手术切除，并可能侵犯颈部关键结构，而且肿瘤组织通常不摄取 ^{131}I。回顾性研究表明，在这些患者中，体外放疗降低了颈部肿瘤复发的风险 [374, 375]。外部放疗的目标范围包括甲状腺床、双侧颈部淋巴结区域和纵隔上部。通常，在 5 周内分 25 次照射，总剂 50Gy（5000rad），在任何可见残留的焦点上增加 5～10Gy。目前强度调节的体外放疗允许将 63～66Gy 递送至患病大体和高危区域，将 54～56Gy 分 30～33 次照射颈部和纵隔淋巴结区域。放疗可降低晚期病死率。

在甲状腺未分化癌患者中，当疾病范围有限且手术可行时，加速外部放疗联合化疗可以使 2/3 的患者达到局部控制，长期生存率约 20%[281, 376, 377]。

（三）TSH 抑制疗法

甲状腺肿瘤细胞的生长受 TSH 控制，左甲状腺素抑制 TSH 分泌可降低复发率和改善生存率 [22, 23, 137]。因此，无论甲状腺手术和其他手术的程度如何，所有 FCTC 患者都应给予左甲状腺素抑制治疗。成人的初始有效剂量为 1.6～2μg/kg，儿童需要更高剂量，老年患者需要更低剂量。通过治疗开始后大约 3 个月测量血清 TSH 来监测治疗的充分性。最初的目标是高危

甲状腺癌患者的血清 TSH 浓度低于 0.1mU/L，低危患者的 TSH 维持在或略低于正常下限（0.1～1.5mU/L）。类似的建议适用于未接受残余消融的低风险患者（即血清 TSH 0.1～1.5mU/L）。所有 TSH 控制目标还必须权衡与 TSH 抑制治疗相关的个体风险。根据 ATA 指南，对治疗的初始反应调整左甲状腺素的剂量。在没有证据的患者中，应减少左甲状腺素的剂量以将血清 TSH 水平维持在正常范围内。因此，必须根据疾病风险和长期 TSH 抑制的潜在不良反应不断重新评估左甲状腺素的剂量（和目标 TSH 水平）。

在甲状腺髓样癌或甲状腺淋巴瘤患者中，给予左甲状腺素进行替代治疗，目的是使血清 TSH 水平维持在正常范围内。

七、甲状腺癌患者初始治疗后的长期随访

初始治疗完成后，甲状腺癌的风险适应管理应继续进行，要根据预测的复发风险和疾病特异性生存率调整随访评估的类型、范围和时间 [307]。初始治疗和早期随访建议基于 AJCC 分期（Ⅰ、Ⅱ、Ⅲ或Ⅳ期）和 ATA 风险分层（低、中或高）提供的初始静态风险评估 [1, 217]。随着新数据的出现，这些初始风险估计值会随着时间的推移不断修改，以便根据疾病的生物学过程和对治疗的反应适当地改变管理计划，增加或减少随访频率 [1]。在过去几年中，已经开发了一种命名法来描述患者在随访期间对治疗的反应和临床状态（表 14-11）[1, 378, 379]。与 AJCC 分期和 ATA 风险分层不同，后者在患者的一生中不会改变。随着新数据的出现，对治疗反应的定义可能会在随访期间发生变化（图 14-23）。这种方法可以根据初始 AJCC 分期、ATA 风险分层和每次随访时对治疗的反应来描述每位患者的临床状态。然后，该信息可用于指导管理建议，既包括后续检测的选择，也包括其他治疗或持续观察管理。

（一）分化型甲状腺癌的初始随访建议（初始治疗后第 1 年）

无论 ATA 风险分层如何，大多数患者在随访的第 1 年每隔 3～6 个月就应进行一次生化检测（表 14-12）。ATA 低风险患者的病情预后非常好，复发率极

表 14-11 对治疗反应的定义	
反应良好	没有临床、生化或结构的疾病证据
生化不完全反应	在没有可定位疾病的情况下，甲状腺球蛋白值持续异常或抗甲状腺球蛋白抗体水平升高
结构不完全反应	残余或新发现的局部或远处转移
不确定反应	非特异性生化或结构异常不能确定为良性或恶性

无论初始治疗的程度如何，表格提供了对每个治疗反应的定义，用于描述随访期间任何时候分化型甲状腺癌或甲状腺髓样癌患者的临床状态。有关反应良好、不确定反应和生化不完全反应的精确定义，请参阅原文。这些治疗反应因肿瘤类型和初始治疗范围而异

风险评估：动态、主动的过程

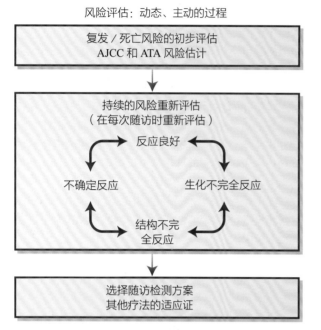

▲ 图 14-23　风险调剂的随访方法

随访第 1 年的管理计划基于 AJCC 和美国甲状腺协会风险分层提供的复发和死亡风险的初步评估。随着新数据的出现，这些计划会在随访期间不断修改，并根据对治疗评估的反应（反应良好、生化不完全反应、结构不完全反应或不确定反应）定义持续的风险分层。与 AJCC 和 ATA 风险分层不同，对治疗状态的反应可能会随着时间的推移而改变，这取决于疾病行为和对治疗的反应

低，可能至少在 3~5 年不会有明显变化[167, 219]。因此，这些患者的主要随访工具是体格检查、血清甲状腺球蛋白、甲状腺球蛋白抗体和甲状腺功能检测[1]。在这些低风险患者中，随访的主要目标是在早期随访中确

认没有疾病，以便他们可以快速过渡到强度较低的管理方法。他们通常在第 1 年每 6~12 个月进行一次随访，如果对治疗的反应良好，那么之后的随访频率会降低。颈部超声检查通常在手术后 1 年进行，尽管该检查的实用性尚未得到证实。鉴于监测颈部超声检查的非特异性发现的可能性很高，并且复发率非常低，因此有可能识别出更多的假阳性结果[380, 381]。诊断性全身扫描、额外的横断面成像或 FDG-PET 扫描不被常规用于后续监测。仅当可用的甲状腺球蛋白测定不可靠时（低于 0.2ng/ml），才进行刺激的甲状腺球蛋白检测。

ATA 中危患者在第 1 年最初每隔 6 个月进行一次随访，进行与低危患者相同的生化检测，但考虑到他们的疾病风险较高，需进行更密集的超声随访[1]。中危患者通常在 6 个月内进行超声随访以确定基线，并验证初始切除的完整性。如果初步评估确定了令人担忧的非特异性发现或持续性病灶，则可能需要在第 1 年进行额外的超声检查。在患有广泛大淋巴结转移的患者中，通常考虑在 6~12 个月时对颈部和胸部进行增强 CT，以确定是否存在具有临床意义的持续性病灶。放射性碘扫描并非常规用于这些患者的监测，但可以作为重要工具来监测随访期间发现的可疑病变的功能状态，并且在随访期间甲状腺球蛋白抗体升高时可以考虑使用。额外的监测不是常规计划的，但可能需要，取决于患者对治疗的反应。

ATA 高危患者需要更加个体化的管理方法[1]。虽然与 ATA 低危和中危患者使用的生化评估相同，但 ATA 高危患者可能还需要进行广泛的横断面和影像学评估，针对初始治疗的结构性不完全反应，或高风险

基于 ATA 风险的第 1 年随访初步计划	ATA 低风险	ATA 中风险	ATA 高风险
表 14-12　初始治疗后第 1 年随访计划概述			
Tg、TgAb、TFT，每 3~6 个月	√	√	√
颈部超声，每 3~6 个月	–	√	√
6~12 个月的颈部 / 胸部 CT 对比	–	考虑 a	√ b
其他部位（大脑、腹部、骨盆）的横截面成像	–	–	考虑 c
常规监测诊断 RAI 扫描	–	–	考虑
18F-FDG-PET 扫描	–	–	考虑
每次访问的动态风险评估	√	√	√

虽然大多数患者会在第 1 年每 3~6 个月进行 1 次体格检查和生化检测，但是否考虑额外检测是基于 ATA 风险分层和每次随访时进行的动态风险评估

a. 对于切除后临床 N_{1a} 或 N_{1b} 疾病的中危患者考虑；b. 根据表现特征，颈部 / 胸部 CT 最早可能需要在初始治疗后 2~3 个月进行；c. 取决于表现特征、功能成像结果和血清 Tg 水平

ATA. 美国甲状腺协会；CT. 计算机断层扫描；18FDG-PET. 氟 18 脱氧葡萄糖正电子发射断层扫描；RAI. 放射性碘；Tg. 甲状腺球蛋白；TgAb. 抗甲状腺球蛋白抗体；TFT. 甲状腺功能检测；US. 超声波

局部复发和远处转移。一般来说，高危患者每2~3个月接受一次适当的横断面和功能成像评估。由于疾病的侵袭性，他们对治疗的反应通常可以在最初的6~12个月判定，从而及早调整初始管理计划。

（二）使用对治疗反应的定义修改分化型甲状腺癌初始随访的建议

动态风险评估法虽然最初设想用作在随访2年后使用，但该方法已经发展到可以在随访期间的任何时间点，用作描述患者对治疗的反应[378, 382, 383]。因此，即使在随访的第1年内，使用对治疗反应的命名（良好反应、生化不完全反应、结构不完全反应、不确定）来描述患者的临床状态也是合适的（表14-11）。即使在这些早期时间点，对治疗的反应也可以用来改变最初的管理计划。这在ATA中危患者中最为明显，这些患者在初始治疗的第1年内表现出良好的反应，因此可以降低其管理强度。显示生化或结构不完全反应的ATA低风险或中等风险患者可能需要更积极的随访、疾病监测或治疗。

在肿瘤学术语中，良好的反应可以被认为是"缓解"，因为它描述了没有疾病生化、临床或结构证据的

患者（表14-11）。在没有可定位疾病的情况下，甲状腺球蛋白值异常或抗甲状腺球蛋白抗体升高的患者被描述为具有生化不完全反应。结构性不完全反应用于描述具有持续或复发性影像学证据的患者。不确定反应类别描述了具有低水平非特异性甲状腺球蛋白值，或影像学上具有非特异性发现而无法确定为良性或恶性的患者。随着时间的推移，大多数患者可以从不确定反应类别中移出，因为后续随访有助于确定非特异性发现是良性还是恶性。

表14-13给出了每种对治疗反应类别的精确定义和其对管理影响[1]。对治疗的良好反应早期降低随访强度和频率，以及TSH抑制程度，因为这些患者预后非常好，基本上没有死亡，并且复发率非常低。有趣的是，至少30%的生化不完全反应患者最终会演变为仅靠观察没有疾病证据。不幸的是，尽管有额外的治疗，但结构不完全反应的患者的疾病状态通常会持续（生化或结构不完全反应）。幸运的是，大多数被归类为具有不确定反应的患者仍然没有疾病，这些患者中只有15%~20%最终被归类为具有生化或结构不完全反应。

过去，刺激的甲状腺球蛋白值是后续检测的关键

分 类	定 义	临床结局	管理影响
反应良好	• 影像学阴性且抑制的Tg<0.2ng/ml[a]或TSH刺激的Tg<1ng/ml[a]	• 复发1%~4%，疾病特异性死亡<1%	• 对治疗的良好反应可早期降低随访强度和频率，以及TSH抑制程度
生化不完全反应	• 影像学阴性且抑制的Tg>1ng/ml[a]或刺激的Tg>10ng/ml[a]或抗TgAb水平升高	• 至少30%自然达到NED，20%在额外治疗后达到NED，20%发生结构性疾病，疾病特异性死亡<1%	• 如果与稳定或下降的血清Tg值相关，生化不完全反应可在大多数患者中继续TSH抑制并持续观察 • Tg或Tg抗体值升高应进行额外的检查和潜在的额外治疗
结构不完全反应	• 具有结构或功能证据，任何水平Tg和TgAb	• 尽管进行了额外的治疗，50%~85%的患者仍患有持续性疾病 • 局部转移的疾病特异性死亡率高达11%，结构性远处转移的死亡率高达50%	• 结构不完全反应采取额外的治疗或持续观察，具体取决于多种临床病理因素，包括结构病变的大小、位置、生长速度、RAI亲和力、FDG亲和力和特定病理学
不确定反应	• 影像学非特异性发现 • RAI扫描时甲状腺床摄取微弱 • 可检测到未刺激的Tg，但可检测到受刺激的Tg<1ng/ml，但或在没有结构性或功能性疾病的情况下TgAb<10ng/ml稳定或下降	• 15%~20%将在随访期间发现结构性疾病 • 其余非特异性变化可能稳定，或疾病特异性死亡<1%	• 不确定的反应应继续观察，对非特异性病变进行适当的连续影像学和血清Tg监测 • 随着时间的推移变得可疑的非特异性发现可以通过额外的影像学或活检进一步评估

表 14-13 正确选择主动监测患者的分类系统

a. 在没有抗TgAb的情况下

NED. 患者在最终随访时没有疾病证据

FDG. 氟脱氧葡萄糖；NED. 无疾病证据；RAI. 放射性碘；Tg. 甲状腺球蛋白；TgAb. 抗甲状腺球蛋白抗体；TSH. 促甲状腺素

引自 Haugen BR, Alexander EK, Bible KC, et al. 2015 American Thyroid Association management guidelines for adult patients with thyroid nodules and differentiated thyroid cancer: the American Thyroid Association guidelines task force on thyroid nodules and differentiated thyroid cancer. Thyroid. 2016;26:1-133.

组成部分。然而，随着新的超灵敏检测方法的发展，对治疗良好的反应定义为在抑制状态下甲状腺球蛋白值小于 0.2ng/ml[1]。但是，如果无法获得可靠的超灵敏甲状腺球蛋白值，对治疗良好的反应则需要刺激性甲状腺球蛋白值来确定。

由于对治疗定义的反应非常依赖血清甲状腺球蛋白的检测，因此对具有抗甲状腺球蛋白抗体的患者的治疗反应判定存在困难。在这些情况下，血清甲状腺球蛋白的检测可能不可靠，因此不可信。抗甲状腺球蛋白抗体在前 6 个月内下降至少 50%，通常表明没有残余[384]。相反，随着时间的推移甲状腺球蛋白值升高通常是后续结构不完全反应的早期指标，将需要进行下一步结构或功能影像学检查。

此外，对治疗反应的定义最初是为接受全甲状腺切除术和放射性碘消融术的患者制订的。因此，为了适应仅接受腺叶切除术或无放射性碘治疗的甲状腺全切除术的患者，需要对定义稍作修改[385, 386]。在无放射性碘消融的甲状腺全切除术的患者中，对治疗的良好反应需要非刺激甲状腺球蛋白低于 0.2ng/ml，不确定反应定义为血清甲状腺球蛋白在 0.2~5ng/ml，生化不完全反应需要血清甲状腺球蛋白大于 5ng/ml。在接受腺叶切除术治疗的患者中，任何低于 30ng/ml 的甲状腺球蛋白值被归类为良好，而大于 30ng/ml 的值被归类为生化不完全。

（三）基于对治疗状态反应的随访建议

对治疗反应良好的 ATA 低风险和中风险患者可以过渡到低强度随访。从长期来看，对治疗反应良好的患者主要随访血清甲状腺球蛋白、甲状腺球蛋白抗体，并每 1~2 年进行一次体格检查。在这些对治疗反应良好的患者随访中常规使用颈部超声检查可能会比真实产生的结构性疾病更多的假阳性结果，因此不常规推荐[380, 381]。虽然对治疗的良好反应几乎都仅需要低强度随访，应尽管被归类为对治疗的良好反应，注意到 ATA 高危患者仍有 5%~10% 的复发风险，因为他们的远处转移灶在早期影像学检查中不明显或甲状腺球蛋白生成量低，导致它们被不恰当地归类为对治疗的良好反应[378, 382]。因此，我们考虑每 3~5 年对 ATA 高危者进行一次横断面成像，具体取决于个体的具体情况。

对生化不完全反应患者的评估首先要看是否进行了适当的影像学检查。血清甲状腺球蛋白水平与病灶位置大致相关，当非刺激 Tg 值小于 10ng/ml 通常提示颈部残余 / 复发，10~100ng/ml 提示肺转移，数值大于 1000ng/ml 提示骨转移[387]。除了精细的横截面影像学外，放射性碘或 ^{18}F-FDG-PET 的功能成像可以识别异常甲状腺球蛋白的来源。一旦进行了适当的影像学检查明确排除结构上可识别的病灶，那么对生化不完全反应患者的随访取决于其甲状腺球蛋白和甲状腺球

蛋白抗体随时间推移的变化趋势。甲状腺球蛋白和甲状腺球蛋白抗体稳定或下降的患者通常进行继续观察。对甲状腺球蛋白或甲状腺球蛋白抗体升高的患者要进行额外的横断面成像，检查的类型、强度和频率取决于生化标志物的升高速度。研究现已证实，甲状腺球蛋白倍增时间与临床结果之间存在相关性[388]。

结构不完全反应的患者尤其成问题，因为尽管进行了额外的治疗，大多数人仍会保持疾病的持续生化或结构证据[1]。结构不完全反应的可能治疗选择包括观察、手术干预、放射性碘治疗、外照射放射治疗、局部治疗和全身治疗。这种情况下的决策最好在多学科团队中进行。结构性不完全反应患者的干预指征应以转移性病灶的大小、位置、生长速度、放射性碘亲和力、FDG 亲和力和潜在组织学等因素为指导。

反应不确定的患者通常会进行额外的观察，并对不确定的生化或结构区域进行系列评估[1]。在许多情况下，非特异性生化标志物或结构会自发消退，在这种情况下，患者可以重新分类为对治疗的良好反应。在其他情况下，不确定的发现变得更加显著，然后患者重新被分类为生化或结构不完整。

虽然这些对治疗的反应定义主要基于接受了全甲状腺切除术和放射性碘消融术的患者，但在接受腺叶切除术或接受全甲状腺切除术但不接受放射性碘治疗的患者中，随访建议基本相同[385, 386]。根据定义，这些患者均为低风险，因此预计不会出现早期复发或远处转移。虽然在大多数这些患者中单次血清甲状腺球蛋白测定的意义尚不确定，尽管敏感性较低且非特异性，但随着时间推移，甲状腺球蛋白的变化趋势可以提供进一步的信息。由于甲状腺球蛋白测量或持续甲状腺球蛋白抗体缺乏敏感性，这些患者的随访更多地依赖于至少在前 10 年内，每 3~5 年进行一次颈部超声检查。

（四）甲状腺髓样癌后续随访建议

关于甲状腺髓样癌的随访程度、强度和时间的建议在很大程度上取决于术后降钙素和 CEA 值。与甲状腺球蛋白值一样，降钙素和 CEA 倍增时间值为疾病进展率和疾病特异性生存率提供了重要的临床参考意义[14]。与分化型甲状腺癌的治疗方法类似，对于髓样癌，后续的随访方案基于对治疗反应的重新评估，其中对良好、生化不完全和结构不完全缓解的定义采用降钙素和 CEA 值而不是甲状腺球蛋白来修正[389-391]。良好的反应被定义为血清降钙素和 CEA 在正常范围。生化不完全缓解定义为可以测出术后血清降钙素或 CEA 的升高。与分化型甲状腺癌一样，随访方案会根据对治疗的反应进行调整。

（五）甲状腺癌复发及远处病变的治疗

1. PTC 和 FTC 的局部复发　5%~20% 的 PTC 和 FTC 患者会发生局部复发。然而，超过 1/3 的因

持续性或复发性甲状腺疾病而再次手术与初次甲状腺手术不充分有关[392]。小淋巴结转移可以用放射性碘治疗，但肿瘤的残余或生长应考虑手术[393]。直径8～10mm的复发病灶应手术切除[393, 394]。由于淋巴结微转移通常比单纯影像学检查所显示的病灶更广，因此应对既往未清扫过的具有临床意义的残余/复发病灶区域进行区域清扫，同时保留重要结构，这为大多数患者创造了长期局部控制的机会[395]。相反，由于广泛的瘢痕，在先前清扫过的区域中，解剖手术可能无法进行，故淋巴结的切除需更局限，更有针对性。

由于可识别出应当切除的其他组织，在使用100mCi（3700MBq）的[131]I后3～5天，TBS有助于全切除。在极少数情况下，在完成全身扫描后1天进行手术，通常使用术中探针。手术后1～2天通过另一次全身扫描验证切除的完整性，在一个病例系列报道中，92%的病例实现了全切除[394]。其他方法可用于确定定位于瘢痕组织或难以重新解剖部位的小肿瘤病灶，主要使用术中超声或术前超声引导的活性炭标记[15]。根据ATA指南，残余/复发性病灶再次手术后的良好反应定义为正常的颈部超声检查和无法检测到Tg水平（TSH刺激后Tg<1ng/ml或甲状腺激素治疗下Tg<0.2ng/ml），良好反应率达到63%[396]。一般而言，外部放疗适用于无法完全切除且无[131]I摄取的软组织复发的FCTC患者。

在极少数情况下，不适合进一步手术或[131]I治疗的DTC患者可通过超声引导射频消融或经皮无水乙醇注射治疗区域局部淋巴结复发[397-403]。目前没有前瞻性研究去比较这两种技术。然而，对于靠近气管和（或）喉神经和（或）食管的病变，以及手术具有挑战性的位置，应避免使用这两种方法。这些操作对于不邻近关键结构的病灶特别安全，如侧颈部复发灶。对于侵犯上呼吸消化道的肿瘤，患者的预后与是否完全切除所有肉眼可见的病灶有关，包括从气管或食管中剔除浅层浸润肿瘤灶以保留功能，以及对于直接侵及腔内的病灶采取更激进的方式来保留功能，如气管切除吻合或喉咽食管切除术[404, 405]。在这些情况下，手术通常与[131]I和外照射放疗联合进行。

2. 远处转移疾病的治疗　在分化型癌（PTC、FTC和HCC）患者中，只有9%发生远处转移[406]。诊断远处转移的患者5年和10年的死亡率分别为65%和75%，近80%的死因与甲状腺癌有关[406-408]。值得注意的是，高达20%的死亡是由于局部病灶造成的[409]。因此，FCTC中远处转移的出现一般预示着预后不良。肺转移在年轻PTC患者中更常见，而在儿童中，肺几乎总是远处转移的唯一部位。骨转移在老年患者和FTC患者中更常见。其他不太常见的部位是脑、肝脏和皮肤[406-408]。

肺部受累的临床症状并不常见。相比之下，超过80%的骨转移患者会出现疼痛、肿胀或骨折，它们是不良的预后指标[410]。肺部受累的征象可能从大结节到弥漫性浸润不等。后者通常依赖[131]I TBS诊断，并通过CT确诊；PTC患者，尤其是儿童，常出现纵隔淋巴结肿大。骨转移是溶骨性的，通过CT、MRI或[18]F-FDG-PET可以更好地显示。[18]F-FDG-PET扫描在这些患者中可用于确定疾病范围和预后评估[23, 34, 38, 39]。除在CT中看不到肺转移灶的患者外，几乎所有有远处转移的患者都有较高的血清Tg水平，并且2/3的此类患者在其转移部位存在[131]I摄取[407]。

骨转移灶的局部治疗包括手术、体外放射治疗或热消融（射频消融或冷冻消融）和骨水泥注射[411]。当存在神经系统或骨科并发症或此类并发症的高风险时，以及当CT或MRI上可见骨转移时，即使存在[131]I摄取，也需要进行局部治疗，因为仅用放射性碘无法控制疾病。对于单发或少量骨转移的患者，也可以进行局部治疗以达到治愈目的[412]。脑转移患者可能需要手术和立体定向放射治疗。在少数肺转移的情况下，可以使用热消融或立体定向放射治疗。[18]F-FDG-PET扫描可以用来评估热消融的完整性和治疗病灶的转归[40]。

接受[131]I治疗的远处转移患者在前2年内每4～6个月接受1次100～200mCi（3700～7400MBq）的治疗，之后治疗间隔可拉长。在[131]I治疗之间，给予左甲状腺素的抑制剂量以维持血清TSH水平低于0.1mU/L。在一项研究中，肿瘤组织的辐射剂量与[131]I治疗的结局相关[344]。应提供高于80Gy（8000rad）的辐射剂量以获得治愈；辐射剂量低于35Gy（3500rad），成功的机会很小。使用较高活性的放射性碘作为标准放射活性或基于个体的剂量测定是合理的。

然而，剂量学研究发现重复给予100mCi（3.7GBq）标准活性与给予更高活性之间的比较并未显示更高活性在总生存率方面优于标准活性[413]。在有功能性转移的患者中，使用[124]I PET扫描显示，在给定的患者中，不同转移灶之间及同一转移灶内的摄取均可能不同[414, 415]。最终，细胞水平上的摄取可能是具有异质性的[93, 414]。这种肿瘤病灶中剂量分布的异质性可以解释为什么尽管全身扫描有显著的平均摄取，[131]I治疗仍可能无效。为了使治疗在这种临床情况下有效，适当水平的TSH刺激和无碘污染是必不可少的。过量的碘在CT给药后1个月后消除[30]，可以通过尿碘排泄物以确认清除。经[131]I治疗后远处转移的患者经停药或rhTSH治疗后的短期存活率相似[416]。然而，大多数具有[131]I摄取的转移患者在5年时仍存活，目前尚无rhTSH预处理后的长期结局数据。与rhTSH相比，长期停药通常会导致肿瘤灶的摄取更高的TSH，因此应该作为转移患者刺激TSH的首选方法[417]。rhTSH介导的治疗可能适用于有基础合并症的特定患者，以及无法提高血清TSH的垂体疾病患者，但存在医源性甲状腺功能减退潜在风险[358]。此类患者应给予甲状腺功能减退的剂量或按剂量确定的活性更高的放射活性剂量。给予儿童较低的活性剂量[1~2mCi（37~74MBq）/kg 体重]。只要治疗有效，对远处转移患者的[131]I 累积活性剂量没有绝对限制。然而，特别要指出的是当累积活性剂量超过 600mCi（22 000MBq）[418-420] 时，白血病和实体瘤的风险增加；另外，在此活性之上进一步的[131]I 治疗很少能提供治愈的可能[407]。

在对[131]I 有亲和力的远处转移患者进行[131]I 治疗后，大约 45% 影像学异常消失，年轻患者、肺部小转移患者、高分化癌患者和有 PET 扫描[18]F-FDG 未摄取的患者更容易对治疗产生反应；可能在开始治疗数年后取得完全缓解[406-408]。当在[131]I 治疗后判断为完全缓解时，即使在某些患者中持续检测到血清 Tg 水平，也很少复发（<10%）[407]。

3.[131]I 治疗的并发症　[131]I 治疗后的急性不良反应（恶心、唾液腺炎、味觉丧失）很常见，但通常是轻微的，并且会迅速消退[421]。放射性甲状腺炎通常是轻微的，但如果甲状腺残留很大，患者的疼痛可能需要使用皮质类固醇治疗数天。某些部位的肿瘤，如脑部、脊髓和气管旁区域，可能会因 TSH 刺激或[131]I 治疗而肿胀，导致压迫症状，应通过皮质类固醇治疗来预防此问题。在接受[131]I 治疗的患者中，5%~10% 的患者可能出现口干和泪管阻塞[422, 423]。弥漫性肺转移的患者接受高剂量[>150mCi（5550MBq）] 短时间给药（<3 个月），很少会发生放射性纤维化和致命的危险[248]。

必须特别注意，避免对孕妇使用[131]I。[131]I 治疗后生精能力可能会暂时降低[424]，女性可能会出现暂时性卵巢功能衰竭。受孕前暴露于[131]I 引起的遗传损伤一直是人们关注的主要问题。然而，迄今为止，尚未报道任何异常情况。因此，建议在使用[131]I 治疗后将受孕至少推迟 6 个月[425]。没有明确的证据表明妊娠会影响接受足够左甲状腺素治疗的女性的肿瘤生长。如果患者接受了左甲状腺素替代治疗，一旦确认妊娠，左甲状腺素的剂量将增加 30%，并在妊娠前半段每月测量血 TSH、T_3 和 T_4 水平[426]。在接受抑制剂量左甲状腺素治疗的患者中，每月血清 TSH、T_3 和 T_4 水平应得到控制，当血清 TSH 升高或 T_3 和 T_4 降低时，左甲状腺素的每天剂量应增加。

重复或大剂量[131]I 治疗后可能出现轻度全血细胞减少，尤其是在同时接受外部放疗的骨转移患者中。接受放射性碘治疗的患者白血病和实体瘤的总体相对风险增加，尤其是在[131]I[>600mCi（22 000MBq）] 的累积活性较高或与外部放射治疗联合的情况下[418-420]。

4. 放射性碘抵抗　2/3 的远处转移灶对放射性碘无效，[131]I 治疗不会带来任何益处。这类患者包括在初始治疗时不摄取[131]I 或在先前有摄取而后失去摄取

[131]I 能力的转移患者，在某些病灶中保留[131]I 摄取但在其他病灶中没有摄取的患者，以及尽管在转移灶大量摄取[131]I 但经治疗后转移灶仍在进展的患者[427]。不太清楚的情况是，有部分患者在所有病灶中均持续摄取[131]I，但经过几个疗程仍未治愈[特别是在接受>22 000MBq（600mCi）的[131]I 后]并且根据实体瘤反应评估标准（Response Evaluation Criteria in Solid Tumors, RECIST），疾病没有进展[407]。对此类患者继续重复[131]I 治疗的决定通常基于他们对先前治疗过程的反应、在先前的治疗中 TBS 中持续显著的[131]I 摄取、肿瘤病灶中的低 FDG 摄取、无不良反应[427]。在 PET 扫描中具有高 FDG 摄取的远处转移灶几乎对[131]I 治疗没有反应，并且通常迅速进展，证实了临床预后分型[38, 39]。

对于难治性患者，应放弃[131]I 治疗，每 4~6 个月进行一次影像学随访，左甲状腺素治疗应维持血清 TSH 低于 0.1mU/L[427-429]。然而，个体患者的最佳 TSH 目标必须平衡 TSH 抑制的潜在益处与亚临床甲状腺毒症可能造成的危害，特别是对于患有可能因积极 TSH 抑制而恶化的患者。可以采用局部治疗方法。对于直径 1~2cm 的多处病灶且影像学在 12 个月内有进展的患者，可能需要全身治疗[427]。值得注意的是，在特定患者中，FDG 摄取的强度不能作为确定进展风险较高的依据[430]。具有抗血管生成作用的分子靶向治疗可用作一线治疗[1]。

5. 分子靶向治疗　在大多数 DTC 中都可以发现起始致癌事件，因此分子靶向治疗是基于合理的科学原理之上的[118]。MAP 激酶途径在大多数乳头状甲状腺癌中被激活，主要是通过基因重排（RET-PTC 和 NTRK）或 RAS 和 BRAF 基因的点突变。RAS 基因点突变常见于滤泡性和低分化癌。在低分化甲状腺癌中可能会发现其他遗传异常。血管生成也在甲状腺癌中通过 VEGFR 通路被激活[431]。其他（包括 FGFR 和 PDGFR）通路也可能被激活。

迄今为止，用于难治性 DTC 的大多数药物都具有抗血管生成作用，也有部分药物通过 MAPK 途径起作用。使用这些药物时，观察到的部分缓解率为 0%~65%（表 14-14），其中有三种药物的缓解率接近或高于 50%（乐伐替尼、卡博替尼和帕唑帕尼）[432-444]。两项Ⅲ期试验也证明了无进展生存期（progression-free survival, PFS）的改善：DECISION 试验中的索拉非尼，SELECT 试验中的乐伐替尼[437, 440, 443]。

6. 凡德他尼　ZACTHYF Ⅱ期随机试验显示，与安慰剂相比，凡德他尼显著延长了患者的 PFS（HR=0.63，P=0.008；中位数分别为 11.1 个月和 5.9 个月），部分缓解率为 8%[443]，随后凡德他尼对比安慰剂的 VERIFY Ⅲ期试验也已经进行，结果待公布（NCT01876784）。

7. 索拉非尼　与安慰剂相比，索拉非尼的 DECISION Ⅲ期试验显示患者的 PFS 延长（HR=0.587，

表 14-14 用于难治性分化型甲状腺癌的药物

药 物	n	靶 点	PR（RECIST）（%）	中位 PFS（月）
Axitinib Cohen[432]	45	VEGF, RET, PDGFR, KIT	31	18.1
Locati[433]	45		38	16.1
Capdevilla[434]	47		28	8
Cabozantinib Cabanillas[436]	15	VEGFR, RET, CMET	53	>12.2，未达到
Cabanillas[435]	25		40	12.7
Lenvatinib Schlumberger[437]（Ⅲ期试验）	392	VEGFR, RET, FGFR, PDGFR, C-KIT	65	18.3vs.3.6
Pazopanib Bible[439]	37	VEGFR, PDGFR, KIT	49	11.7
Motesanib Sherman[438]	93	VEGFR, PDGFR, KIT, RET	14	10
Sorafenib Brose[440]（Ⅲ期安慰剂对照）	417	VEGFR, RET, BRAF, PDGFR	12	10.8vs.5.8
Sunitinib Carr[441]	28	VEGFR, RET, PDGFR, KIT	11	NA
Vandetanib Leboulleux[443]（Ⅱ期安慰剂对照）	145	VEGFR, RET, EGFR	0	11.1vs.5.9
Vemurafenib Brose[442]	51	BRAF	31	18 之前未接受过 TKI 治疗，9 之前已接受过 TKI 治疗
Dabrafenib Falchook[444]	13	BRAF	29	11.3

NA. 不适用；RECIST. 实体肿瘤反应评估标准；TKI. 酪氨酸激酶抑制剂

95%CI 0.454~0.758，P＜0.0001；中位 PFS 分别为 10.8 个月和 5.8 个月）。在所有临床亚组中都可以观察到 PFS 的改善。部分缓解率为 12%，41.8% 的患者病情稳定持续 6 个月或更长时间。无论 BRAF 和 RAS 基因突变状态如何，所有生物标志物亚组的 PFS 均得到改善。

8. 乐伐替尼 SELECT Ⅲ期试验显示，与安慰剂相比，乐伐替尼显著改善了患者的中位 PFS（HR=0.21，99%CI 0.14~0.31，P＜0.001；中位 PFS 分别为 18.3 个月和 3.6 个月），部分缓解率为 65%，完全缓解率为 2%。在所有临床亚组中都可以观察到 PFS 的改善，包括 20% 既往接受过 VEGF 靶向治疗的患者，并且不考虑 BRAF 和 RAS 基因的突变状态。

没有一项研究显示患者的总生存期有所改善，这可能与以往在安慰剂组出现进展的开放期治疗研究交叉设计、一些患者在参与使用其他治疗方式的试验后的长期生存期有关。然而，在 SELECT 研究的亚组分析中，在 65 岁以上的患者中观察到总生存期显著获益，这与乐伐替尼对更具侵袭性疾病患者的获益有关 [445]。在随后的分析中，8 周的评估报告显示肿瘤缩小 25%；PFS 的持续时间与初始肿瘤大小减小的幅度有关，多变量分析确定了两个预后指标，即东部肿瘤协作组（Eastern Cooperative Oncology Group，ECOG）状态为 0 或 1，以及小转移灶 [446]。

索拉非尼的安全性与预期一致，但不良反应发生率高于其他类型患者。大多数不良反应为 1 级和 2 级，最常见的是手足皮肤反应（76%）、腹泻（69%）、脱发（67%）和皮疹 / 脱屑（50%）。毒性反应导致 64% 的患者减量，19% 的患者停药。

乐伐替尼组的安全性事件包括高血压（68%）、疲劳（64%）、腹泻（59%）和食欲下降（50%）。蛋白尿发生率为 32%，血栓栓塞事件发生率为 11%。共有 68% 的患者需要减量，82% 的患者中断剂量，14% 的患者停药。

预防和早期诊断毒性反应是降低不良反应发生频率和严重程度的最佳方法。在开始治疗之前，应确定患者血压正常，并且应该接受自测血压的宣教。应该教育他们使用保湿乳液并保护自己免受阳光照射。应检查心功能、电解质、肾功能是否正常、是否有蛋白尿。应检查与合并药物的相互作用，避免药物与细胞色素 P_{450} 和延长 QTc 的药物联用。

强烈建议在开始治疗后，临床医生在前 2～3 个月内每隔 2 周对患者进行一次随访，然后每月随访 1 次，以根据每个患者的耐受性主动管理不良事件。

与 MAPK 途径中相互作用的酪氨酸激酶抑制剂已被用于重新分化肿瘤细胞并重新诱导 RAI 摄取。MEK抑制剂（司美替尼）和 BRAF 抑制剂（达拉非尼）可使 20%～25% 的病例在放射性碘给药前达到部分缓解[447, 448]。这个概念很有吸引力，但这些结果必须在更大规模的前瞻性研究中得到证实。

总之，美国 FDA 和欧洲药品管理局已根据 DECISION 和 SELECT 研究的结果批准索拉非尼和乐伐替尼用于晚期、难治性和进行性 DTC。在 SELECT试验和现实生活中，ECOG 体能状态评分为 0～1 分，既往未接受多重治疗且肿瘤负荷有限的患者具有最大获益。本实验没有出现意外毒性事件，但患者毒性反应是显著的，导致很大比例的患者减少药物剂量和停药。这表明这些治疗药物应仅在具有显著肿瘤负荷且疾病进展的患者中使用，并且应由经验丰富的团队进行管理。

9. 甲状腺髓样癌复发的治疗　MTC 局部复发的患者发生远处转移的风险很高，特别是当降钙素水平超过 150pg/ml 时[14]。远处转移经常涉及多个器官，并且通常在每个受累器官中都是多灶性的。最常侵入的器官是肝脏、肺和骨骼。对于全面的检查，最佳的影像学组合包括颈部超声检查、肝脏 MRI、颈胸和腹盆 CT，以及脊柱 MRI 或骨扫描[33]。^{18}F-FDG-PET/CT 可用于初始检查，尤其是当形态学图像正常或可疑时。

有远处转移的患者可能进展缓慢，并且可能有数十年的生存期。降钙素和 CEA 倍增时间是影响患者生存的预后因素，倍增时间短可能缩短生存期，并且与RECIST 进展相关[449, 450]。此类患者可能需要对症治疗，特别是针对疼痛和腹泻症状的治疗。细胞毒性化疗效果不佳，可能仅适用于肿瘤快速进展的情况[451]。使用多柔比星（阿霉素）对肝转移瘤患者进行化疗栓塞，对症状和肿瘤肿块的反应率较高[452]。针对肿瘤细胞（RET 和其他激酶）和内皮细胞（VEGF 受体）的激酶抑制剂具有较高的缓解率，应作为一线治疗。

凡德他尼和卡博替尼（XL184）：凡德他尼抑制VEGFR1、VEGFR2、RET 和 EGFR 激酶。在一项包括 30 名遗传性 MTC 患者的 II 期试验中，以凡德他尼（300mg/d）的剂量给药，10 名患者显示出部分RECIST 反应，其他 16 名患者病情稳定期持续超过 24周[456]。在另一项 II 期试验中，包括 19 例遗传性 MTC患者，以凡德他尼（100mg/d）的剂量给药，3 例患者出现部分缓解，10 例患者显示出长期稳定。然而，毒性发生率没有差异[467]。凡德他尼还被证明其对患有多发性内分泌肿瘤 2B 型的晚期 MTC 患儿具有疗效[468]。

在转移性和侵袭性 MTC 患者中，凡德他尼的 II期试验将 300mg 剂量的药物与安慰剂随机分组[466]，也入组了虽然没有 RECIST 进展却具有 MTC 相关症状的患者。凡德他尼组的 PFS 比安慰剂组长（＞30.5 个月）（19.3 个月；HR=0.46，$P<0.001$）。在 45% 的病例中观察到部分缓解，中位时间为 22 个月。亚组分析显示，无论其 WHO 和 RET 状态如何，凡德他尼都对患者有益。该研究并未显示总生存期有所改善，但该研究允许患者交叉，在研究揭盲后，服用安慰剂的患者接受凡德他尼治疗。凡德他尼在临床中的使用已被证明对 22% 的患者有缓解率[469]。

卡博替尼抑制 RET、VEGFR2 和 c-MET 的激酶。在一项纳入 34 名 MTC 患者的 I 期试验中，17 名患者观察到部分缓解，15 名患者达到疾病稳定[460]。III 期试验随机将卡博替尼 140mg 或安慰剂分配给转移性和RECIST 进展 MTC 患者。该研究不允许交叉[465]。卡博替尼的中位 PFS 为 11.2 个月，而安慰剂为 4 个月（HR=0.28，$P<0.001$）。在所有患者中均观察到卡博替尼对 PFS 的获益，不受其年龄、性别、WHO 体能状态、肿瘤位置和先前是否接受过 TKI 治疗的影响。除无 RET 突变的患者外，所有患者均观察到卡博替尼对患者 PFS 的益处[470]。缓解率为 28%，中位缓解持续时间为 14.7 个月。根据 RET 和 RAS 状态，缓解率范围为 20%～34%[470]。卡博替尼治疗患者的中位总生存期为 26.6 个月，而安慰剂组为 21.1 个月（HR=0.85，$P=0.24$）。然而，在携带 RET M918T 突变的 126 名患者中，卡博替尼治疗患者的患者总生存期为 44.3 个月，安慰剂组为 18.9 个月（HR=0.60，$P=0.3$），表明 RETM918T 作为卡博替尼疗效的预测因素[471]。

凡德他尼最常见的不良反应为腹泻、疲劳、皮肤表现（毛囊炎、光敏性、皮疹）、高血压和心电图上的QTc 段延长。在 III 期试验中，12% 的患者因毒性而停药，35% 的患者减量[466]。卡博替尼最常见的不良反应是腹泻、腹痛、高血压、手足综合征、黏膜炎、体重减轻、恶心和疲劳。在 III 期试验中，16% 的患者因毒性而停药，79% 的患者减少了剂量[465]。一般而言，预防和早期诊断是降低不良反应发生频率和严重程度的最佳方法。在开始治疗之前，应确保患者血压正常，并且应该接受自测血压的宣教。应该教导患者使用保湿乳液并保护自己免受阳光照射。应检查心功能、电解质、肾功能是否正常，以及是否有蛋白尿。应尽可能控制腹泻。注意与合并药物的相互作用，避免与细胞色素 P_{450} 和延长 QTc 的药物联用。开始用药后，应密切监测患者以检测 QTc 的延长，并监测钙、维生素 D 和甲状腺激素水平[472]。强烈建议临床医生在开始治疗后的前 2~3 个月内每 2 周对患者进行一次随访。之后每月随访一次，根据每个患者的耐受性主动管理不良事件。

凡德他尼和卡博替尼均获得 FDA 和 EMA 批准。凡德他尼已被批准用于治疗有症状或进展性 MTC 伴不可切除的局部晚期或转移性疾病。由于凡德他尼的治疗相关风险，在惰性无症状或缓慢进展疾病患者中使用凡德他尼应谨慎考虑。卡博替尼被批准用于治疗进展性、不可切除、局部晚期或转移性 MTC。这些药物不应用于形态学影像学检查正常，仅降钙素水平升高的患者，或肿瘤负荷较小且疾病稳定的患者。仅应推荐用于肿瘤较大且影像学检查呈进行性发展的 MTC 患者。

10. 靶向分子治疗　原癌基因 RET 的激活突变与 MTC 的肿瘤发生有关。该突变存在于所有遗传性 MTC 和 50%~60% 的散发性 MTC 中[297-299, 453]。在选定的远处转移和进展的患者中，91% 的病例中存在该突变[297-299, 453]。最常见的 RET 突变是 M918T 突变。在没有 RET 基因突变的情况下，有 10%~45% 的病例存在 RAS 突变，其中 HRAS 基因突变比 KRAS 基因突变更多见，而 KRAS 基因突变比 NRAS 基因突变更常见[297-299, 453]。在不到 5% 的样本中还发现了 ALK 重排和 MET 突变[454]。VEGFR1 和 2 也经常在 MTC 中过度表达，其与 FGF 和 PDGF 在肿瘤血管生成中发挥作用[455]。总体而言，酪氨酸激酶抑制剂（tyrosine kinase inhibitors，TKI）在晚期 MTC 患者中显示出显著疗效。

许多靶向 RET 和 VEGFR2 的 TKI 已用于 Ⅱ 期试验，肿瘤反应率为 0%~50%[432, 434, 441, 456-464]（表 14-15）。以下概述的两种药物在一项 Ⅲ 期临床试验中进行评估，即凡德他尼和卡博替尼的前瞻性随机双盲研究[465, 466]。试验的主要研究终点是证明 PFS 的获益（表 14-16）。

表 14-15　甲状腺髓样癌的 Ⅱ 期前瞻性试验

药　物	n	靶　点	PR（RECIST）（%）	中位 PFS（月）
Vandetanib Wells[456]	30	VEGFR, RET, EGFR	30	27.9
Sorafenib Lam[457]	19	VEGFR, BRAF	11	17.9
Motesanib Schlumberger[458]	83	VEGFR, PDGFR, C-KIT	2	12.0
Axitinib Cohen[432] Capdevilla[434]	12 3	VEGFR1, 2, 3	22 23	NA 9.4
Sunitinib Carr[441]	6	VEGFR, RET	50	NA
Lenvatinib Schlumberger[459]	59	RET, VEGFR, FGFR, PDGFR, C-KIT	36	9.0
Cabozantinib Kurzrock[460]	35	VEGFR, RET, C-MET	49	NA
Pazopanib Bible[461]	35	VEGFR, PDGFR, RET, C-KIT	14	9.4
Gefitinib Pennell[462]	4	EGFR	0	NA
Imatinib De Groot[463] Frank-Raue[464]	15 9	C-KIT, PDGFR	0 0	NA NA

NA. 不适用；RECIST. 实体肿瘤反应评估标准

表 14-16 转移性或局部晚期 MTC 的 III 期试验		
	凡德他尼：**ZETA Study Wells**[466]	卡博替尼：**EXAM Study Elisei**[465]
患者特征		
入组患者数	331	330
遗传性 MTC 频率	10%	6%
RET 突变：存在 未知 RET M918T 突变	38% 41% 31%	45% 39% 35%
远处转移	94%	95%
既往 TKI 使用情况	未知	20%
入组前 RECIST 进展	无强制要求	有，14 个月内
结　果		
中位随访	24 个月	14 个月
中位 PFS	>30.5 个月（凡德他尼）vs. 19.3 个月（安慰剂）	11.2 个月（卡博替尼）vs. 4 个月（安慰剂）
CR	0%	0%
PR	45%	28%
OS	不可用	26.6 个月（卡博替尼）vs. 21.1 个月（安慰剂）
毒　性		
任何等级毒性（≥3 级）	55%（24%）	69%（33%）
毒性所致药物减量	35%	65%
毒性所致停药	12%	16%
死亡	2%（凡德他尼）vs. 2%（安慰剂）	5.6%（卡博替尼）vs. 2.8%（安慰剂）

EXAM. XL184 在进展性甲状腺髓样癌中的疗效；MTC. 甲状腺髓样癌；PFS. 无进展生存期；RECIST. 实体瘤的反应评估标准；TKI. 酪氨酸激酶抑制剂

第四篇　肾上腺皮质与内分泌性高血压

Adrenal Cortex and Endocrine Hypertension

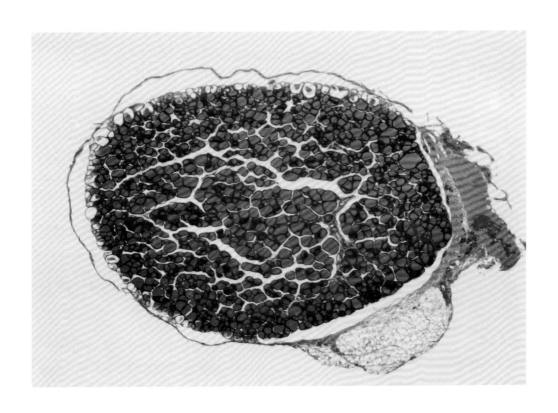

第 15 章　肾上腺皮质
The Adrenal Cortex

JOHN D. C. NEWELL-PRICE　RICHARD J. AUCHUS　著

马婉璐　宋璐璐　王一婷　译　苏　恒　张　波　校

要点
- 肾上腺激素产生的机制和调节过程、下丘脑 – 垂体 – 肾上腺轴的功能和负反馈。
- 糖皮质激素的反式激活和反式抑制作用。
- 糖皮质激素过量、库欣综合征、肾上腺功能不全、Addison 病和肾上腺的先天性异常。
- 皮质类固醇替代疗法。
- 肾上腺意外瘤、肾上腺腺瘤和肾上腺癌。

一、肾上腺皮质：历史里程碑

约 450 年前，Bartolomeo Eustachius 描述了肾上腺的解剖学 [1]，并在不久后阐明了腺体皮髓质区别。然而，直到 Thomas Addison 进行的开创性工作才详细阐明了肾上腺的功能。1855 年，他在经典专著中描述了 11 例 Addison 病的临床和解剖发现 [2]。1 年后，Brown-Séquard 通过对狗、猫和豚鼠进行肾上腺切除 [3]，证明了肾上腺是"生命所必需的器官"。1896 年，William Osler 首次给一例 Addison 病患者应用肾上腺提取物，这项壮举在此后的 40 年间在动物和人类中反复重复。1937—1955 年，分离出了肾上腺皮质激素，也明确甚至合成了其结构 [4]，并突破性发现了可的松对类风湿关节炎患者抗炎作用的临床作用 [5]，以及醛固酮的分离 [6]。

在 20 世纪 20 年代，证明了垂体因子能够调控肾上腺皮质功能，此发现促使 Li、Evans 和 Simpson 在 1943 年从绵羊体内分离出 ACTH [7]。该观点也得到临床研究的支持，特别 Harvey Cushing 在 1932 年将他 1912 年的临床研究"由垂体嗜碱性细胞增多引起的'多腺体综合征'"与肾上腺皮质功能亢进联系起来 [8]。20 世纪 40 年代，Harris 和其他同事证实 CRF（后更名为 CRH）能够控制垂体 ACTH 的分泌，但直到 1981 年 CRH 才被 Wylie Vale 在实验室中进行表征和合成 [9]。1955 年，Jerome Conn 描述了原发性醛固酮增多症 [10]，而随后不久证实了血管紧张素 II 对肾上腺醛固酮分泌的调控作用。放射免疫分析的进展，尤其是分子生物学的进展，大大促进了我们对肾上腺生理学和病理生理学的理解（表 15–1）。

二、解剖和发育

肾上腺皮质的组成细胞来源于中间的中胚层。这些细胞来源于泌尿生殖嵴，与性腺和肾脏有共同的胚胎起源。肾上腺性腺原基来自泌尿生殖嵴的早期分化需要信号级联和转录因子 GLI3、SALL1、FOXD2、WT1、PBX1 和 WNT4，以及端粒酶活性（ACD）的调节（图 15–1）。肾上腺性腺原基可以被视为泌尿生殖嵴 4 周时的中间部分。肾上腺性腺原基的分离和形成可能取决于转录因子 SF1、DAX1、WNT4 和 CITED2 的作用。肾上腺皮质原基大约在妊娠 8 周时发育，可以分化为两个不同的层，内部胎儿带（fetal zone，FZ）和外部发育成熟带（definitive zone，DZ）。在大约 9 周时，当神经嵴细胞迁移到肾上腺时，肾上腺胚芽形成囊，肾上腺髓质发育 [11]。在第二期，内部胎儿带扩大，变得比胎儿肾脏更大，分泌大量的

年　份	重大事件
1563	Eustachius 描述了肾上腺（1714 年 Lancisi 出版）
1849	Thomas Addison，寻找恶性贫血原因时，偶然发现与肾上腺相关的青铜色面容——肾上腺性黑斑病（Addison 病）
1855	Thomas Addison 描述了 11 例肾脏上包膜疾病的临床特征及尸检发现，11 例中至少 6 例是源于结核的
1856	在肾上腺切除的试验中，Brown-Sequard 证明肾上腺对生命至关重要
1896	William Osler 给 Addison 病患者服用来源于犬肾上腺的提取物，并证明了其对患者的临床益处
1905	Bulloch 和 Sequeria 描述了先天性肾上腺皮质增生症的患者
1929	皮质组织的脂质提取物被用来维持肾上腺被切除猫的生命（Swingle 和 Pfiffner），随后，这种提取物被成功用于治疗 Addison 病患者（Rowntree 和 Greene）
1932	Harvey Cushing 将 1912 年他首次描述的垂体嗜碱性细胞增多症"多腺综合征"与垂体 – 肾上腺腺体功能亢进联系起来
1936	Seyle 阐述了应激的概念及它对垂体 – 肾上腺功能的效应
1937—1952	肾上腺皮质激素的分离和结构特征的发现（Kendall，Reichstein）
1943	Li 和同事从羊垂体分离纯化了 ACTH
1950	Hench、Kendall 和 Reichstein 因为发现了可的松在类风湿关节炎患者中有抗炎效应而共同获得了诺贝尔医学奖
1953	醛固酮的分离及结构分析（Simpson 和 Tait）
1956	Conn 描述了原发性醛固酮增多症
1981	促皮质激素释放激素的特征性描述和分析（Vale）
1980 至今	"分子时代"：类固醇受体、类固醇生成酶和肾上腺转录因子的克隆和功能特征性描述，为人类肾上腺疾病奠定了分子学基础

表 15-1　肾上腺皮质的历史：重要的里程碑

DHEA 和 DHEAS。这些激素的浓度在出生后突然下降，与内部胎儿带的出生后退化平行。新皮质在随后的几年里发育为成人肾上腺。

在胎儿期和 12 个月之前，两个不同的区域很明显，包括内部突出的胎儿带和外部的发育成熟带，发育成熟带分化为成人肾上腺。出生后，胎儿带逐渐退化，而包含内部束状带（zona fasciculata，ZF）和外层球状带（zona glomerulosa，ZG）的发育成熟带会增生 [12, 13]。最内部的网状带（zona reticularis，ZR）在出生 2 年后明显。肾上腺皮质分化为不同带具有重要功能，并被认为取决于转录因子的表达，包括 Pref1/ZOG、内带抗原和 SF1 [14, 15]。在肾上腺初现前期的儿童中，局灶性网状岛可见，但球状带和束状带明显分化 [16]。这些网状带岛的出现与 DHEA 和 DHEAS 的合成是一致的，从约 3 岁开始逐渐增加 [17]。在肾上腺初现时，网状带增厚，与之相应的 DHEA 和 DHEAS 产量增加。同时，特定区域酶表达模式的变化，如

3βHSD2 减少、网状带中细胞色素 b5 和磺基转移酶（SULT2A1）增加，导致 DHEA 增多。临床上，肾上腺在 6—8 岁变得明显。肾上腺雄激素产生高峰在第 30 年的阶段，然后以不同的速率下降。盐皮质激素和糖皮质激素年龄特异性变化较低。

成人肾上腺是一个锥体结构，大约重 4g，宽 2cm，长 5cm，厚 1cm，位于肾脏后中线的上方，被膜之下。在囊下方，球状带约占皮质的 15%（取决于钠摄入量）（图 15-2）。细胞较小，聚集在球形巢穴中，和其他区域中的细胞相比细胞核较小。束状带占皮质的 75%；细胞体积大，富含脂质，在纤维血管放射状网络内部形成放射状索。最内侧的网状带与束状带和肾上腺髓质分界清楚。细胞不规则，脂肪含量很少。

位于球状带和束状带之间的祖细胞群维持正常肾上腺体积；细胞迁移和分化发生在束状带内，衰老发生在网状带内，但调节肾上腺再生这一重要方面的因素尚不明确。胎儿细胞产生被膜下干细胞，朝向心方

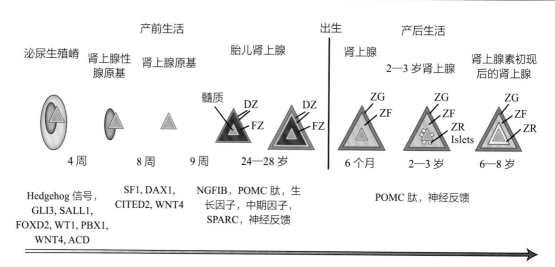

▲ 图 15-1　产前和产后人类肾上腺皮质发育示意图，显示了在每个阶段都活跃的转录因子

DZ. 发育成熟带；FZ. 内部胎儿带；POMC. 阿片黑皮质素前体；SPARC. 一种分泌蛋白，酸性，富含半胱氨酸（骨连接蛋白）；
ZF. 束状带；ZG. 球状带；ZR. 网状带

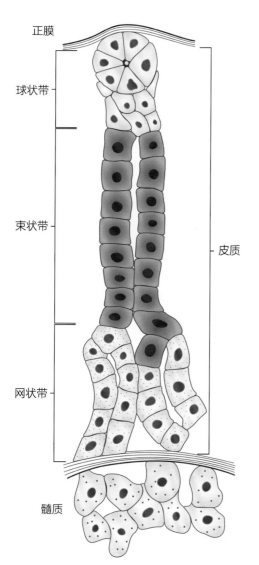

▲ 图 15-2　人肾上腺皮质的结构，描述了外层球状带和内层的束状带和网状带

向分化[18]。应用 ACTH 可导致球状细胞出现束状细胞的表型，最里面的束状细胞出现网状细胞的表型，停用 ACTH 后上述改变可逆转。

肾上腺皮质的脉管系统很复杂。动脉血供来自于主动脉、下膈动脉、肾动脉和脊间动脉分出的 12 支小动脉。这些动脉分支形成了一个被膜下动脉丛，再组成放射状毛细血管深入皮质层中。在网状带，产生密集的窦状小管丛，回流至中心静脉。右肾上腺静脉短，直接回流至下腔静脉，而左肾上腺静脉长，回流至左肾静脉。

三、肾上腺类固醇和类固醇合成

肾上腺皮质主要产生 3 类激素：糖皮质激素（皮质醇、皮质酮），盐皮质激素（醛固酮、去氧皮质酮），雄激素前体（DHEA、DHEAS、雄烯二酮）和少量雄激素（睾酮和 11- 氧 -19- 碳雄激素 / 前体）。所有类固醇激素都衍生于环戊烷多氢菲结构，即 3 个环己胺环和 1 个单环戊烷环（图 15-3）。类固醇的命名有两种方式：俗称法（如皮质醇、皮质酮），或者是按照国际理论与应用化学国家联盟（International Union of Pure and Applied Chemistry，IUPAC）定义的化学结构[19]。IUPAC 分类不适合应用于临床，但提供了很有价值的类固醇结构描述。一些普通类固醇的基本结构、俗称法、IUPAC 命名总结见图 15-3 和表 15-2。雌激素有 18 个碳原子（C18 类固醇），雄激素有 19 个碳原子（C19），糖皮质激素、盐皮质激素和孕激素是 C21 类固醇衍生物。

胆固醇是肾上腺类固醇合成的前体。其来源主要是血液中 LDL 胆固醇[20]。通过肾上腺组织上特殊的细胞表面 LDL 受体完成摄取[21]，LDL 通过受体介导的细胞内吞作用进入胞内[22]，进而囊泡与溶酶体融合，

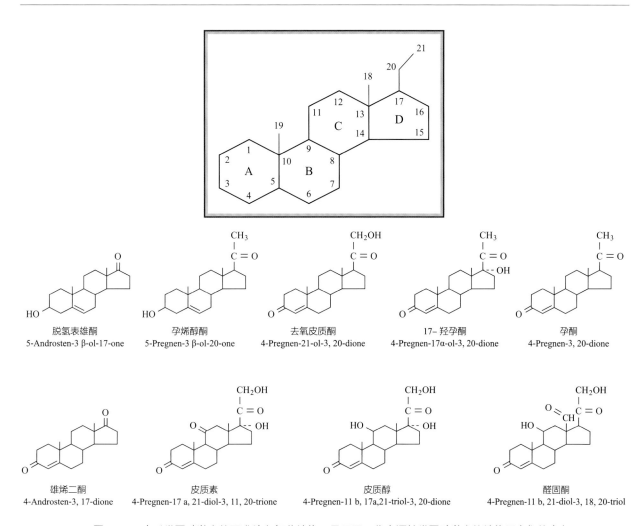

▲ 图 15-3　皮质类固醇激素的环戊烷多氢菲结构，显示了一些内源性类固醇激素的结构及它们的命名

随后水解，释放游离胆固醇。但血 β 脂蛋白缺乏症患者血液中几乎检测不到 LDL，或是可以检测到的 LDL 家族性高胆固醇血症受体缺陷的患者，他们的肾上腺类固醇基础合成是正常的。因此，LDL 通过受体介导的细胞内吞作用进入胞内不是肾上腺胆固醇的唯一来源。胆固醇在肾上腺皮质内能够通过乙酰辅酶 A 再次获得；此外，有证据表明，肾上腺可利用通过 SR-B1 摄取的 HDL 胆固醇，推测 SR-B1 是 HDL 的受体[23]。

肾上腺类固醇的合成路径见图 15-4。起始的激素依赖性限速步骤是细胞内胆固醇从线粒体膜外向膜内的转运，在线粒体内通过细胞色素 P_{450} 侧链裂解酶（P45011A1）转化为孕烯醇酮。实验证实了一种分子量为 30kDa 的蛋白质（即 StAR）在介导这种效应中的重要性。细胞内 cAMP 的增加诱导 StAR 的产生，随后介导 ACTH 与其同族受体结合，这即是肾上腺类固醇合成中首个重要的限速步骤[24]。其他转运体（如苯二氮䓬类受体）也可能参与该过程[25]。

类固醇合成过程包含着几种酶，包括一系列细胞色素 P_{450} 酶的协同作用，目前，所有这些酶的特点已

被研究清楚，并且已被克隆（表 15-3）。根据它们的亚细胞定位和特异性电子穿梭系统，细胞色素 P_{450} 酶分为两种类型。线粒体（Ⅰ型）细胞色素 P_{450} 酶，如 CYP11A1（P_{450} 11A1）、11α- 羟 化 酶（CYP11B1 或 P_{450}11B1）和醛固酮合成酶（CYP11B2 或 P_{450}11B2），依赖于肾上腺皮质铁氧还蛋白和肾上腺皮质铁氧还蛋白还原酶促进的电子转移[26, 27]。微粒体（Ⅱ型）细胞色素 P_{450} 酶定位于内质网，包括类固醇生成酶 17α- 羟化酶（CYP17A1 或 P_{450} 17A1）、21- 羟化酶（CYP21A2 或 P_{450} 21A2）和 P_{450} 芳 香 化 酶（CYP19A1 或 P450 19A1）。细胞色素 P_{450} Ⅱ型酶的功能主要依赖于 P_{450} 氧化还原酶（P_{450} oxidoreductase，POR），其提供由 P_{450} 酶催化的单加氧酶反应所需的电子[27, 28]。此类别还包括参与药物代谢的肝 P_{450} 酶和参与甾醇和胆汁酸的合成的酶[27, 28]。此外，P_{450} 17A1 的 17, 20- 裂解酶活性依赖一种黄素蛋白 b5，黄素蛋白 b5 作为 αβ 变构促进剂促进带 POR 的 P_{450} 17A1 活性（图 15-4 和图 15-5）[29]。

编码这些酶的基因突变导致人类疾病，所以对潜

表 15-2　几种类固醇（天然及合成）的 IUPAC 和常用名称

常用名称	IUPAC 名称
醛固酮	4- 孕酮 -11β, 21- 二元醇 -3, 18, 20 三酮
雄烯二酮	4- 雄酮 -3, 17- 二酮
皮质醇	4- 孕酮 -11β, 17α, 21- 三醇 -3, 20 二酮
皮质素	4- 孕酮 -17α, 21- 二醇 -3, 11, 20 三酮
脱氢表雄酮	5- 雄酮 -3β- 醇 -17- 酮
脱氧皮质酮	4- 孕酮 -21- 醇 -3, 20- 二酮
地塞米松	1, 4- 双孕酮 -9α- 氟 -16α- 甲基 -11β, 17α, 21- 三醇 -3, 20- 二酮
双氢睾酮	5α- 雄酮 -17β- 单醇 -3- 单酮
雌二醇	1, 3, 5（10）- 三烯甲雌醇核 -3, 17β- 二醇
氟氢可的松	4- 孕酮 -9α- 氟 -11β, 17α, 21- 三醇 -3, 20- 二酮
17- 羟孕酮	4- 孕酮 -17α- 醇 -3, 20- 二酮
甲泼尼龙	1, 4- 孕二酮 -6α- 甲基 -11β, 17α, 21- 三醇 -3, 20- 二酮
泼尼松龙	1, 4- 孕二酮 -11β, 17α, 21- 三醇 -3, 20- 二酮
泼尼松	1, 4- 孕二酮 -17α, 21- 二醇 -3, 11, 20- 三酮
孕烯醇酮	5- 孕酮 -3β- 醇 -20- 酮
孕酮	4- 孕酮 -3, 20- 二酮
睾酮	4- 雄酮 -17β- 醇 -3- 酮
氢羟泼尼松龙	1, 4- 孕二酮 -9α- 氟 -11β, 16α, 17α, 21- 三醇 -3, 20- 二酮

在途径和类固醇前体的一些了解是必要的[30]。线粒体摄取胆固醇之后，胆固醇被 P_{450} 11A1 酶裂解，形成孕烯醇酮[31]。在细胞质中，孕烯醇酮在 3β 羟基类固醇脱氢酶 II 型同工酶羟基脱氢和 C5 双结合异构的作用下转化成孕酮[32]。在 P_{450} 17A1 的 17α 羟化酶活性下，孕酮被羟基化成 17- 羟孕酮。17 羟基化作用是糖皮质激素合成的基本先决条件，而球状带不表达 17 羟基化酶。P_{450}17A1 也有 17, 20 裂解酶活性，该酶的作用可导致 C19 肾上腺雄激素、DHEA 和雄烯二酮的产生[33]。在人类中，17 羟孕酮并不是 P_{450} 17A1 的有效底物，仅有极少的 17 羟孕酮转化为雄烯二酮。肾上腺雄烯二酮的分泌是依赖 3-HSD 将 DHEA 转化为雄烯二酮，3βHSD 也能使 17- 羟孕烯醇酮转化为 17 羟孕酮，但优选的底物是孕烯醇酮。人类肾上腺能够合成少量但重要的睾酮，在雄激素过多的临床疾病中会增多。17βHSD5 促进这种转换，也称为 AKR1C3[34]。孕酮（球状带）和 17 羟孕酮（束状带）的 21- 羟基化作用都是 *CYP21A2* 基因的产物 21- 羟化酶催化发生的，由此各自产生了脱氧皮质酮或 11- 脱氧皮质醇[35]。皮质醇的

生物合成最后步骤发生在线粒体中，在 P_{450}11B1（11β- 羟化酶）的作用下，11- 脱氧皮质醇转化为皮质醇[36]。在球状带中，11β- 羟化酶还可以将 DOC 转换为皮质酮。P_{450} 11B2 酶或醛固酮合成也可能发生该反应。而且，从皮质酮经由中间产物 18- 羟皮质酮转化为醛固酮也需要这种反应。CYP11B1 缺少这两种酶活动[37, 38]。因此，P_{450}11B2 能够催化 11β 羟化、18 羟化和 18 甲基氧化，从而产生了醛固酮特征性的 C11-18 半乙酰基结构。

（一）肾上腺类固醇合成的调节：肾上腺皮质各带的功能

在 ACTH 的控制下从束状带分泌的糖皮质激素量相对较大（10～20mg/d），而在血管紧张素 II 的主要控制下从球状带少量分泌盐皮质激素（100～150μg/d），同是肾上腺分泌的激素中，肾上腺雄激素（DHEA、DHEAS、雄烯二酮、11β- 羟雄烯二酮）是成人肾上腺分泌量最大的类固醇，分泌量＞20mg/d。"带"特异性类固醇生成酶的表达促进了上述每一种激素的量。球状带不能合成皮质醇，因为它不表达 17α- 羟化

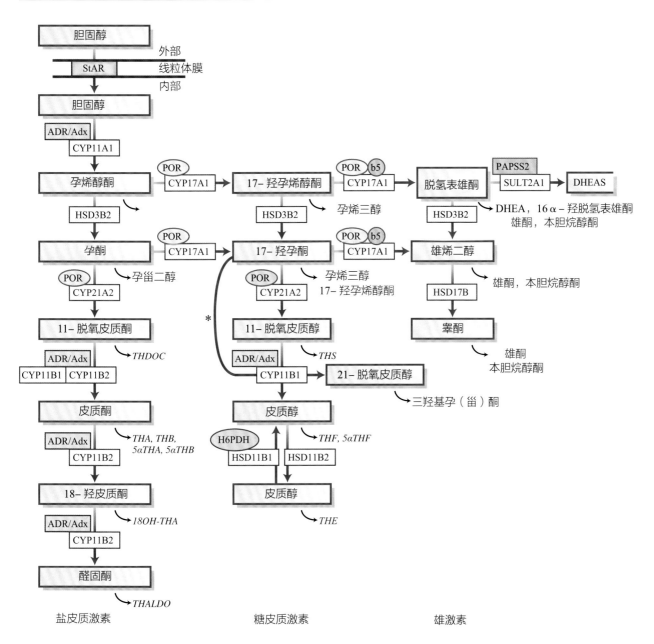

▲ 图 15-4 肾上腺类固醇合成

在肾上腺皮质细胞内，StAR 介导线粒体对胆固醇的摄取，醛固酮、皮质醇和肾上腺雄激素通过区域特定的方式经一系列类固醇生成酶的协同作用合成。线粒体细胞色素 P_{450} Ⅰ型酶（CYP11A1、CYP11B1、CYP11B2）需要通过 ADR 进行电子转移，而皮质铁氧还蛋白（Adx）带有标记为 ADR/Adx 的盒。线粒体 CYP Ⅱ型酶（CYP17A1、CYP21A2）从 P_{450} 氧化还原酶（POR）接收电子。除 POR外，CYP17A1 催化的 17, 20- 裂合酶反应需要细胞色素 b5（由标记为 b5 的圆圈表示）。尿类固醇激素代谢物在血浆激素下面以斜体给出。在 21- 羟化酶缺乏的情况下，"*"表示 17- 羟孕酮的 11- 羟基化为 21- 脱氧皮质醇。雄烯二酮向睾酮的肾上腺转化是由醛酮还原酶 AKR1C3（HSD17B5）催化。ADR. 皮质铁氧还蛋白还原酶；CYP11A1. P_{450} 侧链裂解酶；CYP11B1. 11β- 羟化酶；CYP11B2. 醛固酮合成酶；CYP17A1. 17α- 羟化酶；CYP21A2. 21- 羟化酶；DHEA. 脱氢表雄酮；DHEAS.硫酸脱氢表雄酮；H6PDH. 己糖 -6- 磷酸脱氢酶；HSD11B1. 11β- 羟基类固醇脱氢酶 1；HSD11B1. 11β- 羟基类固醇脱氢酶 2；HSD17B. 17β- 羟基类固醇脱氢酶；HSD3B2. 3β- 羟类固醇脱氢酶 2 型；StAR. 类固醇生成急性调节蛋白；SULT2A1. 磺基转移酶 2A1；THA. 四氢 -11- 脱氢皮质酮；THB. 四氢皮质酮；THALDO. 四氢醛固酮；THDOC. 四氢 -11- 脱氧皮质酮；THF. 四氢皮质醇；THS. 四氢 -11- 脱氧皮质酮；PAPSS2: 3'- 磷酸腺苷 ,5'- 磷酸硫酸合酶 2；HSD11B2: 11β- 羟基类固醇脱氢酶 2

酶，反之，通过限制 P_{450}11B2 的表达，从而使醛固酮的分泌局限于球状带外层。尽管 P_{450}11B1 和 P_{450}11B2 具有 95% 的同源性，但是其 5′启动子序列不同，并

分别调节 ACTH 控制的糖皮质激素和血管紧张素Ⅱ控制的醛固酮的生物合成的最后步骤。在网状带，高水平的细胞色素 b5 给予 45017A1 以 17,20- 裂解酶活性，

酶的名称	酶家族	基 因	染色体
P_{450} 11A1，SCC（碳链裂解酶）	细胞色素 P_{450} Ⅰ型	*CYP11A1*	15q23-q24
3βHSD（Ⅱ型同工酶）	短链醇脱氢酶还原酶超家族	*HSD3B2*	1p13.1
P_{450} 17A1，17α- 羟化酶 /17, 20- 裂解酶	细胞色素 P_{450} Ⅱ型	*CYP17A1*	10q24.3
P_{450} 21A2，21- 羟化酶	细胞色素 P_{450} Ⅱ型	*CYP21A2*	6p21.3
P_{450} 11B1，11β- 羟化酶	细胞色素 P_{450} Ⅰ型	*CYP11B1*	8q24.3
P_{450} 11B2，醛固酮合成酶	细胞色素 P_{450} Ⅰ型	*CYP11B2*	8q24.3

表 15–3　肾上腺类固醇生成酶的名称和它们的基因及染色体定位

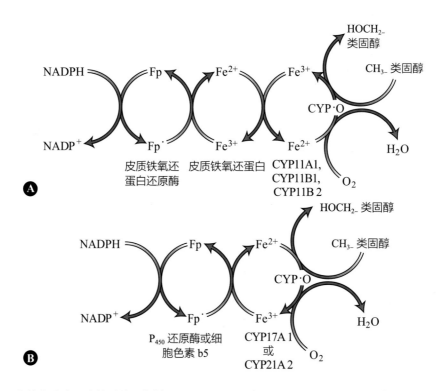

▲ 图 15–5　A. 线粒体酶电子穿梭系统，包括 **CYP11Al**、**CYP11B1** 和 **CYP11B2**。肾上腺皮质铁氧还蛋白还原酶从 **NAPDH** 获得电子，从而还原了肾上腺皮质铁氧还蛋白，它将还原等价物转移至 **CYP** 酶。**CYP** 酶通过氧化转移电子至类固醇。B. 线粒体酶电子穿梭系统，包括 **CYP17A1** 和 **CYP21A2**。P_{450} 氧化还原酶是一种黄素蛋白，从 **NAPDH** 接受电子，并将它们转移至 **NAPDH-POR**。这个酶通过氧的方式转移电子到类固醇。二次还原的等价物可能通过 **NAPD-POR** 或细胞色素 **b5** 被提供到 **CYP17A1**

Fp. 黄素蛋白；Fp•. 黄素蛋白的还原形式；$NADP^+$. 烟酰胺腺嘌呤二核苷酸磷酸

促进雄激素前体的产生。DHEA 在网状带被 DHEA 硫转移酶（SULT2A1）硫基化形成 DHEAS。这种由 SULT2A1 促进的磺化反应依赖于供体 3'- 磷酸腺苷 5'- 磷酸硫酸酯（PAPS）将磺酸基转移到受体分子上。PAPS 由 PAPS 合成酶合成，其中存在两种同工酶（PAPSS1 和 PAPSS2）[39]。

在胎儿肾上腺中，类固醇的生成最初发生在胎儿带内层。FZ 是高级灵长类动物的特征，但是胎儿雄激素产生的生物学作用尚不清楚。因为相对缺乏 3–HSD

和高活性的硫转移酶，类固醇的主要生成物是 DHEA 和 DHAS，然后它们被胎盘滋养层芳香化成雌激素。因此，孕期中母体大部分雌激素间接来源于胎儿[40]。

经典的内分泌反馈环是在适当的位置控制两种激素，即皮质醇抑制下丘脑分泌的 CRH 和垂体分泌的 ACTH，而醛固酮诱导的钠潴留抑制肾素的分泌。

（二）糖皮质激素的分泌：下丘脑 – 垂体 – 肾上腺轴

1. 阿片黑皮质素前体和 ACTH　ACTH 是刺激

肾上腺糖皮质激素合成和分泌的主要激素。ACTH 由 39 个氨基酸组成，在腺垂体内合成，它属于含有 241 个氨基酸的 POMC 的一部分。转录因子 Tpit 可能对腺垂体内表达 POMC 的细胞分化很重要[41]。POMC 以组织特异性的形式分解产生小的肽类激素。在腺垂体，这种作用产生 β-LPH 和前 -ACTH，后者进一步裂解为 N 端肽，连接肽和 ACTH（图 15-6）[42, 43]。前 -γ-MSH 分泌后被丝氨酸蛋白酶裂解，该酶在肾上腺皮质外表达，ACTH 对肾上腺皮质的促分泌作用被认为是由其介导的[44]。ACTH 的第一个 24 醛是所有的物种共有的，合成 ACTH1～24（二十四肽促皮质素）、Tetracosactide 或 Cosyntropin（Synacthen,Cortrosyn），已作为商品出售，它通常用于下丘脑 – 垂体 – 肾上腺轴的临床试验及评价肾上腺糖皮质激素的储备量。MSH（α、β 和 γ）也是 POMC 的分解产物，Addison 病特征性的皮肤色素沉着被认为是直接源于 ACTH 浓度升高与 MC1R 结合，而不是 α-MSH 分泌增加的结果[45]。

很多垂体外组织也转录 POMC，特别是脑、肝、肾、睾丸和胎盘[42, 46, 47]。在这些组织中，POMC 信使 RNA（800nt）通常比垂体的（1200nt）短，这是由于缺乏外显子 1、外显子 2 和外显子 3 的 5′ 区域[48]。因

为来自该较短转录物的 POMC 样肽产物缺乏信号序列穿过内质网，有可能这种 POMC 样肽在正常情况下既不被分泌也不具有活性，然而在异位 ACTH 综合征中，发现其他的 POMC mRNA 种类，它们比正常的垂体 1200nt POMC 要长，一般是 1450nt，这是由于使用这个基因 5′ 区域的可选择性启动子的结果[49, 50]。这初步解释了这些肿瘤中糖皮质激素不能反馈抑制 POMC 的分泌。其他的因素，包括组织特异转录因子之间的相互作用[51] 和 POMC 启动子的甲基化[52]，可能解释 ACTH 在一些恶性组织中的异位表达。POMC 差别是组织特异性的[53]，也可能至少在一些异位 ACTH 综合征的病例中，循环中的 ACTH 前体(特别是前 -ACTH) 会与目前的 ACTH 放射免疫分析法有交叉反应[54, 55]。POMC 自身的生物学活性在肾上腺功能上被认为是微乎其微的。

POMC 的表达和加工处理位于下丘脑神经元内，尤其是 αMSH 的产生，它与 MC4R 相互作用，似乎在食欲控制和能量稳态方面至关重要[56]。

2. CRH 和精氨酸加压素 POMC 的分泌受到许多因子的严密控制，特别是 CRH 和精氨酸加压素的调控（图 15-7）[57, 58]，还可通过内源性昼夜节律、应激和皮质醇自身反馈抑制来实现调控。CRH 是四十一肽

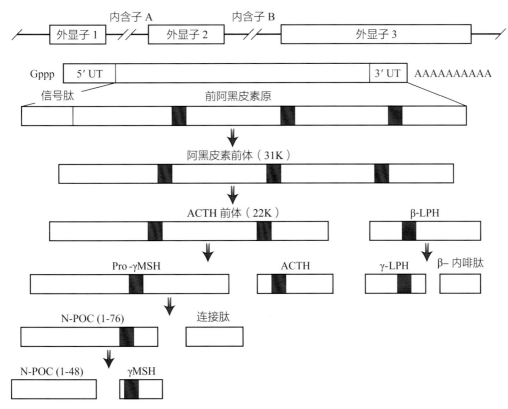

▲ 图 15-6 人腺垂体内 POMC 的合成和裂解

激素原转化酶连接的裂解 POMC 成 ACTH。阴影区代表 MSH 结构单元。β-LPH. β- 促脂解素；γ-LPH. γ- 脂蛋白；N-POC. 氨基末端阿黑皮素原

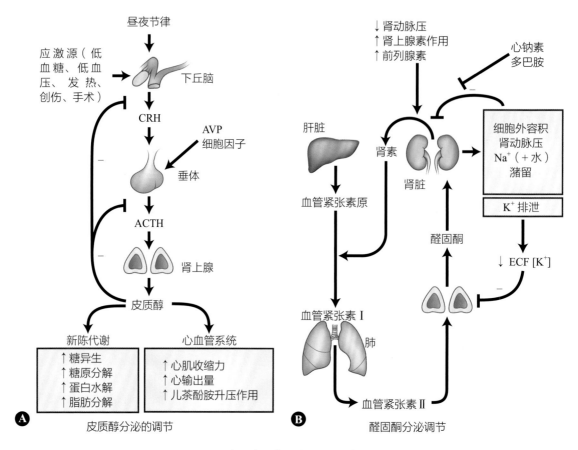

▲ 图 15-7　皮质醇和醛固酮分泌的正常负反馈调节

A. 下丘脑 – 垂体 – 肾上腺轴。ACTH 由垂体前叶分泌，受两种主要促分泌物质（CRH 和精氨酸加压素）的调控，也受其他因素（包括细胞因子）的影响；其他因素，包括细胞因子，也会发挥作用。CRH 和 ACTH 的分泌受内部的昼夜节律的调节，并受通过下丘脑发挥作用的其他应激物的调节。CRH 和 ACTH 的分泌被皮质醇抑制，突出了负反馈控制的重要性。B. 肾素 – 血管紧张素 – 醛固酮系统。肾素由肾脏的球旁细胞分泌，依赖于肾动脉血压。肾素将血管紧张素原转化为血管紧张素 I，在肺内通过血管紧张素转换酶转化为血管紧张素 II。血管紧张素刺激肾上腺醛固酮合成。钾的细胞外部分对醛固酮分泌具有重要的直接抑制作用。AVP. 精氨酸加压素（抗利尿激素）

氨基酸，在下丘脑的室旁核神经元内合成 [9, 59, 60]。人和鼠的 CRH 是相同的，但与绵羊 CRH 有 7 个氨基酸不同 [61, 62]，它比人 CRH 刺激 ACTH 分泌的作用略强、半衰期长，但两者均用于临床诊断性试验中。

　　CRH 分泌进入垂体门脉血中，与腺垂体促皮质激素细胞上的特异 1 型 CRH 受体结合 [63]，通过激活腺苷酸环化酶刺激 POMC 基因转录。至今仍不清楚下丘脑 CRH 是否以某种方式对循环中 CRH 水平产生影响。其他的组织也可合成 CRH，循环中 CRH 的水平反映了其在睾丸、胃肠道、肾上腺髓质，特别是胎盘的合成量 [64]，妊娠期间由于胎盘合成 CRH 增加，导致了在孕期循环中 CRH 水平升高 3 倍 [65]。在血液循环中，CRH 与 CRH-BP 相结合，在孕期 CRH-BP 水平也升高，因此孕期皮质醇的分泌并无明显的升高 [66]。CRH 是 ACTH 分泌的主要刺激因子 [67]，但是 AVP 能够使 CRH 介导的促分泌作用成为可能 [68]。在这种情况下，AVP 通过 V_{1b} 受体激活蛋白酶 C 来发挥作用。

ACTH 对 CRH 的反应高峰无昼夜差异，但是它受到 HPA 轴内源性功能的影响，因此，该反应高峰在类固醇治疗的患者中减弱，而在库欣病的患者中增加。其他 ACTH 促分泌物，包括血管紧张素 II、胆囊收缩素、心钠素和血管活性肽，可能通过调节 CRH 控制 ACTH 的分泌 [69]。

　　3. 应激反应和免疫 – 内分泌轴　前炎症细胞因子，特别是 IL-1、IL-6 和 TNFα 也直接或通过增加 CRF 效应刺激 ACTH 分泌 [70, 71]。白血病抑制因子是一个 IL-6 家族中的细胞因子，可进一步激活 HPA 轴 [72]。这表明 HPA 轴对炎症刺激物的反应和重要的免疫 – 内分泌相互作用（第 7 章）。生理应激再次通过由 CRH 和 AVP 介导中枢作用刺激 ACTH 和皮质醇的分泌。在发热、手术 [73]、烧伤 [74]、低血糖 [75]、低血压和运动 [76] 的情况下，皮质醇分泌就会增加。上述情形是一种对创伤产生的正常的对抗反应。急性心理应激也能升高皮质醇的水平 [77]，但是在慢性焦虑症和有基础精神疾病的患者中，皮质醇分泌的速率却是正常的。然而，抑郁症者循环中皮质醇水平高，库欣综合征诊断时必须考虑到的一种重要鉴别诊断。

4. 昼夜节律 ACTH（相应的包括皮质醇）有昼夜节律，呈脉冲式分泌，因此在醒来时水平达到最高，然后整天中逐渐下降，到夜间达到最低点(图 15-8)[78]。正常成年男性的 ACTH 脉冲频率高于女性（平均约 18 脉冲 : 10 脉冲 /24h ），并且 ACTH 昼夜节律主要受到 5 : 00—9 : 00 增加的 ACTH 脉冲高峰和 18 : 00—24 : 00ACTH 脉冲频率减少的调节 [79, 80]。摄取食物可进一步刺激 ACTH 分泌。次昼夜节律叠加于昼夜节律，似乎是因 ACTH 分泌、肾上腺反应短暂的延迟，以及随后的皮质醇对下丘脑和垂体的负反馈三者间产生的振荡而造成 [81]。

昼夜节律依赖白天 – 黑夜[82]、睡眠 – 觉醒 [83] 的模式，并可被日夜颠倒的工作模式或跨时间区域的长距离旅行所打乱 [84]。昼夜节律为适应改变的日夜循环进行重调大约需要 2 周时间。

5. 负反馈 CRH 和 ACTH 分泌的一个重要方面是糖皮质激素自身产生的负反馈控制。糖皮质激素抑制腺垂体 POMC 基因转录 [57]，以及下丘脑 CRH、AVP 的 mRNA 合成和分泌 [85, 86]。膜联蛋白 1（以前称为 lipocortin1 ）也可能在影响糖皮质激素对 ACTH 和 CRH 释放的负反馈方面发挥关键作用 [87]。这种负反馈效应依赖于使用的糖皮质激素的剂量、效能、半衰期和使用时间的长短，并且有重要的生理和诊断意义。皮质类固醇药物对 HPA 轴的抑制在停止治疗后可持续数月，可发生肾上腺皮质功能不全。诊断学上，负反馈机制解释了 Addison 病患者 ACTH 的高分泌，而在分泌皮质醇的肾上腺肿瘤患者中 ACTH 水平几乎测不到。反馈抑制主要受糖皮质激素受体的调节，GR 受体突变导致的糖皮质激素抵抗患者 [88] 和缺乏 GR 基因（ Nr3c1 ）的小鼠 [89] 由于持续缺乏负反馈，其 ACTH 和皮质醇呈高分泌状态。

6. ACTH 受 体 和 ACTH 对 肾 上 腺 的 效应 ACTH 和 G 蛋白偶联的 MC2R 结合 [90]，在每个肾上腺皮质层细胞中大约含有 3500 个这样的受体。MRAP 是 MC2R 正确定位和发射信号所必需的 [91]。当前研究表明，MRAP 可能促进三种不同的活动：辅助内质网中的 MC2R 的正确折叠，作为辅助蛋白协助 MC2R 转运到质膜，以及作为共受体使 MC2R 能够结合 ACTH 或向 ACTH 发出信号 [92]。尽管细胞内和细胞外钙离子也起着一定的作用，下游信号转导主要还是通过激活腺苷酸环化酶和细胞内 cAMP 介导的 [93, 94]。在肾上腺皮质其他协同增强或者抑制 ACTH 效应的因子包括血管紧张素 II 、苯丙酸诺龙、抑制素和细胞因子（TNFα 和瘦素）[95]。由硝酸甘油醛连接的细胞之间的联系在介导 ACTH 效应方面也有重要的作用 [96]。

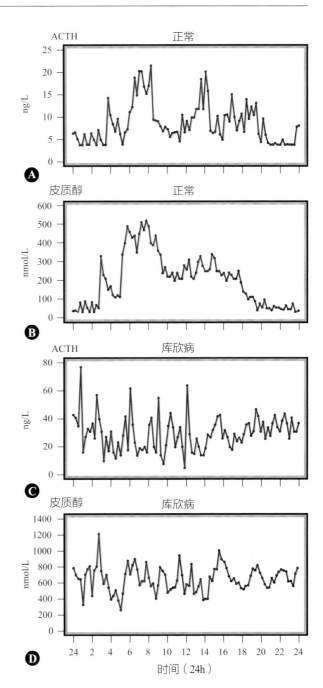

▲ 图 15-8 在正常人（A 和 B）和库欣病患者（C 和 D）中 ACTH 和皮质醇的昼夜及脉冲式分泌。在正常人中，ACTH 和皮质醇的分泌在早晨达到最高，午夜则降至最低。ACTH 脉冲频率和脉冲幅度在库欣病中增加，昼夜节律消失
ACTH. 促肾上腺皮质激素

ACTH 在肾上腺的效应包括即刻效应和慢性效应。最终的结果是刺激肾上腺的生长和类固醇合成。急性期，StAR 介导胆固醇到线粒体膜内的 $P_{450}11A1$ 酶的转运增加 [24]，从而刺激了类固醇的合成。慢性期（24～26h 的接触），ACTH 的作用表现在增加所有类固醇生成酶（$P_{450}11A1$、$P_{450}17A1$、$P_{450}21A2$、$P_{450}11B1$）的合成，但皮质铁氧化蛋白除外 [97, 98]，它

的效应是在转录水平介导的。ACTH 也能增加 LDL 和 HDL 受体的合成，并可能增加 HMG-CoA 还原酶的合成，这是胆固醇生物合成的限速步骤。ACTH 通过诱导肾上腺细胞增生和肥大增加肾上腺的重量。肾上腺萎缩是 ACTH 缺乏的特征之一。

（三）盐皮质激素的分泌：肾素 – 血管紧张素 – 醛固酮轴

醛固酮在球状带分泌，有 3 种主要的促分泌物促进其分泌：血管紧张素 Ⅱ、钾和少量的 ACTH（图 15-7）。其他的因子，特别是生长抑素、肝素、心房钠尿肽和多巴胺能直接抑制醛固酮的合成。醛固酮的分泌和它的中间 18- 羟基化代谢产物都局限于球状带，因为球状带表达特异的 $P_{450}11B2$，即醛固酮合成酶[99]。皮质酮和脱氧皮质酮在束状带和球状带都能合成，它们有盐皮质激素的作用，在一些临床疾病中，特别是先天性肾上腺皮质增生和肾上腺肿瘤中，其作用变得很明显。同样，现在确定皮质醇有盐皮质激素的作用，在代谢障碍发生时可被 11βHSD2 转化为可的松，这在高血压、异位 ACTH 综合征和肾脏疾病中很重要。有关肾素 – 血管紧张素系统的详细阐述见第 16 章。

血管紧张素 Ⅱ 和钾刺激醛固酮的分泌，其机制主要是通过共同的细胞内信号途径增加了 $CYP11B2$ 的转录。随着细胞内钙离子的增加和钙调蛋白的激活，$CYP11B2$ 基因 5' 区域的 cAMP 反应元件被激活。钾的效应则是通过膜除极和钙通道开放介导的，血管紧张素 Ⅱ（A Ⅱ）效应是通过 A Ⅱ 与表面受体 AT_1 结合后激活 PLC[99]。

ACTH 对醛固酮分泌的影响很小，并且在急性期及慢性期的作用有所不同（见第 16 章）。急性期大量的 ACTH 主要通过刺激肾上腺类固醇合成的早期路径而促进醛固酮的分泌，但是循环中醛固酮水平较基础值增加不超过 10%～20%。ACTH 对 $CYP11B2$ 基因转录或酶活性没有影响。慢性持续的 ACTH 刺激对醛固酮的产生既无促进作用，也无抑制作用，可能是因为受体下调，或者由于皮质醇、脱氧皮质酮或皮质酮的盐皮质激素导致的 A Ⅱ 刺激的醛固酮分泌受到抑制。多巴胺，心房钠尿肽及肝素抑制醛固酮分泌。

机体通过 HPA 轴调节糖皮质激素的生物合成，通过肾素 – 血管紧张素系统调节盐皮质激素的生物合成，两者调控的独立性具有重要的临床意义。原发性肾上腺功能不全的患者皮质醇和醛固酮都缺乏，然而由垂体疾病所致的 ACTH 缺乏虽然皮质功能不全，但是醛固酮浓度是正常的，因为肾素 – 血管紧张素系统是完好的。

（四）肾上腺雄激素的分泌

在绝经前女性中，肾上腺雄激素占其体内雄激素的主要部分（＞50%）[100]。在男性中由于睾丸产生雄激素，占的组分就较少，但是即使是男性，肾上腺雄激素过多同样有临床意义，特别是先天性肾

上腺皮质增生症。成人肾上腺每天大约分泌 4mg DHEA，7～15mg DHEAS，1.5mg 雄烯二酮和 0.05mg 睾酮。最近，人们认识到 11- 氧代 –19- 碳雄激素（11OHAD）是重要的肾上腺雄激素，而 11β- 羟雄烯二酮（11OHAD）含量最高，从 AD 中通过 P450 11B1 的作用衍生而来[101]。11- 酮睾酮（11KT）衍生于 11OHAD 的氧化和还原，对雄激素受体具有与睾酮等摩尔亲和力。在 CAH 患者中，因为 21- 羟化酶缺乏，这些雄激素和 11- 酮雄烯二酮和 11β- 羟基睾酮显著增加，是雄激素过多的肾上腺特异性生物标志物[102]。

DHEA 是人类性腺类固醇生物合成的关键前体，它在 3βHSD、17βHSD 和芳香化酶转化作用下可发挥雄激素或雌激素样活性，这些酶在外周靶组织中表达，在许多疾病中有重要的临床意义[103]。一些研究推测，DHEA 作为经典激素在外周组织中直接发挥作用。已鉴定出一些特定的细胞膜受体，但还需要进一步明确其特点[104]。传统观点认为，只有脱硫 DHEA 下游被转化，并具有生物学活性。血清 DHEAS 过去被认为是 DHEA 循环再生的储池。然而，最近的研究提示，DHEAS 被类固醇硫酸酯酶转化为 DHEA 在成人生理中的作用很小，而且血清 DHEA 和 DHEAS 之间的平衡主要受到 DHEA 硫转移酶（SULT2A1）活性的影响。这就提示，假如 SULT2A 活性部分受损，如在炎症应激反应时，血清 DHEAS 可能不能反映有活性的 DHEA 的储备[105]。

ACTH 刺激雄激素分泌，DHEA（不是 DHAS，因为它的血浆半衰期较长）和雄烯二酮证明有与皮质醇相似的昼夜节律[106]。然而，由于肾上腺雄激素和糖皮质激素分泌之间有很多差别，出现了一个额外的"皮质雄激素 – 刺激激素"（cortical androgen-stimulating hormone，CASH）的提议。许多假定的 CASH 已经被提出，包括 POMC 衍生物（如连接肽、催乳素和 IGF-1），但是缺乏确定性的证据。有效的肾上腺类固醇生成流向雄激素的合成关键是依赖 3βHSD 和 17α- 羟化酶的相对活性，特别是 17α- 羟化酶的 17,20 裂解酶的活性。决定 17 羟基化底物 17-OH 孕烯醇酮和 17-OH 孕酮是否进行 21 羟基化形成糖皮质激素，或侧链被 17α- 羟化酶裂解形成 DHEA 和雄烯二酮的因素还不确定，而且可能在 CASH 的活性方面起重要作用（表 15-4）。

四、皮质类固醇激素的作用

（一）受体和基因转录

皮质醇和醛固酮都是通过循环中的游离激素被摄取后与细胞内受体相结合来发挥作用，这些受体被命名为糖皮质激素受体（由 $NR3C1$ 基因编码）和盐皮质激素受体（由 $NR3C2$ 基因编码）[107–109]。这些受体都是甲状腺激素样 / 类固醇样激素受体超家族的成员，它们的转录因子包含一个 C 端配体 – 结合域，一

表 15-4　肾上腺糖皮质激素和雄激素分泌的分离现象：肾上腺刺激激素的证据

- 地塞米松研究：慢性大剂量地塞米松可完全抑制皮质醇分泌，DHEA 仅下降约 20%，DHEA 对急性服用小剂量地塞米松敏感性较高
- 肾上腺皮质功能初现：在 6—8 岁时，循环中 DHEA 水平升高，皮质醇产生无改变
- 老龄：DHEA 产生减少，皮质醇无改变
- 神经性厌食：DHEA 水平下降，皮质醇无改变或升高

DHEA. 脱氢表雄酮

个与特殊 DNA 序列相作用的中心 DNA 结合域，还有一个高变异度的 N 端区域。尽管只有单基因编码 GR 和 MR，但是两者均被发现有剪接变异（如 GRα 和 GRβ），这与组织特异性翻译后修饰（磷酸化、磺酰化和泛素化）在一起，能够解释糖皮质激素作用的多样性（图 15-9）[110, 111]。

对糖皮质激素的作用的研究深度远远高过对盐皮质激素作用的研究。类固醇与 GRα 在细胞质内结合，通过热休克蛋白（HSP90 和 HSP70）的解离，导致了类固醇受体复合物的激活[112]。随后类固醇受体复合物易位到细胞核，二聚化的 GR- 配体复合物相结合到靶基因启动子区域特殊的 DNA 序列，基因转录就被激活或者抑制[113]。这种"糖皮质激素反应元件"（glucocorticoid-response element，GRE）是一个重复的 CGTACAnnn TGTACT 序列，它与 GR 的 DNA 结合域内 DNA 二环结构有高亲和力（"锌指"）。这就稳定了 RNA 聚合酶Ⅱ复合物，从而有利于基因转录。GRα 变异体可能是 GRα 转录激活的显性负调节因子[110]。

GR 发生自然突变和体外产生的 GR 变异株阐明了受体负责结合和转录激活的关键性区域[114]，但是除此之外，也存在其他因素（共活化物，辅阻遏物[115]），可能是它们赋予了反应的组织特异性。这是一个快速进展的领域，其进展早已超过了本章的范围。然而，GR 和两个特殊的转录因子之间的相互作用在介导糖皮质激素的抗炎效应方面很重要，并解释了糖皮质激素对启动子区域不含有明显的 GRE 基因的效应[116]。AP1 由 Fos 和 Jun 两个亚基组成，它是一个可被一系列细胞因子和氟波酯诱导的前炎症转录因子。GR 配体复合物能与 c-Jun 结合，阻止其与 AP1 位点间的相互作用，从而介导了所谓的糖皮质激素反式阻抑作用[117]。同样，GR 和 NFκB 之间存在功能拮抗。NFκB 是一个广泛表达的转录因子，它激活一系列参与淋巴细胞发育、炎症反应、宿主防御反应和凋亡的基因（图 15-10）[118]。与糖皮质激素多种不同的作用一致，许多糖皮质激素反应基因已经被鉴定出来。一些糖皮质激素的诱导基因和抑制基因在表 15-5 中加以描述。

与糖皮质激素作用的多样化相比，盐皮质激素的作用很局限，主要作用于远端肾小管，远端结肠和唾液腺刺激上皮细胞钠的转运[119]。这个作用机制是通过诱导细胞顶端的钠通道（由三个亚基 α、β、γ 组成）[120]，通过血清转录调节的基底外侧 Na-K-ATP 酶[121]α_1、β_1 亚基和糖皮质激素诱导激酶[122]来介导的。醛固酮与 MR 主要在细胞质内结合（尽管有证据表明在细胞核内有无配体的 MR 的表达），随后引起激素 - 受体复合物移位到细胞核（图 15-11）。

MR 和 GR 在类固醇结合区域和 DNA 结合域分别有 57%～94% 的同源性。因此，与醛固酮结合的杂配体可与 GR 结合（包括合成的盐皮质激素、氟氢可的

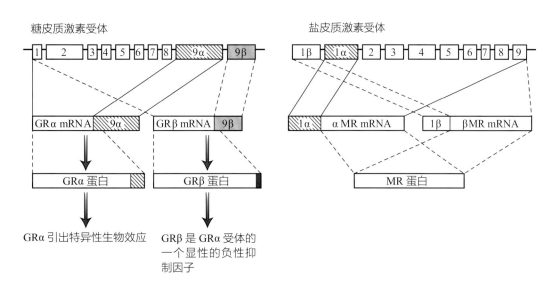

▲ 图 15-9　人编码糖皮质激素受体和盐皮质激素受体基因的概要结构
两者中，有连接变异体的描述。GR 中，有证据表明 GRβ 异构体可作为 GRα 作用显性的负性抑制因子。mRNA. 信使核糖核酸

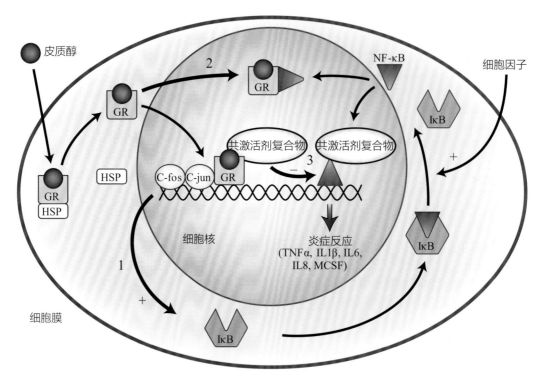

▲ 图 15-10 糖皮质激素的抗炎作用，皮质醇与细胞质内糖皮质激素受体相结合

受体配位基构象的改变导致了热休克蛋白（HSP70 和 HSP90）的分离并迁移至细胞核内。Dz-NA 基序－糖皮质激素反应元件与由 e-fos 和 e-jun 组成的 AP1 相结合。糖皮质激素通过几个机制来介导抗炎作用：1. 诱导抑制蛋白 IkB 的产生，IkB 能结合并灭活 NFkB；2. GR 皮质醇复合物能与 NFkB 结合，这样阻止了炎症过程的启动；3. GR 和 NFkB 竞争共激活物有限的效应性，这包括细胞周期腺苷－磷酸盐反应元件结合蛋白和类固醇受体共激活物-1。IL. 白细胞介素；MCSF. 巨噬细胞集落刺激因子；TNFα. 肿瘤坏死因子 α

松），而皮质醇可与 MR 结合。对于 MR 来说，在体外 MR 与醛固酮、皮质酮和皮质醇有相同的内在亲和力 [108]。MR 上的特殊性是通过皮质醇"前－受体"的代谢赋予的，这一作用是通过 11βHSD2 介导的，该酶灭活皮质醇和皮质酮为无活性的 11 酮代谢物，使醛固酮与 MR 结合 [123, 124]。近期，扩展了盐皮质类固醇激素的作用，除了促上皮细胞钠转运的经典作用，证明醛固酮能诱导心脏纤维化和肾脏脉管系统的炎症改变。潜在的信号途径仍然未被全部阐明，但是应用 MR 拮抗药该效应是可逆的 [125]。

最后，大量证据表明糖皮质激素和盐皮质激素都有所谓的非基因效应，即激素的反应回避了基因组的 GR 或 MR。在暴露于皮质类固醇几秒或几分钟之内，一系列的反应就发生了，考虑是至今尚未阐明的膜偶联受体介导的 [126-128]。

（二）皮质类固醇结合球蛋白和皮质类固醇激素的代谢

循环中超过 90% 的皮质醇是结合形式，主要是与 α_2 球蛋白，皮质类固醇结合球蛋白结合 [129]。这种含 383 个氨基酸的蛋白质在肝内合成，与皮质醇有高亲和力，但对合成类固醇的几乎没有亲和力（除泼尼松之外，它与 CBG 的亲和力大约是皮质醇的 50%）。

循环中的 CBG 浓度大约是 700nmol/L。雌激素可增高其水平，一些慢性活动性肝炎的患者中其水平亦有升高，但是糖皮质激素、肝硬化、肾病和甲状腺功能亢进可减少其浓度。在妊娠期间，雌激素可使其浓度升高 2～3 倍，检测孕期或者服用雌激素的女性的血浆总皮质醇时应考虑到这个效应。

CBG 在决定循环中皮质醇水平起着关键作用 [130]。遗传性 CBG 合成缺陷比甲状腺素结合球蛋白合成缺陷更少见，但包括 CBG 水平高的患者、部分或完全缺乏 CBG，以及对皮质醇的亲和力下降的 CBG 变异体 [131, 132]；CBG 浓度的改变会改变循环中皮质醇的浓度，但游离皮质醇的水平是正常的。只有循环中游离的部分可运输到组织中，具有生物活性。通过肾脏排泄的游离皮质醇定义为尿游离皮质醇，并仅代表不到总皮质醇分泌的 1%。

循环中皮质醇的半衰期在 70～120min。皮质醇代谢的主要步骤在图 15-12 [133] 中描述，总结如下。

• 通过 11β 羟基化类固醇脱氢酶的活性进行 11- 羟基（皮质醇，Kendall 复合物 F）到 11 氧簇（皮质酮，复合物 E）的互换作用（EC1.1.1.146）[134, 135]。皮质醇和皮质酮的代谢有相似的途径。

• C4-5 双键还原形成 DHF 或 DHE，随后 3- 氧簇的

表 15-5 糖皮质激素或糖皮质激素受体调节的基因

作用位点	诱导基因	抑制基因
免疫系统	• IκB（NFκB 抑制子） • 结合球蛋白 • T 细胞受体（TCR）– ζ • P21、p27 和 p57 • 脂类皮质素	• IL • TNFα • IFN-γ • E– 选择蛋白 • 细胞间黏附分子 –1 • 环氧合酶 2 • iNOS
代谢	• PPAR-γ • 酪氨酸氨基转移酶 • 谷胺酰胺合成酶 • 糖原合成酶 • 葡萄糖 –6– 磷酸化酶 • PEPCK • 瘦素 • γ– 纤维蛋白原 • 胆固醇 –7α 羟化酶 • C/EBP/β	• 色氨酸羟化酶 • 金属蛋白酶
骨	• 雄激素受体 • 降钙素受体 • 碱性磷酸酶 • IGFBP6	• 降钙素 • 胶原酶
通道和运载体	• ENaCα、ENaCβ 和 ENaCγ • 纤溶酶和糖皮质激素诱导激酶 • 水通道 1	
内分泌	• bFGF • 血管活性肠肽 • 内皮素 • RXR • GHRH 受体 • 利钠肽受体	• GR • PRL • POMC/CRH • PTHrP • 加压素
生长和发育	• 表面活性蛋白 A、B 和 C	• 纤维结合蛋白 • α– 胎蛋白 • 神经生长因子 • 血红蛋白 • G_1 细胞周期调节蛋白 • 细胞周期依赖激酶

bFGF. 碱性成纤维生长因子；CRH. 促皮质激素释放激素；C/EBP/β. CAAT– 增强子结合蛋白 –β；ENaC. 表皮钾离子通道；GHRH. 生长激素释放激素；IGFBP6. 胰岛素样生长因子结合蛋白 6；iNOS. 可诱导的氮氧合酶；PEPCK. 磷酸烯醇丙酮酸羧基激酶；POMC. 阿黑皮素原；PPAR. 过氧化物酶增殖激活受体；PTHrP. 甲状旁腺激素相关蛋白；RXR. 维 A 酸类 X 受体（改编自 McKay LI, Cidlowski JA. Molecular control of immune/inflammatory responses: interactions between nuclear factor-κB and steroid receptor-signalling pathways. *Endocr Rev.* 1999; 20: 435-459.）

羟基化作用形成 THF 和 THE。C4–5 双键的还原可被四氢刻叶紫堇明碱 5β– 还原酶或者 5α– 还原酶分别作用产生 5β-THF 或 5α-THF（反 –THF）。在正常的个体中，THF 和反 –THF 比例是 2∶1。THF，反 –THF 和 THE 与葡糖醛酸快速结合并从尿中排出。

• 20– 氧簇被 20α 或 20β– 羟基类固醇脱氢酶进一步

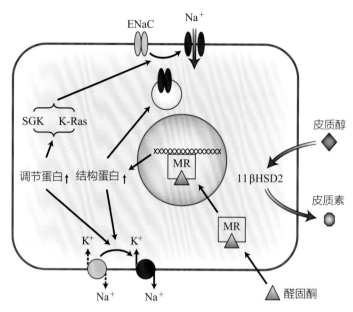

▲ 图 15-11　盐皮质激素的作用

一个远端的肾单位或结肠上皮细胞被描述。较高的皮质醇浓度被 2 型 11βHSD 同工酶灭活形成可的松，允许内源性配体，醛固酮结合到盐皮质激素受体。相对少的盐皮质激素靶基因已经被确定，这些包括血清诱导和糖皮质激素诱导激酶，ENaC 亚单位和基底外侧的 Na+/K+-ATP 酶

还原，从皮质醇和皮质酮分别产生 α 和 β 皮质醇和皮质酮。C20 位亦可发生无环化还原，产生 20α- 羟基类固醇脱氢酶和 20β- 羟基类固醇脱氢酶。

- C6 羟基化作用通过 P$_{450}$ 3A4 形成 6β 羟基类固醇。
- THF 和 THE 裂解为 C19 类固醇，11 羟雄酮或 11- 氧雄酮或本胆烷醇酮。
- C21 或八氢皮质醇和六氢皮质醇氧化形成极端极化的代谢产物：八氢皮质醇酸和六氢皮质醇酸。

分泌的皮质醇在尿中的形式大约 50%THF、反 -THF 和 THE，25% 是八氢皮质醇 / 六氢皮质醇，10% 是 C19 类固醇，10% 是八氢皮质醇酸和六氢皮质醇酸。剩余的代谢产物是游离、非结合的类固醇（皮质醇、皮质酮、6β- 代谢产物、20α/20β- 代谢产物）。

皮质醇的主要由肝脏代谢，但是在哺乳动物的肾脏中也被发现上述的许多酶，特别是将皮质醇灭活为皮质酮的 11βHSD2。通过 11βHSD2 将大量的皮质醇转化为皮质酮，也是皮质醇代谢的最重要的途径。糖皮质激素的生物学活性部分与 C11 上的羟基簇有关，有 C11- 氧簇的皮质酮是一种灭活的类固醇，在外周组织中表达的 11βHSD 在调节糖皮质激素作用方面有关键性的作用。目前报道了两种不同的 11βHSD 同工酶，1 型是 NAPDH 依赖的氧化还原酶，主要在肝脏表达，这种酶将口服的可的松转化为皮质醇而具有生物学活性[135]；2 型即 NAD 依赖脱氢酶。11βHSD2 在肾脏、结肠和唾液腺内与 MR 共表达，它将皮质醇灭活为皮质酮，并在体内有允许醛固酮与 MR 结合的作用。假如这种"酶保护性机制"受到损害，皮质醇

也能发挥盐皮质激素的作用，这解释了内分泌性高血压的一些表现形式（明显的盐皮质激素过多、食用甘草）和异位 ACTH 综合征具有盐皮质激素过多状态的特征[132, 136]。

甲状腺功能亢进会导致皮质醇代谢清除的增加，而甲状腺功能减退则相反，这主要是由于甲状腺激素对肝 11βHSD1 和 5α/5β- 还原酶的作用[135]。IGF-1 通过抑制肝 11βHSD1（该酶将皮质酮转化为皮质醇）增加皮质醇的清除[137]。6β- 羟基化作用通常是一个作用很小的途径，但是皮质醇自身诱导 6β- 羟化酶，因此，在 Cushing 综合征中，6β- 羟基类固醇分泌明显增加[138]。一些药物，特别是利福平和氯铁黑卟啉，诱导 P4503A4 表达，通过这种途径增加皮质醇清除[139]。肾脏疾病患者由于肾脏皮质醇向皮质酮的转化减弱，导致皮质醇的清除受损[140]。这些现象对甲状腺疾病、肢端肥大症、肾脏疾病和服用皮质醇替代治疗的患者有临床指导作用。类固醇替代治疗的患者给予利福平后，有肾上腺危象的报道[141]，羟基质醇替代治疗在甲状腺功能亢进患者中需要加大剂量，在未治疗的生长激素缺乏的患者中，剂量则需要减少。

醛固酮也在肝脏和肾脏合成。在肝脏被四氢化还原后，在尿中以 3- 葡糖苷酸四氢醛固酮衍生物形式排出。然而，在 18 位点的葡糖苷酸连合直接发生在肾脏，游离皮质醇的 3α 和 5α/5β 代谢也是如此[142]，因为 C18 位点的醛基簇，醛固酮不被 11βHSD2 代谢[143]。在肝硬化、腹水和严重的充血性心力衰竭的患者中，肝脏醛固酮清除减少。

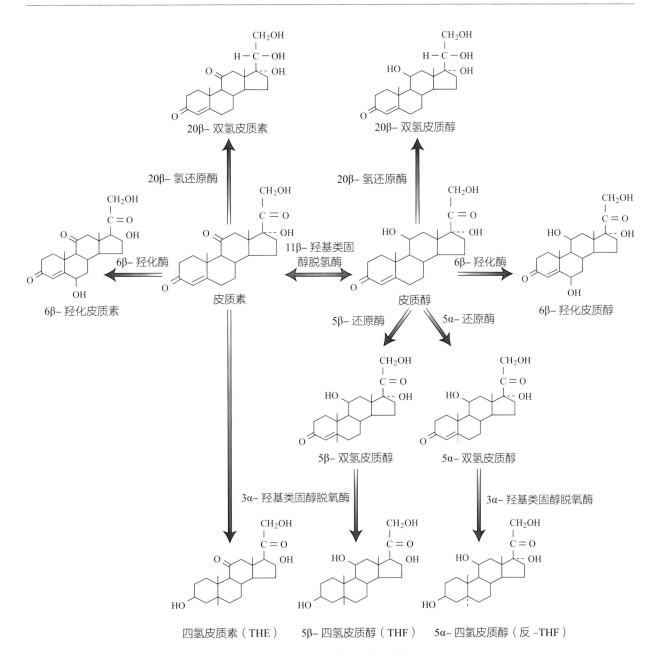

▲ 图 15-12 主要的皮质醇代谢途径

11βHSD 的两种同工酶催化有活性的皮质醇和无活性的皮质酮之间的转化，11βHSD1 主要将可的松转化为皮质醇，而 11βHSD2 则相反。皮质醇在 C6 和 C20 位置上被羟基化。环氧化作用在 5α- 还原酶或 5β- 还原酶和 3αHSD 的作用下发生

（三）糖皮质激素的效应

糖皮质激素作用的主要部位和糖皮质激素过量的表现见图 15-13。

1. 碳水化合物、蛋白质和脂脂代谢 糖皮质激素通过其对碳水化合物、蛋白质和脂脂代谢的作用来升高血糖。在肝脏中皮质醇通过增加糖原合成酶和抑制糖原动员酶、糖原磷酸化酶来刺激糖原沉积[144]，通过激活参与糖异生的关键酶，主要是葡萄糖 - 磷酸酶和磷酸烯醇丙酮酸羧化激酶（PEPCK），增加肝葡萄糖输出[145, 146]。在外周组织（如肌肉、脂肪）中，皮质醇抑制葡萄糖的摄取和利用[147]。在脂肪组织中，皮质醇促进脂肪分解，导致游离脂肪酸释放到血液循环中，并且循环中总胆固醇和甘油三酯水平升高而 HDL-C 水平下降。糖皮质激素对其他激素也有潜在的作用，包括儿茶酚胺和胰高血糖素。最终导致胰岛素抵抗和高血糖，而蛋白质和脂质分解代谢增加。

糖皮质激素通过关键分化基因（包括脂蛋白脂肪酶、甘油 -3- 磷酸脱氢酶和瘦素）的转录激活促进脂肪生成，并刺激脂肪细胞分化[148]。糖皮质激素过量对脂肪组织的长期影响更为复杂，至少在人类中刺激内

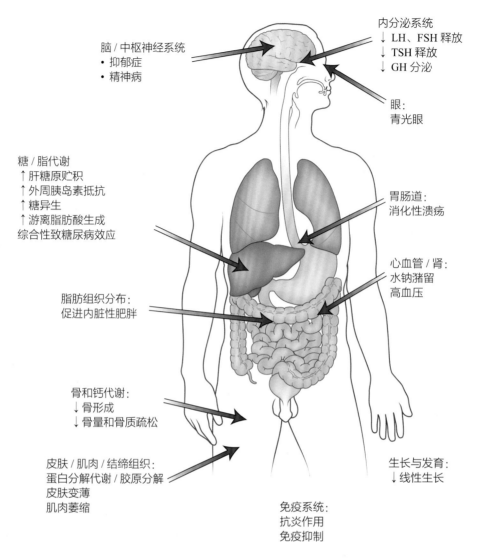

脑 / 中枢神经系统
• 抑郁症
• 精神病

内分泌系统
↓ LH、FSH 释放
↓ TSH 释放
↓ GH 分泌

眼：
青光眼

糖 / 脂代谢
↑肝糖原贮积
↑外周胰岛素抵抗
↑糖异生
↑游离脂肪酸生成
综合性致糖尿病效应

胃肠道：
消化性溃疡

心血管 / 肾：
水钠潴留
高血压

脂肪组织分布：
促进内脏性肥胖

骨和钙代谢：
↓骨形成
↓骨量和骨质疏松

生长与发育：
↓线性生长

皮肤 / 肌肉 / 结缔组织：
蛋白分解代谢 / 胶原分解
皮肤变薄
肌肉萎缩

免疫系统：
抗炎作用
免疫抑制

▲ 图 15-13 人类糖皮质激素作用的主要位点，强调了糖皮质激素过量的表现
FSH. 卵泡刺激素；GH. 生长激素；LH. 黄体生成素；TSH. 促甲状腺激素

脏或中心性脂肪组织的沉积[149]，为库欣综合征的诊断提供了鉴别价值的体征。与皮下脂肪组织相比，容易形成内脏型肥胖可能与网膜中 GR150 和 11βHSD1 的表达增加有关[151]。

2. 皮肤、肌肉和结缔组织 除了诱导肌肉组织中的胰岛素抵抗外，糖皮质激素还会引起肌肉、皮肤和结缔组织的分解代谢变化。在皮肤和结缔组织中，糖皮质激素抑制表皮细胞分裂和 DNA 合成，并减少胶原蛋白的合成和产生[152]。在肌肉中，糖皮质激素导致萎缩（但不是坏死），似乎专门累及 II 型（相）肌肉纤维。同时，肌肉的蛋白质合成都减少。

3. 骨骼和钙的代谢 糖皮质激素抑制成骨细胞功能被认为是导致骨量减少和骨质疏松的原因，尤其影响中轴骨，这是糖皮质激素过量的临床表现之一[153]。高达 1% 的西方人群长期接受糖皮质激素治疗[154]，因

此糖皮质激素诱发的骨质疏松正在成为一个普遍的健康问题，接受皮质类固醇治疗超过 12 个月的患者中有 50% 罹患骨质疏松症。然而，医生最担心的并发症是骨坏死。骨坏死（也称为缺血性坏死）会导致局部骨质量快速下降，主要影响股骨头，导致疼痛并最终导致骨塌陷，通常需要进行髋关节置换。任何年龄的患者均可受累，并且可能在使用相对低剂量的糖皮质激素时就会发生（如在肾上腺衰竭的皮质类固醇替代治疗期间）[155]。在常规 X 线上可能无法测定到此类病变，但在 MRI 上很容易发现。糖皮质激素诱导的骨细胞凋亡与骨坏死的发病机制有关[156]，并且由于缺乏血液供应中断的直接作用证据，称为"骨坏死"比"股骨缺血性坏死"更为恰当。目前仍无法很好的解释个体易感性。

糖皮质激素还通过抑制肠道钙吸收和增加肾钙排

泄来诱导负钙平衡，因此甲状旁腺分泌通常会增加。糖皮质激素抑制儿童生长，但体重指数的增加抵消了对骨密度的有害影响[157]。

4. 水盐稳态和血压控制 糖皮质激素通过多种机制升高血压，包括对肾脏和循环系统的作用[158]。在血管平滑肌中，增加了对升压激素（如儿茶酚胺和血管紧张素Ⅱ）的敏感性，同时减少一氧化氮介导的内皮细胞扩张。另外，糖皮质激素可增加血管紧张素原的合成[159]。在肾脏中，基于11βHSD2的活性，皮质醇可作用于远端肾单位，从而导致钠潴留和钾丢失（通过MR介导）[136]。在肾单位的其他部位，糖皮质激素增加肾小球滤过率、近端肾小管上皮钠转运和自由水的清除[160]。清除自由水的作用机制为糖皮质激素拮抗血管升压素的作用，能够解释糖皮质激素缺乏症患者中出现的稀释性低钠血症[161]。

5. 抗炎作用和免疫系统 糖皮质激素抑制免疫反应，这种作用催生出一系列强效的糖皮质激素药物，用于治疗各种自身免疫和炎症疾病。在多个水平上介导了糖皮质激素的免疫抑制作用。在外周血中，糖皮质激素通过将淋巴细胞从血管内重新分配到脾脏、淋巴结和骨髓，从而使得淋巴细胞的数量急剧减少（T淋巴细胞＞B淋巴细胞）。相反，糖皮质激素给药后中性粒细胞计数增加。嗜酸性粒细胞计数迅速下降，这种效应曾被视为糖皮质激素的生化特征。糖皮质激素的免疫作用涉及对T淋巴细胞和B淋巴细胞的直接作用，包括抑制免疫球蛋白合成和刺激淋巴细胞凋亡。抑制淋巴细胞产生细胞因子是通过抑制NFκB的作用来介导的。NFκB在诱导细胞因子基因转录中起着至关重要的普遍作用；糖皮质激素可以直接与NFκB结合以防止核转位，同时诱导NFκB抑制因子，从而将NFκB隔离在细胞质中使其作用失活[118]。

其他的抗炎作用包括抑制单核细胞分化成巨噬细胞，抑制巨噬细胞的吞噬作用和细胞毒活性。糖皮质激素通过阻止组胺和纤溶酶原激活物的作用来减少局部炎症反应。前列腺素的合成因糖皮质激素诱导脂皮质素和抑制PLA2活性而减少[162]。

6. 中枢神经系统和情绪 对糖皮质激素过多和激素缺乏患者的临床观察表明，大脑是糖皮质激素的重要靶组织，抑郁、欣快、精神错乱、冷漠、嗜睡是重要的临床表现。GR和MR在啮齿动物大脑的不同区域中都有表达，包括海马、下丘脑、小脑和皮质[163]。糖皮质激素会导致神经元死亡，特别是在海马中[164]；这种效应可能是糖皮质激素影响认知功能、记忆和神经退行性疾病（如阿尔茨海默病）的机制[165]。通过11βHSD1局部阻断皮质醇生成已被证明可改善认知功能[166]。DHEA已被证明在海马区具有神经保护作用[167]，P450 7B1可将DHEA代谢为7α-羟基化代谢物，其在大脑中呈高表达，但在海马齿状神经元则呈低表达[168]。

7. 眼 糖皮质激素通过增加房水的产生和基质在小梁网内的沉积来提高眼内压，从而抑制房水引流。类固醇诱发的青光眼似乎具有遗传倾向，但其潜在机制尚不清楚[169]。

8. 消化道 长期使用糖皮质激素会增加患消化性溃疡病的风险[170]，另外有报道称，在糖皮质激素过量的患者中出现了脂肪坏死性胰腺炎。GR在整个胃肠道中表达，MR则在远端结肠中表达，它们都介导类固醇对上皮离子转运的控制。

9. 生长发育 虽然糖皮质激素在体外刺激编码GH基因的转录，但过量的糖皮质激素会抑制线性骨骼生长[157, 171]，这可能是由于糖皮质激素对结缔组织、肌肉和骨骼的分解代谢作用，以及抑制IGF-1的作用。GR基因缺乏小鼠中的实验结果强调了糖皮质激素在正常胎儿发育中的作用。尤其是糖皮质激素通过合成表面活性蛋白（SP-A、SP-B和SP-C）来刺激肺成熟[172]，缺乏GR的小鼠在出生后不久就会因肺不张缺氧而死亡。糖皮质激素还刺激苯乙醇胺N-甲基转移酶（phenylethanolamine N-methyltransferase，PNMT），该酶将肾上腺髓质和嗜铬组织中的去甲肾上腺素转化为肾上腺素。缺乏GR的小鼠则不会发育出肾上腺髓质[89]。经典型21-羟化酶缺乏症患者也存在肾上腺髓质发育不良和功能减退[173, 174]。

10. 内分泌 糖皮质激素可能通过直接抑制TSH的分泌而抑制甲状腺轴。此外，它们抑制介导甲状腺素转化为活性T3的D2活性。糖皮质激素还可以在中枢抑制GnRH的脉冲和LH和FSH的释放。

（四）皮质类固醇药物

自20世纪50年代首次发现皮质酮有显著的抗炎作用以来，已经开发出一系列用于治疗的合成皮质类固醇。这些药物主要依靠其抗炎和免疫作用来治疗多种疾病（表15-6）。表15-7列出了临床实践中使用的主要皮质类固醇，以及它们的相对糖皮质激素和盐皮质激素效力。常见合成类固醇的结构见图15-14。皮质类固醇的生物活性取决于δ-4,3-酮，11β，17α，21-三羟基构型[175]。C11羟基转化为C11酮基（即皮质醇转化为可的松）会使类固醇失活。在皮质醇上添加一个1,2-不饱和键会生成泼尼松龙，经典的糖皮质激素生物活性测定（如肝糖原沉积、抑制嗜酸性粒细胞和抗炎作用）显示，泼尼松龙的效力是皮质醇的4倍。泼尼松在美国广泛使用，是泼尼松龙的等效物，其生物活性依赖于肝脏中11βHSD1的转化[176]。在泼尼松龙中添加6α-甲基基团（甲泼尼龙）可进一步提高效力。

氟氢可的松是一种合成盐皮质激素，其刺激钠重吸收的效力是皮质醇的125倍。这种效果是通过在皮质醇中添加一个9α-氟基团来实现的。氟氢可的松还具有糖皮质激素效力（比皮质醇高12倍）。给氢化可

表 15-6 糖皮质激素的治疗应用

- 内分泌：替代疗法（Addison 病、垂体疾病、先天性肾上腺皮质增生）、Graves 眼病
- 皮肤：皮炎、天疱疮
- 血液系统：白血病、淋巴瘤、溶血性贫血、特发性血小板减少性紫癜
- 胃肠道：炎症性肠病（溃疡性结肠炎、克罗恩病）
- 肝脏：慢性活动性肝炎、移植、器官排斥
- 肾脏：肾病综合征、血管炎、移植、排斥
- 中枢神经系统：脑水肿、颅内压升高
- 呼吸系统：血管性水肿、过敏反应、哮喘、结节病、肺结核、阻塞性气道疾病
- 风湿病：系统性红斑狼疮、多动脉炎、颞动脉炎、类风湿关节炎
- 肌肉系统：风湿性多肌痛、重症肌无力

的松添加 16α- 甲基和 1,2- 饱和键会产生地塞米松，这是一种强效糖皮质激素（比皮质醇的效力高 25 倍），盐皮质激素活性可忽略不计[175, 177]。

1. **给药** 呼吸和鼻气雾剂中广泛使用的合成糖皮质激素是倍他米松、倍氯米松和氟替卡松。倍他米松具有与地塞米松相同的结构，但具有 16α- 甲基。倍氯米松具有与倍他米松相同的结构，只是将 9α- 氟基团替换为 9α- 氯基团。氟替卡松与地塞米松有相同的结构，用一个额外的 6α- 氟基和一个 5- 氟甲基取代羟甲基。皮质类固醇通过口服、胃肠外和多种局部途径（如眼睛、皮肤、鼻子、吸入、直肠栓剂）给药[177]。与对 CBG 具有高亲和力的氢化可的松不同，大多数合成类固醇对这种结合蛋白的亲和力较低，并以游离类固醇（约 30%）或与白蛋白（约 70%）结合的形式存在于循环中。循环半衰期因个体差异和潜在疾病而异，特别受到肝肾功能损害的影响。醋酸可的松不能胃肠外给药，因为它需要经过肝脏代谢为活性皮质醇。

对表 15-6 中列出的非内分泌疾病应给予哪种类固醇和通过何种途径进行描述不是本章内容。肾上腺功能减退症或 CAH 患者的急性期和长期皮质类固醇治疗在后文进行讨论。

2. **长期治疗** 皮质类固醇提供了毋庸置疑的好处，但糖皮质激素越来越被过度使用，特别是在患有呼吸系统疾病或风湿性疾病的患者中，以至于目前高达 1% 的人群在接受长期皮质类固醇治疗[154]。由于其产生的欣快作用，皮质类固醇经常使患者感觉更好，但对于疾病没有任何客观改善。鉴于慢性糖皮质激素过量的长期危害[178]，治疗决策应依据充分的循证证据，并根据疗效和不良反应进行定期评估。慢性糖皮质激素过量对内分泌系统的影响，特别是对 HPA 轴的抑制，是现代临床实践要面对的一个重要问题。内分泌学家需要了解类固醇长期治疗和戒断的影响。目前正在研发选择性糖皮质激素受体激动药（selective glucocorticoid receptor agonists，SEGRA），目的是将糖皮质激素的反式抑制、抗炎作用与反式激活效应分离，因为反式激活效应介导了糖皮质激素的不良反应[179]。

（五）肾上腺皮质疾病

除了常见的肾上腺皮质意外瘤，具有明确临床表型的肾上腺皮质疾病相对罕见。这些疾病诊断和有效治疗都并不困难，但如果不治疗，其致残率和死亡率很高。这些疾病最常根据激素过多或激素缺乏进行分类（表 15-8）。

（六）糖皮质激素过多

1. **库欣综合征** 1912 年，Harvey Cushing 首次描述了一名患有肥胖症、多毛症和闭经的 23 岁女性患者。20 年后，他提出假说，这种"多腺体综合征"是由于原发性垂体异常导致肾上腺增生[8]。肾上腺肿瘤在某些情况下会引起该综合征[180]，但异位 ACTH 的产生直到 1962 年才被发现[181]。"库欣综合征"用于描述所有病因导致的糖皮质激素过多，而库欣病仅指垂体依赖性库欣综合征。

表 15-7 合成类固醇的相对生物学效力			
种 类	抗炎作用	HPA 轴抑制	盐潴留
皮质醇	1	1	1
泼尼松	3	4	0.75
泼尼松龙	3	4	0.75
甲泼尼龙	6.2	4	0.5
氟氢可的松	12	12	125
曲安奈德	5	4	0
地塞米松	26	17	0

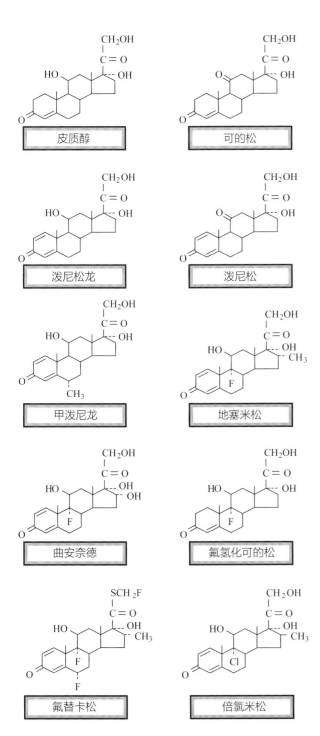

▲ 图 15-14　天然糖皮质激素皮质醇、一些更常用的合成糖皮质激素和盐皮质激素氟氢可的松的结构

曲安西龙与地塞米松相同，只是 16α- 羟基取代了 16α- 甲基。倍他米松是另一种广泛使用的糖皮质激素，具有 16β- 甲基。倍氯米松通过将 9α- 氟基团替换为氯基团而衍生自倍他米松。氟氢可的松与地塞米松结构相似，只是添加了一个额外的 6α- 氟基团，同时第 21 位的羟甲基被硫代氟甲基取代

表 15-8　肾上腺皮质疾病

糖皮质激素过多

- 库欣综合征（病理性 / 肿瘤性皮质醇增多症）
- 假性库欣综合征（生理性 / 非肿瘤性皮质亢进症）

糖皮质激素抵抗

糖皮质激素缺乏

- 原发性肾上腺功能减退
- 继发性肾上腺功能减退
- 长期糖皮质类固醇激素替代治疗后

先天性肾上腺皮质增生

- 缺乏 21- 羟化酶、3βHSD、17α- 羟化酶、11β- 羟化酶、P_{450} 氧化还原酶、P_{450} 侧链切割和 StAR

盐皮质激素过多

盐皮质激素缺乏

- 醛固酮合成缺陷
- 醛固酮作用缺陷
- 低醛固酮血症

肾上腺意外瘤、腺瘤和癌

HSD. 羟基类固醇脱氢酶；StAR. 类固醇合成急性调节（蛋白质）

　　库欣综合征的临床表现包括长期暴露于病理性升高的血浆游离糖皮质激素水平而引起的症状和体征。"糖皮质激素"涵盖了内源性（皮质醇）和外源性（如泼尼松龙、地塞米松）来源的过多。医源性库欣综合征很常见 [177, 182]，在大多数接受长期皮质类固醇治疗的患者中都有一定程度的发生。内源性库欣综合征少见，表现为 HPA 轴的正常反馈机制和皮质醇分泌正常昼夜节律的消失。

　　库欣病的发病率估计为每年每 100 000 人中 2～3 例。异位 ACTH 综合征的发病率与支气管癌相似，尽管高达 0.5% 的肺癌患者患有异位 ACTH 综合征，但基础疾病的快速进展往往会妨碍早期诊断而导致漏诊。库欣病和肾上腺腺瘤在女性中的发病率是男性的 4 倍，而异位 ACTH 综合征则在男性中更为常见。神经内分泌肿瘤的发病率为每 100 000 人 7～8 例，可能是异位 ACTH 综合征的罕见原因。

　　2. 库欣综合征的临床特征　自 1912 年和 1932 年首次描述库欣综合征以来，库欣综合征的典型特征(向心性肥胖、满月脸、多毛和多血质)已广为人知（图 15-15 至图 15-17）。然而，患者不一定都具备这些典型的临床表现，因此许多症状不典型的病例需要高度怀疑库欣综合征。理解了糖皮质激素的正常生理作用（图 15-13），糖皮质激素过多的临床特征就更容易理解了。表 15-9 对这些临床特征以及有助于鉴别库欣综合征和单纯性肥胖的特征性表现进行了汇总 [183, 184]。

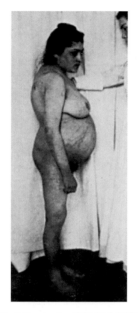

▲ 图 15-15　**Minnie G，库欣综合征患者，23 岁**
（引自 Cushing H. The basophil adenomas of the pituitary body and their clinical manifestations [pituitary basophilism]. *Bull Johns Hopkins Hosp.* 1932;50:137-195.）

（1）肥胖和体重增加：体重增加和肥胖是库欣综合征最常见的临床表现。至少在成年人中，这种体重增加在本质上总是向心性的[149, 185]。事实上，全身性肥胖在普通人群中比在库欣综合征患者中更常见，但在儿科患者例外，糖皮质激素过多可能导致儿童全身性肥胖。除了向心性肥胖外，患者在胸颈椎（水牛背）、锁骨上区域、脸颊和颞叶对应区域也会出现脂肪堆积，从而产生圆形的满月脸。硬膜外腔是另一个异常脂肪沉积的部位，可能导致神经功能损伤。

（2）生殖器官：性腺功能障碍很常见，表现为性欲减退和女性月经不规律。多毛和痤疮常见于女性患者，多毛症最常见的形式是面部毳毛增多，这种类型必须与 ACTH 介导的肾上腺雄激素过多而引起的颜色较深的终末分化多毛相鉴别。低促性腺激素性性腺功能减退症的发生是因为皮质醇对 GnRH 脉冲分泌和 LH/FSH 分泌的直接抑制作用，高皮质醇增多症纠正后可逆[186, 187]。

（3）精神症状：大约 50% 的库欣综合征患者都会出现精神异常[188, 189]。焦虑抑郁和嗜睡是最常见的问

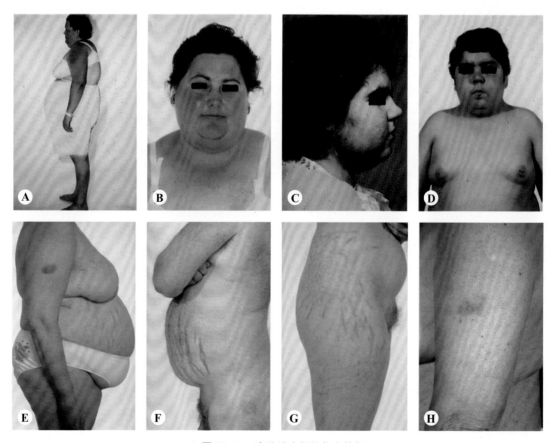

▲ 图 15-16　**库欣综合征的临床特征**
A. 30 岁女性，库欣病，向心性和部分全身性肥胖及 "水牛背"；B. 与 A 同一患者，"满月脸"、多血质、多毛和增大的锁骨上脂肪垫；C. 14 岁女孩，库欣病，面部圆润、多毛和痤疮；D. 14 岁男孩，库欣病，中心性和全身性肥胖及 "满月脸"；E 和 F. 41 岁女性（E）和 40 岁男性（F），库欣综合征，典型的向心性肥胖伴腹部紫纹；G. 24 岁先天性肾上腺皮质增生症患者，接受过量地塞米松作为替代疗法后出现紫纹；H. 库欣综合征患者典型的瘀伤和皮肤变薄，通常没有明显外伤

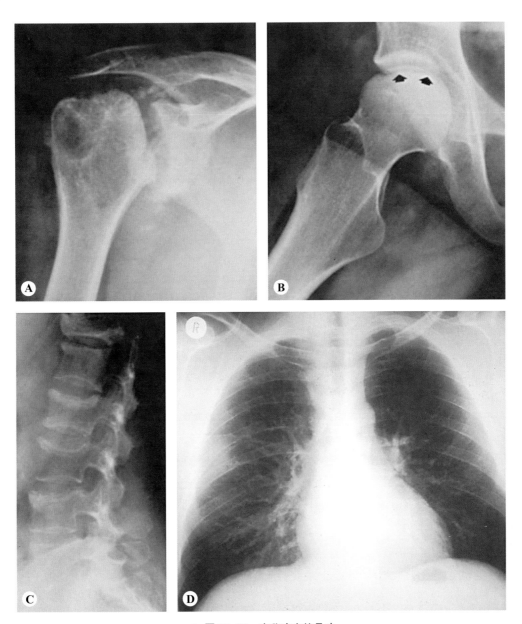

▲ 图 15–17　库欣病中的骨病

A. 43 岁女性，库欣病病程约 8 个月，右侧肱骨头无菌性坏死；B. 24 岁女性，库欣病病程约 4.5 年，右侧股骨头无菌性坏死，箭表示软骨下新月形改变，侧视图中最清楚；C. A 图所示同一患者的弥漫性骨质疏松、椎体塌陷和软骨下硬化；D.38 岁库欣病男性，肋骨骨折（A 至 C. 引自 Phillips KA, Nance Jr EP, Rodriguez RM, et al. Avascular necrosis of bone: a manifestation of Cushing's disease. *South Med J.* 1986; 79: 825-829. ）

题，但也普遍存在偏执和明显的精神病。记忆和认知功能也可能受到影响，易怒可能是早期表现。失眠非常常见，出现快速眼球运动和 δ 波睡眠模式的减少[190]。药物或手术治疗降低血浆皮质醇水平通常可使精神状态得以快速改善。库欣综合征患者的整体生活质量显著降低，尤其影响身体健康和功能；治疗后患者生活质量评分可得到改善，但不能恢复正常[191]。

（4）骨：在儿童时期，最常见的表现是线性生长不良和体重增加[155]。糖皮质激素对生长发育有深远的影响[171]。许多长期患有库欣综合征的患者由于骨质疏松性椎体塌陷而身高下降。这可以通过测量患者的坐高或将身高与臂展进行比较来评估；在正常受试者中，身高和臂展应该相等。自发或轻微创伤后发生的病理性骨折并不少见。与椎骨骨折相比，肋骨骨折通常是无痛的。影像学检查有可见典型表现，在愈合骨折部位有旺盛的骨痂形成。此外，股骨头和肱骨头的骨坏死是公认的内源性库欣综合征（尽管比外源性库欣综合征少见）的特征（图 15-17）。高尿钙可能导致肾结石，但没有高血钙。

（5）皮肤：皮质醇增多症导致皮肤变薄，以及皮下

表 15-9	诊断库欣综合征的症状和体征	
	特异性	非特异性
体征	• 面部多血质 • 近端肌病 • 宽度>1cm 的紫纹 • 瘀斑 • 儿童：体重增加而身高百分位下降	• 向心性肥胖 • 水牛背，锁骨上脂肪垫 • 脸圆 • 痤疮和多毛 • 皮肤菲薄 • 伤口愈合不良 • 外周水肿
症状和主诉	• 高血压 * • 糖尿病 * • 骨质疏松和脆性骨折 *	• 乏力 • 体重增加 • 抑郁，情绪和食欲改变，注意力和记忆力减退 • 背痛 • 月经稀发，多囊卵巢综合征 • 反复感染 • 肾结石

*. 特别是年轻患者

血管组织分离和暴露。检查时，可能会看到手背皮肤起皱，导致"卷烟纸"外观（Liddle 征）。轻微的创伤可能会导致瘀斑，这通常类似于老年性紫癜的外观。库欣综合征的多血质外貌继发于皮肤变薄[192]，以及面部皮下脂肪的显著减少，并不是由真正的红细胞增多所引起。面部、胸部和背部可能出现痤疮和丘疹病变。典型红紫色、不发白、宽度大于 1cm 的青褐色条纹最常见于腹部，但也可能出现在大腿上部、乳房和手臂上，在年轻患者中非常常见，而在 50 岁以上的患者中则较少见。必须将这些紫纹与妊娠纹或快速减肥相关的颜色较浅、色素较少的皮纹区分开来。皮肤色素沉着在库欣病中很少见，但在异位 ACTH 综合征中很常见。它的出现是由 ACTH 和可能的 POMC 衍生多肽对黑素细胞受体的过度刺激而引起。

(6) 肌肉：肌病和瘀斑是该综合征两个最具区别性的特征[183]。库欣综合征相关肌病涉及下肢和肩带的近端肌肉[193]。乏力症状（如无法爬楼梯或从椅子中站起来）相对不常见，但如果要求患者从蹲伏姿势站起来，以检查近端肌病通常会发现问题。

(7) 心血管系统：高血压是另一个突出的特征，发生率高达 75%。尽管流行病学数据显示高血压与肥胖之间存在密切关联，但库欣综合征患者的高血压比单纯性肥胖患者更常见[158]。高血压加上这一疾病引起的代谢疾病（糖尿病、高脂血症）被认为是未经治疗的心血管死亡率的增加原因[194-196]。心血管事件在推定为医源性库欣综合征的患者中也更常见，这是由皮质类固醇治疗引起的[176]。此外，血栓栓塞事件在库欣患者中可能更常见，但似乎仅限于那些 ACTH 依赖性库欣综合征患者[197]。

(8) 感染：感染在库欣综合征患者中更为常见[198, 199]，通常缺乏症状，并且是由于正常的炎症反应受到抑制而发生感染。已有报道发现结核病的复发[200]，甚至可能是库欣综合征的特征之一。皮肤真菌感染（特别是花斑癣）和指甲，以及机会性真菌感染也可发生。肠穿孔在极严重皮质醇增多症患者中更为常见，但皮质醇增多症可能会掩盖该病的常见症状和体征。伤口感染更常见，并且不易愈合。

(9) 代谢和内分泌：患者出现糖耐量减低，并且在某些类型的库欣综合征患者中多达 1/3 的患者出现显性糖尿病。肝脏脂蛋白合成增多，循环胆固醇和甘油三酯水平可能升高[201]。10%~15% 的库欣病患者和超过 95% 的异位 ACTH 综合征患者合并低钾性碱中毒。多种因素可能导致盐皮质激素过量，包括皮质酮和脱氧皮质酮过量，但罪魁祸首还是皮质醇本身。由于皮质醇产生率显著增加，皮质醇抑制肾脏中的 11βHSD2 并发挥盐皮质激素的作用。由于异位 ACTH 综合征皮质醇的产生率高于库欣病，低钾性碱中毒在异位 ACTH 综合征中更为常见[136]。这可以通过计算尿皮质醇与皮质酮代谢物比值增加来诊断。此外，肝脏 5α- 还原酶活性受到抑制，导致 5β- 皮质醇代谢物的排泄量不成比例地增加[202]。

由于皮质醇对 TSH 和促性腺激素分泌的直接影响，库欣综合征患者的垂体 - 甲状腺轴和垂体性腺轴的功能受到抑制[203, 204]。皮质醇导致可逆的低促性腺激素性性腺功能减退，但也直接抑制睾丸间质细胞功能。另外，皮质醇可能通过增加生长抑素活性来介导对 GH 分泌的抑制。

(10) 眼：眼部影响包括眼压升高[205]和眼球突出[206]（累及 1/3 的初诊的库欣病病例），后者是由眶后脂肪沉积增加而导致的。白内障是一种公认的皮质类固醇治疗并发症，但在不合并糖尿病的患者中似乎并不常见[207]。经验表明，结膜炎是库欣综合征的一个敏感且被低估的眼部表现。

五、库欣综合征的分类和病理生理学

库欣综合征最常分为 ACTH 依赖性和 ACTH 非依赖性（表 15-10）。

（一）ACTH 依赖性库欣综合征

1. 库欣病　排除医源性原因后，库欣综合征最常见的原因是库欣病，约占 70%，表现为双侧肾上腺皮质增生，束状带和网状带增厚[184]。Cushing 本人提出了库欣病是原发性垂体疾病还是继发于下丘脑异常的问题。下丘脑可能具有启动作用，但有足够证据表明库欣病为垂体依赖性（表 15-11）。85%～90% 的库欣病是由单克隆起源的垂体腺瘤引起的[208, 209]，在 9%～33% 的患者垂体仅发现嗜碱性细胞增生[210]。大多数肿瘤为微腺瘤（<1cm），高达 10% 的病例为较大的大腺瘤，通常更具侵袭性[211]。选择性手术切除致病的 ACTH 腺瘤可缓解，但在长期随访中，高达 20%～30% 的微腺瘤和大腺瘤患者术后可能复发[212]。此外，最新数据表明，约 40% 的库欣病患者存在 USP8 体细胞错义突变[213, 214]，这些突变聚集在外显子 14 的热点区域。USP8 编码一种去泛素化酶，突变影响抑制性 14-3-3 蛋白的结合，这种蛋白能够控制去泛素化活性。细胞表面受体的泛素化通常标志着它们被内体溶酶体系统降解，从而表达下调。USP8 突变使得去泛素化增强，EGFR 通过增强的信号循环被回收，EGF[213, 214]导致 POMC mRNA 转录、细胞增殖和

表 15-10　库欣综合征病因分类

ACTH 依赖性	垂体库欣病
	异位 ACTH 综合征
	异位 CRH 综合征
	大结节样肾上腺增生
	医源性（1～24ACTH 治疗）
ACTH 非依赖性	肾上腺腺瘤和腺癌
	原发色素结节性肾上腺增生和 Carney 综合征
	McCune-Albright 综合征
	受体表达异常（抑胃肽、IL-1β）
	医源性
皮质醇增多的其他原因（非肿瘤病变）	酗酒
	抑郁
	肥胖
	妊娠

ACTH. 促肾上腺皮质激素；CRH. 促肾上腺皮质激素释放激素

ACTH 分泌增加。与具有野生型 USP8213[214]的肿瘤相比，具有 USP8 突变体的 ACTH[215]腺瘤表达更高水平的 EGFR，并产生更多的 POMC mRNA 和 ACTH。因此，EGFR 靶向药物可能具有治疗库欣病的潜力。

该疾病的一个关键生化标志是 ACTH 分泌对正常糖皮质激素反馈抑制的相对抵抗[216]，即垂体 ACTH 瘤的功能高于皮质醇反馈抑制的正常设定点。随着正常昼夜节律的丧失，ACTH 脉冲幅度增加，不过在某

表 15-11　库欣病的病因：下丘脑学说和垂体学说

下丘脑学说	垂体学说
神经内分泌异常[290, 291]	垂体柄中断后无法治愈
生物钟节律消失、睡眠障碍、其他下丘脑缺陷（TSH、LH/FSH 分泌异常）	外周和脑脊液 CRH 水平降低[292] 下丘脑缺陷的逆转可以纠正高皮质醇血症
作用于中枢的药物[293, 294]（溴隐亭、赛庚啶、丙戊酸钠）	手术治愈率高（复发是由于切除不充分的肿瘤再生长而不是真正意义的复发）[295, 300]
垂体术后复发	垂体手术成功后的继发性肾上腺功能减退症（可能会延长，并与周围相邻正常 ACTH 的表达降低有关）[514]
异位 CRH 分泌肿瘤导致库欣病[289]，病理提示为嗜碱性细胞增生而不是腺瘤	几乎 90% 的垂体 ACTH 分泌腺瘤起源于单克隆[301, 515]

ACTH. 促肾上腺皮质激素；CRH. 促肾上腺皮质激素释放激素；FSH. 卵泡刺激素；LH. 黄体生成素

些其他情况下 ACTH 脉冲频率也会增加（图 15-8）[217]。

2. 异位 ACTH 综合征　15% 的库欣综合征病例与分泌 ACTH 的非垂体性肿瘤相关，即异位 ACTH 综合征[218]。这些肿瘤可分为两类：一类是高度恶性肿瘤（如支气管小细胞肺癌）（表 15-12）和高度增殖性神经内分泌肿瘤（如胰腺神经内分泌肿瘤），另一类是发生在潜在神经内分泌肿瘤患者中的更为惰性的肿瘤，如低增殖的支气管神经内分泌肿瘤（类癌）。在前一类中，通常为包含虚弱和色素沉着症状的消耗综合征。异位 ACTH 综合征患者血 ACTH 浓度和皮质醇分泌率可能极高，因此从起病到出现症状的时间很短（<3 个月）；患者通常有色素沉着，糖皮质激素过多的代谢表现通常呈现快速进展。体重减轻、肌病和糖耐量减低是突出的症状和体征。这些特征与低钾性碱中毒和周围水肿同时出现应提醒临床医生注意诊断异位 ACTH 综合征。

根据地区转诊实践提供的数据，大约 20% 的异位 ACTH 综合征病例是由产生 ACTH 的惰性肿瘤（如良性支气管神经内分泌肿瘤）导致的[218, 219]。在这些病例中，库欣综合征的症状和体征往往在发生原发病的临床症状前 18 个月就出现了。此类患者具有库欣综合征的典型特征，并且生化特征与库欣病患者相似。库欣综合征定性后主要的诊断难点在于鉴别垂体依赖性库欣病和异位 ACTH 综合征的这些惰性病因。

最常与异位 ACTH 综合征相关的肿瘤来自神经内分泌组织，这些细胞具有摄取和脱羧基胺前体的能力（APUD 细胞）。尽管在小细胞肺癌中经常发现 1200～1450nt 的 POMC 转录物，但只有 0.5%～1% 的肿瘤与异位 ACTH 综合征相关，机制尚不清楚。相反，在与异位 ACTH 综合征无关的肿瘤中可以发现短 800nt 长度的 POMC mRNA 转录物。除了 POMC 的异常转录调节外，还可能涉及与组织特异性转录因子的相互作用或 POMC 的启动子甲基化状态。POMC 翻译完成后在垂体中被特异性丝氨酸内蛋白酶切割以产生 ACTH 前体；在异位 ACTH 综合征中，POMC 的异常外周加工可能导致循环 ACTH 前体（促 ACTH，N-POC）水平增加（图 15-6）。与垂体瘤分泌 ACTH 相反，由于 GR 或 GR 信号机制缺陷，异位 POMC/ACTH 的产生对正常的糖皮质激素负反馈缺乏反应[220]，然而这并不是绝对的，因此使得 ACTH 依赖性库欣综合征的鉴别诊断十分具有挑战性[218]。

3. 异位 CRH 综合征　异位产生 CRH 是垂体依赖性库欣病非常罕见的原因，目前已经有不少病例报道，其中肿瘤（通常是支气管类癌、甲状腺髓样癌或前列腺癌）被发现可分泌 CRH 或同时分泌 CRH 和 ACTH[222-224]。垂体组织病理显示为 ACTH 细胞增生，而非腺瘤。生化上，50% 的患者对大剂量地塞米松抑制无反应，提示本病和异位 ACTH 综合征一样缺乏正

常的糖皮质激素负反馈机制。但异位 CRH 的产生也可以解释在部分异位 ACTH 综合征患者中观察到的大剂量地塞米松对皮质醇分泌的抑制反应。

4. 大结节性肾上腺增生　10%～40% 的库欣病患者为双侧肾上腺皮质增生伴一个或多个结节，结节直径可达几厘米[225-228]。此类患者往往年龄较大，症状持续时间较长，但他们在其他方面具有库欣综合征的典型临床特征。结节呈分叶状，可明显扩大，但结节间增生始终存在。大结节性肾上腺增生（macronodular adrenal hyperplasia，MAH）被认为是长期肾上腺 ACTH 刺激导致自主肾上腺腺瘤形成的结果。因此，当库欣病患者的肾上腺增生更显著时，它们可能分泌更多的皮质醇，这最终会导致垂体 ACTH 分泌受到抑制。个别临床病例支持这一假设，因此认为 MAH 应被视为 ACTH 依赖型库欣综合征，尽管促肾上腺皮质素水平可能相对较低，并且也不如其他库欣病病例容易被地塞米松抑制[229]，这可能使得患者被误诊为原发性肾上腺肿瘤，尤其是高达 30% 的库欣病患者具有不对称的肾上腺增生。

（二）非 ACTH 依赖的病因

1. 分泌皮质醇的肾上腺腺瘤和癌　如果不包括医源性病例，肾上腺腺瘤占库欣综合征病例的 10%～15%，而肾上腺癌则不到 5%。相比之下，儿童库欣综合征中 65% 的病例为肾上腺来源（15% 为腺瘤，50% 为癌）[227-229]。肾上腺腺瘤患者临床特征为缓慢进展，但在肾上腺癌中则表现为快速进展。PRKACA 基因（编码 cAMP 依赖性 PKA 的催化亚基）在热点 L205R 处的突变已被几个独立的研究证明是大约 50% 的肾上腺腺瘤引起临床库欣综合征的原因[230-233]。

除了皮质醇增多症的特征外，患者可能会出现腰

表 15-12　异位 ACTH 综合征相关肿瘤	
肿瘤类型	估计发生率（%）
小细胞肺癌	50
非小细胞肺癌	5
胰腺神经内分泌肿瘤	10
胸腺神经内分泌肿瘤	5
肺神经内分泌肿瘤	10
其他神经内分泌肿瘤	2
甲状腺髓样癌	5
嗜铬细胞瘤及相关肿瘤	3
罕见的前列腺、乳腺、卵巢、膀胱和结肠恶性肿瘤	10

痛或腹痛，并且可以触摸到肿瘤。肾上腺癌可分泌其他类固醇，如雄激素或盐皮质激素，这在腺瘤中则非常罕见。因此，女性可能具有多毛、阴蒂肥大、乳房萎缩、声音低沉、脱发和严重痤疮等男性化特征。在单一分泌皮质醇的腺瘤中多毛并不常见。另外，据报道在肾上腺意外瘤患者中亚临床库欣综合征高达10%。

2. 原发性色素结节性肾上腺增生和 Carney 综合征　不到 2% 的库欣综合征是由 ACTH 非依赖性的肾上腺结节引起的，其形态特征是双侧、较小、通常有色素，直径通常为 2~4mm（少数也可能更大），切面上呈黑色或棕色。邻近的肾上腺组织萎缩，将这种原发性色素性结节性肾上腺皮质疾病（primary pigmented nodular adrenocortical disease，PPNAD）与 MAH 区分开来。30 岁以下的患者和 50% 的 15 岁以下的患者表现出库欣综合征的典型特征[234]。也有文献报道无库欣综合征的 PPNAD 病例。双侧肾上腺切除可治愈该病。

家族性常染色体显性变异称为 Carney 综合征（表15-13），包括间充质瘤（尤其是心房黏液瘤）、斑点状皮肤色素沉着、周围神经肿瘤和各种其他肿瘤（如乳腺病变、睾丸肿瘤和分泌 GH 的垂体瘤）[235]。编码 PRKAR1A 的基因突变导致异常 PKA 信号传导，因此能够解释某些病例的表型[236]。其他病例已被定位到染色体 2p16，但潜在的基因突变尚不清楚。

3. McCune-Albright 综合征　在 McCune-Albright 综合征中，纤维发育不良和皮肤色素沉着可能与垂体、甲状腺、肾上腺和性腺功能亢进有关。最常见的表现是性早熟和 GH 分泌过多，也有库欣综合征的报道[237]。发病机制为刺激性 G 蛋白 α 亚单位的体细胞突变，该蛋白与腺苷酸环化酶以镶嵌分布相连。突变导致 G 蛋白的组成型激活，模拟对肾上腺的持续 ACTH 刺激，ACTH 水平受到抑制，可能会出现肾上腺腺瘤。

4. 大结节样增生　虽然 MAH 通常发生在 ACTH 依赖性库欣综合征患者中，但真正的 ACTH 非依赖性大结节性肾上腺增生（ACTH-independent macronodular adrenal hyperplasia，AIMAH）也被认为是一种特殊的疾病[238]。结节无色素，直径大于 5mm；有时可见肾上腺明显增大。肾上腺皮质内受体的异常表达可以解释大多数病例[239]。由于肾上腺对肠抑胃肽（gastric inhibitory polypeptide，GIP）的反应性增强而导致的食物诱导的皮质醇增多症是目前认识到的 AIMAH 的第一个发病机制，因为 GIP 受体在肾上腺皮质内表达，但血管升压素 V_1、β 肾上腺素、LH、血清素和血管紧张素（AT1）受体的异常表达也与 AIMAH 有关。已经提出了进一步研究 AIMAH 机制的方案[239]。

家族性病例表明某些患者存在该病的遗传原因，已证明 ARMC5 基因的失活突变是原因之一[240]。

表 15-13　Carney 综合征的临床特征

特　征	患病率（%）
皮肤病变	
色素性病变	
蓝痣	80
皮肤黏液瘤	
心房黏液瘤	72
原发色素结节性肾上腺增生	45
乳腺病变	
双侧纤维腺瘤	45
睾丸肿瘤	56
垂体病变，通常分泌生长激素	10
神经病变（胃神经鞘瘤）	<5
其他	
甲状腺癌	少见
听神经瘤	少见
肝癌	少见

5. 医源性库欣综合征　需要详细询问患者的用药史以排除医源性库欣综合征。医源性库欣综合征的发展取决于临床实践中使用的皮质类固醇的剂量、持续时间和效力。ACTH 很少用于治疗，但长期给药也会导致库欣样特征。部分临床表现（如眼压升高、白内障、良性颅内高压、股骨头无菌性坏死、骨质疏松症和胰腺炎）在医源性库欣综合征中比内源性库欣综合征更常见，而其他表现尤其是高血压、多毛症、月经过少及闭经的发生率则较低。

（三）库欣综合征的特殊类型

1. 周期性库欣综合征　周期性库欣综合征具有特殊的临床意义，其特征是皮质醇正常分泌和过多分泌交替（图 15-18）。其中一些患者在使用地塞米松后出现血浆 ACTH 和皮质醇的反常升高，偶尔也有患者多巴胺激动剂（溴隐亭或卡麦角林）治疗有效。大多数患者被认为患有垂体依赖性疾病，部分病例切除垂体嗜碱性细胞腺瘤可长期治愈。需要注意的是，皮质醇分泌在异位 ACTH 综合征和 PPNAD 患者中可能也呈现一定的周期性[241, 242]。

2. 儿童库欣综合征　库欣综合征可发生在任何年龄，但不同年龄组的病因不同（图 15-19），肾上腺原因占所有儿童病例的 65%。除上述一般的库欣特征外，生长停滞是不可避免的[243]。身高和体重增长呈明显分离，即身高通常低于平均值，而 BMI 几乎总是高于平均值。如果身高和体重沿同一百分位线增加，诊断库

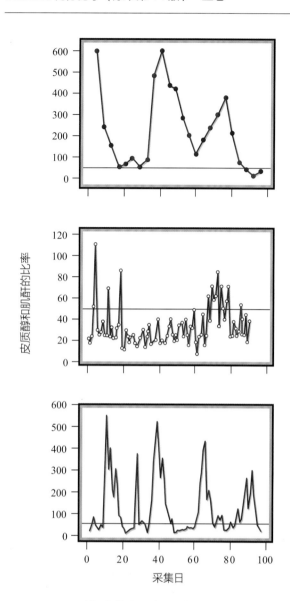

▲ 图 15-18　三例周期性库欣综合征患者的皮质醇分泌模式
每例中，以清晨尿皮质醇（nmol/L）和肌酐（mmol/L）的比率
与时间作图，显示皮质醇高分泌存在不同的周期性

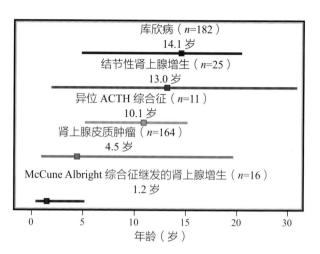

▲ 图 15-19　儿童库欣综合征的病因和病因的年龄依赖性，注意不同年龄组的病因有所不同
ACTH. 促肾上腺皮质激素（引自 Atkinson AB, McCance DR, Kennedy L, et al. Cyclical Cushing's syndrome first diagnosed after pituitary surgery: a trap for the unwary. Clin Endocrinol. 1992; 36: 297–299.）

GH 缺乏，应给予每天 25μg/kg 的替代剂量的 GH。在大多数患者中能够观察到追赶生长并达到目标成人身高，但患儿的肥胖往往难以纠正。

3. 妊娠　雄激素过多或高皮质醇血症往往导致闭经，因此库欣综合征合并妊娠很少见，其中 50% 的病例为肾上腺腺瘤。妊娠诱发的库欣综合征病例已有个别报道，这些患者在分娩后病情得到缓解[246]。其诊断和病因的明确可能都很困难，因此往往原因不明。临床上，腹部紫纹、高血压和妊娠期糖尿病是正常妊娠的常见表现，但高血压和糖尿病也是妊娠期间库欣综合征的最常见症状（分别见于 70% 和 30% 的病例）。此外，由于皮质醇分泌和 CBG 合成的增加，正常妊娠期血浆皮质醇可升高至 3 倍。同时尿游离皮质醇也升高，地塞米松对血浆皮质醇的抑制程度达不到非妊娠状态。如果不进行治疗，合并库欣综合征与产妇和胎儿致病率及死亡率较高有关。无论肾上腺或垂体腺瘤都应切除。美替拉酮无致畸风险，在多数情况下可有效控制高皮质醇血症。

4. 其他高皮质醇血症综合征　某些其他情况可出现库欣综合征的临床和生化特征，当高皮质醇血症继发于其他因素时，通常称为假性库欣综合征。去除原发病后症状消失，常见于以下情况。

（1）含酒精饮料：最初观察到酒精相关假性库欣综合征患者尿和血浆皮质醇水平升高，地塞米松不能抑制，同时血浆 ACTH 正常或被抑制。这种情况很罕见，但如果患者有长期大量饮酒史，并且有慢性肝病的生化或临床证据，则应当怀疑该病[247]。发病机制尚不清楚，有人已经提出一种双重打击假说。任何原因的慢性肝病都与皮质醇代谢受损有关，但酒精中毒患者皮

欣综合征的可能性很小。大多数患者的骨龄延迟与身高标准差评分（standard deviation score，SDS）、症状持续时间和诊断年龄呈负相关。生长停滞通常先于其他症状出现，包括体重增加、青春期发育迟缓、疲劳、抑郁、高血压和痤疮。由于男性化肿瘤导致的假性性早熟的患者青春期发育可能会提前。而在正常青春期的患者中，皮质醇增多则抑制促性腺激素的分泌[244]。

糖皮质激素过多不仅影响下丘脑 - 垂体 - 性腺轴，还影响 GH/IGF-1 轴，导致自发性 GH 分泌减少和 GH 对药物的分泌反应降低。此外，糖皮质激素对骨骺软骨细胞的直接作用和生长板微血管形成障碍可能会抑制生长。据报道，库欣病治愈后儿童生长的追赶能力较差，库欣病治疗后 1～2 年高皮质醇血症仍然抑制 GH。治疗后 3 个月应评估 GH 分泌，如果明确存在

质醇分泌率增加，而不是伴随着代谢受损的抑制[248]。有些研究发现酒精直接刺激皮质醇分泌；也有研究发现失代偿性肝病患者的 AVP 水平升高，可能刺激 HPA 轴。戒酒后患者的皮质醇水平在几天内恢复正常。

(2) 抑郁：抑郁症患者可能表现出库欣综合征的激素异常但原因不明[249]，在精神异常得到纠正后可以逆转。但库欣综合征患者本身也常出现抑郁，因此需要进行仔细的临床和内分泌评估以鉴别。

(3) 肥胖：尽管肥胖常常需要鉴别内分泌原因，但此类患者中库欣综合征的诊断并不困难。研究表明，肥胖患者 HPA 轴被激活，皮质醇分泌率轻度增加[250, 251]，但血皮质醇浓度始终正常，尿游离皮质醇排泄率正常或仅轻微升高。皮质醇分泌增高似乎主要是因为皮质醇外周代谢和清除增加，已知 11βHSD1 减少肝脏中皮质酮向皮质醇的转化，并增加皮质醇向 5α– 还原衍生物的转化[251, 251]。

（四）疑似库欣综合征患者的处理

对疑似库欣综合征的处理分为两个步骤：①该患者是否患有库欣综合征？②如果是，原因是什么？遗憾的是许多医生未能很好地区分这两个步骤，在试图回答第一个问题时，不合理地进行了与第二个问题相关的测定。在库欣综合征被生化化验证实之前，尤其不应当进行影像学检查。首先，应当关注临床疑诊库欣综合征的患者，特别关注库欣综合征特征性的临床表现（表 15–9）。其次，不建议在肥胖、高血压和糖尿病人群中进行广泛的化验筛查[252]。超过 90% 的血清皮质醇与 CBG 结合，而很少有实验室开发出测量游离血清皮质醇的方法，因此常规测定的结果受到改变 CBG 水平的药物和条件的影响。口服雌激素治疗或妊娠可能会升高 CBG 和总血清皮质醇，因此应当在评估前停药 6 周。表 15–14 列出了主要的库欣综合征诊断试验[184, 249, 253, 254]。

1. 问题 1：该患者是否患有库欣综合征

(1) 血浆皮质醇的昼夜节律：在正常受试者中，血浆皮质醇水平在清晨达到最高点，在午夜左右达到最低点 [<50nmol/L（<2μg/dl）]。库欣综合征患者这种昼夜节律消失；在大多数情况下，上午 9 点血浆皮质醇可以正常，但夜间皮质醇水平升高。因此，随机早晨血浆皮质醇水平在诊断中价值不大，而午夜皮质醇浓度大于 200nmol/L（>7.5μg/dl）则表明存在库欣综合征。然而，静脉穿刺刺激、并发疾病和入院等各种因素可能导致假阳性结果。相反，如果午夜时血清皮质醇值小于 50nmol/L，则可排除库欣综合征。理想情况下，在测量午夜皮质醇水平之前，患者应住院 24~48h，部分中心也报告了门诊患者午夜水平的判别结果。由于过于繁琐，该试验已被唾液皮质醇的测定所取代。

(2) 唾液皮质醇：唾液中没有 CBG，测定唾液皮质醇也不需要住院，因此测定唾液皮质醇是一个明智的

表 15–14 用于库欣综合征诊断和鉴别诊断的试验
诊断——患者是否患有库欣综合征
• 午夜唾液皮质醇 / 昼夜皮质醇节律
• 尿游离皮质醇排泄 a
• 小剂量地塞米松抑制试验 a
鉴别诊断——库欣综合征的病因是什么
• 血浆 ACTH
• 血钾、血钠
• 大剂量地塞米松抑制试验
• CRH
• 岩下窦采血
• 垂体、肾上腺 CT、MRI
• 核素扫描
• 肿瘤标志物

a. 有价值的门诊筛查测试（ACTH. 促肾上腺皮质激素；CT. 计算机断层扫描；MRI. 磁共振成像）

选择。以往研究已经确定了单次测定午夜唾液皮质醇水平诊断库欣综合征的准确性。诊断切点取决于所使用的分析方法。有研究报道，皮质醇值大于 2.0ng/ml（>5.5nmol/L）对库欣综合征的诊断具有 100% 的灵敏度和 96% 的特异度[253, 256, 257]。然而值得注意的是，夜间唾液皮质醇往往会随着年龄增长和心血管共患病症（如高血压和糖尿病）而增加，因此对于老年人的鉴别价值不高[258]。

(3) 尿游离皮质醇排泄：很长一段时间内，库欣综合征的诊断基于尿皮质醇代谢物的测定（24h 尿 17– 羟类固醇或 17– 氧类固醇排泄，取决于所用方法）。然而，这些方法的灵敏度和特异度较差，在大多数中心已经被更灵敏的游离皮质醇测定所取代。测定尿游离皮质醇是综合测定血游离皮质醇的方法：皮质醇分泌增加，超过了 CBG 的结合能力，导致尿游离皮质醇不成比例地上升。尿游离皮质醇的正常值取决于所使用的测定方法，液相色谱和串联质谱（LC-MS/MS）分析测得的数值通常较低。尽管使用广泛，但尿游离皮质醇的灵敏度低于唾液皮质醇和地塞米松抑制试验。患者应进行 2 次或 3 次完整的连续样本采集，以解释患者在采集样本时的误差和周期性皮质醇分泌，尤其是肾上腺腺瘤。同时需要测定肌酐排泄（每天差异不超过 10%）以用于确保充分收集了尿标本。尽管高达 8%~15% 的库欣综合征患者的尿游离皮质醇可以正常，尿游离皮质醇仍不失为一项有用的筛查测试[253, 254, 259]。相反，中度升高的尿游离皮质醇测定结果始终需要进一步确证试验来诊断库欣综合征。此外，在确诊的库欣病患者中观察到测定数值的波动高达 50%，说明多次收集尿液标本十分重要[260]。

测定第一次晨尿皮质醇 / 肌酐比值无须固定时间，可作为筛选试验，尤其是在怀疑周期性库欣综合征时[261]。反复测定皮质醇与肌酐的比值大于 25nmol/mmol 则提示皮质醇增多症。

(4) 小剂量过夜地塞米松抑制试验：正常人中，使用超生理剂量的糖皮质激素会抑制 ACTH 和皮质醇分泌。在各种原因的库欣综合征中，小剂量的合成糖皮质激素地塞米松都不能抑制 ACTH 和皮质醇分泌[216]。

过夜地塞米松抑制试验可作为门诊筛查试验[249, 253, 262]，晚上 11 点给予 1mg 地塞米松，正常反应是第二天早上 8—9 点血浆皮质醇水平低于 50nmol/L（＜1.8μg/dl）。门诊过夜地塞米松抑制试验灵敏度较高（95%），但特异度较低，通常需要进一步确证[263, 264]。

48h 小剂量地塞米松抑制试验：上午 9 点测定血浆皮质醇，每 6 小时口服地塞米松 0.5mg，48h 后再次测定血浆皮质醇。使用地塞米松后血浆皮质醇浓度小于 50nmol/L（＜1.8μg/dl）作为切点，据报道，该试验真阳性率为 97%~100%，假阳性率小于 1%[249, 263]。

某些药物（如苯妥英钠、利福平）可能会增加地塞米松的代谢清除率，导致假阳性结果。在这种情况下，同时测量血浆地塞米松可减少假阳性，也可用于检验患者是否未服用药物，LC-MS/MS 测得药物浓度大于 3.3nmo/L 似乎能够提高该抑制试验的准确性[265]。

(5) 高皮质醇血症的其他原因：假性库欣综合征还是真性库欣综合征？

抑郁症患者尿游离皮质醇排泄可升高，并可能与真性库欣综合征出现重叠。与库欣病患者相比，抑郁症患者在口服地塞米松后更容易受抑制，并且对 CRH 的反应降低，但这两种试验都没有诊断价值。地塞米松抑制联合 CRH 试验已被建议作为鉴别真性库欣综合征和其他病理状态的方法，但也被证明相比标准小剂量地塞米松抑制试验并没有优势。在正常受试者和内源性抑郁症患者中，胰岛素诱导的低血糖会导致 ACTH 和皮质醇水平升高，这一反应通常不见于库欣综合征患者，但该试验已基本弃用于此鉴别诊断目的[249]。

(6) 诊断指南：美国内分泌学会与欧洲内分泌学会共同发布了基于临床证据的库欣综合征诊断指南[267]。建议首先在四种高度敏感的筛选试验中选择一项进行筛查，包括尿游离皮质醇、午夜唾液皮质醇、过夜地塞米松或 2mg/48h 地塞米松抑制试验。在临床疑似库欣综合征患者中，通过这些测试中的任何一项发现的异常应通过另一项附加试验进行确认，如果两项试验结果均异常，则可诊断库欣综合征（图 15-20）。

2. 问题 2：该患者库欣综合征的病因是什么

临床和生化诊断库欣综合征后，临床医生的下一步是确定病因（图 15-21）。

(1) 清晨血浆 ACTH：理想情况下，ACTH 应使用双位点免疫放射测定法进行测定，可以用于鉴别

ACTH 依赖性和 ACTH 非依赖性病因。要求在冰冷的管中取样，取样后立即分离并于 -40℃ 储存以防止降解。50% 的库欣病患者上午 9 点 ACTH 水平在正常参考范围内 [2~11pmol/L（9~52pg/ml）], 剩余 50% 则轻度升高。周期性库欣病有时 ACTH 水平可能很低，因此建议至少测量 2 次，以避免将病情较轻的库欣病误分类为 ACTH 非依赖性。异位 ACTH 综合征 ACTH 水平多较高 [通常＞20pmol/L（＞90pg/ml）]。由于 30% 的库欣病可出现重叠[257]，单纯测定 ACTH 不能鉴别库欣病和异位 ACTH 综合征（图 15-22）。有人建议测定 ACTH 前体（促 ACTH、POMC），但这些都不是常规化验，也无法确定 ACTH 的异位来源。

在具有明确临床特征的肾上腺肿瘤患者中，除非存在测定干扰，血浆 ACTH 始终低至无法测定（＜1pmol/L）。MAH 中可能出现血浆 ACTH 低于正常，或只能够间歇性地检测到。需要注意的是，在某些 MAH 患者中，结节性增生的不对称性可能导致误诊为肾上腺腺瘤，往往会忽略检测到血浆 ACTH 的意义，并进行不适当的肾上腺切除。相反，部分 MAH 可合并自主性肾上腺肿瘤，因此尽管可检测到 ACTH，仍需要行单侧肾上腺切除。

(2) 血钾：95% 以上异位 ACTH 综合征病例存在低钾性碱中毒，但在库欣病患者中不到 10%。这种盐皮质激素过量的原因已经明确，异位 ACTH 综合征患者通常皮质醇分泌率较高，皮质醇使得具有肾保护作用的 11βHSD2 酶饱和，导致皮质醇诱导的盐皮质激素性高血压（见第 16 章）[136]。此外，这些患者有较高水平的 ACTH 依赖性盐皮质激素 DOC。

(3) 大剂量地塞米松抑制试验：大剂量地塞米松抑制试验的基本原理是，在库欣病中，ACTH 对于皮质醇的负反馈抑制重调至高于正常的一个水平。因此，尽管皮质醇水平不会被小剂量的地塞米松抑制，但可以被大剂量地塞米松所抑制。

Liddle 最初介绍的试验方法是每 6 小时给予 2mg 地塞米松，持续 48h，并证明了库欣病患者尿 17- 羟基皮质类固醇下降超过 50%[216]。在 0h 和 48h 测定血浆或尿游离皮质醇（或两者同时测定），血浆皮质醇比基础值抑制 50% 以上用于定义阳性反应。这种抑制反应取决于原始皮质醇分泌率，在基础皮质醇值较低的患者通常更容易被抑制。在 ACTH 依赖性库欣综合征的女性中，库欣病的先验可能性为 90%，该试验对库欣病的灵敏度为 80%，低于试验前的概率。因此如果能够完成岩下窦静脉采血（inferior petrosal sinus sampling, IPSS），就不需要继续行大剂量地塞米松抑制试验了。此外，如果小剂量地塞米松抑制试验已用于库欣综合征的诊断，并且观察到皮质醇下降超过 50%，那么大剂量地塞米松抑制试验没有额外的价值[263]。

(4) CRH 兴奋试验：CRH 是一种由 41 个氨基酸

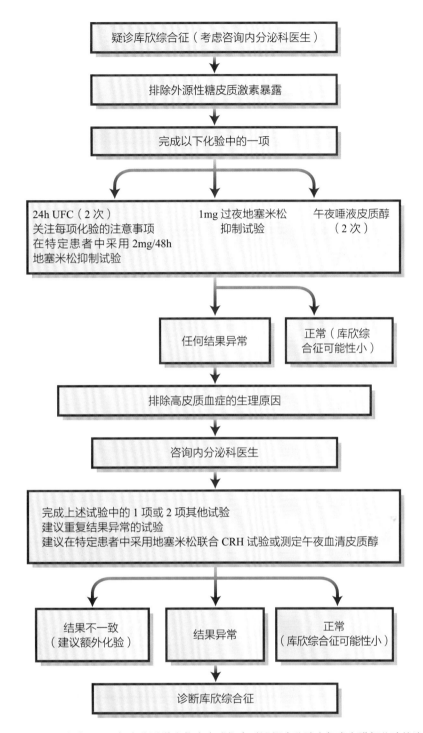

▲ 图 15-20 根据 2008 年内分泌学会临床实践指南对疑似库欣综合征患者进行化验的流程

除以 Suggest（建议）开头的陈述外，所有陈述均为推荐意见。指向库欣综合征的诊断标准是 UFC 值大于该测定的正常范围，应用 1mg 地塞米松（1mg DST）后血清皮质醇水平＞1.8μg/dl（＞50nmol/L）和深夜唾液皮质醇浓度＞145ng/dl（＞4nmol/L）。CRH. 促肾上腺皮质激素释放激素

组成的多肽，由 Vale 于 1981 年从绵羊下丘脑中鉴定出来。绵羊 CRH 序列与人类 CRH 的 7 个氨基酸残基不同，但相比人类 CRH，对刺激 ACTH 释放的作用更强[268]。试验方法是静脉注射绵羊或人序列 CRH，剂量为 1μg/kg 体重或 100μg（图 15-23）。试验在上午或下午均可进行，采集基线血样后给予 CRH，每 15 分钟采集 ACTH 和皮质醇的血液样本，持续 1～2h[261, 264, 269, 270]。正常受试者中，CRH 使 ACTH 和皮质醇升高 15%～20%，这种反应在库欣病中被放大，在库欣病中通常可以看到 ACTH 升高超过 50%，皮质

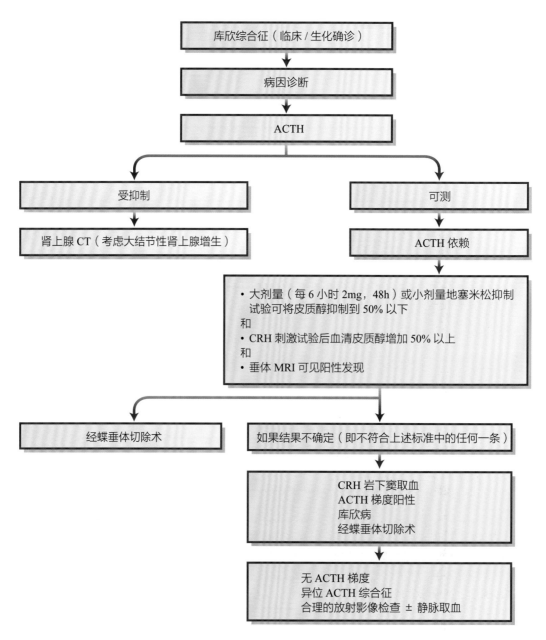

▲ 图 15–21 病因确定流程

用来揭示库欣综合征病因的试验存在争议，并且在任何的中心都有不同，这取决于许多因素，包括对试验的熟悉度和激素检测的报告时间，以及该中心岩下窦取血等技术的掌握程度。这里描述的流程图应用于许多内分泌医疗机构中，推荐意见基于已报告的每个内分泌试验的灵敏度和特异度。ACTH. 促肾上腺皮质激素；CRH. 促肾上腺皮质激素释放激素；CT. 计算机断层扫描；MRI. 磁共振成像

醇升高超过基线值 20%。异位 ACTH 综合征则很少出现反应，但有假阳性结果的报道。在鉴别垂体依赖性库欣病和异位 ACTH 综合征时，ACTH 和皮质醇对 CRH 的反应具有约 90% 的特异度和灵敏度。ACTH 增加 100% 或皮质醇增加 50% 可排除异位 ACTH 综合征。需要注意的是，10% 的库欣病患者对 CRH 没有反应。

(5) 岩下窦采血和选择性静脉插管：鉴别库欣病和异位 ACTH 综合征的最可靠的试验是 IPSS[184]。因为来自左右一半垂体的血液流入同侧岩下窦，同时对

两个窦进行插管采血可以鉴别 ACTH 来源于垂体还是异位肿瘤（图 15–24）。几乎所有的异位 ACTH 综合征岩下窦中 ACTH 浓度与同步抽取的外周静脉血中的 ACTH 浓度比值都小于 1.4∶1；相反，库欣病中该比值升高至大于 2。然而，由于 ACTH 间歇性分泌的影响，需要在静脉注射 100μg 合成绵羊或人 CRH 前后间隔（如 2min、5min 和 15min）测定 ACTH[273, 274]。CRH 给药后岩下窦 / 外周 ACTH 比值大于 3 对诊断库欣病的灵敏度为 95%，特异度接近 100%[274]。无法获

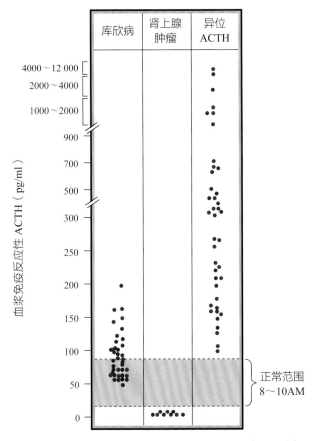

▲ 图 15–22　库欣病、与肾上腺皮质肿瘤相关的库欣综合征或异位 ACTH 综合征患者的血浆 ACTH 浓度

ACTH. 促肾上腺皮质激素（引自 Besser GM, Edwards CRW. Cushing's syndrome. Clin Endocrinol Metab. 1972;1:451-490.）

得 CRH 时，有些中心使用去氨加压素作为促 ACTH 分泌剂，但在一些异位 ACTH 患者中也观察到中心至外周存在 ACTH 梯度。如果未发现 ACTH 梯度且静脉造影证实导管放置正确，测定样本中的催乳素并校正 ACTH 值可降低诊断库欣病的假阴性率[275]。

对于影像学检查未能显示微腺瘤的患者，IPSS 在垂体瘤的定位中可能也有价值；但也有些中心发现这种方法在定位肿瘤位置方面价值不大。由于许多垂体 ACTH 肿瘤位于中央，并且血液流入两个岩下窦，目前的证据表明，仅根据 IPSS 研究结果进行手术是不可靠的。

3. 影像学检查

（1）垂体和肾上腺的 CT/MRI：高分辨薄层对比增强 CT 或 MRI 的出现对库欣综合征的研究是一个革命性的贡献。然而，任何影像学检查的结果必须结合生化检查报告一起解读以避免错误。肾上腺影像显示不对称结节性增生可能导致肾上腺腺瘤的错误诊断。在一般人群中，大约 10% 的垂体 MRI 会出现小的占位，即所谓的垂体意外瘤，容易被误诊为 ACTH 腺瘤，因此需要进行仔细的生化评估[276]。

库欣病确诊后，垂体 MRI 是首选的影像学检查，灵敏度为 60%，特异度为 87%。分泌 ACTH 的垂体瘤约 90% 是微腺瘤（即直径＜10mm）。垂体微腺瘤的典型特征是钆造影增强后 T_1 加权图像上的低信号病变（这可能与垂体柄的偏离有关），以及垂体上缘隆凸（图 15–25）。

对于肾上腺成像，CT 提供了更好的空间分辨率[277]（图 15–26），因此是首选的影像学检查，但 MRI 可为疑似肾上腺癌患者提供诊断信息。同样，在 5% 的正常受试者中存在所谓的肾上腺意外瘤，因此，除非生化检查表明为原发性肾上腺病变（即无法测定到 ACTH 浓度），否则不应进行肾上腺影像学检查。肾上腺癌通常较大，并且通常在出现症状时已经发生转移（图 15–27）。

对于隐匿性异位 ACTH 综合征患者，可能需要对胸部、腹部和骨盆进行高分辨 CT/MRI，层厚 1～5mm，以定位分泌 ACTH 的小的神经内分泌肿瘤（图 15–28）。

（2）核医学与分子成像研究：一些中心采用核医学和分子闪烁扫描成像检查，最常用的药物是 ^{136}I 标记的 6β 碘甲基 –19– 去甲胆固醇[278]，是肾上腺皮质胆固醇摄取的标志物。在肾上腺腺瘤患者中，同位素被腺瘤吸收，而不是被对侧抑制的肾上腺吸收。尽管并未广泛应用，肾上腺闪烁扫描对疑似肾上腺皮质大结节增生的患者可能有用：CT 可能误导性地提示单侧病变，而同位素扫描可确定双侧肾上腺受累。

许多引起异位 ACTH 综合征的神经内分泌肿瘤表达生长抑素受体，并且可以通过施用放射性标记的生长抑素类似物来成像，最常见的是 ^{114}In– 奥曲肽，或使用更敏感的 ^{69}Ga-Dotate PET-CT。后者可以发现直径小到几毫米的肿瘤，尽管能找到在轴位成像上未发现的病变。这一情况很少见，对于已经排除垂体病变的 ACTH 依赖性库欣综合征患者应考虑使用 ^{69}Ga-Dotate PET-CT[279]。由于这些类似物结合的致病肿瘤上的 sst2 受体在库欣综合征中可能下调，如果最初扫描为阴性，用药物治疗来降低或抵消皮质醇作用，几个月后可进行重复扫描并可发现隐匿性病变[280]。

（五）库欣综合征治疗

内分泌学会制订了基于循证证据的库欣综合征临床实践指南[281]。

1. 肾上腺原因　单侧肾上腺腺瘤施行肾上腺切除术的治愈率可达 100%，术后清晨 9 点血清皮质醇水平可低至 50nmol/L 及以下，现代测定法甚至更低[281, 282]。经验丰富外科医生行腹腔镜下肾上腺切除术是处理单侧肾上腺肿瘤的标准方法，与传统开放式手术相比，可减少手术并发症和缩短术后住院时间[281, 283]。对侧受抑制的肾上腺功能在术后可能需要数月甚至数年才能恢复。术后糖皮质激素替代方案各不相同，但多数

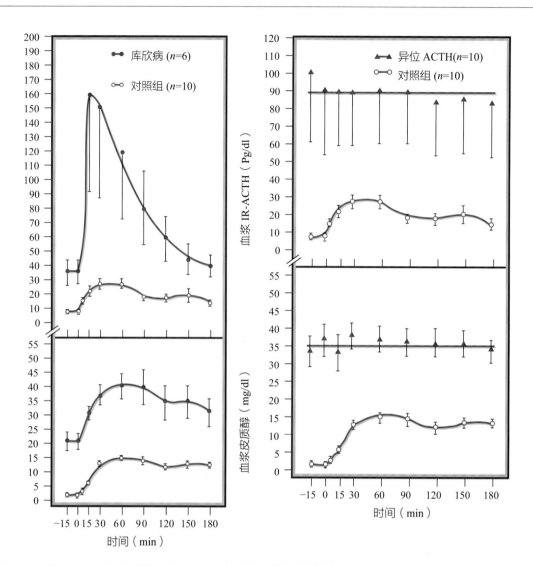

▲ 图 15-23　正常受试者、库欣病患者和异位 ACTH 综合征患者静脉注射羊 CRH（1μg/kg）后皮质醇和 ACTH 反应的比较
ACTH. 促肾上腺皮质激素；CRH. 促肾上腺皮质激素释放激素；IR. 免疫反应（引自 Chrousos GP, Schulte HM, Oldfield EH, etal. The corticotropin-releasing factor stimulation test: an aid in the evaluation of patients with Cushing's syndrome. *N Engl J Med*. 1984;310:622-626.）

中心使用低剂量（15～20mg）的氢化可的松。停药方案也有多种选择。一种可行的方法是每隔 3 个月停用氢化可的松后测定清晨血清皮质醇水平。血清皮质醇水平低于 200nmol/L（<7.5μg/dl）的患者应继续糖皮质激素替代治疗，而血清皮质醇水平高于 500nmol/L（>18.3μg/dl）的患者可停止替代治疗。血清皮质醇水平介于 200～500nmol/L 的患者，可使用 ACTH（1～24）试验评估应激时的反应水平，部分中心也会采用胰岛素耐量试验。在此期间，所有患者都应携带类固醇警报卡，并在并发疾病时增加糖皮质激素替代疗法的剂量。

　　肾上腺癌的预后非常差，大多数患者在诊断后 2 年内死亡[284]。即使可能存在转移灶，也推荐尽量切除原发肿瘤，以增强对肾上腺抑制药物 o,p'-DDD[285]（米托坦）的反应。放射治疗对肿瘤床和某些转移灶（如脊

柱中的转移灶）的价值有限。然而，近年来，多中心研究取得了重大进展。在米托坦的 Ⅲ 期临床试验中，血浆米托坦水平达到治疗浓度后显示出较好的效果[286]；药物组合包括依托泊苷、多柔比星、顺铂加米托坦或链脲佐菌素加米托坦。在米托坦治疗失败的病例中，有研究使用靶向疗法，包括 IGF-1 抑制剂、舒尼替尼和索拉非尼，但无一致性反应。$T_1N_0M_0$ 分期的患者 10 年生存率约为 80%，但生存率随着肿瘤体积的增大、累及淋巴结和远处转移而显著下降，$T_{1\sim4}N_{0\sim1}M_1$ 患者的生存率低于 20%[287]。

　　2. 垂体依赖性库欣综合征　经验丰富的外科医生行经蝶窦垂体切除术能显著提高库欣病的疗效[282, 288]。

　　经蝶窦垂体切除术的效果取决于医院和外科医生的技术水平[289]。考虑到未经治疗的库欣病相关风险和手术的潜在并发症，内分泌科医生应将患者转诊

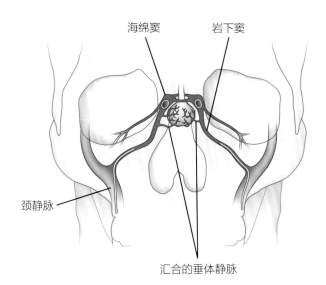

海绵窦　　岩下窦

颈静脉

汇合的垂体静脉

▲ 图 15-24　通过岩下静脉窦的垂体静脉引流解剖

引自 Oldfield EH, Chrousos GP, Schulte HM, et al. Preoperative lateralization of ACTH-secreting pituitary microadenomas by bilateral and simultaneous inferior petrosal sinus sampling. *N Engl J Med*. 1985; 312: 100-103.

至有相关手术预后数据的外科中心。在经验丰富的中心，微腺瘤的缓解率为 70%～90%，大腺瘤的缓解率为 50%[290]。外科医生切除垂体组织的积极程度决定了术后垂体功能减退和永久性尿崩症的发生率。理想的手术结果是治愈患者同时保持正常垂体功能。但对于在术前或手术过程中都未发现垂体腺瘤的库欣病患者，这种结果可能性较小。

在无法动态监测皮质醇的医疗机构，建议在围术期和术后全程使用氢化可的松；建议在 3～7 天减至维持剂量。在术后第 2～5 天，应在患者停用氢化可的松 24h 后测量清晨 9 点的血浆皮质醇水平。选择性切除微腺瘤后，周围组织 ACTH 的分泌通常会被抑制（图 15-29）。因此，术后血浆皮质醇水平低于 30nmol/L（＜1μg/dl）时，需要进行持续的糖皮质激素替代治疗。HPA 轴通常（但并非总是）能够逐渐恢复，但在恢复前需要糖皮质激素持续治疗（图 15-30）。术后，即使皮质醇分泌已降至正常或更低，但如果血浆皮质醇没有被抑制，表明患者仍未缓解[291, 292]。垂体术后缓解的患者，长期随访发现其总体复发率高达 30%，儿童的复发率更高（高达 40%）[281, 293, 294]。这提示了长期监测的必要性，我们需要对每位患者的残余垂体功能进行详细评估，并对每位患者进行密切随访。

过去，垂体放疗常用于治疗库欣病。然而，由于垂体手术的不断改进，接受放射治疗的患者越来越少。对儿童来说，可能垂体放疗更有效[295]。不推荐将放射治疗作为主要治疗方法，其仅适用于对垂体显微手术无反应、接受过双侧肾上腺切除术、已确诊 Nelson 综合征的患者。

复发性库欣病的治疗方案包括考虑再次行垂体手术、伽马刀放射手术、药物治疗或肾上腺手术[281, 288, 296]。双侧肾上腺切除术的治愈率接近 100%。主要风险是术后并发 Nelson 综合征（肾上腺切除术后进行性的色素沉着及局部侵袭性垂体肿瘤）（图 15-31），这可能是由于肾上腺切除术后垂体失去负反馈调节，但更有可

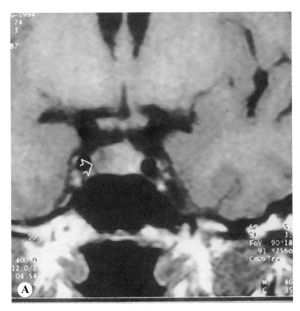

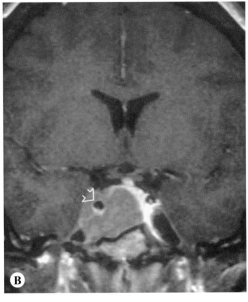

▲ 图 15-25　**A.** 垂体 MRI 显示垂体微腺瘤的典型外观。腺体右侧可见低密度病变（箭头），垂体柄偏离病变。在库欣病的生化诊断后，该患者通过经蝶垂体切除术治愈。**B.** 脑垂体 MRI 显示库欣病患者有一个巨大的腺瘤（箭头）。与较小的肿瘤不同，大型腺瘤通常是侵袭性的，术后复发

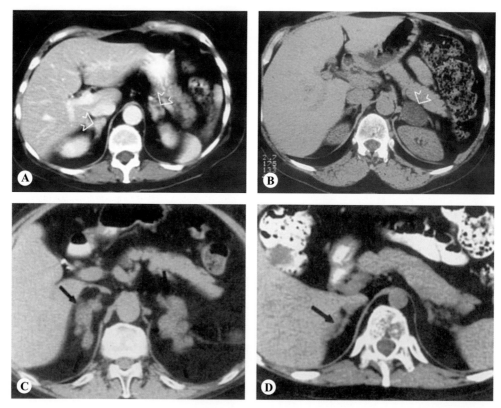

▲ 图 15-26　**A.** 肾上腺 **CT** 显示库欣病患者双侧肾上腺增生（箭头）；**B.** 导致库欣综合征的典型孤立性左肾上腺腺瘤（箭头）的 **CT**；**C.** 由大量大结节增生引起的库欣综合征，肾上腺被多个结节所取代（箭），肾上腺的总重量超过 **100g**；**D.** 21 岁患者的手术证实，原发性色素性结节性肾上腺疾病引起库欣综合征，注意右肾上腺内侧肢体有多个小结节，结节间肾上腺皮质组织相对萎缩（箭）
C 和 D. 引自 Findling JW, Doppman JL. Biochemical and radiologic diagnosis of Cushing's syndrome. *Endocrinol Metab Clin North Am.* 1994; 23: 511-537.

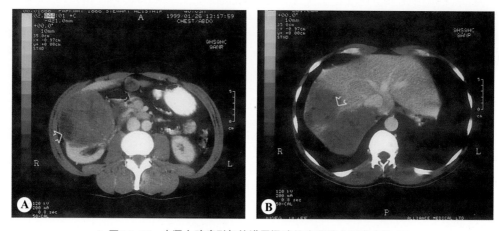

▲ 图 15-27　由肾上腺癌引起的进展迅速的库欣综合征患者的 **CT**
A. 右肾上腺不规则肿块；B. 大的肝转移

能是患者开始就有侵袭性的垂体瘤[297]。为了避免该并发症，可以选择在双侧肾上腺切除的同时进行垂体放疗，但该方案目前并未广泛实践[298]。如果在手术时未找到垂体 ACTH 瘤，则 Nelson 综合征的风险就会降低；后续随访通过血浆 ACTH 和垂体 MRI 持续监测[297]。

此外，这些患者需要终身使用氢化可的松和氟氢可的松进行替代治疗。目前，对于垂体手术失败或病情复发的库欣病患者可以考虑行双侧肾上腺切除术。

3. 异位 ACTH 综合征　异位 ACTH 综合征的治疗取决于其病因。如果原发肿瘤能被找到且并未转移，

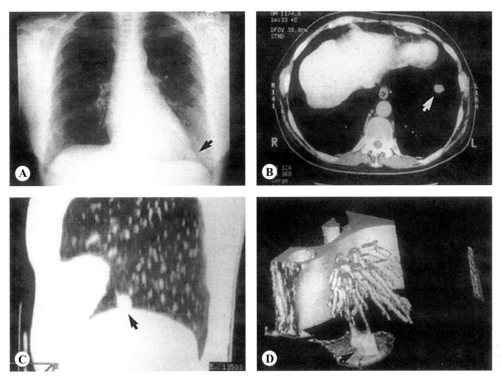

▲ 图 15-28 异位 ACTH 综合征患者的胸部成像

A. 胸部 X 线片显示左心边界后有可疑病变（箭头）；B 和 C. 轴向和矢状位 CT 显示支气管类癌肿瘤（箭头）邻接横膈膜；D. 三维重建显示了肿瘤与横膈的黏附（箭头），这在手术中得到了证实（引自 Newell-Prince J, Trainer P, Besser M, et al.The diagnosis and differential diagnosis of Cushing's syndrome and pseudo-Cushing's states. *Endocr Rev.* 1998; 19: 647-672.）

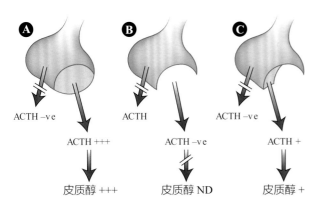

+++ 分泌高于正常水平
+ 分泌可以检测到
−ve 抑制分泌
▢ ACTH 分泌性肿瘤

▲ 图 15-29 选择性切除微腺瘤及其对下丘脑 – 垂体 – 肾上腺轴的影响

A. 治疗前；B. 完全切除腺瘤后；C. 不完全切除后。由于分泌 ACTH 的垂体腺瘤患者周围正常的垂体 ACTH 细胞受到抑制，成功切除肿瘤会导致 ACTH 缺乏，因此肾上腺皮质激素缺乏，无法检测到血浆皮质醇水平 [<50nmol/L（2μg/dl）]。术后血浆皮质醇水平高于 50nmol/L（2μg/dl）意味着患者未治愈（图片由 Professor Peter Trainer 提供）

切除原发灶后可治愈异位 ACTH 综合征（如支气管或胸腺的神经内分泌肿瘤）。然而，与小细胞肺癌相关的异位 ACTH 综合征预后较差。过量皮质醇、低钾性碱中毒、糖尿病可以通过药物治疗改善。针对小细胞肺癌本身的治疗，至少在初期，也有一定作用。如果找不到异位 ACTH 的来源，可能需要行双侧肾上腺切除术，在发现原发肿瘤前密切监测患者（有时长达数年）。

4. 库欣综合征的药物治疗 目前部分药物已用于治疗库欣综合征[288]。美替拉酮抑制 11β– 羟化酶，能够降低皮质醇浓度，通常在确定治疗方案前或垂体放疗获益前使用。每天剂量必须通过测定血浆或尿中游离皮质醇水平确定。治疗目标为白天平均血浆皮质醇浓度达到约 300nmol/L（11μg/dl）或尿游离皮质醇水平达到正常。由于 11– 脱氧皮质醇水平增加，免疫检测法可能与皮质醇发生交叉反应，因此推荐使用 LC-MS/MS 进行检测[281]。给药剂量从 250mg，每天 2 次至 1.5g，每 6 小时 1 次不等，通常肾上腺腺瘤所需剂量较低，异位 ACTH 所需剂量较高。总体而言，约 50% 的患者对治疗有效[299]。恶心是药物不良反应之一，可以将药物与牛奶同时服用来缓解恶心症状（如果恶心不是由肾上腺功能不全引起）[300]。

酮康唑属于咪唑类药物，广泛用于抗真菌，但其

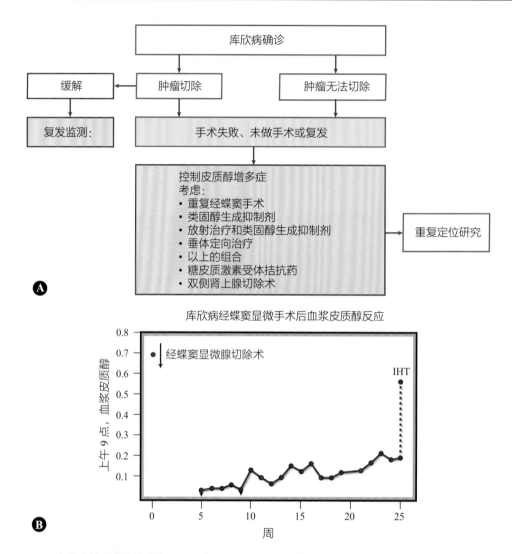

▲ 图 15-30 **A.** 库欣病管理方法的建议；**B.** 垂体 ACTH 分泌微腺瘤切除后，患者下丘脑 - 垂体 - 肾上腺轴功能逐渐恢复。早上（上午 9 点）测量血浆皮质醇水平。以胰岛素低血糖兴奋试验确认正常应激反应的恢复

A. 引自 Nieman LK, Biller BM, Findling JW, et al. Treatment of Cushing's syndrome:an Endocrine Society clinical practice guideline. *J Clin Endocrinol Metab*. 2015; 100: 2807-2831.

会导致约 15% 的患者肝功能异常。酮康唑可阻断多种类固醇生成细胞色素 P_{450} 依赖性酶，从而降低血浆皮质醇水平。为有效控制库欣综合征，每天需要服用 400～1600mg，并且需要胃酸帮助药物吸收；约 50% 的患者对治疗有效[301, 302]。酮康唑常引起肝酶升高，只要肝酶水平在正常上限的 3 倍以内，则可以继续使用。由于酮康唑有导致肝衰竭的风险，所以已退出抗真菌感染市场。

米托坦是一种破坏肾上腺的药物，正常和恶性肾上腺组织吸收后，导致肾上腺萎缩和坏死[285]。由于药物毒性，主要用于肾上腺皮质癌（adrenocortical carcinoma，ACC）的治疗。为了控制过量的糖皮质激素，需要高达 5g 每天 1 次的剂量，但目前没有证据表明该药物可以缩小肿瘤或提高长期存活率。米托坦还会导致盐皮质激素缺乏，如果之前没有因 ACC 导致的糖皮质激素过量的话，通常需要联合盐皮质激素替代和大剂量的糖皮质激素治疗。由于米托坦会增加 CBG，诱导 CYP3A4，导致氢化可的松生物利用度降低和代谢增加，所以当 ACC 导致的库欣综合征患者将米托坦用于"阻断和替代"方案时，患者需要大剂量氢化可的松替代治疗[303]。药物不良反应包括乏力、皮疹、神经毒性和胃肠道紊乱，在使用过程中必须密切监测。小剂量米托坦也可用于库欣病的治疗[304]。

一般来说，生长抑素类似物（如奥曲肽或兰瑞肽）对库欣病无效。然而，多受体生长抑素类似物帕瑞肽与生长抑素受体亚型 1、2、3 和 5 的亲和力较高，可以使 17%～40%（取决于疾病的严重程度）库欣病患者的尿游离皮质醇降至正常。其常见的不良反应是升高血糖[305, 306]。GR 拮抗药米非司酮可改善库欣综合征患者的糖尿病，但在使用该药物时无法进行生化监测[307]。

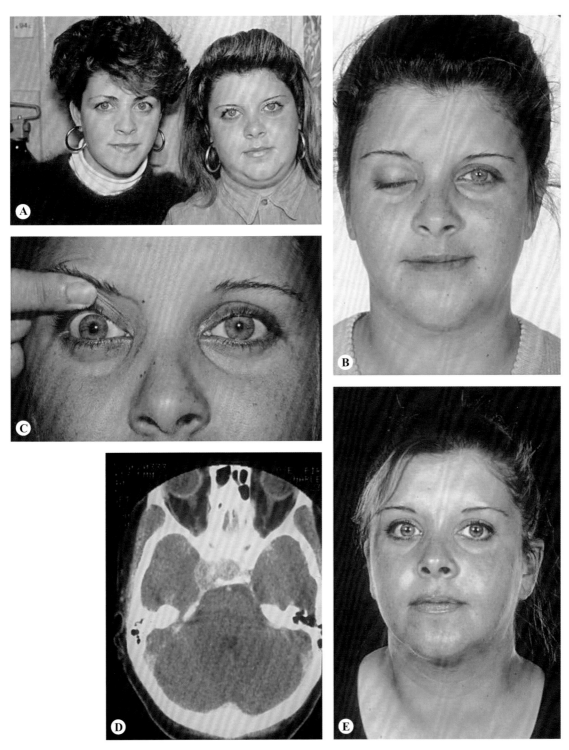

▲ 图 15-31　**A.** 患有库欣病的年轻女性与她同卵双胞胎姐姐。**B** 和 **C.** 在该病例中，进行了双侧肾上腺切除术治疗几年后，患者出现 Nelson 综合征和右侧第Ⅲ对脑神经麻痹。**D** 与局部侵袭性 **ACTH** 瘤的海绵窦浸润有关。**E.** 进行了垂体切除术和放疗，第Ⅲ对脑神经麻痹恢复。注意 Nelson 综合征进行性皮肤色素沉着

（六）库欣综合征预后

有效的治疗方法出现前，50% 未经治疗的库欣综合征患者在 5 年内死亡，主要死亡原因为血管疾病[194]。即使在现代医学管理下，明显缓解后的患者发生心血管疾病的风险仍然很高[195, 196]。如果首次垂体手术后能够缓解，患者标准化死亡率可以接近正常人群，这强调了外科医生经验丰富的重要性[308]。矛盾的是，在纠正皮质醇增多症后，患者往往感觉不佳，可

能会出现皮肤脱屑、类固醇戒断性关节病、严重嗜睡和情绪变化，需要数周或数月才能缓解[309]。这些症状通常可以通过暂时增加糖皮质激素替代剂量得以改善。患者往往缺乏 GH，所以 GH 替代治疗可能会产生临床获益。

库欣综合征的症状在治疗后 2～12 个月内消失，高血压和糖尿病可以改善，但由于其他继发性因素，可能无法完全治愈。库欣综合征的骨质减少在治疗后的前 2 年内迅速改善，但之后效果不显著[310]。椎体骨折和骨坏死是不可逆的，会导致永久性畸形。内脏脂肪增多和肌病都是可逆的。在垂体前叶功能不受影响的前提下，生殖和性功能通常在 6 个月内恢复正常。治疗后成年患者远期健康相关的生活质量能显著改善，但生活质量评分无法恢复到正常水平[191]。儿童中也存在相似的表现，治疗后有显著改善，但在治愈 1 年后仍存在健康相关的生活质量的下降[311]。

糖皮质激素抵抗

少数患者皮质醇分泌增加，但未表现库欣综合征的特征[88, 312]。这部分患者皮质醇不能被低剂量地塞米松抑制，但能被高剂量地塞米松抑制。ACTH 水平升高并导致肾上腺产生的雄激素和 DOC 增加。因此，这部分患者会出现雄激素和（或）盐皮质激素过多的特征。使用足量地塞米松（通常＞3mg/d）抑制 ACTH 可以使肾上腺雄激素下降，并且血钾和血压能够恢复到正常水平。许多患者 GR 的类固醇结合域发生了点突变，导致糖皮质激素结合亲和力降低，这一发现有待进一步证实。测定骨密度可以将糖皮质激素抵抗与库欣综合征区分：糖皮质激素抵抗的患者中，由于雄激素过多，骨密度正常，甚至在女性中骨密度增高。此外，糖皮质激素抵抗患者仍存在 ACTH 和皮质醇的昼夜节律。

六、糖皮质激素缺乏症

（一）原发性和中枢性肾上腺功能减退症

原发性肾上腺功能减退症是指因为肾上腺疾病导致的糖皮质激素缺乏，而中枢性肾上腺功能减退症是由 ACTH 缺乏导致的（表 15-15）。两者的主要区别是原发性肾上腺功能减退症会同时缺乏盐皮质激素，而在中枢性肾上腺功能减退症中，仅缺乏 ACTH，而肾素－血管紧张素－醛固酮（renin-angiotensin-aldosterone，RAA）轴是完整的，所以不会缺乏盐皮质激素。导致肾上腺功能不全（可能表现为糖皮质激素和盐皮质激素分离）的另一个重要病因可能是 CAH。

（二）原发性肾上腺功能减退症

1. Addison 病　Thomas Addison 在 1855 年出版的经典专著中就描述了原发性肾上腺功能减退症[2]。Addison 病是一种罕见病，发达国家的发病率约为 0.8/10 万，患病率为 4/10 万～11/10 万。虽然它的死亡率是发病率的 2 倍[313]，但只要诊断明确，治疗是相对容易的[314, 315]。然

而，患者在治疗过程中仍然承受着沉重的身心负担[316]。Addison 病的原因列于表 15-15。

（1）自身免疫性肾上腺炎：在西方国家中，自身免疫性肾上腺炎占所有原发性肾上腺功能减退症的 70% 以上[317]。病理表现为肾上腺萎缩，大部分皮质细胞丢失，但髓质通常完好无损。在 75% 的病例中，可以检测到肾上腺自身抗体，特别是抗 21- 羟化酶抗体[318]。50% 的该类型 Addison 患者伴有相关的自身免疫性疾病（表 15-16），其中甲状腺疾病最为常见。相反，患有常见自身免疫性疾病的患者（如胰岛素依赖型糖尿病或甲状腺毒症）中，只有 1%～2% 出现抗肾上腺自身抗体并发展为肾上腺疾病，但这个比例在自身免疫性甲状旁腺功能减退症患者中较高（16%）。自身免疫性多内分泌腺病综合征（autoimmune polyglandular syndromes，APS）有两种分型[318]。APS Ⅰ型也称自身免疫性多内分泌腺病 - 念珠菌病 - 外胚层营养不良（autoimmune polyendocrinopathy-candidiasis-ectodermal dysplasia，APECED），是一种罕见的常染色体隐性遗传疾病，包括 Addison 病、慢性皮肤黏膜念珠菌感染和甲状旁腺功能减退症。APS Ⅱ型更常见，包括 Addison 病、自身免疫性甲状腺疾病、糖尿病和性腺功能减退。APS（尤其 Ⅰ 型）通常有 21- 羟化酶的自身抗体，可以预测肾上腺的破坏程度[318]。第 43 章详细地讨论了多腺体自身免疫综合征。

（2）感染：在世界范围内，感染性疾病是原发性肾上腺功能不全最常见的病因，包括肺结核、真菌感染（组织胞浆菌病、隐球菌病）和巨细胞病毒感染。AIDS 也可能并发肾上腺衰竭[319]。

结核性 Addison 病是由其他组织器官感染的结核杆菌经血行传播所致，肾上腺外症状显著。肾上腺最初增大，伴有广泛的上皮样肉芽肿和干酪样变，皮质和髓质均受累。随后发生纤维化，肾上腺变的体积正常或缩小，50% 的病例出现明显的钙化。

AIDS 患者的肾上腺常受累[319, 320]；感染巨细胞病毒或非典型分枝杆菌后可能引发肾上腺炎，出现卡波西肉瘤后可能需要肾上腺替代治疗。其起病通常是隐匿的，但实际上超过 10% 的 AIDS 患者在短突触素试验（short synacthen test，SST）中的皮质醇反应低于正常水平。肾上腺功能不全可能由服用对症的抗感染药物［如酮康唑（抑制皮质醇合成）或利福平（增加皮质醇代谢）］而诱发。极少数情况下，AIDS 和肾上腺功能不全的患者循环中 ACTH 和皮质醇浓度升高，低剂量地塞米松试验也无法被抑制。这可能是由于 GR 亲和力降低导致的获得性糖皮质激素抵抗，但其根本原因仍然未知[321]。

2. 获得性原发性肾上腺皮质功能不全　除了肺结核和自身免疫性肾上腺功能衰竭外，其他导致 Addison 的病因很少见（表 15-15）。除淋巴瘤外，肾

表 15–15　肾上腺皮质功能不全的病因（不包括先天性肾上腺皮质增生）

原发性疾病：Addison 病	继发性病因：中枢性肾上腺功能减退症
• 自身免疫 　– 散发 　– 自身免疫性多内分泌腺综合征 I 型（Addison 病、慢性皮肤黏膜念珠菌病、甲状旁腺功能减退、牙釉质发育不全、脱发、原发性性腺功能减退）（见第 43 章） 　– 自身免疫性多内分泌腺综合征 II 型（Schmidt 综合征）（Addison 病、原发性甲状腺功能减退症、原发性性腺功能减退症、胰岛素依赖型糖尿病、恶性贫血、白癜风）（见第 43 章） • 感染 　– 结核 　– 真菌感染 　– 巨细胞病毒 　– HIV • 转移性肿瘤 • 浸润性病变 　– 淀粉样变 　– 血色素沉着症 • 肾上腺内出血（脑膜炎球菌败血症后的）（Waterhouse-Friderichsen 综合征） • 肾上腺脑白质营养不良 • 先天性肾上腺发育不全 　– *DAX1*（*NR0B1*）突变 　– *SF1* 突变 • ACTH 抵抗综合征 　– *MC2R* 基因突变 　– *MRAP* 基因突变 　– *AAAS*（*ALADIN*）基因突变（triple-A 综合征） • 双侧肾上腺切除术	• 外源性糖皮质激素治疗 • 垂体功能减退 • 选择性 ACTH 分泌垂体腺瘤切除术后 • 垂体肿瘤和垂体手术、颅咽管瘤 • 垂体卒中 • 肉芽肿病（结核病、肉瘤、嗜酸性肉芽肿） • 继发性肿瘤沉积（乳房、支气管） • 产后垂体梗死（Sheehan 综合征） • 垂体放疗（效果通常延迟数年） • 孤立性 ACTH 缺乏症 　– 特发性 　– 淋巴细胞性垂体炎 　– TPIT（*TBX19*）基因突变 　– *PCSK1* 基因突变 　– *POMC* 基因突变 • 多种垂体激素缺乏症 • *HESX1* 基因突变 • *LHX4* 基因突变 • *SOX3* 基因突变 • *PROP1* 基因突变

ACTH. 促肾上腺皮质激素；HIV. 人类免疫缺陷病毒；POMC. 阿黑皮素原

表 15–16　自身免疫性肾上腺功能不全患者其他内分泌和自身免疫性疾病的发病率

疾　病	发病率（%）
• 甲状腺疾病	
– 甲状腺功能低下	8
– 非毒性甲状腺肿	7
– 甲状腺毒症	7
• 性腺功能低下	
– 卵巢	20
– 睾丸	2
胰岛素依赖型糖尿病	11
甲状旁腺功能低下	10
恶性贫血	5
无其他并发自身免疫疾病	53

上腺转移灶（最常见于肺或乳腺的原发性肿瘤）很少引起肾上腺功能不全[322]，这可能是因为超过 90% 的肾上腺皮质损害后，才会出现明显的症状和体征。任何重症患者，尤其是有潜在感染、外伤或凝血障碍的患者，都应考虑肾上腺内出血引起的肾上腺坏死[323]。肾上腺内出血发生于各种原因导致的严重败血症，儿童更常见，常见原因是铜绿假单胞菌感染。与脑膜炎球菌感染相关的肾上腺功能不全称为 Waterhouse-Friderichsen 综合征。淀粉样变性和血色素沉着症导致的肾上腺功能不全也可能需要肾上腺替代治疗。

3. 遗传性原发性肾上腺皮质功能不全　先天性肾上腺发育不全（adrenal hypoplasia congenita，AHC）是一种 X 连锁疾病，包括先天性肾上腺功能不全和原发性和中枢性低促性腺激素性性腺功能减退症。该病由 DAX1（*NR0B1*）基因突变引起，该基因表达于肾上腺皮质、性腺和下丘脑中的核受体[324, 325]。根据分子缺陷程度不同，临床表现不一。严重者常表现为盐皮质激素缺乏，并逐渐表现出糖皮质激素缺乏。性腺功能减退与原发性睾丸异常、低促性腺激素水平并发。在"婴儿青春期"可以是正常的[326, 327]，也可以表现为迟发性肾上腺功能衰竭[328]。

转录因子 SF1 的突变也可能导致肾上腺皮质发育缺陷而引起肾上腺功能不全。多数 P$_{450}$ 类固醇生成酶的转录调控依赖于 SF1[15]，SF1 突变也与 46,XY 性发育障碍（disorder of sex development，DSD）的完全性性逆转相关[329]。然而，近期发现了 SF1 缺陷患者的新的临床表型，如孤立的肾上腺衰竭[330]、孤立的性腺衰竭[331]、卵巢功能不全[332]。AHC 也可能与甘油激酶缺乏症或由邻近基因缺失引起的杜氏肌营养不良症相关（包括 DAX1 基因）[333]。

肾上腺脑白质营养不良的患病率为 1/20 000，会导致神经系统脱髓鞘相关的肾上腺功能不全；过氧化物酶体对脂肪酸的 β 氧化障碍引起脱髓鞘，导致超长链脂肪酸（very long-chain fatty acid，VLCFA）在多种组织中堆积，可借助血清检测诊断。只有男性会出现完全的表型，而女性携带者通常是正常的。目前分为以下类型：儿童脑型（30%～40% 的病例）、成人肾上腺脊髓神经病（40%）和 Addison 病（7%）。儿童期发病年龄为 5—10 岁，最终进展为失明、失语、严重痉挛导致的四肢瘫痪。通常存在肾上腺功能不全，但与神经功能缺损无关，尽管如此，这是 7 岁以下儿童最常见的肾上腺功能不全的原因[334]。相比之下，肾上腺髓质神经病的痉挛性麻痹和周围神经病往往在成年后逐渐出现。儿童和成人型均由染色体 Xq28 上的 ABCD1 基因突变引起，该基因编码 ABC 过氧化物酶体膜蛋白，参与 VLCFA 至过氧化物酶体的转运[335]。至今，报道了 400 多个 ABCD1 基因上的突变，基因型和临床表型之间无明确相关性[336, 337]，治疗方案很少，可以使用阻止饱和 VLCFA 合成的单不饱和脂肪酸；芥酸和油酸（洛伦佐油）的联合治疗可以使 VLCFA 回归正常水平。虽然治疗不能延缓神经系统恶化的速度，但可以防止无症状病例出现新的神经系统损伤[337]。骨髓移植可能是另一种方案。

家族性糖皮质激素缺乏症（familial glucocorticoid deficiency，FGD）或遗传性 ACTH 不敏感，是一种罕见的常染色体隐性遗传的肾上腺功能减退症，通常在儿童时期出现。大多数患儿出现新生儿低血糖，或后期出现低血糖伴色素沉着，并且生长速度过快。RAA 系统功能正常的儿童伴原发性肾上腺衰竭高度提示 FGD，可以依据皮质醇水平降低、ACTH 浓度升高、正常的血浆肾素和醛固酮来诊断[92]。FGD1 型约占所有病例的 25%，可以用 ACTH 结合受体 MC2R[338-340] 的失活突变来解释。某些家系报道了由 MRAP 基因突变引起的 FGD2 型，该基因介导 MC2R 的细胞内运输[91]。然而，50% 的 FGD 患者未发现 MC2R 或 MRAP 突变，

其他基因突变包括 MCM4、TXNRD2、NNT、STAR 和 CYP11A1[341, 342]。

AAA 综合征或 Allgrove 综合征是指由 ACTH 抵抗引起的肾上腺功能不全、贲门失弛缓和无泪症组成的三联征。其致病基因为 AAAS 基因，该基因编码 ALADIN 蛋白，其核孔复合物含有色氨酸 / 天冬氨酸 WD 重复序列[343, 344]。ALADIN 蛋白的确切功能尚不清楚，但核孔复合体与其他蛋白质的相互作用表明它是结构支架的一部分。

部分综合征与肾上腺功能不全有关，但其潜在的分子遗传缺陷仍有待阐明[11]。

（三）继发性肾上腺功能减退

1. 遗传性中枢性肾上腺功能减退　中枢性肾上腺功能减退症可定义为继发于 ACTH 缺乏的低皮质醇血症。其患病率为 125/100 万～280/100 万[1, 345]，由于人群中医源性皮质类固醇的使用，这个患病率可能被低估。在患有垂体疾病的患者中，多达 1/3 的患者会伴发该病[3, 346]。ACTH 缺乏是一个重要的诊断；在肿瘤和创伤后垂体功能减退的患者中，中枢性肾上腺功能减退症与死亡率增加有关[4-6, 347-349]。中枢性肾上腺功能减退症的病因列于表 15-15，最常见的原因是外源性糖皮质激素治疗后抑制 ACTH 分泌[7, 185]。

当病因与垂体疾病相关时，垂体分泌的其他激素也缺乏，因此患者表现为部分或完全性垂体功能减退。垂体功能减退的临床特征使其相对容易诊断。相比之下，孤立性 ACTH 缺乏症少见，诊断较困难[350]，可能发生于淋巴细胞性垂体炎患者中。TBX19 基因突变，其产物（Tpit）调节 POMC 表达，在新生儿孤立性 ACTH 缺乏的病例报道[351]。一个罕见但有趣的原因是，与激素原转化酶（PC1/3 和 PC2）将 POMC 正常翻译后加工为 ACTH 的缺陷有关[352]。此类患者可能在肽加工方面都有缺陷（如胰岛素原裂解为胰岛素），从而导致糖尿病。

一些患者的 POMC 基因突变，会中断 ACTH 的合成并导致 ACTH 缺乏。这些患者的表型揭示了 POMC 肽在调节食欲和头发颜色方面的作用：除了肾上腺功能不全外，POMC 基因突变会导致严重的肥胖和红发色素沉着[353]。αMSH 具有通过下丘脑 MC4R 调节食物摄入的重要作用[56]，在缺乏 POMC 基因的重组小鼠中，可以通过外周给予 αMSH 激动剂来逆转肥胖表型[354]。

其他罕见的继发性功能不全的先天原因是参与垂体发育的基因，如 HESX1[355]、LHX4[356]、SOX3[357] 和 PROP1[358] 突变的结果。这些缺陷会导致先天性垂体功能低下并伴有多种垂体激素缺乏，并且诊断时尚未表现 ACTH 缺乏症状，但在随访时出现。

库欣病患者在选择性切除分泌 ACTH 的垂体腺瘤后，也可能出现继发性肾上腺功能减退症。相邻的正常垂体

ACTH 分泌功能受到抑制，并在术后持续数月[291-293]。

2. 外源性糖皮质激素抑制 ACTH 自 20 世纪 40 年代发现以来，外源性皮质类固醇引起肾上腺萎缩就受到重视。外源性糖皮质激素对 HPA 轴的抑制是一个严重的医学问题，在关节内、局部、眼部、直肠、吸入及全身治疗中都存在[359-361]。

个体对糖皮质激素治疗的反应存在很大差异；肾上腺的抑制与类固醇的种类、剂量、给药途径、治疗持续时间、类固醇停药后时间有关，但无法找到绝对的临界值进行判断。有一些共性可以指导诊断和治疗。通过分析单个类固醇对皮质酮合成的抑制、与糖皮质激素受体的体外结合、对 GC 靶组织中功能的改变，可以揭示它们与 GR 的亲和力 / 反式激活的相对类固醇效力[362]；这些发现表明，口服 20mg 氢化可的松、5mg 泼尼松龙和 0.75mg 地塞米松具有生物等效力。与氢化可的松相比，地塞米松的半衰期更长，对 GR 的亲和力更高，对 HPA 轴的抑制作用更持久。同样，目前也尚不清楚相比其他途径给药的糖皮质激素，口服氢化可的松的效力如何。布地奈德对 GR 的作用比地塞米松或泼尼松龙更强[363]，其对肾上腺抑制的作用取决于吸入化合物的全身吸收情况。吸入氟替卡松与吸入类固醇（如布地奈德或倍氯米松）相比，氟替卡松与 HPA 轴的抑制更常见，成年患者吸入超过 1000μg 氟替卡松大于 1 年有肾上腺抑制的风险[364]。

联合治疗会增强肾上腺抑制的作用。吸入氟替卡松与抑制 CYP3A4 以减少其清除的药物（如利托那韦）联合治疗，也会引起肾上腺抑制[365]。与不影响糖皮质激素清除率但对 GR 高亲和力药物的联合使用也与肾上腺抑制有关，如孕酮衍生物、肿瘤患者大剂量服用的醋酸甲羟孕酮[179]。

考虑到剂量和用药时间，如果每天口服＞30mg 氢化可的松（泼尼松龙＞7.5mg/d 或地塞米松＞0.75mg/d）3 周以上，都应考虑肾上腺萎缩或抑制。除了糖皮质激素的剂量，给药时机可能会影响肾上腺抑制程度。例如，晚上给 5mg 和早上给 2.5mg 泼尼松，与晚上给 2.5mg 和早上给 5mg 相比，HPA 轴的抑制会更明显，这是由于夜间剂量较大会抑制 ACTH 的清晨高峰。LaRochelle 及其同事报道，当患者的类固醇剂量逐渐减少到泼尼松每天 5mg，肾上腺功能就会恢复[366]。这个研究已成为评估使用大于 5mg 泼尼松或等效药物超过 3 个月患者 HPA 轴功能的依据。小剂量的糖皮质激素可抑制皮质醇的产生；在一项研究中，超过 60% 的受试者每天服用少于与 5mg 泼尼松等效的糖皮质激素后，ACTH 或皮质醇对 CRH 的反应低于正常水平[367]。在长期服用泼尼松拟停用的患者中，当缓慢减量到每天 7mg，48% 的患者会出现肾上腺功能不全，表现为基础皮质醇（＜100nmol/L）或对 250μg 合成 ACTH 反应（＜550nmol/L）降低；在由基线皮质醇减低定义的肾上腺功能减退组中观察到泼尼松龙治疗持续时间较长（13.7 年），而在由皮质醇对 250μg 合成 ACTH 的反应减低定义的组中治疗时间较短（6.1 年）[368]。肾上腺功能的动态测试（如 SST 和 CRH 试验）表明，皮质醇的正常分泌在糖皮质激素停药后能够恢复；在一项糖皮质激素治疗的 Meta 分析中，46%～100% 的患者在停药 1 天后出现皮质醇反应减低，而在 1 周后评估时只有 26%～49% 的患者反应减低[37]。高达 10% 的患者在停用糖皮质激素 6～20 个月后仍有肾上腺功能减退的证据[369]。

所有接受皮质类固醇长期治疗的患者都应采用与慢性 ACTH 缺乏患者相似的方式进行治疗；他们应该携带类固醇卡，并提供类固醇警报手镯或项链。如果发生应激事件（如感染、手术），应给予类固醇补充。如果患者不能口服药物，则需要进行肠外治疗。

在从肾上腺抑制状态恢复且无须替代治疗期间，患者可能会出现糖皮质激素缺乏的症状，包括厌食、恶心、体重减轻、关节痛、嗜睡、皮肤脱屑和体位性头晕[370]。为避免这些症状，类固醇应在数月内谨慎减量停药[182]。当病情需要减少类固醇剂量时，应在数周内将剂量从药理学水平降低至生理水平（相当于泼尼松龙 7.5mg/d）。此后，根据患者的情况，应每 2～4 周按 1mg/d 的剂量减少泼尼松龙的用量。另一种方法是改用 20mg/d 的氢化可的松，并按 2.5mg/d 的剂量每周减量，直至 10mg/d 的水平。根据需要，在减量后 2～3 个月，HPA 轴的内源性功能可以通过早晨 9：00 的基础血清皮质醇值和 SST 或胰岛素诱导低血糖试验来评估。这些评估"通过"后，表明 HPA 轴功能正常，可以安全地停止皮质类固醇治疗。SST 的 9：00 基础血清皮质醇正常值因检测方法不同，波动在 336～506nmol/L，这也说明了需要关注检验的特异性[371]。在服用生理剂量泼尼松龙（＜7.5mg/d）或等效皮质类固醇的患者中，在暂停类固醇治疗后 12～24h 给予 SST，可以快速判断是否需要马上或逐渐停止类固醇治疗（表 15–17）[361]。

服用抑制剂量皮质类固醇超过 3 周的患者会出现医源性库欣综合征[182]。临床症状出现的快慢取决于给药剂量，快者可在治疗后 1 个月内发生。

3. 危重症期间的肾上腺功能减退 危重症状态下，即使 HPA 轴功能正常的患者中也可能发生肾上腺功能减退[372]。这被称为功能性肾上腺功能不全，以反映肾上腺功能减退是暂时性的，不是由器质性病变引起的。功能性肾上腺皮质功能减退症没有具体的定义标准，原因也尚不明确。此外，在血清白蛋白低于 2.5g/dl 的低蛋白血症患者中，总血清皮质醇可能较低，但游离皮质醇正常[252]。然而，在危重症患者中，其皮质醇往往无法对应激或败血症产生足够的反应，极大地增加了急症期间的死亡风险[373]。这促使学者尝试定

表 15-17 长期使用皮质类固醇治疗患者的停用替代方案建议		
剂量（mg/d）	糖皮质激素治疗的时间	
	≤3 周 [a]	>3 周
≥7.5	可以停止	↓快速（如 2.5mg，每 3~4 天）然后	
5~7.5	可以停止	↓ 1mg，每 2~4 周	5mg pred → 20mg HC，↓每周 2.5mg →每天 10mg
		然后	然后
<5	可以停止	↓ 1mg，每 2~4 周	在 2~3 个月 HC 10mg/d 后，施用 SST/ITT 通过→退出 失败→继续

a. 注意类固醇疗程（如在哮喘中）

HC. 氢化可的松；ITT. 胰岛素耐量试验；pred. 泼尼松龙；SST. 短效二十四肽促皮质素测试；基础 9h ACTH 可用于监测 HPA 轴的恢复情况，在 SST"通过"之前，其水平可能高于正常范围

量地定义功能性肾上腺皮质功能不全，并补充皮质类固醇治疗。尽管其诊断仍然存在很大争议，但如果怀疑皮质醇反应欠佳，目前的建议为：①对于感染性休克患者，氢化可的松 200mg/d，分 4 次给药，或者最好是 10mg/h 连续输注；②严重早期急性呼吸窘迫综合征患者，甲基泼尼松每天 1mg/kg。糖皮质激素治疗应逐渐减量而不是突然停用。不推荐使用地塞米松治疗危重症相关的肾上腺功能不全 [374]。

（四）肾上腺功能不全的临床特征

原发性肾上腺功能不全的患者通常同时存在糖皮质激素和盐皮质激素缺乏。相反，继发性肾上腺功能不全的患者具有完整的 RAA 系统。这解释了两组患者的盐和水平衡的差异，进而导致不同的临床表现。区分原发性和继发性肾上腺功能减退症最显著的特征是皮肤色素沉着（表 15-18），色素沉着总是出现在原发性肾上腺功能不全中（除非持续时间很短），而不出现在继发性肾上腺功能不全中。色素沉着见于暴露于阳光的区域、较新的瘢痕、腋窝、乳头、手掌折痕、压力点和黏膜（口腔、阴道、外阴、肛门）。色素沉着的原因长期以来都存在争议，但总的来说，其反映了ACTH 对 MC1R 的刺激增加。在自身免疫性 Addison 病中，可能与白癜风有关（图 15-32）。

肾上腺缺乏的临床特征与发病速度和严重程度有关 [314]。在许多情况下，该病起病隐匿，往往当患者出现急性危象时才能做出诊断。急性肾上腺功能不全称为肾上腺危象或 Addison 危象，是一种临床急症，表现为低血压和急性循环衰竭（表 15-19）。厌食症可能是早期特征；逐渐发展为恶心、呕吐、腹泻，有时还会出现腹痛。可能会出现发热，或者低血糖。急性肾上腺出血患者有低血压，腹部、侧腹或下胸痛，厌食症和呕吐。该病难以诊断，但出现隐匿性出血（血红

表 15-18 原发性肾上腺功能不全的临床特征		
	特 点	频率（%）
症状	• 虚弱、疲倦、疲劳	100
	• 食欲减退	100
	• 胃肠道症状	92
	– 恶心	86
	– 呕吐	75
	– 便秘	33
	– 腹痛	31
	– 腹泻	16
	• 嗜盐	16
	• 体位性眩晕	12
	• 肌肉或关节疼痛	13
体征	• 体重下降	100
	• 过度色素沉着	94
	• 低血压（收缩压<110mmHg）	88~94
	• 白癜风	10~20
	• 耳郭钙化	5
实验室检查	• 电解质紊乱	92
	– 低钠血症	88
	– 高钾血症	64
	– 高钙血症	6
	• 氮质血症	55
	• 贫血	40
	• 嗜酸性粒细胞增多症	17

蛋白迅速下降）、进行性高钾血症和休克都提醒临床医生考虑该诊断。

此外，患者可能出现慢性肾上腺功能不全的非特异性表现，包括虚弱、疲倦、体重减轻、厌食或恶心、

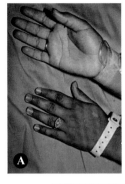
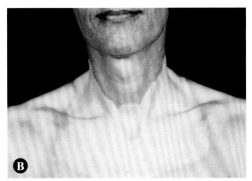
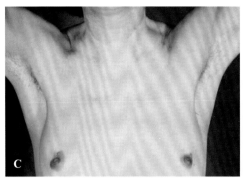
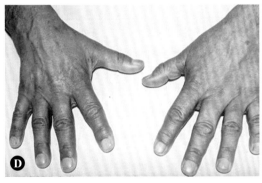
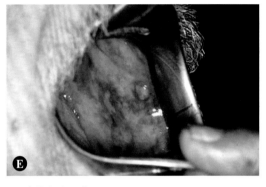

▲ 图 15-32　**Addison 病的色素沉着**

A. 18 岁女性的手，她患有自身免疫性多内分泌腺综合征和 Addison 病。B 和 C. Addison 病在用氢化可的松和氟氢可的松治疗之前（B）和之后（C）的色素沉着。注意并发白癜风。D. 一位患有结核性 Addison 病的 60 岁男性在皮质类固醇治疗之前（左）和之后（右）的类似变化。E. 与 D 是同一患者，口腔颊侧黏膜色素沉着（B 和 C. 图片由 Professor C. R. W. Edwards 提供）

表 15-19　肾上腺危象的临床和实验室特征
• 脱水、低血压或休克与当前疾病的严重程度不相符
• 有体重减轻和食欲减退病史，出现恶心和呕吐
• 腹痛，即所谓的急腹症
• 无法解释的低血糖
• 无法解释的发热
• 低钠血症、高钾血症、氮质血症、高钙血症或嗜酸性粒细胞增多症
• 高度色素沉着或白癜风
• 其他自身免疫性内分泌功能缺陷，如甲状腺功能低下或性腺功能低下

间歇性呕吐、腹痛、腹泻或便秘、全身不适、肌肉痉挛、关节痛和体位性低血压相关症状（表 15-18）。渴盐是临床特征之一，也有可能低热。卧位血压通常是正常的，但站立位时血压就会降低。肾上腺雄激素分泌减少；女性的临床特征较明显，出现腋毛和阴毛脱落，皮肤干燥、瘙痒。病程较长的患者可能会出现精神症状，包括记忆障碍、抑郁和精神病。原发性或继发性肾上腺功能不全患者生活质量降低[375]。患者往往伴有乏力，可能被误诊为慢性疲劳综合征或神经性厌食症[376]。

垂体功能减退引起继发性肾上腺功能不全的临床表现，可能与缺乏 ACTH 之外的激素有关，尤其是 LH/FSH（不孕、月经稀发/闭经、性欲低下）和 TSH（体重增加、怕寒）。皮质醇的糖异生作用丧失还会导致空腹低血糖发生，但在成人中很少见（除酗酒或 GH 极度缺乏外）。然而，低血糖是儿童期 ACTH/肾上腺功能不全的常见临床症状[377]。此外，ACTH 缺乏症患者会出现不适、体重减轻和其他慢性肾上腺皮质功能不全的特征。罕见情况下，垂体卒中患者的表现更为危急。

（五）肾上腺功能减退症的检查

1. 常规生化概况　确诊的原发性肾上腺功能不全的患者中，约 90% 存在低钠血症，65% 存在高钾血症。血尿素水平通常升高。高钾血症由醛固酮缺乏引起，因此继发性肾上腺功能衰竭患者通常不会出现高钾血症。在 Addison 危象中，低钠血症可能是消耗性的，加压素水平升高，从而导致水潴留增加[378]。因此，继发性肾上腺皮质功能不全时，会出现稀释性低钠血症，血尿素也正常或偏低。

肝脏转氨酶可能会一过性异常。6% 的患者会出现高钙血症[379]，在合并甲状腺毒症的患者中更显著。通常游离甲状腺素浓度较低或正常，TSH 值轻度升高[380]。这是由于糖皮质激素缺乏的直接影响，替代治疗后可以改善。如果 TSH 持续升高与甲状腺自身抗体阳性相关，则提示自身免疫性甲状腺疾病。

2. **盐皮质激素缺乏** 在原发性肾上腺功能减退症中，通常会发生盐皮质激素缺乏，表现为血浆肾素活性升高，血浆醛固酮水平低或稍低。在 Addison 病中，与评估 ZF 功能相比，经常忽视评估 ZG 的活性。在继发性肾上腺功能不全中，RAA 系统是完好的。

3. **HPA 轴的功能评估** 临床实践中，诊断不明确时应通过确诊实验以证实。基础血浆皮质醇和尿游离皮质醇水平通常处于正常低值范围内，不能用于排除性诊断。然而，当基础皮质醇值＞400nmol/L（＞14.5μg/dl）时表明 HPA 轴是完好的。对于疑似 Addison 病危象的患者，生化检验结果出来之前就应立即给予治疗。SST 包括肌肉或静脉注射 250μg 促皮质素，即一种合成 ACTH（1～24）[381]。在 ACTH 给药即刻和给药后 30～60min 测量血浆皮质醇水平，过去将正常反应定义为血浆皮质醇水平峰值＞550nmol/L（＞20μg/dl）[382]。该数值位于正常人群数值的第 5 百分位，但其非常依赖于检测方法，不同的放射免疫检测结果不同。由于目前的免疫分析和 LC-MS/MS 分析读数较低，皮质醇在 430～450nmol/L 以上即能反映正常的肾上腺功能[383]。增量反应（即峰值和基础值之间的差异）在重症患者功能性肾上腺皮质功能不全的评估中有一定价值。它不受测试时间的影响，并且可以在已经短期使用皮质类固醇（不包括氢化可的松）替代治疗的患者中进行。如果在基线时准确地测量了血浆 ACTH，则不再需要额外 ACTH 刺激试验来鉴别原发性和继发性肾上腺功能不全。

在继发性肾上腺皮质功能不全中，胰岛素诱导低血糖试验或胰岛素耐量试验仍然是评估 HPA 轴完整的金标准[384]。缺血性心脏病（检查前必须完善心电图）、癫痫或严重垂体功能减退［即清晨 9 点血浆皮质醇＜180nmol/L（＜6.5μg/dl）］的患者不应进行此项检查。该测试以 0.1～0.15U/kg 体重的剂量静脉用可溶性胰岛素，并在 0min、30min、45min、60min、90min 和 120min 时测量血浆皮质醇。当出现低血糖（血糖＜2.2mmol/L，伴有神经性低血糖症的迹象，即出汗和心动过速），表明试验失败。在正常受试者中，血浆皮质醇峰值浓度会超过 500nmol/L（18μg/dl）。然而，SST 能够可靠地预测皮质醇对低血糖状态的反应，这是一种更安全、更经济、更迅速的测试[381, 385]。

皮质醇对外源性 ACTH 的反应是由内源性 ACTH 对肾上腺皮质的作用决定的，这是 SST 的原理；垂体前叶 ACTH 分泌受损导致在给予二十四肽促皮质素后皮质醇反应减退。然而，ACTH 测试不应用于诊断近期垂体损伤（如手术、脑卒中）患者的中枢性肾上腺功能减退症。全垂体切除术后会导致皮质醇对 ITT 反应失败，肾上腺皮质需要 6 周才能重新适应 ACTH 的

低水平分泌；在此期间，可以观察到假阳性（正常）皮质醇反应。对于初步诊断为库欣病的患者，也应避免 SST，因为手术切除腺瘤后，皮质醇对 ACTH 的过度反应可能持续存在。

在临床实践中，如果 SST 正常，除了还需要评估垂体疾病患者的内源性 GH 储备的情况，基本都不需要进行胰岛素低血糖实验，一些患者对 SST 反应不佳，但对胰岛素低血糖实验反应正常[385]，这些患者不需要皮质类固醇替代治疗。反之，SST 结果假阴性也被报道[386]。虽然这些情况很少见（＜2%），但不应该忽略这种可能性，尤其是在长期有肾上腺功能减退症状和体征的患者中。

有学者提出 HPA 轴功能的筛查，用给予 1μg ACTH（1～24）低剂量 SST 的方法比传统 250μg 测试更敏感[387-389]。也有学者对该建议提出异议[390, 391]，这种方法在儿科中应用更普遍，但使用不同的稀释方法制备 1μg 的给药剂量存在很大差异，因此该测试不稳定[392]。

推荐使用其他两种测试来评估 HPA 轴功能，但目前在临床中仅用于难以诊断的病例。在过夜美替拉酮试验中，在午夜给予 30mg/kg（最大剂量 3g）美替拉酮，并在第 2 天早上 8 点测量血浆皮质醇和 11- 脱氧皮质醇。在 HPA 轴完好的患者中，美替拉酮阻断皮质醇合成后 ACTH 水平升高（血清皮质醇＜5μg/dl），11- 脱氧皮质醇峰值大于 7μg/dl[393]。CRH 刺激试验已用于诊断肾上腺功能不全；与美替拉酮试验不同，它可以用于区分原发性和继发性肾上腺功能不全。原发性肾上腺功能不全的患者 ACTH 水平较高，CRH 刺激后会进一步升高。继发性肾上腺功能不全患者的 ACTH 水平低，对 CRH 无反应。伴下丘脑疾病患者服用 CRH 后 ACTH 水平稳定上升[394]。

(1) 危重症状态评估 HPA 轴：危重症状态下对 HPA 轴评估较复杂。皮质醇水平随疾病严重程度变异性很大，因此很难界定正常反应。此外，CBG 水平大幅下降，导致游离与结合血清皮质醇的比例增加；因此，在重症状态下不适合通过各种试验（如 ITT）来评估整个轴。评估时以检测基础皮质醇水平为主，但需要注意的是总皮质醇较低，游离血清皮质醇水平不低[252]。甲基泼尼松推荐用于患有严重早期急性呼吸窘迫综合征的患者，尤其是对液体复苏和血管加压药反应不佳的患者[395]。糖皮质激素在其他危重症疾病中的作用需要进一步研究。

(2) 其他试验：原发性肾上腺功能不全的患者应检测 21- 羟化酶自身抗体。在自身免疫性 Addison 病中，寻找其他器官特异性自身免疫性疾病的证据也很重要。CT 显示肾上腺增大或钙化，提示感染、出血或恶性肿瘤（图 15-33）。如果考虑结核，应进行胸片、结核菌素检测和晨尿的结核分枝杆菌培养。CT 引导下的肾上

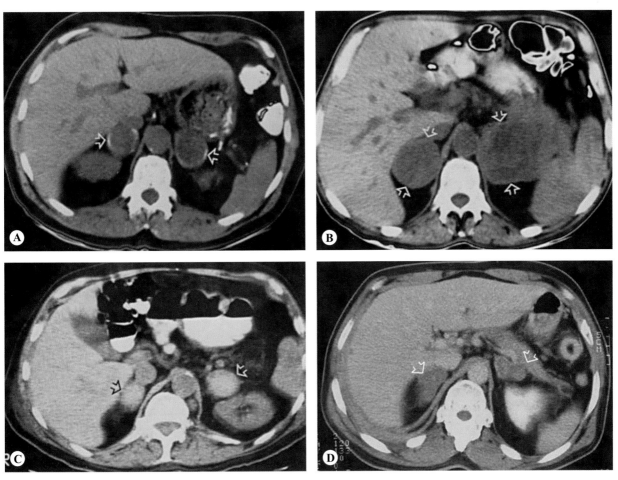

▲ 图 15-33 原发性肾上腺功能不全患者的 CT，显示受累的肾上腺（箭头）

A. 59 岁组织胞浆菌病患者的 CT，注意两侧腺体的包膜下钙化；B. 59 岁患有转移性黑色素瘤的男性 CT；C. 80 岁男性因肺栓塞抗凝后导致双侧肾上腺出血的 CT；D. 79 岁男性因泌尿生殖道结核感染，引起双侧肾上腺结核瘤（A 和 B. 由 Dr. William D. Salmon, Jr. 提供；C. 由 Dr. Craig R. Sussman 提供）

腺活检可揭示肾上腺的疑似恶性肿物。肾上腺脑白质营养不良可通过测定循环中 VLCFA 水平以诊断，在患有原发性肾上腺功能不全和 21- 羟化酶抗体阴性的男性患者中存在。最后，对于未接受皮质类固醇治疗的疑似继发性肾上腺功能减退症患者，需要进行垂体 MRI 检查，并评估垂体前叶功能。

（六）急性肾上腺功能不全的治疗

急性肾上腺功能不全是一种危及生命的急症，在明确诊断前不应延迟治疗（表 15-20）。然而，除了查血电解质和血糖外，应在给予皮质类固醇治疗之前，采集样本检测 ACTH 和皮质醇。如果患者为轻症，可以进行 SST。

在成人中，应每 6～8 小时静脉给予氢化可的松 100mg。如果无法通过静脉给药，则应肌内注射。对于休克患者，应在第 1 小时内静脉给予 1L 生理盐水。常规给予 5% 葡萄糖盐水以避免低血糖。随后的盐水和葡萄糖治疗取决于生化结果和患者的情况。如果诊断正确，可以在 4～6h 看到临床症状改善，尤其是血压方面的改善。识别和治疗任何可能引发急性肾上腺危象的相关疾病（如感染）是很重要的。

在发病 24h 后，可减少氢化可的松的剂量，通常为每 6 小时肌内注射 50mg，然后口服氢化可的松，早上 40mg，下午 3—6 点 20mg。随后，可以迅速减少到标准的替代剂量，即晨醒时 10～20mg，下午 3—6 点时 5～10mg。

（七）长期替代疗法

长期治疗的目标是给予氢化可的松替代剂量以模拟正常的皮质醇分泌（表 15-21）。过去认为，皮质醇分泌为 25～30mg/d，但稳定同位素研究表明，实际正常的皮质醇分泌为 8～15mg/d[396]。大多数患者每天服用 <30mg（通常为 15～25mg/d，分次服用）即可得到充分治疗。通常，在晨醒时服用较大剂量，在下午 3—6 点服用较小剂量，但有些患者认为每天服用 3 次感觉更佳。在原发性肾上腺不全的情况下，部分临床医生提倡测定皮质醇昼夜节律和同步 ACTH，以观察替代治疗的充分性[397]。依据体重调整方案是一种简单

表 15-20　成人急性肾上腺功能不全（肾上腺危象）的治疗

急诊措施	患者稳定后的亚急性措施
1. 用粗口径针建立静脉通路 2. 立即抽血检测血清电解质和葡萄糖，常规检测血浆皮质醇和 ACTH。不要等待实验室结果 3. 尽快输注 2～3L 0.9% 生理盐水（154mmol/L NaCl）溶液，或 5%（50g/L）葡萄糖溶液。通过测量中心或外周静脉压，听肺部啰音来监测是否出现液体超负荷。如有提示，则降低输注速度 4. 静脉注射氢化可的松（立即 100mg，每 6 小时 1 次） 5. 根据需要使用支持治疗	1. 在接下来的 24～48h，继续以较慢的速度给予 0.9% 生理盐水（154mmol/L NaCl）溶液 2. 寻找和治疗可能引起肾上腺危象的感染性诱因 3. 行短 ACTH 刺激试验以确认肾上腺功能不全的诊断（如果患者肾上腺功能不全未知） 4. 确定肾上腺皮质功能不全的类型及原因（如果尚不知道） 5. 如果诱发因素或并发症得到控制，在 1～3 天逐渐减量糖皮质激素至维持剂量 6. 停止输注盐水后，开始用氟氢可的松（每天口服 0.1mg）行盐皮质激素替代治疗

表 15-21　成人慢性原发性肾上腺皮质功能不全的治疗

维持治疗	糖皮质激素替代	• 氢化可的松晨起时 15～20mg，午后 5～10mg • 监测临床症状和清晨血清 ACTH
	盐皮质激素替代	• 每天口服氟氢可的松 0.1mg（0.05～0.4mg） • 大量盐摄取 • 监测卧立位血压、脉搏、水肿、血钾和血浆肾素活性 • 对患者进行关于疾病、如何处理轻症和重大应激情况、如何肌内注射类固醇的教育 • 获取医学警示手链 / 项链、紧急医疗信息卡
处理轻微发热或应激		• 在患病的几天内将糖皮质激素剂量增加 2～3 倍，不要改变盐皮质激素的剂量 • 如果病情恶化或持续超过 3 天，或出现呕吐，请联系医生 • 对于大多数简单的局部麻醉门诊牙科手术，不需要额外的补充。诊疗中不应使用全身麻醉或静脉镇静药
严重应激或创伤的紧急治疗		• 将预装的地塞米松（4mg）注射器或氢化可的松半琥珀酸盐的快速重构小瓶（100mg）注射入肌肉 • 尽快就医
医院内疾病或手术时的类固醇使用		• 对于中度严重的疾病，口服或静脉注射氢化可的松 50mg，每天 2 次。随着患者恢复，迅速减量至维持剂量 • 对于严重疾病，静脉注射给予氢化可的松 100mg，每 8 小时 1 次。通过每天减半来逐渐减少到维持剂量。根据病程调整剂量 • 对于局部麻醉下的小手术和大多数放射学检查，不需要额外的补充 • 对于中等压力的手术，如钡灌肠、内镜检查或动脉造影，在手术前给予单次 100mg 氢化可的松静脉注射 • 对于大手术，在麻醉诱导前静脉注射给予氢化可的松 100mg，并在前 24h 内继续每 8 小时 1 次，然后迅速减量，每天减半，至维持水平

的方法，可显著降低个体内循环水平的差异[398]。中枢性肾上腺皮质功能减退症患者中，没有理想的生物标志物指示糖皮质激素替代是否充分。关于替代治疗的剂量主要基于简单但重要的指标，如体重、健康状况和血压[399]。在接受超过 25mg/d 氢化可的松治疗的患者中，骨密度以剂量依赖性方式轻度降低[400]，表明需要寻找有效且安全的最低剂量[401, 402]。垂体功能低下、GH 缺乏的患者对糖皮质激素的需求略低于原发性肾上腺皮质功能不全患者，可能是因为 IGF-1 具有增加皮质醇清除的作用[137]。

在原发性肾上腺功能不全的治疗中，通常还需要

每天 0.05～0.2mg 氟氢可的松（或 9α- 氟化氢化可的松）进行盐皮质激素替代治疗。该药的盐皮质激素活性约为氢化可的松的 125 倍。急性期后，应通过测定电解质、卧立位血压、血浆肾素浓度或活性来评估盐皮质激素替代的充分性[403]。氟氢可的松过少可能会导致体位性低血压伴血浆肾素活性升高，而过多则会导致相反的情况。在肾上腺功能不全的患者中，盐皮质激素替代治疗容易被忽视[404]。

建议接受糖皮质激素替代治疗的患者在出现发热或应激时将每天剂量加倍。如果患者呕吐且不能口服药物，则必须紧急给予肠外氢化可的松。对于小型手

术，在术前给予 50～100mg 氢化可的松半琥酯。对于大型手术，该预处理后采用与急性肾上腺功能不全相同的治疗方案（表 15-21）。接受替代治疗的患者妊娠正常进行，但氢化可的松的每天剂量通常在妊娠最后 3 个月适度增加（5～10mg/d）。孕酮是一种盐皮质激素拮抗药，孕期水平升高可能需要增加氟氢可的松剂量。分娩期间，患者应通过盐水滴注充分补液，并应每 6 小时肌内注射氢化可的松 50mg 直至分娩。此后，可以迅速将剂量减少到孕前水平。

建议每位糖皮质激素治疗的患者注册医疗警示手镯或项链，并携带描述其病情、治疗和医生的信息。患者及其家庭成员应定期接受应激相关糖皮质激素剂量调整的教育。对于远离医院或外出旅行的患者，需要准备自我给药的氢化可的松肠外制剂。

对于患有原发性和继发性肾上腺功能不全的女性，有研究报道了 25～50mg/d DHEA 的肾上腺雄激素替代治疗的效果，包括性功能和健康状况的改善，但目前仅对女性患者有效[405]。然而，无论原发或继发的肾上腺功能不全患者，使用类固醇替代方案后，与健康相关的主观健康状态都会下降[375]。氢化可的松缓释制剂（如 Plenadren）更接近于正常的皮质醇昼夜浓度，最近已获得许可和批准；早期临床试验表明，与传统的每天 2 次或每天 3 次氢化可的松给药相比，对原发性和中枢性肾上腺功能减退症患者的生活质量有所改善[406]。

七、先天性肾上腺皮质增生症

CAH 是一组肾上腺皮质类固醇生物合成不足的常染色体隐性遗传疾病[407, 408]。它是由参与皮质醇生物合成或供电离子 POR 的一种类固醇生成酶的缺陷引起的。由影响线粒体胆固醇摄取的 StAR 缺乏引起的先天性类脂性肾上腺增生是这种疾病的亚型，具有脂质积累导致细胞破坏的特征。在各个病例中，皮质醇的负反馈抑制减少，肾上腺盐皮质激素或雄激素分泌的改变取决于类固醇生成途径受累情况（表 15-22）。

醛固酮合酶缺乏症不影响糖皮质激素的生物合成，也不会导致肾上腺增生，但过去已将其归类为这类疾病。各种形式的 CAH 代表了疾病进展谱，从缺陷蛋白具有部分残留活性的轻型，到完全功能丧失引起的严重型。

（一）21- 羟化酶缺乏症

90%～95% 的 CAH 病例是由 21- 羟化酶缺乏引起的[407, 408]。在西方社会，典型的 21- 羟化酶缺乏症（定义为皮质醇缺乏）在新生儿中的发病率为 1/15 000～1/10 000，但在偏远社区，发病率可能要高得多（例如，在阿拉斯加尤皮克族人群中，这一比例为 1 : 300）。非典型 21- 羟化酶缺乏症更为常见，每 500～1000 名新生儿中约有 1 人发病。这种情况是由 17OHP 转化为

11- 脱氧皮质醇的缺陷所致。皮质醇生物合成减少导致负反馈减少后 ACTH 分泌增加；所以，肾上腺雄激素过量分泌（图 15-34）。75% 的典型 21- 羟化酶缺乏症患者由于未能在 ZG 中将足够的孕酮转化为 DOC，临床表现为盐皮质激素缺乏。在临床上，已经发现了几种不同的 21- 羟化酶缺乏类型（表 15-23）。

1. 单纯男性化型　在 21- 羟化酶缺乏症的单纯男性化型中，增多的 ACTH 在子宫内使肾上腺雄激素分泌增多，导致受影响的女性胎儿男性化。根据疾病严重程度，可能会出现阴蒂扩大、阴唇融合和泌尿生殖窦的发展，导致出生时的性别模糊，甚至错误判断性别。男性出生时表型正常，存在漏诊的风险；这解释了产前筛查时诊断出的单纯男性化型 CAH 的男女比例不平衡。此类患者可能在儿童早期出现性早熟、阴毛发育，或者由于雄激素过多导致的生长加速等假性性早熟迹象。如果不及时治疗，这种性激素的产生会刺激骨骺过早闭合，导致最终成年身高偏低[409, 410]。

2. 失盐型　75% 的典型 21- 羟化酶缺乏症的男女患者都伴有失盐，并且临床表现为醛固酮缺乏症。除了其特征外，如果未通过产前筛查诊断，新生儿通常在出生 2 周后出现盐消耗危象和低血压。盐消耗的临床症状和体征包括喂养不良、呕吐、发育迟缓、嗜睡和败血症样症状。这些特征能够提高对男婴的诊断率，但在许多情况下仍然会漏诊，导致了新生儿死亡率较高。

3. 非典型或迟发的 21- 羟化酶缺乏症　非典型 21- 羟化酶（NCAH）缺乏症患者在儿童期或成年早期阴毛早熟或出现与多囊卵巢综合征相似的表型[407, 411, 412]。事实上，非典型 21- 羟化酶缺乏是公认的 PCOS 的次要原因，并且比经典型更常见。证据表明，至少 30% 的成年患者皮质醇对 ACTH（1～24）的反应受损[413]，并且容易在应激后诱发肾上腺功能不全，但不需要治疗的轻症患者肾上腺危象发生率非常低。NCAH 和经典 21- 羟化酶缺乏症的致病突变存在重叠，如果患者未能通过 SST 试验，则倾向于隐匿性经典 21- 羟化酶缺乏症。在级别较高的医院中统计发现，非典型 21- 羟化酶缺乏症占所有 PCOS 患者的 12%，但更真实的患病率可能为 1%～3%[414]。女性出现多毛症、原发性或继发性闭经或无排卵性不孕症[411]。雄激素性脱发和痤疮可能是其他特征表现。

4. 杂合型 21- 羟化酶缺乏症　失盐型、单纯男性化型和迟发性 21- 羟化酶缺乏症都是由人类 21- 羟化酶基因（CYP21A2）中的纯合突变或复合杂合突变引起的。在携带者或杂合突变状态下，只有一个等位基因发生突变。杂合突变的临床意义不确定；它似乎不会损害生殖能力，但可能会导致成年女性出现雄激素过多的表现[407]。

表 15-22 先天性肾上腺皮质增生：各种酶缺陷的特征

缺陷	21- 羟化酶	11β- 羟化酶	17α- 羟化酶	3βHSD2 型	P$_{450}$ 氧化还原酶	类脂性肾上腺皮质增生	P$_{450}$ 侧链裂解酶	醛固酮合酶	可的松还原酶
OMIM 编号	+201910	#202010	#202110	+201810	#201750	ª600617	ª118485	ª124080	ª138090
基因 / 蛋白	CYP21A2	CYP11B1	CYP17A1	HSD3B2	POR	StAR	CYP11A1	CYP11B2	H6PDH
别名									
发生率	经典型:1:10 000～1:15 000 非经典型: 1:500～1:1000	1:100 000～ 1:200 000	罕见	罕见	未知	罕见	罕见	罕见	罕见
性发育障碍	经典型: 46, XX 非经典型: 无	46, XY	46, XY	46, XY^{a}	46, XX+46, XY^{b}	46, XY	46, XY	无	无
主要受影响的器官	肾上腺	肾上腺	肾上腺、性腺	肾上腺、性腺	肾上腺、肝脏、所有 CYP2 型表达组织	肾上腺、性腺	肾上腺、性腺	肾上腺	肝脏、肾上腺、所有 H6PDH/11βHSD1 表达组织
糖皮质激素	经典型: 下降 非经典型: 正常	下降	下降	下降	正常低限，对应激反应受损	下降	下降	正常	正常；但组织中水平由于皮质醇清除率增加而降低
盐皮质激素	经典型: SW 减少 非经典型: 正常	增加的主要是前体	增加	通常减少	减少至增加	减少	减少	减少	正常
性激素	增加	增加	减少	男性减少，女性增加	减少	减少	减少	正常	增加
血浆中的标志物代谢物增加	17OHP, 21DOF	DOC, S	孕烯醇酮, 孕酮, DOC, S	孕烯醇酮, 17OHP, DHEA	孕烯醇酮, 孕酮, 17OHP			DOC, B, 18OHB	
尿中的标志物代谢物增加	孕烷醇, 17OHP, 孕烷醇	THDOC, THS	THDOC, THB, 孕烯醇, 孕二醇	孕三醇	孕二醇, 孕三醇, 17OHP				
高血压	无	有	有	无	无或轻度	无	无	无	无

（续表）

缺　陷	21- 羟化酶	11β- 羟化酶	17α- 羟化酶	3βHSD2 型	P450 氧化还原酶	类脂性肾上腺增生	P450 侧链裂解酶	醛固酮合酶	可的松还原酶
血钠	经典型：SW 减少 非经典型：正常	增加	增加	SW 减少	正常	减少	减少	减少	正常
血钾	经典型：SW 增加 非经典型：正常	减少	减少	SW 增加	正常	增加	增加	增加	正常
尿中盐丢失	经典型：是 非经典型：有	无	无	有	无	有	有	有	无
骨骼畸形	无	无	无	无	有 [d]	无	无	无	无

B. 皮质酮；CYP. 细胞色素 P$_{450}$；DHEA. 脱氢表雄酮；DOC.11- 脱氧皮质酮；DSD. 性发育障碍；21DOF.21- 脱氧皮质醇；HSD. 羟基类固醇脱氢酶；OMIM. 在线孟德尔遗传；18OHB.18- 羟基皮质酮；17OHP.17- 羟孕酮；POR.P450 氧化还原酶；PRA. 血浆肾素活性；S.11- 脱氧皮质醇；SW. 盐浪费；THB. 四氢皮质酮；THS. 四氢 -11- 脱氧皮质醇；THDOC. 四氢 -11- 脱氧皮质酮

a. 在出生时，女性外生殖器男性化是罕见的，通常只是轻度，雄激素增加的表现通常会在以后出现；b. 在两性中都观察到 DSD，并且还报道了正常的性别特异性发育；c. 外周组织中 3βHSD1 对类固醇激素的转化；d. 目前，大多数情况下，没有骨骼畸形并不能排除 POR 缺陷

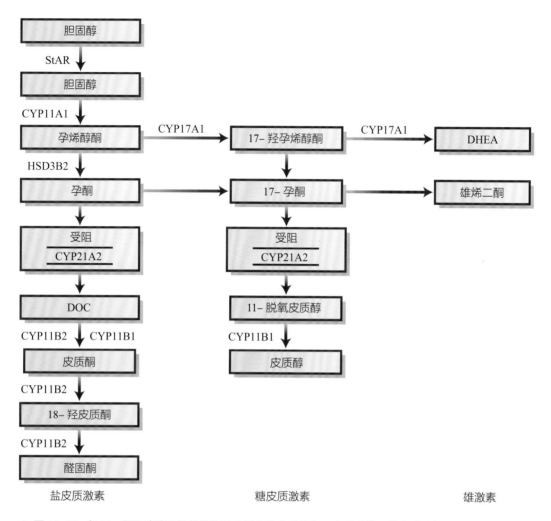

▲ 图 15-34　与 21- 羟化酶缺乏相关的先天性肾上腺皮质增生。皮质醇的正常合成受损，由于正常负反馈丧失，**ACTH** 水平升高，导致阻滞附近的肾上腺类固醇前体增加。结果是皮质醇缺乏、盐皮质激素缺乏、肾上腺雄激素分泌过多

CYP. 细胞色素 P_{450}；DHEA. 脱氢表雄酮；DOC. 脱氧皮质酮；HSD. 羟基类固醇脱氢酶；StAR. 类固醇生成急性调节蛋白

5. 分子遗传学　21- 羟化酶缺乏症是常染色体隐性遗传，在部分种族中的高发病率大概率与遗传背景有关。*CYP21A2* 基因及其高度同源的假基因（*CYP21A1P*）位于 6 号染色体的短臂（6p21.3）上。由于基因组定位在一个基因组重组频率很高的区域，即 HLA 基因座内，导致 21- 羟化酶缺乏的大多数突变是由 *CYP21A1P* 假基因的基因转换产生的。在超过95% 的病例中发现了 *CYP21A2* 的完全基因缺失或转化，8 个假基因衍生的点突变和 8 个碱基对缺失。其他罕见的不依赖假基因的 *CYP21A2* 失活突变已在单个家庭或小群体中报道。65%～75% 的 CAH 患者的致病突变是复合杂合[415]。

目前，已经大量描述了 CAH 中 21- 羟化酶缺乏的基因型 - 表型的相关性。临床表型与等位基因突变类型相关，因此与实际的 21- 羟化酶活性相关（图

15-35）[416, 417]。虽然存在个体差异，但基因型和表型的相关性在人群中很高[418]。尽管一些表型变异性（如失盐型、发病年龄）可能取决于和其他基因的相互作用，而不仅仅是 *CYP21A2* 本身，但通过体外分析 21-羟化酶活性为评估疾病严重程度提供了可能性。其中一个因素可能是雄激素受体调节雄激素作用中 CAG 重复序列的长度[419]。老年糖皮质激素和盐皮质激素缺乏症的恢复程度不同，可能是与酶细胞色素 P_{450} 2C19 和 P_{450} 3A4[420] 的 21- 羟化酶活性相关。

6. 诊断标准　任何有生殖器畸形、失盐、低血压或低血糖的新生儿都应考虑 21- 羟化酶缺乏症。低钠血症和高钾血症伴有血浆肾素活性升高，见于失盐型。后期，性早熟或 PCOS 样表型的患者中有肾上腺雄激素过多（DHEAS、雄烯二酮）的表现。在典型的 21-羟化酶缺乏症中，随机血浆 17- 羟孕酮浓度显著增加。

表　型	经典失盐型	单纯男性化型	非经典型
• 诊断时的年纪	• 出生至 6 月龄	• 女性：出生至 6 月龄 • 男性：2—4 岁	• 儿童至成年
• 生殖器	• 女性：模糊 • 男性：正常	• 女性：模糊 • 男性：正常	• 女性：病毒感染 • 男性：正常
• 发生率	• 1：20 000	• 1：60 000	• 1：1000
• 激素 　－ 醛固酮 　－ 肾素 　－ 皮质醇 　－ 17- 羟孕酮 　－ 睾酮	• 减少 • 增加 • 减少 • >50 000ng/dl • 增加	• 正常 • 正常或增加 • 减少 • 10 000～50 000ng/dl • 增加	• 正常 • 正常 • 正常 • 1000～10 000ng/dl（ACTH 刺激） • 可变，增加
• 生长	• –2～–3SD	• –1～–2SD	• 可能正常
• 21- 羟化酶活性（正常型的百分比）	• 0	• 1～5	• 5～20
• CYP21A2 特征性突变	• 删除，转换，nt656g • G110Δ8nt, R356W • I236N, V237E, M239K, Q318X	• I172N • 内含子 2 剪接位点	• V281L • P30L

ACTH. 促肾上腺皮质激素；SD. 标准差

通常，失盐型 CAH 患者的 17OHP 浓度高于非失盐型患者。

在非典型 21- 羟化酶缺乏症中，需要 SST 评估肾上腺糖皮质激素的正常储备。已经开发出有助于临床诊断的列线图，比较刺激前和刺激后 60min 循环中的 17- 羟孕酮浓度，以研究临界病例，并区分非经典21- 羟化酶缺乏症和杂合突变携带者[421]（图 15-36）。该测试将患有经典和非经典 21- 羟化酶缺乏症的患者从杂合子携带者及正常受试者区分开，但在杂合子携带者和正常受试者中存在一些重叠。测量基础 17- 羟孕酮水平和皮质醇后，给予 250μg 二十四肽促皮质素，60min 后再次检测。在患有经典和非经典型的患者中，刺激后检测值将显著升高［>35nmol/L（>1100ng/dl）］。杂合子携带者刺激后通常在 10～30nmol/L（330～1000ng/dl）（图 15-36）。激发试验对诊断不是必需的。例如，月经周期卵泡期的基础 17- 羟孕酮浓度低于 5nmol/L（<150ng/dl）时，可有效排除非典型 21- 羟化酶缺乏症[411]。除了测定激素水平，明确 *CYP21A2* 基因分型是帮助诊断的重要手段[422, 423]。糖皮质激素治疗后，可以抑制 21- 羟化酶缺乏症中过量的雄激素。

建议对 21- 羟化酶缺乏症进行产前诊断，及时治疗妊娠女性可以阻止胎儿在子宫内男性化[424]。可以在羊水中检测 17- 羟孕酮水平，但最可靠的方法是在妊娠早期通过绒毛膜绒毛取样快速获得胎儿细胞的基因分型。21- 羟化酶缺乏症患者（男性或女性）寻求遗传咨询时，建议在受孕前对伴侣进行基因分型，如果是非典型或杂合子携带者，内分泌学家 / 遗传学家应该提供孕前的风险评估。

7. 治疗　21- 羟化酶缺乏症的治疗目标因年龄而异，但不论哪个年龄段，治疗方案及患者的整体管理都充满挑战。在儿童时期，总体目标是糖皮质激素和盐皮质激素的替代治疗，从而防止出现失盐危机，同时保证正常的肾上腺雄激素分泌，以保证正常生长和骨骼成熟。合适的替代剂量非常重要；过量的糖皮质激素会抑制生长，而替代不足将导致初期过度生长，最终由于骨骺闭合过早导致身材矮小[407]。可以通过生长速度和骨龄监测对药物的反应，监测血液（17- 羟孕酮、雄烯二酮、睾酮）、尿液和唾液（17- 羟孕酮、雄烯二酮、睾酮）中的生化标志物也是有效的辅助手段。在疑难病例中，监测原发性肾上腺功能不全患者的日曲线，而不是测定皮质类固醇替代前后的 ACTH 和 17- 羟孕酮水平，可以判断替代治疗过度或不足。最佳的糖皮质激素剂量不会抑制 17- 羟孕酮及其代谢物，并能够将性激素水平维持在年龄特异性和性别特异性的正常范围中间。理想情况下，生化检查能够在

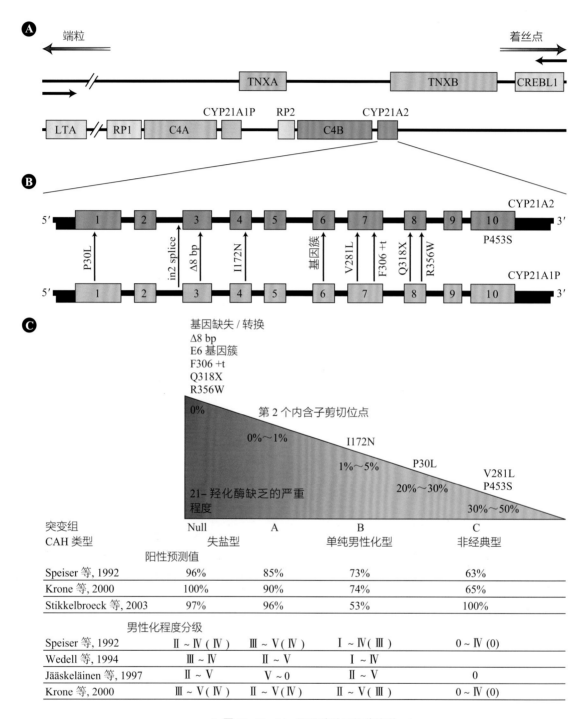

▲ 图 15-35　21- 羟化酶缺乏的遗传学

A. 功能性 CYP21A2 基因及其非功能性 CYP21A1P 假基因的基因组结构；B. 10 个常见突变中有 9 个通过从 CYP21A1P 假基因到 CYP21A2 基因的微转化转移；C. 21- 羟化酶缺乏症的基因型 – 表型相关性已经确立。基于体外酶活性，CYP21A2 基因失活突变可分为四个主要突变组。尽管已经报道了影响较小的突变，关于肾上腺的表型，总体相关性很高。但与生殖器男性化的相关性存在相当大的变异。CAH. 先天性肾上腺皮质增生

身体变化、生长和骨骼成熟提示调整剂量之前，反映糖皮质激素治疗不足或过量 [424]。

矫正手术（如阴蒂缩小术、阴道成形术）往往在儿童时期进行。应该选择使用最先进的阴道成形术、阴蒂和阴唇手术达到一期完全修复 [425]。

在儿童晚期和青春期，适当的替代治疗同样重要。过度治疗可能导致肥胖、性幼稚症、初潮 / 青春期延迟，而替代不足将导致性早熟。但在整个青春期中，规律服药通常是一个问题。

目前越来越重视童年时期的病情控制，但患有

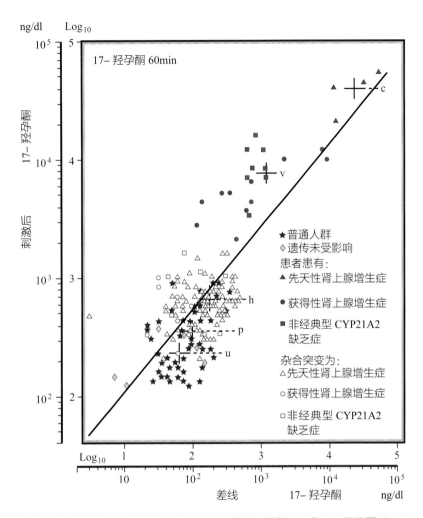

▲ 图 15-36　21- 羟化酶（21OH, CYP21A2）缺乏症患者的基础和刺激后血浆 17- 羟孕酮（17OHP）浓度。如果要将值转换为 nmol/L，乘以 0.0303。每组的平均值由一个大的"十字"和一个相邻的字母表示：c. 经典的 CYP21A2 缺乏症患者；h. 所有形式的 CYP21A2 缺陷的杂合子；p. 正常人群；u. 已知未受影响的人（例如，根据人类白细胞抗原分型确定的 CYP21A2 缺乏症患者，其兄弟姐妹不携带父母的致病单倍型）；v. 非经典型（获得性和隐匿性）CYP21A2 缺乏症患者

引自 White PC, New MI, Dupont B. Congenital adrenal hyperplasia: part 1. *N Engl J Med*. 1987; 316: 1519-1524.

21- 羟化酶缺乏症的成年人也常常让内分泌学家"头疼"。此类患者的随访应涉及多学科，最初由青春期过渡诊所完成，以促进从儿科到成人诊疗的转变。成年期的问题集中于女性的生育、多毛和月经不规律，肥胖、代谢相关疾病和身材矮小的影响，心血管风险可能增加，性功能障碍，心理问题[407, 426, 427]。除了内分泌治疗外，通常还需要心理咨询。由于所谓的睾丸肾上腺残基瘤（testicular adrenal rest tumors，TART），男性可能会出现睾丸增大 - 异位肾上腺组织，在糖皮质激素抑制后可能会消退，如果不治疗会导致不育并影响大约 1/3 的男性患者。这些患者需要内分泌治疗，而不是转诊至泌尿外科被误诊为肿瘤而切除睾丸[428]。

由于缺乏循证证据，任何年龄段 21- 羟化酶缺乏症的患者，都没有固定的类固醇治疗方案，因此在临床实践中都是个体化的治疗方案。从新生儿期到青春

期的替代治疗推荐氢化可的松[425]。儿童时期氢化可的松的起始剂量通常为每天 10～15mg/m²，分 3 次服用，而在婴儿期高达 25mg/m²（很少需要）。该剂量高于治疗肾上腺功能不全的，因为该治疗的目的是使 ACTH 导致的过量肾上腺雄激素正常化。高剂量氢化可的松的给药时机仍然存在争议，昼夜节律替代（早上给予最高剂量）或反相治疗（晚上给予最大剂量）都没有可靠证据支持。泼尼松、泼尼松龙和地塞米松等长效类固醇在治疗上更有效，但应在青春期结束后使用，以免过度抑制或减少生长发育。

典型 21- 羟化酶缺乏的婴儿需要使用氟氢可的松，但需求剂量会随着年龄的增长而改变。在 1 岁时氟氢可的松剂量通常为每天 150μg/m²。由于牛奶喂养仅提供极少量的钠，因此需要额外补充钠。盐皮质激素的足量替代通常可以减少氢化可的松用量。随着年龄增

长，与体表相关的相对剂量会减少。出生后 2 岁，通常每天 100μg/m² 氟氢可的松就足够了。青春期和成年期后，剂量进一步下降至每天 100~200μg（每天 50~100μg/m²）。通过测量血浆肾素活性（低或抑制水平提示过度治疗）、血钾和立位血压来监测盐皮质激素替代疗效[429]。

部分 21- 羟化酶缺乏的患者伴有肾上腺髓质功能障碍，可能是由于相对糖皮质激素缺乏导致肾上腺素缺乏[173, 430]。在临床实践中，应保证在运动和患病期间补充足够的葡萄糖，以防止低血糖发作。双侧肾上腺切除术在短期内可能有效，但应作为最后的手段[174]；即使在女性中，肾上腺切除术后也会出现肾上腺残余瘤[431]。此外，由于需要终身皮质类固醇替代治疗，患者也可能并发分泌 ACTH 的垂体瘤[432]。肾上腺切除术还具有许多风险，包括手术和麻醉的并发症，并且可能出现肾上腺功能不全。

产前地塞米松治疗可以避免女性胎儿外生殖器男性化[407]。胎盘 11βHSD2 会灭活氢化可的松，而地塞米松可以穿过胎盘以抑制胎儿 HPA 轴。但是，由于地塞米松对母亲和胎儿存在长期影响，不建议进行产前治疗（临床研究除外）[433, 434]。新型分子诊断使用实时聚合酶链分析孕产妇血液中无细胞的胎儿 DNA，最早可以在妊娠第 6 周明确胎儿性别和 CYP21A2 基因型[435]。通过这种方式，可以极大减少不必要的治疗。地塞米松会导致孕妇库欣样表现[434, 436]，进而可能对胎儿在代谢、心理和智力上产生长期有害的影响。目前产前治疗仍存在争议，必须被视为实验性的；接受治疗的患者应纳入正在进行的多中心研究[437]。

目前认为，雄激素过多症或未经治疗的非典型 21- 羟化酶缺乏症的成年女性患者，身高不会受到影响。在这个前提下，单用糖皮质激素治疗基本不能控制多毛，通常需要额外的抗雄激素治疗（如乙酸氰丙酮、螺内酯、氟他酰胺，以及口服雌激素的避孕药）。多数研究发现，非典型 21- 羟化酶缺乏症会增加女性流产风险，一些回顾性研究表明，妊娠期间接受糖皮质激素替代治疗的女性流产风险较低[438, 439]。男性患者的低促性腺激素性性腺功能减退症是肾上腺雄激素芳香化增加的结果，特别是雄烯二酮对雌酮，导致垂体 LH 和 FSH 分泌被抑制[44]。这种情况在恰当的糖皮质激素治疗后是可逆的。然而，由于糖皮质激素介导的 GnRH 分泌被抑制，男性或女性患者的过度替代治疗也可能导致促性腺激素性性腺功能减退症。

8. 长期并发症及合并症　对于接受治疗的 21- 羟化酶缺乏患者，最终身高不是评估疗效最佳方法。在英国的一个大型队列中，典型 21- 羟化酶缺乏症成年患者的平均身高分别比健康人群平均值低 14cm（男性）和 8cm（女性）[441]。来自美国的数据同样显示，与对照组相比，患者最终身高为 -1.1SDS[442]。患者青春期

的生长高峰发生较早，但是青春期特征没有正常人群显著。2 岁前过度使用糖皮质激素的问题经常被忽视；过度治疗会抑制婴儿的生长高峰，即出生后生长速度达到最快。因此，应尽早确定糖皮质激素替代的最佳剂量。

21- 羟化酶缺乏症的儿童和青少年中，脂肪沉积和肥胖很常见[443-445]。糖皮质激素剂量、实际年龄、骨龄提前成熟和父母肥胖均导致 BMI SDS 升高[444]。

大于 30 岁且患有 21- 羟化酶缺乏症的女性中，脂肪沉积和胰岛素水平会升高。然而，尚未有明确的证据证实心血管风险增高。患有典型 21- 羟化酶缺乏症的妊娠患者，其糖尿病发病率确实更高，妊娠糖尿病是 2 型糖尿病发生的危险因素之一[446]；患有非典型[447]的女性和患有典型 21- 羟化酶缺乏症的年轻成人患者[448]，其胰岛素敏感性降低。动脉粥样硬化标志物内膜中层厚度也会增厚[448]。

患有 21- 羟化酶缺乏症的儿童和青少年日间收缩压升高，但夜间血压没有生理性降低[449]。收缩压升高与超重和肥胖程度相关[450]。美国的数据显示，在成人患者中，高血压在男性和 17- 羟孕酮升高的患者中更为常见[442]，但在英国大型先天性肾上腺皮质增生症成人研究（CaHASE）队列中，患有 CAH 的男性血压较对照组显著降低。这些变异性尚未得到解释。

（二）11β- 羟化酶缺乏症

11β- 羟化酶缺乏症占所有 CAH 病例中的 7%，其发病率在出生婴儿中是 1/10 万[451]。这种情况的发生是由于 11β 羟化酶基因（CYP11B1）的突变，这导致了酶活性的缺失并阻断了 11 羟基类固醇向皮质醇的转化。CYP11B1 基因位于染色体 8q24.3 上，距离高度同源的醛固酮合成酶基因（CYP11B2）约 40 千碱基[451]。CYP11B1 失活突变分布在包含九个外显子的整个编码区。尽管外显子 2、6、7 和 8 中[415, 451] 报道了突变簇，但真正的热点位点（如 21- 羟化酶缺陷中所见）并不存在。大多数报道的突变导致 11β- 羟化酶活性缺失或几乎缺失，仅有一些轻度或非典型的 11β- 羟化酶缺乏症被报道[452-454]。

在 11β- 羟化酶缺乏症中，皮质醇负反馈消失并有增强的 ACTH 介导的肾上腺雄激素过多（图 15-37）。因此，临床特征非常像那些已经报道的 21- 羟化酶缺乏的单纯性男性化型（46，XX DSD，包括外生殖器男性化，性别难辨），并且更轻的病例可出现在儿童期或少年时期。与 21- 羟化酶缺乏最主要的区别是高血压，这被认为是继发于脱氧皮质酮过多的盐皮质激素效应。然而，在 DOC 分泌和高血压的出现之间相关性很弱；而且有报道说少数病例早期出现了失盐，这难以解释。在这个临床背景基础上，检测血浆促皮质素刺激的 11- 脱氧皮质醇值，如果高于 52nmol/L（>1800ng/dl），甚至更高支持诊断[455]。基础 17- 羟孕

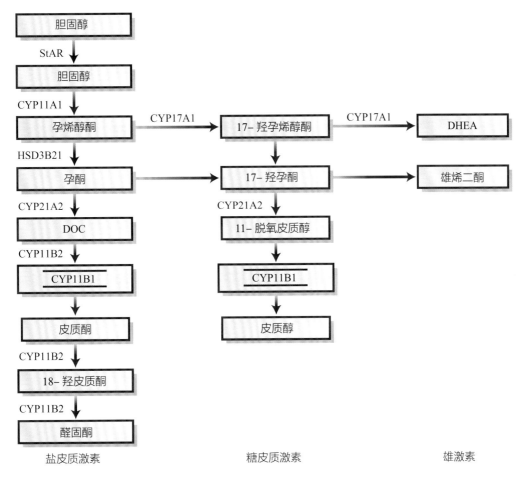

▲ 图 15-37　11β- 羟化酶缺乏相关的先天性肾上腺皮质增生症

皮质醇的正常合成受损，由于正常负反馈抑制丧失，ACTH 水平增加，这导致阻滞近端的肾上腺类固醇前体增加。最终皮质醇缺乏、与脱氧皮质酮相关的盐皮质激素过多，以及肾上腺雄激素分泌过多。CYP. 细胞色素 P₄₅₀；DHEA. 脱氢表雄酮；DOC. 脱氧皮质酮；HSD. 羟基类固醇脱氢酶；StAR. 类固醇生成急性调节蛋白

酮的浓度通常会增加，但在出生的最初几周可能是正常的[455]。

治疗就是用糖皮质激素替代治疗；抑制 DOC 分泌，血浆肾素活性（基础状态受抑制）会增高至正常的范围。一般来说，与 21- 羟化酶缺乏的患者相比，需要更大剂量的糖皮质激素抑制高雄激素血症，并且在一些病例中可能有必要增加抗高血压治疗。抗高血压治疗应该早期开始，以避免应用过量糖皮质激素。

（三）17α- 羟化酶缺乏症

除巴西外，17α- 羟化酶缺乏症比 11β- 羟化酶缺乏症少见[456-459]。*CYP17A1* 基因突变导致无法合成皮质醇（17α- 羟化酶活性）、肾上腺雄激素（17,20- 裂解酶活性）和性腺类固醇（图 15-38）。因此，与 21- 羟化酶和 11β- 羟化酶缺乏症相比，17α- 羟化酶缺乏症会导致肾上腺和性腺功能不全，并导致 46,XY DSD。这种酶在肾上腺和性腺中表达，同时具有 17α- 羟基化和 17,20- 裂合酶活性，但也有研究报道了罕见的孤立性 17,20- 裂合酶缺乏的患者[457, 460, 461]。负反馈的

缺失导致阻滞部位近端类固醇分泌增加，盐皮质激素合成增强。皮质酮的糖皮质激素活性比皮质醇弱，但皮质酮通常可以防止肾上腺危象。皮质酮和 DOC 的积累会导致严重的低钾性高血压。由 17,20- 裂解酶活性丧失引起的性类固醇缺乏导致 46,XY DSD，表现为男性新生儿的男性化不足和 46,XX 患者的原发性闭经。由于高促性腺激素性性腺功能减退，两性都缺失青春期发育[458]。

17α- 羟化酶是一种微粒体细胞色素 P₄₅₀ Ⅱ 型酶，需要通过 POR 从 NADPH 进行电子转移而发挥催化活性[27]。为了有效催化 17,20- 裂解酶反应，P₄₅₀ 17A1-POR 复合物需要与细胞色素 b5 进行额外的变构相互作用[460, 462]。*CYP17A1* 基因由 8 个外显子组成，位于染色体 10q24.3 上。目前报道了多个突变位点，但尚未找到热点突变区域[415, 463]。在体外功能学研究中发现，P₄₅₀ 17A1 突变体的羟化酶 / 裂解酶相对活性有所不同，但与临床表型没有相关性。临床上携带 P₄₅₀ 17A1 突变的单纯 17,20- 裂解酶缺乏患者，17,20- 裂

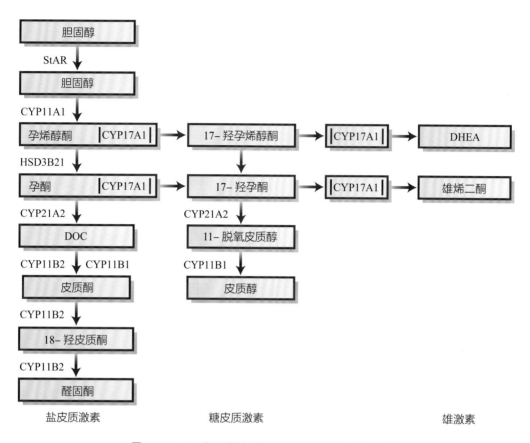

▲ 图 15-38　17α 羟化酶缺乏相关的先天性肾上腺皮质增生症

皮质醇的正常合成受损，由于正常负反馈抑制丧失，ACTH 水平增加，这导致阻滞近端的肾上腺类固醇前体增加。最终皮质醇缺乏，与脱氧皮质酮有关的盐皮质激素过多。由于性腺 17α- 羟化酶活性也缺失，除了肾上腺雄激素分泌外，性腺类固醇分泌严重受损，导致性腺功能减退。CYP. 细胞色素 P₄₅₀；DHEA. 脱氢表雄酮；DOC. 脱氧皮质酮；HSD. 羟基类固醇脱氢酶；StAR. 类固醇生成急性调节蛋白

解酶活性出现选择性下降[460, 461, 464]。孤立性 17,20- 裂合酶缺乏的突变位于 P_{450} 17A1 分子区域内，目前认为该分子与辅因子细胞色素 b5 相互作用，从而破坏电子从 POR 到 P_{450} 17A1 的转移，特别是将 17- 羟孕烯醇酮转化为 DHEA[460, 464]。

患者通常在青春期出现高血压、低钾血症和高促性腺激素性性腺功能减退等症状时被诊断，后者是由于性腺内 P_{450} 17A1 失活，以及性腺类固醇生成受损，最终导致 LH 和 FSH 水平升高。女性患者（XX）患有原发性闭经，缺乏性特征，而 46,XY 患者表现为 46,XY DSD、女性样外生殖器、无子宫和输卵管。为了降低恶性肿瘤的风险，应切除腹内睾丸，此类患者通常作为女性养育。

糖皮质激素替代治疗可逆转 DOC 引起的肾素 - 血管紧张素系统抑制作用，并使血压降低。从青春期开始就需要性类固醇替代治疗。

（四）P_{450} 氧化还原酶缺陷症：17α- 羟化酶和 21- 羟化酶缺乏症的表型结合

患者的生化指标很少表现出典型的 17α- 羟化酶和 21- 羟化酶缺乏症的特征[465]，但尿液气相色谱 / 质谱分析揭示了一种典型的模式，包括孕烯醇酮和孕酮代谢物增加、皮质酮代谢物轻度增加、孕酮三酮排泄增加和雄激素代谢物低（图 15-4）。怀有患儿的母亲表现为低血清雌三醇和特征性尿类固醇谱，需要进行产前生化诊断[466, 467]。仅分析血清类固醇水平有误诊的风险[468]。皮质醇的基线分泌可能是正常的，但绝大多数患者的皮质醇对二十四肽促皮质素刺激反应降低，因此需要糖皮质激素替代治疗。17,20- 裂合酶活性下降会导致雄激素合成不足，通常男性患儿出生时就缺乏男性化表现。大多数受影响的女性患儿出生就有男性化生殖器。因此，患者可出现 46,XY 或 46,XX DSD 或两性外生殖器的发育。出生后，循环中的雄激素浓度很低，没有正常男性化发育。部分母亲在妊娠中期与患儿同时出现男性化表现，在分娩后会很快消失，也进一步表明子宫内雄激素过多[466]。除了 CAH 的特征外，患儿还可能出现骨畸形，包括中面部发育不全、颅缝早闭和桡肱骨关节早闭，部分病例符合 Antley-Bixler 先天性畸形综合征的标准[469, 470]。POR 缺乏症患者的骨表型很可能是由甾醇生物合成受损引起的，特别是 POR 依赖性 14α- 羊毛甾醇脱甲基酶（P_{450} 51A1）。

胎儿时期男性化与出生后性激素缺乏相矛盾，其原因可能是胎儿时期雄激素合成的"后门"途径介导的。这是一个新发现，该途径既不依赖雄烯二酮，也不依赖睾酮作为中间体[470-472]。POR 缺乏症患者的青春期发育主要受性类固醇缺乏的影响[472]，并且大多数患者需要性激素替代治疗。POR 缺乏症的总体发病率尚不清楚。然而，在初次描述该疾病分子机制后，短时间内报道了大量的 POR 缺乏症[472, 473]。

POR 基因位于染色体 7q11.2 上，由 15 个外显子组成，跨越 32.9kB，编码了有 680 个氨基酸的蛋白质。已经报道了多种 POR 失活突变，包括错义、移码和剪接位点突变。A287P 是白种人群中最常见的突变，而 R457H 是日本人群中最常见的突变。所有携带 POR 突变的患者都是部分失活，仅复合杂合突变时蛋白会失去主要功能，进而出现相关表型。已经在完全 POR 基因缺失的小鼠模型中验证，完全丧失功能的纯合突变几乎不能存活[474]。

（五）3β- 羟基类固醇脱氢酶缺乏症

在这种罕见的 CAH 中，由于编码 3βHSD2 的 HSD3B2 基因发生突变，所有类型的肾上腺和卵巢类固醇分泌都会受损[475, 476]。3βHSD 有两种亚型，分别由 HSD3B1 和 HSD3B2 基因编码。HSD3B2 基因位于染色体 1p13.1 上，由四个外显子组成。3βHSD2 主要在肾上腺和性腺中表达，而 3βHSD1 不仅在胎盘中表达，并且在外周靶组织中几乎都表达[28, 476]。3βHSD2 酶催化肾上腺类固醇生成中的三个关键反应，分别将 Δ5 类固醇孕烯醇酮、17- 羟孕烯醇酮和 DHEA 转化为 Δ4 类固醇孕酮、17- 羟孕酮和雄烯二酮。3βHSD2 缺乏会影响三种类固醇激素途径（即盐皮质激素、糖皮质激素和性激素）。

该病临床表现复杂多样。患者通常在婴儿早期出现肾上腺功能不全。60%~70% 的患者会出现盐皮质激素分泌减少导致盐分丢失（图 15-39）。与 21- 羟化酶缺乏症一样，失盐可能会延迟到儿童期或青春期出现，临床表型从男性患儿出生时出现严重的盐消耗，伴或不伴模糊的生殖器，到在婴儿和男女性患儿中过早出现阴毛，以及一种罕见的非典型变异，表现为多毛症和月经不调。一般来说，在 3βHSD2 缺乏症的非失盐型患者中，蛋白功能、生化结果与临床表型非常一致。然而，也存在一些变异性，失盐型和非失盐型患者也存在相同的 HSD3B2 基因突变[475, 476]。男性性分化障碍与失盐之间的相关性较差。两性的生殖

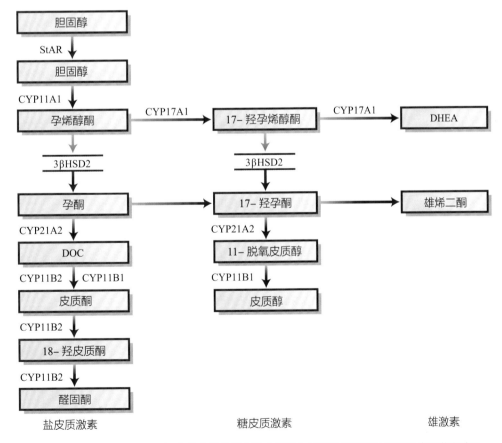

▲ 图 15-39　3βHSD2 缺乏相关的先天性肾上腺皮质增生症导致皮质醇缺乏和盐皮质激素缺乏

性腺 3βHSD2 也失活，导致女性 46, XY DSD 和性腺功能减退或原发性闭经。由于 1 型 3β- 羟基类固醇脱氢酶的活性，可能会导致女性男性化。DOC. 脱氧皮质酮；DHEA. 脱氢表雄酮；StAR. 类固醇生成急性调节蛋白

器发育谱是不同的。在男性中，由于 3βHSD2 酶也在性腺内表达，可能发生 46，XY DSD，导致外生殖器女性化。然而，大多数患者表现为尿道下裂，甚至可能有正常的男性生殖器。在女性中，生殖器发育可以是正常的，但通常有轻度的男性化，可能是因为肾上腺 DHEA 分泌增强后在外周转化为睾酮。此外，也报道了阴毛早熟和 PCOS 样表型（即多毛症、月经稀发 / 闭经）的非经典型患者 [477]。

由于外周组织中 3βHSD1 酶的活性是完整的，循环中 Δ4 类固醇（孕酮、17- 羟孕酮、雄烯二酮）的水平可能正常（甚至增加）。如果血浆或尿液中 Δ5 类固醇（孕烯醇酮、17- 羟孕烯醇酮、DHEA）与 Δ4 类固醇的比例增加，即可确诊。明确 HSD3B2 的基因分型补充了 3βHSD2 缺乏症的诊断标准。17- 羟孕烯醇酮浓度、17- 羟孕烯醇酮与 ACTH 刺激前后皮质醇的比值，在区分 3βHSD2 缺乏症的患者和生化结果轻度异常（通常 HSD3B2 突变为阴性的患者）的患者中具有最高的鉴别价值 [478, 479]。

（六）StAR 缺乏症：先天性类脂肾上腺增生症

编码 StAR 的基因突变导致胆固醇在类固醇生成组织中无法从线粒体外膜转运到线粒体内膜。不依赖于 StAR 的胆固醇转运速率较低。因此，缺乏所有肾上腺和性腺类固醇激素 [24, 480]。肾上腺往往明显肿大，并充满脂质；在定义 StAR 之前，这种情况被称为先天性类脂肾上腺增生症 [480]。StAR 缺乏会严重阻碍孕烯醇酮的合成（但却不会完全阻断）。胆固醇酯随着 ACTH 刺激增加而累积。因此，脂质沉积使肾上腺功能障碍、恶化并导致细胞破坏，表现为新生儿期急性肾上腺功能不全，男性因缺乏性腺类固醇激素而表现出 46,XY DSD。

这种疾病最严重的形式为 46,XY DSD 合并肾上腺功能不全。失盐通常发生在新生儿期或出生数周后，但也可能发生的更晚。女性可以表现出自发的青春期发育。正常男性化 46,XY 患者在儿童早期会出现肾上腺功能不全，也会出现轻型 StAR 缺乏 [481]。治疗包括糖皮质激素和盐皮质激素替代，以及后期激素替代治疗。

（七）P$_{450}$ 侧链裂解酶缺乏症

P$_{450}$scc（P$_{450}$ 11A1）酶缺乏是一种罕见的先天性类固醇生成障碍。过去认为这种突变模式是不可能存在的，因为维持人类妊娠依赖于从妊娠中期开始由胎盘部分产生的孕酮。P$_{450}$ 11A1 缺乏症在临床和生化方面表现出与 StAR 缺乏症相似的症状和体征，但患者没有肾上腺肿大 [482-484]。根据 P$_{450}$ 11A1 功能的损害，临床表现从 46,XY DSD 与新生儿期严重的肾上腺功能不全到尿道下裂和隐睾症、儿童期肾上腺功能不全的表现 [485]。所有类固醇激素的浓度都降低，这与胆固醇向孕烯醇酮的转化受损是一致的，需要用糖皮质激素、

盐皮质激素和性激素替代治疗。

（八）可的松还原酶缺乏症

在可的松还原酶缺乏症中，由于皮质醇代谢缺陷而不是腺体本身的固有缺陷，ACTH 刺激导致肾上腺增生 [135, 486, 487]。患有这种疾病的患者在可的松转化为皮质醇方面存在缺陷，这表明 11- 氧化还原酶活性受到抑制，并提示 11βHSD1 被抑制（图 15-12）。皮质醇清除率增加；因此，ACTH 分泌升高以维持循环中正常的皮质醇浓度，但以肾上腺雄激素过多为代价。女性患者表现为多毛症、月经不调、雄激素性脱发等特征。男性患者会过早的出现阴毛。通过地塞米松抑制 ACTH 以控制高雄激素血症已取得了一些进展。尿液中皮质醇和可的松的四氢代谢物基本只有 THF，没有检测到 THF 或 allo-THF；THF+allo-THF 与 THE 的比值小于 0.05（范围为 0.8～1.3）。可的松还原酶缺乏的分子基础是 H6PDH[487] 的失活突变和 11βHSD1[488] 的显性负突变。H6PDH 位于内质网，催化 6- 磷酸葡萄糖转化为 6- 磷酸葡萄糖酸，从而产生 NADPH，这对于在 11βHSD1 上传递氧还原酶活性至关重要。

PCOS 患者与可的松还原酶缺乏症患者具有许多相同的临床特征。有证据表明，PCOS 中皮质醇分泌率增加，提示可的松向皮质醇的转化存在缺陷，但仍未达成用 THF+allo-THF 与 THE 比值来诊断的共识 [489]。在 HSD11B1 和 H6PDH 基因中使用单核苷酸多态性标记的关联研究中，大多数结果是阴性的。

（九）盐皮质激素缺乏

盐皮质激素缺乏综合征见表 15-24，可分为先天性和后天性综合征。某些形式的 CAH 和其他导致肾上腺功能不全的疾病（如 Addison 病、CAH）可能会出现盐皮质激素缺乏症。

1. 原发性醛固酮生物合成缺陷：醛固酮合酶缺乏症　CYP11B2 基因突变的表型明确后，皮质酮甲基氧化酶 I 型（CMO I）缺乏症和皮质酮甲基氧化酶 II 型（CMO II）缺乏症 [490] 都归类为继发于醛固酮合酶（P$_{450}$ 11B2）的突变，目前被称为醛固酮合酶缺乏症 I 型和 II 型 [491]。醛固酮合酶催化醛固酮生物合成的三个末端步骤，DOC 的 11β- 羟基化为皮质酮，18- 羟基

表 15-24　盐皮质激素缺乏的病因

- Addison 病
- 肾上腺发育不良
- 先天性肾上腺皮质增生症（21- 羟化酶和 3β- 羟基类固醇脱氢酶缺乏）
- 假性醛固酮减少症 I 型和 II 型
- 低肾素型低醛固酮症
- 醛固酮生物合成缺陷
- 药物诱发

化为 18- 羟基皮质酮，以及 18- 氧化为醛固酮。I 型醛固酮合酶缺乏症患者的 18- 羟基皮质酮水平偏低甚至正常，但无法检测到醛固酮（或尿四氢醛固酮）水平，而 II 型患者的 18- 羟基皮质酮水平较高，醛固酮水平低于正常或正常。这表明仅末端 18- 氧化步骤被阻断，并保留了部分醛固酮合酶活性。目前尚不清楚生化及表型不同的原因，已经在两种亚型中发现了相同的醛固酮合酶突变。表型的变异反映了 CYP11B1 基因 11β- 羟化酶的残留和正常产物中的多态性变异。

这两种类型都很罕见，并且以常染色体隐性方式遗传[491]。新生儿期患者通常会出现失盐危象，包括脱水、呕吐及无法正常生长发育，也会出现高钾血症、代谢性酸中毒、脱水和低钠血症。血浆肾素活性升高，血浆醛固酮水平低。血浆 18- 羟基皮质酮水平、血浆 18- 羟基皮质酮与醛固酮的比值及其尿代谢物水平可以用于区分 I 型和 II 型。对于大多数患儿，随着年龄的增长，临床症状可能会减轻。事实上，在大龄儿童、青少年和成人中，类固醇的异常可能会终生持续存在，但是没有临床表现。

P450 11B2 缺乏症患者通常对 9α- 氟氢可的松（起始剂量，新生儿和婴儿每天 $150\mu g/m^2$）反应良好，并且补充盐分也会获益。未能正常生长发育的患者通常可以良好的追赶性生长。3—4 岁患儿的电解质一般能够自行纠正至正常水平。然而，未经治疗的患者生长迟缓的风险较大，但也有可能正常生长。成人通常无症状，但有失盐倾向。成年期很少发病[492]。后期盐皮质激素治疗必须个性化。

2. 肾上腺切除术后醛固酮减少症 在患有单侧醛固酮瘤（Conn 综合征）的患者中，对侧 ZG 经常受到抑制。如果术前没有逆转慢性容量扩张，患者可能会在肾上腺切除术后出现持续数天至数周的严重高钾血症和低血压。术前使用螺内酯可能会加重这种影响，并且年龄较大、肾功能不全和有蛋白尿的患者更可能出现[493]。螺内酯的半衰期较长，应在手术前 2～3 天停用，以尽量减少术后盐皮质激素缺乏的风险。

3. 醛固酮作用缺陷：假性醛固酮减少症 假性醛固酮减少症（pseudohypoaldosteronism，PHA）是一种罕见的遗传性失盐性疾病，Cheek 和 Perry 在 1958 年首次将其描述为婴儿期肾小管对盐皮质激素的反应缺陷。患者在新生儿期出现脱水、低钠血症、高钾血症、代谢性酸中毒，尽管肾小球滤过功能、肾脏和肾上腺功能都正常，患者仍不能正常生长发育[494]。肾素和血浆醛固酮水平明显升高。当患者对盐皮质激素治疗无反应时，应考虑 PHA。

根据特殊的生理和遗传特征，PHA I 型可分为两种不同的疾病：肾型 PHA 为常染色体显性遗传，以及广义的 PHA 常染色体隐性遗传。常染色体显性遗传型通常不严重；患者病情会在出生后的最初几年内自发

改善，届时可以停止治疗。相比之下，常染色体隐性遗传型表现于多器官，在肾脏、汗腺和唾液腺、结肠黏膜中可见盐皮质激素抵抗。这种情况不会随着年龄的增长而自发改善，并且通常比常染色体显性遗传形式更严重。

PHA 常染色体显性遗传的潜在机制是基于 MR（hMR，NR3C2）的显性负突变后失活[494, 495]。相比之下，广义常染色体隐性遗传形式中，ENaCα 亚基失活，以及较小程度的 β 亚基和 γ 亚基的失活突变导致了的盐皮质激素抵抗[496, 497]（实际上，这与 Liddle 综合征相反）（见第 16 章）。除了反复呼吸道感染、新生儿呼吸窘迫、胆石症和羊水过多外，ENaC 活性丧失会导致肾脏失盐（如在肾脏形式中所见）。

PHA I 型（PHA-I）对盐皮质激素治疗抵抗，因此标准治疗包括补充氯化钠和碳酸氢钠，以及阳离子交换树脂（钠 2～8g/d）。补钠后可以纠正患者的电解质。但是，当患者出现严重的高钾血症时需要进行腹膜透析。在某些 PHA-I 病例中报道了高钙尿症。推荐使用吲哚美辛或氢氯噻嗪。吲哚美辛通过降低肾小球滤过率或抑制前列腺素 E_2 对肾小管的作用而起效。吲哚美辛可以控制多尿、减少钠流失和改善高钙尿症。氢氯噻嗪用于控制 PHA-I 患者的高钾血症和高钙尿症。

在常染色体显性遗传或肾型 PHA-I 的患者中，PHA 的体征和症状随着年龄的增长而减轻；然而，这些患者通常需要在 2—3 岁前补充钠。在常染色体隐性或多器官型 PHA-I 的患者中，常会出现对氯化钠或降低血钾浓度的药物治疗抵抗，甚至在婴儿期因高钾血症而死亡。多器官受累的 PHA-I 患者的饮食中通常需要非常大量的盐（每天最多 45g NaCl）。Carbenoxolone 是甘草中甘草次酸的衍生物，在帮助降低肾 PHA-I 患者所需的高盐膳食方面取得了一定的成功。Carbenoxolone 通过抑制 11βHSD2 活性而发挥作用，并允许未代谢的皮质醇以类似于醛固酮的方式结合并激活 MR[498]。发现 Carbenoxolone 对多器官 PHA-I 患者无效。

目前发现了 PHA 的另外两种亚型，包括 II 型和 III 型，但用 II 型 PHA 或 Gordon 综合征对其定义都不准确。Gordon 综合征患者具有 PHA-I 患者的一些特征，特别是高钾血症和代谢性酸中毒，但他们表现出盐潴留伴轻度高血压和血浆肾素活性抑制，而没有失盐症状。这可以通过丝氨酸苏氨酸激酶家族（WNK1 和 WNK4）的突变来解释，突变导致蛋白质的表达增加，同时激活皮质和髓质集合管中的噻嗪类敏感氯化钠协同转运蛋白[499]。这种情况与 Gitelman 综合征完全相反，不是真正的 PHA。

III 型 PHA 是一种获得性且通常是短暂的盐皮质激素抵抗，见于患有基础肾脏疾病（包括梗阻和感染）

的患者，以及因为肠道或皮肤过度失盐的患者。肾小球滤过率降低是该病的特征。病因目前尚不清楚，有观点认为 TGFβ 介导的醛固酮抗性增加是潜在机制之一。

4. 低肾素型醛固酮减少症　血管紧张素 Ⅱ 是醛固酮分泌的关键刺激因子，肾素 - 血管紧张素系统的破坏或阻断都可能导致盐皮质激素缺乏。各种各样的肾脏疾病都与肾小球旁器的损害有关，由此导致了肾素缺乏。这些疾病包括系统性红斑狼疮、骨髓瘤、淀粉样变性、AIDS 和非甾体抗炎药物使用相关的损害，但是最常见的是糖尿病肾病（>75% 病例）[500, 501]。

通常的特点是中年患者有高钾血症、酸中毒和轻 - 中度肾功能损害。血浆肾素活性和醛固酮水平低并对失盐、直立体位或使用呋塞米无反应。与肾上腺功能不全相反，患者血压正常或升高、无直立性低血压。肌肉无力和心律失常也可发生。其他的因素也可能参与了高钾血症的发生，包括保钾利尿药的使用、补钾、胰岛素缺乏、β 受体阻滞药物和抑制肾素释放的前列腺素合成酶抑制药。

原发性肾素缺乏起初用氟氢可的松治疗，同时限制饮食钠的摄入。然而，这些患者并没有盐的丢失，用氟氢可的松后有可能出现高血压。在这样的情况下，适合加用襻利尿药（如呋塞米）。这将会增加酸排泄而减轻代谢性酸中毒。

八、肾上腺腺瘤、意外瘤和癌

（一）腺瘤

分泌皮质醇的肾上腺腺瘤已在前文阐述，分泌醛固酮的腺瘤（Conn 综合征）在第 16 章讨论。单纯男性化的良性肾上腺腺瘤非常罕见。大多数病例发生在女性身上；在男性中，这种疾病通常在儿童时期就被诊断，常表现为性早熟和骨龄加速。CAH 患儿鉴别诊断时必须考虑此类肿瘤。在女性中，大多数患者在绝经前出现明显的多毛、声音低沉和闭经。80% 的病例出现阴蒂肥大。睾酮通常明显升高，但促性腺激素水平不会受到抑制。尿中游离皮质醇是正常的。肿瘤大小不一，应手术治疗。术后临床症状往往得到改善，月经恢复正常[502]。

（二）意外瘤

偶然发现的肾上腺肿块已成为临床常见问题。高达 4% 的非肾上腺疾病患者在影像学检查中发现肾上腺肿块[503]。在 30 岁以下的患者中并不常见，但其风险随着年龄的增长而增加；意外瘤在女性中更常见，60 岁和 70 岁高发。临床上需要考虑两个问题：病变是否是功能性的（即分泌激素），以及是否是恶性的。大多数意外瘤是肾上腺皮质腺瘤，但偶尔它们表现为骨髓脂肪瘤、错构瘤或肾上腺肉芽肿浸润，并出现特征性 CT/MRI 表现（图 15-40）。具有明确临床表型的功能性肿瘤（嗜铬细胞瘤和分泌皮质醇、醛固酮或性类固醇激素的肿瘤）和癌约占所有意外瘤的 4%。此外，某些意外瘤会导致激素分泌异常而没有明显的激素过剩的临床表现。最典型的例子是亚临床库欣综合征，它在所有肾上腺皮质意外瘤患者中高达 20%～30%[503-505]。异常临界值的设定还未完全统一，目前地塞米松试验后的血清皮质醇水平受到较广泛认可。欧洲内分泌学会和欧洲肾上腺肿瘤研究网（European Network for the Study of Adrenal Tumors，ENSAT）发布了诊断和管理指南[506]。有证据表明，轻度血清皮质醇增多时，糖尿病、肥胖、高血压、新发心血管事件、骨质疏松症和死亡率的患病率就会相应增加。然而，这些并发症在这个年龄段的人群中非常普遍，还没有前瞻性研究证明肾上腺腺瘤与并发症的因果关系。患者接受肾上腺切除术后有一定获益，尤其是血压得到了控制[507]，但所进行的研究主要是回顾性的，具有选择偏倚，因此每个患者的治疗方法需要个体化，在临床实践中观察。

因此，所有偶然发现肾上腺肿块的患者都应接受恰当的内分泌筛查试验。测试应包括 24h 尿变肾上腺素或血浆变肾上腺素、过夜地塞米松抑制试验，对于高血压患者，应测量血浆肾素和醛固酮。DHEAS 应作为肾上腺雄激素分泌的标志物进行测定。由于腺瘤自主分泌皮质醇，ACTH 浓度受到抑制后可能降低[508]。一些研究还发现，ACTH 刺激试验后 17- 羟孕酮水平增高，这表明某些肿瘤中 21- 羟化酶存在部分缺陷，这应该在双侧都有病变时进行测量。

对于每个患者，我们都应考虑恶性肿瘤的可能。如果患者患有肾上腺外的原发肿瘤，其恶性肿瘤的可能性更大；例如，高达 20% 的肺癌患者在 CT 中发现肾上腺转移。在没有恶性肿瘤的患者中，肾上腺癌很少见[509]。在真正的意外瘤中，其大小可能对恶性程度有预测作用：<2% 的意外瘤小于 4cm，但直径大于 6cm 的意外瘤中有 25% 是恶性的（图 15-41）[510]。肾上腺增强扫描显示平滑、均匀的腺瘤，HU 评分（放射密度的标志）<10HU 或异相 MRI 序列信号丢失（图 15-40）往往提示良性；而不规则、不均匀，评分 >20HU 的腺瘤则考虑恶性。对于功能性肿瘤和直径 >4cm 的肿瘤，考虑进行肾上腺切除术，但如果影像学特征明确为良性，>4cm 的肿瘤也可能无须切除[506]。对于肿瘤较小的患者，定期复查 CT 可指导治疗，肿瘤发展为功能性非常罕见，如果肿瘤是静止的，患者可以无须特别治疗。如果有手术指征，腹腔镜肾上腺切除术是首选治疗方法，与开放式肾上腺切除术相比，其可缩短住院时间并减少手术并发症（如大出血）。但高度提示浸润性的肾上腺癌患者除外，因为术中肿瘤包膜破裂与预后不良相关。功能性肿瘤需要在围术期和术后进行充分的准备和密切的内分泌监测。

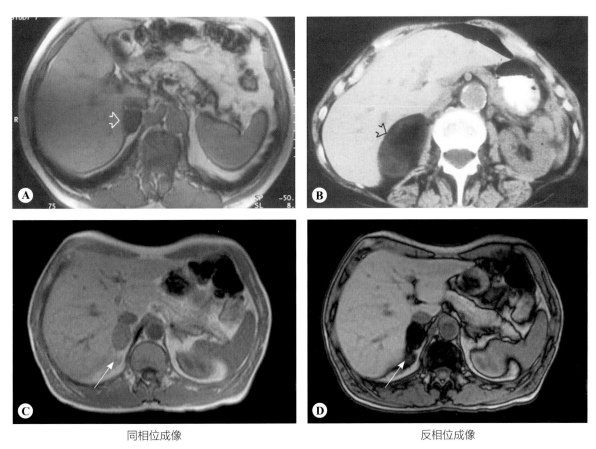

▲ 图 15-40 **A.** 一名因腹痛接受检查的女性，发现肾上腺意外瘤（箭头）；**B.** 意外发现右侧肾上腺骨髓脂肪瘤（箭头）；**C.** 肾上腺意外瘤的化学位移 **MRI** 显示异相图像的信号丢失（箭头），与良性疾病一致

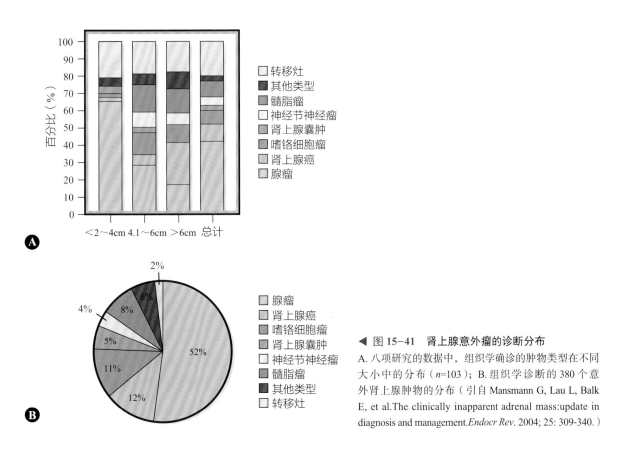

◀ 图 15-41 **肾上腺意外瘤的诊断分布**
A. 八项研究的数据中，组织学确诊的肿物类型在不同大小中的分布（*n*=103）；B. 组织学诊断的 380 个意外肾上腺肿物的分布（引自 Mansmann G, Lau L, Balk E, et al.The clinically inapparent adrenal mass:update in diagnosis and management.*Endocr Rev.* 2004; 25: 309-340.）

（三）癌

原发性肾上腺癌非常罕见，每年发病率为 1 例 / 100 万人。女性比男性更容易患病，比例为 2.5 : 1。发病的平均年龄在 40—50 岁，但男性在就诊时年纪较大。80% 的肿瘤是功能性的，最常见的是仅分泌糖皮质激素（45%）、分泌糖皮质激素和雄激素（45%）或仅分泌雄激素（10%）。不到 1% 的肿瘤分泌醛固酮，激素前体的生成也很常见[511]。患者表现为激素过度状态（糖皮质激素、雄激素或两者兼有），但 25% 的病例出现腹痛、体重减轻、厌食和发热。腹部肿块可能是可触及的。目前对侵袭性肿瘤的治疗选择非常有限。手术为患有局灶病变的患者提供了唯一的治愈机会，但在 75% 的病例中，都有明显的转移扩散。放疗是无效的，大多数化疗方案也是无效的。高剂量米托坦与治疗药物监测相结合，可在减小肿瘤大小[286]、控制 75% 患者的激素分泌过多方面获益[285]。总体而言，其预后较差，5 年生存率不到 20%。正在研究更新的化疗方案[287]。

（四）肾上腺肿瘤的病因

除了肾上腺库欣综合征中讨论的因素外，肾上腺肿瘤发生的潜在病因尚不清楚。克隆分析提示一个由正常到腺瘤到癌性病变的过程，但所涉及的分子途径仍不清楚。有几个因素与恶性转化有关，包括编码 p53、p57、细胞周期蛋白依赖性激酶、menin、IGF-2、MC2R 和抑制素 –α 蛋白的基因[512]。缺乏抑制素 –α 基因的小鼠通过同样依赖促性腺激素的过程发生肾上腺肿瘤[513]。

致谢　感谢本章之前的合著者 Paul Stewart 教授，以及过去曾提供过帮助的其他学者：W. Arlt、M. S. Cooper、J. W. Tomlinson 和 W. Young。

第 16 章 内分泌性高血压
Endocrine Hypertension

WILLIAM F. YOUNG, JR. 著

张智慧 秦 静 王铭婕 王 慧 王 娱 岳 瑶 云素芳 萨如拉 潘 娟
马 宇 张丽娟 闫朝丽 **译** 石勇铨 **校**

要点

- 至少有 14 种内分泌疾病可能以高血压为初始临床表现。准确诊断内分泌高血压为临床医生提供了独特的治疗机会，可通过手术治愈疾病或通过药物治疗产生显著疗效。

- 儿茶酚胺影响许多心血管和代谢过程，它们会增加心率、血压、心肌收缩力和心脏传导速度。对肾上腺素受体的三种类型（α、β 和多巴胺受体）及其亚型（α_1、α_2、β_1、β_2、β_3、D_1 和 D_2）的鉴定，有助于理解内源性和外源性儿茶酚胺给药的生理反应。

- 分泌儿茶酚胺的肿瘤很罕见，年发病率为 2～8/100 万。尽管如此，疑诊、确认、定位和切除这些肿瘤仍然很重要，这是因为：①相关的高血压可以通过手术切除肿瘤来治愈；②存在致命性发作的风险；③至少 10% 的肿瘤是恶性的；④这些肿瘤中有 40% 是家族遗传性的，在先证者中检测到这些肿瘤可能会帮助其他家庭成员进行早期诊断。

- 大约 40% 的儿茶酚胺分泌型肿瘤是由生殖系突变引起的。导致嗜铬细胞瘤和副神经节瘤的突变有两个通用的转录信号：簇 1– 基因编码在细胞缺氧反应中发挥功能的蛋白，簇 2– 基因编码激活激酶信号的蛋白。

- 嗜铬细胞瘤 / 副神经节瘤必须通过尿液或血浆中分离的甲氧基肾上腺素和儿茶酚胺浓度增加来进行生化确认。应通过腹部和骨盆 CT 对肿瘤进行定位。这些肿瘤中大约 85% 位于肾上腺，95% 位于腹部和盆腔。

- 对于所有儿茶酚胺分泌型肿瘤患者，包括那些无症状和血压正常的患者，都需要某种形式的术前药物准备。儿茶酚胺分泌肿瘤的手术切除是一种高风险的外科手术，需要一个经验丰富的外科医生 – 麻醉师团队。

- 高血压、血浆肾素活性抑制、醛固酮分泌增加是原发性醛固酮增多症的特征，它于 1955 年首次被描述。

- 醛固酮瘤和双侧特发性醛固酮增多症是原发性醛固酮增多症最常见的亚型。体细胞突变占醛固酮瘤的大部分，包括编码钾通道的基因（*KCNJ5*）突变，编码钠 / 钾 ATP 酶和钙 ATP 酶的基因（*ATP1A1* 和 *ATP2B3*）突变，这是一种电压依赖性 C 型钙通道（*CACNA1D*）和 β-catenin 激活 *CTNNB1* 的突变。

- 使用血浆醛固酮 / 肾素活性比作为原发性醛固酮增多症筛查试验，然后使用醛固酮抑制试验进行确证，结果表明，原发性醛固酮增多症的患病率占所有高血压患者的 5%～10%。

- 原发性醛固酮增多症患者的治疗目标是预防与高血压、低钾血症、肾毒性、心血管损害相关的发病率和死亡率。了解原发性醛固酮增多症的病因有助于确定适当的治疗方法。血压正常化不应该是唯一的目标，循环中的醛固酮水平正常化或盐皮质激素受体阻断应该是所有原发性醛固酮增多症患者治疗计划的一部分。

据估计，美国有 6800 万人患有高血压[1, 2]。在大多数人中，高血压是原发性的（即原发性或特发性），但约有 15% 的人患有继发性高血压。高血压的继发性原因可分为肾脏原因，如肾实质或肾血管疾病，以及内分泌原因。至少有 14 种内分泌疾病的初始临床表现可能是高血压（表 16-1）。内分泌性高血压的准确诊断为临床医生提供了一个独特的治疗机会，即进行外科治疗或通过药物治疗取得显著疗效。本章回顾了内分泌性高血压的诊断和治疗方法，从经典的肾上腺原因所致高血压（如嗜铬细胞瘤、原发性醛固酮增多症）到垂体依赖性高血压（如库欣综合征、肢端肥大症）。

一、肾上腺髓质和儿茶酚胺

肾上腺髓质占据肾上腺的中央部分，占肾上腺总体积的 10%。肾上腺皮质和肾上腺髓质之间没有明确的界限。肾上腺的血供来自膈下动脉的上、中、下三个分支，肾动脉，或直接来自主动脉。肾上腺动脉在被膜下分支形成血管丛，供应肾上腺皮质。一些丛状动脉穿过皮质，供应髓质，灌注皮质的毛细血管又穿过皮质到达髓质，共同形成皮质髓质门脉系统。右肾上腺静脉较短，直接流入下腔静脉（inferior vena cava，IVC）。左肾上腺静脉与膈下静脉汇合，这条较大的静脉（膈总静脉）汇入左肾静脉。

肾上腺髓质细胞称为嗜铬细胞（用铬盐染成棕色），由于肾上腺素和去甲肾上腺素氧化成黑色素，细胞质颗粒在用铬酸染色时变暗。响应皮质醇的变化，嗜铬细胞在肾上腺中心分化；一些嗜铬细胞也迁移形成副神经节，即位于主动脉两侧的嗜铬细胞簇。肾上腺髓质外最大的嗜铬细胞簇位于肠系膜下动脉水平附近，称为 Zuckerkandl 器官，它在胎儿中非常重要，是生命第 1 年儿茶酚胺的主要来源。节前交感神经元接收来自脑桥、延髓、下丘脑内神经元的突触输入，传导来自大脑对交感神经活动的调节。来自下胸椎和腰椎节前神经元的轴突通过内脏神经直接支配肾上腺髓质的细胞。

"儿茶酚胺"一词是指含有儿茶酚（邻二羟基苯）和带有氨基侧链的儿茶酚核（图 16-1）的物质[3]。肾上腺素在肾上腺髓质中合成及储存，并释放到体循环中。去甲肾上腺素不仅在肾上腺髓质中合成和储存，而且在交感神经中合成和储存。多巴胺是去甲肾上腺素的前体，存在于肾上腺髓质和交感神经，是中枢神经系统重要的神经递质。

儿茶酚胺影响许多心血管和代谢过程。它们可以提高心率、血压、心肌收缩力和心脏传导速度。G 蛋白偶联受体的激活介导儿茶酚胺的生物学效应。通过对三种类型的肾上腺素受体（α、β 和多巴胺受体）及其亚型（α_1、α_2、β_1、β_2、β_3、D_1 和 D_2）的鉴定，有助于理解内源性和外源性儿茶酚胺给药的生理反应[4]。

表 16-1　高血压的内分泌原因	
肾上腺依赖性原因	• 嗜铬细胞瘤 • 原发性醛固酮增多症 • 高脱氧皮质酮增多症 　– 先天性肾上腺皮质增生 　– 11β- 羟化酶缺乏 　– 17α- 羟化酶缺乏 　– 产生脱氧皮质酮的肿瘤 • 原发性皮质醇抵抗 • 库欣综合征
AME/11β HSD 缺乏	• 遗传性 　– 1 型 AME 　– 2 型 AME • 获得性 　– 甘草或甘草酮摄入（1 型 AME） 　– 库欣综合征（2 型 AME）
甲状腺依赖性原因	• 甲状腺功能减退症 • 甲状腺功能亢进症
肾素分泌肿瘤	
垂体依赖性原因	• 肢端肥大症 • 库欣综合征

AME. 表观盐皮质激素过多；HSD. 羟基类固醇脱氢酶

2012 年诺贝尔化学奖授予 Brian K. Kobilka 和 Robert J. Lefkowitz，以表彰他们对 G 蛋白偶联受体的研究。α_1 亚型是一种突触后受体，介导血管和平滑肌收缩，刺激引起血管收缩和血压升高。α_2 受体位于突触前交感神经末梢，当被激活时，它们会抑制去甲肾上腺素的释放。刺激会抑制中枢交感神经传出，降低血压。

有三种主要的 β 受体亚型。β_1 受体介导心脏效应，它对异丙肾上腺素的反应比对肾上腺素或去甲肾上腺素更敏感。刺激会对心脏产生正性变力和变时效应，增加肾脏肾素的分泌，以及促进脂肪细胞的脂肪分解。β_2 受体介导支气管、血管和子宫平滑肌松弛，刺激会引起支气管扩张、骨骼肌血管扩张、糖原分解和增加交感神经末梢释放去甲肾上腺素。β_3 受体调节能量消耗和脂解作用。

D_1 受体位于脑、肾、肠系膜和冠状血管，刺激引起这些血管床的血管舒张。D_2 受体是突触前的，它们定位于交感神经末梢、交感神经节和大脑。在这些位置刺激 D_2 受体分别抑制去甲肾上腺素释放、抑制神经节传递和抑制催乳素释放。

体内大多数细胞都有肾上腺素受体。选择性 α 肾上腺素和 β 受体激动药和阻滞药的药理学发展为各种临床疾病提供了先进的药物治疗。例如，β_1 受体阻滞药（如阿替洛尔、美托洛尔）现在被认为是治疗心绞痛、高血压和心律失常的标准疗法[5]。使用β2受体激动药（如特布他林、沙丁胺醇）可导致支气管平滑肌松弛，这些药物通常以吸入制剂的形式用于治疗哮喘[6]。

（一）儿茶酚胺的合成

儿茶酚胺是由酪氨酸通过羟基化和脱羧过程合成的（图16-1）。酪氨酸来源于食物摄入，或由肝脏中的苯丙氨酸合成，通过主动转运进入神经元和嗜铬细胞。酪氨酸羟化酶是儿茶酚胺合成中的限速步骤，可将酪氨酸转化为3,4-二羟基苯丙氨酸（dihydroxyphenylalanine，DOPA）。细胞内儿茶酚水平的增加下调酪氨酸羟化酶的活性；当儿茶酚胺响应刺激从分泌颗粒中释放出来时，细胞质的儿茶酚胺被耗尽，酪氨酸羟化酶的反馈抑制作用被解除。酪氨酸羟化酶的转录表达受到糖皮质激素、cAMP依赖性蛋白激酶、钙/磷脂依赖性蛋白激酶和钙/钙调素依赖性蛋白激酶的刺激。α-甲基副酪氨酸是一种酪氨酸羟化酶抑制药，可用于治疗分泌儿茶酚胺的肿瘤患者，以减少肿瘤中儿茶酚胺的合成[7]。

芳香族L-氨基酸脱羧酶催化多巴（DOPA）脱羧为多巴胺（图16-1）。多巴胺被主动转运到颗粒状囊泡中，经含铜酶多巴胺β-羟化酶羟基化为去甲肾上腺素。抗坏血酸是一种辅因子和电子供体，该酶在结构上与酪氨酸羟化酶相似，并且可能具有相似的转录调节元件，两者都受到糖皮质激素和cAMP依赖性激酶的刺激。这些反应发生在中枢神经系统、外周神经系统肾上腺素神经元的突触囊泡和肾上腺髓质的嗜铬细胞中。颗粒状囊泡的主要成分是多巴胺β-羟化酶、抗坏血酸、嗜铬粒蛋白A和ATP。

在肾上腺髓质中，去甲肾上腺素从颗粒释放到细胞质中，胞质中PNMT将其转化为肾上腺素（图16-1），然后肾上腺素被运输回另一个储存囊泡。PNMT的N-甲基化反应涉及作为甲基供体的S-腺苷甲硫氨酸、氧和镁。PNMT的表达受糖皮质激素的调节，糖皮质激素通过皮质髓质门脉系统在肾上腺髓质中以高浓度存在。因此，主要分泌肾上腺素的肿瘤位于肾上腺髓质。在正常的肾上腺髓质组织中，约80%的儿茶酚胺是肾上腺素。

（二）儿茶酚胺的储存和分泌

儿茶酚胺存在于肾上腺髓质和交感神经支配的器官中。儿茶酚胺储存在电子致密颗粒中，这些颗粒还含有ATP、神经肽（如肾上腺髓质素、ACTH、血管活性肠肽）、钙、镁和嗜铬粒蛋白。囊泡单胺转运体（vesicular monoamine transporters，VMAT）的主动转运促进了单胺摄取到储存囊泡中[8]。由ATP驱动的VMAT泵保持着大幅度的电梯度。对于每一个运输的单胺，ATP都会被水解，两个氢离子从囊泡运输到胞质中。[123]I和[131]I标记的间碘苄胍（metaiodobenzylguanidine，MIBG）通过VMAT导入肾上腺髓质的储存囊泡，这使得[123]I-MIBG可用于儿茶酚胺分泌肿瘤的成像定位，而[131]I-MIBG可能用于治疗恶性儿茶酚胺分泌肿瘤[9-11]。儿茶酚胺和MIBG的摄取能够被利血平抑制。儿茶酚胺的储存是动态的，具有持续不断的释放和再摄取[8]。

压力刺激（如心肌梗死、麻醉、低血糖）会触发肾上腺髓质儿茶酚胺分泌。节前交感神经纤维的乙酰胆碱刺激烟碱型胆碱能受体并导致肾上腺髓质嗜铬细胞去极化。去极化导致电压门控钙通道的激活，从而导致分泌性囊泡内容物的胞吐。钙敏感受体似乎参与胞吐过程。在胞吐过程中，所有颗粒物质都释放到细胞外空间。去甲肾上腺素通过激活突触前膜上的α2受体来调节其自身的释放。突触前α2受体的刺激抑制去甲肾上腺素的释放，这是一些抗高血压药物（如可乐定和胍法辛）的作用机制。儿茶酚胺是血浆中寿命最短的信号分子之一。循环儿茶酚胺的初始生物半衰期在10～100s。循环中大约一半的儿茶酚胺与白蛋白松散结合。因此，儿茶酚胺的血浆浓度波动很大。

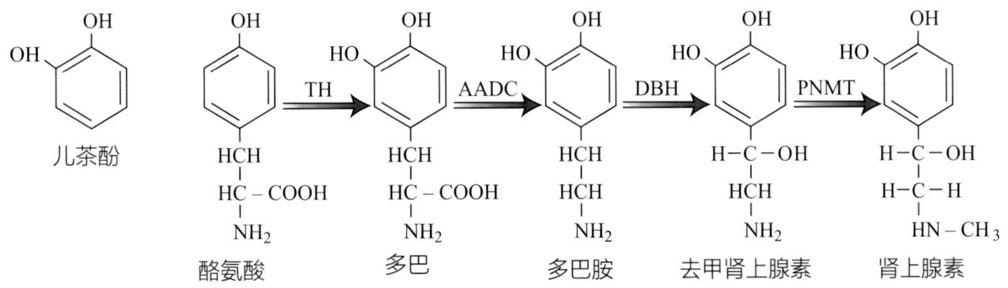

▲ 图16-1 儿茶酚胺的生物合成途径

"儿茶酚胺"一词来源于儿茶酚（邻二羟基苯）结构和带有氨基侧链的儿茶酚核（左图）。酪氨酸通过酪氨酸羟化酶转化为3,4-二羟基苯丙氨酸，这一限速步骤为临床医生提供了使用酪氨酸羟化酶（TH）抑制剂α-甲基-副酪氨酸（甲酪氨酸）治疗嗜铬细胞瘤的选择。芳香族L-氨基酸脱羧酶（AADC）将多巴转化为多巴胺。多巴胺被多巴胺β-羟化酶（DBH）羟基化为去甲肾上腺素。去甲肾上腺素通过苯基乙醇胺-N-甲基转移酶（PNMT）转化为肾上腺素。皮质醇诱导PNMT的表达，这解释了为什么肾上腺素分泌肿瘤几乎完全局限于肾上腺髓质

（三）儿茶酚胺代谢和失活

儿茶酚胺通过交感神经末梢再摄取或通过两种酶途径代谢（图 16-2）从循环中去除，然后是硫酸盐结合和肾脏排泄。儿茶酚胺的大部分代谢发生在合成它们的同一细胞中[8]。交感神经突触释放的儿茶酚胺中几乎 90% 被神经末梢局部吸收，称为摄取 1。摄取 1 可被可卡因、三环类抗抑郁药、吩噻嗪药物阻断。神经元外组织也吸收儿茶酚胺，这被称为摄取 2。这些儿茶酚胺大多数经儿茶酚 –O– 甲基转移酶(catechol-O-methyltransferase，COMT）代谢。

虽然 COMT 主要在神经组织外发现，但肾上腺髓质中的 O– 甲基化是甲氧基肾上腺素（COMT 将肾上腺素转化为甲氧基肾上腺素）的主要来源，也是甲氧基去甲肾上腺素（COMT 将去甲肾上腺素转化为甲氧基去甲肾上腺素）的主要来源[8]。S– 腺苷甲硫氨酸是甲基供体，这一酶促步骤需要钙。单胺氧化酶（monoamine oxidase，MAO）通过氧化脱氨基作用将间肾上腺素和去甲肾上腺素氧化为香草基扁桃酸（vanillylmandelic acid，VMA）。MAO 也可能将肾上腺素和去甲肾上腺素氧化成 3,4– 二羟基扁桃酸，然后由 COMT 将其转化为 VMA。MAO 位于线粒体外膜上。

在储存囊泡中，去甲肾上腺素受到 MAO 保护，不受代谢的影响。MAO 和 COMT 将多巴胺代谢为高香草酸（图 16-2）。

二、嗜铬细胞瘤和副神经节瘤

肾上腺髓质和交感神经节嗜铬细胞产生的儿茶酚胺分泌肿瘤分别称为嗜铬细胞瘤和儿茶酚胺副神经节瘤[12]。由于这些肿瘤相似的临床表现，并且用相似的方法治疗，许多临床医生用"嗜铬细胞瘤"这个术语来指代肾上腺嗜铬细胞瘤和肾上腺外分泌儿茶酚胺的副神经节瘤。然而，嗜铬细胞瘤和副神经节瘤之间的区别很重要，因为两者相关的肿瘤、恶性肿瘤风险和基因检测不同。分泌儿茶酚胺的肿瘤很罕见，每年发病率为 2/100 万～8/100 万[13]。根据对门诊患者高血压继发原因的研究中，嗜铬细胞瘤的发病率为 0.1%～0.6%[14, 15]。然而，怀疑、确认、定位和切除这些肿瘤是很重要的，因为：①通过手术切除肿瘤，相关高血压是可以治愈的；②存在致死性发作的风险；③至少 10% 的肿瘤是恶性的；④ 40% 的嗜铬细胞瘤为家族性的，在先证者中发现这些肿瘤可能使其他家庭成员得到早期诊断。

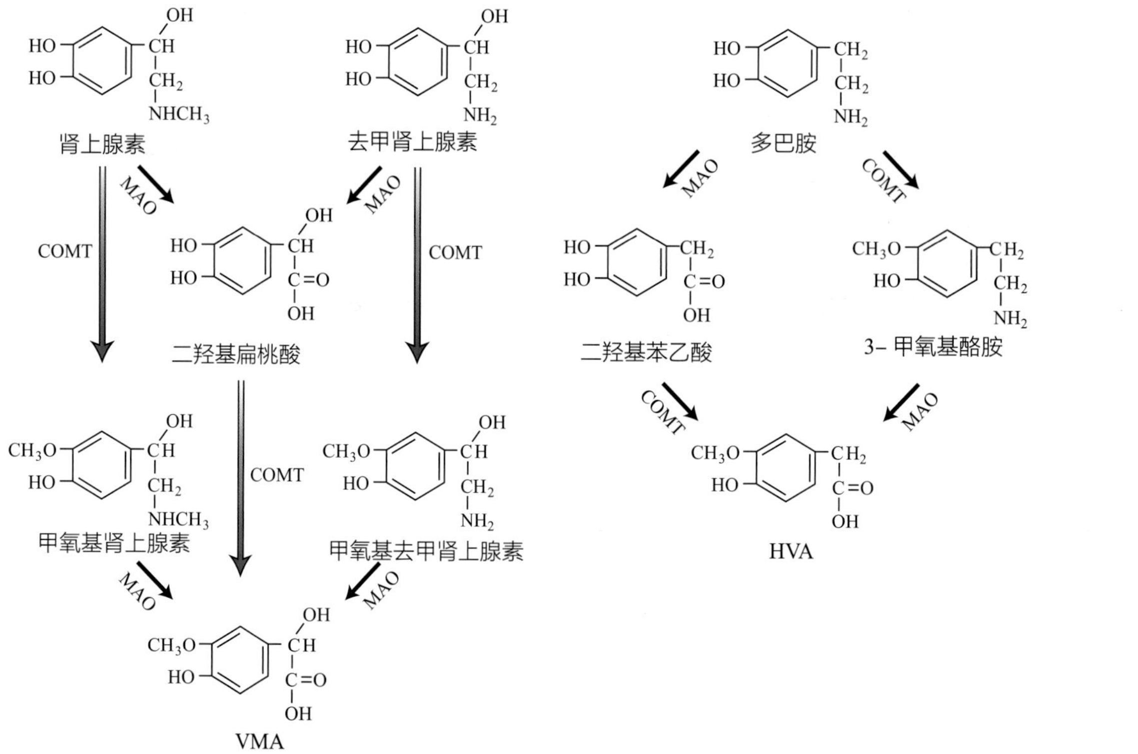

▲ 图 16-2　儿茶酚胺的代谢

儿茶酚胺的代谢是通过两条酶促途径进行的。儿茶酚 –O– 甲基转移酶（COMT）将肾上腺素转化为甲肾上腺素，并通过甲 –O– 甲基化将去甲肾上腺素转化为甲氧基去甲肾上腺素。甲氧基肾上腺素和甲氧基去甲肾上腺素被单胺氧化酶（MAO）氧化，通过氧化脱氨作用氧化为香草基扁桃酸（VMA）。MAO 还可能将肾上腺素和去甲肾上腺素氧化为二羟基扁桃酸，然后由 COMT 转化为 VMA。多巴胺也被 MAO 和 COMT 代谢为最终的代谢产物高香草酸（HVA）

（一）历史

Fränkel 在 1886 年首次认识到肾上腺髓质肿瘤与症状之间的联系[16]。他描述了 18 岁的 Fraulein Minna Roll 伴有阵发性的心悸、焦虑、眩晕、头痛、胸痛、冷汗和呕吐。她的脉搏强劲有力，似水冲脉，而且有视网膜炎。尽管接受了香槟酒疗法和乙醚注射，患者最终还是去世了。尸检时，最初认为双侧肾上腺肿瘤是血管肉瘤，但后来嗜铬细胞反应阳性，证实为嗜铬细胞瘤。随后在 2007 年发表的一项研究记录了 Fraulein Roll 的四个在世亲属中存在生殖系 RET 原癌基因突变，证明先证者和她的家人患有多发性内分泌肿瘤（multiple endocrine neoplasia，MEN）2 型[17]。

"嗜铬细胞瘤"（pheochromocytoma）这个术语是 Pick 在 1912 年提出[18]，它来自希腊语中的 phaios（昏暗）、chroma（颜色）和 cytoma（肿瘤），这些词描述了细胞内儿茶酚胺暴露于重铬酸盐时被氧化而引起的暗色染色反应。1926 年，瑞士洛桑的 César Roux 和明尼苏达州罗切斯特的 Charles Mayo 成功地通过手术切除了腹部分泌儿茶酚胺的肿瘤[19, 20]。1929 年，人们发现嗜铬细胞瘤含有大量的致血管收缩物质。随后，从嗜铬细胞瘤组织中分离出了肾上腺素（1936 年）和去甲肾上腺素（1949 年）。1950 年，人们发现嗜铬细胞瘤患者尿液中肾上腺素、去甲肾上腺素和多巴胺的排泄量增加[21]。

（二）临床表现

分泌儿茶酚胺的肿瘤在男性和女性中发病率相当，主要发生在 30 岁、40 岁和 50 岁左右。这些肿瘤在儿童中很少见，一旦发现，可能是多灶性的，并与遗传综合征有关。表 16-2 中所列的症状是由于循环中儿茶酚胺浓度过高引起的。相关的高血压可以是持续性或阵发性的，在无症状前期被诊断的嗜铬细胞瘤患者血压可能是正常的。血压的不稳定性与儿茶酚胺的间歇性分泌、血容量不足和交感神经反射障碍有关。除了血容量不足外，交感神经血管调节的改变也可能在直立性低血压症状中发挥作用，这在嗜铬细胞瘤患者中可能被观察到。直立性低血压的症状（如头晕、晕厥前兆、晕厥）可能是主要表现，尤其是在肾上腺素或多巴胺分泌占优势的肿瘤患者中。

发作性症状可能出现在发作期，常具突发性，表现极为多变，但通常包括剧烈心跳、面色苍白、震颤、头痛和大汗[22]。发作开始时可能会有胸口压榨和呼吸急促的感觉，随后是剧烈的心悸感和搏动性头痛。发作时外周血管收缩导致手脚冰冷和面色苍白。身体发热和出汗是在发作结束时的常见症状。发作可能是自发的，也可能是由体位改变、焦虑、药物（如 β 受体阻滞药、甲氧氯普胺、麻醉药）、运动或增加腹腔内压力的动作（如改变体位、提举、排便、运动、结肠镜检查、妊娠、外伤）引发。尽管在不同患者群体所经

历的发作类型变化很大，但每个患者的发作模式往往都是固定的。发作可能每天出现很多次，也可能不经常发生，如每月 1 次。嗜铬细胞瘤发作的典型持续时间为 15～20min，但也可能更短或持续数小时。然而，临床医生必须认识到，大多数有症状发作的患者并非嗜铬细胞瘤（表 16-3）[23]。

嗜铬细胞瘤的其他临床症状包括高血压视网膜病

表 16-2　分泌儿茶酚胺肿瘤的相关症状及体征	
发作相关的体征和症状	• 对濒死感的焦虑与恐惧 • 出汗 • 呼吸困难 • 上腹痛和胸痛 • 头痛 • 高血压 • 恶心和呕吐 • 脸色苍白 • 心悸（有力的心跳） • 震颤
慢性体征和症状	• 手脚冰凉 • 充血性心力衰竭：扩张型或肥厚型心肌病 • 便秘 • 发汗 • 呼吸困难 • 异位激素分泌依赖性症状（如 CRH/ACTH、GHRH、PTHrP、VIP 等） • 上腹痛和胸痛 • 疲劳 • 发热 • 全身出汗增加 • Ⅱ～Ⅳ级高血压视网膜病变 • 头痛 • 高血糖 • 高血压 • 恶心和呕吐 • 直立性低血压 • 无痛性血尿（与膀胱副神经节瘤相关） • 苍白 • 心悸（有力的心跳） • 震颤 • 体重减轻
嗜铬细胞瘤的不典型症状	潮红

ACTH. 促肾上腺皮质激素；CRH. 促肾上腺皮质激素释放激素；GHRH. 生长激素释放激素；PTHrP. 甲状旁腺激素相关肽；VIP. 血管活性肠道多肽（改编自 Young WF Jr.Pheochromocytoma ,1926-1993, *Trends Endocrinol Metab*. 1993; 4: 122-127. ）

表 16–3　嗜铬细胞瘤发作的鉴别诊断	
内分泌原因	• 糖类不耐受 • 肾上腺素过多症 • 低血糖症 • 胰腺肿瘤（如胰岛素瘤） • 嗜铬细胞瘤 • 原发性性腺功能减退症（更年期综合征） • 甲状腺毒症
心血管疾病	• 心绞痛 • 心血管失调 • 不稳定型原发性高血压 • 直立性低血压 • 阵发性心律失常 • 肺水肿 • 肾血管疾病 • 晕厥（如血管迷走性反射）
心理原因	• 人为因素（如药物、Valsalva 动作） • 通气不足 • 严重焦虑和惊恐障碍 • 躯体化障碍
药理原因	• 氯丙醇冲洗 • 单胺氧化酶抑制剂和减充血剂的联合使用 • 非法药物摄入（可卡因、苯环利丁、麦角酰二乙胺） • 拟交感神经药物摄入 • 万古霉素（红人综合征） • 肾上腺素能抑制剂的停用
神经系统的原因	• 自主神经病变 • 脑血管功能不全 • 脑性癫痫（自主发作） • 偏头痛 • 体位性直立性心动过速综合征 • 脑卒中
其他原因	• 类癌综合征 • 肥大细胞疾病 • 复发性特发性过敏性反应 • 不明原因的潮红发作

变、直立性低血压、心绞痛、恶心、便秘（巨结肠的主要症状）、高血糖、糖尿病、高钙血症、雷诺现象、皮肤网状青斑、红细胞增多症和肿瘤的占位效应。尽管高钙血症可能是 MEN2A 患者原发性甲状旁腺功能亢进的标志，但在大多数嗜铬细胞瘤患者中，它是独立存在的，并在切除分泌儿茶酚胺的肿瘤后得到治愈。此外，降钙素的分泌在某种程度上是一个依赖儿茶酚胺的过程。嗜铬细胞瘤患者的血清降钙素浓度经常轻度升高，通常与 MEN2 无关。空腹高血糖和糖尿病部分是由 α 肾上腺素抑制胰岛素释放引起的。无痛性血尿及排尿、排便诱发的阵发性发作与膀胱副神经节瘤有关。

一些可能主导临床表现的协同分泌激素包括 ACTH（库欣综合征）、甲状旁腺激素相关肽（高钙血症）、血管升压素（抗利尿激素分泌失调综合征）、血管活性肠肽（水样腹泻）和 GHRH（肢端肥大症）。心肌病和充血性心力衰竭是嗜铬细胞瘤引起的最常被临床医生忽视的症状表现 [24]。无论是扩张型心肌病还是肥厚型心肌病，肿瘤切除后均可能完全可逆 [24, 25]。此外，心尖部的 Takotsubo 心肌病也可能是嗜铬细胞瘤的表现 [26]。血管造影显示冠状动脉正常的心肌炎和心肌梗死也是嗜铬细胞瘤的心脏表现。心肌炎的特点是炎症细胞浸润和局灶性收缩带坏死 [24, 27]。许多体格检查的发现可能与易患嗜铬细胞瘤的遗传综合征有关，包括视网膜血管瘤、虹膜错构瘤、马方体型、咖啡色斑、腋下雀斑、皮下神经纤维瘤及眼睑和舌头上的黏膜神经瘤。一些嗜铬细胞瘤患者尽管循环儿茶酚胺水平高，但无症状；这种类型很可能反映了与慢性刺激有关的肾上腺素受体脱敏。

由于 CT 和 MRI 在有腹部症状的患者中的应用越来越广泛，嗜铬细胞瘤和腹腔副神经节瘤可能在患者出现任何症状之前就已经作为肾上腺意外瘤被发现 [28]。在广泛使用计算机横断面成像的时代，大约 60% 的肾上腺嗜铬细胞瘤患者是由于其他原因进行成像时偶然发现肾上腺肿瘤 [29-31]。尽管通常这些无症状患者中偶然发现的肿瘤通常很小（<3cm），但其最大直径可达 10cm。

在根据症状进行检测时，嗜铬细胞瘤的平均直径为 4.5cm（图 16-3）[32]。副神经节瘤存在于有嗜铬细胞组织的地方：沿主动脉旁交感神经干，主动脉旁嗜铬体（Zuckerkandl 器）（肠系膜下动脉的起始处），膀胱壁，以及沿颈部或纵隔的交感神经干 [33]。出生后早期，肾上腺外的交感神经副神经节组织很突出；后来它们退化，留下与迷走神经、颈动脉、主动脉弓、肺血管和肠系膜动脉有关的残留病灶。副神经节瘤的特殊位置包括颈部、心脏房间隔、精索、阴道、阴囊和骶尾部。头颈部的副神经节瘤（如颈动脉体瘤、血管球瘤、化学感受器瘤）通常来自副交感神经组织，通常不会大量分泌儿茶酚胺和甲氧基肾上腺素。纵隔、腹部和盆腔的副神经节瘤通常来自交感神经的嗜铬组织，通常会分泌大量的儿茶酚胺和甲氧基肾上腺素。

（三）嗜铬细胞瘤和副神经节瘤的综合征形式

1. 多发性内分泌肿瘤 2A 型　MEN2A（以前称为 Sipple 综合征）是一种常染色体显性疾病，具有年龄相关的外显性。MEN2A 的特点是所有患者都患有甲状腺髓样癌。50% 的嗜铬细胞瘤（通常是双侧的，经常是不同步的）为肾上腺素（肾上腺素和甲氧基肾

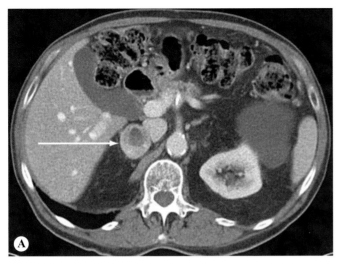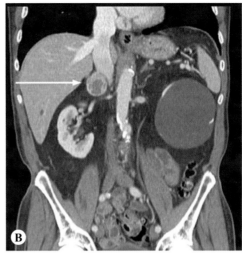

▲ 图16-3　71岁的男性因偶然发现右肾上腺肿块而进行了静脉注射对比剂的腹部CT。血浆分离甲氧基肾上腺素的浓度异常：甲氧基肾上腺素 0.34nmol/L（正常，＜0.5nmol/L），甲氧基去甲肾上腺素 8.59nmol/L（正常，＜0.9nmol/L）。24h尿液检查结果异常：去甲肾上腺素 455μg（正常，＜170μg）；肾上腺素 7.2μg（正常，＜35μg）；多巴胺 160μg（正常，＜700μg）；甲氧基肾上腺素 173μg（正常，＜400μg）；去甲肾上腺素 3147μg（正常，＜900μg）。

A.轴向CT图像显示一个典型的3.8cm的不均匀强化的右肾上腺肿块，正好位于下腔静脉的外侧，与嗜铬细胞瘤相符（箭）。B.冠状面显示肿块的位置（箭）在右肾上方，在肝脏下方和内侧。在α肾上腺素和β肾上腺素阻断后，通过腹腔镜切除了一个20g（2.5cm×1.5cm×1.5cm）的嗜铬细胞瘤

上腺素为主），原发性甲状旁腺功能亢进症占20%，皮肤苔藓淀粉样变占5%，先天性巨结肠病罕见。皮肤苔藓淀粉样变是一种瘙痒性、丘疹性、鳞屑性和色素性的皮肤病变，通常位于肩胛间区或四肢伸侧表面。

MTC通常在嗜铬细胞瘤被确诊前被发现。MEN2A的发病率约为每200 000例活产中有1例。在MEN2A患者中，RET（转染时重排）原癌基因存在大量激活突变。RET位于染色体10q11.2，编码一种跨膜受体酪氨酸激酶，通过激活PI3K/AKT和MAPK/ERK信号通路参与细胞增殖和凋亡的调节。RET基因的7个特定外显子（外显子8、10、11、13、14、15或16）的功能获得突变可组成性激活RET。MEN2A家族的大多数突变（＞90%）涉及RET基因的10号外显子（密码子609、611、618和620）或11号（密码子630或634）。85%的MEN2A患者在密码子634上存在突变，特别是p.Cys634Arg（c.1900C＞T）。

先天性巨结肠的特点是远端结肠副交感神经丛中缺乏自主神经节细胞，从而导致便秘、巨结肠或顽固性便秘。携带Janus突变的MEN2A患者可能发生先天性巨结肠，该突变同时作为RET原癌基因（外显子10：密码子609、611、618、620）的功能获得型和功能失活型突变[35]。重要的是，必须将MEN2A患者因先天性巨结肠病引起的便秘/顽固性便秘，与MEN2B的神经节瘤病或在儿茶酚胺大量升高的患者（最常见于广泛转移的副神经节瘤或嗜铬细胞瘤患者）中出现的结肠麻痹效应，做出区分。

2.多发性内分泌肿瘤2B型　MEN2B（以前称为Gorlin综合征）也是一种常染色体显性疾病，具有年龄相关的外显率，它占所有MEN2病例的大约5%[34]。MEN2B的特点是所有患者都有MTC，50%的患者为肾上腺素（肾上腺素和去甲肾上腺素为主）嗜铬细胞瘤，大多数患者为黏膜神经瘤（通常涉及舌头、嘴唇和眼睑），还有骨骼畸形（如脊柱侧弯、前凸）、关节松弛、有髓角膜神经和肠神经节瘤。

MEN2B相关的肿瘤是由RET蛋白的细胞内结构域的突变引起的。超过95%的MEN2B病例是由于第16外显子中的单一蛋氨酸-苏氨酸错义突变（p. Met918Thr; c. 2753T＞C）引起。4%的MEN2B家族是由于另一个15号外显子883密码子处突变，丙氨酸转为苯丙氨酸。

95%以上的MEN2A患者和98%以上的MEN2B患者RET原癌基因存在可识别的突变。MEN2的嗜铬细胞瘤具有肾上腺素（肾上腺素和甲氧基肾上腺素占主导地位）生化表型，这一认识指导了基因检测[36]。对于合并表型疾病（如MTC）或肾上腺素生化表型嗜铬细胞瘤（单侧或双侧）的患者应考虑进行RET原癌基因突变的基因检测。在一个有MEN2的家族中，临床诊断为MEN2的家庭成员应首先进行基因检测。如果发现RET突变，所有状态不明确的家庭成员均应完善基因分型。在进行基因检测前应考虑遗传咨询。在已知有MEN2的家庭中，出生后不久进行基因检测有利于及时对甲状腺进行手术治疗（见第42章）。

3. von Hippel-Lindau 综合征　von Hippel-Lindau 综合征（von Hippel-Lindau disease，VHL）是一种常染色体显性遗传病，表现为多发良性和恶性肿瘤：去甲肾上腺素（主要是去甲肾上腺素和甲氧基去甲肾上腺素占优势）嗜铬细胞瘤或副神经节瘤（累及纵隔、腹部、骨盆）、血管母细胞瘤（累及小脑、脊髓或脑干）、视网膜血管瘤、肾透明细胞癌、胰腺神经内分泌肿瘤、中耳内淋巴囊肿瘤、胰腺浆液性囊腺瘤、附睾和阔韧带乳头状囊腺瘤[37]。在这些突变个体中，VHL 相关肿瘤的检出率在 65 岁时接近 100%，嗜铬细胞瘤的平均检出年龄为 20—29 岁[37]。

VHL 综合征的患病率为 1/91 000～1/35 000[38, 39]（0.1‰～0.29‰），VHL 肿瘤抑制基因位于染色体 3p25-26，编码一种调节 HIF 泛素化和蛋白体降解的蛋白质。VHL 基因功能缺失突变导致机体对缺氧反应不适当激活，促进糖酵解、血管生成和增殖。根据基因型–表型相关性，可将患者分为两组：1 型和 2 型。来自 1 型 VHL 综合征家族的患者，其 VHL 编码蛋白的生物活性完全丧失，但发生嗜铬细胞瘤的风险非常低；而 2 型 VHL 综合征家族的患者存在错义突变，VHL 编码蛋白保留部分剩余活性，发生嗜铬细胞瘤的风险很高。

对于双侧产生去甲肾上腺素（以去甲肾上腺素和甲氧基去甲肾上腺素占优势）的年轻（≤45 岁）嗜铬细胞瘤患者，应进行 VHL 综合征的基因检测。对于那些单侧产生去甲肾上腺素的嗜铬细胞瘤或副神经节瘤同时伴有相同表型其他疾病（如视网膜血管瘤）的患者，也应进行 VHL 综合征的基因检测。

MEN2 患者的嗜铬细胞瘤主要产生肾上腺素及其主要代谢物甲氧基肾上腺素，而 VHL 综合征患者的嗜铬细胞瘤主要产生去甲肾上腺素及其主要代谢物甲氧基去甲肾上腺素[36]。这些生化表型源自突变特异性差异基因表达。PNMT 在 MEN2 相关肿瘤中过度表达（肾上腺素和甲氧基肾上腺素），而在 VHL 相关肿瘤中表达不足（去甲肾上腺素和甲氧基去甲肾上腺素）[40]。此外，与 VHL 患者相比，MEN2 患者发生的嗜铬细胞瘤的酪氨酸羟化酶活性增加，这种差异部分解释了 MEN2 患者儿茶酚胺和代谢物水平较高的原因。

4. 神经纤维瘤病 1 型　神经纤维瘤病 1 型（neurofibromatosis 1，NF1），以前被称为 von Recklinghausen 病，是最常见的遗传综合征之一，患病率为 1/5000～1/2000[41]。NF1 是一种外显率为 100% 的常染色体显性疾病，以神经纤维瘤、多发咖啡斑、腋窝和腹股沟雀斑、虹膜错构瘤（Lisch 结节）、骨异常、中枢神经系统胶质瘤、嗜铬细胞瘤和副神经节瘤、巨头畸形和认知缺陷为特征。尽管外显率为 100%，但 NF1 特征的表达是可变的。大约 3% 的 NF1 患者出现分泌儿茶酚胺的肿瘤[42]。在这些患者中，分泌儿茶酚胺的肿瘤通常是孤立的良性肾上腺嗜铬细胞瘤，偶尔是双侧肾上腺嗜铬细胞瘤，较少出现腹部肾上腺周围副神经节瘤[42]。在因其他原因进行的影像学检查中，肾上腺嗜铬细胞瘤常常被误诊为偶然发现的肾上腺肿块[42]。

位于染色体 17q11.2 上的 NF1 肿瘤抑制基因负责编码神经纤维蛋白，其下调 RAS 蛋白和下游 RAS-RAF-MAPK 级联信号。NF1 肿瘤抑制基因失活突变导致该疾病。除非嗜铬细胞瘤患者表现出与 NF1 诊断一致的其他临床特征，否则不建议对 NF1 基因进行检测。

5. 先天性红细胞增多症　最常见的先天性红细胞增多症中容易出现嗜铬细胞瘤和副神经节瘤的那一型，通常为相关体细胞突变中的 HIF2-α 突变，HIF2-α 稳定性发生变化，从而导致 HIF-α 相关基因（如促红细胞生成素基因）上调。HIF2-α 突变患者有先天性红细胞增多症、多发性副神经节瘤和生长抑素瘤的风险[43, 44]。这些 HIF2-α 体细胞突变仅发生在雌性合子后神经嵴前体细胞中。另外两种与嗜铬细胞瘤和副神经节瘤有潜在联系的先天性红细胞增多症相关突变包括 VHL（Chuvash 红细胞增多病；然而，尚未报道这些患者发展为嗜铬细胞炎或副神经节瘤）和包含有 PHD2 的蛋白（迄今仅报道 1 名患者）[46]。

6. Carney 三联征　Carney 三联征（胃肠道间质瘤、肺软骨瘤和分泌儿茶酚胺的副神经节瘤，较少见的肿瘤包括食管平滑肌瘤和肾上腺腺瘤）是另一种与分泌儿茶酚胺的肿瘤相关的综合征[47]。这是一种十分罕见的综合征（目前有 150 名患者被报道），原因不明，主要影响年轻女性。胃间质瘤通常是多中心的，并与早期肝转移相关，但大多数患者的肿瘤都没有痛感[49]。肺软骨瘤是良性的，如果没有症状，不需要特殊治疗。副神经节瘤分泌儿茶酚胺，发现后应切除。Carney 三联征的其他特征包括食管平滑肌瘤和肾上腺皮质腺瘤。食管平滑肌瘤是良性的，通常无症状。肾上腺皮质腺瘤可能无功能或自主分泌皮质醇[50]。Carney 三联征的分子发病机制与 SDHC 基因位点特异性过度甲基化，从而下调 SDH 酶复合体有关[51, 52]。

（四）先天性心脏病

发绀型先天性心脏病与嗜铬细胞瘤/副神经节瘤之间的联系在 50 多年前就被人们认识[53-56]。其潜在的发病机制似乎是编码 HIF2-α 的 EPAS1 出现功能获得性体细胞突变[57]。EPAS1 的 530 和 531 残基突变导致结构性 HIF2-α 激活，引起发绀型先天性心脏病患者发生嗜铬细胞瘤和副神经节瘤。慢性缺氧环境中的 EPAS1 突变会放大 HIF2-α 的致癌性[57]。

（五）嗜铬细胞瘤和副神经节瘤的其他遗传形式

嗜铬细胞瘤和副神经节瘤的突变有两种常见的转录特征：①编码在细胞缺氧反应中起作用的蛋白质的基因突变；②编码激活激酶信号蛋白的基因发生突变

（表16-4）。第一类肿瘤大多为肾上腺外副神经节瘤（VHL除外，VHL中大多数肿瘤位于肾上腺），几乎所有肿瘤都具有去甲肾上腺素生化表型。第二种肿瘤通常为肾上腺嗜铬细胞瘤，具有肾上腺素生化表型（表16-4）。自1990年以来，已有18个嗜铬细胞瘤/副神经节瘤易感基因被报道：NF1、RET、VHL、SDHD、SDHC、SDHB、EGLN1（PHD2）、EGLN2（PDH1）、KIF1B、SDHAF2、IDH1、TMEM127、SDHA、MAX、HIF2A、MDH2、FH和DNMT3A[58, 59]。

1. 琥珀酸脱氢酶基因突变 大多数家族性副神经节瘤是由SDH亚单位基因（SDHB、SDHC、SDHD、SHDA和SDHAF2）突变引起的，这些基因构成线粒体复合体Ⅱ的一部分[60]。SDHx基因被认为是肿瘤抑制基因，编码的蛋白质形成线粒体复合体Ⅱ，线粒

复合体Ⅱ是Krebs循环和线粒体电子传递链之间关键的连接点。SDH是由核基因编码的四个亚单位组成的异四聚体蛋白复合体，SDHA和SDHB形成催化结构域，SDHC和SDHD将复合体锚定在线粒体内膜上，复合体的功能和结构完整性需要装配因子SDHAF1和SDHAF2。SDH基因的缺陷导致琥珀酸堆积，琥珀酸是2-氧谷氨酸依赖性加氧酶（如HIF脯氨酰羟化酶、组蛋白或DNA去甲基酶）的竞争性抑制药，琥珀酸堆积导致HIF亚型稳定、缺氧信号激活、表观遗传修饰。

在SDHD或SDHAF2突变的患者中，外显率取决于突变的起源。几乎没有例外[61, 62]，当突变从母亲遗传而来时，这种疾病并不表现出来，但从父亲遗传时，这种突变具有高度的外显率[63]，这种现象称为母源

名　称	基　因	典型肿瘤位置和其他关联
表16-4 嗜铬细胞瘤和副神经节瘤的种系突变		
缺氧途径：簇1[a]		
SDHD突变（家族性副神经节瘤1型）[b]	SDHD	主要为颅底和颈部；偶有肾上腺髓质、纵隔、腹部、骨盆；胃肠道间质瘤；可能的垂体腺瘤
SDHAF2突变（家族性副神经节瘤2型）[b]	SDHAF2	主要为颅底和颈部；偶尔腹部和骨盆
SDHC突变（家族性副神经节瘤3型）	SDHC	主要为颅底和颈部；偶尔腹部、骨盆或胸部；胃肠道间质瘤；可能的垂体腺瘤
SDHB突变（家族性副神经节瘤4型）	SDHB	腹部、骨盆和纵隔；罕见的有肾上腺髓质、颅底和颈部；胃肠道间质瘤；肾细胞癌；可能的垂体腺瘤
SDHA突变	SDHA	主要是颅底和颈部；偶尔腹部和骨盆；胃肠道间质瘤；可能的垂体腺瘤
von Hippel-Lindau病	VHL	肾上腺髓质，常为双侧；偶有副神经节瘤，可能局限于颅底到骨盆
遗传性平滑肌瘤病和肾细胞癌（Reed综合征）-延胡索酸水合酶突变	FH	多灶性和转移性；与遗传性平滑肌瘤病、子宫肌瘤和肾细胞癌相关
HIF2α	HIF2A	副神经节瘤、红细胞增多症和罕见的生长抑素瘤
家族性红细胞增多症与PDH1突变相关	EGLN2	嗜铬细胞瘤和副神经节瘤相关的红细胞增多症
家族性红细胞增多症与PDH2突变相关	EGLN1	嗜铬细胞瘤和副神经节瘤相关的红细胞增多症
KIF1B	KIF1B	成神经细胞瘤
激酶信号通路：簇2[c]		
MEN2A和MEN2B	RET	肾上腺髓质，通常为双侧
1型神经纤维瘤病	NF1	肾上腺或肾上腺周围
MAX[b]	MAX	肾上腺髓质
家族性嗜铬细胞瘤	TMEM127	肾上腺髓质；可能有肾细胞瘤

a. 第1组肿瘤大多为肾上腺外副神经节瘤（VHL除外，VHL中大多数肿瘤位于肾上腺），几乎所有肿瘤都具有去甲肾上腺素能生化表型；
b. 与母源印记相关；c. 集群2肿瘤通常是具有肾上腺素能生化表型的肾上腺嗜铬细胞瘤

印记[64]。

2. TMEM127 突变 TMEM127 是 mTOR 效应靶蛋白的负调节因子。在一项对 990 例嗜铬细胞瘤或副神经节瘤患者的研究中，20 例肾上腺肿瘤患者（其中 7 例为双侧）存在 TMEM127 种系突变，其中 5 例有嗜铬细胞瘤家族史[65]。在 547 例散发性嗜铬细胞瘤（单侧肾上腺肿瘤，家族史阴性）患者中，11 例（2%）有 TMEM127 突变。

3. MAX 突变 MAX 基因功能缺失突变与家族性嗜铬细胞瘤相关[66]。在对三名家族性嗜铬细胞瘤患者（前文描述的九个易感基因中没有任何一个发生突变）的初步研究中，发现了 MAX 种系突变。MAX 是调节细胞增殖、分化和凋亡的 MYC-MAX-MXD1 转录因子的组成部分。在本研究的扩展中，59 名疑似家族性嗜铬细胞瘤患者中，有 5 名（8.5%）发现了 MAX 突变（发病年龄＜30 岁、双侧嗜铬细胞癌或阳性家族史）[66]。

4. FH 突变 在 598 例嗜铬细胞瘤 / 副神经节瘤患者中，有 5 例（1%）发现编码延胡索酸水合酶的 FH 基因的种系突变，但已知的易感基因没有发生突变[67]。临床上，FH 突变患者的肿瘤转移率和多发肿瘤发生率明显高于无 FH 突变的患者。

（六）基因检测

如果患者患有以下一种或多种疾病，应考虑进行基因检测：①副神经节瘤；②双侧肾上腺嗜铬细胞瘤；③单侧肾上腺嗜铬细胞瘤和嗜铬细胞瘤 / 副神经节瘤家族史；④单侧肾上腺素嗜铬细胞瘤，发病年龄较小（＜45 岁）；⑤其他临床发现，提示上述综合征性疾病之一。对于有嗜铬细胞瘤 / 副神经节瘤家族史且存在患病风险的无症状人群，只有家族成员有已知突变时，才应进行基因检测。基因检测可能会很复杂，对一个家庭成员的检测可能会影响到其他家族成员。我们提倡遗传咨询帮助更多家庭了解遗传测试的含义，协调患者进行检测，并帮助家庭解决检测过程中可能出现的心理和社会问题。

尽管一种基于生化表型、年龄和肿瘤的序列遗传检测算法已经被提出[22]，然而基因检测领域正在迅速发展，在许多临床实验室，序列基因检测已不再使用，因为程序包式的二代测序技术因价格低廉而广泛应用于临床基因突变的检测。

（七）琥珀酸脱氢酶基因突变携带者的评估和监测

如果在先证者的亲属中发现 SDHx 突变，则需要每年进行临床评估（包括血压检查和生化检测），便于早期诊断嗜铬细胞瘤 / 副神经节瘤。目前能够指导临床医生确定检测频率、开始年龄和检测类型的前瞻性研究非常欠缺。从 10 岁左右开始，每年应对所有 SDHx 突变携带者进行血浆或 24h 尿液回收，行甲氧基肾上腺素和儿茶酚胺的生化检测。因为副神经节瘤可能是无功能的，或为了在儿茶酚胺自主分泌明显之前能够被发现，建议定期进行影像学检查。例如，高危 SDHx（如 SDHD 和 SDHAF2 的父亲遗传）突变携带者应每 2～3 年对腹部、骨盆、胸部和颈部进行 MRI 检查；每 5 年行 ^{123}I- 间位碘苄胍成像或 ^{68}Ga-1，4，7，10- 四氮杂环十二烷 -1，4，7，10- 四乙酸 -D- 苯丙氨酸 1- 酪氨酸 3- 苏氨酸 8- 奥曲肽（DOTATATE）正电子发射断层扫描检查。SDHx 突变的患者有发生肾细胞癌的风险（尽管很低），故应定期行腹部横截面影像学检查[69]。此外，随着肿瘤相关性的新发现，需要更多额外的检测。例如，有报道已经确定了 SDHx 突变与垂体瘤发病风险之间的关联[70, 71]。如果这种风险被证实是真实且重要的，那么垂体定向 MRI 可能也会成为定期监测的项目。

（八）诊断

1. 鉴别诊断 许多体征和症状提示临床医生进行嗜铬细胞瘤相关检查（表 16-3）。这些疾病涉及许多医学领域，包括内分泌疾病（如原发性性腺功能减退症）、心血管疾病（如特发性直立性低血压）、心理疾病（如惊恐障碍）、药物原因（如肾上腺素抑制剂的戒断）、神经疾病（如体位性心动过速综合征）及其他疾病（如肥大细胞病）。事实上，大多数嗜铬细胞瘤患者都没有上述症状。此外，在以下几种临床情况下，儿茶酚胺和甲氧基肾上腺素类物质水平可能会升高，包括停药（如可乐定、酒精）、急性疾病（如蛛网膜下腔出血、偏头痛、先兆子痫）及服用药物（如三环类抗抑郁药、左旋多巴、丁螺环酮、抗精神病药、可卡因、苯环利定、苯丙胺、麻黄素、伪麻黄碱、苯丙醇胺、异丙肾上腺素）[22]（表 16-5）。

2. 病例筛查 患有以下一种或多种疾病的患者应怀疑嗜铬细胞瘤。

• 肾上腺素亢进发作（如自限性的非运动性剧烈心悸、出汗、头痛、震颤或脸色苍白）。

表 16-5 可能增加儿茶酚胺和甲氧基肾上腺素类物质的药物
• 三环类抗抑郁药（包括环苯扎林）
• 左旋多巴
• 肾上腺素能受体激动药（如缓解充血的药物）
• 安非他明
• 丁螺环酮和抗精神病药物
• 丙氯拉嗪
• 利血平
• 可乐定和其他药物停药（如非法药物）
• 非法药物戒断（如可卡因、海洛因）
• 乙醇

• 顽固性高血压。

• 易患儿茶酚胺分泌肿瘤的家族综合征（如MEN2、NF1、VHL）。

• 嗜铬细胞瘤家族史。

• 偶然发现的肾上腺肿块，其影像学特征与嗜铬细胞瘤一致。

• 麻醉期间的按压反应、手术、血管造影术。

• 早发型高血压（＜20 岁）。

• 特发性扩张型心肌病。

• 发绀型先天性心脏病。

(1) 尿液和血浆中去甲肾上腺素和儿茶酚胺的测定：诊断依赖于尿液或血浆中去甲肾上腺素和儿茶酚胺浓度测定，浓度升高可以辅助确诊[22, 72, 73]（图 16-4）。儿茶酚胺主要是在肿瘤内代谢，肾上腺素转化为甲氧基肾上腺素，而去甲肾上腺素最终生成甲氧基去甲肾上腺素[8]。目前大多数实验室通过高效液相色谱结合电化学检测或串联质谱法检测儿茶酚胺（多巴胺、去甲肾上腺素和肾上腺素）和甲氧基肾上腺素类物质

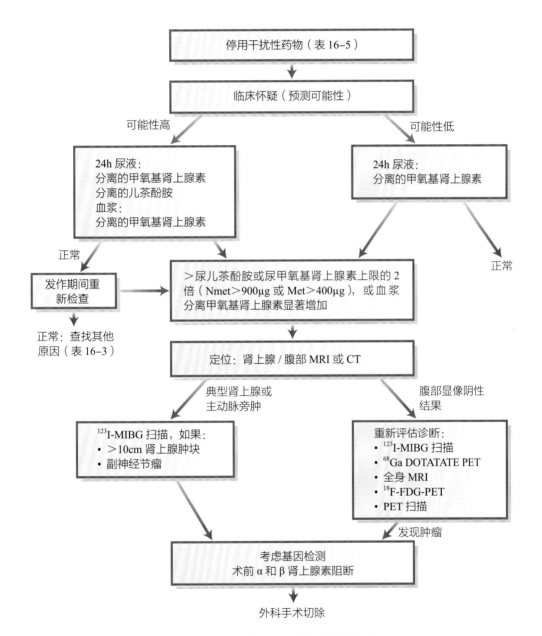

▲ 图 16-4 分泌儿茶酚胺肿瘤的评估和治疗

高度可疑的临床相关突发症状（尤其是高血压），间歇性、异常不稳定或顽固性高血压，嗜铬细胞瘤家族史或相关疾病，偶然发现的肾上腺肿块。CT. 计算机断层扫描；18F-FDG. 18F– 氟代脱氧葡萄糖；68Ga-DOTATATE. 68Ga-1,4,7,10– 四氮杂环十二烷 –1,4,7,10– 四乙酸 –D– 苯丙氨酸 1– 酪氨酸 3– 苏氨酸 8– 奥曲肽；123I-MIBG. 碘 –123– 标记的偏碘苯甲胍；Met. 甲氧基肾上腺素；MRI. 磁共振成像；nl. 正常；Nmet. 去甲肾上腺素；PET. 正电子发射断层扫描（经许可转载，改编自 Young Jr WF. Pheochromocytoma, 1926-1993. *Trends Endocrinol Metab*. 1993; 4: 122-127.）

（甲氧基肾上腺素和甲氧基去甲肾上腺素）。这些技术避免了 α 甲基多巴、拉贝洛尔、索他洛尔及对比剂引起假阳性结果。

在梅奥诊所，最可靠的筛查方法是采集和测量 24h 尿液儿茶酚胺（灵敏度为 98%，特异度为 98%）[72, 74]。由于血浆分离的甲氧基肾上腺素假阳性率较高，故仅用于高度临床怀疑病例。在以下情况下，高度怀疑为嗜铬细胞瘤：顽固性高血压、伴有相关苍白发作、嗜铬细胞瘤家族史、易患嗜铬细胞瘤的遗传综合征（如 MEN2）、既往切除嗜铬细胞瘤病史和复发性高血压或发作性高血压病史，以及影像学特征与嗜铬细胞瘤一致的偶然发现的肾上腺肿块（表 16–6）[28]。此外，对于儿童患者来说，血浆分离的甲氧基肾上腺素测量是一种很好的方法，因为在儿科患者中很难获得完整的 24h 尿液。尿液多巴胺或血浆甲氧酪胺的测定在检测罕见的选择性多巴胺高分泌肿瘤中非常有用，因为血浆中的小部分甲氧基肾上腺素不是多巴胺的直接代谢物，在分泌多巴胺的肿瘤中可能是正常的[74-76]。

当收集 24h 尿液分离甲氧基肾上腺素和儿茶酚胺时，也应测量尿肌酐，以此验证标本的采集是否充分。大多数 24h 尿液分离出的甲氧基肾上腺素测定的诊断临界值，是基于血压正常的志愿者得出的正常范围，这可能导致假阳性结果增多。例如，在血压正常的实验室志愿者的检测结果中，甲氧基去甲肾上腺素和甲氧基肾上腺素的第 95 百分位数结果分别是 428μg 和 200μg，而在常规临床实践中一部分接受嗜铬细胞瘤检测但未患肿瘤的个体中，分别比正常志愿者高 71% 和 51%（甲氧基去甲肾上腺素 <900μg，甲氧基肾上腺素 <400μg）[73]。

虽然患者在诊断评估期间最好不接受任何药物治疗，但是大多数药物治疗还是可以继续的。三环类抗抑郁药是最常干扰 24h 尿中儿茶酚胺和代谢物测定的药物。为了有效筛查分泌儿茶酚胺的肿瘤，表 16–5 中所列的三环抗抑郁药和其他精神药物的治疗和使用应逐渐减少，并在任何激素评估前至少停用 2 周。临床上，在某些情况下不建议停用某些特殊用药（如抗精神病药物）。一旦筛查结果呈阳性，则需要进行腹部和骨盆部位的 CT 或 MRI 检查，以排除分泌儿茶酚胺的肿瘤。此外，在身体应激或疾病（如脑卒中、心肌梗死、充血性心力衰竭、阻塞性睡眠呼吸暂停）的状态下，儿茶酚胺可能会相应分泌增加。对于需要重症监护室住院治疗的患者，甲氧基肾上腺素或儿茶酚胺的检测结果没有确定的参考值范围。因此，在这些临床情况下，需要根据个体化其概况评估儿茶酚胺和甲氧基肾上腺素类物质的检测结果。

(2) 用于评估嗜铬细胞瘤的其他检验：嗜铬细胞瘤患者中，血浆儿茶酚胺的测定整体上准确性较差，因此，除了用于检测分泌多巴胺的副神经节瘤外，其他

情况下不再作为检测项目。嗜铬粒蛋白 A 由神经内分泌细胞的致密核心分泌颗粒中储存和释放，并在 80% 的嗜铬细胞瘤患者中分泌增加。因此，嗜铬粒蛋白 A 在嗜铬细胞瘤患者中不具有特异性，在其他神经内分泌肿瘤中也可以升高。24h 尿 VMA 排泄量与 24h 尿甲氧基肾上腺素类相比，诊断的灵敏度和特异度均较差。

血浆儿茶酚胺和甲氧基肾上腺素类物质测定的高假阳性率引发了一项确证性试验的出现，即可乐定抑制试验。本试验旨在鉴别嗜铬细胞瘤与血浆儿茶酚胺和甲肾上腺素的假阳性结果。可乐定是一种作用在中枢的 α₂ 受体激动剂，通常抑制神经元释放儿茶酚胺，但不影响嗜铬细胞瘤分泌儿茶酚胺[78]。

由于儿茶酚胺和甲氧基肾上腺素类物质测定方法的进步，很少需要酚妥拉明、胰高血糖素、组胺、甲氧氯普胺和酪胺试验。1975—1994 年，我们在梅奥诊所对 542 名高度怀疑嗜铬细胞瘤的患者进行了组胺和胰高血糖素刺激试验，尽管这些患者总甲氧基肾上腺素或 24h 尿儿茶酚胺排泄正常，但在这种情况下，刺激试验中没有一个患者出现阳性结果[79]。

(3) 肾衰竭：如果患者患有晚期肾功能不全，则尿儿茶酚胺和代谢物的测定可能不准确[80]。血清嗜铬粒蛋白 A 水平在这些患者的诊断中特异性较差[81]。正在接受血液透析的非嗜铬细胞瘤患者中，血浆去甲肾上腺素和多巴胺浓度分别比正常值上限高 3 倍和 2 倍[82]。但是，血浆肾上腺素浓度测定的结果仍可参考标准正常值范围[83]。因此，当肾衰竭患者的血浆去甲肾上腺素浓度高于正常值上限 3 倍以上，或肾上腺素浓度高于正常值上限 2 倍时，应该疑诊嗜铬细胞瘤。有一项研究发现，肾衰竭患者的血浆甲氧基肾上腺素类物质的浓度约增加 2 倍，这可能有助于对肾功能不全或肾衰竭患者进行疾病的评估诊断[84]。但是，其他研究结果却表明，血浆甲氧基肾上腺素类物质的浓度不能区分嗜铬细胞瘤患者和终末期肾病的患者[85, 86]。

(4) 人为的嗜铬细胞瘤：与其他类似疾病一样，人为嗜铬细胞瘤很难确诊[87]。患者通常有医学背景。患者可能将儿茶酚胺类物质"注射"入存放 24h 尿液的容器中，或系统使用儿茶酚胺类物质[88]，甚至可能服用其他能够模拟嗜铬细胞瘤症状的药物，导致假阳性的生化检测结果。

3. 定位诊断　在检测结果能够诊断并确认是分泌儿茶酚胺的肿瘤之前，不建议启动定位检查（图 16–4）。腹部和骨盆部位的 CT 或 MRI 应是首选定位检查（灵敏度 >95%，特异度 >65%）[22]。约 85% 的肿瘤位于肾上腺，95% 位于腹部和骨盆部位。分泌儿茶酚胺的副神经节瘤最常见的部位包括：上腹部主动脉旁区，占 46%；下腹主动脉旁区，占 29%；膀胱，占 10%；纵隔，占 10%；头部和颈部，占 3%；骨盆部位，占 2%[33]。

表 16-6 肾上腺占位的典型影像学表现

肿瘤类型	大小（cm）	形 状	质 地	偏侧性	增 强	CT[a]	MRI[b]	坏死、出血或钙化	生 长
皮质腺瘤	≤3	圆形或椭圆形，边缘平滑	均一	常单侧	有限	<10HU；>50% 洗脱	等信号	罕见	慢
皮质癌	>4	不规则，边界不清	不均匀	常单侧	显著	>10HU；<50% 洗脱	高信号	常见	快
嗜铬细胞瘤	>3	圆形到椭圆形，边界清楚	不均匀伴囊性变区域	常孤立，单侧	显著	>10HU；<50% 洗脱	高信号	常见	每年 0.5～1cm
转移	可变	圆形到不规则，边界不清	不均质	常双侧	显著	>10HU；<50% 洗脱	高信号	常见	可变

a. 造影前 CT 衰减（以 HU 为单位）和 10min 时对比剂洗脱百分比；b. 在 T_2 加权图像上与肝脏相比的相对强度
CT. 计算机断层扫描；HU.Hounsfield 单位；MRI. 磁共振成像

（1）影像学表现：影像学表现是指是指肿瘤在 CT 或 MRI 上的特征（表 16-6）[28]。皮质腺瘤富含脂类的特性有助于将这些良性肿瘤与嗜铬细胞瘤区分开。在 CT 成像中，图像密度（越暗的组织密度越低）归因于 X 线衰减。CT 密度的两个极端分别是空气（为黑色）和骨骼（为白色）。Hounsfield 标度是一种测量 X 线衰减的半定量方法。典型的脂肪组织的 HU 值为 –150～–20HU，肾脏为 20～50HU。如果肾上腺肿块在非增强扫描时密度 <10HU，那么不可能是嗜铬细胞瘤。肾上腺皮质腺瘤比非腺瘤在增强扫描时会出现更早的廓清。例如，Korobkin 和同事[90]发现，腺瘤的平均廓清率在 5min 时约为 51%，在 15min 时约为 70%，而非腺瘤分别为 8% 和 20%。

尽管 CT 仍是主要的肾上腺成像方式，但 MRI 在某些临床情况下也具有优势，几种不同的 MRI 技术已用于诊断肾上腺肿物。传统的自旋回波序列 MRI 是第一个也是最常用的技术。在腹部 MRI 的早期应用中，使用低强度或中等强度的磁体，在 T_1 加权和 T_2 加权成像上可以区分嗜铬细胞瘤、恶性肿瘤和良性腺瘤就已经很明确。在钆 - 二亚乙基三胺五乙酸 - 增强 MRI 中，嗜铬细胞瘤和恶性病变显示快速和明显的强化，廓清速度减慢，而腺瘤则显示轻度强化和对比剂的快速廓清[90]。CT 诊断中也有类似的表现。

化学位移 MRI 是一种对脂肪非常敏感的成像方式。化学位移伪影 MRI 原理是水和脂质分子中的氢质子会以不同的频率共振。良性皮质腺瘤中脂质和水的含量大致相等，而嗜铬细胞瘤的脂肪含量通常较低。当水和脂类的质子共振方向相同时，则相互为同相位；而当它们彼此相反时，则为相互为反相位。当脂肪和水在 MRI 上同相位时，信号强度最大；反相位时，信号强度降低。这种同相和反相过程是化学位移技术。

良性的肾上腺皮质腺瘤由于脂肪含量高，在反相位图像上会呈现低信号，但在同相图像上呈现相对高信号。化学位移伪影 MRI 可以使用梯度回波脉冲序列来产生类似的效果。

与良性皮质腺瘤一致的影像学特征包括：圆形密度均匀，轮廓光滑，边缘清晰，直径通常小于 3cm，单侧位置，在摄入对比剂 10min 后对比剂快速洗脱、增强 CT 低衰减值（如 <10HU）[90, 92]，MRI 序列上的 T_1 加权和 T_2 加权为等强度，以及 MRI 上有脂质的化学位移表现（表 16-6）。与嗜铬细胞瘤一致的影像学表现包括超过 20HU 的 CT 衰减为非对比剂，CT 上静脉造影可见明显增强（图 16-3），T_2 加权 MRI 显示高信号强度，矢相图像无信号丢失（图 16-5）、囊性和出血性改变、大小可变、可能为双侧。虽然已经有人提出，患有明显的单纯性肾上腺囊肿的患者不需要激素评估，但嗜铬细胞瘤与肾上腺囊肿相仿[93]。

（2）[68]Ga-DOTATATE-PET/CT 和 ^{123}I-MIBG 成像：在经过检验后确认分泌儿茶酚胺的肿瘤患者中，如果腹部和骨盆部位成像结果为阴性，可用 ^{68}Ga-DOTATATE-PET/CT 或 ^{123}I-MIBG 闪烁成像进一步进行定位检查（图 16-6）。这些成像的药物优先会在产生儿茶酚胺的肿瘤中积累。[123]I-MIBG 成像技术并没有像最初希望的那样好（灵敏度为 80%，特异度为 99%）[10]。在一项通过对 282 例经过手术证实的分泌儿茶酚胺的肿瘤患者研究中，CT 的灵敏度为 89%，MRI 的灵敏度为 98%，[131]I-MIBG 的灵敏度为 81%[10]。如果在 CT 或 MRI 上发现典型（<10cm）的单侧肾上腺嗜铬细胞瘤，[123]I-MIBG 成像的价值可能多余，其结果甚至可能会使干扰临床医生的判断[94, 95]。另一方面，如果肾上腺嗜铬细胞瘤超过 10cm，则需要进行 ^{68}Ga-DOTATATE-PET/CT 或 ^{123}I-MIBG 成像，因为此类患

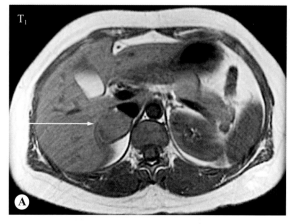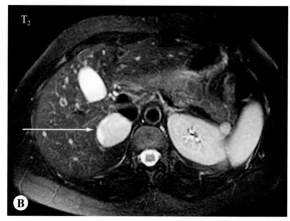

▲ 图 16-5 腹部 MRI

患者，34 岁女性，近期出现心悸和高血压，在服用单剂量 β 肾上腺素阻滞药后出现急性左心衰竭。24h 尿液总甲氧基肾上腺素类物质和儿茶酚胺检测结果显示：总甲氧基肾上腺素类物质 3800μg（正常，＜1000μg），去甲氧基肾上腺素 37μg（正常，＜170μg），肾上腺素 7.7μg（正常，＜35μg），多巴胺 147μg（正常，＜700μg）。图像显示一个质地稍不均匀的右侧肾上腺肿块（3.3cm×3.5cm×4.5cm），符合嗜铬细胞瘤（箭），在 T_2 加权图像上肿块信号强度增加（B）。在 α 肾上腺素阻滞和恢复正常左心室功能后，患者行腹腔镜肾上腺切除术，切除的嗜铬细胞瘤大小 5cm×4cm×3cm，质量 33g。术后 24h 尿总甲氧基肾上腺素类物质排泄量恢复正常

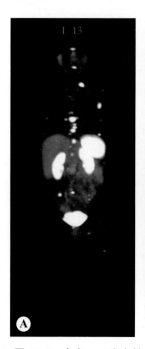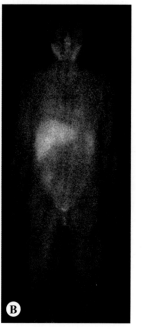

▲ 图 16-6　患者，57 岁女性，7 年前切除右侧肾上腺嗜铬细胞瘤（8.7cm）。图为其 ^{68}Ga-DOTATATE-PET 和 ^{123}I-MIBG 成像。24h 尿液中分馏甲氧基肾上腺素类物质和儿茶酚胺的结果提示肿瘤复发。同时期的 ^{123}I-MIBG 和 ^{68}Ga-DOTATATE-PET 显示 ^{68}Ga-DOTATATE-PET 的优越性

A. ^{68}Ga-DOTATATE-PET 显示广泛的转移性病变，可见于整个轴骨、附肢骨和腹膜后淋巴结；B. ^{123}I-MIBG 闪烁扫描显示三个椎体（T_3、T_8 和 T_{10}）和右髂内侧骨中放射性示踪剂摄取增加非常微弱

者出现转移性肿瘤和其他部位的副神经节瘤风险增加。对临床医生而言，认识到某些药物可能干扰 ^{123}I-MIBG 摄取是非常重要的，并让患者在进行成像前停用这些

药物[96]（表 16-7）。

^{68}Ga-DOTADATE-PET/CT 成像在某些患者中被证明比 ^{123}I-MIBG、CT/MRI 或 ^{18}F-FDG-PET/CT 成像对转移性的肿瘤检测更敏感[97]（图 16-6）。此外，^{68}Ga-DOTADATE-PET/CT 成像比常规的 ^{111}In–戊四肽闪烁成像能提供更高的空间分辨率。2016 年 6 月，美国 FDA 批准将 ^{68}Ga-DOTATATE 作为 PET 成像的放射性诊断试剂。

(3) 其他定位方法：可使用的其他定位程序包括胸部、颈部和颅底的计算机辅助横断面成像。由于嗜铬细胞瘤或副神经节瘤患者的有氧糖酵解被激活，并伴有 *SDHx* 基因突变，^{18}F-FDG-PET/CT 是定位原发肿瘤和肿瘤转移灶的理想成像技术[98]。因采用肾上腺静脉取血（adrenal venous sampling，AVS）来测定儿茶酚胺浓度通常具有误导性，故避免采用该方法[99]。

（九）治疗

嗜铬细胞瘤的治疗首选手术彻底切除。手术后的存活率为 98%～100%，这高度依赖于内分泌学医生、内分泌学相关的外科医生和麻醉医生的团队技能[22, 32]。最常见的并发症是术中血压不稳定和术后低血压。精心的术前药物准备是治疗成功的关键[22, 100]。大多数儿茶酚胺类肿瘤是良性的，可以完全切除。肿瘤切除后通常能使高血压得到治愈。

1. 术前管理　所有分泌儿茶酚胺的肿瘤患者都需要某种形式的药物治疗，进行术前准备，包括无临床症状且血压正常的患者[22, 100]。然而，没有随机对照试验比较不同的药物治疗方法[101]。联合使用 α 受体阻滞药和 β 受体阻滞药是控制血压和预防术中高血压危象的一种方法[100]。应该在手术前 7～10 天开始给予 α 受

表 16-7　可能影响间碘苄胍摄取的药物

摄取 –1 抑制药[a]	- 止吐药（氯丙嗪等） - 抗精神病药（氯丙嗪、氟哌啶醇等） - 可卡因 - 拉贝洛尔 - 苯丙醇胺 - 三环类抗抑郁药（阿米替林、阿莫沙平、地昔帕明、多塞平、丙咪嗪、去甲替林等）
消耗囊泡内容物[b]	- 安非他明（右旋安非他明、芬氟拉明、芬特明等） - 多巴胺 - 拉贝洛尔 - 利血平 - 拟交感神经药（麻黄碱、去氧肾上腺素、伪麻黄碱、沙丁胺醇、特布他林等）
抑制囊泡单胺转运蛋白[b]	- 利血平
机制不明[a]	- 钙通道阻滞药（地尔硫草、尼卡地平、硝苯地平、尼莫地平、维拉帕米等）

a. 应在 MIBG 给药前至少 48h 停止；b. 应在 MIBG 给药前至少 72h 停止

体阻滞药，将血压控制在正常范围内并使收缩的血容量得到扩充。对于近期患有心肌梗死、儿茶酚胺心肌病或儿茶酚胺诱发的血管炎的患者，术前需要给予更长时间的 α 受体阻滞药。每天应监测 2 次患者的坐位和立位血压。血压控制目标是各年龄段血压正常范围

的低值（例如，坐位＜120/80mmHg，立位时时收缩压＞90mmHg）；这两个目标都应根据患者的年龄和合并症进行校正。体位性低血压不是治疗目标，而是一种不良反应。因此，在使用 α 受体阻滞药的第 2 天或第 3 天，应鼓励患者开始高钠饮食（≥5000mg/d），因为儿茶酚胺会诱导血容量收缩和 α 受体阻滞相关的体位性低血压。对于充血性心力衰竭或肾功能不全患者，这种程度的容量扩张可能是禁忌。达到充分的 α 受体阻滞后，通常在术前 2～3 天开始 β 受体阻滞。

(1) α 受体阻滞药：酚苄明是术前准备中控制血压和心律失常的首选药物。它是一种不可逆、长效、非特异性 α 受体阻滞药。初始剂量为 10mg，每天 1 次或 2 次，根据血压控制和症状发作的情况调整剂量，每 2～3 天分次增加 10～20mg（表 16-8）。酚苄明的最终剂量通常为每天 20～100mg。应提醒患者注意，几乎所有患者都会出现的体位性低血压、鼻塞、男性逆行射精和明显乏力。由于选择性 α₁ 受体阻滞药（如哌唑嗪、特拉唑嗪、多沙唑嗪）的不良反应较酚苄明更轻，当需要长期药物治疗时（如转移性嗜铬细胞瘤）应选用 α₁ 受体阻滞药。然而，由于酚苄明成本高，选择性 α₁ 受体阻滞药更常用于术前准备。

(2) β 受体阻滞药：β 受体阻滞药只允许在 α 受体阻滞药起效后给药，因为单独使用 β 受体阻滞药可能会因无拮抗的 α 受体阻滞药而出现严重的高血压或心肺失代偿。术前给予 β 受体阻滞药旨在控制与循环中高浓度儿茶酚胺和 α 受体阻滞药相关的心动过速。如果患者有哮喘或充血性心力衰竭，临床医生应谨慎给药。慢性儿茶酚胺过量可引起心肌病，在给予 β 受

表 16-8　治疗嗜铬细胞瘤的口服药物

药　物		起始剂量（最大剂量）、mg/d[a]	不良反应
α 受体阻滞药	酚苄明	10[b]（100）[b]	体位性低血压、心动过速、瞳孔缩小、鼻塞、腹泻、逆行射精、疲劳
	哌唑嗪	1（20）[c]	首剂效应：头晕、嗜睡、头痛、疲劳、心悸、恶心
	特拉唑嗪	1（20）[b]	首剂效应：乏力、视物模糊、头晕、鼻塞、恶心、周围水肿、心悸、嗜睡
	多沙唑嗪	1（20）	首剂效应：体位性低血压、外周水肿、疲劳、嗜睡
联合使用 α 受体阻滞药和 β 受体阻滞药	拉贝洛尔	200[b]（1200）[b]	头晕、疲劳、恶心、鼻塞、阳痿
钙通道阻滞药	尼卡地平缓释	30[b]（120）[b]	水肿、头晕、头痛、潮红、恶心、消化不良
儿茶酚胺合成抑制药	α– 甲基 –p-L– 酪氨酸（甲基络氨酸）	1000[c]（4000）[c]	镇静、腹泻、焦虑、噩梦、结晶尿、溢乳、锥体外系体征

a. 除非另有说明、每天口服 1 次；b. 每天口服 2 次；c. 每天口服 3～4 次

阻滞药后，可能使病情加重，从而导致急性肺水肿。因此，在给予 β 受体阻滞药时，应谨慎且小剂量使用。例如，常规起始剂量为每 6 小时给予 10mg 普萘洛尔。在给药的第 2 天，β 受体阻滞药（假设患者耐受该药物）可转化为单次长效剂量，然后根据需要增加剂量以控制心动过速（目标心率为 60～80 次 / 分）。

(3) 儿茶酚胺合成抑制药：甲酪氨酸应谨慎使用，并且仅在其他药物无效或在对肿瘤进行操作或破坏（如转移部位的射频消融）的患者中使用并加以标识[102]。大多数中心将甲酪氨酸应用于由于心肺原因而不能使用典型的 α 受体阻滞药和 β 受体阻滞药联合阻滞方案的患者[7]。甲酪氨酸通过阻断酪氨酸羟化酶抑制儿茶酚胺的合成[103]。长期使用的不良反应包括镇静、抑郁、腹泻、焦虑、噩梦、结晶尿和泌尿系结石、溢乳和锥体外系体征。如果手术切除困难（如恶性副神经节瘤）或拟进行破坏性治疗（如肝转移灶的射频消融），则可以在使用 α 受体阻滞药和 β 受体阻滞药时添加甲酪氨酸[7]。给予甲酪氨酸术前准备的典型短期方案是第 1 天每 6 小时给予 250mg，第 2 天每 6 小时给予 500mg，第 3 天每 6 小时给予 750mg，手术前 1 天每 6 小时 1000mg，最后一次给药（1000mg）在手术当天早晨[7]。这种短期方案的主要不良反应是嗜睡。

(4) 钙通道阻滞药：钙通道阻滞药可阻断去甲肾上腺素介导的钙向血管平滑肌的转运，已在数个医疗中心成功应用于嗜铬细胞瘤患者的术前准备[104]。尼卡地平是嗜铬细胞瘤术前准备最常用的钙通道阻滞药。缓释制剂的起始剂量为 30mg，每天 2 次（表 16-8）[105, 106]。术前口服尼卡地平以控制血压，如果需要，可在术中静脉输注（表 16-9）。虽然应用钙通道阻滞药的集体经验少于 α 受体阻滞药和 β 受体阻滞药，但当钙通道阻滞药用作抗高血压治疗的主要药物时，三者可能同样有效[106, 107]。钙通道阻滞药单药应用于分泌儿茶酚胺的肿瘤患者的围术期管理显然并不能控制所有血流动力学变化，然而，其使用或可降低并发症和死亡率[107]。这类药物的主要作用可能是在血压控制不满意时作为 α 受体阻滞药和 β 受体阻滞药联合阻断方案的补充治疗，或作为无法耐受肾上腺素阻断方案不良反应的替代治疗。

2. 急性高血压危象　急性高血压危象可发生在术前或术中，应给予硝普钠、酚妥拉明或尼卡地平静脉注射治疗（表 16-9）。硝普钠是一种理想的血管扩张药，因起效快、作用持续时间短，可用于控制术中的高血压发作。以每分钟 0.5～5μg/kg 体重的速度静脉输注给药，并根据目标血压反应每隔几分钟进行调整。为使硫氰酸盐浓度稳定保持在 1mmol/L 以下，长时间输注的速率应不超过 3μg/（kg·min）。酚妥拉明是一种短效、非选择性 α 受体阻滞药，以冻干形式储存于 5mg 小瓶中。给予 1mg 的初始试验剂量，如

有必要，随后重复 5mg 大剂量或持续静点。对酚妥拉明的反应在静脉注射后 2～3min 达到最大，持续 10～15min。尼卡地平的起始输注速度可以为 5mg/h，根据血压调整速度（输注速度可每 15 分钟增加 2.5mg/h，最高可达 15mg/h）（表 16-9）。

3. 麻醉和手术　手术切除分泌儿茶酚胺的肿瘤是一项高风险的外科手术，需要经验丰富的外科医生及麻醉师团队。可以在手术当天早晨进行最后一次 α 受体阻滞药和 β 受体阻滞药的口服给药。由于芬太尼、氯胺酮和吗啡可能会刺激嗜铬细胞瘤释放儿茶酚胺，应避免使用上述药物[108]。此外，应避免使用阿托品，因为阿托品会因阻断副交感神经系统引起相关心动过速。可以通过静脉注射丙泊酚、依托咪酯或巴比妥酸盐与合成阿片类药物联合使用来诱导麻醉[108]。可以使用大多数麻醉气体，但应避免使用氟烷和地氟醚。必须密切监测心血管和血流动力学参数。需要连续监测动脉内压和心律。如果患者有充血性心力衰竭或心脏储备减少，则需要监测肺毛细血管楔压。这里概述的术前和围术期治疗方法通用于成人和儿童[109, 110]。

目前对于直径小于 8cm 的孤立性肾上腺嗜铬细胞瘤患者，腹腔镜肾上腺手术是首选手术方法[111-113]。如果嗜铬细胞瘤位于肾上腺，应切除整个肾上腺。对嗜铬细胞瘤进行腹腔镜肾上腺切除术时，如切除瘤体困难、侵袭、粘连或外科医生缺乏经验，应转为开放性肾上腺切除术。应特别注意避免肿瘤包膜破裂，这可能会使明显的良性嗜铬细胞瘤破裂后植入引起无法治愈的弥漫性腹膜疾病[114]。如果是恶性嗜铬细胞瘤，则应尽可能多地切除肿瘤。如果术前计划进行双侧肾上腺切除术，则患者应在等待转移到手术室时接受应激剂量的糖皮质激素治疗。此外，如果术前未计划切除双侧肾上腺，也未预先给予糖皮质激素，应在手术时开始给予糖皮质激素。保留皮质的双侧肾上腺切除术已用于治疗 VHL 病患者[115, 116]。

腹部副神经节瘤应采用腹部正中线手术入路。应对腹中线进行仔细查体。位于颈部、胸部和膀胱的副神经节瘤需要特殊的手术方法[117]。无法手术切除的心脏嗜铬细胞瘤可能需要心脏移植[118]。

手术治疗嗜铬细胞瘤时术中和术后可能会出现低血压，必要时，应该先用晶体和胶体治疗，然后再用静脉输注升压药。术前给予 α 受体阻滞药并血容量扩张充分的患者术后低血压发生率较低。如果手术操作涉及双侧肾上腺，则术后低血压的潜在原因可能是肾上腺皮质功能不全。由于低血糖可在术后即刻发作，所以应监测血糖水平，应静脉输注 5% 葡萄糖液体。出院时患者血压通常恢复正常。不排除术后长期持续性高血压的情况发生，其发生的可能原因是手术切除相关的肾损伤、压力感受器的重置、血流动力学变化、

作 用	药 物	剂 量
干预高血压	酚妥拉明	静脉推注 1mg 观察，根据需要给予 2～5mg 静脉推注或连续输注
	硝普钠	建议每分钟按 2μg/kg 的速度静脉输注是安全的 超过 4μg/（kg·min）可能会在 3h 内致氧化物中毒 很少需要＞10μg/（kg·min）的输注剂量，最大剂量不应超过 800μg/min
	尼卡地平	以 5mg/h 的剂量起始治疗；连续输注速度可在 15min 内增加 2.5mg/h，最高可达 15mg/h
控制心律失常	利多卡因	起始剂量是以 1～1.5mg/kg（75～100mg）静脉推注。如果需要，可以在每 5～10 分钟额外静脉推注 0.5～0.75mg/kg（25～50mg），最大剂量为 3mg/kg。给予 2～4mg/min（每分钟 30～50μg/kg）连续静脉输注后给予负荷量，并根据药效和新陈代谢变化（如心力衰竭、肝淤血）进行调整，并根据血药浓度监测结果进行调整
	艾司洛尔	在 1min 内静脉推注 0.5mg/kg 的初始负荷剂量，随后在接下来的 4min 内以每分钟 0.05mg/kg 的速度维持输注。然后，根据所需的心室反应，可继续以每分钟 0.05mg/kg 的速度持续输注或逐步增加剂量（例如，以每分钟 0.1mg/kg 的剂量递增，最大可增至每分钟 0.2mg/kg），每次剂量调整后应保持 ≥4min

表 16-9 治疗嗜铬细胞瘤的静脉药物

血管结构变化、血管对升压物质的敏感性改变、肾脏功能或结构的变化或同时发生的原发性高血压。

4. 术后长期随访 手术后 1～2 周，应检测 24h 尿分馏儿茶酚胺和甲氧基肾上腺素类物质。如果水平正常，则可认为嗜铬细胞瘤切除完全。良性嗜铬细胞瘤切除后的生存率几乎与年龄匹配和性别匹配的正常对照组无异。术后分馏儿茶酚胺和甲氧基肾上腺素类物质水平升高与残留肿瘤相关（即第二原发病灶或隐匿性转移灶）。如果进行了双侧肾上腺切除术，则需要终身接受糖皮质激素和盐皮质激素替代治疗。

在长期随访中，明显良性嗜铬细胞瘤或副神经节瘤患者复发（通常是转移性）风险约为 15%[119]。应终身进行每年度的 24h 尿分馏儿茶酚胺和甲氧基肾上腺素类物质或分级血浆的甲氧基肾上腺素类物质检测[22]。每年检测生化指标评估转移性疾病（甚至可能在 50 年后发生）[120]、残留肾上腺上肿瘤复发和多原发性肿瘤延迟出现。家族性发病、瘤体大（＞5cm）或副神经节瘤患者的复发率最高[121]。除非甲氧基肾上腺素类物质或儿茶酚胺水平明显升高或与原发肿瘤相关的儿茶酚胺轻微升高，否则无须进行 CT 或 MRI 随访。

对年龄小于 45 岁或存在以下一种或多种情况的患者，应考虑进行基因检测：嗜铬细胞瘤家族史；副神经节瘤；任何提示遗传原因的体征，包括视网膜血管瘤、腋窝雀斑、牛奶咖啡斑、小脑肿瘤、甲状腺髓样癌或甲状旁腺功能亢进。此外，嗜铬细胞瘤或副神经节瘤患者的所有一级亲属都应进行生化检测（例如，收集 24h 尿液，检测分馏甲氧基肾上腺素类物质和儿茶酚胺）。如果患者的基因突变检测呈阳性，则患者的一级亲属均应行基因检测。

（十）转移性嗜铬细胞瘤和副神经节瘤

根据临床、生化或组织病理学特征很难区分分泌儿茶酚胺肿瘤的良恶性[12]。恶性嗜铬细胞瘤虽然在 MEN2 或 VHL 综合征患者中很少见，但是在 SDHB 基因突变引起的家族性副神经节瘤患者中很常见[122, 123]。在一项纳入了 272 名转移性嗜铬细胞瘤或副神经节瘤患者的系列研究中，首次诊断肿瘤的中位年龄为 39 岁（7—83 岁），65% 的患者从首次诊断肿瘤到发生转移的中位时间为 5.5 年（0.3～53.4 年）[120]。总生存期和疾病特异性生存期的中位数分别为 24.6 年和 33.7 年[120]。临床医生应首先评估恶性肿瘤的进展速度，然后根据肿瘤行为的侵袭性来确定治疗程度。控制儿茶酚胺相关的症状、肿瘤的局部占位效应症状和整体肿瘤负荷需要多模式、多学科、个体化的治疗方法。转移性嗜铬细胞瘤患者的长期药物治疗与分泌儿茶酚胺肿瘤患者的术前准备相似。

转移部位包括局部组织侵犯、骨、肝、肺、网膜和淋巴结。如有条件，应切除转移性病灶，以减少肿瘤负荷[124]。骨转移病灶出现疼痛或功能、器质性损伤，可以采用体外放疗、热消融或手术治疗[102, 125]。对较大、不可切除的肝转移灶进行栓塞治疗，而对较小（＜3cm）的肝转移灶是否进行射频消融治疗需要进一步考虑[102]。对于特定的病例，长效奥曲肽能使患者获益[126]。由于存在大量儿茶酚胺释放的风险，因此应非常谨慎地进行消融治疗，并且只能在具有这些技术经验的中心进行；除 α 受体阻滞药和 β 受体阻滞药外，这些患者通常在术前还接受甲酪氨酸治疗[102]。体外放疗也可用于治疗不可切除的软组织病变[125]。

在大约 1/3 的患者中，用治疗剂量的 ^{131}I-MIBG 进行局部肿瘤照射产生部分和暂时反应 [9, 11, 127]。如果肿瘤具有侵袭性，并且患者生活质量受到影响，联合化疗可以使病情趋于稳定 [128, 129]。一项非随机、单臂试验中，对 14 名恶性嗜铬细胞瘤患者进行了联合 CVD 方案（第 1 天环磷酰胺 750mg/m² 体表面积，第 1 天长春新碱 1.4mg/m²，第 1 天和第 2 天达卡巴嗪 600mg/m²；每 21 天重复 1 次）的研究 [130, 131]。该方案的完全和部分缓解率为 57%（中位持续时间，21 个月；范围为 7～34 个月以上）。79% 的患者出现完全和部分生化反应（中位持续时间＞22 个月，范围为 6～35 个月以上）。所有有反应的患者在体力状态和血压方面都有客观的改善 [130, 131]。直至患者出现新的病变或已知肿瘤部位的大小显著增加（如＞25%），CVD 化疗方案即可停止。因为 CVD 化疗可能诱导大量儿茶酚胺释放，所以像外科手术一样，对患者进行 α 和 β 阻断是很重要的。此外，CVD 的第一个周期应在医院完成，并有密切的医学观察。转移性嗜铬细胞瘤的治疗令人沮丧，因为没有治愈的可能。酪氨酸激酶抑制药（如舒尼替尼）可能在转移性嗜铬细胞瘤的治疗中发挥作用。然而，并非治愈性 [132]。

（十一）妊娠期嗜铬细胞瘤

妊娠期嗜铬细胞瘤可导致胎儿和母亲死亡 [133, 134]。其生化诊断的方法与非妊娠患者相同。MRI（非钆增强）是首选成像方式，[123]I-MIBG 闪烁扫描和 ^{68}Ga-DOTATATE-PET/CT 是禁忌。高血压危象的治疗与非妊娠患者相同，但应避免使用硝普钠。尽管最合适的治疗方法仍有争议，但如果在妊娠早期或中期诊断出肾上腺嗜铬细胞瘤，应在妊娠中期切除，术前准备与非妊娠患者相同。如果已经是妊娠晚期，则需要进行药物治疗，并通过剖宫产完成分娩。应避免自然分娩，嗜铬细胞瘤可在产后切除。妊娠期分泌儿茶酚胺的副神经节瘤的治疗可能需要根据肿瘤的位置对以上原则进行调整。

三、肾素 – 血管紧张素 – 醛固酮系统

肾素 – 血管紧张素 – 醛固酮系统的组成见图 16-7 [135]。醛固酮是在血管紧张素 II、钾离子、ACTH 三种主要因素的控制下从肾上腺球状带分泌。由于醛固酮合酶（P_{450}11B2）的区域特异性表达，醛固酮的分泌仅限于球状带（见第 15 章）。多巴胺、心房钠尿肽、肝素可抑制醛固酮的分泌。

（一）肾素和血管紧张素

肾素是由肾脏的肾小球旁器所产生的一种酶，它储存在颗粒中并由特定的促分泌素刺激释放。这种蛋白质由 340 个氨基酸组成，其中前 43 个氨基酸的前体片段被水解后产生活性酶。肾素向循环中的释放是 RAA 系统中的限速步骤。肾脏肾素的释放受四个因素控制。

1. 致密斑是一种特殊的远曲小管细胞，作为化学感受器，用于监测远曲小管中的钠、氯负荷。

2. 肾小球旁细胞作为压力传感器，感知传入小动脉壁的张力，从而感知肾灌注压。

3. 交感神经系统调节肾素的释放，特别是对直立姿势的反应。

4. 体液因素，包括钾离子、血管紧张素 II 和心房钠尿肽。

在肾灌注压低或肾小管钠含量低的情况下（如肾动脉狭窄、出血、血容量减少），肾素释放最大。肾素释放受到肾脏灌注压升高（如高血压）和高钠饮食的抑制。低钾血症直接增加肾素释放，高钾血症则减少肾素释放。

血管紧张素原是一种在肝脏中合成的 α_2 球蛋白，是唯一已知的肾素底物，被分解为血管紧张素肽。血管紧张素原由 485 个氨基酸组成，其中 33 个氨基酸构成前片段在分泌后被水解。肾素对血管紧张素原的作用是进一步产生血管紧张素 I。血管紧张素 I 虽然去掉了前片段，但含有 10 个紧挨着前片段的氨基酸序列，似乎是导致没有生物活性的原因。血管紧张素 II 是主要的生物活性型血管紧张素，由血管紧张素转换酶水解血管紧张素 I 的两个羧基末端肽产生（图 16-7）。ACE 定位于肺中的细胞膜和某些产生血管紧张素 II 的组织中的细胞内颗粒。氨基肽酶 A 可以去除氨基末端的天冬氨酸，生成七肽，即血管紧张素 III。血管紧张素 II 和血管紧张素 III 在促进醛固酮分泌和调节肾血流量方面具有同等功效。血管紧张素 II 在循环中的半衰期很短（＜60s）。RAA 系统的成分存在于肾上腺、肾脏、心脏和大脑中。例如，肾上腺球状带细胞含有产生和分泌血管紧张素 II 所需的蛋白质。其他组织包含该系统的一种或多种成分，但需要其他细胞或循环成分或两者共同来产生血管紧张素 II。

血管紧张素 II 通过血管紧张素受体发挥作用，通过以下方式维持正常的细胞外体积和血压：①通过增加 CYP11B2 的转录来增加肾小球带的醛固酮分泌；②收缩血管平滑肌，从而增加血压并减少肾血流量；③从肾上腺髓质释放去甲肾上腺素和肾上腺素；④通过兴奋中枢交感神经传出活动来增强交感神经系统的活性，从而增加交感神经末梢去甲肾上腺素释放；⑤促进血管升压素的释放。

（二）醛固酮

血浆中有 30%～50% 的醛固酮是游离的，50%～70% 的醛固酮结合白蛋白，或有较弱的结合皮质类固醇结合球蛋白能力；醛固酮半衰期相对较短，为 15～20min。在肝脏中，醛固酮迅速失活为四氢醛固酮。醛固酮的经典功能是调节细胞外容量和控制钾离子稳态。这些作用是通过游离醛固酮与上皮细胞（主

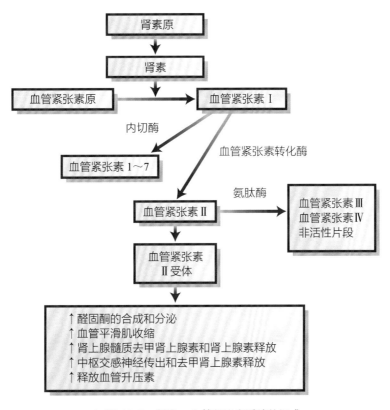

▲ 图 16-7 肾素 – 血管紧张素系统的组成

引自 redrawn from Williams GH, Chao J, Chao L. Kidney hormones. In: Conn PM, Melmed S, eds. Endocrinology: Basic and Clinical Principles. *Totowa, NJ: Humana Press*; 1997:393-404.

要在肾脏）胞质中的盐皮质激素受体结合介导的。

盐皮质激素受体的表达具有组织特异性。例如，这些受体浓度最高的组织是远端肾单位、结肠和海马体。在胃肠道和心脏的其他部位发现盐皮质激素受体表达水平较低。通过转运到细胞核并结合到目标基因上的特定结合域，使它们的表达增加。醛固酮调节激酶，主要是 SGK1，似乎是关键的调节中介，SGK1 表达增加改变顶端钠通道，导致钠离子通过细胞膜的转运增加（见第 15 章）。管腔中负电荷增加导致小管细胞向管腔中分泌钾离子及间质细胞分泌氢离子。

内源性糖皮质激素和盐皮质激素可同样与盐皮质激素受体结合。在许多组织中，糖皮质激素激活酶 11βHSD2 的存在提供了作用的特异性，它阻止皮质醇和皮质酮与盐皮质激素受体相互作用（见第 15 章）。盐皮质激素逃逸是指在服用过量盐皮质激素 3～5 天后表现出的反向调节机制。肾血流动力学因素和心房钠尿肽水平的增加等几种机制可解释这种逃逸现象。

除了醛固酮与细胞质受体结合介导的经典基因调节作用外，盐皮质激素还可以通过激活未知的细胞表面受体产生急性的非基因组作用。这一作用涉及 G 蛋白信号通路和钠 – 氢交换活性的修饰。这种作用在上皮细胞和非上皮细胞中都得到了证实[136]。

醛固酮具有的额外非经典作用，主要作用于非上皮细胞[137]，这些作用可能是对基因的作用，由胞质内盐皮质激素受体激活介导，但不包括钠钾平衡的改变。醛固酮介导的作用包括多种胶原蛋白基因的表达，基因控制组织生长因子（如 TGF-β、PAI1 型）和介导炎症的基因[138]。由此产生的作用导致各种组织（如心脏、脉管系统和肾脏）的微血管病、坏死（急性）和纤维化[137]。醛固酮水平的增加并不是造成这种损害的必要因素，容量或钠平衡状态与醛固酮水平之间的不平衡似乎是关键因素[137]。

血管紧张素Ⅱ对醛固酮的作用涉及一个负反馈回路，也包括细胞外液容量（图 16-8）[139]。这个反馈回路的主要功能是调节钠稳态，其次是调节血压。限制钠摄入量会激活 RAA 轴。血管紧张素Ⅱ对肾上腺皮质和肾血管系统的作用促进了肾脏钠的保存。随着肾素释放和循环血管紧张素水平的抑制，醛固酮分泌减少，肾血流量增加，促进钠流失。RAA 循环对膳食中的钠摄入量非常敏感，钠过量增强了肾脏和外周血管的反应性，降低肾上腺对血管紧张素Ⅱ的反应性。限制钠摄入量会产生相反的效果。因此，钠摄入会改变靶组织对血管紧张素Ⅱ的反应，这是一种微调机制，对维持正常的钠稳态至关重要，而不会对血压产生长期影

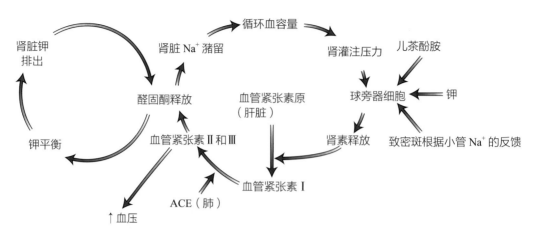

▲ 图 16-8　肾素－血管紧张素－醛固酮和钾－醛固酮负反馈环，醛固酮的产生由每个循环的输入决定
ACE. 血管紧张素转换酶

响。醛固酮分泌过多通过两种主要机制引起高血压：盐皮质激素诱导的血浆和细胞外液容量的增加，以及外周血管阻力的增加。

四、原发性醛固酮增多症

高血压、抑制的血浆肾素活性（plasma renin activity，PRA）和醛固酮排泄增加是原发性醛固酮增多综合征的特征，这在 1955 首次得到完整描述[140]。醛固酮腺瘤（aldosterone-producing adenoma，APA）和双侧特发性醛固酮增多症（idiopathic hyperaldosteronism，IHA）是原发性醛固酮增多症最常见的亚型（表 16-10）。APA 几乎均有体细胞突变，包括编码以下基因的基因成分突变：Kir3.4（GIRK4）钾通道（KCNJ5）、钠 / 钾和钙 ATP 酶（ATP1A1 和 ATP2B3）、电压依赖性 C 型钙通道（CACNA1D）、β-catenin 激活突变（CTNNB1）[141, 142]。不太常见的形式是单侧增生或原发性肾上腺增生（primary adrenal hyperplasia，PAH），主要由单侧肾上腺的肾小球带的小结节或大结节增生引起。家族性醛固酮增多症（familial hyperaldosteronism，FH）也很少见，目前已有四种类型被描述[141]。

（一）医学史

1954 年 10 月 29 日，在伊利诺伊州芝加哥举行的中央临床研究学会年会上，Jerome W.Conn 主席发言[140]：“我还没有准备好对我个人的临床研究进行全面的回顾，相反，我计划给你们做一份关于临床综合征的科学报告，自从我今年 4 月发起这项研究以来，对它的调查令我非常兴奋。”Conn 是康涅狄格州密歇根大学的医学教授，一直积极参与政府资助的关于人类适应湿热环境机制的研究。他证实，机体的适应反应是迅速减少肾钠盐和水分流失，并会突然减少身体汗液和唾液中的盐含量。他认为这些反应是肾上腺皮质功能增加和类固醇作用导致钠盐滞留的结果。他还表明，肌内注射醋酸去氧皮质酮会使尿液、汗液和唾

液的电解质成分产生类似的变化。

1954 年 4 月，Conn 教授受邀去见一位 34 岁的女性 M. W.，她有 7 年的肌肉痉挛、暂时性瘫痪、手足抽搐和虚弱的病史，还有 4 年的高血压病史。检查发现血压为 176/104mmHg，严重低钾血症（1.6～2.5mEq/L），轻度高钠血症（146～151mEq/L），以及碱中毒（血清 pH=7.62）。因为没有糖皮质激素或雄激素过量的体征或症状，Conn 根据他过去的研究推测，M.W. 的临床表现可能是由肾上腺盐滞留型皮质激素分泌过多引起的。Conn 在新陈代谢研究中心研究了 227 天，他使用了 Streeten 生物测定技术，该技术用于测量在切除了肾上腺的大鼠腹腔内注射人类尿液后钠潴留的情况，使用此技术测定 M.W. 每天 DOCA 为 1333μg，而血压正常的对照组每天 DOCA 为 61.4μg。在他的主持发言中，Conn 说：“这些研究描绘了一种新的临床综合征，其名称暂时指定为原发性醛固酮增多症[140]。”（注意：“原发性醛固酮增多症”这个词是暂时使用的，因为醛固酮尚未在任何人体体液中进行测量。）

1954 年 12 月 10 日，Conn 计划为他的患者进行双侧肾上腺切除术。1995 年，Gittler 和 Fajans 描述了当时手术场景：“令 Conn 和手术室里的人非常高兴的是，外科医生 William Baum 博士切除患者右侧肾上腺重 13g 的肿瘤，对侧腺体不做处理，患者的术后检查显示术前代谢异常和临床异常几乎完全逆转。”

到 1964 年，Conn 已经收集了 145 个病例[144]，他提出，高达 20% 的原发性高血压患者可能患有原发性醛固酮增多症[145]。大多数人认为 Conn 严重高估了这一比例[146, 147]。后来，Conn 将这一预测比例降至 10%，这个预测在近 40 年后得到了证实[148]。

（二）流行病学

在过去，除非患者有自发的低钾血症，不然临床专家不会考虑诊断原发性醛固酮，当患者出现低钾血症后，会被要求停用降压药物至少 2 周以便进行诊断

	表16-10 肾上腺皮质因素导致的高血压
低肾素伴高醛固酮	• 原发性醛固酮增多症 • 醛固酮生成腺瘤 30% • 双侧特发性增生 60% • 原发性或单侧肾上腺增生 2% • 产生醛固酮的肾上腺皮质癌<1% • 家族性醛固酮增多症 　– 1型FH（*CYP11B1/CYP11B2*种系嵌合基因）<1% 　– 2型FH（APA或IHA；种系*CLCN2*突变）<6% 　– 3型FH（种系*KCNJ5*突变）<1% 　– 4型FH（种系*CACNA1H*突变）<0.1% • 异位醛固酮生成腺瘤或癌<0.1%
低肾素伴低醛固酮	• 先天性肾上腺皮质增生 　– 11β-羟化酶缺乏 　– 17α-羟化酶缺乏 • 产生脱氧皮质酮的肿瘤 • 原发性皮质醇抵抗 • 表观盐皮质激素增多症/11βHSD2缺陷 　– 遗传性 　　➢ 1型AME 　　➢ 2型AME 　– 获得性 　　➢ 甘草或甘珀酸摄入（1型AME） 　　➢ 库欣综合征（2型AME）
库欣综合征	• 外源性糖皮质激素给药：最常见的原因 • 内源性 　– ACTH 依赖性：85% 　　➢ 垂体 　　➢ 异位 • ACTH 非依赖：15% 　– 单侧肾上腺疾病（腺瘤或癌） 　– 双侧肾上腺疾病 　　➢ 双侧腺瘤 　　➢ 大结节增生 　　➢ 原发性色素结节性肾上腺疾病（罕见）

ACTH. 促肾上腺皮质激素；HSD. 羟基类固醇脱氢酶

评估，这种诊断路径产生的原发性醛固酮增多症患病率在高血压人群中小于 0.5%[14, 146, 147, 149–152]。然而，现在已经意识到大部分原发性醛固酮增多症患者并无低钾血症[153, 154]，并且筛查试验在患者应用降压药物期间也可以进行[153]。测定血浆醛固酮浓度（plasma aldosterone concentration，PAC）和肾素活性或肾素浓度（plasma renin concentration，PRC）作为筛查试验，接下来应用醛固酮抑制试验进行确证，这样的评估使得原发性醛固酮增多症的流行率在所有高血压患者中高达 5%～10%[153–158]。

（三）临床表现

原发性醛固酮增多症通常在 30—60 岁的人群中被诊断，很少有特异性症状，有明显低钾血症的患者可能会出现肌无力和痉挛、头痛、心悸、多饮、多尿、夜尿症，或这些症状的组合[159]。周期性麻痹在白种人中是一种非常罕见的表现，但在亚洲人后裔患者中较为常见[160]。多尿和夜尿症是低钾血症引起的肾脏浓缩受损的结果，这种表现经常在男性中被误认为是前列腺疾病。原发性醛固酮增多症没有特异性的体征，水肿并不常见，因为存在盐皮质激素逃逸现象。原发性醛固酮增多症的高血压程度通常为中度至重度，可能对常规的药物治疗抵抗[159, 161]。在梅奥诊所诊断的 262 例原发性醛固酮增多症（1957—1986 年）病例中，最高血压可达 260/155mmHg，平均血压（±SD）约为 184/112mmHg[161]。醛固酮腺瘤患者似乎比双侧特发性增生性醛固酮增多症患者血压更高。

原发性醛固酮增多症患者常常没有低钾血症，所以所有高血压患者都是原发性醛固酮增多症候选者。在其他患者中，只有添加排钾的利尿药（如氢氯噻嗪、呋塞米）后，低钾血症才会变得明显。在高达 60% 的慢性低钾患者中发现深部肾囊肿[162]。由于渗透压调定点重置，血清钠浓度往往高于正常值或略高于正常值的上限，这一临床线索有助于初步评估潜在原发性醛固酮增多症。

多项研究表明，原发性醛固酮增多症患者比其他高血压患者心脏和肾脏靶器官损害的风险更高[163, 164]，慢性肾脏病常见于长期原发性醛固酮症患者中[165]。当年龄、血压及高血压持续时间匹配时，原发性醛固酮增多症患者与其他类型高血压患者（如嗜铬细胞瘤、库欣综合征、原发性高血压）相比，左心室质量测量值更大[166]。在原发性醛固酮增多症患者中，左心室壁厚度和质量在腺瘤切除 1 年后明显下降[167]。在一项纳入 124 例原发性醛固酮增多症患者和 465 例原发性高血压患者的病例对照研究中（年龄、性别、收缩压及舒张压相匹配），发现 APA 或者 IHA 患者相比于原发性高血压患者具有更高的心血管事件（如脑卒中、心房颤动、心肌梗死）发生率[163]。与年龄和性别匹配的对照组相比，患有糖皮质激素可治愈醛固酮增多症（glucocorticoid-remediable aldosteronism，GRA）的年轻非高血压受试者的左心室壁厚度增加、舒张功能降低，提示循环中醛固酮对心功能的负面影响[168]。

一项研究纳入 2367 名此前未诊断糖尿病的原发性醛固酮增多症患者，其中有 754 名外科治疗的 APA 患者与 3016 名原发性高血压对照组患者相匹配，该研究对原发性醛固酮增多症新发糖尿病的风险进行评估[169]，肾上腺切除术后的原发性醛固酮增多症患者糖尿病发生率与全因死亡率较匹配的高血压对照组明显下降。

一些研究证实了原发性醛固酮增多症对生活质量的负面影响[170]。未治疗的原发性醛固酮增多症患者与一般人群相比，其生理和精神方面都存在受损。比起一般人群和高血压患者人群，焦虑、低落、压力、抑郁及神经质症状在未经治疗的原发性醛固酮增多症患者中更为常见[170]。在一项比较手术治疗和药物治疗原发性醛固酮患者的生活质量的前瞻性研究中发现，1年后手术组几乎所有患者的生活质量测试达到正常，而药物治疗组虽然大多数生活质量有所提高，但尚未达到正常人群的水平[171]。

（四）诊断

原发性醛固酮增多症没有典型的临床表型去引导临床医师何时去怀疑该病，72% 的原发性醛固酮增多症患者血钾正常[155, 157]。大多数临床实践指南推荐在原发性醛固酮增多症高危人群（例如，持续血压大于150/100mmHg，对三种传统降压药物抵抗的高血压，四种或四种以上降压药物才能控制的高血压，高血压合并自发性或利尿药诱导的低钾血症，高血压合并肾上腺意外瘤，高血压合并睡眠呼吸暂停，高血压合并早发高血压家族史或年轻时发生脑血管意外家族史）中进行筛查[153]。然而，大多数初级保健医生并不会为患者筛查原发性醛固酮增多症，大多数患者结束就诊时未诊断和治疗[172-174]。鉴于原发性醛固酮增多症相关的过度心血管发病率和肾毒性，有理由对所有高血压患者进行至少一次原发性醛固酮增多症相关检测（图 16-9）。

原发性醛固酮增多症的诊断方法可分为三个阶段：筛查、确证试验、亚型评估。

1. 病例筛查 病例筛查可以通过随机早晨非卧位血样（最好在上午 8—10 点获得）中 PAC 和 PRA 的配对测量来完成（图 16-9）。该试验可在患者服用降压药物期间进行（除一些例外），并且可以没有体位刺激[159]。低钾血症减少醛固酮的分泌，最好在进行诊断试验前恢复血钾至正常水平。

用盐皮质激素受体拮抗药（mineralocorticoid receptor antagonist，MRA）（如螺内酯和依普利酮）治疗的患者其结果可能难以解释。这类药物阻止醛固酮激活受体，导致钠流失，血容量减少，肾素升高，这可能导致病例筛查试验出现假阴性结果。因此，在评估完成和最终治疗方案决定之前，不应开始使用螺内酯和依普利酮。然而，这条规则也有例外。例如，尽管使用螺内酯或依普利酮治疗，如果该患者仍存在低钾血症，则说明盐皮质激素受体不完全阻滞，并且在这种原发性醛固酮增多症患者中 PRA 或 PRC 应被抑制。因此，如果肾素被抑制，即使使用 MRA 治疗，原发性醛固酮增多症的评估（筛查试验、确证测试及AVS）仍可以继续。然而，如果使用 MRA 治疗的患

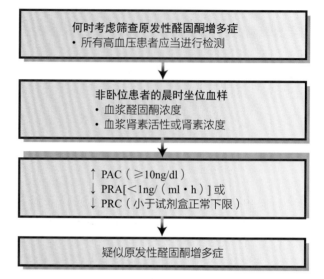

▲ 图 16-9　该流程为何时考虑筛查原发性醛固酮增多症及如何使用血浆醛固酮浓度和血浆肾素活性或浓度作为筛查工具提供指导

PRC. 血浆肾素浓度

者肾素没有受到抑制，则应停药至少 6 周后再重新检测。其他保钾利尿药（如阿米洛利和曲安替林），除非患者服用高剂量，通常不干扰检测。

ACEI 和 ARB 已被证实可能升高原发性醛固酮增多症患者肾素水平。因此，在服用这些药物的患者中检测到可测的肾素水平不能除外原发性醛固酮的诊断。但如果在服用 ACEI 或 ARB 的患者中，PRA 水平低于每小时 1ng/ml 或 PRC 水平低于参考范围，原发性醛固酮增多症的诊断就很有可能了。

PAC：PRA 比值首次在 1981 年被提出作为原发性醛固酮增多症筛查试验[175]，该比值基于配对激素测量的概念而提出。PAC 的测量单位为 ng/dl，PRA 的测量单位为 ng/（ml·h）。在高血压低血钾患者中，如果PRA 和 PAC 同时升高且 PAC：PRA 比值小于 10，则应考虑继发性醛固酮增多症（如肾血管性疾病）。如果PRA 和 PAC 同时被抑制，则考虑替代来源的盐皮质激素受体激动剂可能，如皮质醇增多症。如果 PRA 被抑制 [如＜1.0ng/（ml·h）] 且 PAC 增加（如＞10ng/dl）（图 16-9），则应怀疑原发性醛固酮增多症。非常重要的是，临床医生应当认识到 PAC 和肾素的测量仅一个筛查工具，绝大多数阳性结果应进一步行醛固酮抑制试验来验证醛固酮的自主产生，随后再启动治疗[153]。不需要进行验证的例外情况包括检测对象具有高血压、自发性低钾血症及明显的原发性醛固酮增多症 [如 PAC＞20ng/dl 且 PRA＜1.0ng/（ml·h）][153]（图 16-9）。

2. 确证试验　PAC 大于 10ng/dl 和 PRA 水平低于每小时 1ng/ml 的阳性病例并非自身就能诊断，（在缺乏自发低钾血症的情况）原发性醛固酮增多症必须通过

证明醛固酮不适当分泌而被证实[154]。能够影响 RAA 轴的药物和激素列表非常广泛，在三种药物方案但仍然血压控制不佳的患者中，不可避免地进行评估时有药物干扰。钙离子通道阻滞药和 α_1 受体阻滞药通常不会影响诊断准确性[153]。然而，只要是肾素被抑制且 PAC＞10ng/dl 的情况，临床医师就可以忽略药物进行确证试验。当 PAC＞10ng/dl 时，没有药物能使原发性醛固酮增多症出现假阳性试验结果。

醛固酮抑制试验可口服氯化钠检测尿液中醛固酮水平，或静脉氯化钠负荷测量 PAC[153, 159]。

(1) 口服钠负荷试验：在控制高血压和低血钾以后，患者应当接受高钠饮食（如需要可补充氯化钠片剂）3 天，目标摄入钠 5000mg（相当于 218mEq 钠或 12.8g 氯化钠）[161]。在严重高血压患者中，必须在每个病例中评估增加摄入钠的风险[176]。由于高钠饮食能够增加钾排泄和低钾血症，可能需要大力补充氯化钾，同时应当每天监测血钾水平。在高钠饮食第 3 天，采集 24h 尿液样本，检测尿醛固酮、钠离子及肌酐。为了保证充足的钠摄入，24h 尿钠排泄量应超过 200mEq。该试验中，若尿醛固酮排泄量超过 12μg/24h，符合自主醛固酮分泌[161]。口服钠盐负荷试验的敏感度和特异度分别为 96% 和 93%[177]。

(2) 静脉盐水输注试验：静脉盐水输注试验也被广泛用于原发性醛固酮增多症的诊断[153, 154]。正常受试者在用等张盐水扩容后表现出 PAC 抑制，原发性醛固酮增多症患者则没有。该试验在整夜空腹后坐位进行[178]。2L 0.9% 氯化钠溶液用输液泵静脉输注超过 4h，在输液过程中监测压力和心率，在输液完成后，抽取血液进行测量 PAC。正常受试者的 PAC 水平降至 5ng/dl 以下，但是绝大多数原发性醛固酮增多症患者不会被抑制到 10ng/dl 以下，PAC 被抑制在 5～10ng/dl 是不能明确的，这种情况可以在 IHA 患者中被看到。

(3) 氟氢可的松抑制试验：在氟氢可的松抑制试验中，醋酸氟氢可的松（每 6 小时 0.1mg）联合氯化钠片剂（2g，每天 3 次，随食物服用）服用 4 天，必须每天监测血压和血钾水平，在低 PRA 情况下，第 4 天上午 10 点立位 PAC 不能被抑制到低于 6ng/dl 符合原发性醛固酮增多症诊断[179]。已有报道，在氟氢可的松抑制试验期间，QT 间期离散度增加和左心室功能恶化[176]，因此大多数中心不再使用该试验。

3. 亚型评估 在筛查试验和确证试验后，第三个管理事项就是从 IHA 和 GRA 中鉴别 APA 和 PAH，从而进一步指导治疗。在所有 APA 或 PAH 病例中，单侧肾上腺切除术可以使得血钾正常化，高血压在所有病例中都有所改善，高血压治愈率为 30%～60%[88, 180-182]。而在 IHA 患者中，单侧或双侧肾上腺切除很少能够纠正高血压[161]。IHA 和 GRA 应药物治疗。APA 在 35%

的病例中被发现，而双侧 IHA 在将近 60% 的病例中被发现（表 16-10）。APA 在 CT 上通常表现为小的低密度肾上腺结节（直径＜2cm），术中切除呈金黄色。IHA 的肾上腺在 CT 上可能表现为正常或结节样改变。产生醛固酮的肾上腺癌通常在直径上大于 4cm，并且在 CT 上呈现不均匀成像（表 16-6）。

(1) 肾上腺 CT：原发性醛固酮增多症亚型评估可能需要一种或多种检测，其中首先就是肾上腺 CT 成像（图 16-10）。如果一个患有严重原发性醛固酮增多症的年轻患者（＜35 岁），其肾上腺 CT 表现为孤立的单侧非增强低密度（＜10HU）大腺瘤（＞1cm），伴对侧正常形态，则单侧肾上腺切除是一个合理的治疗选择（图 16-10）[153, 183, 184]。然而，大多数原发性醛固酮增多症患者年龄大于 35 岁，并且在很多病例中肾上腺 CT 表现为正常、轻度单侧支增粗、单侧微腺瘤（≤1cm）或双侧肾上腺大腺瘤（图 16-11）。在这些病例中，需要进行额外的试验来明确过多的醛固酮分泌来源。

小 APA 可能会因肾上腺 CT 表现为双侧结节样或正常肾上腺形态而被误认为 IHA。此外，明显的肾上腺微腺瘤可能实际上是肾上腺增生，进行单侧肾上腺切除是不适合的。此外，无功能性单侧肾上腺大腺瘤并非不常见，尤其在年龄较大的患者（＞40 岁）[185]。单侧 PAH 可能在 CT 上可见到，也有可能 CT 表现为正常。一般来讲，与 IHA 患者相比，APA 患者有更加严重的高血压、更高频率的低血钾、更高水平的血浆醛固酮（＞30ng/dl）和尿醛固酮（＞30μg/24h）、更加年轻的年龄（＜50 岁）[161]，符合这些特征的患者更有倾向是 APA 患者而不论 CT 的发现（图 16-10），其中 41% 这种 APA 高倾向患者伴正常肾上腺 CT 被证实为单侧醛固酮高分泌[186]。

肾上腺 CT 在鉴别 APA 与 IHA 方面并不准确[183, 186-188]。在一项同时使用 CT 和 AVS 评估 203 名原发性醛固酮增多症患者的研究中，CT 的准确率仅有 53%。根据 CT 的检查结果，有 42 名患者（22%）被错误地排除了肾上腺切除术，48 名患者（25%）可能进行了不必要或不恰当的手术[186]。在另一项基于 CT 检查结果的 208 名原发性醛固酮增多症患者研究中，19 名患者（12%）错过了治疗性手术，48 名患者（30%）接受了不必要的非治疗性手术[188]。一份总结了 38 项研究共 950 名原发性醛固酮增多症患者的系统性综述中，有 359 名患者（38%）的肾上腺 CT/MRI 结果与 AVS 结果不符。如果根据 CT/MRI 的结果，950 名患者中 19% 将接受不必要的非治疗性手术，还有 19% 将不恰当地接受药物治疗，而非更加准确的肾上腺切除术[187]。

一项发表在 2016 年的研究使得熟知的 AVS 优于 CT 的这个观点产生一些困扰[189]。它所报道的 CT 的

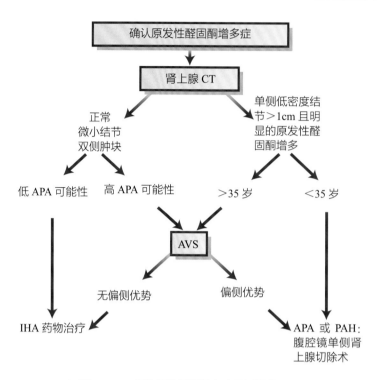

▲ 图 16-10　原发性醛固酮增多症亚型评估

对于想要外科治疗高血压的患者，AVS 通常是诊断的关键步骤。APA. 醛固酮瘤；AVS. 肾上腺静脉取样；CT. 计算机断层扫描；IHA. 特发性醛固酮增多症；PAH. 原发性肾上腺增生（改编自 Young Jr WF, Hogan MJ. Renin-independent hypermineralocorticoidism. *Trends Endocrinol Metab.* 1994; 5: 97-106.）

准确率和 AVS 的失败率比其他任何系列研究都高很多。此外，对两组未治愈的原发性醛固酮增多症患者术后使用 MRA 控制血压，使得数据受到干扰而变得复杂。作者选取的肾上腺与下腔静脉的皮质醇梯度比值切点值偏低，大于 3∶1[189]。当在 AVS 中使用二十四肽促皮质素时，明确导管置入成功的最低皮质醇梯度比值切点应大于 5∶1。在 AVS 指导的治疗组中，11% 的患者术后持续原发性醛固酮增多症仅反映出诊断缺乏可靠的 AVS 数据，而该问题与多种因素有关[189]。这项研究提示的关键信息不是 CT 和 AVS 在鉴别原发性醛固酮增多症亚型方面等效，而是如果中心的 AVS 项目较差，那么很可能会有一个较差的 AVS 指导的治疗结局。因此，如果中心 AVS 项目数量少，或雇用多名介入放射科医生（使得专业化被稀释），或仅仅不努力提供准确的 AVS 结果，这样的中心应该转诊原发性醛固酮增多症患者去那些 AVS 方面非常专业的中心。

因此，对于 APA 可能性较大且寻求手术治疗的原发性醛固酮增多症患者，AVS 能够指导准确的治疗，这至关重要。

(2) 肾上腺静脉采血：AVS 是鉴别原发性醛固酮增多症患者单侧和双侧疾病的标准检查。AVS 是一个复杂的操作，因为右肾上腺静脉较小，难以定位和插管；成功率取决于术者的专业性。一项系统综述回顾性分析 47 项研究发现，384 例患者右肾上腺静脉插管成功率为 74%。将操作集中于转诊中心的 1～2 名放射科医生，AVS 的成功率可高达 96%。

AVS 操作成功的五个关键是：①恰当的患者选择；②详细的患者准备；③专业的技术；④明确的方案；⑤精准的数据分析。中心专门制订的书面流程是必需的。该流程应由内分泌学家、高血压专家、内科医生、放射科医生和实验室人员共同制订。应采取安全措施，以防止在放射科试管贴错标签，并防止在实验室中样本混淆。

梅奥诊所在 AVS 操作过程中使用二十四肽促皮质素连续输注（取样前 30min 开始以 50μg/h 输注，持续整个过程），有以下原因：①使与 AVS 非同步的压力诱导的醛固酮分泌最小化；②使肾上腺静脉到下腔静脉的皮质醇梯度比值最大化，从而确认肾上腺静脉的成功采样[188, 195]；③使得来自于 APA 的醛固酮分泌最大化[186, 191, 195]。AVS 通过皮下股静脉穿刺插管，通过注射小剂量非离子对比剂和放射成像明确导管头端的位置，从双侧肾上腺静脉和肾静脉位置以下的下腔静脉获取血样测定醛固酮和皮质醇浓度。为了确保没有交叉污染，下腔静脉血样应从髂外静脉获得。左侧肾上腺静脉血样来自于紧邻左侧肾上腺静脉入口的膈总静脉段，而右侧肾上腺静脉血样则来自于右侧肾上腺静脉开口处，要确保导管在正确的位置，可以使用导

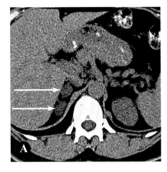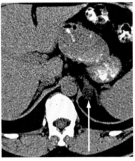

双侧肾上腺静脉取样结果

静脉	醛固酮（A） （ng/dl）	皮质醇（C） （μg/dl）	A/C 比值	皮质醇校正的 醛固酮比值*
右侧肾上 腺静脉	29 338	668	43.9	62.7
左侧肾上 腺静脉	363	540	0.7	
下腔静脉	259	31	8.4	

*右侧肾上腺静脉 A/C 比值除以左侧肾上腺静脉 A/C 比值

▲ 图 16-11 一名 43 岁女性有 2 年的高血压和低钾血症病史。原发性醛固酮增多症的筛查试验阳性，血浆醛固酮浓度为 **37ng/dl**，伴有低血浆肾素活性小于每小时 **0.6ng/ml（PAC/PRA＞61）**。其原发性醛固酮增多症确证试验亦是阳性，在高钠饮食（尿钠 **196mEq/24h**）的情况下，24h 尿醛固酮分泌为 **53μg**

A. 肾上腺 CT 显示左肾上腺内侧肢一个 12mm 的低密度肿块（箭，右图），以及右肾上腺内两个低密度 10mm 结节（箭，左图）；B. 肾上腺静脉取血优势侧醛固酮分泌为右侧，腹腔镜右侧肾上腺切除术发现两个皮质腺瘤（1.8cm×1.2cm×0.8cm 和 2.5cm×1.5cm×1.2cm）。术后血浆醛固酮浓度低于 1ng/dl，低钾血症被治愈，血压恢复正常，无须口服降压药物

引导丝避免错误地将导管头端插入右侧肾上腺静脉太深[196]。通过测定肾上腺静脉与下腔静脉的皮质醇浓度来进一步确认 AVS 插管成功，肾上腺静脉与下腔静脉皮质醇梯度比值应至少大于 5∶1。在梅奥诊所，平均肾上腺静脉与下腔静脉皮质醇梯度比值为右侧 33.9∶1 和左侧 23.8∶1[186]。

将左右肾上腺静脉 PAC 值除以它们各自的皮质醇浓度可以校正膈下静脉流入左肾上腺静脉的稀释效应，被称为皮质醇校正比值（图 16-12）。在 APA 患者中，皮质醇校正的醛固酮比值（即 APA 侧与正常侧 PAC/皮质醇的比值）平均为 18∶1。该比率超过 4∶1 提示单侧醛固酮过量（图 16-12）。在 IHA 患者中，平均皮质醇校正的醛固酮比值为 1.8∶1（高侧比低侧），小于 3∶1 的比值表明双侧醛固酮分泌过多（图 16-12）。因此，大多数具有单侧醛固酮来源的患者皮质醇校正的

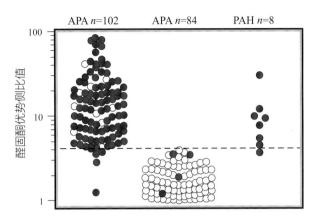

▲ 图 16-12 单侧醛固酮腺瘤（APA）、双侧特发性醛固酮增多症（IHA）、单侧原发性肾上腺增生（PAH）患者的肾上腺静脉醛固酮优势侧比值

实心圆表示诊断是通过手术确认的。经皮质醇校正的血浆醛固酮优势侧比值大于 4 对于单侧疾病的诊断的灵敏度和特异度分别为 95.2% 和 100%（经许可转载，引自 Young Jr WF, Stanson AW, Thompson GB, et al. Role for adrenal venous sampling in primary aldosteronism. *Surgery*. 2004; 136: 1227-1235.）

醛固酮优势侧比值大于 4，3～4 的比值代表都有可能，比值小于 3 提示双侧醛固酮分泌。

除了 AVS 醛固酮优势侧指数外，还可以计算对侧抑制指数：对侧（非优势肾上腺）醛固酮 - 皮质醇（A/C）比值除以 IVC A/C 比值。在早期的梅奥临床系列研究中，93.4% 的手术证实的 APA 患者的对侧抑制指数＜1。虽然这个数据支持腺瘤进行手术，但如果醛固酮优势侧指数≥4，则对侧抑制指数＜1 与术后血压下降无关，也不应成为选择手术的必要条件。然而，存在几种情况，对侧抑制指数可能非常有用。例如，当醛固酮优势侧指数在灰区（3～4）时，对侧抑制指数＜1 预示着良好的手术结果。此外，如果 AVS 不是双侧成功，对侧抑制指数＜0.5 则高度预测单侧疾病。此外，对侧抑制指数＜0.47 的患者术后高钾血症的风险增加。

以醛固酮优势侧指数≥4 作为诊断单侧醛固酮高分泌（APA 或 PAH）的 AVS 试验特征，灵敏度为 95%，特异度为 98.6%。AVS 的使用应根据患者的意愿、年龄、临床合并症和临床发现 APA 的概率而定。如图 16-10 所示，这是一种实用的有选择性地使用 AVS 的方法。

在有 AVS 经验的中心，并发症发生率为 2.5% 或更低。并发症包括症状性腹股沟血肿、肾上腺出血和肾上腺静脉夹层。

(3) 肾上腺静脉取样的无创性替代方法：目前正在探索 AVS 的无创性替代方法。例如，[11]C- 美托咪酯可以用作 PET 放射性示踪剂。在对 25 例 PA 患者的初步研究中，地塞米松抑制的 [11]C- 美托咪酯 PET/CT 对

单侧肾上腺疾病的特异度为 87%，灵敏度为 76%。最近有报道称，CXCR4 在肾上腺和 APA 中高表达，与 P_{450} 11B2 的表达相关。将特异性的 CXCR4 配体 ^{68}Ga-Pentixafor 作为 PET 影像分子被用于 9 例原发性醛固酮增多症患者的 APA 定位。最后，体外和动物研究表明，^{18}F-PET 成像分子（CDP2230）对 P450 11B2 的选择性高于对 P450 11B1，对 P450 11B2 的成像具有良好的生物分布，目前仍需要进行临床研究以确定这种基于 ^{18}F-PET 成像分子或与其类似的分子是否具有临床应用价值。

4. 家族性醛固酮增多症 原发性醛固酮增多症患者起病年龄小于 20 岁或多个家庭成员被诊断时应考虑家族性醛固酮增多症。迄今为止，已发现四型家族性醛固酮增多症。然而，很可能在未来几年将发现更多引起疾病的基因突变，而用 FH Ⅴ、Ⅵ、Ⅶ、Ⅷ、Ⅸ 型等标记每个基因突变将变得不切实际。更实用的方法可能是直接提出由于特定基因突变导致的家族性醛固酮增多症。

(1) 糖皮质激素可调节性醛固酮增多症：家族性醛固酮增多症 Ⅰ 型 CYP11B1/CYP11B2 嵌合基因。1966 年，人类孟德尔遗传杂志线上首次报道了一个 GRA（家族性醛固酮增多症 Ⅰ 型，OMIM103900）家系[207]。26 年后，发现了致病性 CYP11B1/CYP11B2 嵌合基因[208]。GRA 是醛固酮增多症的亚型，生理剂量的糖皮质激素可以抑制醛固酮的过多分泌[209]。GRA 极其罕见，一项研究发现 300 例原发性醛固酮增多症中只有 2 例 GRA（患病率 0.66%）（表 16-10）[210]。GRA 的特点是早发性高血压，通常是严重的，常规降压治疗难以控制，醛固酮增多，PRA 受到抑制，以及 18- 羟皮质醇和 18- 氧皮质醇增多。盐皮质激素的产生受 ACTH 而非正常促分泌素血管紧张素 Ⅱ 的调节。因此，糖皮质激素治疗可以抑制醛固酮分泌。在没有糖皮质激素治疗的情况下，这种突变会导致醛固酮和混合类固醇 18- 羟皮质醇和 18- 氧皮质醇分泌增多，可通过尿液或血浆的检测来做出诊断。

基因检测是诊断 GRA 的一种灵敏度和特异度高的方法，无须检测尿 18- 氧皮质醇和 18- 羟皮质醇，亦无须进行地塞米松抑制试验。对于有原发性醛固酮增多症家族史、发病年龄 <20 岁或年轻时有脑卒中家族史的原发性醛固酮增多症患者，应考虑进行 GRA 基因检测。

(2) 家族性醛固酮增多症 Ⅱ 型 CLCN2 氯离子通道基因变异：FH Ⅱ 型是常染色体显性遗传疾病[211-213]。地塞米松不能抑制 FH Ⅱ 型醛固酮增多，GRA 基因变检测为阴性。FH Ⅱ 型比 FH Ⅰ 型更常见，但仍低于原发性醛固酮增多症的发病率 6%[210]。最近在一份关于 1 例 FH Ⅱ 型家系和 80 例其他未控制的早发性原发性醛固酮增多症先证者的报道中，其中 8 名先证者携

带 CLCN2 氯离子通道基因突变[214]。所有携带 CLCN2 突变的早发型原发性醛固酮增多症患者的亲属均携带该突变。CLCN2 编码在肾上腺小球细胞中表达的电压门控氯离子通道。CLCN2 基因突变可能是引起所有或部分 FH Ⅱ 型的原因[215]。随着时间的推移，我们可能会发现一系列引起 FH Ⅱ 型的基因突变。

(3) 家族性醛固酮增多症 Ⅲ 型胚系 KCNJ5 基因突变：1959 年首次报道了 1 例 5 岁男孩为 FH Ⅲ 型（OMIM613677）患者[216]。然而，直到 2008 年患者的两个女儿也患有原发性醛固酮增多症，这种疾病的家族性才显现出来。所有患者均在 7 岁前出现顽固性高血压，并接受双侧肾上腺切除术治疗[217]。该患者肾上腺呈过度增生。3 年后，该家族的致病性基因突变被发现，即钾通道 KCNJ5 的选择性滤器及附近的点突变[218]。这种 KCNJ5 突变导致钠电导和细胞去极化增加，使钙离子进入球状带细胞，故而引起醛固酮分泌增多和细胞增殖。到目前为止，已发现 12 个家系携带 6 种不同 KCNJ5 突变：p.Thr158Ala、p.Gly151Glu、p.Gly151Arg、p.Ile157Ser、p.Tyr152Cys 和 p.Glu145Gln[218-223]。在原发性醛固酮增多症患者中 KCNJ5 基因突变的患病率为 0.3%，而家族性原发性醛固酮增多症为 8%[220]。大多数胚系 KCNJ5 基因突变的患者在儿童期出现多尿、烦渴和难治性高血压，调查显示存在显著的低钾血症和原发性醛固酮增多。多数患者醛固酮分泌显著增多，以至于需行双侧肾上腺切除术。然而，就诊年龄存在一定的异质性（有的高达 48 岁）[221]，并且一些患者的高血压和低钾血症可以通过 MRA 得到控制。

(4) 家族性醛固酮增多症 Ⅳ 型 CACNA1H 基因突变：FH Ⅳ 型（OMIM617027）为常染色体显性遗传，外显率不完全，由 CACNA1H 基因突变引起，该基因编码 L 型电压门控钙通道（Cav3.2）α 亚基[224, 225]。在 40 例儿童高血压和原发性醛固酮增多症的无关患者中，有 5 名发现了一种散发性 CACNA1H 基因突变（p.Met1549Val）[224]。在原发性醛固酮增多症患者中发现其余 4 种 CACNA1H 基因突变位点[225]。

(5) 伴有癫痫发作和神经系统异常的原发性醛固酮增多症(primary aldosteronism with seizures and neurologic abnormalities，PASNA) 胚系 CACNA1D 基因突变：PASNA 是由散发的胚系 CACNA1D（OMIM615474）基因突变引起的。CACNA1D 编码 L 型电压门控钙通道（Cav1.3）的 α1D 亚基。据报道，2 名有原发性醛固酮增多症、癫痫发作和神经异常的儿童诊断为 PASNA[226]。严重的神经系统异常导致这些个体无法生育；因此，尽管 PASNA 存在基因突变，但其仍不是家族性起病。此外，一名患有自闭症和癫痫症的患者被报道发生 CACNA1D 基因错义突变[227]。

(6) 原发性醛固酮增多症 ARMC5 基因突变：

ARMC5基因的杂合胚系突变与双侧肾上腺大结节样增生（bilateral macronodular adrenal hyperplasia，BMAH）引起亚临床库欣综合征或库欣综合征有关[228]。然而，有报道称BMAH导致原发性醛固酮增多症和库欣综合征患者出现ARMC5基因突变，这种情况在非洲裔美国患者中更为常见[229]。

(7) KCNJ5、ATP1A1、ATP2B3、CACNA1D和CTNNB1基因的体细胞突变：体细胞突变占APA的大部分，其包括编码Kir3.4（GIRK4）钾通道（KCNJ5）、钠/钾和钙ATP酶（ATP1A1和ATP2B3）、电压依赖性C型钙通道的基因突变（CACNA1D）。一项包括源自原发性醛固酮增多症患者的351例APA患者和130例其他肾上腺皮质病变患者的多中心研究发现，在47%的APA中发现了两种KCNJ5基因体细胞突变（G151R或L168R）[230]。单侧肾上腺增生引起的原发性醛固酮增多症患者和130例无醛固酮分泌功能的肾上腺疾病患者并不存在体细胞KCNJ5基因突变。与男性相比，女性APA患者KCNJ5基因突变的比例更高（63% vs. 24%），携带KCNJ5基因突变的APA患者的病灶直径更大（2.7cm vs. 1.7cm）[230]。与由ATP1A1、ATP2B3或CACNA1D基因体细胞突变引起的APA相比，大部分KCNJ5基因突变引起的APA束状带状细胞和醛固酮合酶表达水平较低[231]。一项包含13项研究，1636名患者的Meta分析发现，APA患者体细胞KCNJ5基因突变的患病率为43%[232]。

已鉴定出APA体细胞突变的三个基因：编码Na/K-ATP酶1的ATP1A1基因，编码Ca-ATP酶3的ATP2B3基因，编码电压门控钙通道的CACNA1D基因。在涉及112例APA的研究中，APA体细胞KCNJ5、ATP1A1和ATP2B3基因突变率分别为39.2%、6.3%和0.9%[233]。迄今为止，已报道了13种ATP1A1基因和9种ATP2B3基因体细胞突变[234]。此外，已报道31种不同的CACNA1D基因突变，约占散发性APA的9%[234]。CACNA1D基因突变引起的由球状带样细胞组成，与无体细胞突变或KCNJ5基因突变引起的APA相比较小[231]。在术前横断层成像中，CACNA1D体细胞突变是结节阴性或最小结节（<1cm）的APA患者中最常见的体细胞突变[235]。

CTNNB1基因编码β-catenin，CTNNB1激活突变已在3%的散发性APA中发现。与KCNJ5基因引起的腺瘤相似，CTNNB1基因突变引起的腺瘤与女性和较大腺瘤相关[236]。很可能几乎100%的APA最终将与体细胞驱动基因突变相关。

5. 产生醛固酮的细胞簇 对P₄₅₀11B2和P₄₅₀11B1的免疫组化染色研究已经检测到肾上腺皮质细胞的局灶性包膜下巢状结构，其延伸到束状带，并对P₄₅₀11B2染色呈强阳性，并被称为醛固酮产生细胞簇（aldosterone-producing cell clusters，APCC）[237]。已在正常肾上腺和原发性醛固酮增多症患者的病理标本中鉴定出APCC，其中APCC可能与APA相邻[237]。已发现APCC的CACNA1D和ATP1A1基因体细胞突变，增加了APCC自主分泌醛固酮的可能性[238]。APCC随着年龄的增长而增加，可能部分反映了肾上腺的老化[239, 240]。APCC的临床相关性尚待确定。

6. 皮质醇共分泌 原发性醛固酮增多症患者出现胰岛素抵抗和代谢综合征[241-243]、抑郁症[244]和骨质疏松性骨折的风险增加[245]。这些联系更符合糖皮质激素的自主性或过度分泌。一项类固醇代谢组学研究发现：①与对照组和亚临床库欣综合征患者相比，原发性醛固酮增多症患者（APA和IHA）的皮质醇和总糖皮质激素代谢物排泄量显著增加（$P<0.001$）；②发现一些与糖皮质激素相关的代谢风险的替代参数，但与盐皮质激素排泄无关；③APA患者的单侧肾上腺切除术解决了盐皮质激素和糖皮质激素过量的问题[246]。这些发现表明，在患有原发性醛固酮增多症的患者中，一定程度的皮质醇分泌是常见的，并且与代谢风险相关。这一发现可能表明，在IHA和APA的患者中，使用盐皮质激素受体拮抗药治疗可能不会预防糖皮质激素依赖性代谢风险[246]。但是，这些数据应该被谨慎解读，因为该研究并不是简单地提出APA的皮质醇共分泌，而是在APA和IHA患者中进行了更多的糖皮质激素代谢组学检查。这些患者的下丘脑－垂体－肾上腺轴没有受到抑制，并且接受手术治疗的APA患者没有发生肾上腺危象或类固醇戒断症状。因此，原发性醛固酮增多症患者糖皮质激素代谢产物增多的病因尚不清楚，可能是由于尚未确定的机制。

一个独立且不太常见的问题是，部分APA可共分泌皮质醇，而皮质醇对围术期处理可能具有重要的临床意义（如围术期糖皮质激素使用和术后的替代和减量）[247]。临床医生应何时检测APA患者的皮质醇分泌？一般而言，（在原发性醛固酮增多症中）有临床显著意义的肾上腺腺瘤皮质醇分泌与肿瘤大小相关。与腺瘤的醛固酮分泌不同，临床意义的皮质醇分泌需要一个"大工厂"，通常皮质腺瘤直径大于2cm[247]。因此，当肾上腺腺瘤直径大于1.5cm时，检测原发性醛固酮增多症患者的皮质醇分泌是合理的；检测应包括基线DHEAS和过夜1mg地塞米松抑制试验[248]。如果可以检测到原发性醛固酮患者的糖皮质激素分泌，并且其皮质腺瘤直径大于1.5cm，则不需要AVS，但前提是对侧肾上腺的CT影像学是正常的。

（五）治疗原则
治疗目标是防止与高血压、低钾血症、心血管损伤和肾损伤相关的并发症和致死情况。了解原发性醛固酮增多症的病因有助于明确合适的治疗方法。血压平稳不应该是唯一的目标。除了肾脏和结肠，盐皮质激素受体还存在于心脏、大脑和血管中。醛固酮分泌过多会增加心血管疾病的风险和发病率。因此，对所有原发性醛固酮增多症患者来说，循环中醛固酮达标或盐皮质激素受体阻断应该是治疗计划的一部分。然而，临床医生必须了解，大多数长期原发性醛固酮增多症患者都有一定程度的肾功能不全，但这种肾功能不全被与醛固酮过多相关的肾小球滤过率增高所掩盖[249, 250]。潜在慢性肾脏疾病的真实程度只有在有效的药理学或外科治疗后才会显现[249, 250]。

1. 醛固酮腺瘤和单侧增生的外科治疗　单侧腹腔镜肾上腺切除术是 APA 或单侧增生患者的最佳治疗选择[111]。就生活质量参数而言，手术的疗效优于盐皮质激素受体拮抗药的慢性药物治疗[171]。单侧肾上腺切除术是单侧肾上腺疾病患者的最佳治疗方法。双侧肾上腺切除术外科治疗对 IHA 患者不是一个好的治疗方案；相反，盐皮质激素拮抗药的终生治疗不失为一种选择。

由专业肾上腺外科医生进行腹腔镜肾上腺切除术是首选的。因为 APA 很小，并且可能是多发性的，所以整个肾上腺都应该切除[188, 251]。为了降低手术风险，术前应补充钾或盐皮质激素受体拮抗药或两者并用来纠正低钾血症（但术后立即停用）。应在手术后 1~2 天检测 PAC，以确认生化达标[183]。一般而言，降压药物的数量和剂量可在手术后减少 50%，终止任何可能导致高钾血症的药物（如 ACEI、ARB）。手术对高血压的全部影响可能需要长达 3 个月。由于 RAAS 轴慢性抑制导致的暂时性低醛固酮症的风险，在术后 4 周内应每周监测血钾水平，并应增加膳食钠[201, 252, 253]。在一项对 142 名手术治疗患者的多中心研究中，术后高钾血症的患病率为 9.9%；高钾血症患者年龄较大，肾功能比非高钾血症患者组差[254]。在一项对 192 例原发性醛固酮增多症患者进行的研究中，12 例（6.3%）出现术后高钾血症（血清钾中位数为 5.5mmol/L，范围为 5.2~6.2mmol/L）；出现的中位时间为 13.5 天（范围为 7~55 天）[201]。

尽管几乎 100% 的患者术后血压控制有所改善，但单侧肾上腺切除术后的平均长期高血压治愈率在 30%~60%[88, 182, 183]。肾上腺切除术后的持续性高血压，与高血压伴一级以上亲属、术前使用两种以上抗高血压药、年龄较大、血清肌酐水平高和高血压持续时间直接相关，并且最有可能由并存的原发性高血压所引起[88]。

2. 药物治疗　IHA 和 GRA 应该选择药物治疗。此外，尽管不是最佳方案，但 APA 的治疗如果包括盐皮质激素受体阻断也是可行的。限制膳食钠（每天钠含量低于 100mEq）、保持理想体重、避免吸烟和规律的有氧运动有益于药物治疗的成功。没有安慰剂对照的随机试验评估过药物治疗原发性醛固酮增多症的相对疗效[255]。

在一项对 602 名接受盐皮质激素受体拮抗药治疗的原发性醛固酮增多症患者进行评估的纵向研究中发现，与原发性高血压患者相比，原发性醛固酮增多症患者的心血管事件发生率更高[256]。心血管事件和死亡率的额外风险仅限于在药物治疗中 PRA 仍受抑制的原发性醛固酮增多症患者中，这表明盐皮质激素受体拮抗药的剂量不足[256]。由于一些原发性醛固酮增多症患者伴有低肾素原发性高血压，因此 PRA 的检测可能不是指导治疗的最佳方法；相反，提示有效盐皮质激素阻断的更实际的治疗目标是在无须口服补充钾的情况下，血钾处于正常中上范围。

50 多年来，螺内酯一直是治疗原发性醛固酮增多症的首选药物，规格有 25mg、50mg 和 100mg 的片剂（美国）。剂量最初为每天 12.5~25mg，如果有必要，可增加至每天 400mg，在没有口服氯化钾补充的情况下达到正常的血清钾浓度。低钾血症纠正迅速，但高血压可能需要 4~8 周才能得到纠正。经过几个月的治疗，螺内酯的剂量通常可以减少到每天 25~50mg；剂量调整基于正常值范围内中上的目标血清钾水平。在治疗开始后，应经常监测血清钾和肌酐（尤其是肾功能不全或糖尿病患者）。螺内酯可延长地高辛的半衰期，开始使用螺内酯治疗时可能需要调整地高辛的剂量。应避免同时使用水杨酸盐进行治疗，因为会干扰活性代谢物的肾小管分泌，并降低螺内酯的有效性。然而，螺内酯对盐皮质激素受体选择性较差。例如，对雄激素受体的拮抗作用可能导致令人痛苦的男性乳房发育、勃起功能障碍和性欲降低，而对孕酮受体的激动作用可导致女性月经紊乱。

依普利酮是一种基于类固醇的抗盐皮质激素，作为一种竞争性和选择性盐皮质激素受体拮抗药，2003 年被美国 FDA 批准用于治疗无并发症的原发性高血压。依普利酮中的 9-11- 环氧基团导致分子的促孕和抗雄激素作用显著降低；与螺内酯相比，依普利酮对雄激素受体的结合亲和力为 0.1%，对孕酮受体的结合亲和力小于 1%。一项在原发性醛固酮增多症患者中，比较依普利酮和螺内酯（分别为 100~300mg 和 75~225mg）疗效、安全性和耐受性的随机双盲试验，研究人员发现螺内酯在降低血压方面更为优越，但在男性乳房发育（21% vs. 依普利酮的 5%）和女性乳腺疼痛（21% vs. 依普利酮的 0%）的发生率更高[257]。对于原发性醛固酮增多症，开始时剂量为 25mg，每天 2 次（每天 2 次是由于依普利酮的半衰期比螺内酯短），并逐渐向高剂量调整是合理的；目标是在没有补钾的情况下，血钾浓度在正常范围中上。美国 FDA 批准螺内酯用于治疗高血压最大剂量为每天 100mg。然而，研究显示，与螺内酯相比，依普利酮的作用功效降低了 25%~50%。因此，通常每天用 200~300mg 依普利酮来治疗原发性醛固酮增多症患者以达到目标血清钾浓度。与螺内酯一样，对于密切监测血压、血钾和血肌酐水平是很重要的。其中不良反应包括头晕、头痛、疲劳、腹泻、高甘油三酯血症和肝酶升高。

IHA 患者经常需要第二种降压药来实现良好的血压控制。容量过多是药物治疗产生耐药性的主要原因，低剂量噻嗪类药物（如每天 12.5～50mg 氢氯噻嗪）或有关的磺胺类利尿药与盐皮质激素受体拮抗药联合使用治疗对高血容量是有效的。但因为这些药物经常导致进一步的低钾血症，所以应该监测血钾水平。

在开始治疗 GRA 之前，GRA 的诊断应该通过基因检测来确认。在 GRA 患者中，用生理剂量的糖皮质激素进行慢性治疗可使血压正常，同时纠正低钾血症。临床医生应该小心关于过量糖皮质激素导致的医源性库欣综合征，尤其是在儿童使用地塞米松时。应用身体表面积计算激素最小有效剂量 [如氢化可的松，10～12mg/（m^2·d）]，尽量使用短效作用药物，如泼尼松或氢化可的松。儿童的目标血压应该按照特定年龄的血压值范围来指导。儿童应由具有糖皮质激素治疗专业知识的儿科医生进行监测，并仔细注意防止因过度治疗导致的线性生长迟缓。对这些患者使用盐皮质激素受体拮抗药的治疗可能与糖皮质激素一样有效，并避免了下丘脑 - 垂体 - 肾上腺轴的潜在干扰风险和医源性不良反应风险。此外，糖皮质激素治疗或盐皮质激素受体阻滞药甚至可能在血压正常的 GRA 患者中也发挥作用[168]。

（六）妊娠和原发性醛固酮增多症

原发性醛固酮增多症在妊娠中并不常见，医学文献中报道的患者不到 50 例[258-263]。妊娠中的原发性醛固酮增多症可导致早产、宫内发育迟缓、胎盘早剥和胎儿宫内死亡[263-265]。在一些女性中，妊娠相关血清高孕酮会在盐皮质激素受体处具有拮抗作用，并部分阻断醛固酮的作用；这些患者在妊娠期间的高血压和低钾血症的程度实际上会有所改善[266, 267]。而另一些孕妇中，有报道在含有 β-catenin 突变的 APA 中，LH/绒毛膜促性腺激素受体的表达增加，并且高血压和低钾血症的程度可因妊娠相关的 hCG 的血液水平增加而加重[268, 269]。

筛查试验与非妊娠女性的相同；应采集清晨血样，用于 PAC 和肾素测定（PRA 或 PRC）。如果肾素受抑制的孕妇出现自发性低钾血症，并且 PAC 大于 20ng/dl，则不需要额外的确证试验。然而，如果患者血钾正常，应进行确诊试验。在妊娠环境中进行确证试验可能具有挑战性，因为卡托普利试验在妊娠中是禁用的，并且盐水输注试验可能由于水肿而不能耐受。在妊娠的情况下，最佳的确证试验是 24h 尿液采集并测量醛固酮的排泄量。为了避免暴露在辐射或对比剂中，妊娠时的亚型检测应从腹部 MRI 平扫开始。在特定的孕妇群体中，单侧 APA 可以出现明显的原发性醛固酮增多症（自发性低血钾和 PAC＞30ng/dl）和 MRI 上明确的单侧肾上腺腺瘤[202]。

高血压和低钾血症的严重程度决定了妊娠期原发性醛固酮增多症的最佳治疗方案。例如，如果患者原发性醛固酮增多症病情相对缓解，则可以避免手术或盐皮质激素受体拮抗药治疗，直到分娩后再考虑下一步治疗。然而，如果高血压和低钾血症状明显，则需要外科和（或）药物干预。对于那些患有严重原发性醛固酮增多症并伴有单侧 APA 的女性，可以考虑在妊娠中期进行腹腔镜单侧肾上腺切除术。美国 FDA 将螺内酯列为妊娠 C 类药物，是因为已有记录说明螺内酯可引起新生雄性大鼠的女性化。然而，只有一例人类病例报道称，在妊娠期间使用螺内酯治疗导致一名男婴生殖器模糊，这个病例是因为患者妊娠前和妊娠第 5 周使用螺内酯治疗多囊卵巢综合征[270]。依普利酮是美国 FDA 妊娠 B 类药物。当原发性醛固酮增多症在孕妇中进行药物治疗时，应使用经批准用于妊娠期的标准降压药物进行治疗。低钾血症应用口服补钾来治疗。在那些不能选择手术的妊娠严重原发性醛固酮增多症的病例中，可以慎重考虑小剂量依普利酮[258, 271, 272]。

五、其他形式的盐皮质激素过量或效应

表 16-10 列出了与 11-DOC 和皮质醇过量致盐皮质激素效应相关的医学疾病。如果高血压伴低钾血症的患者的 PAC 和 PRA 较低，则应考虑这些诊断。

（一）高脱氧皮质醇血症

1. 先天性肾上腺皮质增生　先天性肾上腺皮质增生是一组由肾上腺类固醇生成酶缺陷引起的常染色体隐性疾病，可导致皮质醇分泌不足（见第 15 章）[273]。大约 90% 的 CAH 病例是由 21- 羟化酶缺乏引起的，该酶缺乏不会导致高血压[274]。11β- 羟化酶（CYP11B1）或 17α- 羟化酶（CYP17A1）缺乏会导致高血压和低钾血症，这是因为盐皮质激素分泌过多 DOC。DOC 循环水平增加的盐皮质激素效应也减少了肾素和醛固酮的分泌。这些突变都是常染色体隐性遗传，通常在儿童时期被诊断出。然而，部分酶缺陷已被证明会导致成人高血压。

(1) 11β- 羟化酶缺乏：大约 5% 的 CAH 病例是由 11β- 羟化酶缺乏引起的，高加索人中的患病率为 1/10 万[275]。在编码 11β- 羟化酶的基因 CYP11B1 中已经描述了 40 多个突变[276]。由于始祖效应，来自摩洛哥的西班牙犹太人中的患病率增加。DOC 向皮质酮的转化受损导致 DOC 和 11- 脱氧皮质醇水平升高；底物堆积导致肾上腺雄激素水平增加。女孩在婴儿期或儿童期出现高血压、低钾血症、痤疮、多毛和男性化。因 11β- 羟化酶缺乏而患有 CAH 症的男孩则表现为高血压、低钾血症和性早熟。大约 2/3 的患者有轻度至中度高血压。最初的筛查检验包括检测血液中 DOC、

11- 脱氧皮质醇、雄烯二酮、睾酮和 DHEAS 的水平，所有这些指标都会增加，大于各自参考范围的上限以上。验证性检测包括种系突变检测。

(2) 17α- 羟化酶缺乏症：17α- 羟化酶缺乏是 CAH 的一个非常罕见的原因；目前还没有较好的患病率数据，但患病率可能低于 1/100 万[277]。17α- 羟化酶对于皮质醇和性腺激素的合成至关重要，缺乏该酶会导致皮质醇和性类固醇的产生减少。46，XY 男性表现为生殖器模糊或表型女性，46，XX 女性表现为原发性闭经。因此，这种形式的 CAH 症患者可能要到青春期才就医。儿童、青少年和青年人表现为高血压、自发性低钾血症、醛固酮和肾素水平低。尽管非常罕见，但在荷兰门诺派教徒中，17α- 羟化酶缺乏的患病率有所增加。最初的筛选测试包括检测雄烯二酮、睾酮、脱氢表雄酮、17- 羟孕酮、醛固酮和皮质醇的血液水平，所有这些指标都应该是低于正常参考值范围或在低于各自参考范围的较低四分位数。DOC 和皮质酮的血浆浓度应高于各自参考范围的上限。验证性测试包括种系突变检测。

2. 产生脱氧皮质酮的肿瘤 纯 DOC 生成性肾上腺肿瘤非常罕见，通常是巨大的恶性肿瘤。也有一些文献报道可能是良性的肾上腺皮质腺瘤。除了 DOC，这些肾上腺肿瘤中部分还含有雄激素和雌激素，这可能导致女性男性化或男性女性化。典型的临床表现可能是相对快速发作的严重高血压，并伴有低钾血症和低血醛固酮和肾素水平。高水平的血浆 DOC 或尿四氢脱氧皮质酮及 CT 证实的巨大的肾上腺肿瘤可明确诊断。这些患者的醛固酮分泌通常受到抑制。

3. 原发皮质醇抵抗 在原发性皮质醇抵抗（或糖皮质激素抵抗）的患者中发现皮质醇分泌和血浆皮质醇浓度增加，但没有库欣综合征的证据，这是一种罕见的家族综合征[278, 279]。原发性皮质醇抵抗是由糖皮质激素受体和类固醇受体复合物的遗传缺陷引起的。该综合征的特征是低钾性碱中毒、高血压、血浆 DOC 浓度增加和肾上腺雄激素分泌增加。高血压和低钾血症是由过量 DOC 和皮质醇结合盐皮质激素受体增加的综合效应引起的，后者是由于高皮质醇产生率超出 11βHSD2 作用活性。受影响显著的个体出现为儿童时期高血压和自发性低钾血症、低醛固酮和低肾素。最初的筛选测试包括检测血液中皮质醇、DOC、11- 脱氧皮质醇、雄烯二酮、睾酮和脱氢表雄酮的水平，所有这些都应增加到各自参考范围的上限以上。此外，24h 尿皮质醇排泄高于参考范围的上限，并且血清 ACTH 不受抑制。验证性检测包括种系突变检测。

（二）表观盐皮质激素过量综合征

表观盐皮质激素过量是微粒体酶 11βHSD2 活性受损的结果，微粒体酶 11βHSD2 通常通过将皮质醇转化为无活性的皮质素灭活肾脏中的皮质醇[280]。皮质素是一种有效的盐皮质激素，当 11βHSD2 基因缺陷或其活性被阻断时，肾脏中会积聚高水平的皮质醇。11βHSD2 活性降低可能是遗传性的，也可能是继发于甘草活性成分甘草酸代谢物对酶活性的药理学抑制（光果甘草）[281]。先天性形式为罕见的常染色体隐性疾病，全世界发现的患者不到 50 人[282]。先天性表观盐皮质激素过量通常出现在伴有高血压、低钾血症、低出生体重、发育不良、多尿和多饮、生长不良的儿童中[276]。由于摄入甘草而获得的表观盐皮质激素过量表现为高血压和低钾血症，当获得相关病史时，其原因变得明显。此外，异位 ACTH 综合征引起的库欣综合征相关的大量过度分泌的皮质醇超出 11βHSD2 的作用时，低钾血症性高血压可能是结果之一。由于先天性 11βHSD2 缺乏或抑制而导致盐皮质激素明显过量的患者的临床表型包括高血压、低钾血症、代谢性碱中毒、低肾素、低醛固酮和正常血浆皮质醇水平。在 24h 的尿液收集中，皮质醇与皮质素的比例异常（高），证实了明显的矿物皮质激素过量的诊断。特征性的异常尿皮质醇 - 皮质素代谢物水平增高反映了 11βHSD2 活性的降低；皮质醇与皮质素的比率通常比正常值高 10 倍[280]。DOC 水平在严重的 ACTH 依赖性库欣综合征中也可能升高，并导致该疾病中的高血压和低钾血症。

（三）Liddle 综合征：肾小管离子转运异常

1963 年，Grant Liddle 描述了一种常染色体显性遗传肾脏疾病，其表现类似于原发性醛固酮增多症，伴有高血压、低钾血症和不适当的尿钾增加[283]。然而，醛固酮和肾素的血浓度非常低，因此该疾病被称为假性醛固酮增多症。Liddle 综合征是由阿米洛利敏感的上皮钠通道的 β 亚单位或 γ 亚单位的常染色体显性突变引起的[276]。这是极其罕见的，全世界报道的家系不到 30 个[284]。这种突变导致上皮钠通道活性增强，患者出现肾钠重吸收增加、钾消耗、高血压和低钾血症。然而，醛固酮和肾素的血浓度很低。受影响的个体通常表现为患有高血压和自发性低钾血症、醛固酮和肾素水平低的儿童或年轻人。与低钾血症相关的高血压家族史更有可能是 Liddle 综合征。在低钾血症高血压患者中发现低醛固酮和肾素水平应增加 Liddle 综合征的可能性。当排除了该症状的其他原因后，应考虑使用阿米洛利或氨苯蝶啶进行治疗试验。基于对阿米洛利或氨苯蝶啶联合钠限制饮食的良好临床反应，而螺内酯和地塞米松缺乏疗效，以及正常的 24h 尿皮质素 / 皮质醇比率，Liddle 综合征可以很容易地与表观盐皮质激素过量区分开。可进行临床基因检测。

六、与高血压相关的其他内分泌疾病

（一）库欣综合征

医源性库欣综合征相对常见。然而，内源性库欣病罕见，每年发病率低于 1/100 万[285]。75%～80% 的库欣综合征患者有高血压（见第 15 章）。高血压的机制包括 DOC 产生增加（在 ACTH 依赖性库欣综合征中）、对内源性血管收缩剂（如肾上腺素、血管紧张素 Ⅱ）的升压敏感性增加、心输出量增加、通过增加肝脏血管紧张素原的产生来激活 RAA 系统、盐皮质激素受体的皮质醇激活。

（二）甲状腺功能异常

1. 甲状腺功能亢进　当过量的循环甲状腺激素与外周组织上的甲状腺激素受体相互作用时，对循环儿茶酚胺的代谢活性和敏感性都会增加。甲状腺毒症患者通常有心动过速、高心输出量、增加的搏出量、降低的外周血管阻力和增加的收缩压。高血压伴甲状腺功能亢进患者的初始治疗包括使用 β 受体阻滞药治疗高血压、心动过速和震颤。甲状腺功能亢进症的最终治疗是因病因而异的（见第 12 章）。

2. 甲状腺功能减退　在甲状腺功能减退的患者中，高血压（通常是舒张期）的发生率增加了 3 倍，可能占一般人群中舒张期高血压病例的 1%[286, 287]。血压升高的机制包括全身血管阻力的增加和细胞外容积的扩张。甲状腺激素缺乏症的治疗可降低多数高血压

患者的血压，并使其中 1/3 患者的血压正常恢复正常。合成左旋甲状腺素是治疗甲状腺功能减退的首选药物（见第 13 章）。

（三）肾素分泌肿瘤

肾素分泌肿瘤是罕见的，通常是良性间质肿瘤，位于肾脏。这些肾小球旁细胞肿瘤通常在年轻人中表现为继发性醛固酮增多症（高血压、低钾血症、高 PAC 和肾素升高）[288]。肾脏肿瘤通常可以通过增强肾 CT 或 MRI 进行定位。偶尔可能需要经肾静脉查肾素水平来确认定位。手术切除可治疗继发性醛固酮增多症。

（四）肢端肥大症

高血压发生在 20%～40% 的肢端肥大症患者中，并与钠潴留和细胞外容积扩张有关（见第 9 章）[289, 290]。肢端肥大症高血压的治疗最有效的方法是治疗过量的生长激素[290]。如果无法通过外科手术治愈，则高血压通常对阻断生长激素作用（如培维索孟）或抑制生长激素分泌（如生长抑素类似物）的药物反应良好。剩余的高血压可以用利尿药治疗。

第五篇　性发育与性功能

Sexual Development and Function

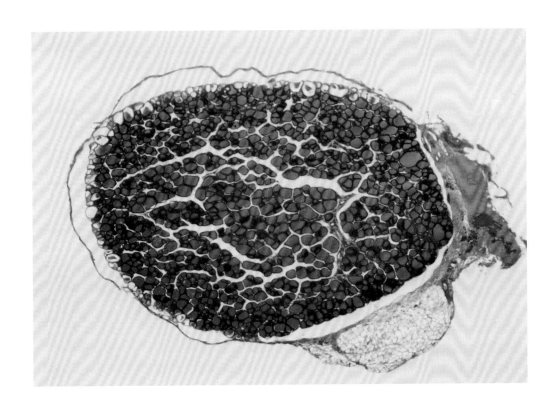

第 17 章　女性生殖轴的生理学和病理学

Physiology and Pathology of the Female Reproductive Axis

SERDAR E. BULUN　著

刘兆祥　肖建中　王金硕　李　静　译　李　静　肖建中　校

要点

- 排卵和子宫准备妊娠是极其微妙和平行的生理过程，受到大量激素的严格调节，这些激素主要由下丘脑、垂体和卵巢释放。
- 对女性来说，具有生物活性的类固醇（如雌二醇、睾酮和双氢睾酮）在卵巢、周围组织和雄激素或雌激素靶组织中形成。此外，肾上腺和卵巢还会分泌雄激素和雌激素前体，这些前体在外周组织中转化为具有生物活性的类固醇。
- 绝经前的女性通常由于引起排卵、月经或生育紊乱的疾病而寻求医学帮助，最常见的疾病包括下丘脑性无排卵、高催乳素血症、多囊卵巢综合征、卵巢功能不全、子宫内膜异位症和子宫肌瘤。
- 复方口服避孕药通常用于抑制卵巢活性，以治疗各种良性原因引起的无排卵性子宫出血或雄激素过多，如多囊卵巢综合征，以及与子宫内膜异位症相关的周期性或慢性盆腔疼痛。
- 更年期是所有卵泡枯竭，雌二醇和孕酮停止分泌的一个时期。对以血管收缩症状、骨质丢失和外阴阴道萎缩为特征的绝经后卵巢功能衰竭的治疗是具有挑战性的，目前关于现有治疗方案的有效性和不良反应仍有很大争议。

一、生殖生理学

下丘脑、腺垂体、卵巢和子宫内膜功能上的紧密协调产生了可被预料到的周期性月经，其表明机体在有规律性的排卵。规律性排卵也要求其他内分泌器官（如甲状腺和肾上腺等）具有正常的功能。因此，患有甲状腺功能减退或甲状腺功能亢进、库欣综合征或糖皮质激素抵抗的患者可能表现为无排卵。对于临床医生，需要全面掌握关于下丘脑、腺垂体、卵巢和子宫等器官的功能及与其他系统各组织之间相互作用关系的知识，这样才能对生殖系统疾病做出正确的诊断，并且制订相关的治疗策略。

下丘脑最重要的生殖功能是 GnRH 的脉冲式释放。许多因子的负反馈作用，包括卵巢甾体类激素，都可以调节下丘脑 GnRH 分泌到门脉系统。脑内产生的多巴胺、去甲肾上腺素、血清素和阿片类物质可能也通过卵巢激素或其他刺激调节 GnRH 的分泌。GnRH 作用于垂体前叶细胞进一步分泌 FSH 和 LH。卵巢来源的甾体类物质（如雌二醇、孕酮）和肽类物质（如抑制素）、垂体来源的激活素和卵泡抑素都可以调节 FSH 和 LH 的分泌。LH 刺激卵巢膜细胞中雄烯二酮的合成，而 FSH 调节颗粒细胞分泌雌二醇和抑制素 B，以及滤泡生长。一个成熟卵细胞由卵泡释放依赖于月经中期 LH 水平的突然上升。排卵之后，卵泡转变为黄体，在 FSH 和 LH 的调控下分泌雌二醇和孕酮。LH 还刺激黄体中颗粒黄体细胞分泌抑制素 A（图 17-1A）。

FSH、LH、雌二醇、孕酮、抑制素 A 和抑制素 B 的内分泌作用已经通过在月经周期全过程中各激素在血清中浓度水平的改变推导出来（图 17-1A）。这些假定的内分泌作用已经被基于细胞水平和在体水平的研究所证实（图 17-1B）。激活素和卵泡抑素由卵巢和垂

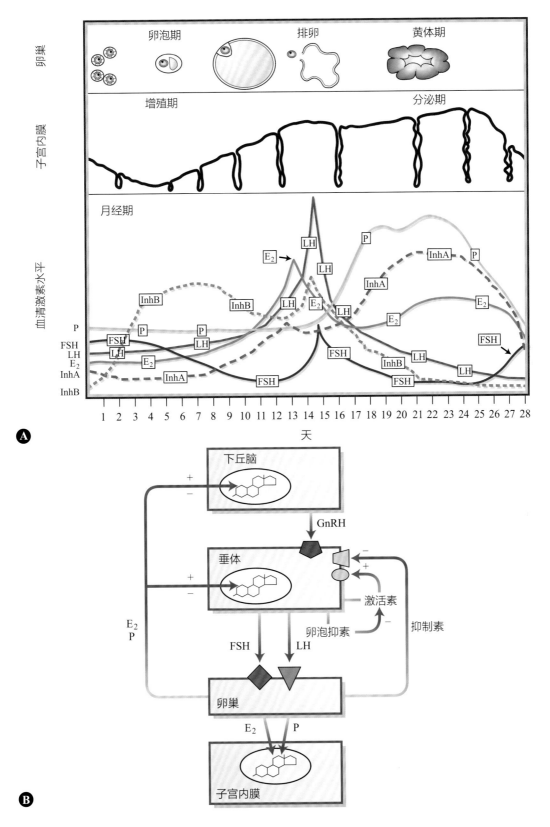

▲ 图 17-1 **A.** 在 **28** 天月经周期中，卵泡、子宫内膜厚度和血清中激素水平的变化。在这一周期的最初几天经历月经期。**B.** 在女性生殖轴中内分泌的相互作用。此处描述了下丘脑、垂体、卵巢和子宫内膜之间某些调节月经周期且特征明显的内分泌相互作用

E₂. 雌二醇；FSH. 促卵泡激素；GnRH. 促性腺激素释放激素；Inh. 抑制素；LH. 黄体激素；P. 孕酮

体产生，可能通过自分泌或旁分泌而不是内分泌的途径调节垂体中 FSH 的释放。激活素刺激 FSH 的产生，而卵泡抑素抑制激活素的这一作用。

子宫内膜也就是子宫腔的黏膜层，含有大量对雌激素和孕激素极为敏感的受体。雌二醇是具有生物学活性的雌激素，可诱导子宫内膜生长；孕激素则限制这种雌激素的作用，并促进子宫内膜分化。雌激素或孕激素撤退将导致子宫内膜功能层剥脱。在雌激素的作用下，残存的基底层负责内膜的修复。

由于青春期前儿童下丘脑 GnRH 释放系统尚未成熟，循环中 FSH 和 LH 水平很低，所以卵巢功能在青春期前基本保持沉寂状态。而在绝经后，由于失去了所有的卵细胞及周围的类固醇生成细胞，卵巢将失去其全部的生殖功能和大部分内分泌功能。青春期前和绝经后的典型特征是缺乏卵巢功能，并伴随闭经。

总而言之，女性从青春期到更年期，其生殖功能可以被看作为一个极其精密、滴答作响的时钟。这些器官的功能正常取决于下丘脑、垂体、卵巢和子宫内膜的协调作用。最后的结果就是每 24～35 天一次的规律月经。这些组织的任何异常和继发的影响到这些生殖器官的其他系统疾病，都可能会导致无排卵，以及随后的阴道不规则出血。

二、下丘脑的生殖调节功能

（一）GnRH

GnRH 及其类似物可应用于激素依赖性疾病的治疗和辅助生殖技术，如体外受精（in vitro fertilization, IVF）[1, 2]。在许多脊椎动物中，已鉴定出三种 GnRH 和三类具有不同分布和功能的同源受体。人类下丘脑的 GnRH 主要由 GnRH Ⅰ 型基因（GNRH1）编码并通过垂体 GnRH Ⅰ 型受体调节促性腺激素分泌，该受体为 G 蛋白耦联受体。GnRH-Ⅰ 与 Ⅰ 型受体结合主要导致 Gq 的激活。GnRH 的第二种形式也称为 GnRH-Ⅱ，在所有高等脊椎动物（包括人类）中都是保守表达的 [3]。与 GnRH-Ⅰ 相比，GnRH-Ⅱ 在脑外表达水平最高。GnRH-Ⅱ 的同源受体已从包括灵长类在内的各种脊椎动物中克隆出来。这个受体的人类同源基因有移码和终止密码子，而且似乎 GnRH-Ⅱ 信号是通过 GnRH Ⅰ 型受体发生的。不同的 GnRH、受体和信号通路在不同功能的应用中，似乎有相当大的可塑性。出于实际的目的，GnRH-Ⅰ 在本章中被统称为 GnRH。

GnRH 是一种 10 个氨基酸的肽类物质，主要在下丘脑内侧基底部弓状核的特异性神经细胞胞体中合成 [3]。来自于 GnRH 神经元的轴突投射于正中隆起，最终终止于注入门脉系统的毛细血管网。

门静脉是一种低灌流的运输系统，沿垂体柄下行并把下丘脑和腺垂体连接在一起。这一垂体门静脉循环的血流方向是从下丘脑到垂体。因此，来源于弓状核神经元的 GnRH 分泌到正中隆起，进入门脉循环，从而把这一激素运送到腺垂体（图 17-2）。

成熟的十肽 GnRH 是由一个前体大分子 pre-pro-GnRH 翻译后修饰得来（图 17-2）[4]。pre-pro-GnRH 是 GNRH 基因的产物 [3]，由 92 个氨基酸构成，包含 4 个部分（从氨基端到羧基端）：23 个氨基酸的信号结构域，GnRH 十肽，3 个氨基酸的蛋白水解加工部位，

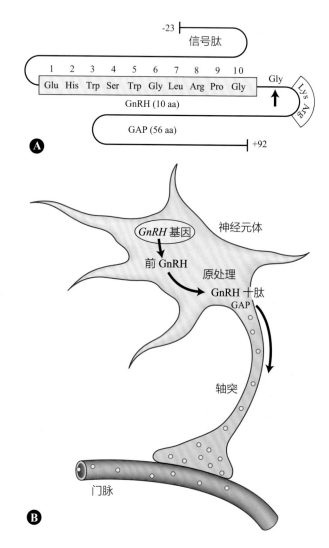

▲ 图 17-2　GnRH 的产生

A. GnRH 基因编码一个位于神经元胞体的前体蛋白，称为 pre-pro-GnRH（即前 GnRH 原）。该蛋白通过蛋白裂解过程释放 GnRH，在神经元胞体中生成 GnRH 和 GnRH 相关蛋白。GnRH 和 GAP 皆通过轴突运输的方式运送到神经末梢并释放入门脉循环中。B. Pre-pro-GnRH 是一个由 92 个氨基酸组成的蛋白质。具有生物活性的十肽（氨基酸 1～10），夹在 23 个氨基酸的信号肽和甘氨酸 – 赖氨酸 – 精氨酸（Gly-Lys-Arg）的序列之间。箭指示的是蛋白裂解过程发生的位置。蛋白质羧基端（C 端）的 56 个氨基酸裂解产生 GAP。GnRH. 促性腺激素释放抑素；LHRH. 黄体生成素释放激素（引自 Yen SSC. Endocrine regulation of the reproductive system. In: Yen SSC, Jaffe RB, Barbieri RL, eds. *Reproductive Endocrinology*. 4th ed. Philadelphia, PA: WB Saunders; 1999: 44.）

以及一个称作 GAP 的 56 个氨基酸的结构域[5]。这一前体的裂解产物 GnRH 和 GAP 被转运到神经末梢，参与到门脉系统的循环中（图 17-2）[4, 6]。GAP 的生理学作用尚未完全确定[6]。

人类的 GnRH 神经元主要位于下丘脑内侧基底部的弓状核和下丘脑前部的视前区[7]。产生 GnRH 的神经元数量相对有限，大概在 1000～2000。产生 GnRH 的神经元来源于胚胎发育过程中的嗅觉区。在胚胎发育过程中，GnRH 和嗅觉神经元沿着连接鼻子和前脑到下丘脑的脑神经一起迁移，这一过程的破坏会导致特发性低促性腺激素性性腺功能减退症伴嗅觉丧失，或称之为 Kallmann 综合征。Kallmann 综合征患者通常因 GnRH 和垂体促性腺激素不足而缺乏青春期发育，并且不孕不育。神经蛋白 anosmin1（由 *KAL1* 基因编码）和 FGF 受体 1（由 *FGFR1* 基因编码）可影响嗅觉和 GnRH 神经元迁移。这些基因的突变会导致 Kallmann 综合征[7]。有数据发现，*NELF* 和 *CHD7* 基因突变也可能导致 Kallmann 综合征，但这种相关性不像 *KAL1* 和 *FGFR1* 那样确定[7]。Kallmann 综合征男性和女性患者选择性的临床表型与其遗传因素高度相关。某些临床表现，如镜像联合运动（*KAL1*）、牙齿发育不全（*FGF8/ FGFR1*）、指骨发育异常（*FGF8/FGFR1*）和听力损失（*CHD7*）等，可能有助于倾向性基因检测[8, 9]。

Knobil 通过一系列开拓性的实验证实了促性腺激素的正常分泌需要 GnRH 在一定的临界频率和振幅内进行脉冲式释放[10]。GnRH 和促性腺激素分泌脉冲节律的周期性和振幅对调节性腺活动以至于整个生殖轴都很关键（图 17-3）。GnRH 的自我引发效应可以上调它在垂体促性腺激素生成细胞上的自身受体，不过这一效应仅仅在一段生理周期（60～90min）显现[11, 12]。由于不恰当的刺激引起的较低频率的释放也会引起无排卵和闭经。较高频率或持续暴露在 GnRH 的刺激下也可通过下调 GnRH 受体的表达导致无排卵，因而消除了促性腺激素的反应。

促性腺激素亚单位（包括共同的 α 亚单位和 LH/ FSH 特异性 β 亚单位）的基因激活、αβ 亚单位的二聚体化及糖基化作用也被 GnRH 向垂体促性腺细胞的间隙性释放所控制[13]。在人类中，LH 释放脉冲的测量通常被用于作为 GnRH 脉冲性分泌的指征[14]。在卵泡期的早期，LH 的脉冲频率将近每 90 分钟 1 次，在卵泡期的后期，为每 60～70 分钟 1 次，在黄体期的早期是每 100 分钟 1 次，在黄体期的晚期则是每 200 分钟 1 次[15]。这种变化使得在月经周期的各个阶段 FSH 和 LH 的水平、卵巢甾体类激素的释放发生可预测的改变。高频率的 GnRH 分泌偏向于促进 LH 分泌，低频率的 GnRH 分泌倾向于 FSH 分泌。GnRH 分泌频率的差异对 LH 和 FSH 分泌的绝对值和比例都有着深刻的影响。

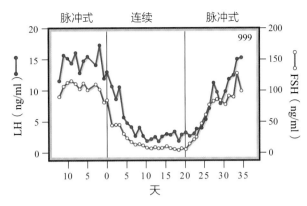

▲ 图 17-3 对之前存在下丘脑病变而导致 GnRH 缺乏的猴子切除卵巢，观察脉冲式或连续给予 GnRH 后促性腺激素的变化。GnRH 的定时输注可恢复 LH 和 FSH 的释放，连续输注时促性腺激素分泌受抑制，再次给予脉冲式 GnRH 输注后促性腺激素分泌模式亦恢复

FSH. 促卵泡激素；GnRH. 促性腺激素释放激素；LH. 黄体生成素（©1978 by American Association for the Advancement of Science 版权所有，引自 Belchetz PE, Plant TM, Nakai Y, et al. Hypophysial responses to continuous and intermittent delivery of hypothalamic gonadotropin releasing hormone. *Science*. 1978; 202: 631-633.）

（二）GnRH 分泌的调节

周期性、规律性的月经需要严格的脉冲式 GnRH 分泌。分泌 GnRH 的神经元本身即具有脉冲式、节律性的分泌特点。同时，还有众多的激素及神经递质参与调节这一过程（图 17-4）。

GnRH 分泌节律的差异，至少部分是通过性激素反馈调节实现的。雌二醇可升高 GnRH 分泌的频率，而孕激素将降低 GnRH 分泌的频率[13]。因此，孕激素水平升高将导致 GnRH 分泌频率的降低，从而促进 FSH 的合成和分泌，这一过程符合在黄体期晚期所观察到的现象[13]。

GnRH 分泌节律也受局部神经递质的影响。去甲肾上腺素刺激 GnRH 的释放，而多巴胺则表现出抑制作用（图 17-4）[16]。β 内啡肽和其他阿片类物质可抑制下丘脑 GnRH 分泌[17, 18]。性激素被认为可以提高内源性阿片类物质的活性，从而发挥其抑制 GnRH 的作用[15]。阿片类物质对 GnRH 分泌的抑制作用从临床上也是可以解释的：GnRH 分泌减少所致的下丘脑性闭经，可能与内源性阿片类物质抑制作用的增强相关[19]。

向 GnRH 神经元传递的雌激素信号似乎对于抑制 FSH 和 LH、协调 LH 的排卵前激增释放至关重要。GnRH 神经元或雌二醇敏感的传入神经元中的 ERα 和 ERβ 在雌激素的这些负反馈和正反馈效应中的确切作用尚不清楚[20]。用芳香化酶抑制剂治疗绝经前女性后刺激 FSH 释放和体外研究表明，下丘脑神经元中由芳香化酶活性局部产生的雌激素，可能调节促性腺激素的分泌[21, 22]。

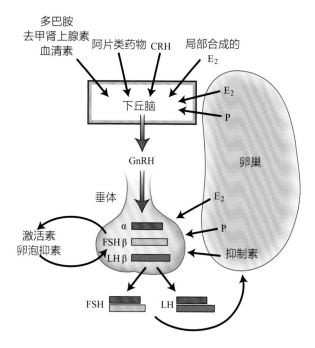

▲ 图 17-4 GnRH、LH 和 FSH 分泌的调节

GnRH 从下丘脑进入门脉循环的脉冲式分泌受到局部合成且全身释放的激素的调节。GnRH 也和一些类固醇及肽类激素一起调节促性腺激素亚单位的合成，包括共同的 α 亚单位和 LH/FSH 特异性的 β 亚单位，以及 FSH 和 LH 的合成和释放。CRH. 促肾上腺皮质激素释放激素；FSH. 促卵泡激素；GnRH. 促性腺激素释放激素；LH. 黄体生成素；E₂. 雌二醇；P. 孕酮

肽类物质 kisspeptin 与在 GnRH 神经元中表达的 G 蛋白耦联受体 KISS1R（以前称为 GPR54）结合，可刺激下丘脑释放 GnRH[23, 24]。Kisspeptin 神经元接触 GnRH 神经元，并作用于细胞体和神经末梢[25]。Kisspeptin 可直接作用于 GnRH 神经元，或通过其他神经元的突触输入间接作用于 GnRH 神经元，抑制内向整流钾通道，激活非特异性阳离子通道，产生持久的去极化和增加的动作电位放电率[26]。人类和小鼠 *KISS1R* 基因突变或敲除会引起孤立性低促性腺激素性性腺功能减退症，这表明通过该受体传递信号对性发育和性功能很重要[23, 24]。此外，表达 Kisspeptin 和 KISSIR 的神经元可能是雌激素和孕激素负反馈和正反馈作用的关键靶点[27]。

（三）GnRH 类似物

由于下丘脑和垂体内的肽酶可快速降解 GnRH，因此，GnRH 的半衰期非常短（仅 2～4min）。这些肽酶在氨基酸 5 与 6、6 与 7、9 与 10 之间切断肽键。目前，已有通过改变上述位点氨基酸的人工合成 GnRH 类似物，其有不同的特性。已有多种具有不同生物活性的 GnRH 激动剂及拮抗药类似物生产。

1. GnRH 激动剂 通过替换 6 或 10 位的氨基酸生成了一系列 GnRH 激动剂（图 17-5）。激动剂增强的生物学活性归因于它们对 GnRH 受体的高度亲和力，

以及较低的对酶降解的敏感性。一个 6 位氨基酸的替代可以提高代谢的稳定性，而羧基末端的甘氨酰胺残基被乙基酰胺基团的替代能够显著提高对受体的亲和力[28, 29]。GnRH 激动剂可经皮下、鼻内或肌内注射应用。最初的激动作用（即点火效应）与循环中 LH 和 FSH 水平的增加有关。最为显著的激动反应在卵泡期早期观察到，此时 GnRH 激动剂和升高的雌二醇水平联合作用，使促性腺激素大量蓄积[30]。

应用 GnRH 激动剂的长效制剂初期引起点火效应，随后 1～3 周内会表现为促性腺激素 – 性腺轴的下调。最初的下调效应是由脱敏作用引起的，而持久的作用归因于受体的缺失和受体从它效应器上的解耦联。

美国 FDA 已经批准可以使用这些激动剂治疗 GnRH 依赖的青春期早熟、子宫内膜异位症和前列腺癌。另一指征是用于子宫平滑肌瘤贫血患者术前血液系统功能的改善。GnRH 激动剂的超适应证包括在诱导排卵过程中下调垂体的功能、子宫内膜切除术前诱导子宫内膜的萎缩、预防患有凝血功能障碍的患者经期出血过多。GnRH 激动剂也被用于抑制多毛症患者的卵巢类固醇的生成[31]。

长期应用补充的 GnRH 激动剂最明显的不良反应是由雌激素缺乏引起的。补充的 GnRH 激动剂会引起以潮热、阴道干燥、骨质吸收、骨质减少为主要特征的类围绝经期状态。如果治疗不超过 6 个月，骨质减少在年轻女性中是可逆的[32, 33]。因此，在应用 GnRH 激动剂进行较长时间治疗时，要仔细考虑其风险获益比。在给予 GnRH 激动剂的同时反向添加低剂量的雌激素或孕激素，或两者同时添加，为克服这些不良反应提供了方法，使得激动剂的治疗时间得以延长[34]。

2. GnRH 拮抗药 由于 GnRH 激动剂对 GnRH 受体的初始刺激，使得促性腺激素水平在脱敏前会有一定程度升高，所以通过 GnRH 激动剂抑制 LH 的提前升高至少需要 7 天。相比之下，GnRH 拮抗药直接与内源性 GnRH 竞争与受体结合，从而迅速抑制促性腺激素和类固醇激素的分泌[35-38]。这一特性使其在卵巢刺激管理方面比 GnRH 激动剂具有潜在的优势。然而，由于需要持续阻断内源性 GnRH，因此需要更高剂量的拮抗药。GnRH 拮抗药在氨基末端结构域（参与受体激活）替换了大量的氨基酸，与替代 Gly6 的 D- 氨基酸结合，增强了受体结合所需的 β Ⅱ型弯曲[3]。GnRH 拮抗药的优势是诱导循环中促性腺激素水平立即下降，并可迅速逆转[35-38]。GnRH 拮抗药最近已取代 GnRH 激动剂，用于抑制由注射用 FSH 引起的排卵过程中的 LH 自然峰[39]。在体外受精中的诱导排卵方案中，应用 GnRH 拮抗药已经变得相当流行（图 17-5）[39]。

3. 非肽类 GnRH 拮抗药 利用异源表达人类 GnRH Ⅰ型受体的哺乳动物细胞可筛选小分子化合物集。这些研究确定了与 GnRH Ⅰ型受体结合并阻断

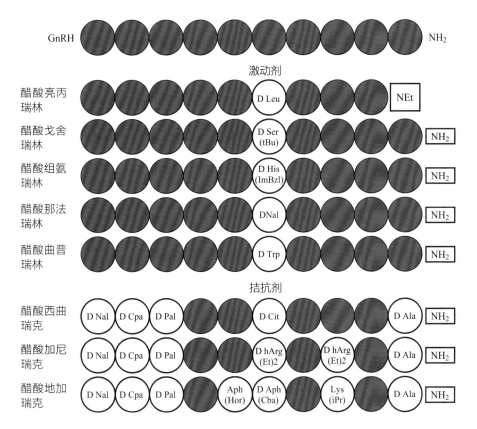

▲ 图 17-5　临床应用中的 GnRH 激动剂和拮抗剂类似物。紫色圆圈表示野生型 GnRH 十肽，白色圆圈表示类似物的变化

信号转导的合成化合物。一些公司已经生产出口服 GnRH 拮抗药用于各种适应证，如子宫内膜异位症[1]。FDA 已批准口服 GnRH 拮抗药 Elagolix 用于治疗子宫内膜异位症相关的盆腔疼痛。

三、腺垂体的生殖调节功能

（一）促性腺激素细胞

促性腺激素细胞是一种位于腺垂体可以合成和分泌 LH 与 FSH 的特殊细胞类型。这些细胞占腺垂体细胞总数的 7%～15%，并且于胚胎早期可以在这一部位检测到[40]。大部分促性腺激素细胞均能够合成 LH 和 FSH[40, 41]。LH 和 FSH 均分别由两个不同的非共价相连的被称作 α 和 β 蛋白的亚单位构成（图 17-4）。在促性腺激素细胞中，亚单位的基因编码亚单位的前体。促性腺激素细胞包含能够介导 GnRH 作用的细胞表面 GnRH Ⅰ型受体。这些受体属于具有 7 个跨膜结构域的 G 蛋白耦联受体家族。

（二）GnRH 受体

在人类中，通过 $G_{q/11}$ 的激活，下丘脑 GnRH 由垂体 GnRH Ⅰ型受体介导，从而调节促性腺激素的分泌[42]。尽管在促性腺激素细胞中 GnRH Ⅰ型受体的耦联主要是通过 $G_{q/11}$ 的兴奋，但信号转导仍可以通过其他 G 蛋白及非 G 蛋白依赖的潜在途径发生[3, 42]。许多下游级联反应通过 GnRH 激活，这些包括 PKC、Ca^{2+} 和酪氨酸激酶依赖的途径[3]。据报道，在小鼠的垂体促性腺激素细胞中，GnRH 受体还可以激活几条包括 ERK1/2、JNK、p38 MAPK 及 大 MAPK（BMK1/ERK5）的剂量途径[3]。这些途径间的相互作用仍有待进一步澄清。

（三）LH 和 FSH

人 LH、FSH、TSH 和 hCG 的 α 亚单位具有同样的肽链结构。与此相反，上述激素的 β 亚单位具有不同的氨基酸序列，并代表了 αβ 异二聚体的特殊活性。每一个亚单位都具有丰富的半胱氨酸，并包含了众多的二硫键。每个亚基同样包含众多的糖类部分，这些对于其生物活性及代谢起着重要的作用。

人类的 α 亚单位基因编码表达的多肽前体包含 24 个氨基酸的引导序列，转录后将被切去，从而形成成熟的 92 个氨基酸的 α 亚单位。人 FSH、LH 和 hCG 的 β 亚单位分别含有 117、121 和 145 个氨基酸[43-46]。GnRH 与其受体结合时，开始了促性腺激素的合成：亚单位基因的转录、mRNA 翻译、翻译后前体的修饰、亚单位折叠和聚合，以及成熟激素包装和分泌（图 17-4）。

人 LH 和 hCG 的 β 亚单位基因位于染色体 19q13.3 区，该区包含了一簇 7 个 β 亚单位类似基因[44]。其中 5 个基因是串联、颠倒排列的不编码的伪基因。只有 LH 和 hCG 的 β 亚单位基因可转录为特异的具有功能的 mRNA。LH 的 β 亚单位 mRNA 编码 145 个氨基酸的蛋白前体，剪切后形成 24 个氨基酸的引导肽和 121 个氨基酸的具有生物活性的成熟肽。hCGβ 亚单位 mRNA 同样编码一个由 145 个氨基酸构成的蛋白。不同的是，该蛋白不被修饰而直接作为具有生物活性的 hCGβ 亚单位。人 LH 和 hCG 的 β 亚单位具有 82% 的序列同源性，当与 α 亚单位结合时，这两个 β 亚单位具有相同的生物活性[44-46]。

一个单独的基因编码 FSH 的 β 亚单位[47]。通过在培养的哺乳动物细胞中表达编码 FSH-β、LH-β、hCG-β 的互补 DNA 与编码 α 亚单位的互补 DNA，并通过翻译后修饰、糖基化、亚单位结合等，就可以合成并分泌上述蛋白产物（FSH、LH 或 hCG）[48]。这些重组促性腺激素目前在临床上被用于促进性腺功能[49]。

（四）循环 FSH 和 LH 水平的调控

FSH 和 LH 的 α、β 亚单位的形成与结合的具体分子机制尚不明了。α 与 β 亚单位的合成速率至少部分受雌激素负反馈影响，其影响 GnRH 从下丘脑脉冲式分泌[48, 50]。相比于 β 亚单位 mRNA，垂体包含更多的 α 亚单位 mRNA，并且在血清中更容易检测到游离 α 亚单位的水平。游离的 β 亚单位在垂体中含量较低，在血清和尿液中则更为罕见。因此，特异性 β 亚单位或许是这些糖蛋白合成的限速因子。

抑制素、激活素和卵泡抑素最初是作为可影响 FSH 分泌的性激素被发现的[51]。虽然抑制素的主要来源仍然是卵巢，但激活素和卵泡抑素在性腺外组织中产生，并通过自分泌 - 旁分泌机制对 FSH 发挥作用。抑制素 -B 在卵泡期由卵巢颗粒细胞分泌（由 FSH 控制），抑制素 -A 在黄体期由黄体分泌（LH 控制）。抑制素与雌二醇协同作用抑制 FSH 分泌。激活素可直接刺激 FSH 的生物合成，以及垂体促性腺激素细胞释放 FSH[51]。卵泡抑素通过与激活素结合阻止其与细胞膜上激活素受体相互作用而负向调节激活素的生物学功能[52]。

血清促性腺激素水平受其分泌率和血清半衰期影响，这是由糖类残基的数量调节的。促性腺激素和其他糖蛋白的唾液酸含量对其清除率有显著影响，并影响其表观分子大小[53]。FSH 中唾液酸含量高于 LH，导致 FSH 清除速度较慢，其半衰期为 3~4h。而 LH 的半衰期为 20min，清除率更快。hCG 高度唾液酸化，半衰期最长，大约 24h。

四、卵巢

卵巢是进行周期性排卵和生成甾体激素（如雌二醇和孕酮）必不可少的。这些作用贯穿于卵泡成熟、排卵、黄体形成和退化的周期性的反复过程中。因此，卵巢主要有两个作用：形成可受精的卵细胞；随着雌二醇和孕酮的分泌，使子宫内膜为着床做好准备[49]。由卵细胞及其周围的颗粒细胞和膜细胞组成的卵泡是卵巢最基本的功能单位。

成人卵巢是一个长 2~5cm、宽 1.5~3cm、厚 0.5~1.5cm 的椭圆形小体。卵巢位于骨盆壁的侧后方，并以卵巢系膜连于阔韧带的背侧面。

卵巢由 3 种不同结构组成：①最外层的皮质包含表层生发上皮和卵泡；②中间的髓质包含间质；③以卵巢连于卵巢系膜的区域为中心的卵巢门（图 17-6）。卵巢门是卵巢连于卵巢系膜的附着点，包含神经、血管和卵巢门细胞，这些细胞可能生成甾体激素，或有形成分泌雄激素的肿瘤潜在可能。这些细胞与生成睾酮的睾丸间质细胞相似。

卵巢皮质的最外层区域称为白膜，由一单层立方上皮覆盖，称为生发上皮。卵细胞包含在卵泡中，位于皮质的内部，被间质组织包围。每个月经周期募集一个优势卵泡排卵（图 17-6）。卵泡排卵后转化为黄体。在没有妊娠的情况下，黄体退化为白体（图 17-6）。间质组织由结缔组织和间质细胞组成，间质细胞由间充质细胞分化而来，并可对 LH 或 hCG 起反应而生成雄烯二酮。卵巢中央的髓质区域大部分由中肾管细胞分化而来。

（一）卵巢分化和卵泡生成的遗传标记

人类卵巢的初始部分在明显的卵巢样器官能被识别之前就已经开始发育。雌性生殖细胞是在胚胎发生过程中形成的，原始生殖细胞的前体从胚胎的体细胞谱系中分化出来，从卵黄囊的基底部沿后肠以特定路线到达生殖嵴。雌性性腺（卵巢）的分化始于生殖嵴。初始未分化的性腺按照雌性路径分化，新形成的卵母细胞增殖并随后进入减数分裂[49]。

卵巢分化和卵泡发生依赖多个基因的协同表达和相互作用[54]。通过对小鼠靶基因的破坏或插入，可以研究某些特殊基因对卵巢分化和卵泡生成的作用。图 17-7 总结了其中一些基因的生物学作用[54]。遗传学改变的小鼠是研究体内不同基因相互作用对卵巢功能影响的最初尝试。而转基因小鼠的卵巢病理情况与观察到的人类相同突变组织的状况类似，如与 FSHβ 亚单位和 FSH 受体相关的病例。存在很多卵巢病理学的小鼠模型[49, 54]，一般可以分为由性腺形成障碍或生殖细胞数目减少或缺失而引起出生前卵巢衰竭的小鼠模型和由于各期卵泡生成障碍而导致的出生后卵巢衰竭的小鼠模型（图 17-7）[54]。通过这些病理学模型可以研

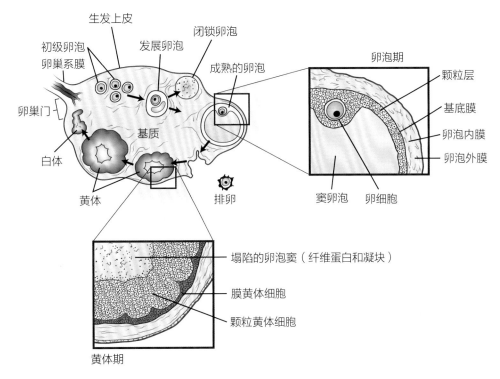

▲ 图 17-6　成人卵巢的功能解剖和卵巢周期性变化

引自 Carr BR, Wilson JD. Disorders of the ovary and female reproductive tract. In: Braunwald E, Isselbacher KJ, Petersdorf RG, et al, eds. *Harrison's Principles of Internal Medicine*. 11th ed.New York, NY: McGraw-Hill; 1987: 1818-1837.

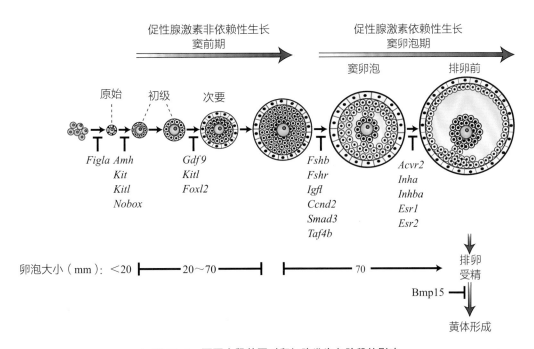

▲ 图 17-7　不同小鼠基因对卵细胞发生各阶段的影响

研究各种不同基因破坏的转基因小鼠的数据表明，很多基因在卵泡发育的不同时期都起着关键的作用。窦前期卵泡的生长被认为是独立于促性腺激素的，而窦卵泡的形成和卵泡的成熟则需要 FSH 的作用。Acvr2. 激活素 II 型受体；Amh. 抗米勒管激素；Bmp15. 骨形态发生蛋白 -15；Ccnd2. 细胞周期蛋白 d2；Esr1. 雌激素受体 α；Esr2. 雌激素受体 β；Figla. 胚系 -α 因子；Foxl2. 叉头框 L2；Fshb.FSHβ 亚单位；Fshr.FSH 受体；Gdf9. 生长分化因子 9；Gja4. 间隙连接蛋白 37；IGF-1. 胰岛素样生长因子 -1；Inha. 抑制素 α 亚单位；Inhba. 抑制素 βA 亚单位；Kit.kit 受体；Kitl.kit 配体；Nobox. 新生卵巢同源框基因；Taf4b.TATA- 框结合蛋白相关因子 -4b（引自 Simpson JL, Rajkovic A. Ovarian differentiation and gonadal failure. *Am J Med Genet*. 1999; 89: 186-2000; Choi Y, Rajkovic A. Genetics of mammalian folliculogenesis. *Cell Mol Life Sci*. 2006; 63: 579-590. ）

究人类卵巢发育和功能的分子遗传机制。

人类某一基因的缺失可能引起特异性卵泡生成障碍。例如，*BMP15* 基因的杂合突变可引起卵巢发育不全。BMP15 是卵母细胞生长和分化的特异性因子，可促进卵泡生成和颗粒细胞生长。在体外，BMP15 突变使颗粒细胞的生成减少，并拮抗野生型蛋白对颗粒细胞增殖的刺激作用。而在体内，这种突变与家族性卵巢发育不良相关，这表明在人类卵泡生成过程中 BMP15 的作用是必不可少的[55]。Edson 和同事在一篇优秀的综述文章中，对负责卵巢发育、卵泡发生和排卵的基因进行了全面的讨论[49]。

（二）卵母细胞

卵母细胞与精子受精后形成受精卵，随后开始迅速分裂。受精后第 3 天即形成具有 8 个细胞的胚胎。截至此时，所有的胚胎细胞在形态上都是相同的，具有真正的全能性，能够启动一个新的个体或任何谱系。随后形成的 16 个细胞的桑葚胚标志着分化过程的开始，细胞被分配到胚胎的内部或外部。在胚胎的下一个阶段有三个谱系：滋养层，即胎盘的前体；外胚层，将产生胚胎的体细胞；原始内胚层，最终形成卵黄囊。胚胎植入后，外胚层内的一组细胞形成原始生殖细胞的前体，即未来卵巢的初始细胞[49]。诱导这一小部分外胚层细胞分化为原始生殖细胞的信号来源为围绕种植后卵柱的胚外滋养层和原始内胚层，其余的外胚层细胞开始分化成体细胞组织。首批原始生殖细胞前体表达一种名为 PRDM1（以前称为 BLIMP1）的关键蛋白，而这些前体细胞在哺乳动物胚胎中具有特定的细胞使命[49]。

原始生殖细胞首先是通过碱性磷酸酶染色强阳性的一簇细胞而识别，这些外胚层细胞在卵黄囊形成前位于卵黄囊基底部[49]。研究证实，这些细胞是唯一的原始生殖细胞；消除这些细胞会导致胚胎中没有生殖细胞，而移植这些细胞则会发生细胞增殖，随后迁移到生殖嵴[49]。

用碱性磷酸酶作为标记，可以追踪这些原始生殖细胞从卵黄囊 - 外胚层交界处迁移到未分化性腺的路径；最终，卵巢形成并允许原始生殖细胞分化为卵母细胞。卵母细胞进入减数分裂，随后停止。进入减数分裂标志着任意祖细胞都能够分化为卵母细胞的发育阶段消失了。减数分裂受阻的卵母细胞最终被前颗粒细胞包围，形成一个个单独的原始卵泡，也是卵母细胞的静止池，有可能在青春期后被募集到生长卵泡池中，排卵、受精，并为下一代的形成做出贡献。这些现象主要是在小鼠身上观察到，并被认为适用于人类。

通过伪足的阿米巴运动，外胚层起源的原始生殖细胞从卵黄囊到生殖嵴移行了非常长的距离[56]。这条沿着后肠背侧肠系膜移行的长距离路线只在需横行穿过生殖嵴体腔角部时受到阻碍（图 17-8）。目前已发现引发原始生殖细胞迁移的触发因子和定向迁移至生殖嵴所需的趋化因子。关键的触发因子可能是原始生殖细胞表达一种关键受体，以及生殖嵴表达分泌的趋化因子。例如，抑制 TGFβ 信号通路可导致细胞外

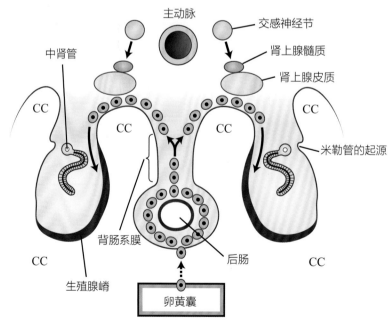

▲ 图 17-8　妊娠 5 周胚胎尾端的横截面显示了生殖嵴、肾上腺始基的位置和原始生殖细胞的移行路径

从妊娠第 3 周开始，源于卵黄囊的生殖细胞穿过后肠的背侧肠系膜，并移行到生殖嵴。到妊娠第 5 周后期，原始生殖细胞快速分裂，生殖上皮和间质形成早期的生殖腺，它在染色体核型为 46XX 的胎儿中随后分化形成卵巢。CC. 体腔（引自 Moore K. *The Developing Human*. Philadelphia, PA: WB Saunders; 1983. ）

基质中 TGFβ 诱导的 1 型胶原蛋白水平的降低，从而促进迁移[57]。沿着迁移路径的细胞外基质梯度也很重要，如果基质过多，生殖细胞迁移就会减少。KIT 配体（KITLG）可能对原始生殖细胞起到有效的趋化作用。PI3K/AKT 和 SRC 激酶通路参与了原始生殖细胞中的 KIT 下移[58]。

生殖细胞似乎不能一直位于生殖嵴外，生殖嵴被认为是唯一有能力维持性腺发育的区域。同样，生殖细胞对诱导性腺发育是必不可少的，缺少生殖细胞就不能形成有功能的性腺。

妊娠第 5 周时，减数分裂前的生殖细胞到达生殖嵴成为卵原细胞[59]。在接下来的 2 周（妊娠 5～7 周，或"无性"时期），原始的性腺结构仍只不过是尿生殖嵴中间部位的一个突起物（图 17-8）。这个突起由表层（体腔）生殖上皮增殖或通过基底间质的生长及卵母细胞的增殖而形成。宫内妊娠 6～7 周时，卵母细胞数目达到 1 万个[59]。因为此时不发生减数分裂和卵原细胞闭锁，生殖细胞的实际数目由有丝分裂决定[59]。

性腺的皮质和髓质在这个无性时期开始形成。但由于缺乏细胞遗传学的证据，此时没法确定生殖嵴的准确性别。而妊娠 7 周后睾丸仍未发育被认为是卵巢形成的证据。生殖嵴性别另外的证据是在妊娠 8 周时观察卵原细胞的减数分裂，因为在青春期前睾丸中没有类似的过程。妊娠 16 周时生殖腺的性别在组织学上得以明确，因为此时可以观察到原始的卵泡。

妊娠 8 周时，持续的有丝分裂使卵原细胞总数增加到 60 万（图 17-9）。从这时起，卵原细胞同时进行 3 种过程：有丝分裂、减数分裂和卵原细胞闭锁。换句话说，卵原细胞的减数分裂或闭锁的开始是与卵原细胞的有丝分裂重叠在一起的。由于这些过程的共同作用，生殖细胞的数目在妊娠 20 周时达到峰值为 $(6\sim7)\times10^6$（图 17-9）。此时，2/3 的生殖细胞是减数分裂中期的初级卵母细胞；剩余的 1/3 仍然看作是卵原细胞。妊娠中期的高峰和峰值的减退一部分是由卵原细胞有丝分裂的进行性减少而引起的，而这个过程在妊娠 7 个月时完全终止。同时，这还与卵原细胞闭锁的增加有关，其在妊娠 5 个月时达到高峰。在这个时期，卵巢发育过程的调节比较复杂，并且可能受不同基因的影响（图 17-7）。

随着中期妊娠的继续进行，生殖腺的生殖细胞不能避免且不可逆的进行性消耗[60]，大约 50 年后最终耗尽。这大部分是通过卵泡的闭锁而不是卵原细胞的闭锁实现的，并从妊娠 6 个月开始并持续终身（图 17-9）。卵原细胞的闭锁在妊娠 7 个月时必定终止。卵泡闭锁对生殖细胞的功能有重要影响，因为出生时只有 $(1\sim2)\times10^6$ 的生殖细胞[60]（图 17-9）。值得注意的是，生殖细胞的显著减少仅仅发生在 20 周的时期内，而在之前或之后的时期里都没有类似的降幅。因

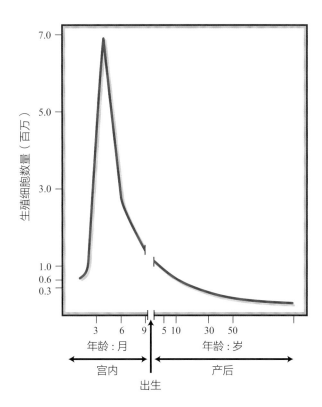

▲ 图 17-9 人类卵巢中随年龄而改变的生殖细胞数目

妊娠中期胎儿的卵母细胞数量最多。妊娠晚期时其数量显著减少。而出生后，卵巢中含有卵母细胞的卵泡数量逐渐减少，直到绝经时完全耗竭（引自 Baker TG. A quantitative and cytological study of germ cells in the human ovaries. *Proc R Soc Biol Sci*. 1963; 158: 417-433.）

此，新生女婴进入生命时还远远没有实现她们的生殖潜能，但已经失去了多达 80% 的生殖细胞。在青春期开始时生殖细胞的数目降到大约 30 万。这些卵泡中在育龄期只有 400～500 个卵泡（＜总数的 1%）能被募集排卵。

在胎儿的 8～13 周，一些卵原细胞脱离有丝分裂周期而进入第一次减数分裂的前期。这种变化标志这些细胞早在真正的卵泡成熟之前就转化为初级卵母细胞。减数分裂（开始于妊娠 8 周时）暂时避免了卵原细胞的闭锁，使生殖细胞被颗粒细胞包围并形成原始卵泡。在妊娠 7 个月后没有进行减数分裂的卵原细胞就会闭锁。因此，在出生时通常没有卵原细胞存在。

初级卵母细胞一旦形成后，维持在第一次减数分裂的前期，直至排卵时恢复减数分裂并形成和排出第一极体（图 17-10）。虽然有关减数分裂停止的准确的细胞机制还不清楚，但一般推测认为可能是由于颗粒细胞分泌的减数分裂抑制因子造成的。这个假说的依据是裸露的卵母细胞（无颗粒细胞）在体外能够自发完成减数分裂。

初级卵母细胞在完成第一次减数分裂并形成第一极体后成为次级卵母细胞，这实际在排卵前和 LH 峰

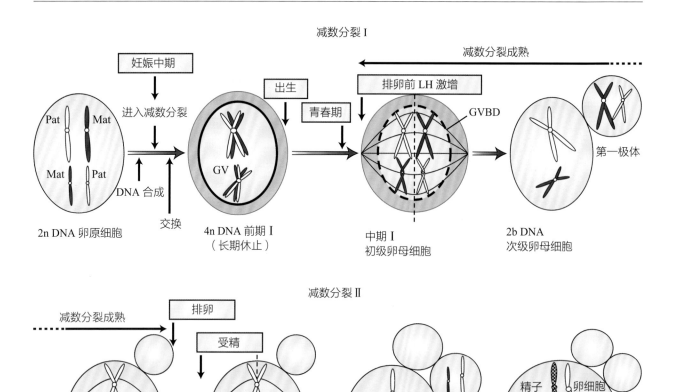

▲ 图 17-10　减数细胞分裂

在减数分裂期间，从父母那里继承并储存在性腺中的染色体被加工，以准备它们的遗传物质传递给后代。减数分裂只发生在生殖细胞中，发挥两个重要的作用：产生在遗传上不同于体细胞的生殖细胞，以及产生从 46 条染色体减少到 23 条的成熟卵细胞（或精子）。减数分裂的第一个功能，是通过同源染色体基因的交换及（祖）母系和（祖）父系染色体的随机组合进行遗传重组，形成子代细胞并维持遗传差异。第 2 个功能是通过减少染色体的数目来实现的，从而使每个子细胞或卵细胞随机获得 23 对染色体中的一组。受精时分别含有 23 条染色体的卵细胞和精子结合，形成一个含有 46 条染色体的遗传学上新个体。上图卵原细胞（女性胎儿）中标记为白色的染色体（左上角）来自于胎儿的父亲，而蓝色的染色体来自于母亲。同源染色体基因（等位基因）的随机交换发生于出生前第一次减数分裂停止之前。在出生之后，这些卵母细胞仍然处于减数分裂停止期直至青春期。在成熟卵泡的卵母细胞发育中，每个排卵周期的排卵前 LH 峰出现后随即重新开始第一次减数分裂。减数分裂的成熟是指从卵母细胞核（胚泡）分裂开始，直至卵母细胞达到细胞分裂 II 期（从卵母细胞转化为卵细胞）。第二次减数分裂的短暂停止发生于减数分裂 II 期直至卵细胞与精子受精。DNA. 脱氧核糖核酸；GVBD. 胚泡分裂；Mat. 母系的；n. 含有单倍体染色体（23）的 DNA 的数目；Pat. 父系

之后完成。排卵时，次级卵母细胞和周围的颗粒细胞（卵丘）被排出并进入输卵管。如果精子成功进入卵细胞中，则次级卵母细胞进入第二次减数分裂，之后排出第二极体（图 17-10）。

（三）颗粒细胞层

在人类女性胎儿的卵巢发育过程中，卵母细胞最初在卵巢卵泡形成之前以生殖细胞簇的形式存在。在妊娠后半段，这些生殖细胞簇分解，存活的卵母细胞被鳞状的前颗粒细胞单独包围，形成原始卵泡。从原始卵泡到初级卵泡的转变在组织学上表现为颗粒细胞由鳞状向立方状的形态变化。到第二阶段，至少有两层立方状颗粒细胞和另外一层体细胞，即卵泡膜，形成于卵泡基底膜的外面（图 17-11）[49]。在青春期，垂体分泌的 FSH 进一步促进颗粒细胞的增殖和存活。

卵母细胞和颗粒细胞通过一层基底膜与周围的间质细胞分开 [59]。因此，颗粒细胞不能直接进入循环中（图 17-12）。

颗粒细胞没有血管的特点使之需要得到周围细胞的支持。颗粒细胞通过广泛的细胞间缝隙连接相互联系，使它们成为更加广泛、整体的功能性的一体（图

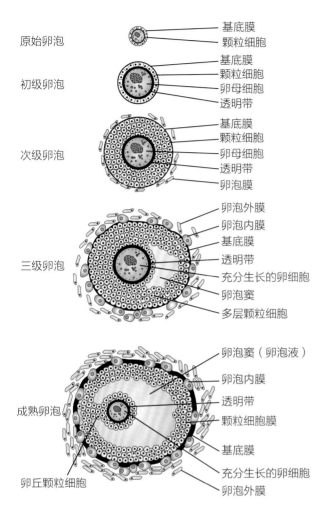

原始卵泡 — 基底膜 / 颗粒细胞

初级卵泡 — 基底膜 / 颗粒细胞 / 卵母细胞 / 透明带

次级卵泡 — 基底膜 / 颗粒细胞 / 卵母细胞 / 透明带 / 卵泡膜

三级卵泡 — 卵泡外膜 / 卵泡内膜 / 基底膜 / 透明带 / 充分生长的卵细胞 / 卵泡窦 / 多层颗粒细胞

成熟卵泡 — 卵泡窦（卵泡液）/ 卵泡内膜 / 透明带 / 颗粒细胞膜 / 基底膜 / 充分生长的卵细胞 / 卵泡外膜 / 卵丘颗粒细胞

▲ 图 17-11 卵巢卵泡的发育阶段

原始卵泡由单层颗粒细胞和一个停止在第一次减数分裂双线期的未成熟卵母细胞组成。原始细胞通过一层很薄的基底膜与周围的间质分开。卵泡募集的首要表现是基底膜纺锤形的细胞变为立方形，随后连续进行有丝分裂形成多层颗粒细胞域。卵母细胞增大并分泌一种含有糖蛋白的黏液样物质称为透明带，它包围卵母细胞并使之与颗粒细胞分开，这是一个初级卵泡的结构。在卵母细胞生长的终末期，颗粒细胞的进一步分化形成次级卵泡，此时卵母细胞直径达到 120μm，同时位于基底膜最外层的细胞分化并形成膜细胞。靠近基底膜的部分膜细胞称为卵泡内膜。与周围间质融合的膜细胞称为卵泡外膜。次级卵泡通过一条或更多的动脉获得独立的血液供应，这终止于基底膜的毛细血管床。由于毛细血管未穿透基底膜，颗粒细胞和卵母细胞仍然是无血管的。三级卵泡的特点是膜细胞的进一步增生且颗粒细胞中出现含有液体的腔隙（即卵泡窦）。卵泡窦中的液体包含血浆渗出液和颗粒细胞的分泌产物，其中一些物质（如雌激素）的含量大大超过了其在外周血中的量。在促性腺激素的影响下，卵泡的体积快速增加并形成成熟卵泡。在成熟卵泡中，颗粒细胞和卵母细胞仍然被基底膜包围，没有直接的血管形成。卵泡窦内液体增加，被堆积的颗粒细胞（卵丘）包围的卵母细胞占据卵泡中偏离中心的一端。成熟卵泡通过排卵来释放卵细胞（©1985 by The Endocrine Society 版权所有，引自 Erickson GF, Magoffn DA, Dyer CA. The ovarian androgen producing cells: a review of structure-function relations. *Endocr Rev*. 1985; 6: 371-379.）

17-13）[61]。缝隙连接是由连接蛋白组成的。连接蛋白 37 和其他连接蛋白已被证实存在于卵泡的缝隙连接中。缝隙连接蛋白 37（GJA4）缺陷小鼠不能形成成熟卵泡，不能排卵且黄体功能不足[61]。这些专门的细胞连接对相邻颗粒细胞间的代谢交换及小分子的转运是重要的。此外，颗粒细胞还会延伸细胞质，它们可以穿透透明带与卵母细胞膜之间形成缝隙连接（图 17-13）。在 GJA4 缺陷小鼠中，卵母细胞在减数分裂前停止发育[62]。缝隙连接是卵丘中颗粒细胞严格控制被包围其中的初级卵母细胞重新开始减数分裂的决定性的通讯系统。

一些基因产物调节从原始卵泡到初级卵泡的转变，其特征是颗粒细胞的形态外观从鳞状变成立方状，随后是次级卵泡中颗粒细胞层的增加[49]。这些基因在卵母细胞或颗粒细胞中表达，强调了卵母细胞在颗粒细胞分化中的积极作用。NOBOX、SOHLH1 和 SOHLH2 是从原始卵泡向初级卵泡过渡过程中的关键转录因子[49]。颗粒细胞中表达的 KIT 配体与卵母细胞中表达的 KIT 酪氨酸激酶受体之间的相互作用在早期卵泡形成中也至关重要。KITLG/KIT 通路诱导 PI3K/AKT 通路，导致原始卵泡活化抑制剂 FOXO3 的磷酸化和失活[49]。这些遗传学研究支持了 PI3K/AKT/FOXO3 通路在早期卵泡发育和颗粒细胞分化中的关键作用。FOXO3 是抑制原始卵泡激活的关键卵母细胞因子，而 FOXL2 在鳞状颗粒细胞向立方颗粒细胞的转化过程中至关重要[49]。

生长中的卵泡颗粒细胞产生抗米勒管激素（antimüllerian hormone，AMH）似乎抑制原始卵泡的生长；如果没有它，生长中的卵泡会更快地耗竭，尚不清楚这是 AMH 的直接或间接影响[49]。临床上，血清 AMH 可能是一种反应卵巢储备的生物标志物。在人类和小鼠中，血清 AMH 随着年龄的增长而下降。虽然很难建立血清 AMH 与人类原始卵泡池之间的直接联系，但窦卵泡数量与 AMH 水平呈正相关[49]。Edson 和他的同事已经回顾了更详细的信息[49]。

即将排卵前，发育完全的成熟卵泡中的颗粒细胞是复层的，这可以与很多其他的细胞区分[63]。不同部位的颗粒细胞表现出不同的特殊功能[63, 64]。在基底层最外层的壁颗粒细胞包含较高水平的促性腺激素受体和类固醇生成酶，因而与卵泡甾体激素合成的关系最为密切[63, 64]。卵丘包括卵细胞及其周围通过细胞间相互作用与卵细胞连接的颗粒细胞，这些颗粒细胞可能对卵母细胞的发育起至关重要的作用[63, 64]（图 17-12 和图 17-13）。

壁颗粒细胞和卵丘颗粒细胞也表现出不同的基因表达模式。例如，肿瘤抑制因子 BRCA1 在发育中卵泡的颗粒细胞中高度表达[65]。然而，在大的窦卵泡或排卵前卵泡中，BRCA1 在壁颗粒细胞中的表达

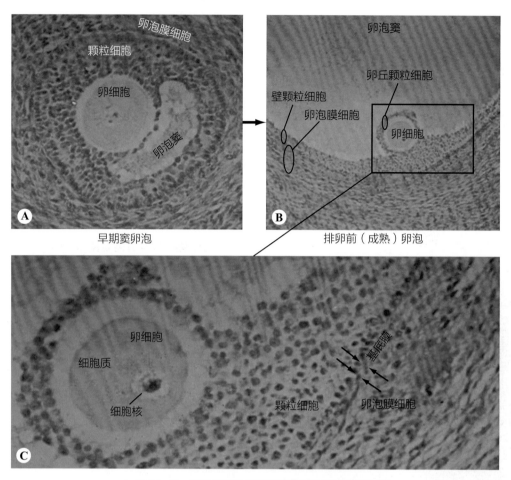

▲ 图 17-12　促性腺激素依赖性卵巢卵泡发育的组织学

A. 卵泡内窦的发育呈促性腺激素依赖性，可见多层颗粒细胞和卵泡膜细胞。B. 即将排卵的卵泡累积了大量窦液而有别于其他卵泡。聚集在卵母细胞周围的颗粒细胞称为卵丘颗粒细胞，其主要功能是支持卵细胞的发育。外周的壁颗粒细胞主要是甾体生成细胞。C. 在初级阶段形成的基底膜（箭）将颗粒细胞与卵泡膜细胞隔开

显著降低，并局限于卵丘颗粒细胞；与壁颗粒细胞不同，这些细胞不含丰富的芳香化酶，因此这种发展导致 BRCA1 与芳香化酶 mRNA 和蛋白质水平呈有趣的负相关[65]。刺激 FSH 依赖性信号通路对颗粒细胞中 BRCA1 的表达有抑制作用，但对芳香化酶的表达有明显的诱导作用。此外，BRCA1 与芳香化酶启动子结合并抑制其活性[66]。因此，BRCA1 可能部分通过限制卵巢中过度的雌激素形成来发挥其肿瘤抑制活性。卵巢卵泡发育的总结见图 17-11。

（四）卵泡膜细胞层

当卵泡形成两层颗粒细胞后，另一层形态不同的体细胞即卵泡膜细胞，从卵巢间质分化出来（图 17-11 至图 17-13）[49]。构成卵泡膜 - 间质腔室的细胞在本质上是异质性的[67]。卵泡内膜在颗粒细胞周围的基底膜外形成，具有典型的类固醇生成特征，包括管状嵴线粒体、光滑的内质网和丰富的脂质囊泡（图 17-11 和图 17-12）。卵泡内膜细胞负责产生 C19 类固醇，扩散到邻近的颗粒细胞，并作为合成雌激素的底

物。卵泡外膜是卵泡的最外层，由成纤维细胞、平滑肌样细胞和巨噬细胞组成（图 17-11 和图 17-12），在排卵期发挥重要作用。卵泡膜细胞从卵巢间质中的间充质前体细胞分化而来，邻近发育中的卵泡。与窦前卵泡形成一样，卵泡膜的形成不依赖促性腺激素。卵泡膜前体细胞缺乏 LH 受体，但在 FSH 缺陷小鼠的卵巢中仍能形成卵泡膜细胞层[49]。卵泡内膜发育可识别后，其产生 C19 类固醇的过程主要由 LH 调节。

卵泡内膜细胞的分化状态以表达一组类固醇生成基因为标志，包括 *LHCGR*、*STAR*、*CYP11A1*、*HSD3B2* 和 *CYP17A1* 等基因。在发育过程中的卵泡的颗粒细胞似乎可以分泌调节卵泡膜细胞分化的因子。可能有助于卵泡膜细胞分化的候选因子包括 IGF、KITLG 和 GDF9。在大鼠卵泡膜细胞中，IGF-1 可诱导 *Lhcgr*、*Cyp11a1* 和 *Hsd3b1*（对应人类 HDS3B2）的表达，而 KITLG 刺激 *Star* 和 *Cyp17a1* 的表达[49]。在 *Gdf9* 基因缺陷的小鼠中，卵巢无法形成卵泡膜细胞层。*GDF9* 是否通过调控窦前颗粒细胞的发育来直接

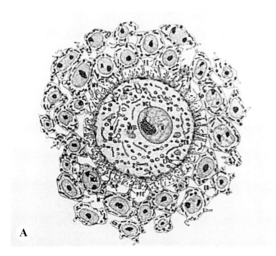

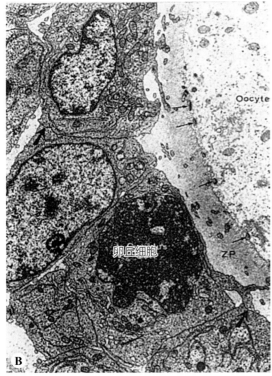

▲ 图 17-13　卵丘颗粒细胞和卵母细胞的结构关系

A. 卵母细胞的微绒毛与颗粒细胞胞质的范围相互交错，可穿透透明带；B. 颗粒细胞胞质突起穿透透明带。在颗粒细胞的突起和卵母细胞膜之间可见小的缝隙连接（细箭）。粗箭表示颗粒细胞间的缝隙连接（经 Thieme Medical Publishers, New York 许可转载，引自 Erickson GF. An analysis of follicle development and ovum maturation. *Semin Reprod Endocrinol*. 1986; 4: 233.）

或间接调节卵泡膜细胞募集或分化尚不清楚[49]。

（五）卵泡

卵泡是卵巢中生殖细胞发育和甾体激素合成最重要的功能单位。卵泡包埋于卵巢皮质的疏松结缔组织中，可以分为两种功能类型：不生长（原始）和生长的卵泡。大部分卵泡（90%～95%）在育龄期是不生长的。原始卵泡募集后，其生长、结构和功能发生巨

大的变化。生长卵泡分为四个阶段：初级、次级、第三级和成熟卵泡（图 17-7 和图 17-11）。前三个阶段在没有垂体作用时也可以发生，因此可能受卵巢内机制的控制（图 17-7 和图 17-11）。排卵的卵泡在这个周期的早期就已募集[68]。

卵泡的早期生长在月经周期的前几周期就已经开始，但是排卵的卵泡却来自前一周期黄体期和本周期卵泡期之间的黄体卵泡转化期中所募集的卵泡簇[68]。到达排卵前卵泡状态的总时间约为 85 天[68]。大多数这一时期卵泡的发育是 FSH 依赖的。最终，这一卵泡簇到达这样一个阶段，除非被 FSH 募集，否则将发生闭锁。一组直径为 2～5mm 的卵泡簇可受 FSH 持续作用。黄体晚期 FSH 升高是使这一卵泡簇不发生闭锁的主要特征，最终形成一个优势卵泡直至排卵。此外，FSH 水平升高必须维持在一个关键时期（图 17-1）[69]。

募集的原始卵泡发育为优势、成熟的卵泡排卵或以闭锁的形式退化[70]。被选择的卵泡发育至排卵的平均时间是 10～14 天。如果卵泡没有被募集，则卵泡发生闭锁，此时基底膜内的卵母细胞和颗粒细胞死亡并被纤维结缔组织替代。一般认为，卵泡闭锁是通过细胞凋亡发生的[71]。

1. 排卵　月经中期时循环中的雌激素显著升高，此后出现显著的 LH 峰和相对较小的 FSH 峰，从而促使优势卵泡排卵。在每个月经周期，通常只有一个卵泡排卵并形成黄体。在女性，LH 或其替代物 hCG 是刺激成熟卵泡破裂的必要因素。有研究推测，增加卵泡局部前列腺素合成可能调节 LH 的促排卵作用[72, 73]。

排卵包括卵泡的快速增大和卵泡从卵巢皮质表面排出。卵泡继而破裂，排出卵丘复合物至腹腔（图 17-14）。卵泡破裂或排卵发生在 LH 峰开始后的 34～36h。卵泡破裂前凸起的卵泡表面形成一个圆锥形凸起的"小孔"（图 17-14）。这个小孔的破裂伴随着卵细胞和卵泡液温而不是爆发性地排出。排卵需要 LH 受体下游的许多转录调节因子。LH 激增后，排卵前卵泡的壁颗粒细胞中孕酮受体水平迅速升高[49]。LH 依赖或 PR 依赖的蛋白酶产生局部作用于基底层的蛋白底物，可能在小孔形成和卵泡破裂中发挥重要作用[62, 74]。此外，纤溶酶原激活物水平在卵泡破裂前增加[75]。纤溶酶原激活物介导纤溶酶原转化为纤溶蛋白溶酶的过程可能促使卵泡壁的蛋白水解消化，而这是卵泡破裂的必要条件。小鼠基因敲除研究表明，其他影响排卵或卵泡破裂的重要因素包括内皮素 2、PPARγ、CCAAT/ 增强子结合蛋白 -β、LRH1、SF1 和核受体相互作用蛋白 1[49]。

2. 黄体　在排卵后，优势卵泡重组为黄体（图 17-15）。卵泡破裂后，周围间质中的毛细血管和成纤维细胞增生并穿透基底膜（图 17-11）。黄体的快速血管化可能是由血管生成因子引起的，其中一些可在卵

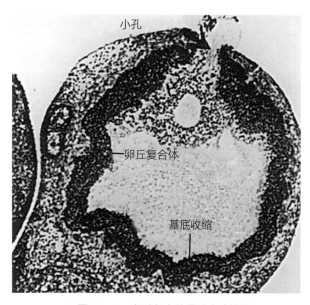

▲ 图 17-14　卵丘复合体通过小孔排卵

经 Thieme Medical Publishers, New York 许可转载，引自 Erickson GF. An analysis of follicle development and ovum maturation. *Semin Reprod Endocrinol*. 1986; 4: 233.

泡液中检测出来[76]。已经在黄体中分离出 VEGF，并且认为它和碱性成纤维细胞生长因子可能是黄体潜在的血管生成因子[77]。同时，颗粒细胞和卵泡膜细胞发生形态学变化，统称为黄体化。颗粒细胞变成颗粒黄体细胞（大细胞），膜细胞转化为膜黄体细胞（小细胞）（图 17-15）[78]。所谓的 K 细胞分散在黄体中，被认为是巨噬细胞。

黄体是排卵后卵巢分泌性甾体激素的主要来源。在卵巢周期的黄体中期，人类黄体每天分泌孕酮多达

40mg[79]。虽然黄体的体积很小，但它却是人体内生成甾体激素最活跃的组织。黄体结构的一个重要特点是它的血管穿透了卵巢基底膜，这样可以为颗粒黄体细胞提供 LDL 胆固醇[76]，而 LDL-C 是黄体生成孕酮的底物。

LH 是黄体内调节甾体激素生成的关键。在人类，黄体的整个功能期内会维持 LH 受体水平，并且不受母体妊娠识别的降调节[80]。LH 调控黄素化的颗粒细胞中孕酮生成的限速步骤是胆固醇进入线粒体，它受 StAR 调控[81]。LDL-C 的可获得性和 StAR 介导的胆固醇进入线粒体似乎是黄体中产生大量孕酮的两个关键因素。

除非妊娠，黄体的功能寿命通常为（14±2）天，之后它会自行退化，并被无血管的白体取代。毫无疑问，LH 或 hCG 在维持黄体功能中起到核心作用。很多试验性的情况表明，LH 的撤退常常引起黄体退化[82]。然而，在妊娠期，由妊娠滋养层细胞分泌的 hCG 代替了 LH，使黄体能够继续生成孕酮，这样可使早期妊娠得以继续维持直到黄体胎盘转化期[82]。在妊娠的前 6 周，由于颗粒黄体细胞和膜黄体细胞的增生，黄体的大小也翻倍（与孕前的大小比较）（图 17-15）。这种早期增生随后发生退化，妊娠足月时黄体大小只有月经周期时的一半。

激素（如雌激素和前列腺素）被认为是促使黄体退化的重要因素[83]。免疫因素也可能影响黄体周期，因为黄体退化与淋巴细胞和巨噬细胞进行性浸润有关。在没有 LH 或 hCG 的情况下，细胞凋亡是人类黄体退化的关键终末机制[84]。

3. 卵巢的 FSH 和 LH 受体　只有颗粒细胞中存

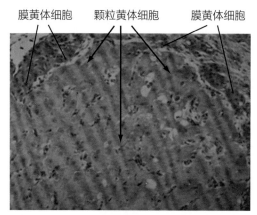

膜黄体细胞　颗粒黄体细胞　膜黄体细胞

HE 染色

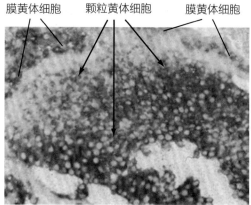

膜黄体细胞　颗粒黄体细胞　膜黄体细胞

■ 17- 羟化酶 /17,20- 裂解酶
■ 芳香化酶

▲ 图 17-15　黄体

A. HE 染色显示大的颗粒黄体细胞占据中心，小的膜黄体细胞位于外围；B. *CYP19A1* 基因产物（棕色染色）免疫反应性芳香化酶，是颗粒黄体细胞的标志，而 *CYP17A1* 基因产物（紫色染色）17- 羟化酶 /17, 20- 裂解酶选择性定位于膜黄体细胞（图片由 Dr. Hironobu Sasano, Tohoku University, Sendai, Japan 提供）

在 FSH 受体表达，而 LHCGR 主要在所有卵泡膜间质细胞及较大的排卵前卵泡的颗粒细胞中表达。

在窦卵泡形成前的卵泡发育早期（如窦前卵泡），初级卵泡或次级卵泡的颗粒细胞主要与 FSH 结合而不是与 LH 结合。在这些窦前卵泡中，只有膜间质细胞与 LH 和 hCG 结合[85]。在较成熟的形成窦卵泡的三级卵泡中，其颗粒细胞既能与 LH 结合也与 FSH 结合。在任何大小的颗粒细胞中都存在 FSH 受体，而 LH 受体只存在于较大的排卵前卵泡的颗粒细胞中[86, 87]。这些观察结果与颗粒细胞中 LH 受体的获得受 FSH 影响的观念是一致的[88]。

糖蛋白激素的受体也有类似的结构（图 17-17）。这些受体属于 G 蛋白耦联受体的大家庭，其成员都包含一个由 7 个跨膜的 α 单环及其连接的 3 个细胞外环和 3 个细胞内环组成的跨膜区。由于糖蛋白受体氨基末端存在较大的细胞外激素结合区，它在这个大家族中是一个单独的亚组。FSH 与 FSH 受体结合，LH 和 hCG 都与 LH 受体结合，LH 和 FSH 受体基因都位于 2 号常染色体 p21 区[47]。糖蛋白受体与其他 G 蛋白耦联受体的关系是它们羧基末端的序列同源性。这一区域受单个末段的外显子编码，并包含 7 个跨膜区和 G 蛋白耦联区域。糖蛋白激素受体较大的细胞外区域是由前 9 或 10 个外显子编码的。

(1) FSH 对卵巢功能的作用：FSH 的作用主要是促进卵泡成熟。由于 FSH 受体只存在于颗粒细胞中，普遍认为 FSH 在卵巢中的作用与颗粒细胞有关。FSH 协调卵泡生长和分化的作用依赖于它同时产生的多重作用。

引起女性 FSHβ 亚单位基因功能破坏的突变表型可很好地表明，FSH 对正常卵泡的发育、排卵和生育是必要的。突变破坏 FSHβ 亚单位的女性表型与基因功能一致：由于缺少足够数量含有颗粒细胞的晚期卵泡来产生适当的雌激素，青春期发育受到阻碍。给这些患者予以外源性 FSH 治疗，则会使卵泡成熟、排卵及正常妊娠[47]。FSHβ 亚单位缺失的患者表型几乎与 FSH 受体失活突变引起的表型相同，只是后者对外源性 FSH 没有反应[47]。

FSH 受体突变的女性在临床上与性腺发育不良的患者相似，即不存在第二性征或第二性征发育不良，伴血清中 FSH 和 LH 水平升高[47]。而值得注意的两者的不同是，FSH 受体突变的患者中存在卵泡，这也与原始卵泡募集和早期卵泡生长和发育不依赖 FSH 相符合。FSH 受体突变患者中没有发现所有卵泡包括窦前卵泡都消失的情况[47]。因此，FSH 受体缺失的卵巢表型与常见的特纳综合征的性腺发育不良是不同的，后者有条索性性腺，但没有卵泡生长[47]。

啮齿类动物的体内研究表明，FSH 能够增加颗粒细胞中自身受体的数目。雌二醇本身对颗粒细胞中 FSH 受体的分布、数目或亲和力似乎不起作用，但雌激素可以协同 FSH 来增加颗粒细胞中 FSH 受体的总数[89]。因此，窦前卵泡生成雌二醇的变化可以通过调节颗粒细胞表面的 FSH 受体来增加它们对 FSH 的反应。FSH 和雌二醇在卵泡发育过程中的相互作用在啮齿类动物中已经得到很好的证实。在小鼠中，ERα 和 ERβ 都可以调节雌激素对卵巢发育和卵泡成熟的作用[90]。目前还不清楚人类卵巢中是否存在类似的关系。在人类卵巢中没有检测到大量 ERα，但在人类卵巢中证实存在 ERβ，这表明 FSH 和雌激素对女性正常卵泡的发育和排卵的调节存在相互作用[91]。

FSH 的一个重要作用是诱导颗粒细胞芳香化酶的活性[92]。在没有 FSH 的作用时，即使存在可芳香化的雄激素前体，颗粒细胞还是不能生成雌激素。另一方面，FSH 治疗可以增加颗粒细胞芳香化酶的作用，即增加颗粒细胞芳香化酶的含量[92]。

FSH 治疗也可以诱导颗粒细胞中的 LH 受体。在雌激素的同时作用下，FSH 诱导颗粒细胞中 LH 受体的能力也被增强[93]。此外，孕激素、雄激素和 LH 本身也可能会诱导 LH 受体。一旦颗粒细胞中的 LH 受体被诱导，则需要持续的 FSH 存在来维持。

从编码 FSH 和 LH 受体及芳香化酶基因破坏性突变女性的研究中推测的间接证据表明，FSH 的作用而非雌激素或 LH 对人类的卵泡生长是必要的[47, 93]。在 LH 作用或雌激素合成不足的女性，虽然这些患者是无排卵的，但却发现卵泡可以生长发育至窦卵泡期[47, 93]。另一方面，FSHβ 亚单位或 FSH 受体突变的女性在她们的卵巢中只存在始基卵泡[47]。这些数据表明，雌激素和 LH 至少在三级卵泡阶段之前对卵泡发育并不重要（图 17-11 和图 17-12）。然而，单凭 FSH 本身并不足以完成正常卵泡发育和排卵。

(2) LH 对卵巢功能的作用：LH 对排卵（卵泡破裂）和黄体功能的支持是必需的；此外，LH 可对卵泡功能发挥其他重要的作用[93]。首先，LH 对膜间质细胞雄激素的生成起主要的促进作用。其次，LH 能很好地协同 FSH 在更高一级卵泡发育中的作用。最后，循环中 LH 水平持续少量的增加对小的窦卵泡生长发育至排卵前卵泡是必要且充分的[93]。

推测 LH 可作用于小卵泡的膜间质细胞，从而促进 C19 甾体激素的生物合成[93]。由此产生的雌激素增加可能促进卵泡的生长和发育。小剂量 LH 的治疗也可能会增加 LH 受体含量，并诱导关键的甾体生成蛋白，如 StAR、CYP11A1、HSD3B2 和 CYP17A1[93]。

女性 LH 受体基因破坏性突变表型证实了 LH 对人类卵巢的生理作用[47]。这些患者闭经，但第二性征发育是正常的，其循环中 FSH 和 LH 水平增加，雌激素和孕激素水平降低并对 hCG 治疗无反应[47]，她们的卵巢中存在发育至窦卵泡的卵泡，卵泡膜发育良好但没有排卵前卵泡或黄体。这些现象都表明，LH 对排卵和足够的雌激素生成是必要的，而卵泡的发育在开始时是自发的，但随后的时间依赖于 FSH 的作用[47]。

（六）卵巢甾体激素的生成

通过比较卵巢静脉和外周静脉中甾体激素的含量，可以鉴别是来自于卵巢分泌还是肾上腺分泌或外周甾体激素转化而来[94]。研究表明，卵巢可以分泌孕烯醇酮、孕酮、17α- 羟孕酮、DHEA、雄烯二酮、睾酮、雌酮和雌二醇[95, 96]。虽然对这些激素的测定可以研究甾体激素生成的途径，但却不能区分它们分别来源于何种卵巢细胞。对排卵前卵泡使用显微切割的研究发现，雌酮和雌二醇是它的主要甾体激素产物（图 17-16），而孕酮和17α- 羟孕酮是黄体的主要产物（图 17-16）。

图 17-16 描述了生成雌激素和雄激素常见的甾体激素生成途径。卵巢中有生物学活性的甾体激素是雌二醇和孕酮。卵巢主要生成的 C19 甾体激素是雄烯二

酮，它是没有生物学活性的。然而，雄烯二酮是雌酮和睾酮的双重前体物质，并且还可以促进腺外组织（如脂肪组织和皮肤）的转化来增加循环中雌酮和睾酮的水平[97]。在靶组织（如脑、乳房、前列腺和生殖器皮肤），可能雌激素作用较弱的雌酮将进一步转化为雌激素作用更强的雌二醇，而睾酮将转化为作用更强的雄激素双氢睾酮，以便发挥更有效的生物学作用。在人类很多组织中存在有重叠酶活性的多种蛋白质来催化这些转化（如还原型 17βHSD 和 5α- 还原酶），这也证实了这个观点[98]。

在月经前半周期，排卵前卵泡分泌雌二醇，而在月经后半周期，黄体既分泌雌二醇也分泌孕酮。这两种有生物活性的甾体激素的生成是通过受 FSH 和 LH 控制的卵泡和黄体以细胞特异性方式实现的。

卵巢所生成的甾体激素和其他生成甾体激素的器官一样，都来自胆固醇（图 17-16）。成为卵巢甾体激

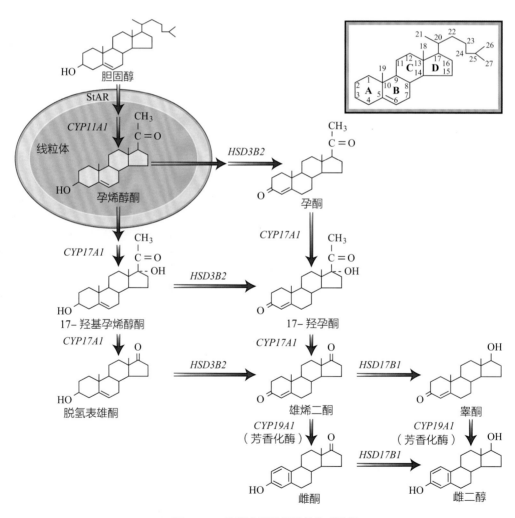

▲ 图 17-16 卵巢中甾体激素的生成途径

有生物学活性的孕酮和雌二醇主要在育龄期女性的卵巢中生成。雌二醇的生成需要包括 StAR 在内的六种生成甾体激素的蛋白和 6 种酶的作用。CYP17A1 基因产物 17- 羟化酶 /17, 20- 裂解酶可催化两种酶促反应。胆固醇分子及其衍生甾体的四个环以字母表的前 4 个字母来区分，碳原子按插入的顺序来编号。CYP17A1. 17- 羟化酶 /17, 20- 裂解酶；CYP19A1. 芳香化酶；HSD17B1. 17β- 羟类固醇脱氢酶 1 型；HSD3B2. 3β- 羟类固醇脱氢酶 -Δ5, 4 异构酶 2 型；StAR. 甾体激素生成急性调节蛋白

素生成底物的胆固醇的来源有以下几种，包括血浆脂蛋白胆固醇，卵巢内胆固醇的重新合成，以及储备在脂质小滴内的胆甾醇酯的转化。在人类卵巢，LDL 胆固醇是胆固醇生成甾体激素的重要来源[79]。LH 诱导腺苷酸环化酶的活性，增加 cAMP 的生成，而 cAMP 是增加 LDL 受体 mRNA、增加 LDL 胆固醇的结合和摄取、胆甾醇酯形成的第二信使[78, 79]。LDL 衍生的胆固醇对黄体中颗粒黄体细胞生成正常水平的孕酮尤为重要[79]。

1. 卵巢甾体激素生成基因及其功能　卵巢颗粒细胞、膜细胞和黄体细胞均含有 StAR 和 5 种不同的蛋白质，它们具有对甾体激素形成的特定酶活性。这些甾体激素生成酶包括 CYP11A1、3βHSD2、CYP17A1、CYP19A1 和 17βHSD1[92]。这些酶负责将胆固醇转化为两种主要的生物活性产物：雌二醇和孕酮[92, 97]。

所有卵巢甾体激素合成的第一级限速步骤是胆固醇进入线粒体，此步骤受 STAR 基因编码的线粒体膜蛋白调控[99]（图 17–16）。进入线粒体后，胆固醇被由 CYP11A1、肾上腺皮质铁氧还蛋白和黄素蛋白组成的线粒体侧链裂解酶复合物催化转化为孕烯醇酮。LH 通过两种不同的方式促进胆固醇转化为孕烯醇酮而诱导甾体激素生成：急性调节，在数分钟内通过已存在 StAR 的磷酸化和快速合成新的 StAR 蛋白来增加甾体激素合成；慢性刺激，在数小时至数天内通过诱导 CYP11A1 的表达来增加甾体激素合成（图 17–17）。StAR 增加进入线粒体的胆固醇，从而调节线粒体内膜 CYP11A1 底物的可利用率[99]。如果不存在 StAR，不依赖 StAR 的甾体激素生成量只有 StAR 诱导甾体激素最高水平的 14%[99]。

排卵前成熟卵泡中 StAR 的表达主要局限于膜细胞[100]（图 17–17）。卵泡期膜细胞中最重要的产物是雌激素前体雄烯二酮，其产生主要由 StAR 控制。卵泡期卵巢中具有生物学活性的甾体激素是雌二醇，它由靠近膜细胞的颗粒细胞所产生。颗粒细胞生成雌二醇的限速步骤受 FSH 依赖的芳香化酶活性的周期性调控[92]。在黄体期，黄体细胞包括颗粒黄体细胞的 StAR 免疫反应性非常高，呈斑片状分布[81, 100]。胆固醇进入黄体线粒体侧链裂解酶系统是孕酮生物合成的限速步骤，并受 StAR 的调节[81]。因此，雌二醇的生成主要受 StAR 和芳香化酶的调节，而孕酮的生成可能主要受 StAR 的控制。

膜细胞和颗粒细胞中依赖于 LH 和 FSH 的甾体激素生成是由共同的信号分子介导的，包括 cAMP 和 NR5A1 基因产物特异性转录因子 SF1，NR5A2 基因产物 LRH1，它们都属于核受体家族[101, 102]（图 17–17）。SF1 和 LRH1 调控编码 StAR、CYP11A1、3βHSD2、CYP17A1、CYP19A1 基因的表达（图 17–17）。SF1 和可能的 LRH1 可以被看作是协调卵巢甾体激素生成的

下游主开关[102]。

所有的甾体激素都来源于胆固醇。C27 胆固醇被转化为由卵巢分泌的 C18、C19 和 C21 甾体激素（图 17–16）。

(1) C21 甾体类化合物：大多数孕激素包括孕烯醇酮、孕酮和 17- 羟孕酮都是 C21 甾体激素（图 17–16）。孕烯醇酮在卵巢中占最重要的地位，因为它是所有甾体激素的前体[103]。孕酮是黄体分泌的最主要的产物，并且孕激素作用最强（如已经受雌激素影响的子宫内膜细胞分化和分泌期的转化）[103]。孕酮是受精卵着床所必需的，并可维持妊娠。它还可以诱导子宫内膜的蜕膜化，抑制子宫收缩，增加宫颈黏液的黏稠度，促进乳腺腺泡发育，并升高基础体温[103]。

(2) C19 甾体激素：卵巢可分泌多种 C19 甾体激素，包括 DHEA、雄烯二酮和睾酮，这些激素主要作为强效雄激素 DHT 或强效雌激素雌二醇的远距离或直接前体[97]（图 17–16 和图 17–26）。C19 甾体激素主要由卵泡膜细胞生成，小部分由卵巢间质生成。大部分 C19 甾体激素是雄烯二酮，它的一部分直接释放入血液，剩下的由颗粒细胞转化为雌激素[92]。DHEA 和雄烯二酮似乎不发挥雄激素的主要作用。在卵巢和周围组织中，DHEA 转化为雄烯二酮，进一步转化为雌激素或睾酮[97]。睾酮在靶组织局部转化为 DHT 发挥充分的雄激素作用，转化为雌二醇发挥充分的雌激素作用。

(3) C18 甾体激素：雌激素调节促性腺激素分泌、女性第二性征的发育、子宫生长、阴道黏膜增厚、宫颈黏液变薄、乳腺导管系统线性生长、生长突增、骨骺闭合和骨矿化[104]。天然的雌激素是 C18 甾体激素，其特征是含有芳香族 A 环，C3 上为羟基酚，为 C17 上可以是羟基（雌二醇）也可以是酮基（雌酮）[92, 97]。芳香化酶是卵巢生成雌激素的关键酶[92]（图 17–16）。芳香化酶复合物因含有由 CYP19A1 基因编码的芳香化酶蛋白而具有特殊的活性。

卵巢颗粒细胞中芳香化酶 mRNA 和蛋白表达及其酶活性主要受 FSH 调控[92, 97]。卵巢中最主要且活性最强的雌激素是雌二醇。虽然卵巢也分泌雌酮，但雌酮的另一个重要来源是外周组织中雄烯二酮的腺外转化[97]。所有 C18 甾体激素包括雌酮、雌二醇和雌三醇，统称为雌激素。然而，雌酮的雌激素作用较弱，必须转化为雌二醇才能完全发挥雌激素的作用。在卵巢和卵巢外组织中，至少有 7 种具有交叉活性的酶能够将雌酮转化为雌二醇[105]。

雌激素 C2 或 C4 位置的羟基化会形成儿茶酚雌激素。儿茶酚雌激素的生理学作用尚不清楚。雌酮硫酸盐由雌二醇和雌酮在外周转化形成，是血液中含量最丰富的雌激素，但它不具有生理学活性。雌酮硫酸盐可能是很多组织包括雌激素的靶器官中雌激素的储存形式[97]。

2. 卵巢甾体激素生成的两细胞理论　经典的两细胞理论得到很多分子学研究支持。卵巢中排卵前卵泡的甾体激素是通过膜细胞上的 LH 受体和颗粒细胞上的 FSH 受体（可能和 LH）一起来生成的（图 17-17）。环磷腺苷的生成和 SF1 与多种甾体激素生成启动子结合增加一起参与调节膜细胞 LH 的作用[106]。StAR 蛋白是雄烯二酮的主要调节物质，而雄烯二酮随后进入颗粒细胞并成为雌激素的前体[97]。在排卵前卵泡中，膜细胞的胆固醇来源于循环中的脂蛋白和胆固醇的重新合成。FSH 是卵泡生长和雌激素合成的关键物质。FSH 可诱导 cAMP 的形成，激活 PKA 和某些 MAP 激酶，并增加排卵前颗粒细胞中 LRH1 或 SF1 与 CYP191A1 启动子的结合活性，主要通过雄烯二酮芳香化形成雌酮和雌二醇（图 17-17）。人卵巢颗粒细胞中 SF1 和 LRH1 在雌激素形成中的作用尚不清楚[106]。

黄体中胆固醇的大量沉积（如黄色物质）主要来自循环中的脂蛋白，它可以支持极高数量孕酮的生成[107]。其他黄体结构的主要解剖学改变包括颗粒细胞与膜细胞之间基底膜的断裂，以及颗粒黄体细胞血管化作用的明显增加（图 17-15）。膜黄体细胞具有 LH 受体并能生成雄烯二酮。LH 诱导的 cAMP、SF1 和 StAR 仍然是雄烯二酮生物合成的关键调控因子，而雄烯二酮是邻近颗粒黄体细胞雌激素的前体物质（图 17-17）。

黄体的颗粒黄体细胞与排卵前卵泡在解剖学和功能上都是不同的。第一，这些细胞以大的颗粒状的细胞质为特征，并广泛血管化，并且含有大量胆固醇。第二，颗粒黄体细胞除含有 FSH 受体外还含有大量的 LH 受体。第三，它们能产生大量的孕酮并主要受 LH 和 StAR 调控。颗粒黄体细胞也能使来自膜细胞的雄烯二酮芳香化，并最终通过 FSH 和芳香化酶的作用产生雌二醇。人颗粒黄体细胞中 LH 和 FSH 已知的调节因素是 cAMP 和 LRH1 水平的增加[106, 107]。LRH1 和 SF1 在颗粒黄体细胞中生成孕酮和雌二醇的相对作用尚不清楚。两种促性腺激素的特殊作用（如分化、生长、孕酮与雌二醇生成的比较）可能由许多修饰因子决定（图 17-17）。

3. 卵巢肽类激素的生成　卵巢能产生大量的肽类激素，并以胞分泌、自分泌、旁分泌或内分泌的方式发挥作用[106, 108, 109]。其中包括很多生长因子（如 IGF）和细胞因子（如 IL-1β）。IGF 使 FSH 依赖的信号级联放大，从而增加颗粒细胞中 FSH 的作用[108, 109]。

卵巢颗粒细胞产生抑制素、激活素和卵泡抑素受到 FSH 和 LH 的控制[106]（图 17-18）。抑制素和激活素的产生不仅限于卵巢；许多其他组织包括肾上腺、垂体和胎盘也能合成这些旁分泌/内分泌因子，它们都属于更广泛的 TGFβ 家族成员。已经分离出抑制素的两种亚型：抑制素 A 和抑制素 B[106]。两者含有相同的 α 亚单位，但是 β 亚单位不同（βA 和 βB），每个亚单位由不同的基因编码。抑制素的异二聚体 αβA 和 αβB 分别称为抑制素 A 和抑制素 B（图 17-18）。虽然体内很多组织能产生抑制素，但大部分抑制素是由性腺产生的。卵巢产生抑制素的是颗粒细胞。抑制素的主要作用是抑制垂体产生 FSH[106]。

虽然抑制素的两种亚型看上去有相似的生物学特性，但它们合成的调节却分别是在卵泡期和黄体期进行的（图 17-1A）。在 FSH 影响下，抑制素 B 主要在卵泡早期分泌，并在卵泡中期下降，而在 LH 高峰后则不能测出[106]。抑制素 A 的水平受 LH 诱导，它在卵泡期的前半期水平较低，在卵泡中期逐渐升高，并在黄体期达到峰值。通过免疫组化和原位杂交的方法可以在小的窦卵泡测得所有的 3 种亚单位[106]，而在优势卵泡和黄体中可以发现 α 及 βA 亚单位。所有 3 种亚基均对促性腺激素或增加细胞内 cAMP 水平的因素起反应[106]。

激活素在结构上与抑制素相关，但作用却相反[106]。激活素含有与抑制素 A 和抑制素 B 相同的两个亚基。因此，3 种激活素的亚型分别是激活素 A（βAβA）、激活素 B（βBβB）和激活素 AB（βAβB）。在垂体中，激活素能促使 FSH 的释放。在卵巢的卵泡中，激活素可增加 FSH 的作用（图 17-18）。与抑制素相同的是，激活素也能由卵巢颗粒细胞和垂体促性腺细胞生成。与抑制素相反的是，在垂体局部合成的激活素比由卵巢生成的激活素对 FSH 的调节更加重要[106]（图 17-4）。

卵泡抑素是单个单位的肽类，可由包括垂体和卵巢在内的多种组织生成[106]（图 17-18）。它结合并中和了激活素的生物学作用。组织中局部的卵泡抑素可能调节激活素的作用，这也解释了卵泡抑素对垂体 FSH 分泌的抑制作用[106]（图 17-4）。

（七）卵巢周期中激素的改变

在黄体早期和中期，FSH 的分泌被卵巢中雌二醇、抑制素和孕酮的负反馈作用所抑制。随着黄体晚期黄体的退化，这些激素水平的急剧下降使负反馈停止（图 17-1A），因而在月经开始前和月经期 FSH 的分泌就已增加，这种 FSH 分泌的增加对卵泡的募集、生长和甾体激素生成是必要的。随着卵泡的持续生长，卵泡内自分泌和旁分泌因素将维持卵泡对 FSH 的敏感性。FSH 和激活素间持续的联合作用使颗粒细胞上出现 LH 受体，这是排卵和黄素化的必要条件。

循环中快速增加的雌二醇触发了排卵。在腺垂体及下丘脑水平，由于正反馈作用使得在月经中期出现 LH 峰，这是卵细胞排出和黄体生成的必要条件（图 17-1A）。排卵后孕酮水平升高，伴随雌二醇的第 2 次升高，形成 14 天的黄体期，其特点是 FSH 和 LH 水

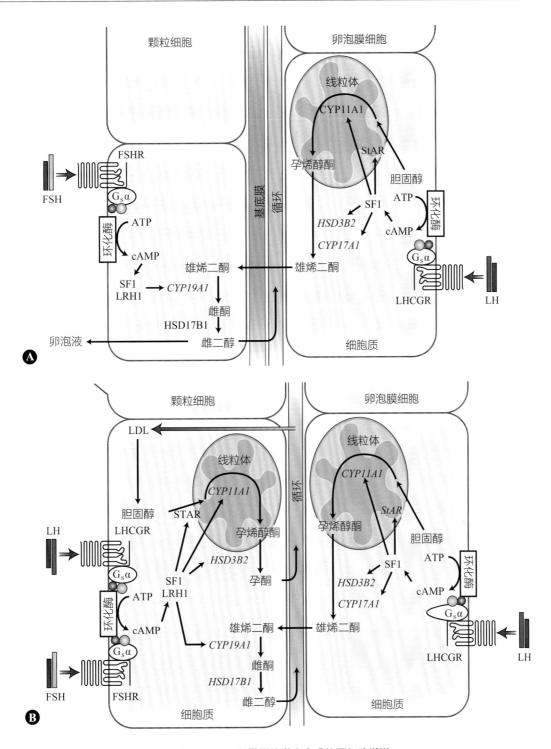

▲ 图 17-17 **卵巢甾体激素生成的两细胞学说**

A. 排卵前卵泡通过膜细胞和颗粒细胞之间的旁分泌相互作用生成雌二醇。在促性腺激素的作用下，SF1（由核受体家族的成员 NR5A1 编码）是膜细胞中一系列甾体生成基因开始转录的总开关。在卵泡的颗粒细胞存在另一种细胞核受体 LRH1（由 NR5A2 编码），它可能是啮齿类动物卵巢中调节 FSH 下游区作用的主要因子。在人类，SF1 与 LRH1 对排卵前颗粒细胞甾体激素生成的相对作用还不清楚。颗粒细胞与循环没有直接连接，颗粒细胞中的 CYP19A1 以来自膜细胞的雄烯二酮作为底物。雌二醇形成的两个关键步骤是：膜细胞中 StAR 促进胆固醇进入线粒体和颗粒细胞中 CYP19A1 催化雄烯二酮转化为雌酮。B. 在黄体中，颗粒黄体细胞极度血管化，这对大量胆固醇主要通过 LDL 胆固醇受体进入这种细胞、分泌大量孕酮进入循环是非常关键的。胆固醇进入线粒体（通过 StAR 介导）可能是颗粒黄体细胞中孕酮形成的最关键的甾体激素生成步骤。膜黄体细胞生成的雄烯二酮是雌酮的底物，雌酮在颗粒黄体细胞中进一步转化为雌二醇。人类的数据提示，LRH1 可能调节黄体中至少一部分促性腺激素依赖的甾体激素生成。因此，促性腺激素、SF1 和可能的 LRH1 在卵巢重要的甾体激素生成步骤中发挥关键的作用。ATP. 三磷酸腺苷；cAMP. 环磷酸腺苷；FSHR. FSH 受体；HSD. 羟基类固醇脱氢酶；LHCGR. LH 受体

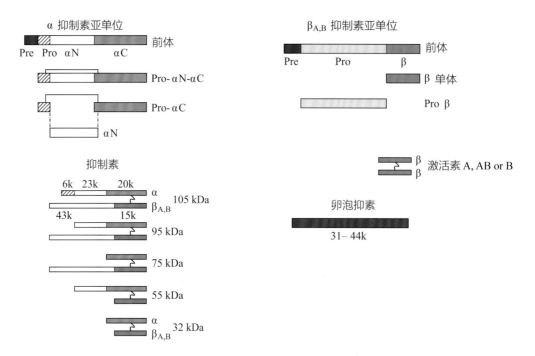

▲ 图 17-18 抑制素亚单位前体结构及其血清中的形成过程、激活素和卵泡抑素结构的图解

各个分子量形式的抑制素的精确生物学作用还不清楚，但已经证实 55kDa 和 32kDa 的形式是具有生物学活性的。αN.α- 抑制素的氨基区；αC. α- 抑制素的羧基区域（引自 Burger H.Inhibin, activing and neoplasia. In: Yen SC, Jaffe RB, Barbieri RL, eds. *Reproductive Endocrinology.* 4th ed. Philadelphia, PA: Saunders; 1999: 669-675.）

平较低。黄体的消失伴随着激素（孕酮、雌二醇和抑制素 A）水平的下降，使 FSH 在黄体期结束时再次增加，启动一个新的周期。如果由于囊胚的植入而获得妊娠，则由滋养层细胞分泌的 hCG 使黄体的完整结构和功能（生成孕酮和雌二醇）得以维持。hCG 是黄体中 LH 的替代物。

除了 FSH 和 LH，局部因素（如激活素和抑制素）也可以调节卵泡的发育和甾体激素的生成。在早卵泡期，未成熟卵泡的颗粒细胞生成的激活素可以增强 FSH 对芳香化酶活性的作用，增加 FSH 和 LH 受体的形成，同时抑制膜细胞 C19 甾体激素的生成。在晚卵泡期，颗粒细胞生成的抑制素增加而激活素生成减少，促使膜细胞在 LH 作用下合成 C19 甾体激素，并作为局部生长因子和细胞因子提供大量的前体物质雄烯二酮，从而生成雌酮，并最终在颗粒细胞生成雌二醇[110]。

膜细胞在 LH 作用下生成雄烯二酮，以及颗粒细胞在 FSH 作用下生成雌二醇可能都与 IGF 有关[108]。人卵泡中颗粒细胞和膜细胞中主要的内源性 IGF 都是 IGF-2（而不是 IGF-1）。两种细胞中 IGF-1 和 IGF-2 的作用都由 IGF-1 受体介导。IGF-1 受体在结构上与胰岛素受体相似。因此，卵巢中促性腺激素相关的 IGF 作用可能主要受 IGF-2 和 IGF-1 受体调控[108, 109]。

总之，排卵受多种因素的控制，如经典的激素（FSH、LH、雌二醇和抑制素）在卵巢和下丘脑 - 垂体 - 性腺轴之间的信息传递，以及旁分泌和自分泌因素（如激活素）在卵泡中同步相继作用，并最终引起排卵。黄体的产物（雌二醇、孕酮和抑制素）与 FSH 之间的负反馈作用使得在月经即将来潮前和月经期形成关键性的 FSH 升高，而雌二醇和 LH 之间的正反馈作用对排卵的诱发非常重要（图 17-1）。在卵巢中，IGF-2、抑制素和激活素改变卵巢的反应性，这对卵泡的生长和功能是必要的。这些内分泌、旁分泌和自分泌的因素还仅仅只是一部分。不排卵的原因有很多，可能与细胞表面受体缺失、细胞内信号传导或细胞间相互作用有关[111, 112]。

（八）卵巢外甾体激素合成

育龄期女性体内有很多组织可以生成雌二醇，包括卵巢、皮下脂肪和皮肤等周围组织，以及下丘脑、乳腺癌细胞和子宫内膜异位症细胞等生理和病理部位[97]（图 17-19）。脂肪和皮肤是绝经前无排卵和绝经后女性雌激素的重要来源。虽然每个人的脂肪和皮肤成纤维细胞可以持续生成的雌激素量少，但这些细胞类型相对丰富，有助于维持循环中雌二醇水平[97]。这种作用在肥胖女性中更为明显，因为她们的脂肪组织和皮肤的含量较多[97]。

脂肪和皮肤的成纤维细胞中的芳香化酶（CYP19A1）对雄烯二酮在外周的芳香化起主要作用。绝经前女性的雄烯二酮主要来自卵巢和肾上腺，而绝经后主要来自肾上腺[97]（图 17-19）。然而，这种芳

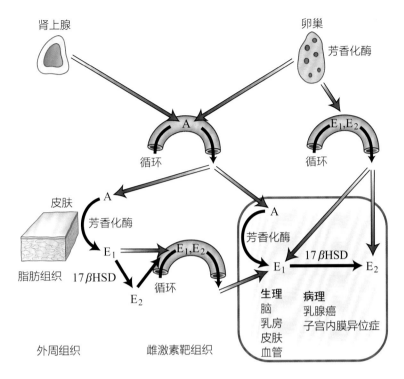

▲ 图 17-19 女性雌激素的生物合成

雌二醇是具有生物学活性的雌激素，至少可以在三个主要的部位生成：①育龄期女性卵巢直接分泌；②来自肾上腺或卵巢或两者共同产生的雄烯二酮（A）在外周组织中转化为雌酮；③雄烯二酮在雌激素的靶组织中转化为雌酮。在后两种情况中，雌激素作用较弱的雌酮在同一组织中进一步转化为雌二醇。芳香化酶和 17β- 羟类固醇脱氢酶的存在对这些部位雌二醇的形成是关键的。外周组织中 17βHSD 的还原性活性可能与功能重叠的多个基因的蛋白产物有关。HSD17B1 是一种独特的还原性 17βHSD 酶，由一个主要在卵巢中表达的特定基因编码。芳香化酶由一个单基因（*CYP19A1*）编码。通过外周和局部转换形成的 E_2 在绝经后的女性，以及那些患有乳腺癌、子宫内膜异位症或子宫内膜癌等雌激素依赖性疾病的女性中尤为重要

香化作用的产物为雌酮，它的雌激素活性较弱。雌酮随后被转化为雌酮硫酸盐，它是雌酮在血液及其他组织中的储存形式。雌酮（来自雄烯二酮和雌酮硫酸盐）在靶器官（如子宫内膜和乳腺）中，通过一些具有重叠性的、还原性的 17βHSD 活性的蛋白酶进一步转化为有生物学活性的雌二醇（图 17-19）[97, 105]。下丘脑局部 CYP19A1 的表达对调节促性腺激素分泌可能起关键作用[21, 113]。雌激素依赖的病理学组织（如乳腺癌和子宫内膜异位症组织）中含有很高水平的 CYP19A1，因而通过局部雌激素浓度的增加促进了组织的生长（图17-19）[97]。循环中的雄烯二酮是生理学和病理学组织中芳香化酶作用的主要底物[97]。

很多循环中的雄烯二酮也可在外周组织中转化为睾酮。这可能是由于外周组织中存在多种具有重叠性的、还原性的 17βHSD 而实现的[105]。睾酮在外周和靶组织（如皮肤、前列腺）中转化为 DHT 后，其雄激素作用显著增强。由两种不同基因编码的两种不同蛋白，即 5α- 还原酶 1 型和 2 型，可以在肝脏、前列腺和皮肤中将睾酮催化为 DHT[98]。在生殖器皮肤成纤维细胞中局部生成的 DHT 对宫内男性胎儿外生殖器的正常男性化至关重要[114]。皮肤中 DHT 的生成是多毛症的重

要病因[115]。

五、子宫内膜

子宫内膜是位于子宫腔的黏膜表层。蜕膜是被高度修饰和特异化的妊娠期子宫内膜。从进化的角度看，人类子宫内膜高度发育，已适应了需要螺旋动脉存在的绒毛膜内皮类型的胎盘（图 17-20）。囊胚的滋养层细胞在植入和胎盘形成时侵入螺旋动脉，参与了子宫胎盘血管的形成。

人类子宫内膜的螺旋动脉也参与了另一独特的生理过程，即月经。月经是指子宫内膜组织的脱落伴出血，它依赖于螺旋动脉中性激素调节的血流的变化。对于月经而言，螺旋动脉的存在是必需的，因为仅有人类和其他几种有子宫内膜的灵长类存在月经。在未受精的排卵周期中，月经是由于子宫内膜的剥离导致的。新的子宫内膜的生长和发育必需开始于每个卵巢周期，这样才能使子宫内膜的成熟与下一个妊娠机会精确的匹配。在28 天的月经周期中，子宫内膜接受囊胚植入的时机似乎就在第 20～24 天这样一个狭窄的时间窗内[116]。

（一）子宫内膜的功能解剖学

子宫内膜从形态学上可以分为上 2/3 的功能层和

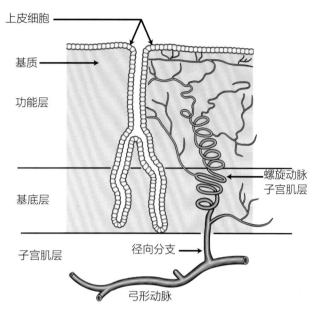

上皮细胞

基质

功能层

基底层

子宫肌层

螺旋动脉
子宫肌层

径向分支

弓形动脉

▲ 图 17-20 子宫内膜的功能解剖学

子宫内膜是以专门为植入和支持妊娠而多层化的黏膜。一个单层连续的上皮细胞排列于基质表面，并且从几乎所有通道以深鞘形式穿透基质至子宫肌层与子宫内膜连接处。螺旋动脉及其毛细血管贯穿了子宫内膜全层。螺旋动脉起源于弓动脉的放射支，后者来自子宫动脉。表层（功能层）在月经时脱落，但底层（基底层）在每次月经之后会使子宫内膜再生。在每次月经周期之前，可观察到螺旋动脉的显著变化（卷曲，血流停止，强烈血管收缩之后的血管舒张）（图片由 Dr. Kristof Chwalisz, AbbVie, Inc., North Chicago, IL 提供）

下 1/3 的基底层（图 17-20）。功能层的作用是为囊胚植入作准备，因此，该部位具有增生、分泌和退化的特性。基底层的作用是在月经中丧失功能层之后提供再生的子宫内膜[117]。子宫内膜的主要组织学成分包括构成组织骨架的基质细胞，位于子宫内膜腔内和基质细胞鞘内的单层上皮细胞，血管，以及常驻的免疫细胞。位于基质内更深部的上皮细胞也被称为腺细胞。然而，这些深穴代表了腔内管腔的简单延伸，而非真正的腺体。这些上皮细胞排列形成的内鞘从功能层表面（如管腔上皮细胞）一直延伸到基底层（称为腺体上皮细胞）。这样，在月经功能层脱落之后，基底层的组织干细胞对雌激素反应迅速，并在即将到来的周期中产生一个新的功能层（图 17-21）[118]。在人类和其他一些灵长类动物中，功能层的细胞成分在月经周期中经历了一个显著的进展，而基底层只有轻微的变化[117, 119, 120]。

（二）激素诱导的子宫内膜形态学变化

在每个排卵周期内，子宫内膜组织学都一成不变地呈现周期性变化（图 17-21）。首先，在排卵前或卵泡期，雌二醇分泌量增加（主要由一个单独的优势卵泡分泌）直至排卵之前。第二，在排卵后或黄体期，黄体分泌的孕酮量增加（40～50mg/d）直到黄体中期。第三，排卵后开始的 7～8 天，黄体分泌孕酮和雌二醇的速率开始降低，然后在月经之前逐渐下降至卵泡期水平（图 17-1）。

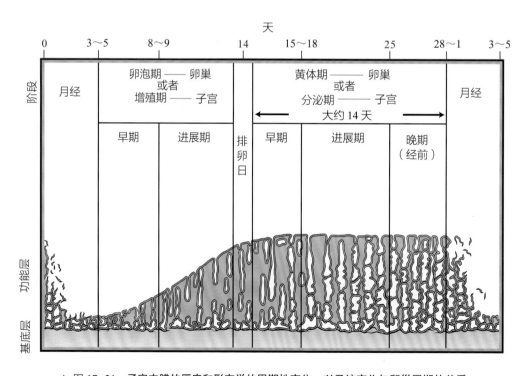

▲ 图 17-21 子宫内膜的厚度和形态学的周期性变化，以及该变化与卵巢周期的关系

引自 Cunningham FG, MacDonald PC, Gant NF, et al. The endometrium and decidua:menstruation and pregnancy.In:Cunningham FG, ed. *Williams Obstetrics*. 19th ed. Stamford, CT: Appleton & Lange; 1993: 81-109.）

卵巢性甾体激素分泌速率的周期性变化会导致以下 5 个主要相对应的子宫内膜周期：①月经 – 月经后期的再上皮化；②雌二醇刺激的子宫内膜增生；③雌二醇和孕酮联合刺激的大量上皮细胞分泌；④子宫内膜组织体积缩小导致的月经前缺血，这会使螺旋动脉中血流淤积；⑤月经，即继发或伴随子宫内膜螺旋动脉的严重血管收缩，以及除了最深层的子宫内膜的崩解和脱落。总之，月经是丧失了维持子宫内膜生长和分化因素的结果（图 17–21）。

一般来说，月经的开始是由于孕酮水平的回落。这个概念的形成是，因为对绝经后女性给予雌激素，然后再给予孕激素并撤药会引起月经，甚至一直予以雌激素也会引起该现象。此外，孕酮会促进子宫内膜的蜕膜化和维持妊娠，而停用孕酮会导致月经、哺乳和分娩的开始。

卵巢 – 子宫内膜周期中的排卵前期（卵泡期或增生期）和排卵后期（黄体期或分泌期）都习惯上被分为早期和晚期（图 17–21）。从排卵之后直到月经开始，可以通过组织学标准对子宫内膜（月经）周期的正常分泌期进行更精细的再分（几乎按天来分）[121]。一些妇科医生利用黄体期子宫内膜活检的组织学日期来估算排卵、孕酮的产生或子宫内膜对孕酮的生物学反应程度[121]。

（三）卵巢类固醇激素对子宫内膜的作用

在卵巢功能缺失的情况下，外源性给予雌二醇和孕酮就足以准备子宫内膜着床[122, 123]。这一观察结果强调了这些类固醇激素在子宫生理学中的重要作用。

雌二醇或合成雌激素（如炔雌醇）会使子宫内膜组织显著增厚。在雌二醇的作用下，子宫内膜的基质细胞和上皮细胞都会迅速增生。在这两类细胞中，雌二醇可以增加有丝分裂活性和 DNA 的合成（图 17–22）。在促进生长时，雌二醇也会通过诱导孕酮受体的表达来使子宫内膜组织对孕酮产生反应，因为孕酮的作用有赖于之前或当前子宫内膜对雌激素的暴露[124]。

与雌激素的增生作用相反，孕酮的作用则是开启了子宫内膜分化。例如，孕酮能够抑制其至逆转雌激素对功能层上皮细胞和基质细胞的增殖作用（图 17–22）。孕酮通过对基质细胞和上皮细胞的分化作用为胚胎的植入作准备。孕酮诱导上皮细胞产生和分泌富含糖基的物质。孕酮也可以引起基质细胞胞质的增加，此过程称为假蜕膜化。妊娠期间胎盘来源的孕酮和 hCG 共同作用下的基质分化，即蜕膜化。

携带雌激素或孕激素的血管首先与子宫内膜基质细胞接触。这些类固醇配体在子宫内膜基质细胞中与其核受体相互作用，核受体反过来向邻近的上皮细胞发送旁分泌信号以调节其功能[103, 124]。

1. 雌激素作用　雌二醇通过单纯扩散从血液进入子宫内膜细胞，并结合雌激素受体。雌激素受体是对雌二醇和具有生物活性的合成雌激素具有高亲和力的蛋白。尽管 ERα 和 ERβ 都存在于子宫内膜，但 ERα 是雌激素作用于子宫内膜的主要介质[125, 126]。雌二醇 –ERα 复合物是一种与染色质相关的转录因子[127]。雌二醇 –ERα 复合物结合整个基因组中数千个 DNA 位点，并同时调节数百个基因的转录[127]。大多数 ERα

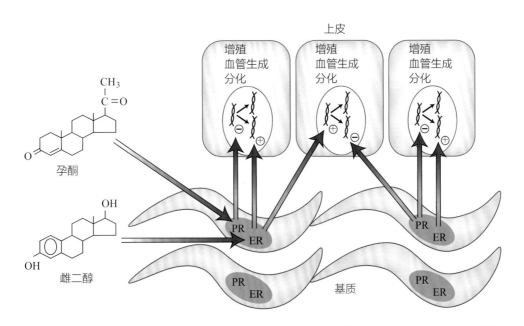

▲ 图 17–22　子宫内膜中雌激素对上皮细胞的作用（如 DNA 合成、增生和基因表达）在基质细胞中主要由 ERα 以旁分泌形式介导。这在老鼠实验中已有阐述。老鼠和人类的孕酮对上皮细胞的抗雌激素作用（如减少增生、促进分化）在基质细胞中主要由孕酮受体所介导

结合位点位于基础启动子外，并通过 DNA 环与转录起始位点相互作用[114, 127]。这种相互作用导致了 ER 特异性起始的基因转录，促进特异 mRNA 的合成，以及特异蛋白质的合成[114, 127]。在子宫内膜和其他雌激素反应性组织中，雌二醇的作用就是通过诱导 PR 表达来促进该组织对孕酮的反应性[103]。

子宫内膜上皮细胞是雌激素反应性的，但它的复制可能并不是雌激素直接作用于上皮细胞的结果。培养人类子宫内膜上皮细胞时在培养基中加入雌激素，细胞复制并没有加快；但雌激素作用于小鼠子宫基质细胞可促进上皮细胞生长因子的合成（图 17-22）[124]。这些生长因子以旁分泌的方式作用于附近上皮细胞，引起 DNA 合成和复制的增加。

2. 孕酮的作用　孕酮也是通过扩散进入细胞，并与其核受体结合。PR 的两种亚型（PR-A 和 PR-B）都存在于人类子宫内膜中[128]。因为子宫内膜中 PR-B 而不是 PR-A 的水平在人类月经周期被密切调节，因此认为 PR-B 发挥着更重要的生物学作用[128]。一般来说，PR 的细胞含量取决于之前的雌激素作用。

孕酮 -PR 复合物同时也会调节基因转录，但是基因转录对于孕酮的反应与对于雌二醇 -ER 复合物的反应是截然不同的。与 ERα 类似，PR 结合位点也广泛分布于整个基因组中，通常位于基础启动子之外，不涉及经典定义的孕酮反应元件[129]。PR 结合位点与基础启动子的相互作用可能需要 DNA 环化[129]。

孕酮的抗雌激素作用至少包括 3 个途径：通过减少 ERα 的表达；通过诱导 17βHSD2 酶使雌二醇转化为雌酮，从而降低组织雌二醇水平；通过硫酸化增强雌激素的失活[130-132]。PR 敲除小鼠和正常小鼠的子宫进行组织重组实验，结果表明，孕酮对上皮细胞的众多作用也是通过基质细胞中 PR 的旁分泌形式介导的，而非上皮细胞中的 PR（图 17-22）[103, 132]。

孕酮作用最显著的后果就是基质前蜕膜化和上皮细胞分泌，并与黄体期循环孕酮水平增加相平行。人子宫内膜组织的 PR 含量在增殖后期即排卵前达到峰值，在黄体期循环孕酮水平升高之前急剧下降[128]。子宫内膜 PR 表达与循环孕酮之间的这种不同步性尚不清楚。孕酮作用与分化有关的分子关联包括上皮细胞中乳铁蛋白和糖脂蛋白的增加，以及子宫内膜基质细胞中催乳素和 IGF 结合蛋白 1 的增加[103]。

（四）子宫内膜对植入的接受期

卵细胞只有在排卵 24h 内受精才能存活。受精发生在输卵管的壶腹内，即输卵管的远端 1/3。在接下来的 2 天里，受精卵在输卵管腔内保持独立。这个阶段之后，胚胎（由一个被称为桑葚胚的实心细胞球组成）离开输卵管并进入子宫腔。此时，在黄体孕酮影响下子宫内膜分泌物已经填满了宫腔，使胚胎浸泡在营养之中。这是众多标记孕体与子宫内膜关系巧妙同步事件中的第 1 个。排卵后 6 天，胚胎（现在是一个囊胚）已准备好植入。这时可以发现一个有充分厚度，血管和营养丰富的子宫内膜层来支持接下来的早期胎盘形成的重要过程。在上皮内衬的下面，已经形成了一个丰富的毛细血管丛，为滋养层 - 母体的血管界面的形成做出了准备。接下来，功能层区域的周围表面部分，现在已经占据了越来越多的子宫内膜腔的空间，提供了一个强健的支架，用来保持子宫内膜的结构而避免增长中的滋养层的侵入性破坏。

孕酮对妊娠的维持是必需的。此时囊胚依赖于黄体产生的孕酮。滋养层分泌的 hCG 通过以代理 LH 的作用方式阻止了黄体的退化，这就提供了持续的孕酮，从而维持妊娠，直到受精后 6～7 周胎盘组织自身开始产生足够的孕酮。

子宫内膜的接受期是子宫内膜成熟的暂时的时间窗，此时间窗内囊胚的滋养外胚层可附着于子宫内膜上皮细胞，进而侵入子宫内膜基质（图 17-23）。胚胎转移有一个引导植入的独特的时间窗，为子宫内膜周期的第 16～20 天。植入的实际的时间窗大概会在这个转移的时间窗之后，因为胚胎在附着和直接侵入开始之前需要经过从 4 细胞向 8 细胞及向囊胚的发育阶段。通过应用动态测量血清 hCG 作为胚胎 - 母体关系起始的标志物，估计人类植入的时间窗为周期的第 20～24 天[133]。这个相对较宽的窗口与早期的形态学数据是一致的[134]。

（五）应用人工激素调节子宫内膜的功能

女性的受精能力最初是由其卵细胞的生物学性质决定的，这部分反映在受精卵能够以最佳速率分裂且包含正常染色体成分的能力。卵细胞的这个生物学性质在女性 35 岁之后迅速下降。子宫内膜可成功植入的生物学能力则能保持完整甚至到老年[122]。有受精能力女性的卵细胞作为供体与男性受体的精子进行体外受精，然后将胚胎转移到卵巢无功能（如早发性卵巢功能不全等）的女性受体子宫腔内，该方法已经能够成功地治疗不孕（图 17-23）[122, 123]。该临床应用可用来检测为促使子宫内膜成熟的激素需求量。这些手术的成功率（即妊娠率）平均高于传统的体外受精[123]。

卵泡期是通过口服微粒化的雌二醇来模拟的，每天剂量高达 8mg，持续约 10 天。这时，替代"卵泡"期的血清雌二醇的水平已高到足够刺激子宫内膜生长。随后每天口服 8mg 雌二醇联合每天肌内注射（50mg）或阴道应用（200～400mg）孕酮促使分泌转化。孕酮补充通常持续到妊娠 8～10 周。

（六）月经机制

如果没有发生妊娠，尽管有其他适当的组织反应，但无 hCG 仍会导致与雌激素 - 孕酮撤退和月经期子宫内膜脱落相关的血管舒缩变化。随后启动子宫内膜重塑程序；细胞外基质的改变和白细胞的浸润导致缺

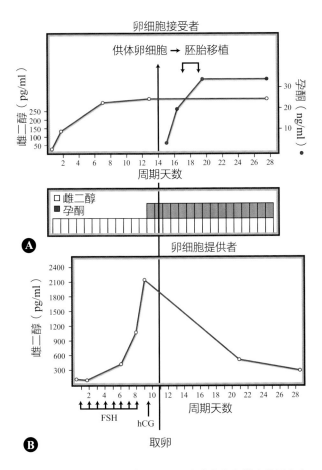

▲ 图 17-23　外源性雌激素和孕酮治疗中的卵巢功能不全女性接受另一位女性供卵的过程。两位女性的植入窗口是通过不同但可比的激素治疗来同步的

A. 卵巢功能不全女性在周期的第 1~14 天接受口服微粒化雌二醇治疗。外源性孕酮从第 15~28 天添加到雌激素治疗中，并持续直到诊断妊娠。多个捐赠卵细胞与接受者丈夫的精子受精，然后根据胚胎发育的阶段，将 1~2 个胚胎在第 16~19 天转移到子宫。这些胚胎预计在 20~24 天植入。B. 供卵者在周期第 8~12 天之前接受重组人 FSH 或人绝经期促性腺激素，随后给予 hCG 诱导排卵，然后在 32~36h 后收获卵细胞。将 1~2 个受精卵转移到接受者的子宫。在胚胎移植前就开始给接受者补充孕酮。图中标示了两名女性的雌二醇和孕酮的血清水平。若将雌二醇数值换算成 pmol/L，乘以 3.671；若将孕酮数值换算成 nmol/L，乘以 3.180

氧 - 再灌注损伤和功能细胞脱落，继而激活止血和再生过程。经前阶段的主要组织学特征是基质网状网络的退化，多形核和单核白细胞浸润，子宫内膜腺（其上皮细胞有基底核）的分泌衰竭。月经前子宫内膜收缩的部分原因是分泌活动减少和细胞外基质分解代谢。

由小动脉和螺旋动脉的血管收缩引起的缺血期在月经出血开始 4~24h 之前出现[119]。小动脉和螺旋动脉松弛后发生出血，导致缺氧 - 再灌注损伤。子宫内膜表层因形成血肿而膨胀，并形成裂缝，导致组织碎片脱离。细胞的裂解、碎裂、凋亡都很明显。月经流

出液是由子宫内膜脱落的碎片与血液混合，由细胞碎片的纤溶活性液化而成（图 17-21）。如果血流过多，可出现不同大小的血块。子宫肌层收缩可以机械地阻止螺旋动脉和其他子宫内膜血管的出血。

六、对生殖功能障碍的女性的治疗方法

成年女性生殖功能障碍最常见的表现是月经周期紊乱。对潜在疾病做出有效率的诊断需要对女性生殖生理学和病理学有透彻的理解，以及准确的病史采集和体格检查。倘若不基于对正常和异常生殖功能的深刻理解而做出严格分析，准备行实验室检查时常会做不必要的激素测定或影像学检查而延误诊断。

（一）病史

对患有生殖功能障碍的女性进行评估的一个必要工具就是记录详尽的病史。应以评估各种不同激素的生物学作用为目的，从该患者处获得病史。作为特定症状发病的参考，记录青春期发育的细节，可为某些生殖功能障碍的病因学提供重要的线索。例如，以无规则子宫出血的不排卵为表现的多囊卵巢综合征往往于青春期起病。青春期前后进展性多毛症的发病暗示着非典型先天性肾上腺皮质增生或 PCOS。在这些病例中，血清 17- 羟孕酮的测定可以帮助从 PCOS 中鉴别非典型先天性肾上腺皮质增生症。在青春期前或正常青春期发育多年之后出现的多毛症警示医生应考虑卵巢或肾上腺肿瘤。任何年龄突然起病的多毛症或出现男性化提示医生应排除类固醇分泌性卵巢或肾上腺肿瘤。多数症状性子宫内膜异位症的女性都会在青春期早期出现痛经。

对女性生殖功能的评价依赖于对月经史的详尽采集。例如，初潮之后如没有一个较长的不规律期，则不支持 PCOS 的诊断。同理，如果在月经紊乱出现前有一段规律的月经史，则提示应注意下丘脑或其他原因造成的停止排卵。因为多种原因，子宫出血的频率、规律性、持续时间和量都应详细记录。首先，这些信息密切反映了多个组织间的内在联系，包括下丘脑、垂体、卵巢和子宫内膜。其次，规律而有预测意义的月经意味着排卵。再次，定义月经紊乱类型有助于诊断潜在的病因。例如，若一个消瘦和雌激素不足的女性出现长期闭经，提示存在下丘脑性无排卵。而在一个雌激素化良好的超重女性，若存在月经血量和经期不规则，则提示原发的卵巢功能障碍，如 PCOS。应该记住，如在一个消瘦但雌激素化良好的女性存在无排卵，也应该归因于 PCOS。周期规则但经量大和经期延长，伴间歇性阴道淋漓流血可能归因于子宫解剖结构异常疾病，如腺肌病或平滑肌瘤。最后，子宫内膜的肿瘤性疾病包括子宫内膜息肉、增生或恶性变，可以表现为任何形式的不规则出血。联合经阴道超声和子宫内膜活检有助于诊断子宫内膜肿瘤[135]。

最初使患者警觉并去看医生的常见症状就是规律月经的改变。在仔细评估月经症状之后，医生应该鉴别在不规则时期内其他内分泌紊乱的明显症状。妊娠是育龄期女性闭经的最常见原因（也可能是其他任何类型月经不规律的原因）。若一个女性就诊时主诉为停经或其他任何类型的月经不规律，首先应该排除正常妊娠、异位妊娠或妊娠滋养细胞疾病。对任何生育史及患者性生活和避孕措施的详细评估，都可以对妊娠诊断提供有价值的提示。如果患者生育史中有产后大出血的产后闭经，则提示可能存在产后垂体坏死 Sheehan 综合征 [136]。此时，应探查是否存在肾上腺和甲状腺功能减退。Sheehan 综合征的典型症状就是因催乳素不足造成的产后无乳。

传统上，闭经被分为原发性（无月经史）或继发性（不同时间之后的月经停止）。原发性闭经的病因将在第 23 章和第 25 章中进一步展开讨论。尽管原发性和继发性闭经的鉴别有助于区别疾病的机制和鉴别诊断，但是医生应该清楚，一些疾病可以既引起原发性闭经，又引起继发性闭经。例如，许多生殖腺发育不全的女性患有原发性闭经，但有些患者有残余卵泡和排卵，对这些部分生殖腺发育不全的女性，在卵巢衰竭之前可能出现月经，甚至罕见发生妊娠 [137, 138]。PCOS 患者通常有继发性闭经，但亦偶有原发性闭经者。少数情况下，妊娠可能表现为原发性闭经。

排除妊娠后，继发性闭经最常归因于慢性无排卵，大致可分为下丘脑功能障碍、高催乳素血症相关无排卵、卵巢功能不全、雄激素过多、慢性疾病或原发性子宫疾病（如产后子宫刮除术后形成宫腔内粘连）。将继发性闭经与不同的生活事件建立联系十分有用。剧烈运动常与闭经有关。体重减轻常先于或伴发于继发性闭经，并且表明可能存在下丘脑功能障碍。异常的饮食病史可能提示贪食症或神经性厌食症。如存在雌激素缺乏的任何体征或症状，包括性交痛、萎缩性阴道、情绪波动和血管舒缩不稳定，应提示伴低浓度促性腺激素的中枢性无排卵（低促性腺激素性性腺功能减退症）或者伴高浓度促性腺激素的卵巢功能不全（高促性腺激素性性腺功能减退症）。

无近期妊娠史的溢乳提示着可能有多种诊断，更多是催乳素分泌过多的表现，尽管也可能是乳腺组织对泌乳激素敏感性增加所致。此类病史常发现由药物摄入所致。多种药物，包括多种精神类药物、抗高血压药物、口服避孕药等都可能与之有关。原发性甲状腺功能减退可能与伴儿童期溢乳的性早熟、成年女性的闭经和（或）溢乳有关。还应询问是否有多余的乳头手术或胸部疾病的病史，它们也很有可能是溢乳的病因。作为垂体分泌催乳素的腺瘤，催乳素瘤是与异常高血清催乳素水平相关溢乳的常见病因。病史中如有宫颈扩张术、刮宫术、产后子宫内膜炎或播散性结核病伴无月经或月经稀少，提示可能宫内粘连 [139]。

（二）体格检查

应结合家族史考虑过度生长的毛发的数量和分布。多毛是指四肢、头部、背部的体毛过度生长，必须与真性多毛症区分开，后者的表现是面部、胸部的体毛过度生长，以及因有生物学活性的雄激素产生过多或敏感性增加而造成的伴或不伴男性化体征的男性型阴毛分布。对地中海人种女性来说，一定程度的多毛并不少见，但面部多毛症如果出现在相对无毛的亚洲女性可能就需要进行彻底的检查。多毛症最好通过照相记录下来并予之定量。男性化的特征是声音变粗、严重的囊性痤疮、脱发、肌肉增加和阴蒂增大，这都提示雄激素过多所致的严重程度已超过其伴发的多毛症。完全性雄激素不敏感综合征的特点是因雄激素抵抗而造成的阴毛和腋毛的稀少甚至消失。

对于彻底的体格检查来说，仔细地对双侧乳房进行视诊非常重要。根据 Marshall 和 Tanner[140] 的方法对乳房发育进行分期是非常方便且有价值的辅助手段。应评估双侧乳房是否在短期内缩小（如严重雄激素过多），乳头的外形和色素沉着是否正常（如妊娠期乳头改变），以及是否有异常流液（如溢乳）。

一个从未排卵或服用含孕激素药物的 PCOS 女性患者由于有足够的雌激素水平，其乳房发育水平可能处于 Tanner4 期，而乳房发育水平达到 Tanner5 期则需要通过排卵或摄取孕激素（如口服避孕药）或妊娠使乳房组织得到孕酮的作用。第 25 章将详细讨论乳房发育的 Tanner 分期。

外阴、阴道和宫颈也是反映性激素作用的敏感部位。由于从胎儿逐渐向成年发育的早期阶段开始，生殖器皮肤和黏膜对雄激素的敏感性逐渐降低，所以任何男性化的程度都有助于估计雄激素作用的时间。最为明显的雄激素作用，如后阴唇融合伴或不伴男性尿道形成，常多见于在妊娠的前 8～10 周暴露于雄激素的 46,XX 胎儿。此类发现已在男性化先天性肾上腺皮质增生、真两性畸形和药源性男性化的患者中有所描述。46,XX 婴儿出生后出现明显的阴蒂肥大需要相当可观的激素刺激，在没有明显的外源性激素补充时，这强烈提示体内存在雄激素分泌性肿瘤。阴蒂的大小可以通过确定阴蒂指数来量化，该指数是阴蒂矢状面和横向直径的乘积。95% 的正常女性的阴蒂指数小于 35mm^2。

阴道和宫颈是反映雌激素作用敏感的部位。在雌激素影响下，阴道黏膜在性成熟过程中从有稀薄分泌物、有光泽和鲜红色外观的组织发育成有稠厚分泌物、不光滑和表面呈灰粉色褶皱的组织。雌激素化完全且带有可伸展宫颈黏液（子宫颈黏液拉丝现象）的阴道黏膜，可能提示排卵女性正处于月经周期的增生期，或无排卵的 PCOS 女性有卵巢外雌激素形成。雌激素的生物学活性也可被阴道细胞学所量化。

总而言之，不规则子宫出血是促使生殖功能障碍女性就诊的常见症状。下丘脑、垂体、卵巢、子宫或其他影响生殖功能的组织的不同病变可能引起该警示性症状。在排除妊娠后，应详细记录其病史和体格检查。医生应注意病史中突出的特点，以及在体格检查中激素作用于靶组织的生物学指示。分析此类发现往往可推导出试验性诊断，继而应再以实验室检查证实之。

七、女性生殖系统紊乱

（一）持续性无排卵

持续性无排卵是最常面临的妇科疾病之一。患者可表现为继发性闭经、子宫性出血频率减少（月经过少），或者不规律的子宫出血过多。不孕症是持续性无排卵的一个明显结果。需要除外妊娠、终末器官缺陷（如宫内粘连、米勒管发育不全）、出生时生殖器模糊相关的闭经（如46,XX 性分化异常疾病、46,XY 性分化异常疾病和卵睾性分化异常疾病）或由性腺发育不良引起的性发育障碍。

从临床实践的角度考虑，大多数引起育龄期女性持续性无排卵的病因可分为五大类：下丘脑性无排卵、高催乳素血症、雄激素分泌过多、早发卵巢功能衰竭和慢性疾病（如肝或肾衰竭、AIDS）。病史和体格检查的显著特征有助于将无排卵女性归入上述一个或多个类别。

无排卵患者其中一组是由于雌激素缺乏。这类患者的共同症状是下丘脑性无排卵、溢乳 - 高催乳素血症（如甲状腺功能减退、催乳素瘤、无功能性垂体瘤），以及在育龄期女性卵巢功能过早衰退。这些患者通常会闭经。所有患者均有雌激素缺乏的症状（如阴道萎缩）。下丘脑性无排卵或溢乳 - 高催乳素血症的患者通常不会抱怨潮热，而早发性卵巢功能不全女性则出现血管舒缩症状。雌激素缺乏的一个严重后果是骨质流失，导致骨质减少和骨质疏松。在可能的条件下，应该纠正根本原因。如果不能恢复排卵，应该使用激素替代治疗。

另外一组无排卵患者是由于这些女性雄激素过多。这一组无排卵患者可能由于没有对抗在卵巢外组织持续雌激素形成的作用，而导致子宫内膜癌的风险更大。与雄激素分泌过多及无排卵有关的最常见的卵巢功能紊乱是多囊卵巢综合征。在这种情况下，胰岛素抵抗合并雄激素过多症，会产生重要后果，增加了患心血管疾病（cardiovascular disease，CVD）和糖尿病的风险[111]。临床医生必须明确多囊卵巢综合征的长期影响，对这些无排卵性患者治疗管理，从而避免不必要的后果。临床医生应该与患者一起制订对慢性并发症病程的应对规划，这些并发症（如子宫内膜的新生物）

与多囊卵巢综合征引起的没有对抗的雌激素形成有关。为了预防子宫内膜增生和癌症，可以补充口服避孕药或者周期性口服孕酮。

在慢性疾病中，可能有多种机制影响排卵。疾病有效的治疗可以恢复正常月经。此外，对于这些慢性疾病患者，可以通过使用外源性激素来控制无排卵性出血。

FSH 和催乳素的测定有助于对无排卵患者进行分类。未检测到或低于正常的 FSH 水平与下丘脑性闭经、PCOS 或高催乳素血症相一致，而高 FSH 水平提示卵巢功能不全。高催乳素水平可能提示垂体催乳素瘤、垂体疾病或甲状腺功能减退。以下描述了引起育龄女性持续性无排卵的特殊疾病。

（二）下丘脑性无排卵

下丘脑性无排卵通常表现为闭经。"下丘脑性无排卵"和"下丘脑性闭经"这两个名词在本章中可互换使用。GnRH 脉冲频率从典型的 60～120min 降低到间隔超过 180min 导致垂体分泌 LH 和 FSH 水平降低[13, 141]。这种功能性促性腺激素缺乏不能对卵泡提供足够的刺激，卵泡生长、成熟、卵泡选择和排卵的顺序不能正常完成。下游卵巢产生雌二醇持续很低，子宫内膜生长减少或受到阻滞，导致闭经时间延长。从正常月经周期到无排卵和闭经的转变可能是逐渐发生的，可能以黄体期不足、月经不规则出血和闭经为特征。下丘脑性闭经患者通常无潮热主诉，即使循环雌二醇水平低至绝经期水平。这表明 GnRH 或促性腺激素在引起潮热中起着重要作用。

任何干扰正常 GnRH 脉冲频率的中枢神经系统紊乱都可能导致无排卵。其中一些疾病可能被定义为遗传性或解剖性疾病，如孤立性促性腺激素缺乏症（伴或不伴嗅觉丧失）、感染、鞍上肿瘤（如垂体腺瘤、颅咽管瘤）和头部创伤[10]。这些遗传学和解剖学紊乱影响下丘脑的功能，其中一些可以通过病史、体格检查和头颅影像学排除（表17-1）。

最常见的下丘脑性无排卵中并没有相应的神经解剖学改变[142]，即功能性下丘脑性闭经，据推测其包含了异常的但是可逆的神经内分泌路径的调节。由神经解剖学或遗传学证据证实的其他原因的下丘脑性无排卵相对较少（表17-1）。

功能性下丘脑性闭经 由应激相关变化导致的无排卵被认为是一种功能性紊乱，通常无下丘脑 - 垂体 - 卵巢轴的解剖或器质性异常[142]。这种情况通常表现为至少 6 个月的闭经，也被称为功能性下丘脑性闭经[142]。功能性下丘脑性闭经在所有闭经疾病中的总患病率为 15%～48%[143]。

下丘脑来源的无排卵以雌激素缺乏和促性腺激素水平低为特征。大多数患者未发现遗传学或解剖学疾病[142]。功能性下丘脑性无排卵（闭经）的概念被认为

表 17-1　下丘脑 – 垂体疾病引起无排卵病因的分类	
功能性下丘脑性无排卵（闭经）	• 压力（心理或生理） • 节食 • 剧烈运动 • 慢性疾病（如慢性肝肾功能不全、AIDS）
精神病学紧急事件	• 神经性厌食
药物治疗	• 抗精神病药物（如奥氮平、利培酮、阿米舒必利、氯氮平） • 阿片制剂
甲状腺功能减退：解剖学或遗传学确立的下丘脑 – 垂体单元的病理学	• 垂体肿瘤 • 催乳素瘤 • 临床无功能性腺瘤 • 生长激素 – 分泌型腺瘤（肢端肥大症） • 肾上腺皮质激素 – 分泌型腺瘤（库欣病） • 其他垂体肿瘤（如转移瘤、脑膜瘤） • 垂体柄部分 • 出血性垂体破坏，包括垂体卒中和 Sheehan 综合征 • 垂体动脉瘤 • 垂体浸润性疾病（如淋巴细胞性垂体炎、结节病、组织细胞增多症 X、结核病） • 空蝶鞍综合征 • 影响下丘脑功能的肿瘤（如转移瘤、颅咽管瘤） • 下丘脑浸润性肉芽肿性疾病（如结节病、组织细胞增多症 X、结核病） • 颅脑外伤 • 颅脑放疗 • 中枢神经系统感染 • 孤立性促性腺激素缺乏症（包括 Kallmann 综合征） • 其他

AIDS. 获得性免疫缺陷综合征

是由于下丘脑 – 垂体通路未能从垂体前叶释放促性腺激素[142]。临床研究支持这种与 GnRH 脉冲分泌改变相关的共同机制[14]。多种病因学因素，如营养不良或热量限制、抑郁、心理应激、过度能量消耗性运动，或这些因素的集合甚至在功能性下丘脑性无排卵开始之前就已经存在了[142]。过度强调饮食或锻炼及对身体形象不切实际的期望很可能是导致这种排卵功能紊乱流行的原因。

（1）功能性下丘脑性闭经的诊断：患者最常见的表现为继发性闭经，其特征是超过 6 个月无月经，而并没有器质性疾病的证据。应该反复强调的是，功能性下丘脑性闭经是一种排除性诊断。有许多神经解剖学或遗传学疾病可以类似功能性下丘脑性无排卵（表 17-1），因此，仔细和完整的评估是做出诊断的关键。

患有功能性下丘脑性闭经的女性在月经初潮后通常会有一段时间的规律月经。此后，这段有正常排卵功能（由病史决定）的时期就因无排卵而中断，通常表现为继发性闭经。但功能性下丘脑性无排卵的女性偶尔也会出现原发性闭经。

患有功能性下丘脑性闭经的女性通常体重正常或偏瘦。他们可能更希望追求成功，从事的职业压力也更大。患者的职业（如芭蕾舞演员、竞技运动员）可能是极其重要的线索。详细的面谈可以揭示出多种在闭经前就已经出现的感情危机或者压力事件（如离婚、朋友去世）等情况。在谈话过程中，环境和人际交往等额外因素可能会凸显出来，其中包括学业压力、社会环境不适应、性心理方面的问题等。

当评估一个患者的时候，应该注意患者当前的饮食规律，镇静药和安眠药的使用情况，以及患者运动习惯的性质和程度。尽管通过仔细的谈话，在一些患有功能性下丘脑无排卵的女性，那些压力、过度运动或饮食不规律的历史也不容易被发现。这些女性通常不会有潮热症状的主诉，而卵巢衰竭患者通常有明显潮热症状。

这些女性通常具有正常的第二性征。盆腔检查通常显示一层很薄的阴道黏膜伴有子宫颈黏液缺少，子宫正常偏小，这些都是雌激素缺乏的证据。若在体检中观察到雌激素化良好的阴道和子宫颈迹象，就不太可能诊断为下丘脑性闭经。医生应排除可能的高催乳素血症性病因（如催乳素瘤、甲状腺功能减退）和雄激素过多的证据（如多囊卵巢综合征）。

为了排除无排卵和继发性闭经的其他原因要做实验室检查。LH 和 FSH 的水平一般低于早卵泡期常见的正常值。检测 TSH 和催乳素水平可以排除甲状腺功能减退和高催乳素血症。在大多数患者中，孕酮激发试验（醋酸甲羟孕酮 5mg/d，持续 10 天）不会出现撤退性出血，或偶有少量滴血的情况发生。联合使用雌激素（2mg/d，口服微粒化雌二醇）和孕酮（甲羟孕酮 5mg/d，持续 10 天）一个或多个治疗周期后会导致子宫内膜生长，继而阴道出血，因为子宫腔功能保持正常。

这些结果表明，功能性下丘脑性闭经存在雌激素对子宫内膜的作用不足或者缺失，这是因为血循环中的雌激素的水平正处于低水平或者早卵泡期水平。血清雌激素水平的测量不是必需的。在鉴别诊断中，为排除蝶鞍或者较大的垂体瘤情况，需要进行头颅 MRI。如果突然出现闭经或者有神经系统体征，要考虑肿瘤形成的可能，脑部影像学检查是非常必要的。

(2) 功能性下丘脑性无排卵的病理生理学：下丘脑性闭经的一个关键缺陷是下丘脑内侧基底部释放 GnRH 减少，导致 GnRH 脉冲频率降低[14, 144]。LH 脉冲频率被用作评估 GnRH 分泌的替代指标，因为每一次 GnRH 脉冲都伴随一个 LH 脉冲[143]。在功能性下丘脑性无排卵观察到的一个重要现象是，尽管缺乏卵巢来源的抑制因素，如雌二醇和抑制素减少，也没有促性腺激素的分泌增加。

在功能性下丘脑性闭经的女性中，LH 分泌脉冲的振幅和频率有相当大的变异。当 LH 分泌模式与月经周期的卵泡期比较时，可以看到 LH 脉冲频率和振幅有一个显著性的异常，间或也有大幅度的变异恢复至类似于青春期所见分泌模式那样[14, 143, 144]。在严重情况下，LH 脉冲的频率和振幅会明显减小。这些 LH 分泌模式也显示每一个患者个体的 GnRH 脉冲式分泌并不是调整为相同的程度。在下丘脑性闭经的恢复期，会经常出现回归到与青春期相类似的 LH 分泌模式，其特点是 LH 的幅度增加与睡眠相关[143]。

在功能性下丘脑性无排卵患者中，垂体对 GnRH 的反应还没有受损害，可以合成和分泌促性腺激素。静脉内脉冲式的 GnRH 给药能恢复 LH 和 FSH 的正常水平[145]。

动物实验发现，大脑生成的去甲肾上腺素、多巴胺和血清素可以调节 GnRH 或 LH 的释放[146]。服用可以改变这些神经递质的药物（如镇静药、抗抑郁药、兴奋剂、抗精神病药）的患者会出现月经周期的异常。

因此，这些药物治疗的反应提供了间接证据，即干扰人体中神经通路可以改变 GnRH 的释放。通过这些观察，我们可以发现去甲肾上腺素能神经元的激活主要是刺激 GnRH 的释放，而多巴胺能和血清素能神经元可以刺激或者抑制 GnRH-LH 的分泌[146]。

另一组对 GnRH 分泌有抑制作用的物质是内源性阿片类肽[147, 148]。在大多数下丘脑性闭经女性中，使用阿片类拮抗药纳洛酮阻断内源性阿片受体会引起脉冲性 LH 释放的频率和幅度增大[144]。如果这些无排卵患者长期使用纳洛酮，可以阻断阿片受体的活性，从而使得促性腺激素的分泌重新开始，排卵功能有的时候会恢复[149]。这些研究表明，在功能性下丘脑性闭经患者中，内源性阿片肽的活性总体上有所提高，可以减少患者 GnRH 的脉冲式分泌。

许多有功能性下丘脑性闭经的女性下丘脑－垂体－肾上腺轴功能失调，伴有 CRH、ACTH 和皮质醇分泌增加。垂体－肾上腺皮质系统的激活是患者面临慢性应激的常见反应[150]。在功能性下丘脑性闭经中，运动或情绪困扰等应激源可长期激活下丘脑－垂体－肾上腺轴并破坏生殖功能。

研究表明，功能性下丘脑性闭经患者即便在正常的昼夜节律下，ACTH 脉冲式分泌增加，肾上腺对 ACTH 的敏感性增加，皮质醇分泌增加[143]。白天皮质醇水平显著提高，而且垂体对 CRH 的反应是迟钝的[151]。在动物模型中，CRH 似乎是抑制 GnRH 脉冲分泌的一个重要因素[152, 153]。这种抑制作用可以用 CRH 拮抗药或者阿片受体拮抗药纳洛酮预防，这就提示 CRH 的活动与阿片肽系统的激活可能有相互之间的干扰。此外，ACTH 在垂体水平阻断了其对 GnRH 的反应[154, 155]。综上所述，在功能性下丘脑性无排卵患者中，脑内 CRH 和其他应激相关激素的过量分泌、慢性应激引起垂体－肾上腺皮质系统的激活似乎在促性腺激素分泌的抑制过程中都起到诱发作用。

有些学者在进行能量平衡调节肽（如瘦素和胃促生长素）在下丘脑性闭经的发病机制中的研究[143]。瘦素是由脂肪细胞产生的一种细胞因子，被认为是一种食欲抑制肽。瘦素以一种脉冲方式分泌，并有昼夜节律。据报道，下丘脑性闭经女性总的循环瘦素水平减少，正常的昼夜节律消失[156]。这种相对低瘦素血症是几种能量缺陷疾病的共同特征，与 LH 脉冲频率减慢有关[156]。对瘦素相对缺乏的下丘脑性闭经女性给予瘦素治疗，可以改善生殖系统、甲状腺系统和生长激素轴的情况，以及骨骼形成标志物水平，提示瘦素是反映能量存储是否足够的外周信号，对正常的生殖与神经内分泌功能是必需的[156]。与瘦素相反，胃促生长素是一种由胃分泌的诱导食欲的肽。在禁食状态下，胃促生长素作为饥饿信号从外周传递到下丘脑弓状核，这是一个众所周知的控制食物摄入的区域。据报道，下丘脑性闭经的女性胃促生长素水平升高[157]。

（3）下丘脑性无排卵与运动：有规律的剧烈运动可以引起月经失调、月经初潮推迟、黄体期功能障碍和继发性闭经。随着青春期的递进，30% 的青少年芭蕾舞演员都有一系列问题。月经初潮的平均年龄推迟到 15 岁。事实上，青春期进程的推进似乎与休息时间延长或者是损伤后恢复时间相关[158-161]。运动的强度、长度和类型决定了疾病的严重程度。生殖功能障碍患病率在那些喜欢较轻体重的人，以及喜欢中长跑、竞技游泳、体操和芭蕾舞的人中不断增加。

竞技运动员表现出来的中枢神经系统内分泌失调与其他形式的功能性下丘脑性无排卵的人一致。这其中也包括了中枢性 CRH 和 β 内啡肽水平升高。

运动相关无排卵的治疗有赖于患者的选择和期望。骨质疏松症和青春期延迟等不良反应必须与患者预先详谈[162]。运动水平的降低和行为调整对排卵功能的恢复有帮助。如果没有达到有效的结果，可以使用激素替代治疗。低剂量的口服避孕药是 35 岁以下女性的合适选择。

（4）下丘脑性无排卵与进食障碍有关：与下丘脑功能障碍有关的两种常见进食障碍是神经性厌食症和贪食症。在神经性厌食症患者中，有极端的体重下降（超过原来体重的 25%）和扭曲的体重想象伴随着显著的肥胖恐惧。贪食症是一种相关的疾病，其特征是交替发作的暴食，伴随着周期性限食，进食后有自行触发的呕吐或者是缓泻药和利尿药的过度使用的行为[163]。这些患者中 90%～95% 是女性。典型的神经性厌食症的发病率在一般人群中是 1/10 万[163]。在女子高中和大学里的学生中，贪食症是相当普遍的。神经性厌食在青少年时期有 2 次发病高峰，分别为 13 岁和 17 岁。贪食症一般开始的比较迟，在 17—25 岁。神经性厌食的病死率非常高，达到 9%，是一个真正的医疗紧急情况。死亡可能会继发于心律失常，心律失常可能由减少的心肌量和相关的电解质异常引起[164]。这些患者自杀的风险也是增加的[165]。

厌食症女性的促性腺激素分泌呈现出青春期前的模式，与功能性下丘脑性无排卵的其他形式类似。当有适度的体重恢复，可以发现 LH 呈过渡期模式分泌，而且还有正常或者超常的对 GnRH 的反应。高达 50% 的厌食症患者即使体重恢复到正常状态，也会继续无排卵。厌食症和贪食症患者都呈现出下丘脑 – 垂体 – 肾上腺系统的过度激活。尽管昼夜变化保持不变，但是全天都有恒定的皮质醇分泌过多[166]。库欣样症状不明显，部分原因是轻度高皮质醇血症和外周糖皮质激素受体减少。在中枢神经系统，CRH 和 β 内啡肽水平都是升高的[167, 168]。

在神经性厌食症中，由于外周 T_4 转化为更具生物学活性的 T_3 减少，基础代谢降低。相反，T_4 被转换为 rT_3 增加，rT_3 是一种无活性的异构体。在有严重疾病的患者和饥饿期间也观察到这种改变[169]。由于血管升压素的分泌受损，厌食患者也可以有部分性尿崩症，不能适当的浓缩尿液[170]。

神经性厌食症和贪食症患者的治疗都极其困难。最容易接受的方法包括个体心理治疗、集体治疗和行为矫正。患有进食障碍的患者应该进行心理咨询并且随访，这有助于诊断和治疗。对于那些体重低于理想体重 75% 的患者，建议应立即住院和积极治疗。神经性厌食症的长期并发症包括骨质疏松症，以及由雌激素缺乏和营养不良引起的其他后果[159]。应该使用口服避孕药形式的激素替代治疗直到排卵功能恢复。

（5）功能性下丘脑性无排卵的治疗与处理：由中枢神经系统 – 下丘脑疾病引起的慢性无排卵的治疗应该直接逆转原发病因（如压力管理、减少运动、纠正体重减轻）。因为这些女性容易发展为骨质疏松症，所以需要强调一下成功治疗这种疾病状态的重要性。对相当多的患者来说，在生活方式改变、心理指导或适应环境压力以后，月经的正常功能会自发恢复。因此最初的治疗应该针对生活方式的改变及患者个体化的治疗。对那些依然有闭经的患者，周期性的生育状态评估（每 4～6 个月）是明智的。

通过认知行为疗法改变应激反应是降低下丘脑性闭经女性内源性应激水平的合理方法。对 16 例下丘脑性闭经患者随机进行为期 20 周的认知行为治疗或观察[171]。治疗设计集中在关于饮食、锻炼、身体形象、解决问题的技巧和减轻压力的态度和习惯，有关结果令人鼓舞。大约 88% 接受认知行为疗法的患者有排卵的迹象，而观察组仅有 25%[171]。这些结果表明，内源性应激是下丘脑性闭经发生和维持的主要因素，改变这种应激反应可以恢复正常月经。

如果无排卵超过 6 个月以上，或者逆转原发病因不现实（如职业运动员、芭蕾舞演员），一个主要的担忧是雌激素减少的长期影响，特别是对骨代谢的影响。除了雌激素缺乏外，IGF-1 缺乏、高皮质醇血症和营养因素都可能导致骨质丢失[172]。然而，关于骨折风险和激素治疗益处的流行病学数据却很少[162, 172]。在对那些已经切除卵巢或者因为子宫内膜异位症而接受 GnRH 激动剂治疗的育龄期女性研究发现，即使在闭经的第一个 6 个月，骨密度预期将显著降低。因为这些患者经常不愿意服药，连续的腰椎和股骨的骨密度检查是有必要的，以说服患者开始雌激素替代治疗。如果患者没有血栓栓塞的风险，也不吸烟，低剂量联合口服避孕药是合理的替代治疗药物。另外，也可以每天服用结合型雌激素（0.625mg）和醋酸甲羟孕酮（2.5mg）以提供雌激素的支持。添加孕激素（醋酸甲羟孕酮 MPA）是为了防止子宫内膜增生。

如果患者为了妊娠要求排卵，最常见的生理学方法是用脉冲式的 GnRH 诱导排卵。这是现有的最好的生理性诱导手段，因为引起无排卵状态的原因是内源性 GnRH 分泌减少。每 90 分钟静脉注射 5μg GnRH 被证实有效 [173]。由于卵巢卵泡的应答和促性腺激素的释放模拟了正常的月经周期，血清雌二醇水平或卵泡发育的检测可以最少化。在这些患者中，连续给予脉冲式 GnRH 或 hCG（每 3 天肌内注射 1500U，共持续 4 个疗程）可支持人体黄体的功能。静脉注射 GnRH 治疗的排卵率约为 90%，妊娠率高达 30%，每个治疗周期的过度刺激率低于 1%。由于静脉注射的 GnRH 泵对许多女性来说不是很实用，因此可以选择使用皮下注射重组 FSH 促进 1～3 个卵泡发育和肌内注射 hCG 诱导排卵，随后使用肌内注射 hCG 或者脂溶孕激素来支持黄体。

（三）与垂体疾病有关的持续无排卵

最常见的垂体相关原因引起的无排卵与高催乳素血症有关，由催乳素瘤或其他垂体的功能性或者解剖学紊乱引起。这些疾病通常与促性腺激素分泌的异常调节有关。高催乳素血症和其他垂体疾病及它们与生殖的联系将在第 9 章详细讨论。

（四）与雄激素过量相关的持续无排卵

最常见的持续无排卵的卵巢功能紊乱是 PCOS。不规则的月经周期或闭经、雄激素过量是 PCOS 最常观察到的特征。与卵巢相关的其他无排卵原因包括类固醇分泌型卵巢肿瘤及早发性卵巢功能不全。卵巢外来源（如肾上腺疾病）引起的雄激素过多也与无排卵有关。

1. 了解雄激素过量患者 人体内有两种天然雄激素，一种是睾酮，经由循环系统被传送到靶组织，另一种是双氢睾酮，主要由靶组织生成。这些雄激素水平不断升高可以导致多毛症，这是过量的雄激素性毛发生长；或者导致女性男性化，即一种更严重的雄激素过量的表现形式。新出现的证据还表明，肾上腺类固醇 11- 羟雄烯二酮可能在外周或靶组织中转化为 11- 酮 - 睾酮和 11- 酮 - 双氢睾酮 [174, 175]。后者可以作为强效雄激素发挥作用 [174, 175]。

多毛症被定义为终端毛发生长，包括在面颊上、上嘴唇上面或者下巴上长胡须，而女性在这些位置通常没有毛发（图 17-24A 和 B）。胸部中间体毛的出现也很明显（图 17-24C）。另外，男性特有的大腿内侧的体毛，以及后背中间偏下的体毛，延伸至臀间区部位等特征都是与雄激素过量相关的体毛生长标志 [176]。患者前臂和小腿有适量的体毛可能不算反常，尽管这在患者看来是不受欢迎的，甚至会被误认为多毛症。评定多毛症可以依靠众多的评分系统。最详细的评估方法之一是由 Ferriman 和 Gallwey 提议的 [176]。定量多毛症的实际和临床可用的方法是利用简单的图纸和照片记录毛发的生长细节。尤其是照片，它是准确记录

多毛症的无价之宝。

相对于多毛症，男性化是一种更严重的雄激素过量的表现形式，而且提示了睾酮的显著性高生成率。它的具体表现是秃顶，声音变得低沉，乳房缩小，肌肉块变大，女性身体轮廓消失，阴蒂变大等（图 17-25）。即便睾酮水平中度升高（<1.5ng/ml），在长期（>1 年）持续的雄激素过量情况下，也可观察到秃顶和阴蒂肥大。雄激素分泌的显著增加，如肿瘤产生的雄激素分泌，会在不到几个月的时间内导致更加完全而明显的男性化特征出现（图 17-25）。

阴蒂肥大的测量可以用来评定男性化。如果阴蒂长度大于 10mm 就认为是反常（图 17-25）。然而，阴蒂长度是很容易变化的。阴蒂直径的增加是雄激素作用的一个非常敏感的指标。正常的阴蒂直径，在阴蒂头根部是 <7mm 的（图 17-25）。阴蒂肥大的最精准定义包括阴蒂指数（阴蒂矢状面和横向直径的乘积）。阴蒂指数 >35mm^2 是异常的，统计学上，这与雄激素过量相关 [177]。

2. 雄激素的起源 在天然的 C19 类固醇中，DHT 是一种生物强效雄激素，能够通过靶细胞上的雄激素受体发挥作用。几乎所有的睾酮靶组织都含有 5α- 还原酶的活性，将睾酮转化为 DHT；或芳香化酶的活性，以胞内方式产生雌二醇。尚无可信证据表明其他 C19 类固醇具有生物活性，包括雄烯二酮、DHEA 和 DHEAS。

育龄期女性的睾酮主要由两种机制生成：一是卵巢直接分泌，约占睾酮产生的 1/3；二是外周（性腺外）组织中睾酮前体雄烯二酮转化为睾酮，占睾酮产生的 2/3（图 17-26）[178]。这些周围组织包括皮肤和脂肪组织。雄烯二酮是睾酮的直接前体，由卵巢和肾上腺合成。肾上腺来源的 C19 类固醇 DHEAS 和 DHEA，以及卵巢来源的 DHEA，通过先转化为雄烯二酮，随后转化为睾酮，间接促进睾酮的形成（图 17-26）。雄烯二酮是直接转化为睾酮的主要前体。在男性和女性性腺外组织从雄烯二酮到睾酮的转变循环的转变率大约占 5%。

睾酮必须转化为一种作用更强的类固醇双氢睾酮才能对某些靶组织（如毛囊和外生殖器）发挥充分的雄激素作用 [98, 115]。这种转变是在 5α- 还原酶的催化作用下，在肝脏（DHT 全身性作用）和雄激素靶细胞如性敏感皮肤成纤维细胞（胞内分泌效应）中进行的 [98]。

睾酮在靶组织中的雄激素作用由局部 5α- 还原酶活性和雄激素受体含量决定（图 17-26）。雄激素受体在关键的靶组织中介导雄激素的作用 [115, 179]。靶组织中的其他局部酶（如芳香化酶、氧化性 17βHSD）也通过将睾酮代谢为无雄激素活性的雄烯二酮或雌二醇（一种强效雌激素）来调节激素的作用。因此，当 DHT 形成时雄激素活性增强，惰性的 C19 类固醇或靶

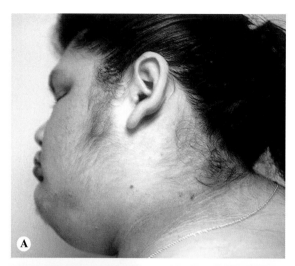

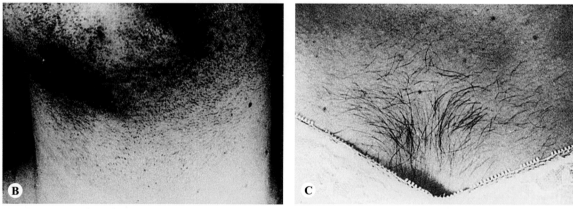

▲ 图 17-24 多毛症

A. 轻微的面部多毛；B. 严重的面部多毛（下巴），需要经常修面；C. 胸部严重多毛（B 和 C. 引自 Dunaif A, Hoffman AR, Scully RE, et al.The clinical, biochemical and ovarian morphologic features in women with acanthosis nigricans and masculinization. Obstet *Gynecol*. 1985; 66: 545-552.）

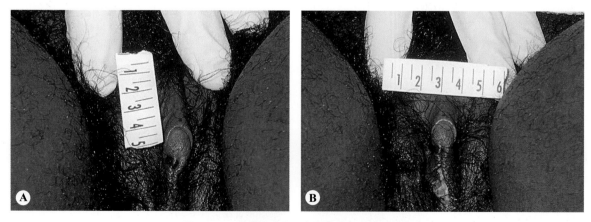

▲ 图 17-25　卵巢肿瘤分泌睾酮导致的严重阴蒂肥大

A. 阴蒂的长度约为 4cm（正常＜1cm）；B. 阴蒂的横断面直径是 1.5cm（正常＜0.7cm）

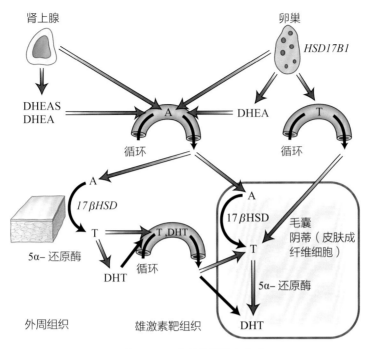

▲ 图 17-26　女性的雄激素合成

根据月经周期或绝经后状态，20%~30% 的睾酮由卵巢分泌。其余的睾酮由循环中的雄烯二酮在不同的外周组织中转化为睾酮。肾上腺和卵巢都直接或间接地促进雄烯二酮循环，这取决于周期阶段或绝经后状态及年龄。睾酮也可以在雄激素靶组织的局部形成。睾酮在靶组织和细胞内转化为生物学活性更强的雄激素双氢睾酮。例如，在性敏感皮肤成纤维细胞和毛囊中，通过 5α- 还原酶活性在局部将睾酮转化为双氢睾酮（有两种基因的蛋白产物呈现出 5α 还原酶活性，5α 还原酶 1 型和 2 型），在阴蒂肥大和多毛症中起到关键作用。外周组织中 17βHSD 的酶活性可能与多个功能重叠的基因蛋白产物有关；HSD17B1 是一种独特的 17βHSD 还原酶，由一个主要在卵巢表达的特定基因编码。DHEAS. 硫酸脱氢表雄酮；17βHSD. 17β- 羟类固醇脱氢酶

组织和外周组织的睾酮形成雌二醇时雄激素活性减弱，雄激素活性会随两者之间的变化出现平衡。这可能与雄激素依赖性疾病（如多毛症、男性化）和雌激素依赖性疾病（如乳房和子宫内膜肿瘤）特异性相关（图 17-19 和图 17-26）。

　　3. 雄激素活性的实验室检查　睾酮的循环方式有 3 种：与 SHBG 结合，不与 SHBG 结合而是和白蛋白松散结合，小部分既不与 SHBG 结合也不与白蛋白结合即游离的或者是可透析的睾酮。血液中可以扩散到靶组织的睾酮包括游离部分和白蛋白结合部分，又被称为生物活性睾酮或非 SHBG 结合睾酮。其余剩下的睾酮都与 SHBG 紧密结合。

　　SHBG 是决定循环中结合睾酮和可作用于靶组织的生物活性睾酮数量的主要调节因子。减少 SHBG 结合（如雄激素过量、肥胖、肢端肥大症、甲状腺功能减退及肝脏疾病）的疾病也可以增加有生物活性的睾酮，增强睾酮的作用。SHBG 还可以通过结合相当数量的循环雌二醇调节生物活性雌二醇的循环数量。因此，引起 SHBG 水平减少的疾病也可以增加生物活性雌二醇（非 SHBG 结合）的数量。

　　在雄激素过量的情形下，为了更精确更敏感地发现多毛症，主张测量非 SHBG 结合（具有生物活性）的睾酮。尽管这种测量的诊断率明显优于血清总睾酮的测定，但总睾酮和非 SHBG 结合睾酮之间的相关性很好，因此通常可以从总睾酮和 SHBG 水平来预测生物活性睾酮水平 [180]。测定血清睾酮的目的是为了确定循环中雄激素过量，以及发现雄激素分泌肿瘤（睾酮水平往往很高）。

　　正常血清雄激素的水平，特别是 RIA 或其他直接方法测定的游离睾酮在不同的实验室变化很大。因此，一些研究者比较了平衡透析方法测定的血清游离睾酮与直接使用放射免疫方法测定的游离睾酮，以及游离雄激素指数计算的游离睾酮水平（即 100× 睾酮 / SHBG，这是一个与游离睾酮水平相关的简单指数）[181]。用这个游离雄激素指数对游离睾酮的计算值与平衡透析法所得的值相关性良好。相对来说，直接放射免疫测定法有无法接受的高系统误差和随机变化性，而且与平衡透析法所得的值相关性不好。此外，直接放射免疫测定的检验下限要比平衡透析法或者计算游离睾酮法高 [181]。因此，临床医生应该意识到没有严格质量控制的直接放射免疫测定法有局限性。

　　实际上，在大多数雄激素过量的患者中进行所有的 C19 类固醇的测量是没有临床必要的。最有效的初始检查是检测血清总睾酮的水平。多毛症或男性化患

者的反常水平可能与 PCOS、卵泡膜细胞增殖症、非典型先天性肾上腺皮质增生症或雄激素分泌型肿瘤等有关。大多数分泌雄激素的肿瘤起源于卵巢。肿瘤形成的可能性与睾酮水平的升高大致相关。以下检查可在有临床表现的基础上进行：血清 17- 羟孕酮（非典型先天性肾上腺皮质增生）、血清催乳素和 TSH（高催乳素血症相关的轻度雄激素过量）、血清 FSH 和 LH（PCOS 中 LH/FSH 比值升高）、血清 DHEAS（肾上腺肿瘤）、卵巢和肾上腺影像学（PCOS 和激素分泌肿瘤）。

4. 雄激素过多的原因　一些疾病会导致雄激素过多。这其中也包括少见的原因，如医源性或药物诱导的雄激素过多，先天性两性畸形（如在 46,XX 性发育障碍中的子宫内雄性激素形成过多），以及妊娠特有的疾病（如妊娠黄体瘤、高反应性黄素化）。表 17-2 列出了雄激素过多相关的少见的原因和较为普遍的疾病。在本文中，术语卵巢外类固醇形成与腺外、性腺外或外周类固醇形成同义使用。

总体而言，雄激素过多症的构成如下：多囊卵巢综合征患者占 72.1%（无排卵症患者，56.6%；轻度排卵患者，15.5%），特发性高雄激素血症占 15.8%，特发性多毛症占 7.6%，21- 羟基酶缺乏性非典型先天性肾上腺皮质增生症占 4.3%，雄激素分泌肿瘤占 0.2%[182]。

在大多数高雄激素性疾病中，雄激素的来源不止一个（图 17-26）。例如，PCOS 患者卵巢的睾酮分泌有所增加，但大部分睾酮来自卵巢来源的雄烯二酮在卵巢外向睾酮的转化的显著升高。PCOS 患者还表现出肾上腺 DHEAS 产量增加，（在外周转化为 DHEA 后进一步转化为雄烯二酮）间接促进卵巢外睾酮的形成。

如果雄激素过多与原发性闭经有关，则应强烈怀疑子宫内性分化异常。这些疾病将在第 23 章中讨论。在开始对多毛症或男性化进行主要检查之前，医生最好排除外源性雄激素的使用。最好让患者列出她自己服用的所有处方和非处方药，包括注射药。这通常比问患者是否服用雄激素更有意义。可能导致多毛症或男性化的药物与睾酮有关，并包括促蛋白合成类固醇和类似的化合物。

雄激素过多最常见的可识别原因是 PCOS。在本部分中，我们首先明确一些与多毛症或男性化有关的其他疾病，接下来是描述一种简化的治疗策略，可应用于 PCOS、非典型先天性肾上腺皮质增生症和特发性多毛症中的大多数多毛患者。

5. 特发性多毛症　多毛症主观上被定义为女性存在以男性分布模式生长的末梢毛发，这足以影响她的生活质量，促使她寻求医疗建议。上述的发生于女性的多毛症（hirsutism）应该与毛过多症（hypertrichosis）相区别，后者的毛发过度生长并不局限于雄激素依赖

表 17-2　育龄女性雄激素过多的原因	
卵巢	• 多囊卵巢综合征（PCOS） • 卵巢滤泡膜细胞增生症（一种严重的 PCOS 变体） • 卵巢肿瘤（如支持 - 间质细胞瘤）
肾上腺	• 非典型先天性肾上腺皮质增生症 • 库欣综合征 • 糖皮质激素抵抗 • 肾上腺肿瘤（如腺瘤、癌）
妊娠的特殊情况	• 妊娠黄体瘤 • 高反应性黄素化 • 胎儿芳香化酶缺乏症
其他原因	• 高催乳素血症、甲状腺功能减退症 • 药物（达那唑、睾酮、合成代谢药剂） • 特发性多毛症（排卵期女性血清睾酮正常） • 特发性高雄激素血症（不属于所列任何其他类别的患者）

的区域，包括胎毛或毳毛型毛发。毛过多症被认为是一种与男性型毛发生长无关的表型，不太可能被已知的多毛症治疗方法所改变。

特发性（体质性）多毛症的特征是排卵女性在没有雄激素水平升高的情况下毛发过度生长，并且这种情况在某些种族人群中更常见，尤其是地中海血统的女性[115]。其定义为伴有规律月经周期和正常血清睾酮水平的多毛症。特发性多毛症与任何男性化体征无关。其原因尚不完全清楚。有人提出，患特发性多毛症的女性，皮肤 5α- 还原酶活性显著升高[183]，但这一关联尚未得到证实。也不清楚是否有某种 5α- 还原酶同工酶（1 型或 2 型）参与了特发性多毛症的发生[115]。

特发性多毛症是在有多毛症[115]、排卵功能正常、总睾酮或游离睾酮水平正常的女性中诊断出来的。可预测月经周期通常是排卵规律的征兆。如果有疑问，可以通过测定黄体期第 7 天的孕酮水平来验证排卵功能，其应在 5ng/ml 之上。对于月经周期为 24 天者，黄体期第 7 天对应于月经周期第 17 天，月经周期为 28 天者其对应于月经周期第 21 天，周期为 35 天者其对应于月经周期第 28 天。多毛女性如出现少排卵或无排卵，在排除相关疾病（如甲状腺功能减退症、高催乳素血症、非典型先天性肾上腺皮质增生症）后，要考虑诊断为 PCOS[115]。甲状腺功能障碍或高催乳素血症应通过测定 TSH 和催乳素来排除。应测量卵泡期基础 17- 羟孕酮水平，以排除非典型 21- 羟化酶缺陷症。外源性雄激素的使用也应被排除。总之，特发性多毛症的诊断是排除导致排卵功能障碍、血睾酮水平升高和其他雄激素过多的原因后才能做出诊断。

6. 卵巢和肾上腺分泌雄激素性肿瘤　大多数分泌雄激素的肿瘤发生于卵巢，分泌大量的睾酮或其前体雄烯二酮。这些肿瘤包括支持－间质细胞瘤、门细胞瘤、类脂细胞瘤和少见的颗粒－泡膜细胞瘤。类固醇生成惰性卵巢肿瘤，如上皮性囊腺瘤或囊腺癌，可产生刺激邻近非肿瘤性卵巢间质细胞中类固醇生成的因子，并诱导其产生足够数量的雄激素前体，如雄烯二酮，从而导致临床可检测到的雄激素过多。大约5%的雄烯二酮在卵巢外组织中转化为睾酮，最终导致雄激素过多（图17-26）。

支持－间质细胞肿瘤在所有卵巢实体肿瘤中所占比例不到1%，往往发生在生命的第20～40年，而门细胞肿瘤更多发生在绝经后的女性。当雄激素过多的体征和症状导致患者就医时，支持－间质细胞瘤通常已经很大，在盆腔检查中很容易触摸到，而门细胞肿瘤仍然很小。在患有两种中任何一种肿瘤的女性中，血清睾酮水平都显著升高。颗粒－泡膜细胞瘤主要产生雌二醇，但偶尔也会产生睾酮。

除非证实另有原因，迅速进展的雄激素过多症状提示存在产生雄激素的肿瘤。这种快速进展是产生雄激素的卵巢和肾上腺肿瘤的典型表现。进展通常与失去女性化体征相关，如女性身体轮廓消失、肌肉量增加和乳房缩小。随着肿瘤的持续生长，产生越来越多的睾酮，导致多毛症迅速恶化和进行性男性化。血清睾酮水平升高与卵巢肿瘤的特征相关。这种变化可能与肿瘤直接产生和分泌睾酮或分泌大量雄烯二酮并之后在性腺外组织转化为睾酮有关。某些卵巢肿瘤（如支持－间质细胞）产生的睾酮水平可能被GnRH激动剂抑制[184]，因此不能依赖GnRH激动剂来区分肿瘤和其他功能状态所致雄激素增多。

在解释睾酮水平时，临床医师应熟悉所使用的临床实验室的正常范围。正常上限的3倍（或>2ng/ml）、特别是在临床病史也支持时，提示肿瘤的存在。男性化卵巢肿瘤偶尔可能导致的血清睾酮水平并不非常高。如果怀疑是雄激素分泌肿瘤，测定雄烯二酮在临床上是有用的。雄烯二酮水平严重升高不能诊断，但符合卵巢或肾上腺肿瘤的特点。当血睾酮水平升高同时存在提示性临床病史时，仔细进行经阴道超声的检查是检测卵巢肿瘤最敏感的方法。

与分泌睾酮的卵巢肿瘤相比，分泌睾酮的肾上腺肿瘤罕见。一些产生睾酮的肾上腺肿瘤细胞可能类似于卵巢门细胞，而卵巢门细胞类似于间质细胞。这些肿瘤细胞产生睾酮并可能被LH或hCG刺激。在分泌睾酮的肾上腺肿瘤患者中，睾酮分泌通常在LH被抑制后减少，在有hCG刺激的情况下增加。分泌睾酮的肾上腺癌也有报道[185]。

男性化肾上腺肿瘤通常分泌大量的DHEAS、DHEA和雄烯二酮，而睾酮通常由这些前体的卵巢外转化产生。大多数男性化肾上腺肿瘤患者的血清DHEAS水平高度升高[186]。如果DHEAS水平超过8μg/ml，则应通过CT或MRI进行肾上腺成像。有时，高水平的DHEAS与功能异常状态相关，如酶缺陷引起的先天性肾上腺皮质增生症，或与PCOS相关的不明原因的肾上腺功能亢进状态。这些情况可能可以解释CT或MRI阴性结果，需要进一步检查。

当存在肾上腺肿瘤时，包括皮质类固醇在内的多种肾上腺类固醇激素水平可能以各种组合方式升高。用一种特定的激素模式来定义肾上腺肿瘤是不可能的[186]。非常高水平的血清DHEAS（>8μg/ml）提示肾上腺肿瘤。男性化卵巢肿瘤比肾上腺源性肿瘤更常见。如果临床表现提示可能存在分泌雄激素的肿瘤时，并且经阴道超声检查卵巢正常，则接下来应通过影像学评估肾上腺。

睾酮水平是正常上限的3倍（即>2ng/ml），DHEAS水平高于8μg/ml，传统上被用作进一步检查卵巢或肾上腺肿瘤是否是雄激素过多的来源的指征。这些数字仅作为指导方针，而不作为规则，因为也有例外情况。第一，由于肿瘤间歇性地分泌雄激素，可能需要多次测量才能检测到显著升高的水平[187]。第二，其他前体类固醇通常也会升高（特别是雄烯二酮），应该考虑对它们测定。第三，一些肿瘤可能会引起较轻度的DHEAS和睾酮水平升高。在绝经后女性，即使轻度升高，也高度怀疑是雄激素分泌肿瘤。同样，在没有肿瘤的重度卵巢泡膜细胞增生症（一种严重的PCOS变体）的女性中，也可观察到血清睾酮水平显著升高。

即使睾酮和DHEAS水平轻微升高，近期发病和短期内发生男性化的患者也需要立即进行调查。随着用于检查卵巢的阴道超声、用于检查肾上腺的腹部超声、CT和MRI技术的改进，即使是一个很小的卵巢或肾上腺肿瘤也可能被诊断出来。如果无法定位肿瘤，静脉给予放射性标记的碘甲基去甲胆固醇（NP59）对检查卵巢或肾上腺内类固醇分泌肿瘤的定位有帮助[188]。在对可疑肿瘤进行手术探查之前，应积极进行这些诊断性检查。

在进行手术切除之前，临床医师应明确通过影像学检查发现的卵巢或肾上腺肿瘤是否为雄激素过多的实际来源。偶尔，卵巢黄体囊肿出血可能类似于雄激素分泌肿瘤，或者有雄激素过多的女性可能同时有肾上腺意外瘤，后者并不分泌雄激素。术中选择性卵巢或肾上腺静脉置管可作为因为小肿瘤而手术探查肾上腺或卵巢前的最后手段，以证实其有显著类固醇梯度变化，特别是当临床表现不确定时[189]。

7. 非肿瘤性肾上腺疾病与雄激素过多　肾上腺疾病，如典型先天性肾上腺皮质增生症、库欣综合征和糖皮质激素抵抗，可导致肾上腺产生过多睾酮前体而最终使雄激素过多。这些疾病在本文的其他地方进行讨论。在本章中，我们讨论非经典型先天性肾上腺皮质增生症。

尽管非经典型先天性肾上腺皮质增生症确切地存在，其诊断和患病率仍存在争议。用于描述该综合征的其他术语包括迟发性、成年型、减弱型、不完全型和隐匿型肾上腺增生。这种肾上腺增生是由 21- 羟化酶活性的部分缺乏引起的。尽管 11β- 羟化酶和 3βHSD 缺陷也可导致该疾病，但 21- 羟化酶缺陷占 90% 以上[190]。

临床表现与 PCOS 患者几乎相同。该疾病的患病率因种族背景而异，不同研究者报道的患病率差异很大。特征性表现为无排卵性子宫出血和青春期起病的进行性多毛症。这些人出生时生殖器正常，无失盐，许多人有性毛出现提前，线性生长加速，骨龄提前。北欧血统的患者患此病的频率较低，而阿什肯纳兹犹太人、西班牙裔和中欧血统的患者患病率高得多[191]。来自高风险民族的雄激素过多患者应进行筛查（见第 15 章）。

无排卵患者中筛查，可在任何一天测定上午 8 点的血清 17- 羟孕酮水平来进行。虽然大多数女性患者无排卵，但部分患者有规律的月经和青春期起病的多毛症，或者只有不明原因的不孕和复发流产[190]。如果根据临床表现怀疑排卵患者有非经典型先天性肾上腺皮质增生，则应在卵泡期测定上午 8 时的血清 17- 羟孕酮水平，因为排卵女性的黄体期 17- 羟孕酮水平较高[190]，如低于 2ng/ml 可有效排除这一诊断[190]。

基础 17- 羟孕酮高于 10ng/ml 可诊断为非典型先天性肾上腺皮质增生症。在这些情况下不需要进一步的检测。如果值为 2～10ng/ml 被认为升高，但不能诊断为非典型先天性肾上腺皮质增生症。例如，无病女性和 PCOS 患者的 17- 羟孕酮基础水平也可能在这个不确定的范围内[190]。在这种情况下，应使用 ACTH 兴奋试验来区分非经典型先天性肾上腺皮质增生症和 PCOS[190]。静脉注射 ACTH 后 60min，17- 羟孕酮水平上升到 10ng/ml 以上被认为可以诊断非经典型先天性肾上腺皮质增生症[192]。17- 羟孕酮在 2～10ng/ml 范围内时，基础水平较高与非经典型先天性肾上腺皮质增生症的可能性较高相关。例如，当早上 8 点的 17- 羟孕酮水平高于 4ng/ml 时，诊断非经典型先天性肾上腺皮质增生症的灵敏度为 90%[190]。

对于来自高风险民族的雄激素过多患者，应在上午 8 点测定 17- 羟孕酮的基线水平。对于性毛早现的患者、雄激素过多的青春期早现患者、进行性多毛症或男性化的女性、有严重雄激素过多家族史的患者，应该进行 17- 羟孕酮的基线水平筛查。

8. 实验室检测有助于雄激素过多的鉴别诊断　有一些算法可用于鉴别诊断无排卵伴多毛症、男

性化或两者均存在的情况。明显的临床特征对指导实验室检测至关重要。最重要的特征是症状的出现和其严重程度及进展的速度。除非另有原因，进展迅速、严重的雄激素过多意味着雄激素分泌的肿瘤。如果在绝经后女性或最近有周期性可预测月经史的育龄女性中出现这些征象，应进一步强调肿瘤的可能性。卵巢泡膜细胞增生症是 PCOS 的一个严重变体，也会引起严重的雄激素过多，可能会迅速发展，特别是在预期的青春期。青春期出现雄激素过多可能是 PCOS 或非典型先天性肾上腺皮质增生症的征兆。

评估雄激素过多最有用的初始检查是血清总睾酮水平（表 17-3）。尽管不同实验室的数值可能有所不同，大多数正常排卵女性的睾酮水平低于 0.6ng/ml。患特发性多毛症的女性月经周期和睾酮水平正常。在这组患者中不需要进一步检查。

如果无排卵女性的睾酮水平升高，应检测血清 TSH 和催乳素水平，以排除与高催乳素血症相关的无排卵。卵巢超声检查也有助于鉴别卵巢肿瘤或多囊卵巢。如果患者的种族背景（即阿什肯纳兹犹太人、西班牙裔和中欧血统）、出现多毛症（青春期）或家族史提示非经典型先天性肾上腺皮质增生症，应在上午 8 点采集基线血清 17- 羟孕酮水平。雄激素过多的罕见原因包括肾上腺肿瘤、库欣综合征和糖皮质激素抵抗。评估肾上腺肿瘤是否存在需要血清 DHEAS 水平和肾上腺成像。根据当地影像科的技术水平，可以使用 CT、MRI 或腹部超声来评估肾上腺。可以进行库欣综合征和糖皮质激素抵抗的筛查试验，以了解产生雄激素过多的罕见肾上腺原因（见第 15 章）[193]。

大多数慢性无排卵和青春期起病的轻中度多毛的女性属于 PCOS。这些女性通常有正常高值或轻度升

表 17-3　雄激素过多的实验室鉴别诊断	
初步检查	• 总睾酮 • 催乳素 • TSH
基于临床表现的进一步检查[a]	• 17- 羟孕酮（上午 8 点） • ACTH 静脉注射 60min 后的 17- 羟孕酮 • 午夜服用 1mg 地塞米松后的皮质醇（上午 8 点） • DHEAS • 雄烯二酮 • 卵巢成像（经阴道超声检查） • 肾上腺成像（经腹部超声、CT、MRI） • 静脉注射放射性标记胆固醇后的核素扫描

a. 参见文本

ACTH. 促肾上腺皮质激素；CT. 计算机断层扫描；DHEAS. 硫酸脱氢表雄酮；MRI. 磁共振成像

高的睾酮水平，可能没有任何其他实验室异常。在通过实验室检查或临床特点排除其他诊断后，可以做出PCOS 的诊断。

9. 多毛症的治疗　雄激素过多的治疗应针对其特定的原因和抑制异常的雄激素分泌。肿瘤需要手术干预，这里不作更详细的讨论。GnRH 类似物抑制剂可初步用于卵巢滤泡膜细胞增生症。然而，双侧卵巢切除有可能变成必要的手段，以控制滤泡膜细胞增生症引起的雄激素过多。肾上腺疾病的患者有特定的治疗方法。对于库欣综合征，治疗方法与皮质醇过多的来源有关。当治疗与非经典型先天性肾上腺皮质增生症相关的雄激素过多时，应联合使用抗雄激素药物（如螺内酯）与口服避孕药。虽然可以考虑使用糖皮质激素，特别是在需要生育的情况下，但在长期治疗期间，抑制肾上腺所需的糖皮质激素剂量可能会导致糖皮质激素过量的症状和体征。因此，如果患者对联合治疗有反应，多毛症减轻，联合口服避孕药和螺内酯可用于治疗雄激素过多。本章后面将详细介绍治疗雄激素过多和多毛症的几类药物。

(1) 口服避孕药：口服避孕药通过抑制 LH 和刺激 SHBG 水平来降低循环中的睾酮和雄激素前体，从而减少高雄激素患者的多毛症[115]。口服避孕药可降低PCOS 患者的循环雄激素，并与抗雄激素药物协同作用。口服避孕药可能进一步改善特发性多毛症或非典型先天性肾上腺皮质增生症患者的抗雄激素治疗效果。建议使用含 30μg 或 35μg 炔雌醇的口服避孕药来达到有效抑制 LH[115]。一项 Meta 分析显示，口服避孕药治疗 6 个月可使多毛症的 Ferriman-Gallwey 评分平均降低 27%[194]。

(2) 螺内酯：在美国，治疗多毛症最常用的雄激素阻滞药是螺内酯，这是一种结构上与孕激素相关的醛固酮拮抗药。螺内酯对 PCOS、非经典型先天性肾上腺皮质增生症或特发性多毛症相关的异常毛发生长有效。螺内酯治疗 6 个月可使多毛症的 Ferriman-Gallwey 评分平均降低 38.4%。

由于螺内酯的作用机制不同于口服避孕药，因此在多毛症患者（包括 PCOS、特发性多毛症或非典型先天性肾上腺皮质增生症患者）中，联合使用这两种药物可提高总体疗效。螺内酯除了具有抑制类固醇合成和雄激素拮抗药的作用外，还具有显著抑制 5α- 还原酶活性的作用[115, 195]。基础实验和一些临床研究已经证实螺内酯对高雄激素血症的疗效，并提示其主要作用与其阻断外周雄激素的产生和作用有关[115]。

临床研究中使用的螺内酯剂量为每天 50～400mg 不等。虽然 100mg/d 的剂量通常对多毛症有效，但对于极度多毛或明显肥胖的女性，更高剂量（200～300mg/d）可能更可取[115, 195]。初始推荐剂量为 100mg/d，根据应答情况，每 3 个月增加 25mg/d，逐

渐增加至 200mg/d。这种方法可能有助于减轻胃炎、皮肤干燥和无排卵等不良反应。在肾功能正常的患者中，几乎未见过高钾血症。除老年女性外，低血压少见。在每个剂量水平的最初 2 周内，必须监测电解质和血压。与其他抗雄激素药物一样，考虑到毛发周期的缓慢变化，应在 3～6 个月后调整剂量。

患者通常注意到最初的一过性利尿效果。一些月经周期正常的女性可能出现使用螺内酯后月经不规律，这可以通过向下调整剂量或添加口服避孕药来补救。异常出血的机制尚不清楚。月经过少的女性，如PCOS 患者，可能会恢复正常的月经。这种变化的部分原因可能是循环中雄激素水平的变化，LH 水平只是偶有下降的报道[196]。另一个重要的考虑是这种抗雄激素药物在子宫内对 46，XY 胎儿生殖器的潜在女性化作用。因此，应始终提供给服用螺内酯的女性有效的避孕措施。

(3) 醋酸环丙孕酮：醋酸环丙孕酮是一种具有强促孕特性的 17- 羟孕酮醋酸衍生物。醋酸环丙孕酮通过与 DHT 和睾酮竞争与雄激素受体结合而发挥抗雄激素作用。也有一些证据表明，醋酸环丙孕酮和炔雌醇联用可抑制皮肤中的 5α- 还原酶活性[197]。醋酸环丙孕酮在美国无法获得，但仍在其他国家使用。该药物通常在治疗周期的第 5～15 天每天给药，剂量为 50～100mg。由于其代谢缓慢，因此应在治疗周期的早期给予；加入炔雌醇时，通常在第 5～26 天以 50μg 剂量给药。控制月经需要采用这种疗法，通常被称为反向序贯疗法。剂量为 50～100mg/d 的醋酸环丙孕酮联合 30～35μg/d 的炔雌醇与螺内酯（100mg/d）联合口服避孕药治疗多毛症同样有效[115]。作为口服避孕药，每天小剂量（2mg）醋酸环丙孕酮与 50μg 或 35μg 炔雌醇联用。该方案主要适用于轻度高雄激素血症的患者[115]。

(4) 非那雄胺：非那雄胺抑制 5α- 还原酶活性并主要用于治疗前列腺增生，也可用于治疗多毛症[198, 199]。在 5mg/d 的剂量下，治疗 6 个月后观察到多毛症显著改善，并且无明显不良反应。在多毛女性中，循环中DHT 水平的下降幅度很小，不能用于监测治疗。虽然这一治疗方案提高了睾酮水平，但 SHBG 水平未受影响[198]。一项 Meta 分析显示，非那雄胺治疗 6 个月后，多毛症的 Ferriman-Gallwey 评分平均降低 20.3%[194]。

非那雄胺主要抑制 5α- 还原酶 2 型。由于多毛症是 1 型和 2 型联合作用的结果，因此该药物仅部分有效。虽然缺乏长期使用非那雄胺的经验，但该药物的潜在优势之一是其良性的不良反应情况。一项研究表明，多毛症治疗 1 年就有疗效[200]。还有报道称，在减少女性多毛症方面，非那雄胺的效果不如螺内酯[115]。然而，长期服用 5mg/d 的非那雄胺是一种有效的选择，因为其良性的不良反应情况，患者耐受性良好。与螺

内酯一样，非那雄胺可引起 46,XY 胎儿先天性生殖器两性畸形，使用期间应采取有效避孕措施。

（5）氟他胺：氟他胺是一种用于治疗前列腺癌的强效抗雄激素药物，已证明对多毛症的治疗有效[201, 202]。Ferriman-Gallwey 评分平均降低 41.3%[194]。然而，该药物偶尔出现重度肝毒性，因此不适合用于多毛症[203]。

（6）二甲双胍和 TZD 类药物：由于 PCOS 常与胰岛素抵抗相关，因此减轻胰岛素抵抗的药物已用于该疾病[110]。二甲双胍（1500～2700mg/d）治疗 6 个月，Ferriman-Gallwey 评分系统评估显示，多毛症显著减少 19.1%[194]。在患 PCOS 的肥胖青少年女性中，二甲双胍联合生活方式调整（即每天减少 500kcal 热量的饮食和每天运动 30min）和口服避孕药降低了总睾酮水平和腰围[204]。TZD 类药物（罗格列酮 4mg/d 或吡格列酮 30mg/d）也显著降低了 Ferriman-Gallwey 评分[194]。这些研究提示，胰岛素增敏剂可能用于 PCOS 多毛症的治疗，特别是对于不希望使用其他口服药物的女性。

（7）生活方式调整：在患 PCOS 的肥胖青少年女性中，仅改变生活方式（即每天减少 500kcal 的饮食和每天运动 30min）就可使睾酮 /SHBG 比值降低 59%，SHBG 升高 122%[204]。应建议将适度的饮食和运动计划作为多毛症管理的一部分，尤其是对于肥胖女性。

（8）多毛症的综合治疗策略：前文所述药物作为单独治疗施用时可能有效。最常见的多毛症（即 PCOS、非典型先天性肾上腺皮质增生症或特发性多毛症）患者最初通常使用两种药物联合治疗，一种抑制卵巢（如口服避孕药），另一种抑制卵巢外（外周）的雄激素作用（如螺内酯）。含 30～35μg 炔雌醇的口服避孕药联合螺内酯（100mg/d）是首选的初始治疗。即使在女性特发性多毛症患者中，在抗雄激素药物螺内酯的基础上加用口服避孕药也可提高疗效并预防异常出血。对于仅有轻微多毛症状的女性，单独使用口服避孕药可能是合适的首选方法。适当调整生活方式（即每天减少 500kcal 热量的饮食和每天 30min 的运动）应成为肥胖患者多毛症治疗的一部分。

由于体毛的生长期持续 3～6 个月，因此在治疗开始后 6 个月之内不应预期有反应。应采用客观手段评估毛发生长的变化。生长期毛发轴的评分系统和评价较为困难，拍照是最简单、最客观的工具。除非有一些客观的测量方法，患者通常不知道变化正在发生。治疗前和治疗期间的面部和选定的身体中线区域的照片对于鼓励患者和治疗的依从性特别有帮助。

抑制雄激素的产生和作用只能抑制新毛发的生长。现有的粗糙毛发应机械去除。拔毛、打蜡和剃须对脱毛无效，并会引起刺激、毛囊炎和毛发内生。电解和激光脱毛是更有效和更受欢迎的方法。

大多数 PCOS、非典型先天性肾上腺皮质增生症或特发性多毛症患者在 1 年内对该方案有反应。应鼓励患者继续治疗至少 2 年。然后，根据患者的意愿和临床反应，可以停止治疗并重新评估患者。许多患者需要持续治疗以抑制多毛症。阴蒂增大的患者在男性化的根源被有效消除后，可以转诊到泌尿科进行阴蒂缩小手术。

（五）多囊卵巢综合征

PCOS 是与雄激素过多相关的最常见的慢性无排卵形式，发生于 5%～10% 的育龄女性[205]。在患有慢性无排卵和雄激素过多的女性中，通过排除其他高雄激素疾病（如非典型先天性肾上腺皮质增生症、分泌雄性激素的肿瘤、高催乳素血症），可以诊断为 PCOS[205]。

在生育期，PCOS 与重要的生殖疾病相关，包括不孕症、不规则子宫出血和流产增加。PCOS 患者的子宫内膜必须通过活检进行评估，因为长期无拮抗的雌激素刺激使这些患者发生子宫内膜癌的风险增加。PCOS 还与代谢和心血管危险因素增加相关[206]。这些风险与胰岛素抵抗相关，并因常并发肥胖而加重。当然，胰岛素抵抗也发生于非肥胖的 PCOS 女性[111]。

PCOS 被认为是一种多因素引起的异质性疾病。有慢性无排卵和雄激素过多阳性家族史的人患 PCOS 风险显著增加，并且这种复杂的疾病可能以多基因方式遗传[207, 208]。

1. 历史回顾 在既往开创性研究中，Stein 和 Leventhal 描述了双侧卵巢多囊的存在与闭经、月经过少、多毛症和肥胖之间的关系（图 17-27）[209]。在当时，在被诊断称为 Stein-Leventhal 综合征时，必须包含这些体征。这些研究者还报道了双侧卵巢楔形切除术治疗 PCOS 的结果，每侧卵巢至少切除一半，大部分患者行卵巢楔形切除术后恢复月经并妊娠。切除或破坏部分卵巢组织产生治疗效果的确切机制仍不十分清楚。

在 Stein 和 Leventhal 最初工作的基础上，曾推断有一种原发性卵巢缺陷。随后的临床、形态学、激素和代谢研究发现了多种潜在的病理，并引入了术语"多囊卵巢综合征"来反映这种疾病的异质性。关于 PCOS 的病理生理学最重要的发现之一，是证明了一种独特形式的胰岛素抵抗和相关的高胰岛素血症[111, 209]。

2. 多囊卵巢综合征的诊断及实验室检查 PCOS 最显著的特征之一是青春期开始时的排卵障碍病史（即闭经、月经过少或其他形式的不规则子宫出血）。有明确可预测的周期性月经来潮史不太可能是 PCOS。与体重显著增加或不明原因相关的获得性胰岛素抵抗可能会导致排卵功能正常的女性出现 PCOS 的临床症状。多毛症可能在青春期前或青春期发生，也可能直到 30 岁才出现。皮脂溢出、痤疮和脱发是雄激素过多的其他常见临床体征。在卵巢泡膜细胞增生症（PCOS 的一种严重变体）的极端病例中，可能会观察到阴蒂增

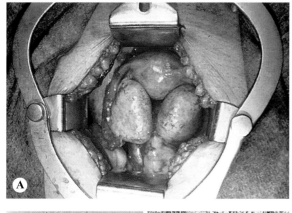
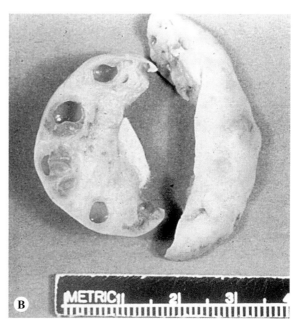
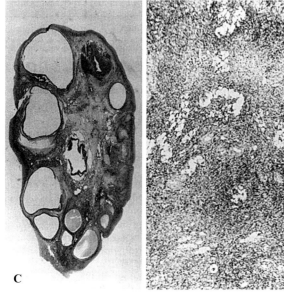

▲ 图 17-27　多囊卵巢

A. 经典型多囊卵巢增大的手术所见，子宫与两个增大的卵巢相邻。B. 有大量卵泡的多囊卵巢切面。C. 多囊卵巢组织学切片，低倍镜下有多个囊下卵泡囊肿和间质肥大（左）。高倍镜下（100×），在间质中可见黄素化的卵泡膜细胞岛（右）。这种形态学变化被称为间质增生，它似乎与循环胰岛素水平直接相关（C.©1997 by The Endocrine Society 版权所有，引自 Dunaif A. Insulin resistance and the polycystic ovary syndrome: mechanism and implications for pathogenesis. *Endocr Rev.* 1997; 18: 774-800. ）

大。然而，快速进展的雄激素症状病史和男性化体征并不常见。由于靶组织对雄激素敏感性的遗传性差异，一些女性可能从无雄激素过多的迹象[115]。与无排卵相关的不孕可能是唯一的临床表现。

在体格检查中，寻找并记录雄激素过多（多毛症、男性化或两者均有）、胰岛素抵抗（黑棘皮病）（图17-28），以及存在不受拮抗的雌激素作用（阴道褶皱良好，宫颈黏液可拉伸、透明），这些都是支持PCOS诊断的必要体征。这些征象都不是PCOS特异性征象，而且每个征象都可能与PCOS鉴别诊断中列出的任何一种疾病相关（表17-4）。

PCOS最早的定义是根据1990年美国国立卫生研究院（National Institutes of Health，NIH）主办的一场专家会议的会议记录，该会议将PCOS描述为包括雄激素过多症或高雄激素血症（或两者）、排卵过少，排除已知的雄激素过多和无排卵的疾病（表17-5）[210, 211]。2003年在鹿特丹举行的另一次专家会议对PCOS的定义是，在排除相关疾病后，PCOS有以下3个特征中的2个：稀发排卵或无排卵，高雄激素血症的临床或生化征象（或两者），以及卵巢多囊改变（图17-29）[212]。实际上，2003年鹿特丹标准扩大了1990年NIH的定义，创造了两种新的表型：有卵巢多囊且有雄激素过多症的排卵女性和有卵巢多囊但无雄激素过多症的无排卵女性。在不孕不育、胰岛素抵抗和长期代谢并发症风险增加方面，纳入这些新分组的临床意义目前尚不明确[213]。最近，雄激素过多学会发表了一份广泛共识声明，其中讨论了NIH和鹿特丹标准的优缺点，并提出了一个整合了两套诊断标准的实用定义（表17-5）[212]。

排除高催乳素血症、甲状腺功能减退、非典型先

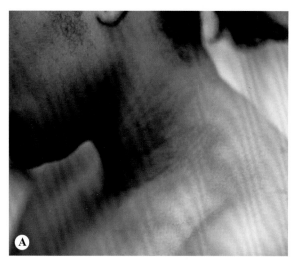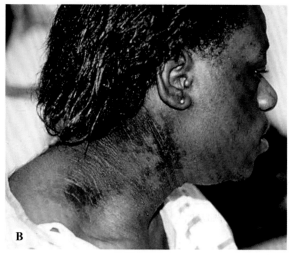

▲ 图 17-28　黑棘皮症

A. 颈部外侧下皱襞中度黑棘皮病（即皮肤变黑和增厚），注意同一患者的面部多毛（鬓角）；B. 另一名严重胰岛素抵抗患者的重度黑棘皮病（B. 图片由 Dr. R. Ann Word, UT Southwestern Medical Center, Dallas, TX 提供）

天性肾上腺皮质增生症和肿瘤需要细致的病史、体格检查和实验室检查（表 17-4）。库欣综合征和糖皮质激素抵抗可能导致青少年在一段时间的正常排卵功能后雄激素过多和无排卵。在午夜给予地塞米松（1mg）后，上午 8 点的皮质醇水平是对这两种疾病有效的筛查试验。库欣综合征可通过其典型体征识别，而上午 8 点和下午 4 点的皮质醇水平对于确认糖皮质激素抵抗的诊断至关重要[193]。糖皮质激素抵抗的特征是尽管皮质醇、ACTH 和肾上腺 C19 类固醇水平显著升高，但仍保持昼夜节律，并且无库欣样症状和体征[193]。

总睾酮升高是雄激素过多的最直接证据。在患 PCOS 的女性中发现了不同水平的睾酮。血清睾酮水平高于 2ng/ml 的罕见情况可能与最严重的 PCOS 形式（卵巢泡膜细胞增生症）有关。总的来说，在 PCOS 女性中，正常高值水平或临界升高的睾酮更为常见。

应常规测定催乳素和 TSH 浓度，以排除可能与高催乳素血症相关的轻度雄激素过多和无排卵。如果将基础 LH 水平作为 PCOS 的标志物，大量患者将会漏诊，因为他们没有表现出 LH 水平升高或 LH/FSH 比值升高。1990 年 NIH 主办的 PCOS 诊断标准共识会议建议，PCOS 的诊断不需要 LH 和 LH/FSH 比值[211, 214]。PCOS 中 LH 值的异质性可能是由 LH 分泌的波动性和肥胖对 LH 水平的负性调节所致。LH/FSH 比值升高支持 PCOS 的诊断，并可能有助于区分无明显雄激素过多的轻度非肥胖 PCOS 病例和下丘脑性无排卵。然而，没有表现出 LH 水平升高是没有诊断价值的。根据定义，非经典型先天性肾上腺皮质增生症不表现为先天性外生殖器男性化。高雄激素症状最常出现在青春期附近或青春期后。非经典型先天性肾上腺皮质增生症的临床评估和实验室诊断在前面已经讨论过。第 15 章

表 17-4　多囊卵巢综合征的鉴别诊断
• 特发性多毛症
• 高催乳素血症、甲状腺功能减退症
• 非典型先天性肾上腺皮质增生症
• 卵巢肿瘤
• 肾上腺肿瘤
• 库欣综合征
• 糖皮质激素抵抗
• 雄激素过多的其他罕见病因

描述了 ACTH 刺激试验，应根据临床指征进行库欣综合征或糖皮质激素抵抗的筛查（见第 15 章）。

约 50% 的无排卵 PCOS 患者血清 DHEAS 水平升高（最高可达 8μg/ml）。DHEAS 几乎完全来源于肾上腺[215]。PCOS 患者肾上腺过度活跃的原因尚不清楚。不建议 PCOS 患者常规测定 DHEAS 水平，因为这不会改变诊断或治疗。如果怀疑肾上腺肿瘤，应测定 DHEAS 水平。DHEAS 水平＞8μg/ml 可能与具有类固醇生成活性的肾上腺肿瘤有关，需行影像学检查。

2003 年鹿特丹标准包括使用超声作为诊断工具。超声检查在 PCOS 诊断中的应用必须认真考虑。多囊卵巢超声特征性表现可以出现在很多女性中。当任何原因导致的无排卵状态持续任意时间长度时，典型的卵巢多囊改变均可能存在，是非特异性（图 17-29）[216]。因此，卵巢多囊样改变是功能紊乱的结果，而不是特异性的中心或局部缺陷。

胰岛素抵抗或糖耐量受损的生化证据对诊断 PCOS 不是必需的，但仍应对糖耐量受损进行调查。应在 75g 葡萄糖负荷后测定血浆葡萄糖水平进行糖耐

表 17-5　多囊卵巢综合征的定义标准	
NIH 声明（1990）[211]	包括以下所有内容： 1. 雄激素过多症和（或）高雄激素血症 2. 排卵过少 3. 排除相关疾病 a
ESHRE/ASRM 声明（鹿特丹，2003）[212]	除排除相关疾病外，还应包括以下两项 a： 1. 少排卵或无排卵（如闭经、不规则子宫出血） 2. 高雄激素血症的临床和（或）生化症状（如多毛症、血清总睾酮或游离睾酮升高） 3. 卵巢多囊样改变（超声检查）
AES 建议的多囊卵巢综合征的诊断标准（2006）[213]	包括以下所有内容： 1. 雄激素过多症：多毛症和（或）高雄激素血症 2. 卵巢功能障碍：少排卵和（或）卵巢多囊样改变 3. 排除其他雄激素过多或相关疾病 a

a. 包括但不限于非经典型 21- 羟化酶缺陷型肾上腺皮质增生症、甲状腺功能异常、高催乳素血症、肿瘤性雄激素分泌、药物性雄激素过多、严重胰岛素抵抗综合征、库欣综合征、糖皮质激素抵抗等

AES. 雄激素过量协会；ASRM. 美国生殖医学学会；ESHRE. 欧洲人类生殖和胚胎学学会；NIH. 美国国立卫生研究院

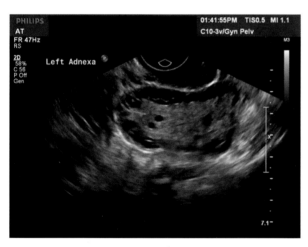

▲ 图 17-29　多囊卵巢的经阴道超声图像
注意周围有多个中等大小的卵泡，中间有增大的实性区域

量受损的筛查。

　　PCOS 患者常出现不规则子宫出血，表现为月经不规律（即月经稀发）或闭经。没有必要通过超声检查、孕酮水平或其他方法来确定无排卵，特别是当月经周期不规则伴有闭经时。为了确认慢性无排卵和无拮抗性雌激素暴露的诊断，大多数临床医师在尿妊娠试验阴性后进行孕激素激发试验。由于 PCOS 患者的子宫内膜长期暴露于雌二醇，因此这些女性对孕激素（如 5mg/d 的 MPA 口服 10 天）的激发有应答，在服用最后一片孕激素后几天内发生子宫出血。孕激素激发后无子宫出血的原因包括妊娠、子宫内膜既往雌激素暴露不足或解剖缺陷。如果孕激素激发后未出现子宫出血，应再次排除妊娠，以及检查本章所述的其他

慢性无排卵原因。宫腔粘连等解剖缺陷可通过子宫输卵管造影或宫腔镜检查排除。

　　初次检查时，应在诊室使用塑料微型套管（如 Pipelle）获取子宫内膜活检标本。如果慢性无排卵持续存在，则应定期重复子宫内膜活检。每次活检前应通过尿液或血清妊娠试验排除妊娠。对口服避孕药或定期孕激素治疗产生的应答并有可预测的撤退性出血事件让人放心。在这些治疗期间，出血模式可预测的患者不需要子宫内膜采样。在未经治疗的患者中，即使是年轻的 PCOS 患者，由于无抵抗的雌激素暴露，子宫内膜增生和恶性肿瘤的风险也显著增加。

　　3. 多囊卵巢综合征中促性腺激素的产生　与正常女性相比，PCOS 患者的卵泡期早期 LH 平均浓度较高，但 FSH 水平较低或低于正常水平[217]。推测 PCOS 中 LH 水平升高的主要原因是 GnRH-LH 脉冲活动加速（图 17-30）[218-220]。LH 的分泌模式对纳洛酮没有反应，提示中枢阿片样物质的调控被抑制[221]。GnRH 脉冲分泌的增强归因于长期缺乏孕酮导致的下丘脑阿片样物质抑制减少[189]。LH 分泌幅度和频率的增加也与循环雌激素的稳态水平相关。

　　患有 PCOS 的肥胖女性 LH 水平可能不升高。LH 脉冲频率的增加是无排卵状态的特征，与体脂含量无关[222]。然而，超重的 PCOS 女性的 LH 脉冲幅度相对正常，而非肥胖的 PCOS 女性的 LH 幅度增加[223]。肥胖的 PCOS 女性的 LH 整体降低可能是由 LH 脉冲幅度变化之外的其他因素引起的[224]。低 LH 值不能排除 PCOS 的诊断，而在无排卵女性中，高 LH/FSH 比值支持这一诊断。

　　胰岛素被认为是 PCOS 中促黄体生成素分泌的潜

在调节因子。胰岛素增强 LHβ 基因（*LHB*）的转录。这一实验室观察得到了人体体内研究的支持，该研究表明，在正常女性和 PCOS 女性中，输注胰岛素抑制垂体对 GnRH 的反应。这些研究支持胰岛素抵抗或高胰岛素血症可能导致促性腺激素释放异常的观点（图 17-30）。

4. 多囊卵巢综合征中的类固醇生成 有排卵周期的特征是调节排卵和月经的激素呈现周期性波动水平（图 17-1A）。PCOS 患者的无排卵与促性腺激素和卵巢类固醇的稳态水平相关。在持续无排卵的患者中，雌激素和雄激素的平均日产生增加，并依赖于 LH 刺激（图 17-30）[228]。这反映在血液循环中睾酮、雄烯二酮、DHEA、DHEAS、17- 羟孕酮和雌酮水平较高[229]。睾酮、雄烯二酮和 DHEA 由卵巢直接分泌，而 DHEAS 在约 50% 的无排卵 PCOS 女性中升高，几乎完全由肾上腺分泌[215]。由多囊卵巢分泌的雄烯二酮循环水平特别高。

类固醇前体局部转化为雌二醇是某些雌激素靶组织（如正常乳腺和生殖器皮肤）的重要生理过程，也可促进病理性雌激素依赖组织（如子宫内膜或乳腺癌）的生长（图 17-31）[97, 105, 229-231]。卵巢源性雄烯二酮是 PCOS 升高的类固醇中最显著的。雄烯二酮没有生物学活性，但作为雄激素（即睾酮进一步转化为生物学上更强的雄激素 DHT）和雌激素（即雌酮在靶组织中进一步转化为具有生物学活性的雌二醇）的双重前体（图 17-31）。PCOS 女性的卵巢源性雄烯二酮增加，使循环中雌二醇水平高于排卵周期的前几天测定值。

雌二醇是一种作用非常强的类固醇。雌二醇的生物有效循环水平以 pg/ml 或 pmol/L 为单位；睾酮的生物效应水平以 ng/ml 或 nmol/L 为单位，其循环水平是雌二醇生理水平的 10～100 倍。即使雄烯二酮转化为雌酮的速率很小，也可能产生显著的生物学影响，而雄烯二酮的显著增加是产生大量的睾酮和雄激素过多表现所必需的（图 17-31）。由于 PCOS 患者体内雄烯二酮的生成增加，因此卵巢外睾酮的生成在该疾病中具有生物学意义。在绝经后女性中，血雄烯二酮水平低得多，卵巢外产生睾酮不太重要。主要由雄烯二酮外周芳香化产生的相对少量雌酮（和雌二醇）对男性和绝经后女性有生物学影响。

5. 多囊卵巢综合征中性激素结合球蛋白的产生 SHBG 结合睾酮和雌二醇并降低其生物活性。在 PCOS 中，雄激素和雌激素的净产量增加，增强的雌激素和雄激素效应也是由 SHBG 浓度降低引起的，其导致循环中游离或有生物活性的雌二醇和睾酮水平升

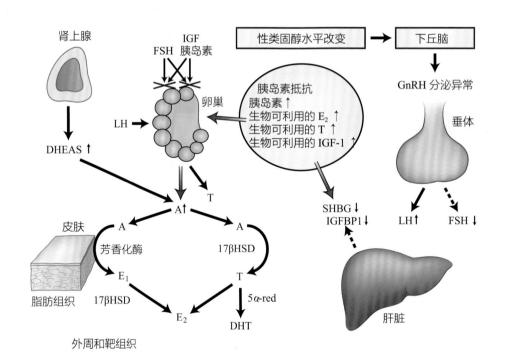

▲ 图 17-30　多囊卵巢综合征的病理机制

体内卵泡对生理量的 FSH 反应不足，可能是由于与 FSH 相关的信号通路与 IGF 或胰岛素之间的相互作用受损，这可能是导致 PCOS 无排卵的一个重要缺陷。胰岛素抵抗与循环和组织中胰岛素水平及生物可利用的雌二醇、睾酮和 IGF-1 增加相关，导致许多组织中激素生成异常。垂体分泌的 LH 过多和 FSH 减少，肝脏分泌的 SHBG 和 IGFBP1 减少，肾上腺分泌的 DHEAS 增加，卵巢分泌的雄烯二酮增加，这些都是维持 PCOS 无排卵和雄激素过多的正反馈循环的原因。过量的 E_2 和 T 主要由 A 在外周和靶组织中的转化引起。T 转化为强效类固醇雌二醇或 DHT。还原性 17βHSD 活性可能是由几个功能重叠基因的蛋白产物赋予的；5α- 还原酶（5α-red）由至少两个基因编码，芳香化酶由一个基因编码。GnRH. 促性腺激素释放激素

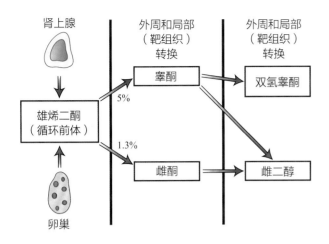

▲ 图 17-31 雄烯二酮向雄激素和雌激素的卵巢外转化

雄烯二酮来源于肾上腺或卵巢，或两者兼有，是雄激素和雌激素的双重前体。在外周组织中，约 5% 的循环雄烯二酮转化为循环睾酮，约 1.3% 的循环雄烯二酮转化为循环雌酮。在外周和靶组织中，睾酮和雌酮进一步转化为具有生物活性的类固醇、双氢睾酮和雌二醇。血清中雌二醇的生物活性量以 pg/ml 或 pmol/L 来测定，而血清中睾酮的生物活性水平以 ng/ml 或 nmol/L 来测定。正常量雄烯二酮转化为雌酮的比例为 1.3%，这可能对绝经后子宫内膜癌或乳腺癌等情况产生重要的生物学影响。在雄烯二酮形成异常增加的情况下（如多囊卵巢综合征），可观察到显著的雄激素过多

高（图 17-30）。SHBG 的水平受肝脏和激素对其合成影响平衡的控制。睾酮和胰岛素抑制 SHBG 形成，雌激素和甲状腺激素刺激 SHBG 形成[232]。在无排卵的 PCOS 女性中，循环中 SHBG 水平降低约 50%；这一效应可能是肝脏对循环睾酮和胰岛素水平升高的反应（图 17-30）[232]。

睾酮降低血清 SHBG 水平，导致有利于低 SHBG 和高生物利用度睾酮水平的恶性反馈循环（图 17-30）。胰岛素直接降低患 PCOS 女性的血清 SHBG 浓度，而不依赖于性激素的任何作用[232]。胰岛素通过两种机制增加 PCOS 患者的游离睾酮水平：增加卵巢分泌睾酮前体（如雄烯二酮）和抑制 SHBG[232]。

6. 多囊卵巢综合征的卵泡命运 在相对较低但恒定水平的 FSH 影响下，卵泡生长受到持续刺激，尽管没有达到完全成熟和排卵的程度[233]。虽然没有实现充分的生长潜能，但卵泡的寿命可能以多个卵泡囊肿的形式延长数月。多囊卵巢中的大多数卵泡直径为 2～10mm，有些达 20mm。增生的卵泡膜细胞通常对高 LH 水平做出黄体化反应，包围着这些卵泡（图 17-27）。在不同发育阶段停滞的卵泡的积累使得类固醇的产生随着促性腺激素水平的稳定而增加和相对恒定。

这些卵泡易发生闭锁，并被生长潜能相似的新卵泡所取代。间质细胞的稳态转换有助于维持卵巢的基质间隙形成，并由卵泡闭锁产生的组织维持。卵巢闭锁时，颗粒室退化，离开卵泡膜细胞进入卵巢基质间

隙（图 17-27）。在 LH 增加的影响下，这种功能正常的基质组织分泌大量雄烯二酮。雄烯二酮通过前面讨论的机制导致游离睾酮和游离雌二醇水平升高，SHBG 浓度降低（图 17-30）。从类固醇生成和作用的角度来看，PCOS 是一个复杂的恶性循环的结果，包括一些正反馈和负反馈机制。

图 17-30 总结了 PCOS 潜在的假设机制。由于 FSH、胰岛素和 IGF 通路可以协同作用，因此我们假设，在存在胰岛素抵抗的情况下，这种协同作用不会发生，并且可能导致卵泡对 FSH 的相对抵抗。然而，关于这一假设，体外研究的结果不一。例如，从多囊卵巢的小卵泡获得的培养颗粒细胞产生的雌二醇几乎可以忽略不计，但当在培养基中添加 FSH 或 IGF-1 时，雌激素的产生会显著增加。当 FSH 和 IGF-1 在体外共同添加时，它们协同增加多囊卵巢颗粒细胞的雌激素生物合成[234]。

PCOS 的诱导排卵是通过提高 FSH 水平来实现的，这种水平克服了体内被假设在颗粒细胞水平的 FSH 阻滞。两种流行的治疗方法为口服不同剂量的克罗米芬和注射重组 FSH，可提高内源性或外源性 FSH 水平，导致排卵。部分 PCOS 患者需要大剂量克罗米芬或 FSH 来达到排卵。矛盾的是，多囊卵巢可能对药理学水平的 FSH 反应过度，一次招募大量发育中的卵泡，这偶尔会引起卵巢过度刺激综合征（ovarian hyperstimulation syndrome，OHSS）[235]。卵巢无反应性和卵巢高反应性之间的治疗窗通常很窄。由于缺乏相应的知识，我们无法总结体外或体内研究得出的 PCOS 临床假设。

7. 卵巢卵泡膜细胞增生症 卵巢卵泡膜细胞增生症是 PCOS 的一种严重变体。这一术语指的是基质组织显著增加，黄素化的卵泡膜样细胞散布在大片成纤维细胞样细胞中。临床和组织学发现、病理生理学表现为一种夸张的 PCOS[236]。除非为了排查卵巢肿瘤，不需要卵巢活检。

雄激素生成增加导致临床表现为更强烈的雄激素化。较高的睾酮水平也可能通过阻断下丘脑 - 垂体水平的雌激素作用而降低 LH 水平[224]。卵泡膜细胞增生的严重程度与胰岛素抵抗程度相关[224]。由于胰岛素和 IGF-1 刺激鞘间质细胞增殖，高胰岛素血症可能是引起卵泡膜细胞增生的重要病理生理因素。

在卵巢卵泡膜细胞增生症患者中，睾酮水平明显升高，甚至超过 2ng/ml 的情况并不少见。男性化是常见的。这些患者通常不会对克罗米芬或重组 FSH 产生排卵反应。即使使用 GnRH 类似物，通常也难以抑制睾酮的产生。双侧卵巢切除术应该是最后的手段，但可能对控制部分患者的睾酮生成是有必要的。

8. 多囊卵巢综合征的遗传学 多囊卵巢综合征家族聚集的强烈趋势提示了潜在的遗传基础[237, 238]。

PCOS 的一些关键临床特征是遗传的，如高雄激素血症（伴或不伴月经稀发）在 PCOS 家系中存在家族聚集性[208]。另一项研究表明，在患 PCOS 女性的女儿中，高胰岛素血症可能是一种家族特征[239]。

PCOS 表型是基因和环境共同作用的结果。例如，与不健康的生活方式相关的肥胖，会加重遗传易感女性的 PCOS 表型。PCOS 表型的多样性给多囊卵巢综合征的遗传学研究带来了新的挑战。几个基因组位点被提出可以解释 PCOS 表型。这些基因包括 CYP11A1、胰岛素基因和卵泡抑素基因；然而，尚未发表关于这些基因位点的任何令人信服的证据[240]。尽管有相互独立的研究发现胰岛素受体基因附近有一个重复二核苷酸标志，定位于染色体 19p13.2，但该位点的 PCOS 基因尚未被分离出来[241]。在中国汉族人群中，全基因组 PCOS 关联信号显示了与胰岛素信号（INSR）、促性腺激素受体（FSHR、LHCGR）和 2 型糖尿病相关的候选基因（HMGA2、THADA、DENND1A）的富集证据[242]。

9. 胰岛素抵抗与多囊卵巢综合征　胰岛素抵抗是非胰岛素依赖型糖尿病（non-insulin-dependent diabetes mellitus，NIDDM）发病的主要因素。"胰岛素抵抗"一词可定义为通过高胰岛素 - 葡萄糖钳夹技术等确定的胰岛素介导的全身葡萄糖处理受损[111]。胰岛素抵抗在临床上被定义为患者体内已知量的外源性或内源性胰岛素无法像正常人那样增加葡萄糖的摄取和使用。胰岛素抵抗在瘦削和肥胖的 PCOS 女性中常见。在患 PCOS 的肥胖女性中，严重的胰岛素抵抗或糖耐量受损更为常见[111]。

雄激素过多和胰岛素抵抗常与黑棘皮病相关。黑棘皮病是一种灰褐色、天鹅绒般的变色和皮肤厚度增加，通常见于颈部、腹股沟、腋窝和乳房下；它是胰岛素抵抗的标志（图 17-28）。角化过度和乳头状瘤病是黑棘皮病的组织学特征。高雄激素女性的黑棘皮病取决于高胰岛素血症和胰岛素抵抗的存在及其严重程度[243]。黑棘皮病发生的机制尚不明确。皮肤的这种异常生长反应可能是通过各种生长因子受体介导的，包括胰岛素和 IGF-1 受体。黑棘皮病也可在无胰岛素抵抗或雄激素过多的情况下观察到。

胰岛素抵抗的特征是葡萄糖对特定量胰岛素的反应受损。其中许多患者通过增加循环胰岛素来克服潜在缺陷，从而维持正常血糖水平。PCOS 中更严重的胰岛素抵抗形式包括从糖耐量受损到明显的 NIDDM。胰岛素刺激的葡萄糖摄取抵抗在一般人群中是一种相对常见的现象，有时被称为 X 综合征或代谢综合征。导致构成代谢综合征的表现的基本异常是对肌肉内胰岛素介导的葡萄糖摄取的抵抗和脂解增加，脂解增加导致循环游离脂肪酸水平升高[244]。这些人还存在血脂异常、高血压和发生 CVD 的风险增加。毫无疑问，

PCOS 女性的血脂异常发生率和心血管风险显著增加[245, 246]。在有 PCOS 病史的女性中，绝经后高血压的发生率显著增加[111]。代谢综合征和 PCOS 之间有显著的临床和病理学重叠[247]。

胰岛素抵抗患者的临床表现取决于胰腺代偿靶组织对胰岛素抵抗的能力。在这种疾病的最初阶段，代偿有效，唯一的代谢异常是高胰岛素血症。在许多患者中，胰腺 B 细胞最终无法应对这一挑战，胰岛素水平下降导致糖耐量受损，最终发生明显的糖尿病。PCOS 女性在糖耐量减低发生前就可观察到 B 细胞功能障碍[248]。

对高胰岛素血症和雄激素过多特征的明确原因进行研究，已经阐明了胰岛素抵抗的各种机制。与胰岛素受体自身抗体相关的胰岛素结合减少、受体后缺陷、靶组织中胰岛素受体位点减少等因素均与胰岛素抵抗有关[249]。这些罕见的综合征发生于极少数无排卵、雄激素过多和胰岛素抵抗的女性，使得大多数 PCOS 患者在受体数量或质量或抗体形成方面没有任何可证实的异常。大多数患 PCOS 女性胰岛素抵抗的确切性质尚不清楚。

为了了解 PCOS 患者胰岛素抵抗的分子缺陷，Dunaif 和同事研究了 PCOS 患者和非 PCOS 患者皮肤成纤维细胞在胰岛素依赖性信号转导方面的差异[111]。PCOS 女性的成纤维细胞在胰岛素结合或受体亲和力方面没有变化，但在一半的 PCOS 女性中观察到受体后缺陷[111]。这种缺陷的特征是基础胰岛素受体丝氨酸磷酸化增加和胰岛素受体的胰岛素依赖性酪氨酸磷酸化减少[111]。大约在同一时间，Miller 和同事评估了 CYP17A1 基因产物的翻译后修饰是否会改变其羟化酶与裂合酶活性的比值。他们发现，CYP17A1 的丝氨酸磷酸化显著增加了该酶的 17,20- 碳链裂解酶，但没有增加其 17α- 羟化酶的活性。这些观察结果促使研究者提出假设，即一种显性遗传的异常激酶活性使胰岛素受体 -β 和 CYP17A1 产物的丝氨酸残基磷酸化，分别导致胰岛素抵抗和雄激素生成增加。这种异常磷酸化模式的原因、胰岛素作用和雄激素产生的后果是需要进一步研究的重要课题[250]。

在统一假设的背景下，胰岛素抵抗似乎是解释 PCOS 中观察到的大多数内分泌异常的关键缺陷（图 17-30）。胰岛素抵抗与卵巢卵泡对 FSH 的异常反应有关，导致无排卵和雄激素分泌。这导致外周组织中的雄激素非周期性地形成雌激素。雌二醇与升高的雄激素和胰岛素水平一起引起促性腺激素分泌异常。这造成了一种无排卵状态，有利于 LH、类固醇前体、雄激素和雌激素的持续过量（图 17-30）。

（1）肥胖在胰岛素抵抗和无排卵中的作用：增加的腰臀比加上显著增加的体重指数被称为男性型肥胖，因为这种类型的脂肪组织分布在男性中更常见。无排

卵性雄激素过多的超重女性通常有这种特殊的体脂分布[251]。男性型肥胖是脂肪沉积在腹壁和内脏肠系膜部位的结果。这种脂肪对儿茶酚胺更敏感,对胰岛素更不敏感,代谢更活跃。男性型肥胖与胰岛素抵抗、糖耐量受损、糖尿病和雄激素生成速率增加相关,并导致 SHBG 水平降低,游离睾酮和雌二醇水平升高[251]。男性型肥胖与心血管危险因素显著相关,包括高血压和血脂异常,并且与预后不良的乳腺癌风险显著增加相关[252, 253]。然而,并无 PCOS 与乳腺癌风险之间的直接关联的报道[254]。

虽然胰岛素抵抗和雄激素过多在肥胖女性中常见,但男性型肥胖女性发生胰岛素抵抗和雄激素过多的风险似乎明显更高。然而,胰岛素抵抗和雄激素过多并不局限于肥胖的无排卵女性,也发生于非肥胖的无排卵女性[222]。虽然肥胖本身可引起胰岛素抵抗,但胰岛素抵抗和雄激素过多的结合是 PCOS 的一个特定特征。与非肥胖的 PCOS 患者相比,肥胖合并 PCOS 与更严重的胰岛素抵抗相关,这并不奇怪[222, 255]。与普通肥胖相比,男性型肥胖是 PCOS 的一个更特异的危险因素。

(2) PCOS 患者代谢综合征的实验室评估:在日常临床实践中,单个患者胰岛素抵抗的诊断标准尚未标准化,存在极其复杂的问题。由于正常个体中胰岛素敏感性的巨大变异性,1/4 的正常人群具有与胰岛素抵抗个体重叠的空腹和葡萄糖刺激的胰岛素水平[111]。临床上可用的胰岛素作用指标,如空腹或葡萄糖刺激后胰岛素水平,与临床研究情况下所使用的更详细的胰岛素敏感性指标之间的相关性并不好。

考虑到这些限制因素,我们可以合理地认为,所有 PCOS 患者都有发生胰岛素抵抗和相关代谢综合征(血脂异常、高血压和心血管疾病)的风险[247]。所有 PCOS 患者都应接受血脂检测。尤其对于肥胖的 PCOS 女性,应测定空腹血糖水平和 75g 葡萄糖负荷后 2h 血糖水平作为葡萄糖耐量受损的筛查指标。临床医师应鼓励患者采取一切可能的措施(如减轻体重、运动)来降低胰岛素抵抗。

(3) 使用抗糖尿病药物治疗无排卵和雄激素过多:治疗 PCOS 的合理方法包括使用改善靶组织胰岛素敏感性的药物,减少胰岛素分泌,稳定葡萄糖耐量。双胍类(二甲双胍)和 TZD 类(吡格列酮和罗格列酮)降糖药物已用于减轻胰岛素抵抗。虽然二甲双胍似乎直接影响卵巢类固醇生成,但这种影响似乎不是患 PCOS 女性卵巢雄激素生成减少的主要原因。相反,二甲双胍抑制肝脏葡萄糖的输出,胰岛素浓度需要较低,从而可能减少卵泡膜细胞的雄激素生成[256]。

二甲双胍 500mg 每天 3 次可降低超重 PCOS 女性的高胰岛素血症、基础和刺激水平的 LH 及游离睾酮浓度[257, 258]。一些无排卵女性排卵并妊娠;然而,在 PCOS 不孕女性的活产率方面,克罗米芬优于二甲双胍[259–261]。在已发表的关于 PCOS 女性使用二甲双胍的研究中,受试者特征和对体重变化、二甲双胍剂量和结局影响的控制措施差异很大。一项对 543 名参与者服用二甲双胍的 13 项研究进行的 Meta 分析报道,服用二甲双胍与安慰剂相比,排卵的 OR=3.88(95%CI 2.25～6.69),二甲双胍联合克罗米芬与单用克罗米芬相比,排卵的 OR=4.41(95%CI 2.37～8.22)[262]。尽管克罗米芬联合二甲双胍似乎可以提高排卵率,但并没有提高活产率[260]。二甲双胍还改善了空腹胰岛素水平、血压和 LDL 胆固醇水平。这些效应被判定为独立于与二甲双胍治疗相关的体重变化,但关于二甲双胍的有益作用是否完全独立于通常在治疗过程早期观察到的体重减轻,仍存在争议[261, 262]。

TZD 类是核受体 PPARγ 的药理学配体。它们可改善胰岛素在肝脏、骨骼肌和脂肪组织中的作用,并且对肝脏葡萄糖输出仅有轻微影响。与二甲双胍一样,据报道,TZD 类药物可直接影响卵巢类固醇的合成,尽管大多数证据表明胰岛素水平降低是循环雄激素浓度降低的原因[256]。

服用曲格列酮的 PCOS 女性在胰岛素抵抗、胰岛 B 细胞功能、高雄激素血症和葡萄糖耐量方面持续改善[263, 264]。在一项双盲、随机、安慰剂对照研究中,接受曲格列酮治疗的 PCOS 女性排卵显著高于接受安慰剂的女性。游离睾酮水平降低,SHBG 水平升高,呈剂量依赖性[265]。虽然曲格列酮因其肝毒性不再使用,但后续使用罗格列酮和吡格列酮的研究得到了相似的结果[266–268]。由于担心妊娠期使用 TZD 类药物,并且近期有证据表明这些药物与心力衰竭和脑卒中等严重不良反应相关,因此它们不轻易用于 PCOS 的常规治疗。作为纠正 PCOS 严重异常的一种方法,逆转胰岛素抵抗的策略取得了成功,证明这种缺陷是该疾病发病机制的核心。

10. 多囊卵巢综合征长期不良影响的管理 PCOS 的长期后果包括不规则子宫出血、无排卵性不孕、雄激素过多、与子宫内膜癌风险增加相关的游离雌激素水平长期升高,以及与心血管疾病和糖尿病风险增加相关的胰岛素抵抗。治疗必须有助于实现健康的生活方式和正常体重,保护子宫内膜免受无拮抗雌激素的影响,并降低睾酮水平。

应建议患有 PCOS 的女性保持健康的生活方式。对于患 PCOS 的肥胖女性,应强调永久改变生活方式作为主要预防措施,以尽量减少短期和长期的有害影响。一些简单的措施,如将每天食物摄入量减少 500kcal,以及进行任意类型的适度运动,每天 30min,持续 6 个月,可以降低高雄激素血症和舒张压[204]。由于胰岛素抵抗会导致 PCOS 女性的血脂异常和心血管风险增加,因此对于超重患者,减重是当务之急[269]。

体重减轻至少 5% 可以降低胰岛素抵抗和雄激素过多 [270, 271]。显著的体重减轻还使得一些 PCOS 患者排卵和妊娠 [272]。营养咨询和强调生活方式的改变是 PCOS 长期管理的重要组成部分。

如果患者不想妊娠，药物治疗的方向是中断无拮抗的雌激素对子宫内膜的作用。在无孕酮的情况下，雌二醇水平无波动，并且无拮抗，会导致不规则子宫出血、闭经和不孕，并增加子宫内膜癌的风险。无排卵的 PCOS 女性甚至在 20 岁出头就可能患子宫内膜癌 [273]。对于未接受过治疗的 PCOS 患者，不论年龄如何，均应定期进行子宫内膜活检。每次子宫内膜活检前应排除妊娠。子宫出血模式不应影响进行子宫内膜活检的决策。闭经不能排除子宫内膜增生。决定子宫内膜癌风险的关键因素是无排卵的持续时间和暴露于无拮抗的雌二醇。长期使用孕激素或口服避孕药治疗可显著降低子宫内膜癌的风险。

长期服用孕酮的最简单和最有效的方法之一是使用口服避孕药。口服避孕药还有两个额外的好处：减少雄激素过多和避孕。口服避孕药通过抑制循环 LH 水平和刺激 SHBG 水平来降低循环雄激素水平，并且已被证明可以减轻多毛症 [152]。口服避孕药治疗雄激素过多女性的无排卵和高胰岛素血症不会增加心血管风险 [274]。

对于无多毛主诉但无排卵和不规则出血的患者，可尝试单独使用孕激素作为口服避孕药的替代方案。孕激素治疗的目的是中断子宫内膜对雌激素无拮抗作用的慢性暴露。MPA 可间歇性给药（例如，每隔 1 个月的前 10 天每天 5mg），以确保撤药性出血并预防子宫内膜增生。这种治疗不能减少雄激素过多，也不能提供避孕。由于炔雌醇含量在 30μg 以下的口服避孕药可抑制卵巢源性雄激素过多，提供避孕，保护子宫内膜，并且不增加胰岛素抵抗，因此小剂量口服避孕药是患 PCOS 的非吸烟者的首选治疗方法。口服避孕药联合抗雄激素螺内酯（100mg/d）是推荐的多囊卵巢综合征多毛女性的起始治疗。螺内酯的剂量可逐渐增加以抑制毛发生长。

口服避孕药（联用或不联用螺内酯）治疗可能对严重 PCOS 患者的雄激素抑制无效。对口服避孕药耐药的患者可能需要使用长效 GnRH 激动剂来抑制卵巢。螺内酯不影响无排卵女性的胰岛素敏感性，可安全使用，不会对糖类或脂类代谢产生不良影响 [275]。

临床医师必须就 PCOS 女性未来患糖尿病的风险增加提供咨询。这些女性的 NIDDM 发病年龄明显早于一般人群 [206]。PCOS 女性更容易患妊娠糖尿病 [276]。长期随访研究表明，无排卵的 PCOS 患者发生糖尿病的风险显著增加 [111]。因此，定期测定空腹和 75g 葡萄糖负荷后的血糖水平，监测葡萄糖耐量很重要。二甲双胍在 PCOS 长期治疗中的地位仍有待确定 [261, 277]。

医师应提醒 PCOS 患者，多达一半的一级亲属和姐妹可能患有 PCOS，或者至少在月经规律的情况下雄激素过多 [208]。这些人患 CVD 的风险可能高于平均水平，并且可能受益于降低这一风险的预防措施。

11. 多囊卵巢综合征的排卵诱导 PCOS 患者妊娠时，自然流产风险似乎增加 [278]。这种风险的增加可能与 LH 水平升高有关，这可能产生对卵母细胞和子宫内膜不利的环境。诱导排卵前应使用口服避孕药抑制 LH 水平。大多数 PCOS 患者可通过口服避孕药 4～6 周来实现抑制，然后使用克罗米芬、一种芳香化酶抑制剂或重组 FSH 诱导排卵。

为了诱导 PCOS 女性排卵，可通过口服抗雌激素药（克罗米芬）或芳香化酶抑制剂（来曲唑、阿那曲唑）或皮下注射重组 FSH 来提高 FSH 水平。据推测，药物水平的 FSH 克服了导致 PCOS 无排卵的卵巢缺陷。

(1) 克罗米芬：克罗米芬是一种具有激动 – 拮抗混合特性的非甾体促排卵雌激素受体配体 [279]。作为一种抗雌激素药，克罗米芬被认为可以将内源性雌激素从下丘脑的雌激素受体中移除，从而消除内源性雌激素产生的负反馈作用。其导致 GnRH 脉冲释放变化被认为使垂体 FSH 和 LH 的释放正常化，随后是卵泡募集和选择、优势的确立和排卵 [279]。

对于闭经和无排卵的患者，如果事先进行妊娠试验，可以随时开始使用克罗米芬诱导排卵（图 17-32）。使用复方口服避孕药或 MPA（5mg/d）治疗 10 天后可能诱发子宫出血。在月经周期的第 2 天或第 3 天（第 1 天是子宫出血的第 1 天），进行基线超声检查，以排除平均直径超过 25mm 的卵巢卵泡囊肿。如果发现一个或多个大囊肿，应延迟诱导排卵，直至连续口服避孕药治疗促性腺激素抑制 4～6 周后，以消除这些囊肿或缩小其大小。克罗米芬在周期的第 3 天开始口服 50mg/d，持续 5 天。在月经周期第 13 天或第 14 天进行超声检查，以确保卵泡发育（即至少有一个直径≥16mm 的新卵泡）。应鼓励患者在最后一次服用克罗米芬后的 10 天内每隔 1 天性交 1 次。另一种方法是通过测定尿 LH 来检测 LH 高峰，从而确定性交的时间。建议在尿 LH 峰值阳性的当天和次日进行性交。如果注射 hCG 诱导排卵，建议在注射后 24～34h 性交。

如果在第一个疗程的克罗米芬 50mg/d 后未发生卵泡发育，则可开始每天 100mg 的第二个疗程，共 5 天。在每天 150～200mg，持续 5 天的剂量下无应答是更换治疗的指征。大多数注定要妊娠的患者使用起始剂量的克罗米芬（50mg/d，持续 5 天）。大多数由克罗米芬诱导的受孕发生在前 6 个排卵周期内 [279]。克罗米芬诱导妊娠的多胎妊娠发生率为 6%（双胎 4%，三胎 2%）[260]。使用克罗米芬 3 个周期后，尽管超声检查显示卵泡发育，但仍未妊娠的患者应促使临床医师进行全面的不孕症检查，包括精液分析，以及对宫腔和输卵管通畅性的评估。

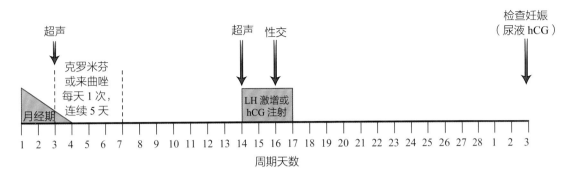

▲ 图 17-32 监测克罗米芬或来曲唑诱导的排卵

在月经周期的第 2 天或第 3 天，进行基线超声检查，以排除任何大的卵巢卵泡囊肿。从周期的第 3 天开始口服克罗米芬或来曲唑，持续 5 天。在月经周期第 13 天或第 14 天进行超声检查，以确保卵泡发育。超声观察到至少一个成熟卵泡后，可注射 hCG 触发排卵，随后在 24～34h 进行性交。或者，可以鼓励患者在最后一次服用克罗米芬或来曲唑后的 12 天内每隔一天性交 1 次。检查尿 hCG 水平以确定是否妊娠。LH. 黄体生成素

（2）芳香化酶抑制剂：芳香化酶抑制剂通过减少大脑和身体其他部位的雌激素前体类固醇的芳香化，减少下丘脑 – 垂体的雌激素反馈，从而导致绝经前女性 GnRH 分泌增加，同时 LH 和 FSH 升高，并促进卵巢卵泡发育[104, 280]。促性腺激素芳香化酶抑制剂来曲唑和阿那曲唑已超说明书范围用于治疗排卵功能障碍患者，如 PCOS，以及用于增加已经排卵的女性为排卵募集的卵泡数量[281]。子宫出血后第 3～7 天口服来曲唑（2.5mg/d 或 5mg/d）或阿那曲唑（1mg/d）对无排卵性不孕症女性的促排卵有效（图 17-32）[281, 282]。在一项随机研究中，与克罗米芬（50mg/d）相比，来曲唑（2.5mg/d）与 PCOS 不孕女性较高的活产率和排卵率相关[282]。一项回顾性研究表明，在来曲唑或克罗米芬治疗后受孕的母亲所生的新生儿中，主要和次要先天性畸形的总发生率无任何差异[283]。

（3）二甲双胍：一对一随机试验表明，仅在 PCOS 女性实现排卵和活产方面，单用克罗米芬明显优于二甲双胍[260]。然而，在肥胖 PCOS 女性中，加用二甲双胍可通过减少胰岛素分泌而增加克罗米芬的排卵反应[277]。另一项随机研究表明，克罗米芬联合二甲双胍组较高的排卵率似乎被较高的流产率所抵消，单用克罗米芬组和克罗米芬联合二甲双胍组的活产率相似[260]。在克罗米芬无反应的肥胖 PCOS 患者中，二甲双胍联合克罗米芬的益处需要进一步评估。

（4）低剂量的促性腺激素治疗：对于克罗米芬或来曲唑治疗后未排卵的女性，在自发性或孕激素诱发的子宫出血发生后第 3 天开始 FSH 注射。重组 FSH 皮下注射，起始剂量为每天 75U，持续 10 天（必要时），此后每隔 3～7 天增加 1 次剂量（12.5～37.5U），直至血清雌二醇浓度开始升高。维持剂量直至卵泡破裂，其通过皮下注射重组 hCG（250μg）诱导。通过经阴道超声检查和血雌二醇水平监测卵泡生长，这是生长

卵泡中颗粒细胞团的生化标志物[235]。该方案在大多数周期中诱导单个卵泡发育，并在某些系列中成功地将多胎妊娠率降低至 6%[235]。低剂量方案实际上也消除了重度 OHSS 的并发症[235]。受孕率与常规疗法相当。流产率仍略高于自然受孕后的流产率（20%～25%）。

常规剂量促性腺激素治疗（起始 FSH 剂量，150U/d）不应作为 PCOS 患者的一线治疗，因为它会导致惊人数量的多胎妊娠（14%～50% 的治疗周期）和显著增加 OHSS 的风险（1.3%～9.4% 的治疗周期）[284]。OHSS 是常规剂量促性腺激素治疗更为常见的并发症。较轻的类型相对常见，其特征是体重增加、腹部不适和卵巢增大。在家卧床休息和增加经口摄入液体足以控制这种情况。在刺激治疗中，0.1%～0.2% 发生重度 OHSS，并伴有严重腹水、胸腔积液、电解质失衡和低血容量伴少尿。最可怕的并发症是深静脉血栓形成和栓塞。其原因尚不清楚。卵泡数量多、雌二醇峰值＞2000pg/ml、妊娠与 OHSS 的发生相关。预防措施包括停止 hCG 注射和宫腔内人工受精。重度 OHSS 的治疗包括住院治疗、维持水电解质平衡、肝素预防血栓栓塞、引流严重腹水或胸腔积液等。通常情况下，支持性措施足以管理这种自限性疾病。

（六）早发性卵巢功能不全

平均而言，绝经发生在 50 岁。1% 的女性在 60 岁之后继续月经，另外 1% 的女性在 40 岁之前绝经。过早绝经或卵巢功能不全被定义为 40 岁前月经停止[285]。

早发性卵巢功能不全（premature ovarian insufficiency，POI）定义为早期卵泡耗竭（40 岁之前），是一种高促性腺激素性性腺功能减退状态。这些患者经历正常的青春期和不同年头的正常月经周期，随后出现月经稀发或闭经，伴潮热和泌尿生殖系统萎缩。POI 应纳入慢性无排卵的鉴别诊断。病史和体格检查可发现月经不规律或继发性闭经，并伴有雌激素缺乏的症状和体

征，如潮热和泌尿生殖系统萎缩[286]。

POI 的病因或遗传基础尚不清楚。与 POI 相关的两种遗传综合征是以嵌合体 X 染色体缺陷为主的性腺发育不全和 FMR1 基因前突变（脆性 X 综合征的一种变体）[287]。单基因突变导致的综合征 [如睑裂狭小 - 上睑下垂 - 到转性内眦赘皮综合征（FOXL2 突变）、半乳糖血症（GALT 突变）] 可能与 POI 相关[287]。然而，大多数病例的 POI 病因尚不明确。

潜在的卵巢缺陷可能在不同年龄表现出来，这取决于卵巢中剩余的功能性卵泡的数量。如果在青春期前卵泡迅速丧失，则继发原发性闭经和第二性征发育缺乏。成年表型的发展程度和发生继发性闭经的实际年龄取决于卵泡缺失是在青春期期间还是之后发生。在与性幼稚相关的原发性闭经病例中，卵巢残余呈条纹状存在，经阴道超声检查通常无法检测到卵巢。许多基因缺陷（如 FSHR、CYP17A1、CYP19A1）涉及青春期预期时间的卵巢衰竭，其表型表现为原发性闭经和缺乏第二性征发育（见第 25 章）[287]。

POI 也可由自身免疫过程引起，并可能与自身免疫性多内分泌腺病综合征相关[288]。过早功能不全的其他原因可能与化疗、放疗或感染，如腮腺炎性卵巢炎，对卵泡的突然破坏有关。照射的效果取决于患者的年龄和 X 线的剂量[289]。卵巢照射后 2 周内，类固醇水平开始下降，促性腺激素水平上升。暴露于辐射的年轻女性发生永久性卵巢功能不全的可能性较小，因为在较早的年龄存在较高的卵母细胞数量。当辐射场不包括盆腔在内时或在照射前通过腹腔镜手术将卵巢移出盆腔时，POI 的风险可降到最低[290]。大多数用于根除恶性肿瘤的化疗药物对卵巢有毒性并引起卵巢功能不全[291]。据报道，放疗或化疗后月经和妊娠恢复[292]，但 POI 可能在这些治疗后数年后发生[272]。

早发性卵巢功能不全的诊断和治疗 40 岁以下的女性出现闭经、月经稀发或其他形式的月经不调伴潮热时，应怀疑 POI。至少 2 次的绝经期血清 FSH 水平（＞40U/L）足以诊断 POI。

受影响女性在激素替代治疗期间发生妊娠的病例已有报道[293, 294]。患 POI 的年轻女性可能会经历卵巢功能的间歇期，卵巢超声检查显示窦状卵泡，定期进行内分泌评估有排卵。在这种情况下对激素疗法进行的一项随机试验表明，常见卵泡发生，但排卵的发生率较低，妊娠的发生率更低（高达 14%）。常规剂量雌激素治疗不能提高卵泡发生率、排卵率或妊娠率[286]。一些初步研究或病例报道提示，在患 POI 的年轻女性中，通过使用大剂量雌激素或 GnRH 拮抗药将 FSH 水平降低至＜15U/L 可能会触发排卵或允许少数患者诱导排卵和妊娠[295, 296]。

临床医师应告知诊断为 POI 的患者，自发性妊娠或促排卵后妊娠的可能性虽小，但意义重大。希望妊娠的女性仍然最好通过使用供体卵母细胞的辅助生殖技术，因为使用自体卵细胞妊娠的概率较低。对于希望在子宫内妊娠的患者，可以使用供者的卵母细胞，随后使用伴侣的精子进行体外受精，并在使用外源性雌激素和孕激素将受者的子宫内膜与供者的周期同步后，进行宫内胚胎移植（图 17-23）。这种方法提供了极好的活产的获得机会（＞50% 每个供体卵母细胞 IVF 周期）。

POI 患者染色体组分异常的发生率增加[297]。POI 患者发生异常核型的风险随着发病年龄的降低而增加。对于年龄小于 30 岁的 POI 患者，建议进行染色体分析，因为 Y 染色体的存在会增加性腺肿瘤的风险[298]。在 30 岁以上的 POI 患者中遇到性腺肿瘤是极其罕见的[299]。

包括 Y 染色体的嵌合体与性腺肿瘤的高发病率相关[298]。这些恶性肿瘤起源于生殖细胞，包括性腺母细胞瘤、无性细胞瘤、卵黄囊瘤和绒毛膜癌。染色体核型异常和 POI 患者的继发性男性化与性腺肿瘤风险显著增加相关。由于大量携带 Y 染色体的女性没有男性化症状，因此这些患者不同亚群发生肿瘤的确切风险尚不清楚。通过聚合酶链反应确定的 Y 染色体物质在特纳综合征患者中频率高（12.2%），但在这些 Y 阳性患者中性腺肿瘤的发生率为 7%～10%[300]。

脆性 X 相关疾病是由 FMR1 基因启动子区 CGG 三核苷酸重复扩增引起的。CGG 三核苷酸重复序列扩增至 200 拷贝以上可诱导 FMR1 基因甲基化，最终导致转录沉默[301]。这种所谓的完全突变与精神发育迟滞或自闭症关联。携带前突变（定义为大于 55 但小于 200 的 CGG 重复）的个体 FMR1 mRNA 水平升高，FMRP 水平降低。有令人信服的证据表明，FMR1 前突变与卵巢功能改变和生育力丧失相关[302]。携带 FMR1 前突变的女性卵巢功能改变的自然史仍不清楚。患 POI 的女性发生 FMR1 前突变的风险增加，应被告知脆性 X 检测的可用性。

POI 通常以一种孤立的自身免疫性疾病出现。在极少数情况下，它可能与甲状腺功能减退、糖尿病、肾上腺功能减退、甲状旁腺功能减退或系统性红斑狼疮（systemic lupus erythematosus，SLE）相关[303]。它可能是自身免疫性多内分泌腺病综合征的一部分[288]。甲状腺功能减退、肾上腺功能低下和糖尿病是最常与 POI 相关的内分泌疾病[304]。应根据临床表现考虑对糖耐量减低、肾上腺或甲状旁腺功能低下及自身免疫病（如 SLE）患者进行定期内分泌检查（表 17-6）。由于甲状腺功能减退症比其他内分泌疾病与 POI 相关更常见，因此在初始评估时应检查 TSH 水平（表 17-6）。

POI 的治疗应针对其具体病因。然而，在大多数情况下，如果没有核型异常，就不可能确定具体的病因。除了不孕症之外，长期的卵巢类固醇缺乏对健康也有深远的影响。早绝经与心血管死亡率及脑卒中、

表 17-6 早发性卵巢功能不全的实验室评估

- FSH（建立早发性卵巢功能不全的诊断）
- 核型（<30 岁或性幼稚）
- *FMR1* 基因前突变携带者状态检测
- TSH（甲状腺功能减退症）
- FMR1. 脆性 X 染色体智力低下 1 型

骨折和结直肠癌风险增加相关[287]。尽管乳腺癌发生风险降低，但早绝经患者的总体生活质量和预期寿命下降[287]。联合使用雌激素和孕激素或小剂量口服避孕药的激素治疗是这些女性治疗的基石。雄激素替代疗法的附加价值仍不确定[287]。

八、无排卵性子宫出血的诊断和治疗

在无排卵的周期中雌激素的非周期性产生引起宫内膜的不规则脱落。在没有子宫病理或全身性疾病的情况下，这些无排卵的周期性出血表现通常被称为功能失调性子宫出血。无排卵性子宫出血是慢性月经不调的最常见原因，是一种排除性诊断。应排除不规则或过多子宫出血的妊娠、子宫平滑肌瘤、子宫内膜息肉和子宫腺肌症等解剖学原因。在做出无排卵性子宫出血的诊断之前，还应排除阴道、宫颈、子宫内膜、子宫肌层、输卵管和卵巢的恶性肿瘤或凝血异常。

无排卵性子宫出血无须手术干预，可通过恢复排卵或提供外源性类固醇来模拟排卵性激素概况来治疗。使用外源性类固醇的基本原理是基于子宫内膜对雌激素和孕激素的可预测反应。在人类和其他灵长类动物的数千个正常排卵周期中，通过观察子宫内膜发生的大体和微观变化，发现子宫内膜对天然卵巢类固醇的生理反应[119, 120, 305]。外源性雌激素和孕激素在无排卵性出血女性中的药理学应用旨在纠正介导生理性类固醇作用的局部组织因子的产生，并逆转无排卵周期中典型的过度和延长的血流。

临床应用外源性激素治疗不规则子宫出血是一种历史悠久的方法，具有诊断价值。如果激素疗法应用得当，未能控制阴道出血，无排卵性子宫出血的诊断可能性大大降低。在这种情况下，诊断方向应导向生殖轴内病理性原因所致的异常出血。

排卵女性可能会出现大量但规律的月经出血（即月经过多）。它可能有解剖学原因，如平滑肌瘤侵袭子宫内膜腔或子宫肌层内弥漫性和病理性的良性子宫内膜腺体（即子宫腺肌症）。如无特定病理原因，月经过多可能反映了子宫内膜组织机制的细微紊乱。在所有情况下，评估和治疗与本部分详细介绍的方法相同。

（一）正常月经的特征

由于排卵后雌、孕激素撤退，每次排卵后约 14 天可发生正常月经。出血的数量和持续时间是相当稳定

的。这种可预测性导致许多女性期待某种特定的出血模式。任何轻微偏差，如持续时间增加 1 天或与预期卫生棉条使用稍有偏差，都是导致患者担忧的原因。大多数育龄女性可以如此准确地预测出血的时间，以至于即使是微小的变化也可能需要临床医师判断是否正常。虽然月经周期的变异在青少年和围绝经期过渡期是一个常见特征，但月经出血的特征在 20—40 岁没有明显变化[306]。

对于排卵的女性，在生育年龄期间月经周期的长度变化是可以预测的。在初潮至 20 岁之间，大多数排卵女性的周期长度相对较长。在 20—40 岁，随着周期的缩短，其规律性增加。到了 40 岁，周期又开始延长。无排卵周期在 20 岁以前和 40 岁以后发生率最高[307]。在这些年龄组中，周期的平均长度在 25～28 天。在排卵的女性中，周期小于 21 天或大于 35 天的频率很少见（<2%）[308]。总体而言，大多数女性的月经周期持续 24～35 天[306]（图 17-33）。在 40—50 岁，月经周期延长，无排卵更为普遍[309]。

排卵后出血平均持续 4～6 天。正常的月经失血量为 30ml。超过 80ml 被视为异常。大多数失血发生在月经期的前 3 天，因此流血过多也可能存在于无出血期延长情况[310, 311]。

在排卵周期中，从排卵到月经的持续时间相对恒定，平均为 14 天（图 17-1A）。然而，增殖期长度的较大变异性导致了月经周期持续时间的不同。经常短于每 24 天或长于每 35 天有一次月经出血者需要评估[306, 309]。持续 7 天或更长时间的出血也需要评估。血

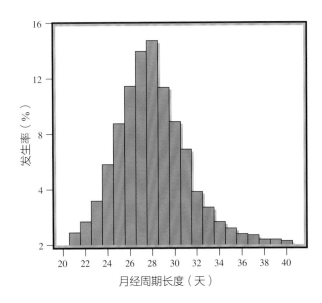

▲ 图 17-33 月经周期规律的女性月经周期持续时间的变化
引自 Cunningham FG, MacDonald PC, Gant NF, et al. The endometrium and decidua: menstruation and pregnancy. In: Cunningham FG, ed. *Williams Obstetrics*. 19th ed. Stamford, CT: Appleton & Lange; 1993: 81-109.

流量超过每月 80ml 通常会导致贫血，应予以治疗[312]。然而，在临床实践中，很难量化月经量，因为评估和治疗仅基于患者对月经出血持续时间、数量和时间的判断。尽管量化月经失血量有困难，但临床医师仍应评估子宫过多出血的原因。应通过全血细胞计数来排除贫血[313]。低血红蛋白值伴有小细胞低色素性红细胞提示月经期间失血过多。这些患者应补充铁剂。贫血患者可能存在凝血功能缺陷、子宫平滑肌瘤或子宫腺肌症导致月经延长，应通过详细的病史和体格检查，以及相关的实验室检查来评估。

（二）描述异常子宫出血的术语

月经稀发的定义是子宫出血的间隔时间超过 35 天，而月经频繁则用来描述间隔时间少于 24 天。月经过多指的是规律的月经间隔（24～35 天），但经血过多或持续时间过长，或两者兼有。月经过少指月经量减少或正常月经持续时间缩短，或两者兼有。

（三）类固醇激素引起的子宫出血

1. 雌激素撤退性出血　子宫出血是在雌激素对子宫内膜的支持急性停止后发生的。这种类型的子宫出血可发生于双侧卵巢切除术、成熟卵泡照射或对之前双侧卵巢切除女性并给予雌激素随后停止治疗后。同样，双侧卵巢切除后发生的出血可通过同时的雌激素治疗延迟。外源性雌激素停药后出现出血，雌激素本身的撤退（在没有孕激素的情况下）几乎总是导致子宫出血。

2. 雌激素突破性出血　在缺乏孕激素的情况下，慢性暴露于不同量的雌激素会持续刺激子宫内膜的生长，就像 PCOS 患者的性腺外雌激素产生过多的情况一样。到某个界点后，卵巢外组织产生的雌激素量不足以维持对子宫内膜的结构支持，引起不可预测的子宫内膜表面脱落。相对低剂量的雌激素可产生间歇性点滴出血，这种出血时间可能会长，但量较少。高水平的和持续可获得的雌激素导致长时间的闭经，随后是急性的、经常是大量的出血和失血过多。

3. 孕激素撤退性出血　典型的孕酮撤退性出血发生于排卵后未妊娠者。移除黄体也会导致子宫内膜脱落。药理学上，孕酮或合成孕酮先给药再停药也可引发类似反应。只有当子宫内膜受到内源性或外源性雌激素的初始启动后，才会发生孕酮停用出血。如果在停用孕酮的同时继续雌激素治疗，仍会发生孕酮停药出血。只有当雌激素水平显著升高时，才会出现孕酮撤退出血延迟[314]。在先前或伴随雌激素暴露的情况下，孕酮停药出血是可预测的。

4. 孕激素突破性出血　突破性出血的药理学现象发生在孕激素与雌激素比例过高的情况下。在缺乏足够雌激素的情况下，持续的孕激素治疗会导致持续时间不同的间歇性出血，类似于之前描述的低剂量雌激素突破性出血。这种类型的出血与含有低剂量雌激

素的口服避孕药和长效、仅含孕激素的避孕方法（如 Norplant 和 Depo-Provera）有关[315]。孕激素突破性出血非常难以预测，在不同患者之间大不相同。

（四）不规则子宫出血的原因

正常月经模式中断的最常见原因是妊娠或妊娠并发症。妊娠和妊娠相关问题，如异位妊娠或自然流产，是异常子宫出血极常见的原因（表 17-7）。对于任何出现不规则出血的育龄女性，应通过尿液检测排除妊娠（表 17-8）。

无排卵性子宫出血是依据排除其他原因来诊断的。外阴、阴道或子宫恶性肿瘤或分泌雌激素或雄激素的卵巢肿瘤可能导致异常子宫出血（表 17-7）。由于子宫内膜对卵巢甾体激素分泌不当的反应而引起的无排卵性子宫出血也被称为功能失调性子宫出血，因为恢复排卵功能的治疗可能逆转不规则的出血模式。无排卵性出血的常见于包括与锻炼相关的无排卵、高催乳素血症、甲状腺功能减退或 PCOS 相关的出血[316]。在这些情况下，通过纠正潜在病变或使用外源性激素恢复排卵期可以实现可预测的子宫出血。

口服避孕药使用者中观察到的另一种常见的不规则子宫出血原因是孕激素突破性出血。绝经后激素治疗期间孕激素突破性出血也很常见。患者可能在不知不觉中使用其他激素药物，对子宫内膜有影响。例如，使用人参（一种中药）与雌激素活性和异常出血有关[317]。尽管子宫出血是各种长期激素治疗的常见良性不良反应，但临床医生应始终首先确认是否存在其他病理状况。月经流出道有解剖学基础的病理性疾病包括子宫内膜增生和癌、子宫内膜息肉、子宫平滑肌瘤、子宫腺肌病和子宫内膜炎。不规则子宫出血可能与慢性疾病有关，如肾功能不全、肝功能不全或 AIDS。仔细检查可能会发现生殖器损伤或异物（表 17-7）。

在青春期，不规则子宫出血最常见的原因是无排卵。约 20% 的严重不规则子宫出血的青少年有凝血缺陷[318, 319]。在所有月经过多的育龄女性中，凝血障碍的患病率为 17%；血管性血友病是最常见的缺陷，XI 因子缺乏是第二常见的诊断。凝血功能缺陷导致的出血通常表现为月经规则、周期性大量流血（即月经过多），在接受抗凝治疗的患者中也可以看到同样的情况[320]。出血性疾病通常与月经初潮后的月经过多和手术或创伤出血史有关。月经过多可能是遗传性出血障碍的唯一症状[321]。

对于任何出现不规则出血的育龄女性，应首先通过敏感的尿液 hCG 测量排除早孕或其并发症。应根据初步临床评估进行其他检查，包括评估各种原因的无排卵障碍（表 17-8）。对于有长期月经量大（即月经过多）的青春期患者，应进行凝血检查（如凝血酶原时间、部分凝血活酶时间、出血时间）和全血细胞计数。

表 17-7 不规则子宫出血的原因	
妊娠并发症	• 先兆流产 • 不全流产 • 异位妊娠
无排卵	• 生理性 　– 无并发症妊娠（闭经） 　– 青春期（绝经后）无排卵 　– 绝经前无排卵 • 药物（如口服避孕药、GnRH 激动剂、达那唑） • 下丘脑（经常表现为闭经） 　– 功能性（如饮食、锻炼、压力） 　– 解剖性（如肿瘤、肉芽肿性疾病、感染） • 高催乳素血症和其他垂体疾病 　– 催乳素瘤 　– 其他垂体瘤、肉芽肿性疾病 　– 甲状腺功能减退 　– 药物 　– 其他 • 雄激素过量 　– PCOS、卵巢滤泡膜细胞增生症 　– 卵巢肿瘤（如支持 – 间质细胞肿瘤） 　– 非经典型先天性肾上腺皮质增生症 　– 库欣综合征 　– 糖皮质激素抵抗 　– 肾上腺肿瘤（如腺瘤、癌） 　– 药物（如睾酮、达那唑） 　– 其他 • 早发性卵巢功能不全（常表现为闭经） • 慢性病 　– 肝功能不全 　– 肾功能不全 　– AIDS • 其他
影响子宫的解剖缺陷	• 子宫平滑肌瘤 • 子宫内膜息肉 • 子宫腺肌病（通常表现为月经过多） • 宫内粘连（通常表现为闭经） • 子宫内膜炎 • 子宫内膜增生、癌症 • 慢性雌激素暴露（如 PCOS、药物治疗、肝功能不全） • 分泌雌激素的卵巢肿瘤（如颗粒细胞瘤） • 晚期宫颈癌 • 其他
凝血系统缺陷（通常表现为月经过多）	• 血管性血友病 • XI 因子缺乏 • 其他
子宫外生殖器出血（可能与子宫出血混淆）	• 阴道炎 • 生殖器创伤 • 异物 • 阴道肿瘤 • 外阴肿瘤 • 其他

AIDS. 获得性免疫缺陷综合征；GnRH. 促性腺激素释放激素；PCOS. 多囊卵巢综合征

经阴道探头进行的盆腔超声检查对于评估正常或异常妊娠、子宫肌瘤、子宫内膜瘤和卵巢肿瘤非常有用（表 17-8）。其他影像检查用来排除下丘脑、垂体和肾上腺疾病。盆腔 MRI 或超声可用于评估子宫腺肌病，其特征是子宫肌层中弥漫性子宫内膜组织的异常存在。进展期子宫腺肌病与子宫弥漫性增大、月经过多和贫血有关。

对于有子宫内膜增生或癌症风险的患者（如 PCOS、肝功能不全、肥胖、糖尿病、激素治疗），应在诊室内进行子宫内膜活检来明确子宫内膜组织学评估。良性子宫内膜息肉或凸入宫腔的子宫平滑肌瘤可使用宫腔生理盐水灌注超声造影或宫腔镜诊断。宫腔造影和宫腔镜检查不适合评估子宫内膜增生或癌症，因为这些检查可能导致癌细胞扩散。如果怀疑恶性肿瘤，应通过诊室内子宫内膜活检排除（表 17-8）。有时诊室内子宫内膜活检不能进行，或活检结果不能诊断子宫内膜肿瘤。在这些少见的情况下，可以在麻醉下进行子宫内膜刮除术以获得可靠的组织诊断。

仔细的病史和体格检查后，大多数诊断性检查可不必要进行。在进行某一诊断性检查之前，有必要考虑特定的检查结果是否会改变最终的临床管理。

（五）无排卵性子宫出血的处理

如果能够恢复排卵功能，无排卵性出血通常会被可预测的周期性出血替代。因为很多这类患者排卵功能可能无法或难以恢复，因此外源性雌激素和孕激素的应用主要出于另外几种目的。子宫出血激素治疗的适应证包括需要停止急性子宫出血、维持可预测的出血或预防子宫内膜增生。

无排卵性子宫出血是排除诊断。在施用雌激素、孕激素或 GnRH 类似物之前，各种解剖上可证实的累及生殖道的病变应先予以排除（表 17-7）。

1. 口服避孕药 短期或长期应用复方口服避孕药是治疗不规则子宫出血最常见的方法。复方避孕药的雌激素成分稳定子宫内膜，在数小时内阻止其脱落；它在数日内通过抑制促性腺激素来减少卵巢性类固醇的分泌。避孕药中的孕激素成分直接影响子宫内膜组织，以减少其数日内的脱落，并增强雌激素诱导的卵巢抑制。孕激素（在雌激素存在下）诱导子宫内膜组织分化为一种称为假蜕膜的稳定形式。通常，优先选择含有 30μg 或 35μg 炔雌二醇的单相口服避孕药制剂。三相口服避孕药和炔雌二醇含量低于 30μg 的避孕药不适用于治疗无排卵性子宫过度出血。高剂量的复方口服避孕药（每天 2 片或 3 片）可在短期（即几周）内使用，以治疗子宫过度出血的急性发作。可以持续数年使用每天 1 片的日常剂量，以治疗与 PCOS 或高催乳素血症相关的慢性无排卵性出血。

(1) 口服避孕药和与贫血相关的急性子宫过度出血：在无排卵性子宫出血的女性中，雌激素无拮抗暴

表 17-8	评估不规则子宫出血的诊断试验
常用检查	• 尿 hCG 试验 • 血清 hCG 水平（不完全流产、异位妊娠） • 经阴道盆腔超声检查（宫内或异位妊娠、子宫肌瘤、子宫内膜息肉或瘤变、卵巢肿瘤） • 血清 FSH、LH（无排卵；早发性卵巢功能不全） • 血清催乳素、TSH（无排卵；高催乳素血症） • 全血细胞计数、PT、PTT（贫血、凝血缺陷评估） • 肝功能、肾功能、HIV（无排卵；慢性病） • 子宫内膜活检（子宫内膜疾病：息肉、肿瘤、子宫内膜炎）
不太常用的检查	• 多囊卵巢综合征、卵巢或肾上腺肿瘤、非经典型先天性肾上腺皮质增生症、库欣综合征和糖皮质激素抵抗（雄激素过多）的评估 • 头部 CT 或 MRI（下丘脑性无排卵、高催乳素血症） • 骨盆 MRI（子宫腺肌病、子宫肌瘤） • 宫腔生理盐水灌注超声造影术（子宫内膜息肉、子宫肌瘤） • 宫腔镜检查（子宫内膜息肉、子宫肌瘤） • 扩张和刮除（未经超声或活检诊断的子宫内膜疾病）

CT. 计算机断层扫描；FSH. 促卵泡激素；hCG. 人绒毛膜促性腺激素；HIV. 人体免疫缺陷病毒；LH. 黄体生成素；MRI. 磁共振成像；PT. 凝血酶原时间；PTT. 部分凝血活酶时间；TSH. 促甲状腺激素

露通常与慢性子宫内膜堆积和大出血发作相关。需给予复方口服避孕药治疗，一片每天 2 次，持续 1 周。对于肥胖女性，口服避孕药可每天服用 3 次。即使阴道流血在 2 天内停止，治疗仍应维持。如果流血没有缓解，则应重新评估其他诊断的可能性（如此前未诊断出的息肉、不全流产或肿瘤）。无排卵性出血的患者流血一般在开始大剂量口服避孕药治疗（即每天 2 次或 3 次服用一粒药丸）后 2 天内迅速减少。应在接下来的几天内评估造成无排卵和潜在凝血障碍的具体原因。医生还应考虑是否需要输血或开始补铁治疗，还应提醒患者注意高剂量口服避孕药治疗可能引起的恶心症状。

在高剂量口服避孕药治疗的 1 周结束时，暂时停止服用避孕药。大量出血通常在几天内发生。在停药出血的第 3 天，开始常规剂量的复方口服避孕药（每天 1 粒）。如此重复，以 3 周治疗加 1 周停药间隔的周期循环。每个周期的出血量将会递减。口服避孕药使大多数女性的月经量减少一半以上[322]。

由于口服避孕药不能治疗无排卵的根本原因，而是通过直接影响子宫内膜缓解症状，因此停药会导致不稳定的子宫出血复发。无论患者是否有避孕的需求，口服避孕药都是激素治疗重度无排卵出血的最佳选择，应作为长期治疗提供。

(2) 口服避孕药和慢性不规则子宫出血：PCOS 是一种常见的无排卵形式，常伴随长期稳定水平的无拮抗雌激素，可能导致子宫内膜增生和癌症。下丘脑性无排卵和高催乳素血症与低雌激素水平相关，低水平的雌激素不足以预防骨质丢失。复方口服避孕药是两种慢性无排卵的适当的长期治疗方法。

在服用口服避孕药之前，应排除妊娠。每天服用 1 片，通常持续 3 周，间隔 1 周。间隔的 1 周不用药，期望在无激素间歇期出现撤退性出血。孕激素成分用于预防与 PCOS 中的稳态未拮抗雌激素暴露相关的子宫内膜增生。在与低雌激素相关的无排卵的情况下（如下丘脑性无排卵、高催乳素血症），药中的雌激素成分提供了足够的雌激素，以防止骨质丢失。对于目前不吸烟的患者和无血栓栓塞史的患者，与长期给药相关的血栓栓塞、脑卒中或心肌梗死的风险极低。只要口服避孕药能有效控制异常子宫出血，慢性无排卵女性直到绝经前都可继续此方案治疗。

2. 合成孕激素　合成孕激素促进子宫内膜分化，并拮抗雌激素对子宫内膜的增殖作用（图 17-22）[130, 323]。孕激素或自然孕酮的作用包括限制雌激素诱导的子宫内膜生长和防止子宫内膜增生。在无排卵状态下缺乏自然合成的孕酮是使用孕酮的理由。

长期周期性孕激素给药最常见的适应证是预防 PCOS 患者的子宫内膜恶性肿瘤和子宫内膜长期未拮抗的雌激素暴露。在这些情况下，复方口服避孕药是首选的治疗方法。如果患者因某种原因（如血栓栓塞史）不能使用口服避孕药，可以周期性地给予孕激素，以防止子宫内膜过度增生。在服用孕激素（或口服避孕药）之前，应除外妊娠。在治疗与 PCOS 相关的月经稀发时，可通过每 2 个月至少 10 天使用孕激素如 MPA（5mg/d）来实现有序、有限的停药出血。也可选择醋酸炔诺酮 5mg/d 或醋酸甲地孕酮 20mg/d，每 2 个月给药 10 天。无撤退性出血需要进一步检查。

在治疗过度子宫出血（即月经过多）时，这些孕激素以更高的日剂量（20mg/d MPA、10mg/d 乙酸炔诺酮或40mg/d 醋酸甲地孕酮）给药2周，以诱导子宫内膜蜕膜前基质变化。最后一次给药后3天内，通常会出现大量的孕激素停药出血。此后，每隔1个月的至少前10天周期性地提供重复的孕激素治疗（5mg/d MPA、5mg/d 醋酸炔诺酮或20mg/d 醋酸甲地孕酮），以确保治疗效果。若孕激素不能纠正不规则出血，需要重新评估诊断，行子宫内膜活检等。每次孕激素给药周期后几天内可预测的停药出血提示不存在子宫内膜恶性肿瘤。

3.高剂量雌激素治疗急性过度子宫出血 每天2～3次口服避孕药是阻止重度无排卵出血的首选治疗方法。对于严重子宫出血患者，无论伴或不伴无症状贫血，在排除解剖学的生殖道病变后，都应予以高剂量口服避孕药治疗方案（表17-7）。急性严重无排卵性出血并伴有症状性贫血提示紧急情况，患者应立即住院并接受输血。在病史、体格检查和盆腔超声检查排除生殖道疾病后，静脉注射大剂量雌激素是阻止致命性出血的首选治疗方法。一个行之有效的方案是每4小时静脉注射25mg结合雌激素直到出血明显缓解或至少24h[324]。雌激素最有可能作用于毛细血管以诱导凝血[325]。在停止静脉注射雌激素治疗之前，应开始口服避孕药治疗，每天3次；然后继续口服避孕药治疗。

由于高剂量雌激素是血栓栓塞的危险因素，每天服用2～3片口服避孕药1周或大剂量静脉注射结合雌激素持续24h具有显著风险。但却缺乏数据支撑评估如此短的时间间隔内急性使用激素治疗的任何风险。医生和患者应在考虑高剂量激素治疗的风险和获益后做出决定。对具有显著危险因素的患者可提供替代治疗方案。对于既往有特发性静脉血栓栓塞病史或家族史的女性，应避免接触高剂量雌激素。患有严重慢性疾病（如肝功能不全或肾功能不全）的女性也应避免高剂量激素治疗。这些患者的一种选择是刮宫术，然后使用口服避孕药（每天1片）治疗，直到子宫出血得到控制。

4.GnRH类似物用于过度无排卵性子宫出血 GnRH类似物可用于无排卵出血过多，以及与严重慢性疾病（如肝功能不全或凝血障碍）相关月经过多。每月注射长效GnRH激动剂对急性过度子宫出血无效，并可能在前2周增加子宫出血。GnRH拮抗药可即刻下调FSH和LH，更快实现闭经。GnRH激动剂长效醋酸亮丙瑞林（每月3.75mg，肌内注射）可使用6个月或更长时间，以控制慢性疾病引起的子宫出血。GnRH拮抗药或可用于阻止急性或慢性无排卵性出血，然而因公布的数据不足，无法提供剂量建议。由于GnRH类似物有骨质疏松等长期不良反应，并不推荐用于长期治疗。如果选用GnRH类似物进行长期

治疗，则应补充醋酸炔诺酮（2.5mg/d）。这种补充疗法通常足以预防骨质疏松，一般不会使子宫出血恶化。

九、激素依赖性良性妇科疾病

（一）子宫内膜异位症

子宫内膜异位症的定义是子宫腔外的异位部位存在子宫内膜样组织，主要位于盆腔腹膜和卵巢，与慢性盆腔疼痛、性交疼痛和不孕症相关[326]。这种雌激素依赖性炎症性疾病影响5%～10%的美国育龄女性[326]。这一典型表现可能代表由子宫功能的各种解剖或生化异常引起的一种常见表型。随着其细胞和分子机制被揭示，子宫内膜异位症逐渐被视为一种系统性慢性复杂疾病，类似于糖尿病或哮喘[327]。子宫内膜异位症可能以多基因方式遗传，因为其发病率在子宫内膜异位患者的亲属中增高达7倍[328]。

1.病理 子宫内膜异位症有三种不同的临床表现形式：盆腔、腹膜和卵巢表面的子宫内膜异位植入物（即腹膜子宫内膜异位），子宫内膜样黏膜包覆的卵巢囊肿（即子宫内膜瘤），以及位于直肠和阴道之间、由异位子宫内膜组织与脂肪和纤维肌肉组织混合而成复杂实性团块（即直肠阴道结节）。这三种类型的病变可能是同一病理过程的不同表型，也可能是由不同机制引起的[329, 330]。它们常见的组织学特征是存在子宫内膜基质或上皮细胞，以及慢性出血和炎性改变。这些病变可能单独或合并发生，并与不孕症和慢性盆腔疼痛的风险显著增加相关[329, 330]。子宫内膜异位症的炎症过程可能刺激骨盆中的神经末梢，导致疼痛，损害输卵管的功能，降低子宫内膜的容受性，并对卵母细胞和胚胎的发育产生负面影响。子宫内膜异位症也可能通过物理阻塞输卵管而导致不孕。卵巢子宫内膜瘤可能降低卵细胞的质量，若大到一定程度还可干扰排卵过程。

临床证据表明，不间断的排卵周期对子宫内膜异位症的发展和持续存在有不利影响[327]。第一，子宫内膜异位症的症状通常在月经初潮后出现，绝经后消失。有时女性在绝经后直肠阴道结节仍有症状，表明其持续症状与卵巢雌激素无关。第二，多胎产与子宫内膜异位症风险降低相关。第三，通过GnRH类似物、口服避孕药或孕激素中断排卵可减少盆腔疾病和相关疼痛。根据这些观察、基础和临床研究结果表明卵巢类固醇雌激素和孕激素在子宫内膜异位症的病理发展中起主要作用。在人类和灵长类动物模型中，雌激素刺激子宫内膜异位组织的生长，而阻断雌激素形成的芳香化酶抑制剂和抗孕激素具有治疗作用[327]。子宫内膜异位组织中雌激素和孕酮的核受体水平与正常子宫内膜中有显著差异[327]。第四，有显著生物学意义的孕酮和雌激素水平，是由包括芳香化酶在内的异常活跃的类固醇生成级联反应在局部产生的[327]。

2. 发病机制　关于子宫内膜异位症的组织学起源，已经有许多假说被提出。Sampson 提出，月经期子宫内膜碎片逆行通过输卵管，然后植入并留在腹膜表面[331]。这一机制已在灵长类动物模型中得到证实，并在人类疾病中自然观察到，自发性子宫内膜异位症仅发生于有月经期物种的现象也支持了这一机制。另外，体腔化生假说阐述的是腹膜腔内因间皮细胞分化为子宫内膜样组织而产生的子宫内膜异位病变。第三种假说认为，来自子宫内膜腔的月经组织通过静脉或淋巴管到达其他身体部位[327]。最后，还有人提出来自骨髓的循环血细胞在不同身体部位分化为子宫内膜异位组织[332]。Sampson 的植入假说为大多数子宫内膜异位症病变提供了一个貌似合理的机制，但并不能解释为什么只有部分女性发生子宫内膜异位症。大多数育龄女性的月经会反流进入腹膜腔，但只有 5%～10% 的人会出现子宫内膜异位症。

有两种可能的机制可以解释回流子宫内膜成功植入于腹膜表面或植入于卵巢出血性黄体囊肿。首先，子宫内膜异位症患者的在位子宫内膜表现出多种微细但重要的分子异常，包括致癌途径的激活或有利于雌激素、细胞因子、前列腺素和金属蛋白酶产生增加的生物合成级联反应[327]。当这种生物学上不同的组织附着在间皮细胞上时，这些异常的幅度会显著放大，提高了植入物的存活率[327]。第二种机制提示免疫系统缺陷使腹膜表面的植入物无法清除[327]。这两种机制可能导致相同的表型。

在子宫内膜异位组织和子宫内膜之间观察到明显的分子差异，如雌激素、前列腺素和细胞因子的过度分泌（图 17-34）[327]。与无病女性的子宫内膜相比，子宫内膜异位症患者的子宫内膜中也观察到了这些微小的异常。炎症是子宫内膜异位组织的一个特征，会产生过量的前列腺素、金属蛋白酶、细胞因子和趋化因子[327]。IL-1β、IL-6 和 TNF 等急性炎性细胞因子水平升高可能会增强脱落子宫内膜组织碎片在腹膜表面的黏附，有蛋白水解能力的膜金属蛋白酶可能进一步促进其植入[327]。单核细胞趋化蛋白 1、IL-8 和 RANTES（即受激活调控、由正常 T 细胞表达和分泌的因子）吸引通常在子宫内膜异位症中观察到的粒细胞、自然杀伤细胞和巨噬细胞[333]。自调节正反馈回路确保这些免疫细胞、细胞因子和趋化因子在已建立的病变中进一步积累。

炎症、免疫反应、血管生成和凋亡等基本生物学功能发生的改变，有助于子宫内膜异位组织的存活和补充[327]。这些功能部分取决于雌激素或孕酮的作用。雌激素和前列腺素的过度形成和孕激素抵抗的产生已成为临床上有用的概念，因为以雌激素生物合成途径中的芳香化酶、前列腺素途径中的 COX2 或 PR 为目标的治疗显著降低了腹腔镜下可见的子宫内膜异位症

和盆腔疼痛（图 17-34）[327]。这三种关键机制与导致核受体 SF1 和 ERβ 过度表达的特定表观遗传（低甲基化）缺陷有关[327]。子宫内膜异位症的全基因组独特表观遗传指纹表明，DNA 甲基化是该疾病的一个组成部分，并确定了 GATA 家族作为子宫生理学关键调节的新作用；子宫内膜异位症细胞中异常的 DNA 甲基化与促进孕酮抵抗和疾病进展的 GATA 亚型表达的改变相关[334]。

3. 诊断　青少年时期有月经严重疼痛的历史，最终进展为持续贯穿月经期和月经间期的慢性盆腔疼痛，提示子宫内膜异位症。腹膜子宫内膜异位症只有通过腹腔镜或剖腹手术直接显示方能可靠诊断。阴道超声可准确诊断充满黏稠血性液体的卵巢子宫内膜异位囊肿（即子宫内膜瘤）。

4. 治疗　子宫内膜异位症引起的不孕症的治疗包括手术切除和辅助生殖技术（可选），而疼痛通常通过药物抑制排卵和手术相结合来治疗。腹膜植入物通过电流或激光切除或汽化。卵巢子宫内膜瘤和直肠阴道子宫内膜异位结节只有通过完全剥离才能有效去除。流行病学和实验室数据表明，卵巢子宫内膜异位症与特定类型的卵巢癌之间存在联系[327]。

尽管目前激素治疗对子宫内膜异位症相关不孕症的价值尚未证实，但对于子宫内膜异位症相关的盆腔疼痛，它在一定程度上可以奏效。所使用的各种药物疗效方面相似。目前大多数药物治疗旨在抑制排卵（如 GnRH 激动剂和拮抗药、口服避孕药、达那唑、孕激素）。雄激素类固醇达那唑或孕激素的一种可能的替代作用机制是对子宫内膜异位组织生长的直接抑制作用。

许多患者和医生不喜欢达那唑，因为它的促合成代谢和雄激素不良反应包括体重增加和肌肉痉挛，以及偶尔不可逆的男性化（如阴蒂肿大、声音改变）[335]。多达 50% 的子宫内膜异位症患者未能完成达那唑 6 个月的治疗[336]。其他激素药物（口服避孕药、孕激素和 GnRH 激动剂）在控制子宫内膜相关疼痛方面具有相似的疗效[337-339]。使用这些药物中的任何一种进行 6 个月的疗程，可显著减少 50% 以上患者的疼痛[337-339]。与 GnRH 激动剂相比，持续服用口服避孕药或孕激素需要更长时间方能诱导疼痛缓解。最近，一种口服 GnRH 拮抗药恶拉戈利被引入子宫内膜异位症相关疼痛的治疗[2]。在子宫内膜异位症相关疼痛的女性中，高剂量和低剂量的恶拉戈利均能减轻痛经和非经期盆腔疼痛，并在 2018 年分别获准用于 6 个月疗程和 24 个月疗程。由于骨密度存在剂量依赖性降低现象，不建议延长治疗期限。两种剂量的恶拉戈利也与其他雌激素水平低不良反应有关[2]。

无论采用何种药物治疗，疾病和疼痛的复发和持续发生率依然很高[340]。因此，成功的疼痛医学治疗需要多年的长期卵巢抑制。由于长期服用复方口服避孕

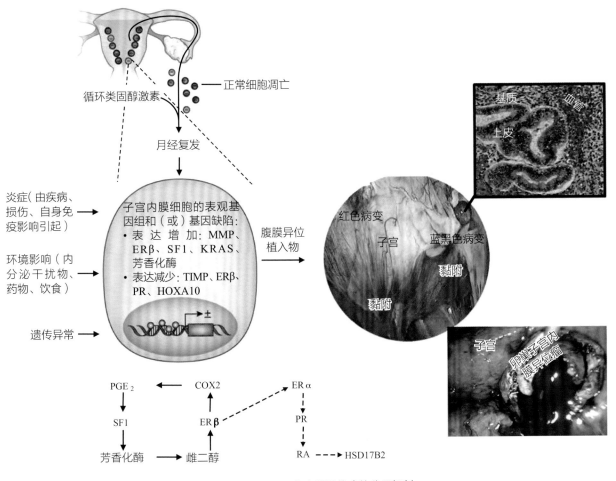

▲ 图 17-34　子宫内膜异位症的分子机制

子宫内膜异位症定义为盆腔腹膜（红色和蓝黑色病变）或卵巢（充满血液的囊肿，即子宫内膜瘤）内存在子宫内膜样组织。推测这些病变是由异常的子宫内膜组织干细胞（蓝色）引起的，这些细胞在月经期间逆行迁移。正常子宫内膜细胞（红色）没有这种生存能力，在腹膜或卵巢环境中会发生凋亡。子宫内膜异位症患者的在位子宫内膜组织中异常细胞的数量可能更高。因此，月经复发似乎是子宫内膜异位症的一个重要危险因素。这些异常细胞（蓝色）包含全基因组的表观遗传学异常，如 DNA 甲基化，影响多种基因的表达。这些表观遗传学异常可能是遗传性的，也可能是由炎症和内分泌干扰物等环境影响引起的。两种核受体（SF1 和 ERβ）在子宫内膜异位症的病理过程中起重要作用。在正常子宫内膜基质细胞中，位于 SF1 和 ERβ 启动子的胞嘧啶磷酸鸟嘌呤岛被牢固甲基化而沉默。启动子甲基化的缺失与启动子激活和子宫内膜异位基质细胞中非常大量的这些核受体的存在有关。PGE2 诱导多种甾体生成基因，包括芳香化酶和胆固醇生成雌二醇。SF1 介导 PGE2 的类固醇生成作用。ERβ 抑制 ERα 和 PR。这导致 RA 产生和作用缺陷，导致 HSD17B2 缺乏和雌二醇代谢失败。ERβ 还诱导 COX2 和 PGE2 的形成。雌二醇和 PGE2 大量产生，加强了子宫内膜异位组织中的细胞存活和炎症反应。HOXA10. 同源框 A10；KRAS.V-Ki-ras2 Kirsten 大鼠肉瘤病毒癌基因同源物；MMP. 基质金属蛋白酶；TIMP. 金属蛋白酶组织抑制剂

药可行性高，并且不良反应相对较小，因此避孕药作为一类药物已成为长期治疗的最佳选项[34]。

距离彻底治愈子宫内膜异位症，我们还有很长的路要走，目前的治疗方法控制疼痛的效果并不令人满意。根治性治疗是切除双侧卵巢，即便如此，在许多绝经后子宫内膜异位症病例中也并不奏效[341]。我们需要新的替代策略，让患有子宫内膜异位症的女性有机会健康生活几十年，免受慢性盆腔疼痛之苦。

关于基于排卵抑制的治疗，有两个重要的警告。首先，大量雌激素可在子宫内膜异位细胞内局部产生。这表示雌激素作用存在一种胞内分泌机制，不同于卵巢分泌雌激素供靶组织起效的内分泌机制（图 17-19）[97, 338]。其次，在外周组织（如脂肪组织、皮肤成纤维细胞）产生的雌二醇循环水平可能会在一些女性中有病理学上的显著意义[97]。GnRH 激动剂不能抑制外周雌激素生成，也不能抑制雌激素反应性病变内的局部雌激素生成。此外，子宫内膜异位症还可抵抗孕酮和孕激素的选择性作用[327]。

对现有治疗方案难治的子宫内膜异位症，芳香化酶抑制剂和选择性孕酮反应调节剂是候选治疗药物。基于在子宫内膜异位症植入物中芳香化酶的表达和局部雌激素生物合成，已有利用第三代芳香化酶类抑制

剂瞄准子宫内膜异位的初步研究。在这些抑制剂中，阿那曲唑和来曲唑已被成功用于治疗绝经前后女性的子宫内膜异位症 [336, 342-345]。芳香化酶抑制剂是治疗持续性绝经后子宫内膜异位症的首选药物。绝经前子宫内膜异位症女性使用芳香化酶抑制剂时，需要同时联用GnRH 类似物、孕激素或复方口服避孕药来抑制卵巢。

对于绝经前子宫内膜异位症患者疼痛的医疗处理，作者倾向于以下简单方案。除非有禁忌，持续使用复方口服避孕药是首选的初始治疗方法。患者可以放心，在连续口服避孕药治疗 6 个月后，大多数女性将不出现或仅有轻微突破性出血。如果疼痛充分缓解，患者可以继续使用该方案数年。如果使用 6 个月后疼痛仍未得到充分缓解，则在连续口服避孕药方案中每天添加口服芳香化酶抑制剂（阿那曲唑 1mg/d 或来曲唑2.5mg/d）。该组合可持续应用至少 1 年。如果疼痛缓解仍不令人满意，则考虑保守腹腔镜手术。

（二）子宫平滑肌瘤

子宫纤维瘤（平滑肌瘤）是女性最常见的肿瘤 [346]。这些病变破坏子宫功能，导致过度子宫出血、贫血、胚胎植入缺陷、反复流产、早产、分娩障碍、骨盆不适和尿失禁，并可能类似或掩盖恶性肿瘤。到 50 岁时，近 70% 的白种人女性和超过 80% 的黑种人女性将至少有一个纤维瘤；这些女性中有 15%~30% 出现严重症状。黑种人女性的子宫肌瘤在诊断时明显大于白种人女性，诊断年龄更早，症状更严重，持续生长时间更长。在美国，每年进行约 20 万例子宫切除术、3 万例肌瘤切除术、数千例选择性子宫动脉栓塞和高强度聚焦超声治疗手术，以去除或破坏子宫肌瘤 [346]。

每个纤维瘤似乎都起源于子宫肌层单个成体干细胞，其在卵巢激素影响下的转化和单克隆扩增。人类子宫肌瘤组织比正常子宫肌层含有更少的干细胞。只有来自肌瘤组织的干细胞携带 MED12 突变，而来自肌层的干细胞则没有，表明最初肌层干细胞至少受到一次基因突变的打击、转化，随后与周围的肌层组织相互作用，发展为肌瘤 [346]。每个纤维瘤似乎都包含一个独特的驱动突变。在大约 70% 的纤维瘤中发现MED12 突变 [346]。*HMGA2* 基因的体细胞突变是纤维瘤中第二常见的遗传突变 [346]。

雌激素通过其受体 ERα 刺激子宫肌瘤的生长。雌激素和 ERα 主要通过诱导 PR 的表达使组织能够对孕酮做出反应，刺激细胞增殖、细胞外基质积聚和细胞肥大，对肿瘤生长起到必要且充分的作用。因此，雌激素和 ERα 对纤维瘤的生长起允许作用 [346]。干细胞群表达的 PR 水平远低于成熟细胞群，却成为组织生长的关键来源，因此认为来自富含 PR 分化细胞的旁分泌信号可能介导孕酮对纤维样干细胞的增殖作用 [346]。

子宫肌瘤诊断可通过腹部或经阴道超声做出。经阴道超声检查是确定子宫肌瘤大小、数量和位置的敏感方法。

治疗方式的选择取决于治疗目标，子宫切除术最常用于根治性治疗，而肌瘤切除术则用于希望保留生育能力的情况。腔内和黏膜下平滑肌瘤可通过宫腔镜手术切除。腹腔镜子宫肌瘤切除术在技术上可行，但会增加妊娠期子宫破裂的风险。肌瘤切除术后的总复发率差异很大，为 10%~50%。FDA 批准的其他治疗方案包括选择性子宫动脉栓塞和 MRI 引导下高能聚焦超声对子宫肌瘤进行体外消融 [347]。

虽然 GnRH 激动剂导致的性腺功能低下可减少子宫内平滑肌瘤的总体积和肿瘤血管形成，但严重的不良反应和迅速复发使 GnRH 激动剂仅用于短期目标，如减少子宫出血相关贫血或宫腔镜切除术前减少肿瘤血管形成。临床试验一致表明，用抗孕激素（如米非司酮或醋酸乌利司他）治疗可缩小肌瘤大小 [346]。这一观察强调了孕酮在子宫肌瘤病因中的作用，并开辟了治疗研究的新领域 [346]。

十、更年期管理

（一）更年期的后果

1. 围绝经期　更年期是一些卵巢功能（包括排卵和雌激素产生）不可逆丧失所致的排卵停止期。围绝经期是生命中的一个关键时期，在这个向绝经期过渡的过程中，会发生显著的激素、身体和心理变化。围绝经期包括从排卵周期到月经停止的变化，以不规则月经出血为特征。

围绝经期最敏感的临床指征是月经不规则的发生率逐渐增加。大多数排卵期女性的月经周期持续24~35 天，约 20% 的育龄女性周期不规则 [306]。女性在 40 多岁时，无排卵变得更加普遍，从绝经前几年开始，月经周期长度增加 [309]。围绝经期开始时的中位年龄为 47.5 岁 [348]。无论发病年龄如何，更年期（即月经停止）之前始终会有一段周期间隔延长的时期 [349]。循环 FSH 水平升高标志着绝经前的月经周期变化，同时伴有抑制素水平降低、LH 水平正常和雌二醇水平轻微升高 [350]。这些血清激素水平的变化反映了卵巢卵泡储备减少，在月经周期的第 2 天或第 3 天检测最可靠。

血清雌二醇水平直到绝经前 1 年内才开始下降。围绝经期女性的平均循环雌二醇水平估计略高于年轻女性，因为卵泡对 FSH 水平升高的反应更强 [351]。在生育后期，卵泡抑制素生成的下降导致 FSH 水平上升，反映了卵泡储备和能力的下降。30 岁后，卵巢卵泡抑制素输出量开始下降，40 岁后下降更为明显。这些激素变化与生育能力急剧下降同时发生，这种下降从 35 岁开始。

围绝经期是一个过渡期，此时尽管月经持续，但FSH 水平与绝经后相当；LH 水平保持在正常范围内。

围绝经期女性仍有可能妊娠，因为偶尔会排卵并形成功能性黄体。直到月经完全停止或 2 次测量 FSH 水平高于 40U/L 之前，建议都应采取某种形式的避孕措施以防止意外妊娠。

围绝经期是评估成年女性总体健康状况、采取措施为绝经期显著生理变化做好准备的最佳时期。患者及其临床医生在围绝经期应尝试实现几个重要目标。长远目标是保持身体和社会生活的最佳质量，短期目标是检查增龄相关的重大慢性疾病。同时，应当充分讨论激素治疗的获益和风险。

2. 更年期特征 更年期的中位年龄约为 51 岁[352]。更年期的年龄可能部分由遗传因素决定，因为母亲和女儿经历更年期的年龄大约相同[353-355]。环境因素可能会改变更年期的年龄。例如，当前吸烟与更年期提前有关，而饮酒则推迟更年期[352]。口服避孕药的使用不会影响绝经开始的年龄。

更年期常见的症状与雌激素生成减少相关，包括月经频率不规则、闭经、血管舒缩不稳定导致的潮热和出汗、泌尿生殖道萎缩导致性交疼痛和各种泌尿系统症状，以及骨质疏松和心血管疾病。每个患者症状的组合和程度差异很大。部分患者出现多种严重症状甚至失能，而另一些患者则没有症状或仅有轻微不适。

3. 绝经后女性雌激素和其他类固醇的生物合成 绝经后的卵巢，组织学上不会检测到卵泡单位。在育龄女性中，排卵卵泡的颗粒细胞是抑制素和雌二醇的主要来源。绝经后由于缺乏这些抑制促性腺激素分泌的因素，FSH 和 LH 水平急剧升高。这些水平在绝经后几年达到峰值，随后逐渐轻度下降[356]。绝经后两者血清水平皆可超过 100U/L。FSH 水平通常高于 LH 水平，因为 LH 从血液中清除得更快，也可能有绝经期间抑制素水平低选择性导致 FSH 分泌增加的因素。尽管绝经后总生成率依然降低，LH 增加是维持卵巢显著雄烯二酮和睾酮分泌的主要因素。

绝经后卵巢的主要类固醇产物是雄烯二酮和睾酮[97]。绝经前雄烯二酮平均生成速率为 3mg/d，绝经后减半，约 1.5mg/d[97]。其减少主要是由于卵巢对循环雄烯二酮池的贡献显著减少。绝经后女性的雄烯二酮产生主要来自肾上腺分泌，卵巢分泌的雄烯二酮较少[97]。DHEA 和 DHEAS 几乎完全来源于肾上腺，并随着年龄的增长而稳步下降，与更年期无关。绝经后 DHEA 和 DHEAS 的血清水平约为年轻成年女性的 1/4[357]。

绝经后睾酮的产生减少约 1/3[97]。睾酮总生成量可以根据雄烯二酮的卵巢分泌和外周形成的总和估算（图 17-26）。绝经前女性卵巢外组织中的雄烯二酮转化产生相当多的睾酮。绝经后由于卵巢雄烯二酮分泌显著减少，睾酮产生的减少在很大程度上是由卵巢外来源的相对贡献占比减少所致[97]。随着卵泡消失和雌激素

减少，促性腺激素升高会促使卵巢中剩余的基质组织保持绝经前几年的睾酮分泌水平。绝经后虽然卵巢分泌睾酮量看起来没变化，但卵巢对总睾酮产生的贡献在增加。

围绝经期最显著的内分泌变化包括雌二醇生成速率和循环水平下降。更年期循环雌二醇平均水平低于 20pg/ml。绝经后女性的雌二醇和雌酮水平通常略低于成年男性。绝经后女性（和男性）的循环雌二醇来源于雄烯二酮向雌酮的外周转化，雌酮再在外周转化为雌二醇[97]（图 17-19）。绝经后女性的雌酮平均循环水平（37pg/ml）高于雌二醇。绝经后雌酮的平均生成速率约为 42μg/24h。绝经后，几乎所有的雌酮和雌二醇都来自雄烯二酮的外周芳香化，雌二醇水平急剧下降，而睾酮水平仅有轻微降低，使得雄激素与雌激素的比值发生了戏剧性的变化。更年期后常见的轻度多毛症反映了两种激素比值的显著变化。绝经后，DHEAS 和 DHEA 水平随着年龄的增长继续稳步下降，而血清雄烯二酮、睾酮、雌酮和雌二醇水平没有显著变化[356]。

卵巢外组织中雄烯二酮芳香化为雌酮的反应与体重和年龄呈正相关[97]（图 17-19 和图 17-31）。体重与雌酮和雌二醇的循环水平呈正相关。由于芳香化酶活性在脂肪组织中大量存在，超重个体中雄烯二酮芳香化的增加可能反映了含有该酶的组织体积的增加[97]。随着年龄增长，每个细胞的芳香化酶活性增至 2～4 倍[97]。具有芳香化酶活性的脂肪成纤维细胞总数的增加和 SHBG 水平的降低增加了游离雌二醇水平，并增加了肥胖女性患子宫内膜癌的风险[97]。

在绝经后女性中，雄烯二酮在脂肪和皮肤组织外周产生的雌激素、乳腺癌组织局部产生的雌激素促进了这种恶性肿瘤的生长[97]（图 17-35）。作为当下的内分泌治疗手段，使用芳香化酶抑制剂治疗绝经后乳腺癌的成功，证明了卵巢外雌激素形成的临床相关性[97]。

（二）绝经后子宫出血

围绝经期或绝经后出血可由激素使用或过多的卵巢外雌激素形成引起。由于无排卵周期与排卵周期交替，在围绝经期过渡期通常观察到不规则子宫出血。如果患者未接受激素治疗，绝经后子宫出血的发生率较低。由于肾上腺雄烯二酮的外周芳香化增加，肥胖女性更有可能经历绝经后出血。持续联合激素治疗的患者可能会出现不可预测的子宫出血。这些情况下首要任务是排除子宫内膜恶性肿瘤。可以使用塑料套管通过诊室内子宫内膜活检进行组织诊断来实现。绝经后女性可采用经阴道超声测量子宫内膜厚度，以避免不必要的活检[135]。如果观察到子宫内膜厚度在 5mm 以上则需要活检。

在接受长期（＞1 年）连续雌激素 - 孕激素联合

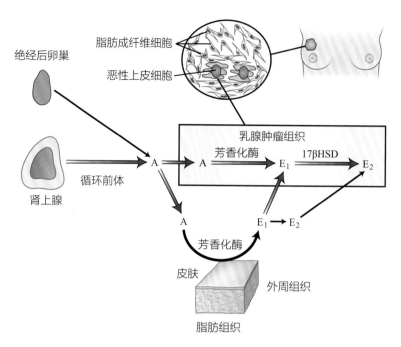

▲ 图 17-35　绝经后乳腺癌中雌激素的组织来源

对于患雌激素依赖性疾病的绝经后女性，卵巢外（外周）和局部雌激素生物合成显示出重要的病理作用。绝经后女性的雌激素前体雄烯二酮主要来源于肾上腺。随着年龄的增长，芳香化酶在卵巢外组织（如脂肪）中的表达和酶活性增加。皮肤和皮下脂肪成纤维细胞中的芳香化酶活性形成系统性可用的雌酮，还有一定水平的雌二醇。恶性上皮细胞周围压实的未分化乳腺脂肪成纤维细胞中将循环 A 向 E_1 的转化，以及随后在恶性上皮细胞中 E_1 向 E_2 的转化，为肿瘤生长提供了高组织浓度的 E_2。芳香化酶抑制剂治疗绝经后女性乳腺癌的成功应用证明了这些发现的临床相关性。17βHSD. 还原型 17β- 羟类固醇脱氢酶

治疗的绝经后女性中，约有 20% 出现不可预测的不规则子宫出血。在使用超声检查和子宫内膜活检来了解宫腔出血的原因之前，临床医生应排除外阴、阴道和宫颈疾病[135]。仔细检查这些器官，加上过去 1 年内宫颈巴氏涂片正常，足以排除外阴、阴道和宫颈潜在出血源可能。绝经后子宫出血的原因大多数是良性的。在绝经后子宫内膜活检中，只有 1%～2% 的患者出现子宫内膜恶性肿瘤[358]。约 3/4 的绝经后女性子宫内膜活检显示没有病理变化或子宫内膜萎缩。其他组织学发现包括增生（15%）和子宫内膜息肉（3%）。持续性原因不明的子宫出血需要反复评估、活检、宫腔镜检查或和刮宫术。

（三）潮热

围绝经期最常见和最显著的症状是潮热。它通常发生在从围绝经期到绝经后的过渡期。潮热也是绝经后的主要症状，可在绝经后 5 年内发生[359]。超过 4/5 的绝经后女性在卵巢功能停止后 3 个月内经历潮热，无论是自然停止还是手术切除。在这些女性中，超过 3/4 的人潮热持续时间超过 1 年，大约一半的人潮热持续时间长达 5 年[359]。潮热的频率和强度随着年龄的增长而减少，而其他绝经后症状随着时间的推移而进展。

潮热是一种上半身异常温热的主观感觉，典型者持续约 4min，短至 30s，长可 5min。发作前可有心悸或头痛的前驱症状，发作时常伴软弱、虚弱或眩晕。

一次发作往往以大量出汗和寒冷感结束。潮热可能很少发生，也可能每隔几分钟就复发。夜间潮热更为频繁，严重者足以使人从睡眠中惊醒。精神紧张时，潮热发作也更严重。与温暖环境相比，凉爽环境下潮热发作少而轻，持续时间也更短[360]。

潮热的原因是雌激素水平骤降而非低雌激素水平本身。无论绝经原因是自然、手术还是由 GnRH 激动剂引起的雌激素撤退，潮热都与雌激素水平的急性显著下降有关。雌激素治疗潮热有效，并且长期低雌激素状态（如性腺发育不良或下丘脑闭经）也不发生潮热，这两点印证了潮热发作与急性雌激素撤退之间的一致关联性。性腺功能减退的女性只有在使用雌激素药物并停药后才会出现潮热[361]。高 BMI，尤其是高体脂者，血管舒缩症状发生频率更高，主要是潮热[362]。

一些类似于更年期潮热的症状也可由其他情况导致。分泌儿茶酚胺或分泌组胺的肿瘤（如嗜铬细胞瘤、类癌）、甲状腺功能亢进或慢性感染（如肺结核）可能导致突然出汗和（或）脸红。潮热也可能由心身原因引起。在这些情况下，临床医生应在开始激素治疗之前获取血清 FSH 水平以确认围绝经期或绝经期。

（四）泌尿生殖道萎缩

在胚胎发育过程中，泌尿生殖窦发育成下阴道、外阴和尿道，这些组织是雌激素反应性组织。更年期雌激素的减少会导致阴道壁因血管减少而变得苍白，

并变薄至只有 3～4 层鳞状上皮细胞。这种保护机制的丧失使组织薄而脆，易发感染和溃疡。阴道也失去皱襞，变短，丧失弹性。绝经后女性可有阴道干燥相关主诉，如性交痛、阴道分泌物、烧灼、瘙痒或出血。泌尿生殖系统萎缩导致各种影响生活质量和舒适度的症状。阴道内雌激素治疗可以有效缓解绝经后患者的这些阴道症状[363]。

（五）绝经后骨质疏松

骨质疏松是一种以低骨量和骨组织微结构退化为特征的疾病，导致骨脆性增强，从而增加骨折风险。WHO 定义和诊断绝经后女性骨质疏松的标准是骨密度测量，发现腰椎、股骨颈或全髋关节的 T 评分为 –2.5 以下诊断为骨质疏松[364]。骨质疏松是一个公共健康问题，在美国每年与 200 多万例骨折相关[364]。最常见的骨折部位是椎体、桡骨远端和股骨颈。大多数骨质疏松患者是绝经后女性。

绝经后女性的骨质疏松是年龄增长和雌激素缺乏的结果。在绝经后的前 15 年中，75% 以上的女性骨质流失归因于雌激素缺乏而非衰老[365, 366]。在卵巢雌激素分泌停止后的前 20 年，绝经后骨质疏松导致小梁骨减少 50%，皮质骨丢失 30%[365, 366]。椎骨尤其脆弱，因为椎体的小梁部分代谢非常活跃，并且应答雌激素缺乏而显著减少。围绝经期和绝经后早期女性的椎骨骨量已经显著减少，FSH 升高，雌激素水平降低，而桡骨骨丢失至少在绝经后 1 年才检测得到[366]。

骨折风险取决于两个因素：成熟时（约 30 岁）达到的峰值骨量和随后的骨质流失率。绝经后骨质流失速度加快，强烈预示着骨折风险的增加。绝经前低骨量和绝经后加速骨质流失的不利影响会叠加，这些患者骨折的风险也最高。脂肪组织质量增加继而外周雌激素形成增加的女性绝经后骨量减少要慢得多，可能证明了绝经期间平均骨质流失率的增加提示内源性雌激素水平较低[230]。

大量研究表明，在围绝经期启动激素治疗可以预防绝经后骨质流失。女性绝经后任何年龄开始激素治疗都可防止进一步骨质流失[367]。女性健康倡议（Women's Health Initiative，WHI）试验结果给出了最确凿的证据：绝经后女性接受雌激素 + 孕激素（E+P）治疗或单用雌激素（E）治疗均可减少椎骨和髋部骨折[368]。干预停止后，两个试验中的风险降低均减弱；然而，对于服用合成马雌激素 +MPA 的女性，减少髋部骨折的显著获益持续了 13 年[368]。

十一、绝经后激素治疗

绝经后女性面临的一个关键而复杂的抉择，即是否应用绝经后激素治疗（hormone therapy，HT）。HT 是治疗血管舒缩症状最有效的方法，还可以改善阴道干燥的症状，提升睡眠和生活质量[369]。经历子宫切除术后的绝经后女性，通常接受只含雌激素的激素治疗（HT-E）。子宫完整的绝经后女性接受在雌激素中加入孕激素（HT-EP）的激素治疗，以预防子宫内膜增生和癌症。虽然这两种形式的 HT 最初主要用于治疗血管舒缩症状，但从 20 世纪 50 年代开始，HT-E 和后来出现的 HT-EP 逐渐被更多人视为预防许多老年慢性疾病的方法，包括心血管疾病、认知障碍和骨质疏松性骨折。在 WHI 的初步发现发表之前不久，美国已经约有 40% 的绝经后女性在应用 HT[368, 370]。许多观察性研究表明，应用 HT 对心血管疾病有获益，包括冠心病和全因死亡率，并且 HT 表现出总体有利的获益 – 风险概况[371]。然而，还没有人进行过大规模的随机预防试验，来解决 HT 的风险和获益之间的平衡问题。这些观察性研究得出的 HT 获益显著的结果，可能一定程度上是由于选择接受绝经后 HT 者和不接受者之间本身存在差异：因为往往是更健康、更容易获得医疗服务的人群选择接受 HT[372]。

直到 20 世纪 90 年代末，最常见的做法还是应用 HT 治疗所有受激素缺乏症状（如潮热）困扰的女性，并使用长时间的激素预防骨质疏松。在当时，HT 被认为具有心脏保护作用，在此观点鼓励下，许多绝经后女性长时间地坚持了该治疗方案[373]。21 世纪初，在两项大型随机试验的主要结果发表后，这一趋势发生了巨大变化。这两项研究分别是 1998 年的心脏和雌激素 / 孕激素替代研究（Heart and Estrogen/Progestin Replacement Study，HERS）和 2002 年的 WHI 试验[374-376]。WHI 试验的结果是导致约 30% 绝经后女性停用 HT 的直接原因[376]。关于 WHI 试验的结果是否适用于所有绝经后女性或不同亚群的绝经后女性的争论仍在继续[373]。尽管 HT 的应用已大幅减少，WHI 试验还是提出了很多重要问题，需要进一步研究解决[373, 377]。

WHI 试验的研究人员试图明确，入组年龄在 50—79 岁的健康的绝经后女性，应用 HT 来预防慢性疾病的获益和风险[368, 370]。WHI 试验选择了当时美国最流行的 HT 制剂，一组是 CEE（0.625mg/d）加上 MPA（2.5mg/d），另一组是单用 CEE（2.625mg/d）[368, 370]。从 2002 年开始，WHI 试验产出了大量原著论文和综述性论文。一篇综合性综述整合了 WHI 的两项 HT 试验结果，并进行长期预后随访，其中位数为 13 年[368]。WHI 试验的研究人员在其中报告了主要结局，以及按年龄和绝经后时间分层后的结局[368]。接下来将讨论 WHI 试验和其他大型试验，以及它们如何是改变 HT 的实际应用的。

（一）激素治疗的长期获益和不良反应

除非有禁忌，那么患有血管舒缩症状、外阴阴道萎缩或性交困难的绝经女性，均应应用 HT。对于这些适应证而言，应当告知患者其风险与获益，根据患者意愿决定应用 HT 的时间，至多可持续应用 5 年。

更年期患慢性疾病的风险也会增加，这些疾病包括心脏病、骨质疏松、认知障碍和某些恶性肿瘤。以前，激素治疗被用于这些慢性疾病的一级预防，但 WHI 试验和其他随机临床试验的结果为应用 HT 的获益和风险提供了更清晰的认识，并为改善 HT 实际应用中的决策提供了见解 [368, 370, 373-376]。许多临床特征可以帮助我们识别出应用 HT 获益大于风险的那部分绝经后女性 [368]。年龄和绝经后时间被认为是 HT 风险的预测因素 [368]。在 HT-E（单用雌激素，用于无子宫女性）的试验中，年龄的影响尤为突出 [368]。低龄组（50—59 岁）应用 HT-E，对全因死亡率、心肌梗死和总体指数更有利，但对脑卒中和静脉血栓形成没有影响 [368]。年龄对 HT-EP（子宫完整的女性，联用雌激素/孕激素）的影响不太明显，因为所有年龄组的乳腺癌、脑卒中和静脉血栓形成风险均增加。总体上看，在应用 HT-E 和 HT-EP 的人中，年轻女性发生不良事件的风险低于老年女性 [368]。

表 17-9 总结了 18 项近期试验 [包括两项 WHI 试验（HT-EP 和 HT-E）] 的近期获益与危害分析，显示了干预期的结果，如每年每万名女性的绝对风险、比率差异和各种慢性病临床结局的相对风险 [378]。与应用安慰剂相比，应用 HT-E 者每年每万人患糖尿病（–19 例，95%CI –34～–3）和骨折（–53 例，95%CI –69～–39）的风险显著降低。另外，HT-E 使用者每年每万人患胆囊疾病（＋30 例，95%CI 16～48）、脑卒中（＋11 例，95%CI 2～23）、静脉血栓栓塞（＋11 例，95%CI 3～22）和尿失禁（＋1261 例，95%CI 880～1689）的风险增加（表 17-9）[378]。

与应用安慰剂相比，应用 HT-EP 者每年每万人患结直肠癌（–6 例，95%CI –9～–1）、糖尿病（–14 例，95%CI –24～–3）和骨折（–44 例，95%CI –71～–13）的风险降低 [378]。应用 HT-EP 的人每年每万人患浸润性乳腺癌（＋9 例，95%CI 1～19）、可疑痴呆（＋22 例，95%CI 4～53）、胆囊疾病（＋21 例，95%CI 10～34）、脑卒中（＋9 例，95%CI 2～19）、尿失禁（＋876 例，95%CI 606～1168）和静脉血栓栓塞（＋21 例，95%CI 12～33）的风险增加 [378]。这项涵盖 18 项试验（包括 WHI 试验）的 Meta 分析和综述的作者指出 [378]，"关于早期启动激素治疗的获益和危害，现有证据仍不足以得出明确结论"。

对 WHI 试验结果的分析表明，两种 HT 方式均未改变死亡率 [368, 370]。有趣的是，两项试验对乳腺癌的研究结果存在分歧。而对于癌症和心血管疾病的研究结果而言，HT-EP 似乎比 HT-E 更为不利 [368, 370]。虽然 HT 对于减少血管舒缩症状的获益明显且可观，但其他生活质量指标的研究结果则与之差别很大 [368, 370]。

女性的年龄和绝经后的时间，似乎是影响大多数 WHI 试验结果的关键因素 [368, 370]。在 HT-E 试验中，

50—59 岁的低龄组在全因死亡率、心肌梗死、结直肠癌和总体指数方面更有利 [368]。然而，年龄并不影响两种 HT 方案相关的脑卒中、静脉血栓形成、胆囊疾病或尿失禁风险的增加。在应用 HT-EP 者之中，乳腺癌是另外的不良反应。尽管绝经后心肌梗死的风险随时间而变化，但 HT-EP 在所有年龄组的慢性疾病事件发生上的总风险大于获益 [368]。总体而言，应用 HT-E 者，不同年龄危险比的差异比应用 HT-EP 者更明显 [368, 370]。不过，在 HT-E 和 HT-EP 试验中，低龄女性发生不良结果的风险远低于高龄女性。每年每万名应用 HT-EP 的女性中，以全球指数衡量的绝对风险，从 50—59 岁区间的增加 12 例病例到 70—79 岁区间的增加 38 例病例，对于应用 HT-E 者，从 50—59 岁区间的减少 19 例病例到 70—79 岁区间的增加 51 例病例 [370]。总的来说，两项 WHI 试验的结果表明，HT 对高龄女性和心血管病基线风险较高的女性而言，患冠心病的风险增加，而在低龄和低风险女性中，HT-EP 的结果趋于中性，HT-E 的结果趋于良性 [370]。应用 HT 对 65 岁以上女性的认知功能有负面影响，而对 55 岁以下女性的影响是中性的 [370, 379]。

（二）激素治疗的风险和禁忌证

1. **冠心病**　有数据表明，在绝经后数年才开始应用 HT 与患冠心病风险增加有关，而绝经后不久即应用 HT 则不然。HT-EP 或 HT-E 不能预防冠心病，正相反，应用 HT-EP 者的冠心病发病率可能会有小幅度但有意义的增加；这些既往患有冠心病的女性和健康女性处于风险中 [368, 380]。HT-E 则不会增加健康女性患冠心病的风险 [368]。

2. **脑卒中**　另一个在两项 WHI 试验和 HERS 中一致的结果是，被分配到 HT-E 或 HT-EP 的女性脑卒中风险均增加。脑卒中风险的增加可能归因于激素方案中的雌激素成分，因为在应用 HT-E 和 HT-EP 者中，雌激素成分的增加具有统计学意义 [368, 370, 380]。

3. **肺栓塞**　在所有随机研究中均观察到肺栓塞发病增加，尽管在 WHI 的 HT-E 试验中，风险降低且无统计学意义 [368, 370, 380]。

4. **乳腺癌**　在患乳腺癌的风险方面，WHI HT-E 试验的结果明显不同于 HERS 和 WHI HT-EP 试验的结果 [370]。WHI HT-E 试验表明，在干预期内患乳腺癌的风险有降低的趋势，尽管这种趋势的统计学意义并不显著。在累积（干预期内加干预结束后）随访期间，这种保护性作用具有统计学意义（HR=0.79，CI 0.65～0.97）[368]。这一结果与一篇观察性文献的发现大相径庭，该文献报道称，单独使用雌激素制剂时各项风险大多有中等程度的增加 [381]。然而，在对既往绝经后应用 HT 进行对照，并对从绝经到首次绝经后应用 HT 的时间进行额外对照后，观察性和随机试验数据之间的风险比就高度一致了 [381]。尽管如此，HT-EP

表17-9 单用雌激素和雌激素＋孕激素治疗的女性的各项绝对风险降低或增加

单用雌激素治疗

临床结局	试验次数	证据强度	RR（95%CI）	每10 000名女性发生该事件的绝对风险差异（95%CI）
乳腺癌（侵袭性）	1	中	0.79（0.61～1.01）	−52（−97～3）
结直肠癌	1	低	1.15（0.81～1.63）	16（−20～73）
肺癌	1	低	1.04（0.73～1.48）	5（−30～54）
冠心病	3	高	0.95（0.79～1.14）	−20（−82～55）
痴呆（可疑）	1	低	1.49（0.84～2.66）	63（−21～213）
糖尿病	1	中	0.87（0.77～0.98）	−137（−242～−21）
骨折（骨质疏松性）	1	高	0.73（0.65～0.80）	−382（−495～−283）
胆囊疾病	1	中	1.63（1.33～2.00）	213（111～338）
脑卒中	1	中	1.33（1.06～1.67）	79（14～160）
尿失禁	1	中	1.53（1.37～1.71）	1261（880～1689）
静脉血栓栓塞	1	中	1.43（1.11～1.85）	78（20～153）
全因死亡率	3	高	1.01（0.88～1.17）	6（−74～96）

雌激素＋孕激素治疗

临床结局	试验次数	证据强度	RR（95%CI）	每10 000名女性发生该事件的绝对风险差异（95%CI）
乳腺癌（侵袭性）	1	高	1.27（1.0～1.56）	52（6～107）
宫颈癌	1	低	1.52（0.50～4.66）	3（−3～23）
结直肠癌	1	中	0.64（0.44～0.91）	−33（−52～−8）
子宫内膜癌	1	低	0.86（0.51～1.44）	−5（−18～6）
肺癌	1	中	1.06（0.77～1.46）	5（−20～40）
卵巢癌	1	低	1.43（0.76～2.69）	9（−5～33）
冠心病	3	高	1.23（1.00～1.52）	41（7～93）
痴呆（可疑）	1	中	1.97（1.16～3.33）	88（15～213）
糖尿病	1	中	0.84（0.72～0.97）	−77（−135～−15）
骨折（骨质疏松性）	5	高	0.80（0.68～0.94）	−221（−353～−66）
胆囊疾病	1	中	1.59（1.29～1.97）	116（57～190）
脑卒中	1	高	1.39（1.09～1.77）	53（12～104）
尿失禁	1	中	1.39（1.27～1.52）	876（606～1168）
静脉血栓栓塞	1	中	1.95（1.54～2.47）	120（68～185）
全因死亡率	3	中	1.01（0.88～1.17）	4（−48～68）

试验中观察到的较高的乳腺癌风险，可能代表了这些研究中使用的孕激素 MPA 的有害附加效应[368]。在 WHI HT-EP 试验中，乳腺癌风险增加具有统计学意义，表明在 5.6 年干预期内每年每万人增加 9 例的归因风险[368]。这种风险持续存在，并在干预期后仍明显存在，导致在 13 年的累积随访期间，每年每万人增加 9 例的总体风险[368]。这一结果与 HERS 研究结果中的趋势一致且程度相当，并得到大型观察性研究证据的支持，表明在雌激素中添加 MPA 或其他孕激素可能会显著增加患乳腺癌的风险[382]（表 17-9）。

5. 痴呆 在大于 65 岁的绝经后女性中，应用 HT-EP 显著增加患痴呆的风险，导致每年每万人患病增加 23 例[383]。阿尔茨海默病是痴呆最常见的类型。HT-E 也有相似的趋势，但并没有统计学意义[383]。当合并数据后，应用 HT 显著增加了可能的痴呆风险[383]。

6. 高甘油三酯血症 高甘油三酯血症加重是 HT 的罕见不良反应，尤其是在严重家族性高甘油三酯血症患者中。口服雌激素治疗方案可加速既往甘油三酯水平升高的女性发生严重高甘油三酯血症，从而诱发胰腺炎[384]。在甘油三酯水平显著升高的女性中雌激素替代治疗是相对禁忌的。

7. 胆囊疾病 两项 WHI 试验（HT-E 和 HT-EP）均表明雌激素治疗会大大增加患胆囊疾病或手术的风险[385]。两项试验均表明患胆囊炎和胆石症的风险升高。不论接受哪一种 HT 方案的女性，都更有可能需要接受胆囊切除术[368, 370]。这些数据表明，使用雌激素治疗的绝经后女性患胆道疾病的风险增加。在决定是否使用雌激素治疗时，可能需要考虑与这些结果相关的发病率和费用。既往存在胆囊疾病是雌激素替代治疗的相对禁忌证。

8. 尿失禁 应用 HT-E 和 HT-EP 者发生尿失禁的风险都显著增高[378]。尿失禁的类型或潜在机制尚不清楚。因此，在解决这些问题前，尿失禁至少应被视为相对禁忌证。

（三）激素治疗的适应证

1. 潮热 应用 HT-E 或 HT-EP 可有效治疗大多数女性的潮热[386]。目前，潮热是短期应用 HT（<5 年）最常见的适应证。

2. 骨折 HT-EP 或 HT-E 可显著降低髋部、脊椎和其他骨质疏松性骨折的发生率[368]。在这种情况下，对雌激素和骨折风险的观察性研究及使用替代性终点（即 BMD）的试验结果，与预防骨折的临床试验结果一致[378]。

3. 糖尿病 糖尿病在 HT-E 和 HT-EP 使用者中都明显很少见[368, 370, 378]。因此，在开始使用任一形式 HT 的绝经女性中，应考虑预防糖尿病[378]。

（四）WHI 后激素治疗推荐方案

许多出版物提供了 HT 选用流程图，临床医生可以参考其来做决定[370]。我们提供一些有用的原则，以指导临床医生和患者制订最佳计划，满足其短期和长期的需求和期望。对 HT 感兴趣的女性在决定治疗方案时，需要对 HT 的潜在获益和潜在风险做出平衡[370, 387]。HT 对治疗潮热非常有效，对于这种适应证，子宫完整的女性应接受 HT-EP，而无子宫者则应接受 HT-E，因为添加孕激素的唯一已知获益是预防子宫内膜癌。总的来说，HT-E 似乎比 HT-EP 风险小[386]。尽管如此，HT-E 也有不良反应，谨慎的做法是无论应用哪种 HT 方案都保持低剂量、短时间治疗[386]。

许多临床医生和流行病学家都认为，对于有中重度症状的近期绝经女性而言，如无冠心病、脑卒中、乳腺癌或静脉血栓栓塞既往史或高风险因素，使用最低有效剂量的雌激素进行短期雌激素治疗是一个合理的选择[370, 387]。应用 HT 通常持续 2～3 年，但很少超过 5 年，因为在几年后绝经带来的症状就会消失，而患乳腺癌的风险却随着应用 HT 时间延长而增加[386]。

少数女性可能在停用 HT 后因症状严重且持续还需要长期治疗。可鼓励其首先尝试非激素疗法，如选择性 5- 羟色胺再摄取抑制剂；只有在这些替代方案无效的情况下，才应恢复雌激素治疗[369, 386]。对于泌尿生殖系统萎缩的孤立症状，选用全身吸收相对较少和对子宫内膜影响相对较小的低剂量阴道雌激素是非常有好处的[387]。

由于没有证据表明绝经后应用 HT-E 治疗的总体净获益，并且有证据表明 HT-EP 有危害，两种治疗都不应用于预防冠心病或改善精神功能[378]。

（五）激素治疗的目标人群

在性腺发育不良和手术性绝经的女性中，雌激素缺乏的时间延长。对这些患者建议进行雌激素替代治疗，以减少潮热，并长期预防骨质疏松和靶器官萎缩。对于不吸烟的 45 岁以下的女性，可提供低剂量避孕药。对超过 45 岁者，采用相当于 0.625mg 结合马雌激素剂量的雌激素可能更合适，因为血栓栓塞事件的发生风险随年龄增加而大幅增加。对于子宫完整的女性，应推荐采用连续或周期性雌激素 - 孕激素联合用药；而对于无子宫的女性，建议选择单用雌激素的方案。

在围绝经期，联合使用雌激素和孕激素可以抑制潮热。由于与雌激素缺乏相关的骨质流失也是在这一时期开始的，对于应用 HT 来预防潮热的女性来说，一个好处是治疗的数年内可以暂缓骨质流失[388]。对于围绝经期女性来说，应在 HT 开始前通过子宫内膜活检来评估原因不明的子宫出血。

（六）雌激素制剂和雌激素的有益剂量

1. 口服雌激素：结合共轭马雌激素 有效治疗潮热的雌激素量各不相同。对于治疗潮热而言，合理剂量是从 0.3mg/d CEE（或 0.5mg/d 的微粒化雌二醇）开始，并逐渐加量至 0.625mg/d CEE（相当于 1mg/d

微粒化雌二醇），再进一步加量至 1.25mg/d CEE（相当于 2mg/d 微粒化雌二醇）。如果 1.25mg/d CEE 或等效的透皮雌二醇剂量仍不能缓解潮热的症状，那么更高的剂量也不太可能有效。在这种情况下，应排除其他诊断（如结核病、抑郁症、甲状腺疾病）。

低剂量雌激素（0.3mg/d CEE 或 0.5mg/d 微粒化雌二醇）如能将血液雌二醇水平维持在 17~32pg/ml（平均 22pg/ml），可能足以维持绝经早期女性的骨密度和缓解绝经的症状[389]。需特别应注意的是，应通过定期的双能 X 线吸收法（dual-energy x-ray absorptiometry，DXA）来评估骨质疏松和骨折风险，因为低剂量的雌激素制剂可能无法防止骨质流失。雌激素对动脉血栓形成的影响可能与其剂量有关[389]。在选择 HT 的剂量时，必须达到并维持最低的有益的循环雌二醇水平，应避免更高的水平，以尽量降低血栓形成的风险。

在雌激素替代治疗中加入孕激素，无论是周期性还是持续性，都能降低雌激素诱导的子宫内膜增生或癌变的风险，但也会带来额外的问题，其中包括在接受周期性治疗的女性中，多达 90% 的女性有规律的撤退性出血，以及在接受持续性雌激素加孕激素治疗的女性中，20% 的女性出现不规则的点滴出血[390]。孕激素似乎能降低雌激素对 HDL 和 LDL-C 的有益作用，

并增加患肺栓塞、冠心病和乳腺癌的风险[368, 370, 380]。

一种序贯疗法由来已久，即在每个月的第 1~25 天口服 0.625mg CEE 或等效剂量的各种可用产品（图 17-36）。在第 12~25 天或第 16~25 天添加 5mg MPA，预计每月第 26 天或之后会出现撤退性出血。另有一种常见的周期性方案，即持续口服 0.625mg 的 CEE 或等效日剂量（图 17-36）。在每月的前 10~14 天，每天添加 5mg MPA。1 年的随机试验数据表明，5mg 与 10mg 保护子宫内膜的效果一样[391]。在采用持续性或周期性治疗方案的女性中，90% 的女性会发生孕激素撤退性出血[392, 393]。这些治疗方案还可能导致不良症状的产生，这些症状与相对较高的孕激素日剂量相关，包括乳房压痛、腹胀、液体潴留和抑郁。建议尽可能使用最低剂量的孕激素。

连续性联合治疗方法具有减少出血和闭经的潜在好处，但偶尔会出现突破性出血（图 17-36）[392, 393]。在该治疗方案中，每天口服 0.625mg CEE 和 2.5mg MPA 的组合。连续性联合治疗方案简单方便，经过至少 6 个月的应用后，80% 的患者成功闭经。另外 20% 的患者继续出现某种程度的不可预测性出血。连续性联合治疗方案的使用者总体依从性要好得多。此外，较低的 MPA 每天剂量使应用此方案的患者乳腺压痛发

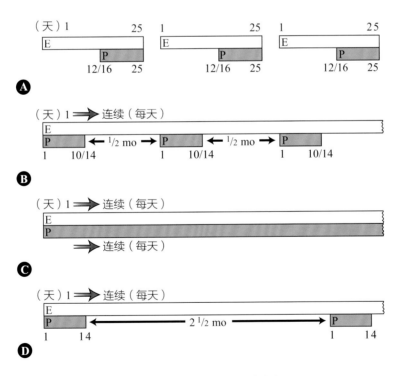

▲ 图 17-36　激素治疗方案

绝经后女性需要使用外源性替代性雌激素（E），以防止骨质疏松、泌尿生殖道萎缩和潮热。对于保留子宫的绝经后女性，应在雌激素中添加孕激素（P），以防止子宫内膜增生和癌变。E 和 P 表示几种方式给药。A 和 B. 接受激素治疗的绝经后女性在每个 P 疗程后会发生撤退性出血。C. E 和 P 一起给药。在连续 1 年的联合治疗后，有 20% 的概率发生意外突破性出血。D. 这种较新的方案是为了尽量减少孕激素的有害影响。尚不清楚其对子宫内膜增生或癌症风险的长期安全性。每 3 个月 1 次 P 疗程后发生可预测出血被认为是令人放心的

生率较低。其他雌激素 – 孕激素组合也可用于类似的连续性方案。

周期性孕激素的使用频率也较低，如每 3～6 个月使用 1 次。当添加到标准剂量的雌激素中时，每 3 个月服用 10mg MPA，持续 14 天，可产生 1.5% 的子宫内膜增生率（该比率低到足以解读为子宫内膜保护作用），每 6 个月一次的长期 MPA 方案也可降低子宫内膜癌发生率 [394, 395]。然而，临床医生还没有确定与低剂量雌激素一起使用的最佳孕激素剂量和时间，可以合理地认为低剂量雌激素的使用需要较少的孕激素来保护子宫内膜。

对于大多数绝经后女性而言，可以将其 HT 方案从标准剂量 HT，转换为低剂量雌激素联合每 3 个月持续 15 天的 MPA 治疗，或一开始就以此低剂量开始 HT [389]。尽管其对子宫内膜增生的长期安全性尚未得到证实，但以下方案似乎是治疗潮热和预防骨质疏松的合理折中方案，同时最大限度地降低应用孕激素和大剂量雌激素的有害影响 [389]：连续给药 0.3mg/d CEE 或 0.025mg 透皮雌二醇。每 3 个月服用 5mg MPA，持续 14 天（图 17–36D）。每次周期性孕激素摄入后，若出现撤退性出血，并且未发生不规则出血，则不需要进行子宫内膜活检。该方案可持续应用 5 年。停用 HT 后，如果有需要，绝经后女性可以改用双膦酸盐或 SERM 保护骨骼。

2. 透皮雌激素 透皮雌激素制剂在治疗潮热和维持骨密度方面似乎与口服雌激素一样有效，但它们的代谢特征不同。口服雌激素似乎对脂蛋白谱有良好的影响。然而，口服雌激素也与一些不利因素相关，包括血清甘油三酯、CRP、纤维蛋白原、Ⅶ因子和 PAI1 型的不利变化 [387]。一项临床试验的 Meta 分析表明，口服 HT 者与使用透皮雌激素者相比，其发生静脉血栓栓塞事件的风险更高 [387]。关于透皮雌激素对冠心病和脑卒中风险影响的临床试验数据有限 [387]。

0.05mg/d 透皮雌二醇相当于口服 0.625mg CEE 或口服 1mg 微粒化雌二醇。低剂量透皮制剂包括 0.025mg 雌二醇（相当于 0.3mg 口服 CEE）。也可选择超低剂量透皮雌二醇制剂（0.014mg）。对较小剂量无反应的女性，可使用 0.1mg/d 的高剂量透皮雌二醇（相当于 1.25mg/d CEE）。对于有潮热的普通绝经女性来说，合理的起始剂量为 0.025mg，子宫完整的女性应同时服用孕激素。

3. 阴道雌激素 阴道雌激素制剂是绝经相关阴道萎缩症状的首选初始治疗。在用于缓解外阴阴道症状时，通过阴道施用的低剂量阴道片、环和乳膏效果等同。通常起始剂量为 0.625mg CEE（1g 乳膏），每天阴道使用，持续 1 周；下述维持剂量为每周 2 次。一项为期 12 周的研究旨在阐明缓解阴道症状的雌二醇乳膏的最低有效剂量，报道称，100% 的女性对最低

剂量的测试（10μg/d）有反应。使用高度敏感的检测方法测定提示，循环雌二醇水平保持在绝经后范围内（3～10pg/ml，13.6～36.7pmol/L），并且阴道细胞学特征改善显著，阴道 PH 亦明显降低。研究过程中未发现子宫内膜增生 [396]。

（七）绝经后激素治疗期间突破性出血的处理

在接受雌激素联合孕激素周期性给药的女性中，90% 的女性每月都会出现可预测的孕激素撤退性出血。在治疗的前 6 个月内，持续的雌激素 – 孕激素联合治疗导致约 40% 的女性出现突破性出血，其余 60% 出现闭经。在使用连续性联合方案的女性中，阴道出血模式难以预测，这导致许多患者焦虑，但在接受治疗 1 年后，突破性出血的发生率降至 20%[392, 393, 397]。尽管如此，突破性出血仍然是中止该疗法的最重要原因。相当多的患者对此无法接受，她们倾向于切换为周期性孕激素方案或索性完全停止 HT。目前尚无有效的药理学方法来处理与连续性联合雌激素 – 孕激素方案相关的突破性出血。医生只能向患者保证，出血可能在 HT 开始后的 1 年内消失。如果突破性出血持续超过 1 年，该方案可能被改为每天雌激素加周期性孕激素治疗。

绝经后闭经患者可随时开始应用 HT。有月经过少、潮热或其他相关症状的围绝经期女性也可应用 HT。在月经过少的患者中，HT 方案可在某一次月经稀少的第 3 天开始。如果待应用 HT 者没有不规则子宫出血，则在开始治疗前不必常规进行子宫内膜活检。有研究表明，无症状的绝经后女性很少发生子宫内膜异常 [341, 397, 398]。在诊室内使用薄塑料活检套管进行预处理活检的方法，仅用于子宫内膜增生风险较高的患者（如不可预测的子宫出血、PCOS 或慢性无排卵史、肥胖、肝病、糖尿病）即可。

雌激素 – 孕激素联合用药并不能杜绝子宫内膜癌的发生 [399]。因此，对于接受 HT 的女性，如果出现不规则的子宫出血，则有必要排除子宫内膜恶性肿瘤。重要的是区分是突破性出血还是由增生或癌症引起的出血。在 HT 期间，由于突破性出血很常见，必须多次进行子宫内膜活检才能发现一例罕见的子宫内膜异常。为了减少活检的次数，经阴道超声被引进用于筛查 [135]。经阴道超声测量的绝经后女性的子宫内膜厚度，与是否存在病理变化相关 [135]。接受周期性或每天联合 HT 方案且子宫内膜厚度小于 5mm 的患者可以采取保守治疗 [400–402]。子宫内膜厚度≥5mm 则需要活检。基于该算法，估计 50%～75% 接受 HT 的出血患者，经超声评估需要活检 [135]。

（八）乳腺癌幸存者更年期症状的治疗

血管舒缩症状是乳腺癌幸存者的主要问题。大约 65% 的女性在接受乳腺癌治疗后出现潮热症状（大部分很严重）[403]。在使用他莫昔芬者和接受化疗者中潮热更常见。高达 90% 接受化疗和使用他莫昔芬的绝经

前女性有血管舒缩症状[403]。

乳腺癌幸存者经常寻求缓解潮热的方法[404]。由于担心雌激素可能刺激肿瘤复发，乳腺癌患者通常不应用 HT。一项随机研究表明，在长期随访后，在使用 HT 的幸存者中新发生乳腺癌事件的风险增加有统计学意义[405]。在这项随机、非安慰剂对照研究中，442 名女性被分为两组，一组接受 HT-EP 或 HT-E，另一组不用激素，只接受最佳对症治疗，随访中位时间为 4 年。HT 组的 221 名女性中有 39 名女性诊断出新发乳腺癌，对照组的 221 名女性中有 17 名（HR=2.4，95%CI 1.3～4.2）。HT 组 5 年累积乳腺癌发病率为 22.2%，对照组为 8%。未发现乳腺癌死亡率有差异[405]。

由于与 HT 相关的乳腺癌复发率较高，许多乳腺癌幸存者寻求非激素的替代品，包括其他药物、草药或饮食疗法、心身或行为疗法[403]。以心身或行为疗法治疗潮热对乳腺癌幸存者特别有吸引力，因为这些疗法没有药物引起的不良反应，但它们是否有效还不能确定[386, 403, 404]。

几种非激素类药物现已超适应证用于不能或不愿使用 HT 的女性。在非 HT 治疗中，已发现 SSRI、5-羟色胺 – 去甲肾上腺素再摄取抑制剂、可乐定及加巴喷丁比安慰剂更有效[387]。尽管所有这些非甾体药物都可以减少每天潮热的次数，但其疗效远远低于雌激素，而且这些药物都有严重的不良反应，可能限制其在某些女性中的使用。现已发现黑升麻或红三叶草提取物无效，大豆异黄酮提取物的研究结果混杂[387]。各药物治疗潮热的有效剂量如下：帕罗西汀（一种 SSRI）10～20mg/d，帕罗西丁控释剂 12.5～25mg/d，文拉法辛（一种 SNRI）75mg/d，地文拉法辛（一种 SNRI）100mg/d，加巴喷丁 900mg/d[386]。加巴喷丁应在睡前给药，以较低剂量起始，逐渐增加剂量。他莫昔芬向其最活跃的代谢物内昔芬的代谢可被帕罗西汀降低，故接受他莫昔芬治疗的乳腺癌患者应避免使用帕罗西汀[387]。

对于乳腺癌幸存者的骨质疏松的长期预防，三苯氧胺、雷洛昔芬或双膦酸盐是可选的。然而，三苯氧胺和雷洛昔芬会加剧潮热的症状[404]。

（九）SERM 和双膦酸盐用于预防骨质疏松

有骨质疏松风险的绝经后女性应至少做一次 DXA 扫描来筛查骨质疏松。根据初期结果和其他风险因素，应定期复查 DXA，最好是每年或隔年 1 次，以监测骨质疏松治疗和预防的有效性[406]。

SERM 是一种在部分靶组织中起雌激素作用，而在其他靶组织中发挥拮抗雌激素作用的化合物（见第 29 章）[407]。他莫昔芬是第一批 SERM 之一，已观察到其在骨骼发挥雌激素激动剂活性，同时在乳腺发挥雌激素拮抗药活性[407]。三苯氧胺最初被批准用于治疗和预防乳腺癌。他莫昔芬的一个不良作用是其对子宫

内膜具有雌激素样作用。此后开发出来的第二代化合物，最著名的是雷洛昔芬，它对骨骼、脂质和凝血系统具有雌激素样作用；对乳腺有雌激素拮抗作用；未检测出对子宫内膜的作用[408]。2007 年，FDA 批准雷洛昔芬用于在有骨质疏松或侵袭性乳腺癌高危因素的绝经后女性中，降低患侵袭性乳腺癌的风险。雷洛昔芬最常用于预防和治疗绝经后女性的骨质疏松[409]。

在安慰剂对照试验中，雷洛昔芬可减少椎骨骨折的发生，而他莫昔芬可减少非椎骨骨折的发生[408]。在一项随机、一对一试验中，他莫昔芬和雷洛昔芬对多个部位的骨折具有相似的作用[408]。然而，这两种药物均未被证明能预防髋部骨折。与安慰剂相比，他莫昔芬或雷洛昔芬每年每 1000 名女性可减少 7～10 例侵袭性乳腺癌[408]。三苯氧胺和雷洛昔芬降低 ER 阳性乳腺癌的发病，但不降低 ER 阴性乳腺癌、非侵袭性乳腺癌的发病或死亡率[408]。应用他莫昔芬和雷洛昔芬使每年每 1000 名女性增加 4～7 例血栓栓塞事件，雷洛昔芬比他莫昔芬引起的事件更少。与安慰剂相比，应用他莫昔芬使每年每 1000 名女性中增加 4 例子宫内膜癌，并可导致白内障[408]。雷洛昔芬的使用与子宫内膜癌或白内障风险无关[408]。三苯氧胺最常见的不良反应是潮热和其他血管舒缩症状，以及阴道有分泌物、瘙痒或干燥。对于雷洛昔芬而言，血管舒缩症状和腿部痉挛最常见。在一项一对一试验中，在雷洛昔芬使用者中报告了更多的肌肉骨骼问题、性交困难和体重增加，而他莫昔芬使用者有更多的妇科问题、血管舒缩症状和膀胱控制症状[408]。三苯氧胺和雷洛昔芬可用于降低绝经后女性椎体骨折和浸润性乳腺癌的发病率。两药的主要缺点是，均可增加潮热和血栓栓塞事件的风险，他莫昔芬还可增加子宫内膜癌风险。

SERM 对于绝经后女性雌激素缺乏的某些方面是有效的，但最近的数据表明，将 SERM 与雌激素搭配使用，可能为子宫完整的女性提供更理想的治疗方案。2013 年，FDA 批准巴多昔芬/CEE 用于治疗绝经症状和预防绝经后骨质疏松，但不用于治疗骨质疏松[409]。这是一种固定剂量的联合药物，含有 SERM 巴多昔芬和 CEE[410]。已证明这种新药对子宫完整的绝经后女性有效，使其避免使用孕激素，从而规避其潜在不良反应[410]。

绝经后骨质疏松的主要治疗目标是通过维持或增加骨密度，以及减少过度骨转换来预防骨折[411]。双膦酸盐通过抑制破骨细胞与骨基质的黏附，以及促进破骨细胞的程序性死亡来抑制骨吸收。在许多临床试验中，它们增加了骨密度并降低了骨质疏松性骨折的风险[411]。FDA 已经批准一些双膦酸盐用于治疗骨质疏松。口服阿仑膦酸盐和口服利塞膦酸盐分别于 1995 年和 2000 年被批准。2003 年口服伊班膦酸盐被批准，2006 年静脉注射伊班膦酸盐被批准。2007 年静脉注射唑来膦酸被

批准。唑来膦酸每年 1 次在 15min 内输注 5mg[409]。阿仑膦酸盐每周 1 次 35mg 或 70mg 片剂，或每天 1 次 5mg 或 10mg 片剂；利塞膦酸盐每天 1 次 5mg 片剂、每周 1 次 35mg 片剂或每月 1 次 150mg 片剂；伊班膦酸盐每月 1 次 150mg 片剂或每 3 个月静脉注射 3mg[412]。

在骨质疏松的绝经后女性中，与安慰剂对照相比，所有被批准的双膦酸盐类药物平均降低新发椎骨骨折 50% 的相对风险[412, 413]。阿仑膦酸盐、利塞膦酸盐和唑来膦酸可降低新发非椎骨和髋部骨折的相对风险[411]。阿仑膦酸盐和利塞膦酸盐的临床试验延长期分别为 10 年和 7 年，结果表明，长期治疗期间疗效保持不变[411]。此外，在停止长期（≥5 年）的阿仑膦酸盐治疗后，在随后的 3～5 年内骨量流失很少[414]。与 SERM 的情况一样，关于最佳剂量、治疗持续时间、给药时间点、长期影响和对非白种人女性的影响，仍然缺乏确切的数据。每年输注一次唑来膦酸的选择似乎很有吸引力，因其依从性更好，与口服双膦酸盐相关的食管炎不良反应也更少[404]。

颌骨坏死是双膦酸盐治疗的一种罕见但严重的不良反应。计划拔牙的双膦酸盐使用者应与他们的牙科医生讨论这种不良反应，因为拔牙可能使他们更容易发生颌骨坏死[415]。在绝经前对雌激素有反应的早期乳腺癌患者中，在辅助内分泌治疗中添加唑来膦酸可减少所有身体部位的疾病复发，提高无病生存率[416]。对于无乳腺癌既往史的绝经后女性，双膦酸盐预防乳腺癌的潜力仍需进一步研究探索。

大量病例报道和最近的一项回顾性研究表明，口服双膦酸盐 5 年左右会增加患食管癌的风险。在西方国家，60 岁以上患者的食管癌发病率，估计在口服双膦酸盐 5 年后，从 1‰ 增加到 2‰[417, 418]。然而，另一项回顾性研究没有发现这种关联[419]。在获得更准确的数据之前，医疗服务者应避免给 Barrett 食管患者开口服双膦酸盐的处方，这是食管癌的一个已知风险因素[417]。

替勃龙预防骨质疏松 替勃龙是一种具有雌激素、雄激素和孕激素特性的合成类固醇，在许多国家被批准用于治疗更年期症状和预防骨质疏松。替勃龙可以保持骨密度，减少潮热，还可能增加绝经后女性的性欲和阴道润滑度[420]。一项随机研究表明，替勃龙降低了骨折、乳腺癌和可能的结肠癌的风险，但增加了患骨质疏松症的老年女性的脑卒中风险[420]。替勃龙不应用于乳腺癌幸存者，因为它会增加乳腺癌复发风险[404, 421]。替勃龙在美国没有供应。

第18章　激素避孕
Hormonal Contraception

REBECCA H. ALLEN　ANDREW M. KAUNITZ　MARTHA HICKEY　ANNABELLE BRENNAN　著

赵艳艳　张　莹　郭　丰　邵明玮　刘艳霞　刘彦玲　任高飞
杜培洁　秦贵军　译　　曾天舒　校

要点

- 减少卫生保健系统对起始和持续使用避孕药具存在的困难，对于降低意外妊娠率非常重要。这些困难包括要求进行不必要的健康检查，等到月经来潮时才开始使用，不适当的禁忌证，以及未能为基于处方的方法提供足够的补充方案。美国疾病控制和预防中心的避孕药具使用建议选编提供了以证据为基础的指导方针，以帮助临床医生提供服务给需要避孕的女性。
- 长效可逆避孕方法包括铜制宫内节育器、左炔诺孕酮宫内节育器和依托孕烯皮下埋植剂，与短效方法相比，具有更好的避孕效果，相当于绝育，而且持续率和满意度更高。这些方法可以提供给所有女性，包括寻求避孕的青少年。
- 理想情况下，紧急避孕措施应提供给有计划外妊娠风险的女性。铜质宫内节育器是最有效的紧急避孕措施，其次是口服醋酸乌利司他和口服左炔诺孕酮。
- 高剂量左炔诺孕酮宫内节育器除了提供高效的避孕措施外，也是治疗月经过多的一线治疗方法，是子宫内膜消融和子宫切除术的有效替代方法。
- 患有基础疾病的女性妊娠，与孕产妇及围产期发病率和死亡率增高有关；因此，在这种情况下，实施有效的产前保健及计划生育保健尤为重要。医护人员在为这些女性提供服务时，应参考美国疾病控制和预防中心的美国避孕药具使用资格标准。

　　预防意外妊娠仍然是发达国家和发展中国家女性、夫妻和临床医生面临的挑战。对于所有夫妻来说，能够获得避孕药具非常重要，因为只有这样，他们才能根据社会、经济和健康因素来计划生育的时间和间隔[1]。美国及其他发达国家的大多数女性都希望生育两个孩子[2]。因此，平均而言，性行为活跃的女性将其生命中超过30年的时间用于避免意外妊娠。尽管如此，在美国意外妊娠仍然占到将近一半（45%）[3]。在意外妊娠中，持续正确使用避孕措施的女性只占5%，偶尔使用避孕措施或避孕措施使用不正确的女性占41%，而不使用任何避孕方法的女性占54%。意外妊娠或妊娠间隔太近均会导致不良的母婴健康结局[4]。在发展中国家，孕产妇发病和死亡的重要原因是分娩和不安全流产，而意外妊娠率估计为每1000名女性65人[5]。避孕咨询和避孕措施的提供应在性活动开始前进行，并持续至生育期。尽管发生率正在下降，美国仍然是发达国家中青少年妊娠率最高的国家之一[6]。青少年养育子女可能会对自己及其子女和家庭产生不利影响[7]。通过加强禁欲来预防非计划妊娠的方案在很大程度上是无效的。非激素类避孕药具，如男用避孕套，在预防性传播感染（sexually transmitted infection，STI）方面可能有益，但高度依赖于使用者，在许多人群中不能可靠地预防意外妊娠。女性激素类避孕药与含铜宫内节育器（intrauterine device，IUD）一起，代表了最有效、最可接受的可逆性避孕选择；男性激素类避孕药还没有达到这一目标。理想的避孕方法是安全、高效、私密、价廉、长效、可逆，并且在女性的可控之下。它不需要在性交时或性交前后才启动。理想的避孕方法还能防止性传播感染。由于理想的避孕方案并不存在，临床医生面临的挑战是如何根据女性及其伴侣的医疗、个人和社会需求来个体化制订避孕策略，并在整个生育期随着这些需求的变化进行必要的调整。临床医生还必须学会识别和解决存在的问题，从而安全、有效地实施所选择的措施。激素类避孕药在那些对该方法的优点和常见不良反应有充分了解，并积极参与避孕方法选择的女性最有效。关于避孕药具医疗资格的指导意见可参考美国疾病控制和预防中心（Centers for Disease Control and Prevention，CDC）的两份配套文件，分别为《2016 年美国避孕药具使用选择的实践建议》[8] 和《2016 年美国避孕药具使用医疗资格标准》[9]。

除了允许夫妻选择是否及何时生育来提高生活质量外，有效的避孕措施还能降低医疗费用[10]。男性和女性绝育及长效可逆方法（如宫内节育器、皮下埋植剂）是最经济有效的避孕选择，其次是其他激素方法（如口服避孕药）。醋酸甲羟孕酮（depot medroxyprogesterone acetate，DMPA）注射剂比口服避孕药更经济有效。与其他避孕方法相比，屏障法和行为法（即男用避孕套和体外射精）相对有效且成本最低。然而，与不使用任何方法相比，它们仍能防止大量意外妊娠，节省重要的成本。

一、避孕方法的选择

鉴于女性可选择的避孕措施很多，临床医生必须着力帮助女性选择最适合的避孕方法，并把重点放在有助于提高续用率的咨询上。最佳的避孕方法是为女性提供最安全和最有效的避孕药具，而且是她愿意选择使用并能获得的方法。这种避孕方法不仅重视医疗方面的考虑，而且还考虑到女性的偏好、价值观和所期望的预防水平，以及她在获得医疗保险或支付能力的情况下该方法的经济可承受性。临床医生在帮助女性做出合理的避孕决策时，应考虑患者的年龄、生活方式等相关情况，包括认识到避孕需求在生育期的不同阶段可能发生改变，以及风险和获益可能因年龄和健康因素而改变。对于将来考虑妊娠的女性，应该讨论避孕方案的可逆性和恢复生育能力的时间。必须考虑费用支付能力，因为可能会影响续用率，从而影响疗效。

长效可逆避孕药（即宫内节育器和植入式避孕药）具有为女性提供高避孕效果及高续用率的优势。在讨论避孕问题时，临床医生应向患者介绍所有合适的选择方案，但要按照有效性的层次来概述这些选择（图 18-1）。第 1 层包括长效可逆避孕药和绝育手术。第 2 层包括联合方法（药片、贴片和宫内节育器）、长效醋酸甲羟孕酮和纯孕激素避孕药（progestin-only pill，POP）。第 3 层是屏障法，第 4 层包括体外射精和使用杀精剂。

与所有药物一样，避孕药也具有潜在的不良反应。坦率地讨论这些影响和其他方面的预期指导可能会增加接受度。临床医生应在与意外妊娠带来的影响相比较的情况下，对避孕方案提供个体化的不良事件信息。应提供有关避孕失败和获得紧急避孕的资料。对于有性传播感染风险的人群，无论选择何种避孕方法，临床医生都应鼓励坚持使用避孕套，并尽量减少伴侣的数量。没有哪种避孕方法是完美的。每位女性在做选择时必须考虑每种方法的优缺点。最有效的方法可能是她能成功使用的方法。

二、雌激素和孕激素联合避孕药

雌激素和孕激素联合使用的方法，如果持续使用，则具有出血模式相对规律、疗效高的优点。这种联合方法有口服、经皮和经阴道制剂，为选择给药方案提供了更大的灵活性。

（一）联合口服避孕药

复方口服避孕药（combined oral contraceptives，COC）提供安全、可逆和方便的避孕方法，对于那些正确和持续服用避孕药的女性来说非常有效。在许多情况下，在咨询过程中应该加以讨论，口服避孕药还提供了除避孕之外的重要益处[11]。通过基于相关行为和医疗考虑的个性化咨询和随访策略，临床医生可以帮助女性最大限度地发挥 COC 的功效。COC 已有 50 多年的使用历史，并逐渐完善以提高安全性、有效性和可接受性。COC 在美国有近 1000 万女性使用，是目前应用最广泛的激素避孕方法[12]。目前使用的方法包含雌激素，通常为炔雌醇，剂量为 10~35μg/d，以及不同形式和剂量的孕激素。本部分介绍美国现有的 COC，重点是教育、咨询和管理措施，以最大限度地提高避孕效果。

1. 组成及配方　随着时间的推移，COC 中雌激素和孕激素的剂量逐渐降低，孕激素的种类也发生了变化。目前，美国市售的最高剂量制剂含有 50μg 雌激素，但绝大多数规定的 COC 含有 35μg 或更少。大多数用 35μg 或更少雌激素配方的现代 COC 都使用炔雌醇，这是一种强效的人工合成雌激素，半衰期长，代谢慢，无论给药途径如何（口服、经皮或阴道环），都有类似的代谢作用（如肝脏蛋白质合成）[13]。戊酸雌二醇已作为一种较新的 COC[Natazia（Bayer Healthcare Pharmaceuticals，Wayne，NJ）] 的成分上市。戊酸雌二醇是一种合成激素，在到达体循环之前被广泛代谢为雌二醇和戊酸。戊酸雌二醇（2mg/d）对子宫、卵巢及下丘脑 - 垂体 - 卵巢轴的生物学效应与 20μg 炔雌醇相似[14]。在一些欧洲国家，一种由微粉化雌二醇（1.5mg）和孕

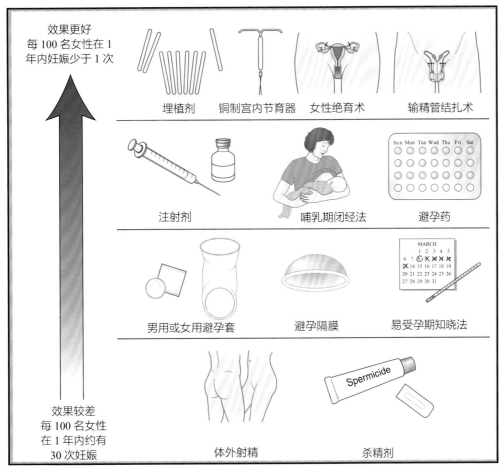

▲ 图 18-1 计划生育方法有效性的比较

改编自 World Health Organization Department of Reproductive Health and Research (WHO/RHR) and Johns Hopkins Bloomberg School of Public Health/Center for Communication Programs (CCP), Knowledge for Health Project. Family Planning: A Global Handbook for Providers (2011 update). Baltimore and Geneva: CCP and WHO; 2011.

激素醋酸诺美孕酮配制的 COC 已被批准使用，但目前尚未在美国上市 [15]。在美国上市的较早的 COC 制剂包含 5 种孕激素中的一种，包括炔诺酮、醋酸炔诺酮、双酸炔诺酮、甲基炔诺酮或左炔诺孕酮。新型制剂含有更强效的孕激素，包括诺孕酮、去氧孕烯、屈螺酮和地诺孕酮。

许多 COC 制剂在美国上市（表 18-1）。这些产品如果使用正确，在安全性或疗效方面似乎并无差异 [16]。最初 16 个 COC 的配方是通过提供 21 天雌激素和孕激素联合使用来模拟正常的月经周期，然后在发生撤退性出血时有 7 天的无激素间期（hormone-free interval，HFI）。虽然没有证据表明 HFI 对健康有任何益处，但大多数现代 COC 仍沿用这种方法，每 28 天的包装中含有 21~24 天的活性药片；在大多数配方中，HFI 期间服用不含活性药物的药片。与 21/7 方案相比，24/4 方案在 HFI 期间的垂体 – 卵巢轴活性较小 [18, 19]。HFI 较短的 COC 配方使卵泡发育和可能排卵的机会减少；因此，这种配方可能更有效 [20]。若 HFI 延长至 7 天以上，部分女性可能会排卵 [20, 21]。

可以修改 HFI（缩短至 4 天）或取消 HFI，以减少激素撤退症状，包括盆腔疼痛、乳房触痛和情绪症状，并改善对痛经、盆腔疼痛和贫血等问题的治疗。这种方法可能会提高一些女性的依从性 [22]。最近的一项 Meta 分析显示，延长给药方案，月经相关症状（如头痛、水肿和盆腔疼痛）发生率降低 [17]。口服避孕药增至以 84 粒装的形式提供，然后用 7 天的惰性药片或含有炔雌醇 10μg 的药片代替传统的 HFI。这种配方每年只为女性提供 4 次预定的撤退性出血。此外，还可应用没有 HFI 的连续 COC 方案。

COC 方案在性类固醇的剂量方面也有不同，以及这些剂量是否在整个活性激素药片中保持不变也存在差异。单相制剂在每个周期的 21 片或 24 片活性激素药片中每片都有恒定剂量的雌激素和孕激素。阶段性制剂改变了孕激素的剂量，在某些配方中，活性药片中还有雌激素成分。尚无证据表明双相制剂在疗效或出血模式方面优于单相制剂 [23-25]。

表 18-1　美国已上市的口服避孕药				
类　型	商品名	雌激素	孕激素	剂量（mg）
炔雌醇，50μg 单相型	Ovcon 50	炔雌醇	炔诺酮	1
	Ogestrel 0.5/50	炔雌醇	炔诺孕酮	0.5
	Zovia 1/50	炔雌醇	双醋炔诺醇	1
	Norinyl 1/50[a]	炔雌醇 –3– 甲醚	炔诺酮	1
炔雌醇，35μg 单相型	FemconFe chewable	炔雌醇	炔诺酮	0.4
	Modicon[a]	炔雌醇	炔诺酮	0.5
	Brevicon[a]	炔雌醇	炔诺酮	0.5
	Ovcon 35[a]	炔雌醇	炔诺酮	0.4
	Ortho-Cyclen	炔雌醇	炔孕酯	0.25
	Zovia 1/35[a]	炔雌醇	双醋炔诺酮	1
	Ortho-Novum 1/35a[a]	炔雌醇	炔诺酮	1
	Norinyl 1+35[a]	炔雌醇	炔诺酮	1
炔雌醇，35μg 双相型	Ortho-Novum 10/11[a]	炔雌醇	炔诺酮	0.5/1
炔雌醇，35μg 三相型	Ortho-Novum 7/7/7[a]*	炔雌醇	炔诺酮	0.5/0.75/1
	Ortho Tri-Cyclen[a, b]	炔雌醇	炔孕酯	0.18/0.215/0.25
	Tri-Norinyl[a]	炔雌醇	炔诺酮	0.5/1.0/0.5
	Estrostep[a, b]	炔雌醇醋（20/30/35）	酸炔诺酮	1
炔雌醇，30μg 双相型	Loestrin 1.5/30[a]	炔雌醇	醋酸炔诺酮	1.5
	Ortho-Cept[a]	炔雌醇	去氧孕烯	0.15
	Desogen[a]	炔雌醇	去氧孕烯	0.15
	Lo-Ovral[a]	炔雌醇	炔诺孕酮	0.3
	Nordette[a]	炔雌醇	左炔诺孕酮	0.15
	Levora[a]	炔雌醇	左炔诺孕酮	0.15
	Yasmin[a]	炔雌醇	屈螺酮	3.0
炔雌醇，30μg 三相型	Triphasil[a]	炔雌醇（30/40/30）	左炔诺孕酮	0.05/0.075/0.125
	Trivora[a]	炔雌醇（30/40/30）	左炔诺孕酮	0.05/0.075/0.125
炔雌醇，30μg 延长周期型（84 片雌激素 / 孕激素）	Seasonale[a]	炔雌醇	左炔诺孕酮	0.15
炔雌醇，30μg 延长周期型（84 片雌激素 / 孕激素，7 片 10μg 炔雌醇）	Seasonique[a]	炔雌醇	左炔诺孕酮	0.15
炔雌醇，30μg 延长周期型三相型（84 片雌 / 孕激素，7 片 10μg 炔雌醇）	Quartette	炔雌醇（20/25/30）	左炔诺孕酮	0.15
炔雌醇，25μg 单相型（24/4）	GeneressFe chewable	炔雌醇	炔诺酮	0.8

（续表）

类 型	商品名	雌激素	孕激素	剂量（mg）
炔雌醇，25µg 三相型	Cyclessa[a]	炔雌醇	去氧孕烯	0.10/0.125/0.15
	Ortho Tri-CyclenLo[a]	炔雌醇	炔孕酯	0.18/0.215/0.25
炔雌醇，20µg 单相型	Loestrin 1/20[a]	炔雌醇	醋酸炔诺酮	1
	Lutera[a]	炔雌醇	左炔诺孕酮	0.1
炔雌醇，20µg 双相型	Mircette[a]	炔雌醇	去氧孕烯	0.15
炔雌醇，20µg 24/4（24 片雌激素/孕激素）	Yaz[a, b, c]	炔雌醇	屈螺酮	3.0
	Minastrin 24 Fe Chewable	炔雌醇	醋酸炔诺酮	1
炔雌醇，20µg 延长周期型（84 片雌激素/孕激素，7 片 10µg 炔雌醇）	LoSeasoniquea	炔雌醇	左炔诺孕酮	0.1
炔雌醇，20µg 延长周期型（均含雌/孕激素片）	Lybrel[a]	炔雌醇	左炔诺孕酮	0.09
炔雌醇，10µg 24/4（24 片雌/孕激素片，2 片 10µg 炔雌醇）	Lo LoestrinFe[a]	炔雌醇	炔诺酮	0.1
戊酸雌二醇，四相型	Natazia[d]	戊酸雌二醇（mg）（3/2/2/1）	地诺孕素	2/3
单纯孕激素	Micronor[a]	N/A	无炔诺酮	0.35

a. 可提供通用版本；b. 适用于希望使用口服避孕药治疗痤疮的女性；c. 适用于希望使用口服避孕药治疗经前焦虑症的女性；d. 适用于希望使用口服避孕药治疗月经过多的女性

2. 作用机制、疗效、用法和对妊娠的影响　COC 中的雌激素和孕激素成分通过抑制下丘脑 - 垂体 - 性腺轴参与抑制排卵。抑制垂体释放 FSH 和 LH，阻止卵泡生成及排卵。此外，外源性孕激素增加宫颈黏液黏度，引起子宫内膜萎缩，并影响输卵管纤毛功能以阻止受精[16]。

每天规律使用对 COC 的避孕效果至关重要，因此失败率主要归因于依从性差，但也可能受到年龄和性活动频率的影响。Pearl 指数是一种在临床试验中衡量避孕有效性的方法，Pearl 指数越低，代表意外妊娠的机会越低。每 100 名女性使用某种避孕方法 1 年不超过 1 人意外妊娠为高效，每 100 名女性 1 年超过 15 次意外妊娠为低效。典型的第 1 年 COC 的失败率估计为每 100 名女性中有 7 人[26]。不同孕激素配制的 COC 在避孕效果上似乎没有显著差异[27]。

传统上，COC 在月经第 1 天开始服用，但如果排除妊娠，则可以安全地在任何时间开始服药（快速启动法）[8]。目前尚不清楚在月经来潮时即开始服用 COC，能否减少意外妊娠的发生[28]。如果在妊娠期间不慎服用 COC，似乎不会增加流产率或对发育中的胎儿产生不利影响[29]。但是，使用 COC 可能会延误早

孕的诊断。

必须向患者说明每天服药对避孕效果的重要性。一些女性将服药与日常惯例（如刷牙）联系起来，或通过电子邮件、短信进行日常提醒。明确说明如何管理药物漏服是 COC 咨询的重要组成部分。如果漏服 1 次，即使意味着一天内需服 2 片药物，也应尽快补服；然后继续每天用 1 片；无须采取额外的避孕措施[8]。如果连续漏服药物≥2 天，应在想起来时尽快服用漏服的药片，即使这意味着同一天需服用 2 片药，然后在常规的时间继续服药。在这种情况下，药物避孕效果达不到避孕要求，接下来至少 1 周内还需采取其他避孕方式（如避孕套）进行避孕。如果服用规格为 28 片的药物，漏服药物≥2 天发生在第 3 周，需丢弃该包装剩余的药片并在当天开始服用新的包装；在这种情况下，也需考虑采取紧急避孕措施。这些说明也适用于服用 COC 时出现呕吐和严重腹泻的女性。COC 不适合持续漏服的女性，因为这将减弱避孕效果。在这种情况下，应该考虑使用不需要每天坚持的方法（如宫内节育环、避孕贴片、避孕针、注射式、宫内或植入式方法）。

停用 COC 后，大多数女性会迅速恢复排卵。有些

女性在停止口服避孕药后，排卵可能会暂时推迟几个月；然而，与停用其他避孕方法的女性相比，曾服用避孕药的女性 1 年内的受孕率没有差别[30]。

3. 非避孕益处　对女性进行有关 COC 潜在非避孕益处的教育可以帮助患者做出谨慎的避孕选择，并能提高口服避孕药的依从性和持续性。对于许多使用者来说，COC 提供了大量的非避孕健康益处，包括提高月经规律性；改善盆腔疼痛；减少经前症状；减少良性乳腺疾病，包括纤维腺瘤和纤维囊性改变；管理痤疮；增加骨密度[11, 31]。对骨骼健康的益处是围绝经期低雌激素和下丘脑性闭经女性的一个重要考虑因素，在这些女性中，除了需要避孕外，还会出现骨质流失加速的情况[32]。与大多数避孕药一样，使用 COC 可以降低异位妊娠的发生率，这是一种常见和可能危及生命的情况[33]。

减少卵巢上皮性癌和子宫内膜癌的风险是使用 COC 的一个重要的非避孕益处。在美国，卵巢癌虽然发病率低，却是妇科恶性肿瘤最常见的死亡原因，也是女性总癌症死亡的第五大常见原因[34]。队列研究和病例对照研究的 Meta 分析数据表明，曾经使用过 COC 的女性卵巢癌风险降低，每 185 名就可以避免 1 例卵巢癌。COC 使用 10 年以上可使卵巢癌发病率降低 50% 以上。这些结果似乎并不取决于性类固醇激素的剂量[35]。COC 似乎通过 BRCA1 和 BRCA2 基因降低卵巢癌遗传风险增加的女性患卵巢癌的风险[36-40]。然而，这种获益必须与 BRCA1 和 BRCA2 携带者使用 COC 可能增加乳腺癌风险进行仔细权衡。

子宫内膜癌是美国女性最常见的妇科癌症，而肥胖率的上升使更多的女性面临该风险。多项 Meta 分析显示，使用 COC 可降低子宫内膜腺癌的风险超过 50%[41-43]。这种保护作用似乎具有时间依赖性，使用 COC 8 年，子宫内膜癌的风险降低了近 70%，并且这种保护作用在停用 COC 后至少持续 20 年[43]。尚不清楚不同的 COC 制剂的保护水平是否不同。

约 6% 的育龄期女性符合多囊卵巢综合征的诊断标准，由于月经不规律及高雄激素血症等临床特征，PCOS 患者考虑使用 COC 的比例可能更高[44]。使用 COC 会使阴道出血模式更加规律，防止子宫内膜增生，并可能减少 PCOS 女性雄激素过多的临床和生化表现[45]。COC 对该人群糖类代谢和心血管风险的影响尚不清楚。

4. 不良反应　与人们的看法相反的是，随机、安慰剂对照试验并没有显示 COC 导致体重增加、恶心、乳房胀痛或情绪变化[46, 47]。因此，大多数服用者对 COC 的耐受性良好。然而，仍有一些个体认为 COC 的不良反应可能影响生活质量、避孕的持续性和患者满意度。所以，对是否出现不良反应的咨询是避孕保健的一个重要方面，并在不良反应发生时，可能提高

患者对 COC 的耐受性和依从性[48]。

不规则阴道出血是 COC 的一个常见不良反应。在开始使用 COC 前 3 个月，30%～50% 的女性会发生不规则出血，但随着持续使用，其发生率下降。低剂量（20μg）比标准剂量（30μg 或 35μg）的炔雌醇制剂更容易发生不规则出血，这增加了停药率[49]。孕激素类型对此的影响尚不清楚。此外，不规则出血在使用延长周期型 COC 制剂的早期更为常见，但这种出血会随着时间的推移而减少。如果在使用延长周期型 COC 期间的不规则出血令人烦恼，女性可以选择停止使用活性药片 3 天，从而诱发撤药性出血，然后继续使用活性药片。这一策略已被证明可以减少这种情况下后续的不定期出血[50]。

不规则出血可能是妊娠或疾病的表现，如宫颈或子宫内膜感染、息肉或肿瘤。因此，应对持续或新发的出血进行检查。长期使用 COC 可能会出现闭经（无撤退性出血），通过提供适当合理的咨询可能更容易接受[48]。出现无撤退性出血或因其他原因怀疑自己可能妊娠的女性应进行尿液妊娠测试。

头痛很常见，但缺乏高质量的证据表明 COC 的使用会导致头痛[51]。一些使用者在周期早期可能会出现头痛，这往往会随着持续使用而改善。此外，雌激素戒断性头痛可能更易出现在无激素间期为 3 天的 COC 中[52, 53]。必须对使用 COC 后出现的任何新发或恶化的头痛进行评估。有先兆偏头痛病史是使用 COC 的禁忌证，因为会增加脑卒中的风险[54]。无先兆偏头痛病史的女性，应避免在有其他脑卒中危险因素时使用 COC[52]。同样，任何 COC 使用者，如果出现任何类型的偏头痛频率或强度增加，应停用含雌激素的避孕药。

5. 健康风险　在大量人群中进行的广泛研究已经确定了 COC 对大多数女性的风险与获益[55]。对大多数女性来说，使用 COC 是一种安全的避孕选择。但是，临床医生应了解 COC 可能带来的健康风险。美国避孕药具使用医学资格标准（US Medical Eligibility Criteria for Contraceptive Use，USMEC）最近于 2016 年更新[9]，改编自 WHO 文件《避孕药具使用医学资格标准》第 5 版[55a]（表 18-2 和表 18-3）。该指南对使用激素类避孕药的资格提供了基于证据的建议。尽管 WHO 的文件涵盖了许多条件，如产后状况、母乳喂养、吸烟、肥胖、心血管疾病、糖尿病和癌症，但 USMEC 增加了新的类别：子宫内膜增生、类风湿关节炎、实体器官移植、炎症性肠病、减重手术和围产期心肌病。USMEC 协助医疗机构决定何种避孕方法适合其患者，以提高避孕的可及性，特别是在有医疗问题的女性中，医生过去可能对避孕方法的选择犹豫不决[9]。

USMEC 把避孕的安全性分为 4 类：①此种情况对 COC 的使用无限制，即适用；②使用 COC 的益处一般大于理论上或已证实的风险，即慎用；③理论上

表 18-2 美国避孕药具使用医学资格标准（USMEC）根据医疗条件使用含雌激素避孕药物的类别

情 况		USMEC
吸烟，年龄≥35 岁	每天＜15 支	风险大于获益
	每天≥15 支	不可接受的风险
肥胖（BMI≥30）		获益大于风险
高血压	控制的高血压	风险大于获益
	未控制的高血压	
	收缩压 140～159mmHg 或舒张压 90～99mmHg	风险大于获益
	收缩压≥160mmHg 或舒张压≥100mmHg	不可接受的风险
糖尿病	血管疾病	不可接受的风险
	无血管疾病	获益大于风险
	有血管疾病或糖尿病病程＞20 年	要么是风险大于获益，要么是不可接受的风险（根据病情的严重程度）
脑卒中		不可接受的风险
现有或既往有缺血性心脏病		不可接受的风险
心血管疾病多重危险因素（高龄、吸烟、肥胖、糖尿病、高血压）		要么是风险大于获益，要么是不可接受的风险（根据病情的严重程度）
乳腺癌	当前患乳腺癌	不可接受的风险
	既往患乳腺癌且 5 年内无疾病证据	风险大于获益
偏头痛	无先兆偏头痛	获益大于风险
	先兆性偏头痛	不可接受的风险

或已证实的风险通常大于使用 COC 的益处，即属于相对禁忌证，如含有雌激素的 COC 可能会影响胆囊疾病、伴有终末器官损害的糖尿病、已控制的高血压、干扰正在服用的其他药物的效果，通常不推荐使用该方法，除非没有其他更合适的方法或不接受其他方法；④使用 COC 对健康有不可接受的风险，即属于绝对禁忌证，如含有雌激素的 COC 不能用于在过去 21 天内的分娩、深静脉血栓或肺栓塞病史、缺血性心脏病、脑卒中、已知的致血栓基因突变，以及有先兆或其他神经症状的偏头痛。

(1) 血栓性疾病：已确定的静脉血栓栓塞症（venous thromboembolism，VTE）风险增加与雌激素成分有关，尽管目前低剂量制剂（≤35μg）的风险低于最初的口服避孕药，但 VTE 的发生率仍然增加[56]。使用 COC 会使 VTE 的风险增加两倍以上，发病率约为每 10 000 名女性每治疗年 9～10 例[57]（图 18-2）。相比之下，在其他健康的育龄女性中，每年发生 VTE 的风险为 0.1%～0.5%，而妊娠期间的 VTE 风险几乎

为 2.9%，在产后甚至更高[58]。VTE 的其他危险因素包括但不限于年龄、肥胖、吸烟和血栓形成基因突变[59-61]。高质量的前瞻性流行病学研究表明，与较早的孕激素（左炔诺孕酮和炔诺孕酮）相比，较新的孕激素（地索孕酮和屈螺酮）与阴道环（依托诺孕酮）没有增加 VTE 的风险[62-65]。这些前瞻性队列研究处理了重要的基线混杂因素，包括年龄、家族史和体重指数；按使用时间对避孕药具使用者进行分类；与使用者保持定期联系；对每个 VTE 诊断进行单独验证[66-68]。由于含有戊酸雌二醇的 COC 相对较新，关于其对 VTE 风险影响的数据有限。

国家指南禁止在 VTE 高危人群中使用 COC，包括有 VTE 病史、刚分娩的女性、手术制动时间较长、已知有遗传性血栓性疾病[9]。对于遗传易栓症，临床医生需要根据易栓症的类型及与其他风险因素的关系来考虑 VTE 风险，如多种易栓因素的并存、肥胖、年龄、激素暴露的早期任何 VTE 事件（如妊娠和含雌激素的避孕药）[69]。在开始使用 COC 之前，不建议对

表 18–3　美国避孕药具使用资格标准根据医疗条件使用单纯孕激素避孕方法的类别

情　况	POP	DMPA	植入物	左炔诺孕酮 IUD
吸烟，年龄≥35 岁	没有限制	没有限制	没有限制	没有限制
肥胖且 BMI≥30	没有限制	没有限制	没有限制	没有限制
月经初潮约 18 岁，且 BMI≥30	没有限制	获益大于风险	没有限制	没有限制
高血压 • 已控制的高血压	没有限制	获益大于风险	没有限制	没有限制
血压升高 • 收缩压 140～159mmHg 或舒张压 90～99mmHg	没有限制	获益大于风险	没有限制	没有限制
收缩压≥160mmHg 或舒张压≥100mmHg	获益大于风险	风险大于获益	获益大于风险	获益大于风险
血管疾病	获益大于风险	风险大于获益	获益大于风险	获益大于风险
糖尿病，无血管疾病，血管疾病或病程＞20 年	获益大于风险 获益大于风险	获益大于风险 风险大于获益	获益大于风险 获益大于风险	获益大于风险 获益大于风险
脑卒中	I：获益大于风险 C：风险大于获益	风险大于获益	I：获益大于风险 C：风险大于获益	获益大于风险
缺血性心脏病或既往史	I：获益大于风险 C：风险大于获益	风险大于获益	I：获益大于风险 C：风险大于获益	I：获益大于风险 C：风险大于获益
心血管疾病的多种危险因素（老年、吸烟、肥胖、糖尿病、高血压）	获益大于风险	风险大于获益	获益大于风险	获益大于风险
• 乳腺癌 • 现患 • 过去 5 年无疾病证据	禁忌 风险大于获益	禁忌 风险大于获益	禁忌 风险大于获益	禁忌 风险大于获益
• 偏头痛 • 没有先兆 • 有先兆	没有限制 没有限制	没有限制 没有限制	没有限制 没有限制	没有限制 没有限制

BMI. 体重指数；C. 续用；DMPA. 长效醋酸甲羟孕酮；I. 启用；IUD. 宫内节育器；POP. 纯孕激素避孕药

一般人群进行家族性血栓性标志物的常规筛查[9]。

(2) 心肌梗死和血栓性脑卒中：尽管在育龄期女性中，动脉事件比 VTE 要少得多，但脑卒中和心肌梗死的后遗症比 VTE 更具破坏性。使用 COC 会增加动脉血栓的风险，包括心肌梗死和脑卒中。这种风险与雌激素剂量有关，雌激素剂量为 20μg 时，血栓形成风险增加 1.6 倍，雌激素剂量大于 50μg 时，风险增加 2.4 倍；动脉血栓风险似乎与孕激素类型无关[70, 71]。据估计，血栓性脑卒中发病率为 19/10 万女性年，心肌梗死为 7/10 万女性年[71]。动脉血栓形成的风险似乎与既往应用 COC 无关[72]。

心肌梗死和脑卒中的绝对风险随年龄增长而增加。因此，对于年龄大于 35 岁、有心肌梗死或脑卒中危险因素（包括吸烟、高血压、长病程糖尿病和先兆偏头痛）的女性，应避免使用 COC[9]。

(3) 乳腺癌：研究发现，外源性雌 – 孕激素避孕药会增加绝经后女性的乳腺癌风险，这让人担心 COC 可能会增加绝经前女性的乳腺癌风险。最近，丹麦国家登记处的一个大型研究包括大约 180 万例 15—49 岁的女性并平均随访 11 年，结果表明，相比从未使用过激素避孕药的女性，当前使用者（大部分应用 COC）患浸润性乳腺癌的相对风险略有增加，为 1.20（95%CI 1.14～1.26）[73]。COC 使用者中确诊乳腺癌病例的绝对增长很小，约每年每 7690 名女性中增加 1 例乳腺癌。该研究调整了激素类避孕药的使用时间、年龄、教育程度、分娩次数、PCOS、子宫内膜异位症、乳腺癌或

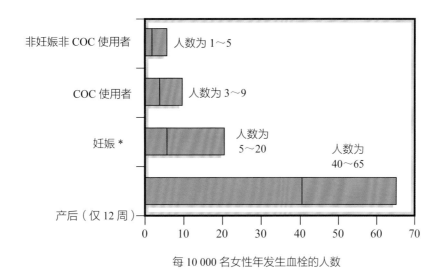

▲ 图 18-2　不同条件下育龄女性的静脉血栓栓塞风险

妊娠数据基于参考研究中的实际妊娠时间。基于妊娠时间为 9 个月的模型假设，该比率为每 10 000 名女性年 7～27 例。COC. 联合口服避孕药（引自 U. S. Food and Drug Administration. FDA Drug Safety Communication: Updated information about the risk of blood clots in women taking birth control pills containing drospirenone. Available at https://www. fda. gov/drugs/drug-safety-andavailability/ fda-drug-safety-communication-updated-information-aboutrisk-blood-clots-women-taking-birth-control.）

卵巢癌家族史。但是，该研究仍存在方法上的局限性。丹麦研究人员使用的这个数据库不包括一些潜在的混杂因素，包括月经初潮年龄、母乳喂养史和饮酒。此外，调查人员没有解决在乳腺癌监测中 COC 使用者和非使用者之间可能存在的差异，如乳腺 X 线摄影的筛查。尽管该数据库有 15—79 岁女性的信息，但令人遗憾的是仅对 50 岁以下的女性进行了分析。而超过 3/4 的浸润性乳腺癌是在 50 岁及以上的女性中被诊断出来，不包括这一人群，就无法评估绝经后女性使用激素避孕药与乳腺癌风险的潜在联系 [74]。英国的一项大型前瞻性队列研究，包括超过 46 000 名女性并随访超过 40 年，结果显示，使用 COC 的女性患乳腺癌的风险增加，但与不使用者相比，总体癌症风险降低（结直肠癌、子宫内膜癌、卵巢癌、造血系统肿瘤发病率较低）[75]。大多数选择使用口服避孕药的女性不会长期暴露于癌症的危险之中；相反，对某些癌症，许多女性从重要的风险降低中获益，这种获益在停药后持续多年。该发现与一项关于使用口服避孕药与癌症风险的系统综述一致，该综述报道了癌症风险的降低 [41]。

在有乳腺癌家族史的女性中，一项回顾性队列研究和病例对照研究的系统综述显示，使用 COC 不会增加乳腺癌的风险 [76]。但是，最近的数据表明，在携带 BRCA 基因突变的女性使用 COC 可能增加早发性乳腺癌的风险 [77]，先前没有相关报道 [37, 78]。根据目前 USMEC 指南，对有乳腺癌家族史或携带乳腺癌易感基因（如 BRCA1 和 BRCA2）的女性，不限制使用激素避孕 [9]。

（4）宫颈癌：对于目前使用 COC 的女性，随着使用时间的增加，侵袭性宫颈癌的风险也在增加（使用 ≥5 年与从未使用的相对风险为 1.90，95%CI 1.69～2.13），这在 24 项研究汇总数据的 Meta 分析中得到证实，包括 16 000 多名患宫颈癌和 35 000 名未患宫颈癌的女性，停止使用后风险下降；然而，在 10 年或更长时间之后，它恢复到从未使用过的风险水平。对于浸润性癌和原位癌，以及高危型人乳头瘤病毒株检测阳性的女性，也存在类似的风险模式 [79]。

最近一项病例对照和队列研究的 Meta 分析显示 COC 使用超过 5 年后宫颈癌的风险增加，但结论没有统计学意义，证据强度不足 [41]。建议所有性行为活跃的女性，无论是否使用避孕药具，都要定期进行宫颈癌筛查。宫颈上皮内瘤变病史或生殖器人乳头瘤病毒感染不是使用 COC 的禁忌证 [9]。

6. 服用复方口服避孕药时的合并用药　某些诱导肝酶的抗惊厥药（苯妥英钠、卡马西平、巴比妥类、扑米酮、托吡酯和奥卡西平）可能会降低 COC 的避孕效果 [9]。利福霉素类抗生素，包括利福平和利福布汀，也可以与避孕激素相互作用，并在使用期间和使用后 4 周内降低避孕药物的疗效 [80]。除利福霉素类药物外，尚未发现同时使用其他抗生素会降低任何激素类避孕药的药效 [81]。此外，抗反转录病毒药物可能会降低激素类避孕药的疗效，包括一些非核苷类反转录酶抑制剂（依非韦伦）和一些利托那韦增强型（/r）蛋白酶抑制剂（达鲁那韦 /r、福沙那韦 /r、洛匹那韦 /r、沙奎那韦 /r 和替拉那韦 /r）[9]。如果口服避孕药与这些药物一起使用，应使用含有至少 30μg 炔诺酮的配方，并采用避孕套形式的后备避孕措施 [9]。另外，大剂量的纯孕激素方法，如 DMPA 或宫内避孕药可能更可取，因为诱导肝酶的药物不会降低它们的疗效。

（二）阴道避孕环和透皮贴剂

经皮和经阴道途径是 COC 提供联合雌孕激素避孕的安全和可接受的替代方案。避孕药贴（Xulane，Mylan Pharmaceuticals，Morgantown，WV）和避孕环（Nuva Ring，Merck&Co.Inc.，Rockville，MD）为女性提供雌孕激素联合避孕，无须每天服药。坚持使用避孕药贴和避孕环的避孕失败率与口服避孕药相似 [82]。目前没有足够的证据确定体重对阴道环和避孕药贴的避孕效果有何影响 [83]。

值得注意的是，无论口服、经阴道还是经皮给药，所有炔雌醇避孕药都会增加 VTE 风险 [84]。避孕贴片产生的炔雌醇循环水平高于 COC 或阴道环 [85]。目前还不确定使用贴剂是否比使用 COC 有更高的 VTE 风险 [67, 86]。贴剂和阴道环的禁忌证与 COC 相同。在缺乏足够证据的情况下，与 COC 相比，贴剂和阴道环的风险及非避孕益处如何时，通常认为它们是等效的。

与 COC 一样，避孕贴和阴道环主要通过抑制排卵发挥作用。避孕贴和阴道环如果在月经来潮的前 5 天内开始使用，就会立即起效，但因为治疗量的性类固醇水平是在几天的过程中达到的，所以在任何其他时间开始使用都需要 7 天的备用避孕措施，如避孕套或禁欲 [8]。

1. 透皮避孕贴　Xulane 是美国唯一可用的避孕贴片，它是一个 4.5cm 的棕褐色正方形，每天释放 20μg 炔雌醇及诺孕酮（孕激素诺孕酯的生物活性代谢物）（图 18-3）[87]。每周在同 1 天使用 1 个新贴剂，持续 3 周，然后停用 1 周，在此期间预计会出现撤退性出血。与剧烈运动、游泳和热水浴或桑拿相关的出汗不会导致贴片脱落。贴剂使用者的不定期阴道出血与 COC 相似 [82]。虽然贴剂使用者比药物使用者依从性高，但更可能出现乳房不适、痛经、恶心和呕吐 [82, 88]。轻微的局部皮肤反应很常见。目前正在开发一种试验性的避孕贴片，其释放的炔雌醇比 Xulane 透皮避孕贴更少 [89]。

2. 避孕环　阴道黏膜对性类固醇有很好的吸收作用。在美国，唯一可用的避孕阴道环是 NuvaRing，这是一种柔性塑料环，厚 4mm，外径 54mm [90]。该环每天释放 15μg 炔雌醇，同时还释放孕激素去氧孕烯的生物活性代谢物依托孕烯（图 18-4）。阴道避孕环在阴道内放置 3 周，然后取出 1 周，在此期间会出现预期的撤退性出血。每 4 周更换一个新环。该环不需要单独安装；只要它留在阴道内，就会发生激素的适当吸收。该环的耐受性良好，主要不良反应是生理性阴道分泌物增多。与口服 COC 相比，使用避孕环的非规则出血和点滴出血的发生率较低 [82]。该环自发排出并不常见，也可用于延长周期方案 [91]。

女性对使用阴道避孕环的喜好各不相同，一些女

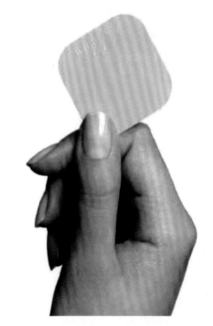

▲ 图 18-3　避孕贴

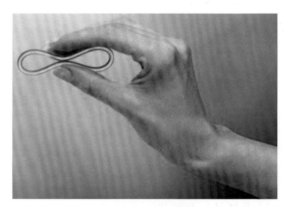

▲ 图 18-4　避孕环

性对这种方法有很高的积极性和舒适性。一些使用者在性交时将环保留在原位；在这种情况下，男性的不适感并不常见。一些使用者喜欢在性交前取出环，取出时间少于 48h 似乎不会影响药效 [8]。但是，不建议长时间频繁取出，说明书上规定最多允许 3h [92]。如果取出环 48h 或更长时间，则需要 7 天的备用避孕措施。

三、单纯孕激素避孕方法

与含雌激素的方法相比，单纯孕激素避孕药具有许多优势，禁忌证较少（表 18-3）。单纯孕激素避孕药可能适用于许多对雌激素避孕有禁忌证的女性，包括 VTE 基线风险较高、≥35 岁且吸烟、患有高血压或长病程糖尿病的女性。此外，无论患者是否母乳喂养，它们都可以在分娩后立即使用。

仅使用孕激素的方法包括：

• 单纯孕激素（迷你剂型）。

- 长效醋酸甲羟孕酮注射液 [DMPA-IM（Depo-Provera, Pfizer, New York, NY）、DMPA-SC（Depo-subQ Provera）]。
- 依托孕烯埋入剂 [Nexplanon（Merck&Co., Whitehouse Station, NJ）]。
- 左炔诺孕酮宫内节育器 [the larger-frame devices Mirena (Bayer Healthcare Pharmaceuticals) and Liletta (Medicines360, San Francisco, CA) the smaller-frame devicesKyleena and Skyla（Bayer Healthcare Pharmaceuticals）]。

这些方法包括各种孕激素类型、剂量和给药途径。在美国上市的"迷你药丸"孕激素（0.35mg 炔诺酮）剂量是通常剂量的 1/3。置入 52mg LNG IUD 后[93]，左炔诺孕酮的血清浓度稳定在 150～200pg/ml[93]，这一浓度显著低于服用含 150μg 左炔诺孕酮口服避孕药的女性（6.2ng/ml）[94]。

POP、依托孕烯埋入剂和 LNG IUD 似乎不会增加 VTE 的风险，但 DMPA 的数据却不太清楚[95-99]。基于两项研究的 Meta 分析发现，单纯注射孕激素可使 VTE 风险增加 2 倍；但是，潜在的混杂因素影响这一结果[100-102]。如果 DMPA 确实增加了 VTE 的风险，这种增加的幅度可能小于 COC。

（一）单纯孕激素口服避孕药

只有一种 POP 制剂在美国上市：0.35mg 的炔诺酮片（如 Micronor、Nor-QD 和仿制药）。孕激素的剂量低于任何复方口服避孕药的剂量。由于 POP 的半衰期短，用药后 24h 内血清类固醇水平就会迅速下降到接近基线，如果超过预期时间 3h 以上，则视为漏服[8]。POP 炔诺酮包装为 28 粒活性药片，连续服用（即没有 HFI）（表 18-4）。POP 的禁忌证很少（表 18-3）。

1. 作用机制 POP 的作用机制可能包括抑制排卵、使宫颈黏液变稠和诱导子宫内膜萎缩。与 COC 不同，POP 0.35mg 炔诺酮不能持续抑制排卵，孕激素对宫颈黏液和子宫内膜的影响是防止受孕的关键因素[103]。在给药数小时后，POP 会使宫颈黏液变稠，成为阻止精子进入宫颈管的屏障；使用炔诺酮 48h 后才能使宫颈黏液达到充分的避孕效果[8]。在欧洲国家，可获得含有 75μg 地索孕酮的 POP。与美国现有的炔诺酮相比，地索孕酮可以抑制排卵，避孕效果与 COC 相同[104]。

2. 功效 POP 的疗效尚不确定[105]。用于估计典型避孕失败率的全国调查数据未能区分 COC（较大组）和 POP 的优劣。一个潜在的混杂因素是，使用 POP 的女性可能由于母乳喂养或生育年龄较大而导致生育能力下降。POP 典型的第 1 年失败率（7%）有可能高于 COC[26]。一般来说，除非女性不能或不希望使用雌激素，0.35mg 炔诺酮不应该被视为一线避孕措施。考虑到炔诺酮 0.35mg 对生育能力正常女性的疗效，一些

表 18-4 单纯孕激素口服避孕药的总结和建议

- 对于含雌激素的避孕药有禁忌证或引起其他健康问题的女性，只用孕激素避孕也是一种选择
- 排卵不会持续受到抑制，纯孕激素口服避孕药的主要避孕作用是对宫颈黏液和子宫内膜的影响
- 纯孕激素口服避孕药的典型使用者失败率估计在 7% 以上。选择单纯孕激素口服避孕药的女性往往由于哺乳或生育年龄较大而导致生育能力不足，因此这些人群的失败率可能低于生育能力较高的人群
- 必须在每天同一时间服用避孕药，以最大限度地提高避孕效果
- 月经不规律在仅使用孕激素口服避孕药的使用者中很常见，是避孕药停药的最常见原因

专家建议生育能力正常的女性（如 35 岁的高血压女性）选择持久性 POP 每天服用 2 片（1 剂 2 片，非说明书用药）。一种含有 1mg 醋酸炔诺酮和 5μg 炔雌醇的片剂已上市，用于治疗更年期症状[106]。这一剂量的醋酸炔诺酮似乎足以持续抑制排卵；此外，雌激素的剂量很小。因此，一些临床医生将这种组合药物开给需要避孕但不适合传统复合雌孕激素避孕药的女性。应告知此类患者，1mg 醋酸炔诺酮 /5μg 炔雌醇组合未获准用于避孕，建议避孕套作为备用避孕措施。值得注意的是，1mg 醋酸炔诺酮的效果与 1mg 炔诺酮相似。

3. 开始服用单纯孕激素避孕药 POP 可以在月经的前 5 天开始使用，而不需要采取备用避孕措施。只要明确患者没有妊娠，一些临床医生也在月经周期的任何时间都开始使用 POP。使用此方法的前 2 天应采取备用避孕措施[8]。由于 POP 的作用时间短，半衰期短，因此必须每天同一时间服药，以达到最大的避孕效果。如果 POP 在任何一天晚服超过 3h 或忘记服用，则应使用备用避孕措施（如避孕套）至少 2 天。患者还应该尽快恢复每天服药。POP 可以在人工流产或自然流产后即刻或在 7 天内开始服用。如果流产后不立即给药，女性必须使用替代避孕措施或禁欲 2 天。分娩后，任何时间都可以开始使用 POP，母乳喂养和非母乳喂养女性在产后均可立即使用[107]。如果女性产后超过 21 天且没有使用 POP 来增加哺乳期闭经，那么应该使用备用避孕措施 2 天[8]。

4. 单纯孕激素避孕药的不良反应 超声研究表明，与其他女性相比，在 POP 使用者中卵巢卵泡活动突出更常见，但这可能会随着时间的推移而减弱[108]。在小型 LNG 宫内节育器（Skyla）进行为期 3 年的临床试验期间，经阴道超声随访发现，1.6% 的参与者在筛查时存在卵巢囊肿（定义为 >3cm），在随后的每次随访中，有 1.1%～2.4% 的参与者存在卵巢囊肿。这些囊肿中 88%≤5cm，没有超过 8cm 的。卵巢囊肿无

1 例持续超过 9 个月，符合功能性病因学的表现[109]。除了安慰和超声检查随访外，在使用 POP 期间发现无症状偶发卵巢囊肿的女性无须干预。如果 6~8 周的随访超声检查显示卵巢囊肿消退或缩小，则无须进一步评估。

除了出血模式的改变，POP 的不良反应相对不常见[103]。体重增加尚无客观证据，头痛也不常见。在使用 POP 期间，不定期出血、点滴出血和闭经是常见的月经模式，因此应告知使用者。无论是宫内还是宫外妊娠，解释妊娠的体征和症状都可能具有挑战性。妊娠试验适用于出现恶心、乳房胀痛、月经模式改变或下腹痛的 POP 使用者（表 18-2）。

5. 其他影响　大多数研究报道称，POP 对糖类代谢几乎没有影响[110]。然而，一项针对拉丁裔女性的研究观察到，有妊娠糖尿病史的哺乳期女性在产后使用 POP，与使用低剂量 COC 的女性相比，糖尿病的风险几乎增加了 2 倍[111]。所有患妊娠糖尿病的女性，无论使用何种避孕方法，都应在产后进行 75g 2h 口服葡萄糖耐量试验来筛查糖尿病[112]。

与所有避孕药一样，POP 降低了意外妊娠的总体风险。意外妊娠史并不限制 POP 的使用。然而，如果妊娠，POP 使用者异位妊娠的可能性高于不使用避孕药的人群[103]。POP 似乎不会对骨密度产生不利影响。唯一一项评估 POP 使用者骨骼健康的研究是在哺乳期女性中进行的；事实上，POP 对哺乳期发生的小的、可逆的骨密度下降有保护作用[113]。最后，孕激素通常会抑制子宫内膜的生长[108]。然而，很少有流行病学数据涉及 POP 对子宫内膜癌风险或任何癌症风险的影响。

6. 哺乳期应用单纯孕激素避孕药　POP 不会干扰母乳的质量或数量[107]。孕激素很少进入乳汁，也没有观察到对婴儿生长的不利影响。药品说明书建议哺乳期女性推迟到产后 6 周再使用。在美国进行的一项试验将母乳喂养的女性在产后 2 周随机分为使用 POP 及使用 COC，两组进行比较。在产后 8 周时，两组中约有 2/3 的女性继续母乳喂养[114]。基于没有数据表明对婴儿或母亲有害，以及早期开始服用避孕药的好处，一些专家建议无论是否哺乳，在出院前开始使用 POP，并且不迟于产后第 3 周。

（二）长效醋酸甲羟孕酮注射剂

DMPA 是一种可注射的仅含孕激素的避孕药，可提供有效、私密、可逆的避孕方式。它不需要连续使用，避免了使用者每天或接近性交时采取行动的需要，并且不需伴侣合作（表 18-5）。

1. 配方和药理学　DMPA 有两种剂型：150mg/1ml 用于肌内注射，104mg/0.65ml 用于皮下注射。可以每 3 个月注射一次，因为微晶在注射部位的低溶解度使药物活性水平持续数月。DMPA 主要通过抑制促性腺

表 18-5　DMPA 的使用总结与建议
• DMPA 是一种很好的避孕方法，适用于希望获得长期、可逆的避孕方法的女性
• DMPA 主要通过抑制促性腺激素分泌来抑制卵泡成熟和排卵，也会影响宫颈黏液
• DMPA 有两种剂型：150mg/1ml 用于 IM，104mg/0.65ml 用于 SC
• 只要医疗机构合理地确定患者没有妊娠，就可以使用 DMPA。每 3 个月（13 周）重复 1 次，有 2 周的宽限期
• 虽然 DMPA 不会永久影响内分泌功能，但生育能力的恢复可能会推迟
• 对不良反应进行彻底、坦诚的咨询很重要。在选择这种避孕方法时得到充分信息的女性，有更高可能的续用率及满意度
• 所有使用 DMPA 的女性都会出现月经变化，这是最常见的停药原因
• 由于 DMPA 可引起闭经，因此可用于治疗各种妇科和非妇科疾病，如月经过多、痛经和缺铁性贫血
• 没有高质量的证据表明使用 DMPA 会增加患癌症、心血管疾病或性传播感染的风险。使用 DMPA 可显著降低患子宫内膜癌的风险
• 目前使用 DMPA 与骨密度降低之间存在关联；骨密度的损失是暂时的，在停用 DMPA 后会逆转，并且与绝经后骨质疏松症或骨折无关

DMPA. 醋酸甲羟孕酮；IM. 肌内注射；SC. 皮下注射

激素分泌来抑制卵泡成熟和排卵。与其他 POP 不同，周期性应用该药的绝经前女性的平均雌二醇水平可能低于正常水平[115]。

DMPA 是一种有效的避孕药。150mg 的肌内注射剂型，临床试验的失败率为 0~0.7 例 /100 名女性年。在临床应用中，女性年失败率为 4%，反映出一些使用者没有按计划规律注射[26]。由于孕激素水平很高，疗效不会因肥胖或同时使用其他药物（如抗惊厥药）而降低。104mg 的皮下注射剂型，在Ⅲ期临床试验中没有避孕失败的报道[116]。该配方相对较新，因此无法提供典型使用者的失败率，但预计会与肌内注射制剂的避孕失败率相似。

虽然使用者可能会出现雌激素减低，但血管舒缩问题和阴道萎缩并不常见。由于其孕激素作用，DMPA 也会引起宫颈黏液的变化，不利于精子迁移和子宫内膜萎缩。较新的皮下注射剂疼痛更小，并且有预充式注射器，提供自我给药的可能性[117]。DMPA 肌内注射剂是一种普通制剂，其成本低于皮下注射的 DMPA。除此之外，肌内注射和皮下注射的获益与风险是相似的[118]。

2. DMPA 的管理

(1) 开始注射：开始使用 DMPA 的理想时间是在

月经来潮的 7 天内 [8]。这种方法可确保患者在注射时未妊娠，并在使用的第 1 个月阻止排卵，因此不需采取备用避孕措施。大多数女性在注射后 24h 内具有药理活性的药物水平和较差的宫颈黏液评分 [119]。当妊娠试验结果为阴性时，"当天"、"快速启动"或"立即注射"的方法为许多使用者启用 DMPA 提供便利，并可能避免一些女性妊娠 [120]。尽管妊娠试验结果为阴性，但仍有很小的可能性出现未确诊的妊娠。当采用快速启动方法启用 DMPA 时，应使用备用避孕措施或禁欲 7 天，并在 2~4 周内再次进行妊娠试验。然而，在妊娠期间无意中给予的 DMPA 似乎没有致畸作用 [121]。DMPA 可在自然流产或人工流产后即刻或 7 日内启用 [8]。如果在流产后前 7 日内给予，则应采用备用避孕措施。分娩后，包括母乳喂养和非母乳喂养的女性，在产后即刻或任何时候都可以开始使用 DMPA [107, 122]。如果产后超过 21 天且不是纯母乳喂养，则应在第一次 DMPA 注射后 7 天内使用备用避孕措施 [8]。

(2) 重复注射：应安排每 3 个月（13 周）重复注射 DMPA。注射 DMPA 150mg 后，至少 14 周内不会发生排卵。2 周的宽限期（在前一次注射后不超过 15 周，重复注射而不需进行妊娠测试）适用于每 3 个月接受一次注射的女性 [8]。对于推迟注射 2 周以上的女性，在注射 DMPA 前应进行尿妊娠试验，并建议采取 7 天的备用避孕措施。

3. DMPA 的不良反应　必须提供关于 DMPA 不良反应和需要定时注射的坦诚咨询。在选择这种避孕方法时得到充分信息的女性更有可能成为满意的使用者并保持较高的持续使用率 [123]。几乎所有使用 DMPA 的女性都会出现月经变化，这也是停止使用注射剂和所有其他纯孕激素避孕药的最常见原因 [124]。开始使用 DMPA 之前，对患者进行积极教育和支持性随访可以提高对月经变化的接受度。在使用的最初几个月，持续 7 天或更长时间的不规则出血和点滴出血很常见。随着使用时间的延长，出血量会减少，在 1 年时，50% 的女性会出现闭经；长期使用时，这一比例会增至 75% [115]。据报道，皮下制剂也有类似的出血模式 [125]。许多女性认为闭经（以及减少或消除痛经）是使用这种方法的好处之一。

目前还没有既定的方法来预测、预防或治疗 DMPA 使用者的不规则出血。小型研究表明，雌激素补充剂（如口服 1.25mg 结合雌激素，口服 1~2mg 微粉化雌二醇，或 0.1mg 雌二醇贴剂，持续 10~20 天）可终止出血事件 [126]。美国避孕药具使用的实践建议认可的另一种治疗方案是使用非甾体抗炎药物 5~7 天。然而，一项系统综述认为，缺乏高质量的数据来支持临床常规使用任何干预措施来治疗纯孕激素避孕药的持续不规则出血 [125]。

观察性研究未报道 DMPA 对情绪有任何一致的影响 [127]。孕激素可能会导致或加剧某些女性亚群的抑郁症状，包括有经前综合征或情绪障碍病史的女性。然而，抑郁症并不是使用 DMPA 的禁忌证 [128]。DMPA 对体重的影响一直存在争议 [129]。随机对照试验虽然有限，但未能显示 DMPA 会导致体重增加 [115, 130]。观察性研究很难解释，无论使用何种避孕药具，个人的体重都会随着时间的推移而增加。平均来看，使用 DMPA 的体重增加很少（2kg）；但是，存在明显的个体差异。使用 DMPA 的体重增加可能与包括青少年和少数族裔在内的使用者的肥胖风险有关 [131]。在美国 CHOICE 研究中，与选择其他避孕药的女性相比，选择 DMPA 的更可能是非裔美国人。选择不同纯孕激素方法的女性，体重变化是不同的；但是，无论选择何种避孕方法，作为黑种人体重都会增加 [132, 133]。对使用 DMPA 的女性进行长期的体重监测是合理的 [8]。

4. DMPA 的风险和收益　DMPA 已被用于治疗各种妇科和非妇科疾病。DMPA 有导致闭经的倾向，使其成为月经过多、痛经或缺铁性贫血女性特别合适的避孕选择。对有特殊需求的人（如认知障碍、军人、坐轮椅的人）来说，DMPA 是抑制月经出血和管理月经卫生的有效手段 [115, 134]。

孕激素通过直接引起子宫内膜初始蜕膜和最终萎缩，以及通过抑制垂体促性腺激素分泌和卵巢雌激素的产生，来抑制子宫内膜组织生长。随机试验表明，DMPA 在治疗子宫内膜异位症相关疼痛方面比口服避孕药和达那唑更有效，与亮丙瑞林注射液效果相等 [130]。在美国，皮下注射 DMPA 被批准用于治疗与子宫内膜异位症相关的疼痛。

(1) 对癌症风险的影响：WHO 进行的大型病例对照研究表明，使用 DMPA 可使子宫内膜癌的风险降低 80%，并且不影响宫颈癌的发病率 [135-137]。最近泰国的一项病例对照研究发现，使用 DMPA 与预防上皮性卵巢癌相关，与使用 COC 的情况相似 [138]。来自 WHO 的多国数据及来自美国、南非和新西兰的数据为使用 DMPA 与乳腺癌风险的增加无关提供了证据 [139]。

(2) 对心血管风险的影响：DMPA 对血脂有不利影响，但不会增加凝血因子的产生，对血压没有不良影响。目前还没有观察到对心血管疾病的不良临床影响 [102]。基于这些发现，USMEC 允许将 DMPA 和其他单纯孕激素避孕药用于有 VTE 病史的女性，以及使用雌孕激素联合避孕药受到限制的女性 [9]。该建议不同于 DMPA 的药品说明书（写于 20 世纪 60 年代），后者表明既往有 VTE 病史是使用 DMPA 的禁忌证。对于有多种心血管疾病危险因素（如吸烟、高龄、高血压、糖尿病）的女性，USMEC 将 DMPA 归为第 3 类（表 18-3），表明使用的风险可能超过获益。这一谨慎态度的依据似乎是 DMPA 具有降低雌激素及 HDL 水平的作用，作者并不支持这一观点。此外，DMPA 的作用在停药后可能会持续一段时间，因此如果出现不良事件，不会立即逆转。

(3) 对骨骼健康的影响：DMPA 对骨密度的影响引起了很多争议。BMD 被定义为每体积骨的矿物质含量，与骨强度直接相关[140]。DMPA 注射抑制促性腺激素的分泌，减少卵巢的雌激素生成，从而导致 BMD 下降。2004 年，FDA 在 DMPA 标签上增加了一个关于 BMD 下降的"黑框"警告，这可能会使医疗服务提供者不愿开始使用或限制长期使用 DMPA[141]。妊娠、哺乳、绝经和使用激素避孕药都可以通过影响性激素来影响骨密度。

使用双能 X 线骨密度仪技术评估 DMPA 当前使用者的横断面和纵向研究都观察到，与非使用者相比，DMPA 使用者的 BMD 较低[142-149]。纵向研究报道称，使用 2 年后，髋部和脊柱的 BMD 损失分别为 –3.1% 至 –5.8% 和 –4.1% 至 –5.7%，使用 4 年后损失为 –4.5% 至 –7.7% 和 –4.9% 至 –6.6%[147, 148]。BMD 的大部分下降是在使用的前 2 年内观察到的，这表明更长时间的使用可能不会增加骨质疏松症的风险[147]。在包括成人和青少年的研究中，DMPA 使用 2~5 年，停用后随访 5 年，可以看到，BMD 的下降似乎是基本或完全可逆的[145, 147, 150-152]。

DMPA 的使用与母乳喂养都伴有低雌激素血症。与使用 DMPA 相关的 BMD 可逆性下降，在停止使用 DMPA 后恢复，与母乳喂养中观察到的 BMD 趋势相似[153, 154]。横断面研究表明，以前使用过 DMPA 的成年女性，其 BMD 与从未使用过注射式避孕药的女性相似，这一观察结果进一步证明与使用 DMPA 有关的 BMD 损失是可逆的[155-157]。

使用 DMPA 导致的 BMD 变化如果增加了骨折的风险，则在临床上具有重要意义。没有公布的数据涉及绝经前 DMPA 是否影响绝经后女性的后续骨折风险。虽然 BMD 下降与骨折风险之间的关系在绝经后女性中已被证实[158]，但这种关系在健康的绝经前女性中并不明确[134]。观察性研究对 DMPA 的使用与育龄女性骨折风险的关系有不同的发现。三项观察性研究使用大型国家数据库来研究 DMPA 或 LNG IUD 使用与骨折之间的关系[159-161]。其中两项是基于英国同一个大型数据库[159, 160]。采用病例对照方法，曾经使用 DMPA 与从未使用相比，骨折的风险更高（OR=1.44）。第二组使用相同的英国数据库，但采用回顾性队列分析，也观察到 DMPA 使用者的骨折风险增加（OR=1.41）[159]。然而，这第二份报道指出，在使用 DMPA 之前，已存在基线风险升高；因此，骨折风险的升高可能不是由 DMPA 引起的[160]。丹麦的一项病例对照研究也指出，曾经使用 DMPA 与骨折风险的增加有关（OR=1.44）。然而，该作者认为，选择 DMPA 的女性亚群（占研究样本的 0.1%）并不代表更大的丹麦人口，使研究结果

具有局限性[161]。英国和丹麦的这些研究提出了一个问题，即选择 DMPA 的女性与选择其他避孕方法的女性不同（美国 CHOICE 研究[132]也指出了这一点），并假设与 DMPA 暴露相关的骨折风险可能是由于选择注射式避孕的女性中存在未排除的混杂因素，包括行为差异。例如，丹麦研究的作者指出，使用 DMPA 的女性，酗酒（一种已知与机动车骨折和其他事故相关的疾病）的患病率为 14%，比不使用 DMPA 的女性高 7 倍；此外，丹麦调查人员指出，骨折病例被归类为酗酒者的可能性是对照组的 3 倍。

在为考虑开始或继续注射避孕药的女性提供咨询时，临床医生应讨论 DMPA 的益处和风险，包括 FDA 的黑框警告，并使用临床判断和共同决策来评估使用的适当性。DMPA 对骨骼健康的 BMD 影响不应妨碍临床医生推荐 DMPA 开始或持续使用超过 2 年（USMEC 第 2 类适用于 18 岁以下的青少年和 45 岁以上的女性，第 1 类适用于 18—45 岁的女性）[9]。不建议对使用 DMPA 的青少年和年轻女性进行 BMD 常规评估。尽管已观察到低剂量雌激素补充剂可限制青少年 DMPA 使用者的 BMD 损失[162, 163]，但由于潜在的不良反应和评估骨骼健康结果的临床试验数据缺乏，不建议在使用 DMPA 期间补充雌激素。

对于患有可能影响骨骼健康相关疾病的患者，包括跌倒风险增加、使用轮椅、长期使用糖皮质激素、肾脏疾病或吸收不良，在共同决策的基础上进行个性化的咨询和临床管理是合适的。应鼓励所有女性摄入与年龄相适应的钙和维生素 D、定期进行负重锻炼并戒烟。尽管这些建议可能总体上有益于患者的健康，但缺乏研究表明这些措施将改善使用注射式避孕药的女性的骨骼健康状况。

(4) 对性传播感染的影响：使用 DMPA 与 STI 风险之间的关系尚不明确。一些研究表明，与其他避孕药相比，DMPA 使用者的性传播感染风险增加，但尚不清楚这是否反映了 DMPA 使用者在性行为方面的差异，如安全套使用率低[164, 165]。使用 DMPA 使用与 HIV 的获得与传播之间的关系也不清楚，但一些临床试验显示风险增加[166]。DMPA 可能通过几个看似合理的生物学机制增加 HIV 传播风险[167, 168]。DMPA 在 HIV 高发地区被广泛使用，那里的替代性避孕措施选择有限。一项对孕激素注射剂的系统回顾发现，在高危女性中可能会增加 HIV 感染的风险（aHR=1.4，95%CI 1.2~1.6）[166]。尚不清楚这种关联是否由真正的生物学效应所致，因为存在方法学问题导致证据不确定。目前 USMEC 的建议指出，在 HIV 感染高危女性中，DMPA 的优势仍然超过理论上或已证实的风险（USMEC 第 2 类），但应就这些问题对女性提供咨询[165]。USMEC 强调，女性不应该因为这些顾虑而拒绝使用 DMPA，因为这有可能导致意外妊娠和孕产妇

发病和死亡。应劝告已感染或有感染 HIV 风险的女性始终使用避孕套，以防止 HIV 和其他 STI 的传播[165]。

（5）对生育能力恢复的影响：虽然 DMPA 不会永久影响内分泌功能，但停止使用 DMPA 后生育能力的恢复可能会延迟。在最后一次注射后的 10 个月内，50% 的女性停用 DMPA 后会妊娠。然而，一些女性直到最后一次注射后 18 个月才恢复生育能力[115]。停用 DMPA 后抑制排卵的持续时间与使用时间无关，但与体重有关，因为较重的女性清除速度较慢[169]。在开始使用 DMPA 避孕之前，临床医生应就可能延长的恢复时间向使用者提供咨询。计划在 1 年内妊娠的女性应选择替代避孕方法。

（三）释放孕激素的宫内节育器

LNG IUD 提供高效、安全、方便和可逆的避孕措施[170]。20 世纪 80 年代，早期存在缺陷的研究报道了宫内避孕与后来的输卵管不孕之间有关，因此美国的宫内避孕使用量急剧下降。现在人们承认，现代宫内节育器不仅非常有效，而且对大多数女性来说都是安全的[171]。在美国，宫内避孕器的使用已经增加，2002—2012 年，在使用避孕器具的女性中，使用率从 2% 上升到 10% 以上。美国女性使用的大多数宫内节育器是孕激素释放装置[172]。在宫内节育器中添加孕激素可提高避孕效果，52mg LNG IUD 在美国被批准不仅用于避孕，还用于治疗月经过多。LNG IUD 还具有药品说明书外的治疗益处，包括治疗与子宫内膜异位症相关的疼痛、与子宫腺肌病相关的症状、子宫内膜增生或子宫内膜增生癌，以及在使用绝经期雌激素治疗期间保护女性的子宫内膜。

1. 避孕用途　Mirena、Liletta、Kyleena 和 Skyla 是在美国销售的四种 LNG IUD。Mirena 和 Liletta 是较大的高剂量 T 形装置，其贮液器含有 52mg 左炔诺孕酮，可每天提供 20μg 左炔诺孕酮。尽管 Mirena 被批准的使用期限为 5 年，但它的避孕效果可以持续更长的时间。美国一项针对 496 名女性使用 LNG IUD 5 年的研究，总体上，LNG IUD 组在使用的第 6 年和第 7 年中发生了两次妊娠。使用第 6 年的失败率为 0.25 例 /100 名女性年（95%CI 0.04～1.42）；在使用第 7 年，失败率为 0.43 例 /100 名女性年（95%CI 0.08～2.39）[173]。据此，女性（特别是 35 岁以上的女性）可以有机会保留其 52mg LNG IUD 长达 6 年或 7 年，需要认识到这种使用是超说明书用药[174]。尽管 Liletta 被批准最多使用 4 年（截至 2018 年初），但鉴于它具有与 Mirena 相同数量的左炔诺孕酮，预计它最终会被批准使用 5 年或更长时间。

Kyleena 和 Skyla 是体积更小、剂量更低的 LNG IUD，分别含有 19.5mg 和 13.5mg，并分别释放 17.5μg/d 和 14μg/d 的左炔诺孕酮。Kyleena 和 Skyla 分别被批准使用长达 5 年和 3 年。这些小型装置与 Mirena 和 Liletta 的区别在于它们的尺寸更小（30mm×28mm，而不是 32mm×32mm）和垂直杆顶部的银环（通过超声可见）。插入器直径也比 Mirena 窄（3.8mm，而不是 4.5mm）。Kyleena 和 Skyla 装置尺寸较小，特别适用于宫腔较小或宫颈狭窄的女性[175]。大型国际研究的数据证实，各种 LNG IUD 装置的妊娠率极低，每年 0.1%～0.3%[26, 176, 177]。

尽管子宫内膜受到抑制，但在取出避孕器具后，生育能力会迅速恢复[178]。LNG IUD 的高避孕效果反映了局部高浓度孕激素引起的宫颈黏液增厚和子宫内膜的严重抑制。大多数 LNG IUD 使用者即使存在闭经，都会继续排卵[176]。宫内节育器的禁忌证很少，大多数女性都是合适的人选，包括青少年和未生育女性[170]。使用宫内节育器的禁忌证是妊娠、活动性宫颈炎或子宫感染、子宫或宫颈恶性肿瘤、宫腔变形、不明原因的异常出血、对产品成分的不良反应[179]。虽然左炔诺孕酮的全身浓度在 LNG IUD 使用者中非常低，但乳腺癌后通常会避免使用激素避孕药。

2. 扩大宫内节育器的使用范围　越来越多的人达成共识，认为美国女性将受益于更广泛地使用宫内节育器，包括 LNG IUD[171]。密苏里州圣路易斯市的"避孕选择项目"为那些至少在 1 年内没有妊娠计划的女性（n=5000）提供了长达 3 年的免费可逆性避孕药具。这个项目表明，在标准化的咨询和没有经济障碍的情况下，大多数女性（68%）会选择长效可逆避孕方法（45% 选择 LNG IUD，10% 选择铜制宫内节育器，13% 选择依托孕烯植入剂）[180]。在 12 个月和 24 个月时，LNG IUD 的续用率分别为 88% 和 79%，铜制宫内节育器为 84% 和 77%，而依托孕烯植入剂为 83% 和 69%[181]。与口服避孕药和注射 DMPA 等其他避孕方法相比，长效可逆方法的满意率也很高。此外，在参加避孕选择项目的女性中，意外妊娠、分娩和流产的发生率大大低于圣路易斯的其他女性，也低于美国的其他女性[182]。该研究中的青少年也经常选择宫内节育器或植入物[183]。通过对 STI 预防和预期不良反应的适当咨询和管理，现在可以接受在青少年中安全有效地使用宫内节育器[184, 185]。青少年和年轻女性在使用不需要持续坚持的方法时，续用率较高，重复意外妊娠率较低。此外，流产后立即使用长效可逆避孕措施已被证实可以减少重复流产率[186, 187]。

3. 异常出血、脱落和子宫穿孔　与 DMPA 和其他 POP 一样，不可预知的子宫出血是停用 LNG IUD 的最常见原因[188]。在使用 LNG IUD 的最初几个月里，不规则出血最为常见，并随着时间的推移而消失。到 12 个月时，高达 50% 的女性出现闭经或少量出血。使用 Kyleena 和 Skyla LNG IUD，到 12 个月时，分别有约 38% 和 26% 的女性有闭经或少量出血的情况[189, 190]。解决患者的偏好和评估对月经紊乱的接受程度是减少早期停药率的工作中不可或缺的部分。在放置前对出血模式的可能变化进行充分和具体的咨询对于提高患者的接受程度至关重要。

脱落是宫内节育器失败的最常见原因。在美国的一项研究中，6 个月内每 100 名 IUD 使用者的累积脱落率为 10.2 次，并且在 LNG 和铜制宫内节育器之间没有差异 [191]。未生育、患有严重痛经或子宫腺肌症、宫腔异常、分娩后立即放置的女性，脱落风险都会增加。作者认为，宫内节育器置入宫腔的深度适当，可以最大限度地减少脱落的可能性。

USMEC 允许在妊娠早期（USMEC 第 1 类）和妊娠中期（USMEC 第 2 类）流产后立即放置 [9]。在产后 4 周放置（USMEC 第 1 类）。只要没有绒毛膜炎或产褥败血症的证据，在胎盘娩出后 10min 内立即放置（阴道分娩或剖宫产）也是一种选择（USMEC 第 2 类）[192]。产后立即放置的脱落率在 10%～20% 之间，剖宫产后的脱落率更低。由于脱落通常发生在最初的几个月内，因此鼓励女性在放置后的 12 周内接受护理人员的随访。

子宫穿孔是 LNG IUD 的一种不常见但潜在的严重并发症。一项大型欧洲前瞻性队列研究发现，穿孔发生率在非哺乳期为 0.6‰，哺乳期为 4.5‰ [193]。没有穿孔导致腹腔或盆腔结构损伤或其他严重的并发症 [194]。

4. 盆腔感染与不孕不育 宫内避孕措施的使用不会增加盆腔感染的风险 [195]。同样，没有证据表明宫内避孕措施会增加日后不孕的风险 [196]。宫内避孕方法适用于未经产女性和青少年女性 [184]。不建议在放置宫内节育器时预防性使用抗生素。应将临床病史（包括性病史）作为宫内避孕常规评估的一部分，以识别具有 STI 高风险的女性；放置前的测试应有选择地进行，而不是常规进行。即使在高危女性中，就随后的盆腔炎（pelvic inflammatory disease，PID）风险而言，在放置当日进行检测与在放置前检测一样安全 [197]。目前患有盆腔炎、化脓性宫颈炎或当前衣原体或淋病感染的女性，不应放置 IUD [9]。然而，宫颈或阴道感染并不是移除 IUD 的指征 [8]。如果女性感染了淋病、衣原体或 PID，并放置了 LNG 宫内节育器，治疗应遵循 CDC 性传播疾病治疗指南，如果患者对治疗有反应，宫内节育器可以继续放置 [198]。

5. 代谢和全身效应 LNG IUD 使用者循环中孕酮水平低但可检测到，这引起了人们的担忧，因为血糖、血脂和血压可能会受到负面影响。然而，这些担忧并没有在高质量的临床试验中得到证实 [176]。数据支持 LNG IUD 可安全用于糖尿病、高脂血症或高血压患者。避孕药被认为不会增加血栓栓塞性疾病的风险，LNG IUD 也与静脉或动脉事件无关 [102]。

6. 左炔诺孕酮宫内缓释系统的非避孕用途

(1) 大量月经出血：大剂量 LNG IUD 是一种行之有效的治疗月经过多的有效干预措施。在比较研究中，它提供的疗效等于或优于其他保宫手术（如全子宫内膜消融术、经宫颈宫内膜切除术），是许多女性可接受的子宫切除术的替代方案，并能对月经失调的健康相关生活质量有相当大的改善 [199-202]。虽然使用 LNG IUD 治疗异常子宫出血的女性中有 43% 最终会接受子宫切除术，但与立即子宫切除术相比，该方法在 5 年内的直接和间接医疗费用仍然较低 [201, 203]。

(2) 有症状的子宫肌瘤和子宫腺肌症：数据支持 LNG IUD 也是治疗与子宫肌瘤相关的大量月经出血的有效方法 [204, 205]。然而，黏膜下肌瘤可能更容易引起大量出血，也更有可能导致 LNG IUD 的排出，因为它们会使子宫腔扭曲 [206]。因此，LNG IUD 的有效性可能取决于子宫肌瘤的数量、大小和位置。

子宫腺肌症也是一种常见的良性疾病，可能与大量月经出血和盆腔疼痛有关。有限的数据表明，LNG IUD 可以减少患有这种疾病的女性的出血和疼痛 [207-209]。与子宫肌瘤一样，在患有子宫腺肌症的女性中放置宫内节育器时，脱落率似乎有所提高 [200]。

(3) 子宫内膜异位症：一项 Cochrane 系统评价认为，52mg LNG IUD 可减轻与子宫内膜异位症相关的盆腔疼痛和痛经 [210]。在这种情况下，LNG IUD 的优点包括不存在与使用 GnRH 激动剂相关的低雌激素效应，以及降低药费。LNG IUD 的缺点包括与这种方法相关的不规则出血。

(4) 雌激素替代疗法对子宫内膜的保护：高质量的证据支持在雌激素替代疗法期间长期使用 LNG IUD 来抑制子宫内膜，并且它在其他国家被批准用于此适应证 [211, 212]。但是，52mg LNG IUD 相对较大，可能更难置入绝经后女性的子宫。两个较小的 LNG IUD 可能是绝经期女性更好的选择。需要进行可接受性研究，并且需要更多的研究来确定实现有效的子宫内膜抑制所需的左炔诺孕酮的最低有效剂量 [213]。

(5) 使用他莫昔芬保护子宫内膜：他莫昔芬通常用作内分泌辅助治疗，用于治疗绝经前和特定绝经后女性的雌激素受体阳性乳腺癌。在绝经后女性中，他莫昔芬会增加子宫内膜息肉、增生和癌症的风险。对 52mg LNG IUD 用于预防他莫昔芬使用者子宫内膜疾病的系统回顾得出结论，该方法降低了子宫内膜息肉的风险，但尚不清楚 LNG IUD 是否降低子宫内膜增生或癌症的风险 [214]。LNG IUD 使用者的不规则出血发生率较高，这可能会增加这一高危群体进行诊断干预的必要性。FDA 将乳腺癌病史列为使用所有孕激素药物（包括 LNG IUD）的禁忌证。美国妇产科学院 2014 年发布的指南反映了 LNG IUD 在乳腺癌女性中使用的不确定安全性，不建议在该患者人群中使用这种宫内节育器 [215]。

(6) 子宫内膜增生症或子宫内膜癌的治疗：虽然子

宫切除术是早期子宫内膜癌的最佳治疗方法，但对于希望保留生育能力或因合并症而不适合手术的女性，有时也使用孕激素来治疗子宫内膜非典型性增生或早期子宫内膜癌。52mg LNG IUD 可以逆转大多数患有复杂非典型增生和早期子宫内膜癌女性的子宫内膜肿瘤性病变[216]。

（四）植入避孕

避孕植入物提供了长效、高效、便捷和可逆的避孕措施。所有用于临床的皮下避孕植入物都使用孕激素。这些方法为那些对联合激素方法有禁忌证的女性提供了一个很好的避孕选择，也为任何希望获得快速可逆的长期妊娠保护的女性提供了一种选择。美国目前唯一可供女性使用的皮下植入物是 Nexplanon（图 18-5），于 2006 年作为 Implanon 发布。2011 年，Nexplanon（一种不透射线的植入物）取代了 Implanon。

Nexplanon 含有 68mg 依托孕烯，是一种单杆皮下植入物[217]。该装置被批准使用 3 年，在整个使用过程中具有很好的疗效，并且易于由受过培训的医生置入和取出。Nexplanon 可以在哺乳期使用，可改善痛经，对体重、痤疮、血脂或肝酶没有明显影响，对骨密度的影响不大[218]。与其他纯孕激素避孕药一样，依托孕烯植入剂通常会导致不规则阴道出血。

1. 描述和药理学 Nexplanon 棒释放的是孕酮类药物依托孕烯，以前被称为 3- 酮去氧孕烯，是地索孕酮的生物活性代谢产物[218]。地索孕酮用于一些口服避孕药，而依托孕烯也是用于避孕环的孕激素。埋植剂长 4cm，直径 2mm，不透射线，核心是由浸渍有 68mg 依托孕烯的乙烯 – 醋酸乙烯酯组成的非生物降解固体（图 18-5）。Nexplanon 的乙烯 – 醋酸乙烯共聚物允许在至少 3 年的使用中控制激素释放。每个埋植剂都装在 1 个一次性无菌插入器中，用于皮下应用。依托孕烯的最大血清浓度通常在植入后第 4 天出现。依托孕烯的水平在 1 年内略有下降，3 年内进一步下降，但仍高于抑制排卵所需的阈值[217]。在埋植剂移除后，大多数使用者的血清 ENG 水平在 1 周内将不能检测到，在移除的 6 周内恢复排卵。尽管有效抑制了排卵，但雌二醇水平只下降到早期卵泡水平范围，埋植剂不会引起雌激素不足。与此相一致的是，基于临床试验的有限数据，依托孕烯埋植剂对 BMD 似乎没有临床意义上的不良影响[218]。

2. 作用机制和疗效 Nexplanon 主要通过抑制排卵来防止受精，但也可能引起宫颈黏液增厚[219]。依托孕烯埋植剂提供了非常有效的避孕措施。在对 11 项国际临床试验的综合分析中，包括 900 多名 18—40 岁的健康女性，在植入依托孕烯的情况下没有妊娠的报道。有 6 例妊娠发生在依托孕烯埋植剂取出后的前 14 天。包括这 6 次妊娠，累积的 Pearl 指数（每 100 名女性年妊娠次数）为 0.38（1 年和 2 年的 Pearl 指数分别为

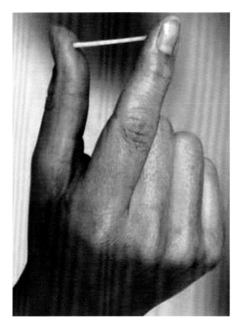

▲ 图 18-5 皮下依托孕烯植入物

0.27 和 0.30）[219]。埋植剂取出后，正常排卵和生育能力迅速恢复。植入者中报告的妊娠主要是由于在植入时未识别到的妊娠和未能置入装置。澳大利亚关于依托孕烯埋植剂上市后的数据发现，真实世界的失败率为 1.07‰[220]。在澳大利亚研究中发现的 218 例妊娠中，有 45 名女性的数据不足以评估避孕失败的原因，46 名女性被确定为在植入前已经妊娠。在其余 127 例病例中，有 84 名女性因未能放置埋植剂而导致妊娠。其他避孕失败的原因包括置入时间不正确（19 例），埋植剂从置入部位脱落（3 例），以及与肝酶诱导药物相互作用（8 例）。其余 13 例被归类为产品故障。然而，即使考虑到这些方法的失败，Nexplanon 仍然是所有可用的可逆或永久避孕药中疗效最高的一种。

有报道称使用抗惊厥药（尤其是卡马西平）的女性出现埋植剂失败。因此，不建议在服用抗惊厥药、某些抗反转录病毒药物或其他诱导肝酶药物的女性中应用植入避孕药[220-222]。超重和肥胖的女性没有被纳入批准使用依托孕烯埋植剂的试验中。然而，一项对 1168 名女性（28% 超重和 35% 肥胖）进行的前瞻性队列研究发现，失败率不受 BMI 影响[223]。

药品说明书显示，Nexplanon 可使用长达 3 年。但是，该埋植剂似乎可以保持其疗效长达 5 年[224]。在美国的一项研究中，有 291 名女性使用了 3 年埋植剂，在使用的第 4 年或第 5 年也没有发生妊娠[173]。因此，认识到此类使用是超说明书用药，个人可以有机会将使用时间延长至长达 5 年。

3. 安全性和不良反应 Nexplanon 使用者通常会遇到不规则和无法预测的出血模式，这与持续应用纯孕激素避孕药相似。11 项临床试验的综合数据显示，

使用依托孕烯埋植剂最常见的出血模式是闭经（22%）、不频繁出血（34%）、频繁出血（7%）、频繁或长时间出血或两者都有（18%）[225]。出血天数通常不会增加，但其模式是不可预测的。具有临床意义的是，最初 3 个月的出血模式可以预测大多数女性的未来出血模式。在最初 3 个月有良好出血模式的女性，在使用的前 2 年内往往会继续这种模式。最初出血模式不利的女性至少有 50% 的机会改善这种模式。只有 11.3% 的人因为不规则出血而停止使用，主要是因为出血时间过长和不规则出血发生频繁[225]。大多数有基线痛经的女性（77%）会因排卵抑制而症状完全缓解。就出血模式可能发生的变化进行有效的置入前咨询可能会提高继续使用率[126, 226]。一项小型的短期临床试验发现，添加 COC 可以减少植入者令人烦恼的出血[227]。如果使用植入式避孕的患者希望通过治疗来减少烦人的不规则出血，美国关于避孕药具使用的部分实践建议提出了两种选择：①非甾体抗炎药 5～7 天；②低剂量 COC 或雌激素 10～20 天[8]。这些治疗可缩短出血时间并提供暂时缓解，但不会改变长期出血模式。对于因植入避孕药而出现令人烦恼的出血，并且无 COC 使用禁忌证的患者，作者建议，如果患者希望使用 COC 来减少这种出血，可以长期使用这种疗法。

几项研究观察到依托孕烯埋植剂使用者的体重略有增加（<1kg）[219]。然而，只有 3%～7% 的女性因为体重变化而选择移除埋植剂。与在长期使用 POP 的女性中看到的效果类似，多达 15% 的使用者会出现卵巢囊肿。大多数囊肿会自动消退，不需要额外治疗[228]。

Nexplanon 在哺乳期的使用似乎是安全的[108]。2015 年的一项 Cochrane 评价并未发现埋植剂使用者对母乳量或婴儿生长方面的担忧[229]。同样，巴西一项针对母乳喂养女性的随机试验发现，与延迟植入相比，早期（出院前）植入的婴儿生长情况与此相似，而且 Nexplanon 似乎不会改变母乳的含量，也不会影响婴儿 3 岁前的生长[230]。

血脂检测表明，血清总胆固醇、HDL-C 和 LDL-C 总体下降。一些研究还发现甘油三酯水平降低。已观察到 HDL/LDL 比率的轻微下降，但未达到临床意义的范围。依托孕烯埋植剂的使用不会显著增加心血管疾病的风险[231]。

皮下埋植型避孕剂迁移到全身血管，特别是肺动脉，是埋植剂的罕见并发症。埋植剂的正确浅层放置是避免这种严重并发症的关键[232, 233]。

4. 患者的选择　在推荐使用皮下埋植型避孕剂之前，服务提供者应审查其使用的适应证和禁忌证。使用依托孕烯埋植剂的禁忌证很少，包括乳腺癌、使用肝酶诱导药物、不明原因和未经评估的异常阴道出血、严重的肝硬化、系统性红斑狼疮并伴有抗磷脂抗体阳性或未知抗体者，以及肝肿瘤[9]。也有报道描述了一

位服用抗反转录病毒药物依非韦伦的女性置入依托孕烯埋植剂失败[234]。在为女性提供有关依托孕烯埋植剂的咨询时，临床医生应解决女性对这种避孕方法可能产生的担忧和恐惧。女性可能特别担心埋植剂的移除，尽管 Nexplanon 等单杆装置的取出问题并不常见。应该讨论不良反应（特别是不规则出血），因为意外的不良反应可能会导致女性要求尽早取出埋植剂。埋植剂不提供针对性传播感染的保护。因此，对于所有性活跃的女性来说，应该提醒埋植剂使用者注意安全的性行为。皮下埋植型避孕剂的合适人选是那些希望长期可逆的避孕措施，没有使用依托孕烯埋植剂的禁忌证，接受埋植剂的置入和移除，并准备好接受月经出血模式变化的女性。

5. 置入和移除　正确的置入和移除技术对于临床疗效和预防并发症至关重要。置入的时间取决于患者之前使用的避孕措施和临床医生对个人适用性的评估[8]。在美国，Nexplanon 只提供给已经完成制造商提供的置入和移除培训的临床医生。对临床医生进行适当的培训可以减少置入和移除时并发症的发生率。置入 Nexplanon 的并发症很少（<2%），但可能包括局部疼痛、感染和出血。如前所述，皮下埋植剂也可游走至全身血管系统[232, 233]。置入后无须常规随访。

在移除之前，临床医生需要触诊埋植剂。在无菌条件下，注射局部麻醉剂后，在埋植剂上方垂直切开一个 2～3mm 的切口。使用 Pymar 和同事[235] 所描述的 Norplant 系统的移除弹出技术移除杆。如果插入正确，移除通常很简单，应在 5min 内完成。移除困难的最常见原因是埋植剂放置得太深。如果临床医生不能确定埋植剂的位置，那么在进行手术前可能需要使用影像技术。

四、紧急避孕措施

紧急避孕（emergency contraception，EC）被定义为在无保护的性交（包括性侵犯）后或公认的避孕失败后用于防止妊娠的药物或装置[236]。虽然紧急避孕药有时被称为事后避孕药，但这个标签令人困惑，因为它暗示只能在性行为之后的第二天早上服用。避孕药，或称性交后避孕药，实际上可以在无保护性行为后最多 5 天降低意外妊娠的风险。

口服紧急避孕药是作为偶尔使用的备用方法，而不是常规的避孕方法。与患者讨论紧急避孕的问题为讨论长期避孕、性健康和安全及其他女性健康预防性措施（如巴氏涂片检查）提供了机会。所有有意外妊娠风险的女性，包括青少年和性侵犯的受害者，都应该随时可以使用紧急避孕法。

研究表明，增加获得紧急避孕药物的机会可以改善使用情况，但尚不清楚这种机会是否会转化为减少意外妊娠或流产[237]。尽管获得的机会是一个重要因

素，但女性如何使用紧急避孕药可能是决定其最终效果的一个更有力因素。即使女性在家中有紧急避孕药，她们在无保护措施的性交后也常常不使用。最常见的原因是缺乏对妊娠风险的认识或忽视了所认为的风险[238]。虽然增加对紧急避孕药的了解和获取是公共卫生的优先事项，但使用定期、持续的避孕措施是减少意外妊娠和流产的更有效的方法。

（一）紧急避孕方案

目前在美国可供女性使用的紧急避孕药包括1.5mg 左炔诺孕酮 [Plan B One-Step（Duramed Pharmaceuticals, Pomona, NY）, Next Choice（Watson Laboratories, Inc., Corona, CA）], 30mg 醋酸乌利司他（UPA, Ella, Afaxys Pharma, LLC., Charleston, SC）, 以及 铜 T 380A IUD[Paragard（CooperSurgical, Trumbull, CT）]。

2009 年，引入了单剂 1.5mg 左炔诺孕酮片剂（优于之前的 0.75mg 两剂方案），应在无保护性交后尽快服用，并标明可在性交后 72h 内使用[236]。该药物无须处方即可使用。既往 17 岁以下人群购买需要处方，但在 2014 年 FDA 批准后，现在没有年龄限制，无须处方就能获得左炔诺孕酮紧急避孕药。与使用大剂量COC 的老式 Yuzpe 避孕方法相比，纯孕激素口服避孕方案的耐受性更好。

UPA 于 2010 年在美国被批准用于紧急避孕，并以 Ella 的名称上市销售[239]。UPA 是一种孕激素受体调节剂，与米非司酮同属一类，比左炔诺孕酮紧急避孕药更有效[236]。虽然应在无保护性交后尽快服用，但UPA 需要处方，它已被证明有效时间长达 5 天[240]。

铜 T 380A 宫内节育器可以在无保护性交后 5 天内放置，一些证据表明，在性交后 10 天内放置仍然有效[241-243]。尽管铜 T 380A 宫内节育器是一种非常有效的避孕方式，并具有为女性提供持续长期避孕的优势[244]，但对专家置入的要求和该装置的费用可能成为使用的障碍。

（二）作用机制

激素类紧急避孕药的作用方式是多因素的，尚未完全了解。由于精子在女性生殖道内的存活时间长达5 天，而卵细胞只能在排卵后 1 天内受精，因此作用机制取决于口服紧急避孕药方案的时间与性交时间、排卵时间的关系。

如果在 LH 激增开始之前给药，左炔诺孕酮紧急避孕药可以防止或延迟排卵，如果在 LH 激增之后服用则无效[236, 245]。UPA 是一种选择性孕激素受体调节剂，在月经周期的不同时间服用，具有不同的机制。在 LH 激增开始之前给予 UPA 可抑制卵泡发育，在LH 增加期间但在峰值之前服用 UPA，可延缓卵泡破裂[246]。两种口服药物均未显示可以直接干扰受精卵植入。因此，它们不被认为是流产药或对发育中的胚胎

有致畸作用[247, 248]。

铜质宫内节育器的作用机制被认为是释放对精子功能有毒的铜离子，而相关的炎症可能会影响卵细胞的运输或受精卵的植入[249]。

（三）效能

紧急避孕的有效性取决于作用机制，以及紧急避孕方案的时间与无保护性交时间的关系。单次无保护性行为后，妊娠的概率根据月经周期的日期和夫妇的生育状况而有所不同（3%～8%）[250]。计算紧急避孕的功效很复杂，因为不可能知道本来会有多少妊娠。因此，对疗效的估计是避孕方法的失败率，即给药后的妊娠率。

最有效的紧急避孕法是铜制宫内节育器，失败率低于 0.1%[241]。关于口服紧急避孕药，UPA 比左炔诺孕酮更有效，因为它有效地延迟了卵泡破裂，并且对 LH 激增期的作用时间更长[251]。最近一项直接比较 UPA 和左炔诺孕酮的系统评价表明，在无保护性交后 120h 内给予 UPA，妊娠的风险比左炔诺孕酮几乎减半；120h 内给予 UPA 的失败率为 1.3%[252]。此外，在性交后 24h 内给药，UPA 可将妊娠风险降低近 2/3，与左炔诺孕酮相比，失败率为 0.9%[253]。

在单次无保护性交后，仅使用左炔诺孕酮紧急避孕药物比完全不治疗更有效[254]。单次服用共 1.5mg 左炔诺孕酮与 0.75mg 分次服用一样有效，而且单次服用更方便[252]。左炔诺孕酮紧急避孕药物的给药时机影响其有效性。无保护性交后等待 12h 开始治疗，可使妊娠概率增加近 50%，其疗效会随着时间的推移而呈线性下降[255]。

口服紧急避孕药的疗效可能会随着 BMI 的增加而降低。一项研究使用亚组分析来证明 BMI 对避孕药效的影响；左炔诺孕酮被证明对超重女性（BMI > 26kg/m²）无效，UPA 对肥胖女性无效（BMI > 35kg/m²）[256]。女性不应该因为 BMI 而被拒绝使用紧急避孕药，但是在选择药物时应该考虑体重对 EC 疗效的潜在影响。一些欧洲权威机构建议，在肥胖及服用有肝酶诱导药物时，将左炔诺孕酮的剂量增加到 3mg[257]。铜质宫内节育器的疗效不受 BMI 的影响。

（四）适应证

紧急避孕适用于任何因避孕失败或无保护措施性行为而面临意外妊娠风险的女性。专家建议提前向女性提供紧急避孕药[258]。然而，调查发现，美国女性及其医疗保健提供者对紧急避孕药的了解程度和使用率很低[259]。

使用口服激素紧急避孕药前无须进行临床检查或妊娠测试[9]。鉴于紧急避孕药不经常使用且作用时间短，因此常规口服避孕药的禁忌证并不适用。USMEC的建议指出，既往有异位妊娠、心血管疾病、偏头痛或肝病的女性可以使用紧急避孕药[9]。目前的指南建

议，在使用 UPA 后 1 周内应避免母乳喂养；在此期间，母乳喂养的女性应挤出并丢弃母乳[260]。

口服紧急避孕药方案的唯一禁忌证是对其中的活性物质过敏。妊娠是一个相对禁忌证，因为如果已经确定妊娠，紧急避孕药是无效的；没有证据表明对发育中的胚胎有致畸作用。对于患有严重吸收不良综合征的女性、正在服用肝酶诱导药物和某些抗反转录病毒药物的女性，口服紧急避孕药的疗效可能会降低。紧急避孕时应用铜宫内节育器的禁忌证与常规避孕相同[9]。

（五）不良反应

FDA 已经明确左炔诺孕酮避孕药足够安全，可以无须处方在药房直接购买。UPA 具有很好的安全性，在整个欧洲可通过药房购买，但在美国需要处方。用于避孕的铜质宫内节育器的不良反应与用于长期避孕的不良反应相同。

没有死亡或严重的并发症与紧急避孕直接相关。口服紧急避孕药最常见的短期不良反应包括恶心、呕吐和不规则出血，影响多达 20% 的使用者。激素类紧急避孕药引起的不规则出血通常会在下一个月经周期前消退。临床试验中女性报告的其他轻微不良反应包括头晕、疲劳、乳房胀痛、头痛和腹痛[252]。如果在服用口服紧急避孕药的 3h 内发生呕吐，大多数专家建议重复给药[236]。

服用激素类紧急避孕药后，通常会在预期时间前后 1 周内月经来潮。使用左炔诺孕酮的女性更可能出现月经提前，而使用 UPA 的女性更容易出现月经推迟[252]。如果月经来潮延迟超过 1 周，或预期月经量比平时少，应进行妊娠试验。如果持续出现不规则出血或腹痛，也应建议其就医，因为这些症状可能是自然流产或宫外孕的迹象。

激素类紧急避孕药可以推迟排卵，使女性在周期后期容易妊娠。因此，应建议在使用紧急避孕药后开始使用常规的避孕方法。然而，有初步数据表明，激素类避孕方法，特别是口服孕激素，可能会降低 UPA 的疗效[261]。需要进一步研究各种疗法的机制和风险情况。有学者建议，在服用 UPA 后，应推迟 5 天开始常规激素避孕，并且在此期间女性应避免性交或使用屏障保护[8, 261, 262]。

五、避孕保健的临床挑战

（一）青少年的激素避孕

尽管美国青少年的妊娠率在下降，但仍高于其他西方工业化国家[6, 263]。约有 75% 的妊娠是计划外的，这其中约 38% 以人工流产告终[3]。对母亲和孩子来说，早孕和生育是不良医疗、教育和社会心理结局的危险因素[264]。少女母亲的孩子更容易发生早产、低出生体重、新生儿死亡，以后也更容易有行为问题和差的学习表现[265]。青少年养育子女会导致贫困的代际传

递[266]。性活跃的青少年如果在学业上取得成功，他们会更有动力去使用避孕措施，因为他们相信妊娠会阻碍他们实现目标，并且保持与性伴侣的关系稳定[265]。

临床医生向青少年提供避孕建议的考虑因素应包括这些年轻女性潜在的高生育率、无保护性交的高比率、性侵犯风险增加、STI 风险增加[268]。让其坚持和正确使用避孕方法对青少年可能具有挑战性，不过长效的避孕方法可以提高效率[132]。应向青少年提供包括 DMPA 注射、避孕植入物和宫内节育器等方法[184, 269]。通过适当的患者选择和咨询，宫内节育器和植入物可以为青少年提供成功的避孕选择。临床医生还应了解在其执业所在州为未成年人开具避孕药方的法律条件。

性活跃的青少年每年都会从关于负责任的健康行为的指导中受益，包括禁欲、预防性传播感染的乳胶避孕套和正确的节育方法，以及有效使用这些方法的说明。应该建议青少年在所有类型的性交中使用安全套，包括肛交和口交。阻碍青少年有效避孕的因素包括缺乏前瞻性计划、非自愿性交、缺乏隐私护理、害怕父母和医生的反对、缺乏对青少年友好的服务、语言和文化障碍、害怕盆腔检查和花费[271]。对避孕的误解，包括对体重增加、未来生育能力、痤疮和癌症风险的影响，也可能阻止青少年使用有效的避孕措施，应在咨询中予以解决。

1. 在青少年中使用复方激素避孕药 尽管 COC、避孕贴片和阴道环是对青少年安全有效的方法，但许多年轻女性没有得到关于正确使用和预期不良反应的有效教育。她们可能会断续地使用这些短效激素避孕药，这将导致非常高的妊娠率[271]。在咨询期间，关于对什么时候开始使用这些方法、如何正确使用，如果错过了一颗或多颗药丸，或者避孕贴片或阴道环未正确使用等提供口头和书面的说明是非常重要的。出于同样的原因，POP 不受青少年的青睐，因为它们需要更严格地遵守才能发挥功效。

开始或持续激素避孕不需要对青少年或年龄较大的育龄期女性进行盆腔检查、宫颈癌筛查或 STI 筛查[8]。在开始激素避孕之前要排除禁忌证、血压测量和确定患者未妊娠[272]。无论使用何种避孕方法，都应考虑对 STI 或宫颈癌进行适龄筛查。根据 CDC 对 26 岁以下女性的建议，衣原体感染和淋病筛查可以通过尿液检查或不带窥器的阴道拭子进行[198]。应鼓励使用避孕套联合激素避孕来预防性传播感染。

初始随访应在开始使用 COC 后 8~12 周，以监测正确使用和不良事件，此后应每 6~12 个月进行一次。教育和持续咨询对于确保正确使用至关重要。许多青少年担心 COC 会导致体重增加或痤疮，这些问题应直接解决[271]。对于那些难以吞咽药丸的年轻女性来说，使用咀嚼药丸可能更容易接受些。与成年女性相比，青少年可能更难以接受计划外出血。临床医生必须考

虑在这一高危群体中，不规则出血可能代表宫颈或阴道感染，需进行相应的调查和治疗。

2. 在青少年中使用避孕药注射剂 青少年DMPA的停药率很高，一半的青少年在 12 个月内停止使用该方法[273]。然而，因为 DMPA 会在很长一段时间内抑制排卵，之前使用 DMPA 可以保护许多青少年意外妊娠，尽管她们没有坚持使用 DMPA。体重增加是青少年停止使用 DMPA 的最常见理由，在肥胖的青少年中更加普遍[115]。尽管在使用 DMPA 的青少年中，骨密度丢失一直是一个令人担忧的问题，但青少年医学会的立场声明是，DMPA 代表着一种极其有效的避孕方式，临床上对骨密度丢失的担忧必须综合考虑以下因素，这些因素包括在停药后可能出现的骨骼恢复、低骨折风险低，以及预防青少年意外妊娠的好处[274]。

（二）产后和哺乳期女性的激素避孕

产后是开始避孕的关键时期，以帮助女性实现最佳的妊娠间隔[275]。产后初期是女性开始避孕的理想时期，因为患者可以方便地接触到这些知识。将避孕措施推迟到标准的产后 6 周进行，就会使许多女性面临意外妊娠的风险。到产后 6 周，高达 40% 的女性会进行无保护性交，如果不进行母乳喂养，将近 50% 的女性会排卵[276, 277]。此外，并非所有女性都寻求产后医疗保健，导致很大比例女性的避孕需求未得到满足[278]。当然，通过哺乳期闭经来避孕的哺乳期女性，生育能力的恢复会被推迟。

产后女性在分娩后的数周内仍处于高凝状态[279, 280]。这种高风险要到产后 12 周才能缓解，尽管 6 周后风险很低（6 周内从每 100 000 次分娩中有 22 例，7～12 周时下降到每 100 000 次分娩中有 3 例）[281]。产后VTE 的危险因素包括≥35 岁、既往 VTE 病史、易栓症、制动、分娩时输血、围产期心肌病、BMI≥30、产后出血、剖宫产、先兆子痫和吸烟[282]。USMEC 建议所有女性推迟使用含雌激素的方法（USMEC 第 4 类）到分娩后 3 周，而母乳喂养的女性则推迟到产后 4 周[9]。该指南进一步指出，对那些产后 6 周开始有VTE 的危险因素的人，使用含雌激素避孕方案的风险大于获益。

传统上，复合型激素避孕法并没有被推荐为哺乳期女性的首选，因为担心雌激素成分会减少母乳量及母乳中的热量和矿物质含量[229]。然而，营养良好的母乳喂养女性使用 COC 似乎不会导致婴儿发育问题。关于这一问题的数据有限且不一致，最近的两项系统评价无法得出关于 COC 对母乳喂养持续时间和婴儿结局影响的确切结论[229, 283]。在个人层面上，重点要注意一些女性可能有母乳喂养困难的风险，如果需要全母乳喂养，就这些问题进行咨询是必要的。USMEC 指南允许在没有 VTE 危险因素的哺乳期女性在产后 30 天使用含雌激素的避孕方法[9]。

有限的研究证据表明，仅使用孕激素避孕不会影响哺乳或婴儿发育，并且不会增加血栓栓塞性疾病的风险[102, 107]。不管母亲是否哺乳，在分娩后立即开始使用孕激素避孕似乎是合理的，包括 DMPA、POP 和埋入剂。然而，一个理论上的担忧是，产后立即使用孕激素避孕的方法可以先于泌乳，考虑到胎盘娩出后，黄体酮下降被认为会触发催乳素分泌[229]。虽然长期数据有限，纯孕激素避孕药的观察性研究表明，即使在产后立即开始使用，它们对母乳喂养的启动或持续，婴儿的生长发育没有影响[107]。宫内节育器在胎盘分娩后立即置入或产后 4～6 周后使用也是一种选择，这是考虑到没有证据表明它和绒毛膜炎、产后子宫内膜炎或败血症有关。与间隔置入相比，放置宫内节育器的脱落风险更高，应平衡产后立即放置高效避孕药具的好处，特别是对于有可能无法进行产后随访的女性[284]。

（三）大于 35 岁女性的激素避孕

仅考虑年龄的话，使用激素避孕药没有禁忌证[9]。但是，与使用某些避孕方法相关的风险可能会随着年龄和其他合并症的增加而增加。例如，虽然静脉血栓栓塞、心肌梗死和脑卒中的发生率较低，但这些风险会随着年龄、肥胖、吸烟、糖尿病、先兆偏头痛和高血压而增加[72, 285]。然而，由于苗条、健康、不吸烟的女性发生这些罕见事件的风险较低，他们可以使用任何方法，包括联合（雌孕激素药、贴片和阴道环）方法，直至绝经[286]。基于美国的大型人群病例对照研究发现，在健康、不吸烟的 35 岁以上女性中，使用雌激素含量低于 50μg COC 配方，不吸烟女性没有增加心肌梗死或脑卒中的风险[287, 288]。围绝经期女性可能受益于 COC 对 BMD[289]、异常子宫出血[290]和减少血管舒缩症状的积极影响[291]。此外，使用 COC 可降低子宫内膜癌和卵巢癌的患病风险，这个对高龄育龄女性尤为重要。纯孕激素避孕药和宫内节育器是对那些静脉血栓、心肌梗死和脑卒中风险增加的高龄女性的首选[292-294]。目前尚不清楚长期使用 DMPA 的大龄人群能否在进入更年期之前将骨密度水平恢复到基线水平。出于这个原因，45 岁以上女性使用 DMPA 是 USMEC第 2 类，单纯孕激素的避孕方法是 USMEC 第 1 类。LNG IUD 对围绝经期出血特别有效[295, 296]。

（四）绝经期停用激素避孕

在决定停止使用避孕方法时，随着女性年龄的增长，妊娠的风险越来越小，必须在这个背景下评估该方法的益处和风险。北美女性绝经的中位年龄为 51 岁，大约 90% 的女性将在 55 岁时绝经[297]。虽然 44 岁后妊娠并不常见，但仍可能会发生自然受孕。评估促 FSH 水平可以确定激素避孕药使用者何时进入绝经期，并因此不再需要避孕可能会产生误导，不应常规进行[8]。除非存在有效的工具来确认绝经期，否则在权衡利弊后，对健康、不吸烟女性继续使用激素避孕至 50—55 岁是合适的 [9]。因此，大多数女性将能够安全地使用避孕措施，直到她们确定绝经。在停止激素避孕时，一些中年女性会选择开始绝经期激素治疗。

（五）患有基础疾病的女性避孕

由于患有基础疾病的女性妊娠与孕产妇和围产期发病率和死亡率风险增高相关，因此在这种情况下实现有效避孕尤为重要 [298]（表 18-6）。医疗提供者应注意，使用避孕药具的风险必须与妊娠风险相平衡。尽管许多研究已经表明健康女性使用激素避孕药的安全性和有效性，但不幸的是，对于有潜在基础疾病或其他特殊情况的女性来说，数据还远远不够。CDC 制订的美国避孕药具使用资格标准为临床医生提供了重要的循证证据 [9]。

对患有其他医疗问题的女性提供避孕决策可能很复杂。在某些情况下，服用治疗慢性病的药物可能会改变激素避孕的效果，在这些情况下妊娠可能会给母亲和胎儿带来重大风险。激素避孕药的含量和给药方式的差异可能会对患有某些疾病的患者产生不同的影响。由于经皮和阴道环避孕相对较新，对在有其他基础疾病的女性中使用它们的数据很少。在缺乏更广泛数据的情况下，使用 COC 的禁忌证也应被视为使用经皮和阴道环避孕的禁忌证。从业者应该认识到，对于许多患有疾病的女性来说，使用非激素避孕方式（如铜制宫内节育器）仍然是一种安全、有效的选择。

（六）肥胖女性的激素避孕

美国成年女性肥胖（BMI 为 30kg/m² 或更高）的比例已增加至 38%[299]。研究表明，肥胖女性的性活动和意外妊娠水平与正常体重的女性相似 [300]。没有任何避孕方法在肥胖女性中是禁忌的 [9, 301]。口服紧急避孕药对肥胖女性的效果可能较差。尽管口服避孕药和透皮贴剂对肥胖女性的疗效受到质疑，但 2016 年的 Cochrane 综述发现，BMI 与激素避孕药的有效性之间通常没有关联 [302]。同样，在 1500 名女性的前瞻性队列研究中，使用复方激素避孕药、贴片或环的女性意外妊娠的总体风险在使用 3 年时的总体范围为 8.4%～11.0%，在 BMI 类别中没有显著差异 [303]。该研究无法分别评估药丸、贴片和环的使用疗效 [304]。最近一项针对 52 000 多名女性的大型前瞻性队列研究报道称，根据年龄、产次、教育程度进行了调整后，随着 BMI 的增加，COC 的失败率略有增加（BMI>35 的 HR=1.5，95%CI 1.3～1.8）[20]。但是，与 21/7 方案相比，在评估以 24/4 方式给药时，这种差异消失了。检测正常体重和肥胖女性之间避孕效果微小差异的能力可能会被短期方案的依从性问题所掩盖 [305]。

COC、避孕环和透皮贴剂的作用主要是反映孕激素剂量对排卵的抑制。药代动力学研究表明，与正常体重相比，肥胖女性在开始服用避孕药时或在 HFI 后

表 18-6　意外妊娠导致不良健康事件风险增加的相关情况

- 乳腺癌
- 复杂性心脏瓣膜病
- 糖尿病：依赖胰岛素，患有肾病 / 视网膜病 / 神经病变或其他血管疾病，病程>20 年
- 子宫内膜癌或卵巢癌
- 癫痫
- 高血压（收缩压>160mmHg 或舒张压>100mmHg）
- 过去 2 年内的减重手术史
- 获得性免疫缺乏综合征
- 缺血性心脏病
- 恶性妊娠滋养细胞疾病
- 恶性肝肿瘤（肝瘤）和肝细胞癌
- 围产期心肌病
- 血吸虫病伴肝纤维化严重（失代偿）肝硬化
- 镰状细胞病
- 过去 2 年内的实体器官移植
- 脑卒中
- 系统性红斑狼疮
- 致血栓突变
- 结核

引自 Curtis KM, Tepper NK, Jatlaoui TC, et al. US medical eligibility criteria for contraceptive use, 2016. *MMWR Recomm Rep.* 2016; 65:1-104.

由于清除率的变化，需要 2 倍的时间达到避孕类固醇的稳态治疗水平 [306, 307]。因此，这是肥胖人群应用该方案的薄弱之处。连续口服避孕药或具有较短 HFI 的口服避孕药可能对肥胖女性更有效。评估贴片和阴道环在肥胖女性中的有效性的证据有限，但两者都比单独使用屏障方法提供更有效的避孕措施 [89, 301, 308, 309]。在超重和肥胖女性中，使用 150mg DMPA 肌内注射或 104mg 皮下制剂或依托孕烯埋植剂并未观察到更高的妊娠率 [311]。考虑到 IUD 只在子宫起作用且不依赖于全身药物水平，其疗效不受 BMI 影响 [305]。

由于理论上对动静脉血栓栓塞的担忧，对于肥胖女性而言，复合激素避孕药被归为 USMEC 第 2 类。尽管肥胖和使用复方激素避孕药是 VTE 的独立危险因素，但 [285, 312, 313] 肥胖女性使用复方避孕药的 VTE 绝对风险仍低于其在妊娠期和产褥期的 VTE 风险 [314, 315]。COC 的肥胖使用者发生急性心肌梗死或脑卒中风险增加的证据是相互矛盾的 [316]，但育龄女性发生这些事件的总体绝对风险较低 [72]。话虽如此，肥胖女性更有可能患有其他合并症，如高血压、高胆固醇血症和糖尿病。没有已发表的研究涉及复合激素避孕药在患有这些合并症的肥胖女性中的安全性。因此，在就避孕选择向肥胖个体提供咨询时，特别是当这些患者年龄超

过 35 岁时，应考虑仅使用孕激素和宫内避孕方法。由于肥胖女性发生异常子宫出血和子宫内膜上皮内瘤变形成的风险较高，因此在该患者群体中使用 LNG IUD 是一种特别合理的选择[317, 318]。

因为减肥手术可能会影响口服药物吸收，接受过该手术（Roux-en-Y 胃旁路术或胆胰分流术）的个体应谨慎使用口服避孕药（USMEC 第 3 类）[319]。接受过限制性减肥手术（垂直带状胃成形术、腹腔镜可调节胃束带或腹腔镜袖状胃切除术）的女性没有类似的担忧。

（七）服用抗癫痫药物的女性的激素避孕

由于妊娠期癫痫发作的风险增加、某些抗癫痫药物（antiepileptic drug，AED）的致畸作用、AED 与激素避孕之间的多种相互作用，有效避孕是女性癫痫患者管理的关键组成部分[320]。AED 可诱导肝酶降低口服避孕药中雌激素或孕激素成分中的 1 种或 2 种的血清浓度[321]。在存在 CYP3A4 诱导酶（如卡马西平、非尔氨酯、拉莫三嗪、苯巴比妥、苯妥英、奥卡西平、扑米酮、托吡酯和卢非酰胺）的情况下，使用 COC 避孕失败的风险可能会增加。同时使用可诱导肝酶的 AED 与复方激素避孕药，因为该方案的妊娠风险逐渐增加，通常超过其获益，故被评为 USMEC 第 3 类。拉莫三嗪是一个特例，含雌激素的避孕药会增加拉莫三嗪的代谢，降低药物浓度。因此，如果两种药物一起使用，则需要调整拉莫三嗪的剂量。此外，在 HFI 期间，拉莫三嗪水平可能会升高。

作为一种长效避孕药，注射避孕药（DMPA）与 AED 一起使用是有效的，对服用抗惊厥药的女性使用宫内节育器是非常有效。USMEC 建议，当女性服用诱导肝酶的药物时，应使用配方中至少含有 30μg 炔雌醇的 COC。此外，专家建议选择半衰期较长的口服孕激素避孕药（屈螺酮、去氧孕烯、左炔诺孕酮）或使用 HFI 不超过 7 天的配方，或以连续的方式服用活性药片，以提高疗效[20, 324]。鉴于美国可用的炔诺酮剂量太低，无法持续抑制排卵，这种避孕药对于服用可诱导肝酶的 AED 的女性来说并不是一个合理的选择。避孕贴片和阴道环的数据有限。在服用酶诱导型 AED 并使用依托孕烯植入系统（Nexplanon）的女性也有孕失败的报道[220-222]。

（八）服用抗生素女性的激素避孕

尽管有许多回顾性病例和关于同时服用抗生素的女性 COC 失败的报道，但只有利福平有降低血清激素水平的药代动力学证据[80, 81]。服用利福平的女性不应依赖口服、经皮、阴道环或单独使用植入式避孕药进行保护。与利福平相比，使用氨苄青霉素、强力霉素、氟康唑、甲硝唑、咪康唑、喹诺酮类药物和四环素不会降低使用 COC 女性的激素水平。服用广谱抗生素、抗真菌药或抗寄生虫药的女性使用组合激素方法是不受限制的[9]。

（九）HIV 阳性女性的激素避孕

超过 1700 万女性（其中许多是育龄女性）感染了 HIV[325]。HIV 的传播增加与异性性交有关。激素避孕在 HIV 阳性女性中的作用一直存在争议。DMPA 使用者感染或传播 HIV 的风险可能会增加，但 DMPA 在 HIV 高流行地区（撒哈拉以南非洲）是一种必需的避孕药具，因为这些地区的替代避孕药具选择有限。根据对孕激素注射剂的系统评价，发现在该人群中感染 HIV 的风险可能增加（Ahr=1.4，95%CI 1.2~1.6）[166]，USMEC 最近修订了在 HIV 感染风险增加的女性中使用 DMPA 的建议[166]。目前的建议是，在 HIV 感染高风险的女性中，使用 DMPA 的优势仍然超过其理论或已证实的风险（USMEC 第 2 类），但应就这些问题向女性提供咨询[165]。POP、联合激素方法和植入物对 HIV 感染高风险或感染 HIV 的女性来说是安全的（USMEC 第 1 类）。包括 DMPA 在内的激素避孕药似乎对 HIV 疾病的进展没有影响[326]。对于接受抗反转录病毒治疗的女性（特别是一些非核苷类反转录酶抑制剂和利托那韦促进的蛋白酶抑制剂），需注意与激素避孕药存在多种药物间相互作用，这些相互作用可能会改变激素避孕药和抗反转录病毒药物的安全性与有效性。病例报道表明，抗反转录病毒药物依非韦伦降低了避孕植入物的保护作用；宫内节育器和 DMPA 是服用这种药物或其他诱导肝酶药物的女性更合适的选择[234]。

USMEC 允许将 IUD 用于感染 HIV 的女性（USMEC 第 1 类），因为没有证据表明她们比未感染 HIV 的女性感染并发症的风险更高[166]。IUD 不会影响疾病进展或增加传播给性伴侣的风险。对于患有 AIDS 的女性，如果她们在抗反转录病毒治疗中临床表现良好，可以使用宫内节育器（USMEC 第 1 类）；如果不是，也可以考虑使用（USMEC 第 2 类）。所有患有 AIDS 的宫内节育器使用者应密切监测其是否有盆腔感染。

（十）激素避孕和慢性高血压

在开始使用复方激素避孕药之前应测量血压[8, 327]。虽然很少有女性在开始使用复方激素避孕药后出现明显的高血压，但应在随访时检查血压[328]。现代低剂量 COC 可能会使收缩压和舒张压分别平均增加 8mmHg 和 6mmHg[329]。这种增加被认为是继发于肾素 – 血管紧张素系统的激活[330]。然而，对文献的系统评价发现，在长达 2 年的随访中只有一小部分女性在使用 COC 后出现高血压[331]。

对于既往患有高血压的女性，联合激素治疗方法的担忧是动脉血栓形成的风险增加，却很少导致心肌梗死和脑卒中。对于患有 1 高血压 1 级（收缩压 140~159mmHg 或舒张压 90~99mmHg）的女性，除非没有其他的适合方法或患者可接受的方法（USMEC

第 3 类），否则不应使用复方激素避孕药（USMEC 第 3 类）。对于高血压 2 级（收缩压≥160mmHg 或舒张压≥100mgHg）或有血管疾病的患者不应使用复方激素避孕药（USMEC 第 4 类）。服用抗高血压药物的女性是一个单独的类别（表 18-2）。尽管应降低药物控制良好的高血压女性患心血管疾病的风险，但没有关于在该人群中使用复方激素避孕药的数据。因此，在这些女性中使用复方激素避孕药需要临床判断（USMEC 第 3 类）。年龄≤35 岁、血压控制良好且监测良好的女性可能是联合避孕药试验的合适人选，前提是她们在其他方面健康，没有显示终末器官血管疾病的证据，并且不吸烟。如果在开始避孕几个月后，在仔细的监护下血压控制良好，则可以继续使用激素避孕。

仅含孕激素的避孕药，如 DMPA、POP、依托孕烯植入物或 LNG IUD，是高血压女性的合适选择。与其他孕激素不同，通常不建议在患有 2 期高血压（收缩压≥160mmHg 或舒张压≥100mmHg）的女性中使用 DMPA，因为理论上存在脂蛋白变化的不利风险（USMEC 第 3 类）[9]。但是，需要权衡该方法的风险和获益与高血压女性不良妊娠结局的风险。无须在使用纯孕激素方法之前或期间监测血压[8]。

（十一）糖尿病女性的激素避孕

一项系统评价得出结论，激素避孕药对非糖尿病女性的糖类代谢影响有限[332]。同样，COC 似乎不会损害糖尿病女性的糖类代谢或影响血管疾病。既往患妊娠糖尿病不是激素避孕药的禁忌证。但是，因研究有限，并未告知超重糖尿病女性如何管理[333]。此外，临床医生在评估糖尿病患者使用激素避孕时应考虑是否存在其他心血管危险因素，如肥胖、吸烟、高血压和年龄。

对于糖尿病病程超过 20 年或有微血管疾病（视网膜病、肾病或神经病）证据的女性，通常禁用复方激素避孕药（USMEC 第 3 类或第 4 类，具体取决于病情的严重程度）[9]。由于担心在使用注射避孕药期间可能出现雌激素不足和对 HDL 水平的影响，对于 20 年以上糖尿病或有微血管疾病证据的女性而言[334]，DMPA 被评为第 3 类，表明其风险通常大于获益。

POP、宫内节育器和植入物适用于糖尿病女性。一项临床试验发现，在无并发症的糖尿病的女性中，随机接受铜制宫内节育器或 LNG 宫内节育器，她们的代谢控制相似[335]。

（十二）等待手术女性的激素避孕

与 VTE 相关的肺栓塞仍然是与外科（包括妇科）手术相关死亡的主要原因[336]。有人担心在手术期间使用联合激素避孕药可能会增加这种风险。停药后，COC 的促凝变化需要 6 周或更长时间才能消退[337]。大手术前 1 个月或更长时间停用复方激素避孕药的相关益处应与意外妊娠的风险相平衡。USMEC 建议预计术后需要长时间制动的大手术，在术前停用 COC（USMEC 第 4 类）[9]。此外，对于有 VTE 危险因素 [既往有 VTE 病史或正在接受高风险手术（如大型腹盆腔手术、大型骨科手术或癌症手术）] 的患者，可以考虑停用 COC。否则，对于预计患者在手术后立即走动的任何大手术，没有必要停用复方激素避孕药。由于围术期 VTE 风险低，在行腹腔镜输卵管绝育术或其他不会增加 VTE 风险的小型外科手术之前，无须停用复方激素避孕药。仅使用孕激素和宫内避孕药预计不会增加围术期 VTE 的风险。

（十三）有血栓栓塞病史的女性激素避孕

患有急性深静脉血栓或肺栓塞、有不明原因 VTE 病史、复发性 VTE 或与妊娠相关的 VTE、外源性雌激素的应用、已知易栓症或抗磷脂抗体综合征或活动性癌症的女性，不应使用复方激素避孕药（USMEC 第 4 类）[9, 338]。对于不使用抗凝血药的女性，VTE 复发的风险取决于最初的深静脉血栓形成是否与永久性（如 V 因子 Leiden 突变）或可逆（如手术）风险因素相关[339]。因此，既往如果经历过与非复发性风险因素（如机动车事故后制动发生 VTE）相关的单次 VTE 发作，那么 COC 使用者目前 VTE 风险的可能性不会增加。在这些患者中可以个体化定制含雌激素避孕药的使用方案。大多数研究并未发现仅使用孕激素避孕药会增加 VTE 风险；因此，对于血栓栓塞风险增加的女性用这些方法或 IUD 不是禁忌证[102]。

（十四）接受抗凝治疗的女性的激素避孕

华法林对育龄女性的长期风险包括大量或长时间的月经出血，很少包括卵巢囊肿破裂后的腹腔积血。华法林也是一种致畸剂。由于接受治疗性抗凝药物的女性再次形成血栓的风险降低，一些权威人士建议，对于既往有静脉血栓形成病史的正在抗凝治疗的女性，特别是在没有替代方法或有禁忌证的情况下，可以根据具体情况考虑使用含雌激素的避孕药，它们导致 VTE 复发的风险低（USMEC 第 3 类）[340]。在参加抗凝血药临床试验的有血栓栓塞病史的女性中，使用激素避孕药（包括联合方法）不会增加使用抗凝血药的女性再次血栓形成的风险[340]。因此，在长期抗凝治疗的女性中，使用复方激素避孕药可能是合适的。由于其避孕效果高和具有抑制子宫出血的能力，使用 LNG IUD 也是有效的选择，在这种情况下，它的效果优于铜制宫内节育器[341-345]。肌内注射 DMPA 可以持续抑制排卵，仅有的证据并未显示注射部位出现问题，如血肿[346]。在接受抗凝治疗的女性中进行类似的注射（如流感疫苗）并未显示出血肿的风险[347]。因此，DMPA 对接受抗凝治疗的女性而言是一种有效的避孕药。没有关于避孕植入物植入部位血肿形成风险的数据；但是，肌内注射 DMPA 出现血肿的风险不大。

（十五）偏头痛女性的激素避孕

头痛在育龄女性中很常见。这些头痛中的大多数是紧张性头痛，而不是偏头痛[348]。一些患有偏头痛的女性在使用激素避孕药后症状得到改善，而一些女性的症状则恶化。因为真正存在的先兆性偏头痛会影响选用含雌激素避孕药的决定，所以仔细考虑诊断很重要。大多数偏头痛没有先兆。在偏头痛之前或期间发生的恶心、呕吐、畏光、畏声或视觉模糊不构成先兆。根据国际头痛协会的说法，先兆是通常在头痛之前出现的综合神经系统症状，但也可能在头痛开始后出现[349]。典型的先兆是可逆的，持续不到60min，并且可以包括视觉症状，如在视野中蔓延的锯齿形图形（防御谱，因其类似于中世纪堡垒的墙壁而得名）、感觉症状（如针刺）、言语障碍或运动无力。

尽管育龄期女性患缺血性脑卒中的绝对风险较低，但先兆偏头痛是脑卒中的独立危险因素。大多数研究指出，有先兆偏头痛比没有先兆偏头痛的女性发生脑卒中的风险更高[350, 351]。对这一结论的假设是先兆与缺血性变化有关[352]。单独使用复合激素避孕药本身也会增加女性脑卒中的风险，尽管绝对风险仍然很低[353]。导致缺血性脑卒中风险增加的原因可能是雌激素引起的高凝状态所致。使用复合激素避孕药的女性脑卒中风险随着年龄的增长而增加，在青少年中，每100 000名女性中每年3.4人次，在45—49岁的女性中上升至每100 000名女性中每年64.4人次[72]。在最近的一项病例对照研究中，研究人员发现患有先兆偏头痛的女性使用复合激素避孕药协同增加了脑卒中的风险[54]。相比之下，没有先兆偏头痛的女性使用复合激素避孕不会增加基线风险。虽然在使用COC的有先兆偏头痛的女性中脑血管事件很少发生，但因为脑卒中的破坏性如此之大，以至于临床医生应该考虑在这类人群中使用纯孕激素或宫内避孕药。根据USMEC的指导，含雌激素的避孕药对有先兆偏头痛的女性是禁忌证（USMEC第4类），对于没有先兆偏头痛的患者，如果出现了先兆症状，也应该停用含雌激素的避孕药。值得注意的是，一些头痛专家建议，目前的超低剂量COC制剂（如用10μg乙炔基雌二醇配制的COC制剂）可能是安全的，也可用于预防那些健康、血压正常的非吸烟者的月经相关偏头痛[354]。使用任何仅含孕激素的避孕药或宫内节育器对那些伴或不伴有先兆偏头痛的女性而言不是禁忌证（USMEC第1类）[9]。

（十六）系统性红斑狼疮患者的激素避孕

尽管有效避孕对SLE女性很重要，但对疾病活动性增加和血栓形成的担忧导致临床医生很少为患有这种疾病的女性开具雌孕激素复方口服避孕药。事实上，患有SLE的女性患缺血性心脏病、脑卒中和VTE的风险更高，尤其是在存在抗磷脂抗体的情况下[355-357]。

在对患SLE的女性开始避孕之前，应确定疾病活动水平，以及是否存在抗磷脂抗体和血小板减少症。由于静脉和动脉血栓栓塞的风险增加（USMEC第4类），复合激素避孕对SLE和抗磷脂抗体阳性的女性是禁忌的。在其他SLE患者中，关于使用复合激素避孕药的决定应考虑其他心血管疾病风险因素的存在（如年龄较大、吸烟、高血压、糖尿病、高胆固醇血症），这被评为USMEC第2类。使用COC似乎不会使非活动或静止期的疾病活动恶化[358]。尽管仅使用孕激素的方法不被认为会增加VTE的风险，但对于具有抗磷脂抗体的SLE患者，它们都被评为第3类（风险大于获益）。这是因为这些患者的VTE倾向相当高，一项随机对照试验报道了2名服用POP的此类女性出现血栓形成[359, 360]。虽然第3类分类也适用于LNG IUD，但该装置的全身药物水平是最低的。在没有抗磷脂抗体的SLE患者中，仅使用孕激素的方法被评为USMEC第2类。对于患有SLE和抗磷脂抗体阳性的女性，使用铜制宫内节育器没有任何限制。对于患有血小板减少症的女性，LNG IUD优于铜制宫内节育器。许多患有SLE的女性服用免疫抑制剂，在过去，对免疫功能低下的女性使用宫内节育器一直存在争议。然而现在，免疫功能抑制不再被认为是使用宫内节育器的禁忌证[361, 362]。

（十七）镰状细胞病患者的激素避孕

与SLE患者相似，镰状细胞病女性妊娠会增加母体和胎儿的发病率和死亡率。激素避孕药在纯合子（SS）镰状细胞病女性中的安全性一直存在争议[363]。只有一项小型随机对照试验探讨了这个问题。在交叉设计中，25名患者每3个月接受一次DMPA注射或盐水安慰剂注射。DMPA使用者更不容易经历痛苦的镰状细胞危象（OR=0.23，95%CI 0.05～1.02）[364]。目前还没有关于含雌激素产品的随机研究[365]。这些有限的数据表明，DMPA和其他单纯孕激素避孕法是镰状细胞病女性的安全避孕选择[363]。

没有良好的对照研究来评估患有镰状细胞病的女性口服避孕药发生VTE风险是否高于其他联合口服避孕药使用者。在美国进行的一项小型病例对照研究发现，使用COC与VTE风险升高无显著相关[366]。对镰状细胞病女性的横断面研究发现，联合口服避孕药、单纯孕激素与不使用激素避孕者之间的血小板活化、凝血酶生成、纤维蛋白溶解或红细胞变形能力没有区别[367]。在这些观察的基础上，对患有镰状细胞病的孕妇进行研究，并对使用COC的镰状细胞病女性进行小型观察性研究，以及从理论上考虑，USMEC得出的结论是，妊娠本身比使用含雌激素的避孕药具有更大的风险[9]。但是，如果该女性同时存在心血管危险因素或肺动脉高压（镰状细胞病的一种并发症），这一建议将会改变。

尽管目前文献中缺乏关于镰状细胞病女性使用宫内节育器的证据，但在这一人群中使用宫内节育器的理论担忧很少。目前没有证据支持在患有镰状细胞病的女性中限制使用宫内节育器[363]。USMEC 将 LNG IUD 列为 USMEC 第 1 类，表明这种方法在患有镰状细胞病的女性中没有任何限制。铜制宫内节育器因为理论上担心月经会增加失血量，故被列为 USMEC 第 2 类，获益大于风险。

（十八）抑郁症患者的激素避孕

抑郁和情绪障碍在育龄女性中极为常见[128]。要考虑的问题是激素避孕药对情绪的影响，以及抑郁症治疗对避孕效果的潜在影响。患有抑郁症的女性可以使用任何避孕方法，并且没有禁忌证(USMEC 第 1 类)[9]。没有证据表明包括 DMPA 在内的激素避孕会恶化女性的情绪，无论她在基线是否患有抑郁症[127, 368]。选择性 5- 羟色胺再摄取抑制剂和 5- 羟色胺去甲肾上腺素再摄取抑制剂是最常用的抗抑郁药，似乎不会与激素避孕药相互作用[369, 370]。相比之下，一项临床试验观察到，在使用 COC 的女性中使用圣约翰草（一种肝酶诱导剂）会增加孕激素和雌激素代谢、突破性出血和排卵的可能性。因此，同时使用圣约翰草和联合激素避孕、POP 和依托孕烯埋植剂被列为 USMEC 第 2 类。

第19章　睾丸疾病
Testicular Disorders

ALVIN M. MATSUMOTO　BRADLEY D. ANAWALT　著

窦京涛　郭清华　李　冰　温俊平　林　纬　林　苗　**译**　　陈　刚　谷伟军　**校**

要点

- 睾丸对于以下方面至关重要：胎儿内外生殖器的正常发育、青春期第二性征、性功能和精子发生的启动，以及成年男性表型、性功能和生育能力的发育和维持。
- 了解下丘脑–垂体–睾丸轴的解剖学、生理学和调节是了解睾丸功能的主要疾病、雄激素缺乏症和不孕症的临床表现、诊断和管理的基础。
- 男性性腺功能减退症是一种临床综合征，由睾丸未能产生足量的睾酮（雄激素缺乏）和精子，或由单独的精子发生障碍引起。
- 雄激素缺乏的后果因性发育阶段而异。在胎儿中，雄激素缺乏会导致生殖器发育难以辨认；在儿童中，它会导致青春期延迟或类无睾症；在成人中，它会导致性功能障碍、男性乳房发育症、不育，以及肌肉质量和强度、骨密度和强度等会对健康产生不利影响的身体成分的变化。
- 男性性腺功能减退症很常见，但应先排除暂时性睾酮受抑制的情况，再根据与低血清睾酮血症相一致的雄激素缺乏的症状和体征进行诊断。
- 对于血清总睾酮浓度低且存在可能影响性激素结合球蛋白水平的情况时，准确评估患者的血清游离睾酮水平则是有意义的。
- 在患有性腺功能减退症的男性中，应检测促性腺激素浓度以区分原发性和继发性性腺功能减退症。
- 原发性性腺功能减退症与不能应用药物治疗的不孕症相关。
- 继发性性腺功能减退症的男性患者应评估下丘脑或垂体功能障碍的原因，如高催乳素血症、库欣综合征、鞍区肿块和铁过载综合征。
- 促性腺激素替代疗法通常可改善继发性性腺功能减退症男性患者的精子发生和生育能力。
- 患有肥胖症或代谢综合征、存在血清睾酮浓度低及可能出现雄激素缺乏症状的男性在进行睾酮替代治疗之前，改变生活方式以减轻体重也同样重要。如果可能的话，应停用可能抑制下丘脑–垂体–睾丸轴的药物。
- 睾酮治疗期间应进行疗效和安全性监测。

　　睾丸在发育的不同阶段均具有重要的生理作用。在胎儿发育早期，正常男性内外生殖器的分化和发育都需要胎儿睾丸产生的睾酮和抗米勒管激素。在青春期，激活下丘脑–垂体–睾丸轴以促进睾丸产生睾酮是诱导男性第二性征（成年）、刺激性功能和精子生成启动所必需的。在成人期，睾丸产生的睾酮是维持成人男性特征（男性化）、性功能、精子发生和生育能力所必需的。因此，睾丸疾病可能会导致性发育和性功能、体型及生育能力的异常，从而对健康和幸福产生深远的影响。

睾丸疾病很常见。先天性生精小管发育不全综合征（Klinefelter 综合征）是最常见的人类性染色体异常，也是原发性性腺功能减退症的最常见原因，每500～600 名男性新生儿中就有 1 人患病[1, 2]。孤立性精子生成障碍是男性不育的主要原因，5%～6% 的育龄期健康男性可受到影响[3]。睾丸疾病导致睾酮缺乏可能出现性欲降低（性兴趣和性欲望）、勃起功能障碍、男性乳房发育（良性乳房增大）和骨量减少（骨质疏松症）的症状，这些症状随着年龄的增长在男性中愈发常见。最后，下丘脑 – 垂体 – 睾丸功能紊乱通常与慢性全身性疾病、消瘦综合征、病态肥胖、某些药物（如阿片类药物和糖皮质激素）的长期使用及衰老相关。这些情况通常会导致睾酮缺乏，如果睾酮缺乏严重且长期存在，可能会引起临床表现，导致发病[4, 5]。

睾丸疾病的治疗通常可以显著临床改善生活质量和身体功能。对于患有严重睾酮缺乏症的青春期前的男孩和成年人，睾酮治疗可以使身体组成成分和功能发生巨大变化[6]。对于因促性腺激素缺乏而导致血清睾酮低、不育和精子产生受损的男性，应用促性腺激素替代疗法通常可以增加精子和睾酮的产生并恢复生育能力。最后，辅助生殖技术（assisted reproductive technology，ART）的进步使先前患有睾丸疾病的不育男性得以生育。例如，患有先天性生精小管发育不全综合征和无精子症（射精后精液中无精子）的男性曾被认为患有无法治愈的不孕症，但睾丸精子提取（testicular sperm extraction，TESE）使用显微外科技术联合卵胞质内单精子注射（intracytoplasmic sperm injection，ICSI）使得其中一些男性成为父亲[7]。

一、功能解剖学和组织学

（一）睾丸

成人睾丸是成对的卵圆形器官，通过精索（由神经血管蒂、输精管和提睾肌组成）悬挂在腹股沟管上，位于腹腔外的阴囊内。大约 60% 的男性左侧睾丸在阴囊中的位置低于右侧，约 30% 的男性右侧睾丸在阴囊中的位置更低。每个睾丸的体积为 15～30ml，长3.5～5.5cm，宽 2.0～3.0cm[8, 9]。

睾丸包括两个结构和功能不同的区室：生精小管区室，由支持细胞和处于精子发生各个阶段的生殖细胞组成，占睾丸体积的 80%～90%，以及间质区室，由分泌睾酮（主要的雄性类固醇激素）的间质细胞及管周肌样细胞、成纤维细胞、神经血管细胞和巨噬细胞组成[10]（表 19-1）。由于生殖细胞构成睾丸体积的大部分，所以小睾丸通常提示精子形成严重受损。

睾丸被纤维囊包围，即睾丸白膜。从白膜发出的纤维隔膜将睾丸的实质分隔成小叶。睾丸的动脉血供主要来自睾丸（精索内）动脉，起自腹主动脉并通过精索中的腹股沟管下行。侧支血供由提睾肌动脉和输精管动脉提供。这种侧支供血使睾丸在通过睾丸动脉结扎手术将高位未降睾丸固定到阴囊（睾丸固定术）后，仍可以存活。精索扭曲即睾丸扭转会导致睾丸的血液供应受到限制，并在 6～8h 后导致睾丸坏死和梗死，属于外科急症[11]。具有钟摆畸形的睾丸（即不附着在阴囊壁上）更容易发生睾丸扭转。睾丸的淋巴回流沿睾丸动脉进入主动脉周围淋巴结，这是睾丸癌转移的常见途径。

构成精索静脉丛的静脉网络提供睾丸的静脉回流。精索静脉丛汇入睾丸（精索内）静脉。右睾丸静脉汇入下腔静脉，左睾丸静脉以直角汇入左肾静脉。睾丸静脉中的单向静脉瓣可防止血液回流到阴囊。如果存在瓣膜缺陷或缺失，或者外部静脉压迫阻碍正常的静脉回流，出现睾丸的引流静脉丛异常扩大，就称为精索静脉曲张[12]。与血液回流相关的压力增加及温度调节改变均可能导致与精索静脉曲张相关的睾丸功能障碍。98% 的精索静脉曲张都发生在左侧阴囊，这可能是因为左侧睾丸静脉瓣膜缺失或缺陷。若右侧存在突出的单侧精索静脉曲张或出现两侧新发的精索静脉曲张，应及时评估是否是因腹部或盆腔恶性肿瘤（如肾细胞癌）或淋巴结疾病引起的静脉阻塞；慢性右侧精索静脉曲张也可能表明内脏逆位。少数情况下，肠系膜上动脉解剖异常压迫左肾静脉会导致左侧精索静脉曲张，这被称为胡桃夹子综合征，又称左肾静脉受压综合征。

由于睾丸位于腹腔外，因此它暴露在比核心体温低约 2℃ 的环境中。睾丸在阴囊内的位置和睾丸温度均由提睾肌调节。睾丸需要升温时提睾肌收缩，导致精索缩短，睾丸向腹部牵引；当需要降温时，提睾肌放松，睾丸下降到阴囊中。此外，精索静脉丛提供逆流热交换机制，通过用较冷的静脉血围绕睾丸动脉来冷却睾丸。睾丸温度略低于核心体温对于正常的精子发生至关重要。睾丸暴露在较高的温度下可能会损害精子发生，如睾丸不能正常下降到阴囊（隐睾）或由于频繁及长时间使用热水浴缸而导致过度外部热暴露。

（二）生精小管

生精小管包含由支持细胞组成的上皮细胞，这些支持细胞包裹并诱导生殖细胞进行逐步分化并发育为成熟的精子。生精小管长达 70cm，并紧紧盘绕在睾丸小叶内，成熟的精子一旦释放到管腔中，就会被运输到达睾丸网、输出小管、附睾，最后到达输精管，用于射精。生精小管被由细胞外基质组成的基底层包围。基底层将生精小管与间质区室分开，为小管提供结构完整性，并调节与其接触的细胞的功能。睾丸活检标本的横截面组织学检查显示，许多不同的生精小管被基底层和每个小管之间的间质区室中的间质细胞簇包围[10]（图 19-1）。

支持细胞从生精上皮基底层一直延伸到小管腔腔

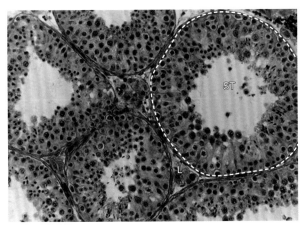

▲ 图 19-1　人类睾丸生精小管和间质区室的光学显微照片

生精小管区室构成睾丸的大部分，由支持细胞包裹的发育中的生殖细胞组成；精原细胞排列在生精小管的基底层，处于不同发育阶段的精母细胞存在于小管的中间层，处于不同成熟阶段的精细胞存在于生精小管的腔面；在每个小管内，都有处于精子发生不同阶段的生殖细胞；在间质区室中，有突出的间质细胞集群（L 细胞）位于生精小管、小管基底层内的管周肌样细胞、散在的血管和巨噬细胞之间（引自 Matsumoto AM. Spermatogenesis. In: Adashi EY, Rock JA, Rosenwaks Z, eds. *Reproduc-tive Endocrinology, Surgery, and Technology.* Philadelphia, PA: Lippincott-Raven; 1996: 359-384. ）

面。相邻的支持细胞会为生殖细胞在小管内分化提供结构支架，并包裹生殖细胞[9]（图 19-2）。未分化的生精干细胞，称为精原细胞，位于小管周围的基底层，散布在支持细胞之间。相邻的支持细胞包围精原细胞并形成特殊的连接复合物或紧密连接，将生精小管分为精原细胞所在的基底室和由分化的生殖细胞占据的近腔室。支持细胞的紧密连接阻碍大分子、类固醇和离子进入生精小管，是构成血睾丸屏障的细胞学基础，类似于血脑屏障。在近腔室，源自于基底室精原细胞的精母细胞进行减数分裂形成精子细胞，并逐渐成熟（精子发生），更成熟的生殖细胞占据更靠近管腔的位置，直到成熟的精子被释放到生精小管的管腔中（精子释放）。

由于血 - 睾屏障的存在，只有支持细胞和精原细胞可以分别直接接受来自循环和间质区室细胞的内分泌和旁分泌调节。支持细胞需要合成和分泌许多产物，其中一些产物存在于循环中，但不能直接作用于近腔室中发育的生殖细胞以滋养和调节精子发生。支持细胞含有 FSH 受体和雄激素受体，它们通过循环中 FSH、LH 刺激睾丸间质细胞产生睾酮来调节精子发生。支持细胞产生细胞外基质成分和抗米勒管激素，导致

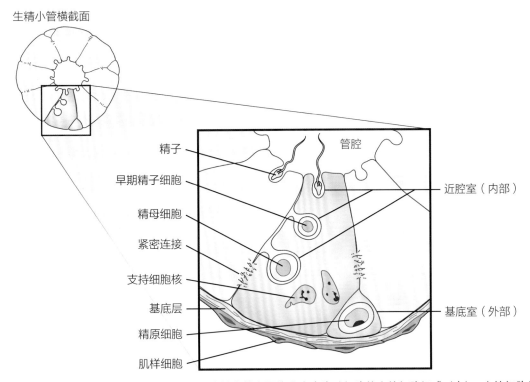

生精小管横截面

精子
早期精子细胞
精母细胞
紧密连接
支持细胞核
基底层
精原细胞
肌样细胞

管腔
近腔室（内部）
基底室（外部）

▲ 图 19-2　生精小管中的细胞示意图（上）；生精小管由围绕发育中生殖细胞的支持细胞组成（中）；支持细胞从基底层延伸到管腔；相邻的支持细胞之间的紧密连接将生精小管分成基底室和近腔室，是血睾丸屏障的解剖学基础（底部）；基底区室包含在基底层的精原细胞和管周肌样细胞；间质细胞和可提供睾丸功能内分泌调节剂（如促性腺激素）的血管则暴露于间质区室；腔室包含发育中的精母细胞、精子细胞和成熟的精子，它们会被释放到生精小管的管腔中

引自 Matsumoto AM.The testis. In: Felig P, Frohman LA, eds. *Endocrinology and Metabolis*m.4th ed. New York, NY: McGraw-Hill; 2001: 635-705.

米勒管退化并抑制男性胎儿中女性附属性器官的发育，也可产生抑制素 B。抑制素 B 是睾丸中导致 FSH 负反馈抑制的最重要因素。

（三）精子发生

在男性中，精子发生过程可支持睾丸每天产生大约 1.2 亿个成熟精子（每次心跳大约 1000 次）[13]。精子发生，即干细胞（精原细胞）分化为成熟精子的过程。该过程分为三个功能不同的阶段：①有丝分裂或增殖期：大部分精原细胞经历有丝分裂以更新干细胞库，少数精原细胞进一步分化成精母细胞；②减数分裂期：精母细胞经历连续的减数分裂以产生单倍体生殖细胞（精子细胞）；③精子发生：未成熟的圆形精子细胞分化为成熟的精子[10,14]（图 19-3）。

1. 增殖期 基于染色质的染色和模式，精原细胞可分为暗型精原细胞 A（Ad）、亮型精原细胞 A（Ap）或 B 型精原细胞。由于它们的有丝分裂率相对较低，Ad 型精原细胞被认为是精原干细胞。精原细胞对外部损伤（如电离辐射）具有一定抵抗力，受到损伤时，它们会进行有丝分裂增殖。然而，当 Ad 型精原细胞严重耗竭或完全耗竭时，如在高剂量 X 线照射或血管损伤情况下，会导致不可逆的精子生成受损或丧失。

少数 Ad 型精原细胞经过有丝分裂形成 Ap 型和 B 型精原细胞。在人类中，B 型精原细胞的形成率较低，因此只有少量的 B 型精原细胞可以进入减数分裂

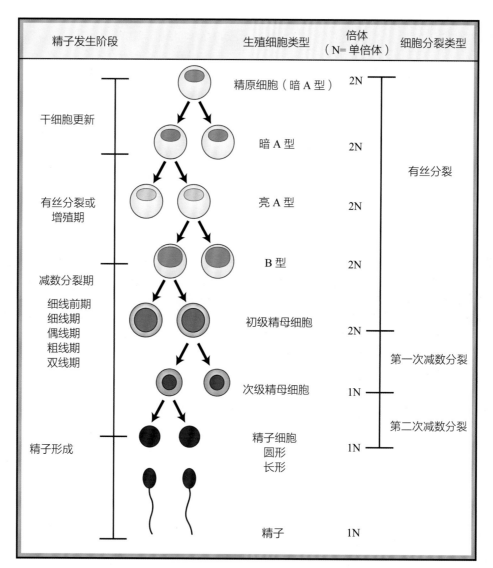

▲ 图 19-3 人类精子发生示意

精原干细胞通过有丝分裂进行自我更新。在精子发生开始时，一些精原细胞分化为含有二倍体数（2N=46 条染色体）的初级精母细胞，然后经历两次成功的减数分裂形成含有单倍体染色体数目（1N=23 条染色体）的精子细胞。精子细胞经历精子形成过程从圆形精子细胞到长形精子细胞最后成为含有单倍体染色体数目的成熟精子（改编自 Matsumoto AM. Spermatogenesis. In: Adashi EY, Rock JA, Rosenwaks Z, eds. *Reproductive Endocrinology, Surgery, and Technology*. Philadelphia, PA: Lippincott-Raven; 1996: 359-384.）

并进一步分化[15]。这个速度限制了人类精子发生的效率。B型精原细胞是对电离辐射影响最敏感的生殖细胞，它们的数量在睾丸受到辐射后减少[16]。进一步分化的B型精原细胞经历有丝分裂形成细线前期或静息期精母细胞，进入24天的延长减数分裂期。有丝分裂后精原细胞不能完全分离（胞质分裂不完全），精原细胞群通过细胞质桥保持连接，形成合胞体，并同步进行减数分裂和精子发生。

2. 减数分裂期　细线前期初始精母细胞包含染色体的二倍体补体（46条染色体或2N，其中N是单倍体染色体的数量），它们是最后进行DNA合成的生殖细胞。细线前期精母细胞经历第一轮减数分裂（减数分裂Ⅰ期），持续时间超过2周，形成包含染色体单倍体补体（1N）的次级精母细胞。次级精母细胞仅存在约8h，经历第二次减数分裂（减数分裂Ⅱ期）形成单倍体精子细胞。

染色体的不当分离（减数分裂不分离）导致染色体数量异常（非整倍性）发生在0.7%的活产婴儿和50%的孕早期流产中[17, 18]。先天性生精小管发育不全综合征（Klinefelter综合征）中50%的病例与父系减数分裂不分离引起的47, XXY核型有关[19, 20]。

3. 精子形成　精子发生的最后阶段是精子细胞从圆形到细长的精子细胞，再到成熟的精子，这个过程称为精子形成，随后将精子释放到生精小管的管腔中（精子释放）。精子发生过程中发生的主要变化包括精子头部的形成，以及染色体（DNA和核蛋白）的固缩和顶体帽的形成，顶体帽含有精子穿透卵细胞所需的蛋白水解酶；形成允许运动的精子尾部或鞭毛（指向管腔）；通过支持细胞吞噬去除多余的精子细胞质（称为残留体），并将成熟的精子释放到管腔中。精子细胞的逐渐成熟伴随着越成熟的精子细胞越向生精小管管腔运动。在FSH和睾丸内睾酮的调节下，支持细胞通过帮助精子细胞成熟来促进精子发生。

4. 生殖细胞受损　与大多数其他物种相比，人类的生精效率相对较差。精子产生效率低下的主要原因为发生在有丝分裂和减数分裂期间的生殖细胞变性和丢失[21]。在减数分裂过程中发生的生殖细胞显著变性导致细线前期精母细胞在形成精子期间损失约60%。随着男性年龄的增长，生殖细胞变性增加可能导致每天精子产量降低。据推测，生殖细胞变性可防止异常生殖细胞进一步发育，从而发挥重要的质量控制功能。

5. 精子发生组织　人类睾丸横截面的组织学检查显示，有6种处于特定发育阶段的生殖细胞组合，每种生殖细胞组合称为一个期，它们共同构成一个完整的精子发生周期。在大多数哺乳动物中，期是沿着小管的纵轴顺序排列的，因此小管横截面中的所有生殖细胞都处于精子发生的同一阶段[22, 23]。相反，人类睾丸的横截面上则可以出现一个周期的三个或三个以上不同期。虽然一些人提出期沿小管的螺旋模式排列来解释这种看似混乱的排列，但这尚未得到其他研究证实。

在人类中，从精原细胞到释放成熟精子的整个精子发生过程持续时间为（74±4）天[24]。精子的附睾转运时间为12~21天[25]。因此，睾丸的外部损伤（如电离辐射）或诱导性促性腺激素缺乏（如使用男性避孕药）等抑制早期生殖细胞发育并减少精子生成的情况，在3个月或更长时间内可能都不会出现射精中精子数量的变化。

（四）精子运输和受精

释放到生精小管腔内的成熟精子被运送到睾丸网、睾丸的输出小管，然后主要通过蠕动收缩和管内流体流动到附睾。在附睾中，精子经历生化和功能修饰，获得持续向前运动的能力。从输精管和阴茎射精进入女性生殖道，人体精子在子宫内经历"获能"过程；由此产生的顶体帽的生物化学改变增加了子宫分泌产物诱导的流动性和更为活跃的运动性，精子因此获得了使卵细胞受精的能力[26, 27]。获能后，当精子遇到输卵管壶腹部的卵细胞时，精子与卵细胞结合并释放透明质酸酶以穿透卵细胞周围的透明带，这一过程称为顶体反应。然后，当精子和卵细胞的质膜融合时，就会发生受精。

（五）精子

形态学上，大多数人类精子结构包括：一个椭圆形的头部，其中含有浓缩的染色质和核蛋白；顶盖大约覆盖头部前2/3；颈段短，含有中心粒，对尾部附着和受精后受精卵裂解很重要；中间段由轴丝和包绕的线粒体鞘组成，线粒体鞘含有氧化酶，为运动提供能量；一条鞭毛或长尾，使得精子得以向前运动[10]（表19-4）。长尾由基于微管的细胞骨架（轴丝）组成，具有由两个中心微管组成的特征性结构，两个中心微管周围环绕着9对双微管（即9×2+2形式），作为运动蛋白复合体的支架（即动力蛋白臂）[28]。根据最近的WHO标准，在人类精液中的正常精子浓度应每毫升＞1500万，其中4%以上应具有严格标准的正常形态外观（先前标准≥30%），并且40%以上具有完全的运动性[29, 30]。患有不育症的男性可能表现出精子头部的异常形态（锥形、无定形或双头形式）或尾部异常形态（盘曲形式），并且运动性减弱或缺失。轴丝的结构或功能组分的改变（如动力蛋白臂缺失）可导致运动性改变，并且动力蛋白ATP酶缺乏导致的原发性纤毛运动障碍或不动纤毛综合征[31]。

（六）间质

睾丸的间质区包含睾丸间质细胞簇，是睾丸的主要类固醇产生细胞，仅占睾丸体积的约5%[23, 32]（图19-1）。睾丸间质细胞产生睾酮，是睾丸生精小管内的旁分泌调节剂，在支持细胞附近刺激精子发生。睾酮

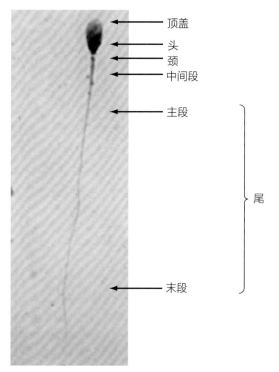

▲ 图 19-4　精子的光学显微照片，由头、颈、中间段和尾（主段和末段）组成

头部标注：顶盖、头、颈、中间段、主段、尾、末段

分泌到邻近的毛细血管中，然后进入血液循环，是全身雄激素靶器官的内分泌信号。睾丸间质细胞还产生 INSL3，这是松弛素 – 胰岛素家族中的一种肽类激素，在发育过程中从腹部到阴囊的睾丸下降的第一阶段起着重要作用[33]。INSL3 也可能是睾丸间质细胞的重要自分泌调节因子和生殖细胞的旁分泌调节因子[34]。

围绕生精小管的管周肌样细胞是可收缩的平滑肌样细胞，用于促进管腔内精子和睾丸液的前向运输，为小管提供结构完整性，分泌细胞外基质成分和推测的调节因子（如生长因子），并参与视黄醇代谢[23, 35]。这些细胞含有雄激素受体，并被认为介导睾丸激素对生精小管内支持细胞的一些旁分泌作用，尽管它们在人类睾丸生理学中的确切作用仍不清楚。

间质室还含有巨噬细胞，其可通过分泌细胞因子来调节睾丸间质细胞类固醇激素生成，并可在退化细胞和坏死碎片的吞噬中起作用。间质包含小动脉和丰富的毛细血管网络，其允许睾酮分泌和其他产物分泌进入循环，以及运送促性腺激素 LH 和 FSH 等调节睾丸的主要内分泌激素。

二、睾丸发育

（一）胎儿睾丸发育

在胚胎发生过程中，睾丸在 Y 染色体引导下由未分化的胚胎原基组织发育而来，该原基组织有发育成睾丸或卵巢的双向潜能[36]。SRY（Y 染色体的性别决定区）基因位于 Y 染色体的假常染色体区域，编码一种转录因子，可增加 SOX9 的表达，从而推动支持细胞的形成和睾丸分化。SRY 基因表达可被一系列因素激活，包括 SF1 和结合蛋白 GATA4[37]。SRY 非依赖性 SOX9 表达也可由 SF1 驱动。SOX9 引导睾丸分化中必需的其他基因的表达，如 FGF9 和 AMH，以及抑制卵巢分化的基因表达，如 WNT4 和 DAX1（现在称为 NR0B1）。在没有 SRY 或 SRY 作用的情况下，SOX9 受到许多因子的抑制，包括 β-catenin，随后卵泡细胞和卵巢开始发育。

原始生殖细胞起源于卵黄囊并迁移到生殖脊。与最终分化为支持细胞和间质细胞（睾丸间质和管周肌样细胞）的体腔上皮细胞和间充质细胞一起，它们在妊娠 6 周后形成生殖母细胞。不能正常迁移的原始生殖细胞可以解释男性生殖细胞癌可位于性腺外的原因。在由 SRY 激活的基因产物的影响下，原始生殖细胞被原始的支持细胞包围，形成生精细胞或性索，最终发育成生精小管。

睾丸间质细胞在妊娠 8 周时开始形成。在初期母体 hCG，以及后期来自胎儿垂体的 LH 和 FSH 的影响下，未成熟的睾丸间质细胞、支持细胞和生殖细胞经历分化、增殖和组织形成。来自胎儿睾丸间质细胞的睾酮产生逐渐增加，并诱导来自沃尔夫管或中肾管的附睾、输精管和精囊的发育。在泌尿生殖道中将睾酮转化为 5α– 双氢睾酮导致从泌尿生殖窦形成前列腺，从生殖器结节和褶皱形成阴茎，并且从泌尿生殖隆起形成阴囊[38]。在没有睾酮产生或作用的情况下，女性内生殖器和外生殖器发育。来自胎儿支持细胞的 AMH 分泌导致米勒管或副中肾管的退化，并阻止子宫和输卵管的形成。

雄性表型发育在妊娠约 15 周后完成，之后支持和生殖细胞的增殖暂停。在妊娠晚期，当胎儿促性腺激素分泌增加时，睾丸间质细胞产生睾丸激素，这一阶段的雄激素是出生时阴茎大小正常所必需的。

（二）睾丸下降

发育中的睾丸通过颅悬韧带附着在膈肌上，并通过称为引带的尾韧带固定在腹股沟区域。睾丸的下降分为两个阶段[33]。在最初的经腹期，睾丸在腹部下降到腹股沟区域，这发生在妊娠 10~23 周之间。动物研究表明，在这个阶段睾丸下降取决于两个过程：①由睾酮诱导的颅悬韧带的退化，使睾丸下降；②由 INSL3 及其同源受体、RXFP2（也称 LGR8 或 GREAT，影响睾丸下降）控制的引带增厚。在妊娠 26~28 周开始的腹股沟期阶段，睾丸下降到阴囊，这个过程很大程度上依赖于睾酮对引带缩短或收缩的作用。睾酮的作用可能部分地由神经递质降钙素基因相关肽介导，此因子由生殖股神经释放。睾酮、促性腺激素和 INSL3 在人体睾丸下降中的重要性，在胎儿雄激素缺乏或抵抗、促性腺激素缺乏，以及 *INSL3* 或 *RXFP2* 突变等疾病时体现最明显，这些疾病会发生睾丸未下降（隐睾症）[34]。

睾丸下降通常在妊娠 7 个月至出生时完成，睾丸完全在阴囊内。在睾丸下降期间，腹膜鞘状突（腹膜在腹股沟内环处向外有一袋形突出），沿着睾丸引带下降，形成腹股沟环和腹股沟管，并随着睾丸下降到阴囊中。随着腹壁和肌肉的发育，腹股沟环闭合，鞘状突闭合形成鞘膜，覆盖睾丸的前部和外侧部分。腹股沟环的不完全闭合使个体易患腹股沟疝，并且鞘状突的不完全闭合会伴有浆液的积聚，导致鞘膜积液。这些病症中的任何一种都可以表现为阴囊肿物或肿胀。

（三）产后发育

在妊娠晚期，男性胎儿暴露于来自胎盘的高浓度母体雌激素。随着出生后雌激素水平的下降，下丘脑 – 垂体 – 睾丸轴从负反馈抑制中释放，使得出生后促性腺激素水平激增，刺激睾丸产生睾酮和抑制素 B。

LH 和睾酮水平在出生约 1 周开始升高，并在 1～2 个月后达到峰值，随着睾丸间质细胞数量的增加，达到与青少年浓度相当的水平，然后在大约 6 个月时下降到青春期前的水平。由于 AR 突变而缺乏雄激素作用的完全雄激素不敏感的婴儿没有表现出出生后的促性腺激素激增，并且出生后 LH 和睾酮水平低或低至无法检测，表明 AR 表达是 LH 和睾酮激增所必需的[39]。在人类中，没有证据表明 LH 和睾酮的出生后激增对成人睾丸间质细胞功能有影响。然而，在患有低促性腺激素性性腺功能减退症的婴儿中，妊娠晚期胎儿促性腺激素的缺乏和睾酮激增的缺乏在小阴茎或隐睾症的发展中起重要作用[40, 41]。在患有小阴茎的婴儿中（此种情况可能提示 HH），产后激素测试可能可以早期识别孤立性低促性腺激素性性腺功能减退症（idiopathic hypogonadotropic hypogonadism，IHH）或垂体功能减退症，早期治疗。

FSH 和抑制素 B 水平在出生后 1 周也开始升高，与支持细胞增殖有关，并在 3 个月时达到峰值。随后 FSH 在 9 月龄时降至青春期前水平。因为在 FSH 下降后，支持细胞继续增殖了一段时间，所以抑制素 B 水平下降较为缓慢，约 15 月龄达到平稳浓度。由于支持细胞数决定了生精潜力，因此产后促性腺激素激增可能对成人精子的产生很重要。出生后的睾酮激增也会在最初 3 个月内增加来自生殖细胞的 Ad 精原细胞（精原干细胞）的形成，并在出生后的第 1 年增加睾丸大小和生精小管长度，这进一步证明了促性腺激素激增对个体未来精子发生和生育能力的重要性。先天性促性腺激素缺乏的男性由于出生后血清促性腺激素水平缺乏激增，支持细胞和精原细胞数量减少，因而促性腺激素替代疗法不能使大多数先天性促性腺激素减退

症的成年男性生成正常的精子数量。

（四）青春期发育

在青春期启动时，下丘脑 GnRH 分泌的再激活刺激垂体 LH 和 FSH 分泌，初期仅在夜间睡眠时（图 19-5）分泌，随后全天均有分泌[42, 43]。循环 LH 升高会增加睾丸间质细胞分泌睾酮，从而诱导男性第二性征。血清 LH 和睾丸内睾酮浓度的增加、FSH 浓度的增加刺激支持细胞启动精子发生。随着生殖细胞数量的增加和生精小管的扩张，睾丸体积逐渐增大。睾丸大小增加是男性青春期的第一个临床体征。此外，随着成熟精子释放到生精小管管腔内并将精子运送到泌尿生殖道，精子在青春期早期（通常在 12—15 岁）开始出现尿液中（遗精）[44]。

三、成人生理

（一）下丘脑 – 垂体 – 睾丸轴

睾丸功能由经典的正反馈和负反馈机制调控（图 19-6），其主要正向调节因子为垂体前叶合成和分泌的 LH 和 FSH，LH 和 FSH（程度略弱）受下丘脑神经元 GnRH 的间歇性释放驱动而呈脉动式分泌[45]，成年男性垂体前叶促性腺激素分泌细胞在 GnRH 的刺激下，每 90～120 分钟分泌一次 LH 和 FSH。

LH 作用于睾丸间质细胞，产生男性最主要的性类固醇激素（即睾酮），睾酮与 FSH 协同作用于睾丸生精小管内的支持细胞，启动并维持精子发生。分泌到循环中的睾酮作用于几乎机体内每个组织，发挥调节和促进雄激素的作用，包括负反馈抑制垂体 LH 和 FSH 的分泌（主要通过转化为雌二醇）和抑制下丘脑 GnRH 的产生。FSH 刺激支持细胞产生抑制素 B（一种肽类激素），通过负反馈机制抑制垂体前叶 FSH 的分泌。

下丘脑 – 垂体 – 睾丸轴的基础知识对于理解睾丸疾病的原因、分类、鉴别诊断、临床结局和治疗决策是必不可少的。

（二）中枢神经系统对 GnRH 分泌的调节

大脑通过刺激位于下丘脑内侧基底弓状核的少量神经元产生十肽，即 GnRH，在睾丸和生殖功能的调节中起着至关重要的作用。GnRH 从正中隆起轴突末梢脉冲性地释放到下丘脑 – 垂体 – 门静脉系统的毛细血管，从而到达垂体前叶，刺激 LH 和 FSH 的合成和释放。与其他下丘脑激素一样，门脉中 GnRH 的浓度很低，因此外周血中极低的 GnRH 浓度不足以用于临床目的（如诊断 GnRH 缺乏）的检测。

许多独立的 GnRH 神经元同步脉冲性地释放 GnRH 到垂体门脉系统，以产生对垂体促性腺激素细胞的脉冲刺激，其确切机制尚不清楚。有证据表明，脉冲的产生是 GnRH 神经元或轴突信号作用于 GnRH 神经元的位于下丘脑内侧基底部的其他神经元的固有

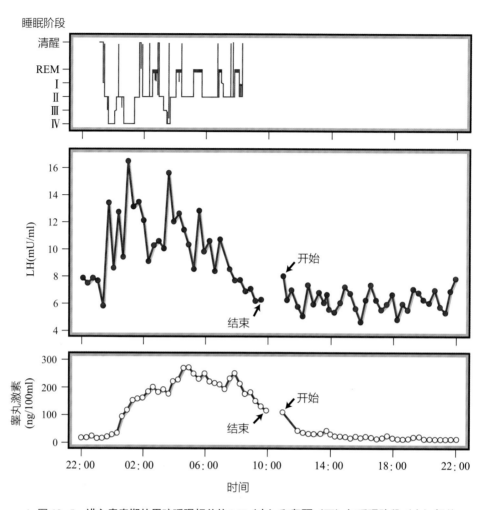

▲ 图 19-5　进入青春期的男孩睡眠相关的 LH（中）和睾酮（下）与睡眠阶段（上）相关

LH. 黄体生成素；REM. 快速眼动睡眠（引自 Boyar RM, Rosenfeld RS, Kapen S, et al.Human puberty: simultaneous augmented secretion of luteinizing hormone and testosterone during sleep. *J Clin Invest.* 1974; 54: 609-618.）

周期性的直接结果，如含有 kisspeptin 或其他兴奋性或抑制性神经递质的神经元。

　　与脉冲性 GnRH 分泌的频率相一致的是 LH、游离 α 亚基（与完整的促性腺激素共同分泌）和 FSH 的脉冲分泌频率[46]。由于 LH 和游离 α 亚基在循环中的半衰期比 FSH 短，通过频繁采血可以清晰地观察到 LH 和游离 α 亚基的浓度呈现离散脉冲（12～24h 每 10 分钟 1 次），而 FSH 的脉冲则不明显。LH 或游离 α 亚单位脉冲的频率反映了 GnRH 脉冲频率，并作为大脑中同步 GnRH 神经元活动（脉冲产生）的指标。LH 或游离 α 亚基脉冲的振幅反映了 GnRH 脉冲的振幅和促性腺激素对 GnRH 刺激的反应性。正常男性在 24h 内通常表现为 12～16 个不同幅度的 LH 脉冲（图 19-7）。在 GnRH 缺乏症 [先天性低促性腺性性腺功能减退症（congenital hypogonadotropic hypogonadism，CHH），也被称为特发性低促性腺性性腺功能减退症] 的男性中，存在 LH 脉冲消失（最常见）或 LH 脉冲异常[47]。

　　用低剂量脉冲式 GnRH 治疗 GnRH 缺乏的男性，可使 LH 和 FSH 分泌及睾丸功能恢复正常。相反，持续低剂量 GnRH 治疗不能刺激这些男性出现正常的促性腺激素分泌[48]。给予有效的 GnRH 受体激动剂以产生持续、高剂量的 GnRH，在初期可刺激垂体，但随即下调并严重抑制促性腺激素分泌和睾酮产生，这一效应是将强效 GnRH 受体激动剂用于晚期前列腺癌治疗进行医学去势（雄激素剥夺疗法）的基础。上述发现再次验证了性腺激素脉冲性分泌对男性生殖功能控制的核心作用。

　　GnRH 神经元接收许多来自其他脑区（如 kisspeptin 神经元）的兴奋性或抑制性信息输入，也受来自睾丸和其他循环内分泌信号的反馈调控。因此，GnRH 神经元系统在调节生殖和睾丸功能方面起着重要的整合作用。一个庞大而复杂的神经调节系统调节 GnRH 的分泌，或直接作用于 GnRH 神经元本身，或间接作用于其他神经元，后者再调节 GnRH 神经元以刺激或抑制 GnRH 的分泌。这些中枢神经系统神经调节系统，连同周围内分泌调节系统一起提供了调控

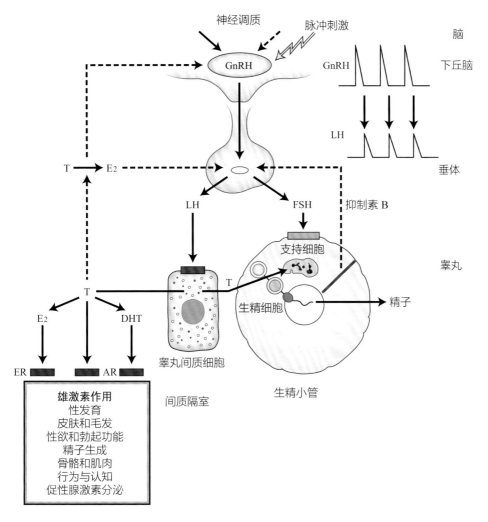

▲ 图 19-6 下丘脑 - 垂体 - 睾丸轴示意

下丘脑 GnRH 刺激垂体产生 LH 和 FSH。LH 刺激（实线）睾丸间质细胞产生睾酮，后者转化为雌二醇（E_2）和双氢睾酮（DHT），分别与雌激素受体（ER）和雄激素受体（AR）相互作用，介导雄激素的诸多直接 / 间接作用。FSH 刺激睾丸支持细胞产生雄激素，支持细胞和 LH 刺激的睾酮共同促进精子发生。LH 刺激的睾酮和 E_2 负反馈抑制（虚线）下丘脑分泌 GnRH 和垂体分泌 LH 和 FSH，FSH 刺激的抑制素 B 负反馈抑制垂体分泌 FSH。FSH. 促卵泡激素；GnRH. 促性腺激素释放激素；LH. 黄体生成素（改编自 Matsumoto AM. The testis. In: Felig P, Frohman LA, eds. *Endocrinology and Metabolism*. 4th ed. New York, NY: McGraw-Hill; 2001: 635-705.）

GnRH 分泌和睾丸功能的可能被环境因素改变的可能性，如应激状态（如通过 CRH、糖皮质激素）、营养障碍（如通过瘦素）和药物影响（如阿片类药物）。

在胚胎发生过程中，GnRH 和嗅觉神经元起源于中枢神经系统之外的嗅基板，并沿着嗅觉轴突一起迁移，通过筛骨筛板到达嗅球，GnRH 神经元在那里分化并继续迁移到下丘脑内侧基底部[49]。嗅球发育和这些神经元迁移的异常解释了 GnRH 缺乏导致的 CHH 与 Kallmann 综合征患者的嗅觉丧失或损害（嗅觉丧失或嗅觉减退）之间的关联。在 GnRH 神经元迁移和胚胎发育中起重要作用的基因发生功能丧失突变，如 Kallmann 综合征 1（ANOS1）、KAL2（现在称为 FGFR1）及前动力蛋白受体 2（prokineticin 受体 2）

及其配体 prokineticin2（PROK2）的基因。同样，在 GnRH 神经元调节中起重要作用的基因也可能会出现功能丧失突变；例如，KISS1R（原称为 GPR54）及其配体 KISS1 基因，也称为 metastin；神经激肽 B（速激肽 3）受体（TACR3）及其配体（TAC3）；GNRHR 及其配体（GnRH）。所有这些缺陷都会导致与青春期发育受损相关的孤立性 GnRH 缺乏，通常伴有嗅觉缺失或嗅觉减退或其他形态学缺陷[50]。

（三）GnRH 对促性腺激素分泌的调节

从下丘脑释放到垂体门静脉系统的 GnRH 与垂体前叶促性腺激素上 G 蛋白耦联的 GnRH 受体结合[51]。在人类中，GnRH 受体主要与 Gq/11 蛋白耦联，后者激活 PLCβ 产生 DAG 和 IP3。DAG 激活 PKC，IP3 动

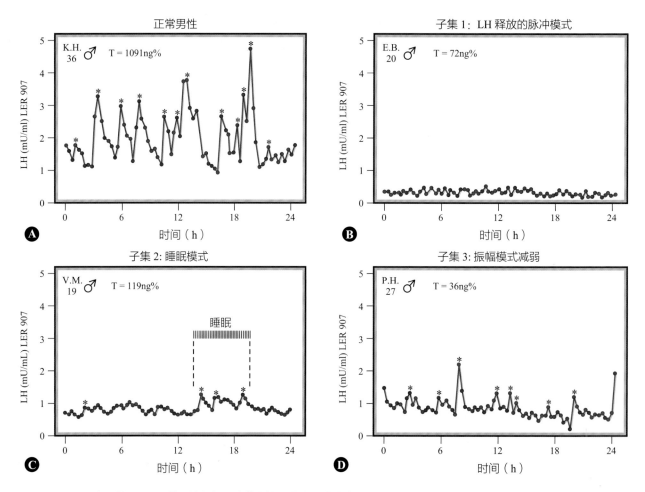

▲ 图 19-7　正常男性（A）和特发性低促性腺激素性性腺功能减退症（B 至 D）男性的内源性 LH 脉冲式分泌频率，通过 24h 内每 20 分钟采血进行评估

在正常男性（A）中，LH 离散脉冲（*）大约每 2 小时发生一次，反映了下丘脑 GnRH 的脉冲性释放，并刺激成人产生足量的睾酮浓度。大多数特发性低促性腺激素性性腺功能减退症（B）的男性体内没有可检测到的 LH 脉冲，睾酮浓度维持在青春期前水平。其他患者主要表现为睡眠时的 LH 脉冲振幅降低，而清醒时的 LH 脉冲振幅不显著（C），睾酮浓度维持在青春期水平。在整个睡眠和清醒时的 LH 脉冲振幅降低（D），睾酮浓度维持在青春期前水平（引自 Santoro N, Filicori M, Crowley WF Jr. Hypogonadotropic disorders in men and women: diagnosis and therapy with pulsatile gonadotropin-releasing hormone. *Endocr Rev.* 1986;7:11-23.）

员细胞内钙与钙结合蛋白钙调素结合。PKC 和钙调素依赖性激酶均磷酸化并激活多种转录因子，导致促性腺激素亚单位 LHβ、FSHβ 和共同 α 亚单位合成增加，并将完整的 LH 和 FSH 及游离 α 亚单位释放入血循环中。GnRH 受体也可能与 Gs 蛋白耦联，后者激活 PKA，导致促性腺激素的合成和释放。

LH 和 FSH，以及另一种垂体前叶激素 TSH 和胎盘激素 hCG，是糖蛋白激素家族的成员。糖蛋白激素为异二聚体，其中一个常见的 α 亚基与一个独特的 β 亚基非共价连接，这种结构赋予它们结合其同源受体的能力和生物学特异性。在垂体促性腺激素中，共同的 α 亚基、LHβ 亚基和 FSHβ 亚基是不同基因合成的产物，并受到不同的调控[52]。在亚基合成后，α 亚基与 LHβ 亚基或 FSHβ 亚基非共价结合。翻译后，异源二聚体发生不同的糖基化，其中寡糖链（聚糖）共价

连接到特定氨基酸，产生具有高度微异质性的 LH 和 FSH 分子（许多 LH 和 FSH 异构体的特征在于糖基化模式不同）。促性腺激素 α 亚基的生成量高于 LHβ 和 FSHβ 亚基，它也是糖基化的，游离 α 亚基与 LH 和 FSH 共同分泌到循环中。许多无功能和分泌促性腺激素的垂体腺瘤都分泌过量的游离 α 亚基进入循环中[53]。

促性腺激素和其他糖蛋白激素的糖基化程度会改变其自身从循环中的清除率，以及受体结合后的信号转导，从而影响其在体内的生物活性。促性腺激素在循环中的半衰期随着糖基化程度的增加而增加：hCG＞FSH＞LH＞游离 α 亚基。人类的 LH 初始消失半衰期约为 40min，次级消失半衰期约为 120min；对于 FSH，两个期分别约为 4h 和 70h[54, 55]。LH 和 FSH 糖基化的改变导致循环中促性腺激素亚型之间存在显著的微异质性，这些亚型的半衰期和生物活性不同，

可能会因特定生理条件（如青春期、衰老和雄激素剥夺）而改变。

临床上，可以使用识别促性腺激素分子上两个独立表位的单克隆抗体，通过快速、非放射性、高度灵敏的免疫测定法来测定血清 LH 和 FSH 浓度。在评估性腺功能减退症男性患者时，必须同时测定促性腺激素，以区分原发性睾丸疾病（原发性性腺功能减退症，其促性腺激素水平偏高）与继发性下丘脑或垂体疾病（继发性性腺功能减退症，其促性腺激素偏低或正常）。游离 α 亚基的特异性免疫测定可用于诊断和监测无功能和促性腺激素分泌型垂体腺瘤患者。

（四）促性腺激素对睾丸功能的调控

1. 睾丸间质细胞的 LH 调节　循环中的 LH 与睾丸间质细胞表面的 LH 和 hCG 蛋白耦联受体（称为 LHCGR）结合，引发受体聚集和构象变化，从而激活 Gs 蛋白。Gs 蛋白反过来主要引起 PKA 的 cAMP 依赖性激活[56]。激活的 PKA 会增加调节类固醇生成和睾酮生物合成的蛋白的产生（图 19-8）。由 LH 刺激的 PKA 调节的主要蛋白具体如下。

（1）StAR，即一种调节胆固醇从线粒体外膜向线粒体内膜转移的转运蛋白，是类固醇生成的限速步骤。

（2）线粒体内膜内 P_{450} 11A1，也称为胆固醇侧链裂解酶，催化由 StAR 蛋白递送的胆固醇转化为孕烯醇酮，是类固醇生成中的第一个也是限速酶促步骤。

（3）P_{450} 17A1，也称为内质网中的 17α- 羟化酶 /17，20- 裂解酶，对孕烯醇酮转化为 17α- 羟孕烯醇酮（睾酮生物合成的第二个酶促步骤）进行催化[57]。

在人类中，胆固醇是通过 HMG-CoA 还原酶在睾丸间质细胞内由乙酸或来源于循环中的 LDL 胆固醇合成。

临床上，LHCGR 的罕见失活突变会引起睾丸间质细胞发育不良，导致男性生殖器官发育受损和 46，XY 性发育异常（46，XY DSD，以前称为男性假两性畸形）（见第 23 章），这是由胎儿发育期间睾丸激素分泌不足所致[58]。罕见的 LHβ 基因突变会导致正常男性青春期发育障碍，伴有小阴茎，但出生时生殖器发育正常，表明在胚胎发育期间，正常的内源性 LH 分泌不是男性性分化所必需的，反而胎盘分泌的 hCG 刺激胎儿睾丸间质细胞产生睾酮是主要驱动力[59]。LHCGR 激活突变可以出现在家族性性早熟的男孩中[60]。用于

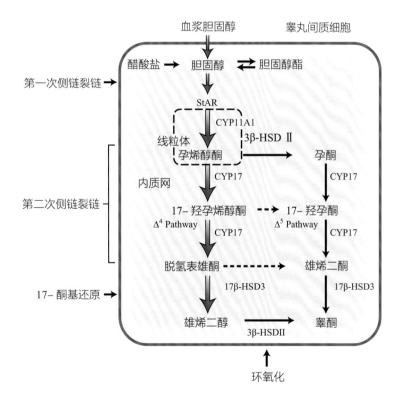

▲ 图 19-8　人睾丸间质细胞睾酮生物合成途径

胆固醇可以在间质细胞内由乙酸盐从头合成，也可以由胆固醇酯或循环胆固醇的水解产生。胆固醇通过 StAR 转运到线粒体内膜。在那里，它被胆固醇侧链裂解酶 CYP11A1 转化为孕烯醇酮。人睾丸中睾酮的生物合成主要通过内质网中的 Δ5 途径进行，其中孕烯醇酮通过 17α- 羟化酶 /17，20 裂合酶 CYP17 转化为 17- 羟孕烯醇酮，然后转化为 DHEA，再通过 17βHSD3 或 HSD17B3 转化为雄烯二醇，随后通过 3βHSD Ⅱ 转化为睾酮。在 Δ4 途径中，孕烯醇酮依次转化为 17- 羟孕酮、雄烯二酮和睾酮（改编自 Bhasin S. Testicular disorders. In: Kronenberg HM, Melmed S, Polonsky KS, et al, eds. *Williams Textbook of Endocrinology*, 11th ed. Philadelphia, PA: Elsevier; 2008: 645-698.）

治疗高胆固醇血症的 HMG-CoA 还原酶抑制剂（他汀类）对血清睾酮水平无显著影响。

2. 睾丸间质细胞产生睾酮和 INSL3　在人睾丸中，LH 刺激胆固醇向线粒体内膜转运，并通过 CYP11A1 将胆固醇转化为孕烯醇酮，再通过 CYP17A1 将孕烯醇酮转化为 17α- 羟孕烯醇酮。随后通过内质网中一系列进一步的酶促步骤合成睾酮，起始 Δ5 类固醇生物合成途径 [57, 61]（图 19–8）。

P$_{450}$ 17A1 的 17, 20- 裂解酶活性催化 17α- 羟孕烯醇酮进一步转化为 DHEA。DHEA 被 17β- 羟类固醇脱氢酶 3（17βHSD3 或 HSD17B3）转化为 Δ5- 雄甾烷二醇。DHEA 和 Δ5- 雄甾烷二醇分别被 3β- 羟类固醇脱氢酶 /Δ5-4 异构酶 2（3βHSD2 或 HSD3B2）转化为 Δ4 类固醇、Δ4- 雄甾烷二酮和睾酮。

上游的类固醇前体底物孕烯醇酮和 17α- 羟基孕烯醇酮也可通过 HSD3B2 分别转化为孕酮和 17α- 孕酮，然后沿 Δ4 途径进入睾酮合成。然而，在人类睾丸中，Δ5 途径是睾酮生成的主要类固醇生物合成途径。睾酮可在睾丸中分别通过 P$_{450}$ 19A1 和 SRD5A1（睾丸中发现的主要异构体）转化为活性代谢产物雌二醇和双氢睾酮。

睾酮生物合成酶突变导致性别分化异常和不同程度的 46,XY DSD，这取决于雄激素缺乏的严重程度 [62]。睾酮是睾丸产生的主要雄激素。人类睾酮的平均分泌速率约为 7000μg/d。其次，睾丸还大量分泌 17α- 羟孕酮、孕烯醇酮、Δ4- 雄烯二酮和孕酮，但总量较少。睾丸还可分泌极微量的雌二醇（约 10μg/d）或双氢睾酮（约 69μg/d）[6, 93]（图 19–9）。

在 LH 脉冲刺激下，睾酮会周期性经外分泌进入精索静脉，随后进入全身循环。但睾酮分泌的脉冲离散性较弱，振幅较低，仅在延迟 80～120min 后才与 LH 脉冲一致，这表明睾丸间质细胞对 LH 刺激的反应相对迟缓。除这种超昼夜节律性变化外，青年男性中的睾酮浓度还现出昼夜节律性变化，其特征为最高释放量为 140ng/dl，峰值睾酮浓度出现在上午 8 点左右，最低浓度出现在晚上 8 点左右。老年男性中睾酮浓度的昼夜节律性变化虽然减弱，但仍存在，最高释放量为 60ng/dl。上午睾酮对 hCG（类 LH）刺激的反应大于晚上，这表明睾丸间质细胞反应性的昼夜变化可能导致睾酮浓度的昼夜变化 [65]。睾酮浓度的极端变化和昼夜变化均导致个体内睾酮检测值的波动，这种波动情况再加上测定方法的不同，提示对具有男性性腺功能减退症临床表现的患者进行临床评估时重复测定睾酮水平有重要意义。

INSL3 是松弛素 - 胰岛素家族中的一种肽类激素，由睾丸间质细胞产生并分泌到循环系统中 [66]。INSL3 的血清浓度反映了睾丸间质细胞的数量和分化状态。在青春期，LH 诱导睾丸间质细胞增殖、分化和 INSL3

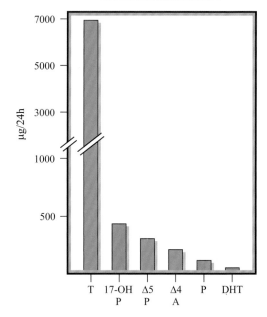

睾丸类固醇激素分泌速率

▲ 图 19-9　人类睾丸类固醇激素的相对分泌速率

根据睾酮和其他类固醇在睾丸上的动静脉差异计算分泌速率，假设睾酮分泌速率为 7000μg/24h，使用以下公式计算：分泌率 = 假设睾酮分泌率 / 睾酮 AV 差异 × 相关类固醇的 AV 差异。睾酮是睾丸分泌的主要类固醇，睾丸同时也分泌 17- 羟孕酮（17-OHP）、孕烯醇酮（Δ5P）、雄烯二酮（Δ4A）、孕酮（P）和双氢睾酮，分泌量非常低。DHT. 双氢睾酮（引自 Hammond GL, Ruokonen A, Kontturi M, et al. The simultaneous radioim-munoassay of seven steroids in human spermatic and peripheral venous blood. *J Clin Endocrinol Metab*. 1977; 45: 16-24.）

的产生。血清 INSL3 浓度在青春期逐渐升高，约 18 岁时达到成人浓度，并在 35～40 岁前保持稳定，之后随着年龄的增长而稳步下降。

无睾症和双侧睾丸切除术的男性（睾丸间质细胞缺失），以及由 GnRH 类似物或雄激素诱导的慢性促性激素抑制的男性，其 INSL3 浓度很低或检测不到。低促性腺激素性性腺功能减退症的男性患者中，也检测不到 INSL3 水平；对这些患者应用 hCG（类 LH）刺激可在 72～96h 增加血清睾酮水平，但对 INSL3 水平无刺激作用。然而，可能是由于长期 LH 样刺激诱导了睾丸间质细胞分化，长期接受 hCG 治疗的男性患者中睾酮和 INSL3 水平均升高 [67]。在单侧睾丸切除术的男性中，INSL3 水平介于双侧睾丸切除术的男性和正常男性之间，但睾酮水平正常，这支持了睾丸间质细胞数量对循环中 INSL3 水平的重要性。

3. 睾丸支持细胞的 FSH 和睾酮调节　循环中的 FSH 与睾丸支持细胞表面的 G 蛋白耦联 FSH 受体结合，激活 Gs 蛋白，从而增加 cAMP 的产生 [68]，cAMP 随后激活 PKA 和其他信号转导蛋白（如 PI3K、PLA2、钙通道蛋白、MAPK）。活化的 PKA 激活许多蛋白质，包括转录因子、cAMP 反应元件 – 结合蛋白；这些蛋白又调节支持细胞蛋白的基因表达和生产，上述支持细胞蛋白在支持和调节生精小管内的精子产生中起着重要作用。在啮齿动物中，支持细胞上 FSH 受体的表达随着精子产生阶段的不同而周期性变化，在 XIII 期至 I 期最高，在 VII 和 VIII 期最低 [69]。支持细胞产物在人类精子产生中的确切作用尚不明确，目前研究主要来自从未成熟动物（主要是啮齿动物）中获得的支持细胞。

睾丸间质细胞局部产生的睾酮与支持细胞胞质中的胞内 AR 结合；配体结合的 AR 转运至细胞核，在细胞核中与雄激素应答元件结合，并与共调节蛋白相互作用，以调节基因表达和支持细胞蛋白的产生，这些蛋白对支持和调节精子产生有重要作用。AR 的表达也随精子发生阶段而周期性变化，在 VII 期最高，此时 FSH 受体表达最低 [70]。

支持细胞的主要功能包括 [71, 72]：①维持生精小管结构和分隔；②为发育中的生殖细胞和精子提供营养和生长因子；③转移、塑造和释放发育中的生殖细胞；④分泌生精小管液；⑤产生生殖激素。

(1) 生精小管结构的维持和分隔化：血睾屏障由相邻支持细胞之间的基底紧密连接形成，将生精小管分隔成基底部和管腔部。这种分隔化为发育中的生殖细胞受到提供了一个保护环境，使其免受外部损伤和免疫系统影响。

支持细胞产生许多连接复合体、结构蛋白和细胞外基质蛋白，如细胞黏附分子（如 claudin3，对支持细胞紧密连接的完整性特别重要）、钙黏蛋白、层粘连蛋白、I 型和 IV 型胶原、包括软骨素和肝素在内的蛋白聚糖。这些蛋白在维持生精细胞发育的结构完整性和支持、形成血睾屏障、介导细胞间相互作用、维持支持细胞极化分泌产物方面具有重要作用。

(2) 为发育中的生殖细胞和精子提供营养和生长因子：尽管血睾屏障具有保护作用，但也将发育中的生殖细胞与体循环中存在的营养物质、激素和生长因子隔离开来。支持细胞在产生精子发生正常进程和支持精子在生精小管腔内运输所需的重要营养物质、辅助因子和蛋白质方面发挥着重要作用。支持细胞产生丙酮酸并含有乳酸脱氢酶，乳酸脱氢酶催化丙酮酸转化为乳酸，乳酸是生殖细胞首选的能量底物。

支持细胞产生的大多数蛋白质是物质（如金属、维生素、鞘脂、雄激素、激素、生长因子）结合蛋白或转运蛋白，这些物质是生精小管内生殖细胞发育的辅因子和调节因子。支持细胞产生的结合蛋白包括：转铁蛋白，一种铁结合蛋白；铜蓝蛋白，一种铜结合蛋白；鞘糖脂结合蛋白；硫酸化糖蛋白 2，也称为簇蛋白 /clusterin，一种具有其他生物活性的脂质结合蛋白；雄激素结合蛋白；α₂– 巨球蛋白，作为抑制素和激活素的结合蛋白；卵泡抑素，一种有效的激活素结合蛋白；IGFBP，结合 IGF-1。

ABP 是性激素结合球蛋白的睾丸同源物，主要的循环 ABP 由肝脏合成并由同一基因编码 [73]。基于对啮齿类动物的研究，认为 ABP 在调节生精小管和附睾中的局部睾酮水平方面发挥作用。然而，一项研究报道称，人类 SHBG 蛋白在生殖细胞中表达，但在睾丸支持细胞中不表达，而且 SHBG 的一种较小亚型位于外顶体膜和精子质膜之间，并在获能过程中释放 [74]。这些发现表明，SHBG/ABP 在人类和啮齿动物中的作用可能不同，并强调了从动物研究推导到人类结果的危险性。

支持细胞还产生多种生长因子，如 IGF-1、碱性 FGF、激活素 A、TGFα 和 TGFβ、IL-1α 和 IL-6、干细胞因子（c-KIT 配体）、胶质细胞源性神经营养因子和多胺（腐胺、精胺和亚精胺），这些因子在干细胞更新、生殖细胞发育、间质细胞和管周肌样细胞发挥作用中发挥自分泌调节和旁分泌调节。

(3) 生殖细胞的易位、成型和释放：支持细胞不断将发育中的生殖细胞从基底部向管腔部移动，并将精子从生精上皮释放到管腔中（精子释放）。在易位过程中，支持细胞通过吞噬和胞饮作用，去除退化的生殖细胞、晚期伸长的精子细胞（残留体）中残留的细胞质、生精小管液和内容物。支持细胞产生蛋白酶和蛋白酶抑制剂（如睾蛋白或硫酸化糖蛋白 1、组织纤溶酶原激活物、IV 型胶原酶、半胱氨酸蛋白酶抑制剂、α₂– 巨球蛋白），参与生殖细胞易位、退化生殖细胞的清除和精子形成。

(4) 生精小管液分泌：生精小管液在多方面发挥重要作用，包括向生精上皮内发育中的生殖细胞递送营养物，在生精小管腔内运输调节因子和营养物，以及将释放到生精小管腔内的精子运输到睾丸网、输精管和附睾。

(5) 生殖激素的产生：支持细胞产生的激素对男性生殖分化和功能很重要。其中包括 AMH，可导致米勒管退化，阻止胚胎发生期间子宫和输卵管的形成；抑制素 B 和激活素 A，为肽类激素，分别参与了 FSH 分泌的负反馈调节，并可能作为精子发生的旁分泌调节因子；雌二醇，即一种高效雌激素，通过未成熟支持细胞中的睾酮芳香化产生。

FSH 通过直接作用、睾酮（由间质细胞受 LH 调控分泌）通过直接或间接（如通过刺激管周肌样细胞）作用控制支持细胞功能和调节精子的发生。在经 FSH 处理的大鼠睾丸支持细胞、睾丸支持细胞特异性 AR 突变小鼠和经睾酮处理的 GnRH 突变小鼠中使用微阵列分析进行的基因表达分析研究，为深入了解受 FSH 和睾酮直接调节的特定睾丸支持细胞基因提供了见解 [75]。然而，对于人类睾丸支持细胞基因表达调节（特别是由 FSH 和睾酮调节）的类似研究尚未进行。

4. 睾丸功能的旁分泌和自分泌调节 就睾丸功能而言，垂体分泌的促性腺激素、LH 和 FSH 是主要的内分泌调节因子，间质细胞受 LH 刺激产生的睾酮是主要的旁分泌调节因子。然而，有证据表明（主要来自实验动物研究和使用动物分离睾丸细胞的体外研究），睾丸中的间质、睾丸支持细胞和管周肌样细胞、巨噬细胞分泌其他旁分泌和自分泌因子，可能是睾酮和精子生成的重要调节因子。

睾丸内旁分泌调节的最重要例子之一是，睾丸间质细胞局部产生的睾酮影响支持细胞功能和精子的发生。有证据表明，睾酮对睾丸支持细胞功能和精子发生有直接影响，对管周肌样细胞 AR 有间接影响。在 GnRH 和促性腺激素缺乏的 hpg 小鼠中，支持细胞中的 AR 被特异性敲除，DHT 治疗不能刺激此类小鼠的精子发生，这表明刺激精子发生需要雄激素对支持细胞的直接作用[76]。具有管周肌样细胞特异性 AR 基因敲除的动物表现出支持功能受损（即生精小管液和支持细胞雄激素依赖性基因表达减少）、无精子症和不育，而睾酮、LH 和 FSH 水平的改变不能解释这些现象[77]。这些结果表明，间质细胞产生的睾酮对支持细胞功能和精子发生调节的旁分泌效应，部分是由管周围肌样细胞和支持细胞之间雄激素驱动的相互作用介导的。尚不清楚这些基质 – 上皮细胞相互作用是否在人类中发生。目前关于睾酮以外的旁分泌和自分泌因子在调节人类睾丸功能中的作用尚不明确。

5. 精子发生的激素控制 LH 和 FSH 是人类精子发生的主要激素调节因子。FSH 通过对支持细胞的直接内分泌作用介导精子生成，而 LH 的作用通过刺激睾丸间质细胞产生睾酮的作用介导，而睾酮又在睾丸内以旁分泌方式局部发挥作用，直接作用于支持细胞有，并可能通过支持细胞的管周肌样细胞产生间接调节作用。青春期开始精子发生所必需的促性腺激素需求，与成年人一旦开始精子生成对于维持精子生成所需的促性腺激素需求不同[10, 78]。

(1) 精子发生的起始：通常，在青春期精子发生的启动需要 LH 和 FSH。对于青春期前促性腺激素缺乏的男性（如 CHH），需要用 LH（hCG）治疗来刺激睾丸内产生足够的睾酮，以支持精子发生和性腺附件（精囊和前列腺）的精液产生。然而，大多数此类患者还需要 FSH 治疗来启动和完成第一波精子发生，并在射精中产生精子[79]。在一些促性腺激素不完全缺乏的男性患者中（通常有内源性 FSH 分泌的证据，如睾丸体积较大），仅 LH 治疗就足以启动和完成精子发生。在青春期前完全性促性腺激素缺乏的男性患者中，不用 LH（hCG）而仅用 FSH 治疗不能刺激精子生成，但对于部分性促性腺激素缺乏的男性患者可能就足够了。

促性腺激素 β 亚基和受体的自然失活突变为 LH 和 FSH 在启动精子发生中的作用提供了一些见解。

LHβ 失活突变的男性通常缺乏青春期发育，出现精子发生停滞或无精子症并导致不育[59]。然而，最近有报道称，LHβ 突变导致仅存部分活性 LH 分子的男性（少数成熟睾丸间质细胞表达类固醇生成酶，睾丸内睾酮水平低）精子发生数量和质量均正常[80]。这一发现表明，在存在高血清 FSH 浓度的情况下，低浓度 LH 和睾丸内睾酮可启动完全的精子发生。

LH 受体突变出现失活的男性患者存在不同程度的性分化受损或 46, XY DSD，程度轻重不等，从不明确的生殖器到会阴阴囊尿道下裂和无精子症，但在这些男性中有许多人由于隐睾症的存在而混淆了精子生成缺陷[58]。最近，报道了一名 LH 受体出现部分失活突变的男性患者出现小阴茎、青春期延迟、血清睾酮水平低和 FSH 水平正常，尽管精子浓度低（少精子症），但双侧睾丸大小、睾丸下降和精子生成正常[81]。这一发现表明，在正常 FSH 水平下，精子的发育可能是由极低的 LH 活性和睾丸内睾酮启动的。

FSHβ 失活突变的男性患者通常存在无精子症，伴有睾酮水平降低或正常低限，LH 水平升高[82-85]。相比之下，有 FSH 受体失活突变的男性出现精子计数中 – 重度减少（但非无精子症），睾酮水平正常，LH 水平正常或升高[58, 86]。FSHβ 突变与 FSH 受体突变的男性生精功能损害程度存在明显差异的原因不清楚。可能的原因是，FSH 受体突变男性患者中的残余受体功能导致持续的少量 FSH 信号传导，或者 FSHβ 突变男性患者具有更严重的睾丸间质细胞功能障碍，其证据是精子发生损害严重者的 LH 和睾丸内睾酮血清水平较低。

总之，来自少数具有促性腺激素 β 亚单位和受体失活突变男性患者的研究结果表明，在其他促性腺激素足够的情况下，第一波生精的启动可能只需要非常低浓度或活性的 LH（睾丸内睾酮）或 FSH。然而，在临床上，大多数青春期前促性腺激素缺乏的男性需要同时用 LH 和 FSH 治疗，以启动青春期的精子发生。由于 FSH 在睾丸发育过程中刺激支持细胞增殖和数量，因此，FSH 在确保生精质量方面发挥着至关重要的作用。

(2) 生精的维持：在青春期前促性腺激素缺乏的男性患者（如 CHH）中，一旦通过 LH（hCG）和 FSH 治疗启动精子生成，生精功能的维持则可能通过单独使用 LH 治疗实现，而无须继续给予 FSH[79]。但是，在 CHH 男性患者中，联合使用 FSH 和睾酮（可维持正常的血清睾酮水平，但 LH 和睾丸内睾酮水平持续较低）不会刺激精子发生。在接受过促性腺激素治疗的 CHH 男性中，经过一段时间外源性睾酮替代治疗和促性腺激素缺乏后，单独使用 LH（hCG）可重新启动生精。此外，在成年后获得性促性腺激素缺乏和无精子症（如继发于垂体腺瘤）的男性中，单独使用 LH

（hCG）治疗可重新开始和维持生精[79]。

在高剂量睾酮给药诱导的实验性促性腺激素缺乏症的正常男性中，尽管 FSH 水平受到显著抑制，但仍可通过单独使用 LH 或 hCG 重新启动生精功能，也可以通过单独使用 FSH 重新启动生精，以及尽管在 LH 水平受到明显抑制情况下（推测睾丸内睾酮水平较低），重新启动和维持生精。然而，单独使用 LH 或 FSH 均不能刺激精子生成至实验性促性腺激素抑制前存在的基线水平[87]。在此促性腺激素缺乏模型中，联合 LH（hCG）和 FSH 治疗可使精子计数完全恢复至基线值。最后，支持 FSH 单独具有刺激精子产生能力的是，一名 FSH 受体激活型突变的男性垂体切除后，尽管检测不到血清促性腺激素水平，但其仍维持了生精功能[88]。

综上所述，上述发现表明，正常水平的 FSH 或者 LH 足以维持质量正常的精子生成，但两种促性腺激素对于人类男性的正常生精数量都是必需的。

在正常男性中，通过给予高剂量孕激素和睾酮实验性抑制促性腺激素，研究了促性腺激素对生精特定阶段的作用。在这些促性腺激素缺乏的男性中，选择性替代 FSH 或 LH（增加睾丸内睾酮）支持精子发生的所有阶段，包括精原细胞成熟、减数分裂、精子发生和精子形成，但每种药物在特定阶段都有主要作用[89]。FSH 对精原细胞成熟（精原细胞 Ap 转化为精原细胞 B）、早期减数分裂和粗线期精母细胞的维持（精原细胞转化为粗线期精母细胞）发挥了相对较大的作用。LH（刺激睾丸内睾酮）对减数分裂的完成（粗线期精母细胞向圆形精母细胞的转化）和精子形成（成熟精子的释放）有显著影响。LH 和 FSH（睾丸内睾酮）对精子发生（圆形精子细胞转化为细长精子细胞）的作用相似。

在正常男性中，LH 刺激睾丸内睾酮水平为血清睾酮水平的 100~200 倍，并且与循环 LH 水平相关。在男性避孕试验中，给予外源性睾酮、孕激素和 GnRH 拮抗药的各种组合以诱导促性腺激素缺乏症，可使睾丸内睾酮降低 98%，达到与血清睾酮相当的水平，并减少精子产生，导致严重的少精子症或无精子症[90]。在实验性促性腺激素缺乏症的正常男性中短期给予 hCG（LH 样活性）导致睾丸内睾酮呈剂量依赖性增加[91]。

在促性腺激素缺乏的男性患者中，睾酮替代治疗不能充分增加睾丸内睾酮水平以支持精子发生。事实上，睾酮治疗可抑制内源性促性腺激素水平，并可能抑制精子生成。然而，不能假定这种情况发生在所有接受睾酮治疗的促性腺激素缺乏男性患者中，尤其是在睾酮替代不足的情况下。在一项涉及少数因下丘脑 – 垂体疾病导致获得性低促性腺激素性性腺功能减退症的男性患者的研究中，半数人在睾酮替代治疗时可检测到精子，计数从极低（每毫升 100 万）到正常

（每毫升 1.2 亿）不等，主要是因为低剂量睾酮治疗方案（每 3~4 周肌内注射 200~250mg）导致促性腺激素不完全抑制[92]。

睾丸内睾酮水平为正常值的 10% 时，仍可维持精子发生，但支持精子产生所需的最低浓度尚不清楚。睾丸内睾酮在睾丸内分别通过 P_{450} 19A1（芳香化酶）和 5α– 还原酶（SRD5A1）转化为其活性代谢产物雌二醇和 DHT。与睾酮一样，睾丸内雌二醇水平是血清雌二醇的 100 倍左右；然而，睾丸内的 DHT 水平仅比血液循环高约 15 倍[93]。睾丸内这些相对高浓度的雌二醇和 DHT 在维持精子发生中的作用尚不清楚。

（五）促性腺激素分泌的负反馈调节

睾丸功能的前馈调节包括下丘脑 GnRH 刺激垂体促性腺激素分泌，进而刺激睾丸分泌睾酮，并增加精子生成（图 19-6）。下丘脑 – 垂体 – 睾丸轴调节的一个重要方面是睾丸产生的类固醇和肽激素对下丘脑 GnRH 和垂体促性腺激素分泌的负反馈抑制。由睾丸的间质细胞产生的睾酮及其活性代谢产物雌二醇在下丘脑和垂体抑制 GnRH 和促性腺激素的分泌。睾丸生精小管内的支持细胞产生的抑制素 B 主要作用于垂体以抑制 FSH 分泌。

在一系列设计良好的前瞻性研究中，对接受生理剂量脉冲 GnRH（即 GnRH 泵）治疗的正常男性和 GnRH 缺陷的 CHH 男性患者，进行由高剂量酮康唑诱导的药物去势，并接受生理剂量睾酮或雌二醇治疗，同时检测这些干预措施对 LH 和 FSH 产生的影响。这些研究有助于明确睾酮和雌二醇在调节促性腺激素分泌中的相对作用，以及这些类固醇的负反馈部位[94, 95]。睾酮和雌二醇（由睾酮芳香化产生）似乎都在下丘脑产生负反馈调节，抑制 GnRH 脉冲性分泌。这些研究还表明，睾酮对垂体 LH 和 FSH 分泌的负反馈抑制需要睾酮芳香化为雌二醇。当抑制素 B 水平正常且睾丸正常时，雌二醇对 FSH 的抑制是轻度的，这表明抑制素 B 是 FSH 分泌的主要生理负反馈调节因子[96]。当抑制素 B 水平较低时，如在生精小管衰竭或无睾症的男性患者中，由睾酮芳构化而来的雌二醇发挥更大的抑制 FSH 负反馈作用。

尽管睾酮向雌二醇的主动代谢在睾酮的负反馈作用中很重要，但睾酮通过 1 型和 2 型 5α– 还原酶转化为 DHT 在类固醇反馈中并不发挥主要作用。SRD5A2 基因突变的男性仅表现出促性腺激素的轻度升高和 LH 脉冲幅度的增加，而频率无增加[97]。良性前列腺增生男性和接受非那雄胺（一种 SRD5A2 抑制剂）或度他雄胺（一种 SRD5A1 和 SRD5A2 抑制剂）治疗的正常男性未表现出血清 LH 和 FSH 水平的增加[98]。这些发现表明，DHT 在促性腺激素的生理负反馈调节中的作用相对较小。然而，给予超生理量的 DHT 确实会抑制 LH（降低 30%~60%）和 FSH（降低 15%~30%）的

水平[99]。

垂体促性腺激素含有 ERα，但 GnRH 神经元似乎同时缺乏 ERα 和 AR。睾酮和雌二醇的负反馈作用被认为是由其他神经系统间接介导的，该神经系统向 GnRH 神经元传递类固醇反馈信号。动物研究表明，产生 kisspeptin（一种 54 个氨基酸的 KISS1 基因产物）的神经元可能是类固醇负反馈的候选介质[100, 101]。这些神经元与内侧基底下丘脑的 GnRH 神经元直接相互作用，其中大部分含有 kisspeptin 受体 KISS1R，因此 kisspeptin 的释放能刺激 GnRH 分泌。kisspeptin 神经元也可能与其他神经元（如 γ- 氨基丁酸神经元）相互作用间接调节 GnRH 分泌。kisspeptin 神经元同时含有 AR 和 ERα。在实验动物中，去势增加了 kisspeptin 的表达，这与 GnRH 和促性腺激素分泌的增加相一致。使用睾酮、雌二醇或 DHT 的性类固醇治疗可逆转这些变化，而 kisspeptin 拮抗药可阻断去势后 LH 分泌的增加。在人类中，KISS1 或 KISS1R 的突变会引起低促性腺激素性性腺功能减退和青春期发育障碍[102]，并且在动物中，越来越多的证据表明 kisspeptin 可能在青春期启动中起关键作用。

抑制素是属于 TGFβ 超家族的异二聚体糖蛋白，该家族包括激活素、抑制素、TGFβ、BMP，以及生长和分化因子，如 AMH 和肌生长抑制素[103]。抑制素由 α 亚基及通过二硫键连接的 βA 或 βB 亚基组成，分别形成抑制素 A 或抑制素 B。抑制素 B（α-βB 异二聚体）是人体内生理相关的抑制素种类。与 TGFβ 家族成员通过局部旁分泌或自分泌调节各种细胞功能的大多数蛋白不同，抑制素 B 则是一种循环激素。抑制素 B 由支持细胞在 FSH 刺激下产生。它与一个由 Ⅲ 型 TGFβ 受体(TGFβ 或 β 聚糖)和 Ⅱ B 型激活素受体(ACVR2B)组成的共受体结合，被认为是垂体促性腺激素分泌 FSH 的主要内分泌负反馈抑制因子。

在人类中，抑制素 B 水平在青春期逐渐升高，与 FSH 水平及 FSH 刺激的支持细胞增殖相关[103]。青春期中期抑制素 B 达到成人水平。此时，支持细胞功能与精子的发生密切相关。因抑制素 B 介导的负反馈调节被激活，抑制素 B 水平与 FSH 水平呈负相关。例如，在唯支持细胞综合征的男孩中，作为支持细胞增殖的功能指标，抑制素 B 水平在青春期前正常，但在青春期时则无法检测到，反映了生殖细胞的缺失和支持细胞功能障碍。在成人中，抑制素 B 的水平与生殖细胞损伤或丢失的程度、支持细胞功能障碍呈负相关。这种关系表明，生殖细胞调节支持细胞的功能，但这种调节背后的确切细胞和分子机制尚不清楚。抑制素 B 已被科研和部分医务人员用于反映生精功能和支持细胞功能的生物标志物，但尚未用于常规临床实践。

激活素包括由两个 βA 亚单位（激活素 A）或两个 βB 亚单位（激活素 B）组成的同源二聚体，以及一个 βA 和一个 βB 亚单位（激活素 AB）的异源二聚体[103, 104]。激活素由促性腺激素细胞产生，并与 ACVR2B 受体结合。激活素主要作为自分泌调节因子，刺激 FSHβ 合成，使促性腺激素对 GnRH 刺激敏感，从而增加 FSH 分泌。抑制素 B 通过与 ACVR2B 受体结合，作为促性腺激素中激活素的选择性拮抗药。

卵泡抑素是由促性腺激素细胞和垂体的滤泡星形细胞产生的糖蛋白，与活化素结合并拮抗其作用，是 FSH 的自分泌和旁分泌调节因子。活化素和卵泡抑素也可来自于睾丸支持细胞和生殖细胞，并可作为自分泌和旁分泌因子调节睾丸功能。

通过雄激素、雄激素联合孕激素或 GnRH 拮抗药负反馈抑制促性腺激素分泌，从而抑制精子生成，一直是男性激素避孕策略发展的基础[105]。

（六）睾酮的转运、代谢和作用

1. 血清睾酮　与其他类固醇和甲状腺激素相似，睾丸间质细胞分泌到血液中的睾酮绝大部分与血浆蛋白（主要是 SHBG 和白蛋白）结合存在。总体而言，血液总睾酮由 0.5%～3.0% 未与蛋白结合的游离睾酮，30%～44% 与 SHBG 结合的睾酮，以及 54%～68% 与白蛋白结合的睾酮组成[106, 107]（图 19-10）。

与其他类固醇激素一样，临床上认为睾酮生物学作用也符合游离激素假说，即睾酮的生物活性仅由其游离（未结合）形态或易于与循环中的结合蛋白相分离的形态所介导[107, 108]。睾酮与 SHBG 结合紧密（亲和力高，1.6×10^{-9} mol/L），不易分离，无法在靶组织发挥生物学作用。相反，睾酮与白蛋白结合较松散（亲和力 1.0×10^{-4} mol/L，比 SHBG 亲和力小几个数量级），因此，与白蛋白结合的睾酮可解离后作用于靶组织发挥生物学效应。游离睾酮和白蛋白结合睾酮统称为生物可利用睾酮，它们可扩散至靶组织，与 AR 结合并影响基因转录，从而在这些组织中发挥雄激素作用。有病例报道显示，1 例男性患者因 SHBG 基因错

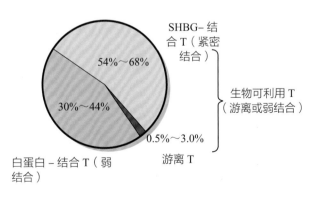

▲ 图 19-10　血液循环中睾酮组分构成

大部分循环中睾酮与血清蛋白结合：约 54% 与白蛋白松散结合，44% 与性激素结合球蛋白紧密结合。只有约 2% 的循环 T 不与蛋白结合。游离 T 及与白蛋白松散结合的 T 为生物可利用睾酮

义突变导致 SHBG 分泌障碍，血液中 SHBG 无法检测，并且总睾酮水平极低[109]。其游离睾酮、促性腺激素水平、精液分析结果均正常，性发育无明显异常。尽管患者确实有轻微的男性腺功能减退症状（性功能障碍、虚弱和易疲劳），但该患者的发现为游离激素假说提供了支持。此外，另一项来自欧洲男性衰老的纵向队列研究的数据显示，在总睾酮水平正常的男性中，低血清游离睾酮水平与男性性腺功能减退的临床表现有关[110]。此外，研究显示，血清游离睾酮和总睾酮水平低的男性会出现性腺功能减退的偶发症状，而血清游离睾酮正常伴总睾酮水平低的肥胖男性无此表现[111]。尽管游离睾酮假说仍然存在争议，但目前的有限数据总体支持这一假说[112]。

SHBG 由肝脏的肝细胞合成，是一种由重亚单位和轻亚单位组成的同源二聚体 β- 球蛋白，两者在肽链序列上相同，由同一基因编码，但糖基化程度不同[73]。在大多数哺乳动物中，SHBG 基因也在睾丸中表达。此时，支持细胞在 FSH 的调控下产生 SHBG 同源物，称为 ABP。然而，在人类睾丸中，SHBG 似乎在生殖细胞而非支持细胞中表达，并产生一种定位于精子顶体的 SHBG 截短形式（非 ABP）[74]。SHBG 每个单体有两个结合位点，这些位点以高亲和力结合 DHT 和睾酮，以较低亲和力结合雌二醇。既往研究假设，SHBG 单体对睾酮和其他配体的结合亲和力相同。最近的研究表明，睾酮与 SHBG 二聚体中一种单体的结合会影响睾酮与第二种单体的结合亲和力，并且这种结合只能通过复杂的动态、多阶段变构模型来表征[113]。SHBG 糖基化不参与类固醇结合，但可能延长循环中蛋白质的血浆半衰期。雌激素和甲状腺素可使肝脏的 SHBG 生成增多，而雄激素和胰岛素使 SHBG 生成减少。

与游离激素假说相反，有证据表明与 SHBG 结合的睾酮可能影响某些靶组织中雄激素的作用。在一些组织中，如人类前列腺，SHBG 可与细胞表面受体结合，睾酮随后与 SHBG- 受体复合物结合，从而激活 cAMP 并影响靶器官功能[114]。SHBG 的糖基化对于类固醇 -SHBG 复合物与质膜的相互作用可能具有一定重要性。megalin 是 LDL 受体超家族蛋白中的一员，作为内吞蛋白促进类固醇进入细胞（最显著的是 25- 羟基维生素 D 进入肾近端小管细胞）。megalin 存在于肾脏、附睾、前列腺、卵巢和子宫中。在表达 megalin 但不表达其他内吞受体的细胞中进行的体外研究发现，与 SHBG 结合的睾酮、DHT 和雌二醇被内吞至细胞中并激活 AR 介导的转录，而这些效应可被 megalin 拮抗药所阻断[115]。此外，megalin 敲除小鼠表现出睾丸下降障碍，这是一个雄激素介导的过程。这些研究表明，megalin 可能在介导雄激素进入某些组织细胞中具有重要作用。然而，与 SHBG 蛋白或 megalin 等内分泌蛋

白结合的睾酮在人体生理学中的重要性仍有待确定。

在下丘脑 - 垂体 - 睾丸轴完好的正常男性中，SHBG 水平和 SHBG 结合睾酮水平的变化不会影响稳态时雄激素的生理作用。SHBG 水平快速改变对游离睾酮水平的影响会引起促性腺激素的负反馈调节，从而使游离睾酮水平恢复正常。例如，SHBG 水平的快速升高会暂时降低游离睾酮水平，而睾酮负反馈作用减少会增加垂体 LH 的分泌，继而使睾丸产生的睾酮增多，以恢复正常的游离睾酮水平。而在负反馈调节受损或正在接受睾酮替代治疗的生殖障碍男性患者中，SHBG 水平的改变则可能会改变游离睾酮水平。

在多种常见情况下，SHBG 水平可能会降低或增加[116]。临床上，SBHG 的改变对于诊断男性性腺功能减退症极为重要。由于血清总睾酮检测值受 SHBG 水平变化的影响，因此需要准确检测游离或生物可利用睾酮，以充分评估睾丸间质细胞的功能，确定患者是否为性腺功能减退症，并监测循环 SHBG 水平变化患者的睾酮替代情况。

2. 睾酮的主动代谢和分解　睾酮作用于靶组织的一个重要方面是其通过 P_{450} 19A1 主动代谢为 17β- 雌二醇，或通过 SRD5A1 和 SRD5A2 主动代谢为 DHT，这些激素是体内最有效的内源性雌激素和雄激素[9]（图 19-11）。睾酮的许多生物学作用由这些活性代谢产物介导，并依赖于 ERα 和 ERβ（雌二醇）或 AR（DHT）发挥作用。这些活性代谢产物形成后可作为旁分泌或自分泌调节因子在局部组织发挥作用，也可分泌外周循环中作为内分泌调节因子调控靶组织功能。

(1) 睾酮芳香化为雌二醇：芳香化酶（P_{450} 19A1）催化睾酮转化为雌二醇，同时催化 Δ4- 雄烯二酮（较弱的雄激素）转化为雌酮（较弱的雌激素）。在男性中，上述转化过程主要发生在脂肪组织，但也发生在其他组织，如脑、骨、乳腺、肝、血管和睾丸（支持细胞和睾丸间质细胞）。雌二醇每天合成 40～50μg，主要通过睾丸外睾酮芳香化为雌二醇，Δ4- 雄烯二酮芳香化为雌酮（然后通过 17βHSD 酶的各种异构体将其转化为雌二醇）。15%～25% 的循环雌二醇由睾丸产生，主要来自睾丸间质细胞[117]。

睾酮芳香化为雌二醇介导了睾酮对青春期骨骺闭合、抑制骨吸收和维持骨密度、调节脂肪堆积、负反馈抑制下丘脑 GnRH 分泌和垂体促性腺激素分泌、性功能的调节，还可能参与 HDL-C 水平的调节，以及认知功能和情绪等某些方面的调节[118, 119]。有研究通过 GnRH 激动剂诱导健康青年及中年男性出现性腺功能减退，之后给予安慰剂或睾酮在联合或不联合芳香化酶抑制剂的情况下进行治疗，以分别研究雄激素和雌激素缺乏的相对影响[120, 121]。研究显示，低体重、肌肉含量和力量的下降是由雄激素缺乏所引起的，雌激素缺乏引起脂肪堆积和骨量丢失，而雄激素和雌激素

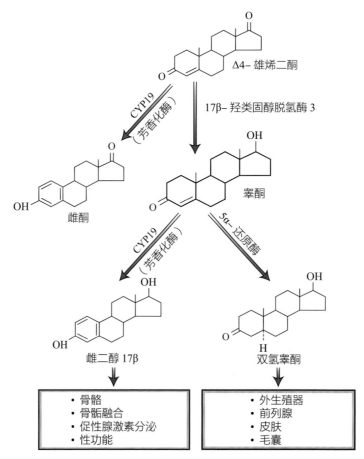

▲ 图 19-11　睾酮的主动代谢

睾酮可通过芳香化酶或 P₄₅₀ 19A1（CYP19）转化为强效雌激素 17β-雌二醇，或通过 5α-还原酶转化为更强效的雄激素双氢睾酮。睾酮对雄激素敏感区的外生殖器分化、前列腺生长、皮肤和毛囊的作用需要通过 5α 还原为 DHT 来实现。睾酮需要芳香化为雌二醇以实现防止骨吸收、增加骨密度、促进骨骺融合和促性腺激素分泌的作用。睾酮和 DHT（而非雌二醇）可增加和维持肌肉量和力量，睾酮、DHT 和雌二醇在正常男性功能中发挥重要作用，睾酮和 DHT 对 HDL-C 水平的影响与雌二醇相反（改编自 Bhasin S. Testicular disorders. In: Kronenberg HM, Melmed S, Polonsky KS, et al, eds. *Williams Textbook of Endocrinology*, 11th ed. Philadelphia, PA: Elsevier; 2008: 645-698.）

缺乏均导致性功能下降。此外，雌二醇缺乏似乎是急性重度性腺功能减退症男性患者血管舒缩症状（潮热）的主要原因[122]。

在男性中，循环中雌二醇主要受雄激素底物、睾酮和 Δ4-雄烯二酮的量、脂肪组织和其他外周组织中芳香化酶活性的调节。睾丸间质细胞中的芳香化酶活性主要受 LH 调控。在接受 hCG 治疗的促性腺激素缺乏男性患者中，刺激芳香化酶活性可能导致血清雌二醇浓度高于睾酮浓度，并可能导致治疗期间出现良性乳腺压痛和增大（男性乳房发育症）。与女性一样，ER 阳性的乳腺癌男性患者可使用芳香化酶抑制剂治疗，以减少雌激素合成。

少数报道芳香化酶基因（*CYP19A1*）失活突变的男性患者表现为身材高大、青春期后持续线性生长、类无睾症身材比例、骨龄延迟、骨量减少或骨质疏松症和进行性膝外翻，以及糖、脂代谢受损，包括胰岛

素抵抗、甘油三酯升高和低 HDL 胆固醇浓度、肝酶异常和脂肪肝、不同程度低精子计数和不育、血清睾酮和促性腺激素浓度正常至升高伴雌二醇浓度低至无法检测[123]。此外，雌二醇治疗可导致骨骺闭合、骨密度增加和骨龄增加。ERα 罕见失活突变的男性具有与之相似的表型，但与芳香化酶缺乏的男性相比，他们的血清雌二醇、睾酮和促性腺激素水平较高，符合雌激素抵抗表现[118]。以上发现支持雌二醇在骨代谢、糖代谢、脂代谢，以及维持正常肝功能、垂体和睾丸功能中的潜在重要作用。

(2) 睾酮 5α-还原为 DHT：睾酮被 SRD5A1 和 SRD5A2 转化为 DHT（一种比睾酮强效 2.5～3.0 倍的雄激素）。这两种 5α-还原酶同功酶的表达模式和最佳活性 PH 有所不同[124]。SRD5A2 在前列腺、附睾、精囊、生殖器皮肤和肝脏中的表达最高，在其他组织（如某些脑区、非生殖器皮肤、睾丸和肾脏）中表达

较低。SRD5A1 在非生殖器皮肤（毛囊）、肝脏和某些脑区的表达最高，在前列腺、附睾、精囊、生殖器皮肤、睾丸、肾上腺和肾脏的表达较低。DHT 每天生成 200～300μg，主要来自外周组织（主要是皮肤和肝脏）中睾酮的 5α 还原。前列腺和睾丸对血液中 DHT 浓度的影响相对较小。

SRD5A2 失活突变的男性出生时有严重的 46, XY DSD，生殖器不明确（阴蒂样阴茎、阴囊型尿道下裂、假阴道型尿道下裂和前列腺不良），但沃尔夫管分化正常（精囊、附睾和输精管正常），并且无米勒管结构，以上支持 DHT 在外生殖器分化和前列腺发育中起重要作用[125]。*SRD5A2* 缺陷的个体通常被当作女孩养大，但随着青春期的开始和睾酮水平的增加，阴茎生长、阴囊发育，并表现出性欲和勃起，性别角色可能从女性变为男性。隐睾很常见，但并非一定发生，并且与少精症或无精症有关。睾丸可能在青春期下降。睾丸下降的个体可出现正常精子计数，并且已有报道称 SRD5A2 缺乏的男性也可具有生育能力。然而，成年患者前列腺仍发育不完且无法触及，胡须和体毛少，不分泌皮脂，无男性型脱发，支持了正常的 SRD5A2 活性和 DHT 对毛发生长、皮脂生成和前列腺发育的重要性。此类患者血清 DHT 水平低，睾酮水平正常或轻度升高，促性腺激素水平正常或中度升高。

在前列腺内，由睾酮转化产生的 DHT 浓度约是血清中 DHT 浓度的 10 倍，用于增强前列腺内的雄激素活性。前列腺内雄激素浓度可能导致前列腺疾病，如 BPH 或前列腺癌[126]。

SRD5A2 抑制剂（非那雄胺）或 SRD5A1/SRD5A2 抑制剂（度他雄胺）用于治疗下尿路症状（lower urinary tract symptoms，LUTS）、改善尿流量、预防 BPH 相关并发症，以及治疗男性型脱发和雄激素性脱发[127]。非那雄胺或度他雄胺治疗可降低活检证实的前列腺癌的患病率或发病率，但可能与更多的 Gleason 高级别癌相关[128, 129]。雄激素对前列腺影响的一个重要特征是前列腺内雄激素水平未反映在血清水平上，这强调了雄激素的局部旁分泌和自分泌效应在前列腺及其他可能的雄激素靶组织的生理学和病理学重要性。

(3) 睾酮的分解代谢：循环睾酮和 5α-DHT 的主要分解代谢部位是肝脏[130]。睾酮和 5α-DHT 在肝脏中被摄取，睾酮被 5β- 还原酶转化为无活性代谢产物 5β-DHT。5α- 和 5β-DHT 随后均被 3α-HSD 酶 3α 还原，分别形成 3α, 5α- 雄甾烷二醇（也称为 3α- 二醇）和 3α, 5β- 雄甾烷二醇，随后由酶 17βHSD 2 型进行 17β 氧化，形成雄酮和 5β- 雄酮（本胆烷醇酮）。在皮肤等外周组织中，5α-DHT 也可转化为 3α- 二醇，并在肝脏中进一步代谢。

在肝脏中，睾酮、DHT、雄酮、5β- 雄酮和 3α- 雄甾烷二醇经过葡萄糖醛酸化，并发生较低程度的硫

酸化，形成更多亲水性结合物，释放到循环中并通过尿液和胆汁排泄。睾酮的代谢失活主要涉及其向代谢产物的转化，如雄烯二酮（约 50%）、雄酮（20%）和 5β- 雄酮（20%）的葡萄糖醛酸（以及硫酸盐）形式，向 3α- 二醇葡萄糖醛酸（3α- 二醇 Gs）的转化较少。因为 3α- 二醇主要来自皮肤，所以 3α- 二醇 G 的血液和尿液检测值已被用作外周雄激素作用的标志物。在 5α- 还原酶缺乏的男性中，3α- 二醇 G 的水平降低。体毛和痤疮的数量与 3α- 二醇 G 的水平相关。

表睾酮（17α- 羟基 -4- 雄甾烯 -3- 酮）是睾酮（17β- 羟基 -4- 雄甾烯 -3- 酮）的一种无生物学活性的 17α- 羟基差向异构体，在 LH 的调控下由睾丸产生[131]。表睾酮的产生率约为睾酮的 3%，但其清除率为睾酮的 33%，两者之间不相互转化。与睾酮一样，表睾酮在肝脏中主要与葡萄糖醛酸和硫酸盐结合，并通过尿液排泄。由于表睾酮结合物会在尿液中迅速清除，因此睾酮和表睾酮的排泄率相似，尿睾酮与表睾酮的比例（T/E 比）约为 1:1。

采用灵敏的气相色谱 / 质谱法检测尿液中的 T/E 比值和其他代谢产物已用于检测竞技运动员是否使用雄激素合成代谢类固醇兴奋剂，特别是睾酮[131]。使用外源睾酮会抑制 LH 继而影响内源睾酮及表睾酮的产生和清除，从而导致尿液 T/E 比升高。世界和美国反兴奋剂机构已将可疑应用睾酮兴奋剂的阈值 T/E 比设定为大于 4:1。

睾酮主要通过 UGT2B17 进行葡萄糖醛酸化，而表睾酮主要通过另一种 UGT 亚型 UGT2B7 进行葡萄糖醛酸化。尽管睾酮可被其他 UGT 亚型（如 UGT2B15）葡萄糖醛酸化，但 UGT2B17 缺失的个体（常见于亚洲人群）睾酮葡萄糖醛酸化和清除率降低，导致外源给予睾酮时 T/E 比偏低[131-133]。由于认识到存在 T/E 自然较低的人群，因此涉嫌服用兴奋剂的阈值 T/E 比切点从之前的超过 6:1 降低至现在的超过 4:1。此外，有些个体天生具有较高的 T/E 比，特别是女性，这可能是因为其他基因多态性或环境因素（如过度饮酒）可能会暂时增加 T/E 比[134]。在没有环境干扰的情况下，单个个体的 T/E 比随着时间的推移非常稳定，因此，尿 T/E 比的纵向检测结果被用于检测运动员是否非法使用雄激素（被称为运动员生物护照）。有运动员使用表睾酮与睾酮联合给药（以维持正常 T/E 比）的方法来规避检测。

如果根据尿 T/E 比怀疑涉嫌服用兴奋剂，则可通过气相色谱燃烧同位素比质谱法对外源性雄激素进行确认，该方法可以检测睾酮或其代谢产物的 $^{13}C/^{12}C$ 同位素比的微小差异[131]。外源合成雄激素一般利用植物（山药或大豆）合成，因此它们的 $^{13}C/^{12}C$ 比低于内源性睾酮和动物来源睾酮或饮食摄入的动物和植物类固醇。然而，$^{13}C/^{12}C$ 同位素比值质谱无法检测以下两种

使用兴奋剂的情况，即通过给予具有类似 hCG 或 LH 活性药物刺激内源性睾酮合成，或给予 $^{13}C/^{12}C$ 比值与内源性睾酮相似的动物来源雄激素。

（七）雄激素作用机制

在雄激素靶组织中，循环中的睾酮和 DHT 通过质膜扩散并与胞内 AR 结合[135]。雄激素与 AR 的结合会诱导 AR 的构象变化，导致 AR 与其结合的热休克蛋白解离，继而允许雄激素易位进入细胞核中，诱导其磷酸化和同二聚化，并与 DNA 相互作用，特别是位于靶基因调控位点的雄激素应答元件。AR 二聚体主动招募组织特异性共调节因子（辅助激活因子和协同抑制因子），以形成控制雄激素调节基因转录和随后雄激素调节蛋白合成所需的转录装置。

AR 基因位于 X 染色体长臂（Xq11—12）。AR 由不同功能结构域组成[135]（图 19-12）。

1. N 端结构域，包含介导大部分 AR 转录活性和共调节子相互作用的两个反式激活结构域（AF1 和 AF5），以及修饰 AR 反式激活的不同数目的两个三核苷酸重复片段（CAG 和 GGN，分别编码聚谷氨酰胺和聚甘氨酸长链）。

2. 包含两个锌指结构的 DNA 结合结构域，第一个锌指结构介导 DNA 识别和结合，第二个锌指结构稳定 DNA 相互作用并介导 AR 的二聚化。

3. 小铰链区（H）。

4. 介导雄激素与 AR 高亲和力结合的配体结合域，并且还包含另一个反式激活结构域（AF2）。

AR 是核受体超家族（包括其他类固醇激素受体）成员之一。该类受体的 DNA 结合结构域具有约 80% 的序列同源性，配体结合域具有 50% 的序列同源性，其中与 AR 最密切相关的类固醇受体是孕酮受体、糖皮质激素受体和盐皮质激素受体[135]。这种相似性可以解释以下现象，例如，一些孕激素（如醋酸甲羟孕酮）具有 AR 激动剂活性，其他（如醋酸环丙孕酮）则具有 AR 拮抗药活性，而盐皮质激素拮抗药螺内酯具有 AR 拮抗药活性。与睾酮相比，DHT 以更高的亲和力、更高的稳定性和更慢的解离速率与 AR 结合，使 DHT（人类最强效的内源性雄激素）具有更强的雄激素活性。

AR 的失活突变可能导致受体功能的质量或数量异常，从而导致雄激素作用的不同程度受损[136]。AR 突变个体表现出表型异质性，突变表型范围从具有正常女性外生殖器和乳房发育（完全雄激素不敏感，以前称为睾丸女性化）的 46，XY 女性表型（发生于完全雄激素不敏感或抵抗的个体），到 46，XY 伴具有不完全尿道下裂、轻度男性化或不育而其他方面正常的男性表型。

在正常人群中，AR 基因第一个外显子中三核苷酸 CAG 重复数在 11～35 不等。总体来说，在体外和体内，在转基因小鼠和人类中，CAG 重复次数似乎与 AR 功能和作用成反比。Kennedy 病（或 X 连锁脊髓和延髓肌肉萎缩症）是一种罕见的成人发病的运动神经元神经退行性疾病，可导致进行性肌肉无力，它与显著增加的 CAG 重复数有关（为 40～62 不等），这与正常人群不重叠[137]。这种疾病的神经退行性变被认为是由 AR 和相关的辅助因子在细胞内聚集引起的毒性引起的，而雄激素与突变 AR 结合并易位到细胞核中

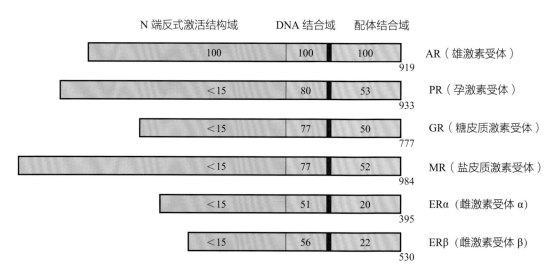

▲ 图 19-12 人雄激素受体基因和其他类固醇激素受体同源体的结构示意：孕酮受体、糖皮质激素受体、盐皮质激素受体、雌激素受体 α 和雌激素受体 β

雄激素受体（AR）是一种由 919 个氨基酸组成的蛋白，包含三个功能结构域：配体结合域、DNA 结合域和 N 端反式激活域。在类固醇激素受体中，DBD 具有最大的同源性（＞51% vs. AR），而 NTD 具有最小的同源性（＜15% vs. AR）（引自 Li J, Al-Azzawi F. Mechanism of androgen receptor action. *Matuitas*. 2009; 63: 142-148.）

会使其恶化。

大多数患有 Kennedy 病的男性也可表现出部分雄激素抵抗的临床表现，包括男性乳房肥大症、性欲降低、勃起功能障碍、面部毛发减少、睾丸萎缩、少精症或无精症，以及与高睾酮、高或正常的促性腺激素浓度有关的精子减少、精子活性下降[138]。雄激素不敏感后的生化指标的严重程度与 CAG 重复长度直接相关。虽然没有一致的发现，但一些研究已经报道了 CAG 重复次数与正常男性雄激素作用表现之间的联系[139]。在这些研究中，正常范围内的低 CAG 重复数与较高的雄激素性相关（如前列腺癌的早期发病、男性模式秃头、低 HDL 胆固醇），而正常范围内高 CAG 重复数与较低的雄激素性相关（如男性乳房发育、精子发生障碍、低骨密度、抑郁症状）。CAG 重复数似乎也与 Klinefelter 综合征导致的男性雄激素缺乏的临床表现及其对睾酮治疗的反应有关，具有较高 CAG 重复数的 Klinefelter 综合征患者需要相对高剂量的睾酮才能充分发挥雄激素作用。

体外和实验动物的研究表明，雄激素的某些作用可能会在几秒到几分钟内发生，起效之快，故不可能是由雄激素通过 AR 作用于基因转录和随后的蛋白质合成的经典基因组效应引起的，这通常需要几个小时才能产生效果[140]。雄激素快速、非基因组（也称为非经典）效应可能由细胞表面相互作用、受体及通过激活传统信号传导机制（包括激活 PKA 和 PKC）介导，

这些会增加细胞内钙和 MAPK 通路活性。雄激素与细胞内 AR 的结合也可以激活共调节因子，这些因子不需要通过基因转录来发出信号，如作为 AR 共激活因子的酪氨酸激酶（如 MAPK、ERK 和 Akt 激酶）。雄激素的非基因组作用已在睾丸（支持细胞）、脑、肌肉、心血管组织、前列腺和免疫细胞中进行了描述。在人类中，睾酮对冠状动脉疾病患者心肌缺血的快速血管舒张作用归因于雄激素（或雌激素代谢物）对血管细胞的直接非基因组效应。

（八）性发育不同阶段的雄激素效应

睾酮的水平及其作用在性发育的不同阶段有所不同[141]（图 19-13）。在胎儿期，睾酮从妊娠第 7 周开始由胎儿睾丸分泌[36]。睾酮分泌最初主要受母体 hCG 的调控，之后受胎儿垂体分泌的 LH 调控。在此期间，睾酮几乎增加到成年男性水平，睾酮及其向 DHT 的转化对于正常男性内外生殖器分化（如初级性特征的发育）至关重要。睾酮水平在孕中期的大部分时间保持升高，在孕晚期下降。出生后不久，在新生儿期，LH 分泌增加并刺激睾酮水平第二次上升，在 3—6 月龄时几乎达到青少年时期的睾酮水平，随后下降到青春期前的较低水平[142]。新生儿期睾酮水平的激增可能在正常阴茎大小的发育和睾丸顺利下降中发挥作用。此时新生儿睾酮和 FSH 水平的增加也刺激支持细胞的增殖和精原细胞发育，这可能在决定生精能力方面发挥作用。

在青春期，睾酮浓度增加到成人男性水平（或更

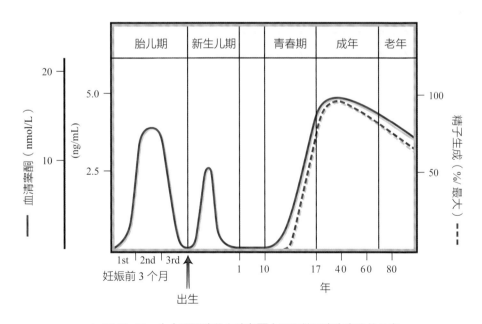

▲ 图 19-13　生命不同阶段血清睾酮水平和精子产生变化的示意

在胎儿期，睾酮浓度几乎增加到成年男性的水平，在孕早期达到峰值，并在整个孕中期保持升高，之后下降。在新生儿期，睾酮在 3—6 月龄时几乎增加到青少年时期的水平，之后下降到青春期前水平。在青春期，睾酮浓度和精子产量会在几年内增加到成年男性的水平。随着年龄的增长，从 40 岁开始，血清睾酮水平和精子产量会出现可变、渐进和阶段性的下降（引自 Griffin JE, Wilson JD. The testis. In: Bondy PK, Rosenberg LE, eds. *Metabolic Control and Disease*, 8th ed. Philadelphia, PA: WB Saunders; 1980: 1535-1578.）

高），以响应下丘脑 GnRH 分泌的激活及其对垂体促性腺激素分泌的刺激[43, 143]。睾酮及其活性代谢物、雌二醇和 DHT 的逐渐增加是导致第二性征（男性化或雄性化）和其他变化的原因。由睾酮引起的青春期变化可分为与身体、大脑和性功能有关的变化。

由睾酮及其活性代谢物介导的身体功能变化包括以下方面。

• 阴茎和阴囊的生长发育，以及阴囊皮肤皱襞和色素沉着的出现。

• 前列腺和精囊增大，产生副性腺分泌物和精液。

• 雄激素依赖性的毛发生长、发育和男性毛发分布：面部（胡子和胡须）、外耳道、胸部、腋窝、耻骨和下腹部（男性呈菱形分布）、肛周、大腿内侧、腿部和手臂的毛发生长和额部头皮的毛发萎缩。

• 皮脂分泌增加。

• 刺激 IGF-1 及生长激素的生成。

• BMD 增加和峰值骨量增加。

• 增加骨骼肌质量和力量，尤其是肩部肌肉和胸肌。

• 身体脂肪减少和重新分布。

• 喉结增大和声带增厚，导致声音低沉。

• 刺激红细胞生成，导致红细胞比容增加，主要是通过直接骨髓诱导红细胞分化和刺激促红细胞生成素的分泌。

• 降低 HDL 胆固醇水平。

由睾酮及其活性代谢物介导的脑功能变化包括刺激性欲（性兴趣、欲望和动机），增加能动性、主动性和社会进取性，以及增加认知功能方面的能力（如视觉空间能力）。由睾酮及其活性代谢物介导的性功能改变包括启动精子发生、获得生育潜力及自发勃起。

在成年阶段，正常成年男性的睾酮水平用于维持青春期引起的许多变化。这包括维持身体功能的变化，如正常数量的雄激素依赖性毛发分布和男性特征性的毛发分布、皮脂分泌、BMD、肌肉质量和力量；男性范围内的血细胞比容（高于女性范围）和男性范围内的 HDL-C（低于女性范围）；大脑功能的变化，如性欲、能动性、主动性、社会攻击性、精力和活力、情绪，以及可能的某些认知功能方面（如视觉空间能力）和性功能变化，如精子产生、生育能力和自发勃起。一些由青春期睾酮引起的男性化的改变是永久性的。一旦发生了某些身体改变，就不再需要睾酮来维持阴茎大小、阴囊发育、线性生长、喉结大小、声带厚度及声音音调[116]。

随着年龄的增长，血清睾酮水平会逐渐、阶段性地下降，这与肌肉质量和力量、BMD、性欲、能量和活力降低、情绪低落、认知功能减退、精子生成减少、生育能力下降、勃起减少有关[144]。然而，与年龄相关的睾酮水平下降对这些与年龄相关的功能变化的贡献尚不清楚。

四、男性性腺功能减退

睾丸的两个主要功能是产生足够量的睾酮和精子，以促进男性性功能、身体功能和生育能力的发育和维持。男性性腺功能减退症是一种临床综合征，是由于睾丸未能产生足够量的睾酮所导致的，这种综合征几乎总是与受损的精子生成（雄激素缺乏和精子生成受损）有关，或者睾酮生成正常而仅有精子生成或功能受损。性腺功能减退症是临床实践中最常见的睾丸功能障碍。

由于睾丸功能受下丘脑和垂体控制，男性性腺功能减退症可能是由睾丸的原发性疾病（原发性性腺功能减退症）引起；也可能继发于垂体或下丘脑疾病（继发性性腺功能减退症）；或者在某些情况下，两个水平都可能存在缺陷（原发性和继发性性腺功能减退症）。

鉴别男性继发性性腺功能减退症的病因具有重要意义，因为这可能影响临床的治疗选择[116]。例如，继发性性腺功能减退症可由垂体腺瘤引起，可能伴随肿瘤相关的临床表现（如头痛、视野缺损）、其他垂体前叶激素分泌不足或过度分泌，或下丘脑抗利尿激素缺乏引起的尿崩症（多尿）。此类患者除了睾酮替代疗法外，还需要对潜在的下丘脑或垂体疾病进行管理。继发性性腺功能减退症可能通过治疗潜在疾病（如营养不足）或停用不良药物（如糖皮质激素、阿片类药物）而得到改善，或者可能与无法治愈的慢性系统性疾病有关，如慢性肾脏病（chronic kidney disease，CKD）。继发性性腺功能减退症的男性患者因促性腺激素缺乏导致精子生成受损和不育，可采用促性腺激素或 GnRH 治疗，其精子生成和生育能力可恢复。相比之下，由原发性睾丸疾病引起的不孕症通常无法通过激素疗法治疗，而需要其他生育选择，如使用供体精子、ART（如 ICSI）或收养孩子。

（一）临床表现

由于睾酮在胎儿、青春期前和成年期作用不同，因此，雄激素缺乏的表现因性发育阶段不同而异[9, 116]。

1. 胎儿雄激素缺乏 在胎儿发育过程中，睾酮及其向 DHT 的转化在促进男性内外生殖器分化和发育方面具有重要作用。胎儿雄激素缺乏（如睾酮生物合成酶的先天性缺陷）或雄激素抵抗/不敏感（如 AR 突变或 5α-还原酶缺乏）在出生时表现出不同程度的外生殖器畸形和 46,XY DSD[32, 62, 145]（表 19-1）。根据雄激素缺乏或抵抗/不敏感严重程度的不同，患有这些疾病的个体表型可能从正常女性的表型到具有小阴茎、假性阴道会阴尿道下裂、阴囊双裂和（或）不同严重程度隐睾的正常男性的表型。这些疾病在第 23 章中有更详细的描述。

2. 青春期前雄激素缺乏症 青春期发生的睾酮浓度增加导致第二性征发育、肌肉质量增加、身体脂肪

表 19-1　雄激素缺乏的临床表现	
胎儿雄激素缺乏症	
症　状	体　征
• 生殖器性别不明	• 生殖器性别不明（46, XY DSD） • 正常女性生殖器 • 小阴茎（类似于阴蒂肥大） • 假性阴道会阴阴囊尿道下裂 • 阴囊对裂 • 隐睾症
青春期前雄激素缺乏症	
症　状	体　征
• 青春期延迟 • 缺乏性兴趣或欲望（性欲） • 夜间或清晨自发勃起减少 • 乳房增大或压痛 • 能动性和主动性降低 • 力量和体能下降 • 无射精或遗精 • 不能生育孩子（不育）	• 类无睾症 • 婴儿型外生殖器 • 小睾丸 • 缺乏男性毛发分布及生长，无痤疮 • 与身高不成比例的长胳膊和腿 • 青春期前脂肪分布 • 肌肉发育不良 • 尖锐的声音 • 峰值骨量减少、骨质减少或骨质疏松症男性乳房发育 • 小前列腺 • 精液缺乏、严重的少精子症或无精子症
成人雄激素缺乏症	
症　状	体　征
• 性发育不全 • 缺乏性兴趣或欲望（性欲） • 夜间或清晨自发勃起减少 • 乳房增大或压痛 • 不能生育孩子（不育） • 身高下降，有轻微外伤骨折史 • 潮热、出汗 • 剃须频率减少	• 类无睾症 • 小或萎缩的睾丸 • 缺乏男性型毛发分布及生长，无痤疮 • 男性乳房发育 • 精液缺乏、严重的少精子症或无精子症 • 骨密度低（骨量减少或骨质疏松） • 身高下降、轻微创伤或椎体压缩性骨折 • 前列腺大小或PSA无法解释的减少
不太特异的症状	不太特异的体征
• 精力、活力下降 • 能动性、自信心下降 • 感到悲伤或忧郁、易怒 • 虚弱，身体或工作表现下降 • 注意力不集中和记忆力差	• 轻度正细胞、正色素性贫血（正常女性范围） • 情绪低落、轻度抑郁或心境恶劣 • 肌肉体积和力量减少 • 体脂或体重指数增加 • 面部皮肤细小皱纹（眼眶和口腔的外侧）

DSD. 性发育障碍；PSA. 前列腺特异性抗原

的减少和重新分布、长骨生长和最终骨骺闭合导致生长停止、刺激性兴趣（性欲）、自发勃起和性活动、启动精子生成和精液产生[146, 147]。青春期前出现雄激素缺乏可导致类无睾症[146, 147]（图19-14和表19-1），其最显著的特征是婴儿型外生殖器，即小阴茎和发育不

良的阴囊（缺乏皱褶和色素沉着）。睾丸很小，通常长度小于2cm，体积为2～4ml。头发纤细，缺乏雄激素依赖性的毛发生长（即所有身体区域均非男性特征的毛发模式），并且没有暂时性毛发脱落。阴毛模式更与女性阴毛分布相仿，成倒三角形，而不是从阴部延伸

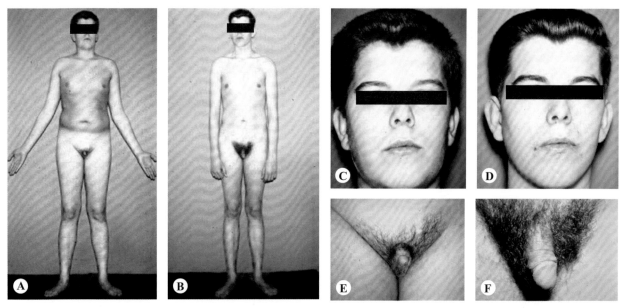

▲ 图 19-14　19 岁先天性无睾症患者青春期前雄激素缺乏，接受睾酮治疗前（A、C 和 E）和治疗 5 年后（B、D 和 F）
在睾酮治疗前，患者有类无睾症的特征，表现为婴儿生殖器（阴茎小，阴囊发育不良）；胸毛、阴毛和面部毛发缺乏；相对于身高而言，手臂和腿较长；上半身躯体肌肉发育不佳，其中脂肪积聚在面部、胸部和臀部。睾酮治疗后，阴茎大小增加；胸部、耻骨和面部毛发的增加伴鬓角发际线上移，痤疮发生；肌肉质量增加，特别是在上半躯体；面部、胸部和臀部脂肪减少（引自 Matsumoto AM. The testis. In: Felig P, Frohman LA, eds. *Endocrinology and Metabolism*. 4th ed. New York, NY: McGraw-Hill; 2001: 635-705.）

至脐部的菱形，并且几乎没有毛发延伸至大腿。由于雄激素缺乏，不能刺激皮脂的产生，因而患者无痤疮。

类无睾症的典型特征是独特的体态，其特征是肌肉发育不良（尤其是肩部和胸部）、青春期前脂肪分布（主要在面部、胸部和臀部），以及手臂和腿相对于身高过长。臂展超过身高 5cm，耻骨联合到地面的距离较头顶到耻骨联合的距离超过 5cm。由于缺乏雄激素依赖性的喉结增大和声带增厚，患者音调高尖。手臂和腿相对较长是由长骨骨骺未能闭合造成的。正常情况下，骨骺闭合是由雌激素增加介导的，而增加的雌二醇源于在青春期时增加的睾酮芳香化而来。在初步研究中，抑制睾酮转化为雌二醇并延缓骨骺闭合的芳香酶抑制剂已与生长激素联合使用治疗特发性矮小，然而，这种方法的长期风险和获益尚不清楚[148]。

青春期前发病的雄激素缺乏可能要到成年后才能被识别或诊断。由雄激素缺乏导致的峰值骨量增加可能表现为随着年龄增长而降低的 BMD，并且随着这些男性年龄的增长，长期严重的雄激素缺乏会增加骨质疏松症和骨折的风险。尽管没有青春期发育，但这些人可能会出现男性乳房发育症（良性乳房增大），这是由雄激素不足引起的，与青春期相对高浓度的雌激素导致乳房发育不同（青春期前和青春期的乳房发育都是由于血清雌二醇与睾酮浓度的比例相对较高所致，但机制不同）。这些男性的心理能动性和主动性可能会降低，加上肌肉质量和力量差，可导致体能表现不佳（如在田径或军队）。同时，性兴趣或性欲（性欲）降

低，晚上或早上醒来时缺乏自发勃起。

由于对红细胞生成的雄激素刺激不足，红细胞比容仍保持在女性范围内。在没有雄激素刺激的情况下，前列腺和精囊仍然很小，并且没有精液产生，导致无精症（不射精）和无法进行射精（第一次射精）。精液可能存在于青春期前发病的轻度或部分雄激素缺乏的男性或接受雄激素治疗的男性。然而，这些男性通常患有严重的少精子症或无精子症，大多数是不育的。

3. 成人雄激素缺乏症　一些未被诊断出或未得到充分治疗的青春期前雄激素缺乏症患者，在成年后表现出类无睾症和青春期前雄激素缺乏症的其他表现（表 19-1）。由于与其生理年龄相比，性发育不足，他们的临床症状通常非常明显。

成年人需要睾酮来维持性功能、一些第二性征、肌肉和骨量、精子生成。雄激素缺乏症的临床表现无特异性，可根据雄激素缺乏症的严重程度和持续时间、是否存在合并症、既往睾酮治疗或靶器官对雄激素敏感性的变化而改变。因此，成年后获得性雄激素缺乏的临床诊断可能具有挑战性，尤其是在老年男性中[116]。

一些临床症状和体征提示雄激素缺乏。成年人最常见的表现为性功能障碍（性欲减退，表现为性趣或性欲降低、自发和性诱发的勃起减少和勃起功能障碍）、男性乳房发育症（良性乳房增生，可伴有压痛）和不育症（无保护性交仍不能生育）伴有少精子症或无精子症，以及睾丸缩小或萎缩，伴有严重的精子生成障碍。第二性征不会退化至青春期前状态；但是，

对于长期严重的雄激素缺乏症，可能会出现雄激素依赖性毛发脱落，如与剃须频率降低相关的面部毛发减少，以及腋窝和阴毛缺失（图19-15）。睾酮浓度迅速且大幅下降的男性（如接受 GnRH 激动剂治疗前列腺癌的男性）可能会因血管舒缩不稳定（如更年期女性所经历的不稳定）而潮热和出汗，这主要是由于睾酮浓度极低，导致雌二醇生成减低。由于睾酮及其活性代谢产物雌二醇在维持骨量方面具有重要作用，因此，慢性雄激素缺乏男性在骨密度测量（如通过双能 X 线吸收扫描）时可能出现骨量减少或骨质疏松症，或出现可能与身高下降相关的轻微骨创伤或椎体压缩性骨折。原因不明的前列腺大小或 PSA 水平降低并不常见，但可能是由长期严重的获得性雄激素缺乏所致。

其他症状和体征对雄激素缺乏的特异性较低但也可能发生，通常与更提示雄激素缺乏的临床表现一起发生。睾酮浓度低的男性常抱怨精力和活力减退、动力和社交积极性差、情绪低落和易怒，或注意力和记忆力差。在缺乏促红细胞生成的雄激素刺激的情况下，严重雄激素缺乏的男性可能出现女性参考值范围内的轻度低增生性正细胞正色素性贫血。对于长期雄激素缺乏，可能会出现肌肉体积和力量下降，伴随着虚弱、体能和工作能力下降。后一种症状可能与体脂增加有关，但临床上雄激素缺乏本身不是显著肥胖的原因。长期严重雄激素缺乏的皮肤变化和皮脂生成减少可能

与面部细微皱纹有关，这种皱纹在眼眶（外眦）和嘴角特别明显。睾丸可能很小，尤其是在精子发生严重受损的情况下，但在大多数后天性成年雄激素缺乏症患者中，睾丸大小正常或略有减小。

由于临床表现无特异性，老年男性可能有多种药物或共病病症 / 相应药物，导致与雄激素缺乏一致的症状和体征，这对诊断提出了特殊的挑战（图19-16）。合并症的症状和体征可能掩盖、模拟或促成老年男性雄激素缺乏症的临床表现。老年男性可能表现为肌肉丧失和活动能力受损、脆性骨折或骨质疏松症，以及活力减退和情绪低落。然而，在仔细检查时，患有长期严重雄激素缺乏的老年男性通常表现出雄激素缺乏的客观证据。

4. 精子产生或功能的孤立性损伤　大多数男性不育患者性腺功能减退，表现为单纯精子生成障碍，伴雄激素生成正常。这些男性成年后出现不育，表现为少精子症或无精子症、精子形态外观异常（畸形精子症）或活力减弱或缺失（弱精子症），或精液分析异常的组合。患者无雄激素缺乏表现，血清睾酮浓度也是正常的。睾丸可能很小（如果精子发生严重受损）或大小正常。如果存在隐睾症或无睾症，可能无法触及睾丸。

（二）病史和体检

男性性腺功能减退的临床评估包括仔细的病史和

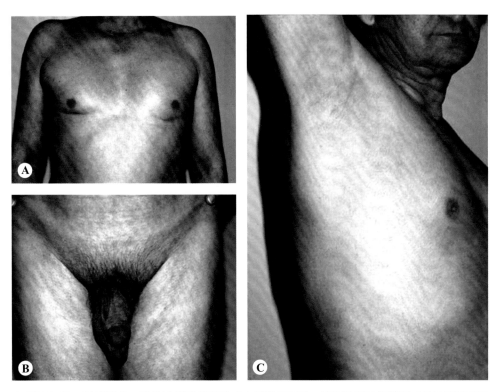

▲ 图 19-15　54 岁男性，垂体功能减退导致成人雄激素缺乏，表现为性功能障碍（性欲减退和勃起功能障碍）；胸毛、腋毛和阴毛缺失（A 至 C）；男性乳房发育症（A）。阴茎和睾丸大小正常（B）。面部毛发正常（C），但剃须频率较低

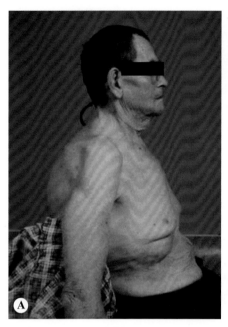
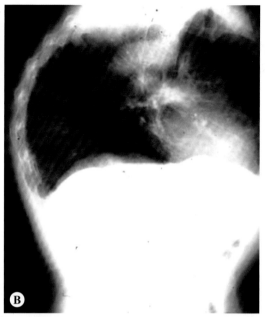

▲ 图 19-16　70 岁男性，因 Kallmann 综合征（低促性腺激素性功能减退症和嗅觉缺失）导致严重雄激素缺乏，上肢（A）下肢肌肉萎缩和因骨质疏松症引起的多处椎体压缩性骨折（B）导致严重背痛和行动不便，到老年评估和管理医疗单位就诊。患者被发现男性乳房发育症，并且无胸毛、腋毛和阴毛

体格检查，旨在确定是否存在雄激素缺乏的症状和体征或单纯精子生成障碍，并确定性腺功能减退的潜在常见原因 [9]。由于雄激素缺乏的成人通常伴有性功能障碍、男性乳房发育症和不育症，因此应考虑对这些症状进行除性腺功能减退之外的鉴别诊断。对血清睾酮、促性腺激素和精液（不育男性）进行实验室评估，以确认性腺功能减退的诊断，并确定主要是原发性还是继发性性腺功能减退。

病史应包括关于雄激素缺乏症状的询问。关于这些症状发作的问题可能有助于确定雄激素缺乏的原因是发生在出生前、出生和青春期之间还是青春期之后。请注意，与基线相比，提示雄激素效应降低的症状或体征通常表明青春期后出现性腺功能减退。这些问题可分为以下几个方面。

1. 发育　先天性雄激素缺乏的发育标志包括生殖器异常史（尿道下裂、小阴茎、隐睾）；青春期前发生的先天性或雄激素缺乏症的发育标志物包括性发育或生长延迟的病史和诱导青春期的睾酮治疗；青春期延迟或生殖障碍家族史；青春期或发育迟缓的心理影响；上学困难或学习障碍（常伴有 Klinefelter 综合征）；嗅觉丧失或减弱（提示 Kallmann 综合征所致 CHH）。

2. 性功能　勃起功能障碍；自发性、夜间或清晨勃起减少；不能进行性行为；性活动减少；尽管发生了无保护措施的性交（> 1 年），但无法生育子女；睾丸小（提示先天性或青春期前出现性腺功能减退）或萎缩。

3. 大脑功能　总体健康状况不佳；性欲、兴趣和动机（性欲）降低；精力和活力差，过度疲劳；动力和主动性差、被动、缺乏自信心、缺乏自尊；抑郁情绪和易怒；睡眠困难；潮热、盗汗；注意力和记忆力差。

4. 身体功能　肌肉体积和力量下降；减少身体活动或表现；乳房增大或触痛，特别是近期发生；身高下降、低创伤性骨折或椎体压缩性骨折、骨量减少或骨质疏松症；毛发减少（胸部、腋窝或耻骨）；减少胡须生长和剃须频率。

初始病史还可包括关于性腺功能减退潜在原因的询问。原发性性腺功能减退可能有累及睾丸的腮腺炎病史，睾丸创伤、放射或手术，盆腔或阴囊手术并发症，药物使用（螺内酯、酮康唑、细胞毒性药物），慢性肝或肾衰竭。继发性性腺功能减退可能要注意头痛、视力不适或周围视力下降、垂体疾病、慢性肺部疾病或充血性心力衰竭（congestive heart failure，CHF）、消瘦（如 AIDS、癌症）、营养不良、近期急性疾病、病态肥胖或使用某些药物（如阿片类药物、糖皮质激素、合成代谢类固醇、醋酸甲地孕酮、醋酸甲羟孕酮、营养补充剂）。

应询问患者睾酮治疗的相对或绝对禁忌证，包括：重度 BPH 病史、美国泌尿科协会（American Urological Association，AUA）症状评分或国际前列腺症状评分（International Prostate Symptom Score，IPSS）评估的 LUTS、前列腺或乳腺癌病史、未治疗的阻塞性睡眠呼吸暂停综合征（日间嗜睡、伴有睡眠中断的打鼾、目睹的呼吸暂停发作）病史或症状、CHF 病史、红细胞增多症。

对于疑似青春期前发病的雄激素缺乏症患者，体格检查应包括检测总臂长/指间距、身高、头顶至耻骨联合和耻骨联合至地面的距离，以确定患者四肢是否有过长（图 19-14）。类无睾症身材比例的特征是手臂跨度（指间距）至少大于身高 5cm，耻骨联合到地板的距离比头顶到耻骨联合的距离大至少 5cm；这种比例表明青春期前发病的雄激素缺乏。Klinefelter 综合征男性患者的腿相对于手臂可能不成比例的长，下部量与上部量检测值的比值较大，但手臂跨度与身高的比值相对正常。类无睾症其他特征包括：生殖器幼稚型（小阴茎，未勃起和无色素的阴囊）；小睾丸，或少数没有睾丸；隐睾；面部、腋窝、胸部、四肢和阴毛稀疏或缺乏；发育不良的上身肌肉组织；面部、胸部和臀部的脂肪较多；男性乳房发育症。Kallmann 综合征患者可能有嗅觉缺失或嗅觉减退，可使用易于识别的常见家用气味剂（如薄荷、肉桂、可可、咖啡、香烟、橘子、肥皂）或更正式的气味识别和阈值测试进行检测，如宾夕法尼亚大学的抓痕和嗅探试验。

成年后获得性雄激素缺乏的体格检查结果通常比青春期前发病的雄激素缺乏的体格检查结果更轻微（图 19-15）。在长期严重的成人雄激素缺乏症患者中，可能会出现雄激素依赖性的面部、腋窝、胸部、四肢毛发和阴毛缺失；然而，在雄激素依赖区的体毛存在种族差异（如亚洲人和西班牙人较少）。严重、长期雄激素缺乏症患者的皮肤可能干燥，眼眶或口腔外侧可能有细纹。应仔细检查患者是否存在可触及的乳腺组织或男性乳房发育症；睾丸的存在、大小和一致性；可触及的阴囊异常，如精索静脉曲张、附睾增大或输精管的压痛或缺失。对于老年男性，尤其是前列腺癌高危人群（如非裔美国人、前列腺癌家族史），应提供直肠指检（digital rectal examination，DRE）以筛查前列腺癌，检查的重点是检测可触及的异常，如前列腺结节或硬结，并评估前列腺的大小。仔细检查脊柱后凸和检测身高有助于检测与可能无症状的骨质疏松性椎体压缩骨折相关的显著身高损失（>5cm）。

检查男性乳房需要适当的技巧。用拇指、食指（或双手手指）抓住并轻柔地捏住乳房的乳晕周围区域，触诊腺体乳腺组织，其质地呈橡胶状，比周围脂肪组织更坚实（图 19-17）。乳腺组织通常为盘状，边缘坚实，可触摸并"向上翻转"以将其与脂肪组织区分开来。利用这种技巧，通常可以将男性乳房发育症与乳腺脂肪组织过多加以区分，乳腺脂肪组织过多称为假性男性乳房发育症，通常与全身性肥胖有关。男性乳房发育症通常为双侧且相对对称，但偶尔为不对称且一侧更突出。如果存在不对称男性乳房发育症可能提

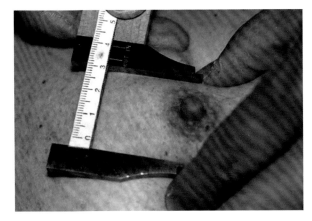

▲ 图 19-17 检查男性乳房的正确方法是用拇指和食指捏住乳房的乳晕周围区域，同时在乳房的两侧向乳头方向轻轻挤压拇指和食指。腺性乳腺组织摸起来像一个橡胶状的组织盘，从乳头和乳晕下区域同心延伸，比周围的脂肪组织更紧实。通过检测可触及乳腺组织的直径估计男性乳房发育症的大小

引自 Matsumoto AM. The testis. In: Felig P, Frohman LA, eds. *Endocrinology and Metabolism*. 4th ed. New York, NY: McGraw-Hill; 2001: 635-705.

示乳腺癌，通常坚硬且不规则，可能与皮肤凹陷（橘皮样变）、乳头回缩或溢液及腋窝淋巴结病相关。可触及乳腺组织的直径被用作衡量男性乳房发育症的客观指标。近期出现的男性乳房发育症触诊时通常为触痛，男性通常主诉与摩擦衣物相关的乳头刺激。

检查睾丸和阴囊时，患者可以采取仰卧或站立位，但更推荐后一种体位，因为它可使阴囊放松，使一些异常（如精索静脉曲张）更容易发现。对于睾丸位于阴囊高位且可回缩的患者，可能只有在将阴囊放入温水中、温水浴后或让患者采取蹲姿后，才能触诊睾丸。在有过多脂肪褶皱覆盖阴囊的病态肥胖男性，或睾丸有触痛（如伴有附睾睾丸炎或睾丸扭转），或存在较大鞘膜积液，或偶尔在一些因不明原因对触诊敏感的男性中，睾丸可能很难检查和触诊。在这些情况下，可能需要睾丸超声来确认睾丸的存在，估计其大小，并检测异常。

虽然超声对睾丸大小的估计更准确，但可通过用直尺或卡尺检测长度和宽度或比较睾丸体积与已知体积的椭球体模型（Prader 睾酮测定仪）来估计睾丸大小（图 19-18）。正常睾丸大小因年龄和种族而异。正常的青春期前睾丸大小为长 1.6～2.9cm，宽 1.0～1.8cm，体积 1～4ml。睾丸大小大于 3ml（按睾丸计）表明青春期开始[149]。成人正常睾丸通常的长度为 3.5～5.5cm，宽度为 2.0～3.0cm，体积为 15～30ml[8, 9]。除了大小之外，还应触诊睾丸的均质性或硬度，以及是否存在代表良性或恶性睾丸肿瘤的肿块。在典型 Klinefelter 综合征的男性中，睾丸检查的

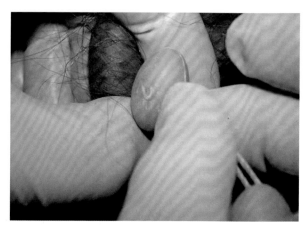

▲ 图 19-18　在此例典型 47，XXY Klinefelter 综合征的男性中，使用 Prader 睾丸计评估睾丸大小的特征性结果为非常小（如 2ml）。在估计睾丸大小时，必须小心不要将附睾头包括在内

显著特征是睾丸非常小（通常＜3ml）且硬。

（三）鉴别诊断

因为性功能障碍、男性乳房发育症和不孕症通常是雄激素缺乏症成年患者的主诉，所以在评估此类主诉男性患者时，重要的是考虑这些疾病的鉴别诊断，并熟悉这些表现的其他常见原因。

1. 性功能障碍　正常的性功能需要连续、协调的生理事件（性欲、勃起、射精、性高潮和勃起消肿失败），这些生理事件按既定的顺序发生，需要正常的心理、中枢神经系统、外周神经、血管和生殖功能[150]。

性功能障碍可能包括特定的性欲障碍、勃起功能障碍、射精障碍、性高潮障碍或勃起后消肿失败。这些成分可以单独出现，但特定性功能障碍通常一起出现，因为这些过程是相互关联的，并且特定原因 [如，性腺功能减退导致的睾酮和（或）雌激素缺乏] 可能影响调节正常性功能的一种以上生理过程。男性性功能障碍见第 20 章。雄激素缺乏男性通常表现为性功能障碍，因此在评估时考虑此类主诉的鉴别诊断很重要。

雄激素缺乏常导致性欲降低（性欲减退性障碍）；自发性早晚勃起或性刺激下勃起的丧失或减少（勃起功能障碍）；如果严重，射精减少或无射精。在许多雄激素缺乏男性中，对强烈性刺激的勃起反应（以及偶尔的自发勃起）可能得以保留，这表明性功能的雄激素需求是可变的[151]。然而，持续性勃起功能障碍可能会导致表现焦虑，并且连同与雄激素缺乏相关的性欲减退和抑郁情绪一起，可能会导致最终性刺激勃起的丧失，继而导致性高潮功能障碍。雄激素缺乏还可能影响阴茎内一氧化氮产生，以及最大程度的平滑肌松弛和血管扩张，降低产生足以令人满意地完成性交的勃起能力，进一步加剧勃起功能障碍的严重程度[152, 153]。

临床上，雄激素缺乏男性最常见的表现是性欲减退和勃起功能障碍。严重雄激素缺乏症男性可能会出现射精减少，但这些患者通常还会主诉性欲减退和勃起功能障碍。

（1）性欲减退和勃起功能障碍：性欲是对性活动的欲望或驱动力，由外部视觉、听觉和触觉刺激及作用于大脑皮质和皮质下区域 [如边缘系统（杏仁核、海马、丘脑前核和前额叶皮质）和颞叶] 的内部精神刺激产生。来自这些区域的刺激被传递到内侧视前区，该区用于整合中枢输入并将脉冲发送到室旁核；这些脉冲投射至调节阴茎勃起的胸腰段和骶段脊髓中枢。这种神经通路解释了为什么引起性欲障碍的颅脑疾病通常伴有不同程度的勃起功能障碍[150]。特别是在快速眼动睡眠和做梦期间，与性神经通路脑激活有关的自发性夜间和早晨勃起会丧失。临床上，性欲可能受既往或近期性活动、经历、心理社会背景、总体健康状况、雄激素充足性和脑功能的影响。

调控正常性欲生理的神经递质系统尚不清楚。然而，有证据表明，中枢多巴胺神经传递可能在介导 CNS 对性欲和勃起的调节中起重要作用。在人类中，用多巴胺受体激动剂（如溴隐亭、培高利特）治疗可能刺激自发性勃起（甚至性欲亢进行为），在 20%～30% 的帕金森病男性中，左旋多巴治疗与刺激性欲和自发勃起有关。使用具有多巴胺受体拮抗药活性的药物常常与性欲降低和勃起功能障碍有关。然而，这些药物也影响许多其他神经递质系统。多巴胺拮抗作用（如安定类药物或抗精神病药物）会导致催乳素浓度升高，从而抑制内源性促性腺激素和睾酮的分泌，并可能导致性欲降低和勃起功能障碍。

性欲减退性疾病的定义是对性活动的欲望持续或反复缺乏或缺失，导致显著的个人痛苦、人际关系困难或两者兼有[150, 154, 155]，估计超过 15% 的男性受到影响。性欲减退的原因主要是影响正常脑功能的疾病，通常与勃起功能障碍有关，尤其是夜间或清晨自发性勃起的丧失（表 19-2）。勃起功能障碍是指无法实现或维持足以完成满意性交或性活动的阴茎勃起[156]。勃起功能障碍是一种随着年龄增长而增加的常见疾病。据估计，不到 10% 的 40 岁以下男性会受到影响，但约 50% 的 40—70 岁男性会受到影响，后一年龄群组中 35% 会出现中度或完全性勃起功能障碍。

大脑疾病导致的性欲减退和勃起功能障碍：心因性疾病通常会导致性欲减退和勃起功能障碍。这些障碍包括与生活环境或状况、疾病、婚姻不协调或潜在的母亲移情或性别认同问题相关的压力或关注；与性交过程中对失败的恐惧或对勃起充分性的关注相关的表现焦虑；重度抑郁症或情绪不良（中 - 重度抑郁症男性中有 60%～90% 出现中度或完全性勃起功能障碍）；重大精神疾病如精神病或人格障碍[150, 154, 155]。

原　因	示　例
表 19-2　性欲减退和勃起功能障碍的原因	
脑部疾病	
精神障碍	应激或专注、表现焦虑、抑郁、重大精神疾病
慢性全身性疾病	心脏、呼吸、肾脏或肝脏衰竭；癌症
中枢神经系统活性药物	酒精；降压药、麻醉药、镇静催眠药、抗惊厥药、抗抑郁药、抗精神病药
结构性脑病	颞叶或边缘系统疾病、帕金森病或其他神经变性脑疾病、脑血管性疾病
雄激素缺乏	原发性和继发性性腺功能减退
其他内分泌疾病	高催乳素血症、库欣综合征、甲状腺功能亢进、甲状腺功能减退
脊髓和周围神经疾病	
脊髓疾病	外伤、血管损伤、椎管狭窄、硬膜外脓肿、肿瘤、横贯性脊髓炎、多发性硬化、其他脊髓病变
周围神经疾病	糖尿病；骨盆、前列腺或腹膜后手术或损伤；周围神经病变的其他病因
PNS 活性药物	抗胆碱能、抗组胺、抗抑郁、拟交感神经、α 受体、β 受体阻滞药
周围性血管疾病	主动脉 – 髂动脉粥样硬化、糖尿病、外伤、手术、脉管炎、静脉功能不全（静脉渗漏）、吸烟
降压药	利尿药、β 受体阻滞药、钙通道拮抗药
阴茎异常	Peyronie 病、痛性阴茎勃起、外伤、阴茎异常勃起、包茎

PNS. 周围神经系统

慢性全身性疾病（慢性心脏病、呼吸系统疾病、肾衰竭或肝衰竭或癌症）和一般健康状况不佳通常与性欲减低和自发性勃起减少有关[150, 154, 155]。几种中枢神经系统活性药物可能会导致性欲减退和勃起功能障碍，包括酒精、中枢作用降压药物、麻醉药、镇静催眠药物、抗惊厥药、抗抑郁药和抗精神病药。除对大脑神经递质功能的直接影响外，慢性疾病和中枢神经系统活性药物治疗也可能与雄激素缺乏有关。结构性脑疾病，如颞叶或边缘系统的浸润性或破坏性病变、帕金森病或其他神经退行性脑疾病，或脑血管性疾病，如脑卒中或血管炎，可以降低性欲和自发性勃起。雄激素缺乏通常与性欲及自发性勃起减少或丧失有关[157, 158]。性功能障碍通常是严重雄激素缺乏的年轻男性和因晚期前列腺癌接受药物治疗（如 GnRH 激动剂治疗）或手术去势的老年男性的突出主诉。而雄激素缺乏症不太严重的老年男性可能有性功能障碍，这也与潜在的抑郁症、慢性全身性疾病或使用某些药物有关[159]。随着男性年龄的增长，共病状态会导致雄激素缺乏症症状（如性功能障碍）的非特异性。睾酮治疗年轻男性严重雄激素缺乏症通常可改善性欲、兴趣和想法，改善对性刺激的注意力，以及改善自发性夜间和清晨勃起的频率、持续时间和硬度[158, 160, 161]。在性欲降低的老年性腺功能减退男性中，与安慰剂相比，1 年生理剂量的经皮睾酮可改善性活动和性欲[162]。

其他内分泌疾病可引起性欲减退、勃起功能障碍，如高催乳素血症、库欣综合征（糖皮质激素过量）、甲状腺功能亢进和甲状腺功能减退。除了对大脑功能的直接影响外，高催乳素血症和糖皮质激素过量，还会抑制 GnRH 和促性腺激素的分泌，诱导雄激素缺乏，从而导致性功能障碍。有趣的是，一些因严重高催乳素血症导致雄激素缺乏的男性，单独接受睾酮治疗后，不能完全恢复性功能，可能需要使用多巴胺受体激动剂进行额外治疗，但这尚未得到最终证实。多巴胺受体激动剂可降低升高的催乳素浓度，也可能直接影响大脑，激活参与刺激性欲和勃起的神经系统。

因脊髓或外周疾病导致的勃起功能障碍：来自大脑的外部和内部性刺激通过外侧脊柱中的下行神经通路进行传递，以刺激副交感骶髓（S$_{2\sim4}$）勃起中心，从而导致心因性勃起。来自骶中枢的传出的副交感神经系统刺激盆神经根（骨盆内脏神经）和骨盆丛传导，并经海绵体神经进入阴茎。这种刺激导致在阴茎海绵体内形成海绵状互连小梁间隙的平滑肌松弛，以及海绵体小动脉和血管窦的血管舒张。结果是，进入体内小梁间隙的血流和压力增加数倍，并导致阴茎充血（膨胀）。小梁间隙对包围阴茎体的厚纤维鞘（白膜）的扩张会压迫白膜下微静脉并阻碍静脉流出，导致持续阴茎膨胀（即勃起）[150, 156]。

对性交或自慰时阴茎感觉刺激做出反应的传入躯体（经阴部神经）和副交感神经冲动，也通过穿过骶髓勃起中心的反射弧刺激勃起，导致反射性勃起。阴部神经刺激还会引发坐骨海绵体肌和球海绵体肌反射性收缩，导致阴茎根部血管受压，进一步增加海绵体血压和阴茎最大硬度，进入勃起平台期。

介导阴茎平滑肌松弛和勃起的主要神经递质是 NO。对副交感胆碱能（由乙酰胆碱介导）刺激做出反应时，NO 由其前体 L- 精氨酸通过一氧化氮合酶合成，并由阴茎体窦状内皮细胞及神经节后非胆碱能、非肾上腺素神经末梢释放。NO 随后进入邻近的平滑肌细胞，在此激活鸟苷酸环化酶并增加细胞内的 cGMP。cGMP 激活 cGMP 依赖性蛋白激酶，可使许多蛋白磷酸化，包括肌球蛋白轻链和离子通道，最终降低细胞内钙浓度，引起平滑肌舒张，阴茎血流量增加和勃起。cGMP 主要被 PDE5 水解和灭活。除 cGMP 外，还有其他神经递质诱导海绵体平滑肌舒张，包括 PGE1，可激活腺苷酸环化酶，并增加 cAMP 和 cAMP 依赖性蛋白激酶。

控制勃起的神经递质系统的认知已被用于设计勃起功能障碍的药物治疗[156, 163, 164]（见第 20 章）。最常用的治疗方法是口服 PDE5 抑制药，如西地那非、伐地那非和他达拉非，其作用是抑制 cGMP 分解，从而在性刺激后使平滑肌更持续的松弛并改善阴茎勃起。阴茎海绵体内注射前列地尔（PGE1）或尿道内插入前列地尔小丸可增加海绵体 cAMP 浓度，诱导平滑肌松弛和阴茎勃起，即使在没有性刺激的情况下也能获得该效果。海绵体内注射罂粟碱（一种非特异性 PDE 抑制药，可同时抑制 cGMP 和 cAMP 的分解），联合酚妥拉明（一种 α₁ 和 α₂ 受体阻滞药血管扩张药）（二联混合），或两者联合前列地尔（三联混合），也可用于诱导平滑肌松弛和勃起。

非药物治疗包括真空泵，可将血液吸入阴茎并引起肿胀。真空泵通常与静脉闭塞弹性环一起使用，以保持勃起。某些男性最好通过手术植入阴茎假体进行治疗。

实验动物和体外研究发现，雄激素缺乏会损害阴茎神经、小梁平滑肌、血管内皮和白膜的结构和功能，降低内皮和神经元一氧化氮合酶的合成和活性，并导致脂肪细胞积聚在阴茎海绵体的白膜下[153]。雄激素治疗可逆转这些变化，表明雄激素除了在维持阴茎勃起中的中枢作用外，还有直接的阴茎作用。在人类中，AR 在阴茎海绵体组织中表达。然而，没有确凿的证据支持雄激素治疗对勃起功能障碍的雄激素缺乏男性的阴茎有直接作用以增强对 PDE5 抑制药治疗的反应这一观点。在实践中，有症状的雄激素缺乏和性功能障碍的男性通常接受睾酮替代治疗，这可以不同程度地改善勃起功能障碍，特别是在严重雄激素缺乏和无

合并症的年轻性腺功能减退男性中。在安慰剂对照的睾酮试验中，1 年的生理性经皮睾酮治疗改善性腺功能减退老年男性患者的勃起功能，但改善程度低于使用 PDE5 抑制剂观察到的[162]。如果单独使用睾酮治疗不能改善勃起功能障碍，则给予患者勃起功能障碍的其他治疗（如联合 PDE5 抑制药）。在一些性腺功能减退的男性中，单独使用 PDE5 抑制药治疗可能足以改善勃起功能障碍，但不足以治疗性欲减退或雄激素缺乏的其他症状[161]。

除导致性欲减退和勃起功能障碍的脑部疾病外，脊髓和周围神经疾病（如周围神经系统疾病、周围血管疾病、影响周围神经和血管功能的药物、阴茎异常）也可能导致通常与性欲减退无关的勃起功能障碍（表 19-2）。然而，长期严重的勃起功能障碍可能会导致表现焦虑或抑郁，进而出现继发性性欲降低。此外，导致勃起功能障碍的外周疾病也可能影响大脑功能，改变性趣和性欲，从而导致勃起功能障碍。三环类抗抑郁药物可同时影响周围神经系统和 CNS 功能。

脊髓疾病，如因外伤、血管损伤、椎管狭窄、硬膜外脓肿、肿瘤、横贯性脊髓炎、多发性硬化或其他脊髓病变引起的脊髓损伤，通常会导致勃起功能障碍。一般而言，与脊髓损伤相关的勃起功能障碍的严重程度和对治疗的反应因所涉及的脊髓水平、病变的严重程度（即完全与不完全）、损伤后的时间而异。周围神经疾病，特别是那些影响自主神经系统的疾病，可能会破坏阴茎勃起组织的正常调节，导致勃起功能障碍。例如，勃起功能障碍可由糖尿病或引起周围神经病变的其他疾病（如淀粉样变性、脉管炎、重金属中毒、肾衰竭、多系统萎缩、急性间歇性卟啉症）引起，或由骨盆、前列腺或腹膜后手术或损伤（如直肠腹会阴切除术、骨盆淋巴结清扫术、前列腺切除术、主动脉髂动脉分流术、腰交感神经切除术）引起。外周神经系统药物，包括抗胆碱能药、抗组胺药、抗抑郁药、拟交感神经药、α 受体激动药和 β 受体阻滞药，通常通过影响阴茎勃起组织的外周神经系统调节来损害勃起功能，并且许多还通过改变神经系统和阴茎中的神经递质功能来引起勃起功能障碍。

阴茎的血液供应来自髂内（下腹部）动脉，这是从主动脉分叉的髂总动脉的一个分支[150]。髂内动脉分出阴部内动脉，该动脉分支为阴茎背动脉、尿道球动脉和海绵体动脉。海绵体动脉穿过海绵体的中部，发出形态似软木塞螺旋状起子的分支，即螺旋动脉，直接通向腔隙。腔隙的平滑肌舒张增加进入阴茎海绵体的血流，导致阴茎肿胀。来自腔隙或海绵体窦的血液聚集在白膜下丛中，并通过导静脉输送至背深静脉，最终排入髂内静脉和髂总静脉，然后进入下腔静脉。随着阴茎海绵体的月状间隙充盈和阴茎肿胀压迫纤维白膜，来自白膜下静脉丛的静脉流出受阻，持续的肿

胀或勃起随之而来。动脉流入或静脉输出障碍可能导致勃起功能障碍。

主动脉－髂动脉粥样硬化引起的外周血管疾病可能是导致老年男性勃起功能障碍的最常见原因[150, 156]。此类男性常伴有股动脉搏动的消失或严重减弱，临床上有些人表现为 Leriche 综合征（无股动脉搏动、臀部或腿部跛行及勃起功能障碍）。髂动脉粥样硬化的部分男性可能实现勃起，但随着性交过程中进入并使用臀部肌肉进行推进，血液会从阴茎转移到臀部，从而导致过早勃起消肿和勃起丧失；这就是所谓的骨盆盗血综合征。动脉粥样硬化性大血管和小血管疾病可能是伴有糖尿病、高血压、CKD、吸烟和其他动脉粥样硬化风险因素男性出现勃起功能障碍的原因。约 50% 的男性糖尿病患者会出现勃起功能障碍。吸烟，尤其是尼古丁，也会导致阴茎海绵体直接血管收缩和勃起功能障碍。其他危及主髂循环的疾病，如骨盆创伤、放射及血管炎是导致勃起功能障碍的少见原因。骑自行车（尤其是一些自行车座椅）对阴部动脉造成的长期压力可能会导致阴茎缺血和勃起功能障碍；此外，对阴部神经的压力可能会引起阴茎麻木，并导致性功能障碍。阴茎静脉功能不全（静脉渗漏）可能引起勃起时间缩短而不能维持完成性交。

许多降压药物，包括利尿药、α 和 β 受体阻滞药、血管紧张素转换酶抑制药和钙通道拮抗药，都可能导致勃起功能障碍。阴茎异常，如佩罗尼病或阴茎下弯（白膜纤维化或瘢痕导致阴茎弯曲）、小阴茎、阴茎创伤、包茎（包皮无法缩至阴茎上方）和阴茎异常勃起（痛性勃起延长）也可能导致勃起功能障碍。

勃起功能障碍的评估：医生基于仔细的医疗问诊、查体、患者精神状态及用药史可初步判断勃起功能障碍的病因[150, 156]。心因性勃起功能障碍通常发生突然、短暂、间歇性发作或与应激状态相关，仅与某些伴侣时发生，但与其他伴侣或自慰时并不发生。心因性勃起功能障碍通常会维持夜间和早晨的自发勃起，但器质性原因导致的勃起功能障碍却不能维持。自发勃起可以通过在睡眠实验室中对夜间阴茎膨胀进行测量或通过卡规（RigiScan）中不同拉伸强度的导线来检测，但这些评估方法在实践中并不常规使用，通常也没有必要使用。

因非心理性因素，如大脑疾病、脊髓或周围神经系统疾病、血管疾病或阴茎异常等器质性因素导致勃起功能障碍的患者通常表现出潜在疾病的临床症状；通过仔细检查患者服用的药物，可以发现导致患者勃起功能障碍的药物。雄激素缺乏是性欲下降和勃起功能障碍的原因之一，因性功能障碍就诊于普通医疗诊所的男性患者中，15%～20% 的患者伴有雄激素缺乏[165]。因此，对存在性功能障碍男性患者的评估包括询问是否存在雄激素缺乏的其他症状，检查睾丸大小和男性乳房发育等症状，通过测量血清睾酮浓度来确认是否存在雄激素缺乏。

应通过测试外周脉搏，尤其是股动脉脉搏来评估是否存在外周血管疾病。通过多普勒超声测量阴茎与肱动脉收缩压之比（阴茎 / 肱动脉指数）可以评判是否存在阴茎血管功能不全。阴茎 / 肱骨指数大于 0.75 是正常的，而指数小于 0.60 则提示血管性勃起功能障碍。如果临床怀疑患者患有脊髓疾病，应评估会阴和阴茎感觉情况。应诱发提睾反射（轻划大腿内侧出现同侧睾提肌收缩，以及阴囊和睾丸向上拉动）和球海绵体反射（挤压龟头出现肛门括约肌收缩）分别评估脊髓 $L_{1\sim2}$ 和 $S_{2\sim4}$ 水平的异常情况。最后，应该检查阴茎是否有异常，如阴茎斑块、成角或包皮紧绷不能收缩。

(2) 射精障碍和性高潮功能障碍：在达到勃起的平台期后，来自胸腰段脊髓（$T_{10}\sim L_2$）勃起中心的交感神经系统刺激通过腹下神经和盆丛下传，通过海绵体神经进入阴茎，并引起 α 受体介导的附睾尾部、输精管、副性腺（尿道球腺或 Cowper 腺和尿道腺或 Littre 腺）、前列腺、精囊和射精管收缩，将精子和精液输送到后尿道（排出）。它还刺激尿道内括约肌收缩，以防止精子逆行射入膀胱[150]。随后，通过性交或自慰持续对阴茎进行感觉刺激，继而刺激坐骨海绵体和球海绵体肌肉的反射性节律性收缩，使精液从尿道排出（射精）[150]。

像勃起一样，射精也受大脑高级中枢的自主和非自主调节的控制[150]。早泄是指性交时阴茎进入阴道之前或之后不久发生的射精，随后勃起迅速丧失[166]。早泄通常是由心理障碍所致，如表现焦虑；早泄较少由器质性因素导致。有证据表明，5- 羟色胺能神经传递能抑制性功能和射精。选择性 5- 羟色胺再摄取抑制药可延缓射精，因此可用于治疗早泄[166, 167]。其他患有过度焦虑等心理障碍的男性可能单独或与性欲和勃起障碍相结合共同导致射精迟缓（无法射精）。射精由精子（10%）和精液（90%）组成，后者主要来自精囊（65%）和前列腺（30%）。这些副性腺分泌物的分泌是依赖雄激素的，因此严重的雄激素缺乏可能导致射精缺失或减少。尿道异常也可引起射精缺失或减少。自主神经病变，如由糖尿病、抗交感神经药物、胸腰椎交感神经切除术、广泛的腹膜后或盆腔手术或膀胱颈手术引起的自主神经病变，可能通过引起逆行射精入膀胱而导致射精缺失或减少。

性高潮是与射精相关的一种愉悦感，通常与射精同时发生，由中枢神经系统激活，通过从脊髓勃起中心上行传导到大脑颞叶和边缘系统区域来调节[150]。雄激素缺乏的男性因性欲减退和勃起功能障碍可能无法达到高潮。在性欲、勃起和射精正常的情况下，单独的性高潮缺失相对罕见，如果存在几乎是由心理障碍引起的。

勃起后消肿障碍：射精后，胸腰椎交感神经传出冲动通过刺激 α 受体引起小梁平滑肌收缩，导致腔隙塌陷、海绵体小动脉血管收缩（减少流入阴茎的血流量）、白膜下小静脉压力降低，导致静脉流出增加和阴茎松弛（勃起后消肿）[150]。过早消肿可能导致勃起功能障碍，如阴茎静脉功能不全引起的勃起功能障碍。体内注射 α 受体阻滞药酚妥拉明、联合罂粟碱和前列腺素 E_1 可引起持续的腔隙平滑肌松弛、小动脉血管扩张和阴茎肿胀，并用于治疗由过早勃起后消肿引起的勃起功能障碍。

阴茎异常勃起是指勃起后消肿失败，勃起持续时间超过 4h，与性刺激无关，通常会引起疼痛[150, 168]。勃起持续 4h 以上是紧急情况，这可能会并发缺血、血栓形成和血管损伤，进一步导致勃起功能障碍；如果缺血严重，则可能导致坏疽，最终失去阴茎。阴茎异常勃起可能是特发性的，也可能是由药物（如勃起功能障碍的海绵体内注射疗法、吩噻嗪类、曲唑酮、可卡因）、血液疾病（如镰状细胞病或慢性髓性白血病）、神经疾病（如脊髓损伤）或浸润性疾病（如淀粉样变性）引起的。初始治疗是服用 α 受体激动药伪麻黄碱；如果效果不佳，则可在局部麻醉下从海绵体抽血。

2. **男性乳房发育症**　男性乳房发育症是由乳腺组织增生引起的男性乳房良性肿大[169, 171]。检查时，很难区分男性乳房发育症和乳房内脂肪组织沉积增加但无腺体增生的情况（假性男性乳房发育症），此种情况通常见于肥胖的男性和男孩中。检测乳腺腺体组织需要进行仔细且正确的体格检查，感受乳头和乳晕下方是否有一个向外延伸的坚韧、有弹性、小叶细密、可自由移动的组织盘。近期出现且快速进展的男性乳房发育最初可能会疼痛并伴有压痛。随着时间的推移，腺体组织被纤维组织取代，压痛消失，但可触及的组织仍然存在。相比之下，假性男性乳房发育症是柔软、不分散、不规则的小叶，类似于腹部的皮下脂肪。

男性乳房发育症通常累及双侧，但可能大小不对称，症状各异。如果单侧存在可触及的乳腺组织，则需重点关注男性乳腺癌。乳腺癌通常坚硬如石，位于乳头和乳晕处，并固定在下面的组织上；它可能表现为皮肤凹陷伴毛囊收缩（橘皮样改变）、乳头内缩、乳头出血或溢液或腋窝淋巴结肿大[172]。其他胸壁肿瘤也可导致单侧乳房增大，如脂肪瘤、皮脂腺或皮样囊肿、血肿、脂肪坏死、淋巴管瘤、神经纤维瘤和淋巴瘤。

调节乳腺组织发育的主要激素是雌激素和孕酮，前者刺激乳腺上皮生长和分化以促进导管形成（导管增生），后者控制腺泡发育和腺芽形成（腺体形成）[169, 171]。生长激素、IGF-1、胰岛素、甲状腺激素和皮质醇在乳腺发育中发挥允许作用。雄激素抑制乳腺组织的生长

和分化。催乳素刺激分化的乳腺腺泡细胞分泌乳汁，但高浓度的孕酮（以及在较小程度上高浓度的雌二醇）会抑制泌乳。因此，乳汁产生需要在高浓度的催乳素和低浓度的孕酮（以及在较小程度上降低高浓度的雌二醇）的环境中，分娩后的前几天就处于这种状态。在患有高催乳素血症的男性乳房发育症患者中，很少出现泌乳（溢乳），因为男性孕酮浓度通常不足以使乳腺腺泡发育，并且在高催乳素血症以刺激泌乳的情况下，男性的孕酮和雌二醇浓度不会从基线水平下降。

雌激素浓度或活性与雄激素相比相对较高（即雌激素与雄激素的比值较高）的情况下会出现男性乳房发育。这可能是由高雌激素或低雄激素浓度或活性所致。雄激素缺乏时对乳房发育的抑制作用减弱，是导致男性乳房发育的主要原因。但对出现男性乳房增大伴或不伴压痛的患者，应考虑与其他原因引起的男性乳房发育症进行鉴别诊断。

(1) 男性乳房发育症的病因：生理性男性乳房发育通常发生在新生儿和青春期男孩。由于在子宫内暴露于高浓度的母体雌激素，60%～90% 的新生儿男童发生短暂性男性乳房发育（新生儿男性乳房发育症）[169-171]；出生后几周内消失（表 19-3）。青春期时，60%～70% 的 14 岁男孩会发生乳房发育，出现直径大于 0.5cm 的乳房增大，通常是压痛的，在 1～2 年内消退。这种青春期男性乳房发育被认为是由青春期血清雌激素相对于睾酮的短暂升高引起的。

病理性男性乳房发育可能是由于雌激素浓度过高或活性增强，或单独由雄激素缺乏或雄激素抵抗 / 不敏感所引起的。在某些情况下，雌激素过量和雄激素缺乏都会导致乳腺组织增生[169-171]。例如，因过量雌激素暴露而导致男性乳房发育的情况下，高循环雌激素浓度抑制内源性促性腺激素和睾酮分泌，并导致继发性性腺功能减退，这也有助于乳腺组织的发育。此外，一些导致雄激素缺乏（即原发性性腺功能减退）的睾丸疾病，如 Klinefelter 综合征，会导致循环中 LH 浓度过高，刺激睾丸间质细胞中的芳香化酶活性，导致雌二醇与睾酮浓度比值增高，导致男性乳房发育。

导致男性乳房发育症的雌激素过量疾病包括接触外源性雌激素（如用己烯雌酚治疗前列腺癌、接触含雌激素的乳霜或化妆品、意外职业性接触雌激素、摄入含雌激素的营养补充剂或过量植物雌激素）和接触雌激素受体激动剂，如大麻烟（未知酚类成分，但不是活性大麻酚[173]）或洋地黄毒素。摄入正常饮食量的植物雌激素（如大豆异黄酮）通常不会引起男性乳房发育[174]。少见的原因是，青春期前男孩或长期严重雄激素缺乏的男性应用睾酮或其他芳香雄激素，最初会导致雌二醇浓度高于睾酮浓度，从而诱发或恶化男性乳房发育。

大量脂肪组织中外周芳香化酶活性增加、雄激素

表 19-3　男性乳房发育症的病因		
	病　因	举　例
生理原因	母体雌激素暴露	新生儿男性乳房发育
	雌激素 / 雄激素比例暂时升高	青春期男性乳房发育
雌激素过量	雌激素或雌激素受体激动剂	雌激素、洋地黄毒苷、睾酮或其他芳香化雄激素
	外周芳香化酶活性增加	肥胖、老龄化、家族性
	雌激素分泌肿瘤	肾上腺癌、间质细胞瘤或支持细胞瘤
	hCG 分泌肿瘤	生殖细胞瘤、肺或肝癌
	hCG 治疗	
雄激素缺乏或抵抗	雄激素缺乏	原发性或继发性性腺功能减退
	高催乳素血症致雄激素缺乏	
	雄激素抵抗	先天性和获得性雄激素抵抗
	干扰雄激素作用的药物	螺内酯、雄激素受体拮抗药、5α- 还原酶抑制药、H_2 受体拮抗药
全身性疾病	器官衰竭	肝硬化、慢性肾病
	内分泌疾病	未治疗的甲状腺功能亢进、肢端肥大症、生长激素治疗、库欣综合征
	营养障碍	再喂养、慢性病恢复期（血液透析、胰岛素、异烟肼、抗结核药物、依非韦仑）
特发性原因	药物	HAART、钙通道拮抗药、胺碘酮、抗抑郁药（SSRI、三环抗抑郁药）、酒精、苯丙胺、青霉胺、舒林酸、苯妥英钠、奥美拉唑、茶碱
	成人发病的特发性男性乳房发育症持续性青春期前巨乳症	

HAART. 高效抗反转录病毒疗法；hCG. 人绒毛膜促性腺激素；SSRI. 选择性 5- 羟色胺再摄取抑制药

向雌激素转化增加会导致肥胖男性的轻度至中度男性乳房发育[169-171]。此外，随着脂肪组织（包括乳房内的脂肪组织）数量的增加，雄激素向雌激素的芳香化增加，这可能在很大程度上导致男性乳腺发育的发病率随着年龄的增长而增加，男性乳房发育的发生率在50—80 岁的男性中高达 65%[169-171]。家族性男性乳房发育症是一种由 CYP19A1（芳香化酶）基因组成性激活引起的常染色体显性或 X 连锁遗传病，该疾病雄激素向雌激素的外周转化增加，是一种非常罕见的男性乳房发育症病因，表现为持续到成年的青春期前男性乳房发育。

肾上腺或睾丸的雌激素分泌肿瘤是导致男性乳房发育症的罕见原因。分泌雌激素的肾上腺肿瘤通常是恶性的，并且体积较大，表现为明显的腹部肿块。相反，分泌雌激素的睾丸间质细胞瘤或支持细胞瘤通常体积小，而且是良性肿瘤。分泌雌激素的支持细胞瘤（特别是大细胞钙化型）可孤立发生，也可与常染色体

显性遗传病相关，如 Peutz-Jeghers 综合征（多发性肠道息肉和皮肤黏膜色素斑）或 Carney 综合征（心脏或皮肤黏液瘤、皮肤色素沉着和内分泌疾病，包括肾上腺和睾丸的功能性内分泌肿瘤）。分泌 hCG 的肿瘤（如成人生殖细胞瘤、肺癌、胃癌、肾细胞癌或肝癌，男孩的肝母细胞瘤）或 hCG 治疗促性腺激素缺乏症可增加间质细胞的芳香酶活性，致使雌二醇与睾酮比值升高，导致相对快速发生的症状性男性乳房发育。

引起雄激素缺乏的疾病和药物，如导致原发或继发性性腺功能减退（包括细胞毒剂等药物）或雄激素抵抗的疾病，是引起男性乳房发育症的主要原因[169-171]。虽然催乳素主要作用于乳房，促进已发育的乳腺组织产生乳汁，但高催乳素血症导致男性乳房发育的主要机制是抑制内源性促性腺激素和睾酮的产生（导致雄激素缺乏），继而减少雄激素对乳房发育的抑制作用，间接刺激乳房发育。许多中枢神经系统活性药物，如抗精神病药物、抗抑郁药物和镇静药通过刺激催乳素

分泌而导致男性乳房发育。干扰雄激素作用的药物，如螺内酯（同类药物中的依普利酮是一种选择性醛固酮受体拮抗药，不会导致男性乳房发育）、AR 拮抗药（如氟他胺、比卡鲁胺、尼鲁米特和恩扎鲁胺）、大麻和 H_2 受体拮抗药，均可能导致男性乳房发育。

有些全身性疾病，如重要器官衰竭，特别是肝硬化和慢性肾脏病，通常伴有原发和继发性性腺功能减退；内分泌疾病（如肢端肥大症和库欣综合征）可导致继发性性腺功能减退。这些疾病引起的雄激素缺乏是导致男性乳房发育的发病机制。在肝硬化中，Δ4-雄烯二酮的分解代谢减少，导致外周 Δ4- 雄烯二酮向雌酮的转化增加，从而增加循环中雌激素浓度。此外，肝硬化和甲状腺功能亢进症患者的血清中 SHBG 浓度增加，SHBG 与睾酮的亲和力比雌二醇更强，会导致游离雌二醇浓度相对高于游离睾酮浓度，从而刺激乳房组织导致男性乳房发育。甲状腺功能亢进症患者体内的 LH 水平通常会升高，这会刺激睾丸间质细胞分泌相对更多的雌二醇，而不是睾酮。肢端肥大症或生长激素治疗时生长激素过高，库欣综合征时皮质醇过高，除了导致继发性性腺功能减退外，还会直接刺激乳房组织的生长，这两者都是男性乳房发育症的致病因素。

男性乳房发育症通常伴有营养障碍，尤其是在饥饿和体重减轻后的营养补充期（再喂养性男性乳房发育症），以及慢性疾病恢复期 [169-171]。

在饥饿和通常与厌食及体重减轻相关的严重慢性疾病中，GnRH、促性腺激素和睾酮分泌均被显著抑制。随着再进食或食欲、体重恢复，下丘脑 – 垂体 – 睾丸轴被激活，性腺功能也得到恢复。类似于青春期发生的情况，但发生得更快（"第二个青春期"），相对于雄激素浓度，雌激素水平短暂性升高，从而诱发男性乳房发育。再进食男性乳房发育症最初是在第二次世界大战因犯中描述的，他们在获得自由和营养补充后出现疼痛的男性乳房发育症。类似情况也出现在 CKD5 期开始血液透析治疗、1 型糖尿病（type 1 diabetes mellitus，T1DM）应用胰岛素治疗、结核病应用抗结核药物治疗、HIV 感染或 AIDS 应用高效抗反转录病毒治疗的患者中。这些慢性全身性疾病也会导致雄激素缺乏，这可能是男性乳房发育的发病机制。HAART 治疗还可能导致乳房脂肪肥大和脂肪堆积（假性男性乳房发育症），依非韦仑作为 HAART 治疗药物之一，具有雌激素活性，可能导致真性男性乳房发育症。

男性乳房发育症与许多药物的相关性尚不完全清楚，这些通常被归类为特发性。此类药物包括钙通道阻滞药（如硝苯地平、维拉帕米）、胺碘酮、抗抑郁药（选择性 5- 羟色胺再摄取抑制药、三环类抗抑郁药）、酒精、苯丙胺、青霉胺、舒林酸、苯妥英、奥美拉唑

（远低于 H_2 受体拮抗药），以及茶碱 [169-171, 175, 176]。

在许多成人发病的男性乳房发育病例中，病因仍然是特发性的。大多数病例可能是由于雄激素向雌激素芳香化增加（与外周脂肪增多相关）、乳房雌激素生成增多、对雌激素敏感性增加或这些因素联合。在极少数情况下，男孩可能会出现严重的青春期男性乳房发育症（女性大小的乳房发育，Tanner III ～ V 期），并持续到成年期（持续性青春期巨乳症）。这种疾病与特定的激素或受体异常无关。

(2) 评估：大多数男性乳房发育症是无症状或程度轻微的，但可以通过适当、仔细的体格检查来判断。检查中偶然发现的无症状男性乳房发育（＜5cm）不必评估。然而，乳房增大是近期发现和进展迅速、乳房直径≥5cm、有症状（乳房疼痛、压痛或溢乳）、非对称或可疑恶性（偏心区、坚硬、固定在上方或下方组织、乳头血性溢液或淋巴结病变）应进行评估。认真了解病史（包括用药史）和体格检查通常可以确定导致男性乳房发育的潜在诱因或药物，这在老年男性中可能是多因素的 [169-171]。临床评估应侧重于雄激素缺乏的证据，评估处方药和非处方药、药物滥用、草药或营养补充剂摄入量、化妆品使用和日常饮食摄入量，全身性疾病（如肝脏或肾脏疾病）、恶性肿瘤或内分泌疾病（如甲状腺、生长激素、皮质醇分泌过量）的症状和体征，以及近期从营养不良、严重体重减轻或慢性疾病中恢复的病史等。初步实验室评估至少包括血清睾酮（如果怀疑 SHBG 干扰，则计算游离睾酮）、LH、FSH、TSH 及肾、肝功能测定。评估通常还包括雌二醇、催乳素和 β-hCG 的测量，这些激素在临床上具有重要意义，但其升高会抑制血清促性腺激素水平。可疑恶性肿瘤导致乳房增大应通过乳房 X 线和活检来评估。

(3) 治疗：青春期男性乳房发育通常会在 1～2 年内自行消退且无须治疗，大约 90% 的病例会在 18 岁时消退。成人中，与炎性腺体增生相关的症状（乳房疼痛和压痛、乳头敏感）通常会在 6 个月内自然消退，之后进行性间质纤维化导致可触及的永久性乳腺组织，仅部分在 1 年内消退。

男性乳腺发育症的初始治疗旨在纠正乳房增大的根本原因，或停用或更换可能有问题的药物 [177]。6 个月以上的男性乳房发育症无治疗效果，无乳房压痛通常表明男性乳房发育的慢性纤维化阶段不会缓解。在男性前列腺癌患者进行雄激素剥夺治疗之前，可预防性应用低剂量乳房照射（1～3 天 10～15Gy）来预防男性乳房发育。相比联合 GnRH 激动剂或拮抗药治疗，男性乳腺发育症在睾丸切除术和 AR 拮抗药单药治疗中更常见。如果乳房增大是最近发生的，雄激素缺乏男性的睾酮替代疗法可能会导致男性乳房发育的部分消退。对于近期发病（＜6 个月）的男性乳房发育症，

选择性 ER 拮抗药（他莫昔芬，每天 10～20mg，或雷洛昔芬，每天 60mg）可有效治疗青春期和成人男性乳房发育症，并预防雄激素剥夺治疗引起的男性乳房发育症。芳香化酶抑制剂（如阿那曲唑）通常无效，原因不明。尽管他莫昔芬未被批准用于治疗男性乳房发育症，但已证明它可有效治疗特发性男性乳房发育症，可使约 80% 的病例部分消退和约 60% 的病例完全消退。DHT 是一种非芳香族雄激素，其凝胶制剂在美国以外的一些国家用于治疗男性乳房发育症。

新近发病的男性乳房发育处于导管增生、导管周围炎症和水肿、乳晕下脂肪堆积的初始阶段，通常对药物治疗有反应（如性腺功能减退男性的雄激素替代治疗、ER 拮抗药治疗等）。对于长期的男性乳房发育症（＞6 个月），出现进行性乳腺间质纤维化，对药物治疗无反应。在这些情况下，手术缩小乳房成形术[即切除乳房组织（SC 乳房切除术）或联合乳晕周围脂肪组织（抽脂术）]是必要的，尤其是在乳房增大严重、疼痛、社交尴尬或容貌受损的情况下。

3. 不育症　不育症被定义为育龄夫妇有正常性生活且未采取任何避孕措施，1 年未能受孕。一对性活跃的年轻夫妇（均小于 35 岁）在 1 年内受孕的概率约为 85%。大约 15% 的育龄夫妇不育，男性因素（单独或与女性因素结合）占一半，因此，男性不育症是一种常见疾病，影响大约 7% 的男性[178]。

(1) 男性不育的原因：在 80%～90% 的不育男性中，不育是由原发性或继发性性腺功能减退症引起的，最常见的表现是孤立性的精子生成或功能受损，雄激素缺乏和精子发生障碍较少见，雄激素抵抗罕见[179, 180]（表 19-4）。大多数患有孤立性精子生成障碍的男性患有原发性睾丸疾病，在 60%～70% 的病例中是特发性（包括特发性少精子症、无精子症和精索静脉曲张，精索静脉曲张与不育症发病机制的关系尚不清楚）。如果原发性性腺功能减退症患者孤立的精子发生障碍严重，则由于从睾丸支持细胞产生的抑制素 B 负反馈减少，血清 FSH 浓度可能会选择性升高（FSH＞8U/L）。

由原发性性腺功能减退引起的精子发生障碍可能与染色体或遗传疾病有关。在精子发生受损的不育男性中，染色体异常的发生率增加了 8～10 倍，特别是性染色体非整倍体（如 Klinefelter 综合征）或两条非同源染色体的罗伯逊易位，最常见的是 13 号和 14 号染色体或 14 号和 21 号染色体[181]。Y 染色体的长臂（Yq），特别是无精子因子（AZF）区域（Yq11），包含许多编码在精子发生中起重要作用的蛋白质的基因。该区域包含高度同源的回文 DNA 重复序列，这些重复序列容易重排和缺失。AZF 区域的小缺失（Y 染色体微缺失）是精子生成受损和男性不育的最常见遗传原因，它们存在于 5%～10% 的无精子症或严重少精子症（精子浓度＜500 万 /ml）的男性中[181]。Y 染色体微缺失已在三个区域发现：在 AZFa 区域，微缺失并不常见，但通常与无精子症和唯支持细胞的组织学

表 19-4　男性不育的病因		
病　因		**示　例**
性腺功能减退	精子生成或功能的孤立损害	
	雄激素缺乏和精子生成受损	
	雄激素抵抗	
精子运输障碍	生殖道阻塞	先天性双侧输精管缺如、囊性纤维化、其他先天性缺陷、输精管切除术、感染后纤维化、Young 综合征
	副腺功能障碍	雄激素缺乏或抵抗、感染或炎症、抗精子抗体（免疫）
	SNS 功能障碍	自主神经病变、交感神经药物、交感神经切除术、腹膜后或腹盆腔手术、脊髓损伤或疾病、输精管吻合术
射精功能障碍	早泄或射精延迟	
	逆行射精	前列腺切除术、膀胱颈手术、自主神经病变、SNS 功能障碍
	射精减少	雄激素缺乏或抵抗、SNS 功能障碍、输尿管异常
性交障碍	勃起功能障碍	
	性交技术不良	性交不频繁（＜1 次 / 周）、排卵时机不佳、阴茎过早退出

SNS. 交感神经系统

有关；在 *AZFb* 区域，它们通常与严重的少精子症和粗线期初级精母细胞阶段的生殖细胞停滞有关；在大多数 Y 染色体微缺失所在的 *AZFc* 区域，它们通常与精子细胞阶段的生殖细胞停滞或精子发生不足有关，但存在一些成熟的精子细胞。偶尔，*AZFb* 和 *AZFc* 区域的微缺失与无精子症和唯支持细胞的组织学有关。编码男性不育症候选蛋白的基因包括 *DDX3Y*（一种 ATP 依赖性 RNA 解旋酶）、*RBMY*（一种 RNA 结合蛋白）和 *DAZ*（在无精子症中缺失，另一种 RNA 结合蛋白），分别位于 *AZFa*、*AZFb* 和 *AZFc* 区域 [181, 182]。

15%～20% 的男性不育症是由精子从睾丸到尿道的运输障碍引起的，最常见的是生殖道阻塞。1%～2% 的不育男性存在先天性双侧输精管缺失（congenital bilateral absence of the vas deferens, CBAVD）[181, 183, 184]。75% 的 CBAVD 男性是编码上皮氯离子通道的囊性纤维化跨膜传导调节基因（CFTR）的杂合子。他们没有明显的囊性纤维化临床表现，但也有部分表现为汗液氯离子检测异常和窦肺感染。相反，几乎所有患有临床囊性纤维化的男性都有 CBAVD。CBAVD 也常与精囊、射精管和附睾的缺失有关，这是由这些沃尔夫管衍生物的胎儿萎缩所致；在 10% 的病例中，还存在肾发育不全或发育不良。

生殖道阻塞的其他原因包括附睾和输精管的其他先天性缺陷（如与产前己烯雌酚暴露相关的附睾囊肿）、输精管切除术（输精管的手术结扎）、感染后纤维化（如与淋病、衣原体感染、其他性传播疾病有关，肺结核、麻风病）；Young 综合征是一种罕见的先天性原发性纤毛运动障碍综合征，表现为支气管扩张、反复窦肺感染和由增厚浓缩的黏液分泌物阻塞附睾引起的梗阻性无精症。

虽然与不育的因果关系尚未明确，但其他生殖道异常可能会导致精子运输障碍，并导致一些男性不育。副腺体功能障碍，如与导致严重雄激素缺乏或抵抗的疾病相关的精囊和前列腺分泌物减少，可能会导致生育能力下降，尽管这些疾病的主要影响是损害精子生成并导致性功能障碍。附睾、精囊或前列腺的感染或炎症可能通过损害精子成熟或功能直接影响生育能力，或通过造成生殖道瘢痕或在精液中诱导抗精子抗体产生（导致精子凝集和精子功能受损）间接影响生育能力 [185, 186]。交感神经系统功能障碍（如与自主神经病变、抗交感神经药物、交感神经切除术、腹膜后或腹盆手术、脊髓损伤或疾病、输精管吻合术相关）可能导致精子运输障碍和男性不育。

射精功能障碍可能通过阻止精子正常或有效聚集到阴道和女性生殖道而导致或促成男性不育。如果射精发生在插入阴道前的唤醒、前戏中或退出阴道后，那么早泄或延迟射精可能会导致不育。精液逆行射入膀胱，而不是尿道，发生在射精过程中膀胱括约肌不

能正常收缩。逆行射精可能与前列腺切除术或膀胱颈手术（如经尿道前列腺切除术）、自主神经病变（如合并糖尿病）或交感神经系统功能障碍有关，尤其与抗交感神经药物（如 α 受体阻滞药，如哌唑嗪或特拉唑嗪）、腹膜后或腹盆手术（例如腹膜后淋巴结清扫）和脊髓损伤或疾病有关。由交感神经系统功能障碍或尿道异常引起的射精减少可导致向女性生殖道输送精子的减少。

勃起功能障碍可能因不成功的性交而导致男性不育。性交障碍是男性不育的少见原因，但可通过适当的教育纠正。不频繁的阴道性交（少于每周 1 次）、月经期间而非排卵前后的性交和性交时阴茎过早退出均可能导致不育。

(2) 评估：不育病例中，共存的女性因素导致的占 30%，因此对女性进行排卵（月经期、雄激素化）和宫颈疾病（性交后检查）、子宫和输卵管疾病（子宫输卵管造影、盆腔超声）的评估很重要。在男性中，病史和体格检查通常能够确定男性不育的潜在原因 [179-181]。

除了对一般健康和合并症的评估外，初始临床评估还应侧重于以下方面。

- 雄激素缺乏或抵抗的症状和体征。
- 阴囊检查是否存在大的精索静脉曲张、睾丸的存在和大小，以及输精管有无坚硬的纤维索。
- 囊性纤维化的家族史或证据。
- 既往输精管结扎术或输精管吻合术。
- 泌尿生殖系统感染的病史或表现。
- 药物，尤其是导致雄激素缺乏或抵抗的药物和交感神经药物。
- 射精问题，尤其是不射精或射精减少。
- 自主神经病变（如并发糖尿病）。
- 腹膜后或腹盆腔手术。
- 脊髓损伤或疾病。
- 勃起功能障碍。
- 性生活和性技巧。

男性不育的初步实验室评估应从几个月内至少进行 2～3 次精液分析开始，以评估精液量、精子数量和浓度、精子活力和形态外观，目的是识别精子生成或功能受损（不育的主要原因）的男性。精液中存在白细胞（>10^6/ml，称为白细胞精子症或脓精症）可能提示泌尿生殖系统炎症或感染，但常规培养无助于指导治疗。精液中精子的凝集（即活动精子相互黏附）表明精液中存在可检测的抗精子抗体，这可能是男性不育的免疫原因，但尚不清楚抗精子抗体是否会影响生育能力 [187]。

精液果糖主要来自精囊（60%），少量来自前列腺（30%）。精液果糖水平低或缺乏和精液量少表明先天性输精管、精囊缺失或射精管阻塞。应进行经直肠或阴囊超声检查以检测扩张的精囊，以确认是否射精管

阻塞。对于很少或没有射精的男性，应收集射精后尿液样本并检查是否存在精子，即是否存在逆行射精。

应至少检测 2 次血清睾酮浓度以确认雄激素缺乏，并应测量 LH 和 FSH 以确定患者是否患有原发性或继发性性腺功能减退症。患有原发性性腺功能减退症的男性睾酮水平低，血清 LH 和 FSH 浓度升高（FSH 高于 LH 浓度）。识别患有继发性性腺功能减退症（低睾酮，LH 和 FSH 浓度低或正常）的不育男性可能具有重要的治疗意义。对于因促性腺激素缺乏而导致精子生成受损的男性，使用促性腺激素或 GnRH 疗法可能会刺激精子发生并恢复生育能力。继发性性腺功能减退是少数可治疗的男性不育原因之一。睾酮、LH 和 FSH 浓度升高表明雄激素抵抗，LH 通常高于 FSH。

作为支持细胞和生精小管功能的标志物，FSH 浓度测定可用于识别具有严重精子发生缺陷和生精小管和支持细胞功能受损的男性；由于抑制素 B 对垂体 FSH 分泌的负反馈抑制作用丧失，此类患者通常表现出血清 FSH 浓度选择性升高伴有正常或正常高值的 LH 水平[188]。在已证实有生育能力的年轻男性中，血清 FSH 的正常上限为 8U/L[189]。许多商业实验室的正常上限较高，因为包括了被证实无生育能力的男性。然而，生精小管功能障碍和精子生成障碍较轻的男性、因生殖道阻塞（梗阻性无精子症）而导致无精子症的男性的血清 FSH 浓度正常。

遗传性疾病在男性不育的原因中只占很小比例，但却是非常重要的部分。因为 ART，特别是 ICSI，涉及直接将精子注射到卵细胞的细胞质中，通常用于治疗男性不育症，所以遗传缺陷有可能被传递给后代。因此，应为考虑 ICSI 的男性提供基因检测和咨询，特别是那些患有严重少精子症或无精子症的患者[179-181]。

经直肠或阴囊超声证实双侧先天性输精管缺失或生殖道梗阻的男性，以及有不明原因梗阻性无精子症的男性，应在 ICSI 前进行 *CFTR* 突变基因检测和遗传咨询。对于患有严重少精症（精子浓度＜5×10⁶/ml）或无精症者，应常规进行 *AZF* 区 Y 染色体微缺失的检测。在中度精子发生障碍和不育的男性中，性染色体和常染色体缺陷的发病率很高，而通常没有其他表型异常。因此，对于精子生成受损的不育男性，特别是那些精子浓度低于 1×10⁷/ml 的不育男性，建议在 ICSI 前进行核型分析。

在精液量正常、果糖水平正常、FSH 水平正常的无精子症男性中，尚不清楚无精子症是否由生殖细胞衰竭、生殖道梗阻或两者共同引起，需要手术探查阴囊和睾丸活检。显微手术活检也用于采集 ICSI 所需的精子，即使是已知精子发生严重损伤的男性，如患有 Klinefelter 综合征的患者[179, 180, 190, 191]。

体外精子功能的专门检测，如使用计算机辅助精液分析详细检查精子活力、宫颈黏液渗透试验、顶体反应和人类透明带结合试验，可能对一些正在考虑宫内人工授精（intrauterine insemination，IUI）或体外受精的男性有用。然而，这些检测只能在具有良好质量控制的高度专业化的实验室中进行。即使在这样的实验室中，临床假阳性和假阴性结果率也很高，限制了这些试验的临床应用。

（3）治疗：由原发性性腺功能减退（无论是由于雄激素缺乏和精子生成受损，还是由于精子生成或功能的孤立损害）引起的男性不育，虽然在停用细胞毒性药物或电离辐射后，生精功能的自发恢复可能会在不同时间发生，但药物不能有效治疗精子生成方面的缺陷。由于睾丸内睾酮浓度通常比血清浓度高约 100 倍，雄激素缺乏的男性外源性睾酮治疗不能提供足够的睾酮来支持睾丸中精子的产生。

然而，在继发性性腺功能减退的男性中，可以通过促性腺激素或 GnRH 治疗刺激精子产生，或者在停用抑制促性腺激素的药物（如雄激素合成代谢类固醇、孕激素、糖皮质激素、阿片类药物和导致高泌乳激素血症的药物）后，生精功能可能会有效恢复，以恢复生育能力。

大多数患有精索静脉曲张和不育症的男性都有精液异常。然而，精索静脉曲张修复术尚未被证明能有效地恢复这些男性的生育能力。因此，除非精索静脉曲张很粗或有症状，一般不建议手术修复[12, 192]。

尽管临床试验未能证明其有效性，但患有白细胞精子症或精子凝集的不育男性有时会接受 14 天疗程的经验性抗生素治疗，如强力霉素、甲氧苄啶 - 磺胺甲噁唑或氟喹诺酮类。虽然大剂量泼尼松（40～60mg，持续几个月）被推荐用于治疗精液和血清抗精子抗体阳性的男性不育症，但最近的一项系统综述得出结论，抗精子抗体不会导致男性不育。对皮质类固醇治疗的"反应"很可能是由于其中一些人最终在没有任何治疗的情况下恢复生育[187]。由于大剂量糖皮质激素具有较多不良反应，因此经验性大剂量皮质类固醇治疗是不合理的。

尽管 ICSI 价格昂贵，但越来越多地用于治疗男性不育症，而且无论病因如何，该方法都能显著改善精子生成受损的男性患者的预后[190, 191]。通过射精或睾丸精子提取或附睾[显微外科附睾精子抽吸（microsurgical epididymal sperm aspiration，MESA）]获得的精子用于 ICSI 和其他 ART。无论男性不育的原因或精子的来源如何，通过 ICSI，受精率约为 60%，妊娠率约为 20%。使用显微镜睾丸活检或细针穿刺进行 TESE 吸取精子后再开展 ICSI，可以成功恢复既往认为无法治疗的严重精子生成障碍和无精子症的原发性性腺功能减退的男性（如 Klinefelter 综合征，化疗后长期无精子症）的生育能力[194]。由于染色体异常和 Y 染色体微缺失和 *CFTR* 突变的遗传可能导致男性后代不育，如果正在考虑 ICSI，应进行基因检测和咨询[181]。

附睾梗阻或射精管梗阻可通过手术矫正，如附睾端到端吻合或经尿道射精管切除术。更常见的方式是 MESA 获得的精子与卵细胞在体外受精或直接注入卵细胞（ICSI），这种方法在恢复生育能力方面比手术更成功。相比之下，显微手术输精管再吻合（输精管吻合术）逆转输精管结扎比 MESA 术后进行 IVF 或 ICSI 成本更低，也更易成功恢复生育能力。在接受输精管结扎术逆转的患者中，大约 90% 的男性恢复射精，但仅约 50% 的男性生育能力恢复，可能是由于之前的输精管吻合术狭窄或阻塞、附睾阻塞或输精管结扎术后抗精子抗体的产生[195]。

在逆行射精的男性中，碱化射精后的尿液进行精子收集，然后彻底洗涤，并开展 IUI 或 ICSI，已成功用于治疗不育症。经过适当的教育，导致不育症的性交障碍可以得到纠正。

此外，可以根据基础体温测量，或更准确地使用市售的呋塞米 LH 试剂盒来评估女性伴侣的排卵时间，优化性交的时间，安排在排卵前后几天进行（受孕概率最高的时期）。

如果前文描述的治疗方案对希望生育的不孕夫妇不可行或负担不起，则可以考虑用捐赠的精子进行人工授精或收养。

（四）男性性腺功能减退症的诊断

1. 雄激素缺乏症的临床表现　男性性腺功能减退症的诊断需要有雄激素缺乏的临床表现和明确的低血清睾酮浓度。在社区居住的中老年男性中，症状性雄激素缺乏症的粗患病率是 2%～9%，取决于所使用的一系列症状和体征，以及雄激素缺乏的生化定义（即用于诊断单一低睾酮浓度的阈值）[196-198]。该病患病率随着年龄的增长而增加，并且在初级保健机构中患病率要高得多[199]。在社区人群中，不考虑雄激素缺乏症的症状和体征，单纯睾酮浓度低的患病率远远高于临床雄激素缺乏症。这强调了在男性性腺功能减退诊断中临床表现和睾酮浓度持续降低的重要性。雄激素缺乏症的临床和生化诊断都是具有挑战性的，特别是在老年人中。

胎儿雄激素缺乏或抵抗（生殖器性别不明和 46，XY DSD）和青春期前发病的雄激素缺乏（类无睾症）的临床表现通常很明显，而成人雄激素缺乏的临床诊断比较困难。雄激素缺乏症的症状和体征是非特异性的，并且需要进行大量的鉴别诊断。此外，临床表现可能受到一些因素的影响，如雄激素缺乏的严重程度和持续时间、年龄、共病、药物、既往睾酮治疗，以及雄激素敏感性的个体差异，所有这些都导致临床表现的差异，可能混淆诊断[116]。由于成人雄激素缺乏的表现是非特异性的，因此在鉴别诊断中应考虑其他潜在的原因（如抑郁、共病或药物治疗），以解释任何个

体患者的临床特征[200]。

雄激素缺乏的程度和持续时间对临床表现有显著的影响。在接受 GnRH 激动剂治疗或睾丸切除术的前列腺癌患者中，睾酮浓度严重且相对快速的下降，导致显著的临床表现，包括勃起功能、性欲、精力和情绪显著降低、潮热和睡眠障碍，不孕，肌肉质量和力量下降、骨密度（与骨折风险增加有关）下降，体毛脱落，男性乳房发育，体脂增加，贫血，以及可能增加糖尿病和心血管事件的风险[201, 202]。相比之下，轻度雄激素缺乏的男性可能很少或没有可参考的表现；这些患者有"亚临床"雄激素缺乏，可能与临床重要结局相关或不相关。后一种情况类似于其他内分泌疾病，如亚临床甲状腺功能减退或无症状的原发性甲状旁腺功能亢进。

衰老与身体功能的改变有关，如性功能、肌肉质量和力量及骨密度下降，从而导致类似于雄激素缺乏的临床表现[144]。这些与衰老相关的改变也可能部分是由与年龄相关的雄激素缺乏引起的。对于老年男性，临床情况更加复杂，与年龄相关的共病和用于治疗这些疾病的药物可能会改变雄激素缺乏的症状和体征，在许多情况下，这些因素也可能是导致雄激素缺乏的原因。因此，这也可以理解为什么在老年男性中诊断临床雄激素缺乏具有挑战性，特别是在有多种共病并服用多种药物的衰弱老年男性中。

已停止的既往睾酮治疗可能会影响雄激素缺乏症的临床表现，这取决于治疗的持续时间和停止治疗后的时间。雄激素缺乏症的临床表现也可能受到雄激素对特定靶器官作用的个体差异的影响。雄激素敏感性的改变可能是由于 AR 或 ER 和相关辅助调节因子活性的个体或组织特异性差异，或由于睾酮转化为雌二醇或 DHT 代谢活性的差异或睾酮的失活。

在临床表现提示雄激素缺乏的男性中，性腺功能减退的生化诊断需要通过检测证实存在持续较低的血清睾酮浓度[116]（图 19-19）。

2. 睾酮浓度测定　与临床表现一样，生化水平确定雄激素缺乏症的诊断也存在困难。睾酮浓度表现出生物学和检测方面的变异性。总睾酮浓度受到 SHBG 变化的影响，而睾酮浓度可能会随着疾病、某些药物和某些营养缺乏而短暂下降[116]。因此，雄激素缺乏症的生化诊断需要在上午 7—10 点（最好是空腹状态下）采样的至少两份血液样本中显示持续且明确的低血清睾酮浓度。对于存在导致 SHBG 浓度改变疾病的男性，需要准确可靠的游离或生物可利用的睾酮测量来确认性腺功能减退的诊断。此外，在急性或亚急性疾病期间不应诊断性腺功能减退。

尚不清楚循环总睾酮或游离睾酮的阈值水平，低于该水平时会出现雄激素缺乏症状和体征，并且睾酮治疗可改善其临床表现。此外，单一睾酮阈值水平的

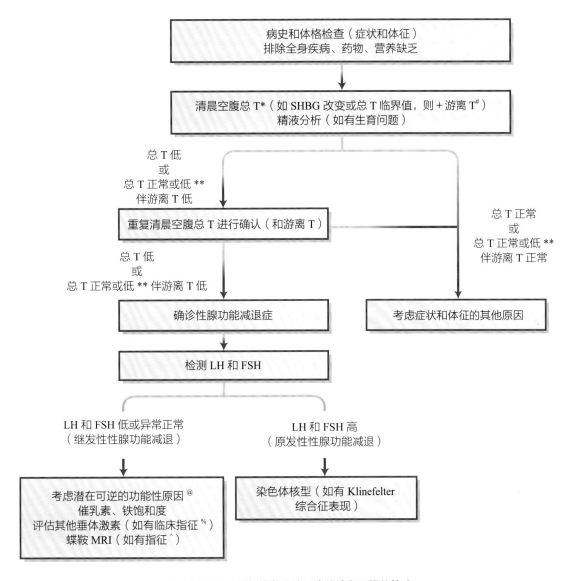

▲ 图 19-19 疑似雄激素缺乏症的诊断和评估策略

对于临床表现（症状和体征）与雄激素缺乏一致的男性，测量清晨空腹总睾酮，如果存在导致性激素结合球蛋白水平改变的情况（表19-5），或者总 T 处于临界值（如在 200～400ng/dl），则应先准确测量游离 T 水平。应排除可能降低 T 浓度的急性全身性疾病、药物或营养缺乏症。如果最初的总 T 水平和（或）游离 T 水平较低，应重复检查以确诊为男性性腺功能减退症。*. 根据 CDC 标准，19—39 岁健康非肥胖男性的总 T 正常范围的下限为 264ng/dl（9.2nmol/l），此范围可用于经 CDC 认证的总 T 检测。根据所使用的检测方法和参考人群，在非 CDC 认证的实验室中建立的正常范围的下限可能不能准确地识别患有性腺功能减退的男性。#. 游离 T 应通过精确的方法进行测量，如平衡透析法，或根据总 T、有无白蛋白浓度的 SHBG 水平进行估计，使用一个通过平衡透析准确反映游离 T 的公式。在大多数实验室中，健康年轻男性的游离 T 的正常范围通常在 5～6ng/dl（0.17～0.31nmol/l）之间。**. 在 SHBG 浓度非常高的某些情况下，总 T 值也可能很高，如 AIDS 或使用一些抗惊厥药物。应测定 LH 和 FSH 的浓度（与 T 测量相同的样本），以确定 T 缺乏是由继发性性腺功能减退（低 T 伴低或正常 LH 和 FSH）或原发性性腺功能减退（低 T 伴高 LH 和 FSH）引起的。@. 对于继发性性腺功能减退的男性，应考虑原发性和继发性性腺功能减退的潜在可逆或可治疗的功能性病因，可能在不进行 T 替代治疗的情况下治疗（表 19-7 和表 19-8）；应评估血清催乳素和铁饱和度。%. 如果在影像学上有垂体功能减退或蝶鞍异常的临床指征，则应评估其他垂体激素（如游离 T₄ 和 TSH）。^. 如果有严重的继发性性腺功能减退 [如血清总 T<150ng/dl（5.2nmol/l）]，全垂体功能减退，持续性高催乳素血症，或肿瘤肿块效应的症状或体征（如新发头痛、视力障碍、视野缺损或脑脊液鼻漏），则应进行垂体影像（蝶鞍 MRI）以排除垂体和（或）下丘脑肿瘤或浸润性疾病。如果怀疑是大腺瘤或评估鞍旁骨受累，蝶鞍 CT 可能就足够了（改编自 Bhasin S, Ponce JP, Cunningham GC, et al.Testosterone therapy in men with hypogonadism:an Endocrine Society clinical practice guideline. *J Clin Endocrinol Metab*. 2018; 103: 1715-1744. ）

概念可能并不可取，在临床上也不可用，因为该阈值随特定症状和雄激素靶器官或组织的变化而异。一般来说，雄激素缺乏的症状和体征更容易发生在总睾酮水平低于年轻、非肥胖、健康男性正常范围的下限时 [265～280ng/dl 或 2.65～2.8ng/ml（9.2～9.7nmol/l），并且使用准确可靠的检测方法][203]。雄激素缺乏的临床表现的可能性和严重程度随着睾酮水平低于正常水平的幅度的增加而增加。

(1) 睾酮浓度的变异性：因为血清睾酮浓度表现出生物学和测定的变异性，单一的测量并不能可靠地指示个体的平均浓度。血清睾酮浓度表现出次昼夜和昼夜节律的变化，是睾酮浓度生物变异性的生理基础。在少数年轻男性中已有报道血清睾酮浓度的次昼夜波动，其特征是峰值浓度的增加，平均约240ng/dl（峰值浓度增加 40%），持续时间为 95min；在老年男性中，有更多的低振幅的混乱峰。血清睾酮的昼夜节律变化在上午 8 点左右达到峰值，最大峰值平均为 140ng/dl[64]。睾酮的昼夜节律变化在老年男性中减弱，但仍然存在，最大峰值平均为 60ng/dl。在年轻男性中，下午 4 点的血清睾酮浓度比上午 8 点（即通常的门诊时间内）低 20%～25%[205]。这种差异随着年龄的增长而减小：在 70 岁的男性中，下午 4 点的睾酮浓度比上午 8 点低 10%。最重要的是，许多下午睾酮浓度低于正常水平的年轻人和老年人，清晨睾酮浓度始终保持正常。注射葡萄糖或食物摄入也会降低睾酮浓度 [206, 207]，因此最好是在禁食状态下进行测量。鉴于以上这些报道，并且睾酮浓度的正常范围通常是基于早晨的血液样本，因此确认性腺功能减退的诊断时，睾酮测量最好在早晨禁食状态下进行。

血清睾酮浓度每天也有很大的变化，因此强调了需要重复测量来确认低睾酮浓度，特别是当第一个测量值仅略低于正常水平时。在初次测量血清睾酮浓度低于 300ng/dl 的男性中，有 30%～35% 在重复检测时发现睾酮处于正常水平 [208]。在初始血清睾酮浓度低于 250ng/dl 的居住在社区的中老年男性中，在随后的 6 个月采样 6 份样本，发现 20% 受试者平均睾酮水平高于 300ng/dl（即在正常范围内）。然而，初始平均血清睾酮浓度低于 250ng/dl（间隔 1～3 天获得的两份单独样本的平均值）的受试者在未来 6 个月抽取的 6 份样本中平均睾酮水平均没有高于 300ng/dl。这些研究结果支持了至少需要两次测量睾酮以确认雄激素缺乏的诊断。

(2) 总睾酮测定：总睾酮检测在大多数实验室可以测定，临床医生很容易进行检测。因此，建议将总睾酮作为评估雄激素缺乏症的初始测量方法。在当地临床实验室，总睾酮测定通常采用基于自动化平台的直接免疫分析法对未提取的血清或血浆进行检测。然而，不同分析方法的结果有很大的差异，主要是因为

实验室的认证是基于与使用相同方法或试剂盒的其他实验室相比的结果的可重复性，而不是基于结果的准确性。例如，当用不同的方法或试剂盒检测相同的质控样品时，报告的测量值范围为 160～508ng/dl。此外，在一些检测方法中，正常范围的下限低至 132～210ng/dl（显然该值在大多数常规检测方法中处于性腺功能减退范围内）[210]。相比之下，提取血清或血浆后基于常规放射免疫测定的睾酮正常范围的下限为 280～300ng/dl。大多数商业参考实验室现在采用固相萃取后的液相色谱串联质谱法测定睾酮，比免疫测定法更精确。

为了解决总睾酮测量准确性、质量控制及缺乏标准化的问题，美国 CDC 制订了一个计划来标准化和统一睾酮的测定，采用大多数商业参考实验室参与的基于准确性的质量控制标准 [203, 211]。最近，美国病理学会也建立了一个基于准确性的质量控制计划，但不幸的是，这两个计划都不是强制性认证的。最近，在来自美国和欧洲四个大队列的 9000 多名社区居住的男性中建立了总睾酮的统一参考范围，并与 CDC 的参考方法和标准进行了交叉校准 [203]。年龄 19—39 岁的健康、非肥胖男性中的统一睾酮参考范围为 264～916ng/ml。该范围可用于进行 CDC 认证的总睾酮检测的实验室，但不一定能用于未经 CDC 认证准确性的总睾酮检测实验室。

在几种临床情况下，低睾酮浓度的患病率很高，如存在垂体或鞍区占位、放射照射、某些疾病、使用某些药物（如阿片类药物或大剂量糖皮质激素）、HIV 感染相关的体重减轻、晚期慢性肾病、停止长期使用的雄激素合成代谢类固醇、不育症、骨密度显示骨质疏松或脆性骨折、性欲低下或勃起功能障碍。如果在这些情况下的男性，存在与雄激素缺乏一致的临床表现，应进行睾酮测量 [116]。

(3) SHBG 的变化对总睾酮的影响：由于相当一部分（30%～40%）的循环睾酮与 SHBG 紧密结合，SHBG 浓度的改变可能会影响总睾酮浓度，而不改变游离或生物可利用的睾酮水平。使 SHBG 浓度下降的疾病（即使在正常范围内）会降低总睾酮（有时低于正常范围），而不影响循环中游离或生物可利用的睾酮浓度 [116]（表 19-5）。SHBG 浓度降低的常见疾病包括中度肥胖，通常与 2 型糖尿病（type 2 diabetes mellitus，T2DM），蛋白质丢失状态（如肾病综合征），使用糖皮质激素、孕激素或雄激素，未经治疗的甲状腺功能减退症，肢端肥大症，家族性 SHBG 缺乏症，以及 SHBG 基因多态性有关。SHBG 浓度随着年龄增长、肝硬化和炎症（任何原因的肝炎）、雌激素、甲状腺功能亢进、抗惊厥药物、AIDS 和 SHBG 基因多态性而升高。

如果患者存在影响 SHBG 浓度的疾病或总睾酮浓

表 19-5　影响 SHBG 浓度的情况	
降低 SHBG 浓度	**升高 SHBG 浓度**
中度肥胖，2 型糖尿病	老化
肾病综合征	肝硬化和肝炎
糖皮质激素、孕激素和雄激素	雌激素
未经治疗的甲状腺功能减退症	未经治疗的甲状腺功能亢进症
肢端肥大症	抗惊厥药物
家族性 SHBG 缺乏症	AIDS
SHBG 基因多态性	*SHBG* 基因多态性

HIV. 人类免疫缺陷病毒；SHBG. 性激素结合球蛋白

引自 Bhasin S, Brito JP, Cunningham GR, et al. Testosterone therapy in men with hypogonadism; an Endocrine Society clinical practice guideline. *J Clin Endocrinol Metab*. 2018; 103: 1715-1744.

度接近正常范围的下限（如总睾酮浓度为 200～400ng/dl），则应进行游离睾酮或生物可利用睾酮检测，以确认是否存在雄激素缺乏。但是大多数当地临床实验室无法常规进行游离或生物可利用睾酮的准确可靠测定。尽管使用模拟免疫测定法（可能是自动化的）进行直接游离睾酮测定被广泛使用且价格便宜，但这些测定法不准确且受 SHBG 变化的影响，因此不建议使用[212-214]。

测定游离睾酮浓度的金标准方法是平衡透析或离心超滤。使用睾酮与其结合蛋白结合的亲和常数和已发表的公式，可从总睾酮、SHBG 和白蛋白的检测值中准确计算出游离睾酮浓度。计算的游离睾酮值与平衡透析法检测的值相当[213]。然而，计算值取决于所用的特定睾酮和 SHBG 测定方法，以及用于估计游离睾酮的公式[215]。目前有几种计算游离睾酮的公式，但相对于平衡透析法均存在偏差，主要原因是这些公式均假设 SHBG 上有一个或两个相同、无相互作用的结合位点[113]。但是，当存在 SHBG 浓度改变时，它们都提供了在正常至低值范围内的游离睾酮的合理近似值，与总睾酮检测值相比，这些值更不容易发生性腺功能减退的误解和过度诊断。

通过硫酸铵沉淀与 SHBG 结合的睾酮并测定上清液中的游离和与白蛋白结合的睾酮来测定生物可利用睾酮。生物可利用睾酮浓度也可通过检测总睾酮、SHBG 和白蛋白来计算。总体而言，将生物可利用睾酮检测与游离睾酮检测进行对比的研究较少，因此许多临床医生使用游离而非生物可利用睾酮检测值来诊断性腺功能减退症。这些游离和生物可利用睾酮准确

可靠的检测值可在商业实验室获得，应当用于确认存在影响 SHBG 浓度情况的男性和总睾酮浓度接近正常范围下限的男性是否患有雄激素缺乏症。在最近的一份报告中，在单个医疗保健系统中，总睾酮浓度较低的 3600 多名男性中，其中 60% 计算出的游离睾酮浓度在实验室正常参考范围内，并且帮助医务人员做出临床决策。这些发现强调了使用游离睾酮确认性腺功能减退生化诊断的潜在重要性[216]。

（4）睾酮的短暂抑制：在诊断男性性腺功能减退时，认识到睾酮水平可能会暂时受到抑制是非常重要的。例如，急性（尤其是危重）和亚急性疾病患病和康复期间；短期使用某些药物，如抑制促性腺激素和睾酮产生的阿片类药物、大剂量糖皮质激素和中枢神经系统活性药物或娱乐性药物；短暂营养不良，如与疾病、进食障碍或过度或长时间剧烈运动（导致相对于能量消耗的低能量摄入）相关的营养不良。在这种情况下，应推迟血清睾酮的测定，直至患者完全从疾病中康复、停用违规药物、纠正营养不良或停止过度运动[116]。

3. 雄激素缺乏症的筛查和病例发现　由于缺乏证据表明睾酮治疗雄激素缺乏症的长期临床健康获益大于风险，因此不建议在普通人群或所有老年男性中进行雄激素缺乏症筛查。此外，现有的筛查仪器缺乏足够的特异性和敏感性，无法用于临床[116]。在某些临床疾病下，由于性腺功能减退很常见，因此有必要进行病例筛查。这些疾病包括[116]：下丘脑 - 垂体疾病、占位、手术或放射治疗；抑制睾酮生成的药物（如阿片类、糖皮质激素）；停止长期使用雄激素合成代谢类固醇；与 HIV 相关的体重减轻和其他消耗综合征；不育症；骨质疏松或非暴力性骨折，尤其是在年轻男性中；性欲低下或勃起功能障碍。

4. 精液分析　如果不育是主诉，无论是否同时存在雄激素缺乏，都应进行精液分析，以确定是否存在精子生成障碍及其程度。精液分析是对通过自慰获得的射精精液样本进行的，自慰是在经过一段标准的禁欲期（至少 48h，不超过 7 天）后进行的。性交期间在射精前从伴侣处抽出阴茎后（中断性交）采集精液通常不完整，故不推荐应用该方式。但如果无法自慰或出于个人或宗教原因不允许自慰，则是可选项。精液分析应在专业实验室进行，该实验室采用标准化程序，如 WHO 提出的程序，并经认证且有资格执行这些程序[29]。

根据最近修订的 WHO 标准（基于 14 个国家1800～1900 名男性，其性伴侣在 12 个月或以下妊娠）（表 19-6），正常精子浓度下限为 1500 万 /ml；精液量为 1.5ml；每次射精的精子总数为 3900 万；总精子活力（直线前进和非直线前进）为 40%，直线前进精子百分比为 32%；使用严格的标准去除具有轻微异常的

表 19-6　正常精液分析	
参　数	标准值
精子浓度	≥1500 万 /ml
精液量	≥1.5ml
精子数	每次射精≥3900 万
精子活力	≥40%（直线前进精子活力>32%）
精子形态	≥4% 正常形态（按照严格标准，不包括轻度异常的精子）

引自 *WHO Laboratory Manual for the Examination and Processing of Human Semen*.5th ed. Geneva, Switzerland: World Health Organization; 2010.

精子后，具有正常形态的精子的百分比至少 4%[29]。低于这些下限值则被视为低生育力，可在独立（未筛选的）群体中发现。在另一项研究中，低生育力定义如下：精子浓度低于 1350 万 /ml；精子活力低于 32%；严格的具有正常形态结构精子数低于 9%。精子浓度大于 4800 万 /ml，活力大于 63%，严格的具有正常形态结构精子数大于 12%，表明生育力良好。介于两者之间数值表明生育力不确定[217]。

精子计数和浓度表现出极大的可变性（图 19-20），原因包括：性活动和节欲的变化、收集的完整性、近期可能抑制精子发生的疾病（尤其是发热性疾病）、生活方式因素（如频繁和长期使用热水浴缸）。因此，应至少进行 2 次或 3 次精液分析，间隔 1～2 周，以充分评估精子生成。此外，为了评估活力，应使用新采集的精液（射精后 1h 内），因此需要在进行分析的实验室或其附近进行采集。

5. 促性腺激素测定

（1）雄激素缺乏和精子生成受损：具备雄激素缺乏的症状和体征，并且至少两次发现睾酮浓度低的男性，可确诊为性腺功能减退症。急性疾病、用药或营养缺乏可导致睾酮浓度暂时性下降，因此在这些情况下不宜检测睾酮浓度。此外，若存在影响 SHBG 浓度的情况，或总睾酮水平接近正常下限，应进行游离或生物可利用睾酮的准确测定。在确认性腺功能减退的男性中，应检测血清促性腺激素、LH 和 FSH，以区分原发性和继发性性腺功能减退[116]（图 19-19）。

睾丸疾病引起的原发性性腺功能减退患者血清睾酮水平较低，由于睾酮和抑制素 B 对促性腺激素分泌的负反馈抑制减少，LH 和 FSH 浓度升高（原发性性腺功能减退男性患者 FSH 浓度高于 LH 浓度）（图 19-21）。相比之下，因垂体或下丘脑（或两者）疾病导致继发性性腺功能减退的男性睾酮水平低，同时促性腺激素浓度降低，或在睾酮浓度低的情况下 LH 和 FSH 异常正常（图 19-22）。在大多数当地临床实验室中，LH 和 FSH 是通过新一代非放射性免疫分析法测定的，这些方法具有足够的灵敏度来区分正常浓度和低浓度。尽管商业促性腺激素测定中 LH 和 FSH 的参考范围存在差异，但这些差异相对较小，健康的正常生育力青年男性中 LH 的一致参考范围为 1.6～8.0U/L，FSH 为 1.3～8.4U/L[189]。老年男性或未识别出精子发生障碍的男性参考范围高于该参考范围上限。

衰老、一些全身性疾病（如铁超载综合征）和某些药物（如糖皮质激素）可能会同时导致睾丸和下丘

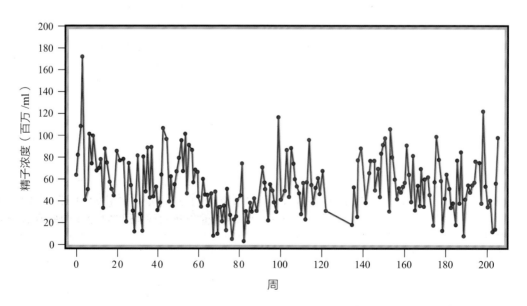

▲ 图 19-20　健康青年男子精子浓度的正常变化（每毫升精液中有百万个精子）：210 周内频繁取样的结果

在此期间，精子浓度数次低于正常范围（1500 万 /ml）（引自 Matsumoto AM. The testis. In: Felig P, Frohman LA, eds.*Endocrinology and Metabolism*, 4th ed. New York, NY: McGraw-Hill; 2001: 635-705.）

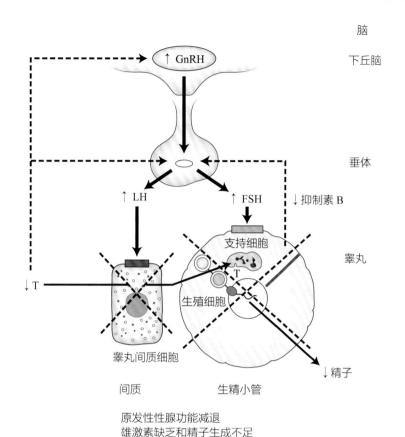

脑

下丘脑

垂体

睾丸

支持细胞

睾丸间质细胞

生殖细胞

间质 生精小管

原发性性腺功能减退
雄激素缺乏和精子生成不足

▲ 图 19-21 睾丸疾病导致原发性性腺功能减退的下丘脑 - 垂体 - 睾丸轴改变示意图，该改变导致雄激素缺乏和精子生成障碍，以及由于促性腺激素负反馈调节功能丧失导致 LH 和 FSH 浓度升高（FSH 浓度通常高于 LH 浓度）

FSH. 卵细胞刺激素；GnRH. 促性腺激素释放激素；LH. 黄体生成素；T. 睾酮（改编自 Matsumoto AM. The testis. In: Felig P, Frohman LA, eds. *Endocrinology and Metabolism*. 4th ed.New York, NY: McGraw-Hill; 2001: 635-705.）

脑或垂体的缺陷，从而导致原发性和继发性性腺功能减退。在大多数情况下，若以原发性腺功能减退为主导，则激素水平模式更符合原发性腺功能减退，反之亦然。例如，血色病男性患者由于铁超载，垂体和睾丸均有缺陷，但其睾酮和促性腺激素浓度通常较低，这种激素模式符合继发性性腺功能减退症。晚期 CKD 男性患者同时存在睾丸和下丘脑 - 垂体功能障碍，但通常睾酮水平较低，LH 和 FSH 浓度较高，后者主要是由于肾脏对促性腺激素的清除率降低。然而，在存在合并症、营养不良或某些药物治疗的情况下，CKD 男性患者的促性腺激素和睾酮可能被抑制至正常范围，激素模式与继发性性腺功能减退一致。有些男性有不止一种影响性腺轴的疾病，一种影响睾丸，另一种影响下丘脑或垂体。这可能导致主要与原发性或继发性性腺功能减退一致的激素模式，或导致组合模式（例如，睾酮浓度极低，而促性腺激素仅略微升高或处于正常高限，相应于极低的睾酮而低于预期）。

区分原发性和继发性性腺功能减退有助于确定性腺功能减退的具体原因，并具有重要的临床和治疗意义。继发性性腺功能减退可能由垂体或下丘脑的破坏引起，如垂体腺瘤（即器质性原因）。大型垂体腺瘤（巨腺瘤）可能引起占位性效应，如头痛、视野缺损、脑积水或脑脊液鼻漏，或可能导致一些垂体前叶激素分泌受损或过度，从而除单独治疗雄激素缺乏症外，还需针对病因和其他临床表现进行相应治疗。继发性性腺功能减退可能由疾病暂时引起，如急症、某些药物（如阿片类药物、糖皮质激素）或与疾病相关的营养不良（即促性腺激素抑制的功能性原因）。在这种情况下，雄激素缺乏症可以通过治疗疾病、加强营养或停用违规药物来解决。最后，对于继发性性腺功能减退且促性腺激素缺乏但睾丸正常的男性，可使用促性腺激素或 GnRH 治疗刺激精子发生和雄激素产生，并恢复有意愿生育子女的男性的生育能力；而原发性性腺功能减退男性的不育症则无法通过激素治疗解决。

(2) 精子生成或精子功能的孤立损伤：大多数有孤立性精子生成障碍的男性精子计数低或精子活力或形态外观异常（或两者兼有），但无雄激素缺乏的临床表现，并且睾酮及促性腺激素浓度正常。大多数孤立性精子生成或功能损害的男性被归类为原发性性腺功能减退伴睾丸生精小管腔内孤立性缺陷（表 19-7），在

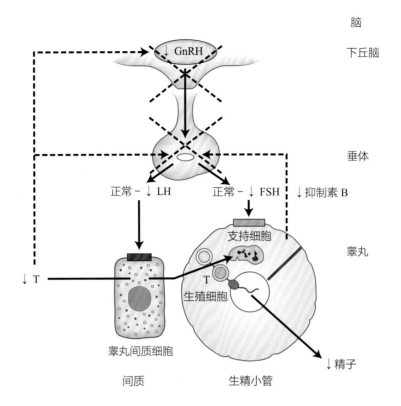

脑

下丘脑

垂体

正常 – ↓ LH   正常 – ↓ FSH   ↓ 抑制素 B

支持细胞

睾丸

↓ T

T

生殖细胞

睾丸间质细胞

↓ 精子

间质   生精小管

继发性性腺功能减退
雄激素和精子生成不足

▲ 图 19-22 下丘脑或垂体疾病导致继发性性腺功能减退的下丘脑 – 垂体 – 睾丸轴改变示意图，该改变导致雄激素缺乏和精子生成障碍，以及 LH 和 FSH 浓度正常或偏低

FSH. 促卵泡激素；GnRH. 促性腺激素释放激素；LH. 黄体生成素；T. 睾酮（改编自 Matsumoto AM. The testis. In: Felig P, Frohman LA, eds. *Endocrinology and Metabolism*, 4th ed. New York, NY: McGraw-Hill; 2001: 635-705.）

这种情况下，用促性腺激素治疗不能像继发性性腺功能减退一样改善精子发生。严重生精小管衰竭和无精子症或严重少精子症的男性可能表现出 FSH 浓度的选择性升高而 LH 浓度正常，这是由于抑制素 B 的负反馈减少（图 19-23）。偶尔，促性腺激素缺乏（即继发性性腺功能减退）会导致孤立性精子生成障碍（表 19-8）。这可能发生在应用高剂量睾酮和患有雄激素分泌肿瘤、先天性肾上腺皮质增生症或罕见的孤立性 FSH 缺乏的男性中。

患有无功能或分泌促性腺激素的垂体大腺瘤的男性常伴有继发性性腺功能减退，临床表现为雄激素缺乏和低睾酮浓度[53]。这些男性中的许多人分泌过多的无生物学活性但免疫测定可检测到的完整的 FSH、游离 α、FSHβ 和 LHβ 亚基，但免疫测定很少检测到完整 LH。因此，临床表现为雄激素缺乏、低睾酮、FSH 升高但 LH 正常或低（或罕见的 LH 升高但 FSH 正常或低）的男性应怀疑患有促性腺激素分泌型垂体瘤，这是雄激素缺乏男性的非典型促性腺素模式。

成人中很少出现雄激素作用障碍或雄激素抵抗（表

19-9）。这些男性的临床表现通常与轻度雄激素缺乏的男性相似，通常具有几乎正常的男性表型，并且经常伴有不同程度的尿道下裂、隐睾、阴囊异常或精子生成障碍。通常，血清睾酮和促性腺激素浓度均升高（LH 浓度高于 FSH 浓度）（图 19-24）。

6. 进一步评估 睾酮检测和精子生成评估，结合促性腺激素浓度检测，可将男性性腺功能减退的原因分为原发性或继发性性腺功能减退，并将后者细分为引起雄激素缺乏和精子生成受损的疾病，以及引起精子生成或功能孤立受损的疾病（表 19-7 和表 19-8）。

将性腺功能减退归类为原发性或继发性性腺功能减退后，应对病史（包括既往药物应用的回顾）、体格检查和实验室检查进一步评估，以明确性腺功能减退的具体原因。在原发性性腺功能减退及有提示性临床表现的男性，如睾丸非常小（例如睾丸体积＜6ml）、男性乳房发育、睾酮水平低或在正常低限、无精症和促性腺激素显著升高者，可通过检测染色体核型以明确 Klinefelter 综合征的诊断。

对于继发性性腺功能减退的男性，进一步评估可

表 19-7　原发性性腺功能减退的原因			
		常见原因	不常见原因
雄激素缺乏和精子生成障碍	先天性或发育性疾病	Klinefelter 综合征（XXY）及其变体	• 强直性肌营养不良 • 未矫正隐睾 • Noonan 综合征 • 双侧先天性无睾症 • 多腺体自身免疫综合征 • 睾酮生物合成酶缺陷 • CAH（TART） • 复杂遗传综合征 • 唐氏综合征 • LH 受体突变
	获得性疾病	双侧手术切除或外伤	睾丸炎
		药物（螺内酯、酮康唑、阿比特龙、恩扎鲁胺、酒精、化疗药物）[a]	
		电离辐射	
	全身性疾病	慢性肝病（肝硬化）[a,b]	恶性肿瘤（淋巴瘤、睾丸癌）
		慢性肾病[a,b]	镰状细胞病[b]
		老年[b]	脊髓损伤 血管炎（多动脉炎） 浸润性疾病（淀粉样变性、白血病）
精子产生或功能的孤立性损伤	先天性或发育性疾病	隐睾病	肌强直性营养不良
		精索静脉曲张	唯支持细胞综合征
		Y 染色体微缺失	• 原发性纤毛运动障碍 • 唐氏综合征 • FSH 受体突变
	获得性疾病	睾丸炎	环境毒素
		电离辐射	
		化疗药物	
		热外伤	
	全身性疾病	急性发热性疾病	脊髓损伤
		恶性肿瘤（睾丸癌、霍奇金病）[b]	
		特发性无精子症或少精子症	

a. 由于停药或肝肾移植而可能可逆的功能性原因；b. 合并原发性和继发性性腺功能减退；CAH. 先天性肾上腺皮质增生症；FSH. 促卵泡激素；LH. 黄体生成素；TART. 睾丸肾上腺残余瘤

能包括：检测血清催乳素（在几乎所有病例中）以排除高催乳素血症；评估铁饱和度和铁蛋白，以筛查遗传性血色病，尤其是在有其他铁超载表现（如肝衰竭、糖尿病和 CHF）的男性和有不明原因的选择性促性腺激素缺乏的年轻男性中；进一步检测以排除垂体前叶激素的过度分泌或缺乏；蝶鞍 MRI 以排除垂体或下丘脑肿瘤或浸润性疾病。蝶鞍 CT 通常可检测到垂体大腺瘤，但在检测较小肿瘤和浸润性疾病方面不如蝶鞍 MRI 敏感；CT 在检测鞍旁骨破坏方面更为敏感[116]。

对所有继发性性腺功能减退的男性进行蝶鞍 MRI

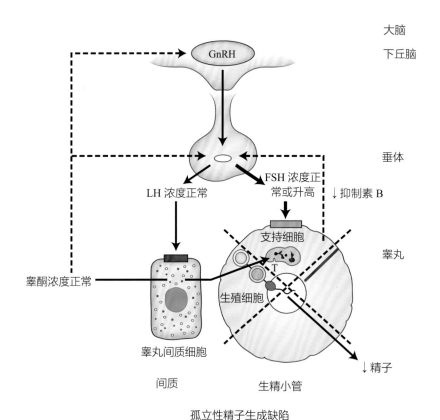

大脑

下丘脑

垂体

FSH 浓度正常或升高　↓抑制素 B

LH 浓度正常

睾丸

支持细胞

T

睾酮浓度正常

生殖细胞

睾丸间质细胞

↓精子

间质　　生精小管

孤立性精子生成缺陷
FSH 水平正常或单独升高

▲ 图 19-23　下丘脑－垂体－睾丸轴改变的示意，其中孤立的生精小管缺陷导致精子产生或功能的孤立损害
正常睾酮和 LH 浓度下，FSH 浓度可能正常或选择性升高（如果精子发生缺陷严重）。FSH. 促卵泡激素；GnRH. 促性腺激素释放激素；LH. 黄体生成素；T. 睾酮（改编自 Matsumoto AM. The testis. In: Felig P, Frohman LA, eds. *Endocrinology and Metabolism*. 4th ed.New York, NY: McGraw-Hill; 2001: 635-705.）

检查不具成本效益。这种方式应保留给继发性性腺功能减退合并以下疾病的男性：血清睾酮低于 150ng/dl 且促性腺激素浓度低[218-220]，LH 和 FSH 浓度不一致（即一种促性腺激素显著升高而另一种不高），高催乳素血症（即使轻度），有垂体其他激素分泌过多（如游离 α 亚单位分泌、库欣综合征、肢端肥大症）、全垂体功能减退症或尿崩症的临床和生化证据，出现肿瘤占位效应（如严重头痛、新发的视物模糊或视力损害、视野缺损或脑脊液鼻漏），没有明显的继发性性腺功能减退的功能性原因（如病态肥胖、长效阿片类药物或长期高剂量糖皮质激素应用）。

在评估继发性性腺功能减退的病因时，对引起促性腺激素被抑制的潜在可逆或可治疗的原因进行鉴别十分重要，这些原因比引起促性腺激素缺乏的先天器质性或破坏性原因更常见，可通过停用相关药物（如阿片类止痛药）、治疗潜在疾病（如肥胖）或器官移植（如肾移植）改善。

对于因原发性或继发性性腺功能减退导致严重雄激素缺乏的男性或遭受低创伤性骨折或脆性骨折的男性，应进行双能 X 线扫描评估 BMD，以排除骨量减少或骨质疏松症[116]。

（五）原发性腺功能减退的原因

1. 雄激素缺乏与精子生成障碍

（1）先天性或发育性疾病

• Klinefelter 综合征：经典的 Klinefelter 综合征的特点是睾丸极小、坚硬、无精和不育，不同程度的雄激素缺乏和无睾症，以及明确升高的促性腺激素浓度[20, 221, 222]。该病是最常见的性染色体异常，也是原发性性腺功能减退症最常见的原因，可导致雄性激素缺乏和精子生成障碍。在产前和新生儿期，每 500～700 名男性中就有发生 1 例，成人的发病率为 1/2500[1, 2]。由于该综合征不会引起男孩过早死亡，成人的较低患病率表明 Klinefelter 综合征在男性中经常被忽视和诊断不足。尽管睾丸极小和其他表型异常表现几乎是确切的，令人惊讶的是，大约 75% 的 Klinefelter 综合征男性患者从未被诊断。这可能是由于轻度表型不易被识别或未进行睾丸检查。随着母亲和父亲年龄的增加，生育 Klinefelter 综合征患儿的风险也随之增加。

大约 50%Klinefelter 综合征的染色体异常是由于母体减数分裂不分离（主要在减数分裂 I 期）或因父

表 19-8　继发性性腺功能减退的原因		
	常见病因	**罕见病因**
雄激素缺乏和精子生成障碍 → 先天性或发育性疾病	体质性青春期发育延迟	基因突变导致的 CHH
雄激素缺乏和精子生成障碍 → 先天性或发育性疾病	血色病	• CHH，特发性（IHH） • Kallmann 综合征 • 先天性肾上腺发育不全 • 孤立性 LH 缺乏症，LHβ 突变 • 复合型遗传综合征
雄激素缺乏和精子生成障碍 → 获得性疾病	高催乳素血症 [a]	垂体功能减退
雄激素缺乏和精子生成障碍 → 获得性疾病	阿片类药物 [a]	
雄激素缺乏和精子生成障碍 → 获得性疾病	雄性甾体激素、孕酮、雌激素过量 [a]	
雄激素缺乏和精子生成障碍 → 获得性疾病	GnRH 激动剂或拮抗药 [a]	
雄激素缺乏和精子生成障碍 → 获得性疾病		垂体或下丘脑肿瘤
雄激素缺乏和精子生成障碍 → 获得性疾病		外科垂体切除术，垂体或颅脑放射
雄激素缺乏和精子生成障碍 → 获得性疾病		血管损伤，脑外伤
雄激素缺乏和精子生成障碍 → 获得性疾病		肉芽肿性或浸润性疾病
雄激素缺乏和精子生成障碍 → 获得性疾病		垂体柄疾病
雄激素缺乏和精子生成障碍 → 获得性疾病		淋巴细胞性或自身免疫性垂体炎
雄激素缺乏和精子生成障碍 → 获得性疾病		获得性 IHH
雄激素缺乏和精子生成障碍 → 系统性疾病	糖皮质激素过多（库欣综合征）[a, b]	慢性系统性疾病 [a, b]
雄激素缺乏和精子生成障碍 → 系统性疾病	慢性器官衰竭 [a, b]	脊髓损伤
雄激素缺乏和精子生成障碍 → 系统性疾病	慢性肝病（肝硬化），慢性肾病，慢性肺疾病，慢性心力衰竭 [a]	输血相关铁过载（β– 珠蛋白生成障碍性贫血）[a]
雄激素缺乏和精子生成障碍 → 系统性疾病	慢性系统性疾病 [a, b]	镰状细胞疾病
雄激素缺乏和精子生成障碍 → 系统性疾病	2 型糖尿病 [a]	囊性纤维变
雄激素缺乏和精子生成障碍 → 系统性疾病	恶性肿瘤 [a]	
雄激素缺乏和精子生成障碍 → 系统性疾病	风湿性疾病（类风湿关节炎）[a]	
雄激素缺乏和精子生成障碍 → 系统性疾病	HIV [a]	
雄激素缺乏和精子生成障碍 → 系统性疾病	饥饿 [b]，营养不良 [b]，进食障碍，耐力训练 [a]	
雄激素缺乏和精子生成障碍 → 系统性疾病	病态肥胖，阻塞性睡眠呼吸暂停 [a]	
雄激素缺乏和精子生成障碍 → 系统性疾病	急危重症 [a]	
雄激素缺乏和精子生成障碍 → 系统性疾病	衰老（与衰老相关的共病）[a, b]	
孤立的精子生成或功能损害 → 先天性或发育性疾病	孤立性 FSH 缺乏症，*FSHβ* 突变	先天性肾上腺皮质增生症（21– 羟化酶缺乏症，11β– 羟化酶缺乏症）
孤立的精子生成或功能损害 → 获得性疾病	睾酮，雄性甾体激素	分泌雄激素或 hCG 的肿瘤
孤立的精子生成或功能损害 → 获得性疾病	恶性肿瘤（霍奇金病，睾丸癌）[b]	高催乳素血症

a. 功能性原因，有可能通过停用致病药物、治疗促性腺激素抑制或器官移植的潜在原因而逆转或治疗；b. 合并存在的原发性和继发性性腺功能减退症

CHH. 先天性低促性腺激素性性腺功能减退症；FSH. 促卵泡激素；GnRH. 促性腺激素释放激素；hCG. 人绒毛膜促性腺激素；HIV. 人类免疫缺陷病毒；IHH. 特发性低促性腺激素性性腺功能减退症；LH. 黄体生成素

表 19-9 雄激素抵抗的原因	
常见病因	罕见病因
先天性或发育性疾病	Kennedy 病（脊髓和延髓肌萎缩症）
	部分性雄激素不敏感综合征（40%～60% 有 AR 突变）
	5α- 还原酶缺乏症 2 型（不是雄性激素不敏感综合征，但其表现与 PAIS 类似）
	完全性雄激素不敏感综合征（女性表型）
获得性疾病 ┃ AR 拮抗药（比卡鲁胺，尼鲁胺）	腹腔疾病
药物（螺内酯，醋酸环丙孕酮）	

AR. 雄激素受体；PAIS. 部分性雄激素不敏感综合征

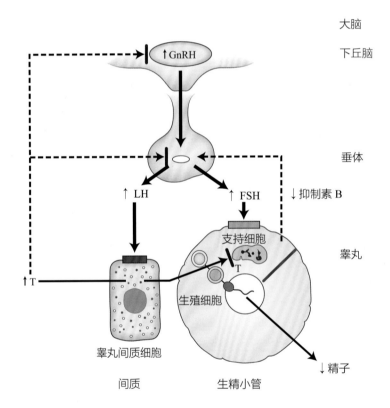

雄激素抵抗

▲ 图 19-24　由于雄激素作用受损（如雄激素受体突变）导致雄激素抵抗的下丘脑 – 垂体 – 睾丸轴改变的示意，其导致高睾酮浓度但雄激素作用降低

这导致雄激素缺乏，精子生成受损，LH 和 FSH 浓度升高（LH 浓度高于 FSH 浓度），是由于雄激素介导的促性腺激素负反馈调节受损。FSH. 促卵泡激素；GnRH. 促性腺激素释放激素；LH. 黄体生成素（改编自 Matsumoto AM. The testis. In: Felig P, Frohman LA, eds. *Endocrinology and Metabolism*. 4th ed. New York, NY: McGraw-Hill; 2001: 635-705.）

体染色体减数分裂不分离而存在一条或多条多余的 X 染色体[20, 221, 222]。90% 的 Klinefelter 综合征男性的染色体核型是 47, XXY，其余 10% 的患者大多为嵌合型 47, XXY/46, XY，其中部分组织或细胞中存在 47, XXY 核型，而在其他组织或细胞中存在正常的 46, XY 核型。嵌合现象是受精后有丝分裂不分离的结果。嵌合型 Klinefelter 综合征的男性通常表现出多样且不太严重的表型，这取决于多余 X 染色体存在的特定组织。部分嵌合体的男性睾丸染色体核型正常，具有完好的精子产生及生育能力。极少情况下，Klinefelter 综合征男性有一条以上的多余 X 染色体（如 48, XXXY, 49, XXXXY）。具有这些变体的男性患者表现出比经典的

Klinefelter 综合征更严重的表型。

Klinefelter 综合征婴儿可表现为小阴茎、尿道下裂、隐睾或发育迟缓 [222, 223]。在儿童期，该综合征的男孩通常睾丸较小，阴茎长度相对于同年龄的正常人较短，可能表现出相对较高的身材、手指弯曲畸形、眼距过宽、男性乳房发育、肘关节发育不良、高腭弓、肌张力减退、语言延迟或需要治疗的学习和阅读障碍、行为问题 [222, 224]，但这些表现可能较轻微而经常被遗漏。不到 10% 的 Klinefelter 综合征男孩（通常是表型最严重的男孩）在青春期前被诊断。青春期时，由于生殖细胞的进行性丢失和生精小管的透明样变和纤维化，睾丸不能增大而变硬；支持细胞产物、抑制素 B 和 AMH 的血清浓度降到非常低或检测不到；部分男孩循环睾酮浓度增加但低于正常水平，导致不同程度的类无睾症表现和男性乳房发育；与 LH 不成比例的血清 FSH 升高。而与 FSH 不成比例的 LH 升高是除 Klinefelter 综合征外，其他任何导致睾丸支持细胞和间质细胞功能障碍的原发性性腺功能减退症的表征，如睾酮合成障碍、LH 或其受体异常等罕见疾病。

在成人中，Klinefelter 综合征最突出和一致的临床特征是睾丸极小，体积小于 4ml（长度小于 2.5cm）；这一特征在检查时很容易发现，应提醒临床医生 Klinefelter 综合征的可能性 [8, 225]（图 19–18）。患有该综合征的男性可主诉不育，随后发现无精症和极小的睾丸 [226]。其他表现包括不同程度的雄性激素缺乏、类无睾症和男性乳腺发育 [221]（图 19–25）。与青春期前发病的雄激素缺乏患者中观察到的典型长臂和长腿的类无睾症体型相比，Klinefelter 综合征表现为下肢长骨较上肢不成比例的增长。50%～80% 该综合征的男性患者会出现乳房发育，并且可能相当突出并困扰患者。约 70% 确诊为 Klinefelter 综合征男性患者会出现学习和发育障碍，而非确诊为 Klinefelter 综合征男性患者的认知障碍患病率可能较低。性格和人格障碍、行为问题经常发生，部分原因可能是雄激素缺乏和学习障碍的社会心理后果。患有 Klinefelter 综合征的男性智商分数降低了 10～15 分，但未达到智障程度。40% 的 Klinefelter 综合征男性患者存在以牙髓腔扩大和延伸导致的磨牙增大为特征的牛牙症。

AR 基因位于 X 染色体上，AR 基因 1 号外显子中高度多态性的 CAG 重复序列的长度与 AR 活性呈负相关。在 Klinefelter 综合征中，携带有较短 CAG 重复序列（即 AR 活性较大）的 AR 基因的 X 染色体优先失活 [139]。CAG 重复长度较短的 Klinefelter 综合征患者的人际关系更稳定，受教育程度更高，对睾酮治疗的反应更好。与此相反，CAG 重复长度较长（即 AR 活性降低）的男性手臂和腿更长，睾丸更小，男性乳房发育程度更大，骨密度更低。因此，X 染色体的偏态失活引起长 CAG 重复序列的优先活性可能导致

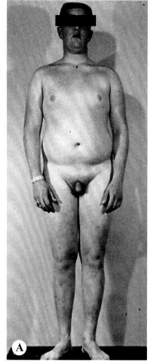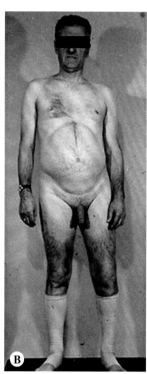

▲ 图 19–25　Klinefelter 综合征男性表现出雄激素缺乏程度的变异性

A. 左侧男性有典型的 47, XXY Klinefelter 综合征，表现为青春期前发病的雄激素缺乏，身体比例不协调，小阴茎，胸毛和阴毛稀少，肌肉发育不良，青春期前脂肪分布和睾丸体积很小（双侧 2ml）；B. 男性患有嵌合型 47, XXY/46, XY Klinefelter 综合征，表现出正常的身体比例、阴茎大小和体毛，但睾丸体积很小（双侧 8ml）（引自 Smyth CM, Bremner WJ. Klinefelter syndrome. *Arch Intern Med*. 1998; 158: 1309-1314.）

Klinefelter 综合征的表型严重程度和变异性。

大多数嵌合型 Klinefelter 综合征男性的临床表现不如经典综合征男性严重。有两条以上多余 X 染色体的男性症状更为严重，智力障碍和尿道下裂、隐睾和桡尺骨融合等躯体异常的发生率更高。极为罕见的是，一些具有 46, XX 核型的男性表现出 Klinefelter 综合征典型的临床表现，但身材矮小、隐睾、男性乳房发育和雄激素缺乏的发生率更高 [227]。在大多数病例中，发生 Y 染色体上含有 SRY 的片段易位到 X 染色体上。

除了不育、不同程度的雄激素缺乏和男性乳房发育外，Klinefelter 综合征患者患乳腺癌的风险大约是正常男性的 20～50 倍（尽管小于 1% 的绝对终身风险较低），此类患者约占所有男性乳腺癌病例的 4% [228]。Klinefelter 综合征还与以下疾病风险增加有关：二尖瓣脱垂、下肢静脉曲张、静脉瘀滞性溃疡、深静脉血栓和肺栓塞；自身免疫性疾病，如系统性红斑狼疮、类风湿关节炎和干燥综合征；其他癌症，如性腺外生殖细胞癌和非霍奇金淋巴瘤；2 型糖尿病和代谢综合征；精神疾病，如抑郁症和精神分裂症。Klinefelter 综合征

男性患者的预期寿命缩短 5～6 年，与多种常见原因导致的较高死亡率有关 [222, 229, 230]。

95% 以上的经典 Klinefelter 综合征男性患者患有无精症，99% 以上患者发生不育症。血清总睾酮浓度通常较低，但在 40%～50% 的病例中可能会降至正常低值到正常值中间范围 [20, 221, 231]（图 19–26）。相对于正常男性，一些 Klinefelter 综合征男性的血清雌二醇浓度相对较高，这可能导致男性乳房发育和 SHBG 浓度升高。SHBG 浓度升高部分解释了低浓度游离睾酮时总睾酮浓度正常的原因。血清 FSH 浓度几乎总是升高，LH 浓度通常升高，但部分患者可能降至正常高值范围，与原发性性腺功能减退症一致 [20, 221, 231]（图 19–26）。部分 Klinefelter 综合征男性在总睾酮和游离睾酮浓度正常的情况下出现雄激素缺乏的症状，促性腺激素浓度升高，提示雄激素相对缺乏或抵抗。

Klinefelter 综合征的诊断是通过核型分析来确诊的，通常应用培养的外周血淋巴细胞进行核型分析。如果怀疑嵌合体，偶尔对培养的皮肤成纤维细胞和睾丸组织进行核型分析。如果胎儿在产前检测中被诊断为 47, XXY Klinefelter 综合征，应提供遗传咨询。Klinefelter 综合征通常预后良好，但也有少数夫妇选择终止妊娠被诊断为 Klinefelter 综合征的胎儿。

Klinefelter 综合征的治疗旨在纠正雄激素的缺乏。患有小阴茎的婴儿可能从（全身或阴茎局部）睾酮治疗中获益。对于 Klinefelter 综合征男孩，如果出现言语迟缓和阅读障碍，早期言语和阅读的干预治疗很重要。在青春期，可能需要睾酮治疗以促进第二性征完全发育，增加峰值骨量和骨密度、肌肉量和力量、精力、动力、情绪和行为。具有雄激素缺乏临床表现且持续低血清总睾酮或游离睾酮（或两者兼有）浓度的 Klinefelter 综合征成人患者应接受睾酮替代治疗。此外，有雄激素缺乏症状和体征但总睾酮和游离睾酮浓度正常的男性应接受睾酮试验性治疗。

虽然无精症和不育症一般不能通过药物治疗逆转，但 TESE 可以识别含有活跃精子发生的相对数量较少的生精小管，并从 50%～70% 的 Klinefelter 综合征男性患者中收集精子用于 ICSI；这种方法在专业中，心的活产率约为 45%[232]。由于性染色体和常染色体非整倍体的风险增加，应向接受 ICSI 的夫妇提供遗传咨询和产前或植入前检测。

慢性、无触痛的男性乳房发育无法通过睾酮治疗得以解决，需要进行乳房缩小成形术。为患者和配偶提供心理咨询并参加关爱群组，可能对 Klinefelter 综合征男性患者有极大帮助。

• 肌强直性营养不良：肌强直性营养不良是一种常染色体显性遗传的多系统疾病，表现为进行性肌无力和消瘦（特别是小腿、手、颈部和面部），并导致身体残疾；肌强直（肌肉不自主持续收缩）；白内障；心脏传导异常；呼吸衰竭；吞咽困难；睾丸萎缩、精子发生障碍、不育和雄激素缺乏；前额早秃；智力障碍 [233]。该病的特征通常发生在青壮年时期但可发生在任何年龄，其严重程度存在很大的个体差异。两种类

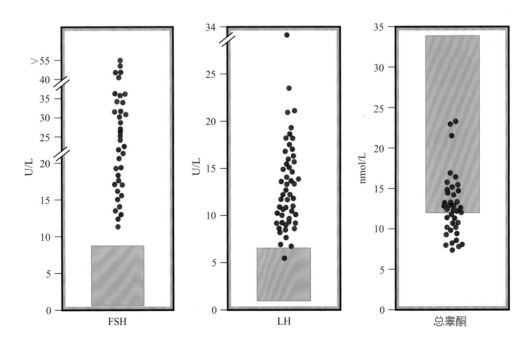

▲ 图 19–26　与正常男性相比，**Klinefelter** 综合征男性（正常范围用阴影框表示）的 **FSH**（左）、**LH**（中）和总睾酮（右）的血清浓度

大部分 Klinefelter 综合征男性总 T 浓度在正常范围内，但几乎均有 LH 和 FSH 浓度升高（引自 Smyth CM, Bremner WJ. Klinefelter syndrome. *Arch Intern Med*. 1998; 158: 1309-1314.）

型的肌强直性营养不良是由两个不同基因的 CTG 三核苷酸重复序列的扩增引起的。1 型肌强直性营养不良具有较严重的临床特征，由 *DMPK* 基因的 CTG 重复扩增引起，占病例的 98%。2 型肌强直性营养不良的病情较轻，由 *CNBP* 基因 CTG 重复扩增引起。

约 80% 的中青年男性肌强直性营养不良患者发生原发性性腺功能减退症[234, 235]。这些男性中的大多数都有孤立的精子生成或功能障碍，伴有睾丸萎缩、少精症或无精症，睾丸活检显示中度至重度睾丸损伤、不育症和 FSH 与 LH 浓度不成比例的升高。20%～40% 的肌强直性营养不良男性患者有不同程度的雄激素缺乏，睾酮浓度低，LH 和 FSH 升高；睾酮替代治疗适用于这些患者。大剂量睾酮治疗已被证实可改善肌肉质量，但尚未显示影响肌肉力量[236]。肌强直性营养不良引发的不育是无法通过药物治疗逆转的，有生育需求的患者需要寻求 ART 或其他治疗选择；鉴于该疾病的常染色体显性遗传特点，应提供遗传咨询和植入前或产前检测。

• 隐睾症：隐睾症是一侧或双侧睾丸未能从腹腔内经腹股沟管正常下降至阴囊，是儿童最常见的男性先天性生殖道疾病，影响 2%～4% 的足月男婴[237-239]。多见于早产儿、低出生体重和小于胎龄儿。大多数婴儿的睾丸会在第 1 年内自发下降（可能是由新生儿的促性腺激素和睾酮激增诱发），因此男孩和成年人隐睾症的患病率较低，为 0.3%～1.0%。由于通常还存在着鞘状突未闭，50%～80% 的隐睾症同时伴发腹股沟疝。单侧和双侧隐睾症均与精子生成障碍、不育和睾丸癌风险增加有关。

与隐睾症不同，异位睾丸位于睾丸下降的正常路径之外[240]。异位睾丸可位于会阴部、股部或腹股沟浅层的任何位置。区分隐睾症和缩睾症（假性隐睾症）也很重要。缩睾症位于阴囊内，但由于提睾反射亢进，在最小的刺激下就会缩回腹股沟管或腹部；缩睾症通常与精子生成障碍、不育或睾丸癌风险增加无关。然而，在双侧睾丸回缩的男性中有精子发生和生育力受损的报道，睾丸位于腹股沟管的高位，有时位于腹部。

双侧隐睾症可能会导致原发性性腺功能减退（包括 Klinefelter 综合征变异和 Noonan 综合征）、继发性性腺功能减退（包括 CHH、Kallmann 综合征和与多种先天性异常或缺陷相关的复杂遗传性疾病，如 Prader-Labhart-Willi 综合征或 Laurence-Moon-Biedl 综合征）和雄激素抵抗综合征（如 Reifenstein 综合征）[241]。隐睾症也可能是由间质细胞产物 INSL3 突变引起的，INSL3 在高达 5% 的病例中控制引带或其受体（RXFP2）的生长。

与已知的性腺功能减退症或雄激素抵抗无关的单侧或双侧隐睾症通常会导致孤立的精子生成障碍，包括精子数低下、睾酮浓度正常、FSH 浓度选择性升高，以及偶有 LH 浓度升高[237, 242]。罕见情况下，隐睾症导致间质细胞衰竭和雄激素缺乏（如未矫正的双侧隐睾症成年）会产生低血清睾酮和高浓度 LH 和 FSH[243, 244]。双侧隐睾症男性中 50%～60% 发生无精症，75%～100% 出现少精症；在单侧隐睾症男性中，这些发病率分别为 15%～20% 和 20%～40%。这提示单侧隐睾症双侧睾丸功能受损。影响双侧睾丸的潜在发育或环境障碍（睾丸发育不良）可能导致这些个体的精子发生受损[237, 242]。在未下降的睾丸中，新生的生殖母细胞形成的 Ad 精原细胞受到抑制[245]。不常见的是，正常的睾丸下降受到解剖异常的阻碍，如巨大的腹股沟斜疝。在这种情况下，双侧睾丸的功能正常，通常建议在青春期前进行睾丸固定术以保留精子生成和生育能力。

未下降的睾丸罹患睾丸癌的风险是阴囊内睾丸的 2.5～8 倍，即使通过手术将睾丸下降入阴囊后，风险仍然较高，这支持隐睾症是潜在睾丸疾病（即睾丸发育不良）的表现这一观点[237, 241, 242, 246]。尽管睾丸癌的发病率仅为 1 或 2/100 000 男性，但隐睾症的终生恶性肿瘤的风险相当大。被认为先于睾丸癌的睾丸原位癌在隐睾症中的患病率约为 3%。睾丸癌通常发生于 20—40 岁的男性。

评估睾丸在阴囊或腹股沟管内的位置应进行仔细的体格检查，包括是否存在腹股沟疝和鞘膜积液或其他阴囊肿块，触及大腿内侧上部诱发提睾反射，观察阴茎大小和尿道口的位置等。在被检者处站立、下蹲或仰卧且外展双腿的姿势下进行检查。对于腹部脂肪层较厚的病态肥胖男性，阴囊检查可能存在困难。Valsalva 动作、对下腹部施加压力或用温毛巾热敷阴囊后促进睾丸下降等方法可能有助于发现缩睾症。此外，如果阴囊内存在回缩的睾丸，诱导提睾反射可引起阴囊皮肤的局部皱褶。通常，确认低位未降睾丸可通过一只手按压下腹部，从髂前上棘穿过腹股沟到达耻骨，向阴囊靠近并进入，然后用另一只手触及睾丸。睾丸滞留于阴囊直到提睾肌疲劳后，睾丸才被释放出来。如果睾丸随后回缩，则认为是缩睾症；低位隐睾患者可在松解后恢复到未降位置。反复检查后阴囊内未扪及睾丸可能是隐睾、极度萎缩或无睾（睾丸缺如）。若男性患者阴囊中有单侧、不可触及的睾丸，高达 50% 为睾丸严重萎缩或缺失，而不是隐睾。在这些情况下，对侧睾丸可能相对较大（约 2ml）。高分辨率超声检查（或 MRI）通常能定位到无法触及的睾丸。

持续性隐睾的治疗应在青春期前开始，那时生殖细胞变性更严重[237, 242]。治疗的确切时间仍有争议，但最新的建议是治疗应在出生后 6～12 个月或最长 24 个月时开始。青春期前男孩 hCG 激素治疗可有效刺激 10%～20% 隐睾症患者睾丸下降。若未尝试激素治疗或激素治疗失败，应进行睾丸固定术（通过腹股沟外环或腹股沟内环疝囊结扎手术将睾丸复位到阴囊内），以便检查睾丸（如监测恶性肿瘤时）并保留剩余睾丸功能。即使进行睾丸固定术，术后精子仍然会受损致生育率下降，特别是双侧隐睾患者（睾丸固定术后的生育率为 65%）。若青春期前进行睾丸固定术，将降低罹患睾丸癌的风险，但仍会增高 2～3 倍。单侧隐睾病史的患者，对侧睾丸恶性肿瘤的风险也增加。由于青春期后接受睾丸固定术的男性患恶性肿瘤的风险要高 2～6 倍，并且生育能力差，一些临床医生建议对青春期后发现隐睾的男性行睾丸切除术。在持续性隐睾中发现的睾丸癌大多数为精原细胞瘤，而睾丸固定术后发现的多为非精原细胞瘤睾丸癌。

• Noonan 综合征：Noonan 综合征是一种常染色体显性遗传或偶有散发的遗传性疾病，表现为身材矮小，特殊面容（眼距过宽、眼裂下斜、上睑下垂、斜视、低位耳伴耳郭增厚、鼻梁高、小颌和三角形脸、高腭弓、低发际、咬合不正），短蹼颈、盾状胸、漏斗胸或鸡胸，脊柱侧弯，肘外翻，关节松弛，智力障碍，心脏疾病（肺动脉狭窄、肥厚型心肌病），肝脾肿大，淋巴水肿，隐睾 [247, 248]。

由于这些临床特征与女性特纳综合征相似，Noonan 综合征以前被称为男性特纳综合征。然而，这些男性患者的核型是正常的。Noonan 综合征累及 1/2500～1‰ 活产婴儿，是由 Ras-MAPK 信号通路基因突变引起 [247, 248]。约 50% 的 Noonan 综合征男性存在 PTPN11 基因突变，其余则是在 SOS1、RAF1 或 KRAS 基因中发生突变。

Noonan 综合征的男性患者可能表现为原发性性腺功能减退，其特点是雄激素缺乏伴促性腺激素浓度升高的精子生成受损，通常表现为青春期延迟 [249]。50% 以上患有该综合征的男性存在隐睾，这是性腺功能减退的原因之一。

• 先天性双侧无睾症：先天性无睾症（又称功能性青春期前去势或睾丸消失综合征）是一种罕见疾病，表型和基因型正常的男性一侧或双侧睾丸缺如 [250, 251]。妊娠早期正常男性内外生殖器分化发育需要正常的胎儿睾丸功能。如果存在正常的男性内外生殖器，但没有米勒管源性结构或精索结构（如输精管、血管）进入阴囊，则意味着在妊娠的前 16 周内存在功能正常的睾丸，随后在胎儿或新生儿期间丢失。双侧先天性无睾症的男性患病率为 1/20 000，单侧先天性无睾为 1/5000。病因尚不清楚，但可能具有异质性。我们推测，先天性无睾症可能是由睾丸下降过程中或之后的扭转、创伤引发的精索血管受损所致。

双侧无睾症婴儿近 50% 的病例表现为小阴茎，支持该病源于产前异常 [250, 251]。先天性无睾症男性通常表现为青春期前原发性性腺功能减退伴青春期延迟及无睾（图 19-14），去势范围内的极低睾酮浓度，及促性腺激素浓度升高。查体时未能触及睾丸，但可触及

精索和附睾。青春期或成年睾丸缺如患者的睾酮和促性腺激素浓度正常则排除先天性无睾症的诊断，应高度怀疑双侧隐睾的可能性，后者会增加睾丸恶性肿瘤的风险。

hCG 刺激试验可用于鉴别先天性无睾症和双侧隐睾症。在先天性无睾症患者中，长期给予 hCG 治疗（如 1000～2000IU，每周 3 次，共 2 周）血清睾酮浓度不升高，而大多数双侧隐睾症患者对 hCG 有反应。然而也有报道，6 周内的 hCG 治疗，双侧隐睾症男性睾酮缺乏反应 [252]。先天性无睾症患者通常检测不到血清 AMH 浓度 [253]。AMH 浓度的测定比睾酮浓度更敏感，但特异性相同。如果临床检查和内分泌生化检查无法鉴别双侧无睾症和隐睾症，则可能需要影像学检查（如 MRI）和腹腔镜或外科腹腔探查来确诊。

睾酮替代治疗可刺激先天性无睾症患者小阴茎的长度，诱导并维持青春期延迟和无睾症男孩的性发育，阴囊内植入睾丸假体可能具有心理和美容价值。

• 自身免疫性多腺体综合征：自身免疫性多腺体综合征是以一组器官特异性自身免疫性疾病为特征，涉及许多内分泌和非内分泌组织并与这些组织成分的循环自身抗体有关的疾病。1 型自身免疫性多腺体综合征，又称自身免疫性多内分泌病 – 念珠菌病 – 外胚层营养不良，是一种罕见的常染色体隐性遗传病，由 AIRE 基因突变所致 [254, 255]。其主要特征是皮肤黏膜念珠菌病、甲状旁腺功能减退、原发性肾上腺功能不全和存在包括原发性性腺功能减退在内的自身免疫性疾病。原发性性腺功能减退症的患病率女性远高于男性。35%～70% 女性患者表现为性腺功能减退，而 8%～28% 的男性患者表现为雄激素缺乏和精子生成障碍伴血清促性腺激素浓度升高或孤立性精子生成障碍（无精症）和孤立性 FSH 浓度升高。

2 型自身免疫性多腺体综合征是一种常见的多基因疾病，与人类白细胞抗原 DR3 和 DR4 的基因相关 [254, 255]。其特点是自身免疫性原发性肾上腺功能不全、甲状腺疾病（桥本病或 Graves 病）和 T1DM，以及其他自身免疫性疾病，包括原发性性腺功能减退（同样，女性比男性更常见）。在 2 型自身免疫性多腺体综合征中，原发性性腺功能减退症与循环类固醇生成细胞自身抗体及 P_{450} 11A1 和 P_{450} 17A1 的特异性自身抗体（分别为胆固醇侧链裂解酶和 17α- 羟化酶 /17,20 裂解酶）相关。

• 睾酮生物合成酶缺陷：由 CYP17A1、HSD17B3 和 HSD3B2 基因突变导致的 17,20- 裂解酶 /17α- 羟化酶、3 型 17βHSD/17 酮还原酶或 2 型 3βHSD 少见缺陷的男性，通常在出生时生殖器为部分男性化的女性表型或辨别不清。然而，这些酶不完全缺陷的患者偶尔表现为伴有尿道下裂的男性表型、男性乳房发育，以及表现为青春期延迟的雄激素缺乏的原发性性腺功能减退。

17,20- 裂解酶和 17α- 羟化酶活性位于同一种酶中，*CYP17A1* 突变通常导致两种酶活性缺失，引起孕酮、皮质酮和醛固酮前体 11- 脱氧皮质酮浓度升高[256]。很少有男性表现为孤立性 17,20- 裂解酶缺乏及 17- 羟孕酮浓度升高[257]。17α- 羟化酶缺乏症的 XY 男性可因生成 11- 脱氧皮质酮过多产生强效盐皮质激素活性出现高血压和低钾血症，以及不同程度的性类固醇激素缺乏。更严重的 17α- 羟化酶缺乏症由于缺乏睾酮对沃尔夫管的作用而表现为女性表型。17α- 羟化酶缺乏症的患者通常不会表现出肾上腺皮质功能不全，因为具有糖皮质激素活性的皮质醇前体皮质酮的生成增加。部分、联合 17,20- 裂解酶/17α- 羟化酶缺乏或孤立性 17,20- 裂解酶缺乏症的男性均存在原发性性腺功能减退症，睾酮水平低，LH 和 FSH 浓度升高（LH >FSH），他们在青春期时都需要睾酮治疗。

17βHSD/3 型 17- 酮还原酶缺乏症的患者可能表现为生殖器辨别不清而被当成女性来抚养。然而，在青春期，他们的睾酮浓度增加又足以诱导男性化，导致性别重置（类似于 5α- 还原酶缺乏导致血清 DHT 浓度低的个体）[258]。其血清睾酮浓度低于正常水平，但雄烯二酮和促性腺激素浓度升高。

2 型 3βHSD 不完全缺乏是一种罕见疾病，可表现在生殖器轻度模糊不清、男性化延迟、男性乳房发育、睾酮浓度低、LH 和 FSH 浓度升高的青少年中[259]。孕烯醇酮、17- 羟孕烯醇酮和 DHEA 的浓度升高。已有高浓度弱雄激素作用的 DHEA 直接作用或 DHEA 通过 1 型 3βHSD（或两者兼有）转化为睾酮引起自发性男性化和青春期发育的病例报道。还曾有报道 1 例伴男性乳房发育性腺发育正常的部分 3βHSD 缺乏症的男性患者[260]。

• LH 受体突变：XY 男性 LH 受体失活突变通常会引起间质细胞再生障碍或发育不全。这些患者通常表现为女性表型的 DSD，在青春期没有乳房发育（间质细胞发育不良）或生殖器辨别不清（发育不良）和隐睾[58]。极少数情况下，部分失活 LH 受体突变导致小阴茎、尿道下裂、性发育迟缓、男性化不足、睾酮浓度低、精子生成受损和血清 LH 浓度升高的男性表型，而 FSH 浓度一般是正常的。有报道 1 例 LH 受体突变的个体在 hCG 刺激后表现出正常的睾酮浓度和精子发生，这表明 hCG 通过 LH 受体的作用可能与 LH 的作用无关[261]。

先天性肾上腺皮质增生症：因 21- 羟化酶缺乏导致先天性肾上腺皮质增生的青少年和成年的男性患者可能会产生睾丸肾上腺残余肿瘤，类似于睾丸间质细胞瘤，但不含胞质内 Reinke 晶体，后者在组织学分析中常见（40%～50%）[262-264]。TART 可能较大且易于触及，或者仅在睾丸超声检查中才被发现。这些肿瘤在胚胎学上被认为起源于异常的肾上腺组织，它们对 ACTH 有反应。超生理剂量的糖皮质激素治疗抑制循环 ACTH 浓度会使 TART 消退，而生理剂量的糖皮质激素可能会使 TART 增大。

21- 羟化酶缺乏症是一种由 CYP21A2 基因突变引起的常染色体隐性遗传病，是引起先天性肾上腺皮质增生症最常见的酶缺陷。21- 羟化酶缺乏会产生类固醇底物（17- 羟孕酮和孕酮）蓄积，导致肾上腺雄激素（雄烯二酮、DHEA 和 11- 羟雄烯二酮）过度生成，随后转化为睾酮和 11- 酮睾酮。此外，经典（严重）的 21- 羟化酶缺乏会引起皮质醇和醛固酮生成减少，分别导致糖皮质激素和盐皮质激素缺乏，ACTH 分泌增加（因皮质醇负反馈减少）。ACTH 分泌增加刺激肾上腺生长，导致肾上腺增生。糖皮质激素治疗可抑制 ACTH 分泌，减少肾上腺雄激素过多生成，治疗临床肾上腺功能不全，防止肾上腺过度增生。

未经治疗或不充分的糖皮质激素治疗的 21- 羟化酶缺乏引发肾上腺雄激素生成过多，通过性类固醇负反馈调节抑制促性腺激素分泌，引起继发性性腺功能减退[265]。由于雄激素可源于肾上腺生成过多而维持其浓度，21- 羟化酶缺乏的男性可能不出现临床雄激素缺乏症。然而，由于循环促性腺激素浓度被抑制（由于肾上腺性类固醇的增加和外源性皮质类固醇治疗）而常出现孤立性精子生成障碍。糖皮质激素治疗可减少过量的肾上腺雄激素产生，促性腺激素的分泌常可恢复，并使睾丸功能正常化，但要达到这些效果需超生理剂量的糖皮质激素。早期糖皮质激素治疗可预防或诱导肾上腺残余瘤消退，这些肿瘤可直接影响睾丸功能或引起生精小管机械性梗阻[262-265]。

如果存在 TART，缺乏对循环 ACTH 的抑制会刺激其生长，通常导致巨大的肿瘤而引起不可逆的睾丸损伤[262-265]。当睾丸受损时，患者会因生精小管丧失出现不可逆的精子生成障碍，也可能因睾丸间质细胞丢失出现雄激素缺乏。糖皮质激素治疗抑制循环 ACTH，TART 瘤体可能完全消退，但受损的睾丸仍然较小、血清睾酮浓度和精子计数较低。尽管过量的糖皮质激素会抑制 ACTH 的分泌和 TART 生长，但也会抑制血清促性腺激素、血清睾酮和精子的生成。

• 唐氏综合征：即 21 三体综合征，是一种染色体疾病，存在全部或部分多余的 21 号染色体[266]。每 700～800 例婴儿中就发生 1 例，是儿童智力障碍的最常见原因。唐氏综合征的特征为中度至重度智力障碍，天真、温驯和傻笑，身材矮小，特殊面容（最显著的是由双侧内眦赘皮、巨舌和鼻梁扁平导致的圆脸伴小额、眼上斜和杏仁眼），先天性心脏缺陷，原发性甲状腺功能减退症，以及影响其他身体系统的缺陷。唐氏综合征的男性通常表现为原发性性腺功能减退，最常见的特征是孤立性精子生成障碍，FSH 浓度正常或选择性升高。组织学上，它们可能表现为精子发生低下

（所有类型的生殖细胞中度至重度减少），成熟停滞或所有生殖细胞丧失的唯支持细胞综合征。较少见的病例表现为低或正常低值的睾酮及升高的 LH 和 FSH 浓度的轻度至中度雄激素缺乏症。

• 复合性遗传综合征：原发性性腺功能减退症导致雄激素缺乏和精子生成受损，或孤立性精子生成或功能损害，可为复合性遗传综合征，通常与几种先天性异常或缺陷和不同的形态学发育表现相关 [267]，如包括 Alström 综合征、共济失调毛细血管扩张征、Marinesco-Sjögren 综合征、Robinow 综合征、Rothmund-Thomson 综合征、Sohval-Soffer 综合征、Weinstein 综合征、Werner 综合征、Wolfram 综合征 [268-277]。Prader-Labhart-Willi 综合征（与隐睾相关）、Laurence-Moon-Bardet-Biedl 综合征、Alström 综合征通常与继发性性腺功能减退有关，但也可出现原发性性腺功能减退 [278-281]。

(2) 获得性疾病

• 双侧去势手术和外伤：双侧去势手术导致睾酮浓度在数小时内迅速而大幅度地下降，导致严重的雄激素缺乏的临床表现，包括潮热。严重的睾丸钝挫伤和相关的血管损害可能导致睾丸萎缩和睾丸功能丧失，包括雄激素缺乏和生精障碍或孤立的精子产生或功能障碍。

• 毒品和电离辐射：某些影响雄激素产生的药物可能会导致雄激素缺乏。酮康唑和阿比特龙在高剂量（分别每天 >400mg 和 1000mg）下可以抑制 17, 20–裂解酶和 17α–羟化酶的活性，并可与其他药物一起降低肾上腺和睾丸雄激素的产生，用于前列腺癌的治疗 [282-284]。螺内酯是一种非特异性的醛固酮受体拮抗药，主要作为竞争性的 AR 拮抗药，抑制雄激素的作用 [285]。然而，高剂量的螺内酯也可抑制 17, 20–裂解酶和 17α–羟化酶的活性和睾酮的生物合成 [286, 287]。恩扎卢胺是一种竞争性的 AR 拮抗药，它还抑制 AR 受体后的作用（包括 AR 转入细胞核、AR 辅因子的结合和 DNA 结合），用于治疗去势治疗抵抗的前列腺癌 [288]。长期过量饮酒可能直接抑制睾酮的产生，但也可能抑制促性腺激素；它可能与营养缺乏或慢性肝病有关，后者可能导致雄激素缺乏和精子产生障碍 [289, 290]。

一般来说，由于精子发生涉及活跃的细胞复制，生殖细胞室较间质细胞对外部或环境影响（如化疗药物、电离辐射）更为敏感。暴露于这类药物通常会导致原发性性腺功能减退，其特征是出现孤立性的精子产生或功能障碍，FSH 浓度升高。然而，这些药物引起的严重睾丸损伤甚至会导致间质细胞功能障碍或损伤，导致雄激素缺乏和精子生成障碍，伴有 LH 和 FSH 水平升高（FSH>LH 值）。

联合化疗方案包括烷化剂（如环磷酰胺、异环磷酰胺、丙卡巴肼、白消安、苯丁酸氮芥），如用于治疗霍奇金和非霍奇金淋巴瘤和白血病的药物，或用于治疗系统性风湿病的烷化剂，如环磷酰胺，对睾丸的毒性尤其大，可能导致多达 20% 的患者出现雄激素缺乏 [291, 292]。骨髓移植前大剂量化疗和全身照射也可能导致相当大比例的男性患者出现雄激素缺乏。相比之下，接受包括铂类药物在内的联合化疗方案治疗（连同单侧睾丸切除，通常还有放射治疗）的睾丸癌男性雄激素缺乏的患病率相对较低，通常仅为轻度雄激素缺乏，睾酮浓度略低于正常水平，并伴有 LH 浓度升高 [292]。

睾丸暴露在电离辐射中通常会以一种剂量依赖的方式抑制生精作用，600～800cGy 的剂量可能会损害睾丸间质细胞的功能并减少睾酮的产生 [16, 293, 294]。

已由几个小组制订了有关儿童和年轻成人癌症幸存者的睾丸毒性持续监测的临床实践指南 [295, 296]。

• 睾丸炎：睾丸的病毒感染可能会导致睾丸萎缩；精子生成受损；在严重的情况下，还会导致雄激素缺乏。1968 年在麻疹/腮腺炎/风疹疫苗推出之前，流行性腮腺炎很常见，疫苗推出后腮腺炎感染率大幅下降 [297, 298]。但因为有些人担心疫苗接种的潜在不良反应，所以青少年和年轻人中仍存在流行性腮腺炎和睾丸炎。在青春期前腮腺炎睾丸炎非常罕见，与随后的睾丸功能障碍无关。睾丸炎是青春期男孩和成人流行性腮腺炎最常见的并发症。它常会导致永久性的生精小管损伤；精子发生受损；严重的情况下，会导致间质细胞衰竭和雄激素缺乏。

流行性腮腺炎常表现为头痛、发热和身体不适，然后是腮腺炎引起的单侧或双侧腮腺肿大 [297, 298]。由炎症引起的睾丸疼痛和肿胀多发生在流行性腮腺炎发病后大约 10 天或最多 6 周之内，高达 50% 的病例可能是亚临床病例。附睾炎伴睾丸炎的病例约占 85%。流行性腮腺炎相关的睾丸炎单侧好发，但在青少年中，15% 的病例可能是双侧的。在年轻成人中，30% 的病例可能为双侧。即使临床上睾丸炎为单侧，但未受影响的健侧睾丸也可能发生退化性改变。急性感染、炎症和白膜内睾丸肿胀压力升高所致缺血导致生殖细胞脱落。急性期之后生精小管发生纤维化，然后在接下来的数月内（30%～50% 的病例）睾丸萎缩，25%～40% 的患者出现生精功能受损。严重情况下，泼尼松可用于减少与流行性腮腺炎、睾丸炎相关的炎症和肿胀，但不能预防睾丸损伤。

未经治疗或治疗不足的 HIV 感染可能会导致促性腺激素抑制和继发性性腺功能减退，特别是在消瘦和伴有全身疾病的情况下。然而，20%～30% 的 HIV 感染的患者表现为原发性性腺功能减退，其特征是睾酮水平降低和促性腺激素浓度升高。原发性腺功能减退的原因是 HIV 感染引起睾丸炎，或继发于与患者免疫功能受损有关的机会性感染（如巨细胞病毒、胞内分枝杆菌、弓形虫）引起的睾丸炎[299, 300]。

其他常与附睾炎有关的感染性睾丸炎的原因包括 ECHO 病毒、虫媒病毒或淋巴细胞性脉络从脑膜炎感染；年轻人的淋病或衣原体感染；老年男性的尿路病原体，如大肠埃希菌；麻风和结核病；布鲁菌病、鼻疽病病毒和梅毒；寄生虫感染，如丝虫病和血吸虫病[299, 301]。

（3）系统性疾病：影响肝、肾、心和肺的慢性疾病常导致雄激素缺乏的症状和体征及与之一致的低睾酮血症[4, 5]。在这些慢性疾病状态下，临床和生化性腺功能减退的根本原因是复杂的，涉及多因素。疾病本身、疾病相关的并发症、营养缺乏和用于治疗疾病的药物均可能导致或混淆雄激素缺乏的临床表现，还可能抑制促性腺激素和睾酮的产生，从而发挥致病作用。慢性全身性疾病常常同时影响睾丸和下丘脑 – 垂体功能，并导致原发性和继发性性腺功能减退。然而，临床上促性腺激素浓度的测定常提示其为原发性性腺功能减退（即促性腺激素升高）或继发性性腺功能减退（即正常或低促性腺激素）。睾酮治疗对这些系统性疾病患者的益处和风险尚缺乏长期的随机对照研究。

• 慢性肝病：在各种原因引起的慢性肝病的男性中（尤其是那些患有肝硬化或肝衰竭的男性患者），有 50%～75% 的患者出现雄激素缺乏和精子生成受损，表现为性功能障碍、男性乳房发育和睾丸萎缩[4, 5, 302-304]。总睾酮浓度可能较低，但通常位于正常或正常范围高限，这是因为随着肝硬化和慢性活动性肝炎的进展，性激素结合球蛋白浓度显著升高。因此，应使用准确的测定方法测量游离或生物可利用的睾酮浓度来评估是否存在雄激素缺乏。在轻度至中度肝硬化（Child-Pugh A 级或 B 级）的患者中，游离和生物可利用的睾酮浓度通常较低，而 LH 浓度通常较高或处于正常范围高限。

雌激素（雌酮和雌二醇）浓度通常较高，其原因是生成增多（如酒精过量所致）和肾上腺雄激素（如雄烯二酮）清除减少，这为雄激素芳构化为雌激素提供了更多的底物。高浓度的雌激素会导致男性乳房女性化发育（高雌激素 / 雄激素比率）、肝掌和蜘蛛痣，以及催乳素浓度增加。螺内酯治疗腹水和水肿可进一步降低睾酮浓度，阻断雄激素的作用，从而导致男性乳房女性化发育和其他雄激素缺乏的表现。肝硬化和肝衰竭男性患者常见的营养不良、高雌激素和高催乳素会抑制血清 FSH 和 LH，其性激素改变更符合继发性性腺功能减退。30%～50% 的慢性肝病患者会发生少精症或无精症，并伴有精子活力和形态异常。

睾酮治疗雄激素缺乏症通常耐受性良好，但偶尔可能会加重男性乳房发育，很少会因引起液体潴留而增加浮肿和腹水。一项对肝硬化患者进行的为期 12 个月的初步双盲随机安慰剂对照试验发现，睾酮治疗改善了瘦体重和骨量，减少了脂肪量，并改善了血红蛋白和血红蛋白 A1c 浓度[305]。由于免疫抑制药物（如泼尼松和环孢素）常用于预防排异反应，因此睾酮治疗肝移植患者只能部分逆转与慢性肝病相关的性腺功能减退。

• 慢性肾脏病：终末期 CKD 常导致原发和继发性性腺功能减退，导致 50%～60% 的患者出现雄激素缺乏和精子生成障碍[4, 5, 307]。这些患者血清睾酮浓度低，LH 和 FSH 浓度高，很大程度上是因为促性腺激素在肾脏的清除显著减少，以及负反馈减少导致分泌增加。SHBG 浓度通常不受 CKD 的影响，除外肾病综合征，在肾病综合征的情况下，SHBG 浓度可能较低，因此，总睾酮也可能较低。对于后者，应进行游离或生物可利用的睾酮测量以评估雄激素缺乏。精子生成受损，活力和形态正常的精子百分率降低。间质细胞对 hCG 的反应性降低，这与原发性睾丸功能障碍是一致的。LH 脉冲式分泌的频率和幅度改变，表明下丘脑 – 垂体功能也发生了变化。高催乳素血症、相对营养不良、尿毒症、促炎状态、继发性抑制促性腺激素的共病情况、影响睾丸功能的锌缺乏可能导致男性 CKD 患者的睾丸功能障碍。

尚未有评估睾酮治疗的长期临床益处和风险的随机对照试验[308]。血液透析和腹膜透析不能改善睾酮或精子的生成[307, 309]。尽管雷帕霉素抑制药(如西罗莫司)的免疫抑制可能会轻微损害睾丸功能，但成功的肾移植通常可使睾酮和精子生成接近正常[307, 310, 311]。

• 衰老：40 岁后，总睾酮浓度逐渐下降（每年大约下降 1%），导致越来越多的老年男性性腺功能减退[312-314]。由于 SHBG 浓度随年龄增长而增加，因此游离和生物可利用的睾酮浓度下降的速度更快（每年下降 2%～3%）。每天精子产量、精子活动率、正常形态精子百分率、支持细胞数量和抑制素 B 的浓度也随着年龄的增长而下降[144]。睾丸间质细胞数量和睾酮产生对 hCG 刺激的反应减少，这与原发睾丸功能障碍一致[144]。在老年男性中，睾酮浓度存在昼夜节律的变化，但变化幅度较小[64]。此外，与年轻男性相比，老年男性 LH 分泌更加不规则和无序，LH 脉冲分泌的幅度降低。GnRH 脉冲式给药可以使得 LH 脉冲式分泌恢复正常，但无法使睾酮分泌正常化，这与下丘脑 GnRH 分泌受损并伴有原发性睾丸生成睾酮障碍相一致[315, 316]。

血清 LH 和 FSH 浓度随着年龄的增长而增加（每年增加 1%～2%），但通常只有在年龄＞70 岁后才会超过正常范围[312-314, 317]。因此，在中年到老年男性中观察到的与衰老有关的最常见的激素特征是睾酮水平降低，而 LH 和 FSH 浓度正常，与继发性性腺功能减退一致；促性腺激素抑制被认为在很大程度上与年龄相关的合并症（如肥胖、疾病和药物）有关。随着男性年龄的增长，促性腺激素持续上升。与原发性性腺功能减退相一致的低睾酮、高 LH 和 FSH 水平的激素模式，在高龄男性（尤其是 70 岁以后的老年男性）中更为普遍。

随着男性年龄的增长，他们可能会出现慢性器官衰竭或全身性疾病，服用越来越多的药物，并出现与低睾酮浓度相关的营养缺乏或消耗综合征[318]。这些合并症很可能导致男性低睾酮和与衰老相关的临床性腺功能减退。相反，与年龄相关的睾酮浓度下降可能导致在这些情况下观察到的临床性腺功能减退的易感性或严重性。

在社区居住的中年至老年男性中，低睾酮的患病率从 50 多岁男性的 12% 上升到 80 岁以上男性的 48%[313]。然而，临床雄激素缺乏（即与雄激素缺乏和低睾酮浓度相一致的症状和体征）的发生率为 6%～9%，并且随着年龄的增长而增加，在 70 岁以上的男性中达到 18%～23%[196, 197]。当使用更严格的与衰老相关的雄激素缺乏诊断标准（即三种性腺症状和低睾酮水平定义为迟发性性腺功能减退症）时，患病率为 2%，并且随着年龄的增长而增加，在 70 多岁男性中的百分比达到 5%[198]。

伴随年龄的增长，睾酮浓度的下降与身体功能的改变有关，这可能与雄激素缺乏有关[144]。这些改变包括了与身体功能和表现的下降相关的肌肉质量和力量的下降；骨密度降低，骨质疏松和骨折的风险增加；体脂增加；性功能和活动减少，包括性欲下降和勃起功能障碍；活力、精力、情绪和认知功能下降；睡眠质量改变。类似的变化也发生在较年轻的性腺功能减退的男性中，并可通过睾酮治疗得到改善，这增加了随着年龄增长而出现的睾酮浓度下降所可能导致的上述与年龄相关的身体功能变化的可能性。

此前，在不考虑雄激素缺乏症状或体征的情况下，对具有低或正常低值睾酮浓度的老年男性进行的不同睾酮治疗的相对较小的短期（长达 3 年）研究，其结果相互矛盾。大多数研究表明睾酮治疗对改善身体成分有好处，可以增加瘦肌肉或肌肉质量，减少脂肪量。但有关睾酮治疗对肌肉力量和表现、骨密度、性功能、活力和认知功能影响方面的研究结果却不太一致。这些研究中所发现的睾酮治疗的唯一不良反应是出现红细胞过多。

睾酮试验是七项协调、双盲、安慰剂对照研究，按最小化分配，评估睾酮治疗 1 年对大量（788 例）患有明确性腺功能减退症 [性欲低下、行走困难和步行速度慢和（或）精力低下的症状和体征，以及两个早晨的睾酮浓度<275ng/dl；除年龄外，没有其他明显原因] 的老年男性（平均年龄 72 岁）的性功能、身体功能、活力、认知功能、骨密度、贫血和冠状动脉斑块体积的短期影响。研究结果显示，与安慰剂相比，使用睾酮治疗 1 年将睾酮浓度提高到年轻男性正常范围中间，改善了患者的性功能（性活动、性欲和勃起功能障碍）、贫血和血红蛋白、体积骨密度和估计的骨强度；轻度改善了步行距离、情绪和抑郁症状；没有改善认知功能和活力的多个方面。此外，睾酮治疗导致了红细胞增多（血红蛋白浓度>17.5g/dl），少数男性 PSA 浓度增加超过 1.0ng/ml，CT 血管造影显示非钙化冠状动脉斑块体积增加。而在接受睾酮和安慰剂治疗的男性中，LUTS、心血管或前列腺不良事件没有差异（尽管睾酮试验对后者结果的效力不足）[162, 319-323]。

既往对睾酮浓度较低的虚弱的老年男性进行睾酮治疗发现，其对肌肉力量和体能存在有益的影响；在一项小型研究中，自我报告的心血管不良事件增加，但在另一项类似的研究中却没有[324, 325]。睾酮治疗试验[326-328] 的 Meta 分析与评估睾酮治疗相关的心血管事件[329-337] 的药物流行病学研究结果也相互矛盾。对睾酮治疗试验的 Meta 分析虽然效力不足，但并未发现前列腺癌风险增加[338]。而药物流行病学研究却表明睾酮治疗没有或可能增加低级别前列腺癌的发病风险，但降低高级别侵袭性前列腺癌的发生风险[337, 339-342]。

将来需要更大规模的长期随机试验来明确老年男性睾酮治疗的临床益处（如与虚弱和骨折有关）与风险（尤其是与前列腺癌和心血管疾病）之间的平衡。在这些研究结果出来之前，只有在仔细讨论了关于治疗的长期益处和风险的不确定性之后，才应考虑对临床上具有明显雄激素缺乏表现（如性欲低下和贫血）和明确的低血清睾酮浓度的老年男性进行睾酮治疗[116]。

• 其他系统疾病：在接受具有性腺毒性的化疗和放射治疗之前，高达 20% 的男性恶性肿瘤患者（如晚期的霍奇金病或睾丸癌）会出现原发性性腺功能减退症，表现为低睾酮浓度或 LH 浓度升高（或两者兼有）[343-345]。30%～50% 的霍奇金病或睾丸癌患者在治疗前就存在精子生成障碍，其具体机制尚不清楚。

镰状细胞病是一种由 β 球蛋白链的点突变所引起的常染色体隐性遗传疾病，该病异常的血红蛋白（血红蛋白 S）聚合导致镰状、僵硬和脆弱的红细胞。常因血栓形成、局部缺血和梗死、溶血而导致各种脏器反复发作的疼痛与血管闭塞。镰状细胞病是一种常见的疾病，大约每 700 名非洲裔美国婴儿中就有 1 人受到影响。镰状细胞病可导致原发性性腺功能减退症，其特征是睾酮浓度低至正常低水平，促性腺激素水平升高，雄激素缺乏、睾丸萎缩和生精障碍，究其原因可能与该病可导致反复发生的睾丸血管闭塞有关[346-348]。羟基脲的治疗和潜在的锌缺乏可能导致生精障碍。患有镰状细胞病的男性可能会因为阴茎血管闭塞而导致阴茎异常勃起，使用睾酮治疗性腺功能减退可使性欲得以恢复。

在脊髓损伤后的数月至 1 年内，睾酮水平和精子生成可受到抑制，同时促性腺激素通常是正常的。然而，在一些男性中，在正常低值睾酮水平到低睾酮的情况下，LH 或 FSH 或两者都可能升高，这符合原发性性腺功能减退的特点[349]。某些男性在脊髓损伤后表现出慢性的睾酮水平低下和促性腺激素浓度升高[350-352]。后者可能是由药物相关的高催乳素血症、营养缺乏、阻塞性睡眠呼吸暂停或与慢性脊髓损伤相关的共病所致。睾丸活检结果显示，大约 40% 的脊髓损伤的男性患者生精功能受损，但几乎 90% 的人通过 TESE 和 ICSI 可获得成熟精子[353]。

血管炎（如结节性多动脉炎、多血管炎肉芽肿、过敏性紫癜、Behçet 病）或浸润性疾病（如系统性淀粉样变性）可能会导双侧致睾丸损伤，并可能需要进行睾丸切除，从而导致雄激素缺乏和精子生成受损[354-356]。

2. 孤立的精子生成或功能障碍

(1) 先天性或后天发育障碍：隐睾症、肌营养不良和唐氏综合征是最常见的，主要表现为原发性性腺功能减退，其特征是不伴有雄激素缺乏的孤立的精子生成障碍和选择性的 FSH 浓度升高。在精子生成轻度受损的男性患者中，血清促性腺激素浓度正常，但由于采用促性腺激素治疗尚未被证明能够改善生育能力，因此将这类男性患者归类为原发性性腺功能减退伴单纯性精子生成障碍仍最为合适。

(2) 精索静脉曲张：精索静脉曲张是阴囊内围绕精索的盘状静脉丛扩张。这是由血液逆行流入精索内静脉引起，通常是由于精索静脉中的瓣膜缺陷或缺失，很少是由于外在或内在静脉压迫（如肿瘤）导致正常静脉回流受阻。该病通常发生在左侧，大多数病例没有症状。精索静脉曲张在普通人群中的发生率为 10%～15%，在不育男性中则更为常见（高达 30%～40%）[192, 357]。

精索静脉曲张与精子生成障碍和不育的关系尚不清楚[192, 357]。大约 50% 的精索静脉曲张患者精液分析尚正常，大多数精索静脉曲张患者具有生育能力。伴有较粗的精索静脉曲张和不育症的男性常表现为精子数量减少，活力降低，以及形态异常的精子数量增加（如锥形或无定形精子头），但这些异常并非精索静脉曲张所特有的。2%～10% 的不育症男性患者会出现精索静脉曲张。虽然生精功能减退的男性中可能有孤立性的血清 FSH 升高，但睾丸大小和血清睾酮、LH 和 FSH 浓度通常是正常的。精索静脉曲张和精液参数异常的男性睾丸活检显示了一系列的组织病理学结果，包括精子发育不足、成熟停滞和唯支持细胞的生殖细胞组织学。

目前尚不清楚精索静脉曲张结扎术是否能改善男性不育症患者的生育力。有关精索静脉曲张结扎术疗效的对照试验的研究结果并未显示生育率提高。然而，

这些试验通常规模小、异质性强、质量不佳。少数对精索静脉曲张的不育男性和至少一项精液参数异常的不育男性所进行的对照试验表明，精索静脉曲张结扎术可改善自然妊娠率。某些组织也建议对精液分析异常的大型精索静脉曲张患者进行手术结扎[192, 357]。

(3) Y 染色体微缺失：Yq 染色体（Y 染色体的长臂）微缺失是导致精子生成障碍和男性不育最常见的遗传性原因。在严重少精症患者占 5%～10%，在无精症患者中占 10%～15%[181]。在 Y 染色体长臂的三个区域发现了微缺失[181, 182, 358]（图 19-27）。

AZFa 区域包含 *DDX3Y* 和 *USP9Y* 基因，其微缺失通常与无精子症和唯支持细胞综合征有关。*AZFb* 区含有 *RBMY* 和 *PRY* 基因的多个拷贝，该区域的微缺失通常与粗线期初级精母细胞阶段的严重少精症和生殖细胞停滞有关，偶尔与精子发生不足有关。*AZFc* 区含有 *DAZ*（在无精症中缺失）基因，也是大多数 Y 染色体微缺失的区域，通常与精子细胞阶段的生殖细胞停滞或存在一些成熟精子细胞的精子发生不足有关。大约 12% 的非梗阻性无精症患者和 6% 的严重少精症患者存在 *AZFc* 微缺失。*AZFb* 和 *AZFc* 区域的微缺失通常与无精症和唯支持细胞综合征有关。

对于正在考虑进行 ICSI 的夫妇，应该考虑进行 Yq 微缺失分析，因为这些微缺失已被证明会随着 ICSI 程序传递给男性后代[181]。如果对 Y 染色体微缺失的男性进行 ICSI，应该考虑遗传咨询和植入前或产前进行检测。

(4) 唯支持细胞综合征（生殖细胞再生障碍性疾病）：唯支持细胞综合征或生殖细胞再生障碍是一种罕见的组织学诊断，在这种情况下，生精小管完全没有生殖细胞，仅排列着支持细胞，几乎没有纤维化或玻璃化[359]。患有这种疾病的男性表现为不育症、正常的雄激素生成、中小体积的睾丸（体积 10～20ml）、无精症、正常的睾酮和 LH 浓度，以及选择性升高的 FSH 浓度（表明严重的生精小管功能障碍）[360]。偶尔，LH 浓度略高，睾酮对 hCG 刺激的反应降低，提示睾丸间质细胞功能轻度障碍。

唯支持细胞综合征的原因尚不清楚，但它被认为是由性腺细胞迁移失败而导致先天性生殖细胞缺失所致。但在一些家系中，生殖细胞青春期之前就已经存在，随后在青春期或之后消失。唯支持细胞的组织学可能与 *AZF* 区域 Y 染色体长臂的微缺失有关。Klinefelter 综合征、腮腺炎、睾丸炎、隐睾症、电离辐射、烷化剂所引起的生殖细胞严重损伤及死亡可能导致生精小管仅内衬支持细胞。然而，在获得性唯支持细胞综合征的病例中，通常会出现广泛的生精小管硬化或透明变性，睾丸通常较小。先天性唯支持细胞综合征的不育症是不可逆的，但在某些获得性唯支持细胞综合征的病例中，不育症可能随着时间推移而可逆。

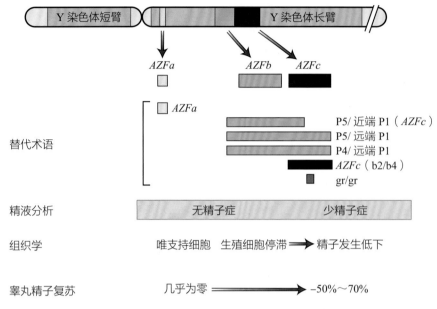

▲ 图 19-27 人类 Y 染色体的短臂（Yp）和长臂（Yq）示意

Yq 区域的缺失，特别是 AZF 区域的缺失，与精子产生的严重缺陷有关。AZFa 区域的微缺失通常与无精子症和唯支持细胞的组织学有关。微缺失最常影响 AZFc 区域，并可能与严重的少精子症或无精子症有关。然而，即使出现少精子症或无精子症，通过活检时提取睾丸精子，也可以从一半的患者身上获得用于卵胞质内单精子注射的精子（引自 McLachlan RI, O'Bryan MK. Clinical review: state of the art for genetic testing of infertile men. J Clin Endocrinol Metab. 2010;95:1013-1024.）

（5）原发性纤毛运动障碍（纤毛不动综合征）：原发性纤毛运动障碍或纤毛不动综合征是一种罕见、异质性的常染色体隐性遗传性纤毛疾病。主要特征是因呼吸道纤毛运动障碍导致黏膜纤毛清除障碍引起的反复呼吸道感染（鼻窦炎和支气管炎）从而导致支气管扩张，以及由于精子尾部运动障碍导致的弱精子症（精子不活动或运动不良）引起的不育[28, 362]。在一半的病例中，纤毛不动综合征与内脏反位有关，被称为Kartagener 综合征。一些男性在没有呼吸道受累的情况下可表现出精子活力异常。

原发性纤毛运动障碍和精子运动障碍的患者表现出轴突、精子鞭毛的微管细胞骨架的超微结构异常，尤其是在动力蛋白臂（运动蛋白复合物）上。几乎所有患有纤毛不动综合征的男性都有编码 DNAH5、DNAI1 或 DNAH11 的基因突变。这些男性表现出不育和孤立性的精子运动障碍，而精子数量和形态结构正常，睾酮和促性腺激素浓度正常。

（6）FSH 受体突变：男性中失活 FSH 受体突变的描述比较罕见[58, 86]。与女性 FSH 受体突变者有原发性闭经和不孕症相比，男性的表现更为多样。一部分表现出为严重的少精症，一部分表现为中度少精症或精子浓度正常但精子形态异常，还有一部分生育能力正常。血清睾酮浓度正常，FSH 浓度升高，LH 浓度略高至正常。在没有 FSH 作用的情况下，睾丸内正常的睾酮分泌可能有助于精子发生和生育能力的持续存在。

（7）获得性疾病：由于生精小管功能比睾丸间质细胞功能更容易受到损害，因此大多数因化疗药物、电离辐射、腮腺炎或其他感染引起的睾丸炎而导致的原发性性腺功能减退的男性常表现出孤立的精子生成障碍，而没有雄激素缺乏。

在治疗淋巴瘤和白血病的联合化疗方案中使用的烷化剂（如环磷酰胺、异环磷酰胺、丙卡巴肼、白消安、苯丁酸氮芥）几乎都会引起无精症，但多达 2/3 的男性在 5 年后可恢复[291, 363-365]。环磷酰胺的作用具有剂量依赖性，恶性肿瘤累积剂量为 10g/m²，可能导致不可逆的严重少精症或无精症[365]。骨髓移植前的高剂量化疗和全身照射通常会导致不可逆的生殖细胞损伤，并伴有无精症或严重少精症和 FSH 浓度升高。睾丸癌患者在接受包括铂类药物、单侧睾丸切除术和经常进行的放射治疗的联合化疗后，精子的生成最初会受到抑制[292]。然而，80% 的男性在 5 年内精子生成会恢复。在化疗开始之前，应该向有生育意愿的男性提供精子冷冻保存，以便随后用于 IUI、IVF 或 ICSI。使用 GnRH 激动剂或外源性睾酮抑制促性腺激素的方法在预防化疗引起的生殖细胞损伤方面的疗效尚未统一证实。

甲氨蝶呤和柳氮磺吡啶可能导致少精症和精子活力低下，并导致不育[366, 367]。人类精子发生过程对电离辐射的影响非常敏感，特别是精原细胞[16, 293, 294]。低至 15cGy 的 X 线剂量抑制精子生成是暂时性的。X 线照射后恢复精子发生所需的时间具有剂量依赖性。在 X 线剂量低于 100cGy 的情况下，精子数量恢复到基线需要 9~18 个月，在 400~600cGy 则需长达 5 年。尽管间质细胞功能对电离辐射有较强的抵抗力，但超过 800cGy 的 X 线照射可能会导致睾丸间质细胞损伤和雄激素缺乏。与化疗一样，放射治疗前的精子库为日后用于 ART 提供了生育的希望。

对睾丸的长期和反复的热创伤（如过度使用热水浴缸）可能会暂时抑制精子生成[368, 369]。此外，工业和实验室中使用的许多化学制剂被认为是睾丸的直接毒素。环境毒素包括二硫化碳（一种用于人造丝生产的溶剂）、二溴氯丙烷（一种杀虫剂）、铅、氧化氘、乙二醇、镉、氟乙酰胺、硝基呋喃、二硝基吡咯、二胺和 α- 氯醇[370]。此外，环境或外源性物质如邻苯二甲酸酯被认为可能作为抗雄激素或雌激素而改变生殖功能；这些药物被称为内分泌干扰物[371]。这些环境因素与导致睾丸发育不全综合征（即尿道下裂、隐睾症、精子数量下降和睾丸癌）的发病率增加有关[372]。

（8）全身性疾病：急性发热性疾病可能会暂时抑制精子发生[373]。在脊髓损伤导致四肢瘫痪或截瘫的男性中，精子生成受损的部分原因可能是腰交感神经支配丧失导致阴囊温度升高[349-351, 353]。在患有恶性肿瘤，特别是霍奇金淋巴瘤或睾丸癌的男性中，30%~80% 的病例在治疗前可能会出现无精症或少精症的精子发生障碍（前者可能与发热，盗汗和体重减轻的 B 症状有关）[331, 343, 345, 364]。

在大多数患有不育症和孤立的精子生成障碍的男性中，病因无法明确。60%~80% 的病例（包括精索静脉曲张男性）发生特发性少精症或无精症[178-180]。如果原发性性腺功能减退症患者的精子发生受损严重，则血清 FSH 浓度可能会选择性升高。精子发生障碍程度较轻且血清促性腺激素浓度正常的男性仍被归类为原发性性腺功能减退症，因为尚未证明促性腺激素治疗可改善此类病例的生育能力。

（六）继发性性腺功能减退的原因
1. 雄激素缺乏和精子发生障碍

(1) 先天性或发育障碍

体质性青春期发育延迟：在继发性性腺功能减退症的鉴别诊断中，要着重鉴别体质性青春期发育延迟，因为它能短暂出现继发性性腺功能减退，这也是青春期延迟的最常见原因，通常与生长迟缓和身材矮小有关[146, 147, 374, 375]。

青春期表型变化之前，最早发生的内分泌事件是调节 GnRH 产生的中枢神经系统机制的激活，LH 脉冲式释放，然后是睾酮分泌，最初是在夜间发生（图 19-5），后来是整天[42]。在逐渐增加的睾酮浓度的作用下，9—13 岁间出现第二性征。

青春期发育的第一个体征是睾丸体积增大至 3ml 以上，阴囊皮肤变薄，随后出现皱褶和色素沉着增加[146, 147, 149, 374, 375]。随后，阴茎长度增加，接下来的

1~2 年阴毛发育，随后是长骨生长（大约 3 年后出现峰值速度）和其他第二性征的发育，如喉结增大和变声。男孩的骨量通常要到第 30 年才能达到峰值。青春期的启动和进展、男性化程度在不同个体存在很大差异，这些差异在很大程度上归因于个体的遗传和种族背景。

14 岁时没有性成熟且睾丸体积小于 3ml 可诊断青春期延迟[146, 147, 149, 374, 375]。由于缺乏性发育和身体发育，青春期延迟的男孩常被认为较同龄人幼稚而难以参加体育赛事，经常承受相当大的心理社会压力。除了性发育不足外，男孩和他们的父母通常还会担心男孩没有生长突增和身材矮小。

在大约 65% 的病例中，CDGP 或短暂性继发性性腺功能减退是青春期延迟的原因[146, 147, 149, 374, 375]。CDGP 在临床上通常与永久性器质性原因所致的继发性性腺功能减退（如由于已知的基因突变或 IHH）或可识别的原因（如垂体或下丘脑疾病）所致的获得性性腺功能减退症难以区别。然而，永久性原因导致的青春期延迟占比不到 10%。性发育和生长延迟的其他病因约占病例的 25%，并且通常在临床表现上容易鉴别。这些原因包括功能性继发性性腺功能减退（如由于慢性全身性疾病、甲状腺功能减退、药物治疗）和原发性性腺功能减退（如由于先天性生精小管发育不良综合征、腮腺炎、化疗、放射治疗）或雄激素抵抗。

CDGP 是正常青春期的生理变异，其特征是生长速度减慢，青春期发育的时间和节奏减慢[146, 147, 149, 374, 375]。由于 GnRH 缺乏症（CHH）家庭中 CDGP 的患病率增加，因此在某些情况下，CDGP 可能代表 CHH 的轻度变异[376]。然而，最近的一项研究发现，患有 CDGP 和 CHH 男孩的遗传特征不同[377]。目前尚未发现决定正常青春期时间变化的基因或遗传多态性；然而，80% 的 CDGP 男孩有青春期延迟或"晚熟"的家族史。

临床上，CGDP 男性患儿在生长、性发育和骨骼发育方面延迟是同步的。身高年龄（即儿童身高在生长图第 50 百分位所对应的年龄）、性发育阶段和骨龄与实际年龄相比都出现了一致的延迟[146, 147, 149, 374, 375]。由于青春期加速了生长速度，CGDP 男性患儿的身高增长速度比同龄人慢。

在没有嗅觉丧失，嗅觉减退或其他形态异常的情况下，CDGP 在临床或生化上无法与永久性 CHH 区分。如果正常患者在 18 岁时未出现自发性青春期，那么诊断通常为 CHH。值得注意的是，18 岁后性腺功能减退症的逆转和恢复已在少数嗅觉丧失（Kallmann 综合征）或正常 CHH 老年男性中报道[378-380]。

尽管比同龄人晚了几年，CDGP 男孩最终会出现正常的生长和性发育[146, 147, 149, 374, 375]。通常可以达到正常身高，但可能无法达到父母身高中值计算所得的靶身高。此外，某些男性的峰值骨量获得可能会受到影

响。患有 CDGP 的男孩可能会因性发育不成熟和身材矮小而遭受严重的情绪困扰、孤立、社会排挤。因此，在排除青春期延迟的器质性病因后，通常在 14 岁或更早就开始低剂量睾酮治疗，以诱导与同龄人更一致的性成熟和生长。睾酮通常以低剂量开始，并在几年内逐渐增加；通过间歇性停药来评估是否发生自发性青春期。

遗传性血色素沉着症：遗传性血色素沉着症是一种常见的常染色体隐性遗传疾病，其特征是胃肠道铁吸收过高，导致许多组织中的铁储存过多，最明显的是肝脏、胰腺、心脏、关节、皮肤、睾丸和垂体[381, 382]。在大多数情况下，遗传性血色素沉着症是由 HFE 突变引起的，最常见的是纯合 C282Y/C282Y 突变（70%～85%）或复合杂合子 C282Y/H63D 突变（5%～10%），很少部分由铁调节基因的其他突变引起，如 TFR2、HAMP、HJV 和 SLC40A1。纯合子 C282Y 突变发生在北欧血统的每 200～400 名高加索人中有 1 名。

无论哪种特定的突变导致遗传性血色素沉着病，铁超载都是肝脏产生的铁调素不足所致，铁调素是一种肽激素，可降解铁转运蛋白，使得十二指肠中铁的吸收失调，组织中铁超载[381, 382]。最初，铁超载导致转铁蛋白铁饱和度增加，随后大多数血色素沉着症男性的铁蛋白浓度增加。因此，生化外显率很高。如果男性的铁饱和度大于 45%，则应考虑评估血色素沉着症。在没有炎症或癌症的情况下，血清铁蛋白水平高于 1000μg/L 与血色素沉着症患者发生肝硬化的风险较高有关，应考虑进行肝活检或 MRI 检查肝铁含量。

与符合铁超载的生化异常相反，遗传性血色素沉着症的临床外显率很低（0.5%～2.0%），铁超载的表现（肝硬化、肝癌、糖尿病、心力衰竭、心律失常、关节痛、多软骨炎、皮肤铜化、性腺功能减退）要少得多[381, 382]。这可能与末端器官的继发性损伤（如酒精性肝损伤）的重要性有关，这些末端器官损伤有助于临床表现的识别，从而通过提高警示和筛查进行早期诊断。临床表现（如果存在）通常出现在 40—60 岁之间，性腺功能减退、皮肤颜色改变和手关节痛通常是铁超载的最早临床表现。

由于垂体铁超载导致选择性促性腺激素缺乏，遗传性血色素沉着症患者中具有末端器官表现的男性几乎都发生继发性性腺功能减退，进一步导致雄激素缺乏和精子发生受损[383]。促性腺激素对 GnRH 刺激的反应消失或明显减弱，LH 和 FSH 浓度通常较低，血清睾酮浓度和精子计数较低。血色素沉着症引起肝硬化后，SHBG 浓度可能会升高；因此，在总睾酮浓度正常的情况下，血清游离睾酮浓度可能较低。因此，需要准确可靠地评估游离睾酮浓度，以确认血色素沉着症所致肝硬化男性的生化雄激素缺乏症。MRI 可以

检测到垂体中的铁沉积。睾丸中也会发生铁超载，可能会引起睾酮对促性腺激素刺激的反应在一定程度上降低，从而导致原发性和继发性性腺功能减退。然而，在大多数情况下，促性腺激素治疗可以刺激正常的睾丸功能，包括精子发生和生育能力。

由于早期诊断和铁超载的程度较轻，性腺功能减退症在铁超负荷的患病率已从早期报道的 10%～100% 下降到最近报道的约 6%。性腺功能减退是可以预防的，并且可以在铁超载的早期通过静脉放血治疗缓解。

先天性低促性腺激素性性腺功能减退症：CHH 是一组罕见的临床异质性疾病，分已知突变或特发性（以前称为低促性腺激素性类无睾症）两类，其特征是不同程度的孤立性促性腺激素缺乏，而垂体其他功能正常[384, 385]。大多数 CHH 病例病因可能是基因突变，但其中有许多突变仍不明确。CHH 的男性患者没有正常的青春期，导致性成熟不完全或类无睾症，雄激素缺乏，以及极低睾酮水平（通常在青春期前的范围内），LH 和 FSH 浓度在低至正常下限水平，精子发生受损。促性腺激素缺乏症是由 GnRH 产生或作用缺陷引起，表现为 LH 脉冲分泌的缺失或节律异常[47]（图 19-7），以及外源性 GnRH 脉冲治疗能够恢复正常的促性腺激素分泌和睾丸功能。CHH 患儿可能患有小阴茎或隐睾症。很少有男性化正常的男性在成年后发展为 CHH[386]。

大约 60% 的 CHH 病例有嗅觉缺失或嗅觉减退，被称为 Kallmann 综合征[384]。嗅球发育失败（可在脑部 MRI 上检测到）是造成嗅觉缺失或嗅觉减退的原因。其余 40% 的 CHH 男性患者嗅觉正常。此外，一些 CHH 男性表现出其他发育缺陷，包括联动（镜像运动）、单侧肾脏发育不全、唇腭裂或高腭弓、感音神经性听力丧失、指骨异常[如并指或近指（第四掌骨）]、牙齿发育不全、眼球运动异常或色盲（后视）和胼胝体发育不全。

Kallmann 综合征的男性患病率为 1/10 000～1/8000，男性占明显优势[男女比例为（4:1）～（5:1）][387]。遗传方式有 X 连锁隐性遗传、常染色体显性遗传、常染色体隐性遗传，也有许多病例呈散发性。Kallmann 综合征的男性家庭成员临床表现可以不同，如嗅觉正常的 CHH、孤立性嗅觉缺失或 CDGP[50, 385, 388]。30%～40% 的 Kallmann 综合征的基因突变是已知的，这些突变在 GnRH 神经元从嗅基板向下丘脑的迁移及胎儿发育过程中嗅球的正常发育中起着重要作用。包括 ANOS1（10%～20%）、FGFR1/KAL2（10%）、PROK2（5%）和 PROKR2（5%）的突变[50, 385, 388]（ANOS1 和 ANOS2 以前称为 KAL1 和 KAL2）。而突变基因不明的 CHH 有时被称为特发性低促性腺激素性性腺功能减退症。

ANOS1 基因位于 X 染色体上，编码一种称为 anosmin1 的细胞外黏附糖蛋白[50, 385, 388]。ANOS1 的突

变或缺失导致 GnRH 神经元不能从嗅基板迁徙到下丘脑，造成严重的 GnRH 缺乏症；它是 X 连锁隐性 Kallmann 综合征（1 型）的主要原因。与其他已知的遗传缺陷相比，由 ANOS1 突变引起的 Kallmann 综合征的表型更为严重，变异性更小。80% 的病例存在运动障碍或运动失调，30% 的病例存在单侧肾脏发育不全。FGFR1 基因编码 FGF 受体，该受体在发育过程中也在 GnRH 神经元的迁移中起重要作用[50, 385, 388]。该基因的突变会导致一系列表型，从严重的常染色体显性遗传 Kallmann 综合征（2 型）和嗅觉正常的 CHH 到与唇腭裂相关的 CDGP（占 30% 的病例），出现牙齿发育不全，以及骨骼异常（如掌骨短和并指）。PROK2 和 PROKR2 编码一种肽及其 G 蛋白耦联受体，在正常的 GnRH 神经元迁移和嗅球发育中起重要作用[50, 385, 388]。具有 PROK2 或 PROKR2 突变的男性患者临床表型变化很大，从严重的 Kallmann 综合征（分别为 4 型或 3 型）到嗅觉正常的 CHH。

在大约 30% 的病例中，嗅觉正常的 CHH 是由下丘脑 - 垂体功能相关基因突变引起的（尤其是在青春期），包括 GNRHR 突变，GnRH 受体突变（10%～20%）；KISS1R 突变，用于编码 kisspeptin1/metastin 的受体，kisspeptin1/metastin 是一种重要的 GnRH 刺激神经肽，尤其是在青春期（2%～5%）；TAC3 突变，用于编码神经激肽 B（另一种重要的 GnRH 刺激性神经肽）及其受体基因 TAC3R；FGFR1/KAL2 突变（2%～5%）；PROK2 突变；瘦素（LEP）及其受体（LEPR）的基因突变，与过度肥胖有关；极少发现的 GnRH 基因突变，即 GNRH1[50, 385, 388]。

低促性腺激素性性腺功能减退症是与特定畸形表现或激素缺陷有关的复杂遗传综合征的组成部分。例如，CHARGE 综合征，特征是眼睛或中枢神经系统异常、心脏异常、鼻后鼻孔闭锁、生长迟缓、生殖器缺陷（性腺功能减退）和耳朵异常（耳聋、耳朵畸形和半规管发育不全），可能与 Kallmann 综合征或嗅觉正常的 CHH 有关[385, 388-390]。在大约 60% 的病例中，CHARGE 综合征是由编码染色质重塑蛋白的 CHD7 突变引起的。在 3%～4% 的 Kallmann 综合征或嗅觉正常的 CHH 男性中发现了 CHD7 突变，据推测 CHH 可能是 CHARGE 综合征的轻度变异。

X 连锁先天性肾上腺发育不良以肾上腺发育不全和嗅觉正常的 CHH 引起的肾上腺功能不全为特征，是由 DAX1 基因上剂量敏感性性别反转 - 肾上腺发育不全关键区域的突变引起的，现在被称为 NR0B1，它编码一个孤儿核受体。SF-1 基因（NR5A1）编码另一个孤株核受体，PC1 基因编码一种参与垂体激素和神经肽翻译后加工的一种酶，以及许多垂体转录因子的基因，如 HESX1、LHX3、LHX4、POUF1 和 PROP1；除了促性腺激素缺乏外，还会导致多种垂体前叶及其他激素的缺乏。后一种转录因子的突变也可能与特定的畸形特征有关。不同于 CHH 男性患者，有多种激素缺乏的患者通常无法响应 GnRH 慢性脉冲给药而使促性腺激素和睾丸功能恢复正常[50, 385, 388, 391]。

在没有嗅觉丧失、嗅觉减退或 Kallmann 综合征特征（如联觉）的情况下，无法准确地将与不伴复杂遗传综合征的嗅觉正常的 CHH 个体和 CDGP 个体区分开[146, 147, 374, 375]。这两种情况都可能有青春期延迟、CHH 和 Kallmann 综合征的家族史，隐睾病史、性成熟延迟或类无睾症的临床表现，血清低睾酮浓度和促性腺激素浓度在低至正常低限。与身高符合自身实际年龄的 CHH 男性患儿相比，CDGP 男性患儿通常表现出部分生长迟缓和身材矮小。CHH 男性患儿可能有小阴茎病史，通常表现出青春期延迟至超过 19 岁，尽管有些人在 20 岁后会自发青春期启动或成年后出现 CHH 缓解，随后也可能复发 CHH[378-380]。目前，还没有诊断试验可以完全可靠地区分嗅觉正常的 CHH 和 CDGP。

在排除青春期延迟的器质性病因（如颅咽管瘤）后，男性患儿通常在 14 岁左右开始低剂量睾酮治疗以诱导性成熟和生长。睾丸激素通常间歇性停止，以评估是否发生自发性青春期，这取决于睾丸大小的增加[146, 147, 374, 375]。CHH 的男孩通常需要持续的睾丸激素治疗才能达到并维持性成熟，而患有 CDGP 的男孩在开始自发分泌促性腺激素和睾酮后无须再进一步治疗。在最初出现性成熟缺失或部分成熟的 Kallmann 综合征或正常 CHH 男性患者中，停止治疗后出现持续逆转的比例高达 10%[378-380]。因此，短暂停止治疗以评估所有患者性腺功能减退的可逆性是合理的。

如果有生育需求，则停止睾酮治疗，改为促性腺激素替代疗法（部分中心使用 GnRH 脉冲式替代）以刺激精子发生。尽管对促性腺激素的反应较慢，既往的睾酮治疗可能会进一步抑制内源性促性腺激素的分泌，但之前的雄激素治疗不会影响后续精子发生对促性腺激素治疗的总体反应[392-394]。治疗前睾丸体积较大、有性成熟表现、没有隐睾症和其他原发性睾丸疾病病史的患者，促性腺激素治疗更有可能刺激精子发生[386, 395]。即使没有下丘脑 - 垂体 - 睾丸疾病的临床证据，10%～20% 的 CHH 男性对 GnRH 长期脉冲式治疗也没有足够的促性腺激素分泌或睾丸反应，这表明存在潜在的垂体或睾丸缺陷[396]。

CHH 的男性患有不同程度的促性腺激素缺乏症，表现为持续但异常的脉冲式 LH 分泌[47]（图 19-7）。部分 CHH 男性患者 FSH 的分泌相对于 LH 的分泌占主导地位，可以出现部分生殖细胞成熟和精子发生，以及一种罕见的 CHH 变异形式，称为孤立性 LH 缺乏症或"可育性类无睾症候群"[397-399]。该综合征的特征是由于 LH 缺乏引起青春期出现雄激素缺乏或类失睾症，但由于 FSH 分泌相对保留，青春期或近乎成人大小的睾丸中存在晚期精子发生。然而，正如该综合征的名称可能暗示的那样，这些男性的精子发生通常并不完全正常，他们也不生育。由于只有相对的促性腺激素缺乏症，并且存在一些精子发生，因此用 LH 样活性（hCG）治疗可刺激间质细胞睾丸激素的产生并改善雄激素缺乏症，刺激足以诱导生育力的精子发生。据报道，在没有 *FSHβ* 突变的情况下，男性患有孤立的 FSH 缺乏症但促性腺激素脉冲式分泌缺陷的程度和性质尚未得到充分证明 [400-402]。

LHβ 突变失活的男性通常表现出青春期发育不足，精子发生受损或无精子症，以及不育 [59, 403, 404]。最近有研究报道，一名携带 *LHβ* 突变的男性患者产生了具有部分活性的 LH 分子（如少数成熟间质细胞中类固醇生成酶的表达和睾丸内睾丸激素浓度低所表明的），有完全且数量正常的精子发生 [80]。该患者在 LH 和睾丸内睾酮浓度极低，血清 FSH 浓度高实现了完全的精子发生。*FSHβ* 突变失活的男性通常表现为检测不到 FSH、睾酮低至正常低限、LH 浓度高的无精子症 [80, 82-85, 405, 406]。

继发性性腺功能减退可能存在于几种复杂的遗传综合征中，如 Prader-Labhart-Willi 综合征（肌张力低下 – 智力减低 – 性发育低下 – 肥胖综合征）、Laurence-Moon-Bardet-Biedl 综合征 [性幼稚 – 色素性视网膜炎 – 多指和（或）趾畸形综合征]、Alström 综合征、Bjornstad 综合征、Börjeson-Forssman-Lehmann 综合征、Bosma 综合征、Chudley 综合征、Costello 综合征、Gordon-Holmes 综合征、Johnson-McMillin 综合征、Juberg-Marsidi 综合征、LEOPARD 豹皮综合征（多发性雀斑样痣、心电图异常、瞳距过宽、肺动脉狭窄、生殖器异常、生长迟缓和感音神经性耳聋）、Martsof 综合征、Moebius-Poland 综合征、Roifman 综合征、Rud 综合征（性腺功能减退 – 智力障碍 – 皮肤过多角化综合征）和 Woodhouse-Sakati 综合征 [267, 280, 407-422]。这些综合征大多数是由儿科医生和儿科内分泌学家根据该综合征特有的特定畸形特征和先天性异常的聚类来诊断的。这些疾病中的继发性性腺功能减退通常会导致青春期前发生的雄激素缺乏。许多但不是所有这些综合征都与中枢神经系统异常或智力障碍有关。肥胖可能导致性腺功能减退，并可能提醒临床医生复杂遗传综合征的潜在存在。据报道，Prader-Labhart Willi 综合征、Laurence-Moon-Bardet-Biedl 综合征和 Alström 综合征等一些综合征与原发性和继发性性腺功能减退有关 [267]。继发于这些疾病的性腺功能减退通常会在青春期前就表现出雄激素缺乏。但并非所有这些症状都与中枢神经系统异常或智力残疾有关。肥胖可能导致性腺功能减退，也可能合并复杂遗传综合征的存在。某些综合征，如 Prader-Labhart-Willi 综合征、Laurence-Moon-Bardet-Biedl 综合征和 Alström

综合征，已被报道与原发性和继发性性腺功能减退有关 [270, 278, 279, 281]。

（2）获得性疾病

高催乳素血症：高催乳素血症是继发性性腺功能减退症的常见病因。这些患者睾酮水平偏低，促性腺激素水平偏低至正常低限，并伴有性功能障碍（性欲减退和勃起功能障碍）、不育和男乳女化 [423, 424]。相对较高的雌激素和孕酮水平是诱发女性乳腺导管增生和腺体形成的必需条件，而男性乳房未暴露在高雌激素和孕酮环境中，因此，男性高催乳素血症患者通常较少出现泌乳现象。高催乳素血症主要通过抑制下丘脑脉冲性 GnRH 分泌而引起促性腺激素缺乏，表现为自发性 LH 脉冲频率和幅度降低，通过多巴胺激动剂或 GnRH 脉冲治疗可以恢复正常的 LH 脉冲和睾酮水平 [425]。

高催乳素血症导致临床继发性性腺功能减退症的常见病因是催乳素瘤、垂体柄疾病（如非催乳素瘤压迫垂体柄或垂体柄损伤）、下丘脑疾病（如下丘脑肿瘤、肉芽肿性疾病）及药物影响 [423, 424]。

女性催乳素瘤通常为微腺瘤，而男性催乳素瘤则通常为大腺瘤，原因可能是因为男性催乳素瘤缺乏明显症状或肿瘤的生物学行为存在性别差异 [426, 427]。约 10% 的病例同时存在催乳素和生长激素分泌过多。催乳素大腺瘤男性患者，血清催乳素水平通常高于 250ng/ml，当肿瘤直径大于 2cm 时，血清催乳素水平可高于 1000ng/ml。一些大量分泌催乳素的大腺瘤患者的血清催乳素水平检测仅轻微升高，这是由于双位点夹心酶联免疫分析法中使用的捕获抗体和检测抗体饱和导致的检测误差，这种现象被称为前带效应或钩状效应，因此需要在检测前稀释血清样本 [428]。对于垂体大腺瘤和中度高催乳素血症患者，应考虑连续稀释样本后进行催乳素测定。

影响垂体柄的疾病和下丘脑疾病也可能会引起高催乳素血症，因为前者会破坏下丘脑 – 垂体门脉系统，影响多巴胺从下丘脑到垂体的运输，而后者则会导致下丘脑多巴胺能神经元丢失。非催乳素型垂体大腺瘤向鞍上生长，压迫垂体柄，也会引起高催乳素血症，血清催乳素水平在 20～250ng/ml，有时还会更高 [423, 424]。

导致高催乳素血症（催乳素水平通常＜100ng/ml）的药物会干扰下丘脑多巴胺的产生或作用，或影响中枢神经递质（如血清素）对多巴胺分泌的调节 [429, 430]。最常引起高催乳素血症的药物是多巴胺 D_2 受体拮抗药，如典型抗精神病药物（吩噻嗪类、硫杂蒽类和丁酰苯类）、一些非典型抗精神病药物（如利培酮、吗茚酮）、促胃肠道动力药物（如胃复安、多潘立酮）。相比之下，新型非典型抗精神病药物（如氯氮平、奥氮平、喹硫平、齐拉西酮和阿立哌唑等）导致催乳素升高的作用要小得多。其他引起高催乳素血症的药物还包括一些三环类抗抑郁药（如氯米帕明）、单胺氧化酶抑制药（如帕吉林及较少使用的氯吉兰）和抗高血压药物（维拉帕米及很少使用的 α- 甲基多巴、利血平）。选择性 5- 羟色胺和 5- 羟色胺去甲肾上腺素再摄取抑制药一般对催乳素水平影响很小，甚至没有影响。

慢性肾脏病患者的血清催乳素水平可随肾功能损害程度的增加而升高，原因可能是催乳素的分泌增加和清除减少，导致与慢性肾衰竭相关的性腺功能减退症。与原发性甲状腺功能减退症相关的轻度高催乳素血症通常不会显著抑制促性腺激素分泌，也不会引起继发性男性性腺功能减退症。然而，如果原发性甲状腺功能减退症严重且长期存在，则可能会引起垂体轻度肿大，与垂体瘤难以鉴别。

治疗应首先针对高催乳素血症的潜在病因。对于催乳素分泌型大腺瘤男性患者，首先使用多巴胺激动剂药物，如溴隐亭或卡麦角林 [423, 424, 426, 431]。多巴胺激动剂治疗通常可以降低血清催乳素水平，减小肿瘤体积，以及改善视野缺损。这些药物也可以改善性功能障碍，使睾酮恢复至正常水平，并改善精液质量。对于使用足量多巴胺激动剂但仍存在持续性腺功能减退的男性患者，可启动睾酮替代治疗以治疗雄激素缺乏。睾酮经过芳香化酶转化成雌二醇，理论上这种雌激素能通过直接作用于垂体催乳素细胞而升高催乳素水平，同时刺激肿瘤生长。这种现象也可能导致患者对多巴胺激动剂治疗耐药 [432]，因此，在睾酮替代治疗过程中需要监测肿瘤大小。

对于一些多巴胺激动剂单独治疗无反应的男性患者，促性腺激素或 GnRH 脉冲治疗可能是必要的，可以刺激精子发生和诱导生育。对多巴胺激动剂耐药的催乳素瘤可能需要手术或放疗，垂体卒中或出现快速进展的肿瘤占位效应（如视力丧失）则需要紧急手术。使用导致高催乳素血症的药物则需要停药或换用不影响催乳素水平的药物。对于抗精神病药物和抗抑郁药物，药物方案更应与患者的精神科医生商榷 [429]。若不能停用或更换药物，则需要进行睾酮替代以治疗雄激素缺乏。因有加剧精神疾病的风险，在继续使用有害的抗精神病药物的同时，添加多巴胺激动剂应非常谨慎。

阿片类药物：使用麻醉剂、阿片类药物或滥用药物，可能会严重抑制促性腺激素分泌，导致严重的雄激素缺乏。阿片类药物，尤其是强效长效麻醉镇痛药，如美沙酮（> 30mg/d）、控释或鞘内注射硫酸吗啡、芬太尼透皮贴剂；滥用药物涉及海洛因（二乙酰吗啡）或羟考酮缓释片（奥施康定）[433-437]。

长期使用阿片类药物会导致症状性雄激素缺乏，导致性功能障碍、骨密度减低、骨质疏松风险增加等长期不良后果。长期使用阿片类药物是继发性性腺功能减退症的常见病因，与雄激素缺乏和精子生成受损有关。虽然睾酮治疗的收益和风险尚未在随机对照研

究中进行评估 [438]，因长期使用阿片类药物导致的继发性性腺功能减退症患者仍应考虑睾酮替代治疗。相比之下，短期使用阿片类药物或短效阿片类药物（如术后）只会引起促性腺激素和睾酮的短暂抑制，不需要治疗。

使用纳洛酮或纳曲酮等阿片类受体拮抗药会导致正常男性 LH 脉冲频率增加，提示下丘脑内源性阿片系统对 GnRH 脉冲分泌产生负调控作用 [439]。因此，外源性给予阿片类药物极有可能通过抑制下丘脑 GnRH 分泌而导致促性腺激素分泌减少。外源性阿片类药物对 GnRH 分泌的影响可能是由 μ 阿片受体介导的。纯 μ 阿片受体激动剂美沙酮相比于丁丙诺啡抑制促性腺激素和睾酮的情况更常见、更严重，丁丙诺啡是部分 μ 受体、δ 受体和类阿片受体 1/ 孤啡肽受体激动剂和 κ 阿片受体拮抗药 [434, 440]。美沙酮和丁丙诺啡在临床上均用于阿片类药物成瘾的戒毒和维持治疗。

长期服用大剂量长效阿片类药物的男性患者，其体内血清睾酮、LH 和 FSH 通常会受到严重抑制，精子生成功能也会受影响 [436, 441]。在使用美沙酮的男性精液分析中，最明显的异常是精子活力降低（弱精症），也可见精子形态结构异常（畸形精子症）和少精子症 [367]。据报道，人类精子中存在功能性 δ、κ 和 μ 阿片受体 [442]，因此，外源性阿片类药物可能通过直接作用降低精子活力，而独立于其对下丘脑 – 垂体 – 睾丸轴的影响。

性类固醇：性类固醇（雄激素、孕激素或雌激素）通过下丘脑或垂体（或两者均有）的负反馈机制抑制促性腺激素分泌，长期给药可引起继发性性腺功能减退症，导致雄激素缺乏和精子生成功能受损。

大量青少年和成年男性使用合成雄激素（合成代谢雄激素类固醇）和睾酮以增加肌肉体积和力量，提高运动成绩或改善身体外观。为了达到这些目的，雄激素往往以极高剂量和各种组合 / 模式被长期使用。在不同的人群中，合成代谢类固醇滥用的发生率为 1%~6%，包括高中生、大学生、举重运动员、健美运动员（常有肌肉焦虑症，对肌肉外观有强迫症般的关注）、年轻业余运动员和竞技运动员 [131, 443, 444]。

长期使用大剂量合成代谢雄激素类固醇期间，体内血清睾酮、LH 和 FSH 水平很低，精子数通常被抑制，甚至达到严重的少精症或无精症 [131, 443-445]。除非同时使用睾酮替代，否则血清睾酮水平偏低，因为合成代谢雄激素类固醇在睾酮测定中无交叉反应。由于合成代谢类固醇的雄激素作用，服用这些药物的个体可能不会有雄激素缺乏症状。

在停止长时间使用合成代谢类固醇后，下丘脑 – 垂体 – 睾丸轴通常需要数周至数月恢复。然而，一些男性可能会经历持续几个月到几年的症状性性腺功能减退，多见于老年男性，原因未明 [131, 443-446]。由于

这些人在服用合成代谢类固醇之前是否存在潜在的性腺功能减退一般无法得知，因此，如果继发严重性腺功能减退症，则需要接受适当的检查，如鞍区影像学检查。使用合成代谢雄激素类固醇后出现长期继发性性腺功能减退会引起性功能障碍和抑郁情绪，症状严重可能导致停药困难及合成代谢类固醇依赖。此时可能需要睾酮治疗以缓解雄激素缺乏症状或促性腺激素（hCG）刺激精子生成和诱导生育。虽然现有研究不多，但也有报道超适应证使用柠檬酸克罗米芬和芳香化酶抑制剂来刺激这些男性患者的促性腺激素和睾酮分泌 [447]。

长期服用大剂量孕酮（如醋酸甲地孕酮、醋酸甲羟孕酮）或雌激素（如己烯雌酚）也会抑制促性腺激素和睾丸功能，导致继发性性腺功能减退。醋酸甲地孕酮有助于刺激癌症和 AIDS 等消耗性疾病患者食欲，该治疗剂量会导致严重的症状性雄激素缺乏并抑制精子生成 [448]。因为醋酸甲地孕酮引起的体重增加，增长的主要是脂肪而不是肌肉，部分原因是醋酸甲地孕酮导致雄激素缺乏 [449]。最重要的是，醋酸甲地孕酮可能因同时抑制皮质醇生成而导致症状性、潜在致命性继发性肾上腺功能不全 [448]。醋酸甲地孕酮和醋酸甲羟孕酮均已应用于前列腺癌患者的医学去势治疗 [450]。醋酸甲羟孕酮也被应用于降低精神疾病中表现异常性行为（性倒错）患者的性欲，并在男性避孕研究试验中与睾酮（防止雄激素缺乏）联合用于抑制精子的发生 [105, 451]。使用雌激素（如用于前列腺癌的低剂量己烯雌酚）、暴露于含雌激素物质或雌激素分泌肿瘤（如睾丸支持 - 间质细胞瘤）产生过多的雌二醇会抑制促性腺激素和睾酮的生成，从而引起继发性性腺功能减退，患者通常伴有明显的男乳女化 [452-455]。

促性腺激素类似物：GnRH 类似物（包括激动剂和拮抗药）会严重抑制内源性促性腺激素和睾酮生成（即医学去势），常被用于治疗雄激素依赖的病理状态，如局部晚期或转移性前列腺癌和中枢性性早熟 [202, 456, 457]。给予 GnRH 激动剂（如亮丙瑞林、戈舍瑞林）后会出现促性腺激素和睾酮分泌的初始激增（"闪烁现象"），随后的 1～2 周内 GnRH 受体下调，则会显著抑制促性腺激素和睾酮至去势水平 [202]。睾酮水平初始的激增与转移性前列腺癌的临床发作有关，有报道称膀胱出口梗阻、骨痛、病理性骨折、脊髓受压和死亡病例增加。但这些并发症十分罕见，是否与睾酮水平的初始增加直接相关目前还不明确。为预防与睾酮激增相关的潜在并发症，雄激素受体拮抗药（如比卡鲁胺）通常与 GnRH 激动剂共同应用于转移性前列腺癌患者 [458]。与 GnRH 激动剂相比，GnRH 拮抗药（如地加瑞克）可立即抑制促性腺激素和睾酮分泌，而不引起闪烁现象，但使用 GnRH 激动剂和拮抗药的临床结局是否存在差异尚不明确 [456, 457]。

对局部晚期或转移性前列腺癌的男性患者持续给予 GnRH 激动剂可使睾酮降低至去势或接近去势水平，同时引起严重雄激素缺乏症状，包括性功能障碍、性欲降低、自发勃起减少、精力、动力降低、情绪低落、易怒、潮热、睡眠障碍、记忆力、注意力下降、肌肉、力量减少、脂肪量增加和胰岛素抵抗、骨密度下降致骨量减少或骨质疏松、男乳女化、脱发、血红蛋白和血细胞比容下降、生活质量显著下降 [201, 202]。因此，在晚期前列腺癌的治疗中，越来越多医师选择间歇性使用 GnRH 激动剂。然而，大量停用 GnRH 激动剂治疗的男性患者睾丸功能仍然受抑制，睾酮水平在去势或性腺功能减退范围持续较长时间（长达 1～3 年）[459-461]。睾丸功能抑制时间延长的危险因素是 GnRH 激动剂治疗时间延长、高龄（> 70 岁），以及治疗前已存在的低睾酮水平和性腺功能减退。

部分（但非全部）大型人群观察研究发现，延长 GnRH 激动剂治疗时间会增加糖尿病、冠心病、心肌梗死、心源性猝死、脑梗死和骨折风险。因此，美国 FDA 建议，在使用 GnRH 激动剂治疗前应评估这些疾病的风险，权衡其收益和风险，并建议在治疗期间密切监测 [202, 462-465]。2011 年一项随机试验的 Meta 分析显示，对预后不良的前列腺癌男性患者进行雄激素剥夺治疗与心血管死亡风险的增加无关，但与前列腺癌特异性死亡率的降低有关 [466]。然而，另外一项队列和随机试验的 Meta 分析发现，雄激素剥夺治疗与非致命心血管事件和急性心肌梗死的风险增加相关 [467]。

垂体功能减退症：垂体或下丘脑的破坏性或浸润性病变通常会导致垂体激素分泌不足（垂体功能减退症）和促性腺激素缺乏，从而导致雄激素缺乏和精子生成障碍。据估计，垂体功能减退症患病率约为 1/2200 [468, 469]。

垂体功能减退症最常见病因是垂体瘤及其治疗（垂体切除术或放疗）、下丘脑或鞍旁肿瘤，如颅咽管瘤、脑膜瘤、视神经胶质瘤或星形细胞瘤、转移癌（来自乳腺、肺、结肠或前列腺）、松果体瘤、生殖细胞瘤、脊索瘤和室管膜瘤，这些肿瘤约占 90% 病例 [468, 469]。

垂体或下丘脑（或两者均有）引起垂体功能减退症的其他病因包括头颅放射治疗（颅内肿瘤、急性淋巴细胞白血病预防、鼻咽癌、全身照射）、血管损伤（创伤性脑损伤 [470-472]、垂体卒中、蛛网膜下腔出血、缺血性脑梗死、血管畸形）、肉芽肿或浸润性疾病（结节病、X 型组织细胞病、肉芽肿性多血管炎、血色素沉着病、输血引起的铁超载）、感染（结核病、曲霉病等真菌感染或球虫病、基底膜脑膜炎、脑炎、梅毒、Whipple 病）、垂体柄疾病（如颅底骨折或垂体柄手术等创伤性损伤、肉芽肿性疾病、淋巴细胞性漏斗神经垂体炎、感染、肿瘤）、淋巴细胞性垂体炎（尤其是常见于男性的淋巴细胞性漏斗神经垂体炎，而不是常见于女性的淋巴细胞性腺垂体炎）和自身免疫性垂体炎（如使用细胞毒性 T 淋巴细胞相关蛋白 4 抑制剂，如伊匹单抗）[470-475]。这些病因将在第 9 章中讨论。

垂体的破坏性或浸润性病变（如无功能垂体瘤）通常导致垂体前叶功能逐渐或进行性丧失。最初通常是 GH 和促性腺激素（LH 和 FSH）不足（即继发性性腺功能减退），随后是 TSH 不足（继发性甲状腺功能减退），最后是 ACTH（继发性肾上腺功能不全），最终导致全垂体功能减退[468, 469]。然而，这种激素受累顺序也有例外，这取决于垂体病变的具体位置和基础疾病的进展。例如，淋巴细胞性垂体炎通常导致 ACTH 和 TSH 缺乏，但不影响促性腺激素分泌。在接受累及下丘脑 – 垂体轴的放疗后，ACTH 缺乏比 TSH 缺乏更常见。累及下丘脑的疾病中，垂体前叶激素缺乏则更加难以预测，部分原因是下丘脑生成垂体激素释放因子的核团的解剖位置更分散。垂体卒中等急性破坏过程通常引起全垂体功能减退。

累及下丘脑或垂体柄高位的疾病可能与尿崩症有关，尿崩症是由视上核或室旁核中合成精氨酸加压素的神经元破坏或逆行变性引起[476-479]，仅累及垂体不会引起尿崩症。

下丘脑和垂体柄疾病可能因多巴胺能神经元缺失或下丘脑 – 垂体门脉系统中断，影响多巴胺从下丘脑到垂体的运输，而引起高催乳素血症。垂体微腺瘤或垂体大腺瘤可分泌催乳素，而非分泌型垂体大腺瘤或分泌其他激素（如 GH）的垂体大腺瘤向鞍上生长则可能阻断下丘脑 – 垂体门脉系统而引起高催乳素血症。

青春期前男孩的垂体功能减退导致促性腺激素缺乏，表现为青春期延迟和类无睾症，而成年男性则表现为雄激素缺乏，如性欲降低和勃起功能障碍。然而，对于继发性性腺功能减退症患者，临床医生必须警惕其他垂体激素（ACTH、TSH、GH 和 AVP）缺乏的可能性和临床表现。垂体瘤可能引起垂体激素分泌过多，并导致一系列临床综合征，如催乳素分泌过多引起高催乳素血症，ACTH 分泌过多引起库欣综合征，GH 分泌过多引起肢端肥大症，而促性腺激素、游离 α 亚基和 β 亚基通常不会引起激素分泌过量，很少引起性早熟，TSH 分泌过多引起甲状腺功能亢进症较少见。垂体瘤还可能引起占位效应，如头痛、视力下降和视野缺损（典型表现是双眼上象限或颞侧偏盲，也可能表现为单侧或各种视野缺损），以及不常见的脑脊液鼻漏、脑神经麻痹、颞叶癫痫和人格改变[468, 469, 480, 481]。对于下丘脑或垂体疾病患者，应高度怀疑是否存在继发性肾上腺功能不全，因为这是一种症状、体征非特异性，却可能危及生命的可治性疾病。对于临床表现为生长迟缓和体质性青春期发育延迟的垂体功能减退症男性患儿，生长激素缺乏可能与促性腺激素缺乏同时存在，导致矮小和生长发育迟缓。

由于垂体功能减退而出现继发性性腺功能减退的男性患者，血清睾酮水平和精子数通常都很低，LH 和 FSH 水平明显偏低，少数处于正常低限至较正常值稍低范围。与先天性低促性腺激素性性腺功能减退症相比，完全性垂体功能减退症男性患者可能出现更严重的睾酮缺乏[482]。促性腺激素对急性或慢性 GnRH 刺激的反应不能作为临床有效的鉴别诊断试验，因其不能可靠地区分垂体和下丘脑源性垂体功能减退症所致的促性腺激素缺乏。若在初步临床和实验室检查的基础上怀疑垂体功能减退症，进一步的评估则应包括下丘脑 – 垂体影像学检查、视野检查、垂体前叶激素缺乏或过量分泌的检测。下丘脑 – 垂体影像学检查以钆对比剂 MRI 增强为佳，因其与 CT 相比能更好地识别下丘脑和垂体疾病及确定范围（尽管 CT 更便宜，并且 CT 也可同样敏感地识别垂体大腺瘤或颅咽管瘤中常发现的微钙化，并能更准确地评估蝶鞍旁骨破坏）[468, 469]。

治疗主要针对垂体功能减退症的病因和垂体激素缺乏，包括睾酮替代治疗继发于促性腺激素分泌不足的雄激素缺乏[468, 469]。经蝶窦手术治疗垂体瘤，约 50% 患者垂体功能得到改善。60%～75% 的病例中，多巴胺激动剂治疗催乳素瘤可改善垂体功能。若有生育需求，则停止睾酮治疗，开始促性腺激素治疗，最初仅用 hCG。对于获得性促性腺激素缺乏、睾丸体积正常且没有原发性睾丸疾病的男性患者，则单独使用 hCG 治疗（不使用 FSH 治疗），可刺激精子发生，以恢复生育能力[79]。

(3) 系统性疾病

• 糖皮质激素过量（库欣综合征）：过量的外源性或内源性糖皮质激素（后者由垂体库欣病、异位 ACTH 综合征或肾上腺腺瘤引起）是继发性性腺功能减退的常见获得性原因，导致症状性雄激素缺乏和精子生成受损[483-486]。与肾上腺腺瘤相比，一些糖皮质激素过量分泌的肾上腺癌男性患者，往往会出现雄激素和盐皮质激素的过量分泌，因而无雄激素缺乏表现。

糖皮质激素主要通过抑制下丘脑 GnRH 分泌来抑制促性腺激素，但也可能对睾丸功能有直接抑制作用，从而引起原发性或继发性性腺功能减退症。然而，高剂量糖皮质激素免疫抑制治疗通常与睾酮水平低和促性腺激素水平正常低限相关，与继发性性腺功能减退症一致。在接受糖皮质激素治疗的部分男性患者中，促性腺激素会升高或轻度升高，提示原发性性腺功能减退。

临床工作中常观察到，高剂量糖皮质激素治疗，但引起性腺功能减退症也可能导致性功能减退症，每天剂量低至 5.0～7.5mg 泼尼松，尤其是老年男性。由于高剂量糖皮质激素可能会抑制性激素结合球蛋白水平，因此准确测量游离睾酮对生化诊断性腺功能减退症十分重要（即计算游离睾酮或通过平衡透析测定游离睾酮）。研究发现，慢性糖皮质激素治疗的男性患者接受睾酮治疗可以改善肌肉质量、骨密度和生活质量[487]。

• 慢性器官衰竭：慢性器官衰竭，如肝硬化、慢性肾脏病、慢性肺病或慢性心脏病是症状性继发性性腺功能减退症的常见病因[4,5]。慢性系统性疾病往往在多个部位影响下丘脑 – 垂体 – 睾丸轴，引起原发性和继发性性腺功能减退症，但许多疾病表现为血清睾酮水平偏低和促性腺激素水平低至正常低限，提示继发性腺功能减退症。

临床和生化诊断的性腺功能减退症的病因受多因素影响，如慢性疾病本身及营养不良、消瘦、促炎状态（促炎细胞因子升高，如 IL-2、IL-6 和 TNFα）等相关情况[488]，药物使用（如酒精、阿片类药物、糖皮质激素），以及慢性应激和其他共病。这些因素可以抑制促性腺激素水平，并导致与慢性器官衰竭相关的继发性性腺功能减退症。这些因素对性腺功能减退症的临床、生化表现影响程度因人而异。此外，慢性器官衰竭或系统性疾病患者低睾酮血症的生化诊断可能受性激素结合球蛋白水平影响。因此，需要准确可靠地测定游离睾酮水平以诊断慢性全身性疾病患者的雄激素缺乏。

任何病因引起的肝硬化（如酒精性或非酒精性肝病）患者通常可有以下激素改变：轻中度肝病（Child-Pugh A 级或 B 级）伴原发性性腺功能减退（即游离睾酮低，LH 高，FSH 正常或正常高限）和重度至终末期肝病（Child-Pugh C 级）伴继发性性腺功能减退（即游离睾酮低，LH、FSH 正常低限）[303,304]。性激素结合球蛋白水平随着肝硬化严重程度的增加而增加，尽管游离睾酮水平低，同时有雄激素缺乏的临床表现，但血清总睾酮水平仍正常或偏高。患肝硬化的男性患者，其精子生成功能通常受到损害，精子活力降低。

酒精性肝硬化患者中，由于酒精及其代谢产物乙醛诱导肾上腺雄激素（如雄烯二酮）生成增加，同时雄激素的肝脏清除减少，随后雄烯二酮芳构化为雌酮并转化为雌二醇，导致血清雌酮和雌二醇水平相对较高[4,5]。与非酒精性肝硬化相比，酒精性肝硬化男性患者的一些常见临床表现是雌激素过多引起的，包括男性乳房发育、肝掌、多血质、蜘蛛痣和男性体毛减少（腋毛、阴毛减少和出现女性盾式分布阴毛）。由于酒精的直接毒性作用，患有严重酒精性肝硬化的男性患者通常有睾丸萎缩（通常质地柔软）表现。

严重肝硬化的男性患者中，GnRH 脉冲性分泌减少和垂体对 GnRH 的反应下降将导致继发性性腺功能衰竭[489]。螺内酯是一种 AR 拮抗药和雄激素生物合成抑制药，用于治疗与门脉高压相关的水肿和腹水，可能引起雄激素缺乏、男性乳房发育和性腺功能减退症状。蛋白质 – 热量营养不良、肝硬化并发症（如感染）和长期酗酒也是这些慢性疾病男性出现相关临床表现

和低睾酮水平的原因。一项为期 12 个月、针对肝硬化伴低睾酮水平的男性患者进行的双盲、安慰剂对照研究发现，睾酮治疗是安全的，它可以增加瘦体重、骨量和血红蛋白水平，并且减少脂肪量[305]。成功的肝移植可以改善但不能恢复正常的性腺功能，这可能与糖皮质激素和其他药物的慢性免疫抑制治疗有关[490]。

由于肾脏清除率降低，CKD 通常表现为低血清睾酮和高促性腺激素水平，这与原发性性腺功能减退一致[4,5,307,309,311]。随着 CKD 分期增加，精子水平和活力逐渐降低，精子形态逐渐发生改变[491]。然而，LH 脉冲性分泌的幅度降低提示 CKD 男性患者下丘脑 – 垂体功能受损[492]。促性腺激素分泌的抑制也可能与同时存在的尿毒症、高催乳素血症、营养不良、促炎状态、共病（如糖尿病）和肥胖有关，并且一些男性患者的激素改变与继发性性腺功能减退更一致（即低睾酮水平和正常或正常高限的促性腺激素水平）。对于心血管事件发生率和死亡率高的 CKD 患者，尚未进行随机对照试验来评估睾酮治疗的长期临床收益和风险[308]。成功的肾移植通常能使睾酮、促性腺激素和精子生成恢复正常，但精子发生和支持细胞的功能恢复较慢且程度较低[307,309,493]。

患有慢性肺病，特别是慢性阻塞性肺病（chronic obstructive pulmonary disease，COPD）的男性，通常血清睾酮水平较低[494-496]。依据生化诊断的性腺功能减退症的患病率取决于所研究的人群，在社区人群中为 12%，在男性退伍军人中为 38%，后者是一个有多种共病疾病的人群，睾丸激素水平较低。在退伍军人中，约 75% 伴有低血清睾酮的慢性阻塞性肺病男性患者的促性腺激素水平偏低或处于正常低限水平，这与继发性性腺功能减退相一致，其余患者的促性腺激素升高，提示原发性性腺功能减退[495]。导致严重 COPD 男性患者在临床和生化上出现性腺功能减退的共存因素包括肌肉萎缩、不活动、身体功能失调、营养不良和恶病质、慢性应激、炎症、药物（如糖皮质激素）和缺氧。在 COPD 或特发性肺纤维化的男性患者中，缺氧抑制促性腺激素和睾酮分泌是独立于糖皮质激素治疗的[494-497]。初步研究表明，在 COPD 伴有低睾酮水平的男性患者中，睾酮治疗可增加瘦体重，但对肌肉力量（包括呼吸肌功能）的改善情况不一致，并且对耐力或生活质量没有影响。

CHF 中 25%～30% 的病例与生化雄激素缺乏有关[498-500]。血清睾酮水平低的 CHF 男性患者的促性腺激素水平通常处于正常或正常低限水平，提示继发性性腺功能减退。然而，目前尚不清楚在症状、体征或对睾酮治疗的反应方面，CHF 伴低睾酮水平男性与正常睾酮水平男性是否不同[499]。在对 CHF 男性患者有限的初始临床试验中，睾酮治疗改善了睾酮水平低或正常的男性的运动耐受性、肌肉力量和氧容量，提示

睾酮的药理作用独立于雄激素缺乏。在一项针对射血分数降低和睾酮水平偏低的 CHF 男性患者的初步随机对照试点研究中，睾酮治疗是安全的，但不能改善患者的功能能力、步行距离、左心室射血分数、脑钠肽水平或生活质量[501]。

· 慢性全身性疾病：一些慢性全身性疾病，如 T2DM、恶性肿瘤、风湿病和 AIDS，也可能引起继发性性腺功能减退，以血清睾酮水平低和促性腺激素水平低或正常低限为特征[4, 5]。与慢性器官衰竭的男性患者一样，临床和生化诊断性腺功能减退是由多因素共同影响的，如由慢性疾病本身和相关的肥胖（如糖尿病）或营养不良（如恶性肿瘤）、消瘦、促炎状态、药物使用（如阿片类药物、糖皮质激素）、慢性应激或其他共病引起。在患全身疾病的患者中，这些因素抑制促性腺激素水平，并不同程度地引起临床和生化上的雄激素缺乏。因为全身性疾病和相关的共病、药物可能会改变 SHBG 水平，因此需要准确测定游离睾酮水平（即计算游离睾酮或通过平衡透析测定游离睾酮）来生化诊断雄激素缺乏。

30%～50% 的 T2DM 男性患者血清游离睾酮水平低，促性腺激素水平低或处于正常低限水平，与继发性性腺功能减退一致[502, 503]。低睾酮水平与由雄激素缺乏引起的非特异性临床表现有关，如性功能障碍和活力降低。胰岛素抵抗和中度肥胖通常与 T2DM 相关。在 T2DM 和中度肥胖患者中，胰岛素抵抗和对肝脏的作用导致 SHBG 水平降低，使得总睾酮水平降低。因此，通过计算游离睾酮值或平衡透析测定游离睾酮以生化诊断这些男性患者的雄激素缺乏是很重要的。

继发性性腺功能减退和雄激素缺乏的临床表现也可能由与糖尿病相关的共病和并发症引起，如肥胖、动脉粥样硬化性血管疾病、糖尿病促炎症状态、糖尿病神经病变和 CKD 等。一项纳入了 7 项睾酮治疗 T2DM 男性患者的安慰剂对照随机试验的 Meta 分析显示，睾酮治疗并没有改善血糖控制（通过 HbA1c 评估）和胰岛素抵抗（通过胰岛素抵抗的稳态模型评估）[504]。因此，仅应考虑对那些经准确的游离睾酮测量证实的有雄激素缺乏症状的糖尿病男性患者进行睾酮治疗。如果经过充分的睾酮治疗试验（如 6 个月）症状仍未改善，应考虑停止治疗，特别是治疗前睾酮水平即处于临界值或稍低水平的男性患者。

T1DM 控制不良的男性患者可能出现血清睾酮和促性腺激素水平降低，LH 脉冲幅度和频率降低，这种情况在糖尿病控制良好和无肥胖的患者中不存在[505-506]。

患有恶性肿瘤的男性通常伴有继发性性腺功能减退，其特征是血清睾酮水平低，促性腺激素水平低或处于正常低限水平[364, 507, 508]。一些恶性肿瘤男性表现为睾酮水平低，促性腺激素水平高，与原发性性腺功能减退症一致。营养不良、消瘦（癌症恶病质）、全身炎症、药物使用（如阿片类止痛药、糖皮质激素）、慢性应激和伴随的共病均可导致男性癌症患者出现临床和生化上的性腺功能减退。由于这些相关疾病可能导致 SHBG 降低，故需要精确地测量游离睾酮来确定雄激素缺乏。

原发性或继发性性腺功能减退症可在全身化疗或放疗前后出现。在伴有营养不良的晚期恶性肿瘤（即转移性癌症）患者和化疗前患有不同阶段霍奇金病的患者中，有 40%～60% 的患者游离睾酮水平降低，而促性腺激素水平正常或升高[344, 345, 364]。低游离睾酮和低生物可利用睾酮水平分别存在于大约 78% 和 66% 的患有各种癌症的男性中，不包括雄激素依赖性癌症（前列腺癌、乳腺癌）或睾丸癌，其中大多数接受化疗或放疗或两者兼有[364, 507]。低睾酮水平与生活质量和性功能降低有关[508]。

患有风湿性疾病的男性患者，特别是系统性自身免疫性疾病类风湿关节炎，大约 30% 的病例可能出现性功能障碍的症状（性欲下降和勃起功能障碍），并且血清游离睾酮或生物可利用睾酮和促性腺激素水平降低[509, 510]。类风湿关节炎中继发性性腺功能减退可能是由于全身炎症（如 IL2、IL6 和 TNFα 等促炎细胞因子升高）、并发症（如类风湿肺）和糖皮质激素治疗，但它也可能发生在类风湿关节炎病程早期，在无并发症和糖皮质激素治疗之前[509, 510]。在长期患有类风湿关节炎的男性中，抗 TNF 治疗明显抑制炎症后，低游离睾酮水平仍未恢复正常[511]。睾酮治疗可改善雄激素缺乏的症状，但不能降低疾病活动性[512]。

患有系统性红斑狼疮的男性也可能表现出低游离睾酮水平，同时伴有正常或正常低限的促性腺激素水平，提示继发性性腺功能减退；或伴有促性腺激素升高，与原发性性腺功能减退一致[513-516]。导致促性腺激素抑制和继发性性腺功能减退的因素包括慢性全身性疾病和炎症、主要器官受累或器官衰竭（心、肺、脑、肾）和糖皮质激素治疗[516]。导致原发性睾丸功能障碍的因素包括全身和局部炎症或血管炎、器官衰竭和细胞毒性药物（如环磷酰胺）的治疗。

在观察性队列研究中，低睾酮水平与风湿性自身免疫性疾病相关，包括类风湿关节炎和系统性红斑狼疮[517, 518]。性腺功能减退可能参与风湿病的免疫病理生理过程[519, 520]。自身免疫性疾病，特别是自身免疫性风湿病（如 Sjögren 综合征、系统性红斑狼疮、类风湿关节炎）、甲状腺疾病（桥本病、Graves 病）和自身免疫性神经系统疾病（如重症肌无力、多发性硬化症），女性比男性更好发。性类固醇激素，主要是雌激素和雄激素，可以通过直接作用于免疫细胞来调节免疫功能，并可能在自身免疫的性别差异和自身免疫性疾病的病理生理过程中发挥作用。

患有 AIDS 的男性通常伴有性腺功能减退症，其特征是由原发性合并继发性性腺功能减退症导致的症状性雄激素缺乏、精子生成受损、低游离睾酮水平 [300, 521]。在 HAART 出现之前，高达 50% 的 AIDS 消瘦的男性患者发生性腺功能减退。尽管自 HAART 问世以来雄激素缺乏症已不太常见，但它仍发生在约 20% 的 HIV 男性感染者中。75%～90% 的患者出现低游离睾酮伴有低或正常低限的促性腺激素水平，与继发性性腺功能减退症一致 [522, 523]。在其余 10%～25% 的病例中，促性腺激素水平升高，提示原发性性腺功能减退。

与其他慢性全身性疾病一样，男性 AIDS 患者性腺功能减退是多因素的 [4, 5]。除了 HIV 感染本身，促性腺激素抑制和继发性性腺功能减退可能由营养不良、消瘦和恶病质，影响下丘脑 – 垂体功能的机会性感染（如巨细胞病毒、刚地弓形虫），系统性炎症（细胞因子如 IL-2、IL-6 和 TNFα 水平升高），药物（如阿片类药物、糖皮质激素、醋酸甲地孕酮），持续滥用药物（如酒精），急性和慢性疾病等引起。可能引起原发性性腺功能减退症的疾病包括影响睾丸的机会性感染（巨细胞病毒、鸟胞内分枝杆菌、刚地弓形虫），涉及睾丸的恶性肿瘤（卡波西肉瘤、淋巴瘤）、系统性炎症和药物（继发性肿瘤化疗、酮康唑）[300, 521, 522, 524]。

蛋白质 – 热量营养不良可能抑制 SHBG 水平，而 HIV 感染的进展与 SHBG 水平升高有关。因此，准确测量游离睾酮水平可用于评估男性 HIV 患者的雄激素缺乏 [523, 525]。AIDS 患者可能存在精子活力和形态结构异常相关的精子生成障碍及睾丸萎缩。更重要的是要认识到，即使在血浆中检测不到 HIV，精液中也有可能存在 HIV [300]。

在小型临床试验中，对于血清睾酮水平低的 HIV 男性感染者，使用睾酮或合成的雄激素类固醇治疗已被证明可以改善性欲和性功能，增加肌肉质量、力量和骨密度，减少脂肪量，改善情绪、幸福感和生活质量，并增加血细胞比容 [116]。

在任何水平的慢性脊髓损伤导致四肢瘫痪或截瘫的男性都可能伴有继发性性腺功能减退，即血清睾酮水平低，促性腺激素水平低或正常 [350, 351]。较少见的是，一些慢性脊髓损伤的男性表现为低睾酮和高促性腺激素水平（与原发性性腺功能减退一致）或同时合并原发性和继发性性腺功能减退。下脊髓损伤导致截瘫的男性中，损伤后 4 个月内可能会出现一过性睾酮水平抑制，但大多数情况会恢复 [352, 526]。促性腺激素抑制可能是由与脊髓损伤相关的几种疾病引起的，如损伤及伴随并发症引起的急慢性创伤和应激、阻塞性睡眠呼吸暂停、肥胖或营养不良、高催乳素血症（通常与药物有关），以及药物使用（如糖皮质激素、阿片类药物、中枢神经系统活性药物）。睾酮治疗脊髓损伤患者的收益和风险尚不清楚。

重度珠蛋白生成障碍性贫血或称 β- 珠蛋白生成障碍性贫血，是一种常染色体隐性遗传病，其特征是血红蛋白 β- 球蛋白链合成缺乏或严重缺乏，导致严重贫血，需要终身输血，这在地中海地区、印度和东南亚很常见。β- 珠蛋白生成障碍性贫血患者的慢性输血可引起输血相关的组织铁超载，并出现与遗传性血色素沉着症患者相似的临床表现。输血相关的铁超载也可能发生在镰状细胞性贫血、难治性再生障碍性贫血或骨髓增生异常综合征的患者中。

睾丸和垂体中的铁沉积通常引起原发性合并继发性性腺功能减退 [527-529]。然而，与输血相关的铁超载的男性通常表现为继发性性腺功能减退的激素模式，即在大多数情况下，血清游离睾酮水平低，促性腺激素水平低或处于正常低限水平。输血相关的铁超载导致的性腺功能减退可表现为雄激素缺乏和精子生成受损，患病的男孩通常表现为身材矮小，青春期发育迟缓 [530]。早期铁螯合治疗，如使用去铁胺、地拉罗司 / 恩瑞格或去铁酮等药物可逆转性腺功能减退症，提高生存率 [531]。但在长期患有 β- 珠蛋白生成障碍性贫血的男性中，螯合治疗不能逆转性腺功能减退 [532]。

镰状细胞病可能导致低血清睾酮和低至正常低限的促性腺激素水平，提示继发性性腺功能减退 [533-535]。促性腺激素抑制可能是由输血诱导的铁超载（尽管比 β- 珠蛋白生成障碍性贫血的男性少得多 [348, 536]）、下丘脑 – 垂体微梗死、药物（如治疗慢性疼痛的阿片类药物）、全身炎症、营养缺乏、慢性全身疾病和反复疼痛的血管闭塞事件继发的应激引起的。镰状细胞病男性患者也可表现为原发性性腺功能减退，这是因为血管闭塞事件引起睾丸微梗死或铁超载影响睾丸。在接受睾酮治疗的患者中，阴茎勃起可能会伴随血管闭塞事件发生 [531, 537]。与 β- 珠蛋白生成障碍性贫血一样，早期铁螯合治疗可逆转性腺功能减退。

罕见的是，患有囊性纤维化的男孩或男性血清睾酮水平低，促性腺激素水平低至正常低限水平，与继发性性腺功能减退症一致 [538]。慢性全身疾病和炎症、营养不良和糖皮质激素的使用可能导致促性腺激素抑制。

• 营养失调或耐力运动：饥饿、营养不良和进食障碍（神经性厌食症）抑制促性腺激素和睾酮的分泌，导致症状性继发性性腺功能减退，伴有雄激素缺乏（通常表现为性欲、性活动和行为表现下降）和精子生成受损；这些影响会随着食物 / 热量摄入量的恢复和体重的增加而逆转。禁食 3～5 天会抑制促性腺激素和睾酮分泌，降低 LH 脉冲幅度和频率 [539-541]。脉冲式 GnRH 给药或低剂量重组人甲硫酰基瘦素替代治疗可完全逆转这些变化，这表明短期饥饿抑制了瘦素的产生，从而抑制了下丘脑的 GnRH 脉冲发生器 [542-544]。严重的蛋白质 – 热量营养不良通常与其他营养缺乏相关，可导致严重的睾酮抑制和促性腺激素水平升高，提示原发性性腺功能减退[540, 545]。

慢性耐力运动导致血清睾酮水平低，促性腺激素水平低至正常低限水平，精子生成和活力受损，与继发性性腺功能减退一致[546-548]。高强度耐力训练和运动，如军队训练和运动员的过度训练，会引起相对热量剥夺（导致能量消耗大于能量摄入，即相对能量不足）和强烈应激，与慢性低强度耐力运动相比，这导致更严重的促性腺激素和睾酮水平抑制和雄激素缺乏的症状。这种情况被国际奥林匹克委员会称为运动中的相对能量不足[539, 546-549]。下丘脑－垂体－睾丸轴的抑制随着训练的停止和热量摄入的增加而恢复[546, 547]。除了精子生成减少外，耐力运动引起的雄激素缺乏的临床后果尚不清楚[550]。与慢性耐力运动相比，在一些男性中短期耐力或阻力运动会使睾酮水平的急性和短暂升高，这种升高会受到运动强度和先前的训练影响，可能与血液浓缩、代谢清除率降低或血清 LH 水平的短暂升高有关[551]。

轻度至中度肥胖会导致 SHBG 和总睾酮水平降低，游离睾酮通常是正常的，但在一些男性中，游离睾酮可能会因促性腺激素水平低或处于正常低限而降低，特别是在伴有 T2DM 或阻塞性睡眠呼吸暂停等共病的情况下[552-555]。患有病态肥胖（体重指数 BMI＞40）或重度肥胖（BMI＞45）的男性，血清游离睾酮水平低，促性腺激素水平低或处于正常低限水平，LH 脉冲幅度（不是频率）降低，提示继发性性腺功能减退[556]。病态和重度肥胖的男性常伴有性欲下降和性功能障碍，但这些症状被肥胖和病态肥胖相关的共病（如抑郁、糖尿病和阻塞性睡眠呼吸暂停）所混淆。促性腺激素抑制和雄激素缺乏原因可能有促炎细胞因子、瘦素信号失调及肥胖相关的共病[555, 557]。减肥手术和大幅减重会增加血清促性腺激素和睾酮水平，但通过节食实现的适度减重在逆转肥胖相关的性腺功能减退症方面效果较差[555, 558-561]。在一项小型的为期 56 周的随机、双盲、安慰剂对照试验中，轻至中度雄激素缺乏症状和低睾酮水平的男性患者接受睾酮治疗加上极低能量饮食，可以改善症状、减少脂肪量，同时能保持瘦体重，而单纯饮食控制将导致脂肪和瘦体重都减少[562, 563]。

病态肥胖可能并发阻塞性睡眠呼吸暂停综合征。未经治疗或治疗不当的阻塞性睡眠呼吸暂停的男性患者促性腺激素和睾酮水平较低，这与肥胖和年龄部分相关又部分独立[553, 564, 565]。适当的持续气道正压治疗可改善部分但不是所有男性的症状（如勃起功能）并逆转其生化性继发性性腺功能减退。用相对高剂量的睾酮治疗性腺功能减退症（如与使用肠外睾酮酯相关的剂量）可能会诱发或加重伴有肥胖等易感疾病的男性和老年男性的阻塞性睡眠呼吸暂停[553, 566-570]。对于患有阻塞性睡眠呼吸暂停的肥胖男性，睾酮替代疗法可以产生更多的生理睾酮水平，已被证明在不诱发或加重阻塞性睡眠呼吸暂停的情况下改善性欲[571]。

• 急危重疾病：急性和危重疾病，包括需要住院或重症监护病房住院的内科和外科疾病（如心肌梗死、呼吸系统疾病、败血症、烧伤、手术、多发创伤、脑卒中、创伤性脑损伤、肝病、骨折），常常存在原发性合并继发性睾丸功能障碍而抑制促性腺激素和睾酮的分泌[572-575]。然而，急性或危重症疾病的主要激素改变是低血清睾酮水平和低或正常低限促性腺激素水平，提示继发性性腺功能减退。自发性的 LH 脉冲幅度降低，但脉冲频率保持不变，脉冲性 GnRH 给药只能部分纠正继发性性腺功能减退，强调伴有垂体和睾丸缺陷的存在[576]。尽管睾酮水平较低，但原因不明，急性或危重症患者睾酮向雌二醇的芳构化和雌二醇的血清水平可能增加，甚至有时明显增加[577]。雌二醇水平升高与危重患者和受伤患者的死亡率有关[578-581]。值得注意的是，在这些研究中，雌二醇是用免疫分析法测定的，而不是采用最先进的质谱分析法，这种分析法在男性雌二醇的测定中比免疫测定法更准确、灵敏和特异[582]。

睾酮抑制的严重程度和持续时间与急性或危重疾病的严重程度、潜在慢性全身性疾病的存在、年龄和所使用的药物（如糖皮质激素、阿片类药物）有关[572, 573]。睾酮和促性腺激素水平的恢复可能需要几周到几个月，这取决于急性疾病的严重程度和持续时间、亚急性恢复和康复的时间、并发症（如营养不良）、药物治疗和潜在的慢性全身疾病或器官衰竭等。在存在潜在的慢性疾病或器官衰竭的情况下，性腺功能减退可能在急性疾病康复后长期存在。由于这些原因，不应在急性或亚急性疾病及其恢复期进行潜在的性腺功能减退的评估。评估应该推迟几个月，直到患者恢复到基线或接近基线的临床状况。

• 老化：衰老与总睾酮和游离睾酮水平的逐渐下降有关。因此，越来越多的老年男性血清睾酮浓度位于性腺功能减退范围内偏低水平[312-314]。临床上雄激素缺乏症的患病率为 6%～9%，随着年龄的增长而增加，在 70 多岁的男性中达到 18%～23%[196, 197]。血清促性腺激素水平随年龄增长而增加，但一般直到年龄很大，通常大于 70 岁才会超过正常范围[314]。因此，在临床性腺功能减退的中老年男性中，观察到最常见的激素情况是睾酮水平低，而 LH 和 FSH 水平正常，提示继发性性腺功能减退。脉冲性 LH 分泌异常的特征为 LH 脉冲紊乱、幅度降低，通过外源性脉冲 GnRH 给药可以使其正常化，提示下丘脑 GnRH 分泌存在缺陷[316]。

随着年龄的增长，肥胖、慢性全身性疾病或器官衰竭、药物治疗、营养不良或消瘦综合征的发生更加频繁，可能会抑制中老年男性促性腺激素和睾酮的分泌。相反，与年龄相关的睾酮水平下降也可能增加在这些疾病状态下发生临床性腺功能减退的易感性和严重程度[200, 318]。许多导致老年男性睾酮水平下降的共病可能是可逆或可治疗的（功能性性腺功能减退症）。因此，对老年男性性腺功能减退和雄激素缺乏症状的潜在原因进行管理，应作为睾酮替代疗法的初始或辅助方法。

此前在不同的老年男性群体中进行睾酮治疗的相对较小的短期研究产生了相互矛盾的研究结果，大多数研究发现睾酮治疗对身体构成（增加瘦体重和减少脂肪量）存在收益，但对肌肉力量和表现、骨密度、性功能、活力和认知功能的影响有着不一致的看法。

最近，一组由 7 个双盲、安慰剂对照研究组成的睾酮试验评估了睾酮治疗对 788 名存在明确的性腺功能减退 [性欲减退的症状、体征、行走困难、行走速度慢、和（或）低能量，两次晨间血清总睾酮水平平均值＜275ng/dl 且无明显下丘脑 - 垂体 - 性腺疾病病因的老年男性（平均年龄 72 岁）的短期效果。与安慰剂相比，进行睾酮治疗 1 年后，年轻男性的睾酮水平增加并保持在中等正常范围，而且可以显著改善性功能（性活动、性欲和勃起功能障碍）、贫血和血红蛋白水平、体积骨密度和估计骨强度；轻微改善步行距离、情绪和抑郁症状；但并没有改善多个领域的认知功能和活力。这些发现的临床重要性一直存在争议。此外，睾酮治疗可引起少数男性红细胞增多（血红蛋白水平＞17.5g/dl）和 PSA 水平＞1.0ng/ml 增加，还会增加 CT 血管造影中非钙化性冠状动脉斑块的体积。睾酮治疗组和安慰剂组在下尿路症状或心血管及前列腺不良事件方面无差异（尽管睾酮试验对后一种结果的作用不明显）[162, 319-323]。

需要更大规模、长期的随机试验来确定老年男性睾酮治疗的临床收益和风险（特别是前列腺癌和心血管风险）的平衡。目前，只有在对治疗的收益和风险的不确定性进行仔细讨论后，才应考虑对临床上有明显雄激素缺乏症状、体征和明显低血清睾酮水平的老年男性进行个体化的睾酮治疗[116]。此外，对于老年男性患者，应该考虑治疗潜在的共病，并停止可能导致功能性性腺功能减退的药物治疗。

2. 精子产生或功能的孤立性损害

（1）先天性或发育性疾病

先天性肾上腺皮质增生症：如果未经治疗或糖皮质激素治疗不充分，21- 羟化酶或 11β- 羟化酶缺乏所引起的先天性肾上腺皮质增生会导致肾上腺雄激素前体（包括雄烯二酮、DHEA 和 11- 羟基雄烯二酮）分泌过多，这些前体可转化为睾酮和其他雄激素（如 11- 酮睾酮）。循环中雄激素浓度升高可通过负反馈调节抑制促性腺激素分泌，进而减少内源性睾酮的分泌和精子生成，导致继发性性腺功能减退。肾上腺雄激素分泌过多可能抵消睾丸雄激素缺乏，因此继发性

腺功能减退可能仅表现为精子生成和精子功能的孤立性损害[584]。

适合剂量的糖皮质激素可将血清 ACTH 浓度抑制至正常或低水平，从而减少肾上腺雄激素的过度产生，同时恢复促性腺激素的分泌，使得睾丸功能包括精子生成恢复正常。然而，要将肾上腺雄激素浓度降至正常通常需要超生理剂量的糖皮质激素治疗，而高剂量糖皮质激素则可抑制下丘脑 - 垂体 - 睾丸轴，导致许多先天性肾上腺皮质增生症的男性患者出现低促性腺激素、低睾酮及低精子密度。此外，某些先天性肾上腺皮质增生症的男性由于巨大的睾丸肾上腺残基瘤所引起的不可逆睾丸损伤，将持续表现出精子生成和精子功能受损。

孤立性 FSH 缺乏和 FSHβ 突变：病例报道了罕见的男性孤立性 FSH 缺乏症，这些患者没有 *FSHβ* 基因突变，但存在以无精子症或严重少精症为特征的精子生成障碍，在少数接受睾丸活检的患者中发现精子生成减少或成熟停滞[400-402]。这些患者男性化特征正常，睾酮和 LH 浓度也正常，但血清 FSH 浓度低至检测不到。对 GnRH 治疗反应差或没有反应，LH 浓度正常，测试时抑制素 B 和活化素 A 浓度正常。对一名男性患者单独使用重组人 FSH 两次治疗可引起精子数量显著增加，并可提高生育能力。

FSHβ 失活突变的男性通常患有无精子症，伴有 FSH 检测不到，睾酮低水平或正常低限水平，以及高 LH[82-85, 405, 406]。在一名男性中，rhFSH 给药可增加睾酮浓度，表明 FSH 刺激的支持细胞可能通过旁分泌机制增强 LH 诱导的睾丸间质细胞睾酮的产生[585]。

（2）获得性疾病

• 雄激素摄入或过量：外源性睾酮给药（正常男性或部分性腺功能减退男性）[586]，或通过 hCG 给药刺激内源性睾酮产生[587]，或异位 hCG 分泌肿瘤（如睾丸肿瘤、肺癌）[588]通过负反馈调节抑制垂体促性腺激素分泌。在血清睾酮浓度正常或升高的情况下（如继发性性腺功能减退伴精子生成障碍）[589, 590]，这反而抑制了睾丸的精子生成。使用一些雄激素同化类固醇（如诺龙）也可能导致低促性腺激素和孤立的精子生成减少，然而由于这类药物能够提供足够的雄激素活性，患者一般不表现为临床雄激素缺乏；但鉴于内源性睾酮的产生可被雄激素同化类固醇抑制，因而可导致血清睾酮浓度的降低。

停止雄激素或 hCG 给药可恢复正常的促性腺激素分泌，睾丸正常的精子生成和睾酮合成。据报道，运动员长期滥用同化类固醇与睾丸萎缩和严重少精症或无精症有关，即使是在停止使用这类药物后数月至数年[445]。同化类固醇诱导的精子生成抑制可能对 hCG 或柠檬酸克罗米芬治疗有反应[447, 591]。最近的男性激素避孕试验显示，在正常男性中联合使用睾酮和孕激

素是抑制精子生成的主要策略[105]。

•恶性肿瘤：男性生育年龄常见的恶性肿瘤包括睾丸癌、霍奇金病等，其中 30%～80% 的患者在放化疗前就可出现精子生成和精子功能受损[343-345, 364]。在接受肿瘤治疗前提供精液样本进行冷冻保存的患者中，约 64% 的精液参数异常，12% 没有活精子[592]。

在人群研究中，睾丸癌与不育有关。这种相关性可能反映了睾丸发育的异常，称为睾丸发育不良综合征，这是由暴露于环境性腺毒素或内分泌干扰物（如雌激素）或潜在的遗传易感性所致[343, 364, 593]。睾丸发育不全综合征也与隐睾和尿道下裂有关，前者与睾丸癌及精子发生异常的风险增加有关。睾丸癌患者精子生成受损可能与异位绒毛膜促性腺激素分泌及睾丸肿瘤相关的潜在的阴囊温度升高有关[593]。霍奇金病、其他淋巴瘤和白血病均可能引起发热、体重减轻和全身炎症，上述因素有可能累及睾丸，影响患者的精子生成[593]。因此，患有这些恶性肿瘤且伴有系统性疾病、症状或炎症的男性则可能出现睾酮低或尚处于正常水平、促性腺激素浓度受抑制和精液分析结果异常，这与继发性性腺功能减退相一致，最终可导致精子生成或功能的孤立性损害。

•高催乳素血症：严重高催乳素血症（催乳素浓度＞200ng/ml）的男性会发生继发性性腺功能减退，进而导致雄激素缺乏和精子生成受损。轻度高催乳素血症可能与单独的精子生成障碍有关[594]。在大多数情况下，高催乳素血症患者的促性腺激素和睾酮浓度正常，多巴胺激动剂的治疗并不会改善精子生成[595]。因此，高催乳素血症不会导致精子生成障碍，对大多数患者而言可能没有临床意义。大多数情况下，精子产生和功能异常主要由原发性睾丸疾病引起，如特发性少精症或无精症。较罕见的是，某些患有中度高催乳素血症（催乳素浓度为 100～200ng/ml）的存在孤立性精子生成受损的男性患者，其睾酮和促性腺激素浓度呈低至正常水平，但对多巴胺激动剂治疗有反应[594]。

（七）雄激素抵抗综合征

1. 先天性疾病　先天性雄激素抵抗和不敏感综合征通常由 AR 基因或类固醇 5α- 还原酶 2 型基因 SRD5A2 突变导致雄激素作用缺陷[125, 136, 596, 597]。雄激素作用严重缺陷的男性在出生时表现为女性表型，如完全性雄激素不敏感综合征（以前称为睾丸女性化综合征）、男性生殖器不清或 46, XY DSD（以前称为男性假两性畸形）[597]。部分性雄激素不敏感综合征（partial androgen insensitivity syndrome，PAIS）患者存在不同程度的雄激素作用受损和轻度至重度男性性发育障碍。

CAIS 通常表现为 46,XY 表型女性，乳房发育正常，原发性闭经，无体毛[597]。严重雄激素不敏感导致面部毳毛、腋毛和阴毛缺失，外观正常的女性外生殖器和阴道远端 2/3 正常。由于胎儿宫内雄激素抵抗，

男性内生殖器（前列腺、附睾、精囊和输精管）发育不良或缺失。在患有 CAIS 的成年人中，由于正常到高浓度的睾酮（在青春期由睾丸分泌）可转化为雌二醇刺激乳房发育，故可表现为男性乳房女性化发育。然而，由于出生时位于腹腔内或腹股沟的睾丸在胎儿发育期间正常分泌 AMH，故此类患者不存在女性内生殖器（近端阴道、子宫和输卵管）。

PAIS 患者的临床表现存在高度异质性[597]。部分男性患者在出生时即表现为生殖器模糊不清，而另一部分患者则可在在青春期或成年时才表现出轻微的生殖器异常，甚至可表现为相对正常的生殖器发育。雄激素缺乏和男性性发育障碍的临床表现可以从严重的男性化不足到接近正常男性化仅伴有不育。在患有 PAIS 的男性中，提示性发育障碍的表现，如小头畸形、尿道下裂、阴囊异常（如阴囊裂）、隐睾和男性乳房发育症。几乎所有这些患者都存在男性乳房发育。

由于临床表现的多样性，PAIS 包括了许多疾病，如先前所知的 Reifenstein、Lubs、Roseweater 和 Gilbert-Dreyfus 综合征。例如，Reifenstein 综合征的特征是尿道下裂、男性乳房发育、男性化不足、小前列腺、隐睾和精子发生障碍。然而，即使在同一个家系中，不同的成员也可能有不同的临床表现。某些家庭成员可能没有表现为尿道下裂，而其他人可能表现为正常男性化。鉴于该疾病临床表现的多样性，旧的同名词并不具有临床价值[597]。

轻微 AIS 指的是某些患有 PAIS 的男性仅存在孤立性精子损伤（特发性少精症或无精子症）而缺乏男性性发育障碍的证据，患者偶有男性乳房发育、睾酮水平升高或处于正常高限，以及高 LH 水平[136, 596]。

在 CAIS 和 PAIS 中，血清睾酮浓度升高或处于正常高值，伴有血清 LH 浓度升高，但 FSH 浓度通常正常。大多数染色体核型为 46, XY 的 CAIS 患者 X 染色体上 AR 基因的常染色体隐性突变改变了其主要序列和结构（几乎总是导致 CAIS）或功能，导致雄激素与 AR 结合、AR 与 DNA 结合或 AR 反式激活受损[136, 596]。在 PAIS 患者中，AR 基因型与临床表型的相关性相对较差。在许多患有 PAIS 或轻微 AIS 的男性中，AR 中没有可识别的突变。这些男性在 AR 基因上可能存在高 CAG 重复长度，被误诊为其他基因（如 SRD5A2）的未识别突变，或调节 AR 功能的共激活剂或辅抑制物的突变。

AR 基因第一个外显子中三核苷酸 CAG 重复数的增加导致 N 端结构域中的多聚谷氨酰胺束的扩张。CAG 重复长度与 AR 功能和作用呈负相关[139]。病理性 CAG 重复次数增加到 40～62 次以上（正常范围为 11～35）会导致 Kennedy 病（脊髓延髓肌萎缩症），这是一种罕见的神经退行性疾病，被认为是由异常 AR 和相关协同调节蛋白的细胞内聚集引起的神经毒性所

导致的 [137, 138]。Kennedy 病患者具有部分雄激素抵抗的临床表现，包括男性乳房发育、性功能障碍、少精症或无精症，以及与高睾酮以及高或正常促性腺激素相关的不育症。某些研究报道了正常范围内较高的 CAG 重复数与男性化不足、精子发生受损和不育、男性乳房发育有关，但在其他研究中则未见报道 [139]。

由 SRD5A2 中的常染色体隐性突变引起的 5α- 还原酶缺乏症是一种与 PAIS 相似的罕见疾病 [598]。受累者通常表现为显著的生殖器模糊，通常表现为阴蒂样阴茎，严重阴囊裂，明显的阴道开口伴有会阴和阴囊尿道下裂（称为假阴道会阴尿道下裂），前列腺萎缩，睾丸位于腹股沟管或阴囊内，有时位于腹腔内（隐睾）。与 AIS 患者相比，5α- 还原酶缺乏患者沃尔夫管分化不受影响，故男性内生殖器（附睾、精囊、射精管和输精管）正常。而胎儿期睾丸分泌的 AMH 导致米勒管结构退化，故不存在女性内生殖器发育。

由于模糊不清的外生殖器更像女性，5α- 还原酶缺乏的个体通常被当成女性抚养 [125]。然而，随着青春期睾丸睾酮分泌的显著增加，将发生部分男性化（如阴茎生长、阴囊皱褶和色素沉着、肌肉质量和身高增加、声音变粗、性欲增强和自发勃起）。在复杂的心理社会因素和文化背景影响下，部分患者在青春期将需要进行性别角色转化成为男性。皮脂生成在这些男性患者中是正常的。由于皮肤和前列腺中的正常雄激素作用需要通过 5α- 还原酶将睾酮转化为 DHT，因此 5α- 还原酶缺乏的男性不会形成男性体毛分布模式，前列腺无法触及。前列腺癌和前列腺增生在这些男性中尚未见报道。

5α- 还原酶缺乏症男性的血清睾酮水平升高或达到正常高限，LH 和 FSH 浓度正常或轻微升高（LH＞FSH）。血清 DHT 浓度较低，血清睾酮 /DHT 比值呈不同程度的升高。隐睾导致精子生成受损（少精症或无精症），但据报道，某些患者在睾丸下降后精子生成可恢复正常 [599]。

患有 CAIS 的患者通常按女性抚养，接受睾丸切除术（尤其睾丸在腹腔内的）和雌激素替代治疗；最近，睾酮治疗性功能减退证明比雌激素更有效 [597, 600]。在 PAIS 或 5α- 还原酶缺乏的男性中，大剂量睾酮治疗可诱导男性化，从而提高血清睾酮水平，并使 DHT 浓度正常化 [597]。

2. 获得性疾病 AR 拮抗药（氟他胺、比卡鲁胺和尼鲁米特）诱导雄激素抵抗，并用于治疗雄激素依赖性前列腺癌 [601]。药物，如螺内酯、醋酸环丙孕酮、大麻和 H₂ 受体拮抗药（特别是西咪替丁）亦具有 AR 拮抗活性 [602-606]。

患有乳糜泻或麸质敏感肠病的男性也可能会出现雄激素缺乏的表现，包括男性化程度降低、性功能障碍、精子生成和功能受损、不育。他们还可能出现雄激素抵抗，表现高或偏高浓度的血清总睾酮和游离睾酮，以及高 LH 浓度 [607-610]。雄激素缺乏和生化雄激素抵抗的表现可随着麸质限制和小肠萎缩的改善而改善 [609]。患有乳糜泻的男性还可能出现与营养不良、营养缺乏、慢性全身性疾病和高催乳素血症等相关的临床表现。尽管患有乳糜泻的男性睾酮浓度较高，但血清 DHT 浓度可能较低，这表明也可能存在部分获得性 5α- 还原酶缺乏，并可能在雄激素抵抗中发挥作用。循环 DHT 的主要来源是皮肤和肝脏中 5α- 还原酶 1 将睾酮转化为 DHT [608]。然而，5α- 还原酶还存在于胃肠道中。因此，活动性乳糜泻导致小肠中 5α- 还原酶 1 活性的丧失将会引起低 DHT 浓度。

（八）雄激素缺乏症的治疗

1. 性腺功能减退的功能性与器质性原因 在睾酮替代治疗开始之前，首先需要考虑性腺功能减退的原因是功能性还是器质性的 [200]。器质性性腺功能减退是由下丘脑、垂体、睾丸的先天性 / 发育性、破坏性或浸润性疾病引起的，导致永久性性腺功能减退。一般来说，器质性性腺功能减退症表现为临床明确的严重雄激素缺乏症（也称为典型性腺功能减退症）。原发性性腺功能减退的大多数原因和继发性性腺功能减退的一些原因是器质性的（表 19-7 和表 19-8）。功能性性腺功能减退是由下丘脑、垂体或罕见的睾丸功能的非破坏性抑制引起的，无须药物或手术治疗即可逆转。药物引起的原发性性腺功能减退是一种功能性原因。继发性与原发性合并继发性性腺功能减退的许多原因是功能性促性腺激素抑制。

性腺功能减退症的功能性病因的管理或治疗可能会改善或解决临床和生化雄激素缺乏症，在开始睾酮替代治疗之前应予以充分考虑。例如，由高催乳素血症引起的功能性性腺功能减退可以通过停止导致高催乳素血症的药物或多巴胺激动剂来治疗。阿片类、糖皮质激素、中枢神经系统活性药物或孕激素所致者亦可通过停药逆转。营养缺乏则可以通过补充营养和增加体重来纠正。病态肥胖所致者可以通过饮食减重或代谢手术而得到改善。持续气道正压通气治疗可改善阻塞性睡眠呼吸暂停。T2DM 可能通过减重和减轻胰岛素抵抗得到改善。酒精滥用所致者可通过治疗酒精依赖和戒酒得到改善。然而，在许多情况下，性腺功能减退的功能性原因无法在合理的时间范围内得到治疗或管理（如对慢性共病进行阿片类或糖皮质激素的治疗），则应考虑睾酮替代治疗。

2. 睾酮替代疗法

（1）治疗目标和管理：睾酮替代疗法的总体目标是纠正或改善原发性或继发性性腺功能减退症所致男性雄激素缺乏的临床表现。由于具体表现因性发育阶段不同而异，睾酮治疗的具体目标设定亦需根据患者是青少年还是成年人而异 [6, 116]。

对于青春期前起病的雄激素缺乏症和青春期延迟的男性，睾酮治疗的目标如下 [146, 147, 374, 375]。

- 诱导并维持第二性征，包括阴茎和阴囊的生长，以及男性体毛分布模式。
- 增加肌肉质量和力量。
- 刺激骨密度，获得峰值骨量，在不影响成年身高的情况下通过诱导骨骺的提早闭合刺激长骨生长。
- 刺激性欲和自发勃起。
- 改善精力、情绪和动力。
- 诱导喉部增大和声音变粗。
- 促进红细胞生成增加直至正常成年男性范围。

睾酮治疗还可刺激副性腺（精囊和前列腺）的生长，导致精液产生和射精量增加，但其刺激精子产生的程度不足以诱导生育。青春期延迟最常见的原因不是病理性的，而是 CDGP。对于青春期延迟的男孩，低剂量睾酮的治疗可避免骨骺过早闭合和成年终身高受损，给药的方式为间歇性治疗，直至自发的青春期启动。如果没有青春期自发性启动，睾酮激素的剂量可逐渐增加到成人剂量 [146, 147, 374, 375]。

睾酮治疗成人性腺功能减退症的目标如下 [6, 116]。

- 通过恢复性欲和改善勃起功能来改善性功能和性活力。
- 增加肌肉质量和力量，潜在地改善身体功能和表现。
- 增加骨密度，潜在地降低骨折风险。
- 改善精力、活力、情绪和动力。
- 将血细胞比容提高到正常成年男性范围。
- 恢复男性毛发生长。

通常有症状的新发男性乳房发育可能对睾酮治疗有反应，但若严重或长期存在的男性乳房发育则需要手术治疗。精子生成需要相对较高的睾丸内睾酮浓度，而外源性雄激素给药无法实现。因此，睾酮激素替代疗法不会刺激精子生成或增加睾丸大小，也不会恢复生育能力。男性不育伴性腺功能减退的治疗通常仅适用于继发性性腺功能减退和促性腺激素缺乏的男性，促性腺激素或 GnRH 疗法可用于诱导精子生成和提高生育力 [611]。

成人血清睾酮浓度的正常值是基于健康年轻男性晨起采集的血液样本所测得的结果，参考范围较广。在雄激素缺乏的年轻男性中，随着血清睾酮浓度提升到正常范围，睾酮替代疗法就显现出了有益的临床效果。而血清睾酮浓度随着年龄增长逐渐下降，但这种与年龄相关的血清睾酮的下降其生理意义尚未可知。针对低血清睾酮浓度的老年男性进行的初步研究表明，睾酮替代治疗后将睾酮浓度提高到正常年轻男性的参考范围，可带来一些有益的临床效果 [322, 612]。因此，睾酮治疗性腺功能减退症的目标是将血清睾酮浓度恢复到正常成人范围内，而与年龄无关 [116]。

睾酮治疗的剂量反应关系在不同的靶器官和不同的临床结果中有所不同 [613]。例如，睾酮对肌肉质量的作用呈现出持续的剂量 – 反应关系：睾酮治疗后，当睾酮浓度从低于正常值增加至正常范围时，肌肉质量随之增加，当睾酮浓度从正常值范围提升到高于正常范围时，肌肉质量仍继续增加。相反，睾酮对性欲的作用却表现出阈值剂量反应的特征：给予睾酮治疗后，当血清睾酮浓度从低于正常值增加到正常值范围低限时，表现为性欲增加；但当血清睾酮增加到正常值范围或超过正常值范围时，则不会进一步刺激性欲。

对于长期存在严重雄激素缺乏症的男性，睾酮替代疗法会导致性欲、行为和外表的显著改变，这可能使患者及其伴侣感到不安，并可能导致严重的适应问题。为了减少此类情况的发生，需提前告知性腺功能减退的男性患者及其伴侣在睾酮替代治疗期间可能出现的身体特征和行为变化。在一些长期患有严重性腺功能减退症男性患者中，开始宜启用低剂量方案替代睾酮治疗数月（例如，每 2 周 100mg 的庚酸睾酮或环丙酸睾酮，每天 2mg 的睾酮贴片，或每天 20.25mg 的 1.62% 的睾酮凝胶），然后增加到完全剂量的睾酮替代治疗。上述循序渐进的替代方案可能更有利于患者逐步适应从性腺功能减退到正常性腺功能症状上的转变，并减少可能出现的适应困难 [614]。

性腺功能减退症的老年男性其睾酮代谢清除率降低，因此通过较低剂量的睾酮替代治疗就可以达到治疗性的睾酮浓度 [615]。在某些临床情况下，如症状严重的前列腺增生或存在多种共病，完全剂量替代的睾酮治疗可能是不合理的。在这些情况下，低剂量的睾酮治疗可能比完全剂量的睾酮治疗更为合理。低剂量的睾酮替代治疗足以带来一些有益的影响，同时尽量减少 LUTS 的潜在恶化（尽管尚未证明这是睾酮替代治疗的不良反应）。

有关短效睾酮制剂（如口服睾酮酯和舌下睾酮环糊精）的研究表明，尽管血清睾酮浓度并未维持在正常值范围内，但低剂量睾酮补充即可为机体合成代谢带来潜在的获益 [616, 617]，例如，氢化可的松用于糖皮质激素替代治疗时，其对组织的生物作用持续时间不能通过其血清浓度来反应。研究发现，在一些 GnRH 激动剂治疗导致性腺功能减退的年轻男性患者短期应用低剂量的庚酸睾酮（每周 50mg，肌内注射）可以增加肌肉力量和强度 [618]。

由于促性腺激素缺乏引起的性腺功能减退可能是由下丘脑 – 垂体疾病所引起的，除了睾酮替代外，还需要特定的治疗。因此，在开始睾酮治疗之前，应仔细评估以明确继发性性腺功能减退症的原因。例如，垂体或下丘脑肿瘤可能会引起视野缺损等占位效应，或可能与其他垂体激素分泌不足或过多有关。这些肿瘤可能需要手术或放射治疗、额外的激素替代、药物治疗或联合治疗，以减少过量的垂体激素分泌。在某些情况下，治疗继发性性腺功能减退的潜在原因可以纠正雄激素缺乏（如停止导致高催乳素血症或促性腺激素缺乏的药物）。对于促性腺激素缺乏或有生育需求的男性，促性腺激素疗法可以代替睾酮替代疗法来刺激精子生成、恢复生育能力和纠正雄激素缺乏症。同样，由于下丘脑疾病导致的继发性性腺功能减退症患者可使用脉冲式 GnRH 治疗，以刺激睾酮和精子生成，恢复生育能力。

临床综合策略对性腺功能减退症的最佳治疗尤为重要。首先要考虑的是可能导致相关症状和体征的除雄激素缺乏以外的原因，并予以妥善地处理。在以性功能障碍为主诉的性腺功能减退症男性患者中，潜在的神经血管疾病或使用某些药物通常是勃起功能障碍的主要原因。在这些男性患者中，仅靠睾酮替代治疗不足以完全恢复勃起功能并恢复满意的性交。联合使用其他包括 PDE5 抑制药（西地那非、伐地那非或他达拉非）[161, 619]、海绵体内或尿道内前列地尔（MUSE）、海绵体内前列地尔 / 罂粟碱 / 酚妥拉明（tri-mix）、阴茎真空装置或阴茎假体在内的治疗，以期达到令人满意的临床疗效。对于患有骨质疏松症的性腺功能减退的男性，需充分评估其他常见的骨量丢失的原因（如

维生素 D 缺乏、酗酒、吸烟、药物、制动、原发性甲状旁腺功能亢进症等），并对其进行治疗至关重要。制订预防跌倒的措施从而降低骨折风险也很重要。

（2）睾酮制剂：表 19-10 总结了用于治疗男性性腺功能减退症的睾酮制剂 [6, 116]。在美国，经批准的制剂包括长效和短效肌内注射给药的肠外睾酮酯、经皮睾酮贴片和睾酮凝胶或溶液、经口睾酮片剂和鼻内睾酮凝胶。

口服的 17α- 甲基睾丸酮衍生物，如甲基睾酮和氟甲睾酮，不应用于睾酮替代治疗 [6]。由于这些口服制剂是生物利用度低的弱雄激素，很难达到充分的雄激素替代。此外，它们还具有潜在的严重肝毒性 [620]。使用 17α- 甲基雄激素常常引起胆汁淤积，但停药可逆转。更令人担忧的是，这些药物可能引起肝紫癜病（肝脏充血性囊腔）或良恶性肝肿瘤。17α- 甲基雄激素价格相对昂贵，还可降低 HDL-C 并升高 LDL-C，促进动脉粥样硬化的发生。因此，与其他睾丸激素制剂相比，这些口服雄激素具有更大的潜在风险，同时治疗效果不佳，因此不应用于治疗男性性腺功能减退症。

• 肠外睾酮酯：相对长效的肠外 17β- 羟基睾酮酯，即庚酸睾酮和环戊丙酸睾酮，可通过肌内注射。这些

配 方	剂 量	优 点	缺 点
表 19-10　成年男性性腺功能减退症的治疗			
雄激素缺乏的治疗			
配方可在美国使用			
肠外应用睾酮脂剂			
庚酸睾酮或环戊酸睾酮肌内注射	• 成人：每 2 周 150～200mg 或每周 75～100mg，肌内注射 • 50mg、75mg 或 100mg，自动注射器皮下注射 • 青春期前的男孩：每月 50～100mg 或每 2 周 25～50mg，增加至每 2 周 50～100mg，2～4 年后服用成人替代剂量，直至青春期自主发育	• 临床应用广泛 • 患者可自行注射 • 价格低廉 • 剂量灵活	• 肌内注射带来的不适感 • 血浆睾酮浓度相关的症状波动（从注射后的超生理剂量到下次给药前的低剂量） • 需要频繁肌内注射以减少睾酮浓度波动 • 与经皮给药相比，导致更多的红细胞增多症
十一酸睾酮静脉注射	• 750mg/ 次，在第 0 周和第 4 周使用，以后每 10 周 1 次	• 肌内注射次数较少 • 可较长时间维持高浓度 • 没有明显的症状波动	• 风险评估和缓解战略：临床应用中需要缓慢、深度肌内注射（非自体注射）；30min 观察是否有可能发生潜在肺油微栓塞和过敏反应 • 肌内注射带来的不适感 • 较大的体积的注射剂量（3ml） • 患者无法自行注射 • 极少情况下，注射后立即咳嗽 • 如果出现不良反应，停药后延长睾酮水平维持时间

（续表）

配　方	剂　量	优　点	缺　点
经皮给药的睾酮			
睾酮贴剂（经阴囊）	• 每天 2mg 或 4mg（一块）或 6mg（一块 2mg 加一块 4mg）贴附在无压力区域	• 低至中等正常的生理睾酮浓度 • 在夜间使用时，模拟正常的昼夜变化 • 不需要注射 • 红细胞增多比静脉注射睾酮少 • 如果发生不良反应，迅速停用睾酮替代	• 经常皮肤过敏 • 正常范围低限的低睾酮浓度：可能需要两个药膏 • 皮肤附着力差，出汗过多 • 每天使用 • 费用比肠外注射睾酮高
睾酮凝胶和溶液	• 1% 睾酮凝胶：5～10g 凝胶（含50～100mg 睾酮），每天涂抹于肩部或上臂；2.5g 或 5.0g（分别含 25 或 50mg 睾酮）或一管 5g（含 50mg 睾酮） • 1.62% 睾酮凝胶：20.25～81.00mg（含 20.25～81.00mg 睾酮），每天涂抹于肩部或上臂；有 20.25mg 和 40.50mg 的包装（分别含 20.25mg 和 40.50mg 睾酮）或每泵输出 12.5mg 的计量泵 • 2% 凝胶：40～70mg（含 40～70mg 睾酮），每天涂于大腿内侧；可用每泵输出 10mg 的计量泵进行计量 • 2% 溶液：30～120mg 涂抹腋下；可用每泵输出 30mg 的计量泵进行计量	• 由低至高的正常稳态的生理睾酮浓度 • 不需要注射 • 轻度皮肤过敏 • 剂量灵活 • 如果发生不良反应，迅速停用睾酮替代 • 对于 1.62% 或 2% 的凝胶：更浓缩的配方中凝胶量更少 • 在更浓缩的配方中凝胶量更少 • 2% 溶液：溶液的吸收不受除臭剂和止汗剂的影响 • 溶液的吸收不受除臭剂或止汗剂影响	• 有可能通过接触传染给女性或儿童 • 每天使用 • 比注射睾酮更贵，尤其是在高剂量的情况下 • 适度高浓度的双氢睾酮 • 一种配方有麝香味，另一种则与黏性或皮肤干燥有关 • 对部分男性皮肤有轻微刺激 • 把药物滴在手臂下方可能是一种解决办法
经颊黏膜给药的睾酮	• 30mg 片剂，每天 2 次，含于脸颊与牙龈之间	• 中等正常稳态的生理睾酮浓度没有注射、贴片或凝胶的应用，或其相关的缺点 • 如果发生不良反应，迅速停用睾酮替代	• 每天使用 2 次 • 牙龈炎 • 苦涩的味道 • 对患者的学习能力要求较高，需要细致耐心的用药指导，否则会出现可接受性较差的情况 • 药片可能很难取出或可能过早掉落 • 没有剂量灵活性 • 适度高浓度的双氢睾酮 • 比肠外注射更贵
睾酮鼻腔凝胶	• 每天 3 次（每 6～8 小时），每次 11mg（提供 1.1mg 睾酮），每天总剂量为 33mg（提供 3.3mg 睾酮） • 可用每泵提供 5.5mg（相当于 0.55mg 睾酮）的计量泵进行计量	• 不需要注射 • 与拟交感神经鼻减充血剂无相互作用	• 需要每天 3 次给药 • 对患者的学习能力要求适中 • 给药后睾酮浓度在正常范围内波动较大 • 给药后 1h 内不擤鼻涕、深吸气 • 严重鼻炎禁用 • 鼻黏膜刺激性 • 不建议与其他经鼻给药药物联用或用于慢性鼻炎患者
睾酮药丸	• 2～6 颗（每个直径 3.2mm，长度 9mm 的药丸含 75mg 睾酮，共计 150～450mg 睾酮） • 植入皮下，每 3～6 个月（大多数是 3～4 个月）1 次	• 可较长时间地维持睾酮浓度	• 需要手术切口 • 挤压、出血和感染的发生较为少见 • 需要大量药丸 • 不能轻易去除，可能发生纤维化 • 如果发生不良反应，较难立刻停止给药 • 需要频繁给药

（续表）

配 方	剂 量	优 点	缺 点
美国以外地区可获得的睾酮剂型			
口服睾酮十一酸酯	• 每天 2～3 次，40～80mg 随餐口服	• 口服的给药方式较为方便	• 每天 2 次或 3 次服用 • 可变的睾酮浓度和临床反应 • 需要随餐服用 • 双氢睾酮浓度高
双氢睾酮凝胶贴剂	• 每 2 天贴 2 片（每天 4.8mg 睾酮）	• 低至中等正常的生理睾酮浓度 • 持续时间 2 天 • 不需要注射	• 轻度皮肤刺激性 • 每次需要贴 2 片
启动和维持低促性腺激素性性腺功能减退症男性患者精子产生的治疗			
从源头刺激睾酮和潜在的精子产生			
hCG	• 500～2000IU 皮下给药，每周 2～3 次，维持正常范围内的血清睾酮浓度 6～12 个月	• 能有效刺激内源性睾酮的产生 • 在获得性和部分先天性性腺功能减退症的男性患者中，单独使用 hCG 治疗可能会刺激精子产生 • 皮下注射比静脉注射容易（针头较小，注射不深） • 与肌内注射睾酮酯相比，睾酮浓度波动较小 • 不需要注射、贴片或颊黏膜含片	• 每周注射 2～3 次 • 费用较高 • 对伴有原发性睾丸疾病（如隐睾症）的男性需要更高的剂量 • 睾丸产生高雌二醇可继发乳房压痛或男性乳房发育 • 可能需要稀释 • 注射时有烧灼感 • 对原发性性腺功能减退无效
联合 hCG 刺激精子产生			
FSH 人绝经期促性腺激素，人 FSH，或重组人 FSH	• hCG 单独治疗 6～12 个月后，睾酮浓度正常，每周 3 次加用 FSH75～300IU 皮下注射，持续 6～12 个月或更长时间	• 有效刺激低促性腺激素性性腺功能减退症男性的精子的产生	• 每周注射 3 次 • 非常昂贵，令大多数人望而却步 • 睾丸产生高雌二醇继发乳房压痛或男性乳房发育 • 可能需要稀释 • 注射时有烧灼感 • 对于伴有原发性睾丸疾病（如隐睾）的男性，不太可能刺激精子发生
刺激睾丸激素和精子产生			
促性腺素释放激素	• 可控制激素泵每 2 小时皮下注射 5～25ng/kg，持续 6～12 个月	• 有效刺激内源性睾酮和精子产生	• GnRH 不是现成的 • 通常需要在专门的医疗中心进行泵的使用和管理 • 昂贵 • 除某些地区外，不常使用 • 局部刺激、感染较为少见

是有效、安全、相对实用和廉价的制剂，几十年来一直用于性腺功能减退的男性患者的睾酮替代治疗。透皮睾酮凝胶制剂因能提供更高的生理睾酮浓度，目前应用比睾酮酯注射更为普遍。然而，睾酮酯比透皮制剂更受一些性腺功能减退男性患者的青睐，因为它们是目前最便宜的制剂，并且给药频次较少，还能产生更稳定却更高的平均血清睾酮浓度。虽然睾酮注射治疗需要在诊所进行，但如果能够得到适当的指导，大多数性腺功能减退的男性（或其家庭成员）可以自行肌内注射睾酮酯。

睾酮在 17β- 羟基上的酯化增加了其疏水性和在油脂溶剂中的溶解度（芝麻油作为庚酸睾酮的溶剂，棉花籽油作为环戊丙酸睾酮的溶剂）。肌内注射后，睾酮酯在肌肉内缓慢地从油脂溶剂中释放，并迅速分解为睾酮，释放到循环中，导致血清睾酮浓度峰值较高，但释放持续时间延长。庚酸睾酮和环戊丙酸睾酮具有相似的药代动力学特征、作用持续时间和疗效，因此这两种制剂在疗效上是等效的[621, 622]。

在性腺功能减退的成人中，庚酸睾酮和环戊丙酸睾酮的起始剂量通常为150~200mg，每2周肌内注射1次。肌内注射给药200mg庚酸睾酮后，血清睾酮浓度在前1~3天内通常高于正常范围，在2周后逐渐下降到正常范围的下限，在再次注射之前有时会低于正常浓度[623]（图19-28）。血清睾酮浓度的急剧上升和下降可能引起精力、情绪和性欲的波动，从而给一些男性患者造成困扰。将给药间隔缩短至10天，并将给药剂量减至150mg（即每10天肌内注射150mg），可缓解下一次注射前睾酮浓度降至最低时出现的相关症状。另外，一些患者偏好将庚酸睾酮和环戊丙酸睾酮的剂量改为每周75~100mg肌内注射，以减少睾酮浓度的波动及其带来的相关症状（图19-28）。庚酸睾酮每3周肌内注射给药300mg或每4周肌内注射给药400mg，可使血清睾酮浓度产生非常大的波动，在注射后数天内有明显的超生理浓度，注射后3周浓度低于正常水平，因而这些疗法不被推荐[623]。

临床上，由于最终可自发启动青春期的CDGP与永久性促性腺激素性性腺功能减退症（如CHH）所引起的青春期延迟无法鉴别[146, 147, 374, 375]，因此，青春期前发病的雄激素缺乏的男孩，睾酮替代治疗通常到14岁左右（骨龄至少为10.5岁）才开始，并且睾酮治疗是间歇性进行的，以判定是否出现青春期自发启动。若生殖器官发育和生长延迟给男孩及其家人造成严重

的心理困扰，睾酮治疗可以在更小的年龄开始。

青春期前发病导致雄激素缺乏的男孩，为了预防长骨骨骺过早闭合影响成年身高，治疗开始时应使用极低剂量的庚酸睾酮和环戊丙酸睾酮（例如，每月肌内注射50~100mg或每2周25~50mg）[146, 147, 374, 375]。

这些极低剂量的睾酮足以诱导一定程度的男性化和长骨生长，但却不会干扰CDGP男孩最终自发性青春期的启动。继续使用睾酮治疗3~6个月，然后停止治疗3~6个月，以评估是否会自发性地发生青春期启动。如果有迹象表明自发性青春期启动正在发生（如睾丸大小>8ml），应停止睾酮治疗。如果没有证据表明存在自发性青春期启动，应继续给予间歇性的睾酮治疗。为了模拟自发性青春期启动发展过程中睾酮浓度的逐步升高，庚酸睾酮和环戊丙酸睾酮的剂量可逐渐增加到每2周50~100mg肌内注射，然后在接下来的数年里过渡到使用成人完全睾酮替代剂量。

目前，经皮睾酮制剂尚未被批准用于青春期延迟的男孩。然而，对于青春期前发病的雄激素缺乏症的男性患儿，由于经皮睾酮制剂无须肌内注射，低剂量经皮睾酮贴剂和凝胶将有可能成为非常有用的睾酮替代制剂，但目前这类制剂尚未被批准用于这一适应证。

2014年，以蓖麻油为溶剂的十一酸睾酮酯（Aveed，Endo Pharmaceuticals，Malvern，PA）在美国被批准用于男性性腺功能减退症的治疗。该制剂首先以3ml蓖麻油中含750mg十一酸睾酮酯的剂量缓慢臀肌内肌内注射，4周后再注射相同剂量，此后每10周注射1次，以维持大多数性腺功能减退症男性的血清睾酮浓度在正常值范围内[624]。第三次注射后达到稳定

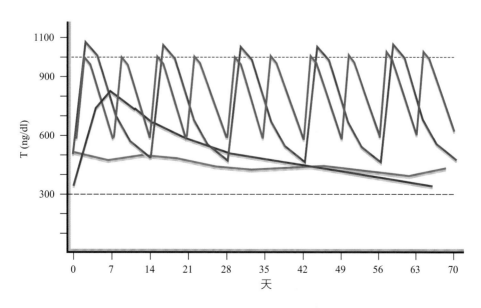

▲ 图 19-28　长期给药后血清睾酮（T）浓度示意

庚酸睾酮每2周肌内注射200mg（红色）或每周100mg（蓝色），十一酸睾酮每10周肌内注射750mg（黑色），每天1.62%睾酮凝胶经皮给药（绿色）。虚线表示成年男性血清睾酮浓度参考值范围（300~1000ng/dl）

状态，平均睾酮浓度在注射后 7 天达到峰值即处于正常值范围上限，并在接下来的 10 周内逐渐下降，平均睾酮浓度最低值仅略高于正常值范围的下限（图 19-28）。尽管睾酮浓度有所下降，但尚未有报道雄激素缺乏症状的波动或复发。虽然一些男性对大剂量的注射感到不适，但通常耐受性良好，而且比短效睾酮酯制剂的注射次数少。

另外一种以蓖麻油为溶剂的十一酸睾酮制剂（Nebido，Bayer Schering Pharma AG，Berlin，Germany）已经被批准，并在欧洲和其他国家用于性腺功能减退症男性患者的睾酮替代治疗[625]，注射剂量为 1000mg/4ml 肌内注射，6 周后再注射相同剂量，然后每 10～14 周注射 1 次。

上述十一酸睾酮制剂由于注射剂量较大且需要适当的注射技巧，因此进行自我注射和管理是不可能实现的。少数男性在注射十一酸睾酮后可能立即发生咳嗽（短效睾酮酯注射也会发生）。尽管没有直接的证据证明注射该药物是引起咳嗽的原因，但推测这可能与大量蓖麻油载体被注射到肌肉中产生的肺部微油栓（pulmonary oil microembolism，POME）反应有关。因此，FDA 要求，在美国使用十一酸睾酮（Aveed）需要进行风险评估并制订防治对策，要求对相关人员进行培训，并对医疗机构进行认证，以确保其具备适当的注射技术（缓慢肌内注射）和充分的监测（30min），以及对注射后可能出现的 POME 或过敏反应的诊治能力。

2018 年，一种 50mg、75mg 或 100mg（0.5ml 溶液）的预充、一次性、自带小型自动注射器的庚酸睾酮配方制剂（Xyosted，Antares Pharma，Ewing，NJ）被批准用于性腺功能减退症男性的睾酮替代治疗，用法为每周皮下注射[626, 627]。

• 经皮给药的睾酮制剂：用于男性性腺功能减退症的睾酮替代治疗的透皮睾酮制剂包括黏合剂睾酮贴片、两种 1% 睾酮凝胶，以及 1.62% 睾酮凝胶、2% 睾酮凝胶和 2% 睾酮溶液（表 19-10）。经皮给药的睾酮制剂用于偏好这种方法或不能耐受自行注射睾酮酯的性腺功能减退症的男性。目前，睾酮凝胶是美国治疗男性性腺功能减退症最常用的制剂。

与睾酮酯注射可导致短暂的超生理范围的睾酮浓度不同，睾酮贴片、凝胶和溶液配方则可维持更接近生理范围的睾酮浓度，但使用贴片会导致睾酮浓度的昼夜波动，而凝胶配方通常可维持相对稳定的血清睾酮浓度。

睾酮刺激红细胞的生成，睾酮替代疗法可能导致红细胞增多。在性腺功能减退的男性中，与注射庚酸睾酮相比，睾酮贴片治疗较少出现红细胞增多的不良反应，提示经皮睾酮治疗产生的生理睾酮浓度可能可以减少雄激素不良反应[628]。与睾酮酯注射剂相比，透

皮制剂在皮下组织组织和循环中的半衰期短，停药将会导致血清睾酮浓度的迅速下降和作用时间的缩短。因此，透皮睾酮制剂的优势在于，如果发现红细胞增多或前列腺癌等不良反应，能够更迅速地撤退睾酮替代治疗。

透皮制剂的缺点包括需要每天使用，与睾酮酯注射制剂相比费用更高，皮肤刺激或睾酮贴片诱发的皮疹[629]（睾酮凝胶和溶液较少见），以及使用凝胶和溶液制剂可能通过涂抹部位的皮肤接触将睾酮转移给其他人。

首个用来治疗男性性腺功能减退症的经皮睾酮给药系统是阴囊睾酮贴片[630]。治疗需要患者每天将一个相对较大的非黏性贴片，贴在清洁、干燥的阴囊皮肤上，最好剃掉局部毛发并需要使用紧身型内裤来固定贴片。这些要求对某些性腺功能减退症的男性患者来说是不可接受的。此外，在一些先天性雄激素缺乏症的男性中，由于阴囊太小甚至连小号的睾酮贴片都无法使用。此外，由于阴囊皮肤黏附性差，贴片使用了薄胶粘带设计。某些使用这种睾酮贴片的男性会感到皮肤刺激和瘙痒。同时阴囊皮肤内 5α- 还原酶活性高，阴囊睾酮贴片所产生的血清 DHT 浓度可在正常范围上限或高于正常范围。在睾酮替代疗法中，非阴囊睾酮贴片和睾酮凝胶已经取代了阴囊睾酮贴片，后者在美国已经不再应用。

安德罗德姆（Allergan USA，Madison，NJ）是一种非阴囊睾酮贴片可用于性腺功能减退症患者的睾酮替代治疗[631]。该贴片由含有睾酮和渗透增强剂的中心储层组成，储层位于一种以酒精为基础的凝胶中，周围是一层黏附贴片，可用于背部、腹部、上臂或大腿的皮肤，避开骨隆起的区域。当在夜间使用时，睾酮贴片产生的血清睾酮浓度在早上达到峰值，模拟了正常男性内源性睾酮浓度的昼夜变化。安德罗德姆贴片有两种规格，每天 2mg（32cm²）或 4mg（39cm²）的睾酮。长期使用睾酮贴剂可使血清睾酮浓度维持在中低正常范围内，并改善雄激素缺乏的临床表现。通常为了达到稳定的中高正常范围的睾酮浓度，可能需要使用两个贴片一个 2mg 贴片加一个 4mg 贴片或两个 4mg 贴片[632]。

安德罗德姆的主要局限是皮肤刺激或不同程度的皮疹，这种不良反应可见于 30%～60% 的患者[629]。几乎所有患者都存在轻至中度红斑和刺激，这可能是由于皮肤对渗透增强剂或黏合剂的反应。罕见的是会发生严重的接触性皮炎或烧灼样皮肤反应。局部使用 0.1% 醋酸曲安奈德软膏等皮质类固醇对贴片储存层下的皮肤进行预处理，可降低睾酮贴剂对皮肤刺激的发生率和严重程度[633]。

市面上已有的几种睾酮凝胶，是美国治疗男性性腺功能减退症最常用的睾酮制剂。睾酮凝胶可涂抹于

清洁、干燥的皮肤，每天早晨使用一次。不同睾酮凝胶制剂适用的部位不同，但均不应涂抹于面部或阴囊。含酒精的凝胶在使用后迅速干燥，睾酮则被吸收到皮下组织，稳定释放一整天，产生相对稳定的睾酮浓度。由于睾酮凝胶会在手的皮肤表面和涂抹部位残留，因此，涂抹完毕后需要用肥皂和水洗净双手，而涂抹有睾酮凝胶的部位则应用衣物遮盖，并且在数小时内避免与他人（尤其是女性和儿童）的皮肤接触，或仔细清洗用药部位，以防止睾酮转移给他人[634]。目前已有关于儿童接触性睾酮转移的报道，FDA 在所有经皮睾酮制剂的处方信息中均备注了相关的说明和避免接触性转移的警告。残留在使用部位皮肤上的睾酮凝胶可以被洗掉（如通过淋浴或沐浴），因此在涂抹后至少1h，最好在 6h 或更长时间内避免清洗该部位（以最大限度地保证睾酮的吸收）。

与睾酮贴剂相比，睾酮凝胶制剂对皮肤的局部刺激相对不常见，仅发生在不到 5% 的男性中，并且可能主要与酒精导致皮肤干燥有关。某些男性因含酒精的凝胶挥发后局部皮肤会变得干燥。睾酮凝胶产生的血清双氢睾酮浓度在正常范围的上限或以上，这是由于在凝胶使用的相对较大的皮肤表面积上，5α- 还原酶活性增强。睾酮凝胶用于睾酮替代治疗的主要局限性是成本高。仿制睾酮凝胶产品已经获得批准，并且比品牌产品成本低，但它们的供应情况不太稳定，价格也并不便宜。

AndroGel 1%（Abbott，Abbott Park，IL）是开发的第一种睾酮凝胶，最初是两种不同剂量的铝箔包装：2.5g 凝胶（含 25mg 睾酮）或 5g 凝胶（含 50mg 睾酮）（因为只有 10% 的药物会被吸收，所以这些小袋的睾酮含量分别为 2.5mg 和 5.0mg）。AndroGel 的起始剂量为每天 5g。根据睾酮浓度或临床反应，在治疗开始后约 2 周，剂量可增加到每天 7.5g（即一个 2.5g 包加一个 5.0g 包）或到 10.0g（两个 5.0g 包），或减少到每天 2.5g。AndroGel 现在有一种更浓缩的 1.62% 的重制剂型，通过计量泵输送，每次驱动可输送 12.5mg 睾酮，或用金属包装的 20.25mg 或 40.5mg 睾酮。通过滴定法，AndroGel 1.62% 的剂量范围为 20.25～81mg 睾酮。现在，AndroGel 的浓缩配方为 1.62%，可由计量泵输注，每泵剂量为 12.5mg 睾酮，或箔制包装 20.25mg 或 40.5mg 睾酮。

Testim（Auxilium Pharmaceuticals，Chesterbrook，PA）是另一种 1% 水醇睾酮凝胶，可用于治疗男性性腺功能减退症[635]。和 AndroGel 一样，Testim 每天早上可被涂抹于肩膀和手臂，同样要求局部皮肤的完整、清洁和干燥。在短期的安慰剂对照试验中，Testim 维持了性腺功能减退男性的生理血清睾酮浓度，并改善了雄激素缺乏的临床表现[636]。首次应用 Testim 后，血清睾酮浓度比应用 AndroGel 提高约 30%。然而，目

前尚缺乏长期使用两种睾酮凝胶达到稳定状态下的睾酮浓度的直接比较。

Testim 被包装在一个 5g 的试管中，其中含有 50mg 的睾酮，并提供大约 5mg 的睾酮（即 10% 的吸收率）。Testim 的起始剂量为每天 5g。根据治疗开始后约 2 周的睾酮浓度或临床反应，剂量可增加到每天 10g（2 管）。与 AndroGel 相比，Testim 没有 2.5g 的剂量或计量分配器，这也限制了该药剂量的调整。AndroGel 是无味的，而 Testim 含有麝香的味道。根据患者和他的伴侣的不同喜好，这种气味可能令人愉快，也可能令人讨厌。由于 Testim 含有润肤剂，与 AndroGel 相比皮肤干燥有所改善。

另外两种用于治疗男性性腺功能减退症的透皮制剂现已在美国获得批准。Fortesta（Endo Pharmaceuticals，Malvern，PA）是一种 2% 睾酮凝胶，涂抹于大腿内侧，每天剂量为 40～70mg（提供 4～7mg 睾酮），使用计量泵泵入，每泵剂量为 10mg（提供 1mg 睾酮）[637]。Axiron(Eli Lilly，Indianapolis，IN）是一种 2% 睾酮溶液，借助计量泵涂药器计量，每泵剂量为 30mg（提供 3mg 睾酮）。每天涂抹于腋下皮肤，剂量为 30～120mg（提供 3～12mg 睾酮）[638]。这两种透皮睾酮制剂能够使性腺功能减退的男性患者的血清睾酮浓度相对稳定地维持在正常范围内。上述两种制剂的优缺点与 Testim 和 AndroGel 相似。使用 Fortesta 可能会增加睾酮二次转移到性伴侣的风险，这在临床上值得重视。腋下给药和需要剔除腋毛是 Axiron 睾酮溶液的缺点，然而，腋窝应用时发生二次转移的可能性较小。

长期使用睾酮凝胶可使性腺功能减退的男性患者维持稳定的生理血清睾酮浓度，改善雄激素缺乏的临床表现[208, 639, 640]（图 19-28），所有的经皮睾酮制剂，血清睾酮浓度在个体内部和个体之间及每天都可能有很大的差异，因此很难通过单次睾酮测量来判断药物剂量是否足够[641]（图 19-29）。

与 FDA 批准的透皮睾酮制剂相比，复合睾酮凝胶和乳膏中所含的睾酮浓度差异很大，而且不准确。在一项研究中，AndroGel 所含的睾酮数量一致且准确；各批次间差异也不大。然而，在同一项研究中，来自10 家不同药店的复合睾酮制剂中，只有 30%～50% 的批次的睾酮含量在规定剂量的 20% 以内，还有一种复合配方几乎不含睾酮[642]。

• 经颊黏膜给药的睾酮：Striant（Columbia Laboratories，Livingston，NJ）是一种颊黏膜给药的睾酮制剂，可用于性腺功能减退的男性患者的睾酮治疗（表 19-10）[634, 644]。该配方是一种小的黏合剂片，油水乳液载体中含有 30mg 的睾酮。该片剂含有嗜多糖类，应用后仍附着在口腔黏膜上，直到上皮细胞脱落（持续 12～15h）。药片放在口腔内颊和牙龈之间，在门牙上方，单向突起的一侧朝向牙龈，平的一侧朝向脸颊。

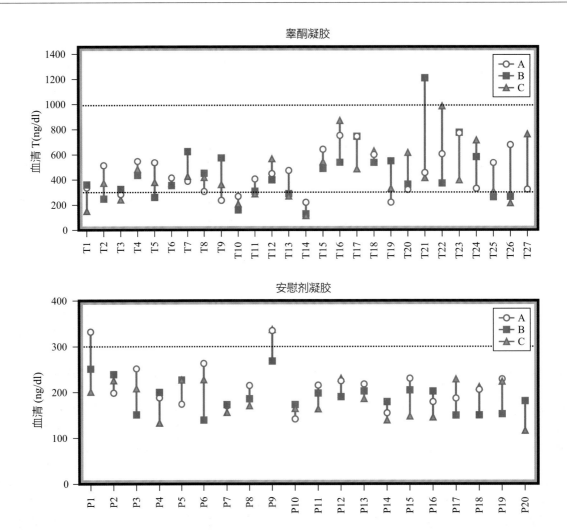

▲ 图 19-29　在睾酮试验中接受 1% 睾酮凝胶的患者（上图，参与者 T1 ～ T27）和安慰剂凝胶（下图，参与者 P1 ～ P20），门诊随访患者（A. 空心圆圈；B. 实心正方形）和住院患者（C. 阴影三角形）每天经皮使用凝胶（16±2）周后，2h 血清睾酮浓度变化很大。受试者自身的睾酮浓度变化用一条阴影垂直线表示，它表示每个人最高和最低睾酮浓度范围。虚线表示成年男性血清睾酮浓度参考范围（300 ～ 1000ng/dl）

放置后，药片在水合作用下软化和膨胀，变成黏胶状，使它附着在牙龈上。睾酮以可控、持续的恒定速率从片剂通过口腔黏膜进入体循环，并且无须通过肝脏的首过效应。

患者需每天 2 次给药，早晨一片，12h 后取下，另一片则在晚上则放置于另一侧颊黏膜处[643, 644]。使用 Striant 需要仔细指导，将片剂圆形的一面贴在牙龈上，并将其牢牢地固定在适当的位置，手指放在嘴唇上约 30s。如果药片脱落或移位，应使用新药片并保留在适当位置，直到下一次常规剂量。吞下药片是无害的。口腔药片是通过轻轻地向下滑动到门牙来取出的，以避免刮伤牙床。

平均每 12 小时使用含有 30mg 睾酮的 Striant 片剂，全天的平均睾酮浓度可维持在正常范围[643, 644]。尽管尚未进行正式的研究，但在药代动力学研究中，无限制地摄入食物和饮料（包括酒精）、刷牙、漱口

和嚼口香糖似乎并不影响睾酮的吸收。尚未有使用者将睾酮通过唾液转移给他人的报道。与经皮睾酮凝胶一样，Striant 会产生正常到高水平的血清 DHT，可能与口腔黏膜中的 5α- 还原酶活性相关。一般情况下，经口给药的睾酮片剂耐受性良好。在一项研究中，10%～15% 的男性产生牙龈或口腔刺激或炎症，5% 的男性口腔内有异味或苦味[643]。

与经皮睾酮制剂一样，Striant 与睾酮酯注射相比相对昂贵。最初，患者会意识到自己的脸颊和牙龈之间有药片，并为此感到困扰，从而导致过早停用该制剂。然而，随着继续适用，口腔内药片的不适感将减少，对药片也将逐渐适应，给药将变得不那么麻烦。每天需要给药两次以维持生理睾酮浓度，这对患者的依从性要求较高。告知患者对药片的不适感会随着时间的推移而减弱，并将经颊黏膜给药与日常活动（如早晚刷牙）联系起来，可能有助于改善和维持患者的

依从性。

- 睾酮鼻腔凝胶：Natesto（Aytu Bioscience，Englewood，CO）是一种含 1% 睾酮的鼻腔凝胶制剂，已被 FDA 批准用于治疗男性性腺功能减退症[645]。该制剂以 1.1g 凝胶内含 11mg 睾酮（每个鼻孔输送 1.1mg 睾酮）的剂量鼻腔内给药，每天 3 次（间隔 6～8h），由计量泵给药，每泵提供 5.5mg（相当于 0.55mg 睾酮）；因此，每天的总剂量为 33mg（相当于 3.3mg 睾酮）。建议给药后 1h 内不要擤鼻涕或深吸气，严重鼻炎发作时应暂时停止治疗。虽然与拟交感神经鼻腔减充血药物没有相互作用，但与其他鼻腔内药物的潜在相互作用尚不清楚，因此不建议与其他鼻腔内药物一起使用。有慢性鼻部疾病的患者也不推荐使用。当该药应用于性腺功能减退的男性患者时，平均血清睾酮浓度在给药后约 1h 达到峰值 - 正常范围上限，并在 6～8h 后下降至或略低于正常水平下限。

- 睾酮药丸：皮下睾酮药丸在美国使用较少，但在澳大利亚和一些欧洲国家更常用于性腺功能减退男性患者的睾酮替代治疗[646, 647]。在美国，Testopel 药丸（Auxilium Pharmaceuticals，Chesterbrook，PA）可用于睾酮替代（表 19-10）。这些圆柱形的药丸直径 3.2mm，长 8～9mm，含有 75mg 睾酮。推荐使用 150～450mg 睾酮（即 2～6 粒 75mg 睾酮药丸），每 3～4 个月植入一次[646]。然而，最近一份关于植入 6～12 粒（450～900mg 睾酮）的报道发现，无论 BMI 或植入的药丸数（6～9 或 10～12）是多少，植入后 3～4 个月血清睾酮浓度就会下降到正常水平以下[648]。

睾酮药丸的药代动力学特征取决于特定的药丸配方[647, 649, 650]。在使用不同配方的欧洲研究中，性腺功能减退的男性，皮下植入 3～6 个 200mg 药丸（总共 600～1200mg 睾酮）产生了几乎零级的持续睾酮释放，并维持 4～6 个月稳定的生理血清睾酮浓度[649]。通过一个小的皮肤切口，使用套管针将睾酮药丸植入皮下。该小手术过程每年重复 3～4 次，以维持正常的血清睾酮浓度。

虽然偶尔会发生自发挤出药丸和局部出血或感染，但这些问题在经验丰富的患者中并不常见。一个主要的缺点是，如果植入后出现不良反应，取出睾酮药丸将十分困难。因此，对于治疗过程中容易出现红细胞增多症和前列腺疾病的老年患者，不宜使用睾酮药丸。

(3) 美国以外上市的睾酮制剂

- 口服十一酸睾酮：在美国以外的其他国家上市的 17β 羟睾酮酯，是一种口服十一酸睾酮制剂（Andriol Testocaps，Organon，Oss，Netherlands）用于治疗男性性腺功能减退[651, 652]。它是一种口服的胶囊制剂，口服后被直接吸收，释放入体循环淋巴液并进入循环系统，因此避免了肝脏的首过效应和灭活。单次给药 4～5h 后血浆睾酮水平达到峰值，血浆睾酮水平可在服药后维持 8～12h。用于替代治疗时剂量相对较大，达到 40～80mg，每天 3 次（总剂量为 80～240mg/d），因为需要分次给药，患者依从性往往不佳。十一酸睾酮需在用餐时服用，因此血浆睾酮水平和临床效果差异较大。由于在肠道吸收需要 5α- 还原酶活性，因此血清双氢睾酮浓度通常较高。

现在的胶囊制剂使用蓖麻油和丙二醇月桂酸酯保存剂替代最初的油酸作为载体，保质期达到 3 年。十一酸睾酮吸收后，血浆睾酮水平下降很快，因此可用于患有前列腺疾病和并发症的老年男性的替代治疗，这些患者服药后为避免并发症需血浆睾酮水平快速下降，也可用于只需要低剂量的替代治疗的患者。

- 经皮给药制剂：睾酮敷贴（Testopatch，Pierre Fabre，Castres，France）是一种在欧洲上市用于男性性腺功能减退的睾酮替代治疗的制剂[654, 655]。这种敷贴由含有 0.5mg/cm² 睾酮和赋形剂组成，有 30cm²、45cm²、60cm² 三种规格。隔日在手臂、躯干或大腿的皮肤使用两张 60cm² 贴剂，每天可以释放约 4.8mg 的睾酮，使使用者睾酮维持在正常水平。皮肤过敏的发生率大约是 20%。

(4) 男性性腺功能减退的非睾酮替代治疗

- 氯米芬和芳香化酶抑制药：氯米芬和芳香化酶抑制药（如阿那曲唑）可提高血清睾酮浓度，常超适应证用于运动员或健美运动。这些药物促进垂体分泌促性腺激素，从而使睾酮分泌增加，而原发性性腺功能减退或者严重的继发性性腺功能减退患者无法分泌足量的促性腺激素，因此此类药物并未被批准用于男性性腺功能减退。此外，此类药物的有效性和安全性尚不明确[116]。例如，芳香化酶抑制药可能引起脂肪沉积增多，性功能减退和骨质疏松[120-122]。

- 选择性雄激素受体调节剂：选择性雄激素受体调节剂是一类非激素类分子，可与雄激素受体相互作用在不同的靶器官发挥不同的作用[656, 657]。理想的 SARM 是一种口服制剂，它可以促进雄激素在肌肉、骨骼、性功能和心情方面的调节作用，并减少潜在的不良反应（如前列腺）。这一类药物目前仅用于老年人肌少症和肿瘤恶液质的患者，尚未被用于性腺功能减退的患者。SARM 的组织特异性作用机制尚不清楚，可能与 5α- 还原酶活性或组织特异性的共激活物和抑制物有关，因此该药物在前列腺活性较低。

非激素类 SARM 可在肌肉和骨骼发挥作用但在前列腺的刺激作用较弱[656, 657]。SARM 没有内源性雌激素受体的活性，但如果它抑制内源性促性腺激素、睾酮和雌二醇的释放，可能会引起相对雌激素缺乏。因此，SARM 的临床研究需考虑男性患者雌二醇相关靶效应，如 BMD、脂肪沉积、性功能、血脂水平、心血管疾病和脑功能。对老年男性患者使用双氢睾酮（DHT）凝胶长期的随访研究显示，雌激素对骨代谢的重要作用被严重低估。与安慰剂对照组比较，DHT 凝胶可减少脂肪堆积但同时也降低了骨密度[99]。

(5) 睾酮药物浓度和临床效果的监测：对睾酮替代治疗的临床效果和血清药物浓度的监测可用来评估男性雄激素缺乏患者替代治疗的效果[116]（表 19-11）。在治疗开始之前，治疗开始后 3~12 个月，之后每年一次，需要定期评估雄激素缺乏的症状和体征。治疗后 3~6 个月，大多数性腺功能减退的男性患者性欲下降、性功能、体力、活力、积极性和情绪都得到改善[658]。在后续的几个月到数年中，患者的体毛生长、肌肉质量和力量、BMD 也逐渐改善。

治疗期间需定期监测血清睾酮浓度来保证治疗的效果，同时避免过度替代治疗或剂量不足。使用经皮给药制剂的患者，由于剂量的个体差异较大，因此需多次监测血清睾酮水平，以确定适当给药剂量[641]。睾酮替代治疗的目标是维持血清睾酮在正常范围[116]。

对于使用睾酮酯注射治疗的患者需在治疗后 3~6 个月，即两剂注射间隔期监测睾酮浓度（如果每 2 周注射 1 次，即在注射 1 周后）。使用睾酮敷贴的患者，需在治疗 3~4 周后监测睾酮浓度，抽血需在前一夜使用贴剂 8~10h 后进行。而使用睾酮凝胶或溶液的患者，血清睾酮浓度需在治疗 2 周后监测，一天中抽血时间无特殊要求。使用睾酮口腔贴片的患者，血清睾酮监测需在治疗后 4~6 周开始，而抽血时间最好在上午。

(6) 风险和不良反应

• 禁忌证和注意事项：由于睾酮替代治疗可能刺激雄激素和雌激素依赖的恶性肿瘤生长，因此前列腺癌和乳腺癌是睾酮治疗的禁忌证[116]。睾酮治疗在前列腺癌，特别是恶性肿瘤快速生长引起骨痛和脊柱压缩性骨折的患者中风险极高。实际上，目前前列腺癌的主流治疗是使用 GnRH 类似物和 AR 阻滞药，或睾丸切除术，达到抑制内源性雄激素生成的目的[659]。在合并性腺功能减退的局限性前列腺癌患者中使用睾酮替代治疗的风险尚不清楚。因此，临床活动性前列腺癌应当避免使用睾酮替代治疗。

在局限性、低度恶性的前列腺癌（Gleason 积分＜7 或 3+4，PSA＜10ng/ml 或 20ng/ml，并且临床分期为 1 期或 2a 期）临床治愈数年后是否可使用睾酮治疗目前还不明确。由于这些患者未使用雄激素剥夺治疗，可考虑使用睾酮替代治疗维持合理的血清睾酮水平。此类患者使用睾酮替代治疗时需仔细评估获益和潜在的风险，在用药之前要行肛门指检和 PSA 检查，并签署知情同意书。对于局限性、高风险的前列腺癌（Gleason 评分 8~10，PSA＞20ng/ml，并且临床分期为≥3 期），尽管术后或放疗后 PSA 在正常水平，睾酮治疗仍是禁忌证，由于此类患者前列腺癌容易复发，预后不佳。

在使用睾酮替代治疗前，对于年龄大于 50 岁的患者（有前列腺癌高危因素的大于 40 岁的患者），在评估潜在风险和获益后需常规进行前列腺癌筛查（包括对低度恶性的前列腺癌的筛查和治疗）[116]。PSA 是最常用的评估指标，是否常规进行肛门指诊还有一些争议。性腺功能减退的男性患者如肛门指诊异常，或 PSA 持续异常（＞4ng/ml，在非洲裔美国人或前列腺癌高危人群＞3ng/ml）在使用睾酮替代治疗之前需请泌尿外科会诊，进一步行经直肠前列腺超声或前列腺穿刺活检。老年患者、非洲裔美国人、肛门指诊异常患者或一级亲属中有前列腺癌患者均属于高危人群；既往曾行前列腺穿刺活检结果阴性或在使用 5α- 还原酶抑制剂者则属于低危人群。可以使用在线前列腺癌风险评估计算器[660, 661]来评估患者前列腺癌的风险，其中风险指标主要基于安慰剂对照的前列腺防治研究，根据种族、年龄、PSA 水平、前列腺癌家族史，或是否使用 5α- 还原酶抑制剂，评估临床和病理分期。虽然这个公式在未经治疗的雄激素缺乏患者（此类患者 PSA 水平通常较低）使用未被证实，但是这个公式可用于睾酮替代治疗前评估性腺功能减退患者发生临床或病理高风险前列腺癌的风险。

虽然男性乳腺癌的发病率低，但是一些疾病可能引起雄激素缺乏，增加乳腺癌的发生率，如 Klinefelter 综合征[662]。因此性腺功能减退的男性患者在开始睾酮替代治疗前，需仔细检查乳腺可疑肿块。睾酮向雌二醇转化可刺激雌激素受体阳性的乳腺癌生长。

睾酮替代治疗的相对禁忌证包括以下情况[116]。

- PSA 水平＞4ng/ml，非洲裔美国人或前列腺癌高危人群＞3ng/ml，或未经评估的前列腺结节或硬化。

- 基线血细胞比容水平在高限（海平面＞48 或高海拔地区＞50%），睾酮可刺激促红细胞生成素释放，进一步引起红细胞增多症，特别是在有血管性疾病的老年患者中引起高黏滞血症及血管并发症。

- 未经治疗的阻塞性睡眠障碍，由于大剂量的睾酮替代治疗可能加重病情和并发症。

- 严重的水钠潴留（如果未控制的充血性心力衰竭），由于睾酮替代治疗可能增加水钠潴留的风险。

- 由于良性前列腺增生下尿路症状明显，国际前列腺症状评分大于 19 分。

- 近期有生育计划。

- 6 个月内有心肌梗死或脑卒中事件发生，独立于睾酮治疗的心血管危险因素，或者易栓症或高凝倾向，深静脉血栓风险升高[116]（表 19-11）。

• 潜在的不良反应和监测：睾酮替代治疗的潜在不良反应总结如下。

• 血细胞比容：睾酮替代治疗使性腺功能减退的患者红细胞生成增多，使血红蛋白水平从女性水平升到正

指 标	时 间	进一步处理
表 19-11 睾酮治疗的监测		
效果监测		
雄激素缺乏的症状和体征	基线，治疗后 3~12 个月，之后每年 1 次	临床症状改善且没有不良反应继续睾酮治疗
		如果临床无好转考虑停用睾酮治疗
BMD	有骨折高危因素的患者，治疗前行 BMD；有骨质疏松或外伤性骨折的患者，治疗 1~2 年后行 BMD 检查	骨质疏松的治疗：包括钙剂和维生素 D
血清睾酮	• 睾酮酯注射：3~6 个月后，在两剂注射间隔中期或下一剂注射前（如果有雄激素缺乏症状）	调整治疗剂量和治疗间期使血清睾酮浓度在正常值中位数
	• 睾酮敷贴：3~4 周后，在敷用 8~10h 后	
	• 睾酮凝胶：2 周后，使用后任何时间	
	• 睾酮含片：4~6 周后，使用后任何时间（最好在早上）	
	• 睾酮植入微丸：下一剂治疗前	
	• 口服十一酸睾酮酯：1 周后，口服 3~5h 后	
	• 十一酸睾酮酯注射：下一剂量治疗前	
不良反应		
血细胞比容	基线，治疗 3~6 个月，之后每年 1 次	• 如血细胞比容大于 54%，停止治疗或者睾酮减量至血细胞比容达到正常范围后重新开始治疗
		• 排除阻塞性睡眠呼吸暂停或慢性肺部疾病引起的缺氧状态
PSA 水平、肛门指诊（年龄大于 50 岁男性，或有前列腺癌高危因素大于 40 岁男性）	基线，治疗 3~6 个月后，之后根据指南	如有下列情况需泌尿外科评估
		• 在睾酮治疗期间 PSA>4ng/ml
		• 睾酮治疗 12 个月内 PSA 升高 1.4ng/ml
		• 肛门指诊异常（触及结节或硬化）
		• 下尿路症状加重（IPSS>19）
阻塞性睡眠呼吸暂停（打鼾，呼吸暂停，日间嗜睡，不能解释的红细胞增多症，血压升高或浮肿）	基线，治疗 3~12 个月，而后每年 1 次	评估阻塞性呼吸睡眠暂停或调整 CPAP 设置
		评估其他原因引起的缺氧
剂型相关性不良反应	基线，治疗 3~6 个月后，之后每年 1 次	换用另外一种剂型
睾酮酯注射	• 肌内注射不适，出血或血肿	重新指导自我注射技术。
	• 精力、心情、性欲波动	如果最低睾酮水平较低，可考虑缩短注射间隔
	• 对油性药物载体过敏	

（续表）

指　标	时　间	进一步处理
睾酮敷贴	• 皮肤过敏	使用激素软膏抗过敏
	• 皮肤粘连	
睾酮凝胶	• 接触污染	在胶干燥后或洗澡后 4～6h，洗手后重新贴敷贴，避免敷药部位与女性或儿童的皮肤接触
	• 皮肤干燥	
睾酮口腔贴片	• 牙龈过敏或炎症	使用正确的方法重新贴入口腔
	• 从牙龈脱落	
	• 味觉改变	
睾酮皮下植入缓释药丸	• 药丸脱出	重新植入药丸
	植入部位感染，出血或纤维化	局部引流或使用抗生素

BMD. 骨密度；CPAP. 持续气道正压通气；IPSS. 国际前列腺症状评分；PSA. 前列腺特异性抗原

常男性水平[663]。在少数情况下，睾酮治疗使红细胞过度增生（血细胞比容＞54%），患者需停药和减量，等到血细胞比容到正常水平再重新开始治疗，或者在极少数情况下采用放血疗法[326]。红细胞增多症常见于老年患者[612]，使用肠外睾酮酯的患者较经皮给药患者更为常见，这可能与肌内注射给药后几天存在的超生理睾酮浓度和产生的较高平均睾酮浓度有关[628]。高浓度的血清睾酮促进促红细胞生成素生成，抑制铁蛋白和铁调素（一种肝脏生成对铁的生物利用度起负向调节作用的肽类物质），可能重塑促红细胞生成素和血红蛋白之间的关系，促进红细胞生成活性和铁的利用[664, 665]。

睾酮引起红细胞增多症的不良反应目前还不明确；但是，在合并动脉粥样硬化性心血管疾病、心力衰竭、脑卒中的老年患者中，红细胞过量生成和血液黏滞度增加可能增加血栓的风险。在睾酮替代治疗开始后 3～6 个月，随后每年需要监测血细胞比容[116]。如果治疗过程中出现红细胞增多症，需停止睾酮治疗，同时需评估是否有其他引起红细胞增生的诱因，如阻塞性睡眠呼吸暂停、慢性肺部疾病等引起的低氧血症。情况改善后，可开始小剂量睾酮治疗。

• CVD 和 VTE：由于缺乏大规模的、长期随机对照试验证据，雄激素缺乏患者睾酮替代治疗后主要心血管事件风险（MACE：心肌梗死、脑卒中和心血管疾病死亡）目前尚未明确。睾酮治疗[329-337]评估心血管事件的风险的药物流行病学结果仍存在争议。Meta 分析结果显示睾酮治疗并未增加心血管事件的风险（除一项外）[32]，然而这些研究有一定的局限性：研究人群、治疗方案、随访时间、治疗不良反应的差异大，研究样本量局限，缺乏对 MACE 的独立判定。尽管如此，FDA 仍然要求在所有睾酮制剂的说明书中都添加心血管事件的警告。目前正在进行一项大规模、长期、多中心、安慰剂对照研究来评估有心血管疾病基础或危险因素的男性性腺功能减退患者使用睾酮替代治疗发生 MACE 的风险。

近期药物流行病学，病例对照研究和 Meta 研究显示睾酮替代治疗不增加 VTE 的风险[671-673]。然而，这些随机对照研究 VTE 的病例数太少，无法评价睾酮治疗的风险。有个案报道，既往有 VTE 病史或易栓症的男性患者，即使无红细胞增多症，使用睾酮替代治疗 VTE 风险增加[674]。因此，FDA 提出在所有使用睾酮治疗患者需警惕 VTE 发生的可能。

• 前列腺：性腺功能减退的男性患者前列腺体积变小，在使用睾酮替代治疗后前列腺体积增大到性腺功能正常的同龄男性水平[675]。没有证据显示睾酮替代治疗加重下尿路症状，降低尿流速，引起尿潴留，或增加良性前列腺增生（benign prostatic hyperplasia，BPH）侵入性操作的机会（如经尿道前列腺切除术）。在临床试验中，与安慰剂对照组相比，睾酮替代治疗 1 年后未增加严重 LUTS（IPSS 积分大于 19）的风险[162]。然而，睾酮长期替代治疗是否会增加性腺功能减退的中老年男性患者发生严重症状性 BPH 的风险，目前尚未有对照实验研究。因此，年龄大于 40 岁的性腺功能减退患者使用睾酮替代治疗，需依据指南推荐的 IPSS 或 AUA 评分密切随访患者的症状[116]。如患者的 LUTS 严重影响生活质量时，需同时进行治疗（如 α 受体阻滞药、5α- 还原酶抑制剂、膀胱流出道手术）。

目前尚无证据显示睾酮替代治疗导致前列腺癌。

在性腺功能减退的中老年男性患者中，长期使用睾酮替代治疗仍需警惕潜在或临床未诊断的局限性或恶性前列腺癌增大，或促使亚临床转化为临床前列腺癌。目前有研究证实睾酮治疗促使前列腺癌增大，是否使亚临床病变进展尚不清楚。对小规模、短期（3 年内）的对照实验进行 Meta 分析提示睾酮替代治疗并未增加老年男性前列腺癌的风险，但是这些研究在评估高级别前列腺癌的风险时数据十分有限[326, 328]。药物流行病学显示，睾酮替代治疗可能增加低级别前列腺癌的风险（可能与睾酮替代治疗患者前列腺癌筛查率提高有关），但是降低了高级别或浸润性前列腺癌的发生率[337, 339-342]。仍需要大规模、长期的前瞻性对照试验评估睾酮替代治疗是否促进亚临床前列腺癌进展为临床型前列腺癌或高级别侵袭性病变的可能。

雄激素缺乏的患者血清 PSA 水平下降，前列腺体积变小，睾酮替代治疗后 PSA 水平增加到性腺功能正常的同龄男性水平[675]。由于睾酮替代治疗可能潜在的改变前列腺癌的自然进程，因此在大于 50 岁（有前列腺癌高危因素的大于 40 岁）的患者在开始睾酮替代治疗前需告知前列腺癌的利弊（即共同决策[116]），前列腺癌 PSA 筛查对普通男性人群死亡率没有影响或只有适度影响[676-678]。

40 岁以上的男性患者如要求行前列腺癌筛查，需在开始替代治疗之前、开始治疗 3~12 个月进行 PSA 检测（根据检查者的经验和患者意愿酌情行 DRE 检查），此后根据指南进行定期随访。老年男性患者并不需要更频繁的 PSA 监测，因为这样会增加患者行前列腺穿刺的可能，但是目前亚临床、局限性或低级别的前列腺癌的治疗还不明确[679]。亚临床、局限性或低级别的前列腺癌不影响患者的总死亡率，但是手术或药物治疗和诊断带来的生理、社会经济学影响也不容忽视。

在进行睾酮替代治疗的患者如 PSA 水平大于 4ng/ml，或在治疗 12 个月后 PSA 水平升高 1.4ng/ml，DRE 显示结节或硬化，或 AUA 症状评分 /IPSS 评分大于 19，需请泌尿外科会诊进一步评估[116]。PSA 水平需再次复查，如考虑与前列腺炎或泌尿系感染有关，需抗感染治疗后再次复查 PSA。

• 睡眠呼吸暂停：睾酮替代治疗可能引起或加重阻塞性睡眠呼吸暂停，但是发病率较低，并且呈剂量依赖性[553, 567, 568]。短期、大剂量睾酮替代治疗可能加重 OSA，延长缺氧的时间，缩短患者的总睡眠时间。然而，研究显示老年患者使用阴囊睾酮敷贴替代治疗 3 年未加重阻塞性睡眠呼吸暂停综合征[680]。睡眠呼吸暂停可能抑制促性腺激素和睾酮，引起继发性性腺功能减退，机制可能与缺氧和睡眠紊乱有关。

睡眠呼吸暂停可能增加患者的死亡率，因此，性腺功能减退的男性患者，特别是那些肥胖的高危患者，

在开始睾酮替代治疗前、治疗 3~12 个月，之后每年一次，需随访 OSA 的症状（如打鼾、呼吸暂停、白天嗜睡、红细胞增多症、难治性高血压或浮肿）[116]。如在随访过程中，出现上述症状，需行多导睡眠监测进一步评估。如确诊为 OSA，在继续行睾酮替代治疗前，需对 OSA 进行治疗（如 CPAP）。

• 精子生成减少和不育：雄激素缺乏的男性患者，原发或继发性腺功能减退仍持续有精子生成，睾酮替代治疗负反馈抑制促性腺激素，可能进一步抑制精子生成，引起不育[587]。在继发性腺功能减退而睾丸正常的男性患者因仍有生育要求，因此精子生成减少的问题显得尤为重要。这些患者中，需停止睾酮替代治疗，开始促性腺激素替代治疗，以 hCG 单药治疗，必要时联合 FSH 治疗刺激精子发生[79]。如未合并睾丸疾病（如隐睾），之前的睾酮替代治疗可能不影响促性腺激素治疗的效果，但精子发生可能延迟[392-394]。

• 痤疮和油性皮肤：使用睾酮治疗的青春期雄激素缺乏的患者或严重性腺激素缺乏的患者使用睾酮完全替代治疗，可能引起痤疮生成，油脂腺分泌增多使皮肤油腻[146, 147, 374, 375]。可使用过氧苯甲酰、视黄酸和抗生素局部外用治疗，或睾酮减量。

• 男性乳腺发育：使用睾酮治疗的青春期雄激素缺乏的患者、使用睾酮完全替代治疗的严重性腺激素缺乏的患者、大剂量睾酮治疗或合并肝硬化的患者，在睾酮治疗期间可能出现乳房疼痛或男性乳房发育。性激素缺乏的儿童患者或成年患者，常在睾酮治疗之前就出现乳房发育。因此，在睾酮替代治疗之前或重新开始睾酮治疗时，需进行详细的乳房检查，排除男性乳房发育或加重，极少数情况发生乳腺癌。

• 血脂：性腺功能减退的男性患者，睾酮替代治疗 HDL 无明显变化或仅轻度下降，总胆固醇或 LDL 胆固醇无明显变化[326, 681]。HDL 下降在严重雄激素缺乏，使用超生理剂量睾酮治疗，或使用非芳香化的口服 17α- 烷基化雄激素治疗的患者中更为明显[620]。

睾酮治疗引起 HDL 胆固醇下降是否与心血管风险因素相关，目前仍无报道。需要大规模、长期的随机对照研究来进一步阐明睾酮治疗和主要心血管事件终点（包括心肌梗死、脑卒中、心血管死亡风险）之间的关系。对睾酮治疗患者的心血管疾病风险和血脂水平的随访仍遵循目前的心血管疾病指南，是否需要强化监控尚无依据。

• 其他潜在的不良反应：有脱发家族史的性腺功能减退的患者在使用睾酮替代治疗后可能出现额秃或脱发。睾酮替代治疗可能促进肌肉合成和轻度的水潴留，使患者体重增加。除了患者本身合并 CHF 和肝硬化腹水，睾酮治疗不会引起明显浮肿。

除了严重、长期雄激素缺乏且接受完全替代或大剂量睾酮治疗的男孩或年轻男性患者，大多数患者使

用睾酮治疗不会出现过度勃起或过度性欲增强，睾酮减量后上述症状改善。目前无证据显示睾酮治疗易导致易怒或攻击性增强[682, 683]，睾酮治疗反而能提高患者生活积极主动性，减少易怒和激惹。

严重的雄激素缺乏患者长期睾酮替代治疗可能导致行为和生理的变化，增加患者和伴侣的困扰。因此在开始或进行替代治疗时，需与患者及其伴侣讨论睾酮治疗带来的不良反应。口服 17α- 烷基化雄激素可能引起胆汁淤积或严重肝毒性[620]。然而，睾酮替代治疗的肝毒性并不常见，因此不需常规监测肝功能。睾酮酯肌内注射，特别是大剂量的十一酸睾酮酯，或庚酸睾酮、环戊丙酸睾酮，可引起咳嗽，可能与 POEM 有关。

特殊制剂相关不良反应：睾酮酯肌内注射可能使局部皮肤不适、出血或肌内注射部位血肿[116]。改善注射技术可能避免上述不适。一些患者可能因为睾酮血药浓度的波动出现心情、性欲、情绪波动，可以尝试调整给药剂量、缩短给药间隔或换用经皮给药制剂。少数患者可能对药物的载体和溶剂过敏。

睾酮敷贴可能使患者局部皮肤发红、瘙痒、激惹，出现接触性皮炎，甚至发生严重反应[116]。外用激素可改善上述症状。此外，睾酮敷贴可能在出汗时松脱。

睾酮凝胶或液体睾酮制剂对皮肤刺激小。但是，残留的睾酮会残留在使用部位的表面，在皮肤使用时可能使女性和儿童间接接触[116]。因此应注意涂抹凝胶后要立即洗手，在给药后用衣服覆盖，使用 4～6h 后清洗，避免用药部位与女性或儿童长时间的皮肤接触。

睾酮口腔贴片可能引起牙龈刺激、炎症或萎缩，味觉变化，未正确使用可能脱落。

鼻腔制剂可能引起鼻过敏、鼻咽炎、流涕、鼻衄、结痂。

皮下植入制剂可能自行掉出，或引起植入部位出血或炎症[116]。

3. 促性腺激素治疗　继发性性腺功能减退症表现为青春期前或成人时期的雄激素缺乏。由于促性腺激素缺乏引起继发性性腺功能减退的青春前期或成年患者可能有精子生成障碍。继发性性腺功能减退的患者主要的治疗目的是促进和维持精子发生，改善生育功能[614]。由于促性腺激素治疗较睾酮替代治疗更为复杂（1 周需要多次注射），也更加昂贵，性腺功能减退常用睾酮替代治疗。然而，睾酮治疗可能负反馈抑制患者的促性腺水平，因此，有生育要求、需要刺激精子生成的患者先暂停睾酮治疗，开始促性腺激素治疗。既往睾酮治疗不影响后续促性腺激素治疗促进精子生成，但作用比较缓慢[392-394]。

治疗继发性性功能不全的传统促性腺激素经尿促性腺激素提纯。人工重组合成的促性腺激素现已经上市，比传统制剂纯度更高，但也更昂贵。由于尿促性腺激素在治疗促性腺激素缺乏的患者十分有效，目前为止仍然是治疗继发性性腺功能减退不育的最常用药物。

由于 hCG 的半衰期长于 LH，因此有类 LH 作用。与 LH 需要每 2 小时脉冲式给药不同，hCG 每周使用 2～3 次。纯化的尿 hCG（从孕妇的尿中提取）有类 LH 作用，主要用于促性腺激素治疗。FSH 来自于纯化的尿 hMG（从绝经的女性尿中提取）。纯化的 FSH 或重组 FSH 每周注射 3 次，hCG 和 FSH 可肌内注射或皮下给药[684, 685]。两者都有效，但是后者耐受性更好，并且更方便自行给药。

青春期前促性腺激素缺乏的患者，促精子发生需 hCG 和 FSH 联合治疗[79]（图 19-30）。起始治疗为 500～2000IU hCG 每周 2～3 次皮下注射，刺激内源性睾酮生成，提高血清睾酮水平至正常范围，从而改善雄激素缺乏的症状[6]。hCG 逐渐加量至睾酮水平维持在正常范围。尽管需要多次注射，由于睾酮肌内注射和 hCG 皮下注射的费用相当，皮下注射的耐受性更好，并且注射后睾丸增大，精子生成增多，一些继发性促性腺激素缺乏的患者更倾向于使用 hCG 注射治疗。此外，由于睾酮凝胶外敷有间接接触的风险，一些患者更倾向于皮下注射。

原发性睾丸疾病（如隐睾）或先天性促性腺激素缺乏的雄激素缺乏患者需要大剂量 hCG（3000～5000IU 每周 2～3 次注射）。而继发性性腺功能减退的患者合并严重睾丸疾病可能对 hCG 治疗无反应（图 19-30）。由于 hCG 刺激睾丸间质细胞在睾丸中的芳香化反应，血清雌二醇水平可能与睾酮水平不成正比的升高，导致睾酮治疗的患者易出现乳腺发育或乳房疼痛。一些患者可能反映皮下注射部位烧灼感。

hCG 刺激睾丸间质细胞生成睾酮，使睾丸内睾酮浓度维持在较高的水平，促进睾丸支持细胞成熟，并促进精子生成成熟。青春前期促性腺激素部分缺乏的患者及所有青春发育后获得性促性腺激素缺乏的患者单用 hCG 治疗可能促进精子发生[79]（图 19-30）。部分促性腺激素缺乏的体征包括双侧睾丸容量大于 8ml，体检发现部分雄激素化作用，促性腺激素在正常低限水平，抑制素 B 在正常低限水平[686-690]。大部分严重 CHH 患者为了促进精子生成和生育，除了 hCG 还需要 FSH 治疗[691-693]。

如果在 hCG 治疗 6～12 个月后，血清睾酮维持在正常水平，精液中仍无精子，则需每周 3 次 75IU hMG 或 FSH 治疗（逐渐加量至 300IU 每周 3 次皮下注射），联合等剂量 hCG 继续治疗 6～12 个月以上，直到精子生成。

促性腺激素治疗促进精子生成可能需要 12～24 个月。影响治疗效果的因素包括患者及其配偶对治疗缺乏耐心，治疗费用昂贵。一部分夫妇可能考虑领养孩子。CHH 患者精子数量较低可能与促性腺激素作用较弱、睾丸间质细胞数量和成熟不足有关[694]。尽管治疗期间精子数量少,但即使是较低的精子计数(<100万/ml),仍有生育的可能[686]。另外一部分精子数量低的患者可能借助 ICSI 进行生育。

青春发育前期患者使用 hCG 和 FSH 联合治疗,一旦精子开始生成,可改用 hCG 单药进行维持治疗[611]。青春发育后获得性促性腺激素缺乏患者,则可予 hCG 单药治疗重新使精子生成[79]。

在由于下丘脑 GnRH 缺乏导致继发性雄激素缺乏的男性患者中(如 CHH、Kallmann 综合征),GnRH 脉冲治疗可用于促进内源性促性腺激素(LH 和 FSH)、睾酮生成,促进精子发生,以及维持足够的精子生成[47]。GnRH 持续皮下泵入可维持小剂量(GnRH 每 1.5~2 小时 5~25ng/kg,必要时可加量)皮下给药,这个剂量模拟促进垂体的生理剂量。CHH 患者接受 GnRH 脉冲式给药治疗,可成功刺激 75% 患者促性腺激素、睾酮和精子生成,而另外 25% 患者由于垂体和睾丸的缺陷对治疗无反应[396]。GnRH 脉冲给药替代治疗在刺激精子生成方面的效果与促性腺激素治疗效果相似,但是由于皮下注射装置需要专家指导安装,并且治疗费用昂贵,因此仅在一部分中心使用。

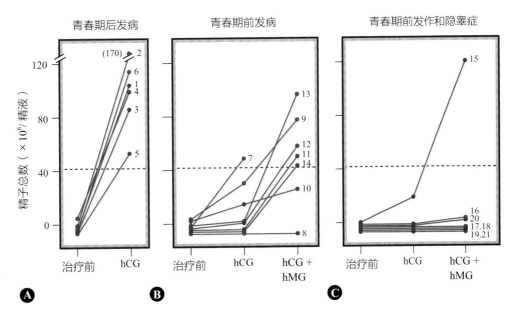

▲ 图 19-30 男性青春期后低促性腺激素性性腺功能减退症(A),青春期前无隐睾症(B)或青春期前隐睾症(C)中单独使用 hCG 或与 hMG 联合使用促性腺激素治疗的总精子计数
在所有患有青春期后低促性腺激素性性腺功能减退症的男性和一些没有隐睾症的青春期前发病的男性中,单独使用 hCG 诱导精子产生。对于没有隐睾症的青春期前低促性腺激素性性腺功能减退症患者,hCG 和 hMG 治疗都需要将精子产量提高到正常下限(虚线)以上。除了一个例外,患有青春期前低促性腺激素性性腺功能减退症且也患有隐睾症的男性对单独 hCG 或对 hCG 和 hMG 的联合治疗均无反应。hCG. 人绒毛膜促性腺激素;hMG. 人类绝经期促性腺激素(引自 Finkel DM, Phillips JL, Snyder PJ. Stimulation of spermatogenesis by gonadotropins in men with hypogonadotropic hypogonadism. *N Engl J Med*. 1985; 313: 651-655.)

第20章 男性和女性的性功能障碍
Sexual Dysfunction in Men and Women

SHALENDER BHASIN　ROSEMARY BASSON　**著**

胡　祥　孙　齐　曾天舒　**译**　秦贵军　**校**

要点

- 与以往将性反应描述为不连续阶段的线性过程不同，当前研究将性反应定义为以动机 / 刺激为基础，由不同生理反应阶段组成的周期。这些阶段是重叠的，并且先后顺序可变。
- 在中老年男性中，性功能障碍通常与糖尿病、冠状动脉疾病或激素问题等合并存在。
- 阴茎勃起发生于与中枢神经系统部位激活、海绵体平滑肌松弛、阴茎海绵体窦血流量增加和静脉闭合有关的生化和血流动力学事件。
- 阴茎海绵体平滑肌肌张力受跨膜和细胞内钙流的调节，而钙流又受钾通道、连接蛋白 43 衍生的缝隙连接，以及包括一氧化氮在内的胆碱能、肾上腺素和非肾上腺素能、非胆碱能介质的调节。
- 睾酮调节性欲念、性唤起、对情色刺激的专注，以及睡眠中阴茎勃起。睾酮缺乏是导致男性性欲低下的一种可治疗的病因。在随机试验中，睾酮替代治疗已被证明可以改善勃起功能和性交满意度。
- 选择性磷酸二酯酶 –5 抑制剂安全有效，已成为男性勃起功能障碍的一线治疗药物。
- 性反应被认为是基于刺激；性行为的多种原因会激发人们对可引起性唤起的性刺激的接受度。
- 生理性唤起和主观性唤起可能会出现差异。在实验室环境下，抱怨性唤起低下的女性通常会对性刺激做出身体反应。相比之下，因血管内皮细胞或神经缺陷而导致勃起功能障碍的男性（男性性唤起障碍最常见原因）通常仍会经历精神上的性唤起 / 兴奋。
- 女性的性功能障碍与雄激素缺乏无关。
- 心理疗法在女性性功能障碍的治疗中占主导地位，越来越多的证据表明，基于正念的认知疗法会带来好处。
- 10%～15% 的女性因引起前庭疼痛而出现性交困难，这是一种与神经系统中枢敏感化有关的慢性疼痛疾病，偶尔由低剂量联合避孕药引起。

男性和女性均认为性健康对生活质量有十分重要的影响 [1]。WHO 认识到性功能作为生活质量决定因素的重要性，宣布性健康是男性和女性的一项基本权利。然而，性功能障碍在男性和女性中非常普遍 [2]。流行病学调查，如全国性态度和生活方式调查（Natsal-3），显示 42% 的男性和 51% 的女性在前一年存在性反应问题，给 10%～11% 患者造成生活困扰 [2]。国际性医学共识委员会 2015 年的系统评价显示，性兴趣低下是女性最常见的性问题，勃起功能障碍（erectile dysfunction，ED）是男性最常见的性功能障碍 [3]。在女性中，丧失快感和丧失兴趣是前些年最常见的问题，在年轻和老年女性中的发生率相似 [3]。相反，中年和老年男性报告的性功能障碍的患病率高于年轻男性；ED 的患病率在 50 岁以下男性中不到 20%，在 70 岁以上男性中为 25%～76% [3]。

性反应体现了精神和身体的错综复杂的融合，因此性功能障碍既不是纯粹的心理障碍，也不是完全的生物因素，但心理和生物因素都不同程度地导致性功能障碍。近年来，随着人们对勃起生理生化机制的了解，以及勃起机制特异性治疗方法的发展，血管健康在维持勃起功能方面的重要性已经得到了极大的阐明。20 世纪 80 年代和 90 年代，我们在理解导致阴茎胀大和维持硬度的物理化学机制方面取得了显著进展。阴茎勃起被认为是阴茎平滑肌松弛和阴茎血流增加的结果 [4-6]。认识到一氧化氮作为血管平滑肌中的关键血管扩张因子是其关键发现，Robert F. Furchgott、Louis J. Ignarr 和 Ferid Murad 后来因此被授予诺贝尔生理学 / 医学奖。发现一氧化氮通过模拟鸟苷酸环化酶引起海绵体平滑肌松弛，成为发现治疗 ED 的高效口服药物的基础。

人们越来越认识到 ED 通常是全身性疾病的表现 [4, 7-12]，以及易于使用的治疗方法，包括口服和尿道内药物，已将男性的性功能障碍很合适地置于内分泌医生和初级医疗机构的执业范围。在中年和老年男性中，性功能障碍通常与合并症有关，但在女性中则不是如此 [4, 7-12]。ED 可能是无症状的冠状动脉疾病 [13, 14]、糖尿病或抑郁症的表现 [2]。在女性中，性功能障碍与精神健康密切相关 [2, 14-17]。在男性和女性中，性功能障碍与婚姻不愉快之间也发现了类似的强烈关联。美国精神病学协会在 2013 [18] 第 5 版《精神障碍疾病诊断和统计手册》（DSM-5）中发表的性障碍临床定义试图更准确地量化症状持续时间和严重程度，解决女性性欲和性唤起之间的重叠问题，并包括性动机 / 兴趣这一重要实体。DSM-5 还包括以前被忽视的女性性反应的方面，如精神上的性唤起 / 兴奋、快感、从性刺激中触发性唤起和性欲的能力，以及身体生殖器和非生殖器的性感觉（表 20-1）。

本章描述了目前男性和女性性反应的概念界定，性功能障碍的潜在病理生理机制，各种内分泌障碍的性并发症，以及性功能障碍的临床评估、诊断和管理；概述了激素和非激素因素引起的性功能障碍的管理策略。

一、人类性反应周期

性反应可以被界定化为一个以动机 / 刺激为基础的周期，包括生理反应和主观体验两个部分 [19-22]。周期的各个阶段重叠，顺序可变（图 20-1）。性行为的动机和刺激是种类繁多且可变。展示和加强伴侣之间的情感亲密关系的意愿对男性和女性都很重要 [23]。抑郁症是患有内分泌疾病患者和其他无器质性疾病个体的性动机下降的主要原因；合并抑郁被认为是女性糖尿病患者性功能障碍的主要因素 [24, 25, 26]。内分泌障碍可显著降低性方面的自我形象，特别是伴有外表改变、不孕不育或有收入的就业能力改变时 [24, 25, 27, 28]。

性欲（由性刺激有意、意外、甚至潜意识地触发的性欲望或冲动 [29]）只是人们进行性行为的许多原因

表 20–1　女性性功能障碍的定义

女性性性兴趣 / 性兴奋障碍
至少持续 6 个月缺乏性兴趣 / 性兴奋，表现为至少以下 3 个指标
1. 对性活动兴趣的频率或强度缺乏 / 降低
2. 性 / 色情想法或性幻想的频率或强度缺乏 / 降低
3. 主动进行性活动频率缺乏或降低，并且通常对伴侣的主动尝试不接受
4. 在所有或几乎所有（约 75%）的性行为中，性兴奋 / 快感的频率或强度缺乏 / 降低
5. 被任何内部或外部的性 / 情色提示（如书面、口头、视觉）激发的性兴趣 / 性唤起缺乏或很少
6. 所有或几乎所有（约 75%）性行为中，生殖器或非生殖器感觉的频率或强度缺乏 / 减少

女性性性高潮障碍
至少存在以下两种症状之一，这些症状必须至少持续约 6 个月，并在所有或几乎所有（约 75%）的性活动中出现
1. 性高潮明显延迟、明显很少或没有
2. 性高潮感觉的强度明显降低

生殖器盆腔疼痛 / 插入障碍
以下一项或多项问题持续或反复出现，并至少持续约 6 个月
1. 阴道性交 / 插入有明显的困难
2. 在阴道性交 / 尝试插入时出现明显的外阴阴道或盆腔疼痛
3. 对阴道插入时的外阴或盆腔疼痛有明显的恐惧或焦虑
4. 在试图插入阴道时，骨盆底肌肉明显紧张或僵硬

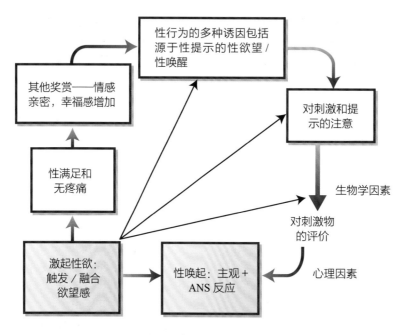

▲ 图 20-1　人类具有重叠阶段的性反应循环周期

人类的性反应被描述为一个基于动机 / 激励的循环，由不同顺序的重叠阶段组成。欲望感最初可能存在，也可能不存在：它可以由关注性刺激而产生的性唤起触发。心理和生物因素影响大脑对性刺激的评价。性唤起包括主观（快乐 / 兴奋 / 想要更多快乐和兴奋）和生理（生殖器和非生殖器）的反应。性欲望和性唤醒的融合影响了对进一步性刺激的持续关注和评估。性和非性的结果影响现在及未来的性动机。ANS. 自主神经系统（改编自 Basson R. Human sexual response. *Handb Clin Neurol*. 2015; 130: 11-18.）

之一，最初可能感觉到或感觉不到：性欲可由对性刺激的性兴奋（即主观性唤起）触发 [19, 24, 30, 31]。在男性和女性中，性欲和性唤起之间的关系是可变、复杂和时常不可分割的 [32-34]。这种阶段的重叠与性唤起的神经成像数据是一致的，促使形成了如下观念：动机是性唤起的一个方面，欲望是动机的一个组成部分 [35]。许多心理和生物因素影响大脑对性刺激的评估和处理，以促使或阻止随后的性唤起 [16, 23, 24, 26, 30-32, 34-42]。性结果和非性结果会影响未来的性动机。图 20-1 描述的周期在任何特定的性经历期间可部分或完全重复若干次 [19]。性反应周期因人而异，甚至在一个人自己的性生活中也有很大不同，并受到多种因素的影响，包括生命周期的阶段、年龄、关系持续时间和幸福感及精神健康 [34]（图 20-1）。

即使有足够的性动机和存在足够的刺激，如果注意力不集中，性唤起和性愉悦可能也不会发生 [38]。注意的过程在促进性唤起的主观性和生理性组分方面发挥核心作用 [38]。性信息在头脑中自动和有意识地处理 [39]。刺激的性信息由边缘系统处理，进而使生殖器充血（观察到在女性中是快速和不自主的，在男性中较慢但也是不自主的）[39]。对性刺激和情景提示有意识的评估会导致主观性唤起 [39-42]。可促使进一步感知到性唤起的生殖器充血性唤起，这些有精确的观测记载与男性经历密切相关 [19]。对女性来说，性唤起的一个重要组

成部分是对生殖器敏感性的感知发生变化，如触摸不再是中性或者甚至令人不快的，而是性愉悦的。主观性唤起也会从认知上进行评估，以估计性行为是否愉快和安全，或者是否可耻或可能产生负面后果 [39-42]。这些认知评估不断调整生理和主观的反应 [39, 40]。

在性刺激过程中过度关注非性爱的想法可能是由焦虑引起的，可能伴有性问题 [40]。一项对长期关系中的男性和女性的研究发现，女性倾向于描述关于自己身体形象和性行为后果的非性爱顾虑，而男性更多描述关于有问题性行为的非性爱顾虑 [41]。高频率的非性爱顾虑可伴有性功能障碍的可能性增加。重要的是，越难重新关注性爱想法，可预见的性问题发生越多。这项研究明显与内分泌疾病患者有关，内分泌疾病经常对性自我形象和性功能产生负面影响 [24, 25]。

Bancroft 及其同事的性评估双重控制理论 [43] 设想了一个人大脑中的性激活和性抑制之间的平衡，这决定了性刺激是否会导致性唤起。在男性中，抑制因素包括行为失败的威胁和行为结果的威胁；在女性中，关系重要性（反映在特定类型的关系中发生性行为的需求）、对性功能的顾虑（对性功能的担忧和困扰）、性唤起的不确定性（性唤起被情境 / 状况因素抑制的可能性）是抑制因素 [43]。

因此，目前对男性和女性的性反应的概念明显不同于与以往的模型，描述为由不同阶段组成的线性不

可变的过程，即从性欲望到性唤起，然后是高潮/射精，最后是消退阶段[44]。女性的性功能障碍通常包括性唤起和性欲望减少，以及高潮频率减少，现已作为性兴趣/唤起障碍（sexual interest/arousal disorder，SIAD）在DSM-5中体现[45, 46]（表20-1）。虽然在男性中通常聚焦在ED或早泄上，但他们也可能经历更广泛的影响性欲、勃起功能和性高潮舒适度的性困扰疾病。

二、人类性反应的生理机制

（一）性欲和性唤起的生理学

1. 男性和女性性唤起的脑功能成像 神经功能成像研究阐明了性反应的一些神经相关部分[47-53]。这些在性刺激过程中的大脑成像研究（大多数是在健康的男性异性恋志愿者中进行的）揭示了一个复杂的大脑电路，涉及与性唤起的不同方面相关的大脑区域的激活，以及与性唤起抑制相关的其他大脑区域的失活[47-53]。

与当前的性反应周期模型（描述性刺激/动机、信息处理、性唤起和性欲的重叠、强调主观的和生理的性唤起、奖励的重要性）一致，从神经成像数据获得的性唤起模型包括认知、动机、情感和自主神经相关的成分[35]（图20-2）。认知部分包括对潜在的性刺激的评估，对被评估为情色刺激的集中注意力，以及对实际性行为的想象。右侧眶额皮质（orbitofrontal cortex，OFC）、左右颞下皮质、顶上小叶和调节运动表象的神经网络区域（顶下小叶、左腹侧前运动皮质、左右辅助运动区、小脑）的激活被认为是其认知成分。

的神经关联。动机成分包括将行为引导到性目标的过程，包括感觉到表达公开性行为的冲动。因此，动机成分被概念化为包含性欲望的体验。其神经关联被认为涉及前扣带回（anterior cingulate cortex，ACC）、屏状核、后顶叶皮质、下丘脑、黑质和腹侧纹状体。情感成分是大脑活动的基础，是精神兴奋、生殖器和其他生理反应中的获得愉悦的脑活动。这种愉悦包括喜欢和想要[54]。左侧初级和次级体感皮质、杏仁核和右侧后脑岛被认为是这种情感成分的神经关联。自主神经和神经内分泌成分包括各种反应（如生殖器、心血管、呼吸、激素血浆水平的变化），从而为性行为做好准备：ACC、前脑岛、壳核和下丘脑的激活可能对该成分起作用。

性唤起过程中的脑成像研究凸显了三种抑制成分[35]。

(1) 静息状态下由颞叶和OFC的直回区域介导的抑制。有直回损伤的患者被发现对性和其他愉悦活动的欲望过盛[55]。Klüver-Bucy综合征是一种罕见的神经系统疾病，伴有双侧颞叶受损，其特征是性欲亢进[56]。颞叶的抑制区域与视觉性刺激激活的区域不同。

(2) 一旦性唤起开始，对性唤起的抑制，由于环境不合适而限制其表达的性唤起抑制由尾状核和壳核调节。这与尾状核头部受损伴有性欲亢进的病例报道是一致的[57]。

(3) 左侧OFC激活被认为可阻断性刺激导致性唤起的能力。研究发现，在涉及道德判断、内疚和羞耻的活动中，介导性唤起抑制的脑区域会被激活。

总体而言，与女性相比，男性通常对视觉性唤起

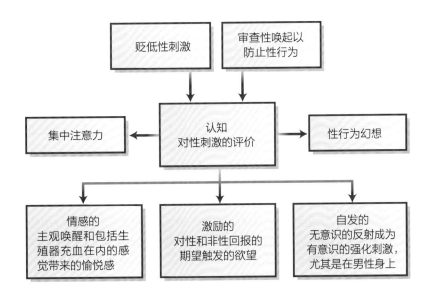

▲ 图 20-2 性唤起时脑区的激活

在性唤起过程中激活的脑区使得：①继续关注性刺激、设想性行为，或性唤起时评估/审查和限制或防止现实性行为（所有这些构成了唤起的认知成分）；②性感受（情感成分）；③对奖励的预期（动机成分）；④对身体性唤起的自主/神经内分泌反应 [改编自 Basson R, Weijmar Schultz W. Sexual sequelae of general medical disorders. *Lancet*. 2007; 369(9559): 409-424.]

刺激表现出更大的反应[58]。性腺功能低下男性睾酮替代治疗前后的脑成像显示，左侧 OFC 可能对性唤起施加睾酮依赖的抑制性控制，而这种抑制性控制减弱对视觉性刺激作用[53]。此外，右侧前脑岛对视觉性刺激的反应似乎与循环中的睾酮水平有关[53]。

在刺激阴茎或阴蒂达到高潮时的功能成像显示，女性在左额顶区域表现出更多的活跃，特别是在后顶叶皮质和辅助运动区，这些区域与对他人动作的精神反应有关[49]。这些发现可能反映了视角和感受的性别差异。男性和女性在高潮期间的大脑反应是相似的，但男性和女性使用不同的大脑策略来达到性高潮[49]。

这些系统的复杂性和多变性反映在一项对手术绝经但没有接受激素治疗的性活跃女性的研究中[48]。当这些手术绝经女性在 fMRI 期间观看色情作品时，她们没有显示在绝经前女性或接受睾酮和雌激素治疗时观察到的大脑激活。然而，这些女性描述说，无论是否补充激素，她们都从色情视频中获得了性唤起[48]。

不出所料，对患有 DSM- Ⅳ性欲减退障碍（hypoactive sexual desire disorder，HSDD）的女性进行的功能成像研究显示，性欲网络系统的活动减少，而涉及道德判断、害羞和视觉分析的其自我所指的脑网络和区域活动增加[59]。令人鼓舞的发现是，即使是与慢性 HSDD 相关的结构变化也可以通过治疗逆转，因为有数据提示与 HSDD 相关的解剖和功能变化都可能通过适当的治疗而逆转[52]。

与性欲和主观性唤起有关的神经递质和激素：各种激素和多肽都与性反应有关。雄激素和神经递质之间的相互作用是复杂的[60-70]，雄激素影响神经递质的释放，而神经递质可能调节雄激素受体的信号[58, 62, 64]。睾酮在男性性欲和性唤起中的作用有深入的研究记载，但在女性中则少之又少[63, 64]。大型流行病学研究显示，循环血睾酮或雄激素代谢物水平与女性的性功能无关。在许多流行病学研究所采用的测量睾酮浓度的放射免疫分析方法是用以测量男性明显较高的睾酮水平，缺乏女性通常较低睾酮水平的敏感性、精密度和准确性。在使用基于敏感质谱学分析来测量睾酮水平的研究中，低性欲和低主观性唤起的女性，与健康对照组之间的血清睾酮水平没有显著差异[67, 71, 72]。此外，Labrie 及其同事[68]建议将循环血雄激素代谢物水平 [最值得关注的是雄甾酮葡糖苷酸（androsterone glucuronide，ADT-G）] 作为卵巢和胞内分泌雄激素活性的标志物。女性循环血 ADT-G 水平随着年龄的增长而降低[68]。然而，血清 ADT-G 水平尚未被发现在性欲低下女性和无性欲低下女性之间有显著差异[67, 71]，也未被发现与性功能障碍有关[72]。

ADT-G 被许多人视为总雄激素活性的良好标志物。C19 类固醇 11-β- 羟基雄烯二酮和睾酮可转化为雄激素类固醇 11-KT，可诱导雄激素受体介导的反式激活。11-KT 可以转化为 11- 酮双氢睾酮，11- 酮双氢睾酮也可以激活雄激素受体信号。产生 11-KT 所需的酶（P$_{450}$ 11B1 和 HSD11B2）在肾上腺、外周组织中表达，在睾丸和卵巢中低表达[73]。循环血 11-KT 的浓度在健康女性中与循环血睾酮浓度[73]相似，并且报道显示，循环血 11-KT 水平在多囊卵巢综合征和 21- 羟化酶缺乏的女性中升高[74]。尽管 11-KT 已知是硬骨鱼的主要雄激素[75]，其在女性雄激素紊乱中的确切作用尚不完全清楚。

2. 动物模型　在动物模型中，性类固醇激素通过调控酶和神经递质（如多巴胺、去甲肾上腺素、黑素皮质素和催产素）受体的合成来调节性唤起[60, 61, 69, 70, 76, 77]。在下丘脑和大脑边缘区域活动的系统参与性唤起、性注意和性行为。人们认为，内侧视前区和伏隔核的多巴胺传递将人的注意力集中在性刺激（性行为的刺激或动机）上。据推测，由这些系统刺激的行为模式和伴随它们的主观感觉构成了通常所说的性欲望或性唤起现象。这条神经通路的主要部分包括 MPOA 及其输出到的腹侧被盖区。后者含有投射到各种边缘和皮质区域（包括前额叶皮质、伏隔核、ACC 和杏仁核）的多巴胺能胞体。

性抑制的脑通路包括阿片类药物、内源性大麻素和 5- 羟色胺神经传递反馈到性兴奋通路的不同水平[61, 62]。人们认为，抑制通路激发的行为模式包括对性奖赏和性满足的不应性。

外源性阿片类药物的性抑制作用与它们对 LH、GnRH 和睾酮的抑制作用无关[76]。内源性阿片类药物调节性类固醇激素对下丘脑和垂体的反馈效应[76]。β- 内啡肽在垂体前叶、下丘脑和脑干的孤束核合成。阿片类药物的性抑制效应主要通过它们在 MPOA 和杏仁核中的作用发生[76]。低剂量的阿片类药物可以起到促进作用，可能是通过腹侧被盖区激活中脑边缘多巴胺系统的作用。外源性阿片类药物可以诱导强烈的快感，类似性高潮，然后是放松和平静的状态[77]。

黑素皮质素来源于阿黑皮素原，通过一种特定的受体亚型（即黑素皮质素 -4 受体）来调节性反应。服用黑素皮质素受体激动剂在健康男性和 ED 男性中与自发勃起增加有关；在女性中与性欲增加有关，但与生殖器反应无关[78, 79]。

催产素水平在接近高潮时升高。已知催产素与某些动物物种的配对结合有关，但该相关性在人类尚不清楚。泌乳素（催乳素）在人类性反应中的生理作用仍不明确[80-82]。由于下丘脑多巴胺活性的普遍降低导致催乳素分泌增加，因此很难区分催乳素增加本身的影响和多巴胺传递减少的可能影响。高水平的泌乳素与男性的性功能障碍有关，而在女性中则不那么明显[76, 82]。

生物因素的影响与环境和社会因素的影响相互交织。例如，多巴胺和孕酮作用于它们在下丘脑的同源受体，可以增加去卵巢、雌激素化的雌性大鼠的性行为，而笼旁雄性动物的存在可以在没有给予黄体酮或多巴胺的情况下引起相同的性行为刺激[83]。在啮齿动物、鸟类和鱼类中，复杂的神经网络使动物能够评估可能发生性行为的情景，并将其与过去经历和奖赏预期联系起来[84]。

3. 生殖器充血和性唤起 男性和女性在生殖器充血和主观性唤起（兴奋）之间的相关性方面存在很大差异。虽然男性的主观唤起通常与生殖器充血相一致，但在女性中，主观性唤起与生殖器充血程度之间存在高度可变但往往较差的相关性[85, 86]。男性中也有一些例外，与睡眠相关的勃起大多与性梦或主观唤起无关[87]。此外，心理生理学研究发现，男性在没有主观唤起的情况下，可以在观看侵犯或强奸的电影时勃起[88]。相反，一项心理生理学研究发现，在一个社区样本中，约25%的男性对色情视频的阴茎反应很小，而他们的主观唤起与其余75%有明确阴茎充血男性的相似。有初步证据表明，正念练习可以在改善性功能的同时提高协调性[89]。

与男性通常可对其勃起情况准确评估相反，女性对其生殖器充血程度的评估不那么准确。人们认为，女性生殖器充血是情色刺激后几秒内出现的一种迅速、自主的反射；它可能根本不被视为是女性的性唤起，甚至可能被认为是情感上的否定[90]。观看灵长类动物的性行为不会激起年轻男性和年轻女性的主观性唤起[85]。然而，根据阴道光电容积描记法的测量，观看灵长类动物性交的年轻女性表现出明显的生殖器充血，而男性则没有生殖器反应。同样，异性恋女性在观看女同性恋者的性行为时，主观性唤起程度大多较低，但表现出迅速的血管充血反应；相比之下，异性恋男性在观看男性同性性行为时，表现出很小的生殖器或主观反应[85]。

（二）阴茎勃起的生理机制

1. 阴茎解剖与血流 阴茎的勃起组织由两个位于背侧的阴茎海绵体和一个位于腹侧的尿道海绵体组成[5, 6, 91, 92]。阴茎海绵体和尿道海绵体的勃起组织均由海绵体小梁隔开的海绵状间隙组成[5, 6, 91, 92]。小梁主要由排列成合胞体的平滑肌细胞组成。小梁表面覆盖内皮细胞。

阴茎动脉的血供来自阴部动脉，阴部动脉是髂内动脉的分支（图20-3）。阴部动脉分为海绵体动脉、阴茎背动脉和尿道球动脉。海绵体动脉及其分支螺旋动脉为海绵体提供血流[5, 6]。螺旋动脉的扩张增加了海绵体的血流量和压力[5, 6, 91, 92]。

2. 阴茎神经支配 阴茎的神经输入由交感神经（$T_{11} \sim L_2$）、副交感神经（$S_{2\sim4}$）和躯体神经[92]（表20-2）组成。交感和副交感神经纤维在下腹下神经丛汇聚，阴茎的自主神经输入在此被整合，并通过海绵

体神经与阴茎联接。男性的下腹下神经丛位于腹膜后直肠附近[6, 92]。

几个脑区域，包括杏仁核、MPOA、下丘脑室旁核和中脑导水管周围灰质，协同作用影响阴茎勃起[92]。下丘脑的MPOA是中枢神经系统控制勃起的整合部位；它接受来自杏仁核的感觉输入，并向下丘脑室旁核和中脑导水管周围灰质发送冲动。室旁核神经元投射到与勃起相关的胸腰神经核和骶神经核。

阴茎的副交感神经输入引起勃起，交感神经输入主要是抑制的[92]。会阴和下尿路的刺激通过骶反射弧传到阴茎[92]。

3. 阴茎勃起过程中的血流动力学变化 阴茎勃起是一系列生化和血流动力学事件的结果，这些事件伴有参与勃起调节的中枢神经系统部位激活、海绵体平滑肌松弛、进入海绵体的血流量增加，静脉闭合导致阴茎充血变硬[5, 91]。正常的阴茎勃起需要完整的中枢和周围神经系统、阴茎海绵体和尿道海绵体、正常的动脉供血和静脉回流的协调参与[5, 91]。

随着阴茎海绵体平滑肌松弛和流向阴茎的血流量增加，阴茎海绵体间隙的血液聚集增加导致阴茎充血[5, 91]（图20-3）。扩张的海绵体将小静脉压在坚硬的白膜上，限制静脉从海绵体间隙流出[5, 91]。这有利于血液滞留在海绵体窦内，使勃起的阴茎变硬。

4. 海绵体肌张力的生化调节 阴茎海绵体平滑肌细胞的张力决定了阴茎的勃起状态[5, 6, 91]。当海绵体平滑肌细胞松弛时，阴茎充血并勃起。当海绵体平滑肌细胞收缩时，交感神经活动占优势，阴茎变软[92]。

阴茎海绵体的肌张力是通过细胞内储存的钙释放到细胞质中，以及通过膜通道流入细胞内的钙来维持的[93-96]。海绵体平滑肌钙离子的跨膜内流主要由L型电压依赖性钙通道介导，尽管T型钙通道也在海绵体平滑肌细胞中表达[93-96]。细胞内钙的增加激活肌球蛋白轻链激酶，导致肌球蛋白轻链的磷酸化，肌动蛋白–肌球蛋白相互作用，平滑肌收缩[96]。

海绵体平滑肌细胞的跨膜和细胞内钙流受几个细胞过程的调节，这些过程涉及钾通道的K^+流量，连接蛋白43衍生的缝隙连接，以及几种胆碱能、肾上腺素能和非肾上腺素能、非胆碱能介质[93-101]（图20-4至图20-6）。非肾上腺素能、非胆碱能介质包括血管活性肠肽、降钙素基因相关肽和一氧化氮[101]。

PGE_1与其同源受体结合可产生激活PKA的cAMP。活化的PKA可门控K^+通道，导致K^+流出细胞（图20-4）。PKA介导的过程也导致细胞内钙的净减少，有利于平滑肌细胞的松弛。

肾上腺素能通路通过去甲肾上腺素和α_1受体激活PLC，产生DAG和IP_3[96]。DAG激活PKC，后者抑制K^+通道和通过激活L型钙通道导致跨膜钙内流[97, 98]（图20-5）。IP_3通过促进细胞内钙库的钙释放增加细胞内

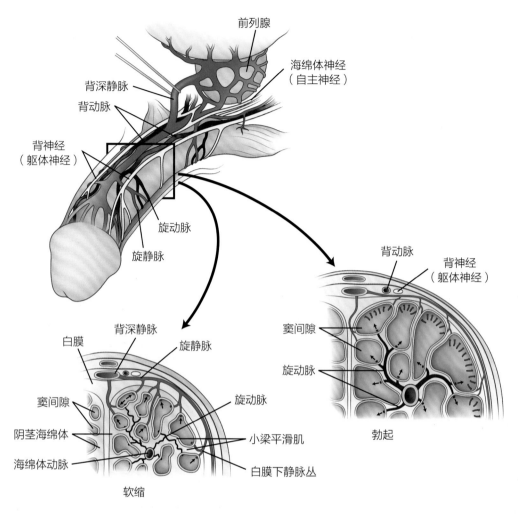

▲ 图 20-3　阴茎勃起的解剖和机制

海绵体由被海绵体平滑肌包围的小梁间隙组成。旋动脉为海绵体间隙提供动脉血供。背神经为阴茎提供感觉神经支配。在勃起过程中，小梁平滑肌的松弛和血流量的增加导致海绵体的窦间隙充血。海绵体窦的扩张抵止于白膜压迫静脉回流，导致血液滞留。这使膨胀起的阴茎变硬 [改编自 Lue TF. Erectile dysfunction. *N Engl J Med*. 2000; 342(24): 1802-1813.]

表 20-2　阴茎的神经支配

神经纤维类型	脊髓内神经元的定位	携带纤维的神经	一般功能
交感神经	$T_{10} \sim L_2$	椎前从胃下神经和海绵体神经分出；另外，椎旁神经从副交感神经节、阴部或盆腔和海绵体神经分出	一般来说，对抗勃起；交感神经在调节精液排出方面起着重要作用
副交感神经	$S_{2\sim4}$	海绵体和盆神经	促进勃起
躯体神经	$S_{2\sim4}$	阴部神经	阴茎的感觉，射精时横纹肌的收缩

钙 [97, 98]。细胞内钙的净增加促进肌动蛋白 – 肌球蛋白的相互作用，导致平滑肌收缩和阴茎松弛。

（1）钾通道：至少有三种钾通道 [ATP 敏感钾通道（K_{ATP}）、电压门控钾通道（K_v）和钙敏感钾通道（称为 BK_{Ca} 或 MAXI-K 通道）] 在海绵体平滑肌细胞中表达 [99, 100]。其中 BK_{Ca} 通道最重要，因其占海绵体平滑肌细胞 K^+ 外流的 90%。开放 BK_{Ca} 通道的药物已被证明可以松弛体外培养的海绵体平滑肌细胞 [100]。因此，在体内增加 BK_{Ca} 通道表达的策略可以改善糖尿病和老年啮齿类动物的勃起能力 [100-102]，并正在探索作为 ED

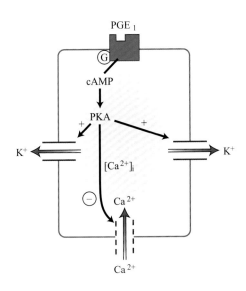

▲ 图 20-4　前列腺素 E₁ 对海绵体平滑肌收缩的调节作用

海绵体平滑肌的松弛受细胞内 cAMP 和 cGMP 的调节。这些细胞内的第二信使通过激活特定的蛋白激酶而导致细胞内钙离子的滞留和钙通道的关闭，促使 K⁺ 通道的开放。这会导致细胞内钙离子的净减少，促使平滑肌松弛。PGE₁ 通过与 PGE₁ 受体结合，增加细胞内 cAMP 浓度，从而激活 PKA。PKA 促进细胞内钙离子的滞留，抑制钙内流，刺激 K⁺ 通道。其结果是胞质内钙的减少和平滑肌的松弛。前列腺素 E₁ 刺激 cAMP 的产生。cAMP.3′, 5′- 环单磷酸腺苷；cGMP. 环单磷酸鸟苷；PGE₁. 前列腺素 E₁；PKA. 蛋白激酶 A[改编自 Bhasin S, Benson GS. Male sexual function.In: De Kretser D, ed. Knobil and *Neill's Physiology of Reproduction*, 3rd ed. Boston, MA: Academic Press; 2006: 1173-1194 and Lue TF. Erectile dysfunction. *N Engl J Med*. 2000; 342(24): 1802-1813.]

的治疗方法。使用这种方法的 Ⅰ 期人类基因治疗试验报道了这种方法的可行性，但一直没有后续试验 [102]。2016 年启动了使用单次海绵体内注射 hMaxi K⁺ 通道的 2a 期试验，但尚无数据报道（NCT02713789）。

(2) 连接蛋白 43 缝隙连接：阴茎海绵体中的平滑肌细胞由连接蛋白 43 缝隙连接彼此连接，该缝隙连接允许离子和一些信号分子（如 IP3）在平滑肌细胞之间自由扩散 [103]（图 20-7）。刺激在一个平滑肌细胞中引起的离子变化迅速地在其他平滑肌细胞之间传递，导致对整个海绵体的协调一致调节 [103]。因此，海绵体在功能上可以被视为相互连接的平滑肌细胞的合胞体 [103]（图 20-7）。

(3) 一氧化氮：一氧化氮来源于支配阴茎海绵体、阴茎动脉和海绵体窦的内皮细胞，是海绵体平滑肌松弛的重要生化调节因子 [104]。一氧化氮也诱导动脉扩张。一氧化氮对海绵体平滑肌和动脉血流的作用是通过激活鸟苷酸环化酶、产生 cGMP 和激活 cGMP 依赖的蛋白激酶（也称 PKG）来介导的（图 20-6）。cGMP 通过降低细胞内钙而导致平滑肌松弛。有证据表明，一氧化氮抑制 Rho 激酶诱导的海绵体平滑肌对钙的敏

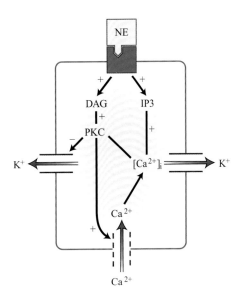

▲ 图 20-5　去甲肾上腺素对海绵体平滑肌收缩的调节作用

去甲肾上腺素介导肾上腺素能信号，与肾上腺素能受体结合，刺激 DAG 和 IP3。DAG 刺激 PKC，与 IP3 一起导致胞质内钙的增加和 K⁺ 通道的抑制。细胞内钙的增加导致阴茎海绵体平滑肌收缩和阴茎勃起消退 [改编自 Bhasin S, Benson GS. Male sexual function. In: De Kretser D, ed. *Knobil and Neill's Physiology of Reproduction*, 3rd ed. Boston, MA: Academic Press; 2006: 1173-1194 and Lue TF. Erectile dysfunction. *N Engl J Med*. 2000; 342(24): 1802-1813.]

感性 [105]。

(4) 环核苷酸磷酸二酯酶：环核苷酸磷酸二酯酶能水解 cAMP 和 cGMP，从而降低它们在海绵体平滑肌中的浓度。在已鉴定的 13 种或更多的环核苷酸磷酸二酯酶亚型中，亚型 2、3、4 和 5 在阴茎中表达 [106-113]。只有 PDE5 是阴茎海绵体中 NO/cGMP 通路特异的 [106-113]。该酶水解 cGMP 导致平滑肌松弛和阴茎勃起的逆转（图 20-6）。西地那非、伐地那非和他达拉非是有效的选择性 PDE5 活性抑制剂，可以阻止 cGMP 的分解，从而增强阴茎勃起 [4, 5]（图 20-6）。

(5) Rho A/Rho 激酶信号对细胞内钙敏感性的调节：最近，Rho 激酶在调节海绵体平滑肌对细胞内钙的敏感性中所起的作用受到了相当多的关注 [114]。越来越多的证据表明，对细胞内钙的敏感性，受肌球蛋白轻链激酶介导的肌球蛋白 Ⅱ 调节轻链磷酸化和肌球蛋白轻链磷酸酶介导的去磷酸化之间的平衡的调节 [114-119]（图 20-8）。肌球蛋白 Ⅱ 调节轻链的磷酸化是肌动蛋白激活肌球蛋白 Ⅱ ATP 酶所必需的，它的去磷酸化可以阻止肌球蛋白 Ⅱ ATP 酶的激活 [114-119]。激酶与磷酸酶的活性之比是海绵体平滑肌细胞对细胞内钙的收缩敏感性的重要决定因素。

Rho A 是一种约 20kDa 的 GTP 酶，调节平滑肌细胞内 Rho 激酶活性、肌球蛋白轻链磷酸化和钙敏感性 [114]。

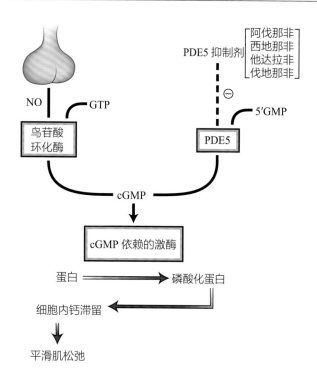

▲ 图 20-6 一氧化氮对海绵体平滑肌松弛的调节作用

cGMP 通过促进胞质内钙离子的滞留，调节海绵体平滑肌的松弛。NO 从非肾上腺素能、非胆碱能神经末梢释放，也可能从内皮释放。NO 激活鸟苷酸环化酶，产生 cGMP，进而激活 cGMP 依赖的激酶，导致细胞内钙的滞留和平滑肌的松弛。cGMP 被环核苷酸磷酸二酯酶降解。西地那非、伐地那非和他达拉非是存在于海绵体平滑肌中的 PDE5 选择性抑制剂。cGMP. 环磷酸鸟苷；GTP. 鸟苷三磷酸；PDE5. 磷酸二酯酶 5[改编自 Bhasin S, Benson GS. Male sexual function. In: De Kretser D, ed. *Knobil and Neill's Physiology of Reproduction*. 3rd ed. Boston, MA: Academic Press; 2006: 1173-1194 and Lue TF. Erectile dysfunction. *N Engl J Med*. 2000; 342(24): 1802-1813.]

Rho A-GDP 复合体在非活性状态与 GDP 解离抑制剂（RhoGDI）相关。几种细胞内信号可以通过鸟嘌呤核苷酸交换因子促进 Rho A 上 GDP 与 GTP 的交换[114-119]。Rho A-GTP 与其下游效应分子 Rho 激酶相互作用[114-119]，通过抑制肌球蛋白轻链磷酸酶增加血管平滑肌对细胞内钙的敏感性。虽然 Rho A/Rho 激酶的表达在年轻和老年大鼠之间没有显著差异，但老年大鼠的 Rho 激酶活性高于年轻大鼠[118]；与年龄相关的 Rho 激酶活性增加已被提出为解释年龄相关的勃起能力下降的可能机制[118]。抑制实验动物的 Rho 激酶活性可增加阴茎海绵体平滑肌松弛，改善阴茎海绵体内压力和阴茎勃起。因此，Rho A/Rho 激酶信号的抑制，有望为 ED 治疗提供令人关注的靶点[118, 119]。

（三）射精机制

射精机制包括三个过程：排精、射精和性高潮[120-123]。虽然性高潮和精液射出经常同时发生，但这两个过程是由不同的机制调节的。排精，即精液存积

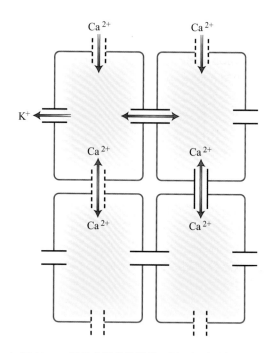

▲ 图 20-7　阴茎内阴茎海绵体平滑肌细胞的相互连接

连接蛋白 43 衍生的缝隙连接，连接相邻的体部平滑肌细胞，并允许离子在相互连接的平滑肌细胞之间流动。因此，任何肌细胞的动作电位和钾通道活性的改变都会影响相邻的肌细胞 [改编自 Melman A, Christ GJ. Integrative erectile biology: the effects of age and disease on gap junc-tions and ion channels and their potential value to the treatment of erectile dysfunction. *Urol Clin North Am*. 2001; 28(2): 217-231,vii.]

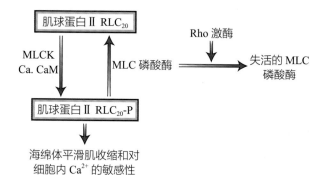

▲ 图 20-8　Rho A-Rho 激酶在调节海绵体平滑肌对细胞内钙离子敏感性中的作用

对钙的敏感性和平滑肌收缩性由 Rho A-Rho 激酶系统调节。肌球蛋白调节轻链（肌球蛋白 II RLC20）激酶的磷酸化与肌球蛋白轻链磷酸酶的去磷酸化之间的平衡是平滑肌对 Ca^{2+} 敏感性的主要决定因素。通过抑制肌球蛋白轻链磷酸酶的活性，下游效应分子 Rho 激酶（Rho A）调节平滑肌对钙离子的反应性。Ca.CaM. 钙调素；MLCK. 肌球蛋白轻链激酶 [改编自 Somlyo AP,Somlyo AV. Ca^{2+} sensitiv-ity of smooth muscle and nonmuscle myosin II: modulated by G proteins, kinases, and myosin phosphatase. *Physiol Rev*. 2003; 83(4): 1325-1358.]

到后尿道，取决于输精管、精囊、前列腺和膀胱颈的完整性[122, 123]。射精是指含有精子的精液，以及精囊、前列腺和尿道球腺的分泌物从后尿道通过尿道口射出，主要由中枢神经系统激活交感神经系统来调节[122]。这种射精是通过球海绵体肌和肛提肌的收缩、交感神经激活引起的膀胱括约肌关闭，以及尿道外括约肌的同步开放而射出的[118]。这些与盆底肌肉节律性收缩相伴随的感觉称为性高潮。

动物交配时，终纹、杏仁后内侧核、束旁丘脑、下丘脑的MPOA、中脑导水管周围灰质和脑桥的巨细胞旁核，整合了精液的排出和射出[124, 125]（表20-2）。脑桥的巨细胞旁核通过5-羟色胺通路抑制参与射精的腰骶部运动神经核[125, 126]。从MPOA到巨细胞旁核的传入导致这种抑制的丧失，从而导致射精[125, 126]。脊髓中的射精发生器整合了中枢和外周的交感和副交感神经信号以控制射精[120, 125]。来自脊柱射精发生器的副交感神经纤维进入骶副交感神经核，并通过盆神经和主要副交感神经节进入精道[125]。交感神经纤维从脊柱射精发生器进入背侧灰质联合和中间外侧细胞柱，然后通过腰交感神经链、盆神经、上腹神经丛和盆腔大神经节进入精道[125]。

利用血清素（5-羟色胺）和多巴胺作为神经递质的神经通路在调节射精中发挥了重要作用[122]。因此，正在探索使用选择性5-羟色胺再摄取抑制剂来治疗早泄[124-127]。在脑的不同区域，至少发现了14种不同的5-羟色胺受体亚型；中脑和延髓中缝核中的5HT1A胞体树突受体减少了射精潜伏期[120]。对调节射精的神经化学机制的进一步了解可能为射精障碍的治疗提供机制特异性靶点。

三、睾酮在男性性功能调节中的作用

睾酮调节男性和女性性功能的许多方面[27]。虽然雄激素缺乏的男性可以在视觉色情刺激下实现阴茎勃起，但他们的总体性活动减少[128]。自发而非刺激诱导的勃起是睾酮反应性的[128]（表20-3）。睾酮促进性思维和性欲[53, 128-134]，并提高性唤起及对色情听觉和其他刺激的注意力[129, 130]。在雄激素缺乏的男性中，与夜间睾酮分泌峰值时间相关的夜间勃起幅度和持续时间较低，而睾酮治疗增加了夜间阴茎变大的频率、充盈度和持续时间[134, 135]。最大硬度可能需要一定的雄激素活性阈值水平[136-140]。睾酮调节海绵体平滑肌中的一氧化氮合酶[137, 138]，对海绵体平滑肌、坐骨海绵体肌和球海绵体肌起营养作用[139]，是其静脉闭合反应所必需的[136-139]。雄激素缺乏的男性表现出高潮延迟和射精量低[27]。

在雄激素缺乏的男性中，睾酮治疗改善了总体的性活动、性欲、勃起功能[141, 142]、自发的性想法，对性爱听觉刺激的注意力，夜间和日间勃起的频率，夜间勃起的

表20-3　睾酮调节的性功能方面[a]

雄激素缺乏症男性接受睾酮治疗可改善的性功能方面

1. 性欲
2. 自发的性思考
3. 对色情刺激的注意
4. 夜间和日间勃起的频率
5. 夜间阴茎勃起的持续时间、程度和频率
6. 总体性活动得分
7. 勃起功能
8. 性满意度
9. 射精量

对睾酮治疗未显示出改善，或者证据不充分/不确定的性功能方面

1. 对视觉色情刺激的勃起反应
2. 睾酮水平正常或偏低男性的勃起功能
3. 选择性磷酸二酯酶抑制剂的治疗反应
4. 射精功能障碍
5. 性高潮

a. 雄激素缺乏男性使用睾酮可通过其对特定性行为方面的效应，来改善整体性行为得分 [改编自 Bhasin S, Enzlin P, Coviello A, Basson R. Sexual dysfunction in men and women with endocrine disorders. Lancet. 2007; 369(9561): 597-611.]

持续时间、幅度和频率、射精量[27, 53, 128-131, 134-136, 140, 143-145]。然而，在睾酮水平正常的ED男性中，睾酮并不能改善对视觉性爱刺激的勃起反应[128]或勃起功能[140, 143-147]。睾酮不能改善射精功能障碍和低睾酮水平的男性的射精功能[148]。在以GnRH拮抗药抑制内源性睾酮产生的雄性大鼠中，使用不足以恢复前列腺和精囊大小的剂量的睾酮，即可恢复所有交配行为的度量指标[149, 150]。与此相似，在以GnRH激动剂导致睾酮缺乏的人类剂量-反应研究中，给予使血清睾酮水平略高于正常男性参考值限剂量的睾酮，即可恢复其性功能[151]；血清睾酮水平的进一步提高并不会进一步改善性功能的指标。

脑成像研究提示，雄激素缺乏男性的特定脑区域（在正常性腺功能男性和睾酮替代的雄激素缺乏男性中，通常对情色刺激反应性中激活）性刺激处理可能会发生激活减少的雄激素缺乏男性[53]。

睾酮作用于下丘脑MPOA中的多巴胺能受体，在雄性哺乳动物中引发寻求奖励的行为[61]。这可能是睾酮对哺乳动物性行为激励作用的基础[61]。细胞色素P_{450} 19A1（芳香化酶）和类固醇5α-还原酶系统在调节雄激素对性功能的影响方面仍不完全清楚[63]。研究提示，在性功能正常男性中，睾酮经5α-还原酶催化为5α-双氢睾酮在睾酮调节性欲或勃起功能的效应中，并不是必需的[152]。其他研究，包括CYP19A1基因突变男性研究，提示芳构化为雌二醇在介导睾酮对性欲

的影响中很重要 [153-155]。睾酮和雌二醇都是维持性功能所必需的。

在对社区居住的中老年男性的调查中，性欲低下、晨勃不良和 ED 与总睾酮水平和游离睾酮水平低有关 [156-158]。然而，雄激素缺乏和勃起障碍是两种独立分布的疾病，可能在中老年男性中共存 [159-161]。选择性 PDE5 抑制剂是治疗 ED 的高效一线疗法。然而，1/3 的 ED 患者对 PDE5 抑制剂没有反应；一些对 PDE5 抑制剂没有反应的 ED 男性患者的睾酮水平较低。睾酮刺激阴茎 NOS，增加阴茎血流，并对海绵体平滑肌、球海绵体肌和坐骨海绵体肌具有营养作用的观察，使得人们推测睾酮治疗可能改善对 PDE5 抑制剂的勃起反应 [162-165]。Spitzer 及其同事 [166] 评估在 ED 和低睾酮患者中，在西地那非的基础上加用睾酮是否改善勃起反应。在这项随机对照试验中，在最初的导入期优化了西地那非的剂量后，受试者被随机分配到每天服用睾酮或安慰剂胶丸，观察 14 周。在改善勃起功能低下合并低睾酮水平男性的勃起功能方面，西地那非加睾酮并不优于西地那非加安慰剂 [166]。在另一项对被认为是他达拉非失效的 ED 患者的安慰剂对照试验（TADTEST）中 [167]，对所有随机受试者的初步分析也没有显示服用睾酮组的勃起功能改善程度比安慰剂组显著更优。然而，在事后分析中，在基线睾酮为 10nmol/L 或更低（300ng/dl）的男性中，添加睾酮可改善勃起功能 [167]。因此，随机试验未能支持在 PDE5 抑制剂中添加睾酮可改善 ED 男性勃起功能的假设。单靠西地那非本身就能提高睾酮水平，这可能是因为它对间质细胞类固醇生成有直接影响 [168]。睾酮可能会改善有明确性腺功能低下的男性的阴茎硬度和对性生活的总体满意度。

四、女性身体性唤起的生理学：生殖器充血

随着女性性兴奋（即她们的主观性唤起）程度的不同，机体对性刺激反应发生一些身体变化，包括生殖器膨胀、阴道润滑增加、乳房充血和乳头勃起；增加皮肤对性刺激的敏感性；心率、血压、肌肉张力、呼吸和体温的变化；胸部和面部血管舒张的性潮红而出现皮肤斑点 [169]。这些变化是反射性的，由自主神经系统介导。几秒内，流向阴道的血流量增加；黏膜下血管丛中的小动脉舒张增加间质液从毛细血管穿过上皮并渗出进入阴道腔 [169]。同时，阴蒂血窦周围的平滑肌细胞松弛，促进充血。

阴蒂包括头部、体部、沿耻骨弓延伸的分支、阴道前壁前的尿道周围组织，以及围绕阴道前部远端并与尿道周围组织相邻的球状组织 [170]。MRI 研究已证实存在广泛的阴蒂组织，远远超出了阴蒂的可见部分 [170]。随着阴蒂变得更加膨胀，它升高到更靠近耻骨联合的位置。在性唤起过程中，阴道会延长和扩张，从而抬

高子宫。阴唇变得肿胀和颜色暗红，阴道下 1/3 膨胀。

调控生殖器广泛充血的自主神经在切断主韧带和子宫骶韧带的妇科手术中面临较大危险，因为手术可能损伤 Frankenhauser 神经丛和子宫阴道神经丛 [171, 172]。子宫切除术不涉及切断或夹住主韧带、子宫骶韧带或筋膜，也不涉及盆神经丛，发生性功能受损的可能性大大减少 [171]。治疗尿失禁的经阴道悬吊术，特别是经闭孔悬吊术，也可能损害阴道前壁和膀胱之间的自主神经 [172, 173]。

生殖器充血和对视觉色情刺激的主观性唤起之间的相关性是高度不同的 [49, 82, 83]；这在性健康的女性和描述性欲望或性唤起、性交疼的女性中是真实存在的。描述长时间缺乏性唤起的女性表现出与对照组女性相当阴道充血迅速增加，但她们描述对性爱刺激没有主观性兴奋。fMRI 研究显示，与男性不同，调控女性生殖器血管充血的区域激活与主观兴奋无关 [49, 174]。

女性生殖器血管充血反应的神经生物学复杂且尚不完全清楚。生殖器血管充血涉及从骶自主神经释放一氧化氮和血管活性肠肽 [175]。乙酰胆碱也被释放，它阻断去甲肾上腺素能的血管收缩机制，并促进内皮释放一氧化氮。阴蒂含一氧化氮的海绵体神经和阴部神经来源的阴蒂躯体背神经的远端之间有交通联系。盆腔交感神经主要释放收缩血管的去甲肾上腺素和肾上腺素，但也有一些释放乙酰胆碱、一氧化氮和血管活性肠肽。在实验室条件下引发的焦虑可以增强性健康女性生殖器对情色刺激的血管充血反应 [87]。人阴道组织中 NOS、cAMP 和降解 cGMP 的 PDE 同工酶的定位已明确，cAMP 和 cGMP 结合蛋白已被确定。后者与 eNOS 共定位。紧邻 VIP 阳性神经表明 cAMP 和 cGMP 协同作用控制阴道血流 [175]。神经肽 Y（一种血管收缩因子）、CGRP（可能影响毛细血管通透性和感觉）及 P 物质（一种感觉递质）也支配着阴道微循环。黑素皮质素 -4 受体和催产素也可能参与阴蒂和阴道的传出通路 [175]。

低氧及代谢产物（二氧化碳、乳酸、ATP）的释放引起毛细血管前括约肌的收缩和松弛，导致阴道微循环呈间歇性，称为血管运动。血管运动在未被性唤起的状态下存在，但在性刺激后几秒内就会减少，性刺激会增加动脉供应，动员更多毛细血管，并减少血管运动，阴道血管充血随之而来。独立于阴道血管充血的阴道血流缓慢波动，已被证明在健康女性与主观性唤起有关，而在性唤起障碍女性中则不那么明显 [175]。

阴道黏膜下毛细血管的血流量增加会导致间质液体的产生，这些液体会更快地通过阴道上皮细胞扩散到阴道腔内，因而与未被性唤起状态相比，处于性唤起状态的润滑液钾含量更少，钠含量更多。目前尚不清楚上皮细胞的通透性对润滑过程的贡献有多重要。

使阴道能够向上进入骨盆的阴道壁平滑肌松弛可能是由 VIP 介导的[174]。

阴蒂是人体中最敏感的性区域。免疫组织学研究已经证实，被认为与感觉有关的神经递质（P 物质和 CGRP），它们集中在阴蒂头的上皮下紧密聚集。阴蒂头的神经末梢（称为小体受体）被认为与此有关。它们是机械感受器，其密度是可变的，但可以比阴茎龟头上类似感受器的密度大高达 14 倍[176]。非生殖器生理变化的生理学及其与主观性兴奋的相关性仍不甚清楚。

五、性高潮生理学

性高潮在很大程度上是一种通常由生殖器刺激引发的大脑事件。然而，它也可以由身体其他部位刺激引起，包括乳房和乳头、幻想、睡眠、某些药物，对于有脊髓损伤的女性，也可以通过宫颈的振动刺激来诱导。阴道刺激涉及所有阴蒂 – 尿道复合体，包括阴蒂分支；而对阴蒂体部和头部的直接刺激不涉及阴蒂分支[169]。在阴道性交过程中，阴茎使阴道扩张，并拉伸阴蒂的根部。在阴茎插入时，阴道前壁紧贴阴蒂根部，这或许可以解释为什么一些女性可以通过阴道性交达到高潮，而不需要同时进行非阴道刺激[177]。因此，阴蒂根部和阴道前壁在解剖学上和功能上似乎是相关的[178]。

高潮是一种主观体验，与健康男性的射精有关，在男性和女性均伴有不自主（反射性）的会阴横纹肌收缩[179]。性高潮期间由于会阴肌肉无意识收缩发生的直肠压力特征波动，被认为是一种与性高潮的主观体验有很强一致性的客观指标[179]。

PET 研究显示，在性高潮时，男性和女性的脑激活和失活大致相似：激活主要在小脑蚓部前叶和小脑深核，失活在左腹内侧皮质和 OFC。在性高潮时，PET 研究结果中唯一的性别差异是男性中脑导水管周围灰质的激活，但女性没有[180, 181]。外侧 OFC 参与冲动抑制和行为释放，而内侧部分负责欣快体验，随着愉悦的增加而激活，并随着满足感而失活。内侧 OFC 是包括杏仁核在内的神经元网络的一部分，杏仁核在性高潮期间的失活伴更无忧无虑的精神状态[180]。使用直肠探头记录的直肠压力变化性高潮指标与使用 PET 扫描测量的前额叶皮质广泛的血流变化相关[181, 182]。PET 扫描期间 OFC 中部 / 前部与性高潮相关的特殊变化表明 OFC 中部 / 前部在欣快体验中发挥作用。由于过度的行为抑制导致的性高潮失败与左侧 OFC 活动增强有关。研究人员推测，与性高潮相关的 OFC 动力学可能与性高潮时的失控感有关。前额叶非短暂的血流灌注与性高潮相关的直肠压力波动呈负相关。总体而言，高潮期间前额叶代谢减少的发现，与前额叶皮质在行为和情感控制中的关键作用，以及

过多的前额叶活动与性功能障碍相关的实验数据是一致的。

催产素和泌乳素在性高潮中的作用尚不清楚。这两种激素水平在高潮时都会升高。PET 扫描证实，在高潮时女性的垂体血流量增加，但男性没有[183]。这两种激素都可以引起子宫和阴道的平滑肌收缩，可能有助于性高潮的感觉。

六、男性性功能障碍的修订定义

2013 年 5 月，DSM-5 提供了更新的男性性障碍分类和定义[45]。新的 DSM-5 分类和定义与 DSM- Ⅳ 的显著区别如下[46]。

1. DSM-5 只包括 4 种男性性障碍，而在 DSM-Ⅳ 中有 6 种[46]。这四个性障碍如下：①男性性欲减退障碍；②勃起功能障碍；③早泄；④射精延迟。

2. DSM-5 将男性 HSDD 列为一个单独的条目[45, 46]。男性性高潮障碍已更名为延迟射精。早泄保持不变。

3. DSM-5[45, 46] 中删除了男性性交困难、男性性疼痛、性厌恶障碍和性功能障碍。

4. 与 DSM- Ⅳ 不同，DSM-5 包括 75%～100% 的时间经历障碍才能诊断为性障碍的要求。DSM-5 还要求至少持续约 6 个月[45, 46]。

5. DSM-5 要求性障碍必须造成了明显痛苦。DSM- Ⅳ 关于"人际关系困难"的要求已被删除[45, 46]。

6. DSM-5 增加了一项新的排除标准：不应用"非性精神障碍，或严重关系困扰 / 其他重要压力因素的后果"来更好地解释这种障碍[45, 46]。

（一）男性性欲减退障碍

HSDD 是指持续或反复出现的性幻想和性活动欲望的不足（或缺失），造成明显的痛苦，并且不能用其他疾病、某种物质（药物）的直接生理作用或一般健康状况来更好地解释[184-187]。只有当一个人描述由于性欲低下而感到痛苦时，HSDD 的诊断才适用[184-187]。性欲低下不一定是病理的，因为性欲低下可能是对人际关系和健康相关问题的适当适应[184-187]。

尽管 DSM-5 将 HSDD 的诊断限制为药物、疾病（包括雄激素缺乏和抑郁）、性爱关系和成瘾问题以外的原因，但在临床实践中，"性欲减退障碍"通常用于涉及多种因素的情况，包括雄激素缺乏、催乳素过多、使用药物（SSRI、抗雄激素药物、GnRH 类似物、抗高血压药物、癌症化疗药物、抗惊厥药物）、全身性疾病，以及抑郁和其他心理问题，如缺乏自尊、对情感亲密的恐惧、对失去的恐惧、伴或不伴有色情制品的长期单独性行为习惯、性功能障碍的其他原因，或性爱关系问题。因此，在实践中，雄激素缺乏是男性性欲低下的一个重要且可治疗的原因，应该通过测量血清总睾酮和游离睾酮水平来排除[184-187]。

HSDD 在普通人群中的发病率和流行率尚不清楚。

在对转诊患者人群的研究中，男性的患病率估计为 5%[7, 186-189]。患病率随着年龄的增加而增加[186, 187, 189]。HSDD 通常与其他性障碍（如 ED）并存，并可能是其他性障碍发展的结果[186, 187, 189]。

适当的评估和治疗 HSDD 很重要，因为评估可能发现可治疗的疾病，包括雄激素缺乏、泌乳素过多或抑郁症。此外，性欲低下可能会妨碍或降低其他性功能障碍的治疗效果。

（二）勃起功能障碍

勃起功能障碍，以前称为阳萎或男性勃起障碍，是指无法达到或保持勃起，或无法达到足以进行令人满意的性交的阴茎硬度[5, 6, 45, 46]。DSM-5 要求在至少 6 个月的时间内，75%～100% 的性行为发生无法达到或维持勃起[45, 46]。性功能障碍是一个更广泛的术语，除了无法达到或维持阴茎勃起外，还包括性欲、性高潮和射精功能障碍[188-198]。年度流行病学调查，包括马萨诸塞州男性老龄化研究（Massachusetts Male Aging Study，MMAS）[190] 和国家健康和社会生活调查（National Health and Social Life Survey，NHSLS）[188]，显示 ED 的患病率高得惊人。ED 对患者及其伴侣的生活质量都有很大影响。在一项研究中，ED 对女性伴侣的性生活产生了负面影响，特别是对于性满意度和性欲望[191]。

1. 患病率和发病率　关于男性 ED 患病率的最佳数据来自两项采用基于人群抽样方法的横断面研究，即 MMAS[190, 192, 195, 196] 和 NHSLS[7, 188]。MMAS 是一项横断面和前瞻性的社区流行病学调查，其中 1709 名居住在大波士顿地区的 40—70 岁男性在 1987—1989 年期间接受了调查[190]。这项调查显示，52% 的 40—70 岁男性受到某种程度的 ED 影响；受访男性中 17.2% 描述有轻微 ED，25.2% 有中度 ED 和 9.6% 有完全 ED[190, 195, 196]。NHSLS 是一项全国性的概率调查，对象是居住在美国的 18—59 岁的讲英语的美国人。这项调查也显示了男性 ED 的高患病率，ED 患病率随着年龄的增长而增加[7, 188]。这两项研究和其他几项研究一致认为，ED 是一个世界性的共同问题[7, 188-197]。在美国国内人口中，ED 在 20—39 岁的男性中患病率估计为 5.1%，而在 40—59 岁的男性中患病率几乎高 3 倍（14.8%）。患有其他疾病的男性，如高血压、糖尿病、心血管疾病和终末期肾脏疾病，其 ED 的患病率明显高于健康男性[190]。

关于男性 ED 发病率的纵向数据很少[192]。MMAS 中，大波士顿地区的白种人 ED 的粗略发病率每年约 25.9‰。其发病率从 40—49 岁男子每年 12.4‰ 年增加到 50—59 岁男子每年 29.8‰，60—69 岁男子每年 46.4‰[192]。在另一项研究中，发病率是通过对在预防医学诊所就诊的男性的调查得出的[7]。这项研究发现，ED 的发病率在 45 岁以下的男性中每年低于 3‰，在

65 岁或以上的男性中每年为 52‰。这些研究提示，美国每年有 60 万～70 万男性患上 ED[195, 196]。

2. 勃起功能障碍的危险因素　ED 的危险因素包括年龄、糖尿病、高血压、吸烟、用药、抑郁、血脂异常和心血管疾病[4-6, 190, 198-208]。年龄增长是男性 ED 的重要危险因素[4-6, 188, 190]：不到 10% 的 40 岁以下男性和超过 50% 的 70 岁以上男性罹患 ED。在 MMAS 和 NHSLS 中，ED 的患病率随着每增龄 10 岁而增加[188, 190]。

在与 ED 相关的慢性病中，糖尿病是最重要的危险因素。在 MMAS 中，校正年龄后罹患完全性 ED 的风险，在有糖尿病治疗史的男性中，是没有糖尿病病史的男性的 3 倍[190, 198]。50% 的糖尿病男性在他们的病程中会经历 ED。在 MMAS 中，经治疗的心脏病、经治疗的高血压和高脂血症伴有显著增加的 ED 风险。在接受过心脏病和高血压治疗的男性中，吸烟者患 ED 的可能性是不吸烟者的 2 倍多[4-6, 188, 190]。吸烟也增加了服用心血管疾病药物的男性患 ED 的风险。心血管疾病，包括高血压、脑卒中、冠状动脉疾病和外周血管疾病，都与 ED 风险增加有关。体力活动与 ED 风险降低有关[207]。

一些综述强调了处方药与 ED 发生的关系。在 MMAS 中，降压药、心脏药物和口服降糖药物的使用与 ED 风险增加相关[190]。噻嗪类利尿药和用于治疗抑郁症的精神药物可能是与 ED 相关的最常见药物，这仅仅是因为它们的使用率很高。然而，许多药物，包括几乎所有的抗高血压药、地高辛、H_2 受体拮抗药、抗胆碱能药、细胞毒性药物和雄激素拮抗药，都与 ED 的病理生理有关[190]。

3. 勃起功能障碍是心血管疾病的标志　心血管疾病和 ED 有共同的危险因素，如糖尿病、肥胖、高血压、吸烟和血脂异常[199-207]。ED 先于冠状动脉疾病的症状 2～3 年，先于心血管事件（如心肌梗死或脑卒中）3～5 年[199-207]。男性 ED 与死亡风险增加相关，特别是心血管死亡[201]。ED 的存在是后续冠状动脉疾病的一个很好的预测因素，特别是在年轻的男性中，独立于传统的冠状动脉危险因素，尽管它没有增强包括传统危险因素模型的预测能力，但是可能反映了 ED 和冠状动脉疾病的共同病理生理机制[202]。描述 ED 的男性在 10 年内发生心血管事件的可能性比没有 ED 的男性高 1.3～1.6 倍[199-207]。

4. 下尿路症状与 ED　流行病学调查报告了下尿路症状（LUTS）与 ED[208-214] 之间的强烈关联，即使在调整了年龄和其他危险因素后也是如此。科隆男性调查和老年男性多国调查显示，LUTS 的存在和严重程度是独立于年龄的 ED 独立预测因素[209]。LUTS 和年龄是比所有其他危险因素（包括糖尿病、血脂异常和高血压）更强的 ED 预测因素。考虑到 LUTS 和 ED 是中老年男性的两种常见疾病，这种联系可能反映了两种

高度流行疾病的共存。然而，越来越多的证据表明这两种情况可能是在机制上是有联系的，因为调节膀胱逼尿肌和海绵体平滑肌功能的生化机制有许多相似之处[214, 215]。K^+通道[特别是钙敏感K^+通道(BK_{Ca}通道)]、Rho A/Rho激酶信号、L型钙通道和缝隙连接都是逼尿肌和海绵体平滑肌收缩和松弛的重要介质[214, 215]。膀胱逼尿肌功能障碍和ED特征性的肌细胞收缩功能增强，机制上可能与Rho激酶活性增加，K^+通道功能受损[215]，α肾上腺素能受体失衡和内皮功能障碍有关。其他提出的假说包括交感神经活动增加和自主神经功能障碍，以及逼尿肌和海绵体平滑肌一氧化氮生成或PKG活性的改变[214-216]。一些治疗下尿路综合征的方法，如某些类型的外科手术和类固醇的5α-还原酶抑制剂，可能会加重性功能障碍。α肾上腺素能阻滞药用于治疗下尿路感染可能会导致射精问题。一些PDE5抑制剂已被批准用于治疗LUTS[215-218]。

（三）射精障碍

射精障碍包括早泄、射精延迟、逆行射精、不射精和痛性射精[120-123]。最近的调查显示了射精障碍的高患病率和临床重要性[10, 120-123, 215, 220]。尽管口服PDE5抑制剂的可及性提高了人们对ED的认识，但射精障碍至少与ED一样普遍，甚至可能比ED更普遍[10, 220]。

早泄是男性射精功能障碍的一种常见形式，可以是终身性的，也可以是后天获得的，它对人际关系、性满意度和生活质量产生负面影响[221, 222]。国际性医学会的一个特别委员会对早泄的定义如下[222]。

一种男性性功能障碍，其特征在于：①从第一次性交起，射精总是或几乎总是发生在阴道插入前或1min内（原发性早泄），或临床上射精潜伏时间显著和令人困扰的缩短，通常约为3min或更短（获得性早泄）；②无法在所有或几乎所有的阴道插入时延迟射精；③消极的个人后果，如苦恼、困扰、沮丧和（或）避免性关系。

该早泄的定义是基于对18岁或18岁以上、处于稳定异性关系中的男性进行的一项多国调查。该调查发现，阴道内射精潜伏期（intravaginal ejaculation latency time，IELT）的中位数为5.6min（范围为0.55～44.1min）[223]；在这项调查中，2.5%男性的IELT小于1min，6%男性的IELT小于2min。寻求治疗的原发性早泄男性，大多数在插入后1min内射精，几乎所有患者都在2min内射精[224]。与原发性早泄患者相比，获得性早泄患者年龄更大，IELT更长[222]。获得性早泄往往还与ED和其他合并症有关，如糖尿病和心血管疾病。

一些因早泄而寻求治疗的男性不符合国际性医学会确定的定义，但因为他们认为无法控制射精的时间，而且IELT比他们希望的要短而表示苦恼。Waldinger[225]提出了主观早泄和假病理早泄两个术语，

用来描述那些IELT持续或不持续超过5min，但很关注自觉的短射精潜伏期或不能控制射精时间的男性。在进行非阴道性活动的男性中定义早泄的特定持续时间标准尚未确立。

早泄的患病率尚不清楚；以往根据旧定义估计的20%～25%的流行率可能是不准确的。虽然没有基于国际性医学学会标准或DSM-5早泄定义的流行病学调查，但专家们从IELT的分布数据中推断，早泄的患病率不太可能超过4%[221, 226, 227]。

早泄的神经生物学机制还是很不清楚。5-羟色胺（血清素）、催产素和多巴胺作为神经递质参与控制射精的中枢神经系统通路[228, 229]。在临床前模型中，5-羟色胺延迟射精，而多巴胺和催产素似乎刺激射精；这些数据导致推测，射精阈值较低的男性可能有5-羟色胺神经传递不足或5HT2C受体低敏感。5-羟色胺假说得到了数据的支持，数据显示SSRI和三环类抗抑郁药氯丙咪嗪增加了早泄男性的射精控制和延迟射精。早期理论认为，早泄主要是由焦虑或早年性经历的后遗症等心理因素造成的，但尚未得到最近的药物临床试验数据支持。对5HTTLPR基因、催产素、5-羟色胺和加压素基因、DAT1基因串联重复序列多态性的遗传研究尚未发现与早泄的一致关联[230-234]。

（四）延迟射精

DSM-5将延迟射精定义为在几乎所有或所有伴侣性行为中，明显的非有意的延迟射精或不射精，持续至少6个月，并对个人造成痛苦[235]。尚未建立基于时间的延迟射精定义。由于在一项基于多国人群的调查中，阴道内射精潜伏时间的中位数为5.4min[223]，97.5百分位数为23min，一些专家建议阴道内射精潜伏期超过25min或30min应被视为延迟射精[236]。

随着年龄的增长，射精出现轻度到中度的延迟；患有并存疾病的老年男性延迟射精的风险更高[237, 238]。流行病学调查一致发现，即使在校正年龄后，LUTS也与延迟射精密切相关[208, 238-240]。射精障碍在良性前列腺增生症手术（包括经尿道前列腺电切术）后常见[241]。几种药物（SSRI、高度选择性的α_1受体阻滞药、类固醇5α-还原酶抑制剂）可以导致延迟射精。使用高度选择性α_1肾上腺素阻滞药（如坦索罗辛和西洛多辛）可导致显著的延迟或不能射精；射精功能障碍在非选择性α肾上腺素阻滞药（如阿夫唑嗪、多沙唑嗪和特拉唑嗪）中较少见。使用类固醇5α-还原酶抑制剂（如非那雄胺和度他雄胺）会增加射精障碍的风险。SSRI可以延长一些中老年男性的阴道内射精潜伏时间，并导致延迟射精[242]。过度接触色情作品和性虐待可能会降低性欲，损害性唤起，并导致射精功能障碍[243]。血清睾酮水平并不总是与射精延迟相关[244]。

（五）逆行射精

逆行射精是指精液不能通过尿道口射出，而是被

向后推入膀胱[120-123]。逆行射精可能是糖尿病相关的自主神经病变，交感神经切除、肾上腺素受体阻滞药、某些类型的抗高血压药、抗精神病药物或抗抑郁药治疗，膀胱颈功能不全或尿路梗阻的结果。糖尿病相关自主神经病变引起的逆行射精是第二种最常见的射精障碍[120-123]。经尿道前列腺电切术后，膀胱颈关闭机制可能受损。患者仍然可排便控制是因为第二种更远端的存在于膜性尿道区的排便控制机制；然而，许多接受过经尿道前列腺电切术的患者罹患了逆行射精。射精障碍可能导致男性不育[120-123]。

七、女性性功能障碍的最新定义

DSM-5 中对女性性功能障碍的最新定义见表 20-1[45, 46]。只有在临床上有明显困扰或损害的情况下才能诊断功能障碍；此外，性功能障碍不应更多地归因于非性精神障碍、药物（如滥用毒品、药物）的影响、医疗状况或性爱关系困扰、伴侣暴力或其他重要应激源[45, 46]。功能障碍被确定为早发（终生）或晚发（获得）。

（一）性兴趣 / 性唤起障碍

DSM-5 关于性欲障碍的定义将性兴趣（动机）与性唤起融为一体，并不强调有初始提早发生的欲望的必要性[245, 246]。越来越多的证据提示，性行为之前和性行为开始时的欲望，尽管可能受到双方的欢迎，但对于女性的性享受和性满足并不是必须的[21, 247-249]。在性行为过程中无法引发性欲望和性唤起（也缺乏初始欲望）导致这种障碍。性唤起可能先于欲望，然后两者同时存在，这一观点实证支持是强有力的，包括来自年老和年轻女性的数据[21, 24, 248]。因此，将性唤起和性欲望问题合并为一个障碍似乎是合乎逻辑的。然而，用于评估性功能的有效问卷是基于性反应模型的，在该模型中，欲望被认为性行为开始时所必需的。这现在被认为是对研究的严重限制[250]，目前被理解为"障碍"的患病率尚不清楚[37, 249-257]。只简要描述"低欲望和困扰"的研究表明，其患病率约为 10%，不随年龄增加[37, 255]。早期研究提示，约 2/3 被诊断为 HSDD 的女性也应诊断为 SIAD。这项研究还表明，患有这两种疾病的女性有更严重、更多的症状[258]。

根据 DSM-5，尽管 SIAD 的诊断排除了关系问题、情绪、药物或疾病是导致性功能障碍主要因素的情况，但在临床实践中，大多数寻求帮助的患者都有风险因素（包括对伴侣的负面感觉和情绪障碍）[252]。抑郁症，无论是现在还是过去，甚至在没有抑郁症临床诊断的情况下，抑郁、焦虑的想法和低自尊心在 SIAD 女性中明显比没有 SIAD 的女性更常见。

（二）女性性高潮障碍

女性性高潮障碍的患病率尚不清楚，因为许多研究包括性欲低下的女性，她们很少达到性高潮[14, 37, 255]。风险因素包括对伴侣在场的焦虑、害怕脆弱、害怕失控和害怕亲密[14]。这些因素往往源于童年（非性的）经历。

（三）生殖器 – 盆腔疼痛 / 插入障碍

在 DSM-5 中，将以前的术语"阴道痉挛"和"性交困难"合并起来有一定的道理。根据 DSM- Ⅳ，阴道痉挛一词描述了（恐惧）回避、不自主的骨盆肌肉收缩，以及对疼痛的预期、恐惧或体验，而检查时没有结构或其他异常。一些报告了典型的恐惧性回避插入的女性得到了阴道痉挛的初步诊断；然而，在许多这样的女性中，不得不推迟体检，直到治疗能够进行彻底的盆腔检查。然而，在这些女性中，有些通过成功的治疗后进行仔细的阴道检查可以发现前庭的异常性疼痛。因此，根据病史作出的阴道痉挛的初步诊断需要在阴道检查后改为诱发性前庭痛（provoked vestibulodynia，PVD）。

据报道，性交疼的患病率为 20%～35%[259-263]。PVD 是最常见的插入性交痛形式，影响约 16% 的女性，大多数是绝经前女性，其中许多人从第一次尝试插入就一直有疼痛[253]。PVD 的危险因素包括一些个性特征，包括完美主义、对奖励的依赖、对负面评价的恐惧，以及对伤害的回避、对疼痛的高度警惕、较高水平的特质焦虑和害羞[253]。在一小部分人中，阴道感染（如阴道念珠菌病）似乎会诱发和维持这种情况。

在 DSM-5 中，阴道痉挛现在被包括在生殖器 – 盆腔疼痛 / 插入障碍（genitopelvic pain/penetration disorder，GPPPD）中[45]。GPPPD 的危险因素包括抑郁、焦虑、社交恐惧症、躯体化和敌意。一些研究发现，与没有疼痛或其他形式疼痛的女性相比，患有阴道痉挛的女性的灾难性思考增加；此外，患有阴道痉挛的女性表现出更大的厌恶倾向[253]。没有证据表明，阴道痉挛与宗教正统、消极的性教养或对性取向的担忧有关。通常情况下，女性极其害怕阴道进入，担心阴茎大小的物体进入阴道会造成伤害，以及害怕阴道分娩损伤。

（四）持续性生殖器唤起障碍

持续性生殖器唤起障碍不包括在 DSM-5 中，但在临床上是一个越来越常见且知之甚少的问题，它涉及在无性兴趣和性欲望的情况下自发、烦扰性和不想要的生殖器唤起（如受到刺激、悸动、颤动）。察觉到主观性唤起通常是令人不快的，但并非总是如此。一次或多次性高潮不能缓解性唤起，性唤起的感觉可能持续数小时或数天[254]。持续性生殖器唤起障碍可能伴有一系列症状，其严重程度从轻微（可能是愉快的）到烦扰和令人痛苦，并可能干扰生活。患病率尚不清楚。

八、内分泌疾病背景下的性功能障碍

我们将关注内分泌疾病的性后遗症及其治疗，但在任何特定的人中，非内分泌因素可能更重要。这些

因素包括心理、关系、背景、文化和非内分泌疾病影响，特别是抑郁、高血压、神经疾病和LUTS[14]。对于慢性病患者，疾病本身及其治疗和心理影响，加上人际、个人和背景问题，都会影响性反应[14]。

在健康女性中，如对于性的态度、对伴侣的感觉、过去的性经历、性爱关系持续时间、精神和情绪健康等因素被证明比生物因素对性欲和性唤起能力的调节更强[14]。与性别刻板印象相反，最近对1992年参加NHSLS的1035名性行为活跃的成年人的分析表明，男性的身体性快感与关系因素的联系比女性更密切[37, 188, 191]。与此类似，在最近一项关于中年和老年夫妇的国际研究中，男性比女性更看重性爱对其伴侣的亲密度和亲密感[37]。定性研究还提示，男性和女性都注意到，积极的自尊和有吸引力的感觉会增强欲望和性唤起[37, 191]。性爱环境对男性和女性都很重要[191]。

（一）男性内分泌紊乱与性功能障碍

1. 雄激素缺乏综合征　男性雄激素缺乏是一种综合征，其特征是一系列与持续且明确的低睾酮水平有关的体征和症状，原因是睾丸、垂体或下丘脑的紊乱[27, 63, 264]。雄激素缺乏可因原发性睾丸功能障碍，或影响下丘脑或垂体的疾病而发生[63]。原发性睾丸功能障碍的常见原因包括Klinefelter综合征、未纠正的隐睾症、癌症放疗、Yq微缺失、HIV感染、睾丸炎、创伤和扭转[63]。继发性睾丸功能障碍可由全身疾病、过度运动、娱乐性药物（特别是阿片、合成类固醇、大麻、可卡因和酒精）、垂体和鞍上肿瘤、血色病、高催乳素血症和浸润性疾病引起。排除这些继发性原因导致的性腺功能低下症，可以合理诊断为特发性性腺激素减退症，这是一组以GnRH分泌紊乱为特征的异质性疾病[63]。阿片类药物的使用已成为睾酮缺乏和性功能障碍的重要原因。同样，在许多男性健康诊所，接受睾酮替代治疗的男性中，有相当一部分是以前使用同化类固醇的人。男性维持性功能所需的睾酮水平接近正常男性范围的下限[65, 144, 155, 158, 265, 266]。因此，一些患有垂体肿瘤的男性可能会保持无症状，直到他们的肿瘤大幅增长，睾酮水平降至低于这一阈值的水平。

雄激素缺乏是男性HSDD的一个重要的可治疗的病因。因此，被诊断为HSDD的男性应该通过使用可靠的分析方法检测睾酮水平来评估其是否患有雄激素缺乏，最好是在清晨的空腹血样中[63]。尽管男性ED和雄激素缺乏是两个独立的疾病，具有不同的病理生理机制，但这两个疾病可以在同一个患者中共存。应该检测有任何性功能障碍表现的男性睾酮水平，因为雄激素缺乏是可以治疗的；此外，雄激素缺乏可能是其他潜在疾病的表现，如垂体瘤，这可能需要额外的评估和针对疾病的干预。

2. 糖尿病与男性性功能障碍　患有糖尿病的男性患ED、逆行射精和低睾酮水平的风险更高。佩罗尼病

是合并ED的老年男性糖尿病患者的重要合并症[267-274]。患有糖尿病的男性在性欲望、性行为、性唤起和性满足方面评分明显较低[268-274]，部分原因是与糖尿病相关的医学和心理因素，如血糖控制的变化、精力减少和自我形象改变。糖尿病伴有低睾酮水平的风险增加[63, 275-280]。在人群研究中，性激素结合球蛋白和总睾酮与糖尿病风险的相关性比游离睾酮水平更强；这些数据提示，观察到的睾酮与糖尿病风险的关联可能与改变SHBG的因素（如肥胖和炎症）有关[279, 280]。

糖尿病男性的ED患病率随着年龄的增长而增加，据报道在一些研究中高达75%。患有2型糖尿病的男性ED，即使没有其他冠状动脉疾病的危险因素，也可能是无症状心脏缺血的信号[280-284]。在患有糖尿病的男性中，患有ED的人更有可能年龄较大、吸烟、糖尿病病程较长、代谢控制不良、未经治疗的高血压、神经病变、微量蛋白尿和大量蛋白尿、视网膜病变、心血管疾病、利尿药治疗、低睾酮水平和心理脆弱[270-273]。长时间糖化血红蛋白A1c水平[270]升高通常增加ED风险。已发现增加体力活动和饮酒量少与ED的低风险有关。

内皮和平滑肌功能障碍、自主神经病变、心理和人际问题导致男性糖尿病患者的性功能障碍[283, 284]。阴茎血管和非生殖器血管床都存在明显的内皮功能障碍[212]。eNOS减少可能是由于精氨酸酶的过度表达或缺乏NADPH，这是NOS的关键辅助因子[284-289]。此外，氧自由基（包括来自糖基化终末产物）的堆积，抑制一氧化氮和减弱K^+通道的作用[288, 289]。长病程糖尿病的男性可能无法在海绵体平滑肌内产生足够的一氧化氮和cGMP；因此，他们可能变得对PDE5抑制剂不敏感。NADPH的降低还与DAG和PKC的增加有关，进而增加了平滑肌收缩[286]。Rho A/Rho激酶通路的激活增加可能会增加海绵体平滑肌对钙的敏感性[286]。影响盆神经的自主神经病变可能导致ED和射精功能障碍[287]。

逆行射精和部分射精功能障碍影响多达1/3的糖尿病男性[290]。糖尿病自主神经病变可能与内括约肌功能障碍有关，从而导致全部或部分精液被推入膀胱[287]。部分射精功能障碍是指排精保持完好但射出阶段受到抑制的情况，结果精液从阴茎流出，性高潮的体验在质量上发生了变化。射精问题可能是不孕症的原因之一。

3. 与良性前列腺增生症治疗相关的性功能障碍　良性前列腺增生症经常伴有LUTS和性功能障碍[208-214]。一些α_1受体阻滞药（如坦索罗辛）与射精功能障碍有关[291, 292]。使用5α-还原酶抑制剂治疗LUTS男性与射精障碍、ED和性欲下降的风险增加有关[293, 294]。

几项调查报道了服用非那雄胺治疗脱发的一部分

年轻男性出现性症状，包括性欲丧失、ED、抑郁症状甚至自杀，以及认知症状[295-298]。据报道，这些症状即使在非那雄胺停药后仍持续存在，这种情况被称为非那雄胺后综合征。我们最近对使用非那雄胺后出现性症状且非那雄胺停药后症状仍持续存在的男性进行的研究显示，这些男性没有雄激素缺乏、外周雄激素作用减弱或持续外周抑制 SRD5A 的证据[299]。

有症状的非那雄胺使用者表现出抑郁的情绪，fMRI 结果与抑郁症男性患者的结果一致[299]。非那雄胺的致病作用和这些症状的病理生理学仍有待确定[299, 300]。

4. 高催乳素血症与性功能障碍　高催乳素血症男性通常表现为性欲降低或 ED；75% 的巨催乳素大腺瘤男性和 50% 的催乳素微腺瘤男性描述性欲降低或 ED，并且几乎所有人夜间阴茎勃起都低于正常[301-305]。高催乳素血症影响 1%～5% 的 ED 男性[302]，这些男性中有一小部分有分泌催乳素的垂体腺瘤。催乳素通过抑制 GnRH 的分泌和垂体促性腺激素对 GnRH 的反应来降低睾酮水平。大多数但不是所有患有性功能障碍和高催乳素血症的男性，其睾酮水平都很低[301, 302]。高催乳素血症是否及如何通过靶器官效应直接影响勃起功能尚不清楚。经多巴胺激动剂治疗后，高催乳素血症男性的勃起功能通常改善[304, 305]。

5. 甲状腺疾病患者的性功能障碍　甲状腺功能减退与性欲低下和 ED 的风险增加有关[306-310]。甲状腺功能减退男性的性功能障碍确切患病率尚不清楚。甲状腺功能减退症患者的游离睾酮水平低于对照组，在甲状腺激素替代治疗后恢复正常[306-310]。原发性甲状腺功能减退症患者的血清 LH 和 FSH 水平通常不升高[309]。少数甲状腺功能减退的男性会出现高催乳素血症[309]。

在患有甲状腺功能亢进的男性中，游离睾酮水平通常是正常的，但 SHBG 和雌二醇水平升高，导致雌二醇/睾酮比率较高，并在一些甲状腺功能亢进男性中出现乳房发育。一小部分患有 ED 的男性曾观察到甲状腺功能亢进[310]。

6. 男性代谢综合征患者的性功能障碍　有代谢综合征的男性比没有代谢综合征的男性有更高的 ED 患病率[311-314]。ED 的风险与已确定的代谢综合征组分的数量相关[310-314]。

（二）女性内分泌紊乱与性功能障碍

1. 女性甲状腺疾病　甲状腺功能亢进和甲状腺功能减退状态都被发现是性功能障碍的危险因素，大多随着甲状腺功能正常状态的恢复而缓解[315-317]。研究很少，而且规模很小，在这些研究中，性功能障碍的评估既没有使用现代心理测量学强大的工具，也没有使用 DSM-5 对性障碍的分类。甲状腺疾病背景下合并抑郁与性功能障碍有关[27, 315]。有一些证据表明，甲状腺自身免疫降低性欲与甲状腺状态的改变无关，患有桥本甲状腺炎的甲状腺功能正常女性可能会描述持续

性欲丧失[315-317]。一个研究小组发现，患有结节性甲状腺肿的女性比对照者有更多的性功能障碍。这一群体的体重指数也是最高的[317]。尚不清楚甲状腺疾病患者的性功能障碍是与潜在的甲状腺疾病有关，还是与共存疾病或身体形象问题有关。

2. 女性高催乳素血症　高催乳素血症可能与月经不规律、闭经、低雌激素血症和溢乳的风险增加有关[79, 318]。一些研究发现，高催乳素血症女性对性功能的总体不满程度比催乳素水平正常的女性更高，性欲、性唤起、润滑和性高潮的得分更低。在月经规律的高催乳素血症女性中也发现了性功能和性欲望的低得分低[318]。然而，月经正常、年龄更轻、催乳素瘤体积较小的女性更可能伴有正常的性功能[14]。催乳素抑制GnRH 脉冲，减弱促性腺激素对 GnRH 的反应，并与卵巢雌激素和雄激素的分泌减少有关。高催乳素血症女性经多巴胺激动剂治疗后的性结局尚未得到很好的研究。

3. 女性糖尿病　最近的一项 Meta 分析[319]，包括来自 26 项研究的 3168 名糖尿病女性和 2823 名对照者，证实糖尿病女性的性功能障碍比年龄匹配的对照组更常见。与没有糖尿病的女性相比，患有 1 型和 2 型糖尿病的女性罹患性功能障碍的风险分别高出 2.27 倍和2.49 倍[319]。然而，患有任何形式糖尿病的绝经后女性并未表现出性功能障碍风险增加。

糖尿病女性的性功能障碍是复杂的，体重指数、脂肪分布、糖尿病并发症、胰岛素抵抗、炎症、心血管疾病、性爱关系满意度和抑郁之间的相互关系仍未完全明确[14, 320, 321]。糖尿病女性的性功能障碍患病率增加和女性性功能指数（female sexual function index，FSFI）评分降低，可能与体重有关。这一联系可能与其他研究一致，这些研究显示，在肥胖女性[320-322]和患有代谢综合征的女性[323, 324]中，性功能障碍的患病率增加。与糖尿病男性的情况不同，在大多数研究中，性功能障碍与糖尿病的持续时间或糖尿病并发症的存在无关。大多数针对 2 型糖尿病女性的研究规模较小，但一项针对 600 名 2 型糖尿病女性的较大研究证实，抑郁和婚姻状况是性功能障碍的独立危险因素[325]。

糖尿病相关的健康、情绪、自我形象、体重增加、反复念珠菌阴道炎或不孕症可能会影响女性的性反应和满意度[319, 320, 322, 325-335]。

此外，生殖器的性反应可能会受到自主神经病变、内皮功能障碍和微血管病变的影响[318]。在患有 1型糖尿病的女性中，性功能障碍主要与包括抑郁、焦虑和婚姻状况在内的心理因素有关[322, 326, 327, 329]。一项对 625 名 1 型糖尿病女性进行的大型前瞻性研究证实，抑郁是性功能障碍的主要预测因素[333]。1 型糖尿病也可能伴有生殖器性敏感丧失和随后失去性高潮[336]。使用多次胰岛素注射方案的年轻糖尿病女性存在性唤起

和润滑障碍，而使用胰岛素泵的女性性功能与健康的年龄匹配的女性相当[337]。

自主神经和躯体神经病变可能促使生殖器性敏感的丧失。当包括阴蒂体部、头部、分支和球部的血管窦组织充血较少时，在性刺激期间按摩这些结构可能无法引起典型的性感觉，影响性唤起，并限制性高潮的体验[338, 339]。

动物研究表明，糖尿病会损害阴道平滑肌对神经递质，特别是血管活性肠肽和一氧化氮的松弛反应[338]。这些研究还报道了阴蒂和阴道对神经刺激的血流量减少，阴蒂和阴道组织弥漫性纤维化，以及阴道组织肌层和上皮厚度减少。有记录表明，患有糖尿病的女性存在内皮功能障碍和阴蒂血流减少[339]。

大多数研究都没有发现糖尿病女性性交困难的患病率增加。然而，他们患复发性念珠菌病的风险更高，这可能导致性交困难。

4. 女性代谢综合征　代谢综合征已被显示对女性的性行为有不良影响，独立于糖尿病和肥胖[14, 27, 340, 341]。这种负面影响在绝经前的女性中似乎比绝经后的女性更普遍[14, 27, 340, 341]。

5. 多囊卵巢综合征　一些研究表明，患有多囊卵巢综合征的女性可能有较差的性满意度，可能认为自己不如对照组有吸引力[342-345]。据推测，肥胖和与雄激素相关的症状可能会导致身体形象不佳，从而可能增加性功能障碍的风险[27, 320]。然而，尚不清楚多囊卵巢综合征本身，而不是肥胖，是否是性功能障碍的危险因素[345, 346]。没有证据表明较高的雄激素水平会增强性欲。

6. 先天性肾上腺皮质增生症　典型的先天性肾上腺皮质增生症（nonclassic forms of congenital adrenal hyperplasia, NC-CAH）在女孩出生时几乎总是表现为肾上腺功能不全和男性化，而非经典的先天性肾上腺皮质增生症可能在儿童或成年时出现高雄激素血症的体征，这取决于21-羟基酶缺乏的严重程度。21-羟化酶缺乏症的表现特征可能包括闭经、无排卵、多毛或月经过少伴不孕。最近的一项研究发现，与匹配良好的对照组相比，患有NC-CAH的女性FSFI得分较低，性唤起、润滑、性满意度较低，性交困难较多，而抑郁症状评分较高[347]。典型和NC-CAH女性可能表现出性别不典型的行为[348]。在一项研究中，男性在童年时典型的角色扮演与成年后对女性性别角色的满意度降低和异性兴趣的减少相关[349]。身体形象紊乱、重复生殖器检查和生殖器手术也可能影响患有典型先天性肾上腺皮质增生症的女性的性功能[348]。据报道，患有经典肾上腺增生症和NC-CAH的女性，无论她们是否接受过手术，其性交频率、性满意度和性快感降低，性回避发生率高，阴道插入和性高潮困难。照顾这些女性需要仔细的个体化治疗，包括雄激素过多和

性心理咨询[350]。

7. 女性垂体疾病　关于各种不同垂体激素缺乏的女性性功能的研究有限。患有垂体疾病和促性腺激素缺乏的女性可能会出现闭经或月经不规律或性功能问题，包括性欲下降、润滑或高潮问题[351]。尽管垂体功能减退症女性的雌二醇和睾酮水平低于月经正常女性，但在接受雌激素替代治疗的垂体功能低下女性中，睾酮替代的短期和长期影响尚未得到很好的研究[351, 352]。在一项对51名女性进行的随机试验中，在接受雌激素治疗的女性中，睾酮治疗与安慰剂相比，伴有性功能和情绪方面的一些获益[353]。DHEA替代对垂体功能减退症女性性功能和情绪的影响也缺乏了解[351]。

8. 女性肾上腺皮质功能不全　除了皮质醇和醛固酮缺乏外，肾上腺功能不全的女性也有低水平的睾酮和DHEA[27, 354-363]。女性肾上腺功能不全伴有健康相关的生活质量低下[359]。然而，2010年的一项较大的研究比较了174名患有Addison病的女性和740名年龄匹配的健康对照组，以及234名接受了降低风险的双侧输卵管卵巢切除术（bilateral salpingo-oophorectomy, BSO）的女性，结果显示，尽管Addison病女性患者的雄激素和雄激素代谢物水平低于正常，但其与正常对照女性相比，有更高的性快感和更少的性交不适[360]。DHEA替代治疗肾上腺功能不全女性的临床试验规模很小，并且大多为阴性[27, 354-358, 361, 363]。在原发性或继发性肾上腺功能不全女性中的早期小型试验显示，与安慰剂相比，接受DHEA的女性在性兴趣、性满意度和情绪改善更大[354]。然而，随后的4项研究没有发现性功能的显著改善[355-358]。2009年，对10项特别小规模研究的Meta分析得出结论，肾上腺功能不全的脱氢表雄酮治疗可能导致与健康相关的生活质量和抑郁的小幅改善，但对焦虑或性健康没有影响[363]。因此，没有足够的数据支持在肾上腺功能不全的女性中常规使用脱氢表雄酮。不幸的是，考虑到女性性功能障碍背后特有的多重因素，以及对性功能评估有限的小型研究，可能无助于评估缺乏激素的益处。除了是细胞内产生睾酮和雌激素的前体激素外，DHEA现在已知有多种直接作用，包括调节各种受体和脑中的突触传递（其脑中浓度可以比血清中高6倍）[364, 365]。

9. 自然绝经　大多数绝经后需要补充雌激素的女性在停止用药后出现外阴阴道萎缩的体征，现在被称为绝经生殖道综合征（genitourinary syndrome of menopause, GSM），这是性功能障碍的一个危险因素[259-263, 366, 367]。然而，GSM的症状可能会在1年内自发缓解；更严重症状的危险因素是糖尿病、年龄较轻和低体重指数[263, 366, 367]。维持性生活将防止有症状的GSM的传统观念已被驳斥[367]。GSM的主观症状和客观体征的相关性很差[368]。流行病学研究并未显示性交困难的患病率随年龄增加而增加[259-261]。显然，并不是

所有绝经后的女性都出现雌激素缺乏的性症状：在随访的 1525 名年龄在 47—54 岁的女性中，大多数没有性功能障碍[262]。可能是多种因素导致性症状，包括以下方面的变化：细胞内从肾上腺前体产生雌激素，雌激素受体的数量和敏感性，以及外阴刺激和进入阴道时的性唤起或性兴奋程度[369-371]。当 GSM 存在时，心理因素而不是雌激素水平显示为可以缓解症状[371]。

大多数研究报道称，随着年龄的增长，性欲会下降，这不能简单地用激素缺乏来解释[372]。大脑会对年龄和更年期相关的循环血性激素水平的降低发生适应性变化[373, 374]。性激素在脑内局部产生，在女性中，脑内的类固醇生成酶和性类固醇受体会因循环血性激素水平降低而上调[373, 374]。我们不知道是对循环血性激素量减少是否存在生物学适应。在对年龄、绝经状态和性功能的研究中，绝经后状态通常与性欲望呈负相关，主要发生在与伴侣情感亲密程度较低的女性中。同样，年龄与性欲之间的负相关也在几乎没有亲密关系的女性中尤为明显[375]。

10. 外科绝经 外科绝经是一种突然发生的雄激素和雌激素大量减少的状态，通常被视为性功能障碍的危险因素。然而，大多数因良性临床问题接受双侧 BSO 的女性不会发展为性功能障碍。三项前瞻性研究发现，因良性问题选择 BSO 联合子宫切除术的女性在接下来的 1～3 年不会发展为性功能障碍[376-378]。

一项针对 2207 名美国女性的全国性调查证实，在近期进行 BSO 的女性中，性欲低下困扰的患病率增加[372]。因此，在接受非选择性手术的女性中，双侧卵巢切除术可能会损害性欲望和性功能。例如，因恶性疾病接受治疗或希望保留生育能力的女性，在 BSO 后可能会比那些因良性疾病接受 BSO 治疗的女性经历更多的性欲低下困扰。在同一项调查中，有相对近期进行 BSO 的年龄较大和年龄较轻女性描述自身性欲低下的频率与年龄匹配的卵巢完整受试者一样多[372]。尽管她们持续激素不足，但 45 岁以上在绝经前接受卵巢切除术的女性比卵巢完整的同龄女性更少抱怨性欲低下[372]。

最近一项对 1352 名女性的研究表明，做过双侧卵巢切除手术的女性和没有做过双侧卵巢切除手术的女性在性观念、性功能或性问题方面的报告没有差异[379]。与性功能或伴侣性行为的动机相比，对于性的想法不太可能受到包括性关系在内的环境细节的影响。

携带 BRCA1 或 BRCA2 突变并接受 BSO 以降低乳腺癌、卵巢癌或输卵管癌风险的女性大多对她们的手术决定保持满意[380]。然而，在降低风险的手术后，与对照组相比，这些女性报告的性快感明显减少，更多的不适，性行为频率更少[381]。

11. 女性性激素前体随年龄增长而下降 从 35 岁左右到 60 岁出头，女性肾上腺产生的前体激素（脱氢表雄酮、雄烯二酮和 DHEAS）下降了 70%[66, 68]。然而，这些前体类固醇的下降轨迹在不同的女性中有所不同[66-68]。年龄相关的这些循环血类固醇激素前体水平下降与性功能的关系仍然知之甚少。在人群水平上，循环血性激素及其前体水平的变化与类固醇生成酶活性的变化有关，如 3β- 羟类固醇脱氢酶、17β- 羟类固醇脱氢酶、17,20- 裂解酶和芳香酶活性的变化，也与这些激素和前体血浆清除率的变化有关。Labrie 及其同事[68, 369, 382]提出，雄激素代谢物，尤其是 ADT-G，可以作为女性卵巢和组织产生雄激素及雄激素活性的有用标志。伴随年龄增长的总雄激素活性下降如何影响性功能还有待研究。

12. SERM SERM 是一类与雌激素受体亚型结合，并诱导组织特异性基因表达的配体。因此，每一种 SERM 也可能与一组特有的临床反应有关。奥培米芬对乳腺和子宫内膜有雌激素拮抗作用。奥培米芬（但不是雷洛昔芬或他莫昔芬）可以改善雌激素缺乏的生殖器性症状[383]。有限的研究提示，雷洛昔芬和他莫昔芬不伴有性不良反应。

13. 激素避孕药 复方全身避孕药中的雌激素会增加 SHBG，从而减少可用的游离睾酮。一些接受口服避孕药的女性的性欲和主观性唤起能力的下降被归因于游离睾酮水平的下降。然而，到目前为止，即使采用了质谱分析方法，性欲低下与睾酮水平未发现有关联[66, 67]。性交困难是极低雌激素制剂的偶发后果。激素避孕药发挥多种心理和生物作用，其中一些可能对性行为产生积极影响，如减少对意外妊娠的焦虑和减轻痛经。

14. 雄激素不敏感综合征 患有完全性雄激素不敏感综合征的女性的表型是乳房发育充分，但不同程度的浅阴道，这可能需要手术干预或渐进性扩张。小型横断面研究表明，尽管雄激素完全不敏感，但完全雄激素不敏感的女性能够对自我刺激和性交的性高潮做出健康的性反应[385-389]。然而，这些女性经常面临复杂的社会心理问题，涉及她们的性别角色和遗传性别之间的不匹配、诊断的时机和被告知的时机，以及不孕。这些研究中发现了性自信减少、自尊低下和抑郁。

九、性功能障碍的评估

性功能评估是评测内分泌疾病患者的重要组成部分。开放式、不加评判的问题，如"许多糖尿病患者注意到他们勃起或射精的变化，你有什么困难吗？"可以促进对性问题的进一步讨论。当性问题被发现时，有必要对这些问题的性质和性环境进行敏感和尊重的询问。无论是对伴侣双方进行共同评估，还是分别进行评估，时常会发现一些在单独面诊中可能看不出来的问题。

（一）性功能障碍男性的评估

在评估男性 HSDD 时有四个重要的考虑因素。第一，评估的一个重要的初始步骤是对其夫妇进行面谈，以确定患者主要是患有 ED 还是性欲问题。第二，确定这对夫妇是否有感情问题，以及在缺乏对伴侣性行为的欲望的情况下，自我刺激是否仍然存在。由于可轻易访问互联网网站，尽管性爱关系存在问题，但单独的性行为可能会频繁地允许性表达。第三，全面的

健康评估是必要的，以排除系统性疾病、抑郁症和药物使用。第四，应测定血清总睾酮和游离睾酮水平以排除雄激素缺乏，因为雄激素缺乏是 HSDD 的一个重要的可治疗病因。

男性 ED 的诊断工作应从一般健康评估开始[5, 6, 390-396]（表 20-4 和表 20-5）。糖尿病、冠状动脉疾病、外周血管疾病、高血压、慢性肾脏疾病、脑卒中、脊髓或背部损伤、神经疾病、抑郁和痴呆应被确定是否存在。

表 20-4　性功能障碍患者的评估	
评估的问题	备 注
向性伴侣一方或双方询问的问题	
1. 性问题和此时提出的原因	请患者用自己的语言描述性问题；用直接的问题进一步确定，给出选择而不是引导性问题，支持和鼓励、识别尴尬并安慰性问题很常见
2. 如果存在不止一个问题，则询问持续时间、一致性和优先级	问题是否在所有情况下都存在 哪个问题最令人困扰
性问题的内容	
1. 伴侣之间的情感亲密程度、性活动前的活动或行为、隐私、性交流、在一天中的时间和疲劳程度、节育措施（充分性、类型）、性传播感染的风险、性刺激的有用性、性知识	
2. 除特定问题方面外，每个伴侣性反应的其余部分	目前和出现性问题之前
3. 每个性伴侣的反应	每个人在情感、性和行为方面的反应如何
4. 以前的帮助	对建议的遵守和有效性
单独见面时对每个伴侣提出的问题	
1. 性伴侣对自身状况的评估	• 有时，在伴侣不在场的情况下，表明症状的严重程度（如完全没有欲望） • 会比较容易
2. 有自我刺激的性反应	还要询问性想法和性幻想的情况
3. 过去的性经历	积极和消极方面
4. 发展史	• 成长过程中与家中其他人的关系 • 失败、创伤，患者与谁（如果有的话）关系密切 • 他或她是否得到过身体上的喜欢、爱、尊重
5. 过去或现在的性、情感和身体虐待	• 解释虐待问题是平常的问题，不一定意味着问题的因果关系 • 询问患者是否在关系中感到过伤害或威胁是很有帮助的，如果是的话，他或她是否希望提供更多的信息
6. 身体健康，特别是导致虚弱和疲劳的情况，行动的问题（如爱抚性伴侣、进行自我刺激），以及自我形象问题（如由于肥胖、库欣综合征、性腺功能低下）	具体来说，要询问关于有已知性功能不良反应的药物，包括 SSRI、SNRI、β 受体阻滞药、麻醉剂、抗雄激素药物和 GnRH 激动剂
7. 情绪评估	性功能和情绪（包括焦虑和抑郁）有明显的相关性，有必要使用问卷调查（如贝克量表）或半结构化的系列问题对情绪障碍进行常规筛查

单一患者访谈的第 3～5 项有时会被省略（例如，在几十年的健康性功能之后最近出现的问题）

SSRI. 选择性 5- 羟色胺再摄取抑制剂；SNRI. 选择性 5- 羟色胺去甲肾上腺素再摄取抑制剂；GnRH. 促性腺激素释放激素 [改编自 Basson R. Clinical Practice. Sexual desire and arousal disorders in women. *N Engl J Med*. 2006; 354(14): 1497-1506.]

表 20-5　ED 的拟诊评估

病史

确定性心理病史

- 性功能障碍的特点：主要问题是性欲下降、ED、早泄或延迟射精，还是难以达到性高潮
- 婚姻关系和婚姻不和谐的程度
- 抑郁
- 应激
- 性表现焦虑
- 关于性的知识和信念

确定风险因素

- 存在糖尿病、高血压、高脂血症、冠状动脉疾病、终末期肾病和外周血管疾病
- 脊髓损伤、脑卒中、阿尔茨海默病或其他神经系统疾病的病史
- 前列腺或盆腔手术
- 骨盆损伤
- 药物，如抗高血压药、抗抑郁药、抗精神病药、阿片类镇痛药、抑制雄激素产生或作用的药物
- 使用娱乐性药物，如酒精、可卡因、鸦片剂和尼古丁（烟草等）

确定可能影响治疗选择和患者反应的因素

- 并存的冠状动脉疾病及其症状和严重程度
- 运动耐力
- 使用硝酸酯或硝酸酯供体
- 使用 α 肾上腺素能阻滞药
- 使用血管扩张药治疗高血压或充血性心力衰竭
- 使用可能影响 PDE5 抑制剂代谢的食物（如蔓越莓汁）或药物（如红霉素、蛋白酶抑制剂、酮康唑和伊曲康唑）

体格检查

- 确定雄激素缺乏的迹象，如体毛脱落、类阉人身材比例、睾丸体积小或乳房增大
- 生殖器和会阴部感觉，用于评估脊髓损伤、既往脑卒中、周围神经病变或其他神经系统疾病引起的神经功能缺损
- 血压和血压随体位的变化
- 评估股动脉和足部动脉搏动、下肢缺血的证据
- 阴茎检查以排除佩罗尼病或其他阴茎畸形

应在所有 ED 男性中进行的基本实验室评估

- 空腹血糖
- 血脂
- 使用可靠方法测定的血清总睾酮和游离睾酮水平

ED. 勃起功能障碍；PDE5. 磷酸二酯酶 5

关于娱乐药物（酒精、阿片类药物、大麻、可卡因和烟草等）、处方药（特别是抗高血压药、抗雄激素、抗抑郁药、抗精神病药物和阿片类镇痛药）、非处方药补充剂的使用信息非常重要，因为几乎 1/4 不能勃起病例可以归因于药物。一份详细的性史应显示性爱关系的特点、伴侣的期望、情境性勃起不能、表现焦虑和婚姻不和谐。重要的是，要区分无法勃起、性欲改变、不能达到性高潮和射精，以及对性关系的不满意，因为不同性障碍类型的致病因素不同。

直接的体检应侧重于第二性征、有无乳房增大和睾丸体积，评估股动脉和足部动脉搏动，神经学检查以确定是否存在运动无力、会阴感觉、肛门括约肌张力和球海绵体反射，以及阴茎检查以评估任何异常的弯曲、可触及的结节或表面损害[390-395]。

大多数患有 ED 的男性的初始诊断检查通常包括检测血红蛋白、血糖和血红蛋白 A1c、血尿素氮和肌酐、血脂、血清总睾酮和游离睾酮水平。使用更具侵入性的进一步诊断检查的仅限于那些经验性试用口服 PDE5 抑制剂的没有反应的男性，这些患者应该被转诊到专家那里进行详细的泌尿学评估。

自我报告问卷很有用，因为许多 ED 男性并不情愿向他们的医疗保健提供者披露他们的性问题[390-393]。例如，国际勃起功能指数是一个多维量表，由 15 个问题组成，涉及男性性功能的相关领域，包括性欲、性交满意度、性高潮功能和总体满意度[390]；也有简短的表格[393]。

只有症状和体征一致，明确有清晨血睾酮水平持续低于健康年轻男性正常参考值下限的男性，才能诊断为雄激素缺乏[6, 27, 65, 264]。由于循环血睾酮水平有昼夜、脉冲式和日间变化，并且已知食物和葡萄糖摄入有抑制效应，应测定非同日 2 次早晨空腹血总睾酮浓度。应使用可靠的方法来测量血清睾酮水平，如 LC-MS/MS 分析，这种分析方法已在许多商业和研究实验室广泛提供，其准确度和精密度高于免疫分析方法，特别是在性腺功能低下男性睾酮水平较低的情况下。比较理想的是，睾酮水平的测量应使用已通过基于准确度的标准化或质量控制程序（如 CDC 的睾酮激素标准化项目）认证的化验方法[264]。LC-MS/MS 的出现，美国国家标准与技术研究所的睾酮校准器的可及性，以及睾酮激素标准化项目的建立，极大提高了睾酮测定的准确性，并减少了 CDC 认证实验室之间的差异[264, 397-400]。

由于检测方法不同、校准器不同、用于产生参考值范围的参考人群不同，不同实验室报告的男性睾酮参考范围有很大不同。最近，在内分泌学会和激素准确测试伙伴关系的帮助下，我们发布了基于来自美国和欧洲四个大队列的社区居住男性数据的统一参考值范围[401]。健康、非肥胖青年男性（19—39 岁）总睾酮的统一参考范围为 264～916ng/dl（9.2～31.8nmol/L）[401]。

该参考范围可适用于所有CDC认证的总睾酮检测方法。

循环血睾酮与SHBG的亲和力高，与白蛋白、类黏蛋白和皮质类固醇结合球蛋白的亲和力较低；只有2%～4%的循环血睾酮是非结合或游离的[402]。SHBG浓度的改变可以改变总睾酮的浓度；因此，在改变SHBG浓度的情况下（如肥胖、糖尿病、衰老、肝病、甲状腺功能减退和甲状腺功能亢进，以及服用多种药物），测定游离睾酮水平对于评估雄激素状态是必要的[402]。可使用平衡透析法测量游离睾酮浓度，或根据总睾酮、SHBG和白蛋白浓度计算游离睾酮浓度[402]。许多医院实验室使用直接示踪类似物游离睾酮测定，但这些方法不准确，不应使用。

Zakharov及其同事[403]已经证明了睾酮与SHBG的结合是一个动态的多步骤过程，包括SHBG二聚体循环异构体的异质性，SHBG上两个结合部位之间的变构相互作用使得SHBG上两个结合部位的结合亲和力不相等，并聚合成不需能量的结合状态，其中两个结合部位都被占据[403]。使用这种变构的动态多步骤结合计算的游离睾酮水平，与通过平衡透析直接测量的值非常匹配[403]。这些研究还表明，已发表的基于睾酮与SHBG结合的线性模型（其中一个SHBG分子与一个睾酮分子以单一结合亲和力常数结合）的质量作用定律是错误的[403]。

在被发现为雄激素缺乏的男性中，检测LH水平有助于区分睾丸（LH升高）和下丘脑－垂体（LH过低或不适当的正常）疾病[65]。低促性腺激素性性腺功能减低症男性可能需要测量血清催乳素、血清铁和总铁结合能力，评估其他垂体激素，以及脑垂体MRI检查。

关于在中年或老年ED男性中激素评估的有效性和成本效益，以及雄激素缺乏到何种程度应该评估，有相当大的争议。在横断面调查中[65]，只有一小部分ED合并低睾酮水平的男性被发现有下丘脑－垂体区域的占位性病变[301, 302]。提高垂体成像排除垂体肿瘤的诊断效率有赖于将其限于总睾酮水平低于150ng/dl或有全垂体功能减退、持续性高催乳素血症或肿瘤肿块症状的男性[301, 302]。

8%～10%的ED男性的睾酮水平低下，雄激素缺乏的患病率随着年龄的增长而增加[158, 404-406]。ED男性和年龄匹配的人群中，睾酮水平低下的患病率没有显著差异[159]。这些数据与ED和雄激素缺乏是两种常见但独立分布的疾病的说法一致[159]。然而，在这些患者中排除雄激素缺乏是很重要的。雄激素缺乏是性功能障碍的一个可纠正的病因，一些合并ED和睾酮水平低下的男性会对睾酮替代治疗产生反应。雄激素缺乏可能是严重全身疾病的表现，并可能对个人健康产生额外的有害影响，如雄激素缺乏可能导致骨质疏松症、肌肉质量和功能丧失。

如果病史、体格检查和实验室检查没有发现需要进一步检查的医疗问题，那么一个经济有效的方法是在没有禁忌证（如硝酸酯类的使用）的情况下处方口服PDE5抑制剂。

评估阴茎血管和血流完整性的检测[407, 408]在大多数ED患者中是不需要的，只适用于这些检测结果会改变治疗或预后的患者，并且应由对这些检测有相当经验的人进行。阴茎－臂动脉血压指数是一种简单、特异但不敏感的血管功能不全的指标。目前很少用它来评价ED。

海绵体内注射血管活性物质，如PGE$_1$，可作为一种诊断和潜在的治疗方式。这一过程可显示患者是否会对这种治疗方式做出反应，并有助于对患者进行该操作及其可能不良反应的教育。对海绵体内注射没有反应可疑诊断血管功能不全或静脉漏，可能需要进一步的评估和治疗。

大多数ED患者不需要彩色多普勒超声、海绵体造影术或盆腔血管成像[5, 6, 394, 395, 407]。例如，血管造影对合并盆腔创伤的动脉供血不足的年轻男性可能有用。同样，疑诊先天性或创伤性静脉漏的年轻ED男性，就有理由进行海绵体造影。在每种情况下，确认血管病变可能会导致考虑手术。多普勒超声可以提供血管功能的非侵入性评估[407]。

对于正在进行评估的ED患者，夜间阴茎勃起测试几乎不需要，仅推荐用于少数临床上高度怀疑有心理性ED或情景问题的患者，以记录证明术前阴茎勃起硬度较差，或出于医疗－法律原因。尽管在睡眠实验室中记录连续几个晚上的夜间阴茎勃起有助于区分器质性阳萎和心理性阳萎，但这项测试费用高昂且需要较多人力。1985年，便携式RigiScan（GOTOP Medical,St. M.）设备的引入，为临床医生提供了一种可靠的可在家中连续监测阴茎胀大程度和硬度的手段[408]。它是一个多组件装置，患者于2～3个晚上在睡前佩戴。它有两个线规环，放置在阴茎底部和顶端，记录阴茎周长和硬度的变化。数据被储存起来，并通过一个软件程序下载，以便于解释。对于大多数病例来说，夜间或清晨勃起的细致病史，能与夜间阴茎勃起和RigiScan研究有合理的关联[408]。

（二）性功能障碍女性的评估

性功能障碍是通过临床访谈和必要时的体检来诊断。在获得一般和精神健康的细节后，性诉求通常被梳理清楚（表20-6和图20-9）。

性功能问卷可用于监测治疗反应，但不应用于确定女性性功能障碍的诊断[409-411]。FSFI[409, 410]就是这样一种工具，其设计目的是监测治疗反应，而不是诊断未经临床评估的女性的性功能障碍。此外，FSFI是基于DSMIV的性障碍标准，该标准基于女性性反应的概念，即从有意识的欲望开始导致性唤起阶段，然后是性高潮，最后是消退，这些阶段是按一定的顺序和独

表 20-6 有性功能障碍表现女性的一般评估	
项 目	备 注
一般健康状况和过去的医疗	
病史 [a]	
药物治疗 [a]	当前和过去的药物
与性生活有关的慢性病	疼痛、疲劳、节制、自我形象、行动不便
情绪 [a]	既往或现在患有抑郁及抑郁症状
性爱关系 [a]	类型、满意度
过去的性生活经历	积极、消极、强迫、虐待
性伴侣的性功能 [a]	
既往治疗	详细信息和依从性
解决问题的动力	愿意优先解决现在考虑处理的性生活问题

a. 可以调查问卷形式体现

立的，是正常功能所必需的。FSFI 的局限性包括对以下方面缺乏认识：触发的性欲望和常态下性行为开始时为中性；在没有性高潮的情况下获得性满足的可能性；专注于伴侣性行为，限制了它在目前没有性伴侣的女性中的使用[410]；有限的评估期（最近 4 周），这可能会增加在短期的应激或伴侣不在而出现错误结果的风险[412]。虽然 FSFI 已被用于许多关于女性性功能的研究（包括对患有内分泌疾病的女性的研究），更现代的工具（如为 Natsal-3[411]，开发的包含 17 个问题的 Natsal-SF）与许多以前的工具相比，能更好地反映了性满意度的重要性。Natsal-SF 工具的这一特质尤其重要，因为患者在性功能障碍的情况下可能报告性满意，而不满意可能在功能性反应的情况下发生[413]：女性的性满足可能包括也可能不包括性高潮[246]。最近的一项研究证实性满足和性动机之间存在着强烈的联系[414]。

1. 体检　身体检查，包括盆腔和生殖器检查，是常规照护的一部分，通过确认正常的解剖和整体健康，可以让患者放心。除非涉及性交困难，体检通常很少确认性功能障碍的原因。对于一些有强迫或虐待性经历的女性，或以前有痛苦的医疗经历，这样的检查可能会引起极端的焦虑，除非是性交疼痛，否则可能没

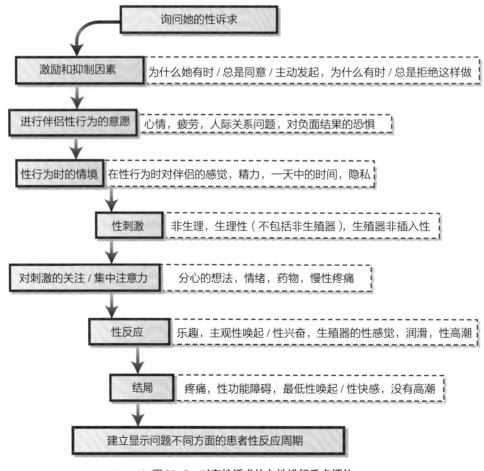

▲ 图 20-9　对有性诉求的女性进行重点评估

有必要。检查的原因通常是存在性交困难或生殖器性敏感丧失，在检查开始前解释将做什么和不做什么（图20-10 和表 20-7，GPPPD 评估程序的第 1 部分和第 2 部分）。如果女性更愿意邀请她的伴侣在场，那么仔细的检查对双方都有很大的教育意义。对于有明显阴道痉挛成分的 GPPPD 女性，阴道检查应该推迟，直到心理治疗使检查成为可能，为患者（和伴侣，如果在场）和临床医生提供信息。

2. 实验室检测　实验室检测在女性的性评估中起着很小的作用。雌激素活性最好通过病史和检查来评估。商业上可用的雌二醇放射免疫测定缺乏测量老年女性体内低浓度所需的灵敏度和精确度；此外，这些测定不测量绝经后的主要雌激素雌酮。血清睾酮水平与性功能无关，即使在使用 LC-MS/MS 分析时也是如此[66, 67]。循环血中的睾酮水平可能不反映雄激素的分泌、代谢或活性。睾酮代谢物的测量被提出作为是胞内分泌和性腺产生睾酮的标志[68]，但这些代谢物在有性功能障碍和无性功能障碍的女性循环血中的水平是相似的[67, 71, 72]。雄激素代谢物的临床用途有待证实。目前可用的证据不支持在性欲低下的女性中测量血清睾酮浓度的有用性[415]。如果一般健康评估有临床意义，则应检测空腹血糖、血红蛋白 A1c、催乳素和 TSH。

十、男性性功能障碍的管理

（一）男性性欲减退的治疗

当患者有性伴侣时，有必要关注夫妻关系。治疗男性伴侣的性功能障碍可以改善女性伴侣的性功能和性满足。应该治疗共患的抑郁症，并解决人际关系问题。认知和行为疗法在男性 HSDD 患者中的疗效尚未得到系统评估。对于雄激素缺乏的 HSDD 患者，应该考虑使用睾酮治疗，尽管目前还没有针对 HSDD 男性睾酮的随机试验。

关于睾酮对性欲影响的许多信息来自于性腺功能低下男性的睾酮开放标签试验和少数性腺功能低下男性的睾酮随机、安慰剂对照试验[65, 131, 141, 142, 142, 416-420]。大多数睾酮试验仅招募低睾酮水平男性，而最近的试验只有少数要求男性有较低的睾酮水平和一个或多个睾酮缺乏的症状[131, 141, 142, 146, 416-420]。在这些试验中，睾酮治疗伴有总体性活动、性欲、对情色提示的关注、夜间阴茎勃起的持续时间和频率的显著改善[65, 131, 416-419]。

这些睾酮试验是一组协调一致的安慰剂对照试验，主要由国家老龄研究所资助，以确定睾酮在 65 岁或以上、性欲低下、活动受限和（或）疲乏的社区老年男性中，改善性功能、身体功能和活力方面的有效性[141]。符合条件的参与者被要求在两次清晨总睾酮水平（使用 CDC 认证的 LC-MS/MS 检测）的平均值低于 275ng/dl[421]。低性欲被定义为 DeRogatis 男性性功能访谈的性欲望方面得分低于 20。符合条件的参与者被以极小化程序分配为每天使用 1% 的睾酮透皮凝胶或安慰剂凝胶，为期 1 年。调整睾酮剂量，以达到并保持治疗中的睾酮水平在 400～800ng/dl。主要终点是总体的性行为。睾酮组的患者在总体性行为、性欲和勃起功

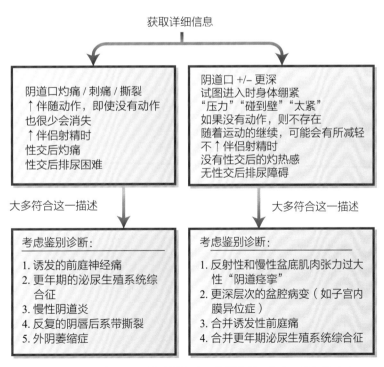

获取详细信息

| 阴道口灼痛 / 刺痛 / 撕裂
↑伴随动作，即使没有动作
也很少会消失
↑伴侣射精时
性交后灼痛
性交后排尿困难 | 阴道口 +/- 更深
试图进入时身体绷紧
"压力""碰到壁""太紧"
如果没有动作，则不存在
随着运动的继续，可能会有所减轻
不↑伴侣射精时
没有性交后的灼热感
无性交后排尿障碍 |

大多符合这一描述　　　　　　　　　　　大多符合这一描述

| 考虑鉴别诊断：
1. 诱发的前庭神经痛
2. 更年期的泌尿生殖系统综合征
3. 慢性阴道炎
4. 反复的阴唇后系带撕裂
5. 外阴萎缩症 | 考虑鉴别诊断：
1. 反射性和慢性盆底肌肉张力过大性"阴道痉挛"
2. 更深层次的盆腔病变（如子宫内膜异位症）
3. 合并诱发性前庭痛
4. 合并更年期泌尿生殖系统综合征 |

▲ 图 20-10　生殖器 - 盆腔插入障碍的评估第 1 部分：详细的病史

表 20-7 生殖器 – 盆腔插入障碍的评估第 2 部分：详细的生殖器检查	
诊断（可能是多个）	检查结果
解剖学变化	先天性（如发育不良），过去的手术或生殖器残损
诱发性前庭痛	检查时无视觉异常；用 Q-tip 试验确认阴道口边缘的触诱发痛
反射性和慢性盆底肌肉张力过大性"阴道痉挛"	触诊盆底肌肉及插入坐骨棘，证实有高张力，不能做反向 Kegel 动作
更年期的泌尿生殖系统综合征	苍白、干燥、变薄，失去饱满、弹性和皱褶，可能的狭窄
慢性阴道炎	红斑，分泌物（通过培养确认）
反复的阴唇后系带撕裂	绷紧的阴唇系带，既往撕裂导致的白线瘢痕
外阴萎缩症（如硬化性苔藓）	典型的萎缩异常黏膜
盆腔深部病变（如子宫内膜异位症）、膀胱病变	压痛，直肠子宫陷凹结节，附件触痛，宫颈运动或膀胱、子宫受压时疼痛

能方面的改善优于安慰剂组[141, 142]。睾酮治疗改善了大多数类别的性行为。性欲和勃起功能的总体改善不太大，但被认为是有临床意义的[422]。一项对符合内分泌学会睾酮缺乏定义的性腺功能低下男性的随机睾酮试验 Meta 分析证实，与安慰剂治疗相比，睾酮治疗性行为、性欲望、勃起功能和性满意度的改善更大[423]。

在起始睾酮替代治疗时，应该考虑几点。第一，睾酮已被证明可以改善性功能的一些但不是所有方面；睾酮改善了性欲和勃起，但未显示改善射精障碍。第二，显示睾酮治疗能有效改善明显睾酮水平低下和性欲低下男性的性功能；尚未显示它能改善睾酮水平正常或正常低值男性的性功能。第三，正在治疗者的睾酮水平有很大的差异，尤其是透皮睾酮凝胶；相当一部分性腺功能低下的男性在开始使用起始剂量的透皮睾酮凝胶，不会将他们的治疗时睾酮水平提高到治疗目标范围，而由于经皮吸收和血浆睾酮清除的巨大差异，5%～10% 的人可能有超生理的睾酮水平。不出所料的是，接受睾酮治疗的男性中，近一半在 3 个月后停止睾酮治疗，只有约 25% 的人在 12 个月后仍在接受睾酮治疗。第四，一些患有 HSDD 的男性可能有性爱关系问题，这些问题不太可能通过睾酮治疗来纠正。最后，睾酮治疗的长期安全性和有效性尚未确定。

（二）勃起功能障碍的治疗

目前采用一种循序渐进的方法，首先使用易于使用且不良反应较少的微创疗法，然后在用尽一线选择后发展到可能需要注射或手术干预的更具侵入性的疗法（图 20-11）。医生应该与该夫妇讨论所有疗法的风险、益处和替代方案。治疗方式的选择应基于潜在的原因、患者的偏好、与其性伴侣关系的性质和强度，以及是否存在潜在的心血管疾病和其他合并疾病[5, 6, 394, 395]。所有 ED 患者都可以从性心理咨询中获益[5, 6, 394, 395, 424-428]。

在执行良好的医疗实践时，应优化对所有相关医疗疾病的治疗。对于患有糖尿病的男性，应该优化血糖控制，尽管改善血糖控制可能不会改善性功能。对于患有高血压的男性，应该优化血压控制，如果可能，可以调整治疗方案，以去除有损害性功能的降压药。这一策略并不总是可行的，因为几乎所有的抗高血压药物都与性功能障碍有关；与其他药物相比，血管紧张素受体转换酶抑制药和血管紧张素受体拮抗药发生这种不良反应的频率较低。

1. 一线治疗

(1) 性心理咨询：性心理治疗的目标是减少表现焦虑，发展患者的性技能和知识，改变消极的性态度，并改善伴侣之间的沟通[424]。咨询在心因性和器质性性功能障碍中都是有益的[424-430]（表 20-8）。

一个人对性表现而不是性刺激的关注是导致心因性 ED[424, 425] 的病理生理学的一个主要因素，这种行为被称为"观影"。许多专家推荐一种感觉集中训练方法，即夫妻避免性交，进行非生殖器、要求不高的享乐锻炼，以减少表现焦虑[424]。

让伴侣参与咨询过程有助于消除对问题的误解，减轻压力，增强亲密感和谈论性的能力，并增加成功结果的机会[424]。咨询课程还有助于发现性爱关系中的矛盾、精神问题、酗酒和药物滥用，有时还有助于发现对于性的重要误解。由于许多男性和女性可能对性表现和与年龄相关的性功能变化有错误的信息和不切实际的期望，认知重建方法有助于纠正错误的性观点和性看法[424]。关于这种心理行为疗法的有效性，缺乏结果数据，但 Meta 分析报告了与 PDE5 抑制剂联合使用的团体心理治疗的益处[427]。

(2) PDE5 抑制剂：选择性 PDE5 抑制剂是安全有效的，已被广泛接受为 ED 患者的一线治疗药物，有这些药物对禁忌证的男性除外[4-6, 106, 108, 394, 395, 430-432]（表 20-9 和表 20-10）。选择性 PDE5 抑制剂在规律使用硝酸酯类药物的男性患者中是禁用的，在那些患有严重心脏病的患者中性行为可能不安全，以及在那些患有非动脉炎性

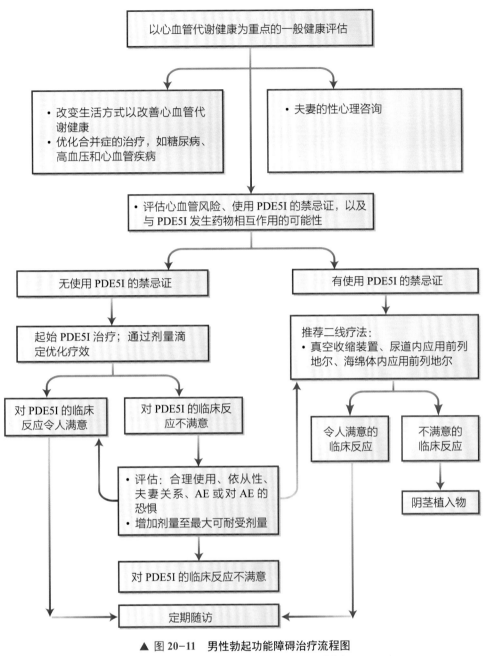

▲ 图 20-11　男性勃起功能障碍治疗流程图
AE. 不良事件；PDE5I. 磷酸二酯酶 5 抑制剂

前段缺血性视神经病变的患者中 [5, 6, 106, 108, 394, 395, 431, 432]。

• 作用机制：四类酶（NOS、腺苷环化酶、鸟苷酸环化酶和 PDE）在调节海绵体内 cAMP 和 cGMP 浓度方面起着重要作用。NOS 的三种异构体利用 NADPH 和氧作为底物，催化精氨酸形成一氧化氮，包括神经型 NOS（nNOS 或 NOS1）、诱 导 型 NOS（iNOS 或 NOS2）和内皮型 NOS（eNOS 或 NOS3）。一氧化氮激活可溶性鸟苷酸环化酶刺激 GTP 产生 cGMP，进而激活 cGMP 依赖的蛋白激酶，诱导肌球蛋白磷酸酶、肌醇 1,4,5- 三磷酸受体 1 相关蛋白和一些阳离子通道，从而导致平滑肌松弛 [107, 108, 111–113, 433–436]。虽然 PDE2、

表 20-8　患有性功能障碍男性的性心理治疗目标

• 减少表现焦虑，训练夫妇避免"旁观"并"专注于感觉"
• 识别性爱关系问题，改善伴侣沟通和亲密关系
• 改变性的态度和看法
• 提高夫妻的性技巧

引自于 Rosen RC.Psychogenic erectile dysfunction:classification and management. *Urol Clin North Am*. 2001; 28(2): 269-278.

表 20–9 选择性 PDE5 抑制剂的临床药理学[a]

特 征	西地那非	伐地那非	他达拉非	阿伐那非
商品名称	万艾可	艾力达	西力士	Stendra, Spedra
达峰浓度时间	0.5～2.0h	0.7～0.9h	2h	30～45min
半衰期	3～4h	4～5h	16.9h（年轻人）21.6h（老年人）	5h
开始勃起（min）	30～60	15～45	20～30	15
肌肉的选择性（PDE6 IC_{50}/PDE5 IC_{50} 的比率）*	11（选择性最低）	25	187（选择性最高）	>100 倍
视网膜选择性（PDE11/PDE5 IC_{50} 的比率），数字越大表示 PDE5 选择性越大	780	1160（选择性最高）	5（选择性最低）	>10 000 倍
食物和酒精的影响	浓度峰值降低	变化极小	没有改变	吸收延迟
蛋白质结合	96%	94%	94%	98%～99%
生物利用度	41%	尚无	15%	尚无

西地那非   伐地那非   他达拉非   阿伐那非

a. 提供了已被美国 FDA 批准的四种口服选择性 PDE5 抑制剂的药代动力学比较数据。其他 PDE5 抑制剂（如乌地那非和米罗地那非）已被批准在其他一些国家使用。选择性是指对 PDE5 以外的 PDE 亚型的 IC_{50} 与 PDE5 的 IC_{50} 之比。数字越大，意味着选择性越强。西地那非对 PDE5 相对于 PDE11 的选择性比他达拉非高，但对 PDE6 相对于 PDE5 的选择性比他达拉非低。*.译者注：此行内容原著可能有误

IC_{50}. 50% 抑制浓度；PDE. 磷酸二酯酶；$T_{1/2}$. 半衰期；（引自 Haning H, Niewohner U, Bischoff E. Phosphodiesterase type 5 (PDE5) inhibitors. Prog Med Chem. 2003; 41: 249-306; Bischoff E. Potency, selectivity, and consequences of nonselectivity of PDE inhibition. *Int J Impot Res*.2004; 16(Suppl 1): S11-S14; and Saenz de Tejada I, Angulo J, Cuevas P, et al. The phosphodiesterase inhibitory selectivity and the in vitro and in vivo potency of the new PDE5 inhibitor vardenafil. *Int J Impot Res* .2001; 13: 282-290. ）

PDE3、PDE4 和 PDE5 型在阴茎中表达，但只有 PDE5 在阴茎海绵体的 NO-cGMP 途径中是特异的[436]。PDE 抑制剂西地那非、伐地那非、他达拉非、阿伐那非和乌地那非是 PDE5[107, 108, 111-113, 433-459] 选择性抑制剂，这些药物阻断了 cGMP 的水解，从而促进了海绵体平滑肌的松弛。这些药物的作用需要完整的一氧化氮反应，以及海绵体平滑肌细胞组成性合成 cGMP。通过选择性抑制海绵体平滑肌细胞中 cGMP 的分解代谢，PDE5 抑制剂恢复了对性刺激的自然勃起反应，但在无性刺激的情况下不产生勃起。

• 临床药理学：尽管目前可用的四种 PDE 抑制剂在结构上有一些相似之处，但它们在选择性和药代动力学方面有所不同（表 20–9）。现有的 PDE5 抑制剂的

常见不良反应（头痛、视力问题、潮红和肌痛）与在其他器官中非选择性地抑制 PDE6 和 11 亚型有关（表 20–9）[108]。PDE5 抑制剂的选择性是其对除亚型 5 以外的 PDE 亚型的抑制效力与其对 PDE5 亚型的抑制效力的比率。对于 PDE6，他达拉非选择性最高，而西地那非是选择性最差的；对于 PDE11，伐地那非选择性最高，他达拉非选择性最低[108]。西地那非的视网膜不良反应与其在视网膜中抑制 PDE6 有关，而使用他达拉非的一小部分男性所经历的肌肉疼痛与其在骨骼肌中 PDE11 的抑制有关[108]。

• 药物动力学：口服西地那非后，血药浓度在 30～120min 达到峰值，之后血药浓度下降，半衰期为 4h[107, 433-442]（表 20–9）。伐地那非在 0.7～0.9h 达

表20-10　选择性PDE5抑制剂的优化使用指南

1. ED男性的心血管代谢性疾病风险增加。基线评估应包括一般健康评估，以及糖尿病和心血管风险的筛查。应劝导患者改变生活方式，以改善整体健康和减少心血管代谢风险

2. 所有ED男性都可以从性心理咨询中受益

3. PDE5抑制剂是治疗ED的一线治疗。对于处方PDE5抑制剂的男性，应在临床药理学的指导下，对其适当的使用进行咨询。

4. 由于PDE5抑制剂的代谢在男性中存在很大差异，剂量应滴定到最大可耐受剂量，以使疗效最大化，同时避免与剂量有关的不良反应

5. PDE5抑制剂的代谢可能受到与其他影响CYP3A4途径的药物和食物之间的药物相互作用的影响。在选择剂量时应考虑这些相互作用

6. PDE5抑制剂可能会增强硝酸酯的血管扩张作用。因此，PDE5抑制剂不应该用于每天服用硝酸酯的男性

7. PDE5抑制剂与其他血管扩张药物，如α肾上腺素能阻滞药或抗高血压药物一起服用时，可能产生低血压。在给正在使用α肾上腺素能阻滞药或其他血管扩张剂的男性开具PDE5抑制剂时，应考虑这些相互作用

8. 对于HIV感染的男性，要考虑选择性PDE5抑制剂与抗反转录病毒药物和抗菌剂之间潜在的药物相互作用

9. 一些按需使用PDE5抑制剂没有反应的男性，可能对每天使用他达拉非有反应，这是美国FDA批准的治疗方案

ED. 勃起功能障碍；PDE5. 磷酸二酯酶5 [引自 Burnett AL, Nehra A, Breau RH, et al. Erectile dysfunction: AUA guideline. *J Urol*. 2018; 200(3): 633-641.]

到峰值浓度，半衰期为4～5h。他达拉非在2h内达到峰值浓度，其在年轻人体内16.9h的半衰期，明显长于西地那非和伐地那非的半衰期。他达拉非在老年男性中的半衰期（21.6h）比年轻男性（16.9h）更长[107, 433-436]。由于伐地那非和西地那非的半衰期相对较短，这些药物应该在计划的性交前1～4h服用；相反，他达拉非因为半衰期较长，不必按需服用，尽管它可以按需服用[107, 433-436]。第二代PDE5抑制剂阿伐那非和乌地那非比第一代PDE5抑制剂西地那非、伐地那非和他达拉非起效更快[437-440]。

食物，特别是高脂肪食物和大量酒精，会延迟和减少西地那非的吸收[441, 442]。然而，早期的药代动力学研究没有报道因食物或适度酒精摄入而改变伐地那非或他达拉非的最大血药浓度或吸收率[436]。

• 疗效：在对患有ED的男性进行的随机临床试验中，口服有活性、选择性的PDE5抑制剂（西地那非、伐地那非、阿伐那非、乌地那非和他达拉非）被证明是有效和安全的[4-6, 439-465]。在接受口服选择性PDE5抑制剂治疗的男性中，性交成功率为50%～65%，勃起改善率为70%～75%[439-455]。选择性PDE5抑制剂对所有种族和年龄由于多种原因而患有ED的男性均有效，尽管反应率在不同的患者亚组中有所不同[439-465]。

枸橼酸西地那非（Viagra；Pfizer,New York,NY）于1998年3月被引入美国市场，是第一个治疗ED的有效口服药剂[466]。西地那非对患有器质性、精神性或混合性ED男性的疗效已在多项RCT中表明，并在随机试验的Meta分析中被证实[443-450, 466]。在这些试验中，接受西地那非的患者在每月成功尝试次数、阴茎硬度、阴道插入频率和勃起维持方面比接受安慰剂的患者改

善更多[446-448]。西地那非剂量增加与插入频率和插入后勃起维持的平均得分相关。西地那非组的性高潮、性交满意度和总体满意度的平均得分也显著高于安慰剂组[446-448]。西地那非也是治疗糖尿病男性ED的有效方法[449, 450]。西地那非随机临床试验的Meta分析证实了其改善糖尿病男性勃起功能的有效性[450]。

在伐地那非的疗效试验中，5mg、10mg和20mg伐地那非在改善勃起功能领域得分方面都优于安慰剂；勃起功能得分的改善与剂量有关[451-457]。伐地那非提高了多种原因引起ED的男性的阴道插入率、阴茎硬度、性交成功率和性生活满意度。

同样，在随机临床试验中，2.5mg、5mg、10mg和20mg他达拉非在改善勃起功能评分方面均优于安慰剂[458-462]。他达拉非的益处与剂量相关。

最近，两种新的PDE5抑制剂被引入临床应用[437-439]。阿伐那非的起效时间非常快，因为其吸收速度快，可以在30～45min内达到最大循环浓度。因此，大多数服用阿伐他非的患者能够在15min内发生性行为[437-439]。乌地那非的起效时间也相对较快，达到最大血药浓度的时间为1.0～1.5h。它已在韩国、俄罗斯和菲律宾获得批准，但尚未在美国获得批准[440]。

PDE5抑制剂对多种原因导致ED（包括脊髓损伤和根治性前列腺切除术）的男性有效[449, 450]。总的来说，基线的性功能与对PDE5抑制剂的反应呈正相关，糖尿病或前列腺术后患者的反应不如精神或血管源性ED患者[449, 450]。因为没有可预测对西地那非治疗可能无效的基线特征，所以应该在所有患者中试用PDE5抑制剂的治疗，除了那些有禁忌证的患者[432]。

• 不良影响：在临床试验中，接受PDE5抑制剂治疗的男性患者比接受安慰剂治疗的患者出现更频繁的

不良反应，包括头痛、脸红、鼻炎、消化不良、肌肉疼痛和视力障碍[108, 432, 463-465]（表 20-11）。头痛、脸红和鼻炎的发生是其他器官非选择性抑制 PDE5 的直接结果，与给药剂量有关。这些药物不影响精液特性[467, 468]。在关键的临床试验中没有发现异常勃起病例。

口服 PDE5 抑制剂后有几例非动脉炎性前部缺血性视神经病变的报道[469, 470]。这种情况的特点是由于急性视神经前部缺血突然出现单眼视力丧失，而没有明显的动脉炎。这可能进展为部分或完全的视盘梗死，导致永久性视力丧失或视野缺损[469, 470]。尽管与 PDE5 抑制剂使用的因果关系尚未确定，但有突然视力丧失病史的患者在没有眼科评估的情况下不应使用 PDE5 抑制剂进行治疗。

美国 FDA 已经注意到，上市后监测中，有几份伴或不伴前庭症状（如耳鸣、眩晕或头晕）的突发性听力损失，与服用西地那非、伐地那非和他达拉非有时间关联。在这些药物的临床试验中，也有少数患者报告听力损失。使用西地那非治疗肺动脉高压的患者中[471, 472]有报告听力损失。尽管因果关系尚未确定，但 PDE5 抑制剂的使用与突发性听力丧失发病之间的时间关联，促使 FDA 建议改变该类别药物的产品标签。一些观察性研究报道了使用 PDE5 抑制剂与黑色素瘤和基底细胞癌风险增加有关。然而，由于黑色素瘤风险和处方数量之间缺乏关联，尚未确立其因果关系[473-475]。

• 心血管和血流动力学效应：在与使用西地那非使用有关的不良事件的上市后监测中，报道了使用西地那非的男性中有几例心肌梗死和猝死与服用药物有时间关联[476]；其中许多死亡发生在同时服用硝酸酯的个体中。由于大多数患有 ED 的男性也有很高的心血管风险因素，目前还不清楚这些事件是否与使用西地那非、潜在的心脏病或两者有因果关系[476]。在对照研究中[477-480]，严重冠状动脉疾病患者口服 100mg 西地那非仅使全身血压略有下降，心输出量、心率、冠脉血流量和冠状动脉内径没有显著变化。在另一项关于伐地那非的 5 项随机、安慰剂对照试验的汇总分析中[479]，服用伐地那非和接受安慰剂治疗的男性心血管事件的总体频率相似。然而，伐地那非治疗伴随着血压的轻微降低（收缩压降低 4.6mmHg）和心率的小幅增加（每分钟 2 次）[480]。这导致美国心脏协会和其他专家得出结论，先前存在的冠状动脉疾病本身并不构成使用 PDE5 抑制剂的禁忌证[459, 480-485]（表 20-12）。

• 药物和药物的相互作用：西地那非主要通过 CYP2C9 和 CYP3A4 途径代谢。西咪替丁和红霉素是 CYP3A4 的抑制剂，可增加西地那非的血药浓度。HIV 蛋白水解酶抑制剂还可能改变 CYP3A4 途径的活性，影响西地那非的清除[486]。相反，西地那非是 CYP2C9 代谢途径的抑制剂，西地那非的应用可能会影响由该

| 表 20-11 | 选择性磷酸二酯酶抑制剂的不良反应 |

常见的不良反应

• 头痛
• 脸红
• 消化不良
• 鼻塞
• 头晕，头重脚轻
• 背痛[a]
• 肌痛[a]

不常见的不良反应

• 视力异常[a]
• 听力损失
• 非动脉炎性前部视神经病变

a. 这些不良反应与非选择性地抑制其他组织中的磷酸二酯酶亚型有关。头痛、潮红和鼻塞与该药的血管扩张作用机制有关 [引自 Wespes E, Rammal A, Garbar C.Sildenafil no-responders: hemodynamic and mor-phometric studies.Eur Urol.2005; 48:136-139; Brock GB, McMahon CG, Chen KK, et al.Efficacy and safety of tadalafil for the treatment of erectile dysfunction:results of integrated analyses. *J Urol*.2002; 168:1332-1336; Morales A, Gingell C, Collins M, et al.Clinical safety of oral sildenafil citrate（Viagra）in the treatment of erectile dysfunction. *Int J Impot Res*.1998; 10:69-73; Katz EG, Tan RB, Rittenberg D, Hellstrom WJ.Avanafil for erectile dysfunc-tion in elderly and younger adults:differential pharmacology and clinical utility.Ther *Clin Risk Manag*.2014; 10:701-711.]

途径代谢的药物（如华法林和甲苯磺丁脲）的代谢。与单用西地那非相比，西地那非和利托那韦联用可显著增加西地那非的血药浓度[486]。与其他药物，包括沙奎那韦和伊曲康唑也有类似的相互作用。因此，服用蛋白水解酶抑制剂或红霉素的男性应适当减少 PDE5 抑制剂的剂量。

西柚汁可通过不同的机制改变口服药物的药代动力学。给予正常剂量（如 200~300ml）的西柚汁或整个新鲜西柚的果块，能不可逆转地使肠道 CYP3A4 失活，从而减少循环前代谢，增加 PDE5 抑制剂的口服生物利用度[487]。尽管临床实践中此问题的严重程度尚不清楚，但似乎有必要警告正在考虑使用 PDE5 抑制剂的男性不要摄入超量的西柚汁。

PDE5 抑制剂最严重的相互作用是与硝酸酯类药物。PDE5 抑制剂增强了硝酸酯的血管扩张作用；这也适用于吸入形式的硝酸酯，如硝酸戊酯或亚硝酸异戊酯，这些硝酸酯以街头名称"Poppers"出售。同时服用这两种血管扩张剂药物可能会导致致命的血压下降[216-218]。

服用 α 受体阻滞药的男性应谨慎使用 PDE 抑制剂。对于患有充血性心力衰竭或正在接受血管扩张药物治疗的男性，或那些正在使用复杂降压药物方案的男性，应该在首次服用 PDE5 抑制剂后监测血压[216-218]。几项

表 20–12　选择性磷酸二酯酶抑制剂在有心血管疾病的男性中使用的指南

1. 不要给经常服用长效或短效硝酸酯类药物的男性使用选择性 PDE5 抑制剂

2. 如果患者有稳定的冠状动脉疾病，没有服用长效硝酸酯类药物，而且只是不经常使用短效硝酸酯类药物，那么在使用选择性 PDE5 抑制剂时应考虑到风险

3. 在摄入任何形式的硝酸酯后 24h 内，不要使用选择性 PDE5 抑制剂

4. 告知男性选择性 PDE5 抑制剂与硝酸酯、硝酸酯供体和 α 受体阻滞药之间可能相互作用的风险。同时使用硝酸酯类、硝酸酯供体或 α 受体阻滞药可导致很严重的低血压

5. 对于既往已有冠状动脉疾病的男性，在开具 PDE5 抑制剂之前，应评估在性活动中诱发心脏缺血的风险。这种评估可能包括应激测试

6. 对于正在服用血管扩张剂和利尿药治疗高血压或充血性心力衰竭的男性，要考虑诱发低血压的可能风险，因为 PDE5 抑制剂和血管扩张药之间存在潜在的相互作用，特别是在低血容量的患者中

PDE5. 磷酸二酯酶亚型 5

引自 Cheitlin MD, Hutter AM Jr, Brindis RG, et al. Use of sildenafil (Viagra) in patients with cardiovascular disease:Technology and Practice Executive Committee published /erra-tum appears in *Circulation*. 1999; 100(23):2389.Circulation. 1999; 99(1):168-177; Lue TF, Giuliano F, Montorsi F, et al. Summary of recommendations on sexual dysfunctions in men. *J Sex Med*. 2004; 1:6-23.

试验表明，在患有 ED 和 LUTS 的男性中，联合使用 PDE5 抑制剂和 α 受体阻滞药是安全的[216-218]。

• 治疗方案：[488] 患有 ED 的男性患心脏代谢性疾病的风险增加（表 20–10）。基线评估应包括一般健康评估和糖尿病、心血管风险筛查。应该建议患者改变生活方式，以改善整体健康状况，降低心脏代谢风险。所有患有 ED 的男性都可以从性心理咨询中受益。PDE5 抑制剂是 ED 的一线治疗药物。服用 PDE5 抑制剂的男性应在临床药理学的指导下进行适当的使用。由于 PDE5 抑制剂在男性中的代谢差异很大，应该将剂量滴定到最大耐受量，以最大限度地发挥疗效，同时避免与剂量相关的不良反应。

在大多数患有 ED 的男性中，西地那非的起始剂量为 50mg。如果该剂量无效但未产生任何不良反应，则应滴定至 100mg 或最大耐受量[106, 431, 432, 489, 490]。剂量调整应根据治疗反应和不良反应的发生情况进行指导。伐地那非的起始剂量应为 10mg；根据临床反应和不良反应的发生，剂量应增加至 20mg 或最大耐受量或减少[490]至 5mg。他达拉非的起始剂量为 10mg，根据疗效和不良反应进一步调整剂量。他达拉非的服用频

率不需要超过每 48 小时 1 次。阿伐那非的起始量应为 50mg 或 100mg，进一步调整至 200mg。在服用蛋白酶抑制剂（特别是利托那韦和英地那韦）、红霉素、酮康唑、伊曲康唑或大量西柚汁的男性中，应减少 PDE5 抑制剂的剂量。

西地那非和伐地那非在性交前至少 1~2h 服用，在任何 24h 内不超过 1 次；由于其较长的半衰期，他达拉非不需要在性交前立即服用。阿伐那非在性交前 30min 服用。

根据随机临床试验的结果[468, 491, 492]，FDA 批准了每天 1 次 2.5mg 或 5mg 的他达拉非治疗 ED。在关键的试验中，与服用安慰剂相比，每天服用 2.5mg 或 5mg 他达拉非的男性在勃起功能方面的改善更大[468, 491, 492]。随后的开放标签扩展研究表明，每天服用一次 5mg 他达拉非长达 2 年在维持勃起功能改善方面是有效的[468, 491, 492]。与每天服用一次他达拉非相关的不良事件包括头痛、消化不良、背痛、肌肉疼痛、鼻塞和潮红，与按需服用他达拉非的人相似[468, 491, 492]。每天服用一次他达拉非激素方案对精液或生殖水平没有显著影响。

• 在患有冠心病的男性中使用 PDE5 抑制剂[485]：来自几个学会的专家小组已经就这个主题发表了优秀的治疗指南[106, 431, 432, 481, 490]。为了最大限度地减少在使用 PDE5 抑制剂期间发生低血压和不良心血管事件的风险，美国心脏协会 / 美国心脏病学会公布了一份建议清单（表 20–12），这些建议应该严格遵守。

在处方 PDE5 抑制剂之前，应评估心血管危险因素。如果患者有高血压或有症状的冠状动脉疾病，应首先解决这些临床疾病的治疗问题[485]。必须确定硝酸酯的使用情况，因为定期服用任何形式硝酸酯的人都禁用 PDE5 抑制剂。在使用硝酸酯或硝酸酯供体后 24h 内不应使用 PDE5 抑制剂[5, 6, 484, 485]。

性行为可导致既往有冠状动脉疾病的男性发生冠状动脉缺血[482]。因此，考虑使用 ED 治疗的男性应接受运动耐量评估。评估运动耐量的一种实用方法是让患者爬 1~2 层楼梯。如果患者可以安全地爬 1~2 层楼梯，而不会出现心绞痛或过度呼吸急促，他可能可以与稳定的伴侣发生性行为，而不会出现类似的症状[481-483]。已被证明选择性 PDE5 抑制剂不会损害稳定性冠状动脉疾病患者，参与性交期间相当水平运动的能力[481-483]。同样，这三种 PDE5 抑制剂中的每一种都被证明，对仔细筛选的没有 PDE5 抑制剂禁忌证的 ED 患者的血流动力学和心脏事件没有显著的不良影响[459, 479-485]。在稳定型心绞痛患者的运动试验中，PDE5 抑制剂没有对总运动时间或诱发缺血所需时间产生不利影响。近期研究显示，首次心肌梗死后使用 PDE5 抑制剂治疗 ED 与降低的死亡率和心力衰竭住院有关[493]。另一项队列研究也报道了在开始使用 PDE5

抑制剂治疗 ED 后的前 3 年，心肌梗死或其他心血管事件的发生率降低 [494]。

治疗对 PDE5 抑制剂无效的患者：尽管口服 PDE5 抑制剂疗法彻底改变了 ED 的治疗方法，但并不是所有男性都对此疗法有反应。西地那非的累积性交成功率随着尝试次数的增加而增加，在 8 次尝试后达到最大值 [495]。主要基于这些数据 [495]，PDE 抑制剂治疗的失败被定义为即使在最高批准剂量（如 100mg 西地那非）或最高耐受剂量的 PDE5 抑制剂（以较低者为准）进行 8 次尝试后仍未达到满意的反应。许多因素可能会导致未必真实的治疗失败，包括未能按建议服用药物、次优剂量、限制剂量的不良反应、缺乏性刺激、心理问题、伴侣和性爱关系问题、错误的诊断，以及患者特定的病理生理因素 [495-497]。在 PDE5 抑制剂的临床试验中，据报道，治疗失败主要发生在患有糖尿病、非保留神经的前列腺癌根治术、海绵体神经损伤、静脉漏和严重疾病的男性患者 [495-497]。在对西地那非无反应者的海绵体平滑肌活检的评估中，Wespe 及其同事 [497] 发现严重的血管病变，海绵体平滑肌萎缩和纤维化是隐藏的病理过程。

患者可能因为不充分的说明，不理解说明、不良反应或对不良反应的恐惧而没有适当地服用药物 [495-497]。口服 PDE5 抑制剂最好在计划的性行为前 1～2h 服用。如果在性交前立即服用，这种药物不太可能有效；高脂肪饮食和大量酒精可能会进一步影响枸橼酸西地那非的最高血清浓度。同样，患者可能因为不良反应或对不良反应的恐惧而没有服用适当的剂量。那些被误诊为 ED 的男性，其原发性障碍对 PDE5 抑制剂没有反应，可能会被错误地认为是治疗失败。例如，患有 HSDD、佩罗尼病、性高潮或射精障碍的男性预期不会对 PDE5 抑制剂产生反应。与恢复性行为、未解决的性爱关系和伴侣问题相关的焦虑会减弱对治疗的反应。因为关系问题、性障碍或实际或感知的健康问题，性伴侣可能不愿意或不能从事性行为。因为性爱刺激是局部产生一氧化氮所必需的，而一氧化氮又会刺激 cGMP 的产生，所以 PDE5 抑制剂不会诱导自发勃起，在没有性刺激的情况下，可能不会有效地诱导勃起。

对初次服用 PDE5 抑制剂反应不满意的患者，应询问给药时间、服药剂量和发生的不良反应。应该对心理和伴侣问题进行评估。在可耐受性范围内应逐步增加 PDE5 抑制剂的用量。一些对按需 PDE5 抑制剂没有最佳反应的男性可能会对 FDA 批准的每天小剂量他达拉非（2.5mg 或 5mg）有反应 [498-500]。如果患者对最大耐受量的 PDE5 抑制剂没有反应，PDE5 抑制剂可以与真空装置或尿路内治疗相结合。应该进行二线治疗，如海绵体内注射。对口服 PDE5 抑制剂和二线治疗无效的男性可能会发现阴茎植入是一种可以接受的替代方案 [495]。

使用磷酸二酯酶 5 抑制剂治疗勃起障碍的成本 – 效果：几项研究评估了管理的医疗保健计划中治疗男性 ED 的经济成本 [501-505]。一项模拟估计，枸橼酸西地那非的成本约为每质量调整生命年 11 000 美元 [503]。这一数额低于许多其他的疾病可接受的治疗方法，后者每质量调整生命年成本为 50 000～100 000 美元；因此，PDE5 抑制剂治疗的成本效益优于其他可接受的治疗方法。其他分析得出结论，PDE5 抑制剂和真空收缩装置是所有可用的治疗选择中最具成本效益的 [501-505]。最近的几项分析表明，ED 患者对管理的医疗计划施加的财务负担出人意料地小 [501-505]。在一项这样的成本效用分析中，在拥有 10 万名成员的健康计划中提供与 ED 相关的治疗服务的每月成本不到每个成员 0.10 美元 [503]。因此，许多保险公司未能支付 PDE5 抑制剂治疗的成本并不是成本效用分析所反映的情况。

2. 二线治疗

(1) 用于诱导勃起的真空装置：真空装置通常由一个亚克力圆柱体、一个真空泵和一个弹性收缩带组成 [506-508]。圆柱体套在阴茎上，并与真空泵相连。气缸内的真空产生的负压将血液吸入阴茎，产生勃起。绕着阴茎底部滑动的橡皮筋将血液困在阴茎内，只要橡皮筋保持不变，就能保持勃起。收缩带放置时间不应超过 30min。此外，应仅推荐带有限压机构的真空装置，以防止因高真空造成的伤害。

来自开放标签试验的关于真空装置有效性的有限数据表明，这些装置是安全的，相对便宜且比较有效 [506-508]。它们可以损害射精，导致精液滞留。一些夫妇不喜欢使用这些设备所产生的缺乏自发性的现象。伴侣的合作对于这些设备的成功使用非常重要。

(2) 尿路内治疗：一种用于释放前列地尔的尿路内系统，称为 MUSE（用于勃起的尿道给药系统）（VIVUS，Menlo Park，CA），于 1997 年发布。前列地尔是 PGE_1 的一种稳定的合成形式，它刺激 cAMP 的产生和 PKA 的激活。活化的 PKA 刺激 K^+ 通道，导致 K^+ 流出细胞。此外，PKA 介导的过程导致细胞内钙的净减少，有利于平滑肌细胞的松弛。

前列地尔应用于尿路时，会通过尿路黏膜进入阴茎被海绵体吸收。与海绵体内注射 PGE_1 相比，尿道内前列地尔更易于使用，并且不良反应发生率较低，尤其是阴茎纤维化。

前列地尔有 125µg、250µg、500µg 和 1000µg 规格可供选择。一般情况下，在临床医生的办公室中应用 250µg 或 500µg 的前列地尔初始剂量，以观察血压变化，以及因进入尿路设备的错误使用而引起的血压变化或继发的尿路出血。

最初的随机、安慰剂对照研究报道了 40%～60% 的成功率，定义为在 3 个月的研究期内至少有一次成功的性行为 [509-511]。在临床实践中，只有大约 1/3 使用尿道内前列地尔的男性会有反应[512]。

前列地尔在30%患者中的常见不良反应是阴茎疼痛和尿路灼热[509-512]，它的使用还可能导致一些使用者的头晕、低血压和晕厥。前列地尔可引起性伴侣阴道轻度灼热或瘙痒。前列地尔不应当用于伴侣妊娠或计划妊娠的男性。

(3) 海绵体内注射血管活性药物：自20世纪80年代初以来，海绵体内注射血管活性药物已成为ED医学管理的里程碑（表20-13）。可以指导患者在计划的性交之前，使用27G或30G的针将血管活性药物注射到阴茎海绵体。勃起通常发生在体内注射后15min，并持续45~90min。尽管海绵体内注射疗法非常有效[513-520]，但其并发症的发生率比口服药高，应仅由具有该治疗方法经验的从业者使用，并能在发生严重不良事件（如阴茎异常持续勃起）时为患者提供紧急医疗援助。

尽管几种不同的药物（PGE1、罂粟碱和酚妥拉明）已经单独或联合使用[513-521]，但只有海绵体内PGE1被批准用于临床。关于海绵体内治疗的有效性和安全性的长期数据很少。

有几种前列地尔（PGE1）制剂已上市（Caverject，Pharmacia，Stockholm，Sweden；Prostin VR，Pharmacia；Edex，Schwarz Pharma，Milwaukee，WI）。PGE1与海绵体平滑肌细胞上的PGE1受体结合，刺激腺苷酸环化酶，增加cAMP浓度，是一种强大的平滑肌松弛药。通常剂量为5~20μg，治疗反应与剂量相关，应进行滴定[513-519]。

在一项安慰剂对照疗效试验中，海绵体内注射前列地尔给药后在超过90%的患者产生了令人满意的性表现，大约85%的男性及其伴侣描述了满意的性行为[513]。海绵体内注射前列地尔比尿道内前列地尔给药更有效[517]。

阴茎海绵体内治疗的常见不良反应包括阴茎疼痛、血肿、海绵体结节形成、阴茎纤维化和延长的勃起时间[513-520]。尽管这种方法在产生硬勃起方面是有效的，但许多患者并不喜欢在阴茎中使用针头注射；因此，长期脱落率高也就不足为奇了。海绵体内注射不应用于镰状细胞病、多发性骨髓瘤或白血病、高凝血障碍、阴茎变形或阴茎植入物的患者。

海绵体内注射罂粟碱、酚妥拉明、Forskolin和血管活性肠肽也已被使用，尽管这些药物没有获得FDA的批准[521]。罂粟碱最初来自罂粟籽，是一种非特异性的PDE抑制剂，可同时增加细胞内cAMP和cGMP。长期使用更容易诱发阴茎异常持续勃起和纤维化，而且缺乏来自随机、安慰剂对照试验的疗效和长期安全性数据。因此，目前还没有足够的信息来评估其疗效和安全性。

酚妥拉明是一种竞争性α1和α2受体阻滞药，可

表20-13　海绵体内治疗的指南
1. 不要给有精神障碍、高凝状态或镰状细胞疾病的男性，正在接受抗凝治疗的男性，或不能理解风险或在发生并发症时不能采取适当行动的男性，处方海绵体内治疗
2. 指定一名可及的内科医生或泌尿科医生来处理与海绵体内注射并发症有关的紧急情况，如勃起时间过长和阴茎异常持续勃起
3. 指导患者掌握注射技术，说明海绵体内治疗的风险，以及在勃起时间过长或出现阴茎异常持续勃起时应采取的措施
4. 在诊室进行第一次注射，观察血压和心率反应。这为教育患者、观察不良反应和确定患者是否对海绵体内治疗有反应提供了一个很好的机会
5. 从低剂量的前列地尔开始，并根据勃起反应和勃起持续时间来调整剂量。调整前列地尔的剂量，以达到足以进行性交但不超过30min的勃起
6. 如果勃起在30min内没有减弱，应指示患者服用一片伪麻黄碱或特布他林，或在海绵体内注射苯肾上腺素。如果这样做无效，患者应该给指定的内科医生或泌尿科医生打电话，并到急诊室就诊

促进平滑肌松弛。作为一种单一药物，它的疗效甚微，但已被用于增强罂粟碱、VIP和PGE1[521]的疗效，目前还缺乏关于其有效性和安全性的随机临床试验数据。因此，目前还没有足够的信息来评估其疗效和安全性。

根据配方中所含药物的数量不同，这些药物的不同组合可分为"双混合"或"三混合"。"三混合"是罂粟碱、酚妥拉明和PGE1的组合，从配制复方的药店获得，即使它不是FDA批准的药物，也经常用于泌尿外科临床实践。

阴茎异常持续勃起是海绵体内注射疗法的一个严重问题。对于使用PGE1导致延时或痛性勃起的患者，口服5mg特布他林或60mg伪麻黄碱可能有帮助。如果异常勃起持续超过4h，应指导患者寻求医疗照护，使用抽吸或联合注射α肾上腺素药物来诱导消肿。如果治疗失败，可能需要手术治疗来逆转长时间的勃起；否则，可能会发生海绵体平滑肌细胞的缺氧性损伤和纤维化。

3. 三线疗法

(1) 阴茎假体：阴茎假体具有侵入性且价格昂贵，但对于患有晚期器质性疾病的患者来说，它们可以成为恢复勃起功能的有效方法，这些患者对其他药物治疗无效，有严重的阴茎结构障碍（如佩罗尼病），或者因癌症或创伤而遭受躯体损伤[522-524]。

阴茎植入物是一对支撑物，放置在两侧阴茎海绵体内。阴茎植入物有两种基本类型：①液压驱动的（充满液体），称为膨胀性假体；②易塑形的半刚性棒，可

弯曲，但在阴茎中始终保持坚硬[522-524]。阴茎假体有各种不同长度和周长。植入手术通常需要不到 1h，在大多数情况下，可以在全身或局部麻醉下以门诊手术进行。

感染、装置放入过程中的贯穿、装置的挤出或移位、机械故障是阴茎假体最常见的问题。随着最近材料和设计的改进，在第一个 10 年的机械故障概率已经下降到 5%~10%[522-524]。感染发生在 1%~3% 的病例中，但感染率在再手术中可更高，特别是在患有糖尿病的男性。

植入阴茎假体的总成本为 3000~20 000 美元，这取决于所使用的装置类型和进行该手术的地区。目前还没有随机疗效试验，但回顾性分析报道称，超过 80% 的患者和 70% 的伴侣对他们的阴茎假体感到满意[522-525]。

(2) 雄激素缺乏症男性勃起功能障碍患者的睾酮替代治疗：随机试验表明，睾酮替代治疗，可以改善性腺功能低下的低性欲男性的勃起功能、性欲、总体性活动和性交满意度；对这些随机试验的 Meta 分析已证实了这些发现。睾酮治疗并不能改善睾酮水平正常的 ED 患者的性功能[27, 65, 143, 144, 160]，目前尚不清楚睾酮替代疗法是否能改善血清睾酮水平在临界值的 ED 患者的性功能。并不是所有患有 ED 且睾酮水平低的男性通过睾酮替代疗法都会改善他们的性欲和总体性行为[27, 65, 143, 144]；在这一组男性中，对睾酮治疗的反应是不同的，因为糖尿病、高血压、心血管疾病和精神因素等其他疾病的共存。

中年或老年男性的 ED 是一种多因素疾病，通常与其他共病相关，如糖尿病、高血压、心血管疾病、药物治疗、外周血管疾病、心因性因素和慢性肾脏疾病。因此，单用睾酮治疗不能改善所有雄激素缺乏男性的性功能也就不出乎意料了。睾酮诱导 NOS 活性[137, 138]，对海绵体平滑肌、坐骨海绵体肌和球海绵体肌有营养作用[139]，增加阴茎血流量[163]，对实现静脉闭合至关重要[136]。根据这些观察结果可以推测，睾酮可能会改善对 PDE5 抑制剂的反应。然而，随机试验数据显示，睾酮并未在改善睾酮水平较低和 PDE5 抑制剂剂量已优化的 ED 男性的勃起功能方面优于安慰剂[166]。然而，对于睾酮缺乏的男性患者，首先通过睾酮替代纠正睾酮缺乏，可能会增强随后对 PDE5 抑制剂的反应。此外，对性腺功能低下的 ED 男性进行睾酮替代治疗可以提高性欲和对性活动的总体满意度，并可能在纠正贫血、改善骨密度和骨强度方面有其他获益。

(3) 疗效未经证实或疗效数据有限的治疗方法：目前还没有足够的疗效数据支持曲唑酮[526]或育亨宾[527]用于 ED 男性。关于草药治疗有效性的文献很难解释，因为产品配方和有效性缺乏一致性，草药产品添加 PDE5 抑制剂，试验设计不完善，以及缺乏随机临床试验数据等[528-532]。一项关于韩国红参的随机试验报道该产品对 ED 有效[529]，这些数据需要进一步证实。淫羊藿苷是一种黄酮类化合物，从几种植物中提取，其提取物在草药中是知名的被认为具有催情作用和增强勃起功能[532]。双嘧达莫也能抑制 PDE5，并能增强一氧化氮的作用。4- 甲基哌嗪和吡唑嘧啶是地衣 Xanthoparmelia scabrosa 的成分，也被声称能抑制 PDE5[531]。不推荐使用这些或其他草药疗法[531]。阿扑吗啡也起到多巴胺激动剂的作用，并在中枢启动勃起；其主要不良反应是恶心和头晕。

(4) 基因治疗与勃起功能障碍：基因治疗 ED 的目的是将新的遗传物质引入到海绵体平滑肌细胞中，以恢复正常的细胞功能并产生治疗效果[533-535]。基因治疗已被建议作为一种治疗血管源性疾病的选择，如动脉粥样硬化、充血性心力衰竭和肺动脉高压[533-535]。ED 可能特别易于基因治疗，因为阴茎的外部位置很容易进入[533-535]，可以将药物直接注射到海绵体。放置在阴茎底部的止血带可以限制注射的药物进入全身循环。这是阴茎疾病基因疗法相比其他系统性疾病基因疗法的一个明显优势，因为将遗传物质引入全身循环可能会由于将遗传物质插入错误的器官或血管床而导致不良的全身影响。此外，在阴茎中，只需要转染少量细胞，因为阴茎海绵体中的平滑肌细胞通过缝隙连接相互连接，允许第二信使分子和离子转移到其他相互连接的平滑肌细胞[533-535]。阴茎血管平滑肌细胞的低转换率使所需基因能够长时间表达。

基因治疗 ED 的策略主要聚集在调节海绵体平滑肌松弛或新生血管的分子[533-535]（表 20-14）。已发现的候选基因包括 maxi-K+ 通道、阴茎诱导型 NOS、eNOS、VIP、CGRP、VEGF、脑神经营养因子促血管生成素 1、neurturin（胶质细胞来源的神经营养因子家族成员）、超氧化物歧化酶、IGF-1、PKG1α 和 Rho A/Rho 激酶[533-543]（表 20-14）。一些载体已经被用来转移外源基因，包括腺病毒、腺相关病毒、反转录病毒、Sindbis 病毒、复制缺陷反转录病毒、脂质体、裸 DNA 和纳米金颗粒[533-549]。

Garban 及其同事[536]首次证明，利用编码阴茎可诱导 NOS 基因的裸互补 DNA，在阴茎进行基因治疗，可为衰老大鼠带来生理获益。Christ 及其同事[537]将 hSlocDNA（编码人类平滑肌 maxi-K+ 通道的基因）注入大鼠阴茎海绵体，结果显示老年大鼠缝隙连接形成增加，对神经刺激的勃起反应增强。在这些研究中，eNOS 和 CGRP 在大鼠阴茎海绵体中的表达持续了至少 1 个月[538, 539]。AdCMVeNOS 或 AdRSVeNOS 病毒转染 5 天后，老年大鼠海绵体神经刺激和药物注射内皮依赖性血管扩张剂乙酰胆碱和 PDE5 抑制剂后，勃起功能明显增强[538, 539]。在一项研究中，海绵体内注射

表 20-14　基因治疗的生理靶点

基因靶点	载体和机制	参考文献
一氧化氮亚型	提高海绵体平滑肌的 eNOS、nNOS 和 iNOS 活性	Champion，1999;Bivalacqua，2000, 2003, 2005; Gonzalez-Cadavid, 2004; Kendirci, 2005; Wessels, 2006
NOS 蛋白抑制剂（PIN）	构建针对 PIN 的反义和短发夹 RNA	Magee 等，2007
maxi-K⁺ 通道	使用携带编码 maxi-K⁺ 通道 α 亚基的 *hSlo* 基因的质粒载体，转移 maxi-K⁺ 通道；首次人体试验证明了基因治疗在人体中的安全性和可行性	Christ 等，2002, 2004, 2004; Melman, 2003, 2005, 2006, 2007, 2008; So 等，2007
PKG1α	携带 PKG1α 的复制缺陷重组腺病毒	Bivalacqua 等，2007
VEGF	将 VEGF 的 cDNA 转入大鼠阴茎海绵体以促进新生血管的形成	Rogers 等，2003;Buchardt 等，2005; Dall'Era 等，2008
血管生成素 1	腺病毒介导的人血管生成素 1 的转化	Ryu，2006;Jin 等，2010
脑源性神经营养因子	使用腺相关病毒转移 BDNF	Rogers 等，2005; Gholani 等，2003
神经营养素 3 基因	利用 HSV 载体转移神经营养因子 3 基因	Bennett 等，2005
神经营养因子	胶质细胞源性神经营养因子家族成员 Neurturin	Kato 等，2009
血管活性肠肽	利用携带 *VIP* 基因 cDNA 的 pcDNA3 载体，转染链脲霉素诱导的糖尿病大鼠阴茎海绵体	Shen 等，2005
降钙素基因相关肽	利用腺病毒转移 *CGRP* 基因至老龄大鼠	Bivalacqua 等，2001; Deng，2004
超氧化物歧化酶	以海绵体注射，进行腺病毒介导的细胞外超氧化物歧化酶基因转移	Bivalacqua, 2003; Brown, 2006; Lund, 2007
IGF-1	腺病毒介导的 IGF-1 的基因转移	Pu 等，2007

BDNF. 脑源性神经营养因子；cDNA. 互补 DNA；CGRP. 降钙素基因相关肽；HSV. 人类合胞病毒；IGF-1. 胰岛素样生长因子 1；NOS. 一氧化氮合酶 [上皮（e），诱导（i），或神经元（n）异构体]；PKG. 蛋白激酶 G；VEGF. 血管内皮生长因子；VIP. 血管活性肠肽

引自 Melman A, Davies K.Gene therapy for erectile dysfunction:what is the future?*Curr Urol Rep*.2010; 11(6):421-426; Harraz A, Shindel AW, Lue TF. Emerging gene and stem cell therapies for the treatment of erectile dysfunction. *Nat Rev Urol*.2010; 7(3):143-152; Strong TD, Gebska MA, Burnett AL, et al.Endothelium-specific gene and stem cell-based therapy for erectile dysfunction. *Asian J Androl*. 2008; 10(1):14-22; Deng W, Bivalacqua TJ, Hellstrom WJ, Kadowitz PJ.Gene and stem cell therapy for erectile dysfunction. *Int J Impot Res*. 2005; 17(Suppl1): 57-63.

携带脑源性神经营养因子基因的腺相关病毒载体，可改善海绵体神经损伤后的勃起功能 [543]。该神经营养因子据称能恢复盆神经节中的神经元 NOS，从而促进双侧海绵体神经损伤后勃起功能的恢复 [543]。在其他研究中，海绵体内注射 VEGF 和腺相关病毒介导的 VEGF 基因治疗都被显示可以逆转大鼠静脉源性 ED [540, 541]。其他临床前研究使用基因治疗靶点，如 CGRP、超氧化物歧化酶和 Rho A/Rho 激酶，验证了体内基因导入在技术上可以完成的构想。到目前为止，将这些临床前数据向人体试验转化的过程一直很缓慢且不成功。

离子通道创新公司已经完成了对患有 ED 的男性进行慢速 K⁺ 通道基因治疗的 I 期试验 [99, 545, 546]。在这项试验中，一个携带人类平滑肌 maxi-K⁺ 通道 α 亚基的 "裸" DNA 质粒 hmaxi-K 被直接注射到 11 名患有 ED 的男性患者的阴茎中。接受最大剂量 hmaxi-K 治疗的患者在勃起功能方面有显著改善，这一改善持续了 24 周。这项试验证明了将裸 DNA 注射到人阴茎中的可行性和安全性 [545, 546]。针对膀胱过度活动患者的 hmaxi-K 试验正在进行中。使用 VEGF 和 HGF 的 I 期基因治疗试验已经在外周血管疾病和慢性肢体缺血患者中进行，这些试验报道了严重不良反应的发生频率很低。然而，II 期临床研究尚未证实疗效。因此，基因治疗的早期治疗前景尚未实现。成功的基因治疗可能需要使用载体引入多个基因产物，与当前一代载体相比，使用更高效的载体以转染更多的靶细胞和更长的作用时间。关于长期安全性、持续的基因

表达、基因导入和表达效率的其他问题仍有待充分解决。

（5）干细胞治疗勃起功能障碍的可能性：在过去 10 年中，人们对来自骨髓、脂肪组织或骨骼肌来源的干细胞移植到海绵体产生了相当的兴趣[550-558]。然而，即使当注入海绵体内时，干细胞也会迅速从阴茎逃逸并进入骨髓中[550-558]。据报道，将干细胞注射到阴茎海绵体后，海绵体内压力改善的机制仍然不清楚[553]。干细胞治疗在人类的安全性和有效性尚未得到证实。移植的人骨髓间充质干细胞（human mesenchymal stem cells, hMSC）能否分化为有功能的海绵体平滑肌细胞，并恢复 ED 患者的勃起功能仍有待证实。此外，包括这些移植的祖细胞的致瘤可能性在内的长期结果尚不清楚。

hMSC 也可能是值得考虑的基因载体，因为这些细胞可以在体外和体内复制，从而提供大量的细胞库[545, 555]。初步研究表明，大鼠间充质干细胞在体外扩增和转染并植入海绵体，能够表达目的基因产物[550-555]。使用携带血管生成或神经营养基因或蛋白的干细胞进行干细胞治疗也正在研究中。尽管一些动物研究报道了 hMSC 移植改善了勃起功能，但很少有研究显示干细胞在海绵体平滑肌中长期存活的证据，或移植的干细胞分化为内皮细胞或海绵体平滑肌细胞的证据[550-558]。

（三）逆行射精的管理

病例报道声称甲氧明、丙咪嗪、米多君和麻黄碱素能带来益处，但缺乏随机临床试验数据[559-561]。逆

行射精男性的生育诱导可能需要在性刺激或直肠前列腺神经丛电刺激后从膀胱取回精子，并采用辅助生殖技术，如使用回收的精子进行宫内人工授精或体外受精（使用或不使用卵胞质内单精子注射）[562-565]。

十一、女性性功能障碍的管理

心理治疗方法是女性性功能障碍治疗的主要方法（图 20-12）。2016 年国际性医学咨询委员会对性功能障碍的心理方面的文献进行了系统评价，为女性个人、人际和情景因素的常规研究提供了强有力的文献支持[566]。这种评估促进了认知行为疗法（cognitive behavioral therapy, CBT）、基于正念的认知疗法（mindfulness-based cognitive therapy, MBCT）和性疗法等治疗方法。

（一）女性性欲和性唤起低下的管理

在 SIAD 的管理中，性反应的循环模型（图 20-1）可以作为讨论伴侣一方或双方哪些方面有问题的有用依据（表 20-15 和图 20-1）。当发现情感亲密度不足时，可以说明对性生活兴趣低是一种常态，并可能需要转诊进行夫妻咨询。当缺乏性爱情景和刺激是促成因素时，简单地强调需要适当的环境和足够的性刺激通常就足够，但转诊给性治疗师可能是合适的。非性干扰、对性结果的恐惧、对性反应的自我监控、焦虑、低自我形象和抑郁都会干扰对刺激的精神心理评估。这些问题都可以得到解释和处理。SIAD 的主要治疗方式是认知治疗、性治疗和心理教育（表 20-15）。

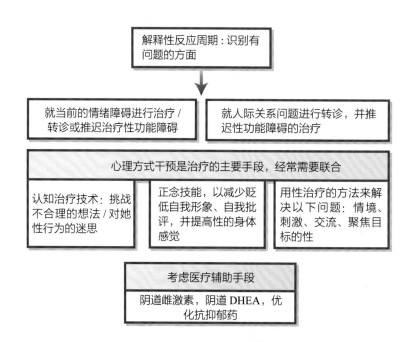

▲ 图 20-12 女性性功能障碍管理的流程

女性的性功能障碍与精神健康密切相关。因此，对精神健康和关系问题的评估是对有性功能障碍的女性进行评估的一个重要组成部分。心理治疗是治疗女性性功能障碍的主要手段，越来越多的证据表明，以正念为基础的认知疗法会带来获益。局部雌性激素或阴道 DHEA 可能对有绝经期泌尿生殖系统症状的部分女性有用

表 20–15 女性性兴趣和性唤起障碍的管理		
有问题的 SRC 阶段	**阶段问题的细节**	**管理选择**
性情景有问题	人际关系	解释对情感亲近的通常需求 +/– 咨询转诊
	环境	解释对隐私的通常需求，对周围环境的个人偏好
性刺激不足	非生理性的，生理性、非生殖器的，生殖器非插入的	给予信息，↑性交流，考虑性治疗或转诊
	阻碍因素（如性伴侣的卫生状况、饮酒）	信息，考虑转诊夫妻咨询
性刺激的处理有问题	抑郁症 / 心境恶劣	转诊到心理健康部门
	疲劳 – 慢性病，睡眠欠佳	非目标导向的性行为，解决睡眠问题
	在一天中的时间太晚	解释
	慢性疼痛	时间止痛药，+MBCT 为疼痛 Rx
	药物治疗：阿片类药物、SSRI、SNRI	考虑沃替西汀、安非他酮、米氮平、维拉佐酮
↓生殖器感觉	感觉迟钝或转瞬即逝	正念（如躯体扫描）
	随绝经而开始	阴道 DHEA，阴道雌激素
↓精神上的性唤起	身体的唤醒与焦虑过于相似	MBCT，精神健康转诊
	分散注意力，"忙于思考"	正念练习

DHEA. 脱氢表雄酮；MBCT. 基于正念的认知疗法；SNRI. 5– 羟色胺和去甲肾上腺素再摄取抑制剂；SSRI. 选择性 5– 羟色胺再摄取抑制剂；SRC. 性反应周期

1. 心理教育 心理教育包括提供信息，同时询问女性的想法和感受，并随后进行说明和处理。它还包括消除广为流传的关于女性性行为的错误观点（如在性行为之前没有性欲意味着性功能障碍）。用自助阅读材料或视频进行治疗可能会很有帮助。对于一些女性来说，解剖学和生理学方面的知识是必要的。

2. 认知行为疗法 认知行为疗法可以帮助女性认识、挑战并及时改变由潜在疾病、内分泌问题或不孕症造成的负面、时常是极差的自我看法。一些可以适用于认知疗法的夸张或灾难性的想法包括："性爱只适用于健康的女性"，"我不再有生育能力，所以我不再具有性吸引力"，以及 "如果性交是痛苦的，那么没有人会想要我"。识别这些有偏见或不适应的想法是第一步，CBT 然后尝试练习改变这些想法。越来越多的数据为针对性行为中认知和情感以提高身体和主观性唤起的获益提供了经验性支持 [39, 567-570]。

3. 基于正念的认知疗法 正念已被证明对身体健康 [568, 569, 571]、患有盆腔癌 [570]、患有 PVD 的性功能障碍女性患者有益 [571]。正念是一种东方的冥想练习，对西方医学来说相对较新：所学的技能是完全呈现并接受那一刻所感觉到的一切。注意力是通过逐渐识别在那个时刻产生的想法的能力来增强的，不管这些想法是面向未来的还是面向过去的，而是最后远远地看待这些消极或积极的想法，但不参与其中，就好像它们

只是一种感觉，与物理感觉没有什么不同。正念的练习集中于对性感觉的关注和接受，而不是自我监控。正念训练前后进行的功能性脑成像支持临床发现，即这种训练可以减少感觉和情绪的自我参照，包括疼痛和焦虑 [573-575]。可以在社区和互联网上提供正念练习的资源。

最近，一种与正念相结合的 CBT 适应形式被定义为基于正念的认知疗法，简称 MBCT。规律的正念练习是 MBCT 不可或缺的组成部分。与 CBT 一样，发现不适应的想法的技能（包括那些批判性或评估性的想法）是可以学习的，但只需简单地观察它们的存在，并承认它们只是心理事件，而不一定是事实；这里没有要改变想法的重点。MBCT 已被用于治疗焦虑症和抑郁症，并已被用于治疗性唤起和性欲望障碍，以及 PVD 的慢性疼痛 [568, 569, 572, 576]。

为临床医生编写的针对 CBT 和 MBCT 的详细治疗手册，为患者提供了不同的描述；这些手册为非精神卫生专业人员和非性医学专家提供了足够详细的信息，以便向一小部分女性提供 CBT 和 MBCT。这种小组形式被一致评为是有益的 [577]。

4. 性功能治疗 性治疗通常侧重于感觉集中练习，各自伴侣依次给予和接受感官刺激，然后是性的接触、爱抚和亲吻。最初，生殖器区域和乳房是禁止进入的。任何目标或期望的想法都被搁置一边。夫妻

和临床医生一起决定何时将乳房和生殖器区域包括在内。最终，性交（或用人造阴茎插入阴道）的行为可包括在内，但不作为重点。

5. 心理治疗对女性性功能障碍的影响　有关心理治疗对女性性功能障碍的长期影响的数据有限。对2009 年前发表的女性和男性性功能障碍对照临床试验的系统评价和 Meta 分析得出结论[578]，性功能障碍的心理社会干预是有效的。一项更近对 11 项报道的 MBCT 治疗女性性功能障碍试验的 Meta 分析结果显示，在基于正念的治疗中，性功能和主观性幸福感的所有方面都显示出显著的改善，具有中等程度的疗效[579]。

对于与乳腺癌治疗引起的激素变化相关的性功能障碍女性，一项系统评价提示，最有效的干预措施是以基于夫妻的心理教育干预，其中包括性治疗作为重要部分[580]。美国临床肿瘤学会 2018 年指南建议，在解决雌激素缺乏相关性交困难的同时进行心理咨询[581]。

（二）女性性高潮障碍的管理

管理以达到高水平性唤起和自如性高潮的问题细节为导向（表 20-16）。

尽管 CBT 和正念训练已经在临床实践中用于治疗性高潮障碍，但结局研究很少。一项 2013 年的 Meta分析发现，CBT 和正念训练在性功能障碍女性的症状严重程度和性满意度方面有益[578]。到目前为止，还没有针对性高潮障碍的药物治疗。在一项高选择性纳入标准的试验中，西地那非被报道可以改善 SSRI 使用相关的性高潮功能障碍[582]。在一项小型试验中，与安慰剂相比，透皮睾酮并没有改善主要终点，即以Sabbatsberg 性自我评定量表评估的性功能[583]。抗抑郁药相关的性高潮障碍的治疗策略包括选用损害性功能可能性较小的药物，如沃替西汀、维拉佐酮、米氮平和安非他酮[584]。

（三）生殖器 - 盆腔疼痛 / 插入障碍（性交困难和阴道痉挛）的管理

性交困难最常见的类型是 PVD，它影响 12%～18% 的女性[585]。PVD 和另一种常见类型的性交困难（源于外阴阴道萎缩）通常伴有骨盆肌肉高张力和插入前的反射性不自主收缩有关。因此，DSM-5 合并了之前的"性交困难"和"阴道痉挛"两个术语。经会阴超声的盆底肌肉形态学在 PVD 女性中的应用证实了静息状态下的异常（例如，肛提肌裂孔面积小，肛直角小，提示张力增加）和最大收缩的异常。这些发现被认为与骨盆肌肉无力和控制不良相一致[586]。盆底物理治疗经常是性疼痛管理的一个组成部分（表 20-7 和图20-10）。

1. 诱发性前庭痛的处理　PVD 与内分泌状态之间尚无明确的关联，但最近研究显示 GCH1 存在的多态性值得注意。GCH1 基因中特定的单核苷酸多态性与疼痛敏感性降低有关。尽管没有发现 PVD 与疼痛保护的 GCH1 多态性之间的相关性，但使用口服避孕药并携带特定 GCH1 多态性的 PVD 患者对疼痛的敏感性更高[587]。这一发现与一些 PVD 女性从停用口服避孕药中受益的临床经验是一致的[588]。

口服和局部药物治疗 PVD 的随机试验包括三环类药物、抗惊厥药物、利多卡因、氟康唑、色甘酸钠和硝苯地平，显示出与安慰剂相似的镇痛效果[589]。试验用肉毒毒素在减少性痛苦方面在显著劣于安慰剂[589]。由于 PVD 的药物治疗一直不令人满意，目前鼓励采用跨学科的生物心理性方法[590, 591]。

虽然很少有女性选择前庭切除术，但前庭切除术可能对一小部分女性有益；然而，前庭切除术有许多禁忌证[592]，获益主要是在有后天性疾病病史，而不是终身性疾病病史的女性。影响前庭切除术成功的其他常见不良预后因素包括合并肌肉紧张、广泛的阴道口边缘触诱发痛、Skene 管开口受累、不愿接受性治疗，以及伴发的抑郁和焦虑。所有治疗方式的不良预后因素包括厌恶和对脏污敏感、性恐惧（对性提示倾向于消极反应）、抑郁和焦虑共存[593]。

PVD 女性的人格特征，包括消极的自我评价和对他人负面评价的恐惧，容易自我贴上性不合格甚至性能力不足的标签。疼痛的应激模型假设性应激不仅导致慢性盆腔肌肉高张力，而且通过神经可塑性提供的自上而下的调节维持疼痛回路的高反应性[589, 593-595]。

表 20-16　性高潮障碍女性的管理	
病因学	管　理
唤醒不充分	按性兴趣 / 焦虑症性障碍的方式进行管理
抗抑郁药物诱发	考虑改用沃替西汀、安非他酮、米氮平、维拉佐酮
阴蒂"太敏感"	关于更深的阴蒂球、非生殖器刺激、G 点的信息，远离阴蒂的阴道口振动按摩器
对控制的一般需要	心理健康转诊，使用振动按摩器可能会绕过这一困难
独自但不与伴侣一起的高潮	鼓励夫妻间的性交流；就对亲密关系的恐惧和对脆弱性的恐惧，考虑进行心理学转诊

神经系统内高敏感的原因尚未确定，但内部应激似乎是一个可能的原因。与没有 PVD 的女性相比，患有 PVD 的女性报告了更高的病前抑郁和焦虑水平，以及完美主义、对奖励的依赖、对负面评价的恐惧、D 型人格的患病率增加、自我厌恶、伤害回避、对疼痛的过度警觉和害羞 [596-600]。

鉴于情绪障碍与 PVD 的共病如此普遍，其管理需要同时解决疼痛和抑郁 / 焦虑的问题。有证据表明，CBT 可以持续获益 [601]。适合 CBT 方法的灾难性思维在 PVD 女性中特别常见 [602]。PVD 女性明显缺乏的自我接纳，被认为是一种维持疼痛的应激，可能适合 MBCT，因为 MBCT 的一个关键组分是接纳，因此她们存在这个问题。与等候者对照组相比，以正念为基础的简要小组干预在减轻棉签诱导的前庭疼痛和疼痛的心理测量指标方面更为有效 [572, 577]。在最近一项对 PVD 女性的研究中，MBCT 组与 CBT 组在所有次要终点方面都有类似的益处，但 MBCT 治疗后描述的阴道插入疼痛的改善比 CBT 治疗后描述的更大。

2. 生殖器 - 盆腔疼痛 / 插入障碍（阴道痉挛）组分：恐惧反射性骨盆肌收缩的处理 骨盆肌肉张力增强，伴随其他部位的肌肉紧张，可能是描述性交困难或疼痛但插入尝试失败的女性的仅有的体检发现。通常由盆底理疗师指导，治疗包括使用各种松弛技术和阴道插入物实现逐步脱敏和逐步阴道可容纳 [603]。最好避免使用术语"扩张器"，因为女性担心这些治疗会（痛苦地）拉伸阴道。与传统的在家中进行插入治疗相比，临床物理疗法的效果更好 [604]。包括正念和 CBT 在内的心理疗法，经常被用于减少焦虑 [605]。

（四）性功能障碍女性的睾酮治疗

在被诊断为性功能障碍的女性中，无论是通过检测血睾酮水平还是雄激素代谢物，都尚未证明睾酮缺乏。已进行了几项睾酮治疗的随机试验，主要是在绝经后的女性中。这些睾酮试验主要是在绝经后因性欲下降而感到困扰的女性中进行的。这些试验的纳入标准不符合 HSDD 的 DSM- Ⅳ 诊断标准，也不符合新的 DSM-5 的 SIAD 诊断标准。

第一批系列随机试验显示，接受睾酮治疗的女性，其满意性行为（satisfactory sexual encounters，SSE）数量在统计学上有显著改善。平均而言，使用睾酮的女性每月 SSE 从 2～3 次增加到 5 次，接受安慰剂的女性则仅增加到每月 4 次。睾酮以贴片的形式经皮给药，标称睾酮释放量为 300μg/d。每天 150μg 或 450μg 的剂量均未产生预期的结果 [606]。在接受睾酮治疗的女性中，血清睾酮和双氢睾酮浓度超过了这些激素的血清目标浓度的上限 [607]。使用睾酮的女性在性唤起、性快感、性高潮、自我形象和性反应方面的改善程度在统计学上显著高于使用安慰剂的女性。

这些睾酮试验主要集中在手术绝经女性中，但也有一项纳入 [608] 自然绝经女性的睾酮贴剂研究，结果也较为类似。有两项睾酮研究招募了未接受雌激素治疗的自然绝经和手术绝经的女性。其中一项研究报道称，自然绝经女性使用睾酮可引起 SSE 显著增加，但在相对较小亚组的手术绝经女性则无此效应 [609]。在 814 名参与者中，只有 464 人完成了治疗，所有三组患者中均有较高且相似的停药率。第二项研究包括 272 例自然绝经的女性，其中共 73% 的受试者未接受全身雌激素治疗 [610]，结果显示 SSE 显著增加。

基于这些由同一公司赞助的研究，透皮睾酮贴片在欧洲获得批准用于治疗尽管进行了充分的全身雌激素治疗但仍伴有持续令人困扰的性欲低下的手术绝经女性，但在北美或其他地方则没有获得批准。尽管获得批准，但由于销量较低，该贴剂在欧洲已不再供应。

与之前的研究相比，由另一家赞助商发起的两项大型Ⅲ期随机对照试验，包括 1172 名绝经后女性（其中约一半接受了全身雌激素治疗），结果显示相比安慰剂组，以凝胶形式存在的透皮睾酮未显示有获益 [611]。由于这两项研究尚未发表，无法获得详尽研究细节。绝经后令人困扰的性欲下降的纳入标准与之前的随机试验相似，终点是每月 SSE 的数量和使用每天日记评估的性欲水平。

一项对既往子宫切除伴或不伴双侧卵巢切除的低睾酮水平（游离睾酮＜3.5pg/ml）绝经期女性进行的剂量 - 效应研究发现，与安慰剂相比，女性性功能的某些方面有所改善，但仅限于接受每周 25mg 睾酮肌内注射的女性，而不是 12.5mg 或更低剂量的患者。所有治疗剂量都使循环血睾酮浓度高于月经周期正常女性的循环血睾酮水平，25mg 剂量导致总睾酮和游离睾酮的水平分别是生理水平的 10 倍和 20 倍 [612]。即使在这些剂量下，性接受度、性快感、性高潮或性功能问题也没有改善。关于睾酮对绝经前女性影响的信息很少。一项针对 261 名性满意度下降的女性的研究报道称，睾酮治疗对她们的获益极小 [613]。

一项系统评价得出结论，目前可用的证据不支持在评估性欲低下的女性时测量血清睾酮水平 [415]。

1. 睾酮加磷酸二酯酶抑制剂 研究已经开始评估药理剂量的睾酮（舌下给药 0.5mg）对改善性欲低下女性对性提示注意力的有效性 [614]。将睾酮与 PDE5 抑制剂西地那非联合使用，以促进生殖器充血。在基线时已经对性爱提示表现出高度潜意识注意偏向的女性中（通过情绪 Stroop 掩蔽任务来衡量），这种药物组合没有效果，事实上，单用睾酮减少对性爱提示的注意力。然而，在基线时对性爱提示的性唤起能力或性敏感度较低的女性，在随后观看色情视频时，表现出生理性生殖器充血增加，对生殖器感觉和性欲的感知增强。最近的剂量摸索研究发现，与基线相比或者使用任何一种单药相比，舌下给药 0.5mg 睾酮（而非 0.25mg），加上 50mg 西地那非，增加 SSE。对于具有较高性唤起能力但被认为有更多抑制想法的女性，与基线或单用任何一种药物相比，0.5mg 睾酮舌下给药联合 10mg 丁螺环酮，增加 SSE[615]。间歇性使用（尽管是暂时的）明显超生理性的睾酮治疗的安全性完全未知。

2. 女性睾酮治疗试验的局限性 现有的睾酮试验的一个主要局限是目标人群。研究招募绝经后性欲下降的女性，她们中的大多数人至少在某些时候（平均 50%）保持了性唤起和性满足的能力。因此，在性行为时缺乏性欲一直是人们关注的焦点。然而研究证实，这完全在正常女性性经历的范围内。SWAN 队列的 3250 名多种族中年女性中的大多数表示，尽管感到中度或极度性满意，但她们从未或很少感到性欲望[616]。在一项包括 3687 名年轻女性的在线调查中，1865 名女性被评估为不存在性功能障碍的证据，特别证实了她们容易被性唤起，这一群体中近 1/3 的人很少或从未在开始性行为时有性欲望[617]。人类性反应的激励 / 动机模型现在被认为更准确地反映了性行为，性欲望本身只是性行为的许多原因或动机之一。如果在性行为开始时缺乏性欲，在有效的刺激后，性欲望可以与性唤起一起被触发。

能够在 50% 的时间里获得满意性体验的女性，被认为不太可能有功能障碍的生理原因，而应当进行任何激素治疗[618-620]。使用验证有效的性问卷调查的试验，确实显示出性欲望和性反应的改善；然而，当前研究对象性快感和性唤起程度和频率的增加，并不一定意味着在持续缺乏快感和性唤起的女性中能观察到情况改善[618]。

已经有人批评，在女性性功能障碍，尤其是低性欲望领域，单独使用统计学差异来评定强大安慰剂效应和积极药物治疗之间的差异[621, 622]。有人建议，最好用不再符合目前性功能障碍标准的参与者的百分比来描述效果[621]。睾酮试验中的女性招募并不是根据性功能障碍的临床诊断，而是基于绝经后性欲低下造成的困扰。

3. 睾酮治疗的风险 睾酮治疗的风险缺乏长期的安全数据，发表的持续时间长达 12 个月的试验的安全数据令人放心[622]。从理论上讲，有理由认为外源性睾酮是乳腺癌的危险因素或保护因素；高内源性睾酮可能与风险增加有关[351, 620]。高内源性睾酮 / 雌激素比率可以增加罹患代谢综合征和 CVD 的风险[623]。然而，一些数据提示，低 SHBG 可能与糖尿病、代谢综合征和 CVD 的风险有关[624]。在墨尔本女性的中年健康项目中，体重增加和游离雄激素指数（而不是总睾酮）是 CVD 风险的有力预测因素[625]。在 SWAN 队列的 9 年随访也观察到相似的结果[626]。在该研究中，游离雄激素指数与肥胖发生呈正相关，而 SHBG 与肥胖的发生呈负相关。体重增加先于游离雄激素指数和 SHBG 的变化。内分泌学会的专家小组指出，游离雄激素指数、心血管危险因素和代谢综合征表型之间的关联，似乎更多是由肥胖和低 SHBG（而不是睾酮）驱动的[351]。在最近一项针对绝经后女性的前瞻性研究中，较高水平的睾酮与 CVD 和冠状动脉疾病的发病率增加有关，而较高的雌二醇水平与冠状动脉疾病发生率较低有关[627]。

在大多数随机试验中，睾酮治疗是在同时使用雌激素治疗的背景下进行的[351]。然而，目前的建议是仅在接近绝经时开始雌激素治疗，并注意到绝经后 10 年后起始治疗的女性 CVD 增加[628]。这种风险不仅限制了药物联合治疗的使用，而且从理论上讲，睾酮单用可以使其芳香化为雌激素。

内分泌学会特别工作组指出：①有限的安全数据（中位随访 4 个月，范围为 6 周～2 年）；②疗效数据侧重于没有常见合并疾病病情况（包括抑郁或抗抑郁药物治疗）的性敏感女性。工作组要求对经皮睾酮 RCT 进行 Meta 分析；然而，凝胶研究被排除在外，因为这些研究只以摘要的形式发表。

4. 睾酮补充领域尚需要的研究 需要对低性兴趣 / 激励和低性唤起（通常很少达到性高潮）的女性，需要进行进一步的研究以反映普遍的临床情况，并将其诊断为 SIAD。然而，值得注意的是，在对 125 名患有 HSDD 的女性和 125 名未患 HSDD 的女性研究中，当组间雄激素活性无差异时，55% 的 HSDD 女性也符合 SIAD 的诊断标准[629]。

被诊断为 SIAD 并从抑郁中缓解但正在服用抗抑郁药物的女性，以及尽管接受治疗但仍处于抑郁范围内的女性，再次反映了临床情况。鉴于抑郁症通常会钝化性反应，它一直是临床试验中的排除因素，使用抗抑郁治疗的也是如此，但现实是，心境障碍及其治疗通常伴有性欲低下的问题[629-631]。在其他健康女性，抑郁是性欲低下关系最密切的因素，并且即使在合并其他疾病（包括糖尿病）的情况下，抑郁也经常决定性功能障碍的存在[14]。

（五）口服脱氢表雄酮治疗健康女性的性功能障碍

已在老年健康女性中进行了脱氢表雄酮小规模试验。一项 2014 年的系统评价和 Meta 分析评估了绝经后女性使用全身脱氢表雄酮治疗的益处和风险[632]，其中包括 15 项随机试验，这些试验通常被认为存在较高的偏倚风险，并且持续时间较短。脱氢表雄酮的使用对性欲有临界统计学差异，并且对结果没有其他显著改善。获益的证据质量被认为是低到中等，长期损害的证据质量则非常低。一项纳入更多研究的系统评价（38 项研究，但有 8 项研究参与者少于 50 人）在

11 项研究中发现了获益，需要指出的是，主要获益是对绝经后女性[633]。重要的是，招募并没有集中在明确诊断为性功能障碍的女性（不管是否有相对较低的血清 DHEA）[634, 635]。最近的研究显示，每天服用 50mg DHEA 对归因于口服避孕药的生殖器的性敏感度降低有益[636]。

（六）局部脱氢表雄酮治疗健康女性的性功能障碍

最近，阴道局部脱氢表雄酮治疗已被批准用于患有 GSM 的绝经后女性。治疗被发现可以改善阴道干燥和性交困难的症状，以及性功能的各个方面。此外，通过质谱学方法测量的所有类固醇激素，都保持在绝经后的范围内。具体来说，ADT-G 保持不变。这种将前体激素输送到靶组织的方式，可能会使雌激素和雄激素的作用严格地限于局部，对于不希望接受任何全身雌激素治疗的女性来说，可能是一个更好的选择，如那些接受芳香酶抑制剂治疗乳腺癌女性，她们可能会出现严重的外阴阴道萎缩。啮齿动物研究表明，局部 DHEA 对生殖器性敏感度的有益影响可能源于其对阴道神经纤维密度的强大刺激作用[637]。考虑到并没有睾酮的全身性增加，并且血清 DHEA 的增幅不大，性欲的增强是令人关注的。生殖器反应增强的反馈恢复可能是与其相关的。然而，需要警示的是，试验参与者是根据 GSM 的症状招募的，而不是根据 SIAD 的诊断。当部分或全部的性功能障碍是源于生殖器（伴或不伴非生殖器）的性感觉缺失导致的奖励丧失时，在解释这种获批药物的使用是超药品说明书用药后，可以尝试阴道局部使用 DHEA（表 20-15）。

（七）性功能障碍女性的雌激素治疗

建议对 GSM 相关的性交困难患者进行阴道局部治疗。低剂量的雌激素可以通过硅胶阴道环、阴道乳膏或阴道黏附性片剂提供，具有类似的益处和较低的全身吸收。使用雌二醇（每周 2 次，10μg）和 Estring（Pfizer，New York，NY）（一种含雌二醇的硅橡胶环，放置在阴道穹隆的高处）可使血清雌激素水平分别达到 4.6pg/ml 和 8.0pg/ml。黄体酮通常被认为对子宫内膜是非必须的。这些小剂量的雌激素配方正在研究中（例如，10μg 而不是 100μg 雌二醇乳膏，0.03mg 而不是 0.2mg 雌三醇阴道栓）或已获批准（例如，10μg 而不是 25μg 雌二醇阴道片）。当局部雌激素不能改善 GSM 相关的性交困难时，可能合并有 PVD[638]。

令人担忧的是，使用芳香酶抑制剂和阴道雌激素的女性可能表现出血清雌二醇水平的小幅增加[639]。使用雌二醇环和以前的 25μg 阴道片剂均报道有雌二醇水平的小幅增加，但新的 4μg 阴道胶囊没有，10μg 胶囊则仅在使用的第 1 天有[640]。研究发现，0.03mg 雌三醇和乳酸杆菌的联合使用在没有全身吸收的情况下改善了 GSM 症状[641]。在最近另一项接受芳香酶化抑

制剂治疗女性的研究中，阴道睾酮 5mg 每周 3 次或雌二醇释放环都显示出对阴道萎缩、性兴趣和性功能障碍症状的获益[642]。少数服用睾酮的患者出现持续雌二醇升高和治疗诱导的高睾酮水平。睾酮的全身吸收可通过芳香环化作用增加血清雌激素水平。以前，使用较低剂量的睾酮（每天 150~300μg），在 4 周时没有报道显著的雌二醇升高[643]。鉴于脱氢表雄酮经阴道给药，无全身雌激素或睾酮的摄取，目前正在乳腺癌患者中进行试验。美国临床肿瘤学会建议给目前或既往患有乳腺癌且对先前治疗没有反应的女性提供阴道脱氢表雄酮[581]。一项研究显示，每晚 300μg 阴道睾酮给药对改善性交困难有益，而不会有雌激素对 GSM 阴道成熟指数影响或明显的体征减轻效应，也不会增加血清睾酮或雌激素水平。据推测，这种获益仅源自血管舒张。

与既往患有乳腺癌的女性特别相关的是一份 2013 年的报告称，一种透明质酸阴道凝胶改善了 85% 的女性的性交困难，与接受阴道雌三醇治疗的女性相当[644]。

1. 阴道润滑剂和保湿剂　对于有或没有雌激素敏感性肿瘤病史的女性来说，非激素制剂通常是首选。润滑性减少的其他原因包括下丘脑性腺功能低下、辐射、盆腔恶性肿瘤的非神经保留手术、超低剂量联合避孕药、GnRH 激动剂、抗组胺药和抗胆碱能药，以及母乳喂养或缺乏任何性唤起。润滑剂可以减少摩擦，在性交前使用。保湿剂也可以减少摩擦，但每周使用 2~3 次，以长期保持水分。透明质酸可以单独使用，也可以与芦荟汁和茶树油联合使用。有一些证据表明，透明质酸可以改善 GSM 的尿路症状，这些症状会减低性动机。市场上有许多制剂，但许多临床医生推荐椰子油，这种油通常无刺激性，持续时间更长，价格低廉，被认为有抑制细菌和抑制真菌的作用；然而，它不能与乳胶避孕套共用。水基润滑剂会迅速干燥。它们可能含有甘油（以增加水分保持），这可能会促进酵母菌感染或性传播感染，如疱疹病毒和 HIV，并可能促进慢性细菌性阴道病。添加对羟基苯甲酸酯可以阻止微生物生长，但可能会引起刺激不适和增加 HIV 或疱疹病毒传播的风险，而且这些添加剂确实具有极弱的雌激素活性。Replens（Church and Dwight，Ewing，NJ）含有一种获得专利的生物黏附剂，可以附着在阴道细胞上并保持水分，比大多数产品得到了更多的研究，并被证明可以增加弹性，降低 PH，改善干燥和性交困难。硅胶产品适用于敏感的皮肤，不会改变阴道 PH，可持续更长时间，但价格昂贵，必须用肥皂和水清洗，而且也非常易燃。当需要受孕时，推荐使用等渗润滑剂，以保持精子活力。

2. 全身雌激素　当其他绝经期症状需要使用全身雌激素治疗时，有时有必要给予额外的局部雌激素来

治疗性交困难。相比之下，对一些女性来说，超低剂量（每天 0.014mg）的全身性经皮雌二醇可能足以治疗包括性交困难在内的所有绝经期症状 [646]。如果全身性补充雌激素可以改善失眠和性交困难，那么从逻辑上讲，性动机预期可能会增加，但这一点尚未得到强有力的研究支持。在女性健康倡议试验中，雌激素组和安慰剂组之间在描述的性满意度方面没有显著差异 [647]。然而，性功能障碍不是该试验的主要关注点，有明显绝经期症状的女性被排除在外，用于评估性功能的工具也不符合标准。Kronos 早期雌激素预防研究的结果提示，经皮途径（而不是口服途径）也许更有可能有益于性功能，但参与者同样并不是基于性功能障碍而招募的 [648]。

奥培米芬是唯一被批准用于 GSM 的雌激素受体调节剂，是雌激素的另一种替代品。其对外阴和阴道组织的雌激素效应可恢复成熟指数、阴道 PH，以及使性交困难康复 [649]。然而，它对乳房组织理论上的安全性尚未确定。

（八）原 DSM- Ⅳ 性欲减退障碍已获批准但不推荐使用的药物

氟班色林是一种 5HT1A 激动剂和 5HT2A 拮抗药，最初研究了对抑郁症的潜在益处，已由不同医药公司进行了试验，并获得了 FDA 治疗 HSDD 的附条件批准。尽管获益与安慰剂相似，并且存在严重的有害风险，但仍获得了批准 [650]。对酒精和抑制 CYP3A4 的药物，包括口服避孕药和氟康唑，都有严格的禁忌证。安全性问题包括低血压、晕厥、嗜睡、疲劳和可能的致癌性。氟班色林组发生镇静状态或低血压相关事件的总体风险为 28.6%，而安慰剂组风险为 9.4%。两项最近都是基于已发表和未发表的随机对照试验的 Meta 分析 [651] 显示，氟班色林平均每月增加 0.49 次令人满意的性活动 [652]。有效问卷的欲望分量表增加了 0.3（范围为 1.2～6.0），这被认为与安慰剂没有区别。被招募的女性描述在基线时每月有 2～3 次令人满意性活动（即参与者没有 SIAD）。由于安全问题和研究持续时间短，4 周回忆的准确性可疑，以及疗效欠佳，批准被拒，建议进行更多的安全性研究。令人惊讶的是，尽管没有额外的有效性数据，但由于数据排除了对驾驶有害影响，并评估了酒精在 23 名男性和 2 名女性中增强了不良反应，2015 年 6 月 4 日，FDA 咨询委员会以 18 票赞成、6 票反对的结果接受了氟班色林的批准，尽管有所保留。15 个支持其批准的成员表示不愿这样做。最近一份关于氟班色林的科学知识的综述对其使用提出了严重质疑，指出在受试的女性中不确定的风险 - 收益特征，以及令人望而却步的处方限制，受试女性是否有性障碍的存在也存疑 [653]。

第 21 章　跨性别内分泌学
Transgender Endocrinology

STEPHEN M. ROSENTHAL　　VIN TANGPRICHA　著

邵一珉　王紫薇　虢晶翠　顾　楠　张俊清　译　　李艳波　校

要点

- 跨性别者指个体的性别认同与出生时指定（记录）的性别不一致。
- 生物因素、环境因素和文化因素均可影响个体的性别认同。
- 患有性别焦虑症的青少年应由有资格的心理健康 / 性别问题专家进行评估，以确认诊断并筛查其他同时存在的心理健康问题。
- 需要起始激素治疗的青少年跨性别者，通常在 Tanner2 期开始应用 GnRH 激动剂以停止青春期发育，并在适当的时间开始预期性别的性别确定激素治疗。诊断有性别焦虑症的跨性别女性应起始雌激素和抑制雄激素的治疗；诊断有性别焦虑症的跨性别男性应起始睾酮治疗。
- 目前对青少年跨性别者进行青春期抑制和性别确定激素治疗的长期预后数据有限。
- 当激素水平保持在生理范围时，性别确定激素治疗的长期风险相对较小。然而，在能更好地确定治疗的长期风险前，仍建议监测潜在的不良事件。

一、性别不认同与性别焦虑症

在过去 10 年中，性别认同与其生理性别特征不一致者得到了越来越多的社会关注。与此同时，越来越多的性别不认同者 / 跨性别者寻求医疗服务，以使他们的生理性别特征与他们的认同性别一致。本章将回顾性别焦虑症（gender dysphoria，GD）的相关术语 / 定义、诊断和流行病学、精神健康共病、阐明性别认同的生物决定因素的研究、当前的治疗模式、管理难点和研究重点。

（一）性别焦虑症的诊断和定义

本章所提到的术语和定义总结见表 21-1。

（二）性别不认同者的流行病学

基于州一级的人口调查，加州大学洛杉矶分校法学院威廉姆斯研究所 2017 年的一份报告显示，0.6% 的美国成年人和 0.7% 的 13—17 岁青少年认为自己是跨性别者 [1]。最近的一项国际研究报告显示，在出生认定为男性中，变性者的比率估计为 0.5%～1.3%，而在出生认定为女性中，这一比率为 0.4%～1.2%。估计全世界共有 2500 万跨性别者 [2]。值得注意的是，近年来 GD 青少年的性别比例发生了显著的逆转，以出生认定的女性为主 [3]。

（三）性别认同的生物学决定因素

令人信服的数据显示，性别认同不仅是一种社会心理建构，更确切地讲，它反映了生物、环境和文化因素复杂的相互作用。揭示性别认同的生物决定因素的研究主要来自三个生物医学学科：遗传学、内分泌学和神经科学。本章将对其重点内容进行总结。关注性别认同的生物学基础的目的不是要将其病理化，也不是要确定一种可以"固定"的机制。相反，其目的是强调性别认同中的生物学差异，这反过来可能会消除性别差异个体的羞耻感，并减少此类群体与其他人群之间的健康差异。

1. 遗传与性别认同　最近的一项研究指出，估测性别认同的遗传率在 30%～60%[4]。一项双胞胎研究表

表 21-1　2017 年内分泌学会指南术语和定义	
专有名词	**定　义**
生物学性别，生物学男性或女性	指的是男性和女性的生理特征。由于可能存在不一致性（如具有 XY 染色体的男性可能具有女性生殖器），因此生物学性别和生物学男性或女性的术语是不够准确的，应该避免使用
顺性别者	是指"非跨性别者"，描述非跨性别者的另一种方式是非跨性别人群
性别认定（激素）治疗	见"变性"
性别焦虑症	指当性别认同和指定的性别不完全一致时所经历的痛苦和不安。2013 年，美国精神病学协会发布了 DSM-5，将性别认同障碍替换为性别焦虑症，并修改了诊断标准
性别表达	指性别的外在表现，通过一个人的名字、代号、衣服、发型、行为、声音或身体特征来表达。通常，跨性别者会寻求让自己的性别表达与自己的性别认同一致，而不与自己的指定性别一致
性别认同/体验性别	指一个人内在的、根深蒂固的性别观念。对于跨性别者来说，他们的性别认同与他们出生时的指定性别不匹配。大多数人的性别认同是男人或女人（或男孩或女孩）。对一些人来说，他们的性别认同并不完全适合这两种选择。与性别表达不同，性别认同对其他人来说是不可见的
性别认同障碍	这是在以前版本的 DSM 中用于性别焦虑症/性别不一致的术语。ICD-10 仍然使用这个术语来诊断儿童，但即将颁布的 ICD-11 提议使用儿童性别不一致
性别不一致	当性别认同和（或）性别表达不同于与指定性别相关的内容时，通常使用这个术语来总括。性别不一致也是 ICD-11 中性别认同相关诊断的建议名称。并不是所有性别不一致的个体都有性别焦虑症或寻求治疗
性别分歧	见"性别不一致"
变性	指通过激素和（或）手术使自己的性别符合性别认同的治疗。这也被称为性别确认或性别肯定治疗
变性手术（性别确认/性别指定手术）	单指通过手术进行性别确认/性别肯定治疗
性别角色	指（在特定的文化和历史时期）社会指定为男性或女性的和（或）与典型社会角色相关或被认定为典型社会角色的行为、态度和个性特征
出生认定性别	通常指出生时基于外生殖器认定的性别
性别	指生物学上男性或女性的特征。最显著的属性包括决定性别的基因、性染色体、H-Y 抗原、性腺、性激素、内外生殖器和第二性征
性取向	这个术语描述的是一个人对另一个人持久的身体和情感上的吸引力。性别认同和性取向是不一样的。不管他们的性别认同如何，跨性别者可能会被女性（女同性恋者）、男性（男同性恋者）、双性恋者、无性恋者或同性恋群体吸引
跨性别者	指那些性别认同和（或）性别表达与出生时指定性别不一致的人的总称。并非所有跨性别者都寻求治疗
跨性别男性（也指女性变成男性的跨性别者）	指出生时被指定为女性，但身份和生活方式为男性的人
跨性别女性（也指男性变成女性的跨性别者）	指出生时被指定为男性，但身份和生活方式为女性的人
转型	指跨性别者改变其身体、社会和（或）法律特征以符合其确认的性别身份的过程。青春期前的儿童可能会选择社会转型
变性者	是一个旧的术语，起源于医学和心理学界，指通过医疗干预永久变性或希望这样做的人

明，23 对同卵双胞胎中，遗传因素在性别认同中的作用与既往的性别认同障碍（基于 DSM-IV 标准）的一致性为 39.1%；但在 21 对同性异卵双胞胎及 7 对异性异卵双胞胎中未显示出一致性[5]。许多研究人员试图确定特定候选基因（如雄激素受体、雌激素受体和芳香化酶）的基因多态性，这些基因可能在跨性别人群中比非跨性别人群中更加普遍；但这些研究结果并不一致，也缺乏足够的统计学意义[6-9]。

2. 内分泌与性别认同　应注意的是，大多数跨性别者没有性发育障碍/差异。然而，对 DSD 患者的研究揭示了激素（尤其是孕期/新生儿早期的雄激素）在性别认同发展中的作用。例如，在对染色体为 46,XX，但同时存在先天性肾上腺皮质增生症（由 CYP21A2 基因突变引起）而导致男性化的女童的研究发现，此类人群变性为男性的比例较对照人群估测的患病率更高[10, 11]。一项针对 250 名上述成年女性的 Meta 分析显示，近 95% 的患者接受女性的性别认同，5.2% 患者存在男性的性别认同或性别焦虑症[11]，这一比率高于预估的 0.6%~0.7% 的跨性别患病率[1]。一项对经典型 21- 羟化酶缺乏症同时染色体为 46,XX 的成年患者进行的研究证实，21- 羟化酶缺乏的严重程度与性别认同之间存在关系。42 名失盐型患者中有 3 名（7.1%）存在性别焦虑，而病情较轻的患者中无性别焦虑的报告[10]。另一项对存在同样情况的青少年（即染色体为 46,XX，但同时患有 21- 羟化酶缺乏症）的研究发现，43 名失盐型或单纯男性化型的 CAH 患者中，12.8% 存在跨性别认同[12]。但染色体为 46, XY 同时患有 21- 羟化酶缺乏症的单纯男性化的患者，没有发现性别认同障碍[12]。孕期/出生早期雄激素在性别认同发展中的作用也通过其他各种激素和非激素的 DSD 研究得到了验证[13]。

3. 脑与性别认同　在使用性别确认激素治疗前对跨性别者进行的研究表明，一些性二态结构（包括灰质和白质）而非生理性别特征与个体的性别认同联系更加紧密[14, 15]。此外，一些功能研究（例如，下丘脑血流对闻气味化合物时的反应研究，或心理旋转任务中的脑影像研究）已经表明，在成人和青少年跨性别者接受跨性别激素治疗前，性二态亦非生理性别特征与个体的性别认同联系更加紧密[16-18]。

二、青少年跨性别者的管理

性别焦虑会随着生理青春期的开始而恶化，或者随青春期的开始而出现，这意味着成年后发生跨性别认同的可能性更高。考虑到性别焦虑症和青春期本身的复杂性，性别焦虑症的青少年有必要接受心理健康/性别问题专家的评估。心理诊断评估不仅对确定是否存在性别焦虑症很重要，对评估是否存在可能同时发生的其他精神健康问题同样重要。虽然大多数性别焦

虑症儿童和青少年并没有潜在的严重精神疾病，但重要的是要认识到，性别焦虑症和孤独症谱系障碍之间存在关联[19-21]。

基于荷兰研究者的开创性工作，对青少年跨性别者的管理主要依据内分泌学会（Endocrine Society，ES）和共同赞助组织的临床实践指南（clinical practice Guidelines，CPG）和世界跨性别健康专业协会（World Professional Association for Transgender Health，WPATH）的管理标准（standards of care，SOC）[22, 23]。这些文件支持 GD 青少年中在 Tanner2 期（出生性别指定为男性：睾丸体积≥4ml；出生性别指定为女性：乳房芽孢状隆起）时使用 GnRH 激动剂阻断青春期发育。考虑到治疗完全可逆，GnRH 激动剂可暂停青春期，为性别认同探索提供了额外的时间，而没有持续青春期进展的压力，并防止与青春期相关的与人的性别认同不一致的第二性征的不可逆发展。对于出生时性别指定为男性者，不希望出现的身体变化包括喉结突出、声音降低、男性骨骼结构和男性较高的身材；相反，对于出生时性别认定为女性者，这些变化包括乳房发育、女性体态及潜在的较矮身材[22]。表 21-2 列出了青春期抑制期间体检和实验室监测的基线和随访方案。虽然 GnRH 激动剂是抑制青春期的首选，但这种治疗费用昂贵，而且往往无法获得。其他青春期抑制的治疗方法还包括使用黄体酮[22, 24]。

符合性别不一致和性别焦虑标准的青少年可能需要持续使用性类固醇进行表型转变。虽然 WPATH SOC 的目标纲要中没有对使用性类固醇的性别焦虑症青少年给予年龄建议，但 ES CPG 的最新版本建议，"通常在 16 岁之前，由医疗和心理健康专业人员组成的多学科团队确认性别焦虑症/性别不一致持续存在，并有足够的心理健康能力给予知情同意后，开始逐步增加剂量的治疗"[22]。表 21-3 提供了诱导这类青少年进入青春期的方案，表 21-4 提供了诱导青春期体检和实验室评估的基线和随访评估建议。

ES 指南的一个重要变化是承认对于一些性别不一致和性别焦虑的青少年，可能有令人信服的理由在 16 岁之前开始接受性激素治疗[22]。如果在 Tanner2 期被阻断的青少年直到 16 岁时才接受性激素治疗，不仅会对骨骼健康有害，同时青春期暂停至 16 岁，会加重与同龄人的进一步孤立，对情绪健康有潜在的负面影响[22]。

当青春期开始时，性类固醇剂量逐渐增加，初始药物剂量将不足以抑制内源性性类固醇。因此，建议在跨性别女性中持续 GnRH 类似物治疗（或抗雄激素治疗）直至性腺切除[22]。由于一些年轻的跨性别者可能选择不切除性腺，因此有必要进行长期研究以明确 GnRH 类似物长期治疗的潜在风险。在跨性别男性青少年中，一旦睾酮达到成人水平，通常可以停止

表 21-2　内分泌学会指南：跨性别儿童使用 GnRH 激动剂进行青春期抑制的体格检查和实验室监测的基线和随访方案

每 3～6 个月	人体测量：身高、体重、坐高、血压、Tanner 分期
每 6～12 个月	实验室检查：LH、FSH、E₂/T、25-（OH）D
每 1～2 年	双能 X 线骨密度测定 左手骨龄 X 线（如果有临床指征）

25-（OH）D.25- 羟维生素 D；E₂. 雌二醇；FSH. 促卵泡激素；LH. 黄体生成素；T. 睾酮（引自 Hembree WC, Cohen-Kettenis PT, Gooren L, et al. Endocrine treatment of gender-dys-phoric/gender-incongruent persons:an Endocrine Society clinical practice guideline. *J Clin Endocrinol Metab*. 2017; 102: 3869-3903.）

GnRH 类似物治疗[22]。如果发生子宫出血，则可以添加孕激素[22, 25]。

一些跨性别青少年在青春期后期或青春期后才首次就医。跨性别男性可单独使用睾酮治疗；跨性别女性需联合使用雌激素和阻断睾酮分泌和（或）阻断其作用的药物治疗，方案与跨性别成人相似。

在雌激素治疗方面，17β- 雌二醇（经皮、口服或胃肠外给药）优于结合雌激素（如倍美力）或合成雌激素（如炔雌醇），原因是无法监测血清中结合和合成雌激素的水平，并且在成人研究中炔雌醇与静脉血栓栓塞性疾病和心血管性死亡风险增加相关。

一些跨性别青少年寻求外科手术治疗以使身体更接近他们的性别认同。现行 ES 指南建议，在患者年满 18 岁或达到其所在国家法定成人年龄之前，不得进行性别指定的生殖器手术，包括性腺切除手术和（或）子宫切除术[22]。关于对跨性别男性进行的乳房手术 /

表 21-3　青春期确认性别的诱导治疗

口服 17β- 雌二醇诱导女性青春期，每 6 个月进行剂量递增	• 5μg/（kg·d） • 10μg/（kg·d） • 15μg/（kg·d） • 20μg/（kg·d） • 成人剂量 =2～6mg/d
在青春后期的跨性别女性青少年中，17β- 雌二醇剂量可更快增加	• 1mg/d，治疗 6 个月 • 2mg/d
17β- 雌二醇经皮诱导女性青春期，每 6 个月增加剂量（每 3.5 天换用新贴片）	• 6.25～12.5μg/24h（将 25μg 贴片分成四等份，随后两等份） • 25μg/24h • 37.5μg/24h • 成人剂量 =50～200μg/24h
对于成人单次剂量	• 表 21-5
调整维持剂量以模拟生理雌激素水平	• 表 21-6
睾酮诱导男性青春期，每 6 个月增加剂量（肌内注射或皮下注射）	• 25mg/（m²·2w）[或 12.5mg/（m²·w）或 50mg/（m²·4w）] • 50mg/（m²·2w） • 75mg/（m²·2w） • 100mg/（m²·2w） • 成人剂量 =100～200mg/2w
在青春后期的跨性别男性青少年中，睾酮的剂量可以更快增加	• 75mg/2w 治疗 6 个月 • 125mg/2w
对于成人单次剂量	表 21-5
调整维持剂量以模拟生理雄激素水平	表 21-7

引自 Hembree WC, Cohen-Kettenis PT, Gooren L, et al. Endocrine treatment of gender-dysphoric/gender-incongruent persons:an Endocrine Society clinical practice guideline. *J Clin Endocrinol Metab*. 2017; 102:3869-3903（改编自 Hembree WC, Cohen-Kettenis P, Delemarre-van de Waal HA, et al.Endocrine treatment of transsexual persons: an Endocrine Society clinical practice guideline. *J Clin Endocrinol Metab*. 2009; 94: 3132-3154.）

表 21-4 内分泌学会指南：跨性别儿童诱导青春期治疗的体格检查和实验室监测的基线和随访方案	
每 3～6 个月	人体测量：身高、体重、坐高、血压、Tanner 分期
每 6～12 个月	• 跨性别男性：血红蛋白 / 血细胞比容、血脂、睾酮、25- 羟维生素 D • 跨性别女性：催乳素、雌二醇、25-（OH）D
每 1～2 年	• 双能 X 线骨密度测定 • 左手骨龄 X 线（如果有临床指征） • BMD 应监测到成年（直到 25—30 岁或直到骨量达到峰值） • 青春期诱导完成后的监测建议（表 21-5 和表 21-6）

25-（OH）D.25- 羟维生素 D

引自 Hembree WC, Cohen-Kettenis PT, Gooren L, et al. Endocrine treatment of gender-dysphoric/gender-incongruent persons: an Endocrine Society clinical practice guideline. *J Clin Endocrinol Metab*. 2017; 102: 3869-3903. 改编自 Hembree WC, Cohen-Kettenis P, Delemarre-van de Waal HA, et al. Endocrine treatment of transsexual persons: an Endocrine Society clinical practice guideline. *J Clin Endocrinol Metab*. 2009; 94: 3132-3154.

乳房切除术，现行 ES CPG 指出，一些青少年可在 18 岁之前考虑该手术，但没有足够的证据推荐特定的年龄要求。相反，ES CPG 建议临床医生根据个体患者的身体和心理健康状况决定该手术的时间[22]。

青少年跨性别者目前治疗模式的结局和潜在不良反应

1. 心理健康结局　目前只有有限的结局数据可用于支持青少年跨性别者管理的 ES 指南和世界跨性别健康专业协会诊疗指南（WPATH SOC）。荷兰的一项研究评估了 55 名跨性别青少年 / 青年成人在三个时间点的心理健康情况：GnRH 激动剂治疗开始前（平均年龄 13.6 岁）、跨性别激素治疗开始时（平均年龄 16.7 岁）和变性手术后 1 年（平均年龄 20.7 岁）。完成这三阶段治疗后，性别焦虑症状得到缓解，一般心理功能稳步改善。调查结果显示，与年龄匹配的一般对照人群比较，接受跨性别治疗后的受试者的幸福感与前者相同或更高[26]。尚无研究显示受试者后悔参与了治疗[26]。

2. 青春期阻滞药在青少年跨性别者中的潜在不良反应　青年跨性别者使用 GnRH 激动剂抑制青春期存在潜在的不良反应。根据最新综述，主要风险包括骨密度受损、生育力受损，以及对大脑发育、体重指数和身体成分存在尚不明确的影响[27]。

(1) 骨骼健康：关于骨骼健康，一项持续 6 年的队列研究评估了 34 名跨性别青少年（15 名跨性别女性，19 名跨性别男性）在 GnRH 激动剂治疗开始时、跨性别激素治疗开始时和 22 岁时的 BMD，并且在最小 18 岁时进行了性腺切除术（此时停止 GnRH 激动剂治疗并继续跨性别激素治疗）。在为期 6 年的研究期间，跨性别女性的腰椎区域 BMD Z 值评分（以出生性别评判）显著降低，跨性别男性的 BMD 变化趋势相似，表明达到峰值骨量的时间延迟或峰值骨量减少[28]。作者提出研究存在潜在的局限性，包括受试者数量相对较少、

在治疗的初始阶段使用相对低剂量的跨性别激素，以及缺乏关于维生素 D 水平、膳食钙摄入量和负重运动的信息，以上因素都可能影响 BMD[28]。尤其是在使用 GnRH 激动剂治疗期间，确保钙和维生素 D 的充分摄入、鼓励负重运动并定期监测 25-（OH）维生素 D 的水平都非常重要[24]。

另一项研究调查了接受 GnRH 激动剂治疗后接受跨性别激素治疗的跨性别青少年的骨转换标志物及 BMD（约在 16 岁，与既往报道相似）。在基线时，年轻（骨龄<15 岁）跨性别女性青少年的腰椎骨矿物质表观密度（bone mineral apparent density，BMAD）低于年轻（骨龄<14 岁）跨性别男性青少年[29]。GnRH 激动剂治疗后，年轻的跨性别青少年的骨转换标志物和 BMADZ 值评分降低，而在跨性别激素治疗 24 个月后，年轻的跨性别青少年和年长的跨性别青少年（跨性别女性骨龄≥15 岁，跨性别男性骨龄≥14 岁）中均能观察到 BMAD 的增加[29]。

一项为期 22 年的随访研究首次描述了初始接受 GnRH 激动剂治疗、随后接受跨性别激素治疗的性别烦躁症焦虑症的青少年，35 岁时，两种性别的 BMD 均在正常范围内[30]。

(2) 生育能力：在使用任何青春期阻滞药和（或）跨性别指定的性激素治疗之前，对跨性别青年进行知情同意和关于生育力影响的讨论至关重要。跨性别青少年可能希望保留生育能力，如果在早期阶段抑制青春期，并且患者随后要求应用性别指定的性激素进行身体转换，则生育能力可能会受到影响。虽然已在小鼠中进行了前瞻性研究，但人类生殖细胞的体外成熟尚未实现[31]。青春期后期和青春期后的青少年可以选择冷冻保存成熟精子或卵细胞。

(3) 脑：迄今为止，鲜有关于 GnRH 激动剂对跨性别青少年大脑潜在不良反应的研究。一项在接受 GnRH 激动剂治疗的性别焦虑症青少年中开展的横断

面研究表明，与未接受治疗的性别焦虑青少年相比，接受治疗的性别焦虑青少年执行功能没有显著受损，这是反映前额叶大脑激活且通常在青春期实现的发育里程碑[32]。一项为期 28 个月观察一名接受 GnRH 激动剂治疗的青春期变性青少年的研究报道称，在青春期抑制 22 个月后，大脑白质各向异性分数（脑成熟的衡量指标）没有显著变化，但操作记忆测试下降 9%[33]。需要进一步的纵向研究来确定 GnRH 激动剂治疗对跨性别青少年大脑发育和功能的影响。

（4）体重指数和身体组成：已有研究探寻 GnRH 激动剂对跨性别青少年 BMI 和身体组成的影响。尽管报道的 BMI 结果各不相同[28, 34]，但有研究显示在跨性别男、女性青少年接受 GnRH 激动剂治疗 1 年后，瘦体重百分比降低、脂肪百分比增加[35]。在一项更早的研究中，接受 GnRH 激动剂治疗的 27 名青少年中有 1 名体重显著增加，尽管其治疗前 BMI 高于第 85 百分位数[35]。

3. 性别指定性激素在跨性别青少年中的潜在不良反应　到目前为止，很少有研究评估性别指定性激素对跨性别青少年的潜在不良反应。荷兰一项对 28 名跨性别女性青少年的研究中，受试者主要接受逐渐增加剂量的 17β- 雌二醇治疗 1～3 年，其血压、BMI 标准差评分、瘦体重百分比或脂肪百分比未见明显改变（尽管存在理想的女性脂肪分布模式）。未观察到肌酐或肝酶异常，血细胞比容或糖化血红蛋白亦无变化。在高剂量炔雌醇治疗限制身材生长的情况下观察到一名受试者出现了高催乳素血症[36]。

美国的一项研究观察了 116 名跨性别青少年和青年成人（44 名跨性别女性和 72 名跨性别男性分别接受 17β- 雌二醇或睾酮治疗），评估了性别指定的性激素的潜在不良影响。17β- 雌二醇治疗后，未报道血压、BMI、血红蛋白 / 血细胞比容、血脂、肝肾功能或催乳素异常。睾酮治疗后，BMI 和血红蛋白 / 血细胞比容增加（44 例个体中的 3 例出现超生理水平的血细胞比容数值），HDL-C 降低。血压、肝肾功能和糖化血红蛋白未报道异常[37]。

三、成年跨性别者的管理

因为成人能够更清楚地表达他们的性别身份，并且大多数成人的性别身份已固定，任何具备诊断性别焦虑症知识和专业知识的医生都可以管理性别不一致 / 性别焦虑（gender incongruence/gender dysphoria, GI/GD）成人的性别指定激素治疗。内分泌科医生和其他具有专业知识的医生应评估 GI/GD 患者是否适合接受激素治疗，并作为心理医生和外科医生之间的纽带。内分泌科医生应遵循关于如何起始和监测 GI/GD 个体激素治疗的最新国内 / 国际指南，并为社区医疗专业人员提供医疗资源。在某些情况下，如果成人跨性别者存在其他共存的心理健康问题或并发症，可能需要与内分泌科医生及另一位具有激素处方权的医疗人员共同管理。

对成年跨性别者的初次评估应包括性别焦虑的持续时间和严重程度，并仔细回顾激素治疗可能加重的慢性疾病。评估个体的家庭和社会支持结构对于确定激素治疗的时间是否合适（特别是如果患者目前未确认性别角色）或在开始激素治疗前是否需要额外的社会支持非常重要。讨论任何抑郁史并评估自杀倾向亦尤为重要，因为跨性别者上述风险增加[38, 39]。此时可能需予以抗抑郁药物或紧急转诊至心理医生。最后，如果跨性别个体已经接受了心理咨询，内分泌科医生应仔细审查心理医生提供的建议。正如 ES 指南[22] 中所述，不要求对成人进行心理健康转诊；但是，在性别焦虑的严重程度和持续时间不清楚，以及可能存在影响性别转变的其他精神健康问题的情况下，心理健康相关转诊可能是有帮助的。

内分泌科医生的随访应侧重于性别指定激素治疗对个体性别焦虑和情绪的影响。内分泌科医生应持续评估个体的社会支持结构和环境，还应协助处理出现的任何法律问题，如性别或姓名变更，并在时间适当时转诊至外科专家进行性别指定手术。

目前已有激素治疗流程以模拟男性和女性性类固醇（睾酮和雌二醇）浓度在预期参考范围内。全世界多个医疗中心利用性类固醇激素的不同制剂和给药方法及辅助治疗来实现这一目标。随着时间的推移，这些方案已经被世界各地的其他诊所完善和采用。这些方案包括根据性类固醇激素的血液浓度仔细滴定激素剂量，直至达到稳态浓度。ES 指南推荐了可用于跨性别成人的多种不同激素方案（表 21-5）和潜在不良事件监测方案（表 21-6）。一般而言，当在医疗监督下进行激素治疗时，可通过严密的观察以避免超过激素的生理浓度，因此不良事件的风险很低[40]。然而，需要重视的是，在可以不凭处方获得激素的国家，特别是在发展中国家，自行进行激素治疗仍然非常常见。

（一）跨性别女性的激素治疗

1. 雌激素　已经有几种类型的雌激素用于临床，包括合成雌激素（如己烯雌酚、乙炔雌二醇）、结合雌激素（倍美力）或雌二醇。雌激素可通过多种给药途径给药，包括口服、经皮、肌内或皮下（表 21-5）。研究表明，结合雌激素和合成雌激素与血栓栓塞风险增加有关，因此 ES 指南不再推荐使用[22]。结合雌激素和合成雌激素的另一个问题是，医生无法检测血液中的这些药物和（或）估计等效的雌二醇水平，这削弱了避免暴露于超生理性雌激素的努力。

雌激素最常用的处方和常见给药途径是口服雌二醇，因为它方便、成本低且安全性相对较好。口服雌二醇的剂量滴定至血清雌二醇范围为 200～300pg/ml[41]。

表 21-5 内分泌学会推荐的成年跨性别者激素治疗方案

跨性别女性[a]

雌激素	
口服给药	2.0～6.0mg/d
经皮给药	
雌二醇透皮贴剂（每3～5天贴敷新贴剂）	0.025～0.2mg/d
胃肠外给药	
戊酸雌二醇或环戊丙酸雌二醇	每2周肌内注射5～30mg 每周肌内注射2～10mg
抗雄激素	
螺内酯	100～300mg/d
醋酸环丙孕酮[b]	25～50mg/d
GnRH 激动剂	每月皮下注射3.75mg 每3个月皮下注射11.25mg

跨性别男性

睾酮	
胃肠外给药	
庚酸睾酮或环戊丙酸睾酮	每2周肌内注射100～200mg 或每周皮下注射50%
十一酸睾酮[c]	每12周1000mg
经皮给药	
1.6%[d] 睾酮凝胶	50～100mg/d
睾酮透皮贴	2.5～7.5mg/d

a. 雌激素与或不与抗雄激素或 GnRH 激动剂联合使用；b. 在美国不可用；c. 1000mg 起始，随后在 6 周时注射，然后每隔 12 周注射 1 次；d. 避免经皮肤接触转移至其他个体（引自 Hembree WC, Cohen-Kettenis PT, Gooren L, et al.Endocrine treatment of gender-dysphoric/gender-incongruent persons:an Endocrine Society clinical practice guideline. *J Clin Endocrinol Metab*. 2017; 102: 3869-3903. ）

Liang 等[42] 报道，在美国随访 3 年以上的跨性别女性中，每天 2～7.5mg 的口服雌二醇剂量与螺内酯联用可使血清雌二醇浓度维持在 50～200pg/ml。在欧洲性别不一致调查网络（European Network for the Investigation of Gender Incongruence，ENIGI）随访的跨性别女性中，40 岁以下的人每天口服雌激素 4mg 并联用醋酸环丙孕酮；雌二醇水平达到 100～200pg/ml[43]。

由于雌激素会增加血栓栓塞疾病的风险，40 岁以上的跨性别女性更喜欢使用对血栓前蛋白作用较小的经皮雌激素[44]。在荷兰，所有跨性别女性在 40 岁后

表 21-6 内分泌学会关于跨性别女性体检和实验室监测的建议

1. 第 1 年内每 3 个月对患者进行一次评估，然后每年评估 1～2 次，以监测适当的女性化体征和不良反应的发生
2. 每 3 个月测量一次血清睾酮和雌二醇
   (1) 血清睾酮水平应<50ng/dl
   (2) 血清雌二醇不应超过生理峰值范围：100～200pg/ml
3. 对于接受螺内酯治疗的个体，应在第 1 年每 3 个月监测一次血清电解质，尤其是钾，随后每年监测一次
4. 建议与非跨性别者同样进行常规癌症筛查（包括所有组织）
5. 基线时考虑进行骨密度检查。在低风险个体中，应在 60 岁或不依从激素治疗的个体中进行骨质疏松筛查

引自 Hembree WC, Cohen-Kettenis PT, Gooren L, et al.Endocrine treatment of gender-dys-phoric/gender-incongruent persons:an Endocrine Society clinical practice guideline. *J Clin Endocrinol Metab*. 2017; 102: 3869-3903.

都改用经皮雌激素[45]。奥地利的一项研究中，162 名跨性别女性处方使用了经皮 17β- 雌二醇，平均 64 个月的随访时间内未发现血栓栓塞病例[46]。然而，美国 676 名口服雌二醇的跨性别女性中，只有 1 人在随访 1.9 年后发生血栓栓塞[47]。因此，尚不清楚口服与经皮雌激素制剂用于跨性别女性是否同样安全，目前还没有这两种给药方法的头对头研究。

2. 降睾酮药物　大多数已发表的跨性别女性激素治疗方案包括使用降低睾酮的药物与雌激素联合治疗（表 21-5）。降睾酮药物允许雌激素诱导第二性征而不受睾酮作用的影响，因此需要较低剂量的雌激素。常用的降睾酮药物有三种，即螺内酯、醋酸环丙孕酮和 GnRH 激动剂。

螺内酯因其广泛的可获得性和便于给药，在美国最为常用。每天口服 1 次或 2 次，每天剂量范围为 100～300mg（表 21-5）。螺内酯因其对盐皮质激素受体的拮抗作用和作为保钾利尿药而研发。关于螺内酯降低睾酮的确切机制知之甚少，但由于其拮抗雄激素受体、增加睾酮清除率、增加睾酮向雌二醇的转化、直接抑制睾酮生成，人们普遍认为螺内酯在顺性别男性中会导致乳房发育[48, 49]。美国开展的两项关于螺内酯降低跨性别女性睾酮浓度有效性的大型回顾性研究报道了不同的结果[42, 50]。目前尚无前瞻性随机对照试验来验证雌激素方案是否应该联用螺内酯。

在欧洲和亚洲部分地区，醋酸环丙孕酮已被普遍用于降低睾酮，口服给药，每天 25～50mg。环丙孕酮具有孕激素样活性，并通过降低促性腺激素水平来降低睾酮。最近一项关于跨性别女性的研究发现，醋酸环丙孕酮单药治疗可降低促性腺激素、总睾酮及游离睾酮水平，这均引起有利的身体变化，包括面部毛

发减少和乳房生长[51]。然而，最近有一些与醋酸环丙孕酮相关的问题，包括高催乳素血症和脑膜瘤的发病率增加[52-54]，而在使用螺内酯的研究中并未出现上述情况。

在英国，GnRH 激动剂主要用于降低跨性别女性的睾酮水平[55]。GnRH 激动剂可以非常有效地降低促性腺激素水平，并将睾酮水平降低到几乎检测不到的水平。GnRH 激动剂使用的局限性是治疗成本高，并且目前仍缺乏长期使用的数据。

3. 5α- 还原酶抑制剂　非那雄胺或度他雄胺等 5α- 还原酶抑制剂尚未常规推荐用于跨性别女性，因为它们不会降低血清睾酮浓度且价格较高。此外，据报道，在顺性别男性中，性功能障碍和抑郁症的风险也会增加[56-58]。由于跨性别人群的抑郁症和自杀率增加[38, 39]，这些药物不作为一线抗雄激素治疗。然而，5α- 还原酶抑制剂可能在患有雄激素性脱发和对螺内酯没有充分反应的跨性别女性中发挥作用[59]。

4. 孕酮　尽管缺乏高质量的数据来支持孕酮的使用，但许多跨性别女性仍要求将孕酮作为其性别指定激素疗法的一部分。一些网站和论坛认为孕酮可能促进乳房发育和乳晕变黑。对居住在纽约市的 100 多名跨性别女性进行的一项调查显示，17% 的跨性别女性正在服用孕酮[60]。内分泌学会指南并未推荐使用孕酮作为性别指定激素疗法的一部分。加州大学旧金山分校（University of California-San Francisco，UCSF）跨性别健康卓越中心的跨性别和性别非二元人群的初始和性别指定治疗指南中提到可使用孕酮作为一种治疗选择，但需要注意的是，支持其有效性的高质量研究数据有限[61]。顺性别绝经后女性的研究数据表明，孕酮与结合雌激素联合应用时脑卒中风险增加[62]。目前没有足够的证据支持跨性别女性使用孕酮。医生和其他临床人员应该与要求孕酮治疗的跨性别女性讨论孕酮的已知风险，并共同决定是否使用。

（二）跨性别男性激素治疗

用于跨性别男性的性别指定治疗的主要激素是睾酮。睾酮酯（环戊丙酸酯或庚酸）可每 1～2 周肌内注射 1 次或每周皮下注射 1 次[63]（表 21-5）。在一项对 22 名跨性别男性进行的回顾性研究中，分别在性别转变期间的某个时间点同时接受了肌内注射和皮下注射睾酮，所有跨性别男性都首选皮下注射睾酮[63]。十一酸睾酮是一种长效制剂，可以每 12 周肌内注射一次。根据一项针对欧洲 17 名跨性别男性进行的前瞻性研究报道，十一酸睾酮在跨性别男性中的耐受性也很好[64]。睾酮凝胶或贴剂等透皮制剂也是跨性别男性治疗的一种选择。在欧洲，而非美国，口服十一酸睾酮可用于补充睾酮，由于其半衰期短，需要每天服用 3～4 次，因此应用较少。

睾酮治疗的目标是使血清睾酮浓度达到顺性别男性的生理范围并诱导男性第二性征，包括体毛和面部毛发增加、声音低沉、肌肉质量增加和月经停止（表 21-6）。随身体变化将更好地符合患者的性别认同，睾酮也将减少（但不能完全消除）性别焦虑。

（三）性别指定性激素对成年跨性别者的潜在不良反应

一般来说，在医疗监测过程中使血中激素水平维持在生理范围内，进行性别指定激素治疗是安全的（表 21-6 和表 21-7）[40]。然而，目前尚无任何关于哪种激素制剂在该人群中使用最安全的头对头研究，因此需要考虑性别指定激素治疗相关的一些疾病风险在增加。

（四）跨性别女性激素治疗相关的潜在风险

1. 静脉血栓形成和肺栓塞　血栓栓塞是最严重也是研究最充分的跨性别女性激素治疗并发症，主要由雌激素引起。最早的相关研究发现，荷兰服用乙炔雌二醇和醋酸环丙孕酮的跨性别女性的静脉血栓形成和（或）肺栓塞的预估发病率增加了 45 倍[44]。雌激素给药途径从口服改为透皮雌激素后，40 岁以上的跨性别女性的血栓栓塞风险下降至 20 倍[45]。最近一项对欧洲和加拿大的 10 项队列研究进行的 Meta 分析发现，跨性别女性每天口服雌二醇 2～4mg 或每天使用透皮贴剂雌二醇 0.1～0.2mg，血栓栓塞发病率较低[65]。另一项来自奥地利的队列研究发现，162 名跨性别女性，仅使用透皮雌二醇贴剂、醋酸环丙孕酮和非那雄胺治疗，平均随访 5 年，均未发现血栓栓塞事件。这表明雌激素透皮制剂的安全性有所提高。一项纳入了 3231 名研究对象的 23 项研究（研究对象的年龄为 19—44 岁，随访时间 3 个月～41 年）的 Meta 分析发现，56 名研究对象发生了静脉血栓栓塞，各项研究的静脉血栓栓塞的发生率介于 0%～5%[66]。在另一项纳入了 214 名跨性别女性的欧洲队列中，性别指定激素治疗前后的静脉血栓栓塞病例从 9.2‰ 增加到 60.7‰[66]。在美国的一项由 7000 多名跨性别女性组成的医疗保健系统随访的大型队列中发现，与对照组的顺性别男性和女性相比，开始雌激素治疗 5 年后，静脉血栓栓塞的发病率开始增加[67]。

鉴于雌激素促进血栓形成因素的已知机制，同时结合顺性别女性接受雌激素治疗的临床试验证据，雌激素被认为可能是血栓栓塞症发生率增加的原因。同时还有其他因素会增加跨性别女性发生血栓栓塞的风险，包括雌激素的剂型、给药途径、术后状态（尤其是性别指定手术后）和年龄[65]。ES 指南建议使用可在血液中检测的雌激素化合物，反对使用难以监测血雌激素水平的合成或结合雌激素[22]。跨性别女性应在性别指定手术前使用一段时间的雌激素治疗，通常是 2～3 周[65]。

2. 心肌梗死和脑血管意外　大多数跨性别女性的队列研究显示心肌梗死或脑血管意外（cerebrovascular

表 21-7 内分泌学会关于跨性别男性体检和实验室监测的建议

1. 第 1 年内每 3 个月对患者进行一次评估，然后每年评估 1～2 次，以监测适当的男性化体征和不良反应的发生

2. 每 3 个月检测 1 次血清睾酮，直到处于正常男性生理范围内[a]

   (1) 对接受庚酸 / 环戊丙酸睾酮注射者，应在两次注射之间检测睾酮水平。目标水平为 400～700ng/dl 至 400ng/dl。或者，检测峰值和谷值以确保维持在正常男性生理范围内

   (2) 对于胃肠外给药的十一酸睾酮，应在下一次注射前检测睾酮。如果睾酮水平 <400ng/dl，调整给药间隔

   (3) 对于睾酮透皮贴，可在每天使用 1 周后（至少使用后 2h）测量睾酮水平

3. 基线和第 1 年内每 3 个月检测血细胞比容或血红蛋白，然后每年测量 1～2 次。定期监测体重、血压和血脂

4. 停止睾酮治疗、不依从激素治疗或有骨质流失风险的患者应进行骨质疏松症筛查

5. 如果存在宫颈组织，请参照美国妇产科学院的建议进行监测

6. 激素转换完成后可考虑切除卵巢

7. 如果进行乳房切除术，每年进行一次乳晕下和乳晕周围乳房检查。如果不进行乳房切除术，考虑参照美国癌症协会的建议进行乳房 X 线检查

a. 改编自 Lapauw B, Taes Y, Simoens S, et al.Body composition, volumetric and areal bone parameters in male-to-female transsexual persons. Bone.2008; 43: 1016-1021; Ott J, Kaufmann U, Bentz EK, et al. Incidence of thrombophilia and venous thrombosis in transsexuals under cross-sex hormone therapy. *Fertil Steril*. 2010; 93:1267-1272. 引自 Hembree WC, Cohen-Kettenis PT, Gooren L, et al.Endocrine treatment of gender-dysphoric/gender-incongruent persons:an Endocrine Society clinical practice guideline. *J Clin Endocrinol Metab*. 2017; 102:3869-3903.

accidents，CVA）的发病率较低。在 Maraka 等的系统回顾中[66]，3231 名研究对象中仅发生了 14 名 MI 和 8 名 CVA。然而，在欧洲 ENIGI 队列中[67]，开始接受性别指定激素治疗的跨性别女性中 MI 的病例数从 4.7‰ 增加到 18.7‰；CVA 病例数增加至 23.4‰。在美国 7000 多名跨性别女性的队列中，开始激素治疗 7 年后 CVA 的风险似乎增加，而顺性别女性和男性中 CVA 的风险未增加。ES 指南建议临床医生评估心血管疾病的风险，但目前没有针对存在风险因素的跨性别女性的预防或治疗建议[22]。

3. 高甘油三酯血症　一项纳入了 29 项研究的系统回顾中，跨性别女性使用雌激素进行性别指定激素治疗 24 个月时甘油三酯水平增加 31.9mg/dl（95%CI 3.9～59.9），而 LDL 胆固醇或 HDL 胆固醇水平在长达 24 个月的随访中无明显增加。在青年跨性别女性中，24 个月后甘油三酯水平没有改变，但 HDL 胆固

醇水平升高[68]。在另一项青年跨性别女性的研究中，治疗长达 35 个月后血脂谱未发生变化[37]。目前尚不清楚成年跨性别女性中甘油三酯的变化是否具有临床意义和（或）从长远来看是否会导致心血管疾病风险增加。

4. 高催乳素血症　早期关于跨性别女性发生催乳素瘤的报道和动物研究表明，雌激素可能会诱导催乳素细胞的生长，因此内分泌学会建议在跨性别女性中筛查高催乳素血症[69, 70]。然而，在大多数情况下，跨性别女性也在服用具有抗雄激素作用的醋酸环丙孕酮。Defreyne 等证实，在睾丸切除术后停用醋酸环丙孕酮，催乳素水平显著下降[53]。此外，在加拿大的一项研究中，与服用螺内酯作为抗雄激素药物治疗的跨性别女性相比，服用醋酸环丙孕酮者的催乳素水平明显升高[71]。这些研究表明，环丙孕酮对催乳素分泌的刺激作用比雌激素更大。美国最近的一项研究表明，接受雌激素和螺内酯治疗的跨性别女性中催乳素浓度无显著升高[54]。

5. 骨质疏松症　充足的雌激素治疗可以预防跨性别女性的骨量流失。在一项针对 20 名跨性别女性的早期研究中，较低的 LH 和 FSH 浓度（雌激素充足的标志物）与腰椎骨密度下降率较低有关[72]。另一项 231 名跨性别女性的队列中，性别指定激素治疗 1 年，腰椎和髋关节的 BMD 显著增加[73]。最近的一项纳入 13 项研究 392 名跨性别女性的系统回顾显示，性别指定激素治疗与治疗 12 个月和 24 个月时腰椎 BMD 增加有关[74]。然而，尽管性别指定激素疗法对骨密度有积极作用，但跨性别女性在开始激素疗法之前已具有较低的 BMD[75]。因此，内分泌学会推荐对有骨质疏松症危险因素的跨性别女性，可能需要进行 BMD 筛查[22]。

6. 乳腺癌　一些个案报道了跨性别女性患乳腺癌。这引起人们对性别指定激素治疗可能增加乳腺癌风险的担忧[76]。北美中央癌症登记中心协会（North American Association of Central Cancer Registries, NAACCR）的数据报告显示，与顺性别男性相比，跨性别女性发生乳腺癌的比例发病率（proportional incidence ratios，PIR）增加（PIR=20.7，95%CI 15.0～27.9），但与顺性别女性相比，乳腺癌的 PIR 较低（PIR=0.2，95%CI 0.1～0.2）。美国凯撒医疗随访的一个大型跨性别女性队列中，与顺性别男性相比，同样发现乳腺癌的风险增加，但与顺性别女性相同[77]。

7. 肝功能异常　荷兰跨性别女性的早期研究报道，在一项接受性别指定激素治疗的队列中，有 10% 的研究对象（88/816）出现肝酶升高。但 1/3 的病例与乙型肝炎病毒感染和酒精相关，另外 1/4 的病例肝酶持续不到 6 个月的短暂升高。内分泌学会最初建议对跨性别女性应常规检测肝酶，但随后的研究显示，由性别指定激素治疗引起的肝功能变化大多是短暂的，

不会导致永久性肝功能异常。因此，在 2017 年指南更新中删除了进行常规检测肝酶的建议 [22, 37, 78, 79]。

（五）跨性别男性激素治疗相关的潜在风险

1. 红细胞增多症　由于睾酮刺激促红细胞生成素生成，在跨性别男性中使用睾酮进行性别指定治疗通常与红细胞质量和红细胞比容增加相关 [80]。几项跨性别男性队列研究均报道了血红蛋白和红细胞比容显著增加，但鲜有研究表明这些变化会导致严重后果 [81-83]。ES 指南建议将血细胞比容维持在 55% 以下，以避免因红细胞质量增加而引发的不良事件 [22]。一些诊所提倡通过放血减少红细胞质量，但没有研究验证这种方法是否可以提高安全性 [50]。

2. 高脂血症　最近的一项系统回顾发现，跨性别男性使用睾酮治疗可降低 HDL 胆固醇，升高 LDL 胆固醇和甘油三酯水平 [30]。在青少年跨性别男性中，睾酮治疗也会在 2 年内降低 HDL 胆固醇水平并升高甘油三酯水平 [34]。然而，没有足够的数据来确定这种不利的脂质模式是否会导致长期的心血管事件。一项成年跨性别男性队列的研究未发现心肌梗死的风险增加 [67]。对低分险人群目前不建议常规进行调脂药物治疗。

3. 子宫和宫颈癌　跨性别男性患生殖道癌症的风险似乎与顺性别女性的风险相当；因此，ES 指南建议根据对一般人群的推荐进行肿瘤筛查。在美国凯撒医疗系统接受治疗的成年跨性别男性中，与匹配的顺性别女性相比，宫颈癌的风险并未增加 [77]。尚无子宫癌的病例报道。

四、青少年和成年跨性别者管理的难点和研究重点

尽管我们对青少年和成年跨性别者的管理取得了重大进展，但仍然存在许多问题。目前治疗模式的有效性和安全性数据有限；12 岁以下的性别不一致青年中使用 GnRH 激动剂、16 岁以下的青少年中使用性别指定性激素治疗的数据很少；跨性别者的心血管疾病和癌症的长期风险（＞10 年）仍未明确；老年跨性别者激素治疗的剂量和选择也存在研究缺口。此外，GI/GD 青少年和成人使用 GnRH 激动剂和性别指定性激素是超适应证的，而且价格高昂（特别是 GnRH 激动剂和经皮激素制剂），并常被保险公司拒绝支付。尽管近年来一些国家出现了关于性别不一致青少年临床治疗的研究项目，但此类项目仍然相对较少，患者往往需长途跋涉才能接受治疗。性别指定手术仅在少数几个中心可以进行，而且通常不在保险支付范围内。手术成功率和长期并发症发生率目前尚不清楚。而且对医疗提供者的正式培训通常很难，同时经常存在一些偏见和误解。未来需要更加深入的前瞻性研究和对医疗提供者的培训，关注跨性别者治疗和干预的长期安全性及有效性，以优化青少年和成年跨性别者的健康管理。